"十三五"国家重点图书出版规划项目

黄帝内经灵枢纂义

翟双庆 王育林 主编

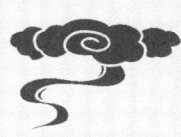

学苑出版社

图书在版编目(CIP)数据

黄帝内经灵枢纂义/翟双庆,王育林主编. —北京:学苑出版社,2018.1
ISBN 978-7-5077-5070-6

Ⅰ.①黄… Ⅱ.①翟…②王… Ⅲ.①《灵枢经》-研究 Ⅳ.①R221.2

中国版本图书馆 CIP 数据核字(2018)第 003769 号

责任编辑:付国英
出版发行:学苑出版社
社　　址:北京市丰台区南方庄 2 号院 1 号楼
邮政编码:100079
网　　址:www.book001.com
电子信箱:xueyuanpress@163.com
销售电话:010-67601101(销售部)、67603091(总编室)
经　　销:新华书店
印　刷　厂:北京市京宇印刷厂
开本尺寸:787×1092　1/16
印　　张:60.75
字　　数:1875 千字
版　　次:2018 年 2 月第 1 版
印　　次:2018 年 2 月第 1 次印刷
定　　价:680.00 元

《黄帝内经灵枢纂义》编委会

主　编　翟双庆　王育林

副主编　陈子杰　王智瑜　白俊杰　肖连宇

编　委　（按姓氏笔画为序）

　　　　　王红彬　王育林　车轶文　王维广

　　　　　王媛媛　王智瑜　王慧如　邓慧芳

　　　　　白俊杰　刘金涛　吴宇峰　肖连宇

　　　　　陈子杰　杨丹李　梦　琳　陈敬文

　　　　　席玉鹏　禄　颖　翟双庆

编 纂 说 明

起讫于公元前 202 年至公元 220 年的汉朝时期是中国古代医学的盛世，具有标志性的成果就是其间产生的大量医学典籍。

在这些医学典籍中，尤以《素问》、《灵枢》、《难经》等几部著作最为重要，成为后世传承不绝的宝贵经典。这些著作构建了中国医学的理论体系和术语系统，展示了上古时期医学的实践经验和思维方式。这些著作也成为历代数以千计的医学典籍的共同思想来源和文献来源，培育了一代又一代的医学巨擘。时至今日，以研习这些重要著作为基本内容的的经典训练仍是中医人才培养的必由之路。

整理和研究汉代医学经典著作，无疑应当从衷集和参考旧注资料入手。丰硕的注释资料不仅可藉以了解古代学者对《黄帝内经》等书的文字、思想和技术的认识，也可以让人体会到这些经典著作对中国医学发展的深刻影响。

广聚旧注、编写纂义之书是我们的中医经典研究计划的一项基础性工作。对中医经典所作的文本校勘、语义训诂、医理阐释等工作，都必须在此基础上开展才能获得扎实可靠的成果。

这套《汉代医学经典纂义》系列丛书搜集《素问》、《灵枢》、《难经》等书常见的古代注释材料，分别移录到各书的经文之下；书中卷首、篇首和各条经文下所辑各家注释均按时代为序。以便利学习者和研究者阅读古注。

这项工作起始于 1997 年，多历挫折，至今终告完成。在此衷心感谢学苑出版社孟白社长的大力支持。在本丛书长达 20 年的编纂过程中，出版社郭强先生、马红治先生和付国英女士等先后担任本丛书的责任编辑，都付出了辛勤的努力。此书之成，尤可告慰英年早逝的挚友郭强先生。

十年前存有《素问纂义》初稿第一篇到第十篇的 U 盘意外被人拷贝上网，当时名为《素问名家精注》。这部分材料在网上被以各种标题反复改编，至今未绝。这也从一个侧面可见读者对中医经典和旧注材料还是非常需要的。

本丛书作为国家中医药管理局重点学科内经学科和古汉语与医古文学科的工作成

果呈现出来,与专家学者和广大读者分享。虽经编者团队一再校核,终因成于众手和过程太久,其中的疏漏之处在所难免。诚恳希望读者随时指正,以便在重印和再版时加以补正和修订,使之趋于完善。

征 引 书 目

① 〔唐〕杨上善　　　《黄帝内经太素》
② 〔唐〕王　冰　　　《黄帝内经素问》附林亿等新校正
③ 〔明〕马　莳　　　《黄帝内经灵枢注证发微》
④ 〔明〕张介宾　　　《类经》
⑤ 〔明〕李中梓　　　《内经知要》
⑥ 〔清〕张志聪　　　《黄帝内经灵枢集注》
⑦ 〔清〕汪　昂　　　《素问灵枢类纂约注》
⑧ 〔清〕薛　雪　　　《医经原旨》
⑨ 〔清〕黄元御　　　《灵枢悬解》
⑩ 〔清〕沈又彭　　　《医经读》
⑪ 〔清〕陈念祖　　　《灵枢素问节要浅注》
⑫ 〔清〕吴　瑭　　　《温病条辨》
⑬ 〔日〕丹波元简　　《灵枢识》
⑭ 〔清〕章　楠　　　《灵素节注类编》
⑮ 〔清〕江有诰　　　《素问灵枢韵读》
⑯ 〔清〕顾观光　　　《灵枢校勘记》
⑰ 〔清〕王士雄　　　《温热经纬》
⑱ 〔清〕柳宝诒　　　《温热逢源》
⑲ 〔清〕周学海　　　《内经评文》
⑳ 　　　张　骥　　　《内经方集释》

目 录

卷之一 ··· （1）
 九针十二原第一（法天） ·· （1）
 本输第二（法地） ·· （23）
 小针解第三（法人） ·· （48）
 邪气藏府病形第四（法时） ··· （54）

卷之二 ··· （93）
 根结第五（法音） ·· （93）
 寿夭刚柔第六（法律） ·· （110）
 官针第七（法星） ·· （122）
 本神第八（法风） ·· （133）
 终始第九（法野） ·· （148）
 经脉第十 ·· （174）
 经别第十一 ·· （278）
 经水第十二 ·· （286）
 经筋第十三 ·· （298）
 骨度第十四 ·· （325）
 五十营第十五 ·· （333）
 营气第十六 ·· （338）
 脉度第十七 ·· （345）
 营卫生会第十八 ·· （356）
 四时气第十九 ·· （376）

卷之五 ··· （388）
 五邪第二十 ·· （388）
 寒热病第二十一 ·· （393）
 癫狂病第二十二 ·· （409）
 热病第二十三 ·· （423）
 厥病第二十四 ·· （449）
 病本第二十五 ·· （461）
 杂病第二十六 ·· （464）

周痹第二十七 …………………………………………………… (476)
　　口问第二十八 …………………………………………………… (481)
　　师传第二十九 …………………………………………………… (497)
　　决气第三十 ……………………………………………………… (505)
　　肠胃第三十一 …………………………………………………… (511)
　　平人绝谷第三十二 ……………………………………………… (514)
　　海论第三十三 …………………………………………………… (516)
　　五乱第三十四 …………………………………………………… (522)
　　胀论第三十五 …………………………………………………… (526)
　　五癃津液别第三十六 …………………………………………… (536)
　　五阅五使第三十七 ……………………………………………… (542)
　　逆顺肥瘦第三十八 ……………………………………………… (546)
　　血络论第三十九 ………………………………………………… (555)
　　阴阳清浊第四十 ………………………………………………… (560)
卷之七 ……………………………………………………………… (566)
　　阴阳系日月第四十一 …………………………………………… (566)
　　病传第四十二 …………………………………………………… (573)
　　淫邪发梦第四十三 ……………………………………………… (581)
　　顺气一日分为四时第四十四 …………………………………… (586)
　　外揣第四十五 …………………………………………………… (593)
　　五变第四十六 …………………………………………………… (596)
　　本脏第四十七 …………………………………………………… (605)
卷之八 ……………………………………………………………… (619)
　　禁服第四十八 …………………………………………………… (619)
　　五色第四十九 …………………………………………………… (629)
　　论勇第五十 ……………………………………………………… (651)
　　背腧第五十一 …………………………………………………… (657)
　　卫气第五十二 …………………………………………………… (659)
　　论痛第五十三 …………………………………………………… (669)
　　天年第五十四 …………………………………………………… (671)
　　逆顺第五十五 …………………………………………………… (677)
　　五味第五十六 …………………………………………………… (680)
卷之九 ……………………………………………………………… (688)
　　水胀第五十七 …………………………………………………… (688)
　　贼风第五十八 …………………………………………………… (694)

卫气失常第五十九 …………………………………………………（698）
玉版第六十 ……………………………………………………（706）
五禁第六十一 …………………………………………………（717）
动输第六十二 …………………………………………………（720）
五味论第六十三 ………………………………………………（730）
阴阳二十五人第六十四 ………………………………………（736）

卷之十 ……………………………………………………………（762）
五音五味第六十五 ……………………………………………（762）
百病始生第六十六 ……………………………………………（775）
行针第六十七 …………………………………………………（790）
上膈第六十八 …………………………………………………（793）
忧恚无言第六十九 ……………………………………………（797）
寒热第七十 ……………………………………………………（801）
邪客第七十一 …………………………………………………（805）
通天第七十二 …………………………………………………（824）

卷之十一 …………………………………………………………（835）
官能第七十三 …………………………………………………（835）
论疾诊尺第七十四 ……………………………………………（848）
刺节真邪第七十五 ……………………………………………（861）
卫气行第七十六 ………………………………………………（884）
九宫八风第七十七 ……………………………………………（897）

卷之十二 …………………………………………………………（907）
九针论第七十八 ………………………………………………（907）
岁露论第七十九 ………………………………………………（923）
大惑论第八十 …………………………………………………（934）
痈疽第八十一 …………………………………………………（943）

卷 之 一

九针十二原第一（法天）

●马莳曰：内有九针之名，又有十二原穴，故名篇。自篇内小针之要以下，岐伯尽解于第三篇《小针解》之内，故愚释此篇，即以《小针解》之义入之，不敢妄用臆说也。《素问》有《针解》篇，亦与此二篇小同，当合三篇而观之，其义无余蕴矣。旧本以第一篇为法天，第二篇为法地，三篇法人，四篇法时，五篇法音，六篇法律，七篇法星，八篇法风，九篇法野。乃后人袭本经七十八篇《九针论》之意而分注之，殊不知彼乃论针，而非论篇目也，甚为无理，故愚削之。●丹波元简曰：马云：内有九针之名，又有十二原穴，故名篇。自篇内小针之要以下，岐伯尽解于第三篇《小针解》之内，……《素问》有《针解》篇，亦与此二篇小同，当合三篇而观之，其义无余蕴矣。旧本以第一篇为法天、第二篇为法地、三篇法人、四篇法时、五篇法音、六篇法律、七篇法星、八篇法风、九篇法野。乃后人袭本经七十八篇《九针论》之意而分注之，殊不知彼乃论针，而非论篇目也，甚为无理。简案：本经多不下"篇"字、"论"字，乃所以为古书也。

1.1　黄帝问于岐伯曰①：余子万民，养百姓而收其租税②。余哀其不给，而属有疾病。余欲勿使被毒药，无用砭石，欲以微针通其经脉③，调其血气，营其逆顺出入之会④。令可传于后世，必明为之法⑤。令终而不灭，久而不绝，易用难忘，为之经纪。⑥异其章，别其表里，为之终始⑦。令各有形，先立针经⑧。愿闻其情⑨。

①杨上善曰：五方疗病，各不同术，今圣人量其所宜，杂令行之，取十全，故次言之。

②杨上善曰：子者，圣人爱百姓，犹赤子也。●马莳曰：按：《本纪》记帝经土设井，立步制亩，艺五谷，养万民。则子万民，收租税信矣。●张志聪曰：按：《本纪》帝经土设井，立步制亩，艺五谷，养万民，而收其租税。设有疾病，则不能力田以供余食矣。故帝欲立九针微针之法，传于后世，令终而不灭焉。●丹波元简曰：马云："按《本纪》记帝经土设井，立步制亩，艺五谷，抚万民。则子万民，收租税信矣。"《国语·周语》注：百姓，百官有世功者。又《书·尧典孔传》：百姓，百官。租税，田赋也。又凡赋取者曰税。《史·食货志》：食租衣税。

③张志聪曰：毒药，所以攻疾也。砭石，所以泄邪也。二者皆攻泻之法。微针，能通调血气者也。●丹波元简曰：给，相足也。属，附也。志云：按篇名"九针"，而帝曰"微针"，伯曰"小针"，是九针之外，又立小针也。简案：微针小针，盖谓九针中之毫

针。下文曰"尖如蚊虻喙，静以取往，微以久留之"是也。

④张志聪曰：逆顺出入者，皮肤经脉之血气，有逆顺之行，有出入之会。盖人秉天地之气所生，阴阳血气，参合天地之道，运行无息，少有留滞，则为疾病。●丹波元简曰：志云：皮肤经脉之血气，有逆顺之行，有出入之会。简案：营，运也。

⑤杨上善曰：中有邪伤，属诸疾病，不终天年。有疗之者，行于毒药，或以砭石伤肤，毒药损中，可九种微针通经调气，以传后代也。

⑥杨上善曰：法令即针经法也。毒药砭石，粗术之法，难用易忘；九种针要道，易用难忘也，可为微针之经纪也，可为微针篇目章句也。●张志聪曰：故帝以天地人之道而立九针，用九针之法，以顺人之阴阳血气，而合于天道焉。明其理则易用，持于心则难忘。经，径。纪，维也。按：篇名"九针"，而帝曰"微针"，伯曰"小针"，是九针之外，又立小针也。九针者，圣人起天地之数，始于一而终于九，九而九之，九九八十一以起黄钟之数。用九针而合小针者，以阳数五，阴数五，五位相得而各有合，以应河图之数也。帝继伏羲神农氏而作，即以两仪四象河图奇偶之数，用法于针，所以修身治国平天下，盖国以民为本也。●丹波元简曰：志云：明其理则易用，持于心则难忘。志云：经，径。纪，维也。《月令》郑注：经纪，谓天文进退度数。

⑦杨上善曰：取其腑输为表，脏输为里。微针之数始之于一终之九也。●丹波元简曰：志云：九针者，圣人起天地之数，始于一而终于九，九而九之，九九八十一，以起黄钟之数。

⑧杨上善曰：为前五法，必须各立形状，立前五形之本，须作仿经法，故请先立《针经》，欲闻叙针之情也。●马莳曰：此帝欲立针经，而伯遂推而次之也。●张介宾曰：《灵枢》即名《针经》，义本诸此。●黄元御曰：《针经》，即《灵枢经》。帝欲不用毒药砭石，而以微针除百姓之病，先立《针经》，故咨岐伯而作《灵枢》。●丹波元简曰：张云：《灵枢》即名《针经》，义本诸此。

⑨江有诰曰：余欲勿使被毒药，无用砭石，（宵鱼合韵）欲微针通其经脉，（音寐）调其血气，（支脂通韵）营其逆顺出入之会。令可传于后世，必明为之法。令终而不灭，久而不绝，（祭部）易用难忘，为之经纪。异其章，别其表里，为之终始。（之部）令各有形，先立针经。愿闻其情。（耕部）●周学海曰：以上第一节总冒全篇。

1.2　岐伯答曰：臣请推而次之①，令有纲纪，始于一，终于九焉②。请言其道。

①杨上善曰：次之者，推九针之序，纲纪之次也。
②张介宾曰：始于一，终于九，天地之全数也。针合三才而通万变，故数亦应之。

1.3　小针之要，易陈而难入①。粗守形，上守神②。神乎神，客在门，未睹其疾，恶知其原③。刺之微，在速迟，粗守关，上守机，机之动，不离其空，空中之机，清静而微，其来不可逢，其往不可追④。知机之道者，不可挂以发，不知机道，叩之不发，知其往来，要与之期，粗之暗乎，妙哉工独有之⑤。往者为逆，来者为顺，明知逆顺，正行无问⑥。逆而夺之，恶得无虚，追而济之，恶得无实⑦，迎之随之⑧，以意和之，针道毕矣⑨。

①马莳曰：此详言小针之要，而针道之所以毕也。小针者，即上节微针也。小针之要，虽曰易陈，而人实难入。●张介宾曰：小针，即上文微针之谓。易陈者，常法易言也。难入者，精微难及也。●张志聪曰：易陈难入者，易言而难著于人也。●丹波元简曰：张云：易陈者，常法易计也。难入者，精微难及也。志云：易言而难着于人也。

②马莳曰：粗工者，下工也。下工泥于形迹，徒守刺法。上工则守人之神，凡人之血气虚实，可补可泻，一以其神为主，不但用此针法而已也。●张介宾曰：粗守形，粗工守形迹之见在也。上守神，上工察神气于冥冥也。不但用针，诸治皆然。●张志聪曰：粗守形者，守皮脉肉筋骨之刺。上守神者，守血气之虚实而行补泻也。●丹波元简曰：马云：下工泥于形迹，徒守刺法；上工则守人之神。凡人之血气虚实，可补可泻，一以其神为主，不但用此针法而已也。

③马莳曰：所谓神者，人之正气也。神乎哉，此正气不可不守也。邪气之所感有时，如客之往来有期，名之曰客。客在门者，邪客于各经之门户也。若未能先睹何经之疾，则恶知其病源所在，自有所治之处哉？●张介宾曰：神，正气也。客，邪气也。神乎神，言正气盛衰，当辨于疑似也。客在门，言邪之往来，当识其出入也；设未睹其疾之所在，又恶知其当治之原哉？恶音乌。●张志聪曰：神乎神，甚赞其得神之妙。门者，正气出入之门。客在门者，邪循正气出入之所也。未睹其何经之疾，恶知其受病之原，言当先察其邪之所在而取之也。●丹波元简曰：马云：所谓神者，人之正气也。神乎哉，此正气不可不守也。邪气之所感，有时如客之往来有期，名之曰客。客在门者，邪客于各经之门户也。张云：神乎神，言正气盛衰，当辨于疑似也。客在门，言邪之往来，当识其出入也。简案：《小针解》曰：神客者，正邪共会也。神者，正气也。客者，邪气也。在门者，邪循正气之所出入也。据此，则神乎二字句。神客，谓神与客也。

④马莳曰：然既知病源，可行刺法，但刺之微妙，在于速迟。速迟者，即用针有疾徐之意也。粗工则徒守四肢之关节，而不知血气正邪之往来。上工则能守其机，即知此气之往来也。然此机之动，不离于骨空之中。（《素问》有《骨空论》，指各经之穴言。）其间气有虚实，而用针有疾徐，故空中之机，至清至静至微。针下即已得气，当密意守之勿失也。如气盛则不可补，故其来不可逢也。如气虚则不可泻，故其往不可追也。●张志聪曰：迟速，用针出入之疾徐也。粗守关者，守四肢之关节。上守机者，守其空而当刺之时，如发弩机之速也。不离其空者，乘空而发也。夫邪正之气，各有盛衰之时，宜补宜泻，当静守其空中之微，不可差之毫发。如其气方来，乃邪气正盛，邪气盛则正气大虚，不可乘其气来，即迎而补之，当避其邪气之来锐；其气已往，则邪气已衰，而正气将复，不可乘其气往，追而泻之，恐伤其正气。在于方来方去之微，而发其机也。《离合真邪论》曰：候邪不审，大气已过，泻之则真气脱，脱则不复，邪气复至而病益蓄。故曰：其往不可追。此之谓也。●丹波元简曰："刺之微，在速迟"，马云：刺之微妙，在于速迟。速迟者，即用针有疾徐之意也。"粗守关，上守机。"张云：粗守关，守四肢之关节也。上守机，察气至之动静也。"不离其空"，马云：《素问》有《骨空论》，指各经之穴言。简案：据《小针解》，"空"下当有"中"字。"清静而微"，张云：言察宜详慎也。"其来不可逢，其往不可追"，志云：如其气方来，乃邪气正盛，邪气盛则正气大虚，不

可乘其气来，即迎而补之，当避其邪气之来。其锐气已往，则邪气已衰而正气将复，不可乘其气往，追而泻之，恐伤其正气。在于方来方去之微，而发其机也。《离合真邪论》曰：侯邪不审，大气已过，泻之则真气脱，脱则不复，邪气复至，而病益蓄。故曰：其往不可追，此之谓也。

⑤马莳曰：知机之道者，唯此一气而已，犹不可挂一发以间之，故守此气而勿失也。不知机之道者，虽叩之亦不能发，以其不知虚实，不能补泻，则血气已尽，而气故不下耳。由此观之，必能知其往来，有逆顺盛虚之机，然后要与之期，乘气有可取之时。彼粗工冥冥，不知气之微密，其诚暗乎。妙哉！工独有之，真上工尽知针意也。●张介宾曰：微，精微也。在速迟，知疾徐之宜也。粗守关，守四肢之关节也。上守机，察气至之动静也。气机之至，随经皆有其处，可因之而知虚实也。空，孔同。"清静而微"言察宜详慎也。来不可逢，勿补其实也；往不可追，勿泻其虚也。机之道者，一气而已，不可挂以发，极言其精不可乱也。叩之不发，用失其道，则气不至也。知气之往来，有逆顺衰盛之机，而取舍弗失其时也。要，平声，约也。粗者暗而弗知，妙工独见之矣。●张志聪曰：是以其来不可逢，其往不可追，静守于来往之间而补泻之，少差毫发之间则失矣。粗工不知机道，叩之不发，补泻失时，则血气尽伤，而邪气不下。知其往来者，知邪正之盛衰，要与之可取之期而取之也。粗工之暗，而良工独知之，是故工之所以异也。●丹波元简曰：马云：知机之道者，唯此一气而已，犹不可挂一发以间之。志云：静守于来往之间而补泻之，少差毫发之间则失矣。"工独有之"，《甲乙》"工"作"上"。

⑥马莳曰：按《素问·至真要大论》亦有"明知逆顺，正行无问"二句，但彼论标本，而此论针法，辞同而义异也。●张介宾曰：往，气之去也，故为之逆。来，气之至也，故为之顺。知往来之逆顺，则正法行之，不必疑而更问。下二句与至真要大论辞同用异，详标本类第二。●张志聪曰：若气往则邪正之气虚小，而补泻之为逆，气来则形气邪气相平，而行补泻为顺。是以明知顺逆，正行无间，知往来所处之时而取之也。●丹波元简曰：张云：往，气之去也，故为之逆；来，气之至也，故为之顺。"正行无问"，志本"问"作"间非"。

⑦杨上善曰：但九针要道，下成解中，自当其释也。●张介宾曰：逆其气至而夺之，泻其实也，恶得无虚？随其气去而济之，补其虚也，恶得无实？故泻必因吸内针，补必因呼内针，此即迎来随去之义。●丹波元简曰：《甲乙》"逆"作"迎"。张云：逆其气至而夺之，泻其实也，恶得无虚；随其气去而济之，补其虚也，恶得无实。故泻必因吸内针；补必因呼内针，此即迎来随去之义。高武云：迎者逢其气之方来，如寅时气来注于肺，卯时气来注大肠。此时肺、大肠气方盛而夺泻之也。随者随其气之方去，如卯时气去注大肠，辰时气去注于胃、肺与大肠。此时正虚而补济之也，余仿此。●顾观光曰："随"原作"追"，《素问·调经论》注引《针经》亦作"追"。

⑧杨上善曰：逆顺察之于阴阳，迎夺施之于补泻。

⑨马莳曰：所谓往来逆顺者，何哉？往者其气虚小，即为逆，故追而济之，以行补法，恶得无实？来者形气将平，即为顺，故迎而夺之，以行泻法，恶得无虚？此所以明之逆顺，乃正行之道，而不必复问于人，惟以追之随之，而以吾意和之，此针道之所以毕也。●张介宾曰：用针之法，补泻而已。补泻之法，迎随而已。必得其和，则针道毕于是矣。●张志聪曰：迎而夺之者，泻也，故恶得无虚。追而济之者，补也，故恶得无实。迎

之随之，以意和之，针道毕矣。●黄元御曰：义见《小针解》。●江有诰曰：粗守形，上守神。神乎神，客在门，未睹其疾，恶知其原？（元文真合韵）刺之微，在速迟，粗守关，上守机，（脂部）机之动，不离其空，（上声东部）空中之机，清静而微，其来不可逢，其往不可追。（脂部）知机之道者，不可挂以发，不知机道，叩之不发，（祭部）知其往来，要与之期，粗之暗乎，妙哉！工独有之，（之部）往者为逆，来者为顺，明知逆顺，正行无问。（文部）迎而夺之，恶得无虚？追而济之，恶得无实？迎之随之，以意和之，针道毕矣。（脂部）●周学海曰：以上第二节，浑写大意，全篇纲领也。观其随手分合，舒卷自如，笔底纯是灵气往来。

1.4 凡用针者，虚则实之①，满则泄之②，宛陈则除之③，邪胜则虚之④。《大要》曰⑤：徐而疾则实，疾而徐则虚⑥。言实与虚，若有若无，察后与先，若存若亡，为虚与实，若得若失⑦。

①张志聪曰：所谓虚则实之者，气口虚而当补之也。

②张志聪曰：满则泄之者，气口盛而当泻之也。

③张介宾曰：宛，郁同。陈，积也。除之去其滞，虚之泄其邪也。●张志聪曰：宛陈则除之者，去脉中之蓄血也。●周学海曰：宛，音、义并同郁，菀之省字也。

④马莳曰：此承上文而言用针之要，全凭虚实以为补泻也。凡用针者，其气口虚则当补之，故曰虚则实之也。其气口盛则当泻之，故曰满则泄之也。气口为百脉所朝，故候此以知盛虚。《素问·阴阳别论》云：气口成寸，以决死生。血脉相结，则当去之，故曰宛陈则除之也。诸经邪盛，则当泻之，故曰邪胜则虚之也。●张志聪曰：邪胜则虚之者，言诸经有盛者，皆泻其邪也。

⑤丹波元简曰：简案：盖古经篇名。

⑥马莳曰：《大要》有曰：凡欲补者，徐纳其针而疾出之，则为补，故曰徐而疾则实也。凡欲泻者，疾纳其针而徐出之，则为泻，故曰疾而徐则虚也。●张介宾曰：徐出针而疾按之为补，故虚者可实。疾出针而徐按之为泻，故实者可虚。●张志聪曰：徐而疾则实者，徐内而疾出也。疾而徐则虚者，疾内而徐出也。●黄元御曰：义见《小针解》。放而出之，出其恶血也。血不得散，气不得出者，真血真气也。去如弦绝者，出针之疾，所谓徐而疾则实也。●丹波元简曰：张云：徐出针而疾按之为补，故虚者可实；疾出之而徐按之为泻，故实者可虚。简案：张据《素·针解》篇释之，与《小针解》之旨乖。

⑦杨上善曰：言以意调于补泻，则针道可穷矣也。●马莳曰：然言实与虚，真若有而若无者。盖实者止于有气，虚者止于无气，气本无形，似在有无之间耳。察后与先，真若存而若亡者，盖实者先虚而后实，若亡而又若存也。虚者先实而后虚，若存而又若亡也。亦以虚实本于一气，似在存亡之间耳。为虚与实，真若得而若失者，盖泻之而虚，怳然若有所失，补之而实，怡然若有所得。亦以虚实本于一气，似在得失之间耳。●张介宾曰：此篇言用针之要，全凭虚实以为补泻，实即补也，泄即泻也。实之与虚，在有气无气耳。气本无形，故若有若无。善察之者，神悟于有无之间也。察后与先，求病所急而治分先后也。若存若亡，察气之行与不行，以为针之去留也。欲虚而虚，欲实而实，是得法也。粗工妄为，则失之矣。●张志聪曰：言实与虚，若有若无者，实者有气，虚者无气也。察后

与先，若亡若存者，言气之虚实，补泻之先后也，察其气之以下与常存也。为虚为实，若得若失者，言补者必然若有得也，泻则怳然若有失也。此以上论小针之法。●丹波元简曰："若有若无"马云：实者止于有气；虚者止于无气。气本无形，似在有无之间耳。"察后与先"，张云：求病所急，而治分先后也。若存若亡，察气之行与不行，以为针之去留也。"若得若失"，张云：欲虚而虚，欲实而实，是得法也。粗工妄为则失之矣。简案：《小针解》云：为虚与实，若得若失者，言补者必然若有得也，泻则恍然若有失也。知张注失经旨矣。●江有诰曰：凡用针者，虚则实（叶食折反）之，满则泄之，（脂祭通韵）宛陈则除之，邪胜则虚之。（鱼部）《大要》曰：徐而疾则实，（脂部）疾而徐则虚。言实与虚，若有若无。（鱼部）察后与先，若亡若存。（文部）为虚为实。若得若失。（脂部）●顾观光曰："为虚为实"，《小针解》作"为虚与实"，与《素问·针解》篇合。

1.5　虚实之要，九针最妙①，补泻之时，以针为之②。泻曰：必持内之，放而出之，排阳得针，邪气得泄③。按而引针，是谓内温，血不得散，气不得出④。补曰随之，随之意若妄之，若行若按，如蚊虻止，如留如还，去如弦绝，令左属右，其气故止，外门已闭，中气乃实⑤，必无留血，急取诛之⑥。

①张介宾曰：各有所宜之要也。●张志聪曰：虚实之要，九针最妙，为其各有所宜也。

②杨上善曰：五方别疗，莫先于针，所以补泻以针为之也。凡泻之道，内针必持，出针必放之，摇大其穴，排阳邪而出针疾，病之气得泄，谓之泻也。以手按其所针引之后暖气内聚，以心持针，不令营血得散；外闭其门，令卫气不得泄出，谓之补也。●马莳曰：由此观之，则虚实二字，实为用针之要，其九针之最妙者乎？因虚而补之以时，因实而泻之以时，不过以针为之而已。●张志聪曰：补泻之时，以针为之者，与气开合相得也。●江有诰曰：虚实之要，九针最妙，（宵部）补泻之时，以针为之。（之部）●丹波元简曰：《针解》篇曰：补泻之时者，与气开阖相合也。张云：当补当泻，用有其时。

③马莳曰：内，纳同。按此节明解于《小针解》篇，彼《素问·针解》篇所解与此稍异。其泻者，始必持针以纳之，终必放针以出之，排阳气以得针，则邪气自得泄矣。●张志聪曰：排阳得针者，排针而得阳气也，得其正气，则邪气去矣。●丹波元简曰：《甲乙》作"迎之"。迎之意，必持而内之，放而出之，排扬出针。张云：凡用泻者，必持内之。谓因其气来，出之疾而按之徐也，故可排开阳道以泄邪气。简案：据下文"补曰"，《甲乙》近是。●孙鼎宜曰："必持内之"，"持"当作"时"，声误。"内"同"纳"。内针之时有五，即正气盛时，月正满时，日正温时，身正安时，息正吸时。"排阳得针"，排阳犹推扬，谓转针也。转针得法，邪自随出。

④马莳曰：其补者，按而引针以入之，是谓内温，使血不得散，气不得出，此则所以补之也。●张介宾曰：当补当泻，用有其时，在气会之顷。详如下文。凡用泻者，必持内之，谓持之坚而入之锐也。放而出之，谓因其气来，出之疾而按之徐也。故可排开阳道以泄邪气。凡用补者，必按其穴而引退其针，是谓内温，故血不散，气不出而虚者实矣。●张志聪曰：内温者，针下热也，谓邪气去而正气不出也。此论泻邪而养其正也。●丹波

元简曰：简案：连下二句言补法，若病当用泻法而反按而引针以补之，是谓内温，引针谓退其针。温，蕴同，乃《素问》"温血"之"温"。谓血气蕴蓄于内，而不得散泄也。诸注并接下文"补曰"为释，恐误。●周学海曰：随手带出气字，尚在无意之间。

⑤张介宾曰：此下皆言补法也。随者，因其气去，追而济之也。妄，虚妄也。意若妄之，言意会于有无之间也。若行若按，言行其气按其处也。若蚊虻止，言当轻巧无迹而用得其精也。留，留针也。还，出针也。去如弦绝，轻且捷也，故无损而能补。右手出针，左手随而按扪之，是令左属右也。故门户闭于外，中气实于内。●张志聪曰：随之者，追而济之也。之，往也。若妄之者，虽追之而若无有所往。若行若按，如蚊虻止，如留而还。去如弦绝者，疾出其针也。令左手按痏，右手出针，其正气故得止于内，而外门已闭，中气乃实矣。此补正运邪之法。故必无留血，设有留血，急取而诛之。●黄元御曰：以左属右者，缪刺之法。从右引左，令从右，左注之，邪仍属于右也。●丹波元简曰："意若妄之"，志云：之，往也。张云：妄，虚妄也。"意若妄之"言意会于有无之间也。"妄"《甲乙》作"忘"。"若行若按，若蚊虻止"，张云：若行若按，言行其气，按其处也。若蚊虻止，言当轻巧无迹，而用得其精也。"如留如还，去如弦绝"，张云：留，留针也。还，出针也。去如弦绝，轻且捷也，故无损而能补。"还"《甲乙》作"环"。"令左属右"张云：右手出针，左手随而按扪之，是令左属右也。

⑥杨上善曰：【编者按："补曰随之，随之意若妄之"，《太素》作"补曰随，随之意，若忘之"】随气呼吸而微动针之也。欲去欲作，为行悔也。针在皮肤之中，去来微动，如彼蚊虻止，又皮肤微觉有之也。针在皮肤之中，若似留停，又如还去，此皆言其候气者也。得气已去，即止补泻，其补泻已，即疾出针。如绝弦者，言其速也。左手按穴，右手行针，内气已补，右手出针，左手闭门，使气相续不灭也。属，续也。痏孔为外门也，补已不泻，故内气得实也。补者，留其气也，不可留于客邪血也。邪血留者，可刺去之，故曰急诛之也。●马莳曰：补之者，随之也。随之之意，若人之意妄有所之，若人之出妄有所行，若人之指妄有所按，如蚊虻止于其中，如有所留而复有所还，及针将去时如弦之绝，即始徐而终疾者也。右手出针而左手闭其外门，乃令左属右之法，其正气故止于其中，门户已闭于其外，中气乃实，必无留血。如有留血，当急取以责之。但此补法，必无留血者也。●张介宾曰：凡取血络者，不可使有留血，宜急去之也。●张志聪曰：此节论九针之法。盖首篇统论小针及九针之道，是以前后论小针，而详释于《小针解》中。此节论九针，故详释于《九针论》内，而《小针解》中不与也。●丹波元简曰：马云：如有留血，当急取以责之。但此补法，必无留血者。张云：凡取血络者，不可使有留血，宜急取之也。志云：此补正运邪之法，故必无留血。设有留血，急取而诛之。简案：以理推之，此间恐有遗脱。

1.6 持针之道①，坚者为宝②，正指直刺③，无针左右，神在秋毫④，属意病者⑤，审视血脉者⑥，刺之无殆⑦。

①马莳曰：此言持针之道，在守医者之神气，以视病者之血脉也。

②马莳曰：持针之道，贵于至坚，故坚者为宝。●张介宾曰：坚而有力，则直达病所。●张志聪曰：坚者，手如握虎也。●丹波元简曰：《甲乙》"宝"作"实"。王注《素·针解》篇：手如握虎者，欲其壮也。云壮谓持针坚定也。《针经》曰：持针之道，

坚者为实，则其义也。新校正云：按《甲乙经》"实"字作"宝"，乃与今本异。

③张介宾曰：正而不斜，则必中气穴。●张志聪曰：正指直刺者，义无邪下，欲端以正也。●丹波元简曰：简案：《针解》篇云：义无邪下者，欲端以正也。王注：正指直刺，针无左右。

④杨上善曰：持针不坚，则气散不从针。刺者欲中其病，若针入左右不当于穴，其病不愈也。秋毫，谓秋时兔新生毫毛，其端兑微也。谓怡神在针端调气，故曰神在秋毫也。●马莳曰：既以坚持其针，乃正指而直刺之，无得轻针左右，当自守神气，不可眩惑，其妙在于秋毫之间而已。上文言上守神者，病者之神气，而此曰神在秋毫，神属勿去，乃医工之神气也。所谓神在秋毫者，何哉？须知属意于病者，审视其血脉之虚实而刺之，则无危殆矣。●张介宾曰：医之神见，在悉秋毫，必精必确。加意病者，详审血脉，然后刺之，庶无危殆。●张志聪曰：神在秋毫，审视病者，静志观病人，无左右视也。●丹波元简曰：张云：医之神见，在悉秋毫，必精必确。

⑤杨上善曰：念其针下病无邪也。审视十二经脉及诸络虚实，刺之无殆也。殆，危也。●丹波元简曰：《针解》篇云：神无营于众物者，静志观病人，无左右视也。王注：目绝妄视，心专一务，则用之必中，无或误也。

⑥丹波元简曰：马云：审视其血脉之虚实而刺之，则无危殆矣。

⑦江有诰曰：持针之道，坚者为宝。（幽部）正指直刺，无针左右。神在秋毫，属意病者。审视血脉，刺之无殆。（之鱼借韵）

1.7 方刺之时①，必在悬阳②，及与两卫③，神属勿去，知病存亡④。血脉者，在腧横居，视之独澄，切之独坚⑤。

①杨上善曰：以所言方刺之时，先观气色者也。

②杨上善曰：悬阳，鼻也，悬于衡下也。鼻为明堂，五脏六腑气色皆见明堂及与眉上两衡之中，故将针者先观气色，知死生之候，然后刺也。●张介宾曰：悬，犹言举也。阳，神气也。凡刺之时，必先举神气为主，故曰悬阳。●张志聪曰：悬阳，心也。心藏神，方刺之时，得之于心，则神属于病者，而知病之存亡矣。

③张介宾曰：两卫者，卫气在阳，肌表之卫也；脾气在阴，脏腑之卫也。二者皆神气所居，不可伤犯，凡用针者，首宜顾此，故曰两卫。《师传》篇曰：脾者主为卫。详藏象类二十九。●张志聪曰：经云：取血于荣，取气于卫。卫气行阳行阴者也，故于两卫间以取阴阳之气。《卫气行》篇曰：是故谨候气之所在而刺之，是谓逢时。在于三阳，必候其气在阳分而刺之；病在于三阴，必候其气在阴分而刺之。●丹波元简曰：《甲乙》"必"作"心"，"卫"作"衡"，注云：一作"冲"。张云：悬，犹言举也。阳，神气也。凡刺之时，必先举神气为主，故曰"悬阳"。两卫者，卫气在阳，肌表之卫也。脾气在阴，脏腑之卫也，二者皆神气所居，不可伤犯。凡用针者，首宜顾此，故曰"两卫"。简案：马"阳"为"扬"；志以悬阳为心，并义难通，姑仍张注。

④马莳曰：方刺之时，又在扬吾之卫气。为阳气者，精爽不昧，而病人之卫气亦阳气也，当彼此皆扬，使吾之神气属意于病者而勿去，则病之存亡可得而知也。●黄元御曰：悬阳，阳络之外浮者，两卫，左右之卫气也，方刺之时，必在悬浮之阳络，与两边之卫

气，神属于此而勿去，乃知病邪之存亡。《素问·皮部论》：阴络之色应其经，阳络之色变无常，寒多则凝泣（同涩。）凝泣则青黑，热多则淖泽，淖泽则黄赤是也。

⑤杨上善曰：血脉，络脉也。有脉横居输穴之中，视之满实，切之独坚者，是横居络脉也。●马莳曰：然血脉何以验之？在于各经腧穴而横居其中者是也。视之独澄，切之独坚，此其为血脉耳。然必先自守其神，而后可以视病人之血脉，其乃要之要乎？●张介宾曰：上文言神气之所居，此言血脉之所在也。视之独澄者，必欲索其隐。切之独坚者，必欲拔其本也。●张志聪曰：腧，经腧也。《刺节真邪》篇曰：六经调者，谓之不病。一经上实下虚而不通者，此必有横络盛加于大经，令之不通。视而泻之，此所谓解结。故有血络横在于经腧者，当视之独清，切之独确而去之也。●黄元御曰：血脉者，在腧横居，邪在穴腧之骨，横居而不流行，视之则独澄，（清也。）切之则独坚，不与真气真血相同也。以下义见《小针解》。●丹波元简曰：《甲乙》"血"上有"取"字是。《甲乙》"澄"作"满"。志云：腧，经腧也。《刺节真邪》篇曰：六经调者，谓之不病。一经上实下虚而不通者，此必有横络盛大加于经。令之不通，视而泻之，此取谓解结也。故有血络横在于经腧者，当视之独清，切之独确，而去之也。张云：视之独澄者，必欲索其隐，切之独坚者，欲拔其本也。●周学海曰：以上第三节紧跟，虚实中明用针补泻之法。

1.8 九针之名，各不同形：一曰镵针，长一寸六分；二曰员针，长一寸六分；三曰鍉针，长三寸半；四曰锋针，长一寸六分；五曰铍针，长四寸，广二分半；六曰员利针，长一寸六分；七曰毫针，长三寸六分①；八曰长针，长七寸；九曰大针，长四寸②。镵针者，头大末锐，去泻阳气③。员针者，针如卵形，揩摩分间，不得伤肌肉，以泻分气。鍉针者，锋如黍粟之锐，主按脉勿陷，以致其气。锋针者，刃三隅④，以发痼疾。铍针者，末如剑锋，以取大脓。员利针者，大如牦⑤，且员且锐，中身微大，以取暴气⑥。毫针者，尖如蚊虻喙，静以徐往，微以久留之而养，以取痛痹。长针者，锋利身薄⑦，可以取远痹。大针者，尖如梃⑧，其锋微员，以泻机关之水也⑨。九针毕矣⑩。

①丹波元简曰：《九针论》作"一寸六分"是。吴氏《尊经集》云：毫针又名小针，取用益多，犹布帛菽粟，为日用之所急也。

②黄元御曰：此九针长短之度。

③周学海曰："气"字越点越认真。

④杨上善曰：参音三也。

⑤丹波元简曰：《前·王莽传》师古注：毛之强曲者曰牦。又《后汉·岑彭传》注：牦，长毛也。

⑥丹波元简曰：《甲乙》云："痹气暴发者，取以圆利针。"张云：暴气，痹气之暴发也。

⑦杨上善曰：【编者按："身薄"，《太素》"身抟"。】"抟"音团。

⑧丹波元简曰：《道藏》本"梃"作"挺"。简案："挺"、"梃"同，杖也。

⑨黄元御曰：此九针之形状功能。

⑩杨上善曰：此言九针用法。●马莳曰：（镵，钽衔切。鍉，音低。铍，音皮。喙，

谢秒切。氂，音毫。）此言九针之体而及其所以为用也。大义见本经《九针论》第七十八篇，故此不详解之。（后《九针论》有九针图。）●张介宾曰：九针详注见下文。镵音谗。揩，丘皆切。鍉音低。铍音披。暴气，痹气之暴发也。牦，厘同，又音毛。喙音晦。挺，题顶、梯顶二切。●张志聪曰：九针者，有九者之名，有九者之形，各随其所宜而用之，九针之论毕矣。●丹波元简曰：镵，锄衔切，犁铁也。《说文》：锐器也。《史·扁鹊传》镵石注：镵，石针也。鍉，音时，又音低，镝也，箭镞也。锋，王本作"蜂"，非。铍，音皮。《说文》：大针也。●丹波元简曰：马云：此言九针之体，而及其所以为用也。大义见本经《九针论》第七十八篇。故此不详解之，今亦从此。介按：考针类有九种，分述如后。一曰镵针，即今之箭头针也，此针长一寸六分，上去末寸半，下只留一分之锋，欲浅刺不令深入也；二曰圆针，即絮针也，长一寸六分，取其筒其身而卵其锋者，身直如竹筒，末锋员如卵锐也；三曰鍉针，长三寸半，取法于黍粟之锐者，圆而微尖，利于用补者也；四曰锋针，即今日之三棱针也，长一寸六分，是上去八分，下留八分，取法于絮针刃三隅者，谓直壮而锐，可以泻热出血也；五曰铍针，长四寸，广二分半，取法于剑锋，以其能开通也；六曰圆利针，其形微大，其末反小，其身长一寸六分，取法于牦者，以毛之强者曰牦，用其细健可稍深也；七曰毫针，长二寸六分，其尖如蚊虻喙者，取其微细徐缓也；八曰长针，长七寸，取法于綦针，以能使深邪出远痹也；九曰大针，长四寸，尖形如挺，粗而且巨，其锋微圆，取法于锋针，可以泻通机关也。●周学海曰：以上第四节，叙九针之名数体用也，是本题之正面。

1.9　夫气之在脉也，邪气在上，浊气在中，清气在下①。故针陷脉则邪气出，针中脉则浊气出，针太深则邪气反沉，病益②。故曰：皮肉筋脉各有所处，病各有所宜③，各不同形，各以任其所宜④。无实无虚⑤，损不足而益有余，是谓甚病，病益甚⑥。取五脉者死，取三脉者恇⑦；夺阴者死，夺阳者狂，针害毕矣⑧。

①马莳曰：邪气之中人也高，凡风寒暑雨之邪，由上感之，故曰邪气在上也（邪气由风府、风门而入。）水谷皆入于胃，其精微之气上注于肺，而寒温不适，饮食不节，则浊气独留于肠胃而病生，故曰浊气在中也。清湿之地气中人也，必从足始，故曰清气在下也。●张介宾曰：邪气在上者，贼风邪气也。浊气在中者，水谷之气也。清气在下者，寒湿之气也。●张志聪曰：风雨寒暑之中人也高，故邪气在上也；水谷入胃，其精气上注于肺，浊溜于肠胃，寒温不适，饮食不节，病生于肠胃，故浊气在中也；清湿地气之中人也，必从足始，故清气在下也。●丹波元简曰："邪气在上"，马云：邪气之中人也高，凡风寒暑雨之邪，由上感之，故曰邪气在上也。此以下，当参考《小针解》。●周学海曰：至此遂捉住气字不放矣。

②马莳曰：治之者，必针于上，以取其陷脉，则上之邪气可出；针其中脉，以取足阳明胃经之合，即三里穴，则中之浊气可出。然针之勿宜太深，正以浅浮之病不欲深刺，若刺之深，则邪气从之反沉而病益也。●张介宾曰：陷脉诸义，具如下文；但缺取清气在下之义，或有所失。●张志聪曰：陷脉，额颅之脉，显陷于骨中，故针陷脉，则阳之表邪去矣。中脉，足阳明之合，三里穴也。针太深则邪气反沉者，言浮浅之病，不欲深刺也，深

则邪气从之入。故曰：反沉也。●丹波元简曰："陷脉"张云：诸经孔穴，多在陷者之中，故凡欲去寒邪，须刺各经陷脉，则经气行而邪气出，乃所以取阳邪之在上者。志云：陷脉，额颅之脉，显陷于骨中。故针陷脉，阳气之表邪去矣。简案：张注为是。"中脉"《小针解》云：取之阳明合也。马云：阳明合，即足三里也。

③丹波元简曰：《甲乙》"宜"作"舍"，是。

④马莳曰：故曰：皮肉筋脉经络，各有所主，九针各不同形，各当其所宜。●张介宾曰：经络疾病各有所处，九针各不同形，故其任用亦各有所宜也。●张志聪曰：皮肉筋骨，各有所处者，言经络各有所主也。

⑤丹波元简曰：《甲乙》作"无实实虚虚"，是。

⑥马莳曰：无实其实而益其有余，无虚其虚而损其不足。若实实虚虚，是谓甚人之病，彼病反益甚也。●张介宾曰：无实者，无实实也。无虚者，无虚虚也。反而为之，不惟不治病，适所以增病。●张志聪曰：故病各有浅深之所宜，形有皮肉筋脉之不同，各随任其所宜而刺之，无实实，无虚虚，若损不足而益有余，则病益甚矣。●周学海曰："病益"，据《小针解》二字是衍。

⑦杨上善曰：恇，区方反，怯也，气少故怯。●马莳曰：恇，曲王切，不足也。●马莳曰：凡病在中，气不足，用针以大泻其诸经之脉，则五脏皆虚，故曰取五脉者死。手足各有三阳，若尽泻三阳之气，则病人恇然而形体难复，故取三脉者恇。●张介宾曰：五脉三脉，义如下文。恇音匡，衰残也。●张志聪曰：五脉，五脏诸阴之脉也。如中气不足，则血脉之生原已虚，再大泻其诸阴之脉，是虚于中而脱于外也。三脉，三阳之脉。恇怯也，言尽泻三阳之气，令病人怯然不复也。●丹波元简曰："五脉"，张云：五脉者，五脏五输也。志云：五脏诸阴之脉也，义具《小针解》。"三脉"，据《小针解》，当三阳之脉。"恇"，马云：曲王切，不足也。张云：音匡，衰残也。志云：怯也。

⑧杨上善曰：针害者，前所禁甚也。●马莳曰：本经《玉版》篇云：追之五里，中道而止，五至而已，五往而脏之气尽。言五里系手阳明大肠经穴，乃禁刺者也。追之五里以泻之，中道以出针，又复刺之者五，则五次泻之，而脏之气已尽。所谓脏者，手太阴肺经也。肺为百脉之宗，故曰夺阴者死也。取三阳之脉而夺之已尽，故曰夺阳者狂也。此论针害者已毕矣。此言三气之当刺，而又举针害以为戒也。●张志聪曰：夺阴者死，言取人之五里五往者也。《玉版》篇：迎之五里，中道而止，五至而已，五往而脏之气尽矣。夺阳者狂，正言取之五里而或夺其阳也。此论针之为害毕矣。此复论小针刺邪之法，而并论其要害焉。●张开之曰：取尺之五里，取皮肤阳分之气血也。而曰夺阴者，谓阳分之气血，生于五脏之阴也。病在中气不足，而大泻诸阴之脉者死，谓诸阴之脉，生于中焦之阳明，阳生于阴，而阴生于阳也。●丹波元简曰：《甲乙》"死"作"厥"。简案：与《小针解》之义不合。

1.10　刺之而气不至，无问其数。刺之而气至，乃去之，勿复针。针各有所宜，各不同形，各任其所为。刺之要，气至而有效，效之信，若风之吹云①，明乎若见苍天②，刺之道毕矣③。

①丹波元简曰：志云：邪散而正气光明也。

②丹波元简曰：《甲乙》作"昭然于天"。

③杨上善曰：针入不得其气，无由补泻，故转针以待气，不问其数也。得气行补泻已，即便出针，其病愈速，故譬恶风吹云，见苍天也。●马莳曰：此又言刺道之要，以气之至与不至为度也。凡刺之而气尚未至，当无问其数以守之，所谓如待贵人，不知日暮者是也。若刺之而气已至，则乃去其针耳。上文曰：皮肉筋脉，各有所处，病各有所宜，各不同形，各以任其所宜。而此又重言针各有所宜，各不同形，各任其所为者，叮咛之意也。所谓刺之而气至，乃去之勿复针者何也？正以刺之为要，既以气至而有效，则信哉有效之时，若风吹云，明乎若见苍天，此为有效之验也。●张介宾曰：无问其数者，必以气至为度也。即如待贵人，不知日暮之谓。气至勿复针，恐其真气脱也。候气详义，有按在前十四。皮肉筋骨，病各有处，用针各有所宜也。刺以气为要，以效为信，得其要则效，故如风之吹云。邪气去则正气见，故明乎若见苍天也。●张志聪曰：此言刺之效，以得气为要也。上文言病各有所宜，此言针各有宜，而有大小长短之形不同，各任其所宜而用之也。若风之吹云，明乎若见青天，邪散而正气光明也。●周学海曰：以上第五节分两段，一叙针害，一叙针效，九针之义毕矣，是前半篇。

1.11 黄帝曰：愿闻五藏六府所出之处①。岐伯曰：五藏五腧②，五五二十五腧；六府六腧③，六六三十六腧，经脉十二，络脉十五，凡二十七气④，以上下，所出为井⑤，所溜为荥⑥，所注为腧⑦，所行为经⑧，所入为合⑨，二十七气所行，皆在五腧也⑩。

①张介宾曰：言脉气所出之处也。五腧，即各经井荥腧经合穴，皆谓之腧。六腑复多一原穴，故各有六腧。脏有五，腑有六，而复有手厥阴心主一经，是为十二经。十二经各有络脉，如手太阴别络在列缺之类是也。此外又有任脉之络曰屏翳，督脉之络曰长强，脾之大络曰大包，共为十五络。十二、十五，总二十七气，以通周身上下也。

②汪昂曰：腧，穴也。五者，井荥俞经合也。●陈念祖曰：五脏者，肝、心、脾、肺、肾也。五腧者，井、荥、输、经、合也。

③汪昂曰：六腑多原腧。五脏六腑，加心包为十二经。经有十二络穴，再加督之长强、任之尾翳、脾之大包，为十五络。

④陈念祖曰："经脉十二"，六脏六府之经脉也，六脏，肝、心、脾、肺、肾加心包络也。"络脉十五"，脏府之十二大络及督脉之长强、任脉之尾翳、脾之大络之大包也。"凡二十七气，以上下"，二十七脉之血气，出入于上下手足之间。●丹波元简曰：张云：脏有五，腑有六，而复有手厥阴心主一经，是为十二经。十二经各有络脉，如手太阴别络在列缺之类是也。此外又有任脉之络曰屏翳；督脉之络曰长强；脾之大络曰大包，共为十五络。十二十五，总二十七气，以通周身上下也。

⑤张介宾曰：脉气由此而出，如井泉之发，其气正深也。●汪昂曰：如水始出，为井穴。肺少商，心少冲，肝大敦，脾隐白，肾涌泉，心包中冲，为木；大肠商阳，小肠少泽，胆窍阴，胃厉兑，膀胱至阴，三焦关冲，为金。●丹波元简曰：马云：其始所出之穴名为井穴，如水之所出，从山下之井始也。《六十三难》杨注云：凡脏腑皆以井为始，井者谓谷井尔，非谓掘作之井。山谷之中，泉水初出之处，名之曰井。井者，主出之义也。马云：如肺经少商之类，水从此而流，则为荥穴。

⑥张介宾曰：急流曰溜。小水曰荥。脉出于井而溜于荥，其气尚微也。溜，力救切。荥，盈、荣二音。●汪昂曰：流如小水，为荥穴。肺鱼际，心少府，肝行间，脾大都，肾然谷，心包劳宫，为火；大肠二间，小肠前谷，胆侠溪，胃内庭，膀胱通谷，三焦液门，为水。●丹波元简曰：史云：溜，按《难经》当作"流"。马云：如肺经鱼际之类，又从此而注，则为腧穴。张云：急流曰溜，小水曰荥。脉出于井而溜于荥，其气尚微也。简案：急流曰溜，未见所据。《六十三难》杨注云：泉水既生，留停于近荥，迂未成大流，故名之曰荥。荥，小水之状也，此溜读为留也，然《六十八难》明言所流为荥，今从史说。

⑦张介宾曰：注，灌注也。腧，输运也。脉注于此而输于彼，其气渐盛也。●汪昂曰：一作"腧"。从此而注为输穴。肺太渊，心神门，肝太冲，脾太白，肾太溪，心包大陵，为土；大肠三间，小肠后溪，胆临泣，胃陷谷，膀胱束骨，三焦中渚，为木。此下六腑多原穴：大肠合谷，小肠腕骨，胆丘墟，胃冲阳，膀胱京骨，三焦阳池。●丹波元简曰：马云：腧者注此而输运之也，如肺经大渊之类，又从而经过之，则为经穴。张云：注，灌注也；腧，输运也。脉注于此而输于彼，其气渐盛也。

⑧张介宾曰：脉气大行，经营于此，其气正盛也。●汪昂曰：又从而行为经穴。肺经渠，心灵道，肝中封，脾商邱，肾复溜，心包间使，为金；大肠阳溪，小肠阳谷，胆阳辅，胃解溪，膀胱昆仑，三焦支沟，为火。●丹波元简曰：张云。脉气大行，经营于此，其正盛也。《六十三难》杨注云：经者，径也，亦经营之义也。马云：如肺经经渠之类，又从而水有所会，则为合穴。

⑨张介宾曰：脉气至此，渐为收藏，而入合于内也。二十七经络所行之气，皆在五腧之间也。●汪昂曰：从此会合，为合穴。肺尺泽，心少海，肝曲泉，脾阴陵泉，肾阴谷，心包曲泽，为水；大肠曲泉，小肠少海，胆阳陵泉，胃三里，膀胱委中，三焦天井，为土。●丹波元简曰：张云：脉气至此，渐为收藏，而入合于内也。马云：如肺经尺泽之类。《六十三难》杨注云：经行既达，合会于海，故名之曰合。合者，会也。

⑩杨上善曰：二十七气所行，皆有五输。●马莳曰：（溜，流同，《难经》以"流"代之。）此言脏腑有井荥输原经合之穴，皆经络之脉所由行也。五脏者，心、肝、脾、肺、肾也。每脏有井荥输经合之五腧，则五五二十五腧也。六腑者，胆、胃、大肠、小肠、三焦、膀胱也。每腑有井荥输原经合之六腧，则六六三十六腧也。夫脏有五，腑有六，而又加心包络一经，则经脉计有十二；十二经有十二络穴，而又加以督之长强，任之尾翳，及脾又有大包，则络脉计有十五。（此十五络穴，据本经《经脉》篇而言，《难经》不言长强、尾翳，而言阳跷、阴跷者，非经旨也。又据《素问·平人气象论》，则胃有二络，乃丰隆、虚里。观脾有二络公孙、大包，则胃宜有二络也。）以十二而加十五，凡有二十七气也。以此井荥输原经合之腧，而行上行下。其始所出之穴，名为井穴，如水之所出，从山下之井始也，如肺经少商之类；水从此而流，则为荥穴，荥者，《释文》为小水也，如肺经鱼际之类；又从此而注，则为输穴，输者，注此而输运之也，如肺经太渊之类；又从而经过之，则为经穴，如肺经经渠之类；又从而水有所会，则为合穴，如肺经尺泽之类。是二十七气所行，皆在此井荥输经合之五腧耳。言五腧而不言原穴者，以阴经有输而无原，而阳经之原以输并之也。●张志聪曰：此言用针者，当知脏腑经脉之血气生始出入。夫荣卫气血，皆生于胃腑水谷之精。荣行脉中，卫行脉外。血行脉中，气行脉外。

然脉内之血气，从络脉而渗灌于脉外，脉外之气血，从络脉而溜注于脉中，外内出入相通也。五脏内合五行，故其腧五，六腑外合六气，故其腧六，盖六气生于五行而有二火也。经脉十二，六脏六腑之经脉也。络脉十五，脏腑之十二大络及督脉之长强、任脉之尾翳、脾之大包。凡二十七脉之血气，出入于上下手足之间。所出为井，所溜为荥，所注为输，所行为经，所入为合，此二十七气之所行，皆在于五腧。盖十二经脉之血气，本于五脏五行之所生，而脉外皮肤之气血，出于五脏之大络，溜注于荥输，而与脉内之血气相合于肘膝之间。此论脏腑经脉之血气出入。（《集注》眉批：二十七气，行于上下五俞，从络旁而入于中，与二十七气相合。又：水谷所生之血气从大络而出于皮肤，复从五俞而注于经脉，故曰：二十七气所行皆在五俞也。六腑以原经相合，亦为五俞。）●黄元御曰：五脏六腑所出之处，脏腑之气所出通于经络之处也。五脏之腧各五，曰井荥俞经合，五五二十五腧。六腑之腧各六，曰井荥俞原经合，六六三十六腧。经脉十二，络脉十五（见《经别》。）凡二十七气，以相上下，脉之所出为井，所溜为荥，所注为俞，所行为经，所入为合（义见《本输》。）二十七气之所行，皆在此五腧，五腧者，经络之源也。

1.12 节之交，三百六十五会，知其要者①，一言而终，不知其要，流散无穷。所言节者，神气之所游行出入也，非皮肉筋骨也②。

①丹波元简曰：马云：凡节之所交，计三百六十五会，实经络渗灌诸节者也。此节者，乃要之所在。张云：其要则在乎五腧而已。志云：血者，神气也。二十七气，三百六十五会，总属血气之流行。故曰：知其要者，一言而终。简案：今从志注。

②马莳曰：此言节之所交，正神之所出入，此其为要之当知也。凡节之所交，计三百六十五会，实经络渗灌诸节者也。此节者，乃要之所在，故能知其要，可一言而终，不知其要，则流散无穷矣。（此四句，又见《素问·至真要大论》，但彼以司天、在泉之寸尺左右应与不应言之。）且节者，即神气之所游行出入也，非皮肉筋骨之谓也。由此观之，则欲行针者，当守其神，而欲守神者，当知其节。学者可不于三百六十五会而求之哉！●张介宾曰：人身气节之交，虽有三百六十五会，而其要则在乎五腧而已。故知其要，则可一言而终；否则流散无穷，而莫得其绪矣。神气之所游行出入者，以穴俞为言，故非皮肉筋骨之谓。知邪正之虚实而取之弗失，即所谓知要也。《小针解》曰：节之交三百六十五会者，络脉之渗灌诸节者也。即此神气之义。●张志聪曰：此言刺节者，当知神气之所出入也。神气者，真气也，所受于天与谷气并而充身者也。故知其要，一言而终，不知其要，流散无穷。此络脉之渗灌诸节，非皮肉筋骨也。（《集注》眉批：血者，神气也。二十七气，三百六十五会，总属血气之流行。故曰：知其要者，一言而终。）●汪昂曰：欲行针者，当守其神；欲守神者，当知其节，此言刺法。然经穴所过，凡医皆当知之，故次于此。●黄元御曰：节之交，三百六十五穴会，所言节者，神气之所游行出入也，是言经脉之孔穴，非皮肉筋骨也。

1.13 睹其色，察其目，知其散复；一其形，听其动静，知其邪正。右主推之，左持而御之，气至而去之①。

①马莳曰：（此与后《四时气》篇第十四节相似。）此又言用针之法，察色辨形以详

审之，然后可以行针也。人之五色，皆见于目，故上工睹其色，必察其目，知其正气之散复。又必一其形，听其动静，凡尺之小大缓急滑涩，无不知之。遂以言其所病，然后能知虚邪正邪之风。由是右手主于推之，所以入此针也。左手则持针而御之，然后可以出此针也。正以候其补泻已调，气之已至，始去其针也。●张介宾曰：右主推之，所以入针也；左持而御之，所以护持也。邪气去而谷气至，然后可以出针。●张志聪曰：此言上工观五色于目，知色之散复，即知病之散复矣。知其邪正者，知论虚邪与正邪之风也。右主推之，左持而御之者，言持针而出入也。气至而去之者，言补泻气调而去之也。（《集注》眉批：风乃天之正气，四时有之。）●黄元御曰：义见《小针解》。●江有浩曰：睹其色，察其目，知其散复。（幽部）一其形，听其动静，知其邪正。（耕部）右主推之，左持而御之，气至而去之。（鱼部）

1.14　凡将用针，必先诊脉，视气之剧易，乃可以治也①。五藏之气已绝于内，而用针者反实其外，是谓重竭②，重竭必死，其死也静，治之者，辄反其气，取腋与膺③；五藏之气已绝于外，而用针者反实其内，是谓逆厥④，逆厥则必死，其死也躁，治之者，反取四末⑤。

①杨上善曰：言刺必须诊也。●马莳曰：此又言用针之要，必先诊脉，而误治者所以害人也。凡将用针，必先诊脉，视脉气之剧易，乃可以治之。●张介宾曰：病之虚实，不易识也，必察于脉，乃可知之。故凡将用针，必先诊脉，察知重轻，方可施治，否则未有不误而杀人者矣。●张志聪曰：此言用针者，必先诊脉，视五脏之气剧易，乃可以治也。

②丹波元简曰：张云：脏气已绝于内，阴虚也。反实其外，误益阳。益阳则愈损其阴，是重竭也。阴竭必死，死则静也。

③丹波元简曰：张云：腋与膺，皆脏脉所出，气绝于内，而复取之则致气于外，而阴愈竭矣。

④丹波元简曰：张云：脏气已绝于外，阳虚也。反实其内，误补阴也。助阴则阳气愈竭，故致四逆而厥。逆厥必死，死必躁也。

⑤马莳曰：五脏之气已绝于内，则脉口气内绝不至，（内绝不至者，重按之而脉不至。）当实其内焉可。而用针者，反取其外之病处与阳经之合穴，有留针以致阳气，阳气至则内重竭，重竭则死，其死也无气以动，故静。所谓反实其外者，即辄反其气，取腋与膺也。腋与膺者，诸脏穴之标也，外也。五脏之脉已绝于外，则脉口之气外绝不至，（外绝不至，轻举之而脉不至。）当实其外焉可也。而用针者，反实其内，取其四末之穴，即井荥输经合诸脏穴之本也，内也。乃留针以致其阴气，则阳气入，阳气入则厥逆，厥逆则必死，其死也，阴气为阳搏而有余，故躁。（阳气内入而阴气有余，故阳入则躁。按此节以脉口气内绝不至为阴虚，理当补阴，即补脏。脉口气外绝不至，理当补阳，即补腑。《难经》以寸口之心肺为外为阳，尺之肾肝为内为阴，乃秦越人之臆说，而非《小针解》之本义也。）●张介宾曰：脏气已绝于内，阴虚也。反实其外，误益阳。益阳则愈损其阴，是重竭也。阴竭必死，死则静也。腋与膺皆脏脉所出，气绝于内而复取之，则致气于外而阴愈竭矣。脏气已绝于外，阳虚也。反实其内，误补阴也。助阴则阳气愈竭，故致四逆而厥。逆厥必死，死必躁也。四末为诸阳之本，气绝于外而取其本，则阴气至而阳愈陷

矣。●张志聪曰：所谓五脏之气已绝于内者，脉口气内绝不至，反取其外之病处，与阳经之合，有留针以致阳气，阳气至则内重竭，重竭则死矣，无气以动故静。此言五脏之阴，生于中焦之阳，故外致其阳，则内重竭矣。五脏之气已绝于外者，脉口气外绝不至，反取其四末之输，有留针以致其阴气，阴气至则阳气反入，入则逆，逆则死矣。其死也，阴气有余，故躁。此言阴内而阳外，阳气内入，则为逆矣。●黄元御曰：义见《小针解》。●丹波元简曰：张云：四末为诸阳之本，气绝于外而取其本，则阴气至而阳愈陷矣。

1.15　刺之害中而不去，则精泄①；害中而去，则致气②。精泄则病益甚而恇，致气则生为痈疡③。

①周学海曰：伤于深也。

②丹波元简曰：张云：害中而不去，去针太迟也。不中而去，去针太早也。均足为害。此节与《寒热病》篇文同，但彼云"不中而去则致气者"是，此云"害中"者，误也。简案："害"当作"不"。张注为是。●周学海曰：伤于浅也，"不"字原误作"害"，深浅之说详《素问·刺齐论》。

③杨上善曰：不中病，中精，故精泄。不中病，病虽暂去，更致弗气为痈疡也。精泄病甚，故恇也。●马莳曰：（中，去声。按：本经《寒热病》篇云：凡刺之害中而不去，则精泄；不中而去，则致气。比此节多一不字。据大义，此分补泻，彼止以泻实言。）此承上文而言行针之误也。凡刺者泻实，即中其害，则当去其针，而久之不去，则精气反泄，所以病益甚而恇也。凡刺者补虚，既中其害，则当留针，而遂乃去之，则邪气仍致，所以生为痈疡也。彼《寒热病》篇乃曰：不中而去则致气。是亦本泻实者而言也，盖言不中其害而疾去其针，则邪气仍在，所以生为痈疽也。痈疽与痈疡无异。●张介宾曰：言中而不去，去针太迟也。不中而去，去针太早也。均足为害。此节与《寒热病》篇文同，但彼云不中而去则致气者是，此云害中者误也。详见前五十四。●张志聪曰：此言取气之太过不及，而皆能为害也。夫气生于精，故刺之害，中病而不去其针，则过伤其气，而致泄其生原，故病益甚而恇。刺之害，中而即去其针，邪未尽而正气未复，则致气留聚而为痈疡。《痈疽》篇曰：经脉流行不止，与天同度，与地合纪，天宿失度，日月薄蚀，地经失纪，水道流溢，血脉荣卫，周流不休，气血不通，故为痈肿。盖荣卫气血，运行于外内上下之不息也，是以首篇与第八十一篇始终论精气之生始出入。若阴阳不调，血气留滞，则为痈疡矣。●丹波元简曰："痈疡"，《寒热病》篇作"痈疽"。张云：不中而去，则病未除而气已致，故结聚而为痈疽，皆刺之害也。●周学海曰：以上第六节，论针必审气，是针与原之交际，全篇之中枢也。

1.16　五藏有六府，六府有十二原①，十二原出于四关②，四关主治五藏。五藏有疾，当取之十二原，十二原者，五藏之所以禀三百六十五节气味也③。五藏有疾也，应出十二原。十二原各有所出④，明知其原，睹其应，而知五藏之害矣⑤。

①杨上善曰：《八十一难》五脏皆以第三输为原，各二，以为十原也。又取手少阴经

第三输二，为十二原；六腑皆以井、荥、输、经四穴之后别立一原，六腑各二，为十二原。然则，五脏六腑合有二十四原。原者，脐下肾间动气，人之生命也，十二经之根本也，故名为原。三焦行原气，经营五脏六腑，故三焦者，原气之别使也，行气。故五脏第三输名原，六腑以第四穴为原。夫原气者，三焦之尊号，故三焦行原气，止第四穴输名为原也。今五脏六腑有十二原者，言五脏六腑各有十二原也，合而言之，亦有二十四原。文言六腑有十二原者，后人妄加"二"字耳。【编者按："文言六腑有十二原者，后人妄加'二'字耳"一句令人费解，疑有误，待考。】●马莳曰：此言五脏六腑之有疾者，当取之十二原穴也。内有五脏，外有六腑，以为之表里。●张介宾曰：脏腑之气，表里相通，故五脏之表有六腑，六腑之外有十二原，十二原出于四关。

②杨上善曰：四关，四支也。●马莳曰：脏腑有十二原穴，十二原穴出于四关，四关者，即手肘足膝之所，乃关节之所系也。故凡井荥输经合之穴，皆手不过肘而足不过膝也。●张介宾曰：四关者，即两肘两膝，乃周身骨节之大关也。故凡井荥腧原经合穴，皆手不过肘，足不过膝。●张志聪曰：四关者，两肘两腋，两髀两腘，皆机关之室，真气之所过，血络之所游行者也。●丹波元简曰：张云：脏腑之气，表里相通，故五脏之表有六腑。六腑之外有十二原，十二原出于四关。四关者，即两肘两膝，乃周身骨节之大关也。故凡井、荥、腧、原、经、合、穴，皆手不过肘，足不过膝，而此十二原者，故可以治五脏之疾。

③杨上善曰：此中唯言五脏有十二原，生病所由，不言六腑十二原也。五脏在内，原在于外，故五脏有腑，皆从外入，所以五脏皆禀十二原也。以其三百六十五节交会穴中，谷之气味皆在中会也。●马莳曰：此四关者，主治五脏，凡五脏有疾，当取之十二原，正以十二原者，五脏之所以禀三百六十五节之气味也。●张介宾曰：而此十二原者，故可以治五脏之疾。此十二原者，乃五脏之气所注，三百六十五节气味之所出也。●张志聪曰：此论气味所生之津液，从脏腑之膏肓，外渗于皮肤络脉，化赤为血，荣于经俞，注于脏腑，外内出入之相应也。津液者，水谷气味之所生也。中焦之气，蒸津液，化其精微，发泄于腠理，淖泽注于骨，补益脑髓，润泽皮肤，是津液注于三百六十五节，而渗灌于皮肤肌腠者也。溢于外则皮肉膏肥，余于内则膏肓丰满。盖膏者，脏腑之膏膜；肓者，肠胃之募原也。气味所生之津液，从内之膏肓，而淖泽于外，是以膏肥之人，其肉淖而皮纵缓，故能纵腹垂腴，外内之相应也。《痈疽》章曰：中焦出气如露，上注溪谷，而渗孙脉，津液和调，变化而赤为血，血和则孙脉先满溢，乃注于络脉皆盈，乃注于经脉。阴阳已张，因息乃行，行有经纪，周有道理，与天合同，不得休止。夫溪谷者，皮肤之分肉，是津液外注于皮肤，从孙络化赤而注于脏腑之原经。故曰：十二原者，五脏之所以禀三百六十五节气味也。

④杨上善曰：原之脉气皆出其第三输。明知十二原所出之处，又知内应五脏，则妙达五脏所生之害也。●马莳曰：故五脏有疾，应出于十二原，十二原各有所出，必明知其原，睹其应，而知五脏之为害矣。●张介宾曰：故五脏有疾者，其气必应于十二原而各有所出。

⑤张介宾曰：知其原，睹其应，则可知五脏之疾为害矣。●张志聪曰：十二原出于四关，四关主治五脏者，谓脏合腑而腑有原，原有关而关应脏，脏腑阴阳相合，外内出入之相通也。故曰：明知其原，睹其应而知五脏之害矣。

1.17 阳中之少阴，肺也，其原出于太渊，太渊二①。阳中之太阳，心也，其原出于大陵，大陵二②。阴中之少阳，肝也，其原出于太冲，太冲二③。阴中之至阴，脾也，其原出于太白，太白二④。阴中之太阴，肾也，其原出于太溪，太溪二⑤。膏之原，出于鸠尾，鸠尾一⑥。肓之原，出于脖胦，脖胦一⑦。凡此十二原者，主治五藏六府之有疾者也⑧。

①杨上善曰：日夕少阴，故曰阳中少阴也。●马莳曰：故心肺居于膈上，皆为阳。阳中之少阴，肺也，其原出于太渊，左右各一。（掌后陷中，肺脉所注，为输土，针二分，留二呼，灸三壮。阴经无原，输穴代之，余仿此。）●张介宾曰：心肺居于膈上，皆为阳脏，而肺则阳中之阴，故曰少阴。其原出于太渊二穴，即寸口也。●丹波元简曰：张云：心肺居于膈上，皆为阳脏，而肺则阳中之阴，故曰少阴。"太渊"，马云：掌后陷中，肺脉所注，为俞土，阴经无原，俞穴代之，余仿此。●周学海曰："肺也"，造句顺逆有法，若云"肺者阳中之少阴也"，文气便不峻。

②杨上善曰：日中大阳，故曰阳中大阳也。【编者按："太阳"《太素》作"大阳"。】●马莳曰：阳中之太阳，心也，其原出于大陵，左右各一。（按大陵系手厥阴心包络经穴所注，为输土，此经代心经以行事，故不曰本经之神门，而曰包络经之大陵，在掌后骨下两筋间，针六分，留七呼，灸三壮。）●张介宾曰：心为阳中之阳，故曰太阳。其原出于大陵，按大陵系手厥阴心主腧穴也。《邪客》篇："帝曰：手少阴之脉独无腧何也？岐伯曰：少阴，心脉也。心者，五脏六腑之大主也，精神之所舍也，其脏坚固，邪弗能容也。容之则心伤，心伤则神去，神去则死矣。故诸邪之在于心者，皆在于心之包络，包络者心主之脉。"故此言大陵也。大陵二穴，在掌后骨下两筋间。●丹波元简曰：张云：心为阳中之阳，故曰太阳。"大陵"，张云：按大陵系手厥阴心主腧穴也。《邪客》篇：帝曰：手少阴之脉，独无俞，何也？岐伯曰：少阴，心脉也。心者，五脏六腑之大主也，精神之所舍也，其脏坚固，邪弗能容也。容之则心伤，心伤则神去，神去则死矣，故诸邪之在于心者，皆在于心之包络。包络者，心主之脉。故此言大陵也。大陵二穴，在掌后骨下两筋间。

③杨上善曰：日出初阳，故曰阳中之少阳也。【编者按："阴中之少阳"《太素》作"阳中之少阳"。】●马莳曰：肾肝居于膈下，而脾居中州，皆为阴。阴中之少阳，肝也，其原出于太冲，左右各一。（足大指本节后二寸，动脉应手陷中，肝脉所注，为输土，针三分，留七呼，灸三壮。）●张介宾曰：肝脾肾居于膈下，皆为阴脏，而肝则阴中之阳，故曰少阳。其原出于太冲二穴，在足大趾本节后二寸，动脉陷中。●丹波元简曰：张云：肝、脾、肾居于膈下，皆为阴脏。而肝则阴中之阳，故曰少阳。"太冲"，马云：足大趾本节后二寸动脉应手陷中，肝脉所注，为俞土。

④杨上善曰：上为四脏阴之至极，故曰至阴也。●马莳曰：阴中之至阴，脾也，其原出于太白，左右各一。（足大指内侧，内踝前核骨下陷中，脾脉所注，为输土，针三分，留七呼，灸三壮。）●张介宾曰：脾属土而象地，故为阴中之至阴。其原出于太白二穴，在足大趾后内侧核骨下陷中。●丹波元简曰：张云：脾属土而象地，故为阴中之至阴。"太白"，马云：足大趾内侧内踝前核骨下陷中，脾脉所注，为俞土。

⑤杨上善曰：夜半重阴，故曰太阴也。●马莳曰：阴中之太阴，肾也，其原出于太

溪，左右各一。（足内踝后跟骨上，动脉陷中。男子妇人病，有此脉则生，无则死。肾脉所注，为输土，针三分，留七呼，灸三壮。）●张介宾曰：肾在下而属水，故为阴中之太阴。其原出于太溪二穴，在足内踝后跟骨上动脉陷中。此上五脏阴阳详义，又见阴阳类五。●丹波元简曰：张云：肾在下而属水，故为阴中之太阴。"太溪"，马云：足内踝后跟骨上动脉陷中，男子妇人病，有此脉则生，无则死，肾脉所注，为俞土。

⑥杨上善曰：膈气在于鸠尾之下，故鸠尾为原也。●马莳曰：膏之原，出于鸠尾，其穴一。（一名尾翳，一名𩩲骬，蔽骨之端，在臆前蔽骨下五分。人无蔽骨者，从岐骨下一寸。言其骨垂下如鸠尾形。禁灸。大妙手方可针。）●张介宾曰：鸠尾，任脉穴，在臆前蔽骨下五分。●丹波元简曰：志云：中焦之气，蒸津液，化其精微，发泄于腠理，淖泽注于骨。补益脑髓，润泽皮肤。是津液注于三百六十五节，而渗灌于皮肤肌腠者也，溢于外则皮肉膏肥，余于内则膏肓丰满。盖膏者，脏腑之膏膜；肓者，肠胃之募原也。简案：《左传·成公十年》：居肓之上，膏之下。杜云：肓，膈也，心下为膏。《正义》曰：贾服何休诸儒等，皆以为膏。虽凝者为脂，释者为膏，其实凝者亦曰膏。《内则》云：小切狼臅膏，此膏为连心脂膏也。独刘炫以为膏当作膈，改易传文，以规杜之失。傅逊《辨误》云：考《素问·刺禁论》云：膈肓之上，中有父母。杨上善说云：心下膈上为肓，心为阳，父也；肺为阴，母也。曾亲谛观猪脏心膈之处，方忆膈者隔也。自膈以上，皆心肺清洁之属；自膈以下，皆肠胃污浊之属。而心下有微脂为膏；膈上有薄膜为肓也。《素问》曰：膈肓，则明云膈之肓也。膈之肓，非其膜而何。其《痹论》又云：皮肤之中，分肉之间，熏于肓膜。注云：肓膜谓五脏之间膈中膜也，则正与心下之微脂相对益明矣。二竖居膏肓之上下，则于腑脏。略无所系，为至虚之处，非经络穴道所关，以故攻之不可，达之不及。药不至焉也。《春秋元命苞》云：膏者，神之液也。介按：膏肓之义，惟前哲唐容川、时贤张锡纯之解释，甚为详晰。兹节录如下。唐云：凡有膜网处，无论上中下及内外膜网，其上皆生膏油。《左传》所谓膏肓也。肓言其膜，属三焦之物，膏即言其油，乃属于脾。凡化水化谷，皆是膏油发力以薰吸之，所谓脾主利水化食者如此。而其路道，则总在中焦之膜中也，此膜着背脊处上行至肝，是为肝膈。肝膈半在体上，半在膈下。膈发于肝，循肋骨而至胸前之鸠尾，下遮浊气，上护心肺，为阴阳之界限。肝气之通于膈，以入肠胃，走血室，路道皆在膈膜与中下之油网中也。张云：《素问·刺禁》篇曰：膈肓之上，中有父母。是肓即膈也，又《灵枢·九针十原论》曰：膏之原出于鸠尾。夫鸠尾之内，即膈，乃三焦之上焦，为手少阳之腑，与手厥阴心包脏腑相连，互为配偶。心包者，即心肺相连之系，其体质原系脂膜，脂即膏也。《传》既云：居肓之上，膏之下。是其病定在胸中无疑，特是胸中之地，大气之所贮藏也，虽不禁针，然止可针三二分，不敢作透针，以泻大气，故曰攻之不可。其外又皆硬骨卫护，不能用砭，故曰达之不及。又其处为空旷之腑，上不通咽喉，下有膈膜承之，与膈下脏腑，亦不相通。故曰药不至焉，所以不可为也。"鸠尾"，马云：一名尾翳，一名𩩲骬。蔽骨之端，在臆前蔽骨之下五分，人无蔽骨者，从岐骨下一寸，言其骨垂下如鸠尾。

⑦杨上善曰：肓，谓下肓，在脐一寸。脖，补忽反。胦，于桑反，谓胦脐也。●马莳曰：（脖，蒲没切。）肓之原，出于脖胦，其穴一。（一名下气海，一名下肓，脐下一寸半宛宛中。男子生气之海，针八分，得气泻后宜补之，灸七壮。）●张介宾曰：脖胦，即下气海，一名下肓，在脐下一寸半，任脉穴。脖音孛。胦音英。●丹波元简曰：志云：肓者

肠胃之募原也。简案：《腹中论》云：此风根也，其气溢于大肠而着于肓，肓之原在脐下。《刺禁论》云：膈肓之上，中有父母。杨注：心下膈上为肓。《痹论》云：陷于肓膜。王注：肓膜谓五脏之间，膈中之膜也。《胀论》云：熏于肉肓而中气穴。《杂病》篇云：上冲肠胃，熏肝，散于肓，结于脐，故取之肓原以散之。据以上经文考之，肓即膈膜也，而脏腑之间，悉有薄膜，其于躯壳中，遮隔浊气，最有用者为膈膜。故单言肓，则指膈膜。张注《痹论》云：肓者，凡腔腹肉理之间，上下空隙之处，皆谓之肓。然《史·扁鹊传》"搦荒"，《说苑》作"肓莫"，即肓膜也，空隙之处，安得搦之？肓自肓，原自原，安得释肓以膜原？二张之解，俱不可从。"脖胦"，马云：一名下气海，一名下肓。脐下一寸半宛宛中，男子生气之海（出于《甲乙》。）简案：《玉篇》：脖胦，脐也。犹天枢即脐，而其穴则在侠脐两膀各一寸邪。张云：上文五脏之原各二，并膏肓之原共为十二。而脏腑表里之气皆通于此，故可以治五脏六腑之有疾者也。简案：本篇止言五脏之原，而不言六腑，乃以鸠尾、脖胦足之。马氏因引《六十六难》六腑之原以为悉，然而此本于经文别发一义者，乃不可以彼律此。

⑧马莳曰：按本篇止言五脏之原，而不言六腑，乃以鸠尾、脖胦足之。《难经·六十六难》则五脏之外，言少阴之原出于兑骨，胆之原出于丘墟，胃之原出于冲阳，三焦之原出于阳池，膀胱之原出于京骨，大肠之原出于合谷，小肠之原出于腕骨，则始于十二原为悉耳。●张介宾曰：上文五脏之原各二，并膏肓之原，共为十二，而脏腑表里之气皆通于此，故可以治五脏六腑之有疾者也。●张志聪曰：（肓音荒。）肝、心、脾、肺、肾，内之五脏也，阳中之少阴，阴中之少阳，五脏之气也。故脏腑有病，取之经脉之原。（《集注》眉批：本经凡取经脉，则曰太渊、大陵之类；凡取脉外之气，则曰少阳、太阳、少阴、太阴。）●黄元御曰：五脏之表有六腑，六腑之经有十二原，十二原出于四关（关节），四关主治五脏。五脏有疾，当取之十二原，十二原者，五脏之所以禀三百六十五节之气味也。五脏有疾，其应出于十二原，十二原各有所出，（义详《本输》）。明知其原，各睹其应，而知五脏之害矣。二者，左右二穴也。鸠尾，蔽心骨上穴，脖胦即气海，在脐下半寸，皆任脉穴。

1.18　胀取三阳，飧泄取三阴①。

①杨上善曰：胀取六腑，三阳原也；泄取五脏，三阴原也。●马莳曰：此言胀与飧泻，各有所取之经也。凡病胀者，当取足三阳经，即胃、胆、膀胱也。凡飧泄者，当取足三阴经，即脾、肝、肾也。●张介宾曰：胀，腹胀也。飧泄，完谷不化也。病胀者当取足之三阳，即胃、胆、膀胱三经也。飧泄者当取足之三阴，即脾、肝、肾三经也。飧音孙。●张志聪曰：胀取三阳，飧泄取三阴，此病在三阴三阳之气而取之气也。此节论血气生始出入之原，故篇名"九针十二原"，谓九针之道与阴阳血气之相合也。●丹波元简曰：《甲乙》"飧泄"作"滞"。张云：胀，腹胀也。飧泄，完谷不化也。病胀者，当取足之三阳，即胃、胆、膀胱三经也。飧泄者，当取足之三阴，即脾、肝、肾三经也。简案：《甲乙》"滞"盖谓滞下，亦作脪，（释名脪，義之帖。）即痢病也。●周学海曰：以上第七节，实发十二原，亦本题正面也，末忽带出治法，以起下文，经文篇法每多如此。

1.19　今夫五藏之有疾也，譬犹刺也，犹污也，犹结也，犹闭也①。刺虽

久，犹可拔也；污虽久，犹可雪也；结虽久，犹可解也；闭虽久，犹可决也。或言久疾之不可取者，非其说也。夫善用针者，取其疾也，犹拔刺也，犹雪污也，犹解结也，犹决闭也。疾虽久，犹可毕也。言不可治者，未得其术也②。

①杨上善曰：客邪入身，其犹刺也。五志藏神，其犹汗也。阴阳积聚，其犹结也。血气不流，其犹闭也。三阳不通，其犹闭也。不得其术者，言上工所疗皆愈也。●马莳曰：毕，读为闭。此详喻犹久疾之犹可治也。●张志聪曰：闲音下，抟也。●张开之曰：百病之始生也，皆生于风雨寒暑，阴阳喜怒，饮食居处。大惊卒恐，则血气分离，阴阳破散，经络厥绝，脉道不通。夫风雨寒暑，大惊卒恐，犹刺犹污，病从外入者也；阴阳喜怒，饮食居处，犹结犹闲，病由内生者也。千般疢难，不出外内二因。是以拔之雪之，仍从外解；解之决之，从内解也。知斯二者，病虽久，犹可毕也，言不可治者，不得其因也。●张玉师曰：污在皮毛，刺在肤肉，结在血脉，闲在筋骨。●丹波元简曰："闭"，马本作"闲"，云：闲，读为闭。志云，闲音下，搏也。简案：《玉篇》：闲，俗闭字。闲，字书无考。

②张介宾曰：此详言疾虽久而血气未败者，犹可以针治之。故善用针者，犹拔刺也，去刺于肤，贵轻捷也。犹雪污也，污染营卫，贵净涤也。犹解结也，结留关节，贵释散也。犹决闭也，闭塞道路，贵开通也。四者之用，各有精妙，要在轻摘其邪，而勿使略伤其正气耳，故特举此为谕。若能效而用之，则疾虽久，未有不愈者也。●黄元御曰：言刺法治病之易。●丹波元简曰：张云：此详言疾虽久，而血气未败者，犹可以针治之。故善用针者，犹拔刺也，去刺于肤，贵轻捷也；犹雪污也，污染营卫，贵净涤也；犹解结也，结留关节，贵释散也；犹决闭也，闭塞道路，贵开通也。四者之用，各有精妙，要在轻摘其邪，而勿使略伤其正气耳，故特举此为谕，若能效而用之，则疾虽久，未有不愈者矣。张兆璜云：污在皮毛，刺在肤肉，结在血脉，闲在筋骨。简案：雪，洗也。《庄子·知北游》：澡雪而精神。●江有诰曰：今五藏之有疾也，譬犹刺（入声）也，犹污也，犹结也，犹闭（入声）也。刺虽久，犹可拔也，污虽久，犹可雪也；结虽久，犹可解（音击）也；闭虽久，犹可决也。或言久疾之不可取者，非其说也。夫善用针者，取其疾也，犹拔刺也，犹雪污也，犹解结也，犹决闭也。疾虽久，犹可毕也。言不可治者，未得其术也。（支脂祭合韵）●周学海曰：此段本可以数语了之，乃故意繁复其词逐句也，字著纸欲飞。

1.20　刺诸热者，如以手探汤；刺寒清者，如人不欲行①。阴有阳疾者②，取之下陵三里，正往无殆，气下乃止，不下复始也③。疾高而内者，取之阴之陵泉；疾高而外者，取之阳之陵泉也④。

①杨上善曰：刺热者，决泻热气，不久停针，徐引针使病气疾出，故如手探汤，言其疾也。刺寒者久留于针，使温气集补，故如人行迟若不行，待气故也。●马莳曰：此言诸病各有当治之穴也。凡刺诸热者，如以手探汤，其热可畏也。刺寒冷者，如人不欲行，其寒可畏也。●张介宾曰：此以下皆言刺治诸病之法也。如以手探汤者，用在轻扬。热属

阳，阳主于外，故治宜如此。●张介宾曰：如人不欲行者，有留恋之意也。阴寒凝滞，得气不易，故宜留针若此。●张志聪曰：寒热，风雨寒暑外袭也。故刺诸热者，如以手探汤，谓热在皮肤，所当浅取之也。寒清者，内因之虚寒，宜深取之，静以守气，故如人不欲行也。●黄元御曰：热气慓悍易得，故针欲疾发，如以手探汤者，出之疾也。寒气凝涩难致，故针欲迟留，如人不欲行者，留之迟也。胀取三阳，阳气虚也。飧泄取三阴，阴气旺也。●丹波元简曰："如以手探汤"，张云：用在轻扬，热属阳，阳主于外，故治宜如此。"如人不欲行"，张云：有留恋之意也。阴寒凝滞，得气不易，故宜留针若此。●江有诰曰：刺诸热者，如以手探汤；刺寒清者，如人不欲行。（阳部）

②杨上善曰：诸肠以为阴，阳有疾也。【编者按："肠"字，疑为"阳"字之误。】●张介宾曰：阴有阳疾者，热在阴分也。●张志聪曰：阴有阳疾者，阳邪而入于内也。●丹波元简曰：张云：热在阴分也。●周学海曰：谓里分，有上逆之热邪也。

③马莳曰：阴经有阳病者，当取之下陵三里，系足阳明胃经穴，（即三里穴，系四字一名，又见下《本输》篇。）用针以正往者则无殆，候其气至乃止针，如不下当复始也。●张介宾曰：下陵即三里，足阳明经穴。殆，怠同。气下，邪气退也。如不退，当复刺之。●张志聪曰：下陵三里，在膝下三寸，足阳明之经。阳明之主阖也，正往无殆，气下乃止，使即从下解也。●黄元御曰：阴有阳疾，阴分而有阳疾也（下热。）下陵、三里，足阳明穴。气下，气退也。阴陵泉，足太阴穴。阳陵泉，足少阳穴。●丹波元简曰："下陵三里"，马云：足阳明胃经穴，即三里，系四字一名。"无殆"，张云：殆，怠同。简案：《老子》：周行而不殆。《释文》：殆，怠也。"气下"，张云：邪气退也。●江有诰曰：阴有阳疾者，取之下陵三里，正往无殆，气下乃止。（之部）

④杨上善曰：所病在头等为高，根原在脾足太阴内者，故取太阴第三输阴陵泉也。所病在头为高，其原在胆足少阳外，故取足少阳第三输阳陵泉也。●马莳曰：疾高而在内者，当取之下，故阴陵泉在膝下内廉，系足太阴脾经穴，必取此而刺之，所以应其上之内也。疾高而在外者，亦当取之下，故阳陵泉在膝下外廉，系足少阳胆经穴，必取此而刺之，所以应其上之外也。●张介宾曰：疾高者，在上者也，当下取之。然高而内者属脏，故当取足太阴之阴陵泉。高而外者属腑，故当取足少阳之阳陵泉也。●张志聪曰：疾高而内者，里阴之病，见于上也。阴陵泉乃太阴之经。太阴之主开也，使在内之病，从开而上出也。盖言阳病之入于内者，即从下解，阴病之出于上者，即从外解也。疾高而外者，外邪高而病在外之下也。阳陵泉乃少阳之经。少阳之主枢也，盖邪在高而欲下入于内，故使从枢外出，勿使之内入也。●张玉师曰：疾高而取阴之陵泉，阳之陵泉，应司天在泉，上下相通，从气而上出也。（《集注》眉批：疾高而外，即《伤寒论》所谓邪高痛下。）●丹波元简曰："疾高而内者"，张云：在上也，当下取之。然高而内者属脏，故当取足太阴之阴陵泉。"疾高而外"，张云：属腑，故当取足少阳之阳陵泉也。●周学海曰：通篇只重九针，十二原只是带叙。前半笔力坚整自见挺拔，后半笔气清超一往无前，是极酣畅之文。此篇叙九针之体与其用也，九针之用在于审气之虚实顺逆而调之。前半每于起笔见峥嵘，后半每于收笔见劲切。

本输第二（法地）

●马莳曰：输、俞、腧三者，古通用。输者，以其脉气之转输也。俞者，从省。腧，从肉。本篇输字，是言推本各经之有腧穴也，故名篇。●丹波元简曰：马云：输、俞、腧三者古通用，输者以其脉气之转输也；俞者从省；腧从肉。本篇输字，是言推本谷经之有腧穴也。

2.1　黄帝问于岐伯曰：凡刺之道，必通十二经络之所终始①，络脉之所别处②，五输之所留③，六府之所与合④，四时之所出入⑤，五藏之所溜处⑥，阔数之度⑦，浅深之状⑧，高下所至⑨。愿闻其解⑩。

①杨上善曰：手之三阴，始之于胸，终于手指；手之三阳，始于手指，终之于头。足之三阳，始起于头，终之于足；足之三阴，始起于足，终之于腹。●马莳曰：十二经者，手足经各有三阴三阳也。十二络者，十二经各有一络穴，惟脾有公孙、大包二络，其督脉经之长强，任脉经之尾翳，共有十五络穴也。●张介宾曰：谓如十二经脉之起止有序也。●张志聪曰：按：经脉之终始，手之三阳，从手走头，足之三阳，从头走足，足之三阴，从足走腹，手之三阴，从腹走手，始于肺而终于肝，常荣无已，终而复始。此血气循行之终始也。本篇论五脏六腑之脉，皆出于指井，溜于荥，注于输，行于经，入于合，从四肢而通于脏腑，此经脉之终始也。（《集注》眉批：脏腑之血气，从大络而外注于皮肤，复从指井而内注于血脉。故曰：必通络脉之所别处。又：十二脏腑之脉，出于井者，非经脉之贯通，是以十二经脉止论至肘膝而止。）●黄元御曰：十二经络之所终始，十二经之起止也。●丹波元简曰：张云：谓如十二经脉之起止有序也。

②杨上善曰：十五络脉，皆从脏腑正经别走相入。●张介宾曰：如十五络脉各有所别也。●张志聪曰：络脉之所别处者，脏腑之经别大络，与经脉缪处，通血脉于孙络，渗出于皮肤者也。●黄元御曰：络脉之所别处，经别之十五络脉也。●丹波元简曰：志云：脏腑之血气，大络而外注于皮肤，复从指井而内注于经脉，故曰：必通络脉之所别处。

③杨上善曰：各从井出，留止于合。【编者按：此句《太素》作"五输之所留止"。】●马莳曰：五腧者，即每经之井荥输经合也。六腑者，胆、胃、大小肠、膀胱、三焦也。●张介宾曰：如下文井荥腧经合穴，各有所留止也。●黄元御曰：五腧之所留，井荥俞经合五穴之所在也。●丹波元简曰：张云：如下文井、荥、腧、经、合、穴，各有所留止也。

④杨上善曰：五脏六经为里，六腑六经为表，表里合也。【编者按：此句《太素》作"五脏六腑之所与合"。】●张介宾曰：如藏象类脏腑有相合也。●张志聪曰：五脏之所留，六腑之所与合，谓五脏之五俞，六腑之六俞也。●黄元御曰：六腑之所与合，六腑与五脏表里相配合也。●丹波元简曰：志云：谓五脏之五俞，六腑之六俞也。

⑤杨上善曰：秋冬，阳气从皮外入至骨髓，阴气出至皮外；春夏，阴气从皮外入至骨髓，阳气出至皮外。●张介宾曰：如针刺类四时之刺也。●张志聪曰：四时之所出入，血气随四时之气，而生长收藏也。●黄元御曰：四时之所出入，四时阴阳之出入也。●丹波

元简曰：志云：血气随四时之气而生长收藏也。

⑥杨上善曰：脏腑出于营卫二气，流行于身也。【编者按：此句《太素》作"脏腑之所流行"。】●张介宾曰：言脏气所流之处，即前篇所出为井，所溜为荥也。●张志聪曰：五脏之所溜处，谓五脏之血气，溜于脉中，变见于气口，五脏之气血，溜于脉外，从五里而变见于尺肤。此五脏之血气，溜于皮肤经脉之外内者也。●黄元御曰：五脏之所溜处，五脏之荥穴，经气之所溜也。●丹波元简曰：志云：五脏之血气，溜于皮肤经脉之外内者也。溜，张读为流。

⑦杨上善曰：营卫所行阔数度量。●张志聪曰：阔数，宽窄也。夫经脉有三百六十五穴会，络脉有三百六十五穴会，孙络亦有三百六十五穴会。经脉宽大，孙络窄小，故有阔数之度也。●黄元御曰：阔狭之度，言其远近。●丹波元简曰：志云：阔数，宽窄也。经脉宽大，孙络窄小。

⑧杨上善曰：络脉为浅，经脉为深。●张志聪曰：浅深者，络浅而经深也。●黄元御曰：浅深之状，言其浮沉。●丹波元简曰：志云：络浅而经深也。

⑨杨上善曰：经脉高上于头，下至于足。●张介宾曰：阔数以察巨细，浅深以分表里，高下以辨本末。凡此者，皆刺家之要道，不可不通者也。●张志聪曰：高下所至者，血气之上下循行也。●黄元御曰：高下所至，言其上下也。●丹波元简曰：志云：血气之上下循行也。

⑩杨上善曰：此之九义，并请闻之。

2.2 岐伯曰：请言其次也①。肺出于少商，少商者，手大指端内侧也，为井木②；溜于鱼际，鱼际者，手鱼也，为荥③；注于太渊，太渊，鱼后一寸陷者中也，为腧④；行于经渠，经渠，寸口中也，动而不居，为经⑤；入于尺泽，尺泽，肘中之动脉也，为合⑥。手太阴经也⑦。

①杨上善曰：次者，井、荥、输、经、合等阴阳五行次第也。肺脉从脏而起，出至大指次指之端，今至大指之端，还入于脏，此依经脉顺行从手逆数之法也。井者，古者以泉源出水之处为井也，掘地得水之后，仍以本为名，故曰井也。人之血气出于四支，故脉出处以为井也。手足三阴皆以木为井，相生至于水之合也；手足三阳皆以金为井，相生至于土之合也。所谓阴脉出阳，至阴而合；阳脉出阴，至土而合也。腕前大节之后，状若鱼形，故曰手鱼也。脉出少商，溢入鱼际，故为荥也。焉迥反。输，送致聚也。《八十一难》曰：五脏输者，三焦行气之所留止。故肺气与三焦之气送致聚于此处，故名为输也。寸口之中，十二经脉历于渠沤，故曰经渠。居，停也。太阴之脉动于寸口不息，故曰不居。经者，通也，肺气至此常通，故曰经也。如水出井，以至海为合，脉出指井，至此合于本脏之气，故名为合，解余十输，皆仿于此。诸输穴名义，已《明堂》具释也。●马莳曰：此言肺经井荥输经合之穴也。凡经脉之所出者为井，所流者为荥，所注者为输，所行者为经，所入者为合。如水之出于谷井，而流之注之经之，始有所合也。阳经则有原穴，遇输穴并过之，故治原即所以治输也。阴经止有输穴，遇输穴即代之，故治输即所以治原也。阳经之井属庚金，以阴经之井乙木为之合。阴经之井属乙木，以阳经之井庚金为之合。阳井金生阳荥水，阳荥水生阳输木，阳输木生阳经火，阳经火生阳合土。阴井木生

阴荥火，阴荥火生阴输土，阴输土生阴经金，阴经金生阴合水。此五行相生之次也。●张志聪曰：（次，序也。）井者木上有水，乃澹渗皮肤之血，从井木而溜于脉中，注于输，行于经，动而不居，行至于肘膝而与经脉中之血气相合者也。肺、心、肝、脾、肾，内之五脏也；胆、胃、大肠、小肠、三焦、膀胱，内之六腑也；手足太阴、少阴、太阳、少阳，外之经气也。●黄元御曰：此手太阴肺经之五腧。●丹波元简曰：志云：次，序也。

②马莳曰：试以肺经言之：肺出于少商，手大指端内侧也，为井木。（去爪甲如韭叶，针一分，留三呼，泻五吸，不宜灸。）●张介宾曰：少商穴，乃肺经脉气所出为井也，其气属木。此下凡五脏之井，皆属阴木，故《六十四难》谓之阴井木也。●张志聪曰：肺出于少商者，谓脏腑之血气，从大络而注于孙络皮肤之间，肺脏所出之血气，从少商而合于手太阴之经也。少商在手大指内侧，去爪甲如韭叶许为井木。（《集注》眉批：太阴主秋，金之不及，故名少商。余名之义，各有所取。又：上古如韭叶，今时如大米许。）●丹波元简曰："少商"，志云：太阴主秋金之不及，故名少商。余命名之义，各有所取。《甲乙》云：在手大指端内侧，去爪甲如韭叶。"为井木"张云：肺经脉气所出为井也，其气属木。此下凡五脏之井，皆属阴木，故《六十四难》谓之"阴井木"。志云：井者木上有水，乃澹渗皮肤之血，从井木而溜于脉中，注于腧，行于经，动而不居，行至于肘膝，而与经脉中之血气相合者也。肺、心、肝、脾、肾，内之五脏也；胆、胃、大肠、小肠、三焦、膀胱，内之六腑也。手足太阴、少阴、太阳、少阳，外之经气也。肺出于少商者，谓脏腑之血气，从大络而注于孙络皮肤之间，肺脏所出之血气，从少商而合于手太阴之经也。又云：十二脏腑之脉出于井者，非经脉之贯通。是以十二经脉，止论至肘膝而已。简案：志注发前哲所未发，然而人身一气脉而已，其云非经脉之贯通者，恐非也。张云：按本篇五脏止言井木，六腑止言井金，其他皆无五行之分。考之《六十四难》分析阴阳十变，而五行始备矣。下仿此。

③马莳曰：溜者，流也。流于鱼际，即手之鱼肉也，为荥火。（大指本节。后内侧陷中，针一分，留三呼，灸三壮。）●张介宾曰：此肺之所溜为荥也，属阴火。手鱼义详前二，肺经条下。按：本篇五脏止言井木，六腑止言井金，其他皆无五行之分。考之《六十四难》，分析阴阳十变，而滑氏详注谓阴井木生阴荥火，阴荥火生阴俞土，阴俞土生阴经金，阴经金生阴合水，此言五脏之俞也。六腑则阳井属金，阳井金生阳荥水，阳荥水生阳俞木，阳俞木生阳经火，阳经火生阳合土，而五行始备矣。下仿此。●张志聪曰：鱼际在大指下，高起之白肉际为荥火，有如鱼腹，因以名之。●黄元御曰：手鱼，手大指根丰肉，其形如鱼。际，边也。●丹波元简曰：马云：溜者流也。流于鱼际，即手之鱼肉也。《甲乙》云：鱼际者火也，在手大指本节后内侧散脉中。

④马莳曰：注于太渊，鱼后一寸陷者中也，为输土。（掌后陷中，针一分，留二呼，灸三壮。）●张介宾曰：此肺经之所注为腧也，属阴土。●张志聪曰：太渊在鱼后陷中为腧土。●丹波元简曰：张云：此肺经之所注为腧也，属阴土。《甲乙》云：水也，在掌后陷者中。简案：为水误。

⑤马莳曰：行于经渠，寸口中也，动而不居，为经金。（寸口陷中，针一分，留三呼，禁灸。）●张介宾曰：此肺经之所行为经也，属阴金。经渠当寸口陷中，动而不止，故曰不居。居，止也。●张志聪曰：经渠寸口中动脉为经金。●黄元御曰：动而不居，不止也。●丹波元简曰：张云：此肺经之所行为经也，属阴金。经渠当寸口陷中，动而不止。

黄帝内经灵枢纂义 卷之一 本输第二（法地）

故曰不居。居，止也。

⑥马莳曰：入于尺泽，肘中约纹之动脉也，为合水。（针三分，留三呼，灸三壮。）●张介宾曰：此肺经所入为合也，属阴水。以上肺之五腧，皆手太阴经也。●张志聪曰：尺泽在肘中为合水。●丹波元简曰：张云：此肺经所入为合也。《甲乙》云：在肘中约上动脉。

⑦马莳曰：此皆手太阴肺经之穴也。

2.3 心出于中冲，中冲，手中指之端也，为井木①；溜于劳宫，劳宫，掌中中指本节之内间也，为荥②；注于大陵，大陵，掌后两骨之间方下者也，为腧③；行于间使，间使之道，两筋之间，三寸之中也，有过则至，无过则止，为经④；入于曲泽，曲泽，肘内廉下陷者之中也，屈而得之，为合⑤。手少阴也⑥。

①马莳曰：又以手厥阴心包络经言之。出于中冲，在手中指之端，为井木。（去爪甲如韭叶陷中，针一分，留三呼，灸一壮。）●张介宾曰：此心主之所出为井也，属阴木。按：此下五腧，皆属手厥阴之穴，而本经直指为心腧者，正以心与心胞，本同一脏，其气相通，皆心所主，故诸邪之在于心者，皆在于心之包络。包络者，心主之脉也。《邪客》篇曰：手少阴之脉独无腧。正此之谓。详义见前章及《图翼》四卷十二原解中。●丹波元简曰："中冲"，《甲乙》云：在手中指之端，去爪甲如韭叶陷者中。张云：按此下五腧，皆属手厥阴之穴，而本经直指为心腧者，正以心与心胞，本同一脏，其气相通，皆心所主，故诸邪之在于心者，皆在于心之包络。包络者，心主之脉也。《邪客》篇曰：手少阴之脉独无腧。正此之谓，详义见前章。

②杨上善曰：《明堂》一名五星也，掌中动脉也。●马莳曰：溜于劳宫，在掌中，即中指本节后之内间也，为荥火。（针三分，留六呼，禁灸。）●张介宾曰：此心主之所溜为荥也，属阴火。●丹波元简曰："劳宫"，《甲乙》云：在掌中央动脉中。

③马莳曰：注于大陵，在掌后两骨之间方下者也，为输土。（针五分，留七呼，灸三壮。）●张介宾曰：此心主之所注为腧也，属阴土。方下，谓正当两骨之下也。●丹波元简曰："大陵"，《甲乙》云：在掌后两筋间陷者中。"方下"，张云：谓正当两骨之下也。●顾观光曰："骨"字误，当依《甲乙经》作"筋"。

④杨上善曰：方下，陷中也。三寸之中者，三寸之际也。有虚实之过，则气使至此；无过不至，故止也。《明堂》此手心主经下，有手少阴五输，此经所说心不受邪，故手少阴无输也。●马莳曰：间，去声。行于间使，间使脉行两筋之间，三寸之中。有过者，有病也。有病则其脉至，无病则其脉止。所行为经金。（针三分，留三呼，灸三壮。）●张介宾曰：此心主之所行为经也，属阴金。有过，有病也。此脉有病则至，无病则止也。●丹波元简曰："间使"，《甲乙》云：在掌后三寸两筋间陷者中。"有过"，马云：有病也，有病则其脉至；无病则其脉止。

⑤马莳曰：入于曲泽，即肘内廉下陷者之中也，屈肘而得之，所入为合水。（针三分，留七呼，灸三壮。）●张介宾曰：此心主之所入为合也，属阴水。以上心主五腧，皆心所主，故曰手少阴也。●丹波元简曰："曲泽"，《甲乙》云：在肘内廉下陷者中，屈肘

得之。

⑥马莳曰：此皆手少阴心经之穴也。盖心为五脏六腑之大主，不可受病，而心包络与心经相通，代君主以行事者也。凡刺穴者，刺心包络而已。故此诸穴，本系心包络经，而遂以手少阴心经名之也。（大义又见后《邪客》篇六、七、八节。）●张志聪曰：手少阴，心脉也。中冲，胞络之经也。心主血而胞络主脉，君相之相合也。心出于中冲者，心脏所出之血气，渗于皮肤之间，从中冲之井，而行于手厥阴之经也。间使者，君相间行之使道。如心脏之血气，有过于胞络之中则至，无过于胞络之脉中则止，谓止于经处，而不行过于肘中，与胞络之血脉相合，乃自入于手少阴之经也。故始曰心，末复曰手少阴也。然其中皆手厥阴心主胞络之五腧，盖血者心神之化，心与胞络，血脉相通，心脏所出之血气，间行于手少阴之经、手厥阴之经也。（《集注》眉批：此节与客邪节合看。又：至止于间使之经处。）●黄元御曰：此手少阴心经之五腧。五腧皆手厥阴之穴，《逆顺肥瘦》：手少阴之脉独无俞，诸邪之在于心者，皆在于心之包络是也。

2.4　肝出于大敦，大敦者，足大指之端及三毛之中也，为井木①；溜于行间，行间，足大指间也，为荥②；注于太冲，太冲，行间上二寸陷者之中也，为腧③；行于中封，中封，内踝之前一寸半，陷者之中，使逆则宛，使和则通，摇足而得之，为经④；入于曲泉，曲泉，辅骨之下，大筋之上也，屈膝而得之，为合⑤。足厥阴也⑥。

①杨上善曰：足大指端及三毛皆是大敦，厥阴脉井也。●马莳曰：此言肝经井荥输经合之穴也。肝出于大敦，在足大指之端，三毛之中也，为井木。（去爪甲如韭叶，一云内侧为隐白，外侧为大敦。针三分，留十呼，灸三壮。）●张介宾曰：此肝经之所出为井也，属阴木。●丹波元简曰："大敦"，《甲乙》云：在足大趾端，去爪甲如韭叶，及三毛中。●周学海曰：是其穴，有两处也，皆可刺之。《经脉》云：起于大指丛毛之中，盖以三毛者为主矣。

②杨上善曰：《明堂》足厥阴脉动应手也。●马莳曰：流于行间，在足大指缝间，动脉应手之陷中，为荥火。（针三分，留五呼，灸三壮。）●张介宾曰：此肝经之所溜为荥也，属阴火。●丹波元简曰："行间"，《甲乙》云：在足大趾间动脉陷者中。

③杨上善曰：《明堂》本节后二寸或一寸半陷中也。●马莳曰：注于太冲，在行间上二寸陷者之中，动脉应手，为输土。（《素问·上古天真论》：女子二七，太冲脉盛，月事以时下，故能有子。又诊病人太冲脉有无，可以决死生。针三分，留十呼，灸三壮。）●张介宾曰：此肝经之所注为腧也，属阴土。●丹波元简曰："太冲"，《甲乙》云：在足大趾本节后二寸，或曰一寸五分陷者中。

④杨上善曰：气行曰使。宛，不伸也，塞也。《明堂》内踝前一寸，仰足而取之，陷者中。伸足乃得之也。●马莳曰：（踝，胡瓦切，后同。）行于中封，在内踝之前一寸半，筋里宛宛陷中，使针而逆其气，是谓迎之也，迎而泻之，则宛宛中之穴可得，使其气既和，则其气自通，摇其足而得之，为经金。（针四分，留七呼，灸三壮。）●张介宾曰：此肝经之所行为经也，属阴金。使逆则宛，使和则通，言用针治此者，逆其气则郁，和其气则通也。宛，郁同。●张志聪曰：（踝，胡瓦切，后同。宛，郁也。）所行为经者，如

经行之道路，所以通往来之行使。故所行之血气厥逆，则郁滞其间而不行，如往来之血气相和，则通行于经脉中矣。●张玉师曰：此二句，证明脉内之气血，从井而行于合。（《集注》眉批：往来者，经脉中之血气，从合而行于井，所溜之气血，从井而行于合。）●黄元御曰：使，使道也。（《素问·十二脏相使》：使道闭塞而不通。）使逆则郁，使道逆则郁塞，肝木下陷，则经脉阻闭也。●丹波元简曰："中封"，《甲乙》云：在足内踝前一寸，仰足取之陷者中，伸足乃得之。"使逆则宛"，张云：宛，郁同。言用针治此者，逆其气则郁，和其气则通也。简案：马为宛宛中之宛，误。●周学海曰：使者，气之流通于经脉者也。《素问》曰：主不明，则十二官危。使道闭塞而不通，宛已。见前篇。

⑤杨上善曰：《明堂》在膝内辅骨下，大筋上，小筋下，陷中也。●马莳曰：入于曲泉，在膝辅骨之下，大筋之上，屈膝横纹头取之，为合水。（针六分，留十呼，灸三壮。此皆足厥阴肝经之穴也。）●张介宾曰：此肝经之所入为合也，属阴水。以上肝之五腧，皆足厥阴经也。●丹波元简曰："曲泉"，《甲乙》云：在膝内辅骨下大筋上小筋下陷者中。

⑥黄元御曰：此足厥阴肝经之五腧。

2.5 脾出于隐白，隐白者，足大指之端内侧也，为井木①；溜于大都，大都，本节之后，下陷者之中也，为荥②；注于太白，太白，腕骨之下也，为腧③；行于商丘，商丘，内踝之下，陷者之中也，为经④；入于阴之陵泉，阴之陵泉，辅骨之下，陷者之中也，伸而得之，为合⑤。足太阴也⑥。

①马莳曰：此言脾经井荥输经合之穴也。脾出于隐白，在足大指之端内侧，为井木。（去爪甲如韭叶，针一分，留三呼，灸三壮。）●张介宾曰：此脾经之所出为井也，属阴木。●丹波元简曰："隐白"，《甲乙》云：在足大趾端内侧，去爪甲如韭叶。

②马莳曰：流于大都，在本节之后，内侧陷者之中，赤白肉之际，为荥火。（针三分，灸三壮。）●张介宾曰：此脾经之所溜为荥也，属阴火。

③杨上善曰：核骨在大指本节之后，然骨之前高骨是也。核，茎革反。●马莳曰：注于太白，在内踝前核骨下陷中，为输土。（针三分，灸三壮。）●张介宾曰：此脾经之所注为腧也，属阴土。●丹波元简曰："太白"，《甲乙》云：在足内侧核骨下陷者中。简案：经文"腕骨"当作"核骨"，诸家不议及者误。

④杨上善曰：《明堂》足内踝下微前。●马莳曰：行于商丘，在内踝之下，陷者之中，为经金。（针三分，灸三壮。）●张介宾曰：此脾经之所行为经也，属阴金。●丹波元简曰："商丘"，《甲乙》云：在足内踝下微前陷者中。

⑤杨上善曰：膝下内侧辅骨下也。●马莳曰：入于阴陵泉，在膝内廉辅骨之下，陷者之中，伸足而得之，为合水。（取曲泉当屈膝，取阴陵泉当伸足。与外廉阳陵泉相对，针五分。）●张介宾曰：此脾经之所入为合也，属阴水。以上脾之五腧，皆足太阴经也。●张志聪曰：夫天气在上，水泉在下，地居中。脾为阴中之至阴，而主坤土。不曰阴陵泉，而曰阴之陵泉，谓地下之泉水也。（《集注》眉批：泉在地之中。）●丹波元简曰："阴之陵泉"，《甲乙》云：在膝下内侧辅骨下陷者中，伸足乃得之。

⑥马莳曰：此皆足太阴脾经之穴也。●黄元御曰：此足太阴脾经之五腧。

2.6　肾出于涌泉，涌泉者，足心也，为井木①；溜于然谷，然谷，然骨之下者也，为荥②；注于太溪，太溪，内踝之后，跟骨之上，陷中者也，为腧③；行于复留，复留，上内踝二寸，动而不休，为经④；入于阴谷，阴谷，辅骨之后，大筋之下，小筋之上也，按之应手，屈膝而得之，为合⑤。足少阴经也⑥。

①杨上善曰：《明堂》一名地冲也。●马莳曰：此言肾经井荥输经合之穴也。肾出于涌泉，在足心，为井木。（屈足踡指，足心宛宛陷中，跪取之。针三分，留三呼，无令出血，灸三壮，灸不及针。）●张介宾曰：此肾经之所出为井也，属阴木。●张志聪曰：地下之泉水，天一之所生也，故少阴之始出，名曰涌泉。●丹波元简曰："涌泉"，《甲乙》云：在足心陷者中，屈足卷指宛宛中。志云：地下之泉水，天一之所生也，故少阴之始出，名曰涌泉。复溜者，复溜于地中，故合穴曰阴谷。

②杨上善曰：《明堂》一名龙泉，在足内踝前起大骨下陷中。即此大骨为然骨。●马莳曰：流于然谷，在然骨之下，为荥火。（一名龙渊，足内踝起大骨一寸下陷中，针三分，留三呼，不宜见血，令人立饥，灸三壮。）●张介宾曰：此肾经之所溜为荥也，属阴火。●丹波元简曰："然谷"，《甲乙》云：在足内踝前起大骨下陷者中。

③杨上善曰：《明堂》跟骨上动脉也。●马莳曰：注于太溪，在内踝之后，跟骨之上，动脉应手，为输土。（男女有此脉则生，无此则死。针三分，留七呼，灸三壮。）●张介宾曰：此肾经之所注为腧也，属阴土。

④杨上善曰：《明堂》一名昌阳，一名伏白，足少阴脉，动不休也。●马莳曰：行于复溜，在足内踝上二寸，筋骨陷中，其脉动而不休，为经金。（前旁骨是复溜，后旁筋是交信，二穴止隔一条筋。针三分，留七呼，灸五壮。）●张介宾曰：此肾经之所行为经也，属阴金。●丹波元简曰："复留"，马、志作"复溜"，《甲乙》同。简案：此穴诸书不言有动脉。

⑤杨上善曰：《明堂》在膝内辅骨之后。按应手，谓按之手下觉异也。●马莳曰：入于阴谷，在辅骨之后，大筋之下，小筋之上，按之应手，屈膝乃得之，为合水。●张介宾曰：此肾经之所入为合也，属阴水。以上肾之五腧，皆足少阴经也。●张志聪曰：复溜者，复溜于地中。故合穴曰阴谷。愚错综释穴名者，以明人合天地阴阳五运六气之道。如经穴之部位分寸，须详考铜人图像，即顺文添注，无补于事，反为赘瘤，至于刺之留呼，灸之壮数，更不可执一者也。

⑥马莳曰：此皆足少阳肾经之穴也。●黄元御曰：此足少阴肾经之五腧。

2.7　膀胱出于至阴，至阴者，足小指之端也，为井金①；溜于通谷，通谷，本节之前外侧也，为荥②；注于束骨，束骨，本节之后，陷者中也，为腧③；过于京骨，京骨，足外侧大骨之下，为原④；行于昆仑，昆仑，在外踝之后，跟骨之上，为经⑤；入于委中，委中，腘中央，为合，委而取之⑥。足太阳也⑦。

①杨上善曰：《明堂》在足小指外侧，去爪甲角如韭叶也。●马莳曰：此言膀胱经井荥输原经合之穴也。膀胱出于至阴，在足小指外侧端，为井金。（去爪甲如韭叶，针一分，留五呼，灸三壮。）●张介宾曰：此膀胱经所出为井也。以下凡六腑之井皆属阳

金，故《六十四难》谓之阳井金也。●张志聪曰：太阳之上，寒水主之，故所出为至阴。至阴者，盛水也。肺者，天也，水中之生阳，上合于天。水随气而运行于肤表，是以首论肺与膀胱，应司天在泉之气，运行之无息也。（《集注》眉批：故曰：怯然少气者，是水道不行，形气消索矣。）●丹波元简曰："至阴"，《甲乙》云：在足小趾外侧，去爪甲如韭叶。张云：以下凡六腑之井，皆属阳金，故《六十四难》谓之"阳井金"也。

②杨上善曰：《明堂》通谷者，小指外侧，本节前陷中也。●马莳曰：流于通谷，在本节前外侧陷中，为荥水。（针三分，留五呼，灸三壮。）●张介宾曰：此膀胱经所溜为荥也，属阳水。●张志聪曰：通谷，通于肾之然谷。●丹波元简曰："通谷"，《甲乙》云：在足小趾外侧，本节前陷者中。

③杨上善曰：《明堂》在足小指外侧，本节后陷中也。●马莳曰：注于束骨，在本节之后，赤白肉际陷者中，为输木。（针三分，留七呼，灸三壮。）●张介宾曰：此膀胱经所注为腧也，属阳木。●丹波元简曰："束骨"，《甲乙》云：在足小趾外侧，本节后陷者中。

④杨上善曰：齐下动气者，人之生命，十二经之根本也，故名曰原。三焦者，原气之别使，主行三气，经营五脏六腑。故原者，三焦之尊称也，是以五脏六腑皆有原也。肺之原出大泉，心之原出大陵也，肝之原出太冲，脾之原出太白，肾之原出太溪，手少阴经原出神门掌后兑骨之端。此皆以输为原者，以输是三焦所行之气留止处也。六腑原者，胆原出丘虚，胃原出冲阳，大肠原出合骨，小肠原出完骨，膀胱原出京骨，三焦原出阳池。六腑者阳也，三焦行于诸阳，故置一输名原，不应五时也。所以腑有六输，亦与三焦共一气也。●马莳曰：过于京骨，在外侧大骨之下，赤白肉际陷中，为原木。（针三分，留七呼，灸三壮。）●张介宾曰：本篇惟六腑有原而五脏则无，前《十二原》篇所言五脏之原，即本篇五脏之腧，然则阴经之腧即原也。阳经之原自腧而过，本为同气，亦当属阳木。下仿此。详义见《图翼》四卷十二原解中。●丹波元简曰："京骨"，《甲乙》云：在足外侧大骨下，赤白肉际陷者中，按而得之。"为原"，张云：本篇惟六腑有原，而五脏则无。前《十二原》篇所言，五脏之原，即本篇五脏之腧，然则阴经之腧即原也。阳经之原，自腧而过，本为同气，亦当属阳木。下仿此。

⑤马莳曰：行于昆仑，在外踝之后，跟骨之上，细脉应手，为经火。（针五分，留十呼，妊妇刺之落胎，灸三壮。）●张介宾曰：此膀胱经所行为经也，属阳火。●张志聪曰：昆仑，水之发源，星宿海也。●丹波元简曰："昆仑"，《甲乙》云：在足外踝后跟骨上陷中，细脉动应手。

⑥杨上善曰：《明堂》在腘中央约文中动脉也。●马莳曰：入于委中，膝后腘中约纹中动脉，为合土。（一名郄血，令人面挺伏地卧取之，针五分，留七呼，灸三壮。）●张介宾曰：此膀胱经所入为合也，属阳土。以上膀胱六腧，皆足太阳经也。●丹波元简曰："委中"，《甲乙》云：在腘中央约文中动脉。（《素问·骨空论》注云：腘谓膝解之后，曲脚之中，背面取之。《刺腰痛论》注云：在膝后屈处）"委而取之"，简案：委，曲也。《前·淮南王传》：觤天下之正法。师古注觤：古委字，曲也。《邪气脏腑病形》篇："委中央。"

⑦马莳曰：此皆足太阳膀胱经之穴也。●黄元御曰：此足太阳膀胱经之六腧。

2.8　胆出于窍阴，窍阴者，足小指次指之端也，为井金[①]；溜于侠溪，侠溪，足小指次指之间也，为荥[②]；注于临泣，临泣，上行一寸半陷者中也，为腧[③]；过于丘墟，丘墟，外踝之前下，陷者中也，为原[④]。行于阳辅，阳辅，外踝之上，辅骨之前，及绝骨之端也，为经[⑤]；入于阳之陵泉，阳之陵泉，在膝外陷者中也，为合，伸而得之[⑥]。足少阳也[⑦]。

①杨上善曰：《明堂》足小指次指端去爪甲角如韭叶。●马莳曰：此言胆经井荥输原经合之穴也。胆出于窍阴，在足小指之次指，即第四指之端，为井金。（去爪甲如韭叶，针一分，留三呼，灸三壮。）●张介宾曰：此胆经之所出为井也，属阳金。●张志聪曰：五脏合五行，六腑应六气。六气之中有二火，故多火之原，而原附于经也。五脏之俞出于井木者，五脏合地之五行，以应生长化收藏之气，故从木火土金水而顺行。六腑之俞出于井金者，六腑应天之六气，六气生于阴而初于地，故从秋冬而春夏，此阴阳逆顺之气也。按：本经八十一篇，凡论阴阳血气，上下表里，左右前后，皆逆顺而行，若顺则反逆矣。秦越人曰：阴井乙木，阳井庚金。阳井庚者，乙之刚也。阴井乙，乙者，庚之柔也。乙为木，故言阴井木也。庚为金，故言阳井金也。余皆仿此。（《集注》眉批：地之五行，应天之四时，天之六气，应地之三阴三阳。又：《六微旨论》曰：初者，地气也。又：岁半以下，地气主之。）●丹波元简曰："窍阴"，《甲乙》云：在足小趾次趾之端，去爪甲如韭叶。

②杨上善曰：《明堂》小指次指歧骨间本节前陷中。●马莳曰：（侠，音匣。）流于侠溪，在足小指次指歧骨间，本节前，为荥水。（针三分，留三呼，灸三壮。）●张介宾曰：此胆经之所溜为荥也，属阳水。●丹波元简曰："侠溪"，《甲乙》云：在足小趾次趾二歧骨间，本节前陷者中。

③杨上善曰：《明堂》在足小指次指本节皮间陷者中，去侠溪一寸半也。●马莳曰：注于临泣，去侠溪上行一寸半，即本节后陷者中，为输木。（针二分，留五呼，灸三壮。）●张介宾曰：此胆经之所注为腧也，属阳木。●丹波元简曰："临泣"，《甲乙》云：在足小趾次趾本节后间陷者中，去侠溪一寸五分。●周学海曰："临泣，上行一寸半"，自侠溪直上行一寸半也。

④杨上善曰：《明堂》外踝下如前陷者中，去临泣三寸也。●马莳曰：过于丘墟，在足外踝之前陷中，去临泣三寸，为原木。（针五分，留七呼，灸三壮。）●张介宾曰：此胆经之所过为原也，亦属阳木。●丹波元简作："丘圩"，《甲乙》云：在足外廉踝下如前陷者中，去临泣一寸。

⑤杨上善曰：《明堂》无"及"，及即两处也。●马莳曰：行于阳辅，在外踝之上四寸，辅骨之前、绝骨之端三分，去丘墟七寸，为经火。（针五分，留七呼，灸三壮。）●张介宾曰：此胆经之所行为经也，属阳火。●丹波元简曰："阳辅"，《甲乙》云：在足外踝上四寸，辅骨前，绝骨端，如前三分，去丘圩七寸。沈彤《释骨》云：侠膝之骨曰辅骨。

⑥杨上善曰：《明堂》在膝下外廉也。●马莳曰：入于阳陵泉，在膝外廉下一寸陷者中，伸足而得之，为合土。（针六分，留十呼，灸七壮。）●张介宾曰：此胆经之所入为合也，属阳土。以上胆之六腧，皆足少阳经也。●丹波元简曰："阳之陵泉"，《甲乙》

云：在膝下一寸，外廉陷者中。

⑦马莳曰：此皆足少阳胆经之穴也。●黄元御曰：此足少阳胆经之六腧。

2.9　胃出于厉兑，厉兑者，足大指内次指之端也，为井金①；溜于内庭，内庭，次指外间也，为荥②；注于陷谷，陷谷者，上中指内间上行二寸陷者中也，为腧③；过于冲阳，冲阳，足跗上五寸陷者中也，为原，摇足而得之④；行于解溪，解溪，上冲阳一寸半陷者中也，为经⑤；入于下陵，下陵，膝下三寸，骱骨外三里也，为合⑥；复下三里三寸为巨虚上廉，复下上廉三寸为巨虚下廉也，大肠属上，小肠属下，足阳明胃脉也，大肠小肠，皆属于胃，是足阳明也⑦。

①杨上善曰：《明堂》去爪甲角如韭叶也。●马莳曰：此言胃经井荥输原经合之穴也。胃出于厉兑，在足大指之次指端，为井金。（去爪甲如韭叶，针一分，灸一壮。）●张介宾曰：此胃经之所出为井也，属阳金。●丹波元简曰："厉兑"，《甲乙》云：在足大趾次趾之端，去爪甲角如韭叶。

②杨上善曰：《明堂》足大指次指外间也。●马莳曰：流于内庭，在次指外间陷中，为荥水。（针三分，留十呼，灸三壮。）●张介宾曰：此胃经之所溜为荥也。属阳水。

③杨上善曰：《明堂》足大指次指外间本节皮陷者中，去内庭二寸也。●马莳曰：注于陷谷，在次指之外间，上中指之内间，上行去内庭二寸陷者中，为输木。（针五分，留七呼，灸三壮。）●张介宾曰：此胃经之所注为腧也，属阳木。●丹波元简曰："陷谷"，《甲乙》云：在足大趾次趾间，本节后陷者中，去内庭二寸。●周学海曰：中趾内间，即次趾外间，在两趾之中，本节之后。且上云次趾外间，下云上行二寸，正当以内庭起数，不当牵及中趾，反使人无所审其处也。

④杨上善曰：《明堂》一名会原，足跗上五寸骨间动脉上，去陷谷三寸也。●马莳曰：过于冲阳，在足跗上五寸，去陷谷三寸陷者中，摇足而得之，为原木。（针三分，留十呼，灸三壮。）●张介宾曰：此胃经之所过为原也，亦当属木。●丹波元简曰："冲阳"，《甲乙》云：在足跗上五寸骨间动脉上，去陷谷三寸。

⑤杨上善曰：《明堂》冲阳后一寸半腕上也。●马莳曰：行于解溪，上冲阳一寸半陷者中，为经火。（针五分，留三呼，灸三壮。）●张介宾曰：此胃经之所行为经也，属阳火。

⑥马莳曰：入于下陵，即膝下三寸骱骨外廉大筋宛宛中之三里穴也，为合土。（针五分，留五呼，多可日灸七壮，加至百壮。）●张介宾曰：此胃经之所入为合也，属阳土。

⑦杨上善曰：人膝如陵，陵下三寸，一寸为一里也。三里以下，三寸之下上下处，上际为上廉，下际为下廉。以在骱骨外侧，故名为廉。足阳明脉行此虚中，大肠之气在上廉中与阳明合，小肠之气在下廉中与阳明合，故曰大肠属上，小肠属下也。●马莳曰：又三里下三寸，为巨虚上廉（一名上巨虚。）复下上廉三寸，为巨虚下廉（一名下巨虚。）大肠经属于上巨虚，小肠经属于下巨虚，正以胃为五脏六腑之海，而大小肠二经又属之胃穴耳。此皆足阳明胃经之穴也。●张介宾曰：三里下三寸为上廉，上廉下三寸为下廉，大肠属上廉，小肠属下廉。盖胃为六腑之长，而大肠小肠皆与胃连，居胃之下，气本一贯，故

皆属于胃，而其下腧亦合于足阳明经也。以上皆胃之腧，即足阳明经也。●张志聪曰：《阴阳离合论》曰：未出地者，命曰阴中之阴；已出地者，命曰阴中之阳。太阳根起于至阴，名曰阴中之阳；阳明根起于厉兑，名曰阴中之阳；少阳根起于窍阴，名曰阴中之少阳。是三阳之气，皆生于阴而出于地，自下而升，从足而上，无分手与足也。以手足之六经，合三阳之气，而后有手足之分焉。然论手足之六经，非三阳之气也，故曰：六腑皆出足之三阳，上合于手者也。●黄载华曰：大肠小肠，受盛胃腑水谷之余，济泌别汁，而生津液，故皆属于胃。是以大肠受胃腑之经气，而属于巨虚上廉，小肠属巨虚下廉。●黄元御曰：此足阳明胃经之六腧。大肠属上，巨虚上廉也，小肠属下，巨虚下廉也，此总是足阳明胃脉。以胃为六腑之长，故大肠小肠皆属于胃。●丹波元简曰："皆属于胃"，张云：三里下三寸为上廉，上廉下三寸为下廉。大肠属上廉，小肠属下廉。盖胃为六腑之长，而大肠小肠皆与胃连，居胃之下，气本一贯。故皆属于胃。而其下腧，亦合于足阳明经也。●张开之曰：大肠、小肠受盛胃腑水谷之余，济泌别汁而生津液，故皆属于胃。是以大肠受胃腑之经气而属于巨虚上廉，小肠属巨虚下廉。

2.10　三焦者，上合手少阳①，出于关冲，关冲者，手小指次指之端也，为井金②；溜于液门，液门，小指次指之间也，为荥③；注于中渚，中渚，本节之后陷者中也，为腧④；过于阳池，阳池，在腕上陷者之中也，为原⑤；行于支沟，支沟，上腕三寸，两骨之间陷者中也，为经⑥；入于天井，天井，在肘外大骨之上陷者中也，为合，屈肘乃得之⑦；三焦下腧，在于足大指之前，少阳之后，出于腘中外廉，名曰委阳，是太阳络也⑧。手少阳经也⑨。

①马莳曰：此言三焦经井荥输原经合之穴也。本经《本脏》篇言：肾合三焦膀胱。则是左肾合膀胱，而右肾合三焦也。然三焦下与右肾相合，而其脉上行于手之第四指，故曰上合于手之少阳也。●黄载华曰：三焦为决渎之府，故下俞出于太阳之络，入络膀胱，约下焦。气闭则癃，气虚则遗溺，三焦之主气也。三焦之气，出于肾，游行于上中下，而各归其部，出于手少阳之经。故曰：三焦者，上合手少阳。●丹波元简曰：张云：按诸经皆不言上合，而此下三经独言之者，盖以三焦并中下而言，小肠大肠俱在下，而经则属手，故皆言上合某经。简按：三焦亦专指下焦，详见下文注。

②马莳曰：出于关冲，在手小指之次指，即手第四指之端也，为井金。（针一分，留三呼，灸三壮。）●张介宾曰：此三焦之所出为井也，属阳金。按：诸经皆不言上合，而此下三经独言之者，盖以三焦并中下而言，小肠大肠俱在下而经则属手，故皆言上合某经也。●丹波元简曰："关冲"，《甲乙》云：在手小指次指之端，去爪甲角如韭叶。

③马莳曰：流于液门，在小指之次指间陷中，握拳取之为荥水。（针二分，留二呼，灸三壮。）●张介宾曰：此三焦之所溜为荥也，属阳水。

④马莳曰：注于中渚，在手小指之次指本节后陷中，为输木。（液门下一寸，针二分，留三呼，灸三壮。）●张介宾曰：此三焦之所注为腧也，属阳水。●丹波元简曰："中渚"，《甲乙》云：在手小指次指本节后陷者中。

⑤杨上善曰：阳池，《明堂》一名别阳，在手腕上陷中也。●马莳曰：过于阳池，在手腕上陷中，为原木。（针二分，留六呼，禁灸。）●张介宾曰：此三焦之所过为原也，

亦属阳木。

⑥马莳曰：行于支沟，上手腕后臂外二寸，两骨间陷中，为经火。（一名飞虎，针二分，留七呼，灸三壮。）●张介宾曰：此三焦之所行为经也，属阳火。

⑦杨上善曰：《明堂》在肘外大骨之后，肘后一寸两筋间陷中也。●马莳曰：入于天井，在肘外大骨之上陷中，屈肘拱胸得之，为合土。（针三分，留七呼，灸五壮。）●张介宾曰：此三焦之所入为合也，属阳土。

⑧杨上善曰：上焦如雾，中焦如沤，下焦如渎，此三焦之气上下皆通，故上输在背第十三椎下两傍各一寸半，下输在此太阳之间出腘外廉足太阳络。三焦下行气聚之处，故曰下输也。●马莳曰：然三焦之经脉，虽行于手，而其腑则附于右肾而生，故其所附之下腧又在于足，其穴在足大指之前，（当作足小指之前，盖小指乃足太阳膀胱经脉气所行也。）即足太阳膀胱经脉气所行及足少阳胆经脉气所行之后，出于腘中外廉，名曰委阳，是足太阳膀胱经之络脉所别，正手少阳三焦经之下腧也。●张介宾曰："足大趾"当作"足小趾"，盖小趾乃足太阳脉气所行，而三焦下腧，则并足太阳经出小趾之前，上行足少阳经之后，上出腘中外廉，委阳穴，是足太阳之络也。按《邪气脏腑病形》篇曰：三焦病者……候在足太阳之外大络，大络在太阳少阳之间。则此为小趾无疑，详针刺类二十四。愚按：三焦者，虽经属手少阳，而下腧仍在足，可见三焦有上中下之分，而通身脉络无所不在也。详注见藏象类第三及本类后二十三，俱当互考。以上三焦之腧皆手少阳经也。●丹波元简曰：张云：足大趾当作足小趾，盖小趾乃足太阳脉气所行，而三焦下俞，则并足太阳经出小趾之前，上行足少阳经之后，上出腘中外廉，委阳穴，是足太阳之络也。按《邪气脏腑病形》篇曰：三焦病者，候在足太阳之外大络，大络在太阳少阳之间。则此为小趾无疑。简案：此本马注，然考《甲乙》云：委阳三焦下辅俞也，在足太阳之前，少阳之后，出于腘中外廉两筋间承扶下六寸，此足太阳之别络也。据《邪气脏腑病形》篇及《甲乙》，"足大趾之前"当作"足太阳之前"，张注未为得矣。●周学海曰："在于足太阳之前，少阳之后"，"太阳"原作"大指"。考《邪气脏腑病形篇》曰：三焦病者，候在足太阳之外大络，在足太阳、少阳之间，取委阳。于"大指"何涉？应作"太阳"。

⑨马莳曰：此手少阳三焦经穴也。●黄元御曰：此手少阳三焦经之六腧。委阳，足太阳穴。●丹波元简曰：张云：以上三焦之腧，皆手少阳经也。

2.11 三焦者，足少阳太阴（一本作阳）之所将，太阳之别也，上踝五寸，别入贯腨肠，出于委阳，并太阳之正，入络膀胱，约下焦①，实则闭癃，虚则遗溺，遗溺则补之，闭癃则泻之②。

①杨上善曰：腨，遄免反，腓肠也。肾间动气，足太阳将原气，别使三焦之气，出足外侧大骨下赤白肉际陷中为原，上踝五寸，别入贯腨肠，出委阳，并太阳之正，入腹络膀胱，下焦即膀胱也。原气太阳络于膀胱，节约膀胱，使溲便调也。以此三焦原气行足，故名足三焦也。●马莳曰：（腨，时兖切。）此三焦者，乃足少阳胆经、足太阳膀胱经之所将，将者，相将而行也。此委阳者，正足太阳膀胱经脉别行之穴也。其上外踝计五寸，名光明穴，又足少阳胆经之络穴别行者，三焦与之别入贯腨肠，腨肠者，即足腹也。共出于委阳穴，乃并足太阳膀胱经之正脉。入内络于膀胱，同约束下焦。（《素问·灵兰秘典论》曰：三焦者，决渎之官，水道出焉。本篇后云：三焦者，中渎之腑也，水道出焉。属膀

胱。义同。）●张介宾曰："三焦者，足少阳太阴之所将"，阳阴二字互谬也，当作少阴太阳，盖三焦属肾与膀胱也。义详藏象类三。将，领也。●黄载华曰：夫直行者为经，斜络者为络。此太阳之别络，间于足少阳太阴之间。故曰：少阳太阴之所将，太阳之别也。马玄台曰：腨肠即足腹。●黄元御曰：三焦者，足太阳少阴之所将领，是太阳之别也。上外踝五寸，别太阳而入贯腨肠（骹肚），出于太阳之委阳，并太阳之正经，人络膀胱，约束下焦。●丹波元简曰："足少阳太阴之所将"，简案：一本作"阳"，注亦见《道藏》本。据上文阴作阳为是，马氏仍此。而张云阳阴二字互谬也，当作少阴太阳，盖三焦属肾与膀胱也。将，领也。改少阳为少阴，亦未为得矣。《宣明五气》篇王注引本经云："足三焦者，太阳之别也。""上踝五寸"，马云：其上外踝计五寸，名光明穴。又足少阳胆经之络穴别行者，三焦与之别入贯腨肠。"腨肠"，马云：即足腹也。简案：《刺腰痛论》王注：腨踵鱼腹之外，云腨形势如卧鱼之腹，系腨以肠，亦因此耶。●顾观光曰："三焦者，足少阳、太阳之所将，太阳之别也"，《素问·金匮真言论》、《宣明五气》篇两注并引"足三焦者，太阳之别也"。与王海藏《此事难知》合。今本"足"字误脱，在下当依王注乙转。三焦为孤府，自上至下无所不统，故经之在上者属手，俞之在下者居足。曰"足三焦"，谓三焦俞之在足者耳。王氏谓三焦有二，则大误矣。●周学海曰："三焦者足少阳太阴之所将，太阳之别也"，太阴之"阴"，原注一本作"阳"。今寻本篇前后文义，非"阴"误"阳"，乃"太"误"少"也。少阴肾也，三焦之气发于肾，而通于胆。故曰将，将者，气化之相通、相使也。以脏腑之气言也，其经气别行于足太阳，故曰别，别者，经气之所分所注也。"入络膀胱，约下焦"谓三焦下腧，非有专脉，乃足少阳少阴之合气，以行于太阳之别络，上踝贯腨出委阳遂，并太阳之正经入络膀胱约下焦也。

②马莳曰：实则为病闭癃，闭癃者，水道不利也，当泻之。虚则为病遗溺，当补之。●张介宾曰：此复言三焦下腧之所行及其所主之病也。三焦下腧，即足太阳之别络，故自踝上五寸间别入腨阳，以出于委阳穴，乃并太阳之正脉，入络膀胱以约束下焦，而其为病如此。癃，良中切。溺，娘吊切。●黄元御曰：相火实则膀胱闭癃，相火虚则小便遗溺（三焦为少阳相火），遗溺则补之益其相火，闭癃则泻之泄其相火也。

2.12 手太阳小肠者，上合手太阳①，出于少泽，少泽，小指之端也，为井金②；溜于前谷，前谷，在手外廉本节前陷者中也，为荥③；注于后溪，后溪者，在手外侧本节之后也，为腧④；过于腕骨，腕骨，在手外侧腕骨之前，为原⑤；行于阳谷，阳谷，在锐骨之下陷者中也，为经⑥；入于小海，小海，在肘内大骨之外，去端半寸陷者中也，伸臂而得之，为合⑦。手太阳经也⑧。

①马莳曰：此言小肠经井荥输原经合之穴也。手太阳小肠经者，其腑在于腹，而经脉所行在于手，故曰上合手太阳也。●黄载华曰：大肠小肠，皆属于胃，出于阳明之巨虚上下廉。故曰：手太阳小肠者，上合手太阳。

②杨上善曰：《明堂》一名少吉，去爪甲下一分陷中。●马莳曰：出于少泽，在手小指之端外侧，为井金。（去爪甲如韭叶，针一分，留二呼，灸三壮。）●张介宾曰：此小肠经所出为井也，属阳金。●丹波元简曰："少泽"，《甲乙》云：在手小指之端，去爪甲一分陷者中。

③杨上善曰：《明堂》在手小指外侧中也。●马莳曰：流于前谷，在手小指外侧本节前陷中，为荥水。（针一分，留三呼，灸三壮。）●张介宾曰：此小肠经所溜为荥也，属阳水。●丹波元简曰："前谷"，《甲乙》云：在手小指外侧，本节前陷者中。

④杨上善曰：《明堂》在手小指外侧本节后陷中也。●马莳曰：注于后溪，在手小指外侧本节后，捏拳得之，为输木。（针一分，留二呼，灸三壮。）●张介宾曰：此小肠经所注为腧也，属阳木。●丹波元简曰："后溪"，《甲乙》云：在手小指外侧，本节后陷者中。

⑤杨上善曰：《明堂》在手外侧腕前起骨下陷中。即此起骨为腕骨，此经名完骨。胡端反。●马莳曰：过于腕骨，在手外侧腕骨之前陷中，为原本。（针二分，留三呼，灸三壮。）●张介宾曰：此小肠经所过为原也，亦属阳木。●丹波元简曰："腕骨"，《甲乙》云：在手外侧腕前，起骨下陷者中。

⑥杨上善曰：《明堂》在手外侧腕中兑骨之下也。●马莳曰：行于阳谷，在手外侧腕中锐骨下陷中，为经火。（针二分，留三呼，灸三壮。）●张介宾曰：此小肠经所行为经也，属阳火。●丹波元简曰："阳谷"，《甲乙》云：在手外侧腕中，兑骨下陷者中。

⑦杨上善曰：《明堂》屈肘乃得之。●马莳曰：入于小海，在肘内大骨外，去肘端半寸陷者中，屈手向头取之，为合土。（针二分，留七呼，灸五壮。）●张介宾曰：此小肠经所入为合也，属阳土。以上小肠之六腧，皆手太阳经也。●丹波元简曰："伸臂"，《甲乙》云：屈肘得之。●顾观光曰：沈果堂云："内"乃"外"之误字。

⑧马莳曰：此皆手太阳小肠经之穴也。●黄元御曰：此手太阳小肠经之六腧。

2.13 大肠上合手阳明①，出于商阳，商阳，大指次指之端也，为井金②；溜于本节之前二间，为荥③；注于本节之后三间，为腧④；过于合谷，合谷，在大指歧骨之间，为原⑤；行于阳溪，阳溪，在两筋间陷者中也，为经⑥；入于曲池，在肘外辅骨陷者中，屈臂而得之，为合⑦，手阳明也⑧。

①马莳曰：此言大肠经井荥输原经合之穴也。大肠之为腑在下，而其经脉则行于手，故曰上合手阳明也。

②杨上善曰：《明堂》一名而明，一名绝阳，大指次指内侧，去爪甲角如韭叶也。●马莳曰：出于商阳，在手大指之次指端，为井金。（去爪甲如韭叶，针一分，留一呼，灸三壮。）●张介宾曰：此大肠经所出为井也，属阳金。●丹波元简曰："商阳"，《甲乙》云：在手大指次指内侧，去爪甲如韭叶。

③杨上善曰：《明堂》二间在手大指次指本节前内侧陷中也。●马莳曰：流于二间，在次指本节前内侧陷中，为荥水。（针三分，留六呼，灸三壮。）●张介宾曰：此大肠经所溜为荥也，属阳水。●丹波元简曰："二间"，《甲乙》云：在手大指次指本节前内侧陷者中。

④杨上善曰：《明堂》一名少谷，在手大指次指本节后内侧陷中也。●马莳曰：注于三间，在本节后内侧陷中，为输木。（针三分，留三呼，灸三壮。）●张介宾曰：此大肠经所注为腧也，属阳木。●丹波元简曰："三间"，《甲乙》云：在手大指次指本节后内侧陷者中。

⑤杨上善曰：《明堂》一名虎口，在大指歧骨间也。●马莳曰：过于合谷，在大指次指歧骨间陷中，为原本。（针三分，留六呼，灸三壮。）●张介宾曰：此大肠经所过为原也，亦属阳木。●丹波元简曰："合谷"，《甲乙》云：在手大指次指间。

⑥杨上善曰：《明堂》一名中魁，在腕中上侧两筋间也。●马莳曰：行于阳溪，在腕中上侧两筋间陷中，为经火。（针三分，留七呼，灸三壮。）●张介宾曰：此大肠经所行为经也，属阳火。●丹波元简曰："阳溪"，《甲乙》云：在腕中上侧，两旁间陷者中。

⑦马莳曰：入于曲池，在肘外辅骨屈肘两骨中，以手拱胸取之，为合土。（针五分，留七呼，灸七壮。）●张介宾曰：此大肠经所入为合也，属阳土。以上大肠之六腧，皆手阳明经也。●丹波元简曰："曲池"，《甲乙》云：在肘外辅骨肘骨之中。沈彤《释骨》云：肘大骨之两起者，曰肘外辅骨。

⑧马莳曰：此皆手阳明大肠经之穴也。●黄元御曰：此手阳明大肠经之六腧。

2.14　是谓五藏六府之腧，五五二十五腧，六六三十六腧也①。六府皆出足之三阳，上合于手者也②。

①杨上善曰：心不受邪，手少阴无输，故五脏各输有二十五输。依《明堂》手少阴有五输，总有三十输。六腑有原输，故有三十六输。皆是脏腑之气，送致聚于此穴，故名为输也。●马莳曰：（腧从肉者，穴之总名，非井荥输经合之输。）此承上文之论诸穴者，而结言其数也。夫五脏各有井荥输经合五穴，是谓五五二十五腧也。六腑各有井荥输原经合六穴，是谓六六三十六腧也。●张介宾曰：五脏各有井荥腧经合五穴，共计二十五腧，六腑复多一原穴，故共计三十六腧也。●丹波元简曰：马云：腧从肉者，穴之总名，非井、俞、荥、经、合之俞。张云：五脏各有井、荥、腧、经、合五穴，共计二十五腧；六腑复多一原穴，故共计三十六腧也。简案：马俞腧之别不必矣。

②杨上善曰：六腑足阳明脉上合手阳明，足太阳上合手太阳，足少阳上合手少阳也。●马莳曰：六腑足有太阳膀胱经，而手则有太阳小肠经；足有阳明胃经，而手则有阳明大肠经；足有少阳胆经，而手则有少阳三焦经。是足经上合于手经者也。然谓之曰足者，正以其井荥输原经合等穴自足而行；谓之曰手者，正以其井荥输原经合等穴自手而行。此曰手曰足之辨也。●张介宾曰：凡五脏六腑之经，脏皆属阴，腑皆属阳。虽六腑皆属三阳，然各有手足之分。故足有太阳膀胱经，则手有太阳小肠经；足有阳明胃经，则手有阳明大肠经；足有少阳胆经，则手有少阳三焦经，此所谓上合于手者也。不惟六腑，六脏亦然。如足有太阴脾经，则手有太阴肺经；足有少阴肾经，则手有少阴心经；足有厥阴肝经，则手有厥阴心主，此脏腑阴阳，手足皆相半也。然其所以分手足者，以经行有上下，故手经之腧在手，足经之腧在足也。●张开之曰：大肠小肠，皆属于胃，三焦出于足太阳之络而上合于手少阳之经，故六腑皆低于足之三阳，上合于手者也。夫身半以上为天，身半以下为地。六腑出于足之三阳者，本于足而出于地也。（《集注》眉批：三阴三阳外应天之六气，内合于十二经脉。手之三阳，其原在足，故曰：大肠上合手阳明。盖五脏六腑，十二经脉，外受三阴三阳之气而合于经脉者也。又：六腑外合六气，六气止合六经。）●黄元御曰：脏腑之脉，虽分手足，其实本是同经，以六阴之经，升于足而降于手，六阳之经，升于手而降于足。故六腑之经，皆出足之三阳，而上合于手，手之三阳，即足三阳之上半也。五脏五腧，井木、荥火、俞土、经金、合水，六腑六腧，井金、荥水、俞木、经火、

合土，义详《六十四难》。六腑多一原穴，当与腧穴俱属木也。◉丹波元简曰：张云：凡五脏六腑之经，脏皆属阴，腑皆属阳。虽六腑皆属三阳，然各有手足之分，故足有太阳膀胱经则手有太阳小肠经；足有阳明胃经则手有阳明大肠经；足有少阳胆经则手有少阳三焦经，此所谓上合于手者也。不惟六腑，六脏亦然。如足有太阴脾经则手有太阴肺经；足有少阴肾经则手有少阴心经；足有厥阴肝经则手有厥阴心经，脏腑阴阳手足皆相半也。然其所以分手足者，经行有上下，手经之腧在手，经之腧在足也。◉周学海曰：总释前文上合之义，即巨虚上廉，下廉及三焦下腧之事也。以上叙十二经之终始，而五脏所溜，即在其中。是就各经直叙之。

2.15 缺盆之中，任脉也，名曰天突，一①。次任脉侧之动脉，足阳明也，名曰人迎，二②。次脉手阳明也，名曰扶突，三③。次脉手太阳也，名曰天窗，四④。次脉足少阳也，名曰天容，五⑤。次脉手少阳也，名曰天牖，六⑥。次脉足太阳也，名曰天柱，七⑦。次脉颈中央之脉，督脉也，名曰风府⑧。腋内动脉手太阴也，名曰天府⑨。腋下三寸，手心主也，名曰天池⑩。

①杨上善曰：此言脉在胸项颈掖之下次，以任脉在阴，居于前中，督脉在阳，处于后中，任之左右，六阳为次，两侧掖下，二阴所行，此之十输，脉之要者也。◉马莳曰：此举诸经之穴，有列其行次而言者，有指其穴所而言者，皆示人以觅穴之法也。腹部中行，系任脉经，然在缺盆之中间，是为任脉，其穴曰天突，在颈前结喉下四寸宛宛中，乃腹中央第一行次之脉也。（缺盆，系足阳明胃经穴，在肩下横骨陷中，去中行二寸，故任脉当为缺盆之中间。）◉张介宾曰：此下言颈项中诸经之次也。缺盆，足阳明经穴，居横骨之上，左右各一。缺盆之中，即任脉之天突穴，是为颈前居中第一行脉也。◉丹波元简曰：马云：此举诸经之穴，有列其行次而言之，有指其穴所而言者，皆亦人以觅穴之法也。腹部中行，系任脉经，然在缺盆之中间，是为任脉。其穴曰天突，在颈前结喉下四寸宛宛中，乃腹中央第一行次之脉也。（缺盆系足阳明胃经穴，在肩下横骨陷中，去中行二寸，故在脉当为缺盆之中间。）"一次"，马云：次字下，据下文当有一"脉"字，犹言脉之一行也。下仿此。张云：一次者，次于中脉一行，足阳明也。简案：今从张注。

②马莳曰：任脉之侧开二寸，即足阳明胃经也，其在颈之穴名曰人迎，夹结喉两旁一寸半，乃腹部第二行次之脉也。◉张介宾曰：一次者，次于中脉一行，足阳明也。其动脉名曰人迎，即颈中第二行脉也。◉丹波元简曰："人迎"，马云：夹结喉两旁一寸半。张云：颈中第二行脉也。

③马莳曰：手阳明大肠经，名曰扶突，乃腹部第三行次之脉也。（在颈当曲颊下一寸，人迎后一寸半。）◉张介宾曰：二次于足阳明之外者，手阳明也。穴名扶突，在颈当曲颊下一寸，人迎后一寸五分，即第三行脉也。◉丹波元简曰："扶突"，张云：二次于足阳明之外者，手阳明也。穴名扶突，在颈，当曲颊下一寸，人迎后一寸五分，即第三行脉也。

④马莳曰：手太阳小肠经，名曰天窗，乃前部第四行次之脉也。（在颈大筋外前曲颊下、扶突后动脉应手陷中。）◉张介宾曰：三次于手阳明之外者，手太阳也。穴名天窗，在颈大筋前，曲颊下，扶突后，即第四行脉也。◉丹波元简曰："天窗"，张云：在颈大

筋前，曲颊下，扶突后，即第四行脉也。

⑤马莳曰：（"天容"，按：天容系手太阳经，非足少阳经，疑是天冲穴。）足少阳胆经，名曰天冲，乃侧部第五行次之脉也。（耳后发际二寸，耳上如前三寸。）●张介宾曰：四次于手太阳之后者，足少阳也。上出天窗之外，而颈中无穴，是第五行脉也。此云天容者，系手太阳经穴，疑误。●丹波元简曰："天容"，马云：按天容系手太阳经，非足少阳经，疑是天冲穴。张云：四次于手太阳之后者，足少阳也，上出天窗之外而颈中无穴，是第五行脉也。此云天容者，系手太阳经穴，疑误。简案：天冲虽为足少阳经穴，然在耳上如前三分，无属颈部之理，马注不可据。

⑥马莳曰：手少阳三焦经，名曰天牖，乃侧部第六行次之脉也。（在颈大筋外，缺盆上，天容后，天柱前，完骨下，发际上。）●张介宾曰：五次于足少阳之后者，手少阳也。穴名天牖，在颈大筋外，天容后，天柱前，完骨下，发际上，是第六行脉也。牖音有。●丹波元简曰："天牖"，张云：在颈大筋外，天容后，天柱前，完骨后，发际上，是第六行脉也。

⑦马莳曰：足太阳膀胱经，名曰天柱，乃背后第七行次之脉也，盖自在前任脉为第一行次，自前而侧而后，则以此为第七行也宜矣。（天柱挟项后发际大筋外廉陷中。）●张介宾曰：六次于手少阳之后者，足太阳也。穴名天柱，在挟项后大筋外廉发际陷中，是第七行脉也。●丹波元简曰："天柱"，张云：在挟项后大筋外廉，发际陷中，是第七行脉也。

⑧马莳曰：颈之中央，即后项也。后项之下，乃督脉一经，其在项后入发际一寸，大筋内宛宛中，名曰风府。（一名舌本，疾言其肉立起，言休立下。禁灸，令人失音。）由此而一直下行，以至长强，皆督脉经穴也。●张介宾曰：七次于足太阳之后而居颈之中央者，督脉也。穴名风府，在项后入发际一寸，自前中行任脉至此，是为第八行，而颈脉止于此也。●丹波元简曰："风府"，张云：在项后入发际一寸，自前中行任脉至此，是为第八行，而颈脉止于此也。●顾观光曰："名曰风府"，上文"一"、"二"、"三"、"四"等字，并当绝句，此"风府"下脱"八"字。

⑨马莳曰：腋内动脉，即腋下三寸，臂臑内廉动脉陷中，以鼻取之，系手太阴肺经也，其穴名曰天府，自此而下行肘臂，以至大指之端少商，皆肺经穴也。

⑩马莳曰：腋下三寸，即乳后一寸，着胁直腋撅肋间，系手心主，即手厥阴心包络经也，其穴名曰天池，自此而上行于腋，以至下于肘臂之天泉、曲泽，至于中指之中冲，皆手厥阴心包络经穴也。夫自督脉至此三经，盖各指在项、在臂、在腋之首穴，无非示人以觅穴之法耳。●张介宾曰：此言腋下二经之脉也。手太阴之穴名天府，手厥阴之脉名天池，二穴俱在腋下三寸，然天府则在臂臑内廉，天池则在肋间乳后一寸也。●张志聪曰：手足十二经脉，合于三阴三阳。三阴三阳，天之六气也，运行于地之外；脏腑雌雄相合，地之五行也，内居于天之中。本篇论三阴三阳之经气，从四方而内荣于脏腑，应天气之贯乎地中。此复论三阳之脉，循序而上于颈项，应阳气之出于地外。任督二脉，并出于肾，主通先天之阴阳。手太阴心主，并出于中焦，主行后天之气血。阴阳血气，又从下而上，中而外也。●张玉师曰：经脉应地之经水，上通于天，故有天突、天窗、天容、天牖、天柱、天府、天池及风府之名。（《集注》眉批：天突，星名。）●黄元御曰：手足六阳，皆行于颈，其位次如此。手之三阴，自胸走手，脉在腋内与腋下。●丹波元简曰：张云：此

言腋下二经之脉也，手太阴之穴名天府，手厥阴之脉名天池。二穴俱在腋下三寸，然天府则在臂臑内廉；天池则在肋间乳后一寸也。

2.16 刺上关者，呿不能欠①；刺下关者，欠不能呿②。刺犊鼻者，屈不能伸③；刺两关者，伸不能屈④。

①杨上善曰：上关开口有空，刺之有伤，不得开口，故不能欠也。呿，邱庶反，张口也。●马莳曰：（呿，祛遮切。）此言取穴之法也。上关，即客主人穴，系足少阳胆经。呿，大张口貌；欠，撮口出气也。刺上关者，必开口有空，故张口乃得之，所以呿而不能欠也。（在耳后起骨上廉，针一分，灸七壮。）●张介宾曰：此言取穴之法有所验也。呿，张口也。欠，张而复合也。上关，足少阳客主人也，在耳前开口有空，张口取之，故刺上关则呿不能欠。●张志聪曰：呿，大张口貌。欠，撮口出气也。上关即客主人穴，系足少阳经。刺上关者，必开口有空，故呿不能欠。●黄元御曰：上关，足少阳之客主人，开口取之，刺之则呿不能欠（呿，开口也，《庄子》：公孙龙口呿不合，欠，开口而即和也。）●丹波元简曰：马云：此言取穴之法也。上关，即客主人穴，系足少阳胆经。呿，大张口貌。欠，撮口出气也。刺上关者，必开口有空，故张口乃得之，所以呿而不能欠也。（在耳起骨上廉。）

②杨上善曰：下关合口有空，刺之有伤，不得合口，故不能呿也。●马莳曰：下关，系足阳明胃经穴，刺下关者，必合口乃得之，故能欠而不能呿也。（在客主人下，耳前动脉下廉，开口则闭，闭口有穴，针三分，留七呼，灸三壮。）●张介宾曰：下关，足阳明穴也，在客主人下，合口有空，开口则闭，故刺下关则欠不能呿。●张志聪曰：下关，足阳明经穴，必合口乃得之，故刺下关者，欠不能呿。●黄元御曰：下关，足阳明经穴，闭口取之，刺之则欠不能呿。●丹波元简曰：马云：下关系足阳明胃经穴，刺下关者，必合口乃得之，故能欠而不能呿也。（在客主人下耳前动脉下廉开口则闭闭口有穴。）

③杨上善曰：犊鼻在膝膑下骭上侠解大筋中，刺之伤筋，筋病，屈不能伸也。《明堂》无禁也。●马莳曰：犊鼻，系足阳明胃经穴。（膝膑下，胻骨上，侠解大筋陷中，形如牛鼻，故名。针三分，灸七壮。）刺犊鼻者，必屈足以取之，故屈而不能伸也。●张介宾曰：犊鼻，足阳明穴也，屈足取之，故刺犊鼻则屈不能伸。●张志聪曰：犊鼻系足阳明胃经穴，必屈足以取之，故屈不能伸。●黄元御曰：犊鼻，足阳明经穴，却足取之，刺之则屈不能伸。●丹波元简曰：马云：犊鼻，系足阳明胃经穴。（膝膑下，胻骨上，侠解大筋陷中，形如牛鼻故名。）刺犊鼻者必屈足以取之，故屈而不能伸也。

④杨上善曰：内关在掌后去腕二寸，别走手少阳，手心主络，《明堂》无禁，刺之伤骨，骨伤，伸不能屈也。●马莳曰：两关者，内关，系手厥阴心包络经；（手掌腕后二寸两筋间，与外关相抵，针五分，灸三壮。）外关，系手少阳三焦经。（手背腕后二寸两筋间，阳池上一寸，针三分，留七呼，灸三壮。）刺两关者，必伸手以取之，故伸而不能屈也。●张介宾曰：两关，内关外关也，内者手厥阴，外者手少阳，俱伸手取之，故刺两关则伸不能屈也。●张志聪曰：两关系手厥阴经之内关，必伸手以取之，故伸不能屈。夫口者，元气出入之门户；手足者，阴阳之上下也。呿欠者，应开阖之变；屈伸者，应往来之不穷。孔子曰：屈伸相感，而利生焉。（《集注》眉批：手足阴阳之经气，升降出入于上下四旁，应天地之屈伸开合。）●黄元御曰：两关；手厥阴之内关，手少阳之外关，伸手

取之，刺之则伸不能屈。此皆禁刺之穴也。●丹波元简曰：马云：两关者，内关系手厥阴心包络经；（手掌腕后二寸，两筋间，与外关相抵。）外关系手少阴三焦经。（手背腕后二寸，两筋间，阳池上二寸。）刺两关者，必伸手以取之，故伸而不能屈也。●周学海曰：以上叙络脉别处，阔数之度，是合各经而横排之。

2.17　足阳明挟喉之动脉也，其腧在膺中①。手阳明次在其腧外，不至曲颊一寸②。手太阳当曲颊③。足少阳在耳下曲颊之后④。手少阳出耳后，上加完骨之上⑤。足太阳挟项大筋之中发际⑥。

①马莳曰：此历承上文"缺盆之中任脉也"一节而申言之，皆指穴之在行次者有各所也。缺盆之中为任脉，自天突以下而为一行，固至明而不必言矣。其曰任脉侧之动脉，乃足阳明经名人迎者，为二行，正以人迎为足阳明挟喉之动脉。自此而下，凡水突、气舍、缺盆，以至气户、库房、屋翳之类，无非膺中之穴也，故曰其腧在膺中。何也？胸之两旁谓之膺也。●张介宾曰：此下乃重言上文六阳经脉以明其详也。挟喉动脉，即足阳明人迎也。阳明之脉，自挟喉而下行于胸膺，凡气户、库房之类，皆阳明之腧，故曰其腧在膺中。●黄元御曰：足阳明，挟喉之动脉，即人迎也。其腧在膺中，气冲、库房之穴也。●丹波元简曰："挟喉之动脉也"，张云：此下乃重言上文六阳经脉，以明其详也。挟喉动脉，即足阳明人迎也。"其腧在膺中"，马云：胸之两旁，谓之膺也。张云：自挟喉而下行于胸膺，凡气户库房之类，皆阳明之腧，故曰其腧在膺中。

②杨上善曰：手阳明从缺盆上颈贯颊，入下齿中，不至曲颊，故去曲颊一寸是也。●马莳曰：其曰手阳明大肠经名扶突者，为三行，然行次又在足阳明之腧外，不至曲颊一寸，盖在曲颊下一寸，正扶突穴也。●张介宾曰：此复言扶突穴，在足阳明动腧之外，当曲颊下一寸也。●黄元御曰：手阳明，次在其腧外，不至曲颊一寸，即扶突也。●丹波元简曰：张云：此复言扶突穴，在足阳明动脉之外，当曲颊下一寸也。●周学海曰：谓膺中稍外，上直于面，在下至曲颊一寸之前也。下文均如此说。

③杨上善曰：手太阳循颈上颊。颊，曲颊也，近牙车是也。●马莳曰：其曰手太阳经名天窗者，为四行，然穴正当曲颊之下、扶突之上陷中也。●张介宾曰：此复言天窗穴也。●黄元御曰：手太阳，当曲颊，即天窗也。●丹波元简曰："当曲颊"，张云：此复言天窗穴也。

④杨上善曰：足少阳支从耳后出走耳前，至目兑眦后，故在耳下曲颊后是。●马莳曰：其曰足少阳经名天冲者，为五行，然穴在耳下曲颊之后，正耳后发际二寸、耳上如前三寸也。●张介宾曰：耳下曲颊后，仍如上文言手太阳之天容也。此非足少阳之穴而本篇重言在此，意者古以此穴属足少阳经也。●黄元御曰：足少阳，在耳下曲颊之后，即天容也（足少阳颈中无穴，天容是手太阳经穴。）●丹波元简曰："耳下曲颊之后"，马云：足少阳经名天冲者为五行，然穴在耳下曲颊之后，正耳后发际二寸，耳上如前三寸也。张云：仍如上文言手太阳之天容也。此非足少阳之穴，而本篇重言在此，意者古以此穴属足少阳经也。简案：《甲乙》：天冲在耳上如前三分。《铜人》云：天冲在耳后入发际二寸。知是马注不可据。

⑤杨上善曰：手少阳上项侠耳后，故直上出耳上角；完骨在耳后，故上加完骨上是也。●马莳曰：其曰手少阳经名天牖者，为六行，然穴在耳后上加完骨之上，正以完骨在

上，而天牖在下，则完骨加其上也。●张介宾曰：此复言天牖穴也。●黄元御曰：手少阳，出耳后，上加完骨之上，即天牖也。●丹波元简曰："上加完骨之上"，马云：手少阳经名天牖者为六行，然穴在耳后，上加完骨之上，正以完骨在上而天牖在下，则完骨加其上也。简案：《甲乙》云：天牖在颈筋间，缺盆上，天容后，天柱前，完骨后发际上。今考文理，其穴在完骨下者，不宜言加完骨之上。马注未清晰。

⑥杨上善曰：两大筋中发际，此太阳输也。●马莳曰：其曰足太阳经名天柱者，为七行，然穴挟项后大筋之中，发际之阴也。●张介宾曰：此复言天柱穴，挟后项大筋中发际也。●张志聪曰：前节论三阳之经气，从下而上，此复论从上而下。所谓阳气者，上行极而下也。《动输》篇曰：足之阳明，胃气上注于肺，其悍气上冲头者，循咽，上走空窍，循眼系，入络脑，出颇，下客主人，循牙车，合阳明，并下人迎。此阳明之气，从下而上，至于脑，复从上而下，合阳明之经，从人迎而下于膺胸之腧。而三阳之气，亦复循次而在其腧外。此阳气之上下，以应天气之升降也。●黄元御曰：足太阳，挟项大筋之中发际，即天柱也。●丹波元简曰："挟项大筋之中"，张云：此复言天柱穴，挟后项大筋中发际。简案：马以下文阴字接际字下为句。注云：挟项后大筋之中，发际之阴也，不可从。（志本依马为句）【编者按："足太阳挟项大筋之中发际"，马莳、张志聪将下一句开头之"阴"字提前，放于本句之末，断句作"足太阳挟项大筋之中发际阴"，释义亦与其他医家有所不同。】

2.18 阴尺动脉在五里，五腧之禁也①。

①杨上善曰：阳为寸，故阴为尺。阴尺之中，五脏动脉在肘上五里五输大脉之上。《明堂》云：五里在肘上三寸，手阳明脉气所发，行向里大脉中央，禁不可刺，灸十壮，左取右，右取左。大脉，五脏大脉气输也。故禁刺不禁灸也。●马莳曰：《素问·气穴论》云：大禁二十五，在天府下五寸。此举大肠经有五里之穴，乃五脏之所禁刺者也。言肘中约纹上有尺泽穴，乃手太阴肺经之动脉也。尺泽之上三寸有动脉，即肘上三寸向里大脉之中央，名五里穴，属手阳明大肠经，此穴禁刺，乃五脏之腧所同禁者也。（按本经《玉版论》，黄帝曰：能杀生人，不能起死者，子能反之乎？岐伯曰：经隧者，五脏六腑之大络也，迎而夺之而已矣。迎之五里，中道而止，五至而已，而脏之气尽也。故五五二十五，而竭其腧矣。此所谓夺其天气者也。又曰：窥门而刺之者，死于家中；入门而刺之者，死于堂上。又《九针十二原》有云：夺阴者死。《小针解》释云：夺阴者死，言取尺之五里五往者也。由此观之，则五里穴乃最禁刺者，不可不慎也。）●张介宾曰：阴尺动脉，言阴气之所在也。《小针解》曰：夺阴者死。言取尺之五里。其义即此。五里五输之禁，详如上文。●张志聪曰：此论脏腑之阴阳血气，循手太阴阳明之经，从内而外，外而内，往来逆顺之不息也。尺动脉，手太阴之两脉口。五里，手阳明之经穴，在肘上三寸。五腧，五脏之井荥腧经合也。夫五脏之血气，行于脉中者，变见于手太阴之两脉口。五脏之气血，从经别而行于脉外者，循手阳明，变见于尺肤。手太阴脉中之血气，从指腕而行于肘臂；手阳明脉外之气血，从臂肘而行于尺肤，往来逆顺于皮肤经脉之外内。盖手太阴主周身之气而朝百脉，手阳明乃其腑也，腑为阳，故行气血于脉外，脏为阴，主行血气于脉中。充于周身皮肤经脉之血气，往来逆顺之不息者，从手太阴阳明始也。是以迎之五里，中道而止。若五往而取之，则五腧之血气皆绝。故曰：尺动脉在五里，五腧之禁也。

谓尺中所动之气血，从五里之脉外而来者也。上节论阳气之上下，以应天气之升降；此论血气之出入，以应天地之精水，布云气于天下，复通贯于地中。（按：皮肤之气血，从手足之指井，溜注于脉中，而合于肘膝间。故曰：尺动脉在五里，五俞之禁也。）●黄元御曰：阴尺动脉，在五里，手大阴尺泽之后，手阳明之五里也。《小针解》：夺阴者死。言取尺之五里，五往者也。《玉版》：迎之五里，五往而脏之气尽矣。以上诸穴，是五腧之禁也（禁，不可刺。）●丹波元简曰："阴尺动脉"，张云：言阴气之所在也。《小针解》曰：夺阴者死，言取尺之五里。其义即此。（案《小针解》张注：尺之五里尺泽后之五里也。）马云：尺泽之上三寸，有动脉，即肘上三寸向里大脉之中央，名五里穴，属手阳明大肠经。志云：按皮肤之气血，从手足之指井，溜注于脉中，而合于肘膝间，故曰尺动脉，右五里五腧之禁也。简案：逆夺之凡五至井荥俞经合，五腧之血气尽，故言五腧之禁也。详见《素·气穴论》、本经《玉版论》。●周学海曰：以上叙五输所留。【编者按：马莳、张志聪将上一句末尾之"阴"字放于本句之首，断句作"尺动脉在五里，五腧之禁也"，释义亦与其他医家有所不同。】

2.19　肺合大肠，大肠者，传道之府①。心合小肠，小肠者，受盛之府②。肝合胆，胆者，中精之府③。脾合胃，胃者，五谷之府④。肾合膀胱，膀胱者，津液之府也⑤。少阳属肾，肾上连肺，故将两藏⑥。三焦者，中渎之府也，水道出焉，属膀胱，是孤之府也⑦。是六府之所与合者⑧。

①杨上善曰：传导糟粕令下也。●马莳曰：（道，导同。）此言六腑之所合者，在五脏也。肺与大肠为表里，故肺合大肠经，然大肠经者，为传道之腑，凡小肠已化之物，从此传道而下也。●张介宾曰：此言脏腑各有所合，是为一表一里。肺与大肠为表里，故相合也。传道之官义见前一。●张志聪曰：（盛叶成。道同导。）此论六脏六腑阴阳相合。藏货物曰腑，六腑受盛水谷，传化糟粕，受藏精汁，故名曰腑。大肠者，传道之官，变化出焉，故为传道之府。●丹波元简曰：马云：道，导同。凡小肠已化之物，从此传导而下也。志云：此节止论五脏所合之六腑者，本篇论十二经脉之所出，从井而入于合，盖自外而内也。

②杨上善曰：胃化糟粕，小肠受而盛也。●张介宾曰：心与小肠为表里，故相合也。受盛之义亦见前。●张志聪曰：小肠者，受盛之官，化物出焉，故为受盛之府。●张志聪曰：胆主藏精汁，故为中精之府。

③杨上善曰：胆不同肠胃受传糟粕，唯藏精液于中也。●马莳曰：肝与胆为表里，故肝合胆经，然胆者，为中精之腑，盖他腑之所受者，皆至浊之物，而唯胆则受五脏之精汁也。●张介宾曰：肝与胆为表里，故相合也。胆为中正之官，藏清净之液，故曰中精之府。盖以他府所盛者皆浊，而此独清也。●丹波元简曰："中精之腑"，《甲乙》作"清净之腑"。马云：他腑之所受者，皆至浊之物，而唯胆则受五脏之精汁也。

④杨上善曰：受五谷之味也。●马莳曰：脾与胃为表里，故脾与胃合，然胃者，为五谷之腑，盖五谷入胃，而胃则纳受之也。●张介宾曰：脾与胃为表里，而胃司受纳，故为五谷之府。●张志聪曰：胃为仓廪之官，主受纳水谷，故为五谷之府。

⑤杨上善曰：膀胱盛尿，故曰津液之腑也。●马莳曰：肾与膀胱为表里，故肾合于膀

胱，然膀胱者，为津液之腑，盖饮入于胃，游溢精气，上归于肺，而通调水道，下输膀胱，故膀胱为津液之腑也。●张介宾曰：肾与膀胱为表里，而津液藏焉，故为津液之府。●张志聪曰：膀胱者，州都之官，津液藏焉，故为津液之府。

⑥杨上善曰：足少阴脉贯肝入肺中，故曰上连也。肾受肺气，肾便有二，将为两脏。《八十一难》曰：五脏亦有六者，谓肾有两脏也。●马莳曰：手少阳三焦者，属于右肾，而肾又上连于肺，本经《经脉》篇谓：肾脉从肾上贯肝膈，入肺中。正肾之上连于肺也。故左肾合膀胱，右肾合三焦，而将此两脏，（膀胱、三焦亦可名脏。）必皆以肾为主耳。●张介宾曰：少阳，三焦也。三焦之正脉指天，散于胸中，而肾脉亦上连于肺；三焦之下腧属于膀胱，而膀胱为肾之合，故三焦亦属乎肾也。然三焦为中渎之府，膀胱为津液之府，肾以水脏而领水府，理之当然，故肾得兼将两脏。将，领也。两脏，腑亦可以言脏也。《本藏》篇曰："肾合三焦膀胱"，其义即此。●李中梓曰：此言脏腑各有所合，为一表一里也。将，领也。独肾将两藏者，以手少阳三焦正脉指天，散于胸中，而肾脉亦上连于肺。三焦之下腧属膀胱，而膀胱为肾之合，故三焦者亦合于肾也。夫三焦为中渎之府，膀胱为津液之府，肾以水藏而领水府，故肾得兼将两藏。《本藏》论曰肾合三焦、膀胱是也。●张志聪曰：少阳，三焦也。《水热穴论》曰：肾者，至阴也。至阴者，盛水也。肺者，太阴也。少阴者，冬脉也。故其本在肾，其脉在肺，皆积水也。是一肾配少阳而主火，一肾上连肺而主水，故肾将两脏也。●黄元御曰：少阳三焦属肾，肾上连肺，以辛金而生癸水，故兼将两脏。●陈念祖曰：《水热穴论》曰：肾者，至阴也，盛水也。肺者，太阴也。少阴者，冬脉也。故其本在肾，其脉在肺，皆积水也。是一肾配少阳而主火，一肾连肺而主水，故肾将两脏也。●丹波元简曰："少阳属肾"，《甲乙》作"少阴"。马云：少阳，三焦也。三焦之正脉至项散胸中，而肾脉亦上连于肺。三焦之下腧，属于膀胱，而膀胱为肾之合，故三焦亦属乎肾也。●丹波元简曰："故将两脏"，张云：三焦为中渎之腑，膀胱为津液之腑，肾以水脏而领水腑，理之当然，故肾得兼将两脏。将，领也。两脏腑亦可以言脏也。《本脏》篇曰：肾合三焦膀胱。其义即此。●章楠曰：此明脏腑相合而为表里，互相输化之道也。脏腑各有功能所主，前篇《灵兰秘典》《六节藏象》等论，已详明矣，惟此言少阳属肾者，指生阳之气根于肾也。盖肾为坎象三，二阴藏一阳于中，故阳气根于肾，出肝胆而行三焦，故肝脏称少阳，胆与三焦经称少阳，以其从脏出经，阳气初生，故名少也。气根于肾，而肾脉上肺系舌本，故云将两脏，谓少阳一气将肺肾两脏，如将之领兵也。●周学海曰："少阳"二字，前人皆以三焦为解，《经》固明言：三焦属膀胱矣。但揆此处上下文义，似当作"太阳"，并元深义。盖果指三焦，则"少阳"之上，必有脱字，两脏之下，必有一腑也。明于文理者，试详思之，将义见前节。

⑦杨上善曰：中，谓脏腑中也。下焦如渎，从上焦下气，津液入于下焦，下焦津液流入膀胱之中，无脏为合，故曰孤腑也。●马莳曰：然此三焦者，为中渎之腑，乃水道之所由出也。《素问·灵兰秘典论》曰：三焦者，决渎之官，水道出焉。正以下焦如渎，而此有以聚之决之，故曰决渎之官，又曰中渎之腑也。彼膀胱合于左肾，即此三焦合于右肾，然三焦虽与膀胱为类，其实膀胱与肾为表里，而三焦不与肾为表里，乃与手厥阴心包络经为表里，非腑之孤者而何？●张介宾曰：中渎者，谓如川如渎，源流皆出其中也。即水谷之入于口，出于便，自上而下，必历三焦，故曰中渎之府，水道出焉。膀胱受三焦之水，而当其疏泄之道，气本相依，体同一类，故三焦下腧出于委阳，并太阳之正入络膀胱约下

焦也。然于十二脏之中，惟三焦独大，诸脏无与匹者，故名曰是孤之府也。三焦下腧义见经络类十六。愚按：本篇之表里相配者，肺合大肠皆金也，心合小肠皆火也，肝合胆皆木也，脾合胃皆土也，肾合膀胱皆水也；惟三焦者，虽为水渎之府，而实总护诸阳，亦称相火，是又水中之火府。故在本篇曰"三焦属膀胱"，在《血气形志》篇曰"少阳与心主为表里"。盖其在下者为阴，属膀胱而合肾水；在上者为阳，合包络而通心火。此三焦之所以际上极下，象同六合，而无所不包也。观本篇六腑之别，极为明显。以其皆有盛贮，因名为府；而三焦者曰中渎之府，是孤之府，分明确有一府。盖即脏腑之外，躯体之内，包罗诸脏，一腔之大府也。故有中渎是孤之名，而亦有大府之形。《难经》谓其有名无形，诚一失也。是盖譬之探囊以计物，而忘其囊之为物耳。遂致后世纷纷，无所凭据，有分为前后三焦者，有言为肾旁之脂者，即如东垣之明，亦以手三焦足三焦分而为二。夫以一三焦，尚云其无形，而诸论不一，又何三焦之多也？画蛇添足，愈多愈失矣，后世之疑将焉释哉？余因著有《三焦包络命门辨》，以求正于后之君子焉。详见《附翼》第三卷。●李中梓曰：中渎者，身中之沟渎也。水之入于口而出于便者，必历三焦，故曰中渎之府，水道出焉。在本篇曰属膀胱，在《血气形志篇》曰少阳与心主为表里，盖在下者为阴，属膀胱而合肾水，在上者为阳，合胞络而通心火，三焦所以际上极下，象同六合，而无所不包也。十二脏中惟三焦独大，诸脏无与匹者，故称孤府。《难经》及叔和、启玄皆以三焦有名无形，已为误矣。陈无择创言三焦有形如脂膜，更属不经。《灵枢》曰：密理厚皮者，三焦厚。粗理薄皮者，三焦薄。又曰：勇士者，三焦理横。怯士者，其焦理纵。又曰：上焦出于胃上口，并咽以上贯膈而布胸中。中焦亦并胃中，出上焦之后，泌糟粕，蒸精液，化精微而为血。下焦者，别回肠，注于膀胱而渗入焉。水谷者，居于胃中，成糟粕，下大肠而成下焦。又曰：上焦如雾，中焦如沤，下焦如渎。既曰无形，何以有厚薄，何以有纵有横，何以如雾如沤如渎，何以有气血之别耶？●张志聪曰：三焦之脉，出于中胃，入络膀胱，约下焦而主决渎，故为中渎之府，水道出焉，而下属膀胱。夫三焦者，少阳之气，水中之生阳也。手厥阴包络之相火，出于右肾，归于心下之包络而为一脏。三焦为之腑，是两肾以膀胱为腑，三焦归于中胃，为包络之腑，故为孤之腑也。夫两肾者，主天一之水，地二之火，分而论之，犹两仪也。故少阳属肾，肾上连肺而为两脏。合而论之，阴阳相贯，水火互交，并主藏精而为生气之原，故皆以膀胱为腑。三焦上合包络，而为孤之腑也。再按：三焦乃少阳之气，发于肾脏，游行于上下，通会于腠理，乃无形之气也，上焦出胃上口，中焦亦并胃中，下焦者，别回肠，此三焦所归之部署也。故《平脉篇》曰：三焦不归其部。上焦不归者，噫而酢吞；中焦不归者，不能消谷引食；下焦不归者，则遗溲。是三焦之气，生于肾脏，而归于中胃之间。本经论三焦所出之处，即《平脉篇》所归之部署也。本无形之气，故能游行出入，归于有形之部，故为一腑而有经穴也。手厥阴包络之气，地二之阴火也，发原于肾脏，而归于包络。包络正在心下，包裹心主所生之血，为君主之相，代君行血于脉中，其气本于肾，心下有形之包络，亦所归之部署也。故以先天之气论之，则少阳属肾，肾将两脏；以后天有形之脏腑论之，包络正在心下，三焦居中胃之间，而为一脏一腑也。（《集注》眉批：肾上连肺而皆积水，水上通于天也。又：此节止论五脏所合之六腑名。本篇谕十二经脉之所出，从井而入于合，盖自外而内也。又：玉师曰：故止论五俞，而不及通体之经脉。盖过肘膝则为经脉之血气矣。）●黄元御曰：缘三焦者，中渎之腑也，水道出焉，属于膀胱，是以并将于肾。盖水善藏，火善泄，膀胱以州都之官，津液藏焉，不能出也，得三焦之经，并太阳之正，人络膀胱，泄以相火之力，则州都冲决，水道出矣，故曰决渎之官。此曰中渎之腑，以其下行于川渎之中也。其所以决渎而出水者，相火在肾，温生风木，以疏泄之也。心主者，心之包络，非脏也。三焦虽与心主表里，而心主无脏，是三焦为孤之腑也。脏腑相合，是六腑之所与合者（答帝问六腑之所与合语。）◉丹波元简曰："中渎之腑"，张云：谓如川如渎，源流皆出其中也。即水谷之入于口，出于便，自上而下，必历三焦，故曰中渎之腑，水道出焉。膀胱受三焦之水，而当其疏泄之道，气本相依，体同一类，故三焦下腧出于少阳，并太阳之正，入络膀胱，约下焦也。"孤之腑也"，简案：肺合大肠、心合小肠、肝合胆、脾合胃、肾合膀胱，而三焦唯属膀胱，无所配合，故谓孤之腑也。萧吉《五行大义》云：三焦处五脏之中，通上下行气，故为中渎腑也。又引《河图》云：三焦孤立，为内渎之腑，并与本节之旨符矣。而此所言三焦，专指下焦。张氏《质疑录》，论之详也。（《素问识·灵兰秘典·六节藏象论》注举数证当参考。）◉章楠曰：三焦为决渎之官，而出水道，水由膀胱而泄，故云属膀胱，是三焦一腑，止膀胱为其下属，而无脏相合，故曰是孤之腑也。以其包罗五脏五腑之外，经脉不通于脏，是故六腑之所与合者，如此也。旧注解少阳即是三焦者，非也。夫肝、胆、三焦皆称少阳，乃独指三焦，岂理也哉？况三焦经脉称少阳者，与手厥阴为表里，无涉于肾，其言属肾，又作何解？其非更可见矣。◉周学海曰：谓属膀胱，而同合于肾，无专合之脏，故曰孤也。

⑧杨上善曰：腑，之聚也。五谷清浊气味皆聚于中，故六皆名腑。孤腑内与六腑气通，故曰合也。◉马莳曰：由前观之，凡六腑之所与合者，盖如此。◉黄元御曰：《素问·十二脏相使》：大肠者，传道之官，变化出焉。小肠者，受盛之官，化物出焉。胆者，中正之官，决断出焉。膀胱者，州都之官，津液藏焉。三焦者，决渎之官，水道出焉。◉陈念祖曰：此论六脏六府，阴阳相合。存货物曰府。六府受水谷，传化糟粕。受盛精汁，故名曰府。◉陈念祖曰：三焦之脉，出于中胃，入络膀胱，约下焦而主决渎，故为中渎之府，水道出焉，而下属膀胱。夫三焦者，少阳之气，水中之生阳也。手厥阴包络之相火，出于右肾，归于心下之包络，而为一脏，三焦为之府，是两肾以膀胱为府，三焦归于中胃，为包络之府，故为孤之府也。◉周学海曰：以上作六腑之合，以下作四时出入深浅之义。

2.20　春取络脉诸荥大经分肉之间，甚者深取之，间者浅取之①。夏取诸腧孙络肌肉皮肤之上②。秋取诸合，余如春法③。冬取诸井诸腧之分，欲深而留之④。此四时之序⑤，气之所处⑥，病之所舍⑦，藏之所宜⑧。转筋者，立而取之，可令遂已⑨。痿厥者，张而刺之，可令立快也⑩。

①杨上善曰：春时阳气，始生微弱，未能深至经中，故取络脉及取诸荥，并大筋分肉之间也。◉马莳曰：（间，去声。令，平声。此当与《素问·水热穴论》第三节参看。）此言四时各有所刺，而善刺者其病立已也。络穴者，十二经皆有络穴，如手太阴肺经列缺、手阳明大肠经偏历之类。诸荥者，十二经皆有荥穴，如肺经鱼际、大肠经二间之类。大经者，十二经皆有经穴，如肺经经渠、大肠经阳溪之类。春则取此络脉诸荥大经之分肉间，且以病之间甚而为刺之浅深也。◉张介宾曰：此下言经络浅深兼诸输而分主四时也。

络脉者，十二经之大络，如手太阳列缺之类是也。诸荥者，十二经之荥穴，如手太阴鱼际之类是也。络浅荥微，皆应春气。春以少阳之令，将升未升，其气在中，故刺之者在络在荥，皆中取于大经分肉之间，因其间甚而可深可浅也。●张志聪曰：此论阴阳气血，又随四时之生长收藏，而浅深出入者也。春时天气始开，人气在脉，故宜取络脉。●丹波元简曰："春取络脉"，张云：十二经之大络，如手太阴列缺之类是也。"诸荥"，张云：十二经之用穴，如手太阴鱼际之类是也。"分肉之间"，《水热穴论》曰：春者木始治，肝气始生，肝气急，其风疾，经脉常深，其气少，不能深入，故取络脉分肉之间。简案：四时之刺。诸篇所说有异同。《甲乙》类例通会，殆为明备，当参考。

②杨上善曰：阳气始长，热熏腠理，内至于经，然犹脉疲气弱，故取诸输孙络之分、腠理肌肉皮肤之上也。●马莳曰：诸输者，十二经皆有输穴，如肺经太渊、大肠经三间之类。孙络者，大络之小络也。夏则取此诸输孙络于肌肉皮肤之上。●张介宾曰：诸腧者，十二经之腧穴，如手太阴经太渊之类是也；络之小者为孙络，皆应夏气。夏以老阳之令，阳盛于外，故宜浅刺于诸腧孙络及肌肉皮肤之上也。●张志聪曰：夏气在孙络，长夏气在肌肉，故宜取孙络肌肉皮肤之上。此春夏之气，从内而外也。●丹波元简曰："诸腧孙络"，张云：诸腧者十二经之腧穴，如手太阴经太渊之类是也。络之小者为孙络，皆应夏气，夏以老阳之令，阳盛于外，故宜浅刺于诸腧，孙络及肌肉，皮肤之上也。

③杨上善曰：阴气始杀，犹未能盛，故取于输及以合也。春时阴气衰少为弱，阳气初生为微，秋时阳气衰少为弱，阴气始生为微，病间故如春法，取络荥大经分间，亦随病间甚，浅深为度也。【编者按：注文"故如春法"上原本有"病间"二字，疑衍。】●马莳曰：诸合者，十二经皆有合穴，如肺经尺泽、大肠经曲池之类。秋则取此诸合穴，及络穴诸荥大经等穴之分肉，如春时之所刺也。●张介宾曰：诸合者，十二经之合穴，如手太阳尺泽之类是也。诸合应秋，故宜取之。秋以少阴之令，将降未降，气亦在中，故余如春法，谓亦宜中取于大经分肉之间，而可浅可深也。●张志聪曰：秋气降收，故如春法，盖复从孙络而入于络脉也。●丹波元简曰："诸合"，张云：十二经之合穴，如手太阴尺泽之类是也。诸合应秋，故宜取之秋，以少阴之令，将降未降，气亦在中，故余如春法。谓亦宜中取于大经分肉之间，而可浅可深也。

④杨上善曰：冬时足少阴气急紧，足太阳伏沉，故取诸井以下阴气，取荥以实阳气，皆深为之者也。●马莳曰：诸井者，十二经皆有井穴，如肺经少商、大肠经商阳之类。诸输者，即前太渊、三间之类。冬则取此诸井诸输之分，但比他时所刺则深而留之，以冬气入脏也。●张介宾曰：诸井者，十二经之井穴，如手太阴少商之类是也。诸腧者，脏腑之腧，如肺腧心腧之类是也，非上文五腧之谓。诸井诸藏，皆主冬气。冬以老阴之令，阳气伏藏，故宜取井腧，欲其深而久留之也。●张志聪曰：冬气收藏，故欲深而留之。●丹波元简曰："诸井"，张云：十二经之井穴，如手太阴少商之类是也。"诸腧"，井云：即前太渊三间之类。张云：脏腑之腧如肺腧、心腧之类是也。非上文五腧之谓。诸井诸脏，皆主冬气，冬以老阴之令，阳气伏藏。故宜取井腧，欲其深而久留之也。简案：二说各异，未知孰是。

⑤杨上善曰：依于四时行疗次序。

⑥杨上善曰：随于四时人气在处也。●张介宾曰：处，上声，谓气之所居也。●丹波元简曰："气之所处"，张云：处，上声，谓气之所居也。

⑦杨上善曰：随于四时邪之居所也。

⑧杨上善曰：疗五脏病，依四时所宜也。●马莳曰：此乃四时之序，脉气之所处，各病之所舍，各脏之所宜刺也。●张志聪曰：此四时出入之序，人气之所处，病之所舍，五脏应五时之所宜也。春取荥，夏取腧，秋取合，冬取井，皆从子以行母气也。

⑨杨上善曰：人立，筋病痛聚，故立燔针刺之。●马莳曰：故有转筋病者，当立而取此各穴，可令病之遂已也。●张介宾曰：转筋者必拘挛，立而取之，故筋可舒也。●黄元御曰：转筋者，必腨屈，故立而取之。痿厥者，必足卷，故张而取之。

⑩杨上善曰：手足痿厥，开张即得其输，然后刺之。●马莳曰：有痿病、厥病者，当张而取此各穴，可令病之即快也。张者，提其手足而取各穴也。●张介宾曰：痿厥者必体废，张其四肢而取之，故血气可令立快也。●张志聪曰：转筋者，病在筋。痿者，两臂不举。厥者，两足厥逆也。张者，仰卧而张大其四肢。立之张之，应天地之上下四旁，四时之气，得以往来流行而无阻滞矣。故伸舒其四体，则筋脉血气之厥逆者，可令立快也。此言人之气血，随四时之气流行，阻则为挛厥之病。故当伸舒四体，以顺四时之气焉。●丹波元简曰：张云：转筋者必拘挛，立而取之，故筋可舒也。痿厥者必体废，张其四肢而取之，故血气可令立快也。志云：张者，仰卧而张大其四肢。●周学海曰：《内经》此等文字，直是天造地设，其广大博厚，直是天无不覆地无不载，非三代上不能作，非三代上之圣人不能作，读者须细玩其板处、繁复处、接换处，再总观其大处、雄处，略无变化却无处不变化，如汪洋大海，鱼龙百怪隐见出没于其中，而人莫能测也；又如青天无云，平沙万里，一望无际不见邱壑，而人处其中，自觉气清神旺，浩然而百骸俱畅。此篇叙十二经气穴之所在，以明脏腑之气相灌输也。

小针解第三（法人）

●马莳曰：第一篇《九针十二原》中有"小针之要"，而此篇正以解其首篇，故名之曰"小针解"。其解义俱见首篇，故此不复重解，当合两篇而观之。《素问》又有《针解》篇，与此小同。●张开之曰：此解小针之义，而九针之论不与焉。●黄元御曰：此解《九针十二原》小针之要。●丹波元简曰：马云：《九针十二原》中有小针之要，而此篇正以解其首篇，故名之曰"小针解"。《素问》又有《针解》篇，与此小同。

3.1 所谓易陈者，易言也。难入者，难著于人也①。粗守形者，守刺法也②。上守神者，守人之血气有余不足，可补泻也③。神客者，正邪共会也。神者，正气也。客者，邪气也④。在门者，邪循正气之所出入也⑤。未睹其疾者，先知邪正何经之疾也⑥。恶知其原者，先知何经之病所取之处也⑦。

①杨上善曰：言者甚易，行之难著。●张介宾曰：本篇即前篇之释义，故不详注。凡后篇有同者皆仿此。●黄元御曰：易陈说而难深入，以其难入，是以难着于人也。

②杨上善曰：守刺规矩之形，故粗。

③杨上善曰：守血气，中神明，故工也。【编者按："上"《太素》作"工"。】

④杨上善曰：神者，玄之所生，神明者也。神在身中，以为正气，所以身中以神为主，故邪为客也。邪来乘于正，故为会也。●张介宾曰：神，正也。客，邪也。邪正相干，故曰共会。●黄元御曰：神乎神，客在门，神之所在，客亦随之，言正邪之共会也。以神者，正气也，客者，邪气也。●丹波元简曰："神客"，张云：神，正也。客，邪也。邪正相干，故曰共会。

⑤杨上善曰：门者，腠理也。循正气在腠理出入也。●张介宾曰：出入所由，故谓之门。●黄元御曰：在门者，邪循正气之所出入也。●丹波元简曰："在门"，张云：出入所由，故谓之门。

⑥杨上善曰：未睹病之已成，即能先知正邪之发在何经脉中也。●黄元御曰：未睹其疾者，未能先知邪正何经之疾也。

⑦杨上善曰：先知何注有病之微，疗之处所。恶知，言不知也。●张介宾曰：若不能先知，是为未睹其疾，故曰恶知其原。●黄元御曰：恶知其原者，未能先知何经之病所取之处也。●丹波元简曰："先知何经之病"，张云：若不能先知，是为未睹其疾。又曰：恶知其原。

3.2 刺之微在数迟者，徐疾之意也①。粗守关者，守四肢而不知血气正邪之往来也②。上守机者，知守气也③。机之动不离其空中者，知气之虚实，用针之徐疾也④。空中之机清静以微者，针以得气，密意守气勿失也⑤。其来不可逢者，气盛不可补也。其往不可追者，气虚不可泻也。不可挂以发者，言气易失也⑥。扣之不发者，言不知补泻之意也，血气已尽而气不下也⑦。

①杨上善曰：刺之微妙之机，在于徐疾也。数，疾也。●丹波元简作："速迟"，马本、志本作"数迟"，非。

②杨上善曰：五脏六腑出于四支，粗守四支脏腑之输，不知营卫、正之与邪、往来虚实，故为粗也。●张介宾曰：手之两肘，足之两膝，谓之四关。●黄元御曰：粗守关者，守四肢之关节而不知血气正邪之往来。●丹波元简曰："守四肢"，张云：手之两肘，足之两膝，谓之四关。

③杨上善曰：机，弩牙也。主射之者，守于机也。知司补泻者，守神气也。●张介宾曰：往来逆顺，至与不至，皆气之机也。●黄元御曰：上守机者，知守气机之动静也。●丹波元简曰："守气"，张云：往来逆顺，至与不至，皆气之机也。

④杨上善曰：以因于空，所以机动。由于孔穴，知神气虚实，得行徐疾补泻也。●黄元御曰：机之动，不离其空中者，知孔穴之中经气之虚实，用针之徐疾也。

⑤杨上善曰：神在孔穴，针头候得气已，神清志静，密意守气，行于补泻，不令有失，故为微也。气盛不可补之，补之实实也。气往而虚，不可泻之，泻之虚虚也。●黄元御曰：空中之机，清静以微者，气机之动，难得易失，针以得气，密意守气而勿失也。●丹波元简曰："针以得气"，张云：以，已同。●顾观光曰："针以得气"，"以"即"已"。

⑥杨上善曰：利机挂以丝发，其机即发。神气如机，微邪之气如发，微邪来触神气，

谓之挂也。微邪来至，神智即知，名曰智机，不知即失，故曰易也。●张介宾曰：毫厘之差，即失其气之机也。●丹波元简曰："气易失地"，张云：毫厘之差，即失其气之机也。

⑦杨上善曰：不知机者，谓钝机也。叩之不发，谓无智之人行于补泻，邪气至而不知有害，血气皆尽而疾不愈，下愈也。●张介宾曰：补泻不得其法，虽竭尽血气而病气不应也。●黄元御曰：扣之不发者，言不知补泻之意，血气已至竭尽，而邪气犹不下也。（下，去也。）●丹波元简曰："气不下也"，张云：补泻不得其法，虽竭尽血气，而病气不应也。

3.3　知其往来者，知气之逆顺盛虚也。要与之期者，知气之可取之时也①。粗之暗者，冥冥不知气之微密也。妙哉！工独有之者，尽知针意也。往者为逆者，言气之虚而小，小者逆也②。来者为顺者，言形气之平，平者顺也③。明知逆顺，正行无问者，言知所取之处也④。迎而夺之者，泻也。追而济之者，补也⑤。

①杨上善曰：知虚实可取之时，为知往来要期也。

②杨上善曰：往者气散，故少气，逆也。●张介宾曰：气去故脉虚而小。●黄元御曰：往者为逆者，言气虚而小，往多于来，小者逆也。●丹波元简曰："小者逆也"，张云：气去故脉虚而小。

③杨上善曰：来者气集，故气实，顺也。●张介宾曰：气来故脉平而和。●黄元御曰：来者为顺者，言形气之平，来如其往，平者顺也。●丹波元简曰："平者顺也"，张云：气来故脉平而和。

④杨上善曰：明知气之逆顺，即行补泻，更亦不须问者，谓善知处也。

⑤杨上善曰：迎而夺之，致虚；追而济之，令实。故皆不可。

3.4　所谓虚则实之者，气口虚而当补之也①。满则泄之者，气口盛而当泻之也。宛陈则除之者，去血脉也②。邪胜则虚之者，言诸经有盛者，皆泻其邪也③。徐而疾则实者，言徐内而疾出也④。疾而徐则虚者，言疾内而徐出也⑤。言实与虚若有若无者，言实者有气，虚者无气也⑥。察后与先若亡若存者，言气之虚实，补泻之先后也，察其气之已下与常存也⑦。为虚与实若得若失者，言补者佖然若有得也，泻则怳然若有失也⑧。

①丹波元简曰："气口虚而当补之也"，张云：此与《针解》篇皆释《九针十二原》之义，但此以气口言虚实，彼以针下气至言虚实，义虽若异，然互有发明，皆当察也。

②杨上善曰：诊寸口脉虚，当补所由之经也。诊寸口脉实，当泻所由之经也。宛陈，谓是经及络脉聚恶血也。●张介宾曰：此与下文《针解》篇皆释前篇之义，但此以气口言虚实，彼以针下气至言虚实，义虽若异，然互有发明，皆当察也。

③杨上善曰：有客邪在诸经，皆泻去也。●张介宾曰：此云泻其邪，与下文出针勿按义同。

④杨上善曰：此言其补。

⑤杨上善曰：此言其泻。●张介宾曰：此二句释义其用似反，当以下文《针解》篇

者为得。●丹波元简曰："徐而疾则……徐出也"，张云：此二句释义，其用似反，当《针解》篇者为得。《针解》篇曰：徐而疾则实者，徐出针而疾按之；疾而徐则虚者，疾出针而徐按之。

⑥杨上善曰：若有，气实；若无，气虚也。

⑦杨上善曰：若先实者，泻而亡之，令后虚也；若先虚者，补而存之，使后实也。●张介宾曰：已下，言已退也。●丹波元简曰："以下"，张云：言已退也。

⑧杨上善曰：补之得于神气，故佖然也。佖，文一反，色仪和也。泻失于邪气，故怳然也。●张介宾曰：此释与下篇不同，其义皆通。佖，音弼，诗云：威仪佖佖。●黄元御曰：《素问·针解》：刺虚则实之者，针下热也，气实乃热也。满而泻之者，针下寒也。宛陈则除之者，去恶血也。邪盛则虚之者，出针勿按。徐而疾则实者，徐出针而疾按之。疾而徐则虚者，疾出针而徐按之。言实与虚者，寒温气多少也。若无若有者，疾不可知也。察后与先者，知病先后也。为虚与实者，工勿失其法，若得若失者，离其法也。佖，满也。扬子《校猎赋》：骈衍佖路。佖然有得，得意之貌也。●丹波元简曰："佖然"，史云：佖音必，满貌。张云：音弼，《诗》曰：威仪佖佖。"怳然"，史云：呼往切，狂貌。志云：怳，惚也。简案：怳，恍同。恍惚又作怳惚，不分明也。志为是。（《字典》：怳然，失意貌。）

3.5　夫气之在脉也邪气在上者，言邪气之中人也高，故邪气在上也。浊气在中者，言水谷皆入于胃，其精气上注于肺，浊溜于肠胃，言寒温不适，饮食不节，而病生于肠胃，故命曰浊气在中也。清气在下者，言清湿地气之中人也，必从足始，故曰清气在下也①。针陷脉则邪气出者，取之上②。针中脉则浊气出者，取之阳明合也③。针太深则邪气反沉者，言浅浮之病，不欲深刺也，深则邪气从之入，故曰反沉也④。皮肉筋脉各有所处者，言经络各有所主也⑤。取五脉者死，言病在中，气不足，但用针尽大泻其诸阴之脉也⑥。取三阳之脉者，唯言尽泻三阳之气，令病人恇然不复也⑦。夺阴者死，言取尺之五里五往者也⑧。夺阳者狂，正言也⑨。

①杨上善曰：高，在头。风热邪气多中人头也，故曰在上也。谷入于胃，化为二气，清而精者上注于肺，以成呼吸，行诸经隧；其浊者留于肠胃之间，因于饮食不调为病，故曰在中也。清，寒气也。寒湿之气多从足上，故在下也。●张介宾曰：此释上文之义也。伤于风者，上先受之，故凡八风寒邪之中人，其气必高而在上。水谷入胃，其清者化气，上归于肺，是为精气。若寒温失宜，饮食过度，不能运化，则必留滞肠胃之间而为病，此浊气在中也。伤于湿者，下先受之，故凡清湿地气之中人，必在下而从足始。●黄元御曰：气之在脉也，邪气在上者，言伤于风者，上先受之，邪气之中人也高。故邪气在上也。浊气在中者，言水谷入胃，其精气上注于肺，其浊气溜于肠胃，寒温不适宜，饮食不节俭，病生肠胃，郁满不运，故曰浊气在中也。清气在下者，言清湿地气之中人也，必从足始，故曰清气在下也。●丹波元简曰：张云：伤于风者，上先受之。故凡八风寒邪之中人，其气必高而在上。水谷入胃，其清者化气，上归于肺，是为精气。若寒温失宜，饮食过度，不能运化，则必留滞肠胃之间而为病，此浊气在中也。简案：溜，张读为留，非

也。所溜为荥，《难经》作"流"，知溜、流古通。

②杨上善曰：上，谓上脉，头及皮肤也。●张介宾曰：诸经孔穴，多在陷者之中，如《刺禁论》所谓刺缺盆中内陷之类是也。故凡欲去寒邪，须刺各经陷脉，则经气行而邪气出，乃所以取阳邪之在上者。●黄元御曰：诸经孔穴，多在陷中，针陷脉则邪气出者，取之上焦诸穴。●丹波元简曰：张云：诸经孔穴，多在陷者之中，如《刺禁论》所谓"刺缺盆中内陷"之类是也。故凡欲去寒邪，须刺各经陷脉，则经气行而邪气出，乃所以取阳邪之在上者。简案：志注《十二原》篇云：陷脉，额颅之脉，显陷于骨中，故针陷脉，则阳之表邪去矣。据此则"取之上"之"上"字，与下文"阳明合"对，殆为稳贴。但以颅额之脉为陷脉者，未见所本，俟考。●周学海曰：谓起其陷，而使之上也。又疑"上"当作"止"，谓起之即止，无或过也。又《终始》篇有"取之上"之文，谓正取其陷脉之上也。三说难定，俟高明正之。

③杨上善曰：中者，中脉，谓之阳明，是胃脉也。阳明之合者，胃足阳明合三里，至巨虚上廉与大肠合，至巨虚下廉与小肠合也。●张介宾曰：阳明合穴，足三里也。刺之可以清肠胃，故能取浊气之在中者。●黄元御曰：针中脉则浊气出者，取之阳明之合穴也，三里。刺其合穴，以泻阳明胃气之郁，故浊气出。●丹波元简曰：张本"邪"作"浊"。据《十二原》作"浊"为是。"阳明合也"，张云：足三里也，刺之可以清肠胃，故能取浊气之在中者。

④杨上善曰：针过其分，邪从针入，病更益深，故曰反沉也。●张介宾曰：反沉，病益深也。●黄元御曰：针太深则邪气反沉者，言邪客皮毛，浅浮之病，不欲深刺，深则邪气从之内入，故曰反沉也。

⑤杨上善曰：言经在筋肉，络在皮肤也。●张介宾曰：皮肉筋脉，各有浅深，各有所主，以应四时之气也。●黄元御曰：皮肉筋脉，各有所处者，言经络浅深，各有所主也。浅则及皮肉，深则及筋骨。

⑥杨上善曰：五脏中虚，用针者大泻五脏之脉，阴绝，故死也。●张介宾曰：五脉者，五脏五输也。病在中，气不足，而复尽泻其诸阴之脉，故必死也。●黄元御曰：五脉，五脏之五俞，取五脉者死，言病属中，气不足，又以针大泻其诸阴之脉，泻五脏五俞也。重伤其中气也。

⑦杨上善曰：一时尽三阳之脉，阳绝，故恇然不复也。●张介宾曰：手足各有三阳，六腑脉也，六腑有六输。若不知虚实而尽泻之，令人恇然羸败，形气不可复也。●黄元御曰：三阳，手足三阳经，取三脉者恇，言尽泻三阳之气，令病人恇然怯弱，不能复旧也。

⑧杨上善曰：五里在肘上，不在尺中，而言尺之五里者，寸为阳，尺为阴也。阴尺动，脉动于五里，故曰取尺五里也。五往者，五泻也。●张介宾曰：夺阴者死，夺脏气也。尺之五里，尺泽后之五里也，手阳明经穴，禁刺者也。详见后六十一。●黄元御曰：五里，尺泽后之五里，夺阴者死，言取尺之五里，五往而气尽者也。(《玉版》：迎之五里，中道而止，五至而已，五往而脏之气尽矣，故五五二十五，而竭其胞矣，此所谓夺其天气者也。五里，手阳明经穴，禁利者也。)●丹波元简曰：张云：夺脏气也，尺之五里，尺泽后之五里也，手阳明经穴，禁刺者也。

⑨杨上善曰：夺阳阳虚，故狂。此为禁之正言。●张介宾曰：正言，即如上文取三阳之谓。●黄元御曰：夺阳者狂，正言也，狂者恇怯不宁，伤寒汗多阳亡，而生惊狂者也，

取三脉者恇，正此谓也，故曰正言。●丹波元简曰："正言也"，张云：即如上文取三阳之谓。●周学海曰："正"字疑当作"狂"。

3.6　睹其色，察其目，知其散复，一其形，听其动静者，言上工知相五色于目，有知调尺寸小大缓急滑涩，以言所病也①。知其邪正者，知论虚邪与正邪之风也②。右主推之、左持而御之者，言持针而出入也③。气至而去之者，言补泻气调而去之也④。调气在于终始一者，持心也⑤。节之交三百六十五会者，络脉之渗灌诸节者也⑥。

①杨上善曰：观其明堂五色，察其目之形色，则病之聚散可知也。复，聚也。相五色于目，谓壹其形也。相目之形有五色别，以知一形也。调尺寸之脉六变，谓听其动静也。听动静者，谓神思脉意也。●张介宾曰：察形色于外，可以知其散复。察脉于内，可以知其动静。●黄元御曰：一其形，听其动静，所以调其气也。所谓一者，持其心而不乱也。●丹波元简曰："尺寸小、大、缓、急、滑、涩"，简案：《邪气脏腑病形》篇云：调其脉之缓、急、小、大、滑、涩而病变定矣。又《论疾诊尺》篇云：审其尺之缓、急、小、大、滑、涩；肉之坚、脆而病形定矣。此云：小、大、缓、急、滑、涩者，乃兼寸口之脉，与尺之皮肤而言也。●顾观光曰："有"即"又"，下并同。

②杨上善曰：正邪者，谓人因饥虚用力汗出，腠理开发，逢风入者，名曰正邪也。虚邪者，谓八正虚邪气也。

③杨上善曰：右手推针出入，左手持而御也。●黄元御曰：右主推之，左持而御之者，言持针而出入也，针入则以右手推之，针出则以左手持而御之。（按其针孔以御之，恐正气泄而邪气入也。）

④杨上善曰：气若不至，久而待之；气若至者，依数行补泻，去其实虚也。●张介宾曰：补不足，泻有余，必得其平，是气调也，方可去针。

⑤杨上善曰：持心在于终始，故为壹也。●张介宾曰：《终始》，本经篇名，见下文。一者持心也，释前文一其形。听其动静、知其邪正者，皆主持于心也。●黄元御曰：《终始》，本经篇名。●丹波元简曰："在于终始"，张云：《终始》，本经篇名。"持心也"，张云：释前文观其形，听其动静，知其邪正者，皆主持于心也。

⑥杨上善曰：数人骨节，无三百六十五，此名神气游行出入之处为节，非皮肉筋也，故络脉渗灌三百六十五空穴，以为节会也。●张介宾曰：此一句，详经络类十四。●黄元御曰：《九针十二原》：所言节者，神气之所游行出入也，非皮肉筋骨也，谓气穴三百六十五也。

3.7　所谓五藏之气已绝于内者，脉口气内绝不至①，反取其外之病处与阳经之合，有留针以致阳气，阳气至则内重竭，重竭则死矣，其死也无气以动，故静②。所谓五藏之气已绝于外者，脉口气外绝不至③，反取其四末之输，有留针以致其阴气，阴气至则阳气反入，入则逆，逆则死矣。其死也阴气有余，故躁④。

①丹波元简曰："内绝"，张云：脉口浮虚，按之则无，是谓内绝，不至脏气之虚也。

②丹波元简曰："无气以动故静"，张云：外者阳之分，阴气既虚，复留针于外以致阳气，则阴愈虚而气竭于内，无气以动，故其死也静。
③丹波元简曰："外绝"，张云：脉口沉微，轻取则无，是谓外绝，不至阳之虚也。
④丹波元简曰："阴气有余故躁"，张云：阳气既虚，复留针四末以致阴气，则阳气愈竭，必病逆厥而死。阳并于阴，则阴气有余，故其死也躁。●杨上善曰：《八十一难》五脏气已绝于内者，谓肾肝之气为阴，在内也。而医之用针，反实心肺，心肺为阳也，阴气虚绝，阳气盛实，是为实实虚虚，故死。心肺为外，心肺之气已绝，用针者实于肾肝，亦为实实虚虚，所以致死之也。●张介宾曰：此释上文之义。脉口浮虚，按之则无，是谓内绝不至，脏气之虚也。外者阳之分，阴气既虚，复留针于外以致阳气，则阴愈虚而气竭于内，无气以动，故其死也静。脉口沉微，轻取则无，是谓外绝不至，阳之虚也。阳气既虚，复留针四末以致阴气，则阳气愈竭，必病逆厥而死。阳并于阴，则阴气有余，故其死也躁。●黄元御曰：阳气反入，阳气内陷也。

3.8　所以察其目者，五藏使五色循明，循明则声章，声章者，则言声与平生异也①。

①杨上善曰：目为五脏使候也。循，增也。察目五色增明，即知无病者也。五色增明异常，明五声，辨章别于生平，盖是无病之候也。●马莳曰：《素问·六节脏象论》岐伯曰：五气入鼻，藏于心肺，上使五色修明，音声能彰。则循明当作修明。●张介宾曰：五脏六腑之精气，皆上注于目而为之精，故能使五色循明。盖色明于外者，由气盛于内，故其声音亦必章大，与平生异矣。●张开之曰：所以察其目者，承上文而言也。目色者，五脏之血色。声章者，五脏之气也。五色循明则声章者，血气之相应也。言声与平生异者，散败之声也。盖言五脏之气已绝于内，不宜重取之阳，五脏之气已绝于外，不宜再取之阴，阴阳外内相资，宜藏而不宜尽章著于外也。●丹波元简曰："五色循明"，马云：《六节藏象论》：岐伯曰：五气入鼻，藏于心肺，上使五色修明，音声能彰。则"循明"当作"修明"。张云：五脏六腑之精气，皆上注于目而为之精，故能使五色循明。盖色明于外者，由气盛于内，故其声音亦必彰大，与平生异矣。简案：仍张注"循明"，不必改字。志云：声与平生异者，散败之声也。恐误。●周学海曰："循"即"修"字。"循明则声章，声章者则言，声与平生异也"，此句文义与《六节藏象论》不同。诠释之中夹以议论，笔仗坚峭朴厚，《尔雅》尚难抗行。世必谓秦汉诸子为之。试取《吕氏春秋》、《淮南子》诸篇及《郑孔注疏》读之，岂能望其肩背？此篇释"九针十二原"之义也，可见古人口诵心维，服膺不舍之意。

邪气藏府病形第四（法时）

●马莳曰：篇内首三节论邪气入于脏腑；第四节论病形，故名篇。●张志聪曰：此篇论脏腑阴阳、色脉气血、皮肤经脉外内相应，能参合而行之，可为上工。●陈念祖曰：此篇论脏府、阴阳、色脉、气血、皮肤、经脉，外内相应，能参合而行者之，可为上工。

◉丹波元简曰：马云：篇内首三节，论邪气入于脏腑，第四节论病形，故名篇。

4.1 黄帝问于岐伯曰：邪气之中人也奈何？岐伯答曰：邪气之中人高也①。黄帝曰：高下有度乎？岐伯曰：身半已上者，邪中之也；身半已下者，湿中之也②。故曰：邪之中人也，无有常，中于阴则溜于府，中于阳则溜于经③。

①杨上善曰：高者，上也。身半以上，风雨之邪所中，故曰中于高也。◉马莳曰：（中，去声。）◉张介宾曰：风寒中人，上先受之也。◉黄元御曰：身半以上，风邪中之，故曰邪中人高。◉丹波元简曰：志云：邪气者，风雨寒暑，天之邪也，故中人也高。湿乃水土之气，故中于身半以下。此天地之邪，中于人身，而有上下之分。

②杨上善曰：风为百病之长，故偏得邪名也。身半以下，清湿之邪，湿最沉重，故袭下偏言也。◉张介宾曰：阳受风气阴受湿气也。◉薛雪曰：阳受风气，阴受湿气也。◉陈念祖曰：邪气者，风、雨、寒、暑，天之邪也，故中人也高；湿乃水土之气，故中于身半以下。故天地之邪中与人身，而有上下之分。◉章楠曰：身半以上，天气主之为阳，风为阳邪，故风邪中之；身半以下，地气主之，为阴，湿为阴邪，故湿邪中之。同类相感召也。

③杨上善曰：邪中于臂胻之阴，独伤阴经，流入中脏，脏实不受邪客，故转至留于六腑者也。中于头面之阳，循三阳经下留阳经，故曰无常也。◉马莳曰：（"溜"当作"流"。）此详言邪中阴经者，其脏气尚实，故流之于腑；而邪中阳经者，则止流于本经也。帝以邪气之中人为问，盖恶之，亦叹之也。伯言邪气之中人甚高也，故身半已上，而风寒暑皆能中之，故中人高也。身半已下，而湿能中人，则下亦能中于邪。此高下之所以有度也。◉张介宾曰：详如下文。◉张志聪曰：邪气者，风雨寒暑，天之邪也，故中人也高。湿乃水土之气，故中于身半以下。此天地之邪，中于人身，而有上下之分。然邪之中人，又无有恒常，或中于阴，或中于阳，或溜于腑，或入于脏。◉陈念祖曰：然邪之中人，又无有恒常，或天地之邪中与人身，而有上下之分。然邪之中人，又无有恒常，或中于阴，或中于阳，或溜于经，或溜于府，或入于脏之无常。◉丹波元简曰："溜于腑"，《甲乙》"溜"作"留"。马云："溜"当作"流"。下文"溜于经"亦同。◉章楠曰：风邪动荡，故中人无常处，或中于阴，则溜于腑；或中于阳，则溜于经。

4.2 黄帝曰：阴之与阳也，异名同类，上下相会，经络之相贯，如环无端①。邪之中人，或中于阴，或中于阳，上下左右，无有恒常，其故何也②？岐伯曰：诸阳之会，皆在于面③。中人也方乘虚时，及新用力，若饮食汗出腠理开，而中于邪④。中于面则下阳明⑤，中于项则下太阳⑥，中于颊则下少阳⑦，其中于膺背两胁亦中其经⑧。

①杨上善曰：阴阳异名，同为气类，三阳为表居上，三阴为里在下，表里气通，故曰相会。三阴之经络脉别走入于三阳，三阳之经络脉别走入于三阴，阴阳之气旋回，周而复始，故曰无端。◉陈念祖曰：此论皮肤之气血，与经络相通，而内连脏府也。阴之与阳者，谓脏府之血气，虽有阴阳之分，然总属一气血耳。◉丹波元简曰："异名同类"，张

云：经脉相贯合一，本同类也，然上下左右部位，各有所属，则阴阳之名异矣。●江有诰曰：阴之与阳也，异名同类，上下相会，（叶音惠脂祭通韵）经络之相贯，（平声）如环无端。（元部）

②杨上善曰：经络相贯周环，自是常理，邪之中人循行，亦可与经络同行，然中于阴阳上下左右生病异者，其故何也？●张介宾曰：经脉相贯合一，本同类也，然上下左右部位各有所属，则阴阳之名异矣。●章楠曰：此以表里分阴阳，不拘上下之部位也。●江有诰曰：邪之中人，或中于阴，或中于阳，上下左右，无有恒常。（阳部）

③黄元御曰：手之三阳，自手走头，足之三阳，自头走足，故诸阳之会，皆在于面。面者，头也。

④杨上善曰：手足三阳之会皆在于面，人之受邪所由有三：一为乘年虚时，二为新用力有劳，三为热饮热食汗出腠理开。有此三虚，故邪中人。●张介宾曰：此言邪之中于阳经也。手足六阳，俱会于头面，故为诸阳之会。●薛雪曰：此言邪之中于阳经也。手、足六阳，俱会于头面，故为诸阳之会。●丹波元简曰："若饮食"，《甲乙》作"热饮食足"。●章楠曰：盖以诸阳经皆会于面，邪之中，方乘阳气虚时，及新用力，饮食汗出，腠理开，而邪中之。

⑤汪昂曰："中于面则下阳明"，手足阳明经。

⑥汪昂曰："中于项则下太阳"，手足太阳经。

⑦张介宾曰：凡足之三阳，从头走足，故中于面，则自胸腹下行于阳明经也。中于项，则自脊背下行于太阳经也。中于颊，则自胁肋下行于少阳经也。脉遍周身者，惟足六经耳，故但言足也。●汪昂曰："中于颊则下少阳"，手足少阳经。●薛雪曰：凡足之三阳，从头走足，故中于面则自胸腹下行于阳明经也，中于项则自脊背下行于太阳经也，中于颊则自胁肋下行于少阳经也。脉遍周身者，惟足六经耳，故但言足也。●丹波元简曰：张云：此言邪之中于阳经也。手足六阳，俱会于头面，故为诸阳之会。凡足之三阳从头走足，故中于面。则自胸、腹、下行于阳明经也，中于项。则自脊、背、下行于太阳经也，中于颊。则自胁、肋、下行于少阳经也。脉遍周身者，惟足六经耳，故但言足也。

⑧杨上善曰：邪之总中于面，则著手足阳明之经循之而下。若中头后项者，则著手足太阳之经循之而下。若别中于两颊，则著手足少阳之经循之而下。若中胸、背及两胁三处，亦著三阳之经循经而下也。●马莳曰：（"中于膺背两胁"作"中于肩背两胁"。"亦中其经"一本作"亦下其经"，"中"与"下"俱通。）且邪之中人无常，中于阴经者，则流于阳经之为腑；而中于阳经者，则止流于本经而已。何以见中于阳经者之流于本经也？彼诸阳之会，皆在于面，凡邪之中人，方乘其虚，或新用力，或用饮食，致汗自出，腠理开，故邪遂中之。若中于面，则面部乃手足阳明经，如手阳明迎香、足阳明承泣之类，故邪遂下于阳明经也。若中于项，则项属手足太阳经，如手太阳天窗、足太阳天柱之类，故邪遂下于太阳经也。若中于曲颊，则曲颊属手足少阳经，如手少阳天牖、足少阳风池之类，故邪遂下于少阳经也。其有中于肩背两胁者，皆三阳经之分肉，亦中其经而下之耳。故曰：中于阳者，必流于本经也。何以见中阴经者之流于腑也？且邪之中人无常，中于阴经者，则流于阳经之为腑；而中于阳经者，则止流于本经而已。何以见中于阳经者之流于本经也？彼诸阳之会，皆在于面，凡邪之中人，方乘其虚，或新用力，或用饮食，致

汗自出，腠理开，故邪遂中之。若中于面，则面部乃手足阳明经，如手阳明迎香、足阳明承泣之类，故邪遂下于阳明经也。若中于项，则项属手足太阳经，如手太阳天窗、足太阳天柱之类，故邪遂下于太阳经也。若中于曲颊，则曲颊属手足少阳经，如手少阳天牖、足少阳风池之类，故邪遂下于少阳经也。其有中于肩背两胁者，皆三阳经之分肉，亦中其经而下之耳。故曰：中于阳者，必流于本经也。何以见中阴经者之流于腑也？●张介宾曰：膺在前，阳明经也。背在后，太阳经也。两胁在侧，少阳经也。中此三阳经与上同。●汪昂曰：三阳经分。●薛雪曰：膺在前，阳明经也；背在后，太阳经也；两胁在侧，少阳经也。中此三阳经与上同。●黄元御曰：阳明行身之前，故中于面，则下阳明。太阳行身之后，故中于项，则下太阳。少阳行身之侧，故中于颊，则下少阳。此邪中于颈项以上者。阳明行于膺前，太阳行于背后，少阳行于两胁，亦各下其本经，此邪中于颈项以下者也。●丹波元简曰：史云：一作"其中于肩、背两胁，亦下其经"。张云：膺在前，阳明经也；背在后，太阳经也；两胁在侧，少阳经也。中此三阳经，与上同。●章楠曰：中于面，则下阳明，以阳明经脉起于鼻交頞中，由面下行者也；中于项，则下太阳，以太阳经脉从头下项背而走足也；中于颊，则下少阳，以少阳经脉由耳前下颊，行于身侧者也；中于膺背两胁，亦各入其经脉也。●顾观光曰："亦中其经"，《音释》一本作"下其经"。按以上文例之，"下"字是。

4.3　黄帝曰：其中于阴奈何？①岐伯答曰：中于阴者，常从臂胻始②。夫臂与胻，其阴皮薄，其肉淖泽，故俱受于风，独伤其阴③。

①杨上善曰：以下言邪中于阴经也。
②汪昂曰：手经手臂，足经足胻。
③杨上善曰：四支手臂及脚胻，当阴经上皮薄，其肉浊泽，故四处俱受风邪，所以独伤阴经。《下经》言风雨伤上，清湿伤下者，举多为言，其实脚胻亦受风邪也。●马莳曰：（胻，户当反，足骨也。淖，奴教反。）凡中于阴经者，其手经必始于臂，足经必始于胻，正以其阴经之皮薄，而肉淖泽，故俱受于风，则独伤此阴经之经脉，而内脏未必伤。●张介宾曰：此言邪之中于阴经也。胻，足胫也。淖泽，柔润也。臂胻内廉曰阴，手足三阴之所行也，其皮薄，其肉柔，故邪中于此，则伤其阴经。胻音杭，又形敬切。淖音闹。●薛雪曰：此言邪之中于阴经也。胻，足胫也。淖泽，柔润也。臂胻内廉曰阴，手、足三阴之所行也。其皮薄，其肉柔，故邪中于此，则伤其阴经。●黄元御曰：胻，足胫也。手三阴行于臂里，足三阴行于胻里，故中于阴经者，常从臂胻始。其是面皮薄，其肌肉淖泽，孔窍常开，邪气易入，故俱受于风，独伤其阴经。●丹波元简曰："其阴"，张云：臂胻内廉曰阴，手足三阴之所行也。"淖泽"，史云：淖，泽也。泽液非。张云：柔润也。

4.4　黄帝曰：此故伤其藏乎？岐伯答曰：身之中于风也，不必动藏。故邪入于阴经，则其藏气实，邪气入而不能客，故还之于府。故中阳则溜于经，中阴则溜于府①。

①杨上善曰：邪之伤于阴经，传之至脏，以脏气不客外邪，故还流于六腑之中也。故

阳之邪中于面，流于三阳之经；阴之邪中臂胻，溜于六腑也。●马莳曰：（"客"一本作"容"者，讹。）盖身中于风，未必动脏，故邪虽入于阴经，而胜气尚实，所以邪不能客之，而遂还之于腑耳。故曰：中于阴者，则流于腑也。●张介宾曰：邪中阴经，当内连五脏，因问故伤其脏也。然邪入于阴而脏气固者，邪不能客，未必动脏，则还之于腑，仍在表也，故邪中阳者溜于三阳之经，邪中阴者溜于三阴之腑。如心之及小肠，脾之及胃，肝之及胆，包络之及三焦，肾之及膀胱，此以邪中三阴，亦有表证，明者所当察也。溜，力救切。●张志聪曰：此论皮肤之气血，与经络相通，而内连脏腑也。阴之与阳者，谓脏腑之血气，虽有阴阳之分，然总属一气血耳，故异名而同类。上下相会者，标本之出入也。经络之相贯，谓荣血之循行，从手太阴出注手阳明，始于肺而终于肝，从肝复上注于肺，环转之无端也。上下左右，头面手足也。或在于头面而中于阳，或在臂胻而中于阴，故无有恒常也。诸阳之会，皆在于面者，精阳之气，皆上于面而走空窍也。中于面则下阳明，中于项则下太阳，中于颊则下少阳，此手足三阳之络，皆循项颈而上于头面。膺背两胁者，复循头项而下于胸胁肩背也。此三阳络脉所循之处，外之皮肤，即三阳之分部。邪之客于人也，必先舍于皮毛，留而不去，入舍于络脉。下者，谓三阳皮部之邪，下入于三阳之经。故曰：中于阳则溜于经。臂胻者，手臂足胻之内侧，乃三阴络脉所循之处。外侧为阳，内侧为阴。其阴皮薄，其肉淖泽。故中于阴者，尝从臂胻始。始者，始于三阴之皮部，而入于三阴之络脉也。《缪刺》篇曰：邪之客于形也，必先舍于皮毛，留而不去，入舍于孙脉，留而不去，入舍于络脉，留而不去，入舍于经脉，内连五脏，散于肠胃。盖五脏之脉，属脏络腑，六腑之脉，属腑络脏，脏腑经脉之相通也。夫血脉为阴，五脏之所主也。故邪入于经，其脏气实。邪气入而不能客，故还之于腑，散于肠胃。阳明居中土，为万物之所归，邪归于阳明之肠胃，而无所复传矣。（《集注》眉批：本标、出入，详《卫气》篇。又：中于面，中于项，照应一次脉、二次脉。膺背两胁，照应足阳明其腧在膺中。手阳明，次在其腧外，照应三阳之经脉从手足之五俞而入于五脏。又：玉师曰：溜于经者。经，隧也。经隧者，五脏六腑之大络也。胃腑所生之血气，从大络而出于皮毛。邪中于阴、中于阳，皆在皮毛之分部。是以阴阳之邪，从大络而入于肠胃，不入脏腑之经脉而于脏于腑也，详《素问·缪刺》篇、本经《玉版论》。）●薛雪曰：邪中阴经，当内连五脏，而脏气固者，邪不能客，未必动脏，则还之于腑，仍在表也，故邪中阳者溜于三阳之经，邪中阴者溜于三阴之腑，如心之及小肠，脾之及胃，肝之及胆，包络之及三焦，肾之及膀胱，此以邪中三阴，亦有表证，明者所当察也。●丹波元简曰："不能客"，史云："客"一本作"容"。简案：《甲乙》作"容"，俱通。●章楠曰：其中于阴，从臂胻始者，以手足臂胻里面，皆三阴经脉所行者也，其皮薄，肉淖泽而不坚密，故邪易入，而风邪独伤之也。阴经内通于脏，邪入之而脏气实，则邪不能客，故还之于腑，是由经入脏，从脏出腑，以腑脏经脉相通也。故原其邪，初中于阳，则溜于经；初中阴，则溜于腑也。此但指风邪内入之径路次第，而未及于湿也。

4.5 黄帝曰：邪之中人藏奈何①？岐伯曰：愁忧恐惧则伤心②。形寒寒饮则伤肺，以其两寒相感，中外皆伤，故气逆而上行③。有所堕坠，恶血留内，若有所大怒，气上而不下，积于胁下，则伤肝④。有所击仆，若醉入房，汗出当风，则伤脾⑤。有所用力举重，若入房过度，汗出浴水，则伤肾⑥。黄帝曰：五藏之中风，奈何？岐伯曰：阴阳俱感，邪乃得往⑦。黄帝曰：善哉⑧。

①杨上善曰：前言外邪不中五脏，次言邪从内起中于五脏，故问起也。●马莳曰：（按此与《百病始生》篇末同。）此言五脏之邪，有内伤者，有外感者，必其阴阳俱感，而后外邪得以入脏也。帝承上文，而言邪不入脏，固以其脏之实也，然岂无入脏之时乎？伯言邪有不同，有所谓内伤者。●张介宾曰：此下言邪之中于五脏也。然必其内有所伤，而后外邪得以入之。●张志聪曰：此论脏气伤而邪中于脏也。夫邪中于阴而溜腑者，脏气实也。脏气者，神气也。神气内藏，则血脉充盛；若脏气内伤，则邪乘虚而入矣。风为百病之长，善行而数变。阴阳俱感，外内皆伤也。本经云：八风从其虚之乡来，乃能病人。三虚相搏，则为暴病卒死。此又不因内伤五脏而邪中于脏也。故圣人避风，如避矢石焉。上节论内养神志，下节论外避风邪。●薛雪曰：此下言邪之中于五脏也。然必其内有所伤，而后外邪得以入之。●黄元御曰：邪之中人脏者，五情之邪，伤其五脏也。●陈念祖曰：此论脏气伤而邪中于脏也。夫邪中于阴而溜府者，脏气实也。脏气者，神气也。神气内存，则血脉充盛。若脏气内伤，则邪乘虚而入矣。善行而数变，阴阳俱感，外内皆伤也。●丹波元简曰：《甲乙》作"邪之中脏者奈何"。张云：此下言邪之中于五脏也。然必其内有所伤，而后外邪得以入之。●章楠曰：上言脏气实，邪不能客而还于腑，其有邪中于脏者，必由七情、饮食、房劳等事，先伤脏气，邪得乘虚而入。故此但详内伤之因，而曰阴阳俱感，邪乃得往者，以脏腑居里为阴，营卫在外为阳，统明外邪由内伤之所感召也。

②杨上善曰：愁忧恐惧，内起伤神，故心脏伤也。●马莳曰：故愁忧恐惧，则心神伤矣。●张介宾曰：心藏神，忧愁恐惧则神怯，故伤心也。●薛雪曰：心藏神，忧愁恐惧则神怯，故伤心也。●丹波元简曰：张云：心藏神，忧愁恐惧则神怯，故伤心也。

③杨上善曰：形寒饮寒，内外二寒伤肺，以肺恶寒也。●马莳曰：形寒饮寒，则肺本畏寒，而肺斯伤矣。正以两寒相感，中外皆伤，故气逆而上行也。●张介宾曰：肺合皮毛，其脏畏寒，形寒饮冷，故伤肺也。若内有所伤，而外复有感，则中外皆伤，故气逆而上行，在表则为寒热疼痛，在里则为喘咳呕哕等病。《本病论》曰：忧愁思虑即伤心；饮食劳倦即伤脾；人坐湿地，强力入水即伤肾；恚怒气逆，上而不下即伤肝。详运气类四十四。●汪昂曰：形寒伤外，饮寒伤内。《素问·咳论》云：其寒饮食入胃则肺寒，肺寒则外内合邪。与此文义正同。今人惟知形寒为外伤寒，而不知饮冷为内伤寒，讹为阴症，非也。凡饮冷者，虽无房事，而亦每患伤寒也。若房事饮冷，而患伤寒，亦有在三阳经者，当从阳症论治。不得便指为阴症也。世医不明，妄以热剂投之，杀人多矣。特揭出以告人。气逆上行，故有发热头痛诸症。●薛雪曰：肺合皮毛，其脏畏寒，形寒饮冷故伤肺也。若内有所伤而外复有感，则中外皆伤，故气逆而上行，在表则为寒热疼痛，在里则为喘咳呕哕等病。●丹波元简曰：张云：肺合皮毛，其脏畏寒，形寒饮冷，故伤肺也。若内有所伤而外复有感，则中外皆伤。故气逆而上行，在表则为寒热疼痛，在里则为喘咳呕哕等病。汪云：形寒伤外，饮寒伤内。《素问·咳论》云：其寒饮食入胃则肺寒，肺寒则外内合邪。与此文义正同。今人惟知形寒为外伤寒，而不知饮冷为内伤寒，讹为阴证非也。凡饮冷者，虽无房事，而亦每患伤寒也。若房事饮冷而患伤寒，亦有在三阳经者。当从阳症论治，不得便指为阴症也。世医不明，妄以热剂投之，杀人多矣，特揭出以告人。气逆

上行，故有发热头痛诸证。简案："气逆"《甲乙》作"气迎"，非。

④杨上善曰：因坠恶血留者，外伤也。大怒，内伤也。内外二伤，积于胁下，伤肝也。●马莳曰：有所堕坠，恶血在内，及有所大怒，气积胁下，则肝斯伤矣。●张介宾曰：肝藏血，其志为怒，其经行胁下也。●汪昂曰：肝藏血，胁为肝经部分，故血多积于两胁。●薛雪曰：肝藏血，其志为怒，其经行胁下也。●丹波元简曰：张云：肝藏血，其志为怒，其经行胁下也。

⑤杨上善曰：击仆当风，外损也。醉以入房汗出，内损也。内外二损，故伤脾也。●马莳曰：有所击仆，醉以入房，汗出当风，则脾斯伤矣。●张介宾曰：脾主肌肉，饮食击仆者，伤其肌肉。醉后入房，汗出当风者，因于酒食，故所伤皆在脾。●薛雪曰：脾主肌肉，饮食击仆者伤其肌肉，醉后入房，汗出当风者因于酒食，故所伤皆在脾。

⑥杨上善曰：用力举重，汗出以浴水，外损也。入房过度，内损也。由此二损，故伤肾也。●马莳曰：有所用力举重，入房过度，汗出浴水，则肾斯伤矣。此内伤之邪中于人脏者如此。虽曰当风浴水，而亦由内伤始也。●张介宾曰：肾主精与骨，用力举重则伤骨，入房过度则伤精，汗出浴水，则水邪犯其本脏，故所在肾。●薛雪曰：肾主精与骨，用力举重则伤骨，入房过度则伤精，汗出浴水则水邪犯其本脏，故所伤皆在肾。●丹波元简曰："有所击仆……则伤肾"，《百病始生》篇：黄帝曰：其生于阴者，奈何？岐伯曰：忧思伤心，重寒伤肺，忿怒伤肝，醉以入房汗出当风伤脾，用力过度，若入房汗出浴则伤肾。张云：脾主肌肉，饮食击仆者，伤其肌肉，醉后入房，汗出当风者，因于酒食，故所伤皆在脾。肾主精与骨，用力举重则伤骨，入房过度则伤精，汗出浴水，则水邪犯其本脏，故所伤在肾。简案："击仆"与下文所谓异。

⑦杨上善曰：前言五脏有伤，次言五脏中风，阴阳血气皆虚，故俱感于风，故邪因往入也。●马莳曰：彼五脏之中风者，亦以阴经阳经俱感于邪，则脏腑俱伤，邪乃入脏。若止感阴经，则脏气尚实，其邪岂能以遽入哉！●张介宾曰：此承上文而言五脏之中风者，必由中外俱感，而后邪乃得往。往，言进也。●薛雪曰：此承上言必由中外俱感，而后邪乃得往。往，进也。●黄元御曰：五脏之中风者，内伤而加外伤，阴阳俱感，邪乃得往也。●丹波元简曰："得往"，张云：往，进也。

⑧周学海曰：以上叙邪气脏腑之义，是发明病之机也。阴阳脏腑四项，本自极对，而布局运笔参差曲背，变幻不测，却是风水相遭，毫无造作，岂非至文。

4.6　黄帝问于岐伯曰：首面与身形也，属骨连筋，同血合于气耳。天寒则裂地凌冰，其卒寒或手足懈惰，然而其面不衣，何也①？岐伯答曰：十二经脉，三百六十五络，其血气皆上于面而走空窍②，其精阳气上走于目而为睛③，其别气走于耳而为听④，其宗气上出于鼻而为臭⑤，其浊气出于胃，走唇舌而为味⑥。其气之津液皆上熏于面⑦，而皮又厚，其肉坚，故天气甚寒不能胜之也⑧。

①杨上善曰：首面及与身形两者，皆属于骨，俱连于筋，同受于血，并合于气，何因遇寒手足冷而懈惰，首面无衣不寒，其故何也？●马莳曰：（卒，音猝。）此言人面之耐寒，以气之津液皆上熏于面也。夫首面之于身，皆形也，无不连属筋骨，合同气血，宜乎

寒则俱寒，热则俱热也。故天有裂地凌冰之寒，而人之手足，皆畏猝寒而懈惰，然而其面不衣，而独无所畏者，何哉？●张介宾曰：人之头面身形，本同一气，至于猝暴严寒，则地裂水冰，肢体为之凛栗，而面独不惧，故以为问。●张志聪曰：此论脏腑经络之气血，渗于脉外而上注于空窍也。属骨连筋者，谓首面与形身之筋骨血气相同也。●薛雪曰：人之头面身形，本同一气。严寒地裂，肢体凛栗，面独不惧。●丹波元简曰："卒寒"，张云：卒，猝同。

②杨上善曰：六阳之经并上于面，六阴之经有足厥阴经上面，余二至于舌下，不上于面，而言皆上面者，举多为言耳。其经络血气贯通，故皆上走七窍以为用也。其经络精阳之气，上走于目，成于眼精也。别精阳气，入耳以为能听。五脏聚气以为宗气，宗气入鼻，能知臭也。●张介宾曰：头面为人之首，凡周身阴阳经络无所不聚，故其血气皆上行于面而走诸窍。空，孔同。●汪昂曰："空"，孔同。●薛雪曰：头面为人之首，凡周身阴阳经络无所不聚，故其血气皆上行于面而走诸窍。空、孔同。精阳气者，阳气之精华也。五脏六腑之精气皆上注于目而为之精。别气者，旁行之气也。气自两侧上行于耳，气达则窍聪，所以能听。宗气，大气也。宗气积于胸中，上通于鼻而行呼吸，所以能臭。浊气，谷气也。谷入于胃，气达于唇舌，所以知味。凡诸气之津液，皆上熏于面：肺气通于鼻，心气通于舌，肝气通于目，脾气通于口，肾气通于耳。此五脏之气，皆上通乎七窍，不独诸阳经络乃得上头也。一身血气，既皆聚于头面，故其皮厚肉坚，异于他处，而寒气不能胜之也。盖头为诸阳之会，言为阳聚之处，非曰无阴也，如伤寒止言足经，而手在其中，非无手经也。十二经脉，三百六十五络，其血气皆上于面而走空窍，其义明矣。手少阴上挟咽，走喉咙，系舌本，出于面，系目系，合目内眦。手厥阴循喉咙，出耳后，合少阳完骨之下。手足太阴、少阴，皆会于耳中，上络左角。手太阴循喉咙，足少阴循喉咙，系舌本，上至项，结于枕骨，与足太阳之筋合。足太阴合于阳明上行，结于咽，连舌本。支者结舌本，贯舌中，散舌下。足厥阴循喉咙之后，上入颃颡，络于舌本，连目系，上出额，与督脉会于巅，其支者从目系下颊里，环唇内。●黄元御曰：空窍，七窍也。●陈念祖曰：此论脏腑经络之气血，渗于脉外而上注于空窍也。属骨连筋者，谓首面于形身之筋骨血气相通也，夫太阴为阴中之至阴，在地主土，在人属于四肢，天寒则裂地凌冰，其卒寒，或手足懈惰，此脾土之应地也，其血气皆上于面，天热甚，寒不能胜之，为阴阳寒暑之气，皆从下而上，身半以上之应天也。《难经》曰：头者，诸阳之会也。诸阴脉皆至颈项中而还，独诸阳脉皆至头耳，故令面耐寒也。●丹波元简曰："空窍"，张云：空，孔同。

③张介宾曰：精阳气者，阳气之精华也，故曰五脏六腑之精气，皆上注于目而为之精。●丹波元简曰：张云：精阳气者，阳气之精华也，故曰：五脏六腑之精气，皆上注于目而为之精。

④张介宾曰：别气者，旁行之气也。气自两侧上行于耳，气达则窍聪，所以能听。●丹波元简曰："其别气"，张云：别气者，旁行之气也。气自两侧上行于耳，气达则窍聪，所以能听。

⑤张介宾曰：宗气，大气也。宗气积于胸中，上通于鼻而行呼吸，所以能臭。●汪昂曰："臭"，即气也。●丹波元简曰："其宗气"，张云：宗气，大气也。宗气积于胸中，上通于鼻而行呼吸，所以能臭。"为臭"，简案：臭，齅同，许救切。《说文》：以鼻就臭

也。亦作嗅嚄。

⑥杨上善曰：耳目视听，故为清气所生。唇舌识味，故为浊气所成。味者，知味也。●张介宾曰：浊气，谷气也。谷入于胃，气达于唇舌，所以知味。●丹波元简曰："其浊气"，张云：浊气，谷气也。谷入于胃，气达于唇舌，所以知味。

⑦张介宾曰：凡诸气之津液，皆上熏于面。如《脉度》篇曰：五脏常内阅于上七窍也，故肺气通于鼻，心气通于舌，肝气通于目，脾气通于口，肾气通于耳，此五脏之气皆上通乎七窍，不独诸阳经络乃得上头也。●丹波元简曰：张云：凡诸气之津液，皆上熏于面。如《脉度》篇曰：五脏常内阅于上七窍也。故肺气道于鼻、心气通于舌、肝气通于目、脾气通于口、肾气通于耳，此五脏之气，皆上通于七窍，不独诸阳经络，乃得上头也。

⑧杨上善曰：以其十二经脉三百六十五络血气皆上熏面，以其阳多，其皮坚厚，故热而能寒也。●马莳曰：伯言十二经三百六十五络，凡曰空窍、曰睛、曰听、曰闻臭、曰辨味，皆在人身之首面者，正以气之津液皆上熏于面，而皮厚肉坚，故甚寒甚热皆不能胜面耳。●张介宾曰：一身血气既皆聚于头面，故其皮厚肉坚异于他处，而寒气不能胜之也。愚按：本篇所言首面耐寒之义，原无阴阳之分。考之《四十七难》曰：人面独耐寒者何也？然。人头者，诸阳之会也。诸阴脉皆至颈胸中而还，独诸阳脉皆上至头耳，故令面耐寒也。此说殊有不然。夫头为诸阳之会则是，曰阴不上头则非。盖阴阳升降之道，亦焉有地不交天藏不上头之理？即如本篇有曰：诸阳之会，皆在于面。盖言面为阳聚之处，而非曰无阴也。义见疾病类三。又如《阴阳别论》曰："三阳在头，三阴在手"。盖一言阳明主表，指人迎也；一言太阴主里，指脉口也。亦非云阴不上头也。又如《本输》篇所列颈项诸经行次，止言六阳而不言阴者，盖单言诸阳之次序，如伤寒止言足经而手在其中之意，亦非无阴之谓也。《难经》之意，本据此数者，而实未究其详。观《太阴阳明论》曰"阴气从足上行至头，而下行循臂至指端；阳气从手上行至头，而下行至足"，及本篇所谓十二经脉，三百六十五络，其血气皆上于面而走空窍，岂阴经独不上头耶？第近代所传经穴诸图，亦但云阳穴上头，而阴穴止于胸腋者，盖阳穴之见于肌表者若此，而阴脉之内行者不能悉见。矧阴阳表里，俱有所会，故但取阳穴则可为阴经之帅，而阴亦在其中矣。及详考经脉等论，则手足六阴无不上头者，今列诸脉于下，以便明者考校。手少阴上挟咽，走喉咙，系舌本，出于面，系目系，合目内眦。手厥阴循喉咙，出耳后，合少阳完骨之下。手足少阴太阴皆会于耳中，上络左角。手太阴循喉咙。足少阴循喉咙，系舌本，其筋上至项，结于枕骨，与足太阳之筋合。足太阴合于阳明上行结于咽，连舌本；支者结舌本，贯舌中，散舌下。足厥阴循喉咙之后，上入颃颡，络于舌本，连目系，上出额，与督脉会于巅；其支者从目系，下颊里，环唇内。●张志聪曰：夫太阴为阴中之至阴，在地主土，在人属于四肢。天寒则裂地凌冰，其卒寒，或手足懈惰，此脾土之应地也。其血气皆上于面，天热甚寒不能胜之，谓阴阳寒暑之气，皆从下而上，身半以上之应天也。夫十二经脉，三百六十五络之血气，始于足少阴肾，生于足阳明胃，主于手少阴心，朝于手太阴肺。精阳气者，心肾神精之气，上走于目而为睛。别气者，心肾之气，别走于耳而为听。宗气者，胃腑所生之大气，积于胸中，上出于肺以司呼吸，故出于鼻而为臭。浊气者，水谷之精气，故出于胃，走唇舌而为味。气之津液，上熏于面者，津液随气上行，熏肤泽毛而注于空窍也。夫肺主皮而属天，脾主肉而应地，皮厚肉坚，天之寒热不能胜之，

人气之胜天也。此章论头面为诸阳之会，是以三阳之脉，上循于头。然阴阳寒热之气，皆从下而升于上，故复论诸脉之精气焉。（《集注》眉批：脏气有街。又：心肾开窍于耳。又：九窍为水注之气。）◉汪昂曰："故天热甚寒"，"天"当作"大"。《难经》曰：头者诸阳之会也，诸阴脉皆至颈胸中而还，独诸阳脉皆上至头耳，故令面耐寒也。◉丹波元简曰："天气甚寒"，简案：诸本及《甲乙》作"大热甚寒"，但张本与此同。上文曰"天寒"，而不曰天热，则作"天气甚寒"为是。《四十七难》云：人面独能耐寒者，何也？然人头者，诸阳之会也。诸阴脉皆至颈、胸中而还，独诸阳脉皆上至头耳，故令面耐寒也。张揭数证驳《难经》，今不繁引。◉章楠曰：首面身形，虽同属筋骨气血，合而成形，其阳气津液，皆上升而熏于面，故独耐寒热而不畏，所以上言或用力，或饮食汗出，腠理开，邪始乘虚而入也。◉周学海曰：以上为前半篇叙邪气脏腑，正意、余意俱到，下乃叙病形也。

4.7　黄帝曰：邪之中人，其病形何如？岐伯曰：虚邪之中身也，洒淅动形。正邪之中人也微，先见于色，不知于身，若有若无，若亡若存，有形无形，莫知其情①。黄帝曰：善哉。

①杨上善曰：虚邪，谓八虚邪风也。正邪，谓四时风也。四时之风，生养万物，故为正也。八虚之风，从虚乡来，伤损于物，故曰虚风。虚正二风，性非谷气，因腠理开辄入，故曰邪风。虚邪中人，入腠理，如水逆流于洫，毛立动形，故为人病。正邪中人，微而难识，先见不觉于身，故轻而易去也。◉马莳曰：（此节与《素问·八正神明论》、本经《官能》篇大义相同。）此言邪中人身之形，虚邪则易见，而正邪则难知也。《八正神明论》曰"虚邪者，八正之虚邪风也。正邪者，身形若用力，汗出腠理开，逢虚风，其中人也微，故莫知其情，莫见其形"者是也。◉张介宾曰：此节与《官能》篇大同，详针刺类十。又《八正神明论》详言虚邪正邪之义，见针刺十三。◉张志聪曰：此论人气与天气之相合也。风寒暑湿燥火，天之六气也，而人亦有此六气。是以正邪之中人也，微见于色。色，气色也。中于气，故微见于色，不知于身，若有若无，若亡若存。夫天之六气，有正有邪。如虚邪之中于身也，洒淅动形。虚者，八正之虚邪气。形者，皮肉筋脉之有形。此节论天地之气，中于人也，有病在气而见于色者，有病在形而见于脉者，有病在气而见于尺肤者，有病在形而见于尺脉者，有病在气而应于形者，有病在形而应于气者。邪之变化，无有恒常，而此身之有形无形，亦莫知其情，故能参合而行之者，斯可为上工也。◉张玉师曰：天之正气而偏寒偏热、偏湿偏燥，故曰正邪。◉黄元御曰：洒淅动形，皮毛振悚之义。◉陈念祖曰：此论人气与天气之相合也。风、寒、暑、湿、燥、火，天之六气也，二人亦有此六气。是以正邪之中人也，微见于色。色，气色也。中于气，故微见于色，不知于身，若有若无，若亡若存。如天之六气，有正有邪，如虚邪之中于身也，洒淅动形。虚者，八正之虚邪气。形者，皮肉筋脉之有形。此节论天地之气中于人也，有病在气而见于色者，有病在形而见于脉者，有病在气而见于尺肤者，有病在气而应于形者，有病在形而应于气者，邪之变化，无有恒常，而此身之有形无形，亦莫知其情。故能参合而行之者，斯可为上工也。玉师曰："天之正气，而偏寒、偏热、偏湿、偏燥，故曰正邪"。◉丹波元简曰："虚邪之中身也"，《八正神明论》云：虚邪者，八正之虚邪气也。正邪者，身形若用力汗出，腠理开，逢虚风，其中人也微，故莫知其情，莫见其形。又

《官能篇》文，与本篇略同。●章楠曰：虚邪贼风暴厉，故中于身，洒淅动形者，寒慄毛竖也；正邪者，寻常风寒，因腠理开而入，其气微而不厉，先现于面色，而身不之觉，故若有若无，若存若亡，有形无形，皆莫知其真实之病情也。●柳宝诒按：此两节，言冬时寒邪，所以能久伏不觉之故。凡风从时令王方来者为正邪，从冲后来者为虚邪。冬以寒为正邪，故中于人也令人不觉。近人有疑邪正不并立，不能久伏不发者，曷不取此两节经文，细意绎之。【编者按："此两节"指的是本段和《素问·八正神明论》"正邪者，身形若用力，汗出腠理开，逢虚风，其中人也微，故莫知其情，莫见其形"这两节文字。】●周学海曰：此从"邪气卸"到"病形"是全篇之中枢也。

4.8　黄帝问于岐伯曰：余闻之，见其色，知其病，命曰明；按其脉，知其病，命曰神；问其病，知其处，命曰工①。余愿闻见而知之，按而得之，问而极之，为之奈何②？岐伯答曰：夫色脉与尺之相应也，如桴鼓影响之相应也，不得相失也③，此亦本末根叶之出候也，故根死则叶枯矣④。色脉形肉不得相失也⑤，故知一则为工，知二则为神，知三则神且明矣⑥。黄帝曰：愿卒闻之。岐伯答曰：色青者，其脉弦也；赤者，其脉钩也；黄者，其脉代也；白者，其脉毛；黑者，其脉石⑦。见其色而不得其脉，反得其相胜之脉，则死矣⑧；得其相生之脉，则病已矣⑨。

①丹波元简曰：张云：《六十一难》曰：望而知之谓之神，闻而知之谓之圣，问而知之谓之工，切脉而知之谓之巧。盖本诸此。

②杨上善曰：察色之明，按脉之神，审问之工，为诊之要，故并请之。●马莳曰：此详言色脉病之相应，而全此三法者之难也。●张介宾曰：见色者，望其容貌之五色也。按脉者，切其寸口之阴阳也。问病者，问其所病之缘因也。知是三者，则曰明曰神曰工，而诊法尽矣。《六十一难》曰：望而知之谓之神，闻而知之谓之圣，问而知之谓之工，切脉而知之谓之巧。是为神圣工巧，盖本诸此。

③杨上善曰：桴，伏留反，击鼓槌也。答中色、脉及尺，以为三种，不言问也。色，谓面色。脉，谓寸口。尺，谓尺中也。五脏六腑善恶之气，见于色部、寸口、尺中，三候相应，如槌鼓、形影、声响，不相失也。如肝色面青，寸口脉弦，尺肤有异，内外不相失也。●张志聪曰：此论色脉与尺之相应，如桴鼓影响，不得相失者也。●丹波元简曰："与尺之相应也"，《甲乙》作"与尺之皮肤相应也"。据下文"皮肤"二字正系缺文，《甲乙》为是。"桴鼓"，简案：桴、枹同，音浮，击鼓槌也。《汉·李寻传》：犹枹鼓之相应。是也。

④杨上善曰：此则尺地以为根茎，色脉以为枝叶，故根死枝叶枯变。●张介宾曰：此言色脉形肉，皆当详察。在色可望，在脉可按，其于形肉，则当验于尺之皮肤。盖以尺之皮肤，诊时必见，验于此而形肉之盛衰，概可知矣。夫有诸中必形诸外，故色之与脉，脉之与形肉，亦犹桴鼓影响之相应，本末根叶之候，不相失也。●张志聪曰：夫精明五色者，气之华也，乃五脏五行之神气，而见于色也。脉者，荣血之所循行也。尺者，谓脉外之气血，循手阳明之络，而变见于尺肤，脉内之血气，从手太阴之经，而变见于寸寸。此皆胃腑五脏所生之气血，本末根叶之出候也。●黄元御曰：尺为根，色脉为叶。●陈念祖

曰：夫精明五色者，气之华也。则五脏五行之神气而见于色也。脉者，营血之所循行也。尺者，谓脉之气也，循手阳明之络而变见于尺肤。脉内之血气，从手太阴之经，而变见于尺寸。此皆胃府五脏所生之气血，本末根叶之出候也。●丹波元简曰：志云：夫精明五色者，气之华也，乃五脏五行之神气而见于色也。脉者，荣血之所循行也。尺者，谓脉外之气血，循手阳明之络，而变见于尺肤。脉内之血气，从手太阴之经，而变见于尺寸。此皆胃腑五脏所生之气血，本末根叶之出候也。●章楠曰：脉者，气血之先形；色者，气血之华采。脉动于肉里，色现于肌表，犹根本与枝叶，如桴鼓影响之相应而不失，观枝叶之荣枯，即知根本之虚实也。

⑤杨上善曰：形肉，即是尺之皮肤。色、脉、尺肤三种不相失也。●丹波元简曰："形肉"，志云：谓尺肤也，知色脉与尺之三者，则神且明矣。

⑥杨上善曰：故但知问极一者，唯可为工；知问及脉二者，为神；知问及脉，并能察色，称曰神明也。●马莳曰：夫见色知病为明，按脉知病为神，问病知处为工。（处者，各经也。）正以色脉与尺相应，如桴鼓影响，如本末根叶，故知一为工，知二为神，知三为神且明。●张介宾曰：三者皆当参合，故知三则神且明矣。桴，击鼓槌也。桴，孚、浮二音。●张志聪曰：形肉，谓尺肤也。知色脉与尺之三者，则神且明矣。●陈念祖曰：形肉，谓尺肤也。知色、脉与尺之三者，则神且明矣。●周学海曰：此段提唱，色脉尺三项为病形提纲，是后半篇之总冒。色脉尺三项平提，下文分叙，却重在脉上。

⑦杨上善曰：青为肝色，弦为肝脉，故青、弦为肝表也。问色、脉、尺三种之异，今但答色、脉不言尺者，以尺变同脉故也。赤为心色，钩为心脉，赤、钩为心表也。黄为脾色，代为脾脉，黄、代为脾表也。白为肺色，毛为肺脉，白、毛为肺表也。黑为肾色，石为肾脉，黑、石为肾表也。石，一曰"坚"，坚亦石也。●马莳曰：何也？肝主木，其色青，脉当弦；心主火，其色赤，脉当钩；脾主土，其色黄，脉当代；肺主金，其色白，脉当毛；肾主水，其色黑，脉当石。●张介宾曰：肝主木，其色青，其脉弦。心主火，其色赤，其脉钩。脾主土，其色黄，其脉代。肺主金，其色白，其脉毛。肾主水，其色黑，其脉石。五脉义见前十一。●张志聪曰：青黄赤白黑，五脏五行之气色也。弦钩代毛石，五脏五行之脉象也。如影响之相应者也，故色青者其脉弦，色赤者其脉钩。●黄元御曰：肝木色青，其脉弦，心人色赤，其脉钩，脾土色黄，其脉代，肺金色白，其脉毛，肾水色黑，其脉石。

⑧杨上善曰：假令肝病得见青色，其脉当弦，反得毛脉，是肺来乘，肝被克，故死。余脏准此也。●马莳曰：见其色而其脉未合，反得其相胜之脉，如色本青，而脉来浮涩而短，是金来克木也，此病之所以死也。●张介宾曰：不得其脉，言不得其合色之正脉也。相胜之脉，如青色得毛脉，以金克木之类是也。

⑨杨上善曰：假令肝病见青色，虽不见弦而得石脉，石为肾脉，是水生木，是得相生之脉，故病已也。●马莳曰：如色本青，而脉来沉石而滑，是水来生木也，此病之所以已也。●张介宾曰：相生之脉，如青色得石脉，以水生木之类是也。●张志聪曰：见其色而得脉之相应，犹坤道之顺承天也。如色青而反见毛脉，色赤而反见石脉，此阴阳五行之反胜，故死；如色青而得石脉，色赤而得代脉，此色生于脉，阳生于阴，得阳生阴长之道，故其病已矣。●陈念祖曰：青、黄、赤、白、黑，五脏五行之气色也。弦、钩、代、毛、石，五脏五行之脉象也。如影响之相应者也，故色青者其脉弦，色赤者其脉钩，见其色而

得脉之相应，犹坤道之顺承无也。如色青而反见毛脉，色青而反见石脉，此阴阳五行之反胜，故死。如色青而得石脉，色赤而得代脉，此色生于脉，得阳生阴长之道，故其病已矣。●丹波元简曰：张云：不得其脉，言不得其合色之正脉也。相胜之脉，如青色得毛脉，以金克木之类是也。相生之脉，如青色得石脉，以水生木之类是也。●章楠曰：五色应五脉之理，已注上文注中矣。若见其色而不得其脉，反得相胜之脉者，如色青而脉毛，是金来克木之类，则死矣；得相生之脉者，如色青而脉石，是水来生木之类，则病已矣。

4.9　黄帝问于岐伯曰：五藏之所生，变化之病形何如？岐伯答曰：先定其五色五脉之应，其病乃可别也①。黄帝曰：色脉已定，别之奈何？岐伯曰：调其脉之缓、急、小、大、滑、涩，而病变定矣②。

①杨上善曰：欲知五脏所生变化之病，先定面之五色、寸口五脉，即病可知矣。●周学海曰：此段叙"色"字，带定"脉"字，五色所主病形，只浑写一笔顿住。

②杨上善曰：虽得本脏之脉，而一脉便有六变，观其六变，则病形可知矣。马莳曰：故五脏变化之病形虽异，而色脉已定，乃可别之。别之者，调其脉之缓急大小滑涩也，调之者，调其尺之皮肤缓急大小滑涩与脉同也。则病变虽有微甚，知病本无难易，自然调尺而可知寸，调脉而可知色，所谓见色而知病，按脉而知病，问病而知处者，此之谓也。（本经《论疾诊尺》篇云：审其尺之缓急小大滑涩，肉之坚脆，而病形定矣。）●张介宾曰：缓急，以至数言。小大滑涩，以形体言。滑，不涩也，往来流利，如盘走珠。涩，不滑也，虚细而迟，往来觉难，如雨沾沙，如刀刮竹。六者相为对待，调此六者，则病变可以定矣。愚按：此节以缓急大小滑涩而定病变，谓可总诸脉之纲领也。然《五脏生成论》则曰小大滑涩浮沉。及后世之有不同者，如《难经》则曰：浮沉长短滑涩。仲景则曰：脉有弦紧浮沉滑涩，此六者名为残贼，能为诸脉作病也。滑伯仁曰：大抵提纲之要，不出浮沉迟数滑涩之六脉也。所谓不出乎六者，以其足统夫表里阴阳、虚实冷热、风寒湿燥、脏腑血气之病也。浮为阳为表，诊为风为虚；沉为阴为里，诊为湿为实。迟为在脏，为寒为冷；数为在腑，为热为燥。滑为血有余，涩为气独滞。此诸说者，词虽稍异，义实相通。若以愚见言之，盖总不出乎表里寒热虚实六者之辨而已。如其浮为在表，则散大而芤可类也；沉为在里，则细小而伏可类也；迟者为寒，则徐缓涩结之属可类也；数者为热，则洪滑疾促之属可类也；虚者为不足，则短濡微弱之属可类也；实者为有余，则弦紧动革之属可类也。此其大概，皆亦人所易知者；然即此六者之中，而复有大相悬绝之要，则人多不能识也。夫浮为表矣，而凡阴虚者，脉必浮而无力，是浮不可以概言表，可升散乎？沉为里矣，而凡表邪初感之甚者，阴寒束于皮毛，阳气不能外达，则脉必先见沉紧，是沉不可以概言里，可攻内乎？迟为寒矣，而伤寒初退，余热未清，脉多迟滑，是迟不可以概言寒，可温中乎？数为热矣，而凡虚损之候，阴阳俱亏，气血败乱者，脉必急数，愈数者愈虚，愈虚者愈数，是数不可以概言热，可寒凉乎？微细类虚矣，而痛极壅闭者，脉多伏匿，是伏不可以概言虚，可骤补乎？洪弦类实矣，而真阴大亏者，必关格倍常，是强不可以概言实，可消伐乎？夫如是者，是于纲领之中，而复有大纲领者存焉。设不能以四诊相参，而欲孟浪任意，则未有不覆人于反掌间者，此脉道之所以难言，毫厘不可不辨也。●张志聪曰：此论五脏所生之病，别其变化，先当调其五色五脉，色脉已定，而后调其尺肤与尺寸之脉。夫尺肤之气血，出于胃腑水谷之精，注于脏腑之经隧，而外布于皮肤。寸

口尺脉之血气，出于胃腑水谷之精，荣行于脏腑经脉之中，变见于手太阴之两脉口。皆五脏之血气所注，故脉急者，尺之皮肤亦急，脉缓者，尺之皮肤亦缓，如桴鼓之相应也。●陈念祖曰：此论五脏所生之病，别其变化，先当调其五色、五脉，色脉已定，而后调其尺肤与尺寸之脉。夫尺肤之气血，出于胃府水谷之精，荣行于脏府经脉之中，变见于手太阴之两脉口，皆五脏之血气所注。故脉急者，尺之皮肤亦急，脉缓者，尺之皮肤亦缓，如桴鼓之相应也。●丹波元简曰：张云：缓、急以至数言。小、大、滑、涩以形体言。滑，不涩也，往来流利，如盘走珠；涩，不滑也，虚细而迟，往来觉难，如雨沾沙、如刀刮竹。六者相为对待，调此六者，则病变可以定矣。调，察也。●周学海曰：调字重读。"尺"原作"脉"，今寻上下文义改之，上云"色脉已定"，此处固当言"尺"，下文方不嫌突，且所谓调者，即合色脉以参之之谓也，故下文跟定"脉"字。

4.10　黄帝曰：调之奈何？岐伯答曰：脉急者，尺之皮肤亦急①；脉缓者，尺之肤亦缓②；脉小者，尺之皮肤亦减而少气③；脉大者，尺之皮肤亦贲而起④；脉滑者，尺之皮肤亦滑⑤；脉涩者，尺之皮肤亦涩⑥。凡此变者，有微有甚⑦。故善调尺者，不待于寸⑧；善调脉者，不待于色⑨。能参合而行之者，可以为上工，上工十全九；行二者，为中工，中工十全七；行一者，为下工，下工十全六⑩。

①杨上善曰：脉急者，寸口脉急也。尺之皮肤者，从尺泽至关，此为尺分也；尺分之中，关后一寸动脉，以为诊候尺脉之部也；一寸以后至尺泽，称曰尺之皮肤。尺皮肤下，手太阴脉气从脏来至指端，从指端还入于脏，故尺下皮肤与尺寸脉六变同也。皮肤者，以手扪循尺皮肤，急与寸口脉同。

②杨上善曰：寸口脉缓，以手扪循尺皮肤缓也。

③杨上善曰：寸口脉小，尺之皮肤减而少气也。

④杨上善曰：寸口脉大，尺之皮肤贲起能大。一曰亦大，疑是人改从大。●丹波元简曰："贲而起"，《甲乙》作"大"字，更有"脉沉者，尺之皮肤亦沉"一句，据上文举六者则为剩文。张云：贲，忿奔二音，大也，沸起也。《论疾诊尺》篇曰：审其尺之缓、急、小、大、滑、涩，肉之坚、脆。而病形定矣。义与此同。简案：《十三难》云：脉数，尺之皮肤亦数；脉急，尺之皮肤亦急；脉缓，尺之皮肤亦缓；脉涩，尺之皮肤亦涩；脉滑，尺之皮肤亦滑。亦此义也。

⑤杨上善曰：按寸口脉滑，即尺皮肤亦滑。

⑥杨上善曰：寸口脉来蹇涩，尺之皮肤亦涩不滑也。

⑦张介宾曰：调，察也。此正言脉之与尺，若桴鼓影响之相应，而其为变，则有微有甚，盖甚则病深，微则病浅也。《论疾诊尺》篇曰：审其尺之缓急小大滑涩，肉之坚脆，而病形定矣。义与此同。见下章。贲，忿、奔二音，大也，沸起也。

⑧杨上善曰：寸口与尺各有六变，而六变各有微甚，可审取之。前调寸口脉六变，又调于尺中六变，方可知病。若能审调尺之皮肤六变，即得知病，不假诊于寸口也。

⑨杨上善曰：善调寸口之脉知病，亦不假察色而知也。

⑩杨上善曰：察色、诊脉、调尺，三法合行，得病之妙，故十全九，名曰上工。但知

尺、寸二者，十中全七，故为中工。但明尺一法，十中全六，以为下工也。●马莳曰：人能行此三者为上工，行二者为中工，行一者为下工，以其所全有九分、七分、六分之异，故其人有上中下之分耳。●张介宾曰：此正本末根叶之义也。以尺寸言，则尺为根本，寸为枝叶。以脉色言，则脉为根本，色为枝叶。故善调尺者，不待于寸；善调脉者，不待于色也。然必能参合三者而兼行之，更为本末皆得，而万无一失，斯足称为上工而十可全其九；若知二知一者，不过中下之材，故所全者亦惟六七而已。然曰六曰七者，轻易者在前也；曰八曰九者，最难者在后也。易者何难之有，难者岂易言哉！此其等差，虽分上下，而成败之贤不肖，其相去也天壤矣。●张志聪曰：故善调尺者，不待于寸口之脉，善调脉者，不待于五者之色，能参合而行之，斯可为上工矣。夫数始于一奇二偶，合而为三，三而两之成六，三而三之成九，此三才三极之道也。生于一而成于十，阴阳相得而各有合，此河图之数也。知者，知天地阴阳始终变化之道，故能全九十之大数。水数成于六，火数成于七。水即是精血，火即是神气。中工仅知血气之诊，故能全水火之成；下工血气之诊，亦不能全知矣。故曰：能参合而行之者，可以为上工。行者，谓色脉应天地阴阳之理数，贤者则而行之。（《集注》眉批：血气行于经脉皮肤之外内，逆从出入，乃本经之大纲。又：尺外而脉内，脉内而色外，此言知外即知内，知内即知外矣。又：曰九、曰七、曰六，是非治人之数矣。）●张玉师曰：缓急大小滑涩，五脏之六变也，五六而变为三十，三而三之，合为九十，惟智者明之。故曰：上工十全九。●黄元御曰：参合而行之，三者相合而行之也。●陈念祖曰：故善调尺者，不待于寸口之脉；善调脉者，不待于五者之色，能参合而行者，斯可为上工矣。夫穀始于一奇二偶，合而为三，三而两之为六，三而三之成九，此三才三极之道也。生于一而成于十，阴阳相得，而各有合，此河图之数也。知者，知天地阴阳变化始终之道，故能全九十之大数，水数成于六，火数成于七。水即是精血，火即是神气。中工仅知血气之诊，故能全水火之成。下工血气之诊亦不能全知矣。故曰能参合而行之者，可以为上工。行者，谓色脉应天地阴阳之理数也。●丹波元简曰：张云：此正本末根叶之义也。以尺寸言，则尺为根本、寸为枝叶；以脉色言，则脉为根本、色为枝叶。故善调尺者，不待于寸；善调脉者，不待于色也。然必能参合三者而兼行之，更为本末皆得，而万无一失。简案：《十三难》云：经言知一为下工，知二为中工，知三为上工。上工者十全九，中工者十全八，下工者十全六。《周礼·天官·医师职》云：岁终稽其医事，则以制其食，十全为上、失一次之、十失二次之、十失三次之、十失四为下。●章楠曰：夫营行脉中，卫行脉外，营卫通和，则气血周流无间。尺肤者，卫气所行者也，故脉之缓急滑涩，而尺肤亦然，脉小则尺肤减瘦，脉大则尺肤贲起，贲起者，隆厚也。至其病变，则色脉与尺肤有不相应，是营卫气血偏驳不和，必审其微甚而调之。善调者，见其一，即知其二，见其二，即知其三，而气血之虚实、营卫之浅深、邪正之胜负，了然心目，治之自可十全其九，而为上工也。●周学海曰：此段跟定"脉"字，叙"尺"字，尺肤所主病形，亦只用浑写顿住。以上色、尺两项病形，俱用略笔留于下文《五脉》发挥。

4.11 黄帝曰：请问脉之缓、急、小、大、滑、涩之病形何如①？岐伯曰：臣请言五藏之病变也②。心脉急甚者为瘛疭；微急为心痛引背，食不下③。缓甚为狂笑；微缓为伏梁，在心下，上下行，时唾血④。大甚为喉吤；微大为心痹引背，善泪出⑤。小甚为善哕；微小为消瘅⑥。滑甚为善渴；微滑为心疝引脐，小腹鸣⑦。涩甚为喑；微涩为血溢，维厥，耳鸣，颠疾⑧。

①杨上善曰：请问五脏之脉，各有六变，以候病形。●周学海曰："黄帝曰：请问脉"，"脉"字重读，是总承上六个"脉"字来，前人盖因此句，而将前文"尺"字，妄改作"脉"字。

②张志聪曰：此论五脏各有六者之变病，本于寒热血气之不和，与外受邪气、内伤忧恐之不同也。缓急大小滑涩，阴阳寒热血气之纲领也。下章曰：诸急多寒，缓者多热，大者多气少血，小者血气皆少，滑者阳气盛、微有热，涩者多血少气、微有寒。(《集注》眉批：寒热乃本身中阴阳水火之气化。)

③杨上善曰：心脉钩，脉缓、大、滑等三变为热，阳也；急、小、涩等三变为寒，阴也。夏时诊得心脉如新张弦急甚者，寒也，筋脉急痛以为瘛也。下言急者，皆如弦急，非急疾也。其心脉来，如弦微急，即脉微弦急，心微寒，故心痛引背心输而痛，胸下寒，咽中不下食也。●马莳曰：此详言五脏之病异脉变，而先以心言之也。脉有缓急小大滑涩，则病必随脉而变也。故急脉属肝，心得急脉而甚，当为风邪入心，病成瘛疭。瘛为筋脉踡急，而疭为筋脉弛纵，即今所谓急慢惊风之意耳。若脉急而微，则其病为心痛引背，食亦不下。正以急甚病亦甚，病于内而又病于外，故曰瘛疭。急微则病微，病止在于中也。●张介宾曰：六者为脉之提纲，故帝特举而问之。急者，弦之类。急主风寒，心主血脉，故心脉急甚则为瘛疭。筋脉引急曰瘛，弛长曰疭。弦急之脉多主痛，故微急为心痛引背。心胸有邪，食当不下也。大抵弦急之脉，当为此等病，故急甚亦可为心痛，微急亦可为瘛疭，学者当因理活变可也。余同此意。瘛，炽、寄、系三音。疭音纵。●张志聪曰：心为火脏，故寒甚则为瘛疭。盖手足诸节，神气之所游行出入，寒伤神气，故瘛疭也。微急为心痛引背。盖甚则心脏之神气受伤，微则薄于宫城之分也。食气入胃，浊气归心，心气逆故食不下。●丹波元简曰："心脉急"，楼氏《纲目》云：谓色赤脉钩而急也。张云：急者弦之类。"瘛疭"，张云：急主风寒，心主血脉，故心脉急甚，则为瘛疭，筋脉引急曰瘛，弛长曰疭。瘛，炽、寄、系三音。疭音纵。●章楠曰：心主一身之血，其本脉圆活如钩者，阳气升浮而按之柔和也。若急甚，则血少风生，肝邪乘心，或由外邪遏其内火，而为瘛疭，瘛疭者，风火相煽，筋脉或急或纵，手足抽掣也；微急者，不甚柔和，微带急象，血少不能荣养经脉，故为心痛引背，胃气因之不和，食不能下也。

④杨上善曰：心脉缓甚者，缓为阳也，缓甚热甚也，热甚在心，故发狂多笑。心脉微缓，即知心下热聚，以为伏梁之病，大如人臂，从齐上至于心，伏在心下，下至于齐，如彼桥梁，故曰伏梁。其气上下行来，冲心有伤，故时唾血。●马莳曰：缓脉属脾，心得缓脉而甚，当为土邪相并，病成狂笑。心在声为笑，狂刚失神矣。若脉缓而微。其病有伏梁之积在于心下，或升或降而行，时或唾中有血。正以甚则病成于骤，故曰狂笑。微则病成于素，故曰伏梁也。●张介宾曰：心气热则脉纵缓，故神散而为狂笑，心在声为笑也。若微缓则为伏梁在心下而能升能降，及时为唾血，皆心藏之不清也。伏梁义详疾病类七十三。●张志聪曰：缓甚则心气有余，心藏神，神有余则笑不休。伏梁，乃心下有余之积，故微主邪薄于心下也。心主血，热则上溢而时唾血也。●丹波元简曰："缓甚为狂笑"，张云：心气热则脉纵缓，故神散而为狂笑，心在声为笑也。"微缓为伏梁……唾血"，志云：伏梁乃心下有余之积，故微主邪薄于心下也。心主血，热则上溢而时唾血也。简案：

《经筋》篇云：手少阴之筋病，内急成伏梁，唾血脓者，死不治。●章楠曰：缓甚者，心气热甚，故为狂笑；微缓者，鼓动迟软，以其气伤血瘀，或形在心下，名伏梁，为心之积也，其积随气上下而行，新血不能归经，反时时随唾而出也。

⑤杨上善曰：心脉至气甚，气上冲于喉咽，故使喉中吤吤而鸣也。吤，古介反。心脉微盛，发风湿之气，冲心为痹痛，痛后引背输及引目系，故喜泪出也。●马莳曰：大脉属心，故心得大脉而甚，当为心火充溢，喉中吤然有声。若脉大而微，其病为心痹引背，时善泪出。正以心脉系于喉咙，附于背，通于目，故甚则病势有余而为喉吤，微则病势渐成而为痛引于背，及出泪也。●张介宾曰：心脉大甚，心火上炎也，故喉中吤然有声。若其微大而为心痹引背。善泪出者，以手少阴之脉，挟咽喉连目系也。心痹义，详疾病类六十七。吤音介。痹音秘。●张志聪曰：喉吤者，喉中吤然有声。宗气积于胸中，上出喉咙，以贯心脉而行呼吸，心气盛，故喉中有声也。心气微盛，则逆于心下，而为心痹引背，行于上，则心精随气上凑于目而泪出矣。●丹波元简曰："大甚为喉吤"，《甲乙》作"喉吤"，吤，《脉经》作"喉介"。马云：心火充溢，喉中吤然有声。简案：吤字书无义，下文云："喉中吤吤然唾出。"《素·咳论》云：喉中吤吤如梗状。介、芥古通，乃芥蒂之芥。喉间有物，有防碍之谓，吤唯是介字从口者，必非有声之义。"心痹"，见《五脏生成》篇及《痹论》。"善泪出"，张云：以手少阴之脉，挟咽喉，连目系也。●章楠曰：大甚者，心火亢逆，肺气窒塞，喉中如物梗，名喉吤者，其声变也；微大者，心气不足，血脉痹结，故引背而痛，手少阴之脉，挟咽喉连目系，故善于泪出也。

⑥杨上善曰：小为阴也，小甚，心之气血皆少，心气寒也。心气寒甚，则胃咽气有聚散，故为哕也。哕，于月反。小而不盛曰微。小者，阴也。心气内热而有寒来击，遂内热更甚，发为消瘅。瘅，热也。内热消瘦，故曰消瘅。瘅音丹。●马莳曰：小脉者，大脉之反也。心脉既小，而又小之甚，则心气不足，无以资土，其病当为哕。心脉而为小之微，则血液枯燥，病为消瘅也。●张介宾曰：心脉小甚，则阳气虚而胃土寒，故善哕。若其微小，亦为血脉枯少，故病消瘅。消瘅者，肌肤消瘦也。哕，于决切。瘅音丹，又上、去二声。●张志聪曰：（哕音海，如车鸾声而有节。）心脏虚，则火土之气弱，故为善哕。哕，呃逆也。夫五脏主藏精者也，五脏之血气皆少，则津液枯竭而为消瘅。消瘅者，三消之证，心肺主上消，脾胃主中消，肝肾主下消也。●丹波元简曰："小甚为善哕"，张云：阳张虚而胃土寒，故善哕。"微小为消瘅"，马云：血液枯燥，病为消瘅。志云：消瘅者，三消之证。简案：张为肌肤消瘦之义，非。●章楠曰：小甚者，火衰而土寒，胃气空乏而善哕，哕者，呕而有声无物也，后世或以呃逆名哕；微小者，心火下陷土中，善能消食，而肌肉消瘦，为消瘅之病也。

⑦杨上善曰：滑，阳也。阳气内盛，则中热喜渴也。阳气盛，内有微热冲心之阴，遂发为心疝，痛引少腹肠鸣者也。●马莳曰：滑脉者，涩脉之反也。心脉既滑，而又滑之甚，则心火有余，病为善渴。若滑而微，则病为心疝引脐，小腹必鸣也。●张介宾曰：心脉滑甚则血热，血热则燥，故当为渴。若其微滑则热在于下，当病心疝而引脐腹。《脉要精微论》曰：病名心疝，心为牡脏，小肠为之使，故曰少腹当有形也。●张志聪曰：滑则阳气盛而有热，盛于上则善渴，微在下则少腹当有形也。●丹波元简曰："心疝"，见《脉要精微论》《四时刺逆从》篇、《大奇论》。●章楠曰：滑甚者，心火乘肺胃，故善渴也；微滑者，心火流于小肠，名心疝，故引脐而小腹鸣也，此与心脉搏滑急亦为心疝者不

同，彼为外寒，由腑犯脏，此为内热，由脏传腑也。

⑧杨上善曰：涩，阴也。涩者，血多气少。心主于舌，心脉血盛上冲于舌，故喑不能言也。微涩，血微盛也。血微盛者，溢于鼻口而出，故曰血溢。维厥，血盛阳维脉厥也。阳维上冲则上实下虚，故为耳鸣癫疾。●马莳曰：涩为肺脉，心得涩脉而甚，金火相烁，病成为瘖。若脉涩而微，其血当损而溢，其阴维阳维之脉必厥，其耳必鸣，其疾在巅。正以心火不足，金反乘之，故甚则中外皆不足，微则内证杂见也。●张介宾曰：心脉涩甚，则血气滞于上，声由阳发，滞则为喑也。微涩为血溢，涩当伤血也。维厥者，四维厥逆也，以四肢为诸阳之本而血衰气滞也。为耳鸣、为颠疾者，心亦开窍于耳，而心虚则神乱也。喑音音，声哑也。●张志聪曰：心主言，心气少故为喑，血多故溢于上也。维，四维也。心为阳中之太阳，阳气少，故手足厥冷也。南方赤色，入通于心，开窍于耳，心气虚，故耳鸣颠疾。按：《金匮要略》曰：五脏病各有十八，合为九十病，盖一脏有六变，三六而变引十八病。●黄元御曰：《难经》：心脉急甚者，肝邪于心也，微急者，胆邪干小肠也。心脉大甚者，心邪自于心也，微大者，小肠邪自干小肠也。心脉缓甚者，脾邪于心也，微缓者，胃邪干小肠也。心脉涩甚者，肺邪干心也，微涩者，大肠邪于小肠也。心脉沉甚者，肾邪干心也，微沉者，膀胱邪干小肠也。此即其义。小，肾脉也。滑，肝脉也。瘛，筋急也。疭，筋缓也。喉吤，喉中气塞也。瘖，瘂也。维厥，四维厥逆也（即四肢。）●丹波元简曰："喑"，张云：心脉涩甚，则血气滞于上，声由阳发，滞则为喑。"血溢"，张云：涩当伤血也。简案：吐衄血之属。"维厥"，史云：经络有阳维、阴维，故有维厥，马同。张云：四维厥逆也，以四肢为诸阳之本，而血衰气滞也。"耳鸣颠疾"，志云：南方赤色，入通于心，开窍于耳。心气虚故耳鸣颠疾。简案：《甲乙》"颠"作"癫"，颠、癫、瘨三字并通。●章楠曰：涩甚者，气血闭甚，舌蹇而声不达为喑，以舌为心之苗也；微涩者，气伤而血溢，经脉瘀滞，为维厥者，阴维为病苦心痛也，血伤而虚风动，则耳鸣，耳为心肾之窍也，巅疾者，风上巅顶而头眩也。●周学海曰：维厥，即肢厥也。四肢，谓之四维。

4.12 肺脉急甚为癫疾；微急为肺寒热，怠惰，咳唾血，引腰背胸，若鼻息肉不通①。缓甚为多汗；微缓为痿瘘，偏风，头以下汗出不可止②。大甚为胫肿；微大为肺痹引胸背，起恶日光③。小甚为泄；微小为消瘅④。滑甚为息贲上气，微滑为上下出血⑤。涩甚为呕血；微涩为鼠瘘，在颈支腋之间，下不胜其上，其应善痠矣⑥。

①杨上善曰：肺脉毛，脉有弦急，是为冷气上冲，阳瞋发热在上，上实下虚，故为癫疾。肺以恶寒弦急，即是有寒乘肺，肺阳与寒交战，则二俱作病，为肺寒热也。肺病不行于气，身体怠惰。肺得寒，故发咳。咳甚伤中，故唾血。咳复引腰及背输而痛。肺病出气壅塞，因即鼻中生于宿肉也。●马莳曰：此言肺经之脉异病变也。急为肝脉，肺得急脉而甚，则木邪反乘所不胜，故为癫疾。若得急脉而微，则肺为寒热，为怠惰，为咳，为唾血，其咳引腰背与胸，又鼻中有息肉不通，皆肺气不足、风邪有余所致也。但甚则邪发于骤而为咳，微则邪积于素而为诸病耳。●张介宾曰：肺脉急甚，风邪胜也，木反乘金，故主癫疾。若其微急，亦以风寒有余，因而致热，故为寒热怠惰等病。●张志聪曰：肺主清

金而畏寒，寒甚则为癫疾，所谓重阴则癫也。肺寒热者，皮寒热也，寒在皮毛，故微急也。主肺气，怠惰咳唾血，引腰背胸，鼻若有息肉而气不通，皆肺气虚寒之所致。●丹波元简曰："肺脉急甚"，楼氏云：谓色白脉毛而急也。"癫疾"，张云：风邪胜也，木反乘金，故生癫疾。"微急……息肉不通"，马云：皆肺气不足，风邪有余所致也。●章楠曰：肺主一身之气，其本脉轻按浮短涩，名毛者，阳气初降之象也，重按则柔和。若浮沉皆急甚者，而无柔和之气，肝邪极盛，侮其所不胜，肺失清肃之权，风痰鼓激于内，为癫疾，阴病为癫，阳病为狂，皆心神昏乱也；微急者，气伤而营卫不和，则发寒热，怠惰无力，气逆血不循经，则咳而唾血，气脉不通，咳则牵引腰背胸，而鼻生瘜肉也。

　　②杨上善曰：缓为阳也，肺得热气，外开腠理，故为多汗。肺脉行于两手，肺得于热，故手痿缓。又肺脉不上于头，故肺之热开腠，自头以下漏风汗不止也。●马莳曰：缓为脾脉，肺得缓脉而甚，则血不养脾，脾虚不能生金，当为虚汗甚多也。若得缓脉而微，则为痿证，为鼠瘘，为偏风，为头以下汗出不可止。盖甚则病发于骤，虚汗甚多。而微则病成有日，故诸证悉见也。●张介宾曰：肺脉缓甚者，皮毛不固，故表虚而多汗。若其微缓，而为痿瘘偏风，头下汗出，亦以阳邪在阴也。●张志聪曰：缓则热甚，故多汗。肺热叶焦，则为痿也。鼠瘘，寒热病也，其本在脏，其末在脉。肺主百脉，是以微涩之有热，微涩之有寒，皆为鼠瘘在颈腋之间。本经曰：偏枯身偏不用，病在分腠之间。盖病在皮肤，为肺寒热；病在血脉，为寒热鼠瘘；在分腠则为偏风。肺主周身之气而朝百脉也，腠理开，故头以下汗出不可止。头以下者，颈项胸背之间，肺之外部也。●丹波元简曰："多汗"，张云：皮毛不固，故表虚而多汗。志云：缓则热甚，故多汗。"痿瘘"，志云：肺热叶焦则为痿也。鼠瘘，寒热病也，其本在脏，其末在脉，肺主百脉，是以微缓之有热，微涩之有寒，皆为鼠瘘，在颈腋之间。简案：《脉经》无"瘘"字。"偏风"，志云：本经曰：偏枯身偏不用，病在分腠之间。盖病在皮肤则为寒热；病在血脉为寒热鼠瘘；在分腠则为偏风。肺主周身之气而朝百脉也。腠理开，故头以下汗出不可止，头以下者，颈、项、胸、背之间，脉之外部也。简案：《脉经》注云：一作"漏风"，据汗出不可止，作"漏风"近是。●章楠曰：缓甚者，气泄卫疏，故多汗；微缓，则亦气伤而肢痿，生鼠瘘，经脉郁结，故为偏风、半身不遂等病，头以下汗出不可止，皆气散也。

　　③杨上善曰：肺气甚，故曰肺大甚也。肺脉手太阴与足太阴相通，足太阴行胫，故肺气热甚，上实下虚，故为胫肿也。肺气微大，又得秋时寒气，故发为痹痛，前引胸，后引背输。以是阴病，故引胸背，起不用见日光也。恶，焉故反。●马莳曰：大为心脉，肺得大脉而甚，则金为火烁，肾水随涸，胫发为肿。若得脉大而微，则肺痹引于胸背，见火知畏，虽日光亦所恶也。盖甚则心肺肾之交病，病为胫肿，内外俱形也。微则肺经之为病，成于内也。●张介宾曰：肺脉大甚者，心火烁肺，真阴必涸，故为胫肿。若其微大，亦由肺热，故为肺痹引胸背。肺痹者，烦满喘而呕也。起畏日光，以气分火盛而阴精衰也。●张志聪曰：大主多气少血，气盛于下，则为胫肿，微盛于上，则为肺痹引胸背，盖气从下而上也。日光，太阳之火。阴血少，故恶日光，金畏火也。（《集注》眉批：肾为本，肺为末。）●丹波元简曰："胫肿"，张云：心火烁肺，真阴必涸，故为胫肿。"肺痹"，见《痹论》及《五脏生成》篇。喻氏《法律》云：肺痹心膈窒塞，上气不下，盖肺为相传之官，治节行焉，管领周身之气，无微不入，是肺痹即为气痹明矣。"起恶日光"，张云：以气分火盛而阴精衰也。志云：日光太阳之火，阴血少故恶日光，金畏火也。《脉经》作

"起腰内"三字。●章楠曰：大甚者，肺火盛于经络，肺主表，上病极而下，故为胻肿，俗名流火也；微大者，热伤津液，肺气痹而引，胸背皆不舒，《痹论》曰：肺痹者，烦满喘而呕也，起恶日光，亦火郁之故也。

④杨上善曰：肺之气血小甚，即是气寒，即是胃气甚，不消水谷，故泄利矣。肠肺之气血微小也。虚寒伤肺，反为热病，消肌肉也。●马莳曰：小脉为大之反，肺得小脉而甚，则中气大衰，病当为泄。若得小脉而微，则为消瘅也。正以甚则虚甚，土金皆衰而成泄。小则病微，其消瘅之病止在于肺也。●张介宾曰：肺脉小甚，则阳气虚而腑不固，病当为泄。若其微小，亦以金衰，金衰则水弱，故为消瘅。●张志聪曰：小则气血皆虚而为泄，肺与大肠为表里也。微小则为消瘅，肺主津水之生原也。●丹波元简曰："为泄"，《论疾诊尺》篇云：尺肤寒，其脉小者泄少气。张云：阳气虚而腑不固，病当为泄。志云：肺与大肠为表里也。"消瘅"，张云：金衰则水弱，故为消瘅。志云：肺主津，水之生原也。●章楠曰：小甚者，肺气下陷而为泄泻，以大肠为肺之腑也；微小者，津亦耗矣，故为消瘅。

⑤杨上善曰：滑甚，阳气盛也。阳盛击阴为积，左右箱近膈，犹如覆杯，令人上气喘息，故曰息贲。贲，膈也，音奔。阳气微盛则内伤络脉，络脉伤则上下出血，阳络伤则上衄血，阴络伤则下泄血也。●马莳曰：滑为涩脉之反，肺得滑脉而甚，则火盛病炽，当为息贲之积，而其气上逆。若得滑脉而微，则火逼肺与大肠，当为上下出血也。盖滑主气为病，气上而不下。微则主血为病，血乃上下俱行也。●张介宾曰：肺脉滑甚者，气血皆实热，故为息贲上气。息贲，喘急也。若其微滑，亦为上下出血。上言口鼻，下言二阴也。贲音奔。●张志聪曰：滑主阳气盛，故为息贲上气。微则上下出血，血随气行者也。●丹波元简曰："息贲"，张云：气血皆实热，故为息贲上气。息贲，喘急也。贲，音奔。"上下出血"，张云：上言口鼻，下言二阴也。●章楠曰：滑甚者，热盛气腾，故为息贲上气；微滑者，气热动血而妄行，上为鼻衄，下为便血。

⑥杨上善曰：气为阳也，血为阴也，涩为阳也，今得涩脉，即知血盛冲于肺腑阳络，阳络伤便欧血也。微涩，血微盛也。血微盛者，循肺腑手阳明脉上胻为瘘，又循肺手太阴脉下支腋之间为瘘，其脉下虚不胜上实，金实遂欲克木，为味故喜酸也。酸，木味也。●马莳曰：涩为肺脉，肺得涩脉而甚，则肺邪有余，血溢而呕。若得涩脉而微，则为鼠瘘，在颈与支腋之间。身为上，足为下，下体不胜其上，故足软无力，其应善痠矣。正以甚则血为有伤，微则病积于素，所以有不同耳。●张介宾曰：涩脉因于伤血，肺在上焦，故涩甚当为呕血。若其微涩，气当有滞，故为鼠瘘在颈腋间。气滞则阳病，血伤则阴虚，故下不胜其上，而足膝当痠软也。痠音酸。●张志聪曰：涩主多血少气，血多气少，则血留不行，故为呕血。瘘者，阴寒而瘦削不能行，肺主气而发原在下，少气有寒，则下不胜其上矣。●黄元御曰：鼠瘘，在颈支腋之间，在颈上，而连腋下也。鼠瘘，胆木上逆之病。胆木逆则肝未必陷，下陷不胜其上逆，故其应善酸。酸者，木郁之所生也。●丹波元简曰：张云：涩脉因于伤血，肺在上焦，故涩甚当为呕血。若其微涩，气当有滞，故为鼠瘘，在颈腋间。气滞则阳病，血伤则阴虚，故下不胜其上，而足膝当酸软也。痠，音酸。●章楠曰：涩甚者，气伤血瘀，瘀积于胃而呕血也；微涩者，气血两伤而两滞，故成鼠瘘，如瘰疬之类，上既郁结，气血不得下输，故下不胜上，而足膝痠软无力也，《痿论》曰：肺热叶焦，发为痿躄，上虚而下病，痠软，乃痿之兆也。

4.13　肝脉急甚者为恶言；微急为肥气，在胁下若覆杯①。缓甚为善呕；微缓为水瘕痹也②。大甚为内痈，善呕衄；微大为肝痹阴缩，咳引小腹③。小甚为多饮；微小为消瘅④。滑甚为㿉疝；微滑为遗溺⑤。涩甚为溢饮；微涩为瘈挛筋痹⑥。

①杨上善曰：诊得弦脉急者，是寒气来乘于肝，魂神烦乱，故恶出言语也。肝脉微急，是肝受寒气，积在左胁之下，状若覆杯，名曰肥气。●马莳曰：此言肝经之脉异病变也。急为肝脉，肝脉急甚为恶言，盖肝主怒，肝气有余，则听言而恶也。微急为肥气在胁下若覆杯，盖肝素有积，其脉虽急而渐微也。●张介宾曰：肝脉急甚，肝气强也，肝强者多怒少喜，故言多嗔恶也。若其微急，亦以木邪伤土，故为肥气在胁下。胁下者，肝之经也。愚按：《五十六难》曰"肝之积名曰肥气，在左胁下"，其义本此。然《难经》以木王东方，故言左胁，而此节本无左字。●张志聪曰：肝主语，在志为怒。肝苦急，故急甚为恶言；微急为肥气，在胁下，若覆杯，皆有余之气也。●黄元御曰：《难经》：肝之积，曰肥气，在左胁下，如覆杯。●丹波元简曰："肝脉急甚"，楼氏云：谓色青脉弦而急也。"恶言"，《甲乙》注：一作"妄言"。志云：肝主语，在志为怒。张云：言多嗔恶也。"肥气"，张云：以木邪伤土，故为肥气在胁下，胁下者肝之经也。《五十六难》杨注云：肥气者肥盛也。言肥气聚于左胁之下如覆，突出如肉，肥盛之状也，小儿多有此病。●章楠曰：肝藏血，其本脉柔软而细长，名弦者，阳气初生之象也。若急强不和，则血少而气逆，肝气逆则多怒，故出恶言，或恶人之言也；若微急，乃气伤血瘀，结于胁下名肥气，大如覆杯，肝之积也，胁下，肝之部也。

②杨上善曰：缓甚者，肝热气冲咽，故喜呕也。阳气微热，肝气壅塞，饮溢为水，或结为瘕，或聚为痹。●马莳曰：缓为脾脉，肝脉缓甚，则木土相克，病为善呕。肝脉微缓，则土不胜水。当成水瘕而为痹也。水瘕者，水积也。●张介宾曰：缓为脾脉，以肝脉而缓甚，木土相克也，故善呕。若微缓而为水瘕为痹者，皆土为木制，不能运行而然。水瘕，水积也。瘕，加、驾二音。●张志聪曰：食气入胃，散精于肝，缓主多热，热则肝气逆，故善呕。水瘕痹者，亦食饮之所积也。本经曰：喜怒不测，饮食不节，阴气不足，阳气有余，荣气不行，乃发为痈。●丹波元简曰："善呕"，志云：食气入胃，散精于肝。缓主多热，热则肝气逆，故善呕。简案：马、张以缓为脾脉，恐误。"水瘕痹也"，《甲乙》无"也"字，是。志云：水瘕痹者，亦食饮之所积也。简案：盖水癖澼饮之类。痹，闭也。●章楠曰：缓甚者，纵缓气横犯胃，故善呕也；微缓者，气不循经，水蓄成瘕而痹也，瘕者，假物以成形也。

③杨上善曰：大甚气盛，热气结为内痈也。肝气上逆，故喜呕喜衄。微大，少阳微盛击肝，乃为阴病肝痹者也。阴寒故筋缩，又发肝咳，循厥阴下引少腹痛。●马莳曰：大为心脉，肝得大脉而甚，则火气炎木，内当为痈，及善呕血，与鼻中出血为衄也。若脉得微大，则为肝痹，为阴缩，为咳引小腹，火自阴经而上，而为诸病，较之甚者，仅血不上越耳。●张介宾曰：肝脉大甚，肝火盛也，木火交炽，故为内痈。血热不藏，故为呕衄。若其微大而为肝痹，为阴缩，为咳引小腹，皆以火在阴分也。肝痹义见疾病类六十七。衄，泥六切，鼻血也。●张志聪曰：大主肝气盛，盛则郁怒而不得疏达，故为内痈。呕衄，肝气逆于上也。阴缩，肝气逆于下也。肝脉抵少腹，上注肺，咳引小腹者，经气逆于上下

也。●丹波元简曰：志云：本经曰：喜怒不测，饮食不节，阴气不足，阳气有余，荣气不行，乃发为痛。大主肝气盛，盛则郁怒而不得疏达，故为内痛。呕、衄，肝气逆于上也。阴缩，肝气逆于下也。肝脉抵少腹，上注肺。咳引小腹者，经气逆于上下也。●章楠曰：大甚者，火盛结为内痛，血热妄行，呕而衄血也；微大者，血伤气痹，肝主筋，筋失荣养而阴缩，阴为宗筋，故气痹而咳，牵引小腹也。

④杨上善曰：肝脉小甚，是为气血皆少，故渴而多饮也。微小气血俱少，有寒气冲肝气，遂发热为瘅，消肌肉。●马莳曰：小为大脉之反，肝得小脉而甚，则血甚不足，当为多饮。若得小脉而微，则为消瘅，其病相类而成耳。●张介宾曰：肝藏血，肝脉小甚则血少而渴，故多饮。若其微小，亦以阴虚血燥而为消瘅也。●张志聪曰：小者，血气皆少，少则木火盛，故多饮，及为消瘅也。●丹波元简曰：志云：小者血气皆少，少则木火盛，故多饮及为消瘅也。简案：肝瘅见《瘅论》及《五脏生成》篇。●章楠曰：小甚者，血枯内燥，渴而多饮；微小者，饮多成瘅，瘅者，水郁成热也。

⑤杨上善曰：滑甚，少阳气盛也。少阳气盛则肝虚不足，发为㿗疝，丈夫小腹中为块，下冲阴痛。阳气微盛，阴虚不禁，故为遗寒也。平按：注寒，依经文应作溺。●马莳曰：滑为涩脉之反，肝得滑脉而甚，则睾丸属于肝经，㿗疝已成也。若得滑脉而微，则疏泄无束，当为遗溺也。●张介宾曰：肝脉滑甚者，热壅于经，故为㿗疝。若其微滑而为遗溺，以肝火在下而疏泄不禁也。㿗，颓同。溺，尿同。●张志聪曰：滑主气盛而热，故为㿗疝。肝主疏泄，肝气盛而热，故遗溺也。●丹波元简曰："㿗疝"，张云：热壅于经，故为㿗疝。"遗溺"，张云：以肝火在下，而疏泄不禁也。●章楠曰：滑甚者，湿闭而热伏，热则脉滑，湿闭而气不流行，阴子肿大顽木，不知痛痒，名㿗疝也；微滑者，虚热气不能收摄，为遗溺，盖实热则壅闭，虚热为遗溺，皆肝所主之病也。

⑥杨上善曰：肝脉涩者，肝气血多寒也。肝血多而寒，不得泄，溢入肠胃皮肤之外，故为溢饮也。微涩，血多而寒，即厥阴筋寒，故瘛急而挛也。●马莳曰：涩为肺脉，肝得肺脉而甚，则木为金胜，邪反干脾，土不胜水，饮溢四肢也。若得涩脉而微，则血不养筋，当为瘛为挛，为筋痹也。●张介宾曰：肝脉涩甚，气血衰滞也，肝木不足，土反乘之，故湿溢支体，是为溢饮。若其微涩而为瘛挛为筋痹，皆血不足以养筋也。瘛，翅、系二音。挛音恋，筋急缩也。●张志聪曰：溢饮者，饮留于四肢，则经脉阻滞，故脉涩。肝气虚而有寒，故为瘛挛筋痹，肝主筋也。●丹波元简曰："溢饮"，志云：饮留于四肢，则经脉阻滞，故脉涩。《脉经》作"淡饮"。"瘛挛筋痹"，《甲乙》作"瘛疭挛筋"。张云：皆血不足以养筋也。●章楠曰：涩甚者，阳气无力运行，由水饮漫溢故也；微涩者，气血皆伤，筋失荣养，为瘛疭，为拘挛，而筋痹也。

4.14　脾脉急甚为瘛疭；微急为膈中，食饮入而还出，后沃沫①。缓甚为痿厥；微缓为风痿，四肢不用，心慧然若无病②。大甚为击仆；微大为疝气，腹里大脓血，在肠胃之外③。小甚为寒热，微小为消瘅④。滑甚为㿗癃；微滑为虫毒蛕蝎腹热⑤。涩甚为肠㿗；微涩为内㿗，多下脓血⑥。

①杨上善曰：诊得代脉急甚，多寒为病，手足引牵来去，故曰瘛疭也。微急者，微寒也。脾气微寒，即脾胃中冷，故食入还呕出，大便沃冷沫也。膈中当咽，冷不受食也。

①马莳曰：此言脾经之脉异病变也。急为肝脉，脾得急脉而甚，则风邪克土，病成瘛疭也。若得急脉而微，则木邪侮土，其在上为膈中，食饮入而还出，脾气不上通也。（本经《上膈》篇云：气为上膈，食饮入而还出。）在下为去后沃沫，脾气不下疏也。●张介宾曰：脾脉急甚，木乘土也，脾主支体而风气客之，故为瘛疭。若其微急，亦为肝邪侮脾，则脾不能运而膈食还出，土不制水而复多涎沫也。沃音屋，水汪然貌。●张志聪曰：瘛者，急而收引；疭者，纵而懈弛。脾主四肢，故急甚为瘛疭。脾有寒不能运化饮食，故为膈中、食饮入而还出、后沃沫，盖不能游溢津液，上归于肺，四布于皮毛，故涎沫之从口出也。●黄元御曰：膈中，即饴膈也。后沃沫，饮食吐后，多吐涎沫也。●丹波元简曰："脾脉急甚为瘛疭"，张云：木乘土也，脾主肢体，而风气客之，故为瘛疭。"膈中"，马云：木邪侮土，其在上为膈中，食饮入而还出，脾气不上通也。本经《上膈》篇云：气为上膈，食饮入而复出。"后沃沫"，志云：不能游溢津液，上归于肺，四布于皮毛，故涎沫之从口出也。简案：马云：在下为去后沃沫，脾气不下疏也。误。●章楠曰：脾土居中，而主肌肉，其本脉和缓而敦厚，阴阳两平之象。气旺四季更代之时，故脉名代，而歇止有定数者，亦名代脉，是脾气损，不能接续各脏之气，以行于身也。脾主四肢，其脉急甚，肝邪盛而犯脾，风动而四肢抽掣，为瘛疭也；微急，则气逆而膈中，膈，犹格也，食饮阻逆，故入而还出，后沃沫者，食出，又吐白沫，中土被木邪所伤也。

②杨上善曰：缓甚者，脾中虚热也。脾中主营四肢，脾气热不营，故曰四肢痿弱。厥，逆冷也。微缓，脾中微热也。脾中有热受风，营其四肢，令其痿弱不用。风不入心，故心慧然明了，安若无病。●马莳曰：缓为脾脉，脾得缓脉而甚，则土气大弱，为痿为厥。若得缓脉而微，则为风为痿，四肢不用，心则慧然若无病也。●张介宾曰：脾脉宜缓，而缓甚则热，脾主肌肉四肢，故脾热则为肉痿及为厥逆。若微缓而为风痿四肢不用者，以土弱则生风也。痿弱在经而脏无恙，故心慧然若无病。●张志聪曰：痿厥风痿，皆四肢瘫痪而不为所用。甚则从中而病见于外，微则病在外而不及于中，故心慧然若无病也。●丹波元简曰：张云：脾脉宜缓，而缓甚则热，脾主肌肉四肢，故脾热则为肉痿，及为厥逆。若微缓而为风痿。四肢不用者，以土弱则生风也，痿弱在经，而脏无恙，故心慧然若无病。●章楠曰：缓为本脉，缓甚，则气虚而经脉弛，痿弱无力，阳不能达四末，则厥冷也；微缓者，气虚，而肝风乘之，四肢不用，名风痿，以非外风，故心慧然若无病也。●周学海曰：此燥病也。燥极风生，内不濡心，外不濡筋。心失所养，筋脉内弛，神明外散，其脉微弦而长，按之奭，而薄带散，故曰微缓。

③杨上善曰：脾脉大甚，是脾气盛血里，当是被击，或是倒仆有伤，故发此候。脾气微大，即知阴气内盛为疝，大腹里脓血，在肠胃之外也。●马莳曰：大为心脉，脾得大脉而甚，病为击仆，若击之而仆地也。若得大脉而微，则脾经成疝，腹中必大脓血在于肠胃之外。（按《腹中论》，黄帝曰：病有少腹盛，上下左右皆有根，可治否？岐伯曰：名为伏梁，裹大脓血居肠胃之外，不可治，治每切按之至死。此下则因阴，必下脓血，上则迫于胃，生膈，夹胃脘内痈。此久病也，难治。居脐上为逆，脐下为从。勿动亟夺。）盖甚则病形于外，微则病积于中也。●张介宾曰：脾主中气，脾脉大甚为阳极，阳极则阴脱，故如击而仆地。若其微大为疝气，以湿热在经，而前阴为太阴阳明之所合也。腹里大者，以脓血在肠胃之外，亦脾气壅滞所致。●张志聪曰：大乃太过之脉，脾为孤脏，中央土以灌四旁，太过则令人四肢不举，故为击仆，若击之而仆地也。疝气腹里大，脓血在肠胃之

外，皆有余之积聚也。●黄元御曰：击仆，中风昏迷，若被击而颠仆也。●丹波元简曰："击仆"，张云：脾主中气，脾脉大甚为阳极，阳极则阴脱，故如击而仆地。楼氏云：凡病偏枯，必先仆倒。故《内经》连名称为"击仆偏枯"也。"疝气"，张云：以湿热在经，而前阴为太阴阳明之所合也。简案：他四脏举积名，而此独云"疝气"可疑。《脉经》作"痞气"，是。《五十六难》云："脾之积名曰痞气，在胃脘，覆大如盘，久不愈，令人四肢不收，发黄疸，饮食不为肌肤。"杨注：痞，否也。言否结成积也。"腹里大脓血"，张云：腹里大者，以脓血在肠胃之外。亦脾气壅滞所致。简案：《脉经》无"腹"字，"里"作"裹"。《素·腹中论》云："伏梁……裹大脓血，居肠胃之外。"此则痞气而裹大脓血，在肠胃之外也。●章楠曰：大甚者，或因击伤，或跌仆，而伤肌肉，气血扰动也；若微大，气耗血壅，为病疝，以前阴为太阴、阳明之所合也，如又腹大，以脓血结于肠胃之外也。●顾观光曰："腹里大脓血"，《脉经》无"腹"字，"里"作"裹"。●周学海曰：腹裹，肚囊也。作"里"误。

④杨上善曰：脾脉小甚，气血皆少，是病诸寒热病也。微小气血俱少，故多内热，热消肌肉也。●马莳曰：小为大脉之反，脾得小脉而甚，则为寒热往来，以脾血不足也。若得小脉而微，则为消瘅之证，以血枯津竭也。●张介宾曰：脾脉小者，以中焦之阳气不足，故甚则为寒热，而微则为消瘅。●张志聪曰：寒热者，血气虚也，脾虚而不能为胃行其津液，故为消瘅。●丹波元简曰："寒热"，张云：中焦之阳气不足也。志云：血气虚也。"消瘅"，志云：脾虚而不能为胃行其津液，故为消瘅。●章楠曰：小甚，则气血皆虚，营卫不调，而为寒热；微小者，气虚不能化津，消渴而成瘅也。

⑤杨上善曰：滑甚者，阳气盛热也。阴气虚弱，发为㿗癃。癃，淋也，音隆。微滑，阳气微盛有热也。蛔，胡灰反，腹中长虫也。蝎，胡竭反，谓腹中虫如桑蠹也。阳盛有热，腹内生此二虫，为病绞作腹中。●马莳曰：滑为涩脉之反，脾得滑脉而甚，则为㿗疝，为癃溺，盖土不胜水则为㿗，土不运水则为癃也。若得滑脉而微，则有虫毒如蛔蝎之类，其腹内当为热，盖以滑为阳脉，其形如珠，则必有虫物毒气为热也。●张介宾曰：脾脉滑甚，太阴实热也，太阴合宗筋，故为溃癃疝。若其微滑，湿热在脾，湿热熏蒸，故生诸虫及为腹热。溃，㿗同。癃，闾中切。蛕，蛔同，音回。蝎音歇。●张志聪曰：（蛕音回，同蚘。）脾为阴湿之土，湿热则为疝㿗、为小便闭癃，湿热则生虫也。●黄元御曰：虫毒蛕蝎，蚘蛲之属也。●丹波元简曰："溃癃"，张云：脾脉滑甚，太阴实热也，太阴合宗筋，故为溃癃疝。"蛕蝎"，张云：其微滑湿热在脾，湿热熏蒸，故生诸虫及为腹热。简案：蛕、蚘、蛔并音回。《说文》：蛕，腹中长虫。《尔雅》注：蝎，木中蠹虫。刘勰《新论》云：身之有欲，如树之有蝎。●章楠曰：滑甚，为热，而在脾，脾主湿，湿热闭结，故溃而兼癃，是前阴胀痛，小便不通也；微滑者，气虚湿热蒸而化虫，成蛊毒腹胀而内热，虫名蛕蝎也。

⑥杨上善曰：颓，徒回反。脉涩，气少血多而寒，故冷气冲下，广肠脱出，名曰肠颓，亦妇人带下病也。微涩，是血多聚于腹中，溃坏而下脓血也。●马莳曰：涩为肺脉，脾得涩脉而甚，则肺与大肠为表里，今涩脉见于脾土，而又至于甚，则土不能生金，金邪又为有余，其大肠当为内溃也。若得涩脉而微，则内溃多下脓血，盖溃在内者为甚，而脓血之下者，为气当疏通，反由于微也。●张介宾曰：脾脉涩甚而为肠溃，微涩而为内溃，及多下脓血者，以涩为气滞血伤，而足太阴之别，入络肠胃也。肠溃内溃，远近之分耳。

一曰下肿病，盖即疝漏之属。●张志聪曰：脾气虚而有寒，则为肠澼。多血少气，故下脓血也。●黄元御曰：肠溃，肠聚也。内溃，内积也。●丹波元简曰：张云：脾脉涩甚而为肠溃，微涩而为内溃。及多下脓血者，以涩为气滞血伤，而足太阴之别入络肠胃也。肠溃、内溃远近之分耳，一曰下肿病，盖即疝漏之属。简案：《脉经》"肠溃"作"肠㿉"、"内溃"作"内溃"（《甲乙》同，"㿉"作"溃"，注云："溃"一作"溃"），盖二证各别。肠溃，四种溃病之一，见《千金方·内溃则》。马亦以"溃"字释之，然不详其为何证。张云：疝漏之属，姑仍之。●章楠曰：涩甚者，气虚血瘀，成肠溃，微涩者，成内溃，皆肠痈之类，故多下脓血也。●周学海曰："溃"、"㿉"二字，《脉经》互易为是。

4.15 肾脉急甚为骨癫疾；微急为沉厥奔豚，足不收，不得前后①。缓甚为折脊；微缓为洞，洞者，食不化，下嗌还出②。大甚为阴痿；微大为石水，起脐已下至小腹腄腄然，上至胃脘，死不治③。小甚为洞泄；微小为消瘅④。滑甚为癃㿉；微滑为骨痿，坐不能起，起则目无所见⑤。涩甚为大痈，微涩为不月沉痔⑥。

①杨上善曰：诊得石脉急甚者，是谓寒气乘肾阳气走骨而上，上实下虚，故骨癫也。微急者，肾冷发沉厥之病，足脚沉重逆冷不收，膀胱大肠壅闭，大小便亦不通。●马莳曰：此言肾经之脉异病变也。急为肝脉，肾得急脉而甚，则肾主骨，风邪入骨，当为骨癫疾。（本经《癫狂》篇有骨癫疾。）若得急脉而微，则为沉厥，盖风邪入肾则为厥，而肾气不足则当沉滞而无知也；及为奔豚，以肾邪渐积而成也；为足不收，以肾脉行于足也；为不得前后，以肾通窍于二便也。正以甚则骨癫，自里达表也；微则病徐，在里病多也。●张介宾曰：肾脉急甚者，风寒在肾，肾主骨，故为骨癫疾。若微急而为沉厥足不收者，寒邪在经也。为奔豚者，寒邪在脏也。为不得前后者，寒邪在阴也。按《五十六难》曰："肾之积名曰奔豚，发于少腹、上至心下若豚状，或上或下无时。"其义本此。骨癫疾义，详针刺类三十七。●张志聪曰：肾为阴脏而主骨，阴寒太甚，故为骨癫疾。肾为生气之原，正气虚寒，则为沉厥，虚气反逆，故为奔豚。阴寒在下，故足不收。肾开窍于二阴，气虚不化，故不得前后也。●黄元御曰：骨癫疾者，肾主骨，水旺而木陷，故脉急而病癫也。沉厥，肾水寒陷而四肢厥冷也。奔豚，风水奔冲，若惊豚也。●丹波元简曰："肾脉急甚"，楼氏云：谓色黑脉石而急也。"骨癫疾"，见《癫狂》篇。《甲乙》作"骨痿癫疾"。"沉厥"，马云：盖风邪入肾则为厥，而肾气不足，则当沉滞而无知也。"奔豚"，志云：虚气反逆，故为奔豚。阴寒在下，故足不收。肾开窍于二阴。气虚不化，故不得前后也。张云：按《五十六难》曰：肾之积名曰奔豚，发于少腹，上至心下，若豚状，或上或下无时。其义本此。简案：《骨空论》云：督脉生病，从少腹上冲心而痛，不得前后，为冲疝。又《史·仓公传》云：涌疝，令人不得前后溲，盖皆奔豚也。●章楠曰：肾藏精而主骨，其本脉沉实，按之软滑，阳气归伏之象也。若急甚者，寒邪入骨，阳气伤而心昏愦，名骨癫疾也；微急者，寒邪入经，沉者，深也，肾经为至深之处，故足冷而厥，其邪气从少腹上冲心者，名为奔豚，肾之积也，其足强不能收缩，不得前后者，二便不通，皆下焦阳虚，阴邪郁闭故也。●顾观光曰："肾脉急甚为骨痿癫疾"，原脱"痿"字，依《甲乙经》补，与《脉经》引此文合。然本书《癫狂》篇有"骨癫疾"，则原本亦通。

②杨上善曰：阳气盛热，阴气虚弱，肾受寒气，致令腰脊痛如折。肾脉从肾而上，贯肝膈，循喉咙，故肾有热气，则下津液不通，上冲喉嗌，通洞不禁，其食入腹还出。●马莳曰：脾为缓脉，肾得缓脉而甚，则肾与膀胱为表里，膀胱之脉行于脊，今土邪乘水，肾气不足，当折脊而不能举也。若得缓脉而微，则肾气无束，当为洞泄不止，其脾气亦不运行，而所下之食宜不化，或至食饮下嗌而还出也。●张介宾曰：肾脉缓甚者阴不足，故为折脊，以足少阴脉贯脊循脊内也。若其微缓，肾气亦亏，肾亏则命门气衰，下焦不化，下不化则复而上出，故病为洞而食入还出也。●张志聪曰：督脉属肾贯脊，缓则督脉懈弛，故脊折也。戊癸合而化生火土，以消入胃之食饮，肾气缓，故食不化而还出也。●黄元御曰：肾脉贯脊，缓甚为折脊，土克水也。●丹波元简曰："折脊"，志云：督脉属肾，贯脊，缓则督脉懈弛，故脊折也。简案：楼氏《纲目·脊痛门》，引本经文，知是脊痛之谓，犹折髀折腰之折。"洞"，《甲乙》作"洞泄"、《脉经》作"洞下"。简案：《根结》篇：仓廪无所输，膈洞。此谓洞泄与膈证也。张则见"下嗌还出"之文，以为上出之义，则似为膈证不可从，盖洞即史所谓迥风。仓公云：迥风者，饮嗌下仓而辄出不留；又云：迥风之状，饮食下嗌辄后之；又云：即数十出。还出即后之之谓，其为洞泄、洞下，明矣。●章楠曰：缓甚者，阳气耗散，督为阳脉之纲，与肾脉相通，而主腰脊，阳伤，故腰脊如折；微缓者，阳气内虚，中空如洞，无火化食，下嗌还出也。

③杨上善曰：大甚多气少血，太阳气盛，少阴血少，精血少故阴痿不起也。太阳气盛，血少，津液不得下通，结而为水，在少腹之中。垂垂，少腹垂也。其水若至胃脘，盛极故死也。●马莳曰：大为心脉，肾得大脉而甚，则火盛水衰，当为阴痿也。若得大脉而微，则脐下当有石水，起脐已下，至少腹觉膇膇然而下垂，及上至胃脘，此证当至死不治耳。（按《素问·阴阳别论》云：阴阳结邪，多阴少阳为石水。又《大奇论》有：肾肝并沉为石水。本经《水胀》篇有石水之问，而伯无所答。今以本节考之，则石水多生于肾经而居下部者。）●张介宾曰：肾脉大甚，水亏火旺也，故为阴痿。若其微大，肾阴亦虚，阴虚则不化，不化则气停水积而为石水。若至胃脘，则水邪盛极，反乘土脏，泛滥无制，故死不治，石水义见后二十四。膇音垂，重坠也。腕，当作脘。●张志聪曰：阴痿者，阴器痿而不举。石水，肾水也，上至胃脘，水泛而土败也。●黄元御曰：膇膇，积水下垂貌。●丹波元简曰：马云：火盛水衰，当为阴痿也。张云：若其微大，肾阴亦虚。阴虚则不化，不化则气停水积而为石水。若至胃脘，则水邪盛极，反乘土藏，泛滥无制，故死不治。石水义见《素·阴阳别论·大奇论》。膇，音垂，重坠也；腕，当作脘，诸本并讹。●章楠曰：大甚者，火散不聚，其阴则痿矣；微大者，火衰水聚，深沉如石，起脐下至少腹，膇膇然者，腹胀下垂，若胀至胃脘，则火土两败，故死不可治也。

④杨上善曰：肾气小甚，是血气皆少也。肾之血气皆少，则上下俱冷，故食入口还出，故曰洞泄。血气俱少，是谓阴虚阳盛，热为消瘅。●马莳曰：小为大脉之反，肾为小脉而甚，则肾气甚衰，无以主下焦，而为洞泄。若得小脉而微，亦水不配火，当为消瘅之证也。●张介宾曰：肾脉小甚，则元阳下衰，故为洞泄。若其微小，真气亦亏，故为消瘅。●张志聪曰：肾气虚则为洞泄。精血不足，则为消瘅。●黄元御曰：洞泄，泄之甚者。呕泄之极，皆谓之洞（空也。）●丹波元简曰：马云：肾气甚衰，无以主下焦，而为洞泄，亦水不配火，当为消瘅之证也。●章楠曰：小甚者，下焦阳虚不固，故为洞泄；微小者，肾水涸而成消瘅矣。

⑤杨上善曰：滑甚，太阳热甚，少阳虚而受寒，故为癃颓也。微滑，太阳微盛，热入骨髓，发为骨痿骨弱，坐不能起也。太阳自目内眦而起，上冲于目，故目无见也。●马莳曰：滑为肾脉，肾得滑脉而甚，则肾邪有余，当膀胱闭癃及成癃疝也。若得肾脉而微，则肾气亦衰，当为骨痿而不能起床，起则昏晕目盲矣。●张介宾曰：肾脉滑甚，阴火盛也，故为癃癀，癃，膀胱不利也。癀，疝也。若其微滑，亦由火旺，火旺则阴虚，故骨痿不能起，起则目暗无所见。●张志聪曰：肾有热，则为小便闭癃、为睾丸肿癀。骨痿坐不能起，热伤肾气也；目无所见，热伤骨精也。●丹波元简曰：志云：肾热则为小便闭癃。为睾丸肿癀，骨痿。坐不能起，热伤肾气也。"目无所见"，志云：热伤骨精也。《甲乙》"见"下有"见黑丸"三字；《脉经》"视见黑花"四字。●章楠曰：滑甚者，湿热闭结，既癃且癀，与脾脉之滑甚同病也；微滑者，肾虚骨热，为骨痿，故坐不能起，起则目无所见也，痿有五痿：心肝脾肺肾，皆虚热也。

⑥杨上善曰：涩甚多血少气不宣，故聚为大痈。微涩者，血微盛也。血多气少不通，故女月经不得以时下也。又其气少血聚，复为广肠内痔也。沉，内也。●马莳曰：涩为肺脉，肾得涩脉而甚，则精血俱衰，内为大痈。若得涩脉而微，则精血亦衰，当为经闭与痔下也。●张介宾曰：肾脉涩者为精伤，为血少，为气滞，故甚则为大痈，微则为不月，为沉痔。●张志聪曰：血气皆始于肾，涩则血气阻滞，故为大痈，气血不行，故为女子不月、为沉痔。●黄元御曰：沉痔，木陷而肛肿也。●丹波元简曰：志云：血气皆始于肾，涩则血气阻滞，故为大痈。气血不行，故为女子不月、为沉痔。简案：沉痔，盖谓痔之沉滞不已者。●章楠曰：涩甚者，为大痈，即所云：营气不从，逆于肉里，乃生壅肿也；微涩者，结滞且干枯，故月事不来，沉痔者，谓病根结于深沉之处，成痼疾也。以上举缓、急、大、小、滑、涩六脉，分五脏部位而辨其病，然有脉同而病异者，有病同而脉异者，要必参合四诊以辨之也。●周学海曰：以上详叙六脉微甚之病，即补叙五色尺肤所主之病也。前叙色尺，笔势下趋如过脉，文字接叙六脉，笔势即堂堂正大，是色尺必以脉为主也，五脏即暗承五色六变微甚，即隐赅尺肤。读者须目光四射乃得。

4.16　黄帝曰：病之六变者，刺之奈何①？岐伯答曰：诸急者多寒②；缓者多热③；大者多气少血④；小者血气皆少⑤；滑者阳气盛，微有热⑥；涩者多血少气，微有寒⑦。

①杨上善曰：问前五脉各有六变补泻之道。●马莳曰：此言刺上六脉之有法，而唯小脉则用药也。六变者，以病因脉而变也。●张志聪曰：六变者，五脏之所生，变化之病形，有缓急大小滑涩之六脉，此缘阴阳血气寒热之不和，而变见于脉也。●陈念祖曰：此言变化之病形有缓急、大小、滑涩之六脉，此缘阴阳血气寒热之不和，而变见于脉也。●章楠曰：此总结缓、急、大、小、滑、涩，以辨气血虚实寒热之病也。言诸急者多寒，亦有非寒者矣，如云脾脉急甚为瘛疭等病，则非寒也，是但寒病为多耳；缓者多热，亦有非热者矣，如云肾脉缓甚为折脊，是阳虚而非热，以热病为多耳；多气少血、多血少气者，言偏胜郁滞之病也，盖气为阳，性流动，血为阴，性凝滞，故气胜则脉滑，血胜则脉涩也。故凡缓、急、大、小、滑涩之脉，皆有虚实不同，其五脏为病各异，要必参合四诊，以辨之为准也。又如《难经》云：一脉十变。假令心脉急甚者，肝邪干心也；心脉微急者，胆邪干小肠也；心脉大甚者，小肠邪自干小肠也；心脉缓甚者，脾邪干心也；心

脉微缓者，胃邪干小肠也；心脉涩甚者，肺邪干心也；心脉微涩者，大肠邪干小肠也；心脉沉甚者，肾邪干心也；心脉微沉者，膀胱邪干小肠也，五脏各有刚柔邪，故令一脉变为十也。是与此章经文，互明其理，盖急、大、缓、涩、沉，为肝、心、脾、肺、肾脏脉之本象，若现于别脏部位，则为病邪，甚则为脏病，微则为腑病。此举心脏以明之，余脏皆可类推矣。

②杨上善曰：脉之弦急，由于多寒，有甚有微，即五脏急合有十种，故曰诸急。自余诸变，皆仿此也。●张介宾曰：急者，弦紧之谓。仲景曰：脉浮而紧者，名曰弦也。紧则为寒。成无己曰：紧则阴气胜。故凡紧急之脉多风寒，而气化从乎肝也。●张志聪曰：寒气收劲，故脉急。●汪昂曰："诸急者"，脉急。●沈又彭曰：急，紧也，非弦也。仲景云：脉浮而紧者，名曰弦也。弦者，状如弓弦，按之不移也。脉紧者，如转索之无常也。缓者，弱也，非迟也，故主热。●陈念祖曰：寒气收劲，故脉急。●丹波元简曰："诸急"，张云：急者弦紧之谓。仲景曰：脉浮而紧者，名曰弦也。紧则为寒。成无己曰：紧则阴气胜，故凡紧急之脉多风寒，而气化从乎肝也。简案：气化从乎肝，不可信据。下仿此。

③杨上善曰：由其当脏多热，致脉迟缓。●张介宾曰：缓者，纵缓之状，非后世迟缓之谓。仲景曰：缓则阳气长。又曰：缓者胃气有余。故凡纵缓之脉多中热，而气化从乎脾胃也。●张志聪曰：热气散弛，故脉缓。●汪昂曰："缓者多热"，按：热当属数。●丹波元简曰："缓者"，张云：缓者纵缓之状，非后世迟缓之谓。仲景曰：缓则阳气长。又曰：缓者胃气有余。故凡纵缓之脉多中热，而气化从乎脾胃也。

④杨上善曰：由其当脏气多血少，致令脉有洪大。●张介宾曰：大为阳有余，阳盛则阴衰，故多气少血。仲景曰：若脉浮大者，气实血虚也。故脉之大者多浮阳，而气化从乎心也。●张志聪曰：宗气荣气行于脉中，卫气行于脉外，故大主多气。●陈念祖曰：热气散驰，宗气荣气行于脉中，卫气行于脉外，故大主多气。●丹波元简曰："大者"，张云：大为阳有余，阳盛则阴衰，故多气少血。仲景曰：若脉浮大者，气实血虚也。故脉之大者多浮阳，而气化从乎心也。

⑤杨上善曰：由其当脏血气皆少，故令脉衰小也。●张介宾曰：小者近于微细，在阳为阳虚，在阴为阴弱，脉体属阴而化从乎肾也。●张志聪曰：如血气皆少，则脉小也。●陈念祖曰：如气血皆少，则脉小也。●丹波元简曰："小者"，张云：近于微细，在阳为阳虚，在阴为阴弱。脉体属阴，而气化从乎肾也。

⑥杨上善曰：由其当脏阳盛热微，故令脉有滑疾也。●张介宾曰：滑脉为阳，气血实也，故为阳气盛而微有热。仲景曰：滑者胃气实。《玉机真藏论》曰：脉弱以滑，是有胃气。故滑脉从乎胃也。●张志聪曰：阳气盛而微有热，则脉行滑利。●陈念祖曰：阳气盛而微有热，则脉行滑和。●丹波元简曰："滑者"，张云：滑脉为阳，气血实也，故为阳气盛而微有热。仲景曰：滑者，胃气实。《玉机真藏论》曰：脉弱以滑，是有胃气。故滑脉从乎胃也。

⑦杨上善曰：由其当脏血多气少，微寒，故令脉涩。●张介宾曰：涩为气滞，为血少，气血俱虚则阳气不足，故微有寒也。仲景曰：涩者荣气不足。亦血少之谓，而此曰多血，似乎有误。观下文刺涩者无令其血出，少可知矣。涩脉近毛，故气化从乎肺也。●张志聪曰：气少则脉行涩滞，血随气行者也。●汪昂曰："涩者多血少气"，按："涩"当为

"血少"。●陈念祖曰：气少则脉行涩滞，血随气行者也。●丹波元简曰："涩者"，张云：涩为气滞，为血少。气血俱虚，则阳气不足，故微有寒也。仲景曰：涩者，荣气不足。亦血少之谓。而此曰多血，似乎有误，观下文刺涩者，无令其血出少可知矣，涩脉近毛，故气化从乎肺也。●顾观光曰："涩者多血少气"，张景岳云：仲景曰涩者营气不足，而此曰多血，似有误。观下文，刺涩者无令其血出，少可知矣。

4.17　是故刺急者，深内而久留之①。刺缓者，浅内而疾发针，以去其热②。刺大者，微泻其气，无出其血③。刺滑者，疾发针而浅内之，以泻其阳气而去其热④。刺涩者，必中其脉，随其逆顺而久留之，必先按而循之，已发针，疾按其痏，无令其血出，以和其脉⑤。诸小者，阴阳形气俱不足，勿取以针，而调以甘药也⑥。

①杨上善曰：寒则气深来迟，故深内而久留也。●马莳曰：故诸部急者必多寒，凡刺急脉者，必深纳其针而久留之，则寒自热也。●张介宾曰：急者多寒，寒从阴而难去也。内，纳同。●张志聪曰：深内而久留之者，俟阳气至而针下热也。

②杨上善曰：热退气浅行疾，故浅内疾发。●马莳曰：诸部脉缓者必多热，凡刺缓脉者，必浅纳其针而疾发之，则热可去也。盖寒必入内，故其针深；热必达外，故其针浅也。●张介宾曰：缓者多热，热从阳而易散也。●张志聪曰：浅内而疾发针者，去其热也。

③杨上善曰：大者气多，故须微泻；以其少血，故不出血。●马莳曰：诸部脉大者，多气少血，凡刺大脉者，微泻其气，无出其血可也。●张介宾曰：大者多阴虚，故无出其血。●张志聪曰：气盛者微泻其气，无出其血，使阴阳血气之和调也。

④杨上善曰：以其气盛而微热，故浅内针仍疾发之。●马莳曰：诸部皆滑者，阳气必盛，且微有热，凡刺滑脉者，必疾发其针而浅纳之，以泻其阳气，而去其热可也。●张介宾曰：与刺缓者略同。●张志聪曰：滑者，疾发针而浅内之，泻脉外之阳热也。

⑤杨上善曰：脉涩，即多血也。以其多血，故先须以手扪循，然后刺之中其脉血。随其逆冷者，久而留针。以其气少，恐其泄气，故发针已，疾按其痏。痏，于轨反，谓疮瘢之也。●马莳曰：诸部脉涩者，多血少气，且微有寒，凡刺涩脉者，必中其脉，随其逆顺而久留之，必先按而循之，及已发针，当速按其痏，无令其血出，以和其脉可也。●张介宾曰：脉涩者气血俱少，难于得气，故宜必中其脉而察其逆顺，久留疾按而无出其血。较之诸刺更宜详慎者，以脉涩本虚而恐伤其真气耳。循音巡，摩按也。痏，委、伟二音，刺瘢也。●张志聪曰：针者，必中其脉，随其逆顺而久留之，调经脉外内之血气也。必先按而循之，致脉外之气也。疾按其痏，无令其出血，以和其脉，无令皮肤之血出，使脉外之气以和于脉中也。●黄元御曰：涩为少血，曰刺涩者，无令其血出，血少可知，此曰多血，字误也。●丹波元简曰：张云：脉涩者，气涩俱少，难于得气，故宜必中其脉而察其逆顺，久留疾按而无出其血。较之诸刺，更宜详慎者，以脉涩本虚而恐伤其真气耳。循，音巡，摩按也。痏，委、伟二音，刺瘢也。

⑥杨上善曰：诸脉小者，五脏之阴，六腑之阳，及骨肉形，并其气海之气，四者皆悉虚少。若引阴补阳，是则阴竭；引阳补阴，即使阳尽。阴阳既竭，形气又微，用针必死，

宜以甘味之药调其脾气，脾胃气和，即四脏可生也。●马莳曰：诸部脉小者，血气皆少，其阴阳形气俱不足，勿取以针，而当调以甘和之药可也。●张介宾曰：脉小者为不足，勿取以针，可见气血俱虚者，必不宜刺而当调以甘药也。愚按：此节阴阳形气俱不足者，调以甘药，甘之一字，圣人用意深矣。盖药食之入，必先脾胃，而后五脏得禀其气。胃气强则五脏俱盛，胃气弱则五脏俱衰。胃属土而喜甘，故中气不足者，非甘温不可。土强则金旺，金旺则水充，此所以土为万物之母，而阴阳俱虚者，必调以甘药也。虽《至真要》等论所列五味，各有补泻，但彼以五行生克之理，推衍而言；然用之者，但当微兼五味而以甘为主，庶足补中，如四季无土气不可，五脏无胃气不可，而春但微弦、夏但微钩之义皆是也。观《阴阳应象大论》曰"形不足者温之以气，精不足者补之以味"，故气味之相宜于人者，谓之为补则可；若用苦劣难堪之味，而求其能补，无是理也。气味攻补之学，大有妙处，倘不善于调和，则开手便错，此医家第一著要义。●张志聪曰：夫针者，所以调阴阳血气之不和，若血气皆少者，必须调以甘药，非针之可能资生也。按：刺涩者曰必中其脉。要知刺急刺缓，取脉外之气也。刺大刺滑，泻脉外之阳，以和脉内之血也。刺涩者必中其血，随其逆顺，必先按而循之，调脉内之血，以致脉外之气也。勿取以针，调以甘药者，血气之生于阳明也。当知血气乃胃腑水谷之精，有行于皮肤之外者，有行于经脉之内者，外内贯通，环转不息。故善调尺者，不待于寸，善调脉者，不待于色，能参合而行之，可为上工。上工者，知阴阳血气之终始出入者也。●丹波元简曰：张云：愚按此节，阴阳形气俱不足者，调以甘药。"甘"之一字，圣人用意深矣。盖药食之入，必先脾胃，而后五脏得禀其气。胃气强则五脏俱盛；胃气弱则五脏俱衰，胃属土而喜甘，故中气不足者，非甘温不可。土强则金王，金王则水充，此所以土为万物之母，而阴阳俱虚者，必调以甘药也。

4.18　黄帝曰：余闻五藏六府之气，荥输所入为合，令何道从入，入安连过，愿闻其故①。岐伯答曰：此阳脉之别入于内，属于府者也②。黄帝曰：荥输与合，各有名乎？岐伯答曰：荥输治外经，合治内府③。黄帝曰：治内府奈何？岐伯曰：取之于合。黄帝曰：合各有名乎？岐伯答曰：胃合于三里，大肠合入于巨虚上廉，小肠合入于巨虚下廉，三焦合入于委阳，膀胱合入于委中央，胆合入于阳陵泉④。黄帝曰：取之奈何？岐伯答曰：取之三里者，低跗；取之巨虚者，举足；取之委阳者，屈伸而索之；委中者，屈而取之；阳陵泉者，正竖膝予之齐下至委阳之阳取之；取诸外经者，揄申而从之⑤。

①杨上善曰：问脏腑脉之荥输之合，行处至处也。●马莳曰：（输，腧同。）此言荥输治外病，合治内腑，遂举治内腑之合穴以明之也。●张介宾曰：五脏六腑皆有五腧，五腧之所入为合，即各经之合穴也。然手之三阳，复有连属上下、气脉相通者，亦谓之合，故此以入安连过为问。●丹波元简曰："入安连过"，张云：五脏六腑，皆有五腧。五腧之所入为合，即各经之合穴也。然手之三阳，复有连属上下气脉相通者，亦谓之合，故此以入安连过为问。《甲乙》作"入安从道"。

②杨上善曰：此言合者，取三阳之脉别属腑者称合，不取阴脉。以阳脉内属于腑，邪入先至于腑，后至于脏故也。●张介宾曰：此下言六阳之经，内属于腑，因以明手之三

阳，下合在足也。●张志聪曰：按：脏腑之十二经脉，出于指井者，受皮肤之气血，溜于荥，注于输，入于肘膝而为合。故帝问五脏六腑之气，荥输所入为合，令何道从入，入安连过，谓从荥输所入为合之气血，从何道而入，入安所连而为合，安所行过而相连。帝总问五脏六腑者，盖欲访明脏之五输，腑之六俞，所出所入之原流，然此已论于《本输》篇内，故伯只答六腑之合，皆在于足之原因。再按：脉外之卫气，出于足之阳明，上冲于头面，散行于三阳；脉外之气血，从手阳明之五里，布散于肤表。是手足诸阳之气，皆从上而下，复从足趾井入于脉中，从足而交于手。故曰：六腑之经脉，皆出于足之三阳，上合于手也。此阳气之出于地中，运行于天表，复从下而贯于地脉经水之中。●丹波元简曰："属于腑者也"，张云：此下言六阳之经，内属于腑，因以明手之三阳，下合在足也。

③杨上善曰：五脏六腑，荥输未至于内，故但疗外经之病。此言合者，唯取阳经属内腑者，以疗内腑病也。●马莳曰：按此节曰"荥输治外经"为句，观末云"取诸外经者"自明。彼有以"经"字连下者非。且此"经"字，乃经脉之经，即首节中"阳则流于经"之经，非井荥输经合之经也。●张介宾曰：荥腧气脉浮浅，故可治外经之病。合则气脉深入，故可治内腑之病。●黄元御曰：脏腑之腧，所出为井，所溜为荥，所注为俞，所行为经，所入为合。五脏六腑之气，荥、俞所入为合，是令何道从入？入而安所连属？安所过往？此阳脉之别入于内，属于腑者，是从别道而入，连属于腑，过往于其本腑之所合者也。故荥、俞治外经，合治内腑。●丹波元简曰："荥输……治内腑"，张云：荥腧气轻浮浅，故可治外经之病。合则气脉深入，故可治内腑之病。

④杨上善曰：胃气，循足阳明脉，合于三里，故胃有病，取之三里，疗胃腑也。大肠之气，循胃足阳明脉，合巨虚上廉，故大肠有病，疗巨虚上廉也。小肠之气，循足阳明脉，合巨虚下廉，故小肠有病，疗巨虚下廉也。三焦之气，循足太阳合委阳，故三焦有病，疗于委阳也。膀胱之气，循足太阳脉，下合委中，故膀胱有病，疗于委中也。胆气，循足少阳脉，下合阳陵泉，故胆有病，疗阳陵泉也。●马莳曰：夫五脏六腑之气脉，虽始于井，而井之所注为荥，所行为输，所经为经，所入为合，是果何道而入？入何连过？伯乃不言五脏之阴脉，止言六腑之阳脉，谓此荥输与合，即阳脉之入于内而属于腑也。盖荥输与合，皆各有名，然荥输之穴，气脉尚在于外，所以治病之在外经脉也。合之穴，气脉则入于内，所以治病之在内腑也。是以内焉之腑曰胃，外焉之合曰三里，故胃与三里而相合也。内焉之腑曰大肠，外焉之合曰巨虚上廉，（此本足阳明胃经之穴，其实为大肠之合。前《本输》篇有云：复下三里三寸，为巨虚上廉；复下上廉三寸，为巨虚下廉。大肠属上廉，小肠属下廉。）故大肠与巨虚上廉而相合也。内焉之腑曰小肠，外焉之合曰巨虚下廉，义见上。故小肠与巨虚下廉而相合也。内焉之腑曰三焦，外焉之合曰委阳，（属足太阳膀胱经之穴，其实为三焦之。）故三焦与委阳而相合也。内焉之腑曰膀胱，外焉之合曰委中，故膀胱与委中而相合也。内焉之腑曰胆，外焉之合曰阳陵泉，故胆与阳陵泉而相合也。此所以刺此诸合，则内腑之病治矣。●张介宾曰：胃，足阳明也。三里，本经所入为合也。大肠，手阳明也。本经之合在曲池，其下腧则合于足阳明之巨虚上廉。小肠，手太阳也。本经之合在小海，其下腧则合于足阳明之巨虚下廉。三焦，手少阳也。本经之合在天井，其下腧则合于足太阳之委阳穴。按：大肠小肠三焦，皆手三阳之经。然大小肠为下焦之腑，连属于胃，其经虽在上，而气脉不离于下，故合于足阳明之巨虚上下廉。三焦为孤独之腑，其于三部九候无所不统，故经之在上者属手，腧之在下者居足。所以十二

经中，惟此手之三阳，乃有下腧。故《本输》篇曰：大肠小肠，皆属于胃。三焦下腧，在于足小趾之前，少阳之后，出于腘中外廉，名曰委阳。即此谓也。详经络类十六。膀胱，足太阳也。委中，即本经之合。胆，足少阳也。阳陵泉，即本经之合。●张志聪曰：此申明三阳之气，外合于三阳之经，三阳之经，内合于六腑也。所谓太阳少阳阳明者，三阳之气也，运行于脉外，与六腑之经脉相合。脉外之气与经脉合于荥输之间，是以荥输治外经，治在外之经脉也。脉内之血气，与三阳之气合于肘膝之间，是以合治内腑，盖脉中之血气，六腑之所出也。●黄元御曰：治内腑者，取之于合，以其入属于腑也。胃合入于三里，足阳明之穴也。大肠之合在曲池，巨虚上廉，足阳明穴。小肠之合在小海，巨虚下廉，足阳明穴。三焦之合在天井，委阳，足太阳穴。膀胱合于委中央，足太阳穴。胆合于阳陵泉，足少阳穴。●丹波元简曰："巨虚上廉"，马云：此本足阳明胃经之穴，其实为大肠之合。前《本输》篇有云：复下三里三寸为巨虚上廉，复下上廉三寸为巨虚下廉。大肠属上廉，小肠属下廉。张云：大肠，手阳明也。本经之合，在曲池也，其下腧则合于足阳明之巨虚上廉也。"巨虚下廉"，张云：小肠，手太阳也。本经之合在小海，其下腧则合于足阳明之巨虚下廉。"委阳"，张云：三焦，手少阳也。本经之合在天井，其下腧则合于足太阳之委阳穴。按：大肠、小肠、三焦皆手三阳之经。然大小肠为下焦之腑，连属于胃，其经虽在上，而气脉不离于下，故合于足阳明之巨虚上下廉。三焦为孤独之腑，其于三部九候，无所不统，故经之在上者属手，腧之在下者居足。所以十二经中，惟此手之三阳乃有下腧，故《本输》篇曰：大肠小肠皆属于胃。三焦下腧，在于足小趾之前少阳之后，出于腘中外廉，名曰委阳，即此谓也。

⑤杨上善曰：以下取六合之输，疗内腑法也。正立则膝竖。揄，与朱反，引也。●马莳曰：（竖音柱。予，与同。齐，脐同。揄，舂朱切。）然取穴各有其法，取三里者，将足之跗面低下着地而取之，不使之举足。取上下巨虚者，则举足而取之。取委阳者，屈其体，以觅承扶之阴纹；伸其体，以度委阳之分寸，故曰屈伸而索之。（委阳在承扶下一寸六分，承扶在尻臀下陷纹中。）取委中者，则屈其足而不伸也。（在腘中央约纹陷中，必屈足而取之。）取阳陵泉者，则正竖其膝以与其穴，在膝下一寸骭骨外陷中也。然委阳在委中之上、承扶之下，而委阳之外廉，即委阳之阳也。（古人谓外为表，又名之曰阳。）彼阳陵泉者，正在委阳之外也。齐下至此处以觅至膝下，而取阳陵泉耳。夫取合之法如此。若荥输治外经，则取外病之经脉，当觅荥穴、输穴以治之，亦必揄扬以申其手足而善取之耳。上文有荥输治外经之答，而帝未之问，故伯不明言荥输之名，而告以取穴之法也。●张介宾曰：委阳在承扶下六寸。屈伸索之者，屈其股以察承扶之阴纹，伸其足以度委阳之分寸也。正竖膝予之齐，谓正身蹲坐，使两膝齐也。委阳之阳，当作委中之阳，盖委中之外廉，即阳陵泉之次也。竖，上主切，又去声。●张介宾曰：揄，引也。申，明也。取外经者在荥输，然亦必引正详明，方可从而治之。揄音余。●张志聪曰：（揄音于，引也，抒也。）三里、巨虚皆足阳明之经，巨虚上、下廉乃手太阳阳明之合，故取三里者，低跗取之，以足经之在下也。巨虚者，举足取之，欲其伸舒于上也。委阳者，足太阳之经，三焦之合，屈伸而索之者，索三焦之气，往来于上下也。膀胱主水，故屈而取之。少阳属木，故竖膝予之，使木气之条达也。齐下至委阳之阳取之者，谓胆与三焦，总属少阳之气也。盖言在经脉，则有手足之分，合于三阴三阳之气，又无分手与足也。取诸外经者，取五脏六腑之荥输也。揄申而取之者，伸舒其四体，使经脉之流通也。帝始问五

脏六腑之荥输，伯只答六腑之合而未言取诸外经，君臣反覆问答，盖以详明阴阳血气之出入，经脉外内之贯通。●黄元御曰：正竖膝，予之齐正，竖两膝，使与之齐也。下至委中之阳，谓委中之前，阳关之下，即阳陵泉之分也。取诸外经，谓取荥、俞诸穴。揄申而取之，舒展申布而取之也。●丹波元简曰："屈伸而索之"，马云：屈其体以觅承扶之阴纹，伸其体以度委阳之分寸。（委阳在跌下一寸六分，承扶在尻臀下陷纹中。）"正竖膝予之齐"，张云：谓正身蹲坐，使两膝齐也。"委阳之阳"，马云：古人谓外为表，又名之曰阳。张云：当作委中之阳，盖委中之外廉，即阳陵泉之穴也。"揄申而从之"，马云：必揄扬以申其手足善取之耳。张云：揄，引也。申，明也。取外经者在荥输，然亦必引正详明，方可从而治也。揄音余。简案：揄，引也，见《说文》。张注《骨空论》，折使揄臂亦同，今从之。志云：揄，音于，引也，抒也。伸舒其四体，使经脉之流通也。●周学海曰："正竖膝，予之齐下至"，至，直也。"委阳之阳取之"，谓坐而正，竖其膝，折其胫，引线与膝后大筋相齐，又折而下直委阳之外，是穴也。"揄申而从之"，"揄申"当作"揄伸"，《骨空论》注云：揄，摇也。谓或摇或伸，而寻之也。

4.19　黄帝曰：愿闻六府之病①。岐伯答曰：面热者足阳明病②，鱼络血者手阳明病③，两跗之上脉竖陷者足阳明病，此胃脉也④。大肠病者，肠中切痛而鸣濯濯，冬日重感于寒即泄，当脐而痛，不能久立，与胃同候，取巨虚上廉⑤。胃病者，腹䐜胀，胃脘当心而痛，上支两胁，膈咽不通，食饮不下，取之三里也⑥。

①杨上善曰：六腑与六输而合疗内腑之病，而未知腑病之形也。●马莳曰：此言手足阳明经之病，而有刺之穴也。●张志聪曰：是以帝问六腑之病，而伯先答手足之阳明，然后论及六腑。盖以申明脉外之气血，出于手足之阳明也。本经多因病假针，以明阴阳血气之生始出入，脏腑经脉之外内贯通，学者识之无忽。●周学海曰：前文说得天花乱缀，读者几忘其遗却六腑矣，读至此乃愕然。

②杨上善曰：以下言手足阳明病。面热，阳明脉起面，故足阳明病，面热为候也。●马莳曰：足阳明者，胃也。胃脉上于面，故面热者足阳明病。●张介宾曰：足阳明之脉行于面，故为面热。●张志聪曰：此复申明脉外之气血，从手足阳明之所出也。卫气者，乃阳明之悍气，上冲于头，循目眦耳前，散行于三阳，复循牙车，合阳明，并下人迎，合于颔脉，注足阳明，以下行至跗上。故曰：面热者足阳明病。（《集注》眉批：阳明之气，乃阳明之悍气，卫气也。）●汪昂曰：胃脉上面。●章楠曰：足阳明胃经之脉行于面，故病则面热也。

③杨上善曰：手阳明脉行于鱼后，故鱼络血见，手阳明病候也。●马莳曰：手阳明者，大肠也。鱼络在鱼际之下，阳溪、列缺之间，大肠之脉行于此，故鱼络有血者，手阳明病。●张介宾曰：手阳明之脉行于手鱼之表，故为鱼络血。●张志聪曰：夫五脏六腑之经脉，外合于六气则为阳明为太阳为太阴，内合于脏腑则为胃脉为心脉肾脉也。盖脏腑之气，内合五行，五行外合于六气者也。胃腑所出之血气，别走于脉外者，注脏腑之大络，从大络而外渗于孙络皮肤，循手阳明之经，大会于尺肤以上鱼，犹脉内之血气，大会于手太阴之尺寸也。故曰：鱼络血者，手阳明病。盖以征脉外之气血，大会于手阳明也。●汪

昂曰：按《经脉篇》，手大指后肉隆起处名鱼。鱼际，其间穴名，属太阴肺经。太阳经无鱼络之名，络血亦未详是何病。●丹波元简曰："鱼络血"，张云：手阳明之脉，行于手鱼之表。简案：《血络论》云：血脉者盛，坚横以赤，上下无常处，小者如针，大者如箸，则而泻之万全也。●章楠曰：手腕鱼际，手阳明大肠经之络脉，故病则络脉现血色也。

④杨上善曰：足阳明下足跗入大指间，故跗上脉紧若陷，足阳明病候。●马莳曰：足面为跗，两跗之上，其脉或竖或陷者，乃冲阳、解溪等穴也，故知其为足阳明胃经有病耳。●张介宾曰：足面为跗，两跗之上脉，即冲阳也。竖者坚而实，陷者弱而虚，皆足阳明胃脉之病。观下文云大肠病者与胃同候，则此胃脉也，盖兼手阳明而言。●张志聪曰：盖以征卫气之悍热太过，而上行于面。两跗之上，脉坚陷者，足阳明病，盖以征阳明之气，合于额脉，以下行至跗上也。阳明之气，下合于胃脉，故曰：此胃脉也。●汪昂曰："两跗之上，脉陷竖者"，足面之脉，或陷或竖。●黄元御曰：阳明行身之前，下于面而行足跗，故面热及跗上脉陷为足阳明病，此胃之脉也。鱼络，鱼际之络，手阳明脉起大指，傍鱼际也。●丹波元简曰："竖陷者"，《甲乙》作"坚若陷者"，是。志"竖"作"坚"。张云：两跗之上，脉即冲阳也。竖者坚而实，陷者弱而虚，皆足阳明胃脉之病。●章楠曰：两足跗上，胃经之动脉，名冲阳，其脉竖陷者，按之不应，为足阳明病也。

⑤杨上善曰：以下言六腑病形并取穴所在。当脐痛者，回肠，大肠也，大肠当脐，故病当脐痛也。与胃同候者，大肠之气，与胃足阳明合巨虚上廉，故同候之。濯，徒角反，肠中水声也。●马莳曰：且大肠经有病者，肠中切痛而鸣濯濯。切痛者，痛之紧也。濯濯者，肠中有水，而往来气冲则有声也。若冬日重感于寒，则即泻矣。其当脐而痛不能久立，以大肠正在脐也。彼胃经有巨虚上廉，为大肠之合，故曰与胃同候，取之巨虚上廉也。（后《胀论》有大肠胀者，证与此同。）●张介宾曰：日当作月。大肠属胃，故与胃同候。巨虚上廉，大肠合也，故当取之。●张志聪曰：大肠者，传道之官，故病则肠中切痛而鸣濯濯。阳明秉清金之气，故冬日重感于寒即泻，当脐而痛。大肠主津液，津液者，淖泽注于骨，故病而不能久立也。大肠属胃，故与胃同候，取胃经之巨虚上廉。●汪昂曰："肠中切痛而鸣濯濯"，肠中水火相激。《四时气》篇：腹中尝鸣，气上冲胸喘，邪在大肠。"当脐而痛"，大肠部位，当脐。"不能久立，与胃同候"，胃脉入膝膑下足跗，故不能久立。大肠胃同属阳明燥金。●陈念祖曰：大肠者，传导之官，故病则肠中切痛而鸣濯濯。阳明秉清金之气，故冬曰重感于寒，即泻，当脐而痛。大肠主津液，津液者，淖泽主于胃，故病而不能久立也。大肠属胃，故与胃同候。●丹波元简曰："切痛而鸣濯濯"，马云：切痛者，痛之紧也。濯濯者肠中有水，而往来气冲则有声也。"冬日重感"，张本"日"作"曰"，注云：当作"月"。●章楠曰：若大肠病者，肠中切痛，而鸣濯濯有声，若重感于寒，即泄泻，当脐而痛，不能久立者，立则气坠欲泻也，其胃病者，亦同候法，以胃与大肠，气本相贯。

⑥杨上善曰：胃脘当心痛者，胃脉足阳明之正，上至髀，入于腹里，属胃散脾，上通于心，上循咽，其足阳明大络，循胫骨外廉，上络头，故胃管及当心而痛，上交于胁，鬲中并咽，并不得通也。●马莳曰：又胃经有病者，腹必膜胀，其胃脘当心而痛，上支两胁，膈咽等处气不能通，食饮不下，当取本经三里穴也。●张介宾曰：三里乃阳明之合，故胃病者当取之。●张志聪曰：腹者，肠胃之郭郛，胃脘在鸠尾内，正当心处，故病则腹

䐜胀，胃脘当心而痛。上肢，心肺之分；两胁，肝之分也。食饮入胃，散精于肝，浊气归心，输布于肺，胃病则气逆而不能转输，是以上肢两胁膈咽不通，食饮不下。当取之三里也。●汪昂曰："胃脘当心而痛，上肢"，支。"两胁"，胁为肝部，土反侮木。"膈咽不通，食饮不下"，《四时气》篇：膈塞不通，邪在胃脘。在上脘则刺抑而去之，在下脘则散而去之。●陈念祖曰：腹者，肠胃之郛郭，胃脘在鸠尾内，正当心处，故病则腹䐜胀，胃脘当心而痛。上肢，心肺之分；两胁，肝之分也。食饮入胃，散积于肝，浊气归心，输布于肺，胃病则气逆，而不能轮转，是以上肢两胁，膈咽不同，饮食不下也。●丹波元简曰："支两胁"，"支"《甲乙》作"搘"。●章楠曰：若胃病腹胀，腹正大肠所居之处，故现证相同，惟胃气上连于肺，旁近于肝，故胃脘当心痛，上支两胁，膈咽不通，食饮不下，咽者，胃之食管，与肺喉前后相并者，是故肺肝气或不调，亦使胃脘胀闷也。

4.20 小肠病者，小腹痛，腰脊控睾而痛，时窘之后①，当耳前热，若寒甚，若独肩上热甚②，及手小指次指之间热，若脉陷者③，此其候也④。手太阳病也，取之巨虚下廉⑤。

①杨上善曰：小肠当少腹附脊，左环叶积，故少腹腰脊控尻而痛，时急之膪大便之处也。●马莳曰：（睾，音皋，阴丸。）此言小肠经之病，而有刺之之穴也。小肠近小腹之内，后附腰脊，下连睾丸，故小腹痛，腰脊控引睾丸而痛，痛时窘甚，而欲往去后也。●张介宾：小肠气化于小腹，后附腰脊，下引睾丸，故为诸痛及不得大小便而时窘之后，盖即疝之属也。●张志聪曰：（睾音皋，阴丸也。）小肠病者，谓病小肠之腑气也。小肠名赤肠，为受盛之腑，上接于胃，下通大肠，从阑门济泌别汁而渗入膀胱。其气与膀胱相通，是以小腹痛，腰脊控睾而痛。●汪昂曰："小腹痛腰脊控睾而痛"，《四时气》篇曰：小肠连睾，系属于脊，贯肝肺，络心系，气盛则厥逆．上冲肠胃熏肝，散于肓，结于脐。睾音皋，肾丸也。●陈念祖曰：小肠病者，谓病小肠之腑气也。小肠名赤肠，为受盛之腑，上接于胃，下通大肠，从阑门济泌别汁而渗入膀胱，其气与膀胱相通，是以小腹痛，腰脊控睾而痛。●丹波元简曰：马云：睾音皋，阴丸。小肠近小肠之内，后附腰脊，下连睾丸，故小腹痛。腰脊控引睾丸而痛，痛时窘甚，而欲往去后也。张云：不得大小便，而时窘之后，盖即疝之属也。●章楠曰：小肠本在胃下、大肠之上，其病证反现于下者，以其为心之腑，而下通膀胱，气化关于肝肾，故小腹痛，腰脊控睾丸而痛者，名疝病，亦名小肠气也，时窘之后者，大便坚涩，因小肠主化物，病则滓浊不化，致大肠传导不利也。●周学海曰："时窘之后"，窘迫于后阴也。

②杨上善曰：小肠手太阳，上颊至目兑眦，却入耳中，故小肠病，循此寒及热也。●张介宾曰：耳前、肩上、小指次指之间，皆手太阳之经，故其病如此。其候则脉有陷者。●张介宾曰：时窘之后，当耳前热者，病腑气而痛窘之后，则入于手之经脉矣。●汪昂曰："当耳前热，若寒甚"，脉上颊，入耳中，故或热或寒。"若独肩上热甚"，脉绕肩胛，交肩上。●黄元御曰：手太阳起小指，绕肩胛，交肩上，循颈，上颊，却入耳中，故耳前、肩上及手小指热，为手太阳病。●陈念祖曰：时窘之后，当耳前热者，病府气而痛窘之后，则入于手之经脉矣。

③杨上善曰：手太阳脉出行之处，故此处热、脉陷以为候也。●马莳曰：小肠脉自手外侧，出踝中，上臂，出肘后端，出肩解，绕肩胛，交肩上，故耳前热，或耳前寒甚，或

肩上热甚，又手小指连及次指之间热。若由小指而上至前腕处脉有下陷，皆本经有病之候也。●张介宾曰：手太阳之脉，起于小指之端，循臂出肩解，上颊入耳中，至目眦。脉陷者，此太阳之经脉病也，故首提曰小肠病，末结曰手太阳病，是腑气之从下而上，合于手太阳之经，故当取之巨虚下廉。●陈念祖曰：手太阳之脉，起于小指之端，循臂出肩解，上颊入耳中。至目眦。脉陷者，此太阳之经脉病也。故首提曰：小肠病，末结曰手太阳病，是腑气之从下而上，合于手太阳之经也。●章楠曰：其有耳前热，或寒甚，或肩上热甚，及手小指次指间热，而脉陷下，皆小肠经脉所现之病，故知其非肝、肾、膀胱之病，而由小肠延于肝、肾、膀胱，当治小肠为主也。

④丹波元简曰：张云：皆手太阳之经，故其病如此。

⑤马莳曰：彼胃经有巨虚下廉穴，为小肠经之合，故当取此以刺之。●张介宾曰：巨虚下廉，小肠合也，故当取之。睾音高，阴丸也。

4.21　三焦病者，腹气满，小腹尤坚①，不得小便，窘急②，溢则水，留即为胀③，候在足太阳之外大络，大络在太阳少阳之间，亦见于脉，取委阳④。

①杨上善曰：尤，甚也。●丹波元简曰："腹气满"，《甲乙》"腹"下有"张"字。●章楠曰：三焦为决渎之官，水道出焉，膀胱藏津液，必由三焦气化，方能泄水。三焦病而气空，故腹中气满，而小腹尤坚者，膀胱不能泄水而小便闭也。

②马莳曰：（按此三焦，分明是后三焦，乃有名有形者，与《营卫生会》篇之前三焦有名无形者不同。）此言三焦之病，而有刺之之穴也。手少阳三焦经之脉，入缺盆，布膻中，络心包，下膈，循属三焦，故腹气满，小腹尤坚也。●马莳曰：三焦为决渎之官，故病则不得小便而窘急也。●马莳曰：甚则水溢留内而为胀。●张志聪曰：三焦者，下约膀胱，为决渎之府，病则气不输化，是以腹气满而不得小便也。●汪昂曰：脉交膻中，络心包，下膈，属三焦。●汪昂曰：三焦为决渎之官，水道出焉。《本输》篇曰：三焦并太阳之正，入络膀胱，约下焦，实则闭癃，虚则遗溺。●陈念祖曰：三焦者，下约膀胱，为决渎之府。病则气不输化，是以腹气满而不得小便也。

③杨上善曰：下焦溢则为水也。●张介宾曰：三焦受病，则决渎之官失其职，水道不利，故为腹坚满，为小便窘急，为溢则水留而胀也。●张志聪曰：不得小便，则窘急而水溢于上，留于腹中而为胀。●汪昂曰：外为水肿，内作鼓胀。●黄元御曰：三焦者，决渎之官，水道出焉，水道不通，故小便窘急，水留为胀也（小肠病时，窘急在后，三焦病，则窘急在前。）●陈念祖曰：不得小便，则窘急而水溢于上，留于腹中而为胀。●章楠曰：水多漫溢，留于肌肤，则成胀病矣。

④杨上善曰：太阳少阳之间，三焦下输委阳也。●马莳曰：彼委阳穴者，足太阳膀胱经之大络也，其穴在足太阳经之外，足少阳经之前，出于委中外廉两筋间，为三焦之合，故三焦有病则脉必下陷，当取此穴以刺之。●张介宾曰：委阳为三焦下腧，故当取而治之。●张志聪曰：候在足太阳经外之大络。大络在太阳少阳经脉之间，其脉亦见于皮部。当取之委阳。此言六腑之气，皆从足三阳之别络，而通于经脉者也。●张开之曰：按：足三阳之脉，循于足者，亦皆系支别。●黄元御曰：其候在足太阳之外大络，大络在太阳少阳之间，是其位也，故亦见于大络之脉，见于脉，手少阳经病也。●陈念祖曰：候在足太阳经外之大络，大络在太阳少阳经脉之间，其脉亦见于皮部也。●丹波元简曰："亦见于

脉"，马云：脉必下陷，当取此穴以刺之。志云：其脉亦见于皮部，当取之委阳。●章楠曰：候在足太阳之大络，而取委阳穴者，泄膀胱以通下焦之气，下焦通则三焦俱通矣。故如水肿病用开腠发汗之法，亦是疏解太阳经脉，以通膀胱之气，所以经言三焦膀胱者，腠理毫毛其应也。

4.22　膀胱病者，小腹偏肿而痛，以手按之，即欲小便而不得①，肩上热若脉陷，及足小指外廉及胫踝后皆热若脉陷②，取委中央③。

①杨上善曰：偏肿者，大腹不肿也，此腑病也。●马莳曰：此言膀胱经之病，而有刺之之穴也。膀胱有病，则欲小便时，奈小腹中偏肿而痛，以手按痛处，即欲小便而不可得。●张志聪曰：膀胱者，津液之腑，气化则出。腑气病，故小腹肿痛而不得小便也。●汪昂曰："即欲小便而不得"，膀胱主小便。●陈念祖曰：膀胱者，津液之腑，气化则出。腑气病，故小腹肿痛而不得小便也。●丹波元简曰："小便偏肿"，诸本作"小腹"是，但张与此同。●章楠曰：小肠为心之腑，而气行于左，膀胱承小肠之气化者，肝位于左，而主遗溺癃闭，则与肝亦相关涉，故膀胱病则小肠与肝气皆不宣，小腹偏左而痛，以手按之，欲小便而不得，气结不开也。

②杨上善曰：膀胱足太阳脉，起目内眦，上额下项，循胫踝后至足小指外侧，故膀胱病，循脉行处热及脉陷以为候也。●马莳曰：其肩上热，脉或陷，以膀胱之脉凡大杼等穴皆在肩背也。足小指外廉及胫踝后皆热，脉亦若陷，以其脉自至阴、通谷、束骨、金门、申脉、仆参、昆仑、附阳、飞阳等穴，皆在足小指外廉与胫踝等处也。●张志聪曰：肩上、足小趾外廉及胫踝后，乃足太阳经脉之所循，若热而脉陷，此病腑而及于经矣，故当取委中之中央。●汪昂曰："肩上热"，脉循肩膊。●黄元御曰：足太阳脉循肩髆，贯腨内，出踝外，至小指外侧，故肩上、胫、踝及小指外廉皆热，此亦足太阳经病也。●陈念祖曰：肩上、足小指外廉及胫踝后，乃足太阳经脉之所循，若热而脉陷，此病府而及于经。●丹波元简曰："肩上热"，《甲乙》"肩"作"眉"，注云：一作"肩"。"皆热若脉陷"，《甲乙》无"若脉陷"三字。简案：此系剩文，当删。●章楠曰：膀胱为肾之腑，而下焦所主，以其有足小趾外廉及胫踝后皆热，若脉陷，皆膀胱足太阳经现证，故取其经之委中穴以治之也。

③马莳曰：委中者，乃本经之合穴，故当取此穴以刺之。●张介宾曰：此皆膀胱之腑病。取委中央者，足太阳经之合也。

4.23　胆病者，善太息，口苦，呕宿汁，心下淡淡，恐人将捕之①，嗌中吤吤然，数唾②，在足少阳之本末，亦视其脉之陷下者灸之，其寒热者取阳陵泉③。

①杨上善曰：胆病则魂神不畅，故好太息也。胆热溢水精，故口苦呕宿胆汁。胆病心动怖畏，故如人将捕也。●马莳曰：此言胆经之病，而有刺之之穴也。胆病者，善太息，口苦，呕宿胆汁，心下澹澹然，如人将捕之，盖以胆气之虚也。●张介宾曰：澹澹，失意貌。●张志聪曰：胆病，则胆气不升，故太息以伸出之。口苦呕宿汁者，胆汁也。心下澹澹，恐人将捕之者，胆气虚也。●汪昂曰："胆病者，善太息"，木气不舒。"口苦，呕宿

汁"，《四时气》篇曰：胆液泄则口苦，胃气逆则呕苦。"心下澹澹，恐人将捕之"，胆虚。●陈念祖曰：胆病则胆气不升，故太息以伸出之。口苦呕宿汁者，胆汁也。心下澹澹恐人将捕之者，胆气虚也。●丹波元简曰："善太息"，志云：胆气不升，故太息以伸出之。"口苦呕宿汁"，简案：即呕胆，见《奇病论》。"心下澹澹。恐人将捕之"，《甲乙》"恐"上有"善"字、"恐"下有"如"字；《千金》"恐"下有"如"字。张云：澹澹，失意貌。简案：澹，憺同。憺，《集韵》：动也。《经脉》篇：心主之脉，是动则心中憺憺大动。又《至真要大论》：太阳司天，寒淫所胜，则心澹澹大动。并是跳动貌，张注非。●章楠曰：少阳生气，由肝胆而升，胆病气郁，故善太息；胆汁泄而上溢，故口苦；逆气犯胃，则呕宿汁；胆附于肝，胆泄则肝虚，前云肝实则怒，虚则恐，故心下澹澹，恐人将捕之，澹澹，惨澹气怯之状，盖怒则胆气横，恐则胆气怯也。

②杨上善曰：吤吤，谓阁，咽嗌之中，如有物阁也，居薤反。●马莳曰：嗌中吤吤然有声，且数唾，以胆之有邪也。●张介宾曰：吤吤然，有声也。嗌音益。吤音介。●张志聪曰：嗌中吤吤然数唾者，少阳之脉病也。●汪昂曰："嗌中吤吤然"，少阳相火。"数唾"，胆病善呕，数唾亦喜呕之类，胆中有邪故也。●陈念祖曰：嗌中嘎嘎然、数唾者，少阳之脉病也。●丹波元简曰："吤吤然数唾"，"吤吤"《千金》作"介介"，"唾上"《甲乙》有"咳"字。简案：马、张并云：吤吤然有声也，非，义见上文喉吤注。●章楠曰：气逆于嗌，故吤吤然有声，水液随涌而数唾也。

③杨上善曰：足少阳本在窍阴之间，标在窗笼，即本末也脉陷下者寒，故灸之也。寒热取阳陵泉，通行针灸也。●马莳曰：在取足少阳经之本末而视之，盖以经穴之始为本，经穴之终为末也。其本末脉有陷下者，当灸之。若有寒热往来，则取阳陵泉之合穴而刺之。●张介宾曰：本末者，在腑为本，在经为末。其脉之陷下者为不足，故宜灸。其寒热者为有邪，故宜取之阳陵泉，即足少阳经之合也。●张志聪曰：足少阳经脉之本在下，其末在颈嗌之间，宜灸之以起陷下之脉气。其寒热者，少阳之枢证也，当以经取之。少阳之经气，外内出入者也。●黄元御曰：足少阳之本末，其本在头，其末在足。其经之本末有陷下者，亦少阳经之病也。●陈念祖曰：足少阳经脉之本在下，其末再颈嗌之间也。●丹波元简曰："在足少阳之本末"，《甲乙》"在"上有"候"字。张云：在腑为本，在经为末也。志云：足少阳经脉之本在下，其末在颈嗌之间。"陷下者灸之"，《经脉》篇云：陷下则灸之。张云：陷下者为不足，故宜灸。"其寒热者"，志云：少阳之枢证也，当以经取之，少阳之经气，外内出入者也。●章楠曰：病在足少阳经之本末，本末者，经之始终也；视其经脉之陷下者灸之，以通阳气，其发寒热者，因少阳经在半表半里，取穴针之，以通表里之气，而仲景用小柴胡汤以和之也。●周学海曰：以上叙六腑病形，逐段搀入，上节钩连有致。

4.24　黄帝曰：刺之有道乎①？岐伯答曰：刺此者，必中气穴，无中肉节②。中气穴，则针染（一作游）于巷③；中肉节，即皮肤痛④。补泻反则病益笃⑤。中筋则筋缓⑥，邪气不出，与其真相搏，乱而不去，反还内著，用针不审，以顺为逆也⑦。

①杨上善曰：以下行针法也。●马莳曰：此言刺穴有道，而反之者有害也。

②马莳曰：凡刺上节等穴者，必中其经气所会之正穴，无中气穴之肉节相连处也。●张介宾曰：经气所至，是谓气穴。肉有节界，是谓肉节。●黄元御曰：必中气穴，所谓得气穴为定也。●丹波元简曰："必中气穴"，志云：气穴者，腑气所注之经穴，故中气穴，则针游于巷，即《气穴论》之所谓游针之居。"肉节"，张云：肉有节界，其谓肉节。

③杨上善曰：中于肉者，不著分肉之间，中于节者，不针骨穴之内，皆不游巷也。巷，谓街巷，空穴之处也。●马莳曰：盖中气穴，则针游于巷，而气脉相通，即《素问·气穴论》游针之居也。（如名气冲穴为气街，而《卫气》篇有胸气、腹气、头气、胫气，皆有街，则巷即街之义。）●张介宾曰：染，着也。巷，道也。中其气穴则针着脉道而经络通，失其气穴则徒伤肉节而反为痛害矣。染，一本作游。●张志聪曰：气穴者，腑气所注之经穴，故中气穴则针游于巷，即气穴论之。所谓游针之居，言针入有间，恢恢乎有余地矣。此言腑邪之从经脉而出于气穴，即上章面热者足阳明病，鱼络血者手阳明病，谓腑气之从经脉而出于皮肤也。●黄元御曰：巷，隧道也。●丹波元简曰："针染（一作游）于巷"，马云：气脉相通，即《素问·气穴论》游针之居也。（如名气冲穴为气街而《卫气》篇有胸气、腹头气、胫气皆有街，则巷即街之义。）张云：染，着也。巷，道也。中其气穴，则针着脉道而经络通。简案："染"作"游"为是。

④马莳曰：中肉节，则皮肤徒痛。●张志聪曰：皮肉筋骨，脉外之气分也，若中肉节，即皮肤痛，中筋则筋缓。

⑤杨上善曰：虚而泻之，实而补之，故曰反也。●张介宾曰：补泻反用，病必益甚。●张开之曰：有邪处泻邪，无邪处补正。邪在经脉而不在肉节，故当泻气穴以去之；反补其肌腠之元真，则真气入而与邪相搏。故曰：补泻反，则病益笃。

⑥杨上善曰：中筋不中其痛，则筋伤无力，故缓也。●马莳曰：若中于筋，则筋缓无束。

⑦杨上善曰：若中肉节及中于筋，不当空穴，邪气不出，与真气相薄，正邪相乱，更为内病也，以其用针不审，乖理故也。●马莳曰：若当补而泻，当泻而补，补泻相反，病当益笃，是以邪气不出，与真气相搏而乱，邪反内着。此皆用针不审，以顺为逆之故，殊非刺穴之道也。●张介宾曰：不中邪而中筋，邪必乘虚反与真气相乱，还着于内，皆以不审逆顺，用针者之罪也。●张志聪曰：邪气不出，与其真气相乱而不去，反还内著，言刺皮肉筋骨，使腑邪不能从气穴而出，元真之气反内著而与邪相乱。盖言脉外之气血，合于经脉，而复通于内腑，即上章所谓两跗之上，脉坚陷者足阳明病。余故曰：本经多因病假针，以明阴阳血气之生始出入，宜顺而不宜逆也。●黄元御曰：反还内着，反还于内，着而不去也。●丹波元简曰："反还内著"，马云：与真气相搏而乱，邪反内著。●周学海：前半叙邪气，后半叙病形，而各以脏腑纬之，尤妙在前从腑卸脏中用枢纽，后从脏卸腑中用枢纽，中间从邪气卸病形中用枢纽。遂使板局极活，令读者迷不知其本指之所在。此篇叙邪气之伤，有浅深与病形之各异也。初看似略无奇处，细读乃无处不奇。《灵枢》八十一篇布局之穿插变幻如此篇者，不过三四而已。讵可以平淡忽之。

卷 之 二

根结第五（法音）

●马莳曰：内有阴阳诸经根于某穴，结于某穴，故名篇。●张志聪曰：此章论三阴三阳之气，主开、主阖、主枢，乃无形之气，出入于外内，而合于有形之经也。●丹波元简曰：马云：内有阴阳诸经，根于某穴，结于某穴，故名篇。

5.1 岐伯曰①：天地相感，寒暖相移，阴阳之道，孰少孰多②？阴道偶，阳道奇③，发于春夏④，阴气少，阳气多，阴阳不调，何补何泻⑤？发于秋冬，阳气少，阴气多，阴气盛而阳气衰，故茎叶枯槁，湿雨下归⑥，阴阳相移⑦，何泻何补⑧？奇邪离经⑨，不可胜数⑩，不知根结，五藏六府，折关败枢⑪，开合而走，阴阳大失⑫，不可复取⑬。九针之玄，要在终始⑭，故能知终始，一言而毕，不知终始，针道咸绝⑮。

①丹波元简曰：《甲乙》作"黄帝曰"。
②杨上善曰：推前后皆有其问，此中义例须说，岐伯即亦不待于问也。二仪之气交泰，故曰相感。阴盛移为阳，阳盛移为阴，故阴阳之气不可偏为多少也。
③杨上善曰：阳为天道，其数奇也；阴为地道，其数偶也。●张介宾曰：天地阴阳之道，有相感则有相移，有相移则有相胜，而孰多孰少，斯不齐矣。欲求其道，则阴阳有奇偶之分。奇者数之单，如一三五七九是也。偶者数之拆，如二四六八十是也。奇得其清，偶得其浊，所以成阴阳之象数。●丹波元简曰：张云：奇者数之单，如一、三、五、七、九是也。偶者数之拆，如二、四、六、八、十是也。
④丹波元简曰：马云：凡病发于春夏者，则阴气少而阳气多，是谓阴阳不调也。志云：发者，谓人之阴阳开阖。简案：今从马义。
⑤杨上善曰：有病发于春夏，春夏阳多阴少，是为阴阳不调，若为补泻也？●张介宾曰：四时之气，阴阳各有盛衰，人气随之，故治法当分补泻。
⑥丹波元简曰：简案：此二句盖谓上茎叶枯槁，则湿雨归其下根而养之，乃秋冬之时候也。然与上文之例不同，或恐是衍文。●周学海曰：《刺节真邪》曰"热则滋雨而在上，根荄少汁"，义正与此相证。
⑦丹波元简曰：《甲乙》"移"作"离"。
⑧杨上善曰：有病发于秋冬，秋冬阴多阳少，阳气衰故茎叶枯槁，阴气盛故津液归根，是亦阴阳相移，多少不同，若为补泻也？
⑨丹波元简曰：马云：奇邪，不正之邪也，感此入彼谓之离经。张云：奇邪，弗常之

邪也。离经，流传无定也。志云：奇邪离经者，邪不入于经，流于大络而生奇病。言邪之变易，不可胜数也。

⑩杨上善曰：风寒暑湿，百端奇异，侵经络为病，万类千殊，故不可胜数也。离，历也。

⑪丹波元简曰：马云：《素问·离合真邪论》【编者按：当为"《阴阳离合论》"。】曰：太阳为开，阳明为阖，少阳为枢……太阴为开，厥阴为阖，少阴为枢。正与下文相同。今曰关者，是有关乃所以开阖也。

⑫丹波元简曰：马云：关折枢败，门阖误走其气，阴阳大失，气难复取。张云：败折其关枢，走失其阴阳。简案：据张注八字为一句，今仍马注。

⑬杨上善曰：根，本也。结，系也。人之不知根结是脏腑之要，故邪离经脉，折太阳骨节关，亦败少阳筋骨维枢，及开阳明之阖，胃及太阳气有失泄也。良以不知根结，令关枢阖不得有守，故阴阳失于纲纪，病成不可复取也。●张介宾曰：奇邪，弗常之邪也。离经，流传无定也。下者为根。上者为结。疾之中人，不可胜数，而治之者，当审根结之本末，察脏腑之阴阳，明开阖枢之浅深出入，斯得其要，否则败折其关枢，走失其阴阳，不可复取矣。

⑭丹波元简曰：《甲乙》作"九针之要，在于终始"。马云：九针玄妙之法，其要在《终始》篇中。张云：终始，本末也，即下文根结开阖之义。又本经有《终始》篇，所载者皆针道，故不知终始，针道咸绝。

⑮杨上善曰：终始，根结也。知根结之言，即一言也。●马莳曰：（奇，音箕。）此言九针之玄，其要在于《终始》篇也。天地相感而寒暑生，其阴阳之道有多有少，阴道为偶，阳道为奇，故人身与天地相参。凡病发于春夏者，则阴气少而阳气多，是谓阴阳不调也，当于何经而补之泻之？凡病发于秋冬者，则阳气少而阴气多，是谓阴阳相移也，当于何经而补之泻之？奇邪，不正之邪也。感此入彼，谓之离经。脉气所起为根，所归为结。《素问·离合真邪论》曰：太阳为开，阳明为阖，少阳为枢；太阴为开，厥阴为阖，小阴为枢。正与下文相同。今曰关者，是有关乃所以开阖也。《终始》，本经第九篇名。言不正之邪，至变难纪，用针者，若不知穴之根结，则五脏六腑关折枢败，开阖误走，其气阴阳大失，气难复取。是故九针玄妙之法，其要在《终始》篇中，人有知否，乃针道之所以明暗也。（按《终始》篇全以人迎知六阳经之病，气口知六阴经之病，阳盛阴虚则泻阳补阴，阴盛阳虚则泻阴补阳，真针道玄妙之法也。）●张介宾曰：终始，本末也，即下文根结开阖之义。又本经有《终始》篇，所载者皆针道，故不知终始，针道咸绝。见针刺类诸章。●张志聪曰：（奇音箕。）夫人之阴阳，应天之六气，天之六气，合于四时。春夏主阳，故发于春夏，阴气少，阳气多；秋冬主阴，故发于秋冬，阳气少，阴气多。发者，谓人之阴阳开阖，应天地之四时。是以春夏人迎微大，秋冬寸口微大，如是者是为平人。奇邪离经者，邪不入于经，流于大络，而生奇病，言邪之变易，不可胜数也。根结者，六气合六经之本标也。开阖枢者，脏腑阴阳之六气也。终始者，经脉血气之始终也。●黄元御曰：天地相感，寒暑相移，阴阳之道，孰少孰多？阴道偶（双数为偶，如二、四、六、八、十），阳道奇（单数为奇，如一、三、五、七、九），春夏阳旺，发于春夏，阴气少，阳气多，此当何补何泻？秋冬阴旺，发于秋冬，阳气少，阴气多，阴气盛而阳气衰，故茎叶枯槁不沾，天地之泽，湿雨下归其根（湿生于地，雨降于天），阴阳相移（前

盛今衰，前衰今盛），此当何补何泻？阴阳变化，奇邪离经（离常），淫泆流衍，不可胜数，然病机虽繁，悉有根结（根，始结，终。）不知根结，五脏六腑，折关败枢，开阖而走，阴阳大失，不可复取，九针之玄，其要全在终始，终始即根结也。故能知终始，一言而毕，得其要也，不知终始，针道咸绝，失其要也。●江有诰曰：阴阳相移，何泻何补？奇邪离经，不可胜数，不知根结，五藏六腑，折关败枢，开合而走，阴阳大失，不可复取。九针之元，要在终始；（之侯鱼借韵）故能知终始，一言而毕，不知终始，针道咸绝。（叶全术反脂祭通韵）。●周学海曰：以上总括大意是通篇之总冒也。

5.2　太阳根于至阴，结于命门①，命门者目也②。阳明根于厉兑，结于颡大，颡大者钳耳也③。少阳根于窍阴，结于窗笼④，窗笼者耳中也⑤。太阳为开，阳明为合，少阳为枢⑥。故开折则肉节渎而暴病起矣⑦，故暴病者取之太阳，视有余不足，渎者皮肉宛膲而弱也⑧。合折，则气无所止息而痿疾⑨起矣，故痿疾者取之阳明，视有余不足⑩，无所止息者，真气稽留，邪气居之⑪也⑫。枢折即骨繇⑬而不安于地，故骨繇者取之少阳，视有余不足⑭，骨繇者节缓而不收也，所谓骨繇者摇故也⑮。当穷其本⑯也⑰。

①杨上善曰：此太阳根结与标本同，唯从至阴上跟上五寸为本有异耳。

②丹波元简曰：张云：足太阳下者根于至阴穴，上者结于睛明穴，故曰：命门者，目也。王氏曰：命门者藏精，光照之所，则两目也。志云：命门者，太阳为水火生命之原，目窍乃经气所出之门也。（王氏说见《阴阳离合论》注。）

③杨上善曰：此与标本终始同也。●丹波元简曰：马云：谓头维穴也。张云：足阳明下者根于厉兑，上者结于承泣。今曰颡大者，意谓项颡之上大迎穴也。大迎在颊下两耳之旁，故曰钳耳。志云：颡大者，颃颡也，在上腭之中，两耳之间，故曰钳耳。简案：楼氏云：颡大谓额角入发际，头维二穴也，以其钳束于耳上，故名钳耳。知马依楼说，今从之。《甲乙》作"结于顽颡，顽颡者钳大，钳大者耳也"，义未详。

④杨上善曰：亦与标本同也。

⑤张介宾曰：足太阳下者根于至阴穴，上者结于睛明穴，故曰命门者目也。王氏曰：命门者，藏精光照之所，则两目也。足阳明下者根于厉兑，上者结于承泣。今曰颡大者，意谓项颡之上，大迎穴也。大迎在颊下两耳之旁，故曰钳耳。钳音钤。足少阳下者根于窍阴，上者结于窗笼。耳中者，乃手太阳听宫穴也，为手足少阳手太阳之会，故足少阳结于此。●丹波元简曰：马云：谓听宫穴也。按手太阳小肠经，有天窗穴，一名窗笼（出《甲乙》），去颈大筋前、曲颊下、扶突后、动脉应手陷中。观下文肾经结于任脉经之廉泉，肝经结任脉经之玉英，则本经有结之他经者，疑天窗为足少阳经之所结欤？张云：乃手太阳听宫穴也，为手足少阳手太阳之会，故足少阳结于此。志云：窗笼者耳中也，如窗之通气于上也。简案："窗笼者，耳也"亦出《卫气》篇。

⑥杨上善曰：三阴三阳之脉，为身为门，营卫身也。门有三种：一者门关，比之太阳；二者门扉，比之阳明；三者门枢，比之少阳也。【编者按：萧延平注曰："身"上所缺二字，谨拟作"脉于"二字】。●张介宾曰：开阖枢义见前章。所谓开阖枢者，不过欲明内

外而分其辨治之法也。●丹波元简曰：张云：所谓开、阖、枢者，不过欲明内外而分其辨治之法也。志云：开阖如户扉，枢犹转牡，舍枢则不能开阖，舍开阖则无从运枢。此三阳之气，互相出入于经脉皮肤形身脏腑之外内者也。（开、阖、枢义具《阴阳离合论》。）

⑦丹波元简曰：《甲乙》"渎"作"溃缓"。张云：太阳为阳中之表，故气在肌肉，为肉节渎也。表主在外，邪易入之，故多新暴病也。简案：渎，㤁也。㤁，扰也。

⑧杨上善曰：太阳主骨气为关，故骨气折，肉节内败。㱩，音独，胎生内败曰㱩。肉节内败，故暴病起。暴病起者，则知太阳关折，所以调太阳也。●张介宾曰：折，损伤也。下同。开属太阳，为阳中之表，故气在肌肉为肉节渎也。表主在外，邪易入之，故多新暴病也。凡治开折之为病者，当取太阳之经，因其虚实而补泻之。所谓渎者，其皮肉宛膲而弱，即消瘦干枯之谓。●丹波元简曰：《甲乙》作"溃缓者，皮肉缓膲而弱也"。张云：即消瘦干枯之谓。简案：《淮南子·天文训》高注：膲，肉不满也。●周学海曰：宛膲，音郁焦，蓄热也。

⑨丹波元简曰：张云：阳明主润宗筋，束骨而利机关，故为痿疾。

⑩杨上善曰：阳明主肉主气，故肉气折损，则正气不能禁用，即身痿厥，痿而不收，则知阳明阖折也。

⑪杨上善曰：能止气不泄，能行气滋息者，真气之要也。阳明阖折，则真气稽留不用，故邪气居之，痿疾起也。【编者按：萧延平注曰："要"下别本有"用"字】

⑫张介宾曰：阖属阳明，为阳中之里，其气在内，故阖折则气无所止息也。阳明主润宗筋，束骨而利机关，故为痿疾。凡治阖折之为病者，当取阳明之虚实而补泻之。真气稽留，谓胃气不行也，故邪居之，则气上逆而痿生于下矣。

⑬丹波元简曰：马云：正以其节缓而不能收，即骨之摇动故也。《素问·气交变大论》有"筋骨摇复"，王注亦以为筋骨摇动。简案：《至真要大论》又有"筋骨摇并"，文亦同义。

⑭杨上善曰：少阳主筋，筋以约束骨节。骨节气弛，无所约束，故骨摇。骨摇，则知少阳枢折也。

⑮章楠曰：此言三阳经开阖枢折者，如门户之不开闭也。本经言三焦、膀胱者，腠理、毫毛其应，膀胱为太阳之腑，故太阳开折，其皮肉三焦皆弱也，折者，阳气不得卫外，而腠理不固，外邪乘虚袭之，则暴病起，当审其邪正之有余不足而治之也；阳明阖折，而气无所止息者，盖气之升降，由内外转旋，自内而升出于表，则为开，自表而降入于内，则为阖，阖折，则气降无所止息，而散漫不收，真元之气，稽留不得行于经隧，邪气因而居之，则经脉弛纵，故痿疾起也，亦当视其虚实而治之，盖阳明胃与大肠也，邪气闭为实，精气夺为虚也；枢者，开阖之枢纽也，故少阳枢折，其开阖皆参差失度，不但经脉气血紊乱，至于骨节皆纵缓动摇，而行步不能安于地也，故当穷究其病之所本。而取之者，皆针法也，药治自可类推矣。

⑯丹波元简曰：《甲乙》"穷"作"窍"。张云：窍此三阳所在之本，或开或阖或枢以治之也。

⑰杨上善曰：骨节缓而摇动。窍音核。诊候研窍，得其病源，然后取之也。【编者按：《素问》卷二第六《阴阳离合论》中有与《灵枢》卷二第五《根结》中相类似字句，杨上善收之于《太素》卷五《阴阳合》中，并注曰：[太阳根于至阴，结于命门] 至阴，

是肾少阴脉也,是阴之极,阳生之处,故曰至阴。太阳接至阴而起,故曰根于至阴。上行络项,聚于目也。结,聚也。[……阳明根起于厉兑,结于颡大]阳明脾腑之脉,在太阴表前,从足指厉兑,上行聚于颡上额颅。颡,额也,苏荡反。[……少阳根起于窍阴,结于窗笼,名曰阴中之少阳]厥阴之脉,起于足大指蒙毛之上,循阴股上注于肺,阴脏行内也。少阳肝腑之脉,起足窍阴,上聚于耳,为表阳腑也。以少阳属木,故为阴中少阳也。[是故三阳之离合也,太阳为关,阳明为阖,少阳为枢]三阳离合为关阖枢以营于身也。夫为门者具有三义:一者门关,主禁者也。膀胱足太阳脉主禁津液及于毛孔,故为关也。二者门阖,谓是门扉,主关闭也。胃足阳明脉令真气止息,复无留滞,故名为阖也。三者门枢,主转动者也。胆足少阳脉主筋,纲维诸骨,令其转动,故为枢也。(附:萧延平按:"太阳为关","关"字《甲乙经》《素问》《灵枢》均作"开"。日本钞本均作"闗",乃"关"字省文。玩杨注门有三义,一者门关,主禁者也。主禁之义,"关"字为长,若"开"字则说不去矣。再考《灵枢·根结》篇及《甲乙经·经脉根结》篇于"太阳为开"之上,均有"不知根结,五脏六腑折关败枢开阖而走"之文,本书卷十《经脉根结》与《灵枢》《甲乙》同,则是前以关、枢、阖三者并举,后复以为关、为阖、为枢分析言之,足证明后之"为关""关"字即前之"折关""关"字无疑矣。下"太阴为关"与此同义,不再举。再按嘉祐本《素问》新校正云:"《九墟》:'太阳为关。'"作'关'。)】●马莳曰:(骨繇,音骨摇。按《素问·气交变大论》"岁土不及"之下,有筋骨繇复。王注亦以为筋骨摇动。)此言足三阳经之有根结,而成病有由,治病有法也。足太阳膀胱经,其根起于至阴,(在足小指外侧,去爪甲如韭叶,针一分,留五呼,灸三壮。)结于命门。命门者,目也,谓睛明穴也。(目内眦头一分宛宛中,针一分,留六呼,禁灸。)足阳明胃经根于厉兑,(足大指之次指端,去爪甲如韭叶,针一分,灸三壮。)结于颡大。颡大者,钳耳也,谓头维穴也。(额角入发际,本神旁一寸半,神庭旁四寸半,针三分,禁灸。)足少阳胆经,根于窍阴,(足小指之四指端,去爪甲如韭叶,针一分,留一呼,灸三壮。)结于窗笼。窗笼者,耳中也,谓听宫穴也。(耳微前陷中,上关上一寸动脉宛宛中,张口得之,针三分。按手太阳小肠经有天窗穴,一名窗笼,去颈大筋前、曲颊下、扶突后动脉应手陷中。观下文肾经结于任脉经之廉泉,肝经结于任脉经之玉英,则本经有结之他经者,疑天窗为足少阳经之所结欤?)太阳为三阳,最在表,故为关之开。阳明为二阳,居阳之中,故为关之阖。少阳为一阳,最在里,故为关之枢。故关之开折,则肉节渎而暴病起,是以有暴病者,当取足之太阳,视其有余不足而补泻之。所谓肉节渎者,其皮肉宛膲而弱也。关之阖折,则气无所止息而痿疾起,是以有痿疾者,当取足之阳明,视其有余不足而补泻之。所谓气无止息者,正气稽留,而邪气反居之也。关之枢折,则骨繇而不安于地,是以有骨繇病者,当取足之少阳,视其有余不足而补泻之。所谓骨繇,正以其节缓而不能收,即骨之摇动故也。夫曰渎,曰气无所止息,曰骨摇,皆折关败枢、开阖而走使然也,皆当穷其本以治其病者。●张介宾曰:枢属少阳,为三阳之半表半里,故其气在筋骨间。骨繇者,骨节纵缓不收,摇动不安于地也。凡治枢折之为病者,当取少阳经之虚实而补泻之。穷其本者,穷此三阳所在之本,或开或阖或枢以治之也。繇,摇同。●张志聪曰:("繇",与"皋陶""陶"字同音。)太阳太阴为开,阳明厥阴为阖,少阳少阴为枢者,三阴三阳之气也。太者气之盛,故主开;阳明者,两阳合明,厥阴者,两阴交尽,故主阖;少者初生之气,故主枢。此阴阳之六气,内合脏腑,外合六经，应司天在泉之气，运行环转之不息，而复通贯于地道经水之中，外内出入者也。夫外合于六经，有循经而合者，如伤寒之病，在六气相传，虽见六经之证，而气不入于经也；有入于经而合者，根结是也。根者，经气相合而始生；结者，经气相将而归结于命门葱笼之间，复从此而出于气街，走空窍而仍行于脉外也。命门者，太阳为水火生命之原。目窍，乃经气所出之门也。颃大者，颃颡也，在上腭之中，两耳之间，故曰钳耳。葱笼者，耳中也，如葱之通气于上也。此三阳之气，随经而归结于此，复出于气街也。行于气分，故能为开为阖为枢，出入于形身脏腑之外内，开阖如户扉，枢犹转纽。舍枢则不能开阖，舍开阖则无从运枢。此三阳之气，互相出入于经脉皮肤，形身脏腑之外内者也。太阳之气主皮肤，故开折则肉节渎而暴疾起矣。宗气者，阳明之所生，上出于喉以司呼吸，而行于四肢，故阖折则气无所止息而痿疾起矣。少阳主骨，故枢折则骨节缓而不收也。《阴阳离合论》曰：太阳根起于至阴，名曰阴中之阳；阳明根起于厉兑，名曰阴中之阳；少阳根起于窍阴，名曰阴中之少阳。三阴三阳之气，皆从阴而生，自下而上，故当穷其本也。●张玉师曰：三阳之气，循经而出于气街，上于面而走空窍。太阳精阳之气，上走于目而为睛；少阳之别气，走于耳而为听；阳明之宗气，上出于鼻而为臭。目之开阖，耳之听闻，鼻之呼吸，是三阳之气，上走于空窍，而为开阖枢也。宗气者，阳明之所生，上出于肺，以司呼吸。颃颡者，鼻之内窍，通于喉咙，故颃颡不开，则洞泣不收。是阳明之气，上出于鼻而为臭。●《集注》眉批：阴中初生之阳，阳中始生之阴，在阴阳外内之间，故主枢。又：诸脉皆上系于目。●黄元御曰：太阳根于至阴（太阳井穴，在足小指），结于命门，命门者，目内眦之睛明也（穴名。）阳明根于厉兑（阳明井穴，在足次指），结于颃大（大迎在颃颡之上，故曰颃大），颃大者，钳耳下之大迎也（穴名，钳耳由言挟耳也。）少阳根于窍阴（少阳井穴，在足名指），结于窗笼，窗笼者，耳中之听宫也（穴名。听宫在耳前，手太阳穴，足少阳之所会也。）太阳，阳之将衰。在表，为开；阳明，阳之正盛，在里，为阖，少阳，未盛未衰，在中，为枢（表里之半。）故开折则表阳不固，皮肉节渎而暴病起矣（风寒外感），故暴病者，取之太阳（仲景《伤寒》太阳经病是也），视其有余不足，以为补泻。节渎者，皮肉宛焦而软弱也（《难经》：手太阴气绝，则津液去，皮节伤。节渎，节节败退也。宛，菀同。）阖折则里阳不运，中气无所止息而痿疾起矣，故痿疾者，取之阳明（义详《素问·痿论》），视其有余不足，以为补泻。无所止息者，真气稽留不布（中气壅阻，不能四达是无所归宿也。），而邪气居之也。枢折即骨繇而不安地，故骨繇者，取之少阳，视其有余不足，以为补泻。骨繇者，节缓而不收，所谓骨繇者，摇故也，以肝主筋，而诸筋皆聚于节，肝胆同气，筋膜松懈，则节缓而不收，故骨繇而不健，所谓骨繇者，骨节摇动不坚故也。故当穷其根本也。太阳之病在皮毛，阳明之病在肌肉，少阳之病在筋膜，各有其部也。

5.3 太阴根于隐白，结于太仓①。少阴根于涌泉，结于廉泉②。厥阴根于大敦，结于玉英③，络于膻中④。太阴为开，厥阴为合，少阴为枢⑤。故开折则仓廪无所输膈洞⑥，膈洞者取之太阴，视有余不足，故开折者气不足而生病⑦也⑧。合折即气绝而喜悲⑨，悲者取之厥阴，视有余不足⑩。枢折则脉有所结而不通⑪，不通者取之少阴，视有余不足，有结者皆取之⑫不足⑬。

①杨上善曰：隐白，足大指端。太仓，在腹中管穴，与标本不同。【编者按：萧延平注曰："中管"上所缺一字，袁刻作"脘"，按中管穴，本书作"中管"，《甲乙经》作"中脘"，即太仓穴，在上脘下一寸，居心蔽骨与齐之中，乃任脉腹自鸠尾十五穴之一，谨拟作"腹"。（附："袁刻"指《太素》袁忠节刻本，"本书"指《太素》萧延平民国十三年刻本，亦即影写仁和寺宫御所藏本之《太素》。）】●丹波元简曰：马云：即中脘，系任脉经。《甲乙》云：中脘一名太仓，胃募也。志云：太仓者，舌本也。脾为仓廪之官，其脉连舌本，散舌下，使之迎根，故结于舌本，名曰太仓。简案：以太仓为舌本无所考。

②杨上善曰：少阴先出涌泉为根，行至踝下二寸中为本，上行至结喉上廉泉为结，上至舌本及肾输为标，有此不同也。●丹波元简曰：简案：诸家为任脉经穴非也。《气腑论》：足少阴舌下……各一。王注：舌本左右二穴也。《刺疟论》：舌下两脉者，廉泉也，并谓肾经穴。

③丹波元简曰：马云：即玉堂穴，系任脉经。《甲乙》云：玉堂一名玉英。张兆璜云：谓唇内之龈交英筋也，谓齿白如玉筋也。简案：以玉英为龈交，亦未见所据。

④杨上善曰：厥阴先出大敦为根，行至行间上五寸所为本，行至玉英膻中为结，后至肝输为标，有此不同也。●张介宾曰：足太阳下者根于隐白，上者结于太仓。太仓即中脘，任脉穴也。足少阴下者根于涌泉，上者结于廉泉任脉穴也。足厥阴下者根于大敦，上者结于玉英。玉英即玉堂，任脉穴也。●丹波元简曰：志云：肝脉贯膈也。简案：厥阴特多此一句。

⑤杨上善曰：门有二种，有内门外门，三阴为内门，三阳为外门。内门关者，谓是太阴；内门阖者，谓是厥阴；内门枢者，谓是少阴也。●张介宾曰：此三阴开阖之义，详如前章。

⑥丹波元简曰：马云：开折则脾不运化，仓廪无所转输，其病为膈证，为洞泄。张云：膈，隔塞也。洞，如《邪气脏腑病形》篇曰：洞者食不化，下嗌还出也。志云：膈者，上不开而不受纳。洞者，下关折而飧泄也。

⑦杨上善曰：太阴主水谷以资身肉，太阴脉气关折，则水谷无由得行，故曰仓无输也。以无所输，膈气虚弱，洞泄无禁，故气不足而生病也。

⑧张介宾曰：开属太阴，主于脾也。输，运行也。膈，膈塞也。洞，如《邪气脏腑病形》篇曰："洞者，食不化，下嗌还出也。"脾伤则运行失职而为是病，故当取之太阴，视其有余不足以治之。然脾虽阴经，而开折者，则亦阴中之阳气不足而生病也。

⑨丹波元简曰：《甲乙》"绝"作"弛"。马云：肝气绝而喜悲。简案：绝，谓阻绝也。

⑩杨上善曰：厥阴主筋，厥阴筋气缓纵，则无禁喜悲。●张介宾曰：阖属厥阴，主于肝也。肝伤即气绝于里，而肺气乘之，则为悲。故阖折者当取足厥阴，视其有余不足而治之。

⑪丹波元简曰：马云：肾脉有所结，而下焦不通。

⑫杨上善曰：少阴主骨，骨气有损，则少阴之脉不流，故有所结不通。结，即少阴络结也。●章楠：此言三阴经开阖枢之为病也。太阴者，脾也，脾主鼓运，故其气为开，开折而脾气不足，不能输化仓廪之水谷，而为膈洞，仓廪，兼胃而言，膈洞者，膈中乏

气，而肠胃无约束，则传导失司，而为洞泄之病，是当助其脾气为主也；厥阴，肝也，为阖，阖折者，与阳和之气隔绝而善悲，盖肝实则怒，虚则悲，皆无阳和之气以调之也；少阴枢折，则开阖皆不利，故三阴经之脉，有所结滞而不通，视有余不足，凡有结者，皆当取之，如其不足，当助气以通之也。

⑬马莳曰：此言足三阴经之有根结，而成病有由，治病有法也。足太阴脾经，其根起于隐白，（去大指端内侧，去爪甲如韭叶，针一分，留三呼，灸三壮。）结于太仓，以胃与脾相为表里也。（太仓即中脘穴，系任脉经，脐上四寸，针八分，灸七壮。）足少阴肾经，根于涌泉，（足心陷中，针三分，留三呼，灸三壮。）结于廉泉。（一名舌本，颌下结喉上四寸中央，针二分，留七呼，灸三壮。）足厥阴肝经，其根起于大敦，（足大指端，去爪甲如韭叶三毛中。一云内侧为隐白，外侧为大敦。针三分，留十呼，灸三壮。）结于玉英，（即玉堂穴，系任脉经，紫宫下一寸六分，针三分，灸五壮。）络于膻中，（玉堂下一寸六分，两乳间陷中，禁针，灸五壮。）太阴为三阴，为阴之表，故为关之开。厥阴为一阴，居阴之里，故为关之阖。少阴为二阴，居阴之中，故为关之枢。故关之开折，则脾不运化，仓廪无所转输，其病为膈证，为洞泄。是以有膈洞病者，当取足之太阴，视其有余不足而补泻之，正以开折者，其脾气不足而病生膈洞也。关之阖折，则肝气绝而喜悲，是以气绝喜悲者，当取足之厥阴，视其有余不足而补泻之。关之枢折，则肾脉有所结而下焦不通，是以下焦不通者，当取足之少阴，视其有余不足而补泻之。然此有结者，不可以有余视之，仍以不足取之也。【编者按：《素问》卷二第六《阴阳离合论》中有与《灵枢》卷二第五《根结》中相类似字句，杨上善收之于《太素》卷五《阴阳合》中，并注曰：[……太阴根起隐白，结于太仓，名曰阴中之阴] 冲在太阴之下，少阴脉上。足太阴脉从隐白而出，聚于太仓，上至舌本。是脾阴之脉，行于腹阴，故曰阴中之阴也。[……少阴根起于涌泉，结于廉泉，名曰少阴] 肾脉足少阴，从足小指之下，入涌泉，上行聚于廉泉，至于舌本也。[……厥阴根起于大敦，结于玉英] 肝脉足厥阴在少阴前，起于大指丛毛之上，入大敦，聚于玉英，上头与督脉会于巅，注于肺中也。[……是故三阴之离合也，太阴为关，厥阴为阖，少阴为枢] 三阳为外门，三阴为内门。内门亦有三者：一者门关，主禁者也。脾脏足太阴脉主禁水谷之气，输纳于中不失，故为关也。二者门阖，主开闭者也。肝脏足厥阴脉主守神气出入通塞悲乐，故为阖也。三者门枢，主动转也。肾脏足少阴脉主行津液，通诸经脉，故为枢者也。】●张介宾曰：枢属少阴，主于肾也。肾伤则脉有所结，而下焦有所不通。故枢折者当取足少阴，视其有余不足而治之。然脉有结者，皆不足之所致。●张志聪曰：太仓者，舌本也。脾为仓廪之官，其脉连舌本，散舌下，使之迎粮，故结于舌本，名曰太仓。廉泉，任脉穴，在喉上四寸中央，任脉发原于肾，故结于肾之廉泉。《卫气》篇曰：厥阴标为背腧。是玉英当在背腧之间。络于膻中者，肝脉贯膈也。脾为仓廪之居，故开折则气不足而为膈洞。膈者，上不开而不受纳；洞者，下关折而飧泄也。厥阴为两阴交尽，阴尽而一阴始生，故阖折则生气绝而喜悲。一阳之气发于肾脏，志不舒故喜悲也。少阴主脉，故枢折则脉有所结而不通。不通者取之少阴，视有余不足，有结者皆取之不足。盖有余者，邪结之有余，不足者，正气之不足，通其正气，则结自解矣。按：《九针》篇：缺盆之中，任脉也；颈中央之脉，督脉也；腋内动脉，手太阴也；腋下三寸，手心主也。盖手太阴心主，出于胸气之街；少阴厥阴，从任督二脉，出于头气之街也。●张玉师曰：廉泉玉英，上液之道也。玉英，谓唇内之龂交。

盖肾脏之精液，一从任脉而出于舌下之廉泉，一从脊骨髓空而上通于脑。脑空在脑后三分，颅际锐骨之下，一在龂基下，一在项后伏骨下，一在脊骨上空。在风府上，是骨之精髓，从脊骨上空，上通于脑，而下渗于龂基。督脉循于脊骨，厥阴肝脉与督脉上会于巅而下玉英。英，饰也，谓齿白如玉饰也。●《集注》眉批：太阴标在背腧与舌本。又：《卫气》篇曰：手太阴之标，在腋内动也。又：舌下有津，出于廉泉，以舌抵齿，亦有津出于玉英也。●黄元御曰：太阴根于隐白（太阴井穴，在足大指），结于太仓，太仓，任脉之中脘也（穴名。）少阴根于涌泉（少阴井穴，在足心），结于廉泉，廉泉，任脉之穴也。厥阴根于大敦（厥阴井穴，在足大指），结于玉英，玉英，任脉之玉堂也，络于膻中，膻中，心主之宫城也（《胀论》语。）太阴，阴之将衰，在外．为开。厥阴，阴之交尽，在内，为阖，少阴，未衰未盛，在中，为枢（内外之交。）开折则仓廪无所输纳而胸膈空洞，膈洞者，取之太阴，视其有余不足。开折者，脾气不足而生病也（脾虚不能化谷。）阖折即气绝而喜悲（木虚金旺，肝为肺刑，燥盛则悲），悲者，取之厥阴，视其有余不足。枢折则脉有所结而不通（心主脉，水胜火负，则脉不通），不通者，取之少阴。视其有余不足。凡有结者，皆取之不足。以其阴中之阳亏也。●丹波元简曰：《甲乙》无"不足"二字。张云：脉有结者，皆不足之所致。简案："不足"二字衍，《甲乙》为是。●周学海曰：以上根结之事毕矣，下乃推论阴阳多少之事

5.4 足太阳根于至阴，溜于京骨，注于昆仑，入于天柱、飞扬也①。足少阳根于窍阴，溜于丘墟，注于阳辅，入于天容②、光明也③。足阳明根于厉兑，溜于冲阳，注于下陵④，入于人迎、丰隆也⑤。手太阳根于少泽，溜于阳谷，注于少海⑥，入于天窗、支正也⑦。手少阳根于关冲，溜于阳池，注于支沟，入于天牖、外关也⑧。手阳明根于商阳，溜于合谷，注于阳溪，入于扶突、偏历也⑨。此所谓十二经者，盛络皆当取之⑩。

①杨上善曰：输穴之中，言六阳之脉，流井、荥、输、原、经、合，五行次第至身为极。今此手足六阳，从根至入，流注上行，与《本输》及《明堂流注》有所不同。此中"根"者皆当彼所出，此中"流"者皆当彼所过，唯手太阳流，不在完骨之过，移当彼经阳谷之行，疑其此经异耳。此中注者皆当彼行，唯足阳明不当解溪之行，移当彼合下陵，亦谓此经异耳。此中入者并与彼不同，六阳之脉皆从手足指端为根，上络行至其别走大络称入。入有二处，一入大络，一道上行至头入诸天柱，唯手足阳明至颈，于前人迎扶突。《流注》以所出为井，此为根者，井为出水之处，故根即井也。天柱，侠项大筋外廉陷中，足太阳之正经也。飞阳在足外踝上七寸，足太阳之大络也。●丹波元简曰：张云：此下言手足三阳之盛络，凡治病者所当取也。足太阳之至阴，井也。京骨，原也。昆仑，经也。天柱在头，飞扬在足，皆本经之当取者。后效此。●黄元御曰：天柱在项，飞扬在足。

②丹波元简曰：《甲乙》注云：疑误。马云：当作"天冲"。张同。（天容，手太阳经穴）

③杨上善曰：天容在耳下曲颊后，足少阳正经也。光明在外踝上七寸，足少阳大络也。●黄元御曰：天冲在头（天容，手太阳穴，当是天冲），光明在足。

④丹波元简曰：马云：当作"解溪经"也。张同。

⑤杨上善曰：人迎在结喉傍大脉动应手，足阳明正经也。丰隆在足外踝上八寸骭外廉陷者中，足阳明之大络也。●黄元御曰：人迎在颈，丰隆在足。

⑥丹波元简曰：简案：他经举原穴，此独举合穴者何？

⑦杨上善曰：天窗在曲颊下扶突后动应手陷者中，手太阳之正经也。支正在腕后五寸，手太阳之大络也。●黄元御曰：天窗在颈，支正在手。

⑧杨上善曰：天牖在颈，缺盆上，天容后，天柱前，完骨下，发际上，手少阳正经也。外关在腕后三寸空中一寸，手少阳之大络也。●黄元御曰：天牖在颈，外关在手。

⑨杨上善曰：扶突在曲颊下一寸人迎后，手阳明正经也。偏历在腕后三寸，手阳明之大络也。●张介宾曰：此下言手足三阳之盛络，凡治病者所当取也。足太阳之至阴，井也。京骨，原也。昆仑，经也。天柱在头，飞扬在足，皆本经之当取者。后仿此。溜，良救切。足少阳之窍阴，井也。丘墟，原也。阳辅，经也。天容乃手太阳经穴，此在头者当为天冲，在足者为光明也。足阳明之厉兑，井也。冲阳，原也。下陵当作解溪，经也。人迎在头，丰隆在足。手太阳之少泽，井也。阳谷，经也。小海，合也。天窗在头，支正在手。手少阳之关冲，井也。阳池，原也。支沟，经也。天牖在颈，外关在手。手阳明之商阳，井也。合谷，原也。阳溪，经也。扶突在颈，偏历在手。●黄元御曰：扶突在颈，偏历在手。

⑩杨上善曰：此根入经，唯有六阳；具而论者，更有六阴之脉，言其略耳。此谓根者，皆是三经，循此十二正经，傍有络脉血之盛者，皆当其部内量而取之。●马莳曰：（"天容"当作"天冲"，"下陵"当作"解溪"。）此言手足六阳之经，皆自井而入于络也。足太阳膀胱经根于至阴之井，流于京骨之原，注于昆仑之经，入于天柱之在头者，络于飞扬之在足者。足少阳胆经根于窍阴之井，流于丘墟之原，注于阳辅之经，入于天冲之在头者，络于光明之在足者。足阳明胃经根于厉兑之井，流于冲阳之原，注于解溪之经，入于人迎之在头者，络于丰隆之在足者。手太阳小肠经根于少泽之井，流于阳谷之经，注于小海之合，入于天窗之在头者，络于支正之在手者。手少阳三焦经根于关冲之井，流于阳池之原，注于支沟之经，入于天牖之在头者，络于外关之在手者。手阳明大肠经根于商阳之井，流于合谷之原，注于阳溪之经，入于扶突之在头者，络于偏历之在手者。此所谓十二经之盛络也，皆当取之。●张介宾曰：此六阳盛络之当取也。所谓十二经者，以手足左右共言之。●张志聪曰：上章统论三阴三阳之气，合于六经，根于下而结于上；此复分论三阳之气，入于手足之经，皆循颈项而上出。故曰：此十二经者，盛络皆当取之。盖气留于脉络，则络盛，取而泻之，使三阳之气，仍上出于脉外也。飞扬、光明、丰隆、支正、外关、遍历，在经穴合穴两者之间。夫曰：所入为合者，谓脉外之气血，从井而溜于脉中，至肘膝而与脉内之血气相合。故曰：脉入为合。此论三阳之气从井而入于脉中、上入于颈项之天柱、天容、人迎、天窗、天牖、扶突而上出于头面，与血气之溜于荥、注于腧、行于经、入于合者之不同，故另提曰：飞扬、光明、丰隆、支正，盖以分别阳气与荣血，出入于经脉外内之不同也。是以所论一次脉二次脉者，谓手足之十二经脉，皆从四肢之五俞而归于中，复从中而上出颈项。此章论三阴三阳之气，合于六经而复出于脉外，五十二篇论荣气，七十一篇论宗气。盖三阴三阳荣气宗气，相将而行于经脉皮肤，形身脏腑外内出入，环转无端。是以数篇辞句相同，而所论者各别。学者分而论之，合而参之，人

之阴阳血气，有形无形，应天地之五运六气，寒暑往来，如桴鼓应响之相合也。●《集注》眉批：三阳之后应接手足三阴，此简脱也。详第五十二《卫气》章。●黄元御曰：手足六阳。左右十二经诸腧，是其盛络，乃经脉盛大之处。针刺者，皆当取之。●周学海曰：此节叙三阳之盛络，是阳多之极致也。

5.5 一日一夜五十营①，以营五藏之精，不应数者，名曰狂生②。所谓五十营者，五藏皆受气③。持其脉口，数其至也④，五十动而不一代者⑤，五藏皆受气⑥；四十动一代者，一藏无气⑦；三十动一代者，二藏无气⑧；二十动一代者，三藏无气⑨；十动一代者，四藏无气⑩；不满十动一代者，五藏无气⑪。予之短期⑫，要在终始⑬。所谓五十动而不一代者，以为常也⑭，以知五藏之期⑮。予之短期者，乍数乍疏也⑯。

①汪昂曰：昼行阳二十五度，夜行阴二十五度。

②张介宾曰：营，运也。人之经脉运行于身者，一日一夜凡五十周，以营五脏之精气，如《五十营》篇者即此之义。其数则周身上下左右前后凡二十八脉，共长十六丈二尺。人之宗气积于胸中，主呼吸而行经隧，一呼气行三寸，一吸气行三寸，呼吸定息，脉行六寸。以一息六寸推之，则一昼一夜，凡一万三千五百息，通行五十周于身，则脉行八百一十丈。其有太过不及而不应此数者，名曰狂生。狂犹妄也，言虽生未可必也。●李中梓曰：营者，运也。人之经脉运行于身者，一日一夜凡五十周，以运五脏之精。凡周身上下、前后左右计二十七脉，共长十六丈二尺。人之宗气积于胸中，主呼吸而行经络，一呼气行三寸，一吸气行三寸，呼吸定息，脉行六寸。以一息六寸推之，则一昼一夜凡一万三千五百息，通计五十周于身，脉八百一十丈，其有太过不及，则不应此数矣。狂生者，妄生也，其生未可保也。●汪昂曰：犹言幸生。●丹波元简曰：张云：营，运也。人之经脉运行于身者，一日一夜，凡五十周，以营五脏之精气，如《五十营》篇者即此之义。其数则周身上下左右前后，凡二十八脉，共长十六丈二尺。人之宗气，积于胸中，主呼吸而行经隧，一呼气行三寸，一吸气行三寸，呼吸定息，脉行六寸。以一息六寸推之，则一昼一夜，凡一万三千五百息，通计五十周于身，则脉行八百一十丈。其有太过不及，而不应此数者，名曰狂生。狂犹妄也，言虽生未可必也。简案：马云：狂生，犹云侥幸而生也。非。

③杨上善曰：营气一日一夜，周身五十，营于身者也，经营五脏精气，以奉生身。若其不至五十营者，五脏无精，虽生不久，故曰狂生。●汪昂曰：动而中止为代。

④张介宾曰：凡此五十营者，即五脏所受之气也。但诊持脉口而数其至，则脏气之衰王可知矣。脉口义详藏象类十一。数，上声。●李中梓曰：五十营者，五脏所受之气。持寸口而数其至数，则虚实可考也。

⑤丹波元简曰：《十一难》"代"作"止"，《脉经》作"投"，并文略不同。张云：代，更代之义，谓于平脉之中，而忽见软弱，或乍数乍疏，或断而复起。盖其脏有所损，则气有所亏，故变易若此，均名为代。若五十动而不一代者，五脏受气皆足，乃为和平之脉。简案：《脉要精微论》云：代则气衰。张守节《史记正义》云：候脉动不定曰代。即此义也。杨玄操云：代者还尺中，停久方来，名曰代也。此本于《伤寒论》，不可从。

⑥杨上善曰：脉口，寸口，亦曰气口。五十动者，肾脏第一，肝脏第二，脾脏第三，心脏第四，肺脏第五，五脏各为十动，故曰从脉十动，以下次第至肾，满五十动，即五脏皆受于气也。持脉数法，先将不病人之脉口以取定数，然后按于病人脉口，勘知病人脉数多少，谓从平旦，阴气未散，阳气未行，按于脉口，以取定数也。●张介宾曰：代，更代之义，谓于平脉之中，而忽见夷弱，或乍数乍疏，或断而复起。盖其脏有所损则气有所亏，故变易若此，均名为代。若五十动而不一代者，五脏受气皆足，乃为和平之脉。

⑦杨上善曰：其脉得四十动已，至四十一动已去，有一代者，即五十数少，故第一肾脏无气也。●张介宾曰：四十动一代者，是五脏中一脏亏损也。愚按：《十一难》曰：经言脉不满五十动而一止，一脏无气者，何脏也？然。人吸者随阴入，呼者因阳出，今吸不能至肾，至肝而还，故知一脏无气者，肾气先尽也。然则五脏和者气脉长，五脏病者气脉短。观此一脏无气必先乎肾，如下文所谓二脏三脏四脏五脏者，当自远而近，以次而短，则由肾及肝，由肝及脾，由脾及心，由心及肺。故凡病将危者，必气促似喘，仅呼吸于胸中数寸之间。盖其真阴绝于下，孤阳浮于上，此气短之极也。医于此际而尚欲平之散之，未有不随扑而灭者，良可哀也。夫人之生死由乎气，气之聚散由乎阴，而残喘得以尚延者，赖一线之气未绝耳，此脏气之不可不察也。

⑧杨上善曰：其脉得三十动已，至三十一动已去，有一代者，即四十数少，故第二肝脏无气也。

⑨杨上善曰：其脉得二十动已，至二十一动已去，有一代者，即三十数少，故第三脾脏无气也。

⑩杨上善曰：其脉得十动已，至十一动已去，有一代者，即二十数少，故第四心脏无气也。

⑪杨上善曰：其脉不满十数，有一代者，即十数少，故第五肺脏无气也。

⑫杨上善曰：肺主五脏之气，肺气既无，所以五脏气皆不至，故与之短期也。●汪昂曰：知其将死。●丹波元简曰：张云：予，与同。短期，死期也。李中梓云：短，近也，死期近矣。

⑬张介宾曰：予，与同。短期，死期也。言五脏无气，可与之定死期矣。"终始"，本经篇名，具十二经终之义。●丹波元简曰：马云：其要法在本经《终始》篇中，其义甚详。

⑭杨上善曰：五十动而不一代者，盖是五脏终始，常道之要也。

⑮李中梓曰：当作"气"。

⑯杨上善曰：与短期者，谓五脏脉乍疏乍数，不合五十之数，故可与之死期也。●马莳曰：（第一"数"去声，第二"数"上声。予，与同。）此言脉口之脉五十动者为常脉，而其数减者其脏危也。五十营者，脉运五十度也。本经有《五十营》篇，正此义耳。凡人周身之脉，计一十六丈二尺，自夫宗气积于胸中，主呼吸而行脉隧，一呼脉行三寸，一吸脉行三寸，呼吸总为一息，则脉行六寸。由一息六寸推之，则一日一夜，即一十六丈二尺之脉，积至五十次周于身，通计一万三千五百息，则脉行八百一十丈，以运五脏之精。如不应此数者，名曰狂生，犹云侥倖而生也。正以五十营者，五脏皆受气，持其脉口之脉，（脉口以脉会于此，故曰脉口；又以脉气会于此，故曰气口；又以太渊去鱼际一寸，故曰寸口。）数其来至之数，五十动而不一代者，乃五脏皆受气也。《素问·脉要精

微论》曰：代则气衰。盖代脉中止，不能自还，如有求代之义，故名。今五十动而不见止脉，所以五脏皆受气也。下此而四十动一代者，是五脏中一脏无气也；三十动一代者，是五脏中二脏无气也；二十动一代者，是五脏中三脏无气也；十动一代者，是五脏中四脏无气也；不满十动一代者，是五脏皆无气也。即此可以短期与之，其要法在本经之《终始》篇中。(《终始》篇云：终始者，经脉为纪，持其脉口、人迎，以知阴阳有余不足，平与不平。又曰：不病者，脉口、人迎应四时也，上下相应而俱往来也，六经之脉不结动也。其义甚详。)正以五十动而不一代者，乃平人之常脉，故可以知五脏之期。兹乃以短期与之者，即乍数乍疏之脉，非脉之代者而何？● 张介宾曰：以为常者，言人之常脉当如是也，故可因此以察五脏之气。若欲知其短期，则在乎乍疏乍数，此其时相变代，乃与常代者不同，盖以脏气衰败，无所主持而失常如此，故《三部九候》等论皆云乍疏乍数者死。愚按：代脉之义，自仲景叔和俱云：动而中止，不能自还，因而复动，脉代者死。又曰：脉五来一止，不复增减者死，经名曰代。脉七来，是人一息半时，不复增减，亦名曰代，正死不疑。故王太仆之释代脉，亦云动而中止，不能自还也。自后滑伯仁因而述之曰：动而中止，不能自还，因而复动，由是复止，寻之良久，乃复强起，为代。故后世以结促代并言，均目之为止脉，岂足以尽其义哉？夫缓而一止为结，数而一止为促，其至则或三或五或七八至不等，然皆至数分明，起止有力。所主之病，有因气逆痰壅而为间阻者，有因血气虚脱而为断续者，有因生平禀赋多滞而脉道不流利者，此自结促之谓也。至于代脉之辨，则有不同。如《宣明五气》篇曰："脾脉代"，《邪气脏腑病形》篇曰："黄者，其脉代"，皆言脏气之常候，非谓代为止也。又《平人气象论》曰："长夏胃微耎弱曰平，但代无胃曰死者"，乃言胃气去而真脏见者死，亦非谓代为止也。由此观之，则代本不一，各有深义。如五十动而不一代者，乃至数之代，即本篇之所云者是也。若脉本平匀而忽强忽弱者，乃形体之代，即《平人气象论》所云者也。又若脾主四季而随时更代者，乃气候之代，即《宣明五气》等篇所云者是也。凡脉无定候，更变不常，则均谓之代。但当各因其变而察其情，庶得其妙。设不明此，非惟失经旨之大义，即于脉象之吉凶，皆茫然莫知所辨矣，又乌足以言诊哉？二篇详义，见后十一及疾病类二十五。又按：本篇但言动止之数，以诊五脏无气之候，未尝凿言死期，而王氏《脉经》乃添出死期岁数，曰：脉来四十投而一止者，一脏无气，却后四岁春草生而死。脉来三十投而一止者，二脏无气，却后三岁麦熟而死。脉来二十投而一止者，三脏无气，却后二岁桑椹赤而死。脉来十投而一止者，四脏无气，岁中死。脉来五动而一止者，五脏无气，却后五日而死。自后诸家言脉者皆宗此说，恐未有一脏无气而尚活四岁、二脏无气而尚活三岁之理，诊者辨之。● 李中梓曰：以为常者，经常之脉也，可因以知五脏之气也。若乍数乍疏，则阴阳乖乱，死期近矣。短者，近也。● 张志聪曰：(首"数"字，去声；次"数"字，上声；末"数"字，叶朔。予与同。)此言三阴三阳之气，外循于经脉，内荣于五脏。五脏主藏精者也，气营五脏之精，五脏皆以受气，精气之相合也。夫五脏生于五行，五行之气，本于十干合化，是以五脏五十动而不一代者，以为常也。代者，止而不还也。乍数乍疏者，死脉见也。要在终始者，大要在《终始》篇之生于六气而死于六经也。●《集注》眉批：以五十动候脏气者，五脏之气自为而至于手太阴。此言脏腑之气行于十二经脉，外合三阴三阳，期生曰十，乃阴数之周。● 黄元御曰：狂生，其生不长也。"终始"，本经篇名。● 陈念祖曰：此言三阴三阳之气，外循于经脉，内荣于五脏。五脏，主存精者也。气荣五脏之精，五脏皆受气，精气之相合也。夫五脏生于五行，五行之气，本于十干合化，是以五脏五十动而不一代者，以为常也。代者，止而不还也。乍数乍疏者，死脉见也。要在终始者，大要在《终始》篇之生于六气，而死于六经也。●丹波元简曰：张云，此其时相变代，乃与常代者不同。盖以脏气衰败，无所主持而失常如此，故《三部九候》等论，皆云乍疏乍数者死。简案：张圈外注甚详，不复繁引。●章楠曰：营行脉中，阴阳十二经脉流行，凡一昼夜五十周于身，以营运五脏之精气，而五脏皆受水谷之精气充养者也，故持其寸口之脉，数其至数。五十动而不一代者，其气周行五脏，而不歇止也。如五十动外，及五十至内，或有歇止无一定，而迟者名结脉，数者名促脉，皆为气血郁滞之病，非死脉也。若歇止有定数，名代脉，以其气竭，不能接续，如经所云一脏以至五脏无气，可决其死期之长短也。虽不歇止，而乍数乍疏，此脾败之真脏脉，主死。因脾为中土，代行各脏之气于周身，故其本脉名代，是和缓而不歇止，若脾败不能行气于各脏，五十至内歇止而有定数，如欲求人代己，故名代脉，主死。同名代脉，其取义各不同也。其有言少阳之至，乍数乍疏者，因少阳阳气初升，未能调畅，是时令之旺脉，非彼之死脉。是故脉名同而义多不同，皆当辨别也。●周学海曰：此节叙五脏之无气，是阴少之极致也。二节固是分叙阴阳多少，而上节每条承前节根字，此节以五十营承上十二经，草蛇灰线，钩连有致。

5.6　黄帝曰：逆顺五体①者，言人骨节之小大，肉之坚脆，皮之厚薄，血之清浊，气之滑涩，脉之长短，血之多少，经络之数，余已知之矣，此皆布衣匹夫之士也。夫王公大人，血食之君，身体柔脆，肌肉软弱，血气慓悍②滑利，其刺之徐疾浅深多少，可得同之乎③？岐伯答曰：膏粱菽藿④之味，何可同也⑤。气滑即出疾，其气涩则出迟，气悍则针小而入浅，气涩则针大而入深，深则欲留，浅则欲疾⑥。以此观之，刺布衣者深以留之，刺大人者微以徐之⑦，此皆因气慓悍滑利也⑧。

①丹波元简曰：马云：五体者即《阴阳二十五人》篇有五形之人也。张云：骨、节、皮、肉、血、气、经、脉，禀有不齐，刺治亦异，所以有逆顺之变。
②丹波元简曰：史：上，比昭切；下，候岸切，勇健貌。张云：慓音飘，急也。
③张介宾曰：五体者，五形之人也。故其骨节皮肉，血气经脉，禀有不齐，刺治亦异，所以有逆顺之变；至于贵贱之间，尤有不同，故欲辨其详也。脆音翠。慓音飘，急也。悍音旱。
④丹波元简曰：张云：膏，脂肥也。粱，粟类，谷之良者也。菽，豆也。藿，豆叶也。贵者之用膏粱，贱者之用菽藿，食味有厚薄，禀质所以不同也。
⑤张介宾曰：膏，脂肥也。粱，粟类，谷之良者也。菽，豆也。藿，豆叶也。贵者之用膏粱，贱者之用菽藿，食味有厚薄，禀质所以不同也。
⑥张介宾曰：气滑者易行，故出宜疾。气涩者难致，故出宜迟。气悍者来必勇利，故针宜小而入宜浅。气涩者至必艰迟，故针宜大而入宜深。所以宜深者则欲留，宜浅者则欲疾也。
⑦丹波元简曰：简案：据上文疾迟留疾推之，似徐是疾之，误。此岂徐出而不留之

谓软。

⑧杨上善曰：脉气五十动有代者，顺也；不满五十动一代者，逆也。言大人食以膏粱，布衣匹夫之士食以菽藿，故刺之深浅去留之异也。【编者按：萧延平注曰："布衣"二字下原缺八字，袁刻补"食以菽藿"四字，仍与缺处未尽合，谨依经文拟作"匹夫之士食以菽藿"八字】。●马莳曰：（慓，比昭切。悍，候岸切。）此言人有贵贱，而刺法因以异也。五体者，即《阴阳二十五人》篇有五形之人也。布衣匹夫之士，其骨节有小大，肉有坚脆，皮有厚薄，血有清浊，气有滑涩，脉有长短，血有多少，此皆经络之数，大抵相类。至于王公大人，血食之君，身体肌肉软弱，血气慓悍滑利，必非贱者之可同也，其用针之徐疾浅深多少，可以同否？伯言贵者之用膏粱，贱者之用菽藿，难以同也。然尝分而论之：凡气滑者，则疾出其针；气涩者，则迟出其针。气悍者，则针小，而所入又浅；气涩者，则针大，而所入又深。入针深者，则欲久留其针；入针浅者，则欲疾去其针。以此观之，则刺布衣者，气之涩者也，可以针大而深入，又当以久留其针也。刺大人者，气之滑且悍者也，可以针小而入浅，又当徐以纳之也。此皆因其气之慓悍滑利，异于布衣之士耳。●张介宾曰：布衣气涩，故宜深宜留。大人气滑，故宜微宜徐。盖贵人之气，慓悍滑利，有异于布衣之士耳。●张志聪曰：此言三阴三阳，本于五谷五畜五菜五味之所生也。逆顺五体者，谓三阴三阳之气，出入于皮肤经脉之外内，交相逆顺而行，有疾有徐也。夫行于脉外之皮薄肉脆者则行疾，皮厚肉坚者则行迟，行于脉中之血清脉短者则出疾，血浊脉长者则出迟，此因有形之皮肉血脉而疾迟也。然又有因于无形而为之疾迟者，气之滑涩也。膏，谓膏肥之厚味。粱，稻也。王公贵人，美其食，厚其味，则肌肉柔弱，血气滑利而行疾；山野之人，啜菽茹藿，则其气涩而行迟。此贵贱所秉之气不同，而气生于味也。●《集注》眉批：此假王公布衣以明三阴三阳行于脉外，如卫气之出入疾徐，人之多卧少卧。又：肌肉软弱，血气慓悍，形与气不相任矣。●黄载华曰：皮厚肉坚，血气和缓者多寿；皮薄肉弱，血气慓悍者少寿。王公大人，膏粱厚味，则身体柔脆、肌肉软弱、血气慓悍滑利，不若田野之人饮食淡薄之多寿也。此勉富贵之人，当节饮食，不宜过于厚味。●周学海曰：此节言膏粱菽藿之治不同者，是为形气有余、不足立影也。

5.7 黄帝曰：形气之逆顺奈何？岐伯曰：形气不足，病气有余，是邪胜也，急泻之①。形气有余，病气不足，急补之②。形气不足，病气不足，此阴阳气俱不足③也，不可刺之，刺之则重不足，重不足则阴阳俱竭，血气皆尽，五藏空虚，筋骨髓枯，老者绝灭，壮者不复矣④。形气有余，病气有余，此谓阴阳俱有余也，急泻其邪，调其虚实⑤。故曰：有余者泻之，不足者补之，此之谓也⑥。故曰刺不知逆顺，真邪相搏⑦。满而补之⑧，则阴阳四溢，肠胃充郭⑨，肝肺内䐜⑩，阴阳相错⑪。虚而泻之，则经脉空虚，血气竭枯，肠胃㒪辟⑫，皮肤薄著⑬，毛腠夭膲⑭，予之死期⑮。故曰用针之要，在于知调阴与阳，调阴与阳，精气乃光⑯，合形与气，使神内藏⑰。故曰上工平气，中工乱脉⑱，下工绝气危生。故曰下工不可不慎也⑲。必审五藏变化之病⑳，五脉㉑之应，经络之实虚，皮之柔粗㉒，而后取之也㉓。

①杨上善曰：急泻邪气，补形气也。●张介宾曰：貌虽不足，而神气病气皆有余，此

外似虚而内则实，邪气胜也，当急泻之。●丹波元简曰：张云：貌虽不足，而神气病气皆有余，此外似虚而内则实，邪气胜也，当急泻之。东垣李氏云：气谓口鼻中气息也，形谓皮肉筋骨血脉也（出《辨惑论》。）简案：张带说神气，却觉不允。

②杨上善曰：急以正气补之，气实则病除也。●张介宾曰：形虽壮伟，而病气神气则不足，此外似实而内则虚，正气衰也，当急补之。●丹波元简曰：张云：形虽壮伟，而病气神气则不足，此外似实而内则虚，正气衰也。当急补之。志云：形气谓皮肉筋骨之形气，病气者阴阳血气之为病也，此虽分别形气病气，然重在病气之有余不足。

③丹波元简曰：张云：阳主外，阴主内，若形气病气俱不足，此表里阴阳俱虚也。

④杨上善曰：俱不足者，不可行刺，宜以汤药调也。●张介宾曰：阳主外，阴主内，若形气病气俱不足，此表里阴阳俱虚也，最不可刺。若再刺之，是重虚其虚，而血气尽，筋髓枯。老者益竭，故致绝灭。壮者必衰，故不能复其元矣。

⑤张介宾曰：形气病气俱有余，邪之实也，故当急泻。既当急泻，其实无疑，何以又云调其虚实？盖未刺之前，防其假实，既刺之后，防其骤虚，故宜调之也。

⑥杨上善曰：形气为阳，病气为阴，□俱有余者，可以泻邪气以调形气使和也。【编者按：萧延平注曰："阴"下原缺一字，右方剩"气"字半形，谨拟作"气"，袁刻脱。】●张介宾曰：凡用针者，虚则实之，满则泄之，故曰虚实之要，九针最妙，补泻之时，以针为之。又曰虚则实之者，气口虚而当补之也。满则泄之者，气口盛而当泻之也。此用针之大法，似乎诸虚可补矣；何上文云形气不足，病气不足，此阴阳气俱不足也，不可刺之？《宝命全形论》曰：人有虚实，五虚勿近，五实勿远。《五阅五使》篇曰：血气有余，肌肉坚致，故可苦以针。《奇病论》曰：所谓无损不足者，身羸瘦无用镵石也。《本神》篇曰：是故用针者，察观病人之态，以知精神魂魄之存亡得失之意，五者以伤，针不可以治之也。《小针解》曰：取五脉者死，言病在中，气不足，但用针尽大泻其诸阴之脉也。《脉度》篇曰：盛者泻之，虚者饮药以补之。《邪气脏腑病形》篇曰：诸小者阴阳形气俱不足，勿取以针而调以甘药也。诸如此者，又皆言虚不宜针也。及详考本经诸篇，凡所言应刺之疾，必皆邪留经络，或气逆脏腑，大抵皆治实证，此针之利于泻，不利于补也明矣；然则诸言不足者补之，又何为其然也？盖人身血气之往来，经络之流贯，或补阴可以配阳，或固此可以攻彼，不过欲和其阴阳，调其血气，使无偏胜，欲得其平，是即所谓补泻也。设有不明本末，未解补虚之意，而凡营卫之亏损，形容之羸瘦，一切精虚气竭等证，概欲用针调补，反伤真元，未有不立败者也。故曰针有泻而无补，于此诸篇之论可知矣。凡用针者，不可不明此针家大义。●章楠曰：形体丰盛，为形气有余；消瘦，为形气不足。其行坐便捷，躁扰不安，为病气有余；不能行坐，倦卧声低，为病气不足。形貌虽消瘦，而病气有余者，元气与邪争竞，故当急泻其邪；形体虽丰盛，而病气不足者，本元内亏，邪不能达，故当急补其本以达邪；如形气病气俱不足，则阴阳俱亏之危证，故不可刺，刺则更伤阴阳气血，必致老者绝灭，壮者不能复元矣；如形病气俱有余，当泻其邪，则元气自和。故当审察其虚实而调之，有余泻之，不足补之也。

⑦张介宾曰：补泻反施，乃为之逆，不知逆顺，则真气与邪气相搏，病必甚也。

⑧丹波元简曰：《甲乙》："满"作"实"。

⑨丹波元简曰：《素·汤液醪醴论》：津液充郭。王注云：郭，皮也。

⑩丹波元简曰：《甲乙》"䐜"作"胀"。

⑪杨上善曰：满而补之，阴阳之气，满于四肢，故曰四溢。肠胃气聚，所以胀而充郭。肝肺俱满，故曰内瞋。叱邻反。阴阳俱盛，所以相错也。【编者按：萧延平注曰："满于"下原缺二字，上一字不可考，下一字下半剩"又"字，谨拟作"四支"二字。】
●张介宾曰：益其有余，故病如此。

⑫丹波元简曰：《甲乙》"偎"作"慑"。马云：僻积之意。张云：偎，畏怯也。偎，邪僻不正也。简案：《素·调经论》：虚者，聂辟气不足。王注：聂，谓聂皱；辟，谓辟叠也。《玉篇》：偎，尺涉切，与慑通。依王注聂皱与辟貌通。《类》篇：褔，谓衣襞积，马意盖亦同。

⑬丹波元简曰：张云：瘦而涩也。

⑭丹波元简曰：张云：夭，短折也。膲，焦同。（膲义见前）

⑮杨上善曰：摄辟，肠胃无气也。摄，纸辄反。●张介宾曰：损其不足，故病如此。摄，畏怯也。辟，邪僻不正也。薄著，瘦而涩也。夭，短折也。予，与同。摄，丑涉切。辟，僻同。膲，焦同。

⑯丹波元简曰：《甲乙》"光"作"充"。

⑰杨上善曰：光，章盛貌。神内藏者，五神守藏也。

⑱丹波元简曰：《甲乙》"脉"作"经"。

⑲杨上善曰：平气，致气和也。下工守形，不知平气，伤□□实，故不可不慎也。【编者按：萧延平注曰："气伤"上原缺一字，谨依经文拟作"平"。"伤"下原缺二字，谨拟作"生损"二字。】●张介宾曰：上工知阴阳虚实，故能平不平之气。中工无的确之见，故每多淆乱经脉。下工以假作真，以非作是，故绝人之气，危人之生也。

⑳丹波元简曰：《甲乙》作"五脏之变化"，无"之病"二字。

㉑丹波元简曰：张云：五脏之脉应也。

㉒丹波元简曰：《甲乙》"皮"下有"肤"字。

㉓杨上善曰：五脉，五时之脉也。柔粗，谓调尺之皮肤柔弱粗强也。●马莳曰：（偎，音摄。辟，僻同。《素问·调经论》有"虚者聂辟"。）此详言补泻当知逆顺，而反此者有害，所以当明用针之要也。人之形气本不足，病气反有余，是邪胜也，急泻之。人之形气本有余，病气则衰弱，是正衰也，急补之。苦形气病气皆不足，此阴阳诸经之气皆不足也，不可刺之，刺之则重不足，而阴阳俱竭，血气皆尽，五脏空虚，筋骨髓枯，年老者必至绝灭其气，壮者其气终不能复矣。形气病气皆有余，此谓阴阳诸经之气皆有余也，急泻其邪，而后调其正气之虚实。此正有余则泻，不足则补，其理为顺。若有余则补，不足则泻，其理为逆。故所刺不知逆顺，则真邪相搏。满者当泻而反补之，所以邪气有余，当有阴阳四溢、肠胃充郭、肝肺内瞋、阴阳相错之害。虚者当补而反泻之，所以正气不足，当有经脉空虚、血气枯竭、肠胃偎辟（僻积之意）、皮肤薄着、毛腠夭膲之害。皆当与之以死期也。故用针之要，在于知调阴阳，自然精气生光，形气相合，而神气内藏，此乃上工平气之法。彼中工、下工，则乱脉与绝气耳。凡若此者，必审五脏有变化之病，五脉之异，经络之有虚实，皮肤之有柔脆，而后可以用针取气也。●张介宾曰：五脉，五脏之脉应也。●张志聪曰：形气，谓皮肉筋骨之形体。病气，谓三阴三阳之经气，为邪所病也。病气之有余不足者，阴阳血气之实虚也。邪气胜者急泻之，血气虚者急补之，刺者所以取气也。故阴阳气俱不足者，不可刺之。血气皆尽，五脏空虚者，血气之内荣于五脏

也；筋骨髓枯者，血气之外濡于筋骨也。阴阳俱有余者，当泻其邪，调其虚实，盖邪之所凑，其正必虚，故当泻其邪而兼调正气之虚实也。满而补之，则阴阳四溢，溢于外也；肠胃充郭，肝肺内䐜，溢于内也；外内皆溢，则阴阳相错矣。偃，虚怯也。辟，僻积也。血气盛则充肤热肉；血独盛则澹渗皮肤，生毫毛。经脉空虚，血气竭枯，是以肠胃偃辟，皮肤薄著，毛腠夭焦，而可与之死期矣。调阴与阳，精气乃光，阴阳精气之相合也。合形与气，使神内藏，形气为神之外固也。言能调其阴阳，则精神形气，外华而内藏矣。夫三阴三阳之经气，有因于外邪所伤者，有因于五脏之病而变应于脉者，故当审其外内虚实而调之，斯可为上工也。●《集注》眉批：病气者，阴阳血气之为病也。此虽分别形气病气，然重在病气之有余不足。●江有诰曰：刺不知逆顺，真邪相搏。（布入声）满而补之，则阴阳四溢，肠胃充郭，肝肺内䐜，阴阳相错。（鱼部）虚而泻之，则经脉空虚，血气竭枯，肠胃偃辟，皮肤薄著，（平声）毛腠夭膲，予之死期。（之鱼借韵）故曰：用针之要，在于知调阴与阳，调阴与阳，精气乃光，合神与气，使神内藏。（阳部）●周学海曰：以阴阳为纲领，以补泻为注脚。前半重发阴阳，后半重发补泻。如两大比文式中间加一枢纽。与前后文似不相续，深得事外间，情通体笔亦坚老不蔓不支。

寿夭刚柔第六（法律）

●马莳曰：内有寿夭刚柔等字，故名篇。●张志聪曰：此章论人秉天地阴阳而生，在天为气，在地成形，形与气相任则寿，不相任则夭。

6.1 黄帝问于少师①曰：余闻人之生也，有刚有柔，有弱有强，有短有长，有阴有阳，愿闻其方②。少师答曰：阴中有阴，阳中有阳③，审知阴阳，刺之有方，得病所始④，刺之有理，谨度病端⑤，与时相应，内合于五藏六府，外合于筋骨皮肤。是故内有阴阳，外亦有阴阳。在内者，五藏为阴，六府为阳，在外者，筋骨为阴，皮肤为阳。故曰，病在阴之阴者，刺阴之荥输；病在阳之阳者，刺阳之合；病在阳之阴者，刺阴之经；病在阴之阳者，刺络脉⑥。故曰，病在阳者命曰风，病在阴者命曰痹，阴阳俱病命曰风痹⑦。病有形而不痛者，阳之类也⑧；无形而痛者，阴之类也⑨。无形而痛者，其阳完而阴伤之也⑩，急治其阴，无攻其阳⑪；有形而不痛者，其阴完而阳伤之也，急治其阳，无攻其阴⑫。阴阳俱动，乍有形，乍无形，加以烦心，命曰阴胜其阳，此谓不表不里，其形不久⑬。

①丹波元简曰：《甲乙》作"岐伯"。
②张志聪曰：刚柔，阴阳之道也。立天之道，曰阴与阳；立地之道，曰柔与刚。是故阴中有阴，阳中有阳，内有阴阳，外亦有阴阳。●张玉师曰：强弱短长，即如四时有寒暑，昼夜有长短。盖人与万物，皆禀此天地阴阳之形气，与时相应，故各有刚柔长短之

不同。

③丹波元简曰：《甲乙》作"阴中有阳，阳中有阴"，据下文《甲乙》非是。张云：刚、柔、强、弱、短、长无非阴阳之化，然曰阴曰阳，人皆知之，至若阴中复有阴，阳中复有阳，则人所不知也，故当详审阴阳，则刺得其方矣。

④丹波元简曰：张云：谓知其或始于阴，或始于阳，故刺之有理也。

⑤丹波元简曰：张云：谓察其风因木化、热因火化、湿因土化、燥因金化、寒因水化，故与时相应也。

⑥张介宾曰：刚柔强弱短长，无非阴阳之化，然曰阴曰阳，人皆知之，至若阴中复有阴，阳中复有阳，则人所不知也，故当详审阴阳，则刺得其方矣。得病所始者，谓知其或始于阴，或始于阳，故刺之有理也。谨度病端者，谓察其风因木化，热因火化，湿因土化，燥因金化，寒因水化，故与时相应也。内而五脏六腑，外而筋骨皮肤，莫非此理，合而求之，得其病之原矣。内为阴，外为阳，理之常也。然内有阴阳，外亦有阴阳。故在内者五脏为阴，脏属里也；六腑为阳，腑属表也。在外者筋骨深而为阴，皮肤浅而为阳。所以阴阳之中，复有阴阳。即如五脏皆有血气，六腑亦有血气。血在六腑则阳中之阴，气则阳中之阳也；气在五脏则阴中之阳，血则阴中之阴也。皮肤筋骨，无不皆然。故《天元纪大论》曰：天有阴阳，地亦有阴阳。其义即此。由此观之，可见阴阳合一之道，则无往不在。阴之阴者，阴病在阴分也，当刺其荥输。以诸经荥输气微，亦阴之类，如手太阴经鱼际为荥、太渊为输者是也。阳之阳者，阳病在阳分也，当刺其合穴。盖所入为合，犹在阳分，刺此以防深入，如手阳明经曲池之类是也。阳之阴者，阳病在阴也，当刺阴之经穴。盖所行为经，其气正盛，即阴中之阳，如手太阴经渠之类是也。阴之阳者，阴病在阳也，当刺诸络脉。盖络脉浮浅，皆在阳分，如手阳明经偏历之类是也。●丹波元简曰：张云：阴之阴者，阴病在阴分也，当刺其荥输。以诸经荥输气微亦阴之类，如手太阴经鱼际为荥，太渊为输者是也。阳之阳者，阳病在阳分也，当刺其合穴。盖所入为合，犹在阳分，刺此以防深入，如手阳明经曲池之类是也。阳之阴者，阳病在阴也，当刺阴之经穴。盖所行为经，其气正盛，即阴中之阳，如手太阴经渠之类是也。阴之阳者，阴病在阳也，当刺诸络脉。盖络脉浮浅，皆在阳分，如手阳明经偏历之类是也。简案："络脉"《甲乙》作"阳之络"，义尤明矣。马以阴阳为五脏六腑皮肤筋骨之义，觉不允当。

⑦张介宾曰：阳受风气，故在阳者命曰风。邪入于阴则痹，故在阴者命曰痹。●丹波元简曰：马云：病在阳经者其名曰风（义见《素问·风论》）；病在阴经者其名曰痹（义见《素问·痹论》）；阴阳两经俱受其病，其名曰风痹。东垣李氏云：病在阳者命曰风，此病在阳，因十二经各受风邪，以高言之气分也。故身半以上，风之中也，病在阴者命曰痹；身半以下，湿之中也。楼氏曰：阴阳俱病，言阴阳气血俱病也。简案：二氏所取义各异，然以上文阴阳推之，马注为得，张意亦同。（《张氏医通》云：行痹者走注无定风之用也，经云：病在阳者命曰风，在阴者命曰痹，阴阳俱病命曰风痹，越脾【编者按："脾"字当为"婢"字之误。】加术附汤。）

⑧张介宾曰：病浅在外也。

⑨张介宾曰：病深在内也。●丹波元简曰：张云：有形而不痛者，病浅在外也。无形而痛者，病深在内也。志云：有形者皮肉筋骨之有形；无形者五脏六腑之气也。病有形而不痛者，病在外之阳也。病无形而痛者，气伤痛也。

⑩丹波元简曰：马云：阳经不伤而阴经受伤耳。
⑪丹波元简曰：《甲乙》作"急治其阳，无攻其阴"。
⑫张介宾曰：完，固也。病在阴者勿攻其阳，病在阳者勿攻其阴，凡表里虚实，其治皆然。
⑬马莳曰：（度，音铎。）此详言病有阴阳，而刺之者必分阴阳也。帝问：人分刚柔强弱，长短阴阳，然治之者必有其方。少师言：阴阳之义，足以概之。但阴中有阴，阳中有阳，能审知之，则刺之者可获其方。病者所始有其端，得其始，故刺之为有理；度其端，故应之合其时。其内合于五脏六腑而分阴分阳，故五脏为阴，六腑为阳；外合于筋骨皮肤而亦分阴分阳，故筋骨为阴，皮肤为阳。是以病有在阴之阴者，即五脏有病，而在于筋骨，当刺阴经之荥输，如刺手太阴肺经之鱼际为荥、太渊为输之类。病有在阳之阳者，即六腑有病，而在于皮肤，当刺阳经之合，如刺手阳明大肠经曲池为合之类。病有在阳之阴者，即六腑有病，而在于筋骨，当刺阴经之经，如刺手太阴肺经经渠为经之类。病有在阴之阳者，即五脏有病，而在于皮肤，当刺阳经之络，如刺手阳明大肠经偏历为络之类。故病在阳经者，其名曰风。（义见《素问·风论》。）病在阴经者，其名曰痹。（义见《素问·痹论》。）阴阳两经俱受其病，其名曰风痹。不特此也，凡病涉有形，而按之不痛，是乃属之阳经者也；凡病本无形，而不免于痛者，是乃属之阴经者也。正以无形而痛者，乃阳经不伤而阴经受伤耳，理当急治其阴经，无攻其阳经。有形而不痛者，乃阴经不伤而阳经受伤耳，理当急治其阳经，无攻其阴经。病有阴阳俱病，形似有无而心为之烦，此乃阴经阳经各受其伤，而阴为尤甚，欲治其表，阴亦为病，欲治其里，阳亦为病，治之固难，形当不久矣。●张介宾曰：阴阳俱动，表里皆病也。乍有形、乍无形，往来不常也。加以烦心，阴病甚于阳也。大凡治病必求于本，若求其在表而里亦病，求其在里而表亦病，此以阴阳并伤，故曰不表不里，治之为难，形将不久矣。●张志聪曰：夫阳者，天气也，主外；阴者，地气也，主内。然天地阴阳之气，上下升降，外内出入，是故内有阴阳，外亦有阴阳。皮肉筋骨，五脏六腑，外内相合，与时相应者也。五脏为阴，六腑为阳，在内之阴阳也；筋骨为阴，皮肤为阳，在外之阴阳也。病在阴之阴者，病内之五脏，故当刺阴之荥输。病在阳之阳者，病在外之皮肤，故当刺阳之合，谓六腑外合于皮肤，故当取腑经之合穴也。病在阳之阴者，病在外之筋骨，故当刺阴之经，谓五脏外合于筋骨，故当取阴之经也。病在阴之阳者，病在内之六腑，故当刺络脉。故曰：病在阳者名曰风，病在阴者名曰痹。盖风者，天之阳气，痹者，人之阴邪。阴阳俱病，名曰风痹，外内之相合也。有形者，皮肉筋骨之有形；无形者，五脏六腑之气也。病有形而不痛者，病在外之阳也；病无形而痛者，气伤痛也。阴完阳完者，脏腑阴阳之气不伤也。夫天地者，万物之上下也；动静者，天地之体用也；水火者，阴阳之征兆也。天气下降，气流于地，地气上升，气腾于天，天地之气交也，离中有虚，坎中有满，水火之相济也。如阴阳俱动，乍有形，乍无形，乃阴阳之不表不里矣。心为阳而主火，水为阴而居下，加以烦心，此阴胜其阳矣。阴阳外内不交，水火上下相克，此天地阴阳之气不调，故其形不久，形气之相应也。●张开之曰：针合天地人三才之道。此篇论人合天地阴阳，故用针以调其不和。经中大义，当于针病之外求之。●《集注》眉批：痹者，寒湿之邪。本经曰：痒者，阳也。痛者，阴也。下文曰：气伤则病脏。又：天气主外，地气主内。此阴中有阴，阳中有阳也。又：刺络脉者，取之于合。●黄元御曰：不表不里，阴阳俱败，难分表里也，故其形

不久。●陈念祖曰：有形者，皮肉筋骨之有形；无形者，五脏六府之气也。病有形而不痛者，病在外之阳也；病无形而痛者，气伤痛也。阴完阳完者，脏府之气不伤也。阴胜其阳者，阴阳外内不交，水火上下相克，此天地阴阳之气不调，故其形不久。●丹波元简曰：张云：阴阳俱动，表里皆病也。乍有形、乍无形，往来不常也。加以烦心，阴病甚于阳也。大凡治病必求于本，若求其在表面里亦病。求其在里而表亦病。此以阴阳并伤。故曰不表不里，治之为难，形将不久矣。●章楠曰：风由阳气所化，故病在阳分名风；若寒湿阴邪凝滞，故病在阴分名痹。此以人身阴阳之气，与外邪同类相感而致病，因病以立名也。有形而不痛者，如浮肿痞满之类，是病伤阳，而阴完全也；无形而痛者，如肢体疼痛，而无肿胀之类，是病伤阴，而阳完全也。盖阳为气，起发而流通，起发故有形，流通故不痛也；阴为血，沉静而凝滞，沉静故无形，凝滞故疼痛也。此以病形而辨阴阳者也。乍有形，乍无形，而烦心者，邪在阴阳之间，阴阳相格，故烦心，以不专在阳，不专在阴，故乍有形，乍无形；如其邪入渐深而属阴分，即名阴胜其阳，此不表不里之病，其形不久无矣。由是可知阳胜于阴者，其疼痛亦必不久，而邪渐从外解也。阳病当调其气，阴病当和其血，是为一定之法也。

6.2 黄帝问于伯高曰：余闻形气病之先后①，外内之应奈何②？伯高答曰：风寒伤形，忧恐忿怒伤气。气伤藏，乃病藏；寒伤形，乃应形；风伤筋脉，筋脉乃应。此形气外内之相应也③。黄帝曰：刺之奈何？伯高答曰：病九日者，三刺而已。病一月者，十刺而已。多少远近，以此衰之④。久痹不去身者，视其血络，尽出其血⑤。

黄帝曰：外内之病，难易之治奈何⑥？伯高答曰：形先病而未入藏者，刺之半其日⑦；藏先病而形乃应者，刺之倍其日⑧。此月内难易之应也⑨。

①丹波元简曰：张云：形见于外，气运于中，病伤形气，则或先或后，必各有所应。
②张介宾曰：形见于外，气运于中。病伤形气，则或先或后，必各有所应。
③张介宾曰：风寒外袭，故伤于形。情欲内劳，故伤于气。内伤则病在脏腑，外伤则应于皮毛。若风伤筋脉，则居于外内之间，故应于筋脉。此形气表里之有辨也。●陈念祖曰：此论外因之病，从外而内，内因之病，从内而外，形气内外之相应也。●丹波元简曰：张云：风寒外袭，故伤于形；情欲内劳，故伤于气。内伤则病在脏腑；外伤则应于皮毛。若风伤筋脉，则居于外内之间，故应于筋脉，此形气表里之有辨也。
④张介宾曰：大约病三日者，可一刺而已，故九日者当三刺，一月者当十刺。凡病之多少远近，当推此以衰去之，是刺之大法也。●丹波元简曰：马云：衰，去声。人之感病不同，日数各有多少远近，以此大略，病三日而刺一次者之法，等而杀之。
⑤张介宾曰：久痹不去身者，其身不能往来，以阴邪在于血脉，故当视其血络而尽去之。●丹波元简曰：马云：惟久痹而其身不能往来者，则见其血络尽出其血，不必拘于三日一刺之法也。简案：不去身，谓留着而不退去也，马及张并为行去之去，恐非。
⑥张介宾曰：上文言久近之难易，故此复问外内之难易。
⑦张介宾曰：外病而内不病者其病浅，故当半其日，谓减于前法日数之半，如病一月者，可五刺而已也。

⑧丹波元简曰：马云：风寒伤形，形先病而未入脏者，其病尚在于表，犹甚浅也，刺之日数，一半而已，如病九日而刺二次、病一月而刺五次之谓也。忧、恐、喜、怒伤气，气伤脏而外形又应者，其病表里皆然，殊为深也，刺之日数，必加倍之，如病九日而刺三次、病一月而刺十次之谓也。

⑨马莳曰：（衰，去声。易，去声。）此言形气与病之相应，而刺法有难易也。风寒伤人之形，故寒气伤形，乃病于形而应之于外。忧恐忿怒伤人之气，故气伤脏，乃病于脏而应之于内。至于风伤筋脉，则筋脉为应，而应之于内外之间。此形气与病外内之相应者如此。然刺之法，病有九日，则三次刺之而病可已；病有一月，则十次刺之而病可已。其间人之感病不同，日数各有多少远近，以此大略，病三日而刺一次者之法，等而杀之。惟久痹而其身不能往来者，则视其血络，尽出其血，不必拘于三日一刺之法也。然而病有内外，治有难易。风寒伤形，形先病而未入脏者，其病尚在于表犹甚浅也，刺之日数，一半而已，如病九日而刺二次，病一月而刺五次之谓也。忧恐喜怒伤气，气伤脏，而外形又应者，其病表里皆然，殊为深也，刺之日数必加倍之，如病九日而刺三次，病一月而刺十次之谓也。此乃月内病有多少远近，而刺之有难易之应耳。●张介宾曰：内病而应于外者其病深，故当倍其日，如浅者一月五刺，重者一月十刺也。病有浅深，故治有难易耳。●张志聪曰：此论外因之病从外而内，内因之病从内而外，形气外内之相应也。风寒者，外受之邪，故病形；忧恐忿怒，在内之气，故病脏。夫外为阳，内为阴。病九日者，病发于阳，故用三之奇；病一月者，病发于阴，故用十之偶。此以针之奇偶，应病之阴阳也。出络血者，通地之脉道也。形先病而未入脏者，病发于阳，而未入于里也，故刺三时而可愈矣；脏先病而形乃应者，病发于阴，而出于外也，刺之倍其日而愈矣。夫病发于阴而出于外者易愈，留于内者难已。故刺有十日者，有倍其日而刺两日者，此一月之病在内者，有难易之应也。●黄元御曰：形病易治，故刺之半其日，脏病难治，故刺之倍其日。●丹波元简曰："月"字《甲乙》、《道藏》、吴本并作"外"，是。张云：病有浅深，故治有难易耳。●章楠曰：风寒由皮毛而入，故伤形，忧恐忿怒以动神志，故伤元气，元气根于脏，乃致脏病也。若以风寒分之，寒为阴邪伤形，形者，统营卫、经络、肌肉、筋骨而言也；若风为阳邪，独言伤筋脉者，兼内风而言也。盖筋脉肝心所主，肝血少，则生风，心劳动，则生火，故有外邪内邪之分，若外邪，则风伤卫，脉缓而有汗，寒伤营，脉紧而无汗，如仲景所论者，故先统言风寒伤形也。又如《素问·调经论》所云阴盛生内寒者，由内伤阳气也。如其伤阴血，则生肝风，而心火亦炽，风火交烁，必伤筋脉。此形气与内邪外邪之必相应，而有证状可验也。

6.3　黄帝问于伯高曰：余闻形有缓急，气有盛衰，骨有大小，肉有坚脆，皮有厚薄，其以立寿夭奈何①？伯高答曰：形与气相任则寿②，不相任则夭③。皮与肉相果则寿，不相果则夭④。血气经络胜形则寿，不胜形则夭⑤。黄帝曰：何谓形之缓急？伯高答曰：形充而皮肤缓者则寿，形充而皮肤急者则夭⑥。形充而脉坚大者顺也，形充而脉小以弱者气衰，衰则危矣⑦。若形充而颧不起者⑧骨小，骨小则夭矣⑨。形充而大肉，䐃坚而有分者⑩肉坚，肉坚则寿矣；形充而大肉无分理不坚者肉脆，肉脆则夭矣⑪。此天之生命，所以立形定气而视寿夭者。必明乎此立形定气，而后以临病人，决死生。黄帝曰：余闻寿夭，无以度之⑫。伯高答曰：墙基卑，高不及其地⑬者，不满三十而死；其有因加疾者⑭，不及二十而死也⑮。黄帝曰：形气之相胜，以立寿夭奈何？伯高答曰：平人而气胜形者寿⑯；病而形肉脱，气胜形者死，形胜气者危矣⑰。

①张介宾曰：此欲因人之形体气质而知其寿夭也。

②丹波元简曰：张云：相任者，相当也。

③张介宾曰：任，相当也。盖形以寓气，气以充形，有是形当有是气，有是气当有是形，故表里相称者寿，一强一弱而不相胜者夭。●薛雪曰：任，相当也。盖形以寓气，气以充形，有是形当有是气，有是气当有是形，故表里相称者寿，一强一弱而不相称者夭。

④张介宾曰：肉居皮之里，皮为肉之表，肉坚皮固者是为相果，肉脆皮疏者是为不相果，相果者气必蓄故寿，不相果者气易失故夭。●薛雪曰：肉坚皮固者为相果，肉脆皮疏者为不相果。相果者气必蓄，故寿；不相果者气易失，故夭。●丹波元简曰：二"果"字《甲乙》作"裹"，是。简案：马云：相果者如果木之果，皮肉相称，即所谓坚果也；志云：果，成也。并不可从；蒋示吉《望色启微》云：果，裹也。皮所以裹肉，皮厚肉坚，则相果。若皮厚肉脆、皮薄肉坚，则不相果也。

⑤张介宾曰：血气经络者，内之根本也。形体者，外之枝叶也。根本胜者寿，枝叶胜者夭也。●薛雪曰：血气、经络者，内之根本也；形体者，外之枝叶也。根本胜者寿，枝叶胜者夭。●丹波元简曰：张云：血气经络者，内之根本也。形体者，外之枝叶也。根本胜者寿，枝叶胜者夭也。

⑥张介宾曰：形充而皮肤和缓者，气脉从容，故当寿。形充而皮肤紧急者，气脉促迫，故当夭。●薛雪曰：皮肤和缓者气脉从容，故当寿；皮肤紧急者气脉促迫，故当夭。

⑦张介宾曰：形充脉大者，表里如一，故曰顺。形充脉弱者，外实内虚，故曰危。●薛雪曰：形充脉大者表里如一，故曰顺；形充脉弱者外实内虚，故曰危。●丹波元简曰：张云：形充而皮肤和缓者，气脉从容故当寿。形充而皮肤紧急者，气脉促迫故当夭。形充脉大者，表里如一，故曰顺。形充脉弱者，外实内虚，故曰危。

⑧丹波元简曰：马云：颧为诸骨之宗，颧大则一身之骨皆大，而胜其形体之充大。张同。志云：颧乃肾之外候，故颧不起者骨小，骨小则夭，此先天之气薄也。简案：颧者骨之标于面，尤易见者，可以此相周身之骨也。

⑨张介宾曰：人之形体，骨为君，肉为臣，君胜臣者顺，臣胜君者逆。颧者骨之本也，故形充而颧不起者，其骨必小，骨小肉充，臣胜君者也，故当夭。●薛雪曰：人之形体，骨为君，肉为臣。君胜臣者顺，臣胜君者逆。颧者骨之纲也，故形充而颧不起者其骨必小，骨小肉充，臣胜君者也，故当夭。

⑩丹波元简曰：张云：大肉，臀肉也。䐃者，筋肉结聚之处，坚而厚者是也。有分者，肉中分理明显也。此言形体虽充，又必以肉之坚脆分寿夭，其必验于大肉者，以大肉为诸肉之宗也。故凡形充而臀削者，必非福寿之兆。简案：史音䐃，渠永切，腹中䐃脂，马仍此，非也。(《玉篇》：䐃，渠陨切，腹中䐃脂。)《玉机真藏论》："脱【编者按："脱"，原书做"说"，据文改。】肉破䐃"，王注：䐃，谓肘膝后肉如块者。

⑪张介宾曰：大肉，臀肉也。䐃者，筋肉结聚之处坚而厚者是也。有分者，肉中分理

明显也。此言形体虽充，又必以肉之坚脆分寿夭，其必验于大肉者，以大肉为诸肉之宗也。故凡形充而臀削者，必非福寿之兆。䐃，劬允切。臀音豚。●薛雪曰：大肉，臀肉也。䐃者，筋肉积聚之处，坚而厚者是也。有分者，肉中分理明显也。形体虽充，又必以肉之坚脆分寿夭也。其必验于大肉者，以大肉为诸肉之宗也。故凡形充而臀削者，必非福寿之兆。臀，音豚。

⑫张介宾曰：度，入声。

⑬丹波元简曰：马云：面部四旁为墙，其基甚卑，不及明堂阙庭等地之高。张云：墙基者，面部四旁骨骼也。地者，面部之肉也。墙基不及其地者，骨衰肉胜也。志云：墙基者，面部之四方也。地，地阁也。墙基卑高不及地者，四方之平陷也。蒋氏《望色启微》云：耳边为墙基，耳前肉为地，言耳卑小，高不及其肉也。简案：诸说未知孰是，《天年》篇曰：基墙高以方。《五阅五使》篇曰：墙下无基，垂角去外。如是者虽平常，殆乃蒋说似是。

⑭丹波元简曰：马云：盖不慎守，而或为外感内伤也。

⑮张介宾曰：墙基者，面部四旁骨胳也。地者，面部之肉也。基墙不及其地者，骨衰肉胜也，所以不寿；再加不慎而致疾，其夭更速，故不及二十而死。按《五色》篇曰：明堂者鼻也，阙者眉间也，庭者颜也，蕃者颊侧也，蔽者耳门也，其间欲方大，去之十步皆见于外，如是者寿必中百岁。详脉色类三十二。●薛雪曰：墙基者，面部四旁骨骼也。地者，面部之肉也。基墙不及其地者，骨衰肉胜也，所以不寿，再加不慎而致疾，其夭更速，故不及二十而死也。明堂者，鼻也；阙者，眉间也；庭者、颜也；蕃者，颊侧也；蔽者，耳门也。其间欲方大，去之十步，皆见于外，如是者寿。

⑯张介宾曰：人之生死由乎气，气胜则神全，故平人以气胜形者寿。设外貌虽充而中气不足者，必非寿器。●薛雪曰：人之生死由乎气，气胜则神全，故平人以气胜形者寿；设外貌虽充，而中气不足者，必非寿器。

⑰马莳曰：（颧，音权。䐃，渠永切。度，入声。）此详言立形定气可以决人之寿夭也。帝问：人之身形有缓急，大气有盛衰，骨有大小，肉有坚脆，皮有厚薄，果可即此五者而定人之寿夭乎？伯高言：人身之大体为形，人形之所充者为气，形缓而气盛，是之谓相任也。相任者，相当也，故曰寿；若形缓而气反衰，形急而气反盛，或形急气衰，则不相当也，其夭必矣。有皮必有肉，皮厚而肉坚，是谓之相果也。相果者，如果木之果，皮肉相称，即所谓坚果也，故曰寿；若皮厚而肉脆，皮簿而肉坚，或皮薄而肉脆，则不相果也，其夭必矣。人身有血有气，有经有络，四者能胜其形，如形缓而气血经络皆盛也，故曰寿；若四者不能胜其形，如形缓而气血经络皆衰也，其夭必矣。何以谓形之缓急也？凡形体充大，而皮肤宽缓者，则寿；若形体充大，而皮肤紧急者，则必夭类。何以为气有盛衰也？凡形体充大，而脉气坚大者，为顺；若形体充大，而脉气小弱者，则为危矣。何以为骨有大小也？凡形体充大而颧骨起者骨大，盖颧为诸骨之宗，颧大则一身之骨皆大，而胜其形体之充大；若形体充大而颧骨不起，则诸骨皆小，其夭必矣。何以为肉有坚脆也？凡形体充大，而臀为大肉，其䐃脂内坚，外有纹理为分者，则一身之肉皆坚，盖大肉为诸肉之宗，肉坚则有寿；若形体充大，而大肉无有分理，则肉急，按之不坚则肉脆，肉脆则夭矣。此天造命于有生之初者，立其形，即定其气。而凡视人之寿夭，亦必立形定气，而后可决死生于有生之后也。且寿夭何以度之？本经《五色》篇曰：明堂者，鼻也。阙者，

眉间也。庭者，颜也。蕃者，颊侧也。蔽者，耳门也。又曰：明堂骨高以起，平以直，五脏次其中央，六腑挟其两侧。首面上于阙庭，王宫在于下极，则五脏六腑固于面部而知之也。今面部四旁为墙，其基甚卑，不及明堂、阙庭等地之高，当不满三十岁而死也。其有所因，而加之以疾者，盖不知慎守，而或为外感内伤也，则不满二十岁而死矣。何以为形气相胜，而可以立寿夭也？平人者，不病之人也。有是形体，必有是元气，气胜其形，则为寿；若至于有病，而形肉已脱，则气虽胜形，形必难复，其死必矣。或形肉未至尽脱，而元气衰甚，不及于形，是谓形胜其气，其病必危也。夫曰形者，可以概皮肉骨矣。曰气者，则凡气尽于是矣。●张介宾曰：若病而至于形肉脱，虽其气尚胜形，亦所必死。盖气为阳，形为阴，阴以配阳，形以寓气，阴脱则阳无所附，形脱则气难独留，故不免于死。或形肉未脱而元气衰竭者，形虽胜气，不过阴多于阳，病必危矣。按：本篇大义，乃自天禀而言；又如《五常政大论》以阴阳高下言人寿夭，则地势使然，又不可不知也。详运气类十六。●张志聪曰：（颧音权。䐃音窘。度，入声。）此论人秉天地阴阳，生成此形气，有寿夭之不同也。任，当也。果，成也。此天之生命，立形定气，故形与气相任则寿，不相任则夭。夫人皮应天，人肉应地，故皮与肉相果则寿，不相果则夭。形谓皮肉筋骨，血气经络，应经水气脉，通贯于地中，故胜形则寿，不胜形则夭。人之形气，天命所生，皮肤缓者，天道之元亨也，是以缓则寿而急则夭。脉乃精血神气之所游行，故形充而脉坚大者为顺；脉小以弱者，荣卫宗气俱衰，衰则危矣。夫肾秉先天之阴阳而主骨，颧乃肾之外候，故颧不起者骨小，骨小则夭，此先天之气薄也。脾主地而主肉，肉坚者寿，不坚者夭，此后天之土基有厚薄也。此天之生命，所以立形定气而视寿夭者，必明乎此，先立形定气，而后以临病人，决死生。《天年》篇曰：以母为基，以父为楯，人之寿百岁者，使道隧以长，墙基高以方。墙基者，面部之四方也。地，地阁也。墙基卑，高不及地者，四方之平陷也。此人秉母气之薄，盖坤道之成形也。《天年》篇曰：人生三十岁，五脏大定。不满三十而死者，不能终地之五行也。其有因加疾者，不及二十而死，不能终地之生数也。平人气胜形者寿，谓地基固宜博厚，而气更宜胜形，盖万物资始于天，而天包乎地之外也。病而形肉脱，气胜形者，邪气胜也；形胜气者，正气脱也。●薛雪曰：若病而至于形肉脱，虽其气尚胜形，亦所必死，盖气为阳，形为阴，阴以配阳，形以寓气，阴脱则阳无所附，形脱则气独难留，故不免于死。或形肉未脱，而元气衰竭者，形虽胜气，不过阴多于阳，病必危矣，此自天禀为言，外有地势使然，又当别论也。●《集注》眉批：脉中之气：宗气、精气、神气。又：伯言：母基弱者，夭。复言：气胜形者，寿。形气皆不宜弱。●黄元御曰：任者，形气相敌也。果者，皮肉坚固也。颧者，骨之本也，故颧小则骨小。大肉，臀肉。䐃者，肉所结聚之处也。坚而有分者，有分理也。墙基，面部之骨也。地者，面部之肉也。病而形肉脱，气胜形者，喘息肩摇而身动也。●丹波元简曰：张云：人之生死由乎气，气胜则神全，故平人以气胜形者寿。设外貌虽充而中气不足者，必非寿器，若病而至于形肉脱，虽其气尚胜形，亦所必死。盖气为阳，形为阴，阴以配阳，形以寓气，阴脱则阳无所附，形脱则气难独留，故不免于死，或形肉未脱，而元气衰竭者，形虽胜气，不过阴多于阳，病必危矣。●章楠曰：此言天赋形气，各有不同，可验其寿夭也。形气相任者，犹云相称也。盖阳化气，阴成形，形气相称，则阴阳均平无偏，故寿，偏则必多病而夭矣。皮肉相果者，坚实而不松软也。以肉生于脾土，皮毛生于肺金，土金相生而气足，则皮肉坚实而寿，否则夭矣。形者，躯体也。血气行于经络，血气盛，则经络充，若形瘦小而色泽荣华，可知血气胜形而寿也；如形丰而色无华泽，则形胜气血而夭矣。形充而皮肤宽缓，其禀气舒和，故寿；皮肤急者，其禀气偏促，则夭矣。乃至脉与骨肉之大小坚脆，而寿夭可定，病之死生可决也。若墙基之或卑或高，而皆不及其地者，谓面部短促，下亭尖削，又加疾病，则更夭矣。如无病平人，气胜形者寿，即上文之血气胜形者也。若病人形肉已脱，而气反胜，是本元败而气外奔也，故死。如形已削，而气犹不及形，危可知也。

6.4　黄帝曰：余闻刺有三变①，何谓三变？伯高答曰：有刺营者，有刺卫者，有刺寒痹之留经者②。黄帝曰：刺三变者奈何？伯高答曰：刺营者出血③，刺卫者出气④，刺寒痹者内热⑤。

黄帝曰：营卫寒痹之为病奈何？伯高答曰：营之生病也，寒热少气，血上下行⑥。卫之生病也，气痛时来时去，怫忾贲响，风寒客于肠胃之中⑦。寒痹之为病也，留而不去，时痛而皮不仁⑧。

①丹波元简曰：马云：法有不同，谓之变也。●顾观光曰：此下《甲乙经》以为黄帝、少俞问答，与经文异。

②张介宾曰：刺营者刺其阴，刺卫者刺其阳，刺寒痹者温其经，三刺不同，故曰三变。

③丹波元简曰：马云：正以血者营气之所化，《营卫生会》篇云：营气化血以奉生身。《素问·调经论》云：取血于营。

④丹波元简曰：马云：正以卫气属阳，《痹论》云：卫气循于皮肤之中，分肉之间，熏于肓膜，散于胸次。《调经论》云：取气于卫。

⑤杨上善曰：刺营见血，出恶血也；刺卫见气，出邪气也；刺痹见热，故曰三变。寒温之气停留于经络，久留针，使之内热，以去其痹也。【编者按：萧延平注曰："寒温"，"温"字恐系"湿"字传写之误。】●张介宾曰：《调经论》亦曰：取血于营，取气于卫。内热义如下文。

⑥张介宾曰：营主血，阴气也，病在阴则阳胜之，故为寒热往来。阴病则阴虚，阴虚则无气，故为少气。邪在血，故为上下妄行。所以刺营者当刺其血分。●丹波元简曰：张云：营主血，阴气也，病在阴分，则阳胜之，故为寒热往来。阴病则阴虚，阴虚则无气，故为少气。邪在血，故为上下妄行，所以刺营者，当刺其血分。

⑦张介宾曰：卫属阳，为水谷之悍气，病在阳分，故为气痛。气无定形，故时来时去。怫，郁怒也。忾，大息也。贲响，腹鸣如奔也。皆气分之病。风寒外袭而客于肠胃之间，以六腑属表而阳邪归之，故病亦生于卫气。怫音佛。忾音戏。●丹波元简曰：张云：卫属阳，为水谷之悍气，病在阳分，故为气痛。气无定形，故时来时去。怫，郁怒也。忾，大息也。贲响，腹鸣如奔也。皆气分之病。风寒外袭，而客于肠胃之间，以六腑属表，而阳气归之，故病亦生于卫气。简案：怫，史云：郁也。忾，《广雅》：满也，怫忾盖郁懑之义。马云：怒意也，张则以郁怒大息释之，并非。《千金方·痈疽门》云：身中忽有痛处，如遭打扑之伏，名曰气痛，痛不可忍，游走不住，服五香连翘汤，盖与此证自异。

⑧杨上善曰：怫忾，上，扶物反；下，许气反。气盛满貌。贲响，腹胀貌也。●马莳

曰：（怫，音拂。忾，音凯。）此言刺法之异者有三也。刺有三变，法有不同，谓之变也。盖有刺营气者，必出其血，正以血者营气之所化。《营卫生会》篇云：营气化血以奉生身。今营气有余，则阳不胜阴；不足，则阴不胜阳，所以寒热往来而气甚衰少。其血为阳所搏，当上下行。此皆血之为病，故刺之者必出其血耳。（《素问·调经论》云：取血于营。）有刺卫气者，必出其气，正以卫气属阳。《痹论》谓卫气循于皮肤之中，分肉之间，熏于肓膜，散于胸腹。今卫气受病，其病当时来时去，病之或在内而或在外也。怫忾者，怒意也。以其有贲响之声，故曰怫忾。风寒之气客于肠胃之间，病之在于内也。此皆气之为病，故刺之者，必出其气耳。（《调经论》云：取气于卫。）有刺寒痹之留于经者，必熨之，以使之内热，（其法见下节），正以寒痹为病，留而不去，时或作痛，及皮肤不知痛痒而为不仁也。●张介宾曰：寒痹久留不去，则血脉不行，或凝滞而为痛，或皮肤不知痛痒而为不仁。●张志聪曰：（忾音戏。）夫形舍气，气归形，形气之相任也。然下焦所藏之精水，中焦所生之荣卫，所以温分肉，充皮肤，濡筋骨，利关节，水随气而运行于肤表，环转无端；如营卫留阻，水道不行，则形气消索矣。故刺有三变，变者，使之运行而变化也。荣之血，卫之气，道之出行于外。寒之痹，使之热散于内。夫营卫血气，主出入于外内，故病则止上下行，而为寒热气痛矣。若怫忾贲响，此乃风寒客于肠胃之中，盖以分别营卫之生病。寒痹之为病，本自生，非外因之邪也。痹者，闭也。寒痹者，寒水之为病也。肾为水脏而主骨。在外者，皮肤为阳，筋骨为阴。病在阴者名曰痹，留而不去，时痛而皮不仁者，谓肾脏寒水之痹，痛在于外合之骨而及于皮之不仁，病从内而外也。●张玉师曰：风寒客于肠胃之中，照应"病而形肉脱，气胜形者"句。盖本篇先论禀气之寿夭，后复论病气之寿夭。然病气有二：一因于风寒之病气，所谓气胜形者是也；一因于营卫稽留，水道不行之病气，所谓形胜气者是也。●陈念祖曰：痹者，闭也。寒痹者，寒水之为病也。肾为水脏而主骨，在外者，皮肤为阳，筋骨为阴，病在阴者，名曰痹。留而不去，时痛而皮不仁者，谓肾脏寒水之痹。痛在与外合之骨，而及于皮之不仁，病从内而外也。●黄元御曰：怫忾，气郁而不畅也。贲响，奔冲而鸣转也。●章楠曰：营为阴而行脉中，主血；卫为阳而行脉外，主气。经在营分，络在卫分。营卫气血，由经络而周流表里者也。病在营，则经络不得通和，故发寒热而少气，气郁则血不能四布，而但上下行走，故有因外邪而动血吐衄者，即营病之征也。盖血得寒则凝涩，得热则妄溢也；卫行脉外，其气慓悍而浮漫，其为病也，逆其气势，则郁结而痛，时来时去者，流走不定也，怫忾音费欷，郁闷而太息也，以其风寒客于肠胃，清浊相混，故又贲响也，贲同奔。如寒邪痹而不去，则内时痛而皮不仁，不仁者，顽木不知痛痒，以大肠之气外应于皮，而邪本由皮毛而入也。

6.5 黄帝曰：刺寒痹内热①奈何？伯高答曰：刺布衣者，以火焠之。刺大人者，以药熨之②。

黄帝曰：药熨奈何？伯高答曰：用淳酒二十升，蜀椒一升，干姜一斤，桂心一斤③，凡四种，皆咬咀④，渍酒中⑤。用绵絮一斤，细白布四丈，并内酒中。置酒马矢煴中⑥，盖封涂，勿使泄⑦。五日五夜，出布绵絮，曝干之，干复渍，以尽其汁。每渍必晬⑧其日，乃出干。干，并用滓与绵絮，复布为复巾⑨，长六七尺，为六七巾。则用之生桑炭炙巾⑩，以熨寒痹所刺之处，令热入至于病所，寒复炙巾以熨之，三十遍而止。汗出以巾拭身⑪，亦三十遍而止⑫。起步内中⑬，无见风。每刺必熨，如此病已矣⑭，此所谓内热也⑮。

①丹波元简曰：张云：谓温其经也。《张氏医通》云：内，纳同，谓温其经，使热气内入，血脉流通也。

②张介宾曰：内热，谓温其经也。布衣血气涩浊，故当以火焠之，即近世所用雷火针及艾蒜蒸灸之类。焠音翠，灼也。●丹波元简曰：马云：布衣气血涩浊，刺其寒痹之后，当以火焠之，大人气血清滑，刺其寒痹之后，当以药熨之。张云：以火焠之，即近世所用雷火针及芥、蒜、蒸、灸之类。焠，音翠，灼也。

③丹波元简曰：《甲乙》"斤"作"升"、无"心"字。《玉函经·方药炮制》云：桂削去皮，用里黑润有味者为佳。《丹溪心法》云：桂心者皮之肉厚，去其粗厚而无味者，止留近其木一层，而味辛甘者，故名之曰心，美之之辞也。

④丹波元简曰：马云：以口焠药如豆粒也，后世虽以刀代，而犹有咬咀之称者，本此。

⑤丹波元简曰：马云：渍，浸也。

⑥丹波元简曰：张云：燃干马屎而煨之也，此西北方所常用者。《前·苏武传》：置煴火。注：聚火无焰也。

⑦丹波元简曰：《甲乙》"盖"作"善"、"使"下有"气"字。张云：涂，盐泥封固也。

⑧丹波元简曰：马云：周日也。

⑨丹波元简曰：张云：重布为巾，如今之夹袋，所以盛贮绵絮药滓也。滓，柤也。

⑩丹波元简曰：张云：炙巾以生桑炭者，桑能利关节，除风寒湿痹诸痛也。

⑪丹波元简曰：《甲乙》作"炙巾以拭身"。王子接《古方选注》云：药熨大人之寒痹，大人者富贵之人也，寒痹者时痛而皮肤不仁也，其血、脉、筋、骨虽痹，而禀气清灵，但以药熨导引，即可蠲痹，非若刺布衣而必以火焠之也。椒、酒、姜、桂专通营气以散血分之寒，清酒置马矢，煴中马矢，西北方常用之，取其微火，非有他义也。晬，尽日也；复巾，夹袋也，熨至于汗，庶营气得通，熨凡三十遍者，欲其寒邪去尽，以巾拭身亦必三十遍者，恐汗液之气留也。

⑫张介宾曰：咬咀，古人以口嚼药，碎如豆粒而用之。后世虽用刀切，而犹称咬咀者，其义本此。渍，浸也。马矢煴中者，燃干马屎而煨之也，此西北方所常用者。涂，盐泥封固也。晬，周日也。复布为复巾者，重布为巾，如今之夹袋，所以盛贮绵絮药滓也。滓，柤也。炙巾以生桑炭者，桑能利关节，除风寒湿痹诸痛也。大人血气清滑，故当于未刺之先，及既刺之后，但以药熨，则经通汗出而寒痹可除矣。内，纳同。矢，屎同。煴音愠。晬音醉，滓音子。复音福。

⑬丹波元简曰：张云：刺后起步于密室内中，欲其血气行而慎避风寒也，凡此者皆所谓内热之法。

⑭章楠曰：此言用刺法后，兼用熨法也。马矢煴者，以马屎晒干烧之也。晬，周日也。复布为复巾，如今之夹袋，所以入药滓与棉絮也。

⑮杨上善曰：酒、椒、姜、桂四物，性热又泄气，故用之熨身，皮腠适而可刺也。此

在冬日血气不流之时，熨之令通也。咬，弗禹反。咀，才与反。咬咀，谓调粗细分等也。晬，祖赖反，一日周时也。●马莳曰：（乾，音干。"内酒"之"内"作"纳"。矢，屎同。熅，于文切，火气。晬，音遂。"内中"、"内热"之"内"字，如字。）此言刺寒痹有内热之法者，以其有熨之方也。布衣气血涩浊，刺其寒痹之后，当以火焠之。大人气血清滑，刺其寒痹之后，当以药熨之。咬咀，以口碎药如豆粒也。（后世虽以刀代，而犹有咬咀之称者，本此。）渍，浸也。马矢熅中，以马屎燥干而烧之也。晬，周日也。复布为复巾，重布为之，如今之夹袋，所以入药滓与绵絮也。用此法者，所以热其内也。●张介宾曰：刺后起步于密室内中，欲其血气行而慎避风寒。凡此者皆所谓内热之法。●张志聪曰：（矢屎同。熅音氲。焠音岁。）痹者，留而不行也。寒痹者，肾脏寒水之气也。夫人秉先天之水火，以化生五行。肾受天一之精气，而交通于四脏。如水火不济，五行不交，则留而为寒痹疾。故以火焠之者，以火益水也。夫肺主皮毛，饮酒者先行皮肤，先充络脉，用醇酒者，使肺肾之相通者。蜀椒形色像心，皮红子黑，具中虚之象，用蜀椒者，使心肾之相通也。脾为阴中之至阴，干姜主理中之君品，用干姜者，使脾肾之相通也。桂为百木之长，用桂心者，使肝肾之相通也。蚕食桑而成绵，三者皆白，肺之品也。用绵絮一斤，白布四丈，十遍者，使在地之阴邪，从天表以终散，所谓热于内而使之外散。夫王公大人，固不可以火焠，而布衣独不可以药熨乎？此盖假大人布衣，以明脏腑相通，阴阳交互，是以治法之有通变。学者当体法先圣之用意周密，取法精微，不可图安苟简也。●张开之曰：上古用分两品数，汤圆散剂，各有精义：君一臣二，奇之制也；君二臣四，偶之制也；君二臣三，奇之制也；君二臣六，偶之制也。近者奇之，远者偶之。汗者不以奇，下者不以偶。近而奇偶，制小其服；远而偶奇，制大其服。大则数少，小则数多。多则九之，少则二之。此品数奇偶多少之有法也。凡治中土者，多用五数；欲下行者，多用三数。欲从阴而上升，有用至一两一分者；又如芫花乱发，熬如鸡子，石脂戎盐，大如弹丸。此分两用法之精微也。夫理中者用丸，行散者用散，行于脏腑经络皮肤者用汤，又如抵当丸、陷胸丸、干姜散、败酱散之类，捣为丸为散，而复以水煎服，此汤圆散剂之各有所取也。●《集注》眉批：一本，"白布四丈"下尚有注一节，今钞补之：白布四丈，取痹气四布于皮毛也。马乃午之火畜，熅于马矢中者，取子午相通之义也。天地之数不离于五，人亦应之，五日五夜五行之气旋转矣。复布为复巾者，以布为夹囊，注药于内。六七者，水火之成数也。三十遍者，阴数周也。汗出以巾拭身亦三十遍而止者，使阴气之外通于皮毛也。又：玉师曰：此节照应"病而形肉脱，形胜气者危"。盖本篇先论形气，后论病气，皆有寿夭之分焉。夫荣卫不行则形肉脱矣。寒水为痹，则生气渐灭而形胜气矣。又：两乃阴数之终，一分乃生阳之始。●黄元御曰：马矢熅中，马粪火中煨之也。晬日，周日也。生桑炭炙巾者，桑炭能去风寒湿痹也。令热入至于病所，汗出寒消，则痹通矣。内热，内寒化而为内热也。●张骥曰：棉布熨法 《灵枢·寿夭刚柔》篇："黄帝曰：刺寒痹内热奈何？伯高答曰：刺布衣者，以火焠之；刺大人者，以药熨之"。●张开之曰：大人、布衣者，盖言富贵之人，形乐志苦，山野之人，形苦志乐。是以皮肉之坚脆、血气之滑涩，各有不同，而治法亦别。骥案：膏粱之病与菽藿原自不同。"黄帝曰：药熨奈何？伯高答曰：用淳酒二十斤，蜀椒一斤，干姜一斤，桂心一斤，凡四种，皆咬咀，渍酒中，用棉絮一斤，细白布四丈，并内酒中。置马矢熅中，盖封涂，勿使泄，五日五夜，出棉絮，曝干之，干复渍，以尽其汁。每渍必焠其日，乃出干。干，并用滓与绵絮，复布为复巾，长六七尺，为六七巾，则用之生桑炭炙巾，以熨寒痹所刺之处，令热入至于病所。寒，复炙巾以熨之，三十遍而止。汗出，以巾拭身，亦三十遍而止。起步内中，无见风。每刺必熨，如此病已矣。此所谓内热也。"●张志聪曰：痹者，留而不行也。寒痹者，肾脏寒水之气也。夫人秉先天之水火，以化生五行，肾受天一之精气而交通于四脏，如水火不济，五行不交，则留而为寒痹矣。故以火焠之者，以火益水也。夫肺主皮毛，饮酒者，先行皮肤，先充络脉，用淳酒者，使肺肾之相通也。蜀椒形色象心，皮红子黑，具中虚之象，用蜀椒者，使心肾之相通也。脾为阴中之至阴，干姜主理中之君品，用干姜者，使脾肾之相通也。桂为百木之长，用桂心者，使肝肾之相通也。蚕食桑而成绵，三者皆白，肺之品也。用绵絮一斤、白布四丈，取痹气四布于皮毛也。马乃午之火畜，煴于矢马中者，取子午相通之义也。天地之间不离于五，人亦应之，五日五夜，五行之气旋转矣。复布为复巾者，以巾为夹囊，注药于内。六七者，水火之成数也。三十遍者，阴数周也。汗出以巾拭身亦三十遍而止者，使阴气之外通于皮毛也。无见风者，此寒痹本于水寒之所生，非外受之邪也，若见风则又为外感风寒之痹矣。骥案：药熨，《史记·扁鹊传》：案杌毒熨。《索隐》谓：毒病之处，以药物熨帖也。《素问·血气病形》篇：形苦志乐，病生于筋，治之以熨引。酒，详汤液醪醴。桂心，详马膏膏法。蜀椒，《本经》：温中，逐骨节皮肤死肌，寒湿痹痛。《别录》：调关节。时珍谓：椒为纯阳之物，乃手足太阴、右肾命门气分之药，其味辛而麻，其气温以热，禀南方之阳，受西方之阴，故能入肺散寒治咳嗽，入脾除湿治风寒湿痹，入肾命门补火治阳衰足弱。干姜，《本经》：逐风湿痹。《别录》：主风邪诸毒。甄权：治腰肾间疼冷，去风，通四肢关节，宣诸络脉，去风毒冷痹。绵絮，时珍谓：古之绵絮，乃茧丝缠延不可纺织者，今之绵絮，则木绵也。入药仍用丝棉。藏器：主下血及金疮下血不止。《纲目》：主吐血、衄血、下血崩中。布，有麻布、丝布、水绵布，布字，从手从巾，会意也。此痹症熨药，宜用麻布。麻布能逐瘀血，妇人血闭，产后血痛，今与棉絮同用，俱走血分，以佐蜀椒、姜、桂心入气分、血分，逐风寒湿痹，而又得醇酒以助药力，且置之马矢煴中，则行血宣气之功无微不至。时珍谓：马屎曰通，牛屎曰洞，猪屎曰零，皆讳其名也。凡屎必达胴肠乃出，故曰通，曰洞。胴，即广肠也。止吐血、下血、鼻衄金疮出血、妇人崩中。煴，音氲，《说文》：郁烟也。《汉书·苏武传》：置煴火。注：煴，聚火无焱者也。《玉篇》：烟火（疑"火"字衍）煴也，气也，燠也。班固《东都赋》：降烟煴，调元气火（疑"火"字衍。）《新书·道术篇》：欣熏可安谓之煴。鉴源云：马屎煴火养一切药力。如此施治以传达内热，则寒痹自除矣。此外治奇方之大者。●周学海曰：全篇下注：通篇以风痹立论，苦无条理层次。其接缝斗笋之处，亦无意义可寻，不得以文法求之矣，而事理自为学者所宜究。

官针第七（法星）

●马莳曰：官者，任也。官针者，任九针之所宜也，故名篇。此与下篇，首无起语，玩前后篇之义，当为岐伯所言也。●张介宾曰：官，法也，公也。制有法而公于人，故曰官针。

7.1　凡刺之要，官针最妙①。九针之宜，各有所为，长短大小，各有所施也，不得其用，病弗能移②。疾浅针深，内伤良肉，皮肤为痈③；病深针浅，病气不泻，支为大脓④。病小针大，气泻太甚，疾必为害⑤；病大针小，气不泄泻，亦复为败⑥。失针之宜，大者泻，小者不移⑦，已言其过，请言其所施⑧。病在皮肤无常处者，取以镵针于病所，肤白勿取⑨。病在分肉间，取以员针于病所⑩。病在经络痼痹者，取以锋针。病在脉，气少当补之者，取以鍉针于井荥分输⑪。病为大脓者，取以铍针⑫。病痹气暴发⑬者，取以员利针⑭。病痹气痛而不去者，取以毫针⑮。病在中者⑯，取以长针⑰，病水肿不能通关节者，取以大针⑱。病在五藏固居⑲者，取以锋针，泻于井荥分输⑳，取以四时㉑。

①杨上善曰：官者，谓用针时邪著于针也。●张介宾曰：官，法也，公也。制有法而公于人，故曰官针。●丹波元简曰：马云：官者，任也。官针者，任九针之所宜也。张云：官，法也、公也。制有法而公于人，故曰官针。

②张介宾曰：用不得法，则不能去病。●丹波元简曰：张云：用不得法，则不能去病。

③张介宾曰：内伤良肉，则血流于内而溃于外，故皮肤为痈。●丹波元简曰：张云：内伤良肉，则血流于内而溃于外，故皮肤为痈。

④张介宾曰：病气不泻而伤其支络，故为大脓。凡病有沉浮，刺分深浅，过之则内伤，不及则外壅，邪反从之，后生大病。●丹波元简曰：《甲乙》"支"作"反"。马云："支"当作"皮"，或作"反"。张云：病气不泻而伤其支络，故为大脓。凡病有浮沉，刺分浅深，过之则内伤，不及则外壅，邪反从之，后生大病。简案："支"字今从《甲乙》作"反"。

⑤张介宾曰：气泻太甚，元气伤也，故必为害。

⑥张介宾曰：针不及病，则病气不泄，而刺失其宜，故亦为败。

⑦张介宾曰：当小而大则泻伤正气，当大而小则病不能移，皆失针之宜也。●丹波元简曰：张云：当小而大则泻伤正气，当大而小则病不能移，皆失针之宜也。

⑧杨上善曰：言九针之用，所宜各异，并言用法也。●张介宾曰：上文言其过失，下文言其所施。●黄元御曰：大者泻，小者不移，害之大者，泻其正气，小者，其病仍不移易也。●周学海曰：以上总括大意，以下分叙其事。

⑨杨上善曰：镵针头大末兑，主泻阳气，故皮肤痛无常处，阳气盛也。痛处肤当色赤，故白处痛移，不可取也。●张介宾曰：病在皮肤无常处者，火之游行也。用镵针者，主泻阳气也。肤白则无火可知，故不宜刺。●丹波元简曰：张云：病在皮肤无常处者，火之游行也。用镵针者，主泻阳气也。肤白则无火可知，故不宜刺。

⑩杨上善曰：员针之状，锋如卵，揩摩分间，内不伤肌，以泻分气也。

⑪杨上善曰：鍉针之状，锋如黍粟之兑，主当行补于井荥之输，以致于气也。●丹波元简曰：张云：此针宜于用补。分输，言各经也。

⑫杨上善曰：铍针之状，末如剑锋，以取大脓也。

⑬丹波元简曰：《九针论》云：调阴阳四时而合十二经脉，虚邪客于经络而为暴痹者

也，故为之治针，必令尖如牦，且圆且锐，中身微大，以取暴气。知痹气暴发，即所谓暴痹也。

⑭杨上善曰：员利针状如氂。氂，毛也。用取暴痹。

⑮杨上善曰：豪针之状，尖如蚊虻之喙，静以徐往，留之养神，以取痛痹也。

⑯丹波元简曰：张云：中，言其远也，《九针论》："八曰长针"，主取深邪远痹者也。

⑰杨上善曰：长针之状，锋利身薄，以取脏中远痹也。●张介宾曰：中者，言其远也。

⑱杨上善曰：大针之状，尖如筳，筳如平筳，其锋微圆，以通关节也。●丹波元简曰：《九针十二原》云：尖如挺，其锋微圆，以泻机关之水也。《九针论》云：主取大气不出关节者。

⑲丹波元简曰：马本"居"作"痹"，注云：前云病在经络痼痹者，取以锋针，当同之也。但彼止取经取络，而此则泻其井荥与俞，及照五脏以取四时耳。简案："居"作"痹"，未见所据。

⑳张介宾曰：此针宜于用补。分输，言各经也。

㉑杨上善曰：锋针之状，刃三隅，以发固居之疾，泻于井荥分输，取以四时也。●马莳曰：（"支为大脓"之"支"，当作"皮"，或作"反"。）此言九针各有所施也。疾浅者针亦宜浅，而反入深，则内之良肉受伤，外之皮肤为痈。病深者针亦直深，而反入浅，则内之病气不泻，而外之皮为大脓。至病小而针反大，则正气过泻；病大而针反小，则邪反不泻。此皆失针之宜，所以为过误也。九针之各有所施者何如？病在皮肤无常处者，取以镵针于病所。（本经《九针十二原》篇云：镵针者，头大末锐，去泻阳气。又《九针论》云：镵针者，取法于巾针，去末寸半卒锐之，主热在头身也。）肤白勿取者，凡皮肤太白，其气必少故也。病在分肉间者，取以圆针于病所。（《九针十二原》篇云：圆针者，针如卵形，揩摩分肉间，不得伤肌肉，以泻分气。《九针论》云：取法于絮针，筒其身，而卵其锋，长一寸六分，主治分肉间气。）病在经络痼痹者，取以锋针。（《九针十二原》篇云：锋针者，刃三隅，以发痼疾。《九针论》云：四曰锋针，取法于絮针，筒其身，锋其末，长一寸六分，主痈热出血。）病在脉，气少而当补之者，取之鍉针，以刺各经之井荥分输。（《九针十二原》篇云：鍉针者，锋如黍粟之锐，主按脉勿陷，以致其气。《九针论》云：三曰鍉针，取法于黍粟之锐，长三寸半，主按脉取气，令邪出。）病为大脓者，取之铍针。（一名铒针。《九针十二原》篇云：铍针者，末如剑锋，以取大脓。《九针论》云：五曰铍针，取法于剑锋，广二分半，长四寸，主大痈脓，两热争者也。）病之痹气暴发者，取以圆利针。（《九针十二原》篇云：圆利针有，大如氂，且圆且锐，中身微大，以取暴气。《九针论》云：六曰圆利针，取法于氂，微大其末，反小其身，令可深纳也。长一寸六分，主取痈痹者也。病之痹气痛而不去者，取以毫针。（《九针十二原》篇云：毫针者，尖如蚊虻喙，静以徐往，微以久留之，而养以取痛痹。《九针论》云：七曰毫针，取法于毫毛，长一寸六分，主寒热痛痹在络者也。）病在中者，取以长针。（《九针十二原》篇云：长针者，锋利身薄，可以取远痹。《九针论》云：八曰长针，取法于綦针，长七寸，主取深邪远痹者也。）病水肿不能通关节者，取以大针。（《九针十二原》篇云：大针者，尖如挺，其锋微圆，以泻机关之水也。《九针论》云：九曰大针，取法于锋针，其锋微圆，长四寸，主取大气不出关节者。）病在五脏固痹者，取以锋针，泻其井荥分

输，取以四时。（此节《九针论》之第四针，前曰病在经络痼痹者取以锋针，此则当同之也。但彼止取经取络，而此则泻其井荥与输，及照五脏以取四时耳。）●张介宾曰：四时义详后十八。●张志聪曰：官，法也。九针之法，有大小长短之制，有浅深补泻之宜，有三、五、九、十二刺之法，各有所施也。如不得其用，病勿能移，而反为害焉。●黄元御曰：九针名义，见《九针十二原》。●江有诰曰：凡刺之<u>要</u>，官针最<u>妙</u>。（宵部）九针之<u>宜</u>，各有所<u>为</u>，长短大小，各有所<u>施</u>也。不得其用，病弗能<u>移</u>。（歌部）疾浅针深，内伤良肉，皮肤为<u>痈</u>；病深针浅，病气不泻，支为大<u>脓</u>；（东部）病小针大，气泻大甚，疾必为<u>害</u>；病大针小，气不泄泻，亦复为<u>败</u>。（祭部）失针之<u>宜</u>，大者泻，小者不<u>移</u>，已言其<u>过</u>，请言其所<u>施</u>。（歌部）●周学海曰：此节分叙各病所宜用之法。

7.2　凡刺有九，以应九变①。一曰输刺，输刺者，刺诸经荥输藏腧也②。二曰远道刺③，远道刺者，病在上，取之下，刺府腧也④。三曰经刺，经刺者，刺大经⑤之结络经分也⑥。四曰络刺，络刺者，刺小络之血脉也⑦。五曰分刺⑧，分刺者，刺分肉之间也⑨。六曰大泻刺⑩，大泻刺者，刺大脓以铍针也⑪。七曰毛刺⑫，毛刺者，刺浮痹皮肤也⑬。八曰巨刺，巨刺⑭者，左取右，右取左⑮。九曰焠刺，焠刺⑯者，刺燔针则取痹也⑰。

①周学海曰："以"原作"日"，误古字相近。●丹波元简曰："日"诸本作"以"，是，当删改。

②杨上善曰：取五脏经荥输之输，故曰输刺。●张介宾曰：诸经荥输，凡井荥经合之类皆腧也。脏腧，背间之脏腑腧也。本经输、腧、俞三字皆通用。●丹波元简曰：张云：诸经荥输，凡井荥经合之类皆腧也。脏腧，背间之脏腑腧也。《本经》输、腧、俞三字皆通用。

③丹波元简曰：《甲乙》无"远"字。简案：道，导同。

④丹波元简曰：张云：谓足太阳膀胱经、足阳明胃经、足少阳胆经。十二经中，惟此三经最远，可以因下取上，故曰远道刺。●张介宾曰：腑腧，谓足太阳膀胱经、足阳明胃经、足少阳胆经。十二经中，惟此三经最远，可以因下取上，故曰远道刺。●杨上善曰：足三阳从头至足，故足三阳头之有病，取足之阳腑经之输，故曰远道也。

⑤丹波元简曰：志云：五脏六腑之大络也，邪客于皮毛，入舍于孙络，留而不去，闭结不通，则流溢于大经之分，而生奇病，故刺大经之结络以通之。

⑥杨上善曰：大经分间，经之结络，故曰经刺，非正经刺也。●张介宾曰：刺结络者，因其结聚而直取之，所谓解结也。

⑦杨上善曰：刺孙络也。●张介宾曰：《调经论》曰："病在血，调之络。"《经脉》篇曰："诸刺络脉者，必刺其结上，甚血者虽无结，急取之以泻其邪而出其血，留之发为痹也。"●丹波元简曰：张云：《调经论》曰：病在血，调之络。《经脉》篇曰：诸刺络脉者，必刺其结，上甚血者，虽无结急，取之以泻其邪，而出其血，留之发为痹也。

⑧丹波元简曰：志云：分肉之间，溪谷之会，亦有三百六十五穴，会邪在肌肉者

取之。

⑨张介宾曰：刺分肉者，泄肌肉之邪也。

⑩丹波元简曰：《甲乙》注：一作"大刺"。

⑪张介宾曰：治痈疡也。

⑫丹波元简曰：志云：邪闭于皮毛之间，浮浅取之，所谓刺毫毛无伤皮，刺皮无伤肉也。

⑬杨上善曰：刺于皮肤，泄多伤，比拔毛。●张介宾曰：其治在浅也。●丹波元简曰：《甲乙》"痹"下有"于"字。

⑭丹波元简曰：马云：《素问·缪刺论》，以刺经穴为巨刺，刺络穴为缪刺，皆左取右、右取左。

⑮杨上善曰：刺于在经，左右牙取。巨，大也。【编者按："取"字前所缺一字，仁和寺本残，仅余左半"牙"字，疑为"邪"字。（编者注："仁和寺本"指日本筑地书馆影印之仁和寺卷子本。）】张介宾曰：邪客于经而有移易者，以巨刺治之。详见后三十。

⑯丹波元简曰：马云：《调经论》曰：病在骨，焠刺药熨。张云：即后世火针之属，取寒痹者用之，以上谓之九变。

⑰杨上善曰：火焰燔针，曰焠也。●马莳曰：（输、腧、俞互同。焠，音萃。燔，音烦。）此言刺法有九者之异也。变者，异也。一曰输刺，刺诸经之荥穴输穴，及背间之心俞、肺俞、脾俞、肝俞、肾俞也。二曰远道刺，凡病在上，反取穴于下，所以刺足三阳经也。三曰经刺，刺大经之结络于经穴之分也。四曰络刺，刺小络之血脉也。五曰分刺，刺各经分肉之间也。六曰大泻刺，用第五铍针以刺大脓也。七曰毛刺，刺浮痹之在皮肤也。八曰巨刺，左病取右，右病取左。《素问·调经论》曰：痛在于左，而右脉病者，巨刺之。（《素问·缪刺论》以刺经穴为巨刺，刺络穴为缪刺，皆左取右，右取左。九曰焠刺，刺以燔针，所以取痹证也。）《调经论》曰：病在骨，焠刺药熨。●张介宾曰：谓烧针而刺也，即后世火针之属，取寒痹者用之，以上谓之九变。焠音翠。燔音凡。●张志聪曰：（输、腧、俞互用。焠音萃。燔音烦。）上节论针有九者之宜，此论刺有九者之变。一曰输刺，刺五脏之经输，所谓荥输治外经也。远道刺者，病在上而取下之合穴，所谓合治六腑也。盖手足三阳之脉，其原皆在足，而上循于颈项也。大经者，五脏六腑之大络也，邪客于皮毛，入舍于孙络，留而不去，闭结不通，则流溢于大经之分，而生奇病，故刺大经之结络以通之。络刺者，见于皮肤之小络也。分刺者，分肉之间，溪谷之会，亦有三百六十五穴会，邪在肌肉者取之。大泻刺者，泻大脓血也。毛刺者，邪闭于皮毛之间，浮浅取之，所谓刺毫毛无伤皮，刺皮无伤肉也。巨刺者，邪客于十二经别，宜巨刺之，左取右，右取左也。焠刺者，燔针劫刺，以取筋痹也。（"大经刺"、"巨刺"详《素问·缪刺论》。）●黄元御曰：巨刺，义详《素问·缪刺论》。●周学海曰：此节分叙各法所主治之病。

7.3　凡刺有十二节①，以应十二经②。一曰偶刺③，偶刺者，以手直心若背，直痛所，一刺前，一刺后，以治心痹，刺此者傍针之也④。二曰报刺⑤，报刺者，刺痛无常处也⑥，上下行者⑦，直内无拔针⑧，以左手随病所按之，乃出针复刺之也⑨。三曰恢刺⑩，恢刺者⑪，直刺傍之，举之前后⑫，恢筋急，以治筋痹也⑬。四曰齐刺⑭，齐刺者，直入一，傍入二，以治寒气小深者。或曰三刺，三刺者，治痹气小深者也⑮。五曰扬刺⑯，扬刺者，正内一，傍内四，而浮之，以治寒气之搏大者也⑰。六曰直针刺⑱，直针刺者，引皮乃刺之，以治寒气之浅者也⑲。七曰输刺⑳，输刺者，直入直出，稀发针而深之，以治气盛而热者也㉑。八曰短刺㉒，短刺者，刺骨痹，稍摇而深之，致针骨所，以上下摩骨也㉓。九曰浮刺㉔，浮刺者，傍入而浮之，以治肌急而寒者也㉕。十曰阴刺㉖，阴刺者，左右率刺之㉗，以治寒厥，中寒厥，足踝后少阴也㉘。十一曰傍针刺㉙，傍针刺者，直刺傍刺各一，以治留痹久居者也㉚。十二曰赞刺㉛，赞刺者，直入直出，数发针而浅之出血，是谓治痈肿也㉜。

①丹波元简曰：志云：节，制也。言针有十二节制，以应十二经也。
②杨上善曰：节，约也。
③丹波元简曰：马云：前后各用一针，有阴阳配合之义，故曰偶刺。张云：偶，两也。前后各一，故曰偶刺也。
④杨上善曰：病心痹者，心背痛。傍刺之，故曰偶刺。傍刺者，恶伤心也。●张介宾曰：偶，两也。前后各一，故曰偶刺。直，当也。以手直心若背，谓前心后心，当其痛所，各用一针治之。然须斜针以刺其旁，恐中心则死也。●丹波元简曰：张曰：直，当也。以手直心若背，谓前心后心，当其痛所，各用一针治之，然须斜针以刺其傍，恐中心则死也。马云："傍"当作"旁"，古盖通用。
⑤丹波元简曰：张云：重刺也。简案：犹报灸之报。
⑥丹波元简曰：《甲乙》无"也"字。
⑦周学海曰：四字是诠释痛无常处也，经文每多如此。
⑧丹波元简曰：《甲乙》无"无"字。
⑨杨上善曰：刺痛无常处之病，出针复刺，故曰报也。●张介宾曰：报刺，重刺也。痛无常处，则或上或下，随病所在，即直内其针，留而勿拔，乃以左手按之，再得痛处，乃出前针而复刺之也。
⑩丹波元简曰：史云：恢，苦回切，大也。一本作"怪"、《道藏》本"怪"作"悭"，恐误。恢，大也，出《说文》。张云：恢，恢廓也。志云：恢，大之也，前后恢荡其筋之急。
⑪丹波元简曰：诸本"直"作"者"，当改。
⑫丹波元简曰：楼氏云：谓直刺入郄，转针头从旁挑举其筋也。张云：不刺筋而刺其旁，必数举其针，或前或后，以恢其气，则筋痹可舒也。
⑬杨上善曰：恢，宽也。筋痹病者，以针直刺，傍举之前后，以宽筋急之病，故曰恢刺也。●张介宾曰：恢，恢廓也。筋急者，不刺筋而刺其旁，必数举其针或前或后以恢其气，则筋痹可舒也。
⑭丹波元简曰：张云：齐者，三针齐用也，故又曰三刺。《甲乙》作"参刺"。
⑮杨上善曰：寒气病者，刺之直一傍二，深浅齐同，故曰齐刺。直一傍二，故曰参刺。●张介宾曰：齐者，三针齐用也，故又曰三刺。以一针直入其中，二针夹入其旁，治

寒痹稍深之法也。●丹波元简曰：《甲乙》"寒"下有"热"字。

⑯丹波元简曰：张云：扬，散也，中外共五针，而用在浮泛，故能袪散博大之寒气。志云：从中而发扬于四旁也。●周学海曰：《长刺节论》作"阴刺"，《甲乙经》作"阳刺"。

⑰杨上善曰：寒气博大之病，正一傍四，内针浮而留之使温，故曰阳刺。有作"极刺"，错也。●张介宾曰：扬，散也。中外共五针而用在浮泛，故能袪散博大之寒气。●丹波元简曰：《甲乙》"寒"下有"热"字，无"气"字。

⑱丹波元简曰：张云：直入无避也，引起其皮而刺之，则所用不深。

⑲张介宾曰：直者，直入无避也。引起其皮而刺之，则所用不深，故但治寒气之浅者。●杨上善曰：寒气病者，可引其皮，不当其穴，然后当穴刺而补已，出针放皮闭门，不令气泄。下针时直，故曰直刺也。

⑳丹波元简曰：张云：输，委输也。言能输泻其邪，非上荣文输之谓，直入直出，用其锐也，稀发针，留之久也，久而且深，故可以去盛热之气。志云：直入直出，如转输也。

㉑杨上善曰：气盛热病者，直入直出，希发于针，以刺于输，故曰输刺也。●张介宾曰：输，委输也，言能输泻其邪，非上文荣输之谓。直入直出，用其锐也。稀发针，留之久也。久而且深，故可以去盛热之气。

㉒丹波元简曰：张云：短者，入之渐也。故稍摇针而深致骨，所以摩骨痹。摩，迫切也。志云：短刺者，用短针深入而至骨。

㉓杨上善曰：骨痛病者，刺之至骨，摇针摩骨，使病浅而即愈，故曰短刺也。●张介宾曰：短者，入之渐也。故稍摇而深，致针骨所，以摩骨痹。摩，迫切也。

㉔丹波元简曰：马云：似前扬刺，但彼有正纳旁纳，而此则止有旁入之针耳。张云：浮，轻浮也。旁入其针而浮举之，故可治肌肤之寒，此与上文毛刺义大同。

㉕杨上善曰：肌急寒病者，傍入浮之，故曰浮刺也。●张介宾曰：浮，轻浮也。旁入其针而浮举之，故可治肌肤之寒。此与上文毛刺义大同。

㉖丹波元简曰：马云：以其刺阴经也。张云：刺阴寒也。志云：刺少阴之寒厥也。

㉗丹波元简曰：张云：率，统也。

㉘杨上善曰：少阴，踝后足少阴脉也。病寒厥者，卒刺于阴，故曰阴刺也。●张介宾曰：阴刺者，刺阴寒也。率，统也。言治寒厥者，于足踝后少阴经左右皆刺之。●丹波元简曰：《甲乙》"厥足"作"者取"，似是。马云：中，去声。简案：上文言十二刺应十二经，然特举足踝后少阴，不及他经，其义今无可考。●周学海曰：言阴刺，以治寒厥为中寒也。足踝后少阴，是申言寒厥专刺踝后太溪也。

㉙丹波元简曰：《甲乙》无"针"字。张云：一正一旁也。正者刺其经，旁者刺其络，故可以刺久居之留痹。

㉚张介宾曰：旁针刺者，一正一旁也。正者刺其经，旁者刺其络，故可以刺久居之留痹。●杨上善曰：留痹久居病者，直一刺之，傍更一刺，故曰傍刺也。

㉛丹波元简曰：张云：赞，助也。数发针而浅之，以后助前，故可使之出血而治痈肿。志云：助痈肿之外散也。

㉜杨上善曰：痈肿未成病者浅刺，数发于气，出血相助以愈于病，故曰赞刺。赞，助

也。【编者按:"数发于气,出血相助","气"字,仁和寺本残,所剩上半部,似"气"字;"出"后所缺一字,残存"三"形,左上似有一小撇。】●马莳曰:("傍",当作"旁",古盖通用。内,纳同。恢,苦回切。中,去声。数,音朔。)此言刺法有十二节要,所以应十二经也。一曰偶刺,以一手直其前心,以一手直其后背,皆以直其痛所。直者,当也。遂用一针以刺其胸前,用一针以刺其后背,正以治其心痹耳。然不可以正取,须斜针以旁刺之,恐中心者一日死也。(按前后各用一针,有阴阳配合之义,故曰偶刺。)二曰报刺,所以刺其痛无常处也。凡痛时上时下者,当直纳其针,无拔出之,以左手随其痛处而按之,然后出针,俟其相应,又复刺之,刺而复刺,故曰报刺。三曰恢刺,以针直刺其旁,复举其针,前后恢荡其筋之急者,所以治筋痹也。四曰齐刺,用一针以直入之用二针以旁入之,所以治寒痹之小且深者。因用三针,故又曰三刺。五曰扬刺,正纳其针一,旁纳其针四,而又浮举其针而扬之,所以治寒气之博大者也。六曰直针刺,先用针以引起其皮,而后入刺之,所以治寒气之浅者也。七曰输刺,将针直入直出,稀发其针而又深入之,所以治气之盛而热者也。八曰短刺,所以刺其骨痹,稍摇针而深入之,以致针于骨所,然后上下摩其骨耳。九曰浮刺,旁入其针而浮举之,所以治肌之急而寒者也。(浮刺似前扬刺,但彼有正纳旁纳,而此则止有旁入之针耳。)十曰阴刺,左右俱取穴以刺之,所以治寒厥也。然中寒厥者,必始于阴经,自下而厥上,故取足踝后少阴经之穴以刺之。名阴刺者,以其刺阴经也。(义见《素问·厥论》。)十一曰旁针刺,用针以直刺者一,用针以旁刺者一,所以治留痹之久居者也。十二曰赞刺,直入直出其针,且数发针而浅刺之,使之出血,所以治痈肿也。●张介宾曰:赞,助也。数发针而浅之,以后助前,故可使之出血而治痈肿。●张志聪曰:节,制也。言针有十二节制,以应十二经也。偶刺者,一刺胸,一刺背,前后阴阳之相偶也,傍取之,恐中伤心气也。报刺者,刺痛无常处,出针而复刺,故曰报刺。恢,大之也,前后恢荡其筋之急,以治筋痹也。齐刺者,中正以取之,故直入一以取中,傍入二以为佐,故又曰三刺,治寒痹小深者也。扬刺者,从中而发扬于四旁也。直刺者,以毫针刺在皮毛,得气而直竖也。输刺者,直入直出,如转轮也。短刺者,用短针深入而至骨,所以便上下摩之而取骨痹也。浮刺者,傍入而浮浅也。阴刺者,刺少阴之寒厥也。傍针刺者,直刺傍刺,治留痹之久居者也。赞,助也,数发针而浅之出血,助痈肿之外散也。按:十二刺中,独提少阴者,少阴主先天之阴阳水火,五运六气之生原也。●《集注》眉批:"傍"当作"旁",古通用。●黄元御曰:恢,扩也。前后恢筋急者,恢扩其筋,以舒其急也。●周学海曰:此节叙刺法之外应十二经,并用针之手法也。

7.4 脉之所居深不见者刺之,微内针而久留之,以致其空脉气也①。脉浅者勿刺②,按绝其脉乃刺之,无令精出,独出其邪气耳③。

①杨上善曰:凡刺经脉之节,经脉深者久留于针,以致空穴脉气,然后出针也。●张介宾曰:刺深脉者,亦必微内其针,盖恐太过,反伤正气,故但久留而引致之,使其空中之脉气上行也。●丹波元简曰:《甲乙》作"致其脉空"也。张云:盖恐太过,反伤正气,故但久留而引致之,使其空中之脉气上行也。张兆璜云:致五脏之神机,非营卫血气,故曰空脉气。

②丹波元简曰:《甲乙》"脉"下有"气"字。张云:脉浅者,最易泄气。

③杨上善曰：刺其脉者，恐其精出，故按脉令绝，然后刺之，使邪气独出耳。●马莳曰：（内，纳同。）此言脉有浅深而刺之有法也。凡脉之所居深不可见者，必微纳其针而久留之，所以致其空中之脉气上行也。脉之所居浅者，初时勿即刺之，且以左手按绝其穴中之脉，然后以右手刺之，盖欲无使精气之出，将以独出其邪气耳。●张介宾曰：脉浅者最易泄气，故必先按绝其脉而后入针，则精气无所伤，独取其邪矣。●张志聪曰：此言经脉内合五行之化运，外应六气之司天，用针者不可不知也。夫经脉内连脏腑，外合六气。五脏内合五行，应五运之在中，命曰神机，而主出入；六气旋转于外，命曰气立，而主升降。六气之司天在泉，应人之精水，随气而运行于肤表，故脉之所居，深不见者，内连五脏也。微内针而久留之，以致其空脉气者，致五脏之神气，运行于外也。脉浅者，见于皮肤之脉，外合于六气也，精水随气行于肤表，故脉浅者勿刺。按：绝其脉乃刺之，是使六气运行，而无令精出也。●张玉师曰：致五脏之神机，非荣卫血气，故曰空脉气。●黄元御曰：致其空脉气，致其空中之脉气也。无令精出，无令精气出也。

7.5 所谓三刺则谷气出①者②，先浅刺绝皮，以出阳邪③；再刺则阴邪出④者，少益深，绝皮致肌肉，未入分肉间也⑤；已入分肉之间，则谷气出⑥。故刺法曰：始刺浅之，以逐邪气而来血气⑦；后刺深之，以致阴气之邪；最后刺极深之，以下谷气。此之谓也⑧。故用针者，不知年之所加，气之盛衰，虚实之所起，不可以为工也⑨。

①丹波元简曰：马云：《终始》篇曰：凡刺之属，三刺至谷气。故一刺则阳邪出，再刺则阴邪出，三刺则谷气至。正与此节同。张云：谷气即正气，亦曰神气。出，至也。《终始》篇曰：所谓谷气至者，已补而实，已泻而虚，故以知谷气至也。志云：谷气者，通会于肌腠之元真，脾胃之所主也，故曰谷气。

②张介宾曰：自此至下文谷气，皆释《终始》篇之义。详见后十六。

③杨上善曰：三刺者，阳邪刺，阴邪刺，谷道气刺也。阳邪浮浅在皮，故一刺浅之，阳邪得出也。●张介宾曰：绝，透也。浅刺皮腠，故出阳邪。

④丹波元简曰：张云：绝皮及肌，邪气稍深，故曰阴邪。

⑤杨上善曰：阴邪次深，在于肌肉，故再刺出之也。●张介宾曰：绝皮及肌，邪气稍深，故曰阴邪。大肉深处，各有分理，是谓分肉间也。●丹波元简曰：《甲乙》无"也"字，"间"下有"后刺深之"一句。马云：肌肉分肉之辨，肌肉在皮内肉上，而分肉则近于骨者也，分肉有二，各部在外之肉曰分肉；其在内近骨之肉与骨根分，亦曰分肉。张云：大肉深处，各有分理，是谓分肉间也。

⑥杨上善曰：谷气者，正气也。故后刺极深，以致正气也。●张介宾曰：谷气即正气，亦曰神气。出，至也。《终始》篇曰：所谓谷气至者，已补而实，已泻而虚，故以知谷气至也。

⑦丹波元简曰：《甲乙》作"逐阳邪之气"无"而来血气"四字。

⑧杨上善曰：逐邪气者，逐阳邪。来血气，引正气也。下，谷气不下，引之令下也。●马莳曰：（按分肉有二：各部在外之肉，曰分肉；其在内近骨之肉，与骨相分，亦曰分肉。）此言一刺之中而有三刺之法也。按后《终始》篇云：凡刺之属，三刺至谷气。故一

刺则阳邪出，再刺则阴邪出，三刺则谷气至，谷气至而止。所谓谷气至者，已补而实，已泻而虚，故已知谷气至也。正与此节相同。夫所谓刺有三法，而致其谷气之出者何也？先浅刺其按绝之皮，以出其卫气之邪，即上节脉浅者勿刺。按绝其脉乃刺之，无令精出，独出其邪气之谓也。又再刺之，以出其营气之邪，则比绝皮稍益深之，至肌肉内，未入分肉间也。肌肉、分肉之辨，肌肉在皮内肉上，而分肉则近于骨者也。又最后刺之，则已入分肉之间，而谷气乃出。彼刺法之言，亦与此言互相发明者耳。◉张介宾曰：凡刺之浅深，其法有三：先刺绝皮，取卫中之阳邪也；再刺稍深，取营中之阴邪也；三刺最深，及于分肉之间，则谷始下。下，言见也。按《终始》篇之义，与此互有发明。◉丹波元简曰：《甲乙》作"致阴邪之气"。张云：凡刺之浅深，其法有三：先刺绝皮，取卫中之阳邪也；再刺稍深，取营中之阴邪也；三刺最深，及于分肉之间，则谷气始下。下，言见也。按：《终始》篇之义，与此互有发明。

⑨杨上善曰：人之大忌，七岁已上，次第加九，至一百六，名曰年加也。不知年加、气之衰盛虚实为不知也。◉马莳曰：（此节见《素问·六节脏象论》。）此言用针之法，当知年之所加，气之盛衰，虚实之所起也。《素问·六元正纪大论》言：每年所加，各有太过不及。即《至真要大论》"加临"之"加"。自初气以至终气，有主有客，有胜有负，其天时民病不同，中间盛衰虚实悉考而知，始足以为工耳。◉张介宾曰：年之所加，如《天元纪》、《至真要》等论是也。气之盛衰，如《八正神明论》、《阴阳系日月》等篇是也。知天地之气候，则人有五虚五实，皆可因而知矣。此数句又见《六节藏象论》，详运气类第一。◉张志聪曰：此申明三阴三阳之气，运行于皮表也。谷气者，通会于肌腠之元真，脾胃之所主也，故曰谷气。阴邪阳邪者，谓邪在阴阳之气分也。少益深绝皮，致肌肉未入分肉间者，在皮肉相交之间，仍在皮之绝处，未入于分肉也。盖言三阴三阳之气，运行于皮表，以应天之六气。故用针者，不知年之所加，气之盛衰，虚实之所起，不可以为工也。年之所加者，六气之加临。气之盛衰者，五运之气有太过不及也。运有太少，气有盛衰，则人之虚实，所由起矣。◉《集注》眉批：此假邪以明阴阳之气在于皮表。◉丹波元简曰：张云："年之所加"如《天元纪》、《至真要》等论是也；"气之盛衰"如《八正神明论》、《阴阳系日月》等篇是也；"知天地之气候，则人有五虚五实，皆可因而知矣"此数句，又见《六节藏象论》。简案：此五句，疑后人所缺。◉周学海曰：此节叙刺法浅深之宜，是统释五脏十二节、浅深手法之大义也，不作通篇之结束，而作中间之枢纽，是篇法之变幻。

7.6　凡刺有五，以应五藏。一曰半刺①，半刺者，浅内而疾发针，无针伤肉，如拔毛状②，以取皮气，此肺之应也③。二曰豹文刺④，豹文刺者，左右前后针之，中脉为故，以取经络之血者，此心之应也⑤。三曰关刺⑥，关刺者，直刺左右，尽筋上⑦，以取筋痹，慎无出血，此肝之应也，或曰渊刺，一曰岂刺⑧。四曰合谷刺⑨，合谷刺者，左右鸡足，针于分肉之间，以取肌痹，此脾之应也⑩。五曰输刺⑪，输刺者，直入直出，深内之至骨，以取骨痹，此肾之应也⑫。

①丹波元简曰：张云：此即前章毛刺之义，浅入而疾发，故可取皮分以应肺。

②顾观光曰：《素问·刺要论》注引《针经》云：令针伤多，如拔发状。张景岳云：即前毛刺之意。

③杨上善曰：凡刺不减一分，今言半刺，当是半分，故以拔发爪，欲令浅刺，多则恐伤气也。●张介宾曰：此即前章毛刺之义，浅入而疾发，故可取皮分以应肺。

④丹波元简曰：张云：豹文者，言其多也，主取血脉，所以应心。

⑤杨上善曰：左右前后，针痏状若豹文，故曰豹文刺也。中经及络，以出血也。●张介宾曰：豹文者，言其多也，主取血脉，所以应心。

⑥丹波元简曰：张云：关，关节也。左右，四肢也。尽筋，即关节之处也。慎无出血，血以养筋也。肝主筋，刺筋所以应肝。

⑦周学海曰：谓直刺又左右之其深尽筋上也。

⑧杨上善曰：刺关身之左右，尽至筋上，以去筋痹，故曰关刺，或曰开刺也。●张介宾曰：关，关节也。左右，四肢也。尽筋，即关节之处也。慎无出血，血以养筋也。肝主筋，刺筋所以应肝，渊刺、岂刺，皆古名也。●丹波元简曰：《甲乙》此二句在"四曰合谷刺"下。

⑨丹波元简曰：张云：言三四攒合，如鸡足也。邪在肉间，其气广大，非合刺不可。脾主肌肉，故取肌痹者，所以应脾。简案：张戴人治郾城梁贾麻痹，针用鸡足法，向上卧针，三进三引，复向下卧针送入，见《儒门事亲》。

⑩杨上善曰：刺身左右分肉之间，痏如鸡足之迹，以合分肉间之气，故曰合刺也。●张介宾曰：合谷刺者，言三四攒合，如鸡足也。邪在肉间，其气广大，非合刺不可。脾主肌肉，故取肌痹者，所以应脾。

⑪丹波元简曰：张云：义见前章，肾主骨，刺深至骨，所以应肾。

⑫杨上善曰：依于输穴，深内至骨，以去骨痹，故曰输刺也。●马莳曰：（内，纳同。）此言刺有五法，所以应五脏也。一曰半刺，浅纳其针而又速发之，似非全刺，故曰半刺，无深入以伤其肉，如拔毛之状，所以止取皮间之气，盖肺为皮之合，故为肺之应也。二曰豹文刺，因多其针，左右前后刺之，故曰豹文，中其脉以为故，悉取经络中之血，盖心主血，故为心之应也。三曰关刺，直刺左右手足，尽筋之上，正关节之所在，所以取筋痹也，慎无出血，盖肝主筋，故为肝之应也。外此又有渊刺、岂刺之名。四曰合谷刺，左右用针，如鸡足然，针于分肉之间，以取肌痹，盖脾主肌肉，故为脾之应也。五曰输刺，直入直出，深纳其针以至于骨，所以取骨痹，盖肾主骨，故为肾之应也。（按此输刺，乃上文十二节中第八刺法也。又按后世《金针赋》等书，有烧山火八法，青龙摆尾四法，名色俱出后人揣摩，并非圣经宗旨。今《灵枢》明有九变输刺等法，十二节偶刺等法，五刺半刺等法；《刺节真邪》篇有振蒙等法。后之学者果能熟读详味，渐能用针起危。顾乃弃圣经而宗末学，致使针法不行，疲癃无所倚赖，痛哉！）●张介宾曰：输刺义见前章。肾主骨，刺深至骨，所以应肾。●张志聪曰：此言五脏之气，外合于皮脉肉筋骨。五脏主中，故取之外合而应于五脏也。夫血者，神气也，故五脏之神机，运行于血脉，以应五运之化。五脏之气，外合于皮肉筋骨，以应天之四时。●张玉师曰：九宜九变，应地之九野九州、人之九脏九窍，十二节应十二月，三刺应三阴三阳，五刺应五行五时，针道配天地人，而人合天地者也。●黄元御曰：合谷者，肉之大会为谷代。针于分肉之间，合于肉之大会也。●周学海曰：平铺直叙，条理井然。首节从反面浑写大意笼罩全

篇。次节叙九针功用，为下文安根。下三节畅发用针手法，夹叙夹议不必互相照顾而自成文理。此篇叙用针之手法也，重"刺"字不重"针"字，故第四节特详浅深之义。此节叙刺法之内应五脏，并用针之手法也。

本神第八（法风）

◉马莳曰：此篇推本五脏之神，故名篇。◉丹波元简曰：马云：此篇推本五脏之神，故名篇。简案：篇首有"凡刺之法，必先本于神"语，故命篇。

8.1 黄帝问于岐伯曰：凡刺之法，先必本于神。血、脉、营、气、精神，此五藏之所藏也，至其淫泆离藏则精失、魂魄飞扬、志意恍乱①、智虑去身者，何因而然乎？天之罪与？人之过乎②？何谓德气生精、神、魂、魄、心、意、志、思、智、虑？请问其故③。岐伯答曰：天之在我者德也，地之在我者气也，德流气薄而生者也④。故⑤生之来谓之精⑥，两精相搏谓之神⑦，随神往来者谓之魂⑧，并精而出入者谓之魄⑨，所以任物者谓之心⑩，心有所忆谓之意⑪，意之所存谓之志⑫，因志而存变谓之思⑬，因思而远慕谓之虑⑭，因虑而处物谓之智⑮。故智者之养生也⑯，必顺四时而适寒暑⑰，和喜怒而安居处⑱，节阴阳而调刚柔⑲，如是则僻邪不至，长生久视⑳。

①丹波元简曰：史音恍，音闷。简案：懑闷并通，《道藏》本及马、张、志作"恍"，误。

②丹波元简曰：志：与下句。简案：依志意，与，平声。

③张介宾曰：泆，淫放也。恍，恍惚也。详如下文。泆音逸。◉黄元御曰：精、神、魂、魄、意，是谓五神。本于神者，本于五神也。◉周学海曰：以上用淡笔以统冒全篇大意。

④杨上善曰：未形之分，挽与我身，谓之德者，天之道也。故《庄子》曰：未形之分，物得之以生，谓之德也。阴阳和气，质成我身者，地之道也。德中之分流动，阴阳之气和亭，遂使天道无形之分，动气和亭，物得生也。【编者按：萧延平注曰："挽"字恐系"施"字之误。】◉张介宾曰：人禀天地之气以生。天地者，阴阳之道也。自太极而生两仪，则清阳为天，浊阴为地；自两仪而生万物，则乾知大始，坤作成物。故《易》曰：天地之大德曰生。《宝命全形论》曰：人生于地，悬命于天。然则阳先阴后，阳施阴受，肇生之德本乎天，成形之气本乎地，故天之在我者德也，地之在我者气也。德流气薄而生者，言理赋形全，而生成之道斯备矣。◉李中梓曰：理赋于天者德也，形成于地者气也，天地细缊，德下流而气上薄，人乃生焉。◉薛雪曰：天地之大德曰生。人生于地，悬命于天。阳先阴后，阳施阴受。肇生之德本乎天，成形之气本乎地。故"天之在我者德也，地之在我者气也，德流气薄而生者"，言理赋形全，而生成之道斯备矣。◉丹波元简曰：张云：人禀天地之气以生。天地者，阴阳之道也。自太极而生两仪，则清阳为天，浊阴为

地；自两仪而生万物，则乾知大始，坤作成物。故《易》曰：天地之大德曰生。《宝命全形论》曰：人生于地，悬命于天。然则阳先阴后，阳施阴受，肇生之德本乎天，成形之气本乎地，故天之在我者德也，地之在我者气也，德流气薄而生者。言理赋形全，而生成之道斯备矣。●周学海曰：流，充溢也。薄，鼓舞也。

⑤汪昂曰：一作"初"。

⑥杨上善曰：雄雌两神相搏，共成一形，先我身生，故谓之精也。●张介宾：太极动而生阳，静而生阴，阴阳二气，各有其精。所谓精者，天之一、地之六也。天以一生水，地以六成之，而为五行之最先。故万物初生，其来皆水，如果核未实犹水也，胎卵未成犹水也，即凡人之有生，以及昆虫草木无不皆然。《易》曰：男女构精，万物化生。此之谓也。●李中梓曰：来者，所从来也。生之来，即有生之初也。阴阳二气各有其精，精者即天一生水，地六成之，为五行之最初，故万物初生，其来皆水。《易》曰男女媾精，万物化生是也。●汪昂曰：《易》曰：男女媾精，万物化生。●薛雪曰：太极动而生阳，静而生阴。阴阳二气，各有其精。所谓精者，天以一生水，地以六成之，而为五行之最先。故万物初生，其来皆水，如果核未实皆水也，卵胎未成犹水也，即凡人之有生，以及昆虫草木，无不皆然。男女媾精，万物化生，此之谓也。●丹波元简曰：张云：所谓精者，天之一、地之六也。天以一生水，地以六成之，而为五行之最先。故万物初生，其来皆水，如果核未实犹水也，胎卵未成犹水也，即凡人之有生，以及昆虫草木无不皆然。《易》曰：男女构精，万物化生。此之谓也。志云：《决气》篇曰：常先身生是谓精。盖未成形，而先受天一之精，故所生之来谓之精。简案：此以下止于谓之智，见《子华子》。

⑦杨上善曰：即前两精相搏共成一形，一形之中，灵者谓之神者也，即乃身之微也。问曰：谓之神者，未知于此精中始生？未知先有今来？答曰：案此《内经》但有神伤、神去与此神生之言，是知来者，非曰始生也。及案释教精合之时，有神气来托，则知先有，理不虚。故孔丘不答有知无知，量有所由。唯佛明言是可依。●张介宾曰：两精者，阴阳之精也。搏，交结也。《易》曰：天数五，地数五。五位相得而各有合。《周子》曰：二五之精，妙合而凝。是皆两精相搏之谓。凡万物生成之道，莫不阴阳交而后神明见。故人之生也，必合阴阳之气，构父母之精，两精相搏，形神乃成，所谓天地合气，命之曰人也。又《决气》篇：两神相搏，合而成形，常先身生，是谓精。见本类后二十五。愚按：神者，灵明之化也，无非理气而已。理依气行，气从形见，凡理气所至，即阴阳之所居，阴阳所居，即神明之所在，故曰阴阳者，神明之府也。《天元纪大论》曰：阴阳不测之谓神。《气交变大论》曰：善言化言变者，通神明之理。《易》曰：知变化之道者，其知神之所为乎！是皆神之为义。然万物之神，随象而应，人身之神，惟心所主。故本经曰"心藏神"，又曰"心者君主之官，神明出焉"，此即吾身之元神也。外如魂魄志意五神五志之类，孰匪元神所化而统乎一心？是以心正则万神俱正，心邪则万神俱邪，迨其变态，莫可名状。如《八正神明论》曰：神乎神，耳不闻，目明心开而志先，慧然独悟，口弗能言，俱视独见，适若昏，昭然独明，若风吹云，故曰神。《淮南子》曰：或问神。曰：心。请闻之。曰：潜天而天，潜地而地，天地神明而不测者也。《黄庭经》曰：至道不烦诀存真，泥丸百节皆有神。《金丹大要》曰：心为一身君主，万神为之听命。以故虚灵知觉，作生作灭，随机应境，千变万化，瞬息千里，梦寐百般；又能逆料未来，推

测祸福，大而天下国家，小而僻陋罅隙，无所不至。然则神至心必至，心住神亦住。《邪客》篇曰：心者，五脏六腑之大主也，精神之所舍也。心伤则神去，神去则死矣。故曰事其神者神去之，休其神者神居之。则凡治身者，太上养神，其次养形也。诸神详义见《藏象会通》。搏音博。●李中梓曰：两精者，阴阳也。相搏者，交媾也。《易》曰：天数五，地数五，五位相得而各有合。周子曰：二五之精，妙合而凝，即两精相搏也。神者，至灵至变，无形无象，奈何得之精搏之后乎？《天元纪大论》曰：阴阳不测之谓神。《易》曰：知变化之道者，其知神之所为乎。神者，即虚极之本，生天生地者也。弥满乾坤，无之非是，故《易》曰神无方，即天之所以为天，地之所以为地者。二五妙合之后，宛然小天地矣，故云。●汪昂曰：阴阳合撰，而神生焉。●薛雪曰：两精者，阴阳之精也。搏，交接也。二五之精，妙合而凝，万物生成之道，莫不阴阳交而后神明见。人之生也，必合阴阳之气，形神乃成。故曰事其神者神去之，休其神者神居之。则凡治身者，太上养神，其次养形也。搏，音博。●丹波元简曰：张云：两精者，阴阳之精也。搏，交结也。《易》曰：天数五，地数五，五位相得，而各有合。《周子》曰：二五之精，妙合而凝。是皆两精相搏之谓。凡万物生成之道，莫不阴阳交而后神明见。故人之生也，必合阴阳之气，构父母之精，两精相搏，形神乃成，所谓天地合气，命之曰人也。又《决气》篇曰：两神相搏，合而成形，常先身生，是谓精。志云：《平人绝谷》篇曰：神者，水谷之精气也。盖本于先天所生之精，后天水谷之精，而生此神，故曰：两精相搏谓之神。《真邪章》曰：真者所受于天，与谷气并而充身者也。简案："两精"之解，张义似长矣。马云："相搏"之"搏"，音博，《礼·儒行》：鸷虫攫搏，不程勇者。亦读为博。此恐非也。"博"《子华子》作"薄"，乃《易》所谓"雷风相薄"之薄，二字古通用，见《通雅》。

⑧杨上善曰：魂者，神之别灵也，故随神往来，藏于肝，名曰魂。●张介宾曰：精对神而言，则神为阳而精为阴；魄对魂而言，则魂为阳而魄为阴。故魂则随神而往来，魄则并精而出入。愚按：精神魂魄，虽有阴阳之别，而阴阳之中，复有阴阳之别焉。如神之与魂皆阳也，何谓魂随神而往来？盖神之为德，如光明爽朗、聪慧灵通之类皆是也。魂之为言，如梦寐恍惚、变幻游行之境皆是也。神藏于心，故心静则神清；魂随乎神，故神昏则魂荡。此则神魂之义，可想象而悟矣。精之与魄皆阴也，何谓魄并精而出入？盖精之为物，重浊有质，形体因之而成也。魄之为用，能动能作，痛痒由之而觉也。精生于气，故气聚则精盈；魄并于精，故形强则魄壮。此则精魄之状，亦可默会而知也。然则神为阳中之阳，而魂则阳中之阴也；精为阴中之阴，而魄则阴中之阳者乎。虽然，此特其阴阳之别耳，至若魂魄真境，犹有显然可鞠者，则在梦寐之际。如梦有作为而身不应者，乃魂魄之动静，动在魂而静在魄也；梦能变化而寤不能者，乃阴阳之离合，离从虚而合从实也。此虽皆魂魄之证，而实即死生之几。苟能致心如太虚，而必清必静，则梦觉死生之关，知必有洞达者矣。又神气魂魄详义，见后十四，所当互考。●汪昂曰：魂属阳，肝藏魂，人之知觉属魂。

⑨杨上善曰：魄，亦神之别灵也，并精出此而入彼，谓为魄也。并，薄浪反。●李中梓曰：阳神曰魂，阴神曰魄。人之生也，以气养形，以形摄气，气之神曰魂，形之灵曰魄，生则魂载于魄，魄检其魂。死则魂归于天，魄归于地。魂喻诸火，魄喻诸镜，火有光焰，物来便烧，镜虽照见，不能烧物。夫人梦有动作，身常静定，动者魂之用，静者魄之

体也。夫精为阴，神为阳，魂为阳，魄为阴，故随神往来、并精出入，各从其类也。●汪昂曰：魄属阴，肺藏魄，人之运动属魄。●薛雪曰：精对神而言，则神为阳而精为阴，魄对魂而言，则魂为阳而魄为阴。故魂则随神而往来，魄则并精而出入也。●丹波元简曰：张云：精对神而言，则神为阳而精为阴；魄对魂而言，则魂为阳而魄为阴。故魂则随神而往来，魄则并精而出入。愚按：精、神、魂、魄虽有阴阳之别，而阴阳之中，复有阴阳之别焉。如神之与魂皆阳也，何谓魂随神而往来？盖神之为德，如光明爽朗，聪慧灵通之类皆是也。魂之为言，如梦寐恍惚，变幻游行之境皆是也。神藏于心，故心静则神清；魂随于神，故神昏则魂荡。此则神魂之义，可想象而悟矣。精之与魄皆阴也，何谓魄并精而出入？盖精之为物，重浊有质，形体因之而成也。魄之为用，能动能作，痛痒由之而觉也。精生于气，故气聚则精盈；魄并于精，故形强则魄壮。此则精魄之状，亦可默会而知也。然则神为阳中之阳，而魂则阳中之阴也。精为阴中之阴，而魄则阴中之阳者乎？虽然，此特其阴阳之别耳。至若魂魄真境。犹有显然可鞠者，则在梦寐之际。如梦有作为而身不应者，乃魂魄之动静，动在魂而静在魄也；梦能变化而寤不能者，乃阴阳之离合，离从虚而合从实也。此虽皆魂魄之证，而实即死生之几。苟能致心如太虚，而必清必静，则梦觉死生之关，知必有洞达者矣。诸家得理之论，再附于下，以详其义。唐·孔氏曰：人之生也，始变化为形，形之灵曰魄，魄内自有阳气，气之神曰魂。魂魄神灵之名，初生时，耳目心识，手足运动，此魄之灵也。及其精神性识，渐有知觉，此则气之神也。乐祁曰：心之精爽，是谓魂魄，魄属形体，魂属精神，精又是魄，魄是精之神，神又是魂，魂是气之神。《邵子》曰：气形盛则魂魄盛，气形衰则魂魄亦从而衰，魂随气而变，魄随形而化，故形存则魄存，形化则魄散。朱子曰：魂神而魄灵，魂阳而魄阴，魂动而魄静，生则魂载于魄。而魄检其魂，死则魂游散而归于天，魄沦坠而归于地，运用动作底是魂，不运用动作底是魄。魄盛则耳目聪明，能记忆；老人目昏耳聩，记事不得者，魄衰也。又曰：人生则魂魄相交，死则各相离去。月之黑晕是魄，其光是魂，魂是魄之光焰，魄是魂之根柢。火是魂镜，其魄灯有光焰，物来便烧，镜虽照见，却在里面。火日外景，金水内景，火日是魂，金水是魄。阴主藏受，故魄能记忆在内。阳主运用，故魂能发用出来。二物本不相离，精聚则魄聚，气聚则魂聚。是为人物之体，至于精竭魄降，则气散魂游而无知矣。

⑩杨上善曰：物，万物也。心，神之用也。任知万物，必有所以，神为魄灵，能任万物，故任物者谓之心也。●张介宾曰：心为君主之官，统神灵而参天地，故万物皆其所任。●李中梓曰：神虽藏于心，神无形而体虚，心有形而任物，君主之官，万物皆任也。●汪昂曰：素问曰：心者君主之官也，神明出焉。以下数端皆心之用也，非心其孰能任之。●薛雪曰：心为君主之官，统神灵而参天地，故万物皆有所在。●丹波元简曰：马云：其所谓心意、志思、智虑举不外于一心焉耳。故凡所以任物者谓之心。《素问·灵兰秘典论》曰：心者，君主之官，神明出焉。则万物之机，孰非吾心之所任者乎？简案：《白虎通》云：心之为言任也，任于思也。

⑪杨上善曰：意，亦神之用也，任物之心，有所追忆，谓之意也。●张介宾曰：忆，思忆也。谓一念之生，心有所向而未定者，曰意。●李中梓曰：心已起而未有定属者，意也。●薛雪曰：忆，思忆也。谓一念之生，心有所向而未定曰忆。●丹波元简曰：张云：忆，思忆也。谓一念之生，心有所响而未定者曰意。李云：心已起而未有定属者意也。简案：《礼·大学疏》：总包万虑谓之心，为情所意念谓之意。又《礼运》注：意，

心所无虑也。

⑫杨上善曰：志，亦神之用也，所忆之意，有所专存，谓之志也。●张介宾曰：意之所存，谓意已决而卓有所立者，曰志。●李中梓曰：意已决而确然不变者，志也。●薛雪曰：意之所存，谓意已决而卓有所立者曰志。●汪昂曰：专在于是则为志。●丹波元简曰：《甲乙》"意"下"之"字作"有"。张云：意之所存，谓意已决，而卓有所立者，曰志。李云：意已决而确然不变者，志也。

⑬杨上善曰：思，亦神之用也，专存之志，变转异求，谓之思也。●张介宾曰：因志而存变，谓意志虽定，而复有反复计度者，曰思。●李中梓曰：志虽定而反复计度者，思也。●薛雪曰：因志而存变，谓意志虽定而复有反覆计度者曰思。●汪昂曰：图谋以成此志则有思。●丹波元简曰：张云：因志而存变，谓意志虽定，而复有反覆计度者，曰思。

⑭杨上善曰：虑，亦神之用也。变求之思，逆慕将来，谓之虑也。●张介宾曰：深思远慕，必生忧疑，故曰虑。●李中梓曰：思之不已，必远有所慕。忧疑辗转者，虑也。●薛雪曰：深思远慕，必生忧疑，故曰虑。●丹波元简曰：张云：深志远慕，必生忧疑，故曰虑。简案：《子华子》：远慕作有所顾。《荀子·礼论》：礼之中焉能思索，谓之能虑。《说文》：虑，谋思也。《大学》朱注：处事精详也。

⑮杨上善曰：智，亦神之用也，因虑所知，处物是非，谓之智也。●张介宾曰：疑虑既生，而处得其善者，曰智。按此数者，各有所主之脏，今皆生之于心，此正诸脏为之相使，而心则为之主宰耳。●李中梓曰：虑而后动，处事灵巧者，智。五者各归所主之脏，而统于心，故诸脏为臣使，而心为君主。●薛雪曰：疑虑既生，而处得其善者曰智。接此数者，各有所主之脏，今皆生之于心，此正诸脏为之相使而心则为之主宰耳。●黄元御曰：人秉天地之中气而生，天之在我者，五行之德也，地之在我者，五行之气也。五神者，德流于上，气薄于下而生者也。精者，生化之始基也，故生之方来，谓之精。人身形象之根源，神气之室宅也。而阴阳之理，本自互生，其所以化精者，以其中有神也。此神之来，不在精后，当其男女交时，两精相抟，凝此一段祖气，清虚灵妙，是谓之神。神者，阳气之灵者也，而究其由来，实化于魂。魂以半阳而化纯阳，则神发焉，故随神往来者，谓之魂。精者，阴液之粹者也，而究其根本，实生于魄。魄以半阴而生纯阴，则精盈焉，故并精出入者，谓之魄。神藏于心，众理皆备，所以载任万物者，谓之心。心有所忆念，谓之意。意之所存注，谓之志。因志而存其变化，谓之思。因思而加以远谋，谓之虑。因虑而善于处物，谓之智也。●陈念祖曰：此言人之德气受天地之德气所生，以生精、气、魂、魄、智、虑。故智者，能全此神，智以顺天地之性，而得养生之道焉。德者所得乎天，虚灵不昧，具众理应万事者也。目之视，耳之听，鼻之臭，口之味，手之舞，足之蹈，在地所生之形气也。乾知大始，坤作成物，德流气薄而生者也。●丹波元简曰：张云：疑虑既生，而处得其善者曰智，按此数者，各有所主之脏。今皆生之于心，此正诸脏为之相使，而心则为之主宰耳。简案：《子华子》：处物，作有所决择。

⑯杨上善曰：神之所用，穷在于智，故曰智者之养生也。

⑰杨上善曰：智者养生要有之道，春夏养阳，使适于暑也；秋冬养阴，使适于寒。

⑱杨上善曰：喜怒所生，生于居处，智者发而中节，故因以和安也。

⑲杨上善曰：阴以致刚，阳以起柔，两者有节，则刚柔得矣。

⑳杨上善曰：智者行和节养之道，则五养神安，六腑气调，经脉用营，腠理密緻，如此疵疠元本不生，八正四邪无由得至，自斯已往，或齐天地，莫见冬摘，或类彭年，长生久视也。【编者按：萧延平注曰："五养"恐系"五脏"之误，"冬摘"二字未详，因原钞如是，故仍之。】●马莳曰：（"相搏"之"搏"，音博。《礼·儒行》：鸷虫攫搏，不程勇者。亦读为搏。）此详言人身德气等义，而唯智者为能养生也。天非无气，而主之以理，故在我之德，天之德也。地非无德，而运之以气，故在我之气，地之气也。则吾之生，德所流、气所薄而生者也，故谓之生。然生之来者谓之精，《易》曰：男女构精，万物化生。则吾人之精，虽见于有生之后，而实由有生之初之精为之本也。人生有阴斯有营，有阳斯有卫，营卫相搏，神斯见焉。其所谓魂者属于阳，然魂则随神而往来；其所谓魄者属于阴，然魄则并精而出入。正以精对神而言，则精为阴而神为阳，故魂属神而魄属精也。其所谓心意志思智虑，举不外于一心焉耳。故凡所以任物者谓之心。《素问·灵兰秘典论》曰：心者，君主之官，神明出焉。则万物之机，孰非吾心之所任者乎？由是而心有所忆者，意也。意有所存者，志也。志有所变者，思也。思有所慕者，虑也。虑有所处者，智也。此十三者，愚人则伤之，（如下节。）智者善于养生，上顺天时，下尽人事，为能节阴阳而调刚柔，所以邪僻不至，而能长生久视于天地间也。●张介宾曰：此言四时也、寒暑也、喜怒也、居处也，皆明显易晓；惟节阴阳调刚柔二句，其义最精，其用最博，凡食息起居、病治脉药，皆有最切于此而不可忽者。欲明是理，当求易义而渐悟之。●张志聪曰：此言人之德气，受天地之德气所生，以生精气魂魄志意智虑，故智者能全此神智，以顺天地之性，而得养生之道焉。德者所得乎天，虚灵不昧，具众理应万事者也。目之视、耳之听、鼻之臭、口之味、手之舞、足之蹈，在地所生之形气也。乾知大始，坤作成物，德流气薄而生者也。《决气》篇曰：常先身生是谓精。盖未成形而先受天一之精，故所生之来谓之精。《平人绝谷》篇曰：神者，水谷之精气也。盖本于先天所生之精，后天水谷之精而生此神。故曰：两精相搏谓之神。火之精为神，水之精为精，肝为阳脏而藏魂，肺为阴脏而藏魄，故魂随神而往来，魄并精而出入。心为君主之官，神明出焉。天地之万物，皆吾心之所任。心有所忆者意也，意之所存者志也，志有所变者思也，思有所慕者虑也，虑有所处者智也，此皆心神之运用，故智者顺承天地之性，而得养生之道也。●黄元御曰：智者养生，五神和平，不实不虚，故病去而年永。●薛雪曰：四时、寒暑、喜怒、居处皆明显易晓，惟节阴阳，调刚柔，其义最精，其用最博。凡食息、起居、病治、脉药，皆有最切于此而不可忍者。●丹波元简曰：《老子·五十九章》云：是谓深根固柢，长生久视之道。●章楠曰：马注：天非无气，而主之以理，故在我之德，即天之德也；地非无德，而运之以气，故在我之气，即地之气也。则吾之生，德流气薄而生者也。生之来谓之精者，《易》曰：男女构精，万物化生是也。人生有阴斯有营，有阳斯有卫，阴阳精气相搏，神斯见焉。所谓魂者属阳，故随神而往来；所谓魄者属阴，故并精而出入。正以精对神言，则精为阴而神为阳也。所谓心意志思智虑者，举不外乎一心而已。故凡所以任物者，谓之心。《素问·灵兰秘典》曰：心者，君主之官，神明出焉。则万物之伙，孰非吾心之所任者乎？由是而心有所忆者，意也；意有所存者，志也；志有所变者，思也，思有所慕者，虑也；虑有所处者，智也。此所禀者，愚人则伤之，智者善于养生，上顺天时，下尽人事，能节阴阳而调刚柔，则邪僻不至，而能长生久视也。

8.2　是故怵惕①思虑者则伤神，神伤则恐惧流淫而不止②。因悲哀动中者，竭绝而失生③。喜乐者，神惮散而不藏④。愁忧者，气闭塞而不行⑤。盛怒者，迷惑而不治⑥。

恐惧者，神荡惮而不收⑦。心怵惕思虑则伤神⑧，神伤则恐惧自失，破䐃脱肉⑨，毛悴色夭，死于冬⑩。脾愁忧而不解则伤意，意伤则悗乱，四肢不举⑪，毛悴色夭，死于春⑫。肝悲哀动中则伤魂⑬，魂伤则狂忘不精，不精则不正当人⑭，阴缩而挛筋⑮，两胁骨不举⑯，毛悴色夭，死于秋⑰。肺喜乐无极则伤魄⑱，魄伤则狂，狂者意不存人，皮革焦⑲，毛悴色夭，死于夏⑳。肾盛怒而不止则伤志㉑，志伤则喜忘其前言，腰脊不可以俯仰㉒屈伸㉓，毛悴色夭，死于季夏㉔。恐惧而不解则伤精㉕，精伤则骨痠痿厥，精时自下㉖。是故五藏，主藏精者也㉗，不可伤，伤则失守而阴虚，阴虚则无气，无气则死矣㉘。是故用针者，察观病人之态，以知精神魂魄之存亡得失之意，五者以伤，针不可以治之也㉙。

①丹波元简曰：史云：悚惧也。张云：怵，恐也。惕，惊也。简案：《书》：冏命，怵惕惟厉。孔注：言常悚惧惟危。

②杨上善曰：怵惕思虑，多伤于心，神伤无守，所为不固也。●张介宾曰：此节言情志所伤之为害也。怵，恐也。惕，惊也。流淫，谓流泄淫溢，如下文所云恐惧而不解则伤精、精时自下者是也。思虑而兼怵惕，则神伤而心怯，心怯则恐惧，恐惧则伤肾，肾伤则精不固。盖以心肾不交，故不能收摄如此。怵，出、恤二音。●薛雪曰：言情志所伤之为害也。怵，恐也。惕，惊也。流淫，谓流泄淫溢也。思虑而兼怵惕，则神伤而心怯，心怯则恐惧，恐惧则伤肾，肾伤则精不固。盖以心肾不交，故不能摄收如此，怵，出、恤二音。●丹波元简曰：《甲乙》"止"作"正"。张云：流淫谓流泄淫溢，如下文所云恐惧而不解则伤精，精时自下者是也。●章楠曰：怵惕者，惊惶也，怵惕思虑，心脾俱伤，心伤则气怯而常恐惧，脾伤则不能摄精归肾，而常流淫不止，如遗滑带浊之类，又有过于劳思而精即流出者；悲则气消，哀则神伤，神气竭绝，则失其生生之机矣；喜则气散，故神惮散而不藏，乃多言多笑也；愁忧则气郁结，久则经脉闭塞而不流行也；盛怒动火，火动乱神，故迷惑而理不明，不能治事也；恐惧者，心神惮荡无主，故不能收敛自持也。

③杨上善曰：人之悲哀动中，伤于肝魂，泪竭筋绝，故失□也。【编者按：萧延平注曰："失"下原缺一字，据经文应作"生"。】●张介宾曰：悲则气消，悲哀太甚则胞络绝，故致失生。竭者绝之渐，绝则尽绝无余矣。●薛雪曰：悲则气消。悲哀太甚则胞络绝，故致失生。竭者绝之渐，绝则尽绝无余矣。●丹波元简曰：张云：悲则气消，悲哀太甚则胞络绝，故至失生。竭者绝之渐，绝则尽绝无余矣。

④杨上善曰：喜乐志达气散，□于肺魄，故精不守藏也。㨉，立安反，牵引也。【编者按：萧延平注曰："气散"下原缺一字，据上注"伤于肝魂"，应作"伤"。】●张介宾曰：喜发于心，乐散在外，暴喜伤阳，故神气惮散而不藏。惮，惊惕也。●薛雪曰：喜发于心，乐散于外。暴喜伤阳，故神气惮散而不藏。惮，惊惕也。●丹波元简曰：张云：喜发于心，乐散在外，暴喜伤阳，故神气惮散而不藏。惮，惊惕也。简案：《诗》云：汉，我心惮暑，笺，惮，犹畏也。《国语·周语》：惮其牺也。注：惮，惧也。《文选·西京

赋》：惊蜩蛦，惮蛟蛇。薛综注：惊、惮谓皆使骇怖也。

⑤杨上善曰：愁忧气结，伤于脾意，故闭塞不行也。●张介宾曰：愁忧则气不能舒，故脉道为之闭塞。●薛雪曰：愁忧则气不能舒，故脉道为之闭塞。●黄元御曰：悲哀伤肺，肺金刑克肝木，故木气竭绝而失生。盛怒伤肝，肝胆同气，甲木刑克戊土，胃气上逆，神魂失归，故心君迷惑而不治。肺金主敛，肾水主藏，喜乐伤心，君火升泄，故神明惮散而不藏。恐惧伤肾，水陷金浮，肺气失根，收敛不行，故神志荡惮而不收。愁忧伤脾，中气不运，故土气闭塞而不行，脾为四脏之母，病则不能行气于四旁故也。

⑥杨上善曰：盛怒气聚，伤于肾志，故迷惑失理也。●张介宾曰：怒则气逆，甚者必乱，故致昏迷皇惑而不治。不治，乱也。●薛雪曰：怒则气逆，甚者必乱，故致昏迷皇惑而不治。不治，乱也。●丹波元简曰：张云；怒则气逆，甚者心乱，故至昏迷皇惑而不治。不治，乱也。

⑦杨上善曰：右肾命门藏精气，恐惧惊荡，则精气无守而精自下，故曰不收。●张介宾曰：恐惧则神志惊散，故荡惮而不收。上文言喜乐者神惮散而不藏，与此稍同；但彼云不藏者，神不能持而流荡也，此云不收者，神为恐惧而散失也，所当详辨。●张志聪曰：此承上文而言思虑志意皆心之所生，是以思虑喜怒悲忧恐惧皆伤其心脏之神气。●薛雪曰：恐惧则神志惊散，故荡惮而不收。上文云"不藏"者，神不能持而流荡也。此云"不收"者，神为恐惧而散失也。●丹波元简曰：《甲乙》注云："不收"《太素》作"失守"。张云：恐惧则神志惊散，故荡惮而不收，上文言喜乐者，神惮散而不藏，与此稍同。但彼云不藏者，神不能持而流荡也，此云不收者，神为恐惧而散失也，所当详辨。●周学海曰：此节凡三段源流俱备，云垂海立，气象万千，是通篇之上游精神结聚之处也。

⑧杨上善曰：心藏也。怵惕，肾来乘心也。思虑，则脾来乘心。二邪乘甚，故伤神也。

⑨杨上善曰：神为其主，故伤神则反伤右肾，故恐惧自失也。亦反伤脾，故破䐃脱肉也。

⑩杨上善曰：毛悴肺伤，色夭肝伤也，以神伤则五脏皆伤也。冬，火死时也。●张介宾曰：此下言情志所伤之病，而死各有时也。心藏神，神伤则心怯，故恐惧自失。䐃者，筋肉结聚之处。心虚则脾弱，故破䐃脱肉。毛悴者，皮毛憔悴也。下文准此。色夭者，心之色赤，欲如白裹赤，不欲如赭也。火衰畏水，故死于冬。䐃，劬允切。●李中梓曰：神藏于心，心伤则神不安，失其主宰也。心者脾之母，心虚则脾亦薄，肉乃消瘦也。毛悴者，憔悴也。色夭者，心之色赤，赤欲如白裹朱，不欲如赭。火衰畏水，故死于冬。●张志聪曰：此分论七情伤五脏之神志。思虑，脾之情也。如心因怵惕思虑，则伤心藏之神，神伤则不能主持，而恐惧自失矣。脾主土而主肌肉，肺主气而主皮毛。肉之膏肥曰䐃。色者，气之华也。䐃肉者，地所成之形也。毛色者，天所生之气也。破䐃脱肉，毛悴色夭，天地所生之命绝矣。死于冬者，五行之气，死于四时之胜克也。●张开之曰：心思虑伤神者，脾志并于心也，余脏同。●薛雪曰：言情志所伤之病，而死各有时也。心藏神，神伤则心怯，故恐惧自失。䐃者，筋肉结聚之处。心虚则脾弱，故破䐃脱肉。毛悴者，皮毛憔悴也。色夭者，心之色赤欲如白裹朱，不欲如赭也。火衰畏水，故死于冬。后仿此。䐃，劬允切。●黄元御曰：恐惧自失，水胜火也。脾主肉，破䐃脱肉，火死土败也。肺主皮

毛，毛悴，肺金败也。肝主色，色夭，肝木败也。死于冬，水灭火也。●陈念祖曰：心思虑伤神者，脾志并于心也。脾主土而主肌肉，肺主气而主皮毛。肉之膏肥曰䐃，色者气之华也，䐃肉者，地所生之形也；毛色者，天所生之气也。破䐃脱肉，毛悴色夭，天地所生之命绝矣。死于冬者，五行之气死于四时之胜克也。●丹波元简曰：张云：此下言情志所伤之病，而死各有时也。心藏神，神伤则心怯，故恐惧自失。䐃者筋肉结聚之处，心虚则脾弱，故破䐃脱肉。毛悴者，皮毛憔悴也。下文准此。色夭者心之色，赤欲如白裹朱，不欲如赭也，火衰畏水，故死于冬。

⑪杨上善曰：肺来乘脾，故忧愁不已伤意，发狂悗乱，并脾病四支不举也。

⑫杨上善曰：春，土死时也。问曰：脾主愁忧。又云：精气并于肝则忧，即肝为忧也。《素问》云：心在变动为忧，即心为忧也。肺在志为忧也，即肺为忧。其义何也？答曰：脾为四脏之本，意主愁忧。故心在变动为忧，即意之忧也。或在肺志为忧，亦意之忧也。若在肾志为忧，亦是意之忧也。故愁忧所在，皆属脾也。【编者按：萧延平注曰：心之忧在心变动，肺之忧在肺之志，详《素问·阴阳应象大论》新校正引杨注，又见《甲乙经·精神五脏论》所引杨注。按《甲乙经》云：肝之与肾，脾之与肺，互相成也。脾者土也，四脏皆受成焉。故恐发于肝而成于肾，爱（编者按："爱"字，萧氏原文如此，当为"忧（忧）"字之误。）发于脾而成于肝。又云：心之与肺，脾之与心，亦互相成也。故喜变（编者按：人卫本《太素》注曰：今本《甲乙》作"变"，据《素问·调经论》新校正当作"发"。）于心而成于肺，思发于脾而成于心，一过其节，二脏俱伤，此经互言其义耳。又新校正谓：《甲乙经》具有此说，取五志迭相胜而为言，各举一则义俱不足，两见之则互相成义也。】●张介宾曰：忧本肺之志，而亦伤脾者，母子气通也。忧则脾气不舒，不舒则不能运行，故悗闷而乱。四肢皆禀气于胃而不得至经，必因于脾乃得禀也，故脾伤则四肢不举。脾色之夭者，黄欲如罗裹雄黄，不欲如黄土也。土衰畏木，故死于春。悗，美本切。●李中梓曰：忧本伤肺，今以属脾者，子母相通也。忧则气滞而不运，故悗闷也。四肢禀气于胃，而不得至经，必因于脾乃得禀也，故脾伤则四肢不举。脾之色黄，黄欲如罗裹雄黄，不欲如黄土。土衰畏木，故死于春。●张志聪曰：（悗音闷。）忧愁，肺之情也。如脾因忧愁不解，则伤脾脏之意，意伤则悗乱而四肢不举，盖意乃心之所生，而脾主四肢也。●薛雪曰：忧本肺之志，而亦伤脾者，母子气通也。忧则脾气不舒，不舒则不能运行，故悗闷而乱。四肢皆禀气于胃而不得至经，必因于脾乃得禀也。故脾伤则四肢不举。脾色之夭者土衰畏木，故死于春。悗，美本切。●黄元御曰：死于春，木贼土也。●陈念祖曰：忧愁肺之情也，今以属脾者，子母相通也。忧则气滞而不运，故悗闷也。四肢禀受于胃，而不得至经，必因于脾乃得禀也。故脾伤则四肢不举。●丹波元简曰：张云：忧本肺之志，而亦伤脾者，母子气通也。忧则脾气不舒，不舒则不能运行，故悗闷而乱，四肢皆禀气于胃，而不得至经，必因于脾，乃得禀也；故脾伤则四肢不举。脾色之夭者，黄欲如罗裹雄黄，不欲如黄土也，土衰畏木，故死于春。

⑬杨上善曰：肝藏也。悲哀太甚伤肝，故曰动中。肝伤则魂伤。

⑭杨上善曰：魂既伤已，肝肾亦伤，故狂及忘不精，不敢当人也。

⑮顾观光曰：《脉经》作"狂妄不精，不敢正当人"。林亿校云：一作其精不守，令人阴缩。又《脉经》"挛"、"筋"二字倒。

⑯杨上善曰：肝足厥阴脉环阴器，故魂肝伤，宗筋缩也。肝又主诸筋，故挛也。肝在

两胁，故肝病两胁骨举也。

⑰杨上善曰：秋，木死时也。●张介宾曰：肝藏魂，悲哀过甚则伤魂，魂伤则为狂为忘而不精明，精明失则邪妄不正，其人当阴缩挛筋。两胁骨不举者，皆肝经之败也。肝色之夭者，青欲如苍璧之泽，不欲如蓝也。木衰畏金，故死于秋。●李中梓曰：悲哀亦肺之志，而伤肝者，金伐木也。肝藏魂，魂伤则或为狂乱，或为健忘。不精者，失见精明之常，则邪妄而不正也。肝主筋，故阴缩挛急。两胁者肝之分，肝败则不举。肝色青，青欲如苍璧之泽，不欲如蓝。木衰畏金，故死于秋。●张志聪曰：悲哀，肺之情也。如肝因悲哀动中，则伤肝脏所藏之魂，魂伤则狂忘不精。盖肝者将军之官，谋虑出焉，肝志伤，则不能处事精详矣；胆为中正之官，决断出焉，脏气伤，则腑志亦不正而无决断矣。肝主筋而脉络阴器，阴缩筋挛，胁骨不举，情志伤而及于形也。●张玉师曰：胆附于肝，脏腑相通，惟肝胆最为亲切。●薛雪曰：肝藏魂。悲哀过甚则伤魂，魂伤则为狂、为忘而不精明，精明失则邪妄不正，其人当阴缩挛筋，两胁骨不举者，皆肝经之败也。肝色之夭者，木衰畏金，故死于秋。●黄元御曰：肝主筋，前阴，宗筋之聚，脉循阴器而行两胁，故阴缩而筋挛，两胁骨不举。死于秋，金克木也。●陈念祖曰：悲哀亦肺之情也，而伤肝者，金伐木也。肝存魂，魂伤则或为狂乱，或为健忘；不精则不能处事精详矣。胆附于肝，为中正之官，决断出焉。脏气伤则府志亦不正，亦无决断矣。肝主筋而脉络阴器，故阴缩筋急。两胁者，肝之分，肝败者则骨不举，情志伤而及于形也。●丹波元简曰：《甲乙》作"狂妄，其精不守，令人阴缩而筋挛"。张云：肝藏魂，悲哀过甚则伤魂，魂伤则为狂为妄而不精明，精明失则邪妄不正，其人当阴缩筋挛。两胁骨不举者，皆肝经之败也。肝色之夭者，青欲如苍璧之泽，不欲如蓝也。木衰畏金，故死于秋。李云：悲哀亦肺之志，而伤肝者，金伐木也。

⑱杨上善曰：肺藏也。喜乐，心喜乘肺，无极伤魄也。

⑲杨上善曰：魄伤则伤脏，故发狂病也。以乐荡神，故狂病意不当人。又肺病，皮革焦也。

⑳杨上善曰：夏，金死时。●张介宾曰：喜本心之志，而亦伤肺者，暴喜伤阳，火邪乘金也。肺藏魄，魄伤则神乱而为狂。意不存人者，傍若无人也。五脏之伤无不毛悴，而此独云皮革焦者，以皮毛为肺之合，而更甚于他也。肺色之夭者，白欲如鹅羽，不欲如盐也。金衰畏火，故死于夏。●李中梓曰：喜乐属心，而伤肺者，火乘金也。肺藏魄，魄伤则不能镇静而狂。意不存人者，旁若无人也。肺主皮，故皮革焦也。肺色白，白欲如鹅羽，不欲如盐。金衰畏火，故死于夏。●张志聪曰：喜乐，心之情也。如肺因喜乐无极，则伤肺脏之魄，魄伤则狂，狂者意不存。意者心之发，盖喜乐无极，则神亦惮散而不存矣。肺主皮毛，故人皮革焦。●薛雪曰：喜本心之志，而亦伤肺者，暴喜伤阳，火邪乘金也。肺藏魄，魄伤则神乱而为狂。意不存人者，旁若无人也。五脏之伤，无不毛悴，而此独云"皮革焦"者，以皮毛为肺之合而更甚于他也。肺色之夭者，金衰畏火，故死于夏。●黄元御曰：死于夏，火刑金也。●陈念祖曰：喜乐心之情也，并于肺则克金矣。肺存魄，魄伤则不镇静而狂，意不存人者，旁若无人也。肺主皮毛，故皮革焦也。●丹波元简曰：《甲乙》作"意不存其人"。简案："其人"接下句似是。张云：喜本心之志，而亦伤肺者，暴喜伤阳，火邪乘金也。肺藏魄，魄伤则神乱而为狂。意不存人者，旁若无人也。五脏之伤，无不毛悴，而此独云皮革焦者，以皮毛为肺之合，而更甚于他也。肺色之

夭者，白欲如鹅羽，不欲如盐也。金衰畏火，故死于夏。

㉑杨上善曰：肝来乘肾，故不已伤志也。

㉒顾观光曰：《脉经》"腰脊"下有"痛"字。

㉓杨上善曰：肾志伤，故喜忘。肾在腰脊之中，故肾病不可俛仰屈伸也。

㉔杨上善曰：季夏，水死时也。●张介宾曰：怒本肝之志，而亦伤肾者，肝肾为子母，其气相通也。肾藏志，志伤则意失，而善忘其前言也。腰脊不可俯仰屈伸者，腰为肾之府。肾色之夭者，黑欲如重漆色，不欲如地苍也。水衰畏土，故死于季夏。●李中梓曰：怒者肝志，而伤肾者，子母相通也。肾藏志，志伤则喜忘其前言。腰为肾之府，脊为肾之路，肾伤则不可俯仰屈伸。肾色黑，黑欲如重漆色，不欲如地苍。水畏土，故死于季夏。●张志聪曰：怒者，肝之情。如肾盛怒不止，则伤肾脏之志，志伤则喜忘其前言。夫神志相合，喜忘者，神志皆伤也。腰者肾之府，故腰脊不可以俯仰屈伸。夫脾志并于心，肺志并于脾，肝志并于肾，乃子气并于母也。肺志并于肝，心志并于肺，受所不胜之相乘也。《平脉》篇曰：水行乘火，金行乘木，名曰纵；水行乘金，火行乘木，名曰逆。盖母乘子者顺，子乘母者逆也。相生者顺，相克者逆，逆则伤矣。●薛雪曰：怒本肝之志，而亦伤肾者，肝肾为子母，其气相通也。肾藏志，志伤则意失而善忘其前言也。腰脊不可俯仰屈伸者，腰为肾之府也。肾色之夭者，水衰畏土，故死于季夏。●陈念祖曰：怒者肝之情也，如盛怒不止，则伤肾脏之志，志伤则喜忘其前言。夫神志相合，喜忘者神志皆伤也。腰者肾之府，脊者肾之路，肾伤则不可以俯仰屈伸。夫脾志并于心，肺志并于脾，肝志并于肾，乃子气并于母也。肺志并于肝，心志并与肺，受所不胜之相乘也。《平脉篇》曰：水行乘火，金行乘木，名曰纵；水行乘金，火行乘木，名曰逆。盖母乘子者顺，子乘母者逆也，相生者顺，相克者逆，逆则伤矣。●丹波元简曰：张云：怒本肝之志，而亦伤肾者，肝肾为子母，其气相通也。肾藏志，志伤则意失，而善忘其前言。腰脊不可俯仰屈伸者，腰为肾之府也。肾色之夭者，黑欲如重漆色，不欲如地苍也。水衰畏土，故死于季夏。

㉕杨上善曰：恐惧起自命门，故不解伤精也。

㉖杨上善曰：精为骨髓之液，故精伤则骨痠疼及骨痿也。●张介宾曰：此亦言心肾之受伤也。盖盛怒虽云伤肾，而恐惧则肾脏之本志，恐则气下而陷，故能伤精。肾主骨，故精伤则骨痠。痿者阳之痿。厥者阳之衰。命门不守则精时自下，是虽肾脏受伤之为病，然《邪气脏腑病形》篇曰"愁忧恐惧则伤心"，上文曰"神伤则恐惧流淫而不止"，义与此通。痠，酸同。●李中梓曰：此亦肾伤也，特伤于本脏之志，为异于前耳。恐则气下，故精伤。肾主骨，精伤则骨痠。痿者阳之痿，厥者阳之衰。闭藏失职，则不因交感，精自下矣。●薛雪曰：此亦言心肾之受伤也。盖盛怒虽云伤肾，而恐惧则肾脏之本志，恐则气下而陷，故能伤精。肾主骨，故精伤则骨痠。痿者，阳之痿。厥者，阳之衰。命门不守则精时自下，是虽肾脏受伤之为病，与愁忧恐惧则伤心之义同。痠、酸同。●黄元御曰：肾水失藏，故喜忘。其位在腰，其脉贯脊，故腰脊不可俯仰屈伸。死于季夏，土刑水也。精伤髓败，故不能养骨而生乙木，骨枯木陷，故酸软而痿厥。蛰藏失政，风木陷泄，故精时自下。●丹波元简曰：张云：此亦言心肾之受伤也。盖盛怒虽云伤肾，而恐惧则肾脏之本，恐则气下而陷，故能伤精。肾主骨，故精伤则骨痠。痿者阳之痿。厥者阳之衰。命门不守，则精时自下，是虽肾脏受伤之为病，然《邪气脏腑病形》篇曰：愁忧恐惧则伤心，

上文曰：神伤则恐惧，流淫而不止，义与此通。李云：此亦肾伤也，特伤于本脏之志，为异于前耳。闭藏失职，则不因交感，精自下。志云：上节论伤肾脏之志，此论伤肾脏之精。盖魂、魄、智、意本于心肾精神之所生。故首言怵惕思虑者则伤神，末言恐惧而不解则伤精。神生于精，而精归于神也。

㉗杨上善曰：人肾有二：左为肾脏，右为命门。命门藏精，精者五脏精液，故五脏藏精。

㉘杨上善曰：五脏之神不可伤也，伤五神者，则神去无守，脏守失也。六腑为阳，五脏为阴，脏无神守，故阴虚也。阴脏气无，遂致死也。故不死之道者，养五神也。人皆怵惕思虑，则以伤神；悲哀动中，日亡魂性；喜乐无极，神魄散扬；愁忧不解，志意悗乱；盛怒无止，失志多忘；恐惧惊神，伤精痿骨。□以千端之祸，害此一生，终以万品欲情，浇乱真性，仍服金石贵宝，摧斯易生之躯，多求神仙芳草，日役百年之命。昔彭聃以道怡性，寿命遐长；秦武采药求仙，早升霞气。故广成子语黄帝曰："来，吾语汝。至道无视无听，抱神以静，形将自正也。必静必清，无劳汝形，无摇汝精，心无所知，神将守形，可以长生。故我修身千二百岁，人皆尽死，而我独存。得吾道者，上为皇，下为王；失吾道者，上见光，下为土。"是知安国安人之道，莫大怡神，亡神亡国之灾，无出情欲。故岐伯以斯至道，上答黄轩，述千古之遗风，拯万叶之荼苦也。【编者按：萧延平注曰：注"痿骨"下原缺一字，据下文"终以"，"终"字，此疑作"始"。又注"遗风"，别本作"道风"。】●张介宾曰：此总结上文而言五脏各有其精，伤之则阴虚，以五脏之精皆阴也。阴虚则无气，以精能化气也。气聚则生，气散则死，然则死生在气，而气本于精，故《阴阳应象大论》曰"年四十而阴气自半"者，正指此阴字为言也。详阴阳类二，当互求之。●薛雪曰：此总结上文而言五脏各有其精，伤之则阴虚，以五脏之精皆阴也。阴虚则无气，以精能化气也。气聚则生，气散则死，然则死生在气，而气本于精。年四十而阴气自半者，正指此阴字也。●陈念祖曰：恐伤肾，故恐惧不解，则伤肾脏之精。肾主骨，故精伤则骨酸痿厥，时时自下者，脏气伤而不能存也。火之精为神，水之精为志。上节论伤肾脏之志，此论伤肾脏之精也。

㉙杨上善曰：上古但有汤液之为而不用针，至黄帝贼邪伤物，故用针石，并药灸等杂合行之，以除疾病。疗病之要，必本其人五神存亡可得可失死生之意，然后命诸针药，以行调养。若其人纵逸，五神以伤，愚医不候神气存亡，更加针药，必其早夭不待时也。●马莳曰：此言伤五神者，必伤五脏而危也。心藏神，脾藏意，肝藏魂，肺藏魄，肾藏精与志，是之谓五神脏也。故心因怵惕思虑则伤神，神伤则心虚而肾来侮之。肾在志为恐，所以恐惧流淫而不止也。惟其恐惧自失，故䐃破肉脱，毛悴色夭，而死于冬。何也？以水克火也。脾因愁忧而不解，则气闭塞而不行，遂伤意，意为脾之神也，意伤则闷乱，四肢不举，脾主四肢也。至于毛悴色夭而死于春，何也？以木克土也。肝因悲哀动中者则伤魂，魂伤则善狂善忘而不精爽，其志向亦不正，其人当阴缩而筋挛，其两胁骨当不举，渐至竭绝而失生，毛悴色夭而死于秋。何也？以金克木也。肺因喜乐无极则伤魄，魄伤则神惮散而不藏，不藏则狂，狂者意不存。脾本藏意，而母气亦衰，故意不存也。其人皮革当焦，毛悴色夭而死于夏。何也？以火克金也。肾盛怒而不止，则迷惑而不治，遂伤志，以肾藏志也。志伤则前言易忘，及腰脊不可以俛仰屈伸，又恐惧而不解，则神荡散而不收及伤精，以肾又藏精也。精伤则骨疫而为痿为厥，以肾主骨，而痿厥皆成于下也。其精时或

自下。至于毛悴色夭而死于季夏，何也？以土克水也。是故五脏皆有气，则各有精，而五脏各有以藏之，伤则失守而阴气虚，以五脏皆属阴也。阴虚则五脏无气，所以随时而死耳。是故用针者，当察观病人之态，以知精神魂魄意志或存或亡，或得或失，若五神已伤，则毛悴色夭，死期将至，针不能以治之也。《素问·五脏别论》篇曰：病不许治者，病必不治，治之无功矣。（愚思针不可用，则药亦不可妄投矣。）●张介宾曰：此承篇首之问而言。凡用针者，必当察病者之形态，以酌其可刺不可刺。设或五脏精神已损，必不可妄用针矣。故《五阅五使》篇曰：血气有余，肌肉坚致，故可苦以针。《邪气脏腑病形》篇曰：诸小者阴阳形气俱不足，勿取以针而调以甘药也。《根结》篇曰：形气不足，病气不足，此阴阳气俱不足也，不可刺之。观此诸篇之训，可见针能治有余而不可治虚损明矣。凡用针者，当知所慎也。●张志聪曰：恐伤肾，故恐惧不解，则伤肾脏之精。肾主骨，故精伤则骨痠痿厥。精时自下者，脏气伤而不能藏也。火之精为神，水之精为志。上节论伤肾脏之志，此论伤肾脏之精。盖魂魄智意，本于心肾精神之所生。故首言怵惕思虑者则伤神，末言恐惧而不解则伤精。神生于精，而精归于神。夫水谷入胃，津液各走其道，酸先入肝，苦先入心，甘先入脾，辛先入肺，咸先入肾，五脏主藏水谷之精者也。神气生于精，故五脏之精不可伤，伤则失守而阴虚，阴虚则神气绝而死矣。是故用针者，察观病人之态，以知精神魂魄之存亡，意之得失。如五者已伤，针不可以治之矣。故当顺天之性，以调养其精气神焉。●张玉师曰：恐惧不解则伤精，先天之精也。五脏主藏精者，后天水谷之精也。神气皆生于精，故曰阴虚则无气。●薛雪曰：用针者，必当察病者之形态，以酌其可刺不可刺也。设或五脏精神已损，必不可妄用针矣。盖针能治有余，而不可治虚损也。●黄元御曰：阳气根于阴精，阴虚则阳根散乱而无气，无气则人死矣。●丹波元简曰：张云：此承篇首之问而言。凡用针者，必当察病者之形态，以酌其可刺不可刺也。设或五脏精神已损，必不可妄用针矣。故《邪气脏腑病形》篇曰：诸小者，阴阳形气俱不足，勿取以针，而调以甘药也。《根结》篇曰：形气不足，病气不足，此阴阳气俱不足也，不可刺之。●章楠曰：此承上文以明七情伤脏之证也。心因怵惕思虑则伤神，而恐惧自失，心脾同气相贯，故久则脾亦伤，而破䐃脱肉，䐃者，臀间厚肉也，脾土伤，则不能生肺金，故毛悴色夭，而死于冬者，水旺，心火绝也；脾因忧愁不解则伤意，意，脾之神也，意伤则悗乱者，昏闷愦乱也，脾胃主四肢，故四肢无力不能举，至毛悴色夭，而死于春者，木旺，土绝也；肝因悲哀动中则伤魂，魂，肝之神也，属阳，故伤则狂而善忘者，阳气耗散，故不精明，而言行皆不得其正，谓之狂也，似癫非癫之状耳，阴为总筋，肝所主，胁为肝经所行之部，故阴缩筋挛，而胁骨疼痛，不可举动也，至毛悴色夭，而死于秋者，金旺，木绝也；喜乐出于心，喜乐无极，则心火大动不休而伤肺金，魄者，肺之神也，属阴，心火乘之，故魄伤而狂，意不存人者，自言自笑，旁若无人也，肺主皮毛，为火所灼，故皮革焦，毛悴色夭，而死于夏者，火旺，金绝也；怒本出于肝，肝阳逆甚，则肾水耗而伤肾之志，志，肾之神也，主记持事物，志伤故喜忘其前言，腰为肾之府，故腰脊不可以俯仰屈伸，毛悴色夭，死于季夏者，土旺，水绝也。各脏所伤，皆言毛悴色夭者，自内至外皆枯败，故遇克制之气旺，则所伤之脏气绝而死也。上言恐惧而流淫不止则伤精，精伤故骨痠痿厥，盖骨髓由精而生，此因伤心神而及于肾，以各脏之神如魂、魄、意、志等，皆由心神所化，凡七情皆从心起，故纵情则伤各脏，而保养学道者，必先断情欲，而后神凝于一心，则病可愈而道可期也。各脏皆有精气留藏滋养，伤则失守而阴先虚，阴虚则精气不生而无气，无气则死矣。盖阴阳互相为根，互相生化，缺一则无二也。凡内伤脏者，不可用针治之法，必以甘药调补也。●周学海曰：此节接论五脏之伤而不可治者。

8.3 肝藏血①，血舍魂，肝气虚则恐，实则怒②。脾藏营，营舍意，脾气虚则四肢不用，五藏不安，实则腹胀经溲不利③。心藏脉④，脉舍神，心气虚则悲，实则笑不休⑤。肺藏气，气舍魄，肺气虚则鼻塞不利少气，实则喘喝胸盈仰息⑥。肾藏精，精舍志，肾气虚则厥，实则胀⑦，五藏不安⑧。必审五藏之病形，以知其气之虚实，谨而调之也⑨。

①丹波元简曰：张云：《宣明五气》篇曰：肝藏魂。《五脏生成》篇曰：人卧则血归于肝。《调经论》曰：肝藏血，血有余则怒，不足则恐。

②杨上善曰：肝心脾肺肾，谓之五脏，藏精气也。血脉营气精，谓之五精气，舍五神也。肝主于筋，人卧之时，血归于肝，故魂得舍血。肾为水脏，主于恐惧；肝为木脏，主怒也。水以生木，故肝子虚者，肾母乘之，故肝虚恐也。●张介宾曰：《宣明五气》篇曰：肝藏魂。《五脏生成》篇曰：人卧则血归于肝。《调经论》曰：肝藏血，血有余则怒，不足则恐。●薛雪曰：肝藏魂，人卧血归于肝。血有余则怒，不足则恐。

③杨上善曰：溲，小留反。营，血肉也。脾主水谷，脏腑之主，虚则阳腑四支不用，阴脏不安。实则胀满及女子月经并大小便不利，故以他乘致病也。●张介宾曰：营出中焦，受气取汁，变化而赤是谓血，故曰脾藏营。营舍意，即脾藏意也。脾虚则四肢不用，五脏不安，以脾主四肢，而脾为五脏之原也。太阴脉入腹络胃，故脾实则腹胀经溲不利。《调经论》曰：形有余则腹胀经溲不利。"经"当作"泾"。溲音搜。●薛雪曰：营出中焦，受气取汁，变化而赤，是谓血。故曰"脾藏营，营舍意"，即脾藏意也。脾虚则四肢不用，五脏不安，以脾主四肢而脾为五脏之原也。太阴脉入腹络胃，故脾实则腹胀，经溲不利。经，当作泾。溲，音搜。●丹波元简曰：张云：营出中焦，受气取汁，变化而赤，是为血，故曰：脾藏营，营舍意，即脾藏意也。脾虚则四肢不用，五脏不安，以脾主四肢，而脾为五脏之原也。太阴脉入腹络胃，故脾实则腹胀，经溲不利。《调经论》曰：形有余则腹胀，经溲不利。"经"，当作"泾"。简案：《甲乙》"经"作"泾"，《厥论》亦作"泾"。

④丹波元简曰：张云：《宣明五气》篇曰：心主脉。《调经论》曰：心藏神，神有余则笑不休，神不足则悲。

⑤杨上善曰：肝为木脏，主悲哀也；心为火脏，主于笑也。木以生火，故火子虚者，木母乘之，故心虚悲者也。●张介宾曰：《宣明五气》篇曰：心主脉。《调经论》曰：心藏神，神有余则笑不休，神不足则悲。●薛雪曰：心主脉，藏神。神有余则笑不休，神不足则悲。

⑥杨上善曰：肺主五脏谷气，亦不受他乘，故虚则喘息利而少气，实则胸满息难也。●张介宾曰：喘喝者，气促声粗也。胸盈，胀满也。仰息，仰面而喘也。《宣明五气》篇曰：肺藏魄。《调经论》曰：气有余则喘咳上气，不足则息利少气。●薛雪曰：喘喝者，气促声粗也。胸盈，胀满也。仰息，仰面而喘也。肺藏魄，气有余则喘咳上气，不足则息

利少气。●丹波元简曰：张云：喘喝者，气促声粗也。胸盈，胀满也。仰息，仰面而喘也。《宣明五气》篇曰：肺藏魄。《调经论》曰：气有余则喘咳上气，不足则息利少气。《甲乙》"盈"作"凭"，注云：《九墟》作"盈"。

⑦张介宾曰：《九针论》曰：肾藏精、志也。《调经论》曰：肾藏志，志有余则腹胀飧泄，不足则厥。●薛雪曰：肾藏精舍志，志有余则腹胀飧泄，不足则厥。●丹波元简曰：张云：《九针论》曰：肾藏精志也。《调经论》曰：肾藏志，志有余则腹胀飧泄，不足则厥。

⑧杨上善曰：肺为金脏，主于狂厥；肾为水脏，主于水胀。五脏不安，金以生水，故水子虚者，金母乘之，故狂厥逆也。

⑨杨上善曰：医疗之道，先识五脏气之虚实，及知虚实所生之病，然后命乎针药，谨而调之。●马莳曰：此言五脏有虚实，而其病形亦异也。人身之血藏于肝，(《素问·五脏生成》篇云：人卧血归于肝。)而血则为魂之舍，惟肝气虚则为恐，实则为怒。人之营气藏于脾，而营则为意之舍，惟脾气虚则四肢不用及五脏不安，以脾主四肢，而脾为五脏之主也；实则腹胀，经溲不利，以脾之脉行于腹，而土邪有余，故小便不利。人之脉藏于心，而脉则为神之舍，惟心气虚则悲，实则笑不休。人之气藏于肺，而气则为魄之舍，惟肺气虚则鼻塞不利，且少气；(《素问·五脏别论》云：心肺有病，而鼻为之不利也。)实则喘喝，其胸必盈，而息则首仰也。人之精藏于肾，而精则为志之舍，惟肾气虚则为厥证；(据《素问·厥论》当为寒厥。)实则胀，以肾脉行于小腹也。其五脏不安，盖脾肾为胀，皆五脏不安，以胀则自不能安也。凡五脏之病形如此，当知各脏之气虚实为病、然后可以调之，而调之又不可不谨也。(针药皆当谨调。)●张介宾曰：此与前《本神》原属同篇，彼言情志损伤，此分五脏虚实。故凡五脏有不安者，必审其病形虚实情志所属，乃可随其藏以调之。此总结前章而言其治法也。●张志聪曰：此言五脏之气，各有虚有实，而见证之不同也。五脏各有所藏，五志各有所舍。如五志受伤，则有五志之病。如脏气不平，则见脏气之证。故必审五脏之病形，以知其气之虚实也。肝者将军之官，故气虚则恐，气实则怒。脾主四肢，故虚则四肢不用；土灌四脏，是以五脏不安；腹乃脾土之郭郛，故实则腹胀。经溲不利者，不转输其水也。夫神慈则悲，喜为心志，故心气虚则悲，盛实则笑不休。肺主气以司呼吸，故肺气虚则鼻塞不利、少气，实则喘喝胸满而不得偃息也。肾为生气之原，故虚则手足厥冷。肾者，胃之关也，故实则关门不利而为胀矣。此五脏之气，各有太过不及而不得安和，当审其所见之气而调之也。●黄元御曰：肝藏血，血舍魂(魂以血为宅舍也)，魂者，血中之温气所化，神之母也。肝木主怒，生于肾水，肾水主恐，肝气虚则生意不遂，陷于肾水而为恐。实则生气勃发而为怒，怒者，生气虽旺，而未能茂长也。心藏脉，脉舍神，神者，脉中之阳灵，魂之子也。肺金主悲，克于心火，心火主笑，心气虚则长令不遂，侮于肺金而为悲，实则长令畅茂而笑不休，笑者，阳气升达而心神酣适也。脾藏营，营合意，营血虽藏于肝，而实化于脾。肾水温升，则生肝血，而非脾土左旋，则水不温升，故脾主藏营(营者，脉中之血。)神藏于心，志藏于肾，意者，神志之中气也。以水火交济，全赖二土，水升火降，会于中宫，神志相感，则化而为意。脾主四肢，四肢之动转者，意使之也，脾气虚则中气不运，四肢失秉，故废而不用。土者，四维之母，母病子馁，故五脏不安。脾为太阴湿土，实则湿旺土郁而腹胀。肝为风木，主疏泄水道，土湿木遏，升气不达，则疏泄失政，故泾溲不利(小便淋涩。)肺藏

气，气舍魄，魄者，气中之清汁所结，精之父也。肺窍于鼻，宗气统焉，肺气虚则鼻塞不利而少气，实则宗气郁满，喘喝不宁，胸盈而仰息。肾藏精，精舍志，志者，精中之阴灵，魄之子也。肾主蛰藏，肾气虚则阳根升泄，寒水上逆而为厥（四肢厥冷，昏愦无知)，实则水旺上湿，腹作服，寒水侮土，四维皆病，故五脏不安。三脏虚实，化生诸病，必审五脏之病形，以知其气之虚实，谨而调剂之也。⚫丹波元简曰：张云：前章言情志损伤，此分五脏虚实。故凡五脏有不安者，必审其病形虚实、情志所属，乃可随其脏以调之。此总结前章而言其治方也。⚫薛雪曰：既明情志损伤，第分五脏虚实。凡五脏有不安者，必审其病形虚实、情志所属，乃可随其脏以调之也。⚫章楠曰：心为君主之官，心神静则灵明无作，动则化识为用，魂魄意志，皆由心神所化，为识之别名，寄于肝、肺、脾、肾四脏，故各脏有病，皆关于心，而知痛苦。凡情欲之动出于心，而必先伤各脏者也。良以神气本为一物，而分二用者，神动则伤气，气动则乱神，故曰持其志无暴其气也。观脏气之虚实，而现恐怒悲喜等病，其神气本为一物，更可征矣。然气又有阴阳五行之分，故五脏之现病，各有不同也。脏腑为表里，腑气本于脏，故脏气虚实，即腑气虚实也。肝气虚则胆怯而多恐也，肝为刚脏，名将军之官，故其气实则胆横而多怒也；营气生于脾，故脾藏营，而营舍意也，四肢禀气于脾胃，其气由脾健运而外达，脾虚故四肢无力而不用也，脾为中土，金木水火藉以调和，其气虚不能周布，则金木水火互相克贼，而五脏皆不安矣，脾位于腹，其气实则壅而不得转输，肠胃因之不通，故腹胀而泾溲不利也；血脉从心脏之气而生，故谓心藏脉，而脉舍神，每见有外邪瘀结血脉者，即多昏谵，理可见矣，以神气本为一物，故气虚则神丧而悲，气实则神旺而喜笑不休也；一身之气，皆归肺权衡四布，故肺藏气，而气舍魄也，肺开窍于鼻，其气虚则浊蔽其窍而不通利，出入气少也，其实者则气壅于胸，不得分布，故喘喝、胸满而仰息也；水谷所化之精血，皆由脾脏转输，而血归肝，精归肾，故谓肝藏血，而血舍魂，肾藏精，而精舍志也，志者，神火之所注，而舍于精，故精能生气，而为阳之根，气虚则阳衰而多厥冷也，肾为胃关，开窍于二便，故肾气实则关窍不利，浊壅肠胃，胸腹胀闷，而五脏皆不安矣。是故必审五脏之病形，以知其气之虚实，谨按理法而调之，以五脏为根本，五脏调和，则一身自无诸病也。⚫周学海曰：以神字为主，以五脏为骨，以伤字虚实字为次第，从源头说起，层递而下浩然沛然之中，铸词仍自精湛。非惟才大，实由理熟，是极正大光明文字。此篇言五脏之神不可伤。伤之者，其死各有期，其神未伤，而气有虚实者，可审而调之也。此节接论五脏之虚实而宜调者。

终始第九（法野）

⚫马莳曰：终始，本古经篇名，而伯乃述之。故前《根结》篇有云：九针之玄，要在终始。此又曰：毕于终始。故知其为古经篇名也。按首无起句，当同前篇，俱为岐伯言也。⚫张介宾曰：终始，本篇名，详载阴阳针刺之道。又曰：天道阴阳，有十二辰次为之纪；人身血气，有十二经脉为之纪。循环无端，终而复始，故曰"终始"。⚫张志聪曰：此篇论人之脏腑阴阳，经脉气血，本于天地之所生，有始而有终也。又曰：此篇论终始之道，本于五行六气。五行应神机之出入，六气应天道之右旋，行针之士，能顺上下之运行，并左右之间气，去血脉之宛陈，刺道毕矣。●丹波元简曰：马云：终始本古经篇名，而伯乃述之，故前《根结》篇有云：九针之玄，要在终始。此又曰：毕于终始。故知其为古经篇名也。按首无起句，当同前篇，俱为岐伯言也。

9.1　凡刺之道，毕于终始①，明知终始，五藏为纪②，阴阳定矣③。阴者主藏，阳者主府④，阳受气于四末，阴受气于五藏⑤。故泻者迎之，补者随之，知迎知随，气可令和⑥。和气之方⑦，必通阴阳⑧，五藏为阴，六府为阳⑨，传之后世，以血为盟，敬之者昌，慢之者亡，无道行私⑩，必得夭殃⑪。

①丹波元简曰：张云：终始，本篇名，详载阴阳针刺之道，今散《类》各章。志云：终始者始于五脏，次于经脉，终于六气，盖五脏内生六络，六经外合六气，盖五脏又本于六气之所生，故曰人生于地，悬命于天。简案：终始，其义未详，姑仍马、张。

②周学海曰：四字似衍。

③杨上善曰：凡刺之道，其要须穷阴阳气之终始。人之阴阳气终始者，必本五脏以为纲纪，以五脏藏神居身，故为阴阳气之纲纪，即阴阳定矣。●张介宾曰：终始，本篇名，详载阴阳针刺之道，今散《类》各章。

④杨上善曰：阴气主于五脏，在内；阳气主于六腑，在外也。●张介宾曰：手足三阴，俱主五脏。手足三阳，俱主六腑。

⑤杨上善曰：清阳实于四支，浊阴者走于六腑，故阳受气于四末也。清阴起于五脏，浊阳者营于四支，故阴受气于五脏也。●张介宾曰：阳主外，故受气于四末。阴主内，故受气于五脏。四末，手足末也。

⑥丹波元简曰：马云：阳在外，受气于四肢；阴在内，受气于五脏。故因其气之来而迎之者，泻之法也；因其气之往而随之者，补之法也，知迎随为补泻，则阴阳诸经之气可和调矣。●张介宾曰：迎者，迎其来而夺之。随者，随其去而济之。

⑦丹波元简曰：《论语》：雍也。《集解》引孔注云：方，道也。

⑧杨上善曰：故补泻之道，阴阳之气，实而来者，迎而泻之，虚而去者，随而补之，人能知此随迎补泻之要，则阴阳气和，有疾可愈也。●章楠曰：人身本元之气根于脏，而外行肢表，分其阴阳，以脏为阴，腑为阳。阴经之气，从脏而行于四肢指末之里，交接指外阳经之气，故言阴受气于五脏，阳受气于四末，是谓阳经阴经之气所始也。阴阳交接流行，终而复始，如环无端，故和气之方，必通其阴阳，使内而脏腑，外而经络，周流而无阻滞，方无病也。

⑨周学海曰：先从阴阳脏腑，说到气复，从气说到阴阳脏腑，小小段落，用笔亦有往复回环之致。

⑩丹波元简曰：张云：不明至道，而强不知以为知，即无道行私也，伐人长命，殃必及之，天道不爽，当知所畏。

⑪杨上善曰：敬其传方，令守道去私也。●马莳曰：此言凡刺之道，当知此《终始》篇之大义也。脏为阴，腑为阳。阳在外，受气于四肢；阴在内，受气于五脏。故因其气之来而迎之者，泻之法也；因其气之往而随之者，补之法也。知迎随为补泻，则阴阳诸经之

气可和调矣。●张介宾曰：不明至道，而强不知以为知，即无道行私也。伐人长命，殃必及之，天道不爽，当知所畏。●张志聪曰：《五运行论》曰：东方生风，风生木，木生酸，酸生肝；南方生热，热生火，火生苦，苦生心。夫风寒暑湿燥热，天之六气也；木火土金水，地之五行也。天食人以五气，地食人以五味。是天之六气，化生地之五行五味；五行五味，以生人之五脏。五脏内合六腑，以应地之五行；外合六经，以应天之六气。故曰：明知终始，五脏为纪。谓人之五脏，本应五行之化也。请言终始，经脉为纪，平与不平，天道毕矣，谓人之经脉，应天之六气也。末结曰：太阳之脉，其终也戴眼反折。太阴终者，腹胀不得息，是人之阴阳血气，始于地之五行、天之六气所生，而终于地之六经、天之六气也。故曰：其生五，其数三。谓生于五行，而终于三阴三阳之数也。阴者主脏，阳者主腑，脏腑阴阳之相合也。阳受气于四末，阳受天气于外也。阴受气于五脏，阴受地气于内也。故泻者迎之，迎阴气之外出也；补者随之，追阳气之内交也。故曰：知迎知随，气可令和，和气之方，必通阴阳。●《集注》眉批：终始者，始于五脏，次于经脉，终于六气。盖五脏内生六经，六经外合六气，然五脏又本于六气之所生。故曰：人生于地，悬命于天。又：土主四末。四末者，胃脘之阳。●黄元御曰：四末，手足之端也。●江有诰曰：凡刺之道，毕于终始，明知终始，五藏为纪，阴阳定矣。（之部）阳者主府，阴者主藏，（二句据韵互易）阳受气于四末，阴受气于五藏。（阳部）故泻者迎之，补者随之，知迎知随，气可令和。（歌部）和气之方，必通阴阳，五藏为阴，六府为阳，传之后世，以血为盟，敬之者昌，慢之者亡，无道行私，必得夭殃。（阳部）。

9.2　谨奉天道，请言终始①，终始者，经脉为纪②，持其脉口人迎③，以知阴阳有余不足，平与不平，天道毕矣④。所谓平人者不病，不病者，脉口人迎应四时也⑤，上下相应而俱往来也⑥，六经之脉不结动也⑦，本末之寒温之相守司也⑧。形肉血气必相称也，是谓平人⑨。少气者，脉口人迎俱少而不称尺寸也⑩。如是者，则阴阳俱不足⑪，补阳则阴竭，泻阴则阳脱。如是者，可将以甘药，不可饮以至剂⑫。如此者弗灸⑬，不已者因而泻之，则五藏气坏矣⑭。

①杨上善曰：言其奉诫，因请五脏终始之纪也。●周学海曰：以上叙阴阳补泻大意总冒通篇。

②张介宾曰：天道阴阳，有十二辰次为之纪；人身血气，有十二经脉为之纪。循环无端，终而复始，故曰"终始"。●丹波元简曰：张云：天道阴阳，有十二辰次为之纪；人身血气，有十二经脉为之纪。循环无端，终而复始，故曰终始。

③丹波元简曰：张云：脉口在手，太阴脉也，可候五脏之阴。人迎在颈，阳明脉也，可候六腑之阳。人之血气经脉，所以应天地阴阳之盛衰者，毕露于此，故曰天道毕矣。

④杨上善曰：五脏终始纪者，谓经脉也。欲知经脉为终始者，可持脉口、人迎动脉，则知十二经脉终始阴阳之气有余不足也。●张介宾曰：脉口在手，太阴脉也，可候五脏之阴。人迎在颈，阳明脉也，可候六腑之阳。人之血气经脉，所以应天地阴阳之盛衰者，毕露于此，故曰天道毕矣。

⑤杨上善曰：春夏人迎微大寸口，秋冬寸口微大人迎，即应四时也。【编者按：萧延平注曰：两"微"字原作"后"，依前经文应作"微"。】●丹波元简曰：张云：春夏人迎微大，秋冬寸口微大（简案：出《禁服》篇），应四时也。上谓人迎，下谓脉口，相应往来，即如下篇所谓俱往俱来，若引绳大小齐等也。简案：马以上为寸口，以下为尺，恐非。

⑥杨上善曰：人迎在结喉两傍，故为上也。寸口在两手关上，故为下也。上下虽别，皆因呼吸而动，故俱往来也。"往"谓阳出，"来"谓阴入也，往来虽别异，同时而动，故曰俱也。

⑦杨上善曰：阴阳之脉俱往来者，即三阴三阳经脉动而不结。●丹波元简曰：张云：结涩则不足，动疾则有余，皆非平脉也。

⑧杨上善曰：春夏是阳用事，时温，人迎为本也。秋冬是阴用事，时寒，脉口为本也。其二脉不来相乘，复共保守其位，故曰相守司也。●丹波元简曰：《甲乙》作"本末相遇，寒温相守司"，似是。《禁服》篇曰：察其本末之寒温，以验其脏腑之病。张云：脏气为本，肌体为末，表里寒温司守，不致相失，故必外之形肉、内之血气，皆相称者，谓之平人。志"本末之寒温之"两之字下句，注云：本末者，有本标之出入；寒温者，应寒暑之往来，各相守司也。简案：志注，义未明晰。

⑨杨上善曰：形，谓骨肉色状者也。肉，谓肌肤及血气□者也。衰劳减等□□好即为相称也。如前五种皆为善者，为平人。【编者按：萧延平注曰："血气"下原缺一字，上半作"四"。"衰劳"，"劳"字原校作"荣"。】●张介宾曰：春夏人迎微大，秋冬寸口微大，应四时也。上谓人迎，下谓脉口，相应往来，即如下篇所谓俱往俱来若引绳大小齐等也。结涩则不足，动疾则有余，皆非平脉也。脏气为本，肌体为末，表里寒温，司守不致相失，故必外之形肉、内之血气皆相称者，谓之平人。

⑩丹波元简曰：张云：少气者，元气虚也，兼阴阳而言。故上之人迎，下之脉口，必皆衰少无力，而两手之尺寸，亦不相称也。简案：尺寸，诸家为寸关尺之尺寸，然《内经》无此义，今言不称尺寸者，其脉短少，不称常时之尺寸。

⑪杨上善曰：脉口，寸口也。寸部有九分之动，尺部有一寸之动。今秋冬寸口反小于人迎，即寸口不称尺寸。春夏人迎反小于寸口，即人迎不称尺寸也。如此勘检，则知脏腑阴阳二气俱少也。

⑫杨上善曰：夫阳实阴虚，可泻阳补阴；阴实阳虚，可泻阴补阳。今阴阳俱虚，补阳，其阴益以竭，泻阴之虚，阳无所依故阳脱。所以不可得于针石，可以甘善汤液将扶补之，若不已，可至于齐也。【编者按：萧延平注曰："甘善"袁刻作"甘药"。】●丹波元简曰：张云：但可将以甘药。甘药之谓，最有深意，盖欲补虚羸，非甘纯不可也。至剂，刚毒之剂也。正气衰者不可攻，故不宜用也。志云：甘药者调胃之药，谓三阴三阳之气，本于中焦胃腑所生，宣补其生气之原，道之流行，故不可饮以至剂，谓甘味太过，反留中也。简案：以至剂为至甘之剂，殆乖经旨。

⑬丹波元简曰：张云：以火能伤阴也。志云：谓阴阳之气不足于外，非经脉之陷下也。●周学海曰：据此是古法固以灸为补也。

⑭杨上善曰：如此二皆是虚，可以汤液补者，日渐方愈，故曰不久不已。若不如此，即用针泻，必坏五脏之气也。为"不灸"于义不顺，"灸"当为"久"也。●马莳曰：

（称，去声。）此言持寸口、人迎之脉，可以别平人与病人，而病人之少气者，宜调以甘药，而不宜施以针灸也。请言《终始》篇之义，凡以《经脉》篇为之纲纪耳。盖右手寸部曰脉口，左手寸部曰人迎，持其脉以诊之，则阴阳诸经之虚实平否，皆可奉天道以知之矣。夫所谓平人者，不病之人也，春夏人迎微大，秋冬脉口微大，与四时相应，又俱往俱来，与尺寸相应。（上谓寸，下谓尺。）手足各有六经，无结脉、无动脉，审其本末，察其寒温，（此语见本经《禁服》篇。）各有所司，与时相宜，形肉血气相称，是之谓平人也。其正气衰少，故脉口少气，而尺亦然，乃阴经不足也。人迎少气。而寸亦然，乃阳经不足也。欲补阳经则阴经愈竭，欲泻阴经则阳经愈脱，此针之所以不可施也，仅可将理以甘和之药，不可饮以至补至泻之剂，且灸亦不可妄用。倘病有未已，而针灸误泻，则五脏之气益坏矣，岂可哉！●张介宾曰：少气者，元气虚也，兼阴阳而言。故上之人迎，下之脉口，必皆衰少无力，而两手之尺寸亦不相称也。凡阴阳气俱不足者不可刺，若刺而补阳则阴竭，泻阴则阳脱，如是者但可将以甘药。甘药之谓，最有深意，盖欲补虚羸，非甘纯不可也。至剂，刚毒之剂也。正气衰者不可攻，故不宜用也。非惟不可攻，而灸之亦不可，以火能伤阴也。临此证者，不可忘此节之义。●张志聪曰：谨奉天道，请言终始者，谓阴阳经脉，应天之六气也。夫血脉本于五脏五行之所生，而外合于阴阳之六气，有生始而有经终。故曰：终始者，经脉为纪也，持其脉口人迎，以知阴阳有余不足，平与不平。盖诊其脉以候其气也。应四时者，春夏之气，从左而右，秋冬之气，从右而左，是以春夏人迎微大，秋冬气口微大，是谓平人。上下相应者，应天之六气，上下环转，往来不息。六经之脉，随气流行，不结动也。本末者，有本标之出入，寒温者，应寒暑之往来，各相守司。形肉血气，谓脉外之血气与六经之脉，必相称也。脉口人迎，以候三阴三阳之气，是以少气者，脉口人迎俱少。尺以候阴，寸以候阳，不称尺寸者，阴阳气虚而又应于尺寸之脉也。甘药者，调胃之药，谓三阴三阳之气，本于中焦胃腑所生，宜补其生气之原。道之流行，故不可饮以至剂，谓甘味太过，反留中也。弗灸者，谓阴阳之气，不足于外，非经脉之陷下也。因而泻之，则五脏气坏者，六气化生五行，五行上呈六气，五六相得而各有合也。●《集注》眉批：天之五色经于五方之分，而化生五行终始之道，以五脏为纪而始于天。故曰：谨奉天道，请言终始。又：《脉要》《始终》篇，始于五脏，终于六经。又：明知终始，五脏为纪，自内而外也，先察人迎气口，后治经脉，自外而内也。又：脉口人迎与尺寸分开看。又：阳明太阴主后天，故在一二之后。又：多"厥阴"二字以明十二经中止有六气。曰寸口、曰脉口、曰气口，言气在寸脉之上口也。气口者，三阴所出之气，人迎胃脉也。言阴阳六气始于先天之阴，生于胃脘之阳。又：太阴为之行气于三阴。阳明者，表也，亦为之行气于三阳。●黄元御曰：经脉为纪，经脉为纲纪也。●周学海曰：此节凡三段总叙平与不平，一段分叙平字，一段不足，一段而以有余一层留于下文发挥，支对参差，详略互出，极篇法之变幻。"少气者"一段前半句法，与上段起处作对待，后半句法与下节收处作对待。

9.3 人迎一盛，病在足少阳，一盛而躁，病在手少阳①。人迎二盛，病在足太阳，二盛而躁，病在手太阳②。人迎三盛，病在足阳明，三盛而躁，病在手阳明③。人迎四盛，且大且数，名曰溢阳，溢阳为外格④。脉口一盛，病在足厥阴，厥阴一盛而躁，在手心主⑤。脉口二盛，病在足少阴，二盛而躁，在手少阴⑥。脉口三盛，病在足太阴，三盛而躁，在手太阴⑦。脉口四盛，且大且数者，名曰溢阴，溢阴为内关，内关不通死不治⑧。人迎与太阴脉口俱盛四倍以上，命曰关格⑨，关格者与之短期⑩。

①杨上善曰：病在足少阳。足少阳病，大于足厥阴一倍，故人迎盛于寸口一倍。一盛而躁，病在于手少阳经也。

②杨上善曰：躁，手道反，扰也。阳气渐大，在足大阳。足大阳病，大于足少阴二倍，故人迎盛于寸口二倍也。

③杨上善曰：阳气更盛，在足阳明。足阳明病，大于足大阴三倍，故人迎盛于寸口三倍也。【编者按：萧延平注曰："足大阴"，"阴"字原钞作"阳"，据上注拟作"阴"。】●张介宾曰：人迎，足阳明脉也。一盛二盛，谓大于气口一倍二倍也。阳明主表而行气于三阳，故人迎一盛，病在足经之少阳。若大一倍而加以躁动，则为阳中之阳，而上在手经之少阳矣。凡二盛三盛，病皆在足而躁则皆在手也。下仿此。●丹波元简曰：张云：人迎，足阳明脉也。一盛二盛，谓大于气口一倍二倍也。阳明主表，而行气于三阳，故人迎一盛，病在足经之少阳。若大一倍而加以躁动，则为阳中之阳，而上在手经之少阳矣。凡二盛三盛，病皆在足，而躁则皆在手也。下仿此。简案：《禁服》篇曰：人迎大一倍于寸口，病在足少阳。以下文例同。故张以一盛为一倍也，马、志以人迎气口，为左右寸口而释之，此王叔和以降之说，非古之义，不可从。

④杨上善曰：人迎盛至四倍，大而动数，阳气盈溢在外，格拒阴气不得出外，故曰外格也。●张介宾曰：人迎盛至四倍，且大且数者，乃六阳偏盛之极，盈溢于府，格拒六阴，是为外格。按下文曰：溢阴为内关，内关不通死不治。则此外格者，亦死无疑。又关格详按，见脉色类二十二，所当互阅。●黄元御曰：外格，阴盛而格阳，阳盛于外而绝于内也。●丹波元简曰：张云：人迎盛至四倍，且大且数者，乃六阳偏盛之极，盈溢于腑，格拒六阴，是为外格。按下文曰：溢阴为内关，内关不通死不治。则此外格者，亦死无疑。简案：《禁服》篇云：溢阳为外格，死不治。志云：阳可盛而阴不可盛也，故溢阳不曰死。盖不考耳。

⑤杨上善曰：足厥阴盛病大于足少阳一倍，故脉口盛于人迎一倍也。

⑥杨上善曰：足少阴盛病大于足大阳二倍，故脉口盛于人迎二倍也。

⑦杨上善曰：足太阴盛病大于足阳明三倍，故脉口盛于人迎三倍也。●张介宾曰：脉口，手太阴脉也。太阴主里而行气于三阴，故脉口一盛，病在足经之厥阴。若加以躁，则为阴中之阳而上在手厥阴心主矣。凡二盛三盛皆在足，而躁则皆在手也。●丹波元简曰：张云：脉口，手太阴脉也，太阴主里，而行气于三阴，故脉口一盛，病在足经之厥阴，若加以躁，则为阴中之阳，而上在手厥阴心主矣。凡二盛三盛皆在足，而躁则皆在手也，志本"厥阴"之下，更多"厥阴"二字，误。

⑧杨上善曰：阴气四盛于阳，脉口大而且数，阴气盈溢在内，关闭阳气不得复入，名曰内关，不可疗也。●张介宾曰：脉口四盛、且大且数者，乃六阴偏盛，盈溢于脏，表里隔绝，是为内关，主死不治。●黄元御曰：内关，阳盛而关阴，阴盛于外而绝于内也。●丹波元简曰：张云：脉口四盛，且大且数者，乃六阴偏盛，盈溢于脏，表里隔绝，是为

内关，主死不治。

⑨丹波元简曰：张云：人迎主阳，脉口主阴，若俱盛至四倍以上，则各盛其盛，阴阳不交，故曰关格，可与言死期也。马云：后世医籍，皆以饮食不下为关格，视此节大义，可深慨云。（关格义详于《素问识·六节藏象论》当互阅。）

⑩杨上善曰：脉口，寸口也。阳盛四倍，格而不关，阴盛四倍，关而不格，皆与死期。脉口、人迎俱四倍以上，称曰关格，死之将近，故与短期。此云人迎与太阴脉口，即知手太阴脉无人迎也。●马莳曰：（数，音朔。按脉分气口、人迎，此与《禁服》等篇义同。滑伯仁谓：古以夹喉两旁分气口、人迎，至王叔和始分左右寸部者，未考诸篇故耳。）此言脉口、人迎之脉，而决其病在何经，甚至脉为关格则死也。人迎一盛、二盛、三盛、四盛者，较之脉口之脉大一倍、二倍、三倍、四倍也。（义见本经《经脉》《禁服》篇。）人迎一盛，病在足少阳胆经，若一盛而加之以躁动，则在手少阳三焦经矣。人迎二盛，病在足太阳膀胱经，若二盛而加之以躁动，则在手太阳小肠经矣。人迎三盛，病在足阳明胃经，若三盛而加之以躁动，则在手阳明大肠经矣。盖人迎主外，（左手寸关为东南，为春夏。）故足手六阳经之病验于此也。其人迎甚至四盛，且大且数，是六阳泛溢，格拒于外，而在内六阴经之脉，不得运之以出于外矣，夫是之谓外格也。（下文有"内关不通，死不治"，则此当云"外格不通，死不治"。）脉口一盛、二盛、三盛、四盛者，较之人迎大一倍、二倍、三倍、四倍也。（义见本经《经脉》《禁服》篇。脉口一盛，病在足厥阴肝经，若一盛而躁，则在手厥阴心包络经矣。脉口二盛，病在足少阴肾经，若二盛而躁，则在手少阴心经矣。脉口三盛，病在足太阴脾经，若三盛而躁，则在手太阴肺经矣。盖脉口主内，（右手寸尺为西北，为秋冬。）故足手六阴经之病验于此也。其脉口甚至四盛，且大且数，是六阴泛溢关闭于内，而在外六阳经之脉，不得运之以入于内矣，夫是之谓内关也。内关不通，当为死不治。且人迎、脉口之脉俱盛而四倍已上，是谓关格兼见也，皆与之以短期而已。（后世医籍皆以饮食不下为关格，视此节大义可深慨云。）●张介宾曰：人迎主阳，脉口主阴，若俱盛至四倍以上，则各盛其盛，阴阳不交，故曰关格，可与言死期也。●张志聪曰：左为人迎，右为气口，以候三阴三阳之气。圣人南面而立，前曰广明，后曰太冲，左东而右西，天道右旋，地道左迁，故以左候阳而右候阴也。躁者，阴中之动象。盖六气皆由阴而生，从地而出，故只合足之六经。其有躁者在手，以合六脏六腑、十二经脉，盖十二经脉，以应三阴三阳之气，非六气之分手与足也。外格者，谓阳盛于外而无阴气之和；内关者，阴盛于内，而无阳气之和；关格者，阴关于内，阳格于外也。●张开之曰：脉口，太阴也。人迎，阳明也。盖脏气者，不能自至于手太阴，必因于胃气乃至于手太阴，是左右皆属太阴而皆有阳明之胃气。以阳气从左而右，阴气从右而左，故以左候三阳，右候三阴，非左主阳而右主阴也。阴中有阳，阳中有阴，是为平人；若左独主阳，右独主阴，是为关阴格阳之死候矣。●黄元御曰：必死不治也。

9.4 人迎一盛，泻足少阳而补足厥阴①，二泻一补②，日一取之③，必切而验之④，疎取之上⑤，气和乃止⑥。人迎二盛，泻足太阳，补足少阴，二泻一补，二日一取之，必切而验之，疎取之上⑦，气和乃止。人迎三盛，泻足阳明而补足太阴，二泻一补，日二取之，必切而验之，疎取之上，气和乃止。

脉口一盛，泻足厥阴而补足少阳，二补一泻，日一取之，必切而验之，疏而取之上，气和乃止。脉口二盛，泻足少阴而补足太阳，二补一泻，二日一取之，必切而验之，疏取之上，气和乃止。脉口三盛，泻足太阴而补足阳明，二补一泻，日二取之，必切而验之，疏而取之上，气和乃止⑧。所以日二取之者，太、阳主胃⑨，大富于谷气，故可日二取之也⑩。人迎与脉口俱盛三倍以上，命曰阴阳俱溢，如是者不开⑪，则血脉闭塞，气无所行，流淫于中，五藏内伤。如此者，因而灸之，则变易而为他病矣⑫。

①杨上善曰：人迎一倍大于脉口，即知少阳一倍大于厥阴，故泻足少阳，补足厥阴，余皆准此也。

②杨上善曰：其补泻法，阳盛阴虚，二泻于阳，一补于阴。阴盛阳虚，一泻于阴，二补于阳。然则阳盛得二泻，阳虚得二补，阴盛得一泻，阴虚得一补，疗阳得多，疗阴得少，何也？阴气迟缓，故补泻在渐；阳气疾急，故补泻在顿，倍于疗阳也。余仿此也。
【编者按：萧延平注曰："仿此"，"仿"字原作"故"，谨拟作"仿"，袁刻作"做"。】

③杨上善曰：一取，一度补泻也。足大阳盛，足少阴虚；足少阴盛，足大阳虚，此二经者气血最少，故二日一补泻也。足少阳盛，足厥阴虚，足厥阴盛，足少阳虚，此二经者血气次多，故日一补泻也。足阳明盛，足太阴虚，足太阴盛，足阳明虚，此二经者血气最富，故日二补泻，以为例准。厥阴血气最少，少阴次多，太阴最多。此中少阴二日一取，厥阴一日一取，太阴一日二取，或经错耳。

④杨上善曰：必须切诊人迎脉口，以取验也。

⑤杨上善曰：人迎躁而上行，皆在手脉，故曰取上。取者，取于此经所发穴也。

⑥杨上善曰：泻实补虚，令阴阳气和乃止，亦为例也。●张介宾曰：人迎主腑，故其一盛病在胆经，肝胆相为表里，阳实而阴虚，故当泻足少阳之腑，补足厥阴之脏也。泻者二，补者一，泻倍于补也。疏取之者，欲其从容，不宜急也。上气，言气之至也。气至而和，谷气至矣，故可止针。下仿此。人迎二盛，病在膀胱经，膀胱与肾为表里，表实而里虚，故当泻足太阳、补足少阴也。二泻一补义见后。疏取上气义同前。人迎三盛，病在胃经，胃与脾为表里，胃实脾虚，故当泻足阳明，补足少阴。以上三阳盛者，俱二泻一补。脉口主藏，故其一盛病在肝经。肝实胆虚，当泻足厥阴、补足少阳也。补泻义见后。上气义同前。脉口二盛，病在肾经，肾经实，膀胱虚，故当泻足少阴、补足太阳也。脉口三盛，病在脾经，脾实胃虚，故当泻太阴、补阳明也。●黄元御曰：上气和者，手经之气和也。此泻阳补阴之法也。

⑦周学海曰：上指所验之病脉上也。

⑧黄元御曰：此泻阴补阳之法。●丹波元简曰：张云：人迎主腑，故其一盛，病在胆经，肝胆相为表里，阳实而阴虚，故当泻足少阳之腑，补足厥阴之脏也。泻者二，补者一，泻倍于补也。疏取之者，欲其从容，不宜急也。上气，言气之至也。气至而和，谷气至矣，故可止针。下仿此。马云：必切其脉而验其病之退否，疏而取穴于胆肝二经之上，盖彼此之穴相间之谓疏也，候至气和乃止针。由此推之，则一盛而躁，病在手少阳，当泻手少阳三焦经，而补手厥阴心包络经矣。志云："疏"，当作"躁"。谓一盛而躁，二盛而躁，当取手之阴阳也。简案：据马、志，"上气之上"接上句，且志改"疏"作"躁"，

并不允。

⑨丹波元简曰：《甲乙》"阳"作"阴"。马云："太阳"作"阳明"。张云："太"言"太阴"，"阳"言"阳明"，脾与胃为表里，故曰太阳主胃。简案：《甲乙》为是，此盖该上文足阳明日二取之而言。张云：上文人迎之治，治三阳也，皆日二泻一补。气口之治，治三阴也，皆日二补一泻。盖以三阳主表，病在表者，宜泻倍于补也。三阴在里，病在里者，宜补倍于泻也。皆以脏气为重，惟恐其或伤耳。又如厥阴少阳，肝胆木脏也，东方多实，故可日二取之。太阴阳明，脾与胃也，脾胃大富于谷气，故可日二取之。惟少阴太阳，则二日一取之，盖肾与膀胱，为天一之脏，真阴之原，故宜保重如此。圣人之顾根本，岂惟针刺为然哉？

⑩杨上善曰：释此二经多取所由也。●张介宾曰：此释上文脾胃二经之治也。太言太阴，阳言阳明，脾与胃为表里，故曰太阳主胃。二经皆富于谷气，较他脏为盛，故可日二取之。按：上文人迎之治，治三阳也，皆日二泻一补。气口之治，治三阴也，皆日二补一泻。盖以三阳主表，病在表者，宜泻倍于补也。三阴在里，病在里者，宜补倍于泻也。皆以脏气为重，惟恐其或伤耳。又如厥阴少阳，肝胆木脏也，东方多实，或可日二取之。太阴阳明，脾与胃也，脾胃大富于谷气，故可日二取之。惟少阴太阳则二日一取之，盖肾与膀胱为天一之脏，真阴之原，故宜保重如此。圣人之顾根本，岂惟针刺为然哉？

⑪周学海曰：据此是古法固以刺为泻也。

⑫杨上善曰：人迎、脉口俱三倍已上，未至四倍，阴阳俱有溺溢，当尔之时，必须以针开泻通之；若不开者，气无所行；淫溢反流，内伤五脏，不可灸也。●马莳曰：（凡刺之道，气调而止，补阴写阳，音气益彰，耳目聪明。反此者，血气不行。）此言据人迎、脉口之脉，当施补泻之法也。人迎一盛，病在足少阳胆经，则胆与肝为表里，乃胆实而肝虚也，当泻足少阳胆经，而补足厥阴肝经，泻者二穴，而补者一穴，泻倍而补半也。一日刺之者一次，必切其脉而验其病之退否，疏而取穴于胆肝二经之上，盖彼此之穴相间之谓疏也，候至气和乃止针。由此推之，则一盛而躁，病在手少阳，当泻手少阳三焦经，而补手厥阴心包络经矣。人迎二盛，病在足太阳膀胱经，则膀胱与肾为表里，乃膀胱实而肾虚也，当泻足太阳膀胱经，而补足少阴肾经，泻者二穴，而补者一穴，二日内止刺一次，则间日一刺也。必切其脉而验其病之退否，疏而取穴于膀胱肾经之上。由此推之，则二盛而躁，病在手太阳，当泻手太阳小肠经，而补手少阴心经矣。人迎三盛，病在足阳明胃经，则胃与脾为表里，乃胃实而脾虚也，当泻足阳明胃经，而补足太阴脾经，泻者二穴，而补者一穴，一日之内二次刺之，必切其脉而验其病之退否，疏而取穴于脾胃二经之上，候其气和而乃止针。（下文曰：所谓日二取之者，阳明主胃，大富于谷气，故可日二取之。此处缺此语。）由此推之，则三盛而躁，病在手阳明，当泻手阳明大肠经，而补手太阴肺经矣。脉口一盛，病在足厥阴肝经，则肝实而胆虚也，当泻足厥阴肝经，而补足少阳胆经，补者二穴，而泻者一穴，补倍而泻半也。一日刺之者一次，必切其脉而验其病之退否，疏而取穴于肝胆之上，候至其气和而乃止针。由此推之，则一盛而躁，病在手心主，当泻手厥阴心包络经，而补手少阳三焦经矣。脉口二盛，病在足少阴肾经，则肾实而膀胱虚也，当泻足少阴肾经，而补足太阳膀胱经。补者二穴，而泻者一穴，二日内止刺一次，则间日一刺也。必切其脉而验其病之退否，疏而取穴于肾与膀胱之上，候至气和而乃止针。由此推之，则二盛而躁，病在手少阴，当泻手少阴心经，而补手太阳小肠经矣。脉口三盛，病

在足太阴脾经，则脾实而胃虚也，当泻足太阴脾经，而补足阳明胃经。补者二穴，而泻者一穴，一日之内二次刺之，必切其脉而验其病之退否，疏而取穴于脾胃二经之上，候至气和而乃止针。由此推之，则三盛而躁，病在手太阴，当泻手太阴肺经，而补手阳明大肠经矣。夫肝胆则曰一日一取之，膀胱与肾则曰间日一刺之，惟胃与脾则曰一日二取之者，正以阳明主胃，大富于谷气，故一日可二取之耳。人迎与脉口俱盛皆三倍已上，命曰阴阳俱溢，谓之关格，如此者，而不刺以开之，则血气闭塞，脉气不行，邪气流淫于中，五脏内伤。病至若此，而始图之，则变易而为他病矣。（由此观之，则灸不及针，后人不察，病势已危，而概用灸火者，晚矣。）是以凡行刺者，必早乘其病势，以调其气，候至气和而止针。或补阴经以泻阳经，或补阳经以泻阴经，则音声能彰，耳聪目明矣。否则血气不行，而病必至危也。（按此即人迎脉口以知虚实，遂泻阴补阳、泻阳补阴，乃诊治至妙之法也，岂特用针为然？奈何后世不讲，而脉既不明，治亦无法，致人夭札者多，痛哉！）⦁张介宾曰：俱盛三倍以上，即四盛也。阴阳俱溢，即溢阴溢阳也。不开，即外关内格也。如此者血气闭塞无所行，五脏真阴伤于内，刺之已不可，灸之则愈亡其阴而变生他病，必至不能治也。⦁张志聪曰：补泻者，和调阴阳之气平也。阳二泻而阴一泻者，阳常有余而阴常不足也。阳补二而阴补一者，阳可盛而阴不可盛。故溢阳不曰死，溢阴者死不治矣。必切而验之者，切其人迎气口，以验三阴三阳之气也。"疏"当作"躁"。谓一盛而躁、二盛而躁，当取手之阴阳也。阳明主胃，大富于谷气，故可日二取之。盖三阴三阳之气，乃阳明水谷之所生也。人迎与脉口俱盛，命曰阴阳俱溢。盖阴盛于内，则阳盛于外矣；阳盛于左，则阴盛于右矣。如是者，若不以针开之，则血脉闭塞，气无所行，流溢于中，则内伤五脏矣。夫盛则泻之，虚则补之，陷下则灸之，此阴阳之气偏盛不和，非陷下也，故灸之则生他病矣。⦁黄元御曰：人迎脉口俱盛三倍以上，命曰阴阳俱溢，不俟已至四倍也。此不开泻，则气血闭塞，淫伤五脏。再以灸助其邪，则他病丛生矣。⦁丹波元简曰：《甲乙》"三"作"四"。张云：俱盛三倍以上，即四盛也。阴阳俱溢，即溢阴溢阳也。不开，即外关内格也。如此者，血气闭塞无所行，五脏真阴伤于内，刺之已不可，灸之则愈亡其阴，而变生他病，必至不能治也。志云：若不以针开之，则血脉闭塞，气无所行，流溢于中，则内伤五脏矣。夫盛则泻之，虚则补之，陷下则灸之，此阴阳之气，偏盛不和，非陷下也，故灸之则生他病矣。⦁周学海曰：此节叙有余，将病与治法分作两截写，上节则平与不足两项连写，详略悬殊，无理而有趣，盖凡事之对待，而头绪多寡不同者，均可用此体例也。

9.5 凡刺之道，气调而止，补阴泻阳①，音气益彰，耳目聪明，反此者血气不行②。

①杨上善曰：夫泻阴为易，补阴为难；补阳为易，泻阳为难。刺法补阴泻阳，二气和者，即可停止也。

②杨上善曰：阴阳和者，言音清朗，吐纳和畅，故曰并章。七窍开通，所以耳目聪明；反此为逆，故血气不行也。⦁张介宾曰：此阴阳以表里言。凡正气在中，所当补也，故曰补阴。邪自外入，所当泻也，故曰泻阳。阳邪去而真阴复，故音气益彰、耳目聪明也。⦁张志聪曰：此言三阴三阳之气，从五脏之所生，故曰：明知终始，五脏为纪。凡刺之道，气调而止，谓阴阳之气偏盛，刺之和调则止矣。然又当补阴泻阳：补阴者，补五脏

之里阴；泻阳者，导六气之外出。《六节藏象论》曰：五气入鼻，藏于心肺，上使五色修明，音声能彰。《顺气》篇曰：五者，音也。音主长夏，是补其脏阴，则心肺脾脏之气和而音声益彰矣。肝开窍于目，肾开窍于耳，肝肾之气盛，则耳目聪明矣。补其脏阴，导其气出，则三阴三阳之气和调而无偏盛之患矣。夫阴阳血气，本于胃腑五脏之所生。胃者，水谷血气之海也。海之所以行云气者，天下也；胃之所出气血者，经隧也。经隧者，五脏六腑之大络也。故不补阴泻阳，则气血不行。●黄元御曰：补阴泻阳，补里气而泻表气也。●丹波元简曰：志云：谓阴阳之气偏盛，刺之和调则止矣，然又当补阴泻阳。补阴者，补五脏之衰阴；泻阳者，导六气之外出。《六节脏象论》曰：五气入鼻，藏于心肺，上使五色修明，音声能彰。《顺气》篇曰："五者音也"，"音主长夏"，是补其藏阴，则心、肺、脾、藏之气和，而音声益彰矣。肝开窍于目、肾开窍于耳、肝肾之气盛，则耳目聪明矣。《甲乙》"音气"作"音声"。●周学海曰：此下当接"邪气来也，紧而疾至，其脉皆实"，下再当接"凡刺之属，三刺至谷气"。

9.6　所谓气至而有效者①，泻则益虚，虚者脉大如其故而不坚也，坚如其故者，适虽言故②，病未去也③。补则益实，实者脉大如其故而益坚也，夫如其故④而不坚者，适虽言快，病未去也⑤。故补则实，泻则虚，痛虽不随针⑥，病必衰去⑦。必先通十二经脉之所生病⑧，而后可得传于终始矣⑨。故阴阳不相移，虚实不相倾，取之其经⑩。

①杨上善曰：针入肤肉，转而待气，气至行补泻而得验者，谓有效也。

②丹波元简曰：马云：苟坚如其初，则适才虽言病去复旧，其病未去也。张云：脉坚如旧者，虽欲文饰其故，而病实未除也。简案：据下文言，快而推之，故乃病去而复其故之谓，马注为是。●周学海曰："故"字疑误。

③杨上善曰：以其有实，所以须泻，泻者益虚损实。其实损者，其脉大如故而脉中不坚，即为损实也。若泻已脉大如故、脉中仍坚者，去针适虽以损称快，病未除也。●张介宾曰：凡气至之效，泻者欲其虚也，既泻之后，虽其脉大如旧，但得和软不坚，即其效也。若脉坚如旧者，虽欲文饰其故，而病实未除也。补者欲其实，实则脉必坚，既补之后，而脉之大小不坚如旧者，不可言快，病未除也。二节云大者，乃概指脉体进退而言也，非洪大之谓。

④丹波元简曰：《甲乙》"夫"作"大"，是。

⑤杨上善曰：以其有虚，所以须补，补者补虚益实者也。其得实者，脉大如故而脉中坚，即为得实。若补已脉大如故、脉不中坚，去针适虽快，病未愈也。

⑥丹波元简曰：《甲乙》"痛"作"病"，下同、"针"下有"减"字、下文同。马云：虽不随针而即去，然亦必以渐而衰矣。

⑦杨上善曰：故补则补虚令实，泻则泻实令虚，补泻未尽其工，去针适虽言瘥，病未除也；若补泻穷理，其痛虽不随针去，病必衰去也。●张介宾曰：凡气至之效，泻者欲其虚也，既泻之后，虽其脉大如旧，但得和软不坚，即其效也。若脉坚如旧者，虽欲文饰其故，而病实未除也。补者欲其实，实则脉必坚，既补之后，而脉之大小不坚如旧者，不可言快，病未除也。二节云大者，乃概指脉体进退而言也，非洪大之谓。

⑧丹波元简曰：马云：欲通十二经脉之所生病，及虚实补泻，必明于本经《经脉》第十篇而后可。

⑨杨上善曰：十二经病所由通之者，知诸邪气得之初始，亦知万病所瘳之终，是以可得传于终始，贻诸后代也。●张介宾曰：十二经脉各有左右上下，其受病之处亦有先后，必治其病所从生，而后可得终始之义。终始，本篇名，即本末之谓。●丹波元简曰：张云：终始，本篇名，即本末之谓。

⑩杨上善曰：是故学者须知阴阳虚实不相倾移者，可取十二经脉行补泻也。●马莳曰：此承上文而言补泻之法，候气至而有效也。《九针十二原》篇有云：刺之要，气至而有效，效之信，若风之吹云，明乎若见苍天。夫所谓气至而有效者，正以其泻者已虚而补者已实。盖泻则益之以虚，虚者贵于脉之不坚，所以脉尽如其旧，而按之不坚也。（大如其旧，犹今之所谓尽如其旧，非脉之盛大也。）苟坚如其初，则适才虽言病去复旧，其病尚未去也。补则益之以实，实者贵于脉之坚，所以脉尽如其旧，而按之坚也。苟不坚如其初，则适才虽言身体已快，其病尚未去也。夫然则脉之坚与不坚，虚实之所由验也，故补之而实，则脉必坚；泻之而虚，则脉必不坚。其病有痛者虽不随针而即去，然亦必以渐而衰矣。为医者，必先通于十二经脉之所生病，或虚或实，当补当泻，而后可传以《终始》篇之大义矣。（欲通十二经脉之所生病，及虚实补泻，必明于本经《经脉》第十篇而后可。）正以阴经阳经病各有在，不相转移，虚之实之，法有攸当，不得倾易，故当取之于其各经耳。（按此则用药以补泻，而病之去否，亦可以脉之坚否为验矣。）●张介宾曰：移，移易也。倾，相伤也。或阴或阳，无所改易，不相移也。虚者自虚，实者自实，不相倾也。此则无所从生而各病其病，但求其经而取之。●张志聪曰：此言补泻三阴三阳之气，必俟经脉和调。所谓终始者，经脉为纪也。泻者，泻其盛而益其虚也。坚，实也。虚者，脉大如其故而不坚；若坚如其故者，适虽言故已和调，而所生之病未去也。补者，所以益实也。实者，脉大如其故而益坚也；夫如其故而不坚者，适虽言快，乃阴阳之气和而快，然经脉之病未去也。盖始在三阴三阳之是动，渐及于经脉之所生。故所谓气至而有效者，针在三阴三阳之气分，经脉虽不随针，而经脉之病必衰去，经气之相应也。故必先通十二经脉之所生病，而后可传于终始矣。故阴阳不相移，虚实不相倾，言阴阳之气，无虚实之倾移，则当取之其经。所谓不虚不实，以经取之，盖言阴阳之气，已无虚实，则脉应和调矣。脉不调者，所生病也，故当取之其经。故曰：脉大如其故者，谓阴阳之气已如其故而无盛虚。坚不坚者，经脉所生之病，尚未平也。●张开之曰：先为是动，后病所生，此因气以及经。●黄元御曰：实者泻之则益虚，故脉不坚，坚者病未去也。虚者补之则益实，故脉坚，不坚者病未去也。故补则实，泻则虚，痛虽不随针减，而病必衰去矣。阴阳不相移者，有一定补泻之阴阳也。虚实不相倾者，有一定补泻之虚实也。取之其经者，取之其经之阴阳之虚实也。故必先通夫十二经脉之所生病，阴阳虚实之不同，而后可得传于终始矣。●丹波元简曰：张云：移，移易也。倾，相伤也。或阴或阳，无所改易，不相移也。虚者自虚，实者自实，不相倾也。此则无所从生，而各病其病，但求其经而取之。●章楠曰：气至而有效者，言元气之虚实，邪气之进退，皆有应效可验也。假如用法泻之则益虚，虚者其脉象虽大略如旧，必虚软而不坚也，若仍坚者，适虽言如旧，而其病未去也；假如用法补之则益实，实者其脉象虽大略如旧，必更坚而有力也，若不更坚者，适虽言畅快，而其病未去也。此以脉为准而辨虚实，以用补泻之法。补者补其正，泻者泻

其邪。故必先通十二经脉所生病状部位，然后应补应泻，方能合理，而传终始之道。故阴阳之理，不相移易，虚实之道，不可偏倾，调之当取其经。此言针法，而用药亦同一理。
◉周学海曰：以下当接"阴盛而阳虚"，文义相属也。

9.7　凡刺之属，三刺至谷①气，邪僻妄合②，阴阳易居③，逆顺相反④，沉浮异处⑤，四时不得⑥，稽留淫泆⑦，须针而去⑧。故一刺则阳邪出⑨，再刺则阴邪出⑩，三刺则谷气至，谷气至而止。所谓谷气至者⑪，已补而实，已泻而虚，故以知谷气至也⑫。邪气独去者，阴与阳未能调，而病知愈也⑬。故曰补则实，泻则虚，痛虽不随针，病必衰去矣⑭。

①杨上善曰：三刺得于谷气也。
②杨上善曰：阴阳二邪，妄与正气相合。一也。◉丹波元简曰："辟"《甲乙》作"澼"。马、志作"澼"。张云："邪辟妄合"等六句，详言病变也。凡此者皆须用针，治以三刺之法，则诸病可去也。
③杨上善曰：脏腑一气相乘，名曰易居。二也。
④杨上善曰：营气逆肺，卫气顺脉，以为相反。三也。
⑤杨上善曰：春脉或沉，冬脉或浮，故曰异处。四也。
⑥杨上善曰：谓四时脉不相顺。五也。◉丹波元简曰：马云：脉气浮沉，似所处各异。志云：浮沉异处者，阴阳之气与经脉不相合也。四时不得者，不得其升降浮沉也。
⑦杨上善曰：言血气或有稽留壅遏，或有淫泆过度。六也。
⑧杨上善曰：以此六过，故须微针以去之也。◉张介宾曰：三刺义如下文。邪辟妄合等六句，详言病变也。凡此者皆须用针，治以三刺之法，则诸病可去也。
⑨张介宾曰：初刺之，在于浅近，故可出阳分之邪。
⑩张介宾曰：再刺之，在于深远，故可出阴分之邪。
⑪杨上善曰：已补而实，已泻而虚，皆正气至，故病愈也。◉丹波元简曰：张云：初刺之在于浅近，故可出阳分之邪，再刺之在于深远，故可出阴分之邪，三刺之在候谷气。谷气者，元气也。止，出针。盖邪气来也紧而疾，谷气来也徐而和，必邪气去而后谷气至，故已补而实则虚者坚，已泻而虚则坚者软，是以知谷气之至也。马云：此节大意，见前《官针》篇。
⑫张介宾曰：三刺之，在候谷气。谷气者，元气也。止，出针也。盖邪气来也紧而疾，谷气来也徐而和，必邪气去而后谷气至。故已补而实则虚者坚，已泻而虚则坚者软，是以知谷气之至也。
⑬杨上善曰：行补泻已，邪气已去，以阴阳未调，病虽不愈，后必愈矣。
⑭杨上善曰：引上经证也。◉马莳曰：（此节大意见前《官针》第五节。）此承上文而言病必衰去者，正以三法行而谷气至也。凡刺法之所属有三，由初刺次刺三次，以致其谷气来至者，何哉？盖病者始时邪僻之气，妄合正脉，阴阳诸经似相易而居，表里逆顺似相反而行，脉气浮沉似所处各异，其邪气稽留淫泆，必待针以去之耳。故初刺之以出其阳气之邪，再刺之以出其阴气之邪，三刺之以致其谷气，则已补而买，已泻而虚，故已知其谷气之至也。斯时也，邪气已去，阴阳诸经虽未即调，而知其病之义愈。上文所谓补则

实，泻则虚，病虽不随针即去，而病必衰去者，复何疑哉！●张介宾曰：谷气至者，知邪气之去也。虽阴阳经气未见即调，而病则已愈，故上文曰补则实，泻则虚，病必衰去矣。●张志聪曰：此承上文而言去阴阳偏盛之邪，又当调其经脉也。谷气者，荣卫血气，生于水谷之精，谓经脉之气也。阳邪阴邪者，阴阳偏盛之气也。盖因邪僻妄合于气分，使阴阳之气不和而易居也。逆顺者，谓皮肤之气血，从臂肘而行于手腕之前，经脉之血气，从指井而行于手腕之后，病则逆顺相反矣。浮沉异处者，阴阳之气与经脉不相合也。四时不得者，不得其升降浮沉也。此因邪僻淫泆于阴阳之气分，而致经脉之不调也。故一刺则阳邪出，再刺则阴邪出，而阴阳之气调矣，三刺则谷气至，而经脉之血气和矣。故已补其三阳之虚，则阳脉实矣；已泻其三阴之实，则阴脉虚矣；已补其三阴之虚，则阴脉实矣；已泻其三阳之实，则阳脉虚矣。故已知谷气至而脉已调矣。如气分之邪独去，而阴与阳之经脉，虽未能调而病知愈也。故曰：补则实，泻则虚，痛虽不随针，病必衰去矣。按：《官针篇》曰：先浅刺绝皮，以出阳邪；再刺则阴邪出者，少益深绝皮，致肌肉未入分肉间也；已入分肉之间，则谷气出。盖在皮肤分腠之间，以致谷气，不在脉也。故曰：痛虽不随针。谓针在皮肤而痛应于脉，非针在脉而痛于脉也。●张开之曰：经脉之血气，水谷之所生也，病在三阴三阳之气，故补之泻之，则阴阳之气和而经脉未调也，谷气至而后经脉和调。故曰：凡刺之属三。●《集注》眉批：脉内之气升浮而出，脉外之气降沉而入，即下文春气在毛，冬气在筋骨。●黄元御曰：凡刺之属，三刺则至谷气。病之邪僻妄合，阴阳异居，逆顺相反，浮沉异处，四时不得，稽留淫泆，此等颠倒悖乱，失政乖常，无不须针而去。故一刺则阳分之邪出，再刺则阴分之邪出，三刺则谷气至。谷气者，正气也，谷气至而止。所谓谷气至者，已补而成实，已泻而成虚，故以知谷气至也。谷气既至，邪气必去，邪气独去者，虽阴与阳未即能调，而病可知愈也。故曰，补则实，泻则虚，痛虽不随针，病必衰去矣。●周学海曰：此下当接"所谓气至而有效者正"，申释此段之义也。

9.8 阴盛而阳虚，先补其阳，后泻其阴而和之。阴虚而阳盛，先补其阴，后泻其阳而和之[1]。

[1]杨上善曰：重实，泻之为易；重虚，补之为难。故先补后泻也。●马莳曰：此承上文而言阴经阳经之补泻，其法当有先后。夫脉口盛而六阴为病，是阴经盛而阳经虚也，然必先补其阳，而后泻其阴以和之。人迎盛而六阳为病，是阳经盛而阴经虚也，必先补其阴而后泻其阳以和之。何也？邪气虽当去，而尤以扶正气为先也。●张介宾曰：此以脉口人迎言阴阳也。脉口盛者，阴经盛而阳经虚也，当先补其阳、后泻其阴而和之。人迎盛者，阳经盛而阴经虚也，当先补其阴、后泻其阳而和之。何也？以治病者皆宜先顾正气，后治邪气。盖攻实无难，伐虚当畏，于此节之义可见。用针用药，其道皆然。●张志聪曰：此复论调和经脉之阴阳。所谓盛则泻之，虚则补之者，调和三阴三阳之气也。不虚不实，以经取之者，谓阴阳之气已调，无虚实之偏僻，而经所不调者，又当取之于经也。夫经脉之血气，本于脏腑所生，故当先补其正虚，而后泻其邪实。●张开之曰：前节论调气而经脉不调，上节论在皮肤以致谷气，此节论取之其经。●黄元御曰：和之，令其均平也。●丹波元简曰：张云：此以脉口、人迎，言阴阳也。脉口盛者，阴经盛而阳经虚也，当先补其阴，后泻其阳而和之。人迎盛者，阳经盛而阴经虚也，当先补其阴，后泻其阳而

和之。何也？以治病者，皆宜先顾正气，后治邪气。盖攻实无难，伐虚当畏，于此节之义可见。用针用药，其道皆然。章楠曰：如阴盛阳虚，先补其阳，后泻其阴；阴虚阳盛，先补其阴，后泻其阳，是为调和之法也。●周学海曰：此下当接"故曰从腰以上者"。

9.9 三脉动于足大指之间①，必审其实虚。虚而泻之，是谓重虚，重虚病益甚②。凡刺此者，以指按之，脉动而实且疾者疾泻之，虚而徐者则补之，反此者病益甚③。其动也④，阳明在上，厥阴在中，少阴在下⑤。

①杨上善曰：三脉，足阳明、足厥阴、足太阴三脉也。足太阴脉起足大指端，循指内侧白肉际，过核骨后，上内踝，不言大指歧间。此言重在大指间者，从大指端，循大指内侧入大指间，以过核骨而上也。足厥阴脉起大指蘩毛上，入大指间，重在太阴之上，上循足跗。足阳明支，别跗上，入大指间，重在厥阴之上。●丹波元简曰：马云：阳明动于大趾次趾之间，凡厉兑、陷谷、冲阳、解溪皆在足跗上也；厥阴动于大趾次趾之间，正以大敦、行间、太冲、中封在足跗内也；少阴则动于足心，其穴涌泉，乃足跗之下也。

②杨上善曰：必审大指间三脉虚实，以手按之，先补虚者，后泻实者。若不知三脉有实，泻其虚者，是谓重虚，重虚，病益甚也。●张介宾曰：三脉动者，阳明起于大趾次趾之间，自厉兑以至冲阳皆是也；厥阴起于大趾之间，自大敦以至太冲皆是也；少阴起于足心，自涌泉以上太溪皆是也。三者皆在大趾之后，故曰动于足大趾之间也。虚而泻之，故病益甚。

③张介宾曰：泻虚补实，是为反也。

④丹波元简曰：《甲乙》作"三脉动于大指者"八字。

⑤杨上善曰：三脉有动而实者，有徐而虚者，皆审调补泻也。●马莳曰：（重，平声。）此言足之三经，当验其虚实而补泻之也。按本节后文，则三脉者，足阳明胃经、足厥阴肝经、足少阴肾经也。三脉动于足大指之间者，正以阳明动于大指次指之间；凡厉兑、陷谷、冲阳、解溪皆在足跗上也。厥阴动于大指次指之间，正以大敦、行间、太冲、中封在足跗内也。少阴则动于足心，其穴涌泉乃足跗之下也。必审其脉之虚实，若虚者而泻之，是谓重虚，病之所以益甚也。凡刺此者，须以指按之，脉动而实且疾者为实，宜急泻之；脉动而虚且徐者为虚，宜急补之。否则重虚其虚，重实其实，其病当益甚也。且视其脉之所动者，阳明则在于足之上，厥阴则在于二经之中，少阴则在于足之下耳。●张介宾曰：阳明行足跗之上，厥阴行足跗之内而在二经之中，少阴行足跗之下也。●张志聪曰：此篇论三阴三阳之气，本于五脏五行之所生，而五脏之气，生于后天水谷之精，始于先天之水火，盖水生木而火生土金也。以上数节，论三阴三阳之气，候于人迎气口，谓本于阳明水谷之所生，从五脏之经隧，出于皮肤而见于尺寸；此复论五行之气，本于先天之肾脏，下出于胫气之街，散于皮肤，复从下而上。本经《动腧》篇曰：冲脉者，十二经之海也，与少阴之大络，起于肾，下出于气街，循阴股内廉，斜入腘中，循胫骨内廉，并少阴之经，下入内踝之后，入足下；其别者，斜入踝，出属跗上，入大趾之间。注诸络以温足胫，是先天水火之气，下出于胫气之街。故阳气起于足五趾之表，阴气起于足五趾之里。此水火阴阳之气，出气街而散于足五趾也。其别者，斜入踝，出属跗上，入大趾之间，是先天之水火，化生五行之气，随冲脉与少阴之大络，注于足大趾之间，而复上行。故少阴在下者，谓天一之水，地二之火；厥阴在中者，谓天三之木；阳明居中土，而主秋

金之气，阳明在上者，谓地四生金，天五生土也。此言五脏五行之气，生主中焦之阳明，始于下焦之少阴。其上行者，出于阳明，而走尺肤；其下行者，出于少阴，而动于足大趾之间。●黄元御曰：三脉动于足大指之间，其动也，阳明在上，冲阳也；厥阴在中，太冲也；太阴在下，大都也。●丹波元简曰：楼氏《纲目》曰：阳明在上，冲阳脉也；厥阴在中，太冲脉也；少阴在下，太溪脉也。马云：阳明则在手足之上，厥阴则在于二经之中、少阴则在于足之下耳。●周学海曰：自"三脉动于足大趾之间"至"重虚病益甚"当在此下。

9.10　膺腧中膺，背腧中背①。肩膊虚者，取之②上③。重舌，刺舌柱以铍针④也⑤。手屈而不伸者，其病在筋⑥；伸而不屈者，其病在骨⑦。在骨守骨，在筋守筋⑧。

①杨上善曰：膺输在胸中，背输在背中也。

②马莳曰：（中，去声。膊，音博。）此言凡取穴者，必当各中其所也。胸之两旁谓之膺，故膺内有腧，如胃经气户、库房、屋翳、膺窗，肾经彧中、神藏、灵墟、神封之类，凡刺膺腧者，当中其膺可也。背内有腧，如督脉经诸穴居脊之中，膀胱经诸穴居背之四行之类，凡刺背腧者，当中其背与肩膊可也。凡按分肉虚处则取之耳。

③杨上善曰：补肩髃、肩井等穴，曰取之上也。●张介宾曰：胸之两旁高处曰膺。凡肩膊之虚软而痛者，病有阴经阳经之异。阴经在膺，故治阴病者，当取膺腧，而必中其膺。阳经在背，故治阳病者，当取背腧，而必中其背。病在手经，故取之上，上者手也。如手太阴之中府、云门，手厥阴之天池，皆膺腧也。手少阳之肩髎、天髎，手太阳之天宗、曲垣、肩外俞，皆背腧也。咸主肩膊虚痛等病。●丹波元简曰：马云：此言凡取穴者，必当各中其所也。胸之两旁谓之膺，故膺内有腧，如胃经气户、库房、屋翳、膺窗，肾经彧中、神藏、灵墟、神封、之类。凡刺膺腧者，当中其膺可也。背内有腧，如督脉经诸穴，居脊之中，膀胱经诸穴，居脊之四行之类。凡刺背腧者，当中其背与肩膊可也。凡按分肉虚，虚则取之耳。张云：凡肩膊之虚软而痛者，病有阴经阳经之异。阴经在膺，故治阴病者，当取膺腧而必中其膺。阳经在背，故治阳病者，当取背腧而必中其背。病在手经故取之上。上者，手也。如手太阴之中府、云门，手厥阴之天池，皆膺腧也。手少阳之肩髎、天髎，手太阳之天宗、曲垣、肩外俞，皆背腧也。咸主肩膊虚痛等病。简案：二家所取义各异，未审孰是，然张添痛字释之，似于原文未允当，但马以肩膊二字接上句，以上字接次节重字上，非。

④杨上善曰：重舌，谓舌下重肉生也。舌柱，舌下柱。以铍针刺去血也。

⑤张介宾曰：舌下生小舌，谓之重舌。舌柱，即舌下之筋如柱者也，当用第五针曰铍针者刺之。铍音披。●丹波元简曰：张云：舌下生小舌，谓之重舌。舌柱即舌下之节如柱者也，当用第五针曰铍针者刺之。《九针论》曰：铍针主大痈脓两热争者。《官针》篇曰：病为大脓者，取以铍针。简案：刺出恶血也。

⑥杨上善曰：肾足少阴脉主骨，可守足少阴脉发会之穴，以行补泻。肝足厥阴脉主筋，可守足厥阴脉发会之穴，以行补泻也。●汪昂：筋挛。

⑦汪昂：骨痹。●陈念祖曰：夫皮肉筋骨五脏之外合脉外之气分也，肝之气在筋，肾之气在骨，是五脏之气虚者，各随其所在而病也。

⑧马莳曰：此言屈伸可验筋骨之病，当各守其法以刺之也。凡手虽能屈而实不能伸者，正以筋甚拘挛，故屈易而伸难，其病在筋，治之者，亦惟在筋守筋耳，不可误求之骨也。手虽能伸而实不能屈者，正以骨有所伤，故伸易而屈难，其病在骨，治之者，亦惟在骨守骨耳，不可误求之筋也。●张介宾曰：屈而不伸者，筋之拘挛也，故治当守筋，不可误求于骨。伸而不屈者，骨之废弛也，故治当守骨，不可误求于筋也。●张志聪曰：夫皮肉筋骨，五脏之外合，脉外之气分也。此承上文而言五行之气，从足上行，如有虚者取之。取者，谓迎其气之外出也。胃腧在膺中，脾腧在膺旁，肺俞在背肩，心之窍在舌，肝之气在筋，肾之气在骨，是五脏之气虚者，各随其所在而取之。●张玉师曰：此论脉外之气，故在心只言舌而不言脉。本篇重在五行六气之生始出入，故篇名"终始"。而论刺则曰虚者取之，曰以铍针也，曰在骨守骨、在筋守筋。读者味之，其义自得。●张开之曰：上节曰：少阴在下，阳明在上。谓数之始于一而终于五，气从下而上也。此节先言膺俞，而末言其病在骨，谓数之成于五而归于一，复从上而下也。●丹波元简曰：张云：屈而不伸者，筋之拘挛也，故治当守筋，不可误求于骨，伸而不屈者，骨之废弛也，故治当守骨，不可误求于筋。●章楠曰：筋挛，故屈而不能伸；骨强，故伸而不能屈。肝主筋，肾主骨，各守其主病者而治之也。

9.11 补须①一方实，深取之，稀按其痏，以极出其邪气②；一方虚，浅刺之，以养其脉，疾按其痏，无使邪气得入③。邪气来也紧而疾，谷气来也徐而和④。脉实者，深刺之，以泄其气；脉虚者，浅刺之，使精气无得出，以养其脉，独出其邪气⑤。刺诸痛者，其脉皆实⑥。

①周学海曰："补须"二字疑有脱误，下文所叙，乃一人之病，虚实互见，而各据于一。偏者，非可以"补"字统之也。

②杨上善曰：量此"补"下脱一"泻"字。方，处也。欲行泻者，须其泻处是实，然后得为泻也。深取之者，令其出气多也。希，迟也。按其痏者，迟按针伤之处，使气泄也。●张介宾曰："补"当作"刺"。刺法虽多，其要惟二，则补泻而已。一者因其方实，故当深取之，勿按其痏，欲以出其邪气，此泻法也。痏，委、伟二音，针瘢也。

③杨上善曰：行于补者，须补处是虚也。浅刺者，恶其泄气，所以不深也。以养其脉者，留针养其所取之经也。按其痏者，按针伤之处，疾关其门，使邪气不入，正气不出也。●张介宾曰：一者因其方虚，故当浅刺之以养其血脉，疾按其穴以拒其邪气，此补法也。●丹波元简曰：张云："补"当作"刺"，刺法虽多，其要惟二，则补泻而已。一者因其方实，故当深取之，勿按其痏，欲以出其邪气，此泻法也。一者因其方虚，故当浅刺之，以养其血脉，疾按其穴，以拒其邪气，此补法也。马云："方"犹俗云才方也。●周学海曰：自"凡刺此者"至此，当在"后一刺阳也"之下。

④杨上善曰：针下得气坚疾者，邪气也；徐和者，谷气也。●张介宾曰：邪气，病气也。谷气，元气也，即胃气也。此虽以针下之气为言，然脉气之至亦如此。●丹波元简曰：马云：邪气之来，其针下必紧而疾，谷气之来，其针下必徐而和，可得而验也。

⑤杨上善曰：实者，邪气盛也。虚者，正气少也。●马莳曰：此言补泻之法，所以出其邪气而复其正气也。补泻之法，须待其一时方实则行泻法。（"方"犹俗云才方也。）当

深其针以取之，少按其痏，以极出其邪气。一时方虚，当浅其针以取之，以养其正气之脉，且急按其痏，无使邪气又得而入也。盖邪气之来，其针下必紧而疾，谷气之来，其针下必徐而和，可得而验者也。况病之虚实，系于脉之虚实，故即脉之虚实，以为刺之深浅，而泄其邪气，养其正气焉耳。●张介宾曰：诸篇皆言虚实，而未详虚实之辨；此言脉实则实，脉虚则虚，实则深刺之以泄其气，虚则浅刺之无伤精气，以养其脉而独出其邪气，庶补泻知其要矣。

⑥杨上善曰：脉之实满为痛，故刺深也。●马莳曰：此承上文而言脉实者当泻，以凡刺诸痛者，其脉必实故也。●张介宾曰：此言痛而可刺者，脉必皆实者也。然则脉虚者，其不宜刺可知矣。●张志聪曰：此论身形之应四方也。一方实深取之，一方虚浅刺之。脉实者深刺之，脉虚者浅刺之。此论四方之虚实也。经云：气伤痛。诸痛者，其脉皆实，言四方之气归于中央而为实也。●黄元御曰：痏，针孔也。●丹波元简曰：《甲乙》"者"下有"深刺之诸痛者"六字。张云：此言痛而可刺者，脉必皆实者也，然则脉虚者，其不宜刺可知矣。●周学海曰：自"邪气来也"至此，当在"前反此者，血气不行"之下。自"三脉动于足大趾之间"至此，皆前后文错简，今各分移前后，擅易经文，非徒论文，亦欲明理也。读者谅之。

9.12 故曰：从腰以上者，手太阴阳明皆主之；从腰以下者，足太阴阳明皆主之①。

①杨上善曰：腰以上为天，肺主天气，故手太阴、手阳明主之也。腰以下为地，脾主地土，故足太阴、足阳明主之也。●马莳曰：此言病有所主之经，见治之者，当分经也。《素问·六微旨大论》曰：天枢之上，天气主之；天枢之下，地气主之。（天枢，脐旁二寸。）本经《阴阳系日月》篇曰：腰以上为天，腰以下为地。故曰从腰以上，手太阴肺经、手阳明大肠经主之。盖肺经自胸行手，大肠经自手行头也。从腰以下，足太阴脾经、足阳明胃经主之。盖脾经自足入腹，胃经自足上面也。四经各有所主，则各经宜各有所取耳。●张介宾曰：此近取之法也。腰以上者，天之气也，故当取肺与大肠二经，盖肺经自胸行手，大肠经自手上头也。腰以下者，地之气也，故当取脾胃二经，盖脾经自足入腹，胃经自头下足也。病之在阴在阳，各察其所主而刺之。●张志聪曰：手太阴阳明主天，足太阴阳明主地。身半以上为天，身半以下为地。故曰：承上文而言，言人之形气，生于六合之内，应天地之上下四旁。故曰：天地为生化之宇。●丹波元简曰：张云：此近取之法也。腰以上者，天之气也，故当取肺与大肠二经，盖肺经自胸行手，大肠经自手上头也。腰以下者，地之气也，故当取脾胃二经，盖脾经自足入腹，胃经自头下足也。病之在阴在阳，各察其所主而刺之。●章楠曰：阳明行气于三阳，太阴行气于三阴，故太阴、阳明主一身之阴阳也。手经之气，行于上身，故手太阴、阳明皆主之；足经之气，行于下身，故足太阴、阳明皆主之。此统言脏腑、经络之气也。

9.13 病在上者下取之，病在下者高取之①，病在头者取之足，病在足者取之腘②。

①杨上善曰：手太阴下接手阳明，手阳明下接足阳明，足阳明下接足太阴，以其上下

相接，故手太阴、阳明之上有病，宜疗足太阴、阳明，故曰下取之；足太阴、阳明之下有病，宜疗手太阴、阳明，故曰高取之也。

②杨上善曰：足之三阴三阳之脉，从头至足，故病在头取之足也。足太阳脉循腰入䐃，故病在腰以取䐃也。●马莳曰：此言治病有远取之法也。有病虽在上，其脉与下通，当取之下。病虽在下，其脉与上通，当取之高。故病在于头而取之于足，病在于腰而取之于䐃。皆在上取下之法也。至于在下取高之义可反观矣。●张介宾曰：此远取之法也。有病在上而脉通于下者，当取于下。病在下而脉通于上者，当取于上。故在头者取之足，在腰者取之䐃。盖疏其源而流自通，故诸经皆有井荥俞原经合之辨。●张志聪曰：此言形身之上下，应天地之气交。《六微旨论》曰：天气下降，气流于地，地气上升，气腾于天，上下相召，升降相因。是以病在上者下取之，病在下者高取之，因气之上下升降也。《邪客》篇曰：天圆地方，人头圆足方以应之。病在头者取之足，以头足之应天地也。病在腰者取之䐃，以肾脏膀胱之水气，应天泉之上下也。夫谨奉天道，请言终始，知血气之生始出入，应天地之五运六气、上下四旁，天道毕矣。●《集注》眉批：上篇论四方，此论上下。●丹波元简曰：张云：此远取之法也。有病在上而脉通于下者，当取于下。病在下而脉通于上者，当取于上。故在头者取之足，在腰者取之䐃。盖疏其源而流自通，故诸经皆有井、荥、俞、原、经、合之辨。

9.14 病生于头者头重，生于手者臂重，生于足者足重，治病者先刺其病所从生者也①。

①杨上善曰：头、手、足有病之处，其候皆重，各审其病生所由，以行补泻也。●马莳曰：此言治病有先取之法也。病生于头者，其头必重，余病皆从此始，故治病者，先取之头。至于手病而臂重，足病而足重，其法亦犹是耳。即先求其本之义也。●张介宾曰：先刺所从生，必求其本也。●张志聪曰：上节论上下之气交，此论天地之定位。头以应天，足以应地，手足应四旁。盖天地四方之气，各有所生之本位。故生于头者头重，生于足者足重，随其所生而取之。重者，守而不动也。●张开之曰：前节论四方之气流行，故有一方实、一方虚，如金行乘木，则东方实而西方虚矣。此论上下四方之定位，故生于手者臂重，生于足者足重。

9.15 春气在毛①，夏气在皮肤②，秋气在分肉③，冬气在筋骨④，刺此病者各以其时为齐⑤。故刺肥人者，以秋冬之齐；刺瘦人者，以春夏之齐⑥。

①杨上善曰：人之豪毛中虚，故春之阳气在豪毛。

②杨上善曰：肤，肉上也，阳气在皮肉也。

③杨上善曰：分肉，谓䐃肉分间也。

④杨上善曰：筋附骨上最深，故冬阳气深在筋骨也。●张介宾曰：此言病气之中人，随时气而为深浅也。按：《四时刺逆从论》曰：春气在经脉，夏气在孙络，长夏气在肌肉，秋气在皮肤，冬气在骨髓中。与本篇若异者何也？盖本篇言病邪之应时令，有表有里。《四时刺逆从论》言人气之合天地，有升有降。义本不同，非矛盾也。详见下章。

⑤张介宾曰：齐，剂同，药曰药剂，针曰砭剂也。春夏阳气在上，故取毫毛皮肤，则

浅其针；秋冬阳气在下，故取分肉筋骨，则深其针，是以时为齐也。

⑥杨上善曰：秋冬之齐者，刺至筋骨，言其深也。春夏之齐，刺在于皮肤，言其浅也。●马莳曰：（齐，剂同。《素问》有《刺齐论》。）此言治法有浅深，当随时因人而施也。春气邪发在毫毛间，夏气则出于皮肤，秋气初入于分肉间，冬气则入于筋骨。凡刺此四者，春夏则取之毫毛皮肤而浅其针，秋冬则取之分肉筋骨而深其针，所谓随时以为剂也。（后世之齐从剂，盖用刀以制药。今针曰齐老，犹之用药故耳，故云。）然人之肥者，其病必深，故用秋冬之剂；人之瘦者，其病乃浅，故用春夏之剂。所谓因人而施者又如此。●张介宾曰：此又于四时之中，而言肥瘦之异也。肥人肉厚，浅之则不及，故宜秋冬之齐。瘦人肉薄，深之则太过，故宜春夏之齐也。●张志聪曰：此言三阴三阳之气，应天地之四时。皮肉筋骨，脉外之气分也。阴阳之气，始于肤表，从外而内，与经脉之出入不同。故春气在毛，夏气在皮肤，秋气在分肉，冬气在筋骨。盖始于皮毛而入于筋骨，自外而内也。肥人之皮肤涩，分肉不解，气留于阴久，故刺肥人者，以秋冬之齐，深取之也；瘦人之皮肤滑，分肉解，气留于阳久，故刺瘦人者，以春夏之齐，浅取之也。齐者，与时一之也。●张开之曰：首六句论四时，谓气之从外而入；后四句论肥瘦，谓气之从内而出。盖六气虽运行于肤表，然本于内之所生。●张应略曰：从外而内，天之气也；从内而生，人之气也。人与天地相合，故或从外，或从内，外内出入者也。●《集注》眉批：经脉之血气随春气外出。●黄元御曰：齐，准也。●丹波元简曰：《甲乙》"毛"上有"毫"字。马云：齐，剂同。《素问》有《刺齐论》。张云：此言病气之中人，随时气而为深浅也。春夏阳气在上，故取毫毛皮肤，则浅其针；秋冬阳气在下，故取分肉筋骨，则深其针，是以时为齐也。按：《四时刺逆从论》曰：春气在经脉，夏气在孙络，长夏气在肌肉，秋气在皮肤，冬气在骨髓。中与本篇若异者，何也？盖本篇言病邪之应时令，有表有里。《四时刺逆从论》言人气之合天地，有升有降。义本不同，非矛盾也。肥人肉厚，浅之则不及，故宜秋冬之齐；瘦人肉薄，深之则太过，故宜春夏之齐。志云：齐者与时一之也。简案：志注非是，《七十难》与本篇之义合。

9.16 病痛者阴也①，痛而以手按之不得者阴也，深刺之②。病在上者阳也，病在下者阴也。痒者阳也，浅刺之③。

①张介宾曰：凡病痛者，多由寒邪滞逆于经，及深居筋骨之间，凝聚不散，故病痛者为阴也。

②杨上善曰：人之病痛，以手按之，得与□□□□□□病在深在□□□□。●张介宾曰：按之不得者，隐藏深处也，是为阴邪，故刺亦宜深。然则痛在浮浅者，有属阳邪可知也，但诸痛属阴者多耳。●丹波元简曰：张云：凡病痛者，多由寒邪滞逆于经，及深居筋骨之间，凝聚不散，故病痛为阴也。按之不得者，隐藏深处也，是为阴邪，故刺亦宜深。然则痛在浮浅者，由属阳邪可知也，但诸痛属阴者多耳。

③杨上善曰：卫气行皮肤之中，壅遏作痒，故浅刺之也。●马莳曰：此言病有阴阳，故刺之有浅深也。阴经为阴，阳经为阳；痛为阴，痒为阳；上为阳，下为阴。病在阴者深取之，病在阳者浅刺之。●张介宾曰：阳主升，故在上者为阳。阴主降，故在下者为阴。痒者，散动于肤腠，故为阳。凡病在阳者，皆宜浅刺之。其在下者，自当深刺无疑也。●张志聪曰：此论表里上下之阴阳。夫表为阳，里为阴。身半以上为阳，身半以下为阴。

病在阳者名曰风，故痒者阳也，病在皮肤之表阳也。病在阴者名曰痹，痹者痛也，故病痛者阴也，以手按之不得者，留痹之在内也。此言表里之为阴阳也。病在上者为阳，病在下者为阴，以形身之上下分阴阳也。●黄元御曰：痛者，气阻而不行也，故深在阴分。痒者，气行而不畅也，故浅在阳分。●丹波元简曰：张云：阳主升，故在上者为阳。阴主降，故在下者为阴。痒者散动于肤腠，故为阳。凡病在阳者，皆宜浅刺之。其在下者，自当深刺无疑也。志云：此论表里上下之阴阳。夫表为阳，里为阴。身半以上为阳，身半以下为阴。病在阳者名曰风，故痒者阳也。病在皮肤之表阳也，病在阴者名曰痹，痹者痛也，故病痛者阴也，以手按之不得者，留痹之在内也。此言表里之为阴阳也。简案：《四十八难》曰：痒者为虚，痛者为实。义似相戾。

9.17 病先起阴者，先治其阴而后治其阳；病先起阳者，先治其阳而后治其阴①。

①杨上善曰：皆疗其本也。●马莳曰：此言病有所由起，故刺有所先也。阴阳者，阴经阳经也。（按此节大义，与上"病生于头者头重"一节相同。）●张介宾曰：此以经络部位言阴阳也。病之在阴在阳，起有先后。先者病之本，后者病之标。治必先其本，即上文所谓先刺其病所从生之义。●张志聪曰：此承上文而言表里。上下阴阳之气，交相贯通，故有先后之分焉。《内经》云：阳病者上行极而下，阴病者下行极而上。从内之外者，先调其内；从外之内者，先治其外。●丹波元简曰：张云：此以经络部位言阴阳也。病之在阴在阳，起有先后。先者病之本，后者病之标。治必先其本，即上文所谓先刺其病所从生之义。●章楠曰：盖阴阳气血之流行，表里循环者也。至其为病，必先治发病之处，所谓治本而和标也。

9.18 刺热厥者，留针反为寒；刺寒厥者，留针反为热①。刺热厥者，二阴一阳；刺寒厥者，二阳一阴。所谓二阴者，二刺阴也；一阳者，一刺阳也②。

①杨上善曰：留久者，则无热动针留之为寒，无寒静针留之为热也。●张介宾曰：厥论曰：阳气衰于下，则为寒厥；阴气衰于下，则为热厥。凡刺热厥者，久留其针则热气去，故可反为寒。刺寒厥者，久留其针则寒气去，故可反为热。●丹波元简曰：马云：《素问》明有《厥论》，本经《寒热病》篇亦有刺寒热厥法。

②杨上善曰：皮为阳分也，肌肉为阴分也，刺热厥者，二度刺阴留，补其阴也，一度刺阳留，泻其阳也。刺寒反之。●马莳曰：（《素问》明有《厥论》，本经《寒热病》篇亦有刺寒厥热厥法。）此言刺厥病之有法也。《素问·厥论》有寒热二证。刺热厥者久留其针，反能为寒而热可去；刺寒厥者久留其针，反能为热而寒可去。刺热厥者，补阴经二次，泻阳经一次，盖阴盛则阳退，热当自去也；刺寒厥者，补阳经二次，泻阴经一次，盖阳盛则阴退，寒当自去也。所谓二阴者，二次刺阴经也；一阳者，一刺泻阳经也。其二阳一阴可推矣。●张介宾曰：二刺阴、一刺阳者，谓补其阴经二次，泻其阳经一次，则阴气盛而阳邪退，故可以治热厥。其二阳一阴者，亦犹是也，故可以治寒厥。●张志聪曰：此论寒热之阴阳厥热也。刺热厥者留针，俟针下寒，乃去针也。刺寒厥者留针，俟针下热，

乃去针也。二阴一阳，二阳一阴者，谓寒热阴阳之气，互相交通，故不独取阳而独取阴也。●张开之曰：一二者，阴阳水火之生数。●黄元御曰：厥病阴阳偏盛，故生寒热。此非旦夕所成，故宜留针，以去其偏。●丹波元简曰：张云：二刺阴，一刺阳者，谓补其阴经二次，泻其阳经一次，则阴气盛而阳邪退，故可以治热厥。其二阳一阴者，亦犹是也，故可以治寒厥。●周学海曰：前文"凡刺此者"至"少阴在下"，再自"三脉动于足大趾之间"至"重虚病益甚"，再自"膺腧中膺"至"无使邪气得入"，当依次移置于此。

9.19　久病者邪气入深，刺此病者，深内而久留之①，间日而复刺之，必先调其左右，去其血脉，刺道毕矣②。

①张介宾曰：久远之疾，其气必深，针不深则隐伏之病不能及，留不久则固结之邪不得散也。

②杨上善曰：病久益深，物理之恒，故非深取久留，不可去之。邪气不能速出，故须间日而取。取之气调左右，血络刺而去之，可谓尽刺之理者也。●马莳曰：（内，纳同。间，去声。）此言治久病之有法也。●张介宾曰：一刺未尽，故当间日复刺之。再刺未尽，故再间日而又刺之，必至病除而后已。然当先察其在经在络，在经者直刺其经，在络者缪刺其络，是谓调其左右，去其血脉也。义详本类前三十。●张志聪曰：（内讷同。间，去声。）人之卫气昼行于阳，夜行于阴，应天道之绕地一周，昼明夜晦。病久者邪气入深，邪与正争，则气留于阴，间日而后出于阳，是以间日复刺之者，俟气至而取之也。左右者，阴阳之道路也。经脉者，所以行气血而荣阴阳也。此篇论终始之道，本于五行六气。五行应神机之出入，六气应天道之右旋，行针之士，能顺上下之运行，并左右之间气，去血脉之宛陈，刺道毕矣。●黄元御曰：凡诸久病根深，皆宜久留其针，去其病根也。●丹波元简曰：张云：久远之疾，其气必深，针不深，则隐伏之病不能及，留不久，则固结之邪不得散也。一刺未尽，故当间日复刺之。再刺未尽，故再间日而又刺之，必至病除而后已。然当先察其在经在络，在经者直刺其经，在络者缪刺其络，是谓调其左右，去其血脉也。志云：病久者邪气入深，邪与正争，则气留于阴，间日而后出于阳，是以间日复刺之者，俟气至而取之也。●周学海曰：自"凡刺之道，气调而止"至此，新订次序当分两节，上节从"凡刺之道"至"可得传于终始矣"，是重发气字；下节从"故阴阳不相移"至此，是重发阴阳补泻之事也。

9.20　凡刺之法，必察其形气，形肉未脱，少气而脉又躁，躁厥者，必为缪刺之①，散气可收，聚气可布②。深居静处③，占神往来④，闭户塞牖，魂魄不散⑤，专意一神，精气之分⑥，毋闻人声，以收其精⑦，必一其神，令志在针⑧。浅而留之，微而浮之，以移其神，气至乃休⑨。男内女外⑩，坚拒勿出，谨守勿内，是谓得气⑪。

①杨上善曰：以下缪刺之法也。形肉未脱，察其形也。少气，察其气也。脉躁，察其脉也。有此三种所由，必须缪刺大络，左刺右，右刺左也。

②杨上善曰：希，散也。缪刺之益，正气散而收聚，邪气聚而可散也。●马莳曰：此言气虚脉盛者，当行缪刺之法也。形肉虽未脱，元气则衰少，然而脉又躁动，是谓气虚脉

盛也，当行缪刺之法，即左病取右络穴，右病取左络穴是也。其精气之散可以收之，邪气之聚可以散之。●张介宾曰：病少气而形肉未脱，其脉躁急，其病躁而厥逆者，气虚于内，邪实于经也，当缪刺之，左病取右，右病取左。所刺在络，其用轻浅，则精气之散者可收，邪气之聚者可散也。●丹波元简曰：《甲乙》躁厥者，注云：一作"疾"字。张云：病少气而形肉未脱，其脉躁急，其病躁而厥逆者，气虚于内，邪实于经也，当缪刺之，左病取右，右病取左。所刺在络，其用轻浅，则精气之散者可收，邪气之聚者可散也。简案："躁厥"作"躁疾"是。

③杨上善曰：为针调气，凡有六种。深居□□□□气静。一也。

④杨上善曰：去妄心，随作动。二也。

⑤杨上善曰：去驰散，守魂魄。三也。●张志聪曰：此言针刺之法，必察其病者之形气，占其精神，而后乃行针也。形肉未脱，形气相得也。夫气生于下，脉从足而手，少气者，气聚于下也。躁者，阴之动象，厥逆也。脉又躁厥者，血气不调和，而反躁逆于上也。缪刺者，左刺右，右刺左，阳取阴，阴取阳。和其血气，调其阴阳，使经脉之散气可收，在下之聚气可布，深居静处，养其气也。闭户塞牖，无外其志也。魂魄不散，精神内守也。此言治病者，必使病人之血气调和，精神内守，而后可以行针。

⑥杨上善曰：去异思，守精神。四也。

⑦杨上善曰：去异听，守精气。五也。

⑧张介宾曰：言刺此者，须必清必静，聚精会神，详察秋毫，令志在针，庶于虚实疑似之间，方保无误也。

⑨杨上善曰：休，平和也。平针下和气。六也。●马莳曰：（分，去声。）此言用针者，当预养其神以行针也。凡用针者，虽占病者之神气往来，然必先自养其神气。故深居静处，闭户塞牖，魂魄神意精气皆会于一，令志已在针，方浅而留之，或微而浮之，以移病者之神，候其真气已至而乃止针也。●张介宾曰：用针之道，所重在气。上文言少气者，气之虚。以气虚邪实之病而欲用针，故宜浅而留之，贵从缓也。微而浮之，惧伤内也。但欲从容以移其神耳。候其真气已至，乃止针也。●丹波元简曰：马云：此言用针者，当预养其神以行针也。凡用针者，虽占病者之神气往来，然必先自养其神气，故深居静处，闭户塞牖，魂魄、神意、精气，皆会于一，令志已在针，方浅而留之，或微而浮之，以移病者之神，候其真气已至而乃止针也。

⑩顾观光曰："内"、"外"二字互误，当依《难经·七十八难》改正。即内则所谓男子主内，女子主外也。下文坚拒勿出，女不出也；谨守勿内，男不入也。

⑪杨上善曰：男者在家，故为内也。女者出家，故为外也。是男为内气，女为外气。针下得男内气，坚巨勿令出也。得女外气，谨守勿令入内也。●张介宾曰：既刺之后，尤当戒慎，男子忌内，女子忌外。忌外者，坚拒勿出。忌内者，谨守勿内。则其邪气必去，正气必复，是谓得气。●张志聪曰：此言医者当自守其神，令志在针也。夫肾主藏精，开窍于耳，精气之分，惑于听闻，是以毋闻人声，以收其精。必一其神，令志在针，神志之专一也。浅而留之，微而浮之，以移其病者之神，候针下之气至而休，盖以己之精神，合病者之神气也。男为阳，女为阴。阳在外，故使之内，阴在内，故引之外，谓和调外内阴阳之气也。坚拒其正气而勿使之出，谨守其邪气而勿使之入，是谓得气。●黄元御曰：男子不足于内，故坚拒勿出，女子不足于外，故谨守勿内。●丹波元简曰：张云：既刺之

后，尤当戒慎，男子忌内，女子忌外。忌外者，坚拒勿出。忌内者，谨守勿内。则邪气必去，正气必复，是谓得气。《道藏》本释音云：《难经》作"男外女内"。简案：《七十八难》云："男外女内"，乃言针法，与本篇之义自别。

9.21 凡刺之禁：新内勿刺，新刺勿内。已醉勿刺，已刺勿醉。新怒勿刺，已刺勿怒。新劳勿刺，已刺勿劳。已饱勿刺，已刺勿饱。已饥勿刺，已刺勿饥。已渴勿刺，已刺勿渴。大惊大恐，必定其气，乃刺之。乘车来者，卧而休之，如食顷，乃刺之。出行来者①，坐而休之，如行十里顷乃刺之②。凡此十二禁者③，其脉乱气散，逆其营卫，经气不次，因而刺之，则阳病入于阴，阴病出为阳④，则邪气复生，粗工勿察，是谓伐身，形体淫泆⑤，乃消脑髓⑥，津液不化，脱其五味⑦，是谓失气也⑧。

①丹波元简曰：《甲乙》"出"作"步"。
②张介宾曰：以上连男内女外共为十二禁。
③丹波元简曰：简案：马、张连男内女外为十二禁。"然凡刺之禁有后节则必不然"《甲乙》无此十二三字，盖古经之脱文也。介按：凡十二禁者，如风雨晦明之四时、人之气血、凝滞不调共计四禁也；大饱则气虚，五禁也；新饱则气盛，六禁也；大醉则气乱，七禁也；大怒则气逆，八禁也；大渴则液少，九禁也；大劳则气乏，十禁也；大惊则气散，十一禁也；人神所在之处，恐伤其生气，十二禁也。夫所谓人神所在之处，以四时言之，则春在左胁、秋在右胁、冬在腰、夏在脐，此四者系是肝肺肾脾所司之时也，故亦须禁之。
④顾观光曰：马本"为"作"于"，以上句例之，当是。然《甲乙经》亦作"为"。
⑤丹波元简曰：《道藏》本、《甲乙》作"淫泺"。张云：淫泆荡散也。（"淫泺"详于《素问识·骨空论》。）●顾观光曰：《音释》"淫泆"作"淫泺"，与《甲乙经》合。
⑥顾观光曰：《甲乙经》"脑"作"骨"。
⑦丹波元简曰：志云：五味入口，藏于肠胃，味有所藏，以养五气，气和而生，津液相成，神乃自生。针刺之道，贵在得神致气，犯此禁者，则脱其五味所生之神气，是谓失气也。
⑧马莳曰：（按《素问·刺禁论》云：无刺大醉，令人气乱；无刺大怒，令人气逆；无刺大劳人，无刺新饱人，无刺大饥人，无刺大渴人，无刺大惊人。）此言病人与医人，善养善针者为得气，而反此者为失气也。气，真气也。病人善守禁忌，男子则忌内，而谨守无内；女人则忌外，而坚拒勿出。则未刺之先，或已刺之后，真气不失，是之谓得气也。然凡刺之禁，曰外、曰内、曰醉、曰怒、曰劳、曰饱、曰饥、曰渴、曰惊、曰恐、曰车、曰步，皆当慎之，正以此十二禁者，脉气散乱，营卫相逆，经气不次，病人失于自守，医人妄于行刺，则阳病入阴，阴病出阳，邪气复而真气衰，不谓之失气而何？●张介宾曰：淫泆，荡散也。不知所禁，妄为刺之，则阴阳错乱，真气消亡，是谓失气也。泆音逸。●张志聪曰：此论刺有十二禁也。内者，入房也。新内则失其精矣。酒者，熟谷之液，其气慓悍。已醉则气乱矣。肝主藏血，怒则气上，新怒则气上逆，而血妄行矣。烦劳则神气外张，精气内绝矣。《脉要精微论》曰：饮食未进，经脉未盛，络脉调匀，血气未

乱，故乃可诊有过之脉，是以已饱勿刺。《平脉》篇曰：谷入于胃，脉道乃行，水入于经，其血乃成。是又已饥勿刺，已渴勿刺也。惊伤神，恐伤精，故必定其气乃刺之，则存养其精气神矣。久坐伤肉，故乘车来者卧而休之。久行伤筋，故出行来者坐而休之。凡此十二禁者，其脉乱气散，荣卫逆行，经气不次，因而刺之，则阳病入于阴，阴病出于阳，邪气复生，是谓戕伐其身而形体淫泆矣。脑为精髓之海。津液者，补益脑髓，润泽皮肤，濡养筋骨，犯此禁者，则津液不化，而脑髓消铄矣。五味入口，藏于肠胃，味有所藏，以养五气，气和而生，津液相成，神乃自生。针刺之道，贵在得神致气，犯此禁者，则脱其五味所生之神气，是谓失气也。●黄元御曰：脑髓津液，化于五味．脱其五味，脱其化生精液之源也。

9.22　太阳之脉，其终也，戴眼，反折，瘈疭，其色白，绝皮乃绝汗①，绝汗则终矣②。少阳终者，耳聋，百节尽纵，目系绝，目系绝一日半则死矣，其死也，色青白乃死③。阳明终者，口目动作，喜惊妄言，色黄，其上下之经盛而不行④则终矣⑤。少阴终者，面黑齿长而垢，腹胀闭塞，上下不通而终矣⑥。厥阴终者，中热嗌干，喜溺心烦，甚则舌卷卵上缩而终矣⑦。太阴终者，腹胀闭不得息，气噫善呕，呕则逆，逆则面赤，不逆则上下不通，上下不通则面黑皮毛燋而终矣⑧。

①丹波元简曰："太阳之脉"以下，文与《素问·诊要经终论》同，今特举其异同，不复诠释。《诊要经终》无"绝皮"二字，作绝汗乃出。

②张介宾曰：戴者，戴于上也，谓目睛仰视而不能转也。反折，腰脊反张也。瘈者，筋之急也。疭者，筋之缓也。绝汗者，暴出如油，不能收也。足太阳之脉起于目内眦，上额交巅入络脑，下项夹脊抵腰中，下至足之小趾；手太阳之脉起于小趾之端，循臂上肩，其支者循颈上颊至目之外眦，故其为病如此。然太阳为三阳之表，故主色白汗出《灵枢·终始篇》曰：其色白，绝皮乃绝汗，绝汗则终矣。亦主表之谓。瘈音炽。疭音纵。●薛雪曰：戴者，戴于上也，谓目睛仰视而不能转也。反折，腰脊反张也。瘈者，筋之急也。疭者，筋之缓也。绝汗者，暴出如油，不能收也。足太阳之脉，起于目内眦，上额交巅，入络脑，下项挟脊，抵腰中，下至足之小趾。手太阳之脉，起于小指之端，循臂上肩，其支者，循颈上颊。至目之外眦，故其为病如此。然太阳为三阳之表，故主色白。汗出，其色白绝皮，乃绝汗，绝汗则终矣。亦主表之谓。瘈，音炽。疭，音纵。

③张介宾曰：手足少阳之脉皆入于耳中，亦皆至于目锐眦，故为耳聋目瞏也。瞏者，直视如惊貌。因少阳之系绝，不能旋转，故如此也。胆者筋其应，少阳气绝，故百节皆纵也。木之色青，金之色白，金木相贼，则青白先见，此少阳之死候也。瞏音琼。●薛雪曰：手足少阳之脉，皆入于耳中，亦皆至于目锐眦，故为耳聋、目瞏也。瞏者，直视如惊貌，因少阳之系绝，不能旋转，故至此也。胆者筋其应，少阳气绝，故百节皆纵也。木之色青，金之色白，金木相贼，则青白先见。此少阳之死候也。瞏，音琼。

④丹波元简曰：《诊要经终》作"不仁"。

⑤张介宾曰：手足阳明之脉皆挟口入目，故为口目动作而牵引歪斜也。闻木音则惕然而惊，是阳明善惊也。骂詈不避亲疏，是阳明妄言也。黄者，土色外见也。上下经盛，谓

头颈手足阳明之脉皆躁动而盛，是胃气之败也。不知疼痛，谓之不仁，是肌肉之败也。此皆阳明气竭之候。●薛雪曰：手足阳明之脉，皆挟口入目，故为口目动作而牵引歪斜也。闻木音则惕然而惊，是阳明善惊也。詈骂不避亲疏，是阳明妄言也。黄者，土色外见也。上下经盛，谓头颈手足阳明之脉，皆躁动而盛，是胃气之败也。不知疼痛，谓之不仁，是肌肉之败也。此皆阳明气竭之候。

⑥张介宾曰：手少阴气绝则血败，足少阴气绝则色如炲，故面黑也。肾主骨，肾败则骨败，故齿根不固，长而垢也。手少阴之脉下膈络小肠，足少阴之脉络膀胱贯肝膈，故为腹胀闭。上下不通则心肾隔绝，此少阴之终也。●薛雪曰：手少阴气绝则血败，足少阴气绝则色如炲，故面黑也。肾主骨，肾败则骨败，故齿根不固，长而垢也。手少阴之脉，下膈络小肠，足少阴之脉，络膀胱，贯肝膈，故为腹胀闭，上下不通，则心肾隔绝，此少阴之终也。

⑦张介宾曰：手厥阴心主之脉起于胸中，出属心包络，下膈历络三焦；足厥阴肝脉循喉咙之后上入颃颡，其下者循股阴入毛中过阴器，故为中热嗌干善溺心烦等病。又舌者心之官也，肝者筋之合也，筋者聚于阴器，而脉络于舌本，故甚则舌卷卵缩而厥阴之气终矣。嗌音益。卷，上声。●薛雪曰：手厥阴心主之脉，起于胸中，出属心包络，下膈历络三焦，足厥阴肝脉，循喉咙之后，上入颃颡，其下者，循股阴，入毛中，过阴器，故为中热、嗌干、善溺、心烦等病，又舌者，心之官也，肝者，筋之合也，筋者聚于阴器而脉络于舌本，故甚则舌卷卵缩，而厥阴之气终矣。

⑧【编者按：本段文字与《素问·诊要经终论》之相似内容几同，惟各句顺序及个别字词小有差异。张介宾、薛雪两位医家未对本段内容加以注解，而仅对《素问·诊要经终论》中的字句进行了注解，在此特引其文，以供参考。】●马莳曰：（闲，闭同。见《素问·诊要经终论》《经脉》篇亦有各经气绝。）此言足之六经其终各有所候也。足太阳膀胱之脉，起目内眦，上额交巅，从巅入络脑，还出别下项，循肩膊内，挟脊抵腰中，入循膂，络肾属膀胱。故其终时，其眼反戴而上，其背反折，而为瘛疭之状。色白者，肺绝也。绝汗出而终矣。足少阳胆经之脉，起于目锐眦，上抵头角，下耳后，入耳中，出走耳前。故其终也，时百节尽纵而目系绝也。色青白者，金木相克也。足阳明胃经之脉，起于鼻，交頞中，下循鼻外，入上齿中，还出挟口，环唇，下交承浆。其支循喉咙入缺盆，下腹，属胃络脾。故其终时，必口目动作，喜惊妄言，胃邪盛也。色黄者，土色泄也。上下之经盛而不通者，胃气绝也。足少阴肾经主水，其色黑，肾主骨，齿乃骨余，肾脉入于腹，通窍于二便。故其终时，面黑齿长而垢，腹胀而不通也。足厥阴肝经之脉，循股阴，入毛中，过阴器，抵小腹，上贯膈，布胁肋，循喉咙。故其终时，中热嗌干，喜溺而心烦，甚则舌卷卵缩也。足太阴脾经之脉，循足大指内侧，出腨内，上阴股，入腹，上膈，挟咽，连舌本，散舌下。故其终时，腹胀闭而不得息，噫呕交作，上下不通，面黑而皮毛燋也。●张介宾曰：足太阴脉入腹属脾，故为腹胀闭。手太阴脉上膈属肺而主呼吸，故为不得息。胀闭则升降难，不得息则气道滞，故为噫为呕。呕则气逆于上，故为面赤。不逆则痞塞于中，故为上下不通。脾气败则无以制水，故黑色见于面。肺气败则治节不行，故皮毛焦而终矣。噫音伊。●张志聪曰：（闲闭同。）此归结终始之道，始于五行，而终于六气也。太阳之脉，起目内眦，上额交巅，从巅入络脑，还出别下项，挟脊抵腰中。太阳乃津液之府，而为诸阳主气，血气绝而不能荣养筋脉，则筋脉急而戴眼反折也。精明五色

者，气之华也。太阳之气主皮毛，气绝于皮，则色白而绝汗出也。少阳之脉，起目锐眦，入耳中。耳聋者，少阳之脉绝也。少阳主骨，百节尽纵，少阳之气绝也。少阳属肾，肾藏志，目系绝者志先死，志先死则一日半死矣。阳明之脉，起于鼻，交頞中，入齿中，还出挟口环唇，下交承浆。口目动作者，阳明之经气欲绝也。喜惊妄言色黄，阳明之神气外出也。上下经者，谓手足阳明之经，盛者盛于外而绝于内也。夫阳明太阴之言上下者，谓从腰以上，手太阴阳明皆主之，从腰以下，足太阴阳明皆主之。上下之经盛而不通则终者，天地阴阳之气，不交而绝也。少阴之脉，属肾络膀胱，上贯肝膈，入肺中，从肺出络心。腹胀闭塞者，少阴之脉绝不通也。面黑者，气色外脱也。齿长者，骨气不藏也。上下不通者，水火不交也。夫少阴之言上下者，少阴之上，君火主之，谓水火阴阳之气绝也。厥阴之脉，循阴股，入毛中，通阴器，循喉咙，入顽颡。舌卷卵缩，厥阴之脉绝也。厥阴从中见少阳之火化，中热嗌干心烦者，化气上出也。肝主疏泄，喜溺者，肝气下泄也。太阴之脉，上阴股，入腹上膈，挟咽连舌本，散舌下，复从胃注心中。太阴之脉绝不通，是以腹胀不得息。太阴之气上走心为噫。气噫善呕，呕则逆，逆则面赤者，从胃而心，心而外脱也。夫上逆于心，则见此证，如不逆，则手足二经皆绝，而上下不通矣。上下不通，则土败而水气乘之，而色黑矣。手太阴之气绝，而皮毛夭焦矣。此六气终而经脉绝也。盖气终则脉终，脉绝则气绝，譬如人之兄弟，生则俱生，急则俱死矣。夫经脉本于脏腑五行之所生，而外合阴阳之六气，故首言终始之道，五脏为纪，末结六经之终，谓生于五行而终于六气也。●张开之曰：神在天为风，风生木，木生肝，是天之六气，化生地之五行。五行生五脏，五脏生六经，六经合六气，盖原本于天之六气所生。故终于六经，而复归于天也。●《集注》眉批：阳气者，柔则养筋。又：一日半者，二日之间。●薛雪曰：足太阴脉，入腹属脾，故为腹胀闭；手太阴脉，上膈属肺，而主呼吸，故为不得息。胀闭则升降难，不得息则气道滞，故为噫为呕，呕则气逆于上，故为面赤；不逆则痞塞于中，故为上下不通。脾气败则无以制水，故黑色见于面；肺气败则治节不行，故皮毛焦而终矣。●黄元御曰：此段与《素问·诊要经终论》同。《难经》：终始者，脉之纪也。寸口人迎阴阳之气通于朝使，如环无端，故曰始也。终者，三阴三阳之脉绝，绝则死，死各有形，故曰终也。●周学海曰：以经气终始为纲，以虚实补泻为纬。前叙经脉阴阳之气，虚实之诊，随手拖到治法中间，即接叙刺法，处处跟定"气"字后。分叙得气、失气两段，是从补泻推出。末叙六经终证，近承失气，远映关格，有神龙掉尾之势。通篇看似散乱不续无意为文，而局阵自工，其训词之深厚，每读一句，即令人涵味不尽，以炼字精也。篇中有意绪不相承接者，略依事理重订，而分注之，以待高明之指正。

经脉第十

●马莳曰：按此篇言十二经之脉，故以"经脉"名篇。实学者习医之第一要义，不可不究心熟玩也。后世能言不识十二经络，开口动手便错，而于此懵然，惜哉！滑伯仁《十四经发挥》、《针灸聚英》等书，各本于此，但不若此篇尤详，凡《内经》全书之经络，皆至此而推之耳。●张志聪曰：此篇论脏腑十二经脉之生始出入，营血营行脉中，六气合于脉外，始于手太阴肺，终于足厥阴肝，周而复始，循度环转之无端也。●丹波元简曰：马云：凡《内经》全书之经络，皆自此而推之耳。

10.1 雷公问于黄帝曰：《禁脉》①之言②，凡刺之理，经脉为始，营其所行③，制其度量，内次五藏，外别六府，愿尽闻其道④。黄帝曰：人始生，先成精⑤，精成而脑髓生⑥，骨为干⑦，脉为营⑧，筋为刚⑨，肉为墙⑩，皮肤坚⑪而毛发长⑫，谷入于胃，脉道以通⑬，血气乃行⑭。雷公曰：愿卒闻经脉之始生⑮。黄帝曰：经脉者，所以能决死生⑯，处百病⑰，调虚实，不可不通⑱。

①丹波元简曰：马云：按当作"禁服"，本经第四十八《禁服》篇云：凡刺之理，经脉为始，营其所行，知其度量，内刺五脏，外刺六腑。则此篇数语，乃出于《禁服》篇也。张、志同。

②张介宾曰：脉当作服，即本经《禁服》篇也。●周学海曰：经有《禁服》篇所叙皆脉事，疑彼处"服"字误，有谓"脉"字误者，恐未必然。

③丹波元简曰：张云：言经络之营行也。简案：营与制对言，疑非营行之义。营，度也，见《玉篇》，当以此释之。

④杨上善曰：雷公先口吟此《九针》六十篇之道，勤服日久，编绝简垢，恐驰子孙，请问其约。黄帝乃令设盟诫之，详授针灸经脉脏腑之道，故今问之。●张介宾曰：营其所行，言经络之营行也。制其度量，言裁度其分数也。五脏属里，故言内次。六腑属表，故言外别。此数语即《禁服》篇之言，但彼次别二字，俱作刺字。详针刺类二十九。

⑤杨上善曰：人生成形，凡有八种，谓先遗体，阴阳二精，一也。●张介宾曰：精者，人之水也。万物之生，其初皆水。故《易》曰：天一生水。道家曰：水是三才之母，精为元气之根。《本神》篇曰：故生之来谓之精。《决气》篇曰：两神相搏，合而成形，常先身生，是谓精。故人始生先成精也。●陈念祖曰：先天水火之精，而先生两肾。●丹波元简曰：张云：精者人之水也，万物之生，其初皆水。故《易》曰：天一生水。道家曰：水是三戈之母，精为元气之根。《本神》篇曰：故生之来谓之精。《决气》篇曰：两神相搏，合而成形，常先身生，是谓精。故人始生，先成精也。

⑥杨上善曰：阴阳精变成脑髓，脑、髓同是骨中脂也，在头为脑，在四肢为髓，二也。●张介宾曰：精藏于肾，肾通于脑，脑者阴也，髓者骨之充也，诸髓皆属于脑，故精成而后脑髓生。●陈念祖曰：脑为精髓之海，肾精上注于脑而脑髓生矣。●丹波元简曰：张云：精藏于肾，肾通于脑，脑者阴也，髓者骨之充也，诸髓皆属于脑，故精成而后脑髓生。

⑦杨上善曰：干，本也。脑、髓之骨成，与皮肉筋脉为本，三也。●张介宾曰：犹木之有干，土之有石，故能立其身。●陈念祖曰：骨生于水脏，如木之干也。●丹波元简曰：张云：犹木之有干，土之有石，故能立其身。

⑧杨上善曰：经脉成，通行血气，以营其身，四也。●张介宾曰：脉络经营一身，故血气周流不息。●陈念祖曰：营者，有营舍之所以存血气也。●丹波元简曰：马云：犹将之营，《史记》云：以师兵为营卫。张云：脉络经营一身，故血气周流不息。

⑨杨上善曰：筋脉成，纲维四肢，约束百体，五也。●张介宾曰：筋力刚劲，故能约

束骨胳，动作强健。●陈念祖曰：筋之强劲也。●丹波元简曰：张云：筋力刚劲，故能约束骨骼，动作强健。●顾观光曰：此假"刚"为"纲"也。本书《经筋》篇云：太阴为目上纲，阳明为目下纲。

⑩杨上善曰：其肉成已，盛裹筋骨，壅罗脏腑，六也。●张介宾曰：肉象墙垣，故能蓄藏血气。●陈念祖曰：肉生于土，犹城墙之外卫也。●丹波元简曰：张云：肉象墙垣，故能蓄藏血气。志云：肉生于土，犹城墙之外卫也。

⑪杨上善曰：皮肤成已，腠理坚实，七也。

⑫杨上善曰：毛发成已，润泽滋长，八也。●张介宾曰：皮肤不坚则气不聚，故万物皮壳无弗坚者，所以固其外也。●陈念祖曰：发为血余，血气充盛故长也。

⑬丹波元简曰：张云：前言成形始于精，此言养形在于谷。如《营卫生会》篇曰：人受气于谷，谷入于胃，以传于肺，五脏六腑皆以受气，其清者为营，浊者为卫。故脉道通，血气行，此经脉之谓。明经脉之道，则可以决死生、处百病、调虚实、施治疗矣。

⑭杨上善曰：八体成美，经脉血气遂得通行。●张介宾曰：前言成形始于精，此言养形在于谷。如《营卫生会》篇曰：人受气于谷，谷入于胃，以传于肺，五脏六腑，皆以受气，其清者为营，浊者为卫。故脉道通，血气行，此经脉之谓。明经脉之道，则可以决死生、处百病、调虚实、施治疗矣。经脉义连后篇。●陈念祖曰：营卫血气，生于后天水谷之精也，此篇论脏府、十二经脉之生始出入。营血营行于脉中，六气合于脉外，始于手太阴肺，终于足厥阴肝，周而复始，循度环转之无端也。

⑮丹波元简曰："筋"诸本作"经"，当改。

⑯杨上善曰：人之死生，血气先见经脉，故欲知死生，必先候经脉也。

⑰杨上善曰：百病所生，经脉由之，欲处分百病，须候经脉也。

⑱杨上善曰：人之虚实之气，欲行补泻，须通经脉也。●马莳曰：（按"禁脉"当作"禁服"。本经第四十八《禁服》篇云：凡刺之理，经脉为始，营其所行，知其度量，内刺五脏，外刺六腑。则此篇数语，乃出于《禁服》篇也。）此帝因雷公之问，必原脉道之所以行，而示以经脉之所当知也。人之始生，先成于精，（本经《决气》篇云：两神相搏，合而成形，常先身生，是谓精。）精成而脑髓生，（肾通于脑。）其骨为干，犹木之干。其脉为营，（犹将之营。《史记》云：以师兵为营卫。）其筋为刚，其肉为墙，至皮肤坚，而后毛发长。及其已生，必谷入于胃，则脉道以通，而血气乃行。此经脉者，可以决死生，处百病，而调虚实，乃人之不可不知也。（按《素问·三部九候论》云：必先知经脉，然后知病脉。此经脉之所当知也。）●张介宾曰：卒，尽也。●张志聪曰：人始生先成精者，本于先天水火之精气而先生两肾。脑为精髓之海，肾精上注于脑而脑髓生。骨为干者，骨生于水脏，如木之干也。营者，犹营舍之所以藏血气也。筋为刚者，言筋之强劲也。肉为墙者，肉生于土，犹城墙之外卫也。皮肤坚而毛发长，血气之充盛也。此言皮肤脉肉筋骨，乃五脏之外合，本于先天之精气也。谷入于胃，脉道以通，血气乃行，言荣卫气血，生于后天水谷之精。愚按：血气之生始出入，阴阳之离合盛衰，非神灵睿圣，焉能洞鉴隔垣。《灵》、《素》二经，叙君臣咨访，盖欲证明斯道，永垂金石。然隐微之中，惟帝所洞察，故复指示于臣僚云。●金西铭曰：《营气》篇论营血之生始循行，亦出于帝论。●《集注》眉批：《易·系》曰：动静有常，刚柔断矣。太阳主筋，太阳为诸阳之首。●黄元御曰："凡刺之理，经脉为始，营其所行，制其度量，内次五脏，外别六腑"

六语,《禁服》之言。人之初生,爰有祖气,祖气一分,精神皆化,而形质初兆,则先成其精。精者,官骸之始基也。肾藏精而主骨,脑髓者,肾精所结,故精成而脑髓生。脑髓生则骨立,骨为之干,脉为之营,筋为之刚,肉为之墙,皮肤以生,毛发续长,形完胎落。谷入于胃,脉道乃通,血气乃行。此经脉所由生也。●章楠曰:此言经脉为血气所行之道路,而血气由谷气所生。察经脉,知血气之盈亏;审胃口,知谷气之虚实。凡一切外感、内伤之病,必由是而验,生死吉凶,由是而决,为处治百病,调和虚实之所凭,故不可不通其理也。各经流行起止,阴阳交接连贯,须细观铜人图。●江有诰曰:凡刺之理,经脉为始,(之部)营其所行,制其度量,(阳部)内次五藏,外别六府,愿尽闻其道。(幽侯合韵)人始生,先成精,精成而脑髓生,骨为干,脉为营,(耕部)筋为刚,肉为墙,皮肤坚,而毛发长,谷入于胃,脉道以通,(叶音汤)血气乃行。(阳东通韵)

10.2　肺手太阴之脉①,起于中焦②,下络大肠③,还循胃口④,上膈⑤属肺⑥,从肺系⑦横出腋下⑧,下循臑内⑨,行少阴心主⑩之前⑪,下肘中⑫,循臂内⑬上骨下廉⑭,入寸口⑮,上鱼⑯,循鱼际⑰,出大指之端⑱;其支者,从腕后⑲直出次指内廉,出其端⑳。是动㉑则病㉒肺胀满膨膨㉓而喘咳㉔,缺盆中痛㉕,甚则交两手而瞀㉖,此为臂厥㉗。是主肺所生病者㉘,咳,上气喘㉙渴㉚,烦心㉛胸满㉜,臑臂内前廉痛㉝厥㉞,掌中热㉟。气盛有余,则肩背痛㊱风寒,汗出中风㊲,小便数而欠㊳。气虚则肩背痛㊴寒㊵,少气不足以息㊶,溺色变㊷。为此诸病㊸,盛则泻之,虚则补之㊹,热则疾之㊺,寒则留之㊻,陷下则灸之㊼,不盛不虚,以经取之㊽。盛者寸口大三倍于人迎,虚者则寸口反小于人迎也㊾。

①杨上善曰:手太阴乃是五脏六腑经脉通行气之要道也。夫阴阳者,变化无方,随物施名,名有多种。肺在西方金位,阴气始生,名为少阴。居腰已上,脏腑之盖,居高而尊,因名太阴,即□□所主也。经脉与别,壅遏营气,令无所避,故名曰脉也。【编者按:"名有多种","多"字,仁和寺本原作"歹",当为传写之误,今改正。】

②杨上善曰:十一经脉生处,皆称为"起";所经之处名"出",亦称"至"、称"泾",此为例也。膈下脐上为中焦也。【编者按:"泾"字,疑为"经"字之误。】●张介宾曰:十二经脉所属,肺为手太阴经也。中焦当胃中脘,在脐上四寸之分。手之三阴,从脏走手,故手太阴脉发于此。凡后手三阴经,皆自内而出也。愚按:此十二经者,即营气也。营行脉中,而序必始于肺经者,以脉气流经,经气归于肺,肺朝百脉以行阴阳,而五脏六腑皆以受气,故十二经以肺经为首,循序相传,尽于足厥阴肝经而又传于肺,终而复始,是为一周。●李中梓曰:手之三阴,从脏走手,故手太阴肺脉起于中焦,当胃之中脘。十二经者,营也,故曰营行脉中。首言肺者,肺朝百脉也,循序相传,尽于肝经,终而复始,又传于肺,是为一周。●汪昂曰:中脘。●薛雪曰:十二经脉所属,肺为手太阴经也。中焦当胃中脘,在脐上四寸之分。手之三阴,从脏走手,故手太阴脉发于此。凡后手三阴经,皆自内而出也。按,十二经者,即营气也。营行脉中,而序必始于肺经者,以脉气流经,经气归于肺,肺朝百脉,以行阴阳,而五脏六腑皆以受气,故十二经以肺经

为首循序相传，尽于足厥阴肝经，而又传于肺，终而复始，是为一周。●沈又彭曰：直接中焦，中焦从胃通出外，对中脘穴，在心蔽骨与脐之中。●丹波元简曰：马云：起，发也。中焦者，中脘也（在脐上四寸）。杨珣《针灸集书》云：起者，兴也、发也。简案：《铜人》注：高承德云，中焦乃脐中也。此说甚异。张云：愚按：此十二经者，即营气也。营行脉中，而序必始于肺经者，以脉气流经，经气归于肺，肺朝百脉，以行阴阳，而五脏六腑皆以受气，故十二经以肺经为首，循序相传，尽于足厥阴肝经，而又传于肺，终而复始，是为一周。

③张介宾曰：络，联络也。当任脉水分穴之分，肺脉络于大肠，以肺与大肠为表里也。按：十二经相通，各有表里。凡在本经者皆曰属，以此通彼者皆曰络，故在手太阴则曰属肺络大肠，在手阳明则曰属大肠络肺，彼此互更，皆以本经为主也。下文十二经皆仿此。●李中梓曰：肺与大肠为表里，故络大肠。凡十二经相通，各有表里，在本经者曰属，他经者曰络。●汪昂曰：肺与大肠为表里。●薛雪曰：络，联络也。当任脉水分穴之分，肺脉络于大肠，以肺与大肠为表里也。按，十二经相通，各有表里，凡在本经者皆曰"属"，以此通彼者皆曰"络"，故在手太阴则曰"属肺"、"络大肠"，在手阳明则曰"属大肠"、"络肺"，彼此互更，皆以本经为主也。下文仿此。●丹波元简曰：马云：络，犹兜也，如今人横线为络而兜物也。张云：络，联络也。当任脉水分穴之分，肺脉络于大肠，以肺与大肠为表里也。按，十二经相通，各有表里。凡在本经者皆曰属，以此通彼者皆曰络，故在手太阴，则曰属肺络大肠；在手阳明，则曰属大肠络肺，彼此互更，皆以本经为主也。下文十二经皆仿此。

④张介宾曰：还，复也。循，巡绕也。自大肠而上，复循胃口。●李中梓曰：还，复也。循，绕也。下络大肠，还上循胃口。●汪昂曰：胃之上脘。●薛雪曰：还，复也。循，巡绕也。自大肠而上，复循胃口。●丹波元简曰：张云：还，复也。循，巡绕也。自大肠而上，复循胃口。滑氏《十四经发挥》云：胃口，胃上下口也。胃上口，在脐上五寸上脘穴；下口，在脐上二寸下脘穴之分也。《铜人》注云：胃口谓胃之上口，贲门之位也。

⑤汪昂曰：人心下有膈膜，遮隔浊气，不使上熏心肺。●沈又彭曰：胃口上心肺下有膈膜遮隔，浊气不使上侵，此系清浊分界，所以十二经由此上下，皆书之。

⑥杨上善曰：鬲，佳麦反。五脏六腑气相通者，脏脉必络腑属脏，腑脉必□……□。●张介宾曰：膈，膈膜也。人有膈膜，居心肺之下，前齐鸠尾，后齐十一椎，周围相着，所以遮隔浊气，不使上熏心肺也。属者，所部之谓。●李中梓曰：身中膈膜，居心肺之下，前齐鸠尾，后齐十一椎，周围相着以隔浊气，不使熏于肺也。●薛雪曰：膈，膈膜也。人有膈膜，居心肺之下，前齐鸠尾，后齐十一椎，周围相着。所以遮隔浊气，不使上熏心肺也。属者，所部之谓。●陈念祖曰：膈者，胸内之膈肉，前连鸠尾，后连脊之十一椎。●丹波元简曰：滑氏云：属，会也。膈者，隔也。凡人心下有膈膜，与脊胁周回相着，所以遮隔浊气，不使上熏于心肺也。张云：属者，所部之谓。

⑦汪昂曰：即喉咙。

⑧张介宾曰：肺系，喉咙也。喉以通气，下连于肺。膊之下，胁之上曰腋。腋下，即中府之旁。系音系。●李中梓曰：肺系，喉咙也。腋下者，膊下胁上也。●汪昂曰：肩下胁上曰腋。●薛雪曰：肺系，喉咙也。喉以通气，下连于肺。膊之下，胁之上曰"腋"，

腋下即中府之旁。●沈又彭曰：肩下胁上曰腋。●陈念祖曰：胸旁胁下谓之腋。●丹波元简曰：滑氏云：肺系谓喉咙也。喉以候气，下接于肺，肩下胁上际曰腋，自肺脏循肺系出而横行，循胸部第四行之中府云门，以出腋下。

⑨张介宾曰：臑之内侧，上至腋，下至肘，嫩耎白肉曰臑，天府侠白之次也。臑，儒、软二音，又奴刀、奴到二切。●李中梓曰：臑者，臑之内侧，上至腋，下至肘也。●汪昂曰：肩肘之间为臑，音柔。●薛雪曰：臑之内侧，上至腋，下至肘，嫩耎白肉曰"臑"。天府、侠白之次也。臑，音儒，又奴刀切。●陈念祖曰：臑内肱处谓之臑。●丹波元简曰：滑氏云：臑下对腋处为臑，肩肘之间也。张云：臑之内侧，上至腋，下至肘，嫩软白肉曰臑，天府侠白之次也。臑，儒、软二音，又奴刀、奴到二切。简案：臑，《广韵》：臂节，那到切。

⑩汪昂曰：心，心包。

⑪张介宾曰：少阴，心经也。心主，手厥阴经也。手之三阴，太阴在前，厥阴在中，少阴在后也。●李中梓曰：少阴者，心也。心主者，胞络也。手之三阴，太阴在前，厥阴在中，少阴在后。●薛雪曰：少阴，心经也。心主，手厥阴经也。手之三阴，太阴在前，厥阴在中，少阴在后也。●丹波元简曰：张云：少阴，心经也。心主，手厥阴经也。手之三阴，太阴在前，厥阴在中，少阴在后也。

⑫汪昂曰：臑尽处为肘。

⑬张介宾曰：臑臂之交曰肘中，穴名尺泽。肘以下为臂。内，内侧也。行孔最、列缺、经渠之次。●李中梓曰：臑与臂之交曰肘。内者，内侧也。●薛雪曰：臂臑之交曰"肘中"，穴名尺泽。肘下曰"臂"，内，内侧也。行孔最、列缺、经渠之次。●沈又彭曰：肩下一节为臑，臑尽处为肘，肘下为臂，臂尽为腕，腕尽处直至指俱名手。

⑭汪昂曰：肘以下为臂。●沈又彭曰：臂有两骨，行臂内侧，上骨之下廉。●陈念祖曰：臑尽处为肘，肘以下为臂。廉，侧也。

⑮张介宾曰：骨，掌后高骨也。下廉，骨下侧也。寸口，关前动脉也，即太渊穴处。●李中梓曰：骨，掌后高骨也。下廉，骨下侧也。寸口，即动脉也。●汪昂曰：关前动脉为寸口。●薛雪曰：骨，掌后高骨也。下廉，骨下侧也。寸口，关前动脉也，即太渊穴处。●沈又彭曰：即诊脉处。●丹波元简曰：《铜人》注云：肘中，尺泽穴分也，上骨，谓臂之上骨也，经渠穴在此寸口中（《甲乙》经渠在寸口陷者中）。杨珣云：肘，臂节也，臑尽处为肘臂者。《要旨论》云：肘下为臂。上骨者，谓臂之上骨也。廉者，边也。滑氏云：肘以下为臂。廉，隅也、边也。手掌后高骨旁动脉为关，关前动脉为寸口。楼氏《纲目》云：臑下掌上名曰臂，臂有二骨，今太阴脉循臂上骨之下廉也。张云：臑臂之交曰肘中，穴名尺泽，肘以下为臂内。内，侧也。行孔最、列缺、经渠之次骨掌后高骨也。下廉，骨下侧也。寸口，关前动脉也，即太渊穴处。简案：据张注，上字上声，非也。寸口通寸关尺而言，诸注以寸部释之，失古义矣。

⑯沈又彭曰：掌骨之前，大指之后，肉隆起处为鱼。

⑰张介宾曰：手腕之前，大指本节之间，其肥肉隆起形如鱼者，统谓之鱼。寸口之前，鱼之后，曰鱼际穴。●李中梓曰：手腕之上，大指之下，肉隆如鱼，故曰鱼。寸口之上，鱼之下曰鱼际穴。●汪昂曰：掌骨之前，大指之后，肉隆起处，统谓之鱼。鱼际，其间穴名。●薛雪曰：手腕之前，大指本节之间，其肥肉隆起，形如鱼者，统谓之"鱼"

寸口之前，鱼之后曰鱼际穴。●沈又彭曰：大指本节后穴名。●陈念祖曰：寸口，两寸尺之动脉处；鱼际，掌中大指下高起之白肉，有如鱼腹，因以为名。●丹波元简曰：滑氏云：掌骨之前，大指本节之后，其肥肉隆起处，统谓之鱼，鱼际则其间之穴名也。●顾观光曰：《圣济总录》百九十一"上"、"循"之间无"鱼"字。

⑱张介宾曰：端，指尖也，即少商穴，手太阴肺经止于此。●李中梓曰：端，指尖也，手太阴肺经止于此。●汪昂曰：至少商穴而止。《经别》篇又云：上出缺盆，循喉咙。●薛雪曰：端，指尖也，即少商穴。手太阴肺经止于此。●沈又彭曰：少商穴，大指内侧去爪甲角如韭叶。●丹波元简曰：滑氏云：出大指之端，至少商穴而终也。端，杪也。张云：端，指尖也。

⑲汪昂曰：臂骨尽处为腕。●沈又彭曰：列缺穴，两手交叉，食指尽处是也。太阴络从此别走阳明。

⑳张介宾曰：支者，如木之有枝，此以正经之外而复有旁通之络也。臂掌之交曰腕，此本经别络，从腕后上侧列缺穴直出次指之端，交商阳穴而接乎手阳明经也。此下十二经为病，见疾病类第十，与此本出同篇，所当互考。●李中梓曰：支者，如木之枝也。正经之外，复有旁分之络。此本经别络，从腕后直出次指之端，交商阳穴，而接手阳明经也。●汪昂曰：从腕后列缺穴，交手阳明经，以至商阳穴。●薛雪曰：支者，如木之有枝，此以正经之外而复有旁通之络也。臂掌之交曰腕，此本经、别络从腕后上侧列缺穴直出次指之端，交商阳穴而接乎手阳明经也。●丹波元简曰：《铜人》注云：《针经》曰：支而横者为络。此手太阴之络，别走阳明者也，穴名列缺。张云：支者，如木之有枝，此以正经之外，而复有旁通之络也。臂掌之交曰腕，此本经别络，从腕后上侧列缺穴，直出次指之端，交商阳穴而接乎手阳明经也。●丹波元简曰：诸本无此八字，原文本于《类经》，宜删去。【编者按：丹波元简此处有"黄帝曰：肺，手太阴也。"八字】●章楠曰：十二经脉流行，始于肺，终于肝，复接于肺，则气血流行一周。如是五十周于身，则为一昼夜。若卫气，昼则行于阳分二十五周，夜则行于阴分二十五周，皆漫行于经脉之外、皮肤肌肉之间。此营卫之气血流行不同，而其络脉仍相通贯，故营卫调和则无病，或风邪伤卫，或寒邪伤营，以致经络不通，阴阳格拒，故阴胜则寒，阳胜则热，皆营卫之病也。余义已详《营卫生会》篇矣，下明肺经所主病证。

㉑丹波元简曰：张云：动，言变也，变则变常而为病也。如《阴阳应象大论》曰在变动为握、为哕之类，即此之谓。

㉒章楠曰：《易》曰：吉凶悔吝生乎动。故有所伤动，则生病，或动经络，或动脏腑，各有病证可验也。

㉓丹波元简曰：《铜人》注云：谓气不宣畅也。马云：俗云膨脖。《胀论》曰：肺胀者，虚满而喘咳。

㉔张介宾曰：动，言变也，变则变常而为病也。如《阴阳应象大论》曰在变动为握为哕之类，即此之谓。肺脉起于中焦，循胃口上膈属肺，故病如此。按《至真要大论》列此肺病于少阴司天之下，以热淫所胜，火克金也。详运气类二十五。下同。膹音彭。●李中梓曰：动者，变也，变常而病也。肺脉起中焦，循胃上鬲属肺，故病如此。●薛雪曰：动，言变也，变常而为病也，肺脉起于中焦，循胃口，上膈属肺，故病如此，少阴司天，热淫所胜，亦病乎此，火克金也。

㉕张介宾曰：缺盆虽十二经之道路，而肺为尤近，故肺病则痛。●汪昂曰：肩下横骨陷中，阳明胃穴。●薛雪曰：缺盆虽十二经之道路，而肺为尤近，故肺病则痛。●沈又彭曰：肩下横骨陷中。●丹波元简曰：张云：缺盆虽十二经之道路，而肺为尤近，故肺病则痛。

㉖汪昂曰：音茂，迷乱也。●沈又彭曰：迷乱也。●陈念祖曰：缺盆在结喉两旁之高骨，形圆而踝如缺盆。瞀，目垂貌。●丹波元简曰：《铜人》注云：《太素》注曰：瞀，低目也。马云：交两手而掣瞀。张云：木痛不仁也。志云：目垂貌。简案：《玉篇》：目不明貌。又《楚辞·九章》：中闷瞀之忳忳。注：烦乱也。诸注俱误。

㉗张介宾曰：瞀，木痛不仁也。手太阴脉由中府出腋下，行肘臂间，故为臂厥。瞀，茂、莫、务三音。●李中梓曰：缺盆近肺，肺病则痛。瞀，麻木也。肺脉出腋下行肘臂，故臂厥。●薛雪曰：瞀，木痛不仁也。手太阴脉由中府出腋下，行肘臂间，故为臂厥。瞀、茂、莫、务三音。●陈念祖曰：甚则交两手而瞀，此为臂气厥逆之所致也。●丹波元简曰：《铜人》注云：肘前曰臂，气逆曰厥。

㉘张介宾曰：手之太阴，肺所生病也。按《二十二难》曰：经言是动者，气也；所生病者，血也。邪在气，气为是动；邪在血，血为所生病。气主呴之，血主濡之。气留而不行者，为气先病也；血壅而不濡者，为血后病也。故先为是动，后所生也。观此以是动为气，所生为血，先病为气，后病为血，若乎近理。然细察本篇之义，凡在五脏，则各言脏所生病，凡在六腑，则或言气或言血，或脉或筋，或骨或津液，其所生病本各有所主，非以血气二字统言十二经者也。《难经》之言，似非经旨。●薛雪曰：手之太阴，肺所生病也。●丹波元简曰：马云：是皆肺经所生之病耳。按：《难经·二十二难》：以是动为气，所生为血。即动生二字，分为气血，乃《难经》之臆说耳。张云：按《二十二难》云云，若乎近理。然细察本篇之义，凡在五脏，则各言脏所生病，凡在六腑，则或言气、或言血、或脉、或筋、或骨、或津液，其所生病，本各有所主，非以血气二字，统言十二经者也。《难经》之言，似非经旨。志云：是动者病因于外，所生者病因于内。凡病有因于外者、有因于内者、有因于外而及于内者、有因于内而及于外者、有外内之兼病者，本篇统论脏腑经气，故曰肺。手太阴之脉。曰是动，曰所生，治病者，当随其所见之证，以别外内之因，又不必先为是动，后及所生，而病证之毕具也。简案：马以此一句为结文，张则按下节为解，杨珣则肺下为句，盖是动所生，其义不明晰，亦未知孰是。

㉙汪昂曰：本经病。

㉚汪昂曰：金不生水。●丹波元简曰：《甲乙》、《铜人》作"喘喝"。张云："渴"当作"喝"，声粗急也。●顾观光曰：《甲乙经》、《脉经》"渴"并作"喝"。

㉛汪昂曰：心脉上肺。

㉜汪昂曰：脉贯膈。布胸中。

㉝汪昂曰：脉循臑臂。

㉞汪昂曰：臂厥。●沈又彭曰：四肢冷。

㉟张介宾曰："渴"当作"喝"，声粗急也。太阴之别直入掌中，故为痛厥掌热。●李中梓曰：喘者，气上而声粗息急也。渴者，金令燥也。太阴之别，直入掌中，故为痛厥掌热。●汪昂曰：心包部分，脉行少阴心主之前。●薛雪曰：喝，声粗急也。太阴之别，直入掌中，故为痛、厥、掌热。●丹波元简曰：张："厥"一字，句。马、志：

"痛"，下句。《铜人》无"厥"字。●章楠曰：此言外感之病，由表以及内也。

㊱杨上善曰：肺气盛，故上冲肩背痛也。●汪昂曰：背为手太阴部分。一作"臂"。

㊲丹波元简曰：张云：肺主皮毛，而风寒在表，故汗出中风。简案：气盛有余，谓肺脏气盛而有余，非外感邪气之盛也。而云风寒汗出中风，则似肺脏气盛而有余者，必病风寒汗出中风，此必理之所无，或恐六字衍文，诸家顺文诠释，未曾有疑及者何。

㊳杨上善曰：肺脉盛者则大肠脉盛，天有风寒之时，犹汗出脏中，身外汗少，故曰不浃。徂夹反，谓润洽也。有本作"汗出中风，小便数而欠"。阴阳之气上下相引，故多欠也。●张介宾曰：手太阴筋结于肩，藏附于背，故邪气盛则肩背痛。肺主皮毛而风寒在表，故汗出中风。肺为肾母，邪伤其气，故小便数而欠。●李中梓曰：肺之筋结于肩背，故气盛则痛。肺主皮毛，风寒在表，故汗出中风。母病传子，故肾病而小便数且欠也。●汪昂曰：肺热则便数而短，为母病及子。●薛雪曰：手太阴筋结于肩，藏附于背，故邪气盛则肩背痛；肺主皮毛，而风寒在表，故汗出中风；肺为肾母，邪伤其气，故小便数而欠。欠，呼欠也。●丹波元简曰：《铜人》注云：数，频也；欠，少也，言小便频而少也。马云：小便频数而发之为欠，母病及肾。简案：欠，呵欠也。《宣明五气》篇云："肾为欠"，马注为是。

㊴汪昂曰：一作"臂"。

㊵杨上善曰：盛气冲满，肩背痛也，肩背元气虚而痛也。阳虚阴并，故肩背寒也。●汪昂曰：畏寒。

㊶汪昂曰：本经病。

㊷杨上善曰：肺以主气，故肺虚少气不足以息也。大肠脉虚令膀胱虚热，故溺色黄赤也。溺，音尿。●李中梓曰：肩背处上焦为阳分，气虚则阳病，故为痛为寒为少气。金衰则水涸，故溺色变为黄赤。●汪昂曰：母邪及子。●丹波元简曰：《甲乙》注云：一作"卒遗失无变"。马云：邪及子。张云：金衰则水涸，故溺色变而黄赤。志云：气虚而不化也。

㊸杨上善曰：手太阴脉气为前诸病也。●张介宾曰：肩背者，上焦之阳分也。气虚则阳病，故为痛为寒而怯然少气。金衰则水涸，故溺色变而黄赤。●薛雪曰：肩背者，上焦之阳分也。气虚则阳病，故为痛，寒则怯然少气；金衰则水涸，故溺色变而黄赤。

㊹杨上善曰：《八十一难》曰：东方实，西方虚，泻南方，补北方，何谓也？然。金木水火土，当更相平。东方木也，木欲实，金当平之；火欲实，水当平之；土欲实，木当平之；金欲实，火当平之；水欲实，土当平之。东方者肝也，肝实则知肺虚。泻南方，补北方。南方火者，木之子也；北方水者，木之母也。水以胜火。子能令母实，母能令子虚，故泻火补水，欲令金去不得干木也。【编者按：萧延平注曰："欲令金去不得干木也"句，《难经》无"去"字，"干"作"平"。滑注云："金不得平木"，"不"字疑衍。复云：经曰一脏不平，所胜平之。东方肝也，西方肺也，东方实则知西方虚。若西方不虚，则东方安得过实？或泻或补，要亦抑其甚而济其不足，损过就中之道。越人之意，盖谓东方过于实，而西方之气不足，故泻火以抑其木，补水以济其金，是乃使金得与木相停，故曰欲令金得平木也。若曰欲令金不得平木，则前后文义窒碍，竟说不通。使肝不过肺不虚，复泻火补水，不几于实实虚虚耶？据此，则本注"去"字、"不"字疑衍，原钞"干"字当系"平"字传写之误。】●章楠曰：盛者，邪气有馀也，故当泻；虚者，元气

不足也，故当补也。

㊺杨上善曰：热盛冲肤，闭而不通者，刺之摇大其穴，泻也。

㊻杨上善曰：有寒痹等在分肉间者，留针经久，热气当集，此为补也。

㊼杨上善曰：经络之中，血气减少，故脉陷下也。火气壮火，宣补经络，故宜灸也。

㊽杨上善曰：《八十一难》云：不盛不虚，以经取之，是谓正经自病，不中他邪，当自取其经。前盛虚者，阴阳虚实，相移相倾，而他经为病。有当经自受邪气为病，不因他经作盛虚。若尔，当经盛虚，即补泻自经，故曰以经取之。●张介宾曰：盛泻虚补，虽以针言，药亦然也。热则疾之，气至速也。寒则留之，气至迟也。陷下则灸之，阳气内衰，脉不起也。不盛不虚，以病有不因血气之虚实而惟逆于经者，则当随经所在，或饮药或刺灸以取之也。下文诸经之治，义与此同。此节与《禁服》篇大同，详针刺类二十九。●薛雪曰：盛泻虚补，虽以针言，药亦然也。热则疾之，气至速也。寒则留之，气至迟也。陷下则灸之，阳气内衰，脉不起也，不盛不虚，以病有不因血气之虚实而惟逆于经者，则当随经所在，或饮药，或刺灸以取之也，下文诸经之治，与此同义也。●丹波元简曰：张云：盛泻虚补，虽以针言，药亦然也。热则疾之，气至速也。寒则留之，气至迟也。陷下则灸之，阳气内衰，脉不起也。不盛不虚，以病有不因血气之虚实，而惟逆于经者，则当随经所在，或饮药、或刺灸以取之也。下文诸经之治，义与此同。

㊾杨上善曰：厥阴少阳，其气最少，故寸口阴气一盛，病在手足厥阴；人迎阳气一盛，病在手足少阳。少阴太阳，其气次多，故寸口阴气二盛，病在手足少阴；人迎阳气二盛，病在手足太阳。太阴阳明，其气最多，故寸口阴气三盛，病在手足太阴；人迎阳气三盛，病在手足阳明。所以厥阴少阳，气盛一倍为病；少阴太阳，二倍为病；太阴阳明，三倍为病。是以寸口人迎，随阴阳气而有倍数，候此二脉，知于阴阳气之盛也。其阴阳虚衰，寸口人迎反小，准此可知也。●马莳曰：（瞀，音务。臑，音猱。数，音朔。按自肺至肝、督、任，滑伯仁有《十四经发挥》，义犹未悉，其各图形，起止歌诀，宜详阅之。）此言肺经脉气之行，乃为第一经之经脉也。言肺者，即手太阴经之脉也。凡言手者，以其井荥输经合等穴，自手而始也；凡言足者，以其井荥输经合等穴，自足而始也。（后凡各经分手足者以此。）起，发也。中焦者，中脘也。（在脐上四寸。）胃口，胃之上脘。（在脐上五寸。）络，犹兜也，如今人横线为络而兜物也。循，巡也。膈，隔也。凡人心下有膈膜，前齐鸠尾，后齐十一椎，周围着脊，所以遮隔浊气。不使上熏心肺也。肺系者，喉咙也。喉以候气，下接于肺。肩下胁上际曰腋，臑下对腋处为臑，肩肘之间也。臑尽处为肘，肘以下为臂。廉，隅也。手掌后高骨旁动脉为关，关前动脉为寸口。曰鱼、鱼际者，谓掌骨之前、大指本节之后，其肥肉隆起处，统谓之鱼；鱼际，则其间之穴名也。端，秒也。按本经《营卫生会》、《五味》、《邪客》、《刺节真邪》等篇，言人身有前三焦者，宗气出于上焦，即所谓积于胸中，又谓之积于膻中也，出喉咙以司呼吸。其营气者，阴精之气也，由中焦之气阳中有阴者，随上焦之气以降于下焦，而生此阴气，故谓之清者为营，又谓之营气出于中焦者是也。然营气阴性精专，随宗气以运行于经隧之中，故谓之营行脉中者是也。其卫气者，阳精之气也，由下焦之气阴中有阳者，随中焦之气以升于上焦，而生此阳气，故谓之浊者为卫，又谓之卫气出于下焦者是也。然卫气阳性慓悍，不随宗气而行，而自行于各经皮肤分肉之间. 故谓之卫行脉外者是也。兹手太阴之脉，起于中焦，以至下文云云者，本言宗气与营气同行，而卫气不与焉者也。即《营卫生会》篇所谓与营

俱行于阳二十五度，行于阴亦二十五度，一周也，故五十度而复大会于手太阴矣。然此特言肺经运行之始耳。起于中焦者，即《营卫生会》篇所谓中焦亦并胃中，出上焦之后，此所受气者，泌糟粕，蒸津液，化其精微，上注于肺脉者是也。言由谷气入胃，其精微之气，起于中焦，下络大肠，以肺与大肠相为表里也。转巡胃之上口，属之于肺。即从肺系横出腋下，盖由胸部第四行之中府、云门以出腋下，下循臑内，历天府、侠白，行于手少阴心经、手厥阴心主包络两经之前，下入肘中，抵尺泽穴。即《营卫生会》篇所谓上焦出于胃上口，并咽以上，贯膈而布胸中，走腋，循太阴之分而行者也。既下肘中，乃循臂内上骨之下廉，历孔最、列缺，入寸口之经渠、太渊，以上鱼，又循鱼际，出大指之端，至少商穴而止也。其支者，如木之有枝，以其自直行之脉而旁行之也。臂骨尽处为腕，脉之大隧为经，交经者为络。盖本经经脉虽终于大指之端，而络脉之行，从腕后之列缺穴交于手之阳明经，而由合谷、三间、二间以至于商阳穴，又随商阳而上行也。及其动穴验病，肺发胀满，致膨膨然，俗云膨脖。而喘急咳嗽，缺盆中痛，（本经《胀论》云：肺胀者，虚满而喘咳。）甚则交两手而瞀眩者，此之谓臂气厥逆也。（肺脉由中府出腋，循臑下肘入手。）是皆肺经所生之病耳。然又有诸病，或出本经，或由合经，为咳，为上气，为喘，为渴，为烦心，为胸满，（肺脉贯膈而布胸中。）为臑臂内前廉痛，为厥，掌中热。（脉行手少阴心主之前。）邪气有余，则为肩臂痛于风寒，（络脉交于手，上肩背。）为汗出中风，为小便频数，而发之为欠。（母病及肾。）正气不足，则为肩臂疼痛、寒冷，（络行手阳明。）为少气不足以息，（本经病。）为溺色变。（邪及子。）其诸病有如此者。然盛则当泻之，虚则当补之，热则泻者疾去其针，寒则补者久留其针，脉陷下者则用艾以灸，若不盛不虚则止以本经取之，而不必求之手阳明也。所谓盛者，何以知之？寸口较人迎之脉三倍而躁，则肺经为实，如《终始》篇所谓泻手太阴肺，而补手阳明大肠者是也。虚者何以知之？寸口较人迎之脉三倍而小，则肺经为虚，如《终始》篇所谓补手太阴肺，而泻手阳明大肠者是也。（按《难经·二十二难》，以是动为气。所生为血，即动、生二字分为气血，且以气先血后为难，不知肺经则言肺所生病，大肠则言津液所生病，胃则言血所生病，脾则言脾所生病，心则言心所生病，小肠则言液所生病，膀胱则言筋所生病，肾则言肾所生病，心主则言脉所生病，三焦则言气所生病。胆则言骨所生病，肝则言肝所生病，何尝以所生之病皆定为血也。今详本篇，前后辞义分明，不以所动属气，所生属血，乃《难经》之臆说耳。又按《至真要大论》云：所谓动者，知其病也。盖言凡知太冲、冲阳、尺泽等穴气绝，为死不治。正以其动，则可以验病，不动则气绝耳。此篇是动之义，正言各经之穴动则知其病耳。按自此肺经以至肝经，及两跷、督、任，共计一十六丈二尺之脉，宗气上呼吸而行脉路，一呼脉行三寸，一吸脉行三寸，呼吸定息，脉行六寸。漏水下一刻，计一百三十五息，脉行八丈一尺、二刻，计二百七十息，脉行一十六丈二尺，为一周身。漏水下百刻，计一万三千五百息，脉行八百一十丈，周夜共行五十度周于身。并非言手太阴行于寅时，手阳明行于卯时，足阳明行于辰时，足太阴行于巳时，手少阴行于午时，手太阳行于未时，足太阳行于申时，足少阴行于酉时，手厥阴行于戌时，手少阳行于亥时，足少阳行于子时，足厥阴行于丑时。至后世子午流注针灸等书，始有为此说者，张世贤、熊宗立遂乃分时注释。如果十二经分配十二时，则一时止行得一经，何以能八刻之一千八十息，脉行六十四丈八尺，而四度周于身也？又何以能十二时之一万三千五百息，脉行八百一十丈，而五十度周于身也？况每经体有长短，穴有多寡，假如手少阴心，止有九穴，左右计一十八穴，不过自手小指至肘上臑内而已，今日行于午时，其一时当得一千一百二十五息，脉行六十七丈五尺，较之足太阳膀胱经有六十三穴，左右共计一百二十六穴，直至目之内眦，上行于头，转至项后，行背四行，下行委中，以至足之小指外侧，其穴道身体尽一身之长，今日行于申时，则一时之中，亦止得息数一千一百二十五息，脉数止得六十七丈五尺乎？其余各经长短不同，又皆息数、脉数俱以一时之中而尽合乎？所谓一时止行一经者，实理势之所必无也。彼或以《二十三难》"始从中焦"始字，遂指寅为肺，便以卯为大肠，而直轮至丑为肝经耶。殊不知纪漏者，必始寅初一刻，而经脉运行之始，始于肺经，谓之始于寅时一刻则可，若泥定肺经止行于寅时则非也。故自二刻一周身之后，又从中焦而起，一日一夜有五十次起于中焦，合昼夜而皆然，不但寅时而已，何可以始于一刻，而遂指肺之必行于寅时也。至有以余时配各经者，又缪之缪矣。李东垣《此事难知集》、《针灸聚英》及历朝太医院刊勒诸经穴名于石碑者，亦以各经分配各时，盖相仍于后世医籍而未究经典耳。而考《灵》、《素》，岂轩岐之本旨哉！）又曰：手太阴肺经图（略）又曰：《难经》曰：肺重三斤三两，六叶两耳，凡八叶，主藏魄。四垂如盖，附着于脊之第三椎，中有二十四空，行列分布诸脏之气，为诸脏之华盖。人有二喉，前喉为喉咙，通于五脏，主气出入。《灵枢·忧恚无言》篇云：喉咙者，气之所以上下者也。后喉为咽喉，主纳水谷，通于六腑。《忧恚无言》篇云：咽喉者，水谷之道也。《难经》曰：喉咙重十二两，广二寸，长一尺二寸，九节；咽门重十二两，广二寸半，至胃长一尺六寸。《肠胃》篇伯高曰：咽门重十两。广长同。又曰：《素问·灵兰秘典论》云：肺者，相傅之官，治节出焉。《灵枢·本脏》篇云：肺小则少饮，不病喘喝；肺大则多饮，善病胸痹、喉痹、逆气；肺高则上气、肩息、咳；肺下则居贲迫肺，善胁下痛；肺坚则不病咳上气；肺脆则苦病消瘅，易伤；肺端正则和利难伤；肺偏倾则胸偏痛也。又云：白色小理者，肺小；粗理者，肺大；巨肩反膺陷喉者，肺高；合腋张胁者，肺下；好肩背厚者，肺坚；肩背薄者，肺脆；背膺厚者，肺端正；胁偏疏者，肺偏倾也。又曰：附：肺经诸穴歌　（愚谓欲明经脉，须熟穴名，但徐氏歌俱自井荥而始，殊非本篇各经起止正义。滑氏歌合于起止，似无意味，读者难之。今各阴经照滑氏，阳经照徐氏，则合于起止，且长短句法亦照徐氏，学者颇便。惟先熟穴名，而经脉自了然矣。俗医云：吾大方脉，非针灸科，何须识经穴名？此所以为庸下，而不能入轩岐正脉也。）　手太阴，十一穴，中府云门天府列。侠白下尺泽，孔最见列缺。经渠太渊下鱼际，抵指少商如韭叶。　又分寸歌　太阴肺兮出中府，云门之下一寸许。云门璇玑旁六寸，巨骨之下二骨数。天府腋下三寸求，侠白肘上五寸主。尺泽肘中约纹论，孔最腕上七寸取。列缺腕侧一寸半，经渠寸口陷中是。太渊掌后横纹头，鱼际节后散脉举。大指本节后。少商大指端内侧，此穴若针疾减愈。（云门，巨骨下，侠气户旁二寸陷中，去中行任脉六寸。气户，巨骨下，俞府两旁各二寸陷中，去中行任脉四寸，去膺窗四寸八分。俞府，巨骨下，璇玑旁二寸陷中。璇玑，天突下一寸。天突，结喉下四寸宛宛中。上挨穴之法，由天突起至璇玑，由璇玑至云门，其法甚简。后仿此。）●张介宾曰：寸口主阴，肺为大肠之脏，手太阴经也。故肺气盛者，寸口大三倍于人迎，虚则反小也。人迎者，足阳明之动脉，在结喉旁一寸五分，乃三阳脉气所至也。《阴阳别论》曰三阳在头、三阴在手者，其义即此。下同。人迎脉口一盛二盛三盛，当补当泻，义具《终始》篇，详针刺类二十八。●张志聪曰：曰肺、曰脉者，乃有形之脏腑经脉，曰太阴者，无形之六气也。血脉内生于脏腑，外合于六气。以脉气分而论之，病在六气者，见于人迎气口，病在气而不在脉也；病在脏腑者，病在内而外见于脏腑所主之尺寸也。合而论之，脏腑经脉，内合五行，外合六气，五六相得而各有合也。故曰：肺手太阴之脉，概脏腑经脉阴阳之气而言也。此篇论荣血荣行脉中，始于手太阴肺，终于足厥阴肝，腹走手而手走头，头走足而足走腹，环转无端，终而复始。六脏之脉，属脏络腑，六腑之脉，属腑络脏，脏腑相连，阴阳相贯。先为是动，后及所生。是动者，病在三阴三阳之气，而动见于人迎气口，病在气而不在经。故曰：盛则泻之，虚则补之，不盛不虚，以经取之。谓阴阳之气偏盛，浅刺绝皮，益深绝皮，以泻阴阳之盛，致谷气以补阴阳之虚，此取皮腠之气分，而不及于经也。如阴阳之气，不盛不虚，而经脉不和者，则当取之于经也。所生者，谓十二经脉，乃脏腑之所生，脏腑之病，外见于经证也。夫是动者，病因于外；所生者，病因于内。凡病有因于外者，有因于内者，有因于外而及于内者，有因于内而及于外者，有外内之兼病者，本篇统论脏腑经气。故曰：肺手太阴之脉，曰是动，曰所生，治病者当随其所见之证，以别外内之因，又不必先为是动，后及所生，而病证之毕具也。膈者，胸内之膈肉，前连鸠尾，后连脊之十一椎。胸旁肋下谓之腋，膊内肱处谓之臑，臑尽处为肘，肘以下为臂廉侧也。寸口，两寸尺之动脉处。鱼际，掌中大指下高起之白肉，有如鱼腹，因以为名。荣气之道，内谷为实，谷入于胃，乃传之肺，故肺脉起于中焦之胃脘，下络大肠，还循胃口，而复上膈属肺，横出腋下之中府云门，下循臑内，历天府侠白，行于少阴心主之前，下肘中，抵尺泽，循臂骨之下廉，历孔最、列缺，入寸口之经渠、太渊，以上鱼，出大指端之少商；其旁而支行者，从列缺分行于腕后，循合谷上行于食指之端，以交于手阳明大肠经之商阳。是动则病肺胀膨膨而喘咳，缺盆中痛。瞀，目垂貌。甚则交两手而瞀，此为臂气厥逆之所致。盖三阴三阳之气，各循于手足之经，气逆于外，而病见于内也。所生者，肺脏所生之病，而外见于经证。夫五行之气，五脏所主，而六腑为之合，故在脏则曰主肺、主脾、主心、主肾、主肝，在腑则曰主津、主液、主气、主血、主骨、主筋，此皆脏腑所生之病，而外见于经证也。是主肺所生之病，故咳嗽上气，渴而烦心。肺主气而为水之生原，肺乃心之盖也。胸满，臑臂痛，掌中热，皆经脉所循之部而为病也。气之盛虚者，谓太阴之气也。肺俞在肩背，因气而痛于俞，所谓气伤痛也。溺色变者，气虚而不化也。夫三阴三阳之气，本于阳明胃腑所生，从手阳明之五里，而散行于肤表。肺主气而外主皮毛，是以手太阴与手足阳明，论气之盛虚，其余诸经略而不论也。夫三阴三阳之气，有因于本气之盛虚，有因于外感风寒，以致气之盛者，故提于十二经之首曰：风寒汗出中风。盖以申明三阴三阳之气在表，而合于天之六气也。为此是动所生诸病，盛则泻之，虚则补之，热则疾出其针以泻其热，寒则留之以俟针下热也。艾名冰台，举冰向日，能于冰中取火，故气陷下者灸之，谓能起生阳之气于阴中也。如阴阳之气，无有盛虚，而所生之经脉不调者，则当取之于经矣。经者，肺手太阴之脉也。所谓气之盛者，寸口大三倍于人迎；虚者，寸口反小于人迎也。　附：肺经诸穴歌　（照马氏补辑）　手太阴，十一穴，中府云门天府列，侠白下尺泽，孔最见列缺，经渠太渊下鱼际，抵指少商如韭叶。（古离爪甲如韭今如米许）

　　分寸歌　太阴肺兮出中府，云门之下一寸许。云门璇玑旁六寸，巨骨之下二骨数。天府腋下三寸求，侠白肘上五寸主。尺泽肘中约横文，孔最腕上七寸取。列缺腕侧一寸半，经渠寸口陷中主。太渊掌后横纹头，鱼际节后散脉举。少商大指端内侧，相去爪甲韭叶许。（云门，巨骨下、侠气户旁二寸陷中，去中行任脉六寸。气户，巨骨下、俞府两旁各二寸陷中，去中行任脉四寸，去膺窗四寸八分。俞府，巨骨下、璇玑旁二寸陷中。璇玑，天突下一寸。天突，结喉下四寸宛宛中。右挨穴之法，自天突起至璇玑、自璇玑至云门，其法甚简。后仿此。）●尚御公曰：脏腑之气，候见于手太阴之寸关尺。人迎气口，左右之寸口也。候法不同，各有分别。故首提曰肺手太阴之脉，复曰气有盛虚，曰人迎气口。书不尽言，义已骎括，读者当怿思之。●金西铭曰：《终始》篇云：少气者，脉口人迎俱少而不称尺寸也。言人迎气口，转应于尺寸，是尺寸与人迎气口，各有分别。●张玉师曰：人迎气口，以左右分阴阳；脏腑之脉，以尺寸分阴阳。●《集注》眉批：者字宜味。又：人迎气口之气血，主于皮肤，从手阳明之五里而出。又：详《官针》章注。又：三阴三阳之气，旋转不息，故曰是动；经脉生于脏腑，故曰所生。又：三阴三阳之气本于脏腑五行之所生，而外合于六经，故有因于内伤，有因于外感。●薛雪曰：寸口主阴，肺为大肠之脏、手太阴经也，故肺气盛者寸口大三倍于人迎，虚则反小也。人迎者，足阳明动脉，在结喉旁一寸五分，乃三阳脉气之至也。●黄元御曰：手之三阴，自胸走手。肺手太阴之脉，起于中焦，下络大肠，大阴阳明为表里也。还循胃口，上隔，属肺，从肺系横出腋下，中府之分也。下循臑内（臂内嫩肉曰臑）行少阴厥阴二经之前，（手三阴行于臂内，太阴在前。）下肘中，循臂内，上骨下廉（掌后高骨），入寸口成尺寸，上鱼（大指根肥肉曰鱼），循鱼际（穴名，即寸口脉。）出大指之端，手太阴之少商也。其支者，从腕后直出次指内廉，出其端，而交于手阳明经。人迎，足阳明之动脉，在喉旁。●陈念祖曰：曰肺、曰脉者，乃有形之脏府经脉。曰太阴者，无形之六气也。血脉内生于脏府，外合于六气。以脉气分而论之，病在六气者，见于人迎气口，病在气而不在脉也；病在脏府者，病在内而外见于脏府所主之尺寸也。合而论之，脏府经脉，内合五行，外合六气，五六相得，而各有合也，故曰肺手太阴之脉，概脏府阴阳之气而言也。此篇论营血，营行脉中，始于手太阴肺，终于足厥阴肝，腹走手而手走头，头走足，而足走腹，环转无端，终而复始。六脏之脉属脏络府，六府之脉属府络脏，脏府相连，阴阳相贯。先为是动，后及所生。是动者，病在三阴三阳之气，而动见于人迎气口，病在气而不在经，故曰盛则泻之，虚则补之，不盛不虚，以经取之。谓阴阳之气偏盛，浅刺绝皮，益深绝皮，以泻阴阳之盛，致谷气以补阴阳之虚，此取皮肤之气分而不及于经也。如阴阳之气不盛不虚，而经脉不和者，则当取之于经也。所生者，谓十二经脉乃脏府之所生也，脏府之病，外见于经证也。夫是动者，病因与外；所生者，病因于内。凡病有因于外者，有因于内者，有因于外而及于内者，有因于内而及于外者，有外内之兼病者。本篇统论脏府经气，故曰肺手太阴之脉，曰是动，曰所生。治病者当随其所见之证，以别外内之因，又不必先为是动，后及所生而病证之毕具也。●丹波元简曰：张云：寸口主阴，肺为大肠之脏，手太阴经也。故肺气盛者，寸口大三倍于人迎，虚则反少也。人迎者，足阳明之动脉，在结喉旁一寸五分，乃三阳脉气所至也。《阴阳别》篇曰"三阳在头，三阴在手"者，其义即此。下同。简案：何梦瑶《医编》云：人迎脉，恒大于两手寸脉数倍，从无寸口反大于人迎者，今验之此言，殆信矣。●章楠曰：本经之气，由中焦上胸肺，走手指，而接连大肠经也。

10.3　大肠手阳明之脉①，起于大指次指之端②，循指上廉③，出合谷④两骨之间⑤，上入两筋之中⑥，循臂上廉，入肘外廉⑦，上臑外前廉⑧，上肩，出髃⑨骨⑩之前廉⑪，上出于柱骨之会上⑫，下入缺盆⑬络肺⑭，下膈属大肠⑮；其支者，从缺盆上颈贯颊[16]，入下齿中[17]，还出挟口，交人中[18]，左之右，右之左，上挟鼻孔[19]。是动则病齿痛[20]颈肿[21]。是主津液所生病者[22]，目黄[23]口干[24]，鼽[25]衄[26]，喉痹[27]，肩前臑痛，大指次指痛不用[28]。气有余则当脉所过者热肿[29]，虚则寒栗不复[30]。为此诸病[31]，盛则泻之，虚则补之，热则疾之，寒则留之，陷下则灸之，不盛不虚，以经取之[32]。盛者人迎大三倍于寸口，虚者人迎反小于寸口也[33]。

①杨上善曰：手阳明脉，起手之指端上行，下属大肠，通行大肠血气，故曰大肠手阳明脉也。

②杨上善曰：手阳明与手太阴合。手太阴从中焦至手大指次指之端，阴极即变为阳。如此阴极阳起，阳极阴起，行手头及足，如环无端也。●张介宾曰：大肠为手阳明经也。大指次指，即食指之端也，穴名商阳。手之三阳，从手走头，故手阳明脉发于此。凡后手三阳经皆然。●李中梓曰：次指，食指也。手之三阳，从手至头。●汪昂曰：大指之第二指，即食指也。●薛雪曰：大肠为手阳明经也。大指次指，即食指之端也，穴名商阳。手之三阳，从手走头，故手阳明脉发于此。凡后手三阳经皆然。●沈又彭曰：商阳穴，在次指内侧去爪甲角如韭叶。●陈念祖曰：手大指之次指名食指也。●丹波元简曰："端"下《甲乙》有"外侧"二字，《铜人》作"内侧"，误。张云：即食指之端也，穴名商阳。

③丹波元简曰：张云：上廉，上侧也。凡经脉阳行于外，阴行于内，后诸经皆同，循指上廉，二间、三间也。

④丹波元简曰：张云：穴名。两骨，即大指次指后歧骨间也，俗名虎口。

⑤杨上善曰：掌骨及大指本节，表两骨之间也。●张介宾曰：循义见前，凡前已注明者后不再注，余仿此。上廉，上侧也。凡经脉阳行于外，阴行于内，后诸经皆同。循指上廉，二间、三间也。合谷，穴名。两骨，即大指次指后歧骨间也，俗名虎口。●李中梓曰：上廉，上侧也。凡诸经脉，阳行于外，阴行于内，后诸经皆同。合谷，穴名。两骨，即大指次指后歧骨也，俗名虎口。●汪昂曰：合谷，一名虎口，本经穴。●薛雪：上廉，上侧也。凡经脉阳行于外，阴行于内，后诸经皆同。循指上廉，二间、三间也。合谷，穴名。两骨，即大指次指后歧骨间也，俗名虎口。●沈又彭曰：合谷穴，名在大指次指歧骨陷中。●陈念祖曰：合谷，穴名，俗呼虎口。

⑥张介宾曰：腕中上侧两筋陷中，阳溪穴也。●李中梓曰：腕中上侧两筋陷中，阳溪穴也。●汪昂曰：阳溪穴。●薛雪：腕中上侧，两筋陷中，阳溪穴也。●丹波元简曰：张云：腕中上侧，两筋陷中，阳溪穴也。

⑦张介宾曰：循阳溪等穴以上曲池也。●薛雪曰：循阳溪等穴以上曲池也。●丹波元简曰：滑氏云：自阳溪而上循臂上廉之偏历、温溜、下廉。上廉、三里，入肘外廉之曲池。

⑧杨上善曰：手三阴行臑内，手三阳行臑外，阳明行臑外前楞也。●丹波元简曰："臑"上《甲乙》、《铜人》有"循"字。张云：行肘髎、五里、臂臑也。

⑨汪昂曰：音鱼。

⑩丹波元简曰：杨珣云：髃，肩前也，肩端两骨间为髃骨。张云：肩端骨罅为髃骨，以上肩髃、巨骨也。髃，隅同。

⑪杨上善曰：髃，音隅，角也，两肩端高骨即肩角也，又五口反。●张介宾曰：上臑外前廉，行肘髎、五里、臂臑也。肩端骨䯏为髃骨，以上肩髃、巨骨也。髃，隅同。●李中梓曰：肩端骨䯏为髃骨。●汪昂曰：肩髃骨，又穴名，在肩端两骨间。●薛雪曰：上臑外前廉，行肘髎、五里、臂臑上。肩端骨䯏为髃骨，以上肩髃、巨骨也。髃、隅同。●陈念祖曰：肩端两骨间为髃骨。髃，音求。

⑫张介宾曰：肩背之上，颈项之根，为天柱骨。六阳皆会于督脉之大椎，是为会上。●李中梓曰：背之上颈之根，为天柱骨。六阳皆会于督脉之大椎，是为会上。●汪昂曰：天柱骨，膀胱经，至此会于大椎。●薛雪曰：肩背之上，颈项之根为天柱骨，六阳皆会于督脉之大椎，是为"会上"。●陈念祖曰：肩，臂上处为天柱骨。●丹波元简曰：《铜人》注云：《气腑论》注曰：柱骨之会，乃天鼎穴也，在颈缺盆上直扶突气舍后，同身寸之半寸是也。杨珣云：《要旨》曰：脾上际会处为三柱骨，此经自肩髃穴，上出柱骨之上。张云：肩背之上，颈项之根，为天柱骨，六阳皆会于督脉之大椎，是为会上。简案：《气腑论》：手阳明脉气所发……柱骨之会各一。又《气穴论》：大椎上两旁各一。柱骨会上乃大椎两旁，必有本经之穴，其名今无考。《铜人》注为天鼎，非也。

⑬杨上善曰：柱骨，谓缺盆骨上极高处也。与诸脉会入缺盆之处，名曰会也。手阳明脉上至柱骨之上，复出柱骨之下入缺盆也。●汪昂曰：足阳明穴，肩下横骨陷中。●丹波元简曰：杨珣云：经曰，胸两旁高处为膺，膺上横骨为巨骨，巨骨上为缺盆。志云：缺盆在结喉两旁之高骨，形圆而踝，如缺盆然。

⑭汪昂曰：大肠与肺为表里。

⑮杨上善曰：腑气通脏，故络脏属腑也。●张介宾曰：自大椎而前，入足阳明之缺盆，络于肺中，复下膈，当脐旁天枢之分属于大肠，与肺相为表里也。●李中梓曰：自大椎而前，入缺盆络肺，复下膈，当脐旁，属于大肠。●薛雪曰：自大椎而前，入足阳明之缺盆，络于肺中，复下膈，当脐旁天枢之分，属于大肠，与肺相为表里也。●丹波元简曰：滑氏云：当天枢之分会，属于大肠。

⑯丹波元简曰：《甲乙》作"直上至颈贯颊"六字。滑氏云：头茎为颈，耳以下曲处为颊，自缺盆上行于颈，循天鼎、扶突，上贯于颊。

⑰张介宾曰：头茎为颈。耳下曲处为颊。颈中之穴，天鼎、扶突也。●李中梓曰：耳下曲处为颊。●薛雪曰：耳下曲处曰颊。颈中之穴，天鼎、扶突也。●丹波元简曰：《发挥》"齿"下补"缝"字。杨珣云：口内前小者为齿，大者为牙。滑氏云：既入下齿缝中，复出夹两口吻，相交于人中之分。

⑱丹波元简曰：张云：即督脉之水沟穴。由人中而左右互交上挟鼻孔者，自禾髎以交于迎香穴也。简案：《老子释略》云：鼻为天门，口为地户，天地之间，人中是也。

⑲杨上善曰：颈，项前也。交，谓相交不相会入也。●张介宾曰：人中，即督脉之水沟穴。由人中而左右互交、上挟鼻孔者，自禾髎以交于迎香穴也。手阳明经止于此，乃自山根交承泣穴而接乎足阳明经也。●李中梓曰：人中，即督脉之水沟穴。由人中而左右互交，上挟鼻孔，手阳明经止于此，自山根交承泣而接足阳明经也。●汪昂曰：至迎香穴而终。《经别》篇又云：循喉咙。本篇后又云：其别者入耳，合于宗脉。●薛雪曰：人中，即督脉之水沟穴。由人中而左右互交，上挟鼻孔者，自禾髎以交于迎香穴也。手阳明经止于此，乃自山根交承泣穴，而接乎足阳阴经也。●沈又彭曰：迎香穴，鼻下孔旁五分

◉章楠曰：本经止于此，接连胃经之脉，下明大肠经所主病证。

⑳汪昂曰：脉入齿缝。

㉑杨上善曰：齿痛，谓下齿痛也。颇，谓面颧秀高骨也，专劣反。◉张介宾曰：动义如前。手阳明之支者，从缺盆上颈贯颊入下齿中也。◉李中梓曰：阳明支脉从缺盆上颈贯颊，入下齿中。◉汪昂曰：脉上颈。◉薛雪曰：手阳明之支者，从缺盆上颈，贯颊，入下齿中也。◉陈念祖曰：气伤痛，形伤肿，因气以及形也。◉丹波元简曰："颈"《甲乙》作"颊"，《铜人》作"颇"，注云：颇谓准之秀骨也，并非。◉章楠曰：齿颈为支脉所行之处，谓因津液不能输化，气火郁结，以致齿痛颈肿也。

㉒杨上善曰：《八十一难》云：邪在血，血为所生病，血主濡之也。是为血及津液皆为濡也。津，汗也。以下所生之病，皆是血之津汗所生病。【编者按：萧延平注曰：《难经》云：经言脉有是动有所生病，是以动者气也，所生病者血也。邪在气，气为是动；邪在血，血为所生病。气主响之，血主濡之。气留而不行者，为气先病也；血壅而不濡者，为血后病也。故先为是动，后为所生也。滑注谓此脉字，非尺寸之脉，乃十二经隧之脉。每脉中辄有二病者，盖以有在气在血之分也。】◉张介宾曰：大肠与肺为表里，肺主气而津液由于气化，故凡大肠之或泄或秘，皆津液所生之病，而主在大肠也。◉李中梓曰：大肠或泄或闭，皆津液病也。◉汪昂曰：大肠主津。◉薛雪曰：大肠与肺为表里，肺主气而津液由于气化，故凡大肠之或泄或闭，皆津液所生之病而主在大肠也。◉丹波元简曰：张云：大肠与肺为表里，肺主气，而津液由于气化，故凡大肠之或泄或秘，皆津液所生之病，而主在大肠也。志云：大肠传导水谷，变化精微，故主所生津液，病则津液竭而火热盛，故为目黄、口干、鼽衄、喉痹诸证。

㉓汪昂曰：大肠内热。◉章楠曰：气火郁蒸水液，而变湿热之邪。

㉔章楠曰：无津液上输也。◉汪昂曰：无津。

㉕汪昂曰：鼻流清涕。◉沈又彭曰：清涕。

㉖汪昂曰：鼻血。◉沈又彭曰：鼻血。◉丹波元简曰：《铜人》注云：王砅曰：鼻中水出曰鼽，血出曰衄。

㉗汪昂曰：金燥。◉陈念祖曰：大肠传导水谷变化精微，故主所生津液病则津液竭而火热盛，故为目黄口干、鼽衄、喉痹诸证。◉章楠曰：皆肺火郁结也。

㉘杨上善曰：手阳明经是腑阳脉，多为热痛，故循经所生七种病也。鼻孔引气，故为鼽也，鼻形为鼽也。有说鼽是鼻病者，非也。◉张介宾曰：手阳明之别者合于宗脉，故目黄。其他诸病，皆本经之脉所及。按《至真要大论》列此于少阴司天条下，以热淫所胜，病在金也。◉李中梓曰：皆本经之脉所过，故如此。◉汪昂曰：不能举用。皆脉所过。◉薛雪曰：手阳明之别者合于宗脉，故目黄，其他诸病，皆本经之脉所及。少阴司天，热淫所胜，与肺同受，病在金也。◉陈念祖曰：大肠经脉所过之部分。◉章楠曰：皆大肠肺经气结之病也。

㉙杨上善曰：是动所生之病，有盛有虚。盛者，此脉所过之处热及肿也。◉张介宾曰：当脉所过，手阳明之次。◉薛雪曰：当脉所过，手阳明之次也。

㉚杨上善曰：阳虚阴并，故寒栗也。不复，不得复于平和也。◉李中梓曰：不复，不易温也。◉丹波元简曰：张云：不易温也。《铜人》注云：栗，战也。

㉛张介宾曰：寒栗不复，不易温也。此皆手阳明之诸病。◉薛雪曰：寒栗不复，不易

温也。此皆手阳明之诸病。

㉜张介宾曰：义如前。

㉝马莳曰：（髃，牛口反。颊，音荚。鼽，音求。衄，音肉。）此言大肠经脉气之行，乃为第二经也。大指次指者，手大指之次指，即第二指，名食指也。肺经本出于大指，而大肠经则出于次指，兹言大指次指者，乃大指之次指，非言既出于大指而又出于次指也。循指之指，正次指也。合谷者，本经穴也（俗名虎口），肩端两骨间为𩨽骨。肩胛上际处为天柱骨。缺盆，足阳明胃经穴也。头茎为颈。耳以下曲处为颊。言大肠者，乃手阳明经之脉，受手太阴之交，遂起于次指之端，循此次指之商阳、二间、三间之上廉，出合谷穴，在两骨之间，又上阳溪穴，即两筋之间，又循臂之上廉偏历、温溜、下廉、上廉、三里，入肘外廉之曲池穴，上循臑外之前廉，历肘髎、五里、臂臑，以上肩之肩髃穴，又髃骨之前廉，循巨骨穴，上出天柱骨之会上，会于大椎，自大椎而下入缺盆，循足阳明经脉外，络绕肺脏，复下膈，当天枢之外，会属于大肠。其支别者，虽由偏历而入，又自缺盆上行于颈，循天鼎、扶突上贯于颊，入下齿缝中，复出夹口两吻，相交于人中之内，左脉往右，右脉往左，上挟鼻孔，循禾髎、迎香而终，以交于足阳明胃经也。及其动穴验病，则为齿痛（脉入齿缝），为颈肿（脉上贯），是主津液所生之病耳。又有诸病之生，或出本经，或由合经，为目黄（大肠内热），为口干（脉挟口），为鼽、为衄（脉挟鼻孔），为喉痹（脉出挟口），为肩之前臑痛，脉上臑肩。为大指之次指不能举用。（井荥五腧皆由次指而上。）其邪气有余而实，则凡脉所经过者皆热而肿。其正气不足而虚，则为寒栗不能遽复。然盛则当泻之，虚则当补之，热则泻者疾去其针，寒则补者久留其针，脉陷下者则用艾以灸之，若不盛不虚则止以本经取之，而不必求之手太阴肺经也。所谓盛者，何以知之？人迎较寸口之脉三倍而躁，则大肠经为实，如《终始》篇所谓泻手阳明大肠，而补手太阴肺者是也。虚者何以知之？人迎较寸口之脉三倍而小，则大肠经为虚，如《终始》篇所谓泻手太阴肺，而补手阳明大肠者是也。又曰：手阳明大肠经图（略）又曰：《平人绝谷》篇伯高曰：回肠大四寸，径一寸寸之少半，长二丈一尺，受谷一斗，水七升半。《难经》云：大肠重二斤十二两。《肠胃》篇同。按直肠曰直，则大肠周回叠积当名曰回。又曰：《素问·灵兰秘典论》云：大肠者，传道之官，变化出焉。《灵枢·本脏》篇云：肺应皮，皮厚者，大肠厚；皮薄者，大肠薄；皮缓腹里大者，大肠大而长；皮急者，大肠急而短；皮滑者，大肠直；皮肉不相离者，大肠结。又曰：附：大肠经诸穴歌　手阳明，廿穴名，循商阳二间三间而行。历合谷阳溪之俞，过偏历温溜之滨。下廉上廉三里而近，曲池肘髎五里之程。臂臑肩髃（牛口反。）上于巨骨，天鼎（纡意俱反，萦纡曲也。）乎扶突。禾髎唇连，迎香鼻迫。　又分寸歌　商阳盐指【编者按："盐指"即"食指"。"盐"亦称"食盐"，故古人有时以"盐"字借代"食"字】内侧边，二间来寻本节前。三间节后陷中取，合谷虎口岐骨间。阳溪上侧腕中是，偏历腕后三寸安。温溜腕后去五寸，池前五寸下廉看。池前三寸上廉中，池前二寸三里逢。曲池曲骨纹头尽，肘髎大骨外廉近。大筋中央寻五里，肘上三寸行向里。臂臑肘上七寸量，肩髃肩端举臂取。巨骨肩尖端上行，天鼎喉旁四寸真。扶突天突旁三寸，禾髎水沟旁五分。迎香禾髎上一寸，大肠经穴自分明（左右共四十穴。）●张介宾曰：人迎主阳，大肠为肺之腑，手阳明经也，故盛则人迎大于寸口，虚则人迎小于寸口也。详义如前。●张志聪曰：（髃，牛口反。鼽音求。）大指次指者，手大指之次指，名食指也。合谷，本经穴名，俗

名虎口。肩端两骨间为髃骨。肩胛上处为天柱骨。缺盆在结喉两旁之高骨，形圆而踝，如缺盆然。大肠手阳明之脉，受手太阴之交，起于次指之商阳井穴，循二间三间之上廉，出两骨间之合谷穴，上入两筋间之阳溪，循臂上廉之偏历、温溜、下廉、上廉、三里，入肘外廉之曲池，上循臑外之前廉，历肘髎五里，以上肩之肩髃穴，出髃骨之前廉，循巨骨上行，出于柱骨之会上，下入缺盆络肺，下膈属于大肠；其支行者，从缺盆上颈，循天鼎、扶突上贯于颊，入下齿缝中，还出挟口，交人中之内，左脉往右，右脉往左，上挟鼻孔，循禾髎、迎香而终以交于足阳明胃经也。是动则病齿痛颈肿，盖气伤痛，形伤肿，因气以及形也。大肠传导水谷，变化精微，故主所生津液病，则津液竭而火热盛，故为目黄、口干、衄䖦喉痹诸证。肩臑及大指之次指，皆大肠经脉所循之部分。如腑气有余，则当脉所过之处热肿；腑气虚，则寒栗不复。手阳明之主气也，为此是动所生诸病，盛则泻之，虚则补之，热则疾之，寒则留之，陷下则灸之，不盛不虚，以经取之，盛者人迎大三倍于寸口，虚者人迎反小于寸口也。盖申明盛虚者，乃三阴三阳之气，如气不盛虚，则当取之于经。　附：大肠经诸穴歌　手阳明，廿穴名，循商阳二间三间而行，历合谷阳溪之俞，过偏历温溜之滨，下廉上廉三里而近，曲池肘髎，五里之程，臂臑肩髃，上于巨骨，天鼎纡乎扶突，禾髎唇连，迎香鼻迫。　分寸歌　商阳食指内侧边，二间来寻本节前。三间节后陷中取，合谷虎口歧骨间。阳溪上侧腕中是，偏历腕后三寸安。温溜腕后去五寸，池前五寸下廉看。池前三寸上廉中，池前二寸三里逢。曲池屈骨纹头尽，肘髎大骨外廉近。大筋中央寻五里，肘上三寸行向里。臂臑肘上七寸量，肩臑肩端举臂取。巨骨肩尖端上行，天鼎喉旁四寸真。扶突天突旁五寸，禾髎水沟旁五分。迎香禾髎上一寸，大肠经穴是分明。（左右共四十穴。）●薛雪曰：人迎主阳，大肠为肺之腑，手阳明经也，故盛则人迎大于寸口，虚则人迎小于寸口也。●黄元御曰：手之三阳，自手走头。大肠手阳明之脉，起于大指次指之端（大指之次指），手阳明之商阳也。循指上廉，出合谷（穴名，在大指次指两歧，手阳明动脉。）两骨之间（大指次指两歧骨间），上入两筋之中，循臂上廉（手三阳行于臂外，阳明在前），入肘外廉（髃骨，肩上巨骨），上出于柱骨之会上（柱骨，项后大柱骨，即督脉之大椎，六阳所会），下入缺盆，络肺，阳明太阴为表里也。下膈，属大肠。其支者，从缺盆上颈，贯颊，入下齿中，还出挟口交人中，左之右，右之左（之，至也），上挟鼻孔，手阳明之迎香也，自迎香而交于足阳明经。热则疾之，疾出其针也。寒则留之，久留其针也。●章楠曰：本经之气，从手指走头而止。接连胃经也。

10.4　胃足阳明之脉，起于鼻之交頞中①，旁纳②（一本作约字）太阳之脉③，下循鼻外④，入上齿中⑤，还出挟口环唇⑥，下交承浆⑦，却循颐⑧后下廉⑨，出大迎⑩，循颊车⑪，上耳前⑫，过客主人⑬，循发际，至额颅⑭；其支者⑮，从大迎前下人迎⑯，循喉咙⑰，入缺盆⑱，下膈属胃络脾⑲；其直者，从缺盆下乳内廉⑳，下挟脐㉑，入气街中㉒；其支者，起于胃口㉓，下循腹里㉔，下至气街中而合㉕，以下髀关，抵伏兔㉖，下膝膑中㉗，下循胫外廉，下足跗㉘，入中指内间㉙；其支者，下廉三寸㉚而别，下入中指外间；其支者，别跗上，入大指间，出其端㉛。是动则病洒洒振寒㉜，善呻数欠㉝颜黑㉞，病至则恶人与火㉟，闻木声则惕然而惊，心欲动㊱，独闭户塞牖而处㊲，甚则欲上高而歌，弃衣而走㊳，贲响㊴腹胀㊵，是为骭厥㊶。是主血所生病者㊷，狂疟，温淫汗出㊸，鼽衄㊹，口喎唇胗㊺，颈肿㊻喉痹㊼，大腹水肿㊽，膝膑肿痛㊾，循膺㊿、乳○51、气街、股、伏兔、骭外廉、足跗上皆痛，中指不用○52。气盛则身以前皆热○53，其有余于胃，则消谷善饥○54，溺色黄○55。气不足则身以前皆寒栗，胃中寒则胀满○56。为此诸病○57，盛则泻之，虚则补之，热则疾之，寒则留之，陷下则灸之，不盛不虚，以经取之○58。盛者人迎大三倍于寸口，虚者人迎反小于寸口也○59。

①张介宾曰：胃为足阳明经也。頞，鼻茎也，亦曰山根。交頞，其脉左右互交也。足之三阳，从头走足，故足阳明脉发于此。凡后足三阳经皆然。頞音遏。●李中梓：頞，鼻茎也，又名山根。足之三阳，从头走足。●汪昂曰：山根。●薛雪曰：胃为足阳明经也。頞，鼻茎也，亦曰山根。交頞，其脉左右互交也。足之三阳，从头走足，故足阳明脉发于此。凡后足三阳经皆然。頞，音遏。●沈又彭曰：山根。●丹波元简曰：《甲乙》、《铜人》及《十四经发挥》并无"之"字，当是衍文。滑氏云：頞，鼻茎也（案：出《说文》。）鼻山根为頞，足阳明起于鼻两旁迎香穴。由是而上，左右相交于頞中。《铜人》注云：两目之间，鼻凹深处谓之頞中。张云：交頞，其脉左右互交也。简案：张注非是。●周学海曰：頞，鼻茎也。交頞中者，鼻茎起处山根是也，左右脉交于此。儿科谓山根有青脉者，肝热非也。人皆有脉第皮薄者，脉露故易受风邪。

②汪昂曰：一作"纳"。

③张介宾曰：纳，入也。足太阳起于目内眦睛明穴，与頞相近，阳明由此下行，故入之也。●李中梓曰：纳，入也。足太阳起于目内眦，与頞交近。●汪昂曰：睛明之分。●薛雪曰：纳，入也。足太阳起于目内眦睛明穴，与頞相近，阳明由此下行，故入之也。●丹波元简曰："纳"《甲乙》、《千金》、《铜人》、《发挥》、马、志并作"约"。《铜人》注云：足太阳起于目眦（案：睛明穴），而阳明旁行约之。张云：纳，入也。简案："纳"作"约"为是，"太阳"《甲乙》作"大肠"。

④丹波元简曰：滑氏云：历承泣、四白、巨髎。

⑤张介宾曰：鼻外，即承泣、四白、巨髎之分。●薛雪曰：鼻外，即承泣、四白、巨髎之分。●汪昂曰：上齿。●丹波元简曰："入上"《甲乙》、马、志作"上入"。

⑥丹波元简曰：马云：环出挟口两吻地仓，环绕唇下。

⑦张介宾曰：环，绕也。承浆，任脉穴。●李中梓曰：环，绕也。承浆，任脉穴。●汪昂曰：下唇陷中，足阳明脉之会。●薛雪曰：环，绕也。承浆，任脉穴。●沈又彭曰：任脉穴，在唇棱下陷中。●丹波元简曰：《铜人》注云：承浆，穴名也，在颐前唇下宛宛中。滑氏云：下左右相交于承浆之分也。简案：刘熙《释名》云：口下曰承浆，承水浆也。（"承水浆也"今本作"浆水也"，三字据《太平御览》引改。）

⑧丹波元简曰：滑氏云：腮下为颔，颔中为颐。

⑨汪昂曰：腮下为颔，颔下为颐。●沈又彭曰：腮下为颔，颔下为颐。

⑩张介宾曰：腮下为颔。颔中为颐。由地仓以下大迎也。●李中梓曰：腮下为颔，颔下为颐。●汪昂曰：颔前本经穴。●薛雪曰：腮下为颔，颔中为颐，由地仓以下大迎也。●沈又彭曰：穴在曲颔前寸二分。●丹波元简曰：《铜人》注云：在曲颔前，同身寸之一

寸二分陷者中。

⑪汪昂曰：耳下曲颊端。●沈又彭曰：下耳八分，曲颊端近前陷中。●丹波元简曰：《铜人》注云：谓颊之牙车，在耳下曲颊之端陷中。《释名》云：颐，养也，动于下，止于上，上下咀物以养人也。辅车，其骨强，所辅持口也，或曰牙车，牙所载也，或曰颔车。颔，含也，口含物之车也，或曰颊车，亦所以载物也，或曰鼸车，鼸鼠之食积于颊，人食似之，故取名也。凡系于车，皆取在下载上物也。

⑫丹波元简曰：张云：下关也。

⑬汪昂曰：足少阳经穴，在耳前起骨。●沈又彭曰：足少阳经穴，在耳前起骨。●丹波元简曰：《铜人》注云：在耳前起骨开口有空虚。简案：客主人诸书属足少阳经，特《外台》为本经穴，似是。

⑭张介宾曰：颊车，本经穴，在耳下。上耳前，下关也。客主人，足少阳经穴，在耳前。循发际以上头维，至额颅，会于督脉之神庭。额颅，发际前也。●李中梓曰：颊车在耳下，本经穴也。客主人在耳前，足少阳经穴也。发之前际为额颅。汪昂曰：发际下为额颅。●薛雪曰：颊车，本经穴，在耳下。上耳前，下关也。客主人，足少阳经穴，在耳前。循发际以上头维，至额颅，会于督脉之神庭。额颅，发际前也。●陈念祖曰：鼻之两旁为頄，䪼下为颔，颔下为颐，颐上为发际，发际前为额颅。●丹波元简曰：滑氏云：循发际行悬厘颔厌之分，经头维会于额颅之神庭，囟前为发际，发际前为额颅。

⑮丹波元简曰：《发挥》集书"支"下有"别"字。汪云：此乃正经，何以反属支脉。

⑯汪昂曰：一名五会，结喉旁一寸五分动脉，可以候五脏气。●沈又彭曰：结喉旁一寸五分动脉。

⑰汪昂曰：本篇又云：上络头项，下络喉嗌。●丹波元简曰：《铜人》注云：人迎在结喉两旁大脉动应手是也。滑氏云：循喉咙、历水突、气舍、入缺盆。简案：《忧恚无言》篇云：咽喉者，水谷之道也；喉咙者，气之所上下者也。

⑱汪昂曰：肩下横骨陷中。●丹波元简曰：张云：本经穴也。《甲乙》云：在肩上横骨陷者中。

⑲杨上善曰：足阳明脉起于鼻，下行属胃，通行胃之血气，故曰胃足阳明脉也。手阳明经从手上侠鼻孔，到此而起，下行至于足指，名足阳明经。十二经脉行处及穴名，备在《明堂经》具释之也。客主人，即上开穴也。頄，阿葛反，鼻茎也。颅，音卢。胃腑通气入脏，故属胃络脾也。【编者按：萧延平注曰："上开穴"，本书《气府》篇：客主人各一。杨注云：一名上关穴。《甲乙经》卷三第十一谓：上关，一名客主人，在耳前上廉，开口有孔，手少阳足阳明之会。《素问·气穴论》篇及《气府论》王注均同。则"开"字当系"关"字传写之误。】●张介宾曰：人迎、缺盆，俱本经穴。属胃，谓本经之所属也。络脾，胃与脾为表里也。此支自缺盆入内下膈，当上脘中脘之分，属胃络脾也。●李中梓曰：络脾者，胃与脾为表里也。●汪昂曰：相为表里。昂按：此乃正经，何以反属支脉？●丹波元简曰：张云：胃与脾为表里也，此支自缺盆入内下膈，当上脘中脘之分，属胃络脾。●薛雪曰：人迎、缺盆，俱本经穴。属胃，谓本经之所属也。络脾，胃与脾为表里也。此支自缺盆入内下膈，当上脘、中脘之分，属胃络脾。

⑳张介宾曰：直者，直下而外行也。从缺盆下行气户等穴，以至乳中、乳根也。●薛

雪曰：直者，直下而外行也。从缺盆下行气户等穴，以至乳中、乳根也。●沈又彭曰：从乳中过。●丹波元简曰：张云：从缺盆、下行、气户等穴（案：指库房、屋翳、膺窗），以至乳中。乳中，根也。

㉑张介宾曰：天枢等穴也。●薛雪曰：天枢等穴也。●丹波元简曰：马云：不容、承满、梁门、关门、太乙滑肉门，下挟脐。历天枢、外陵、大巨、水道、归来诸穴，而入气冲中。

㉒张介宾曰：自外陵等穴下入气街，即气冲也，在毛际两旁鼠鼷上一寸。●李中梓曰：气街，即气冲也，在毛际两旁鼠鼷上一寸。●汪昂曰：即气冲，本经穴，在归来下一寸动脉。《卫气》篇云：胸气有街，腹气有街，头气有街，胫气有街。街，犹路也。●薛雪曰：自外陵等穴下入气街，即气冲也，在毛际两旁鼠鼷上一寸。●沈又彭曰：穴在脐下八寸，去中行二寸。●丹波元简曰：《铜人》、《发挥》"街"作"冲"。《铜人》注云：在股下挟两旁，相去同身寸之四寸鼠鼷上，或云在毛际两旁鼠鼷上，乃三焦之道路，故云气冲，或曰在归来下，同身寸之一寸。汪云：《卫气》篇云：胸气有街，腹气有街，头气有街，胫气有街。街，犹路也。

㉓丹波元简曰：张云：胃之下口，当下脘之分，《难经》谓之幽门者是也。

㉔丹波元简曰：张云：过足少阴肓腧之外，此即上文支者之脉，由胃下行，而与直者复合于气街之中也。●顾观光曰：《素问·五藏生成》篇、《刺热》篇、《咳论》、《刺腰痛》篇、《风论》、《痿论》、《厥论》、《刺禁论》八注，"口"、"下"二字并倒，与《脉经》合。

㉕张介宾曰：胃口，胃之下口，当下脘之分，《难经》谓之幽门者是也。循腹里，过足少阴肓腧之外，此即上文支者之脉，由胃下行，而与直者复合于气街之中也。●李中梓曰：胃口者，胃之下口，即幽门也。支者与直者，会合于气街。●汪昂曰：与前脉相合。●薛雪曰：胃口，胃之下口，当下脘之分，《难经》谓之幽门者是也。循腹里，过足少阴肓俞之外，此即上文支者之脉由胃下行，而与直者复合于气街之中也。

㉖杨上善曰：胃传食入小肠处，名胃下口。此脉一道，从缺盆下乳内廉肤肉之中，下侠齐至气街中。前者一道，从缺盆属胃。今从胃口下下行，与气街中者合为一脉而下。抵，至也，丁礼反。●汪昂曰：股内为髀，髀前膝上六寸起肉处为伏兔，伏兔后为髀关。●沈又彭曰：足之本节为髀，髀前膝上六寸起肉处为伏兔，伏兔后横纹中为髀关，髀内为股，髀尽处前为膝，后为腘，第二节为胫，胫尽处即内外踝，下为足。

㉗杨上善曰：膝，胫头也。膑，膝之端骨也，频忍反。●汪昂曰：挟膝筋中为膑。●沈又彭曰：挟膝筋中为膑。

㉘汪昂曰：足面。●沈又彭曰：足面。

㉙杨上善曰：跗，故孟反。●张介宾曰：髀，股也。抵，至也。髀关、伏兔，皆膝上穴名。自此由阴市诸穴以下。膝盖曰膑。胻骨曰胫。足面曰跗。此三者，即犊鼻、巨虚、冲阳等穴之次。乃循内庭入中趾内间而出厉兑，足阳明经止于此。厉兑义详本穴条下。髀，并米切，又音比。膑，频、牝二音。胫，形敬切。跗，附、孚二音。●李中梓曰：抵，至也。髀关、伏兔，皆膝上穴也。膝盖曰膑。胻骨曰胫。足面曰跗。由跗而入足之中指内间，足阳明经止于此。●薛雪曰：髀，股也。抵，至也。髀关、伏兔，皆膝上穴名，自此由阴市诸穴以下。膝盖曰膑。胻骨曰胫。足面曰跗，此三者，即犊鼻、巨虚、冲阳等

穴之次，乃循内庭入中指内间而出厉兑，足阳明经止于此。胻，形敬切，跗、孚二音。●丹波元简曰：滑氏云：抵，至也。股外为髀，髀前膝上起肉处为伏兔，伏兔后交文为髀关，挟膝解中为膑。胫骨为胻。跗，足面也。既相合气冲中，乃下髀关，抵伏兔，历阴市、梁丘，下入膝膑中，经犊鼻，下循胻、外廉之三里、巨虚上廉、条口、巨虚下廉、丰隆、解溪，下足跗之冲阳、陷谷，入中指外间之内庭，至厉兑而终也。滑、马"内间"作"外间"，非。

㉚丹波元简曰："廉"《甲乙》、《铜人》、《发挥》作"膝"。滑氏云：此支自膝下三寸，循三里穴之外，别行而下，入中指外间，与前之内庭厉兑合也。马云：自膝下三寸，循三里穴之外别下历上廉、条口、下廉、丰隆、解溪、冲阳、陷谷，以至内庭、厉兑而合也。张云：廉，上廉也。下廉三寸即丰隆穴，是为阳明别络，故下入中指外间。简案：马以上廉等六穴，为支别所属者，误。

㉛杨上善曰：脉从气街下行至足指间，凡有三道。●张介宾曰：廉，上廉也。下廉三寸，即丰隆穴。是为阳明别络，故下入中趾外间。又其支者，自跗上冲阳穴次，别行入大趾间，斜出足厥阴行间之次，循大趾出其端，而接乎足太阴经也。●李中梓曰：阳明别络，入中指外间。又其支者，别行入大指间，斜出足厥阴行间之次。循大指出其端，而接足太阴经也。●汪昂曰：至厉兑穴而终，以交于手太阴。昂按：此亦正经，何以又属支脉？《经别》篇又云：上通于心，循咽出口，上颊顑，还系目系。●薛雪曰：廉，上廉也。下廉三寸，即丰隆穴，是为阳明别络，故下入中指外间。又其支者，自跗上冲阳穴次，别行入大指间，斜出足厥阴行间之次，循大指出其端，而接乎足太阴经也。●沈又彭曰：厉兑穴在足大指次指之端，去爪甲角如韭叶。●丹波元简曰：滑氏云：此支自跗上冲阳穴，别行入大指间，斜出足厥阴行间穴之外，循大指下出其端，以交于足太阴。汪云：至厉兑穴而终，以交于足太阴经。昂按：凡交经授受，皆属支脉，《经别》篇又云：上通于心。循咽出口上颊顑，还系目系。

㉜杨上善曰：洒洒，恶寒貌，音洗，谓如水洒洗寒也。●汪昂曰：《疟论》曰：阳明虚则寒栗鼓颔。●丹波元简曰："洒"《甲乙》作"凄"、《铜人》作"凄"。《脉解》篇云：阳明所谓洒洒振寒者，阳明者午也，五月盛阳之阴也，阳盛而阴气加之，故洒洒然振寒也。简案：马引《疟论》"阳明虚则寒栗鼓颔"，恐非。

㉝丹波元简曰：《甲乙》、《铜人》"伸"作"呷"。《铜人》注云：伸谓伸努筋骨也。张云：胃之郁也。志云：善呻者阳气郁而欲伸出之，数欠者阳欲引而上也。

㉞杨上善曰：凡欠及多伸，或为阳上阴下，人之将卧，阴阳上下相引，故数欠。颜额，阳也。黑，阴也。阴气见额阳，病也。●张介宾曰：胃属土，土病而洒洒振寒者，风之胜也。善呻数欠，胃之郁也。按《至真要大论》列此于厥阴在泉条下，其为木胜可知。黑，水色也。土病则水无所畏，故黑色反见于颜面。●李中梓曰：振寒者，肝风胜也。伸者，胃之郁也。欠与颜黑，肾象也，土虚水侮，故肾之象见。●汪昂曰：土克水。●薛雪曰：胃属土，土病而洒洒振寒者，风之胜也。善呻数欠，胃之郁也。厥阴在泉，木胜亦病。黑，水色也，土病则水无所畏，故黑色反见于颜面。●丹波元简曰：《铜人》注云：颜，额也。张云：黑，水色也。土病则水无所畏，故黑色反见于颜面。

㉟汪昂曰：阳明《脉解》篇：阳明气血盛，热甚则恶人与火。

㊱杨上善曰：至，甚也。阳明，土也。土恶木，故病甚恶木音也。阳明主肉，血盛，

故恶火也。阳明厥喘闷，闷故恶人也。●汪昂曰：阳明土，恶木也。

㊲杨上善曰：阴静而暗，阳动而明，今阴气加阳，故欲闭户独处也。●汪昂曰：《素问·脉解》篇：阴阳相薄也，阳尽而阴盛，故欲独闭户牖而处也。●顾观光曰：《脉经》"欲"、"动"二字倒。

㊳杨上善曰：阳盛故也。●张介宾曰：病至而恶人者，阳明厥逆则喘而惋，惋则恶人也。恶火者，邪客阳明则热甚也。闻木音而惊者，土恶木也。欲闭户而处者，阴阳相搏而阴胜阳也。欲上高而歌者，阳盛则四肢实也。弃衣而走者，热盛于身也。此节义详下二章。牖音有。●李中梓曰：阳明热甚，则恶人与火。惊闻木音者，土畏木也。欲闭户者，火动则畏光明也。上高而歌者，火性上越且阳盛，则四肢实也。弃衣而走者，中外皆热也。●汪昂曰：阳明《脉解》篇：四肢者，诸阳之本也。阳盛则四肢实，实则能登高也。热盛于身，故弃衣而走也。●薛雪曰：病至而恶人者，阳明厥逆则喘而惋，惋则恶人也。恶火者，邪客阳明则热甚也。闻木音而惊者，土恶木也。欲闭户而处者，阴阳相薄而阴胜阳也。欲上高而歌者，阳胜则四肢实也。弃衣而走者，热甚于身也。●陈念祖曰：阳明之脉气厥逆于经，而为此诸症。●丹波元简曰：阳明，《脉解》篇云：阳明主肉，其脉血气盛，邪客之则热，热甚则恶火。又云：阳明厥则喘而惋，惋则恶人。又云：胃者土也，故闻木音而惊者，土恶木也。又云：四肢者诸阳之本也，阳盛则四肢实，实则能登高也。又云：热盛于身，故弃衣欲走也。《脉解》篇云：所谓甚则厥，恶人与火，闻木音则惕然而惊者，阳气与阴气相薄，水火相恶，故惕然而惊也。所谓欲独闭户牖而处者，阴阳相薄也，阳尽而阴盛，故欲闭户牖而居也。

㊴丹波元简曰：张云：肠胃雷鸣也。简案：《寿夭刚柔》篇："怫忾贲响"，义同。

㊵汪昂曰：脉循腹里，水火相激，故有声及胀。

㊶杨上善曰：向音乡。谓阳气贲聚虚满为腹胀也。以阳盛于脚，故欲登高弃衣而走，名为骭厥也。●张介宾曰：贲响，肠胃雷鸣也。骭，足胫也。阳明之脉自膝膑下胫骨外廉，故为胫骭厥逆。贲，奔同。骭音幹。●李中梓曰：贲响者，腹如雷鸣也。骭，足胫也。阳明之脉，自膝下胫，故胫骭厥逆。●汪昂曰：胫骨为骭。●薛雪曰：贲响，肠胃雷鸣也。骭，足胫也。阳明之脉，自膝膑下胫骨外廉，故为胫骭厥逆。●沈又彭曰"胫骨为骭。骭，音干。●陈念祖曰：本经曰：谷入于胃，脉道以通，血气乃行。《平脉篇》曰：水入于经，而血乃成。胃为水谷之海，主生此荣血，故云是主血所生病也。●丹波元简曰：张云：骭，足胫也。阳明之脉，自膝膑下胫骨外廉，故为胫骭厥逆。骭，音干。

㊷张介宾曰：中焦受谷，变化而赤为血，故阳明为多气多血之经，而主血所生病者。●李中梓曰：阳明为受谷而多血之经。●汪昂曰：血分。●薛雪曰：阳明为多气多血之经，主血所生病也。●丹波元简曰：张云：中焦受谷，变化而赤为血，故阳明为多气多血之经，而主血所生病者。志云：本经曰：谷入于胃，脉道以通，血气乃行。《平脉篇》曰：水入于经，而血乃成，胃为水谷之海，主生此营血，故是主血所生病者。●章楠曰：谓邪入血分，其病已深，故如上等胕实诸证。

㊸杨上善曰：阳明主肉，血为肉液，故亦主血也。淫，过也，谓伤寒热病，温热过甚而热汗出也。●汪昂曰：阳明法多汗。●丹波元简曰：《甲乙》"疟"作"瘦"。张云：阳明热胜则狂，风胜则疟，温气淫泆则汗出。

㊹汪昂曰：胃热上行。

㊺汪昂曰：胗同，唇疡也，脉挟口环唇。●丹波元简曰：志云：胗，胗同，唇疡也。简案：志注：本于《说文》，《甲乙》"胗"作"紧"。

㊻汪昂曰：脉循颐出大迎。

㊼杨上善曰：衄，出血也。不言鼻衄而言鼽衄者，然鼻以引气也，鼽鼻形也，鼻形之中出血也。胗，唇痒疮，音紧。●张介宾曰：喎，歪也。胗，疮也。阳明热胜则狂，风胜则疟，温气淫泆则汗出。鼽衄口喎等证，皆阳明经脉之所及也。鼽音求。衄，女六切。喎，孔乖切。胗音疹。●李中梓曰：热甚则狂，风甚则疟，且汗出衄血、口喎唇疮等症，皆本经经脉之所过也。●汪昂曰：脉循喉咙。●薛雪曰：喎，歪也。胗，疮也。阳明热胜则狂，风胜则疟，温气淫泆，则汗出、鼽衄、口喎等症，皆阳明经脉之所及也。鼽，音求。衄，女六切。喎，孔乖切，胗，音疹。

㊽张介宾曰：胃在中焦，土病则不能制水也。●汪昂曰：胃衰，土不制水。●薛雪曰：胃在中焦，土病则不能制水也。●丹波元简曰：张云：胃在中焦，土病则不能制水也。

㊾杨上善曰：阳明，一道行于腹外，一道行于腹内。腹内水谷行通，故少为肿；腹外卫气数壅，故腹外多肿也。●汪昂曰：脉下膝膑。

㊿汪昂曰：膺窗。

㉛汪昂曰：乳中、乳根，皆本经穴。

㉜杨上善曰：上七处并是足阳明脉所过，故循上七处痛者，是阳明脉病也。股，髀内阴股也。足中指内外间，阳明脉支所至，故脉病中指不用也。●张介宾曰：阳明脉从缺盆下乳内廉，挟脐腹前阴由股下足以入中指，故为病如此。膑，频、牝二音。●汪昂曰：皆经脉所过。●李中梓曰：阳明脉从缺盆下乳挟脐腹、前阴，由股下足，以入中指，故病状如上。●薛雪曰：阳明脉从缺盆下乳内廉，挟脐腹前阴由股下足，以入中趾，故为病如此。●陈念祖曰：以上是阳明之经脉为病也。

㉝杨上善曰：足阳明脉，唯行身前，故脉盛身前皆热也。●汪昂曰：阳明行身之前。●丹波元简曰：《铜人》注云：腹为阴，背为阳，足阳明行身之阴，其气盛，故身以前皆热，其气不足，故身以前皆寒栗。

㉞汪昂曰：火盛中消。●丹波元简曰：志云：阳明气盛于外，则身以前皆热，盛于内则有余于胃，而消谷善饥，溺色黄。

㉟杨上善曰：脉气有余身前，故身前皆热；若有余胃中，故善饥溺变也。●张介宾曰：此阳明实热在经在脏之辨也。●李中梓曰：此阳明实热，在经在脏之辨也。●汪昂曰：胃热下入膀胱。●薛雪曰：此阳明实热在经在脏之辨也。

㊱杨上善曰：有余，身前胃中有热有饥；不足，身前胃中寒栗胀满。阳气有余，阴气不足，阳气不足，阴气有余，今但举一边为例耳。●李中梓曰：此阳明虚寒在经在脏之辨也。●汪昂曰：寒胀。●章楠曰：所谓中寒生满病，须用辛温辛热也。

㊲张介宾曰：此阳明虚寒在经在脏之辨也。●薛雪曰：此阳明虚寒在经、在脏之辨也。

㊳张介宾曰：义如首经。

㊴马莳曰：（颊，音遏。颅，音卢。髀，音比，去声。膑，音宾。跗，音抚。数，音朔。贲，音奔。骭，音肝。喎，音呱。胗，音诊。）此言胃经脉气之行，乃为第三经也。

颊，鼻茎也，山根为颊。郤，却同。腮下为颔，颔中为颐，腮前为发际，发际前为额颅。股内为髀，髀前膝上起肉处为伏兔，伏兔后为髀关。挟膝筋中为腨，胫骨为骭，足面为跗。足阳明受手阳明之交，起于鼻之两旁迎香穴，上行而左右相交于頞中，过睛明之分，下循鼻外，历承泣、四白、巨髎，上入齿中，还出挟口两吻地仓，环绕唇下，左右相交于承浆，却循颐后下廉，出大迎，循颊车，上耳前，历下关，过客主人，循发际，行悬厘、颔厌之分，经头维，会于额颅之神庭。其支别者，从大迎前下人迎，循喉咙，历水突、气舍，入缺盆，行足少阴俞府之外，下膈，当上脘、中脘之分，属胃络脾。其直行者，从缺盆而下，下乳内廉，循气户、库房、屋翳、膺窗、乳中、乳根、不容、承满、梁门、关门、太乙、滑肉门，下挟脐，历天枢、外陵、大巨、水道、归来诸穴，而入气冲中。即气街。其支者，自属胃处，起胃下口，循腹里，过足少阴肓俞之外、本经之里，下至气冲中，与前之入气冲者合。既相合于气冲中，乃下髀关，抵伏兔，历阴市、梁丘，下入膝膑中，经犊鼻，下循足面曰跗之冲阳、陷谷，入中指外间之内庭，至厉兑穴而终也。其络脉之支别者，自膝下三寸，循三里穴之外别下，历上廉、条口、下廉、丰隆、解溪、冲阳、陷谷，以至内庭、厉兑而合也。又其支者，别跗上冲阳穴，别行入大指间，出足厥阴行间穴之外，循大指下出其端，以交于足太阴也。及其动穴验病，阳明虚则洒洒振寒，善呻，且数数而欠，(《疟论》云：阳明虚则寒栗鼓颔。) 其颜则黑。如病至时，则恶人与火，闻木音则惕然而惊，心欲动，(《素问·阳明脉解》篇云：阳明主肉，其脉血气盛，邪容之则热，热甚则恶火。又云：阳明厥则喘而惋，惋则恶人。又曰：胃者，土也，故闻木音而惊者，土恶木也。又《脉解》篇云：所谓甚则恶人与火，闻木音则惕然而惊者，阳气与阴气相薄，水火相恶，故惕然而惊也。独闭户而处，《脉解》篇云：所谓欲独闭户牖而处者，阴阳相薄也。阳尽而阴盛，故欲独闭户牖而处也。) 甚则欲上高而歌，弃衣而走，(《阳明脉解》篇岐伯曰：四支者，诸阳之本也。阳盛则四支实，实则能登高也。热盛于身，故弃衣而走也。) 为贲响腹胀，以阳明火盛而与水相激，故有声及胀也。其气厥逆，则从骭而厥，(脉自足次指，从胻外廉而上行。) 是乃阳明血分所生之病耳。然又有诸病，或出本经，或由合经，为狂、为疟，其气温热而淫泆，为汗出，为鼽、为衄 (脉循鼻外。) 为口㖞，为唇胗 (挟口环唇)，为颈肿 (循颐，出大迎)，为喉痹 (循喉咙)，入缺盆。为大腹水肿 (循腹里)，为膝膑肿痛 (膝膑，本经穴)，又循膺 (膺窗等处)、乳 (乳中、乳根。) 气街 (即气冲)、股 (梁丘、阴市等处)、伏兔 (本经穴)、胻外廉 (三里而下等处)，足跗上皆痛 (陷谷、冲阳、解溪等处)，为足中指不能举用 (脉行于次指，而中指相连。) 如邪气盛，则身已前皆热，其热有余于胃，则消谷善饥，为溺色黄 (胃热下入膀胱。) 如正气不足，则身已前皆寒栗；如胃中寒，则胀满。且邪气盛则当泻之，正气虚则当补之，热则速去其针而泻之，寒则久留其针而温之，脉下陷者则用艾以灸之，若不盛不虚则以本经取之，而不必求之于足太阴脾经也。所谓盛者，何以验之？人迎较寸口之脉大者三倍，则胃经为实，如《终始》篇所谓泻足阳明胃，而补足太阴脾者是也。虚者何以验之？人迎较寸口之脉小者三倍，则胃经为虚，如《终始》篇所谓补足阳明胃，而泻足太阴脾者是也。又曰：足阳明胃经图 (略) 又曰：《平人绝谷》篇伯高曰：胃大一尺五寸，径五寸，长二尺六寸，横屈受水谷三斗五升，其中之谷常留二斗，水一斗五升而满。《难经》云：胃重二斤一两。脾胃者，仓廪之官。《灵兰秘典》论云：脾胃者，仓廪之官，五味出焉。《本脏》篇云：脾应肉，肉䐃坚大者胃厚，肉䐃么者胃薄，肉䐃小而么者胃不坚，肉䐃不称身者胃下，胃下者，下脘约不利，肉䐃不坚者胃缓，肉䐃无小裹累者胃急，肉䐃多少裹累者胃结，胃结者，上脘约不利也。又曰：附：胃经诸穴歌　足阳明，四十五，自承泣四白而数。巨髎有地仓之积，大迎来颊车之夥。下关头维以人迎，水突气舍与缺盆。气户兮库房屋翳，膺窗兮乳中乳根。不容承满，梁门关门。太乙滑肉滑肉门。天枢外陵。大巨从水道归来，气冲入髀关之境。伏兔至阴市梁丘，犊鼻自三里而行。上巨虚即上廉。兮条口，下巨虚即下廉。兮丰隆。解溪冲阳入陷谷，下内庭厉兑而终。　又分寸歌　胃之经兮足阳明，承泣目下七分寻。四白目下方一寸，巨髎鼻孔旁八分。地仓夹吻四分近，大迎颔下寸三中。颊车耳下八分穴，下关耳前动脉行。头维神庭旁四五，（神庭，督脉穴。）在中行发际上五分。头维去神庭四寸五分。人迎喉旁寸五真。水突筋前迎下在，气舍突下穴相乘。气舍在水突下。缺盆舍下横骨肉，各去中行寸半明。气户璇玑旁四寸，至乳六寸又四分。库房屋翳膺窗近，乳中正在乳头心。次有乳根出乳下，各一寸六不相侵。（自气户至乳根六穴，上下相去各一寸六分，去中行任脉各四寸。）却去中行须四寸，以前穴道与君陈。不容巨阙旁三寸，（巨阙，任脉穴，脐上六寸五分。）却近幽门寸五新。（幽门，肾经穴，巨阙旁一寸五分，在胃经、任脉二脉之中。）其下承满与梁门，关门太一滑肉门，上下一寸无多少，共去中行三寸中。天枢脐旁二寸间，枢下一寸外陵安。枢下二寸大巨穴，枢下四寸水道全。枢下六寸归来好，共去中行二寸边。气冲鼠鼷上一寸，鼠鼷，横骨尽处。又去中行四寸专。髀关膝上有尺二，伏兔膝上六寸是。阴市膝上方三寸，梁丘膝上二寸记。膝膑陷中犊鼻存，膝下三寸三里至。膝下六寸上廉穴，膝下七寸条口味。膝下八寸下廉看，膝下九寸丰隆系，却是踝上八寸量，比那下廉外边缀。解溪去庭六寸半，（庭，内庭也。）冲阳庭后五寸换。陷谷庭后二寸间，内庭次指外间现。足太指次指外间陷中。厉兑大指次指端，去爪如韭胃井判。（愚按：足阳明胃经穴，自缺盆、气户、库房、屋翳、膺窗、乳中、乳根，去中行各四寸，上下相去各一寸六分。自不容、承满、梁门、关门、太乙、滑肉门，去中行各三寸，上下相去各一寸。自天枢、外陵、大巨、水道、归来，去中行各二寸，上下相去不等。其气冲一穴，则又去中行二寸，鼠鼷上一寸。其屈曲有如此者。徐氏针灸书皆以二行言之，误矣。左右各四十五人，共九十穴。）●张介宾曰：足阳明为太阴之表，三阳也，故盛衰见于人迎。●张志聪曰：（颃音遏。髀音被。膑音宾。跗音抚。贲音奔。骭音肝。哕音呱。胗音诊。）鼻之两旁为頄，腮下为颔，颔中为颐，腮上为发际，发际前为额颅。股内为髀，髀前膝上起肉处为伏兔，伏兔后为髀关，挟膝筋中为膑，胫骨为骭，足面为跗。足阳明受手阳明之交，起于鼻之两旁迎香穴，上行而左右相交于頄中，过睛明之分，下循鼻外，历承泣四白巨髎，上入齿中，还出挟口，两吻地仓，环绕唇下，左右相交于承浆，却循颐后下廉，出大迎，循颊车，上耳前，历下关，过客主人，循发际，行悬厘颔厌之分，经头维，会于额颅之神庭；其支别者，从大迎前下人迎，循喉咙，历水突气舍，入缺盆，行足少阴俞府之外，下膈当下脘中脘之分，属胃络脾；其直行者，从缺盆而下，下乳内廉，循气户、库房、屋翳、膺窗、乳中、乳根、不容、承满、梁门、关门、太乙、滑肉门下挟脐，历天枢、外陵、大巨、水道、归来诸穴，而入气街中；其支者，自属胃处，起胃下口循腹里，过足少阴肓俞之外，本经之里，下至气街中，与前之入气街者合，既相合于气街中，乃下髀关，抵伏兔，历阴市、梁丘，下入膝膑中，经犊鼻，下循足面曰跗之冲阳、陷谷，入中趾外间之内庭，至厉兑穴而终也。其络脉之支别者，自膝下三寸，循三里穴之外，别下，历上廉、条口、下廉、丰隆、解溪、冲阳、陷谷，以至内庭、厉兑而合也；又其支者，别跗上冲阳穴，别行，入大趾间，出足厥阴行间穴之外，循大趾下出其端，以交于足太阴也。阳明之气是动，则病洒洒振寒，盖阳明者午也，阳盛而阴气加之，故洒洒振寒也。善呻者，阳气郁而欲伸出之。数欠者，阳欲引而上也。颜黑者，阴气加于上，此病在阳明之气也。病至者，病气而至于经脉也。阳明之脉病，则恶闻人与火，闻木音则惕然而惊，胃络上通于心，故心欲动也。阴阳相薄，故欲独闭户牖而居。阳盛则四肢实，实则登高而歌，热盛于身，故弃衣而走。阳明之脉，下膈属胃络脾，故贲响腹胀。此阳明之气，厥逆于经，而为此诸证，故曰是为骭厥，盖阳明之经脉，循胫骭而下也。夫有病气而不及于经者，有病在气而见经证者，有经气之兼病者，有病气而转入于经者，故曰：可分而可合也。本经曰：谷入于胃，脉道以通，血气乃行。《平脉》篇曰：水入于经，而血乃成，胃为水谷之海，主生此荣血。故是主血所生病者为狂，为温疟，汗出者，胃气热而蒸发水液之汗也。鼽衄者，经气热也。口㖞唇胗，颈肿喉痹，腹肿膝痛，膺股骭跗皆痛者，阳明经脉之为病也。如阳明气盛于外，则身以前皆热；盛于内，则有余于胃而消谷善饥，溺色黄；如气不足，则身以前皆寒栗，胃中寒则胀满。经云：三阳为经，二阳为维，一阳为游部。盖阳明经气维于身之前，太阳经气经于身之后，少阳之气为游行出入之枢也。为此是动所生诸病，盛则泻之，虚则补之，热则疾之，寒则留之，陷下则灸之，不虚不实，以经取之。夫气生于阳明，而主于手太阴，故在手太阴手足阳明，论气之有余不足，在诸经只论是动所生。　胃经诸穴歌　足阳明，四十五，是承泣四白而数，巨髎有地仓之积，大迎乘颊车之鬠，下关头维及人迎，水突气舍与缺盆，气户兮库房屋翳，膺窗兮乳中乳根，不容承满，梁门关门，太乙滑肉，天枢外陵，大巨从水道归来，气冲入髀关之境，伏兔至阴市梁丘，犊鼻自三里而行，上巨虚兮条口，下巨虚兮丰隆，解溪冲阳入陷谷，下内庭厉兑而终。　分寸歌　胃之经兮足阳明，承泣目下七分寻。四白目下方一寸，巨髎鼻孔旁八分。地仓夹吻四分迎，大迎颔下寸三分。颊车耳下八分穴，下关耳前动脉行。头维神庭旁四五，（神庭，督脉穴，在中行发际上五分。头维，去神庭四寸五分。）人迎喉旁寸五真。水突筋前迎下在，气舍突下穴相乘。（气舍在水突下。）缺盆舍下横骨内，各去中行寸半明。气户璇玑旁四寸，至乳六寸又四分。库房屋翳膺窗近，乳中正在乳头心。次有乳根出乳下，各一寸六不相侵。（自气户至乳根六穴，上下相去各一寸六分、去中行任脉各四寸。）却去中行须四寸，以前穴道与君陈。不容巨阙旁三寸，（巨阙，任脉穴，在脐上六寸五分。）却近幽门寸五新。（幽门，肾经穴，巨阙旁一寸五分、在胃经任脉二脉之中。）其下承满与梁门，关门太乙滑肉门。上下一寸无多少，共去中行三寸寻。天枢脐旁二寸间，枢下一寸外陵安。枢下二寸大巨穴，枢下四寸水道全。枢下六寸归来好，共去中行二寸边。气冲鼠蹊上一寸，（鼠蹊，横骨尽处。）又去中行四寸专。髀关膝上有尺二，伏兔膝上六寸处。阴市膝下方三寸，梁丘膝上二寸记。膝膑陷中犊鼻存，膝下三寸三里至。膝下六寸上廉穴，膝下七寸条口位。膝下八寸下廉看，膝下九寸丰隆系。却是踝上八寸量，比那下廉外边缀。解溪去庭六寸半，（庭，内庭也。）冲阳庭后五寸换。陷谷庭后二寸间，内庭次趾外间现。（足大趾次趾外间陷中。）厉兑大趾次趾端，去爪如韭胃井判。（左右各四十五穴，共九十穴。）●尚御公曰：手太阴是动则病肺胀膨膨，足阳明是动则恶人与火及贲响腹胀，是病气而及于经脉脏腑也。肺胃大肠所生之病，而为气之盛虚，是病脏腑经脉，而及于阴阳之气也。盖三阴三阳之气，本于脏腑之五行所生，而外合于六经。●《集注》眉批：按《针灸大成》：陷谷去内庭二寸，冲阳去陷谷二寸，解溪去冲阳六寸半。据此说，则解溪去内庭仅只五寸半，兹云六寸半，两说不符，候正。又：胗疹同，唇疡也。又：天气从地而出。●薛雪曰：足阳明为太阴之表，三阳也，故盛衰见于人迎。●黄元御曰：足之三阳，自头走足。胃足阳明之脉，起于鼻之交頞中，（頞，鼻茎，即山根。）旁纳太阳之脉，（足太阳脉起目内眦，足阳明脉由此下行。）下循鼻外，足阳明之承泣也（穴在目下）。入上齿中，还出挟口环唇，下交承浆（任脉穴名），却循颐后下廉，出大迎，循颊车（阳明穴名），上耳前，过客主人（足少阳穴名），循发际，至额颅。其支者，从大迎前下人迎，（阳明穴名，喉旁动脉。）循喉咙，入缺盆（阳明穴名），下膈，属胃，络脾，阳明与太阴为表里也。其直者，从缺盆下乳内廉，下挟脐，入气街中（阳明穴名，毛际两旁动脉。）其支者，起于胃口，下循腹里，下至气街中而合，以下髀关（穴名），抵伏兔（穴名），下膝膑（膝盖曰膑）中，下循胫外廉，（胻曰胫，足三阳行于腨外，阳明在前。）下足跗（足背），入中指内间（大指之次指），足阳明之厉兑也。其支者，下廉三寸而别，下入中指外间。其支者，别跗上，入大指间，出其端，而交于足太阴经。恶人与火，闻木音惕然而惊，独闭户塞牖而处，上高而歌，弃衣而走，义详《素问》《脉解》、《阳明脉解》。骭，胫骨也，足阳明自膝膑而下胻外，故病骭厥。中指不用，即大指之次指也。●陈念祖曰：股内为髀，髀前膝上起肉处为伏兔，伏兔后为髀关，挟膝筋中为膑，胫骨为骭，足面为跗。

10.5　脾足太阴之脉①，起于大指之端②，循指内侧白肉际③，过核骨④后⑤，上内踝前廉⑥，上踹⑦内⑧，循胫骨后，交出厥阴之前⑨，上膝股内前廉⑩，入腹属脾⑪络胃⑫，上膈，挟咽，连舌本，散舌下⑬；其支者，复从胃，别上膈，注心中⑭。是动则病舌本强⑮，食则呕⑯，胃脘痛⑰，腹胀善噫⑱，得后与气⑲则快然如衰⑳，身体皆重㉑。是主脾所生病者㉒，舌本痛㉓，体不能动摇㉔，食不下㉕，烦心㉖，心下急痛㉗，溏㉘瘕泄㉙、水闭㉚、黄疸㉛，不能卧㉜，强立㉝股膝内肿㉞厥㉟，足大指不用㊱。为此诸病㊲，盛则泻之，虚则补之，热则疾之，寒则留之，陷下则灸之，不盛不虚，以经取之㊳。盛者寸口大三倍于人迎，虚者寸口反小于人迎也㊴。

①杨上善曰：足太阴脉，起于足大指端，上行属脾，通行脾之血气，故曰脾足太阴脉者也。

②张介宾曰：脾为足太阴经也。起于足大趾端隐白穴。足之三阴，从足走腹，故足太阴脉发于此。凡后足三阴经皆然。●李中梓曰：足之三阴，从足走腹，故足太阴脉发于此。●汪昂曰：足大指隐白穴。●薛雪曰：脾为足太阴经也，起于足大指端隐白穴。足之三阴，从足走腹，故足太阴脉发于此。凡后足三阴经皆然。●沈又彭曰：隐白穴在大指端内侧，去爪甲角如韭叶。●丹波元简曰：滑氏云：起大趾之端隐白穴，受足阳明之交也。

③沈又彭曰：白肉，三阴脉所经；赤肉，三阳脉所经。际，乃白肉尽处。●丹波元简曰：张云：行大都、太白、等穴。

④丹波元简曰："核"《发挥》作"覈"。滑氏云：俗云孤拐骨是也。楼氏云：核骨

在足大趾本节后，约二寸，内踝骨前约三寸，如枣核，横于足内侧，赤白肉际者是也。窦大师指为孤拐骨者，非是也。张云核骨即大趾本节后内侧圆骨也、滑氏言为孤拐骨者，非。盖孤拐即名踝骨，古有击踝之说，即今北人所谓打孤拐也。

⑤杨上善曰：核，胡革反。人足大指本节后骨，名为核骨也。●汪昂曰：俗名孤拐骨，足跟后两旁起骨也。

⑥杨上善曰：十二经脉，皆行筋肉骨间；惟此足太阴经，上于内踝薄肉之处，脉得见者也。●张介宾：循趾内侧白肉际，行大都、太白等穴。核骨，即大趾本节后内侧圆骨也。滑氏言为孤拐骨者非，盖孤拐即名踝骨，古有击踝之说，即今北人所谓打孤拐也。核骨惟一，踝骨则有内外之分。滑氏以足跟骨为踝者亦非，盖彼曰跟踵，非踝也。踝，胡寡切。●李中梓曰：核骨，在足大指本节后圆骨也，滑氏误作孤拐骨。●汪昂曰：胫两旁内外曰踝。●薛雪：循指内侧白肉际，行大都、太白等穴。核骨，即大指本节后内侧圆骨也。踝，北人所谓孤拐也。核骨惟一，踝骨则有内外之分。●丹波元简曰：滑氏云：过核骨后历太白、公孙、商丘，上内踝前廉之三阴交也，足跟后两旁起骨为踝骨。张云：滑氏以足跟骨为踝者，亦非，盖彼曰跟踵，非踝也。

⑦李中梓曰：音传。

⑧汪昂曰：踹音短。《玉篇》曰：足跟也，作腨，音善，又名腓，足肚也。●沈又彭曰：足肚。●丹波元简曰：《铜人》注云：踹，谓胫之鱼腹也。滑氏云：腨，腓肠也，由三阴交上腨内，循胻骨后之漏谷，上行二寸，交出足厥阴经之前，至地机阴陵泉。张云：踹，足肚也，亦名腓肠。本经与、腨通用，音篆。盖踹，本音煅，《玉篇》以足跟为踹。简案：腨，《说文》：腓肠也。

⑨杨上善曰：内踝直上名为内，外踝直上名为外，胫后腓肠名为腨。太阴从内踝上行八寸，当胫骨后，交出厥阴之前上行之。●张介宾曰：踹，足肚也，亦名腓肠。本经自漏谷上行，交出厥阴之前，即地机，阴陵泉也。踹，本经与腨通用，音篆。盖踹本音煅，《玉篇》以足跟为踹。●李中梓曰：足肚曰踹。交出厥阴之前，即地机、阴陵泉也。●汪昂曰：足厥阴脉。●薛雪曰：踹，足肚也亦名腓肠。自漏谷上行，交出厥阴之前，即地机、阴陵泉也。踹、腨通。

⑩张介宾曰：股，大腿也，一曰髀内为股。前廉，上侧也，当血海、箕门之次。●李中梓曰：股，大腿也。前廉者，上侧也，当血海、箕门之次。●薛雪曰：股，大腿也，一曰髀内为股。前廉，上侧也，当血海、箕门之次。

⑪丹波元简曰：滑氏云：髀内为股，脐上下为腹，自阴陵、泉上循膝股内前廉之血海、箕门，迤逦入腹，经冲门、府舍，会中极、关元，复循腹结、大横，会下脘，历腹哀，过日月、期门之分，循本经之里，下至中脘、下脘之际，以属脾络胃也。

⑫杨上善曰：膝内之股近膝名膝股，近阴处为阴股也。●张介宾曰：自冲门穴入腹内行。脾与胃为表里，故于中脘、下脘之分，属脾络胃也。●李中梓曰：脾胃为表里，故属脾络胃。●汪昂曰：相为表里。●薛雪曰：自冲门穴入腹内行，脾与胃为表里，故于中脘、下脘之分，属脾络胃也。

⑬丹波元简曰：滑氏云：咽所以咽物者，居喉之前。舌本，舌根也。由腹哀上膈，循食窦、天溪、胸乡、周荣，由周荣外曲折向下，至大包上行，行人迎之里，挟咽连舌本，散舌下。●陈念祖曰：核骨，一作覈骨，俗云孤拐骨，足筋后两旁起故为踝骨。腓腹为

踹，脾肉为股，脐上为腹。咽以咽物，居喉之前，至胃长一尺六寸，为胃之系。舌本，舌根也。●薛雪曰：咽以咽物，居喉之后。自胃脘上行至此，连舌本，散舌下而终。本，根也。●张介宾曰：咽以咽物，居喉之后。自胃脘上行至此，连舌本，散舌下而终。本，根也。

⑭杨上善曰：舌下散脉，是脾脉也。●张介宾曰：足太阴外行者，由腹之四行，上府舍，腹结等穴，散于胸中，而止于大包。其内行而支者，自胃脘别上膈，注心中，而接乎手少阴经也。●李中梓曰：足太阴外行者，由腹上府舍、腹结等穴，散于胸中而止于大包。其内行而支者，自胃脘上膈注心而接手少阴经也。●汪昂曰：五脏皆入心中。●薛雪曰：足太阴外行者，由腹之四行上府舍、腹结等穴，散于胸中而止于大包；其内行而支者，自胃脘别上膈，注心中而接乎手少阴经也。●丹波元简曰：张云：足太阴经外行者，由腹之四行上府舍、腹结、等穴，散于胸中。而止于大包，其内行而支者，自胃脘别上膈，注心中，而接乎手少阴经也。

⑮汪昂曰：连舌本。

⑯张介宾曰：脾脉连舌本，故强。脾病则不运，故呕。●李中梓曰：脉连舌本故强，脾虚不运故呕。●薛雪曰：脾脉连舌本，故强。脾病则不连，故呕。

⑰杨上善曰：脘，胃腑也。脘，音管也。●汪昂曰：络胃。

⑱张介宾曰：脾脉入腹，属脾络胃，故为痛为胀。噫，嗳叹声。阴盛而上走于阳明，故气滞而为噫。噫，伊、隘二音。●李中梓曰：脾脉入腹络胃，故为痛为胀。阴盛而上走阳明，故气滞为噫。●汪昂曰：即嗳。《口问》篇：寒气客于胃，厥逆从下上散，复出于胃，故噫。●薛雪曰：脾脉入腹，属脾络胃，故为痛为胀。噫，嗳叹声，阴盛而上走于阳明，故气滞而为噫。

⑲汪昂曰：大便出屁。

⑳杨上善曰：寒气客胃，厥逆从下上散，散已复上出胃，故为噫也。谷入胃已，其气上为营卫及膻中气，后有下行与糟粕俱下者，名曰余气。余气不与糟粕俱下，壅而为胀，今得之泄之，故快然腹减也。●张介宾曰：脾气通也。以上诸义详下章。●李中梓曰：后，大便也。气，转失气也，气通故快。●汪昂曰：病衰。●薛雪曰：脾气通也。●丹波元简曰：《脉解》篇：太阴所谓食则呕者，物盛满而上溢，故呕也。所谓病胀者，太阴子也，十一月万物之气皆藏于中，故曰病胀。所谓上走心为噫者，阴盛而上走于阳明，阳明络属心，故曰上走心为噫也。所谓得后与气则快然如衰者，十一月阴气下衰，而阳气且出，故曰得后与气，则快然如衰也。"如衰"《甲乙》作"而衰"。简案：而、如古通。李云：后，大便也。气，转矢气也。章楠曰：脾病浊壅，则腹胀善噫，得后与气者，得大便转屎气也，壅闭开通，故快然。

㉑杨上善曰：身及四支，皆是足太阴脉行胃气营之。若脾病，脉即不营，故皆重也。●张介宾曰：脾主肌肉也。按《至真要大论》列以上诸证于厥阴在泉条下，木胜克脾也。●李中梓曰：脾主肌肉，脾主湿，湿伤则体重。●汪昂曰：脾主肉。●薛雪曰：脾主肌肉也。厥阴在泉，木胜克脾，亦如是也。●丹波元简曰：《铜人》注云：以脾主肉，故胀病则身体重。

㉒张介宾曰：足太阴土也。●薛雪曰：足太阴土也。

㉓杨上善曰：脾所生病，太阴脉行至舌下，故舌本痛也。●丹波元简曰：马云：上舌

本强，而此则甚。

㉔杨上善曰：脾不营也。●汪昂曰：即上文体重而甚者。●丹波元简曰：马云：即上文"重而甚"。

㉕汪昂曰：脾主食。

㉖汪昂曰：脉注心中。

㉗杨上善曰：脾脉注心中，故脾生病，烦心、心急痛也。●汪昂曰：即胃脘痛。●丹波元简曰：《甲乙》"痛"作"寒疟"二字。马云：脉注心中。●顾观光曰：此下《甲乙经》、《脉经》并有"寒疟"二字。

㉘汪昂曰：便溏。

㉙杨上善曰：溏，食消，利也。瘕，食不消，瘕而为积病也。泄，食不消，飧泄也。●汪昂曰：瘕积泄泻。

㉚杨上善曰：脾所生病，不营膀胱，故小便不利也。

㉛汪昂曰：湿热不得泄。黄，脾色。●丹波元简曰：马云：溏，脾气不实。瘕泄，《难经·五十七难》有"大瘕泄"、"水闭"，《六元正纪大论》有"甚则水闭胕肿"，言水蓄于内，而大小便皆闭也。黄疸，《素问·平人气象论》、本经《论疾诊尺》篇皆有黄疸。张云：脾寒则为溏泻，脾滞则为癥瘕，脾病不能制水，则为泄，为水闭、黄疸。不能卧。李云：溏者，水泄也。瘕者，痢疾也。水闭者，土病不能治水。水闭则湿热壅而为疸，为不卧。●章楠曰：脾为太阴湿土，以上皆湿积之所致也。

㉜汪昂曰：胃不和，则卧不安。●丹波元简曰：《甲乙》"卧"作"食"，"食"下有"唇青"二字。《铜人》注云：《甲乙经》作"好卧不能食肉，唇青强立"，与今本异。●顾观光曰：《甲乙经》云：黄瘅，不能食，唇青。《脉经》云：黄瘅，好卧，不能食肉，唇青。

㉝杨上善曰：内热身黄病也。脾胃中热，故不得卧也。将欠不得欠，名曰强欠。●丹波元简曰：诸家不释。简案：盖谓勉强而起立，则股膝内肿。《甲乙》"肿"下有"痛"字。

㉞汪昂曰：脾主四肢，脉行股膝。

㉟汪昂曰：经脉所起。●顾观光曰：《甲乙经》、《脉经》"肿"下并有"痛"字。

㊱杨上善曰：或痹不仁，不能用也。●李中梓：支者，上膈注心，故为烦心与痛。溏者，水泄也。瘕者，痢疾也。水闭者，土病不能治水也，水闭则湿热壅而为疸，为不卧。脾脉起于足拇，以上膝股，肿与厥之所由生也。●丹波元简曰：张云：脾脉起于足拇以上，膝股内廉，故为肿、为厥、为大趾不用诸病。

㊲张介宾曰：太阴脉支者上膈注心中，故为烦心心痛。脾寒则为溏泻，脾滞则为癥瘕。脾病不能制水，则为泄为水闭黄疸不能卧。脾脉起于足拇以上膝股内廉，故为肿为厥、为大趾不用诸病。按：《至真要大论》于厥阴司天条下列此诸证，以风淫所胜，病本于脾也。瘕，加、驾二音。疸音旦。●薛雪曰：太阴脉支者上膈，注心中，故为烦心心痛。脾寒则为溏泄。脾滞则为癥瘕。脾病不能制水，则为泄，为水闭，黄疸，不能卧。脾脉起于足拇，以上膝股内廉，故为肿为厥，为大趾不用诸病。厥阴司天，风淫所胜，亦病于脾也。

㊳张介宾曰：义如首经。

㊴马莳曰：（踝，湖瓦切。）此言脾经脉气之行，乃为第四经也。核骨，一作覈骨（俗云孤拐骨），足跟后两旁起骨为核骨。腓腹为腨，髀内为股，脐上为腹。咽以咽物，居喉之前，至胃长一尺六寸，为胃之系。舌本，舌根也。足太阴起大指端之隐白穴，受足阳明交也。循大指内侧白肉际大都穴，过核骨后，历太白、公孙、商丘，上内踝前廉之三阴交，又上腨内，循胻骨后之漏谷上行二寸，交出足厥阴之前，至地机、阴陵泉，上循膝股前廉之血海、箕门，迤逦入腹，经冲门、府舍、中极、关元，复循腹结、大横，会下脘，历腹哀，过日月、期门之分，循本经之里，下至中脘之际，以属脾络胃。又由腹哀上膈，循食窦、天溪、胸乡、周荣，曲折向下至大包，又自大包外曲折向上会中府，上行人迎之里；挟喉，连舌本、散舌下而终。其支行者，由腹哀别行，再从胃部中脘穴之外上膈，注于膻中之里心之分，以交于手少阴心经也。及其动穴验病，则为舌本强，（脉挟咽，连舌本，散舌下。）为食则呕（脾主化食），为胃脘痛（络胃），为腹胀（脉入腹），为善噫，（本经《口问》篇：寒气客于胃，厥逆从下上散，复出于胃，故为噫。）得后去后。与气（泄气）、则病快然如衰（脾气输泄），身体皆重（脾主肉），是皆本经所生之病也。又有诸病之生，或由本经，或由合经，其舌本痛（上舌本强，而此则甚），体不能动摇（即上文重而甚），食不下（不但呕而已），烦心，心下急痛（脉注心中），溏（脾气不实），瘕泄（《难经·五十七难》有大瘕泄），水闭（《六元正纪大论》有甚则水闭跗肿，言水蓄于内而大小便皆闭也），黄疸（《素问·平人气象论》、本经《论疾诊尺》篇皆有黄疸），不能卧，强立，股膝内肿，（血海、箕门、冲门等处。）厥，足大指不能举用。（隐白、大都、太白等处。）然邪气之盛者则泻之，正气之虚者则补之，热则疾去其针，寒则久留其针，脉陷下者则用艾以灸之，若不盛不虚则以本经取之，而不必求之足阳明胃经也。所谓盛者，何以验之？寸口较人迎之脉大者三倍，则脾经为实，如《终始》篇所谓泻足太阴脾，而补足阳明胃者是也。虚者何以验之？寸口较人迎之脉小者三倍，则脾经为虚，如《终始》篇所谓补足太阴脾，而泻足阳明胃者是也。又曰：足太阴脾经图（略）　又曰：《难经》云：脾重二斤三两，扁广三寸，长五寸，有散膏半斤，主裹血，温五脏，主藏意。《素问·灵兰秘典论》云：脾胃者，仓廪之官，五味出焉。又曰：《本脏》篇云：脾小则脏安，难伤于邪也。脾大则苦凑眇而痛，不能疾行。脾高则眇引季胁而痛；脾下则下加于大肠，下加于大肠则脏苦受邪。脾坚则脏安难伤；脾脆则善病消瘅易伤。脾端正则和利难伤；脾偏倾则善满善胀也。又云：黄色小理者脾小，粗理者脾大，揭唇者脾高，唇下纵者脾下，唇坚者脾坚，唇大而不坚者脾脆，唇上下好者脾端正，唇偏举者脾偏倾也。又曰：附：脾经诸穴歌　足太阴，脾中洲，二十一穴隐白游。赴大都兮瞻太白，访公孙兮至商丘。越三阴之交，而漏谷地机可即。步阴陵之泉，而血海箕门是求。入冲门兮府舍轩豁，解腹结兮大横优游。腹哀食窦兮，接天溪而同派。胸乡周荣兮，缀大包而如钩。　又分寸歌　大指端内侧隐白，节后陷中求大都。太白内侧核骨下，节后一寸公孙呼。商丘内踝微前陷，踝上三寸三阴交。踝上六寸漏谷是，膝下五寸地机朝。膝下内侧阴陵泉，与阳陵泉穴相对。血海膝膑上内廉。箕门穴在鱼腹取，动脉应手越筋间。冲门期下尺五分，（期门，肝经穴，巨阙旁四寸五分。巨阙，任脉穴，脐上六寸五分。）府舍期下九寸看。腹结期下六寸入，大横期下五寸半。腹哀期下方二寸，期门肝经穴道现，巨阙之旁四寸五，却连脾穴休胡乱。自此以上食窦穴，天溪胸乡周荣贯。相去寸六无多寡，又上寸六中府换（肺经穴）。大包腋下有六寸，渊液腋下三寸绊。（渊液，胆经穴，腋下三

寸与下脾经大包穴相连。愚按：中府，肺经穴也。周荣、胸乡、天溪、食窦，脾经穴也。期门，肝经人也。肝经之下有脾经之腹哀、大横、腹结、府合、冲门诸穴，则中行开四寸五分，三经之穴，上下相连。左右共四十二穴。）●张介宾曰：足太阴为阳明之里，三阴也，故脉之盛衰候于气口。●张志聪曰：（踝叶瓦，去声。"核骨"，一作"覈骨"（俗云孤拐骨）。）足跟后两旁起骨为踝骨，腓腹为腨，髀内为股，脐上为腹。咽以咽物，居喉之前，至胃长一尺六寸，为胃之系。舌本，舌根也。足太阴脾脉，起于大趾端之隐白穴，受足阳明之交，循大趾内侧白肉际大都穴，过核骨后，历太白、公孙、商丘，上内踝前廉之三阴交，又上腨内循胻骨后之漏谷，上行二寸，交出足厥阴之前，至地机、阴陵泉，上循膝股前廉之血海、箕门，迤逦入腹，经冲门、府舍、中极、关元，复循腹结大横，会下脘，历腹哀，过日月、期门之分，循本经之里，下至中脘之际，以属脾络胃，又由腹哀上膈，循食窦、天溪、胸乡、周荣，曲折向下，至大包，又自大包外曲折向上，会中府上行人迎之里，挟喉连舌本，散舌下而终；其支行者，由腹哀别行，再从胃部中脘穴之外，上膈注于膻中之里、心之分，以交于手少阴心经也。是动则病气而及于经，从经而及于脏腑，故为舌本强，食则呕，胃脘病，腹胀诸证。善噫者，脾气上走心为噫。得后与气，则快然如衰者，厥逆从上下散也。身体皆重，太阴之气逆也。是主脾所生之经脉病者，舌本痛，盖病太阴之气，则为舌本强，食则呕，气逆之为病也。在脾脏所生之经脉病者，则为舌本痛，食不下，经脉之为病也。气主呴之，病在气，故身体皆重。经脉者，所以濡筋骨而利关节，病在血脉，故体不能动摇。此太阴之是动，脾脏之所生，外内出入，而见证之少有别也。脾脉注心中，故烦心，心下急痛。脾家实，则为瘕泄水闭黄疸，此脏病之在内也。不能卧，强立，膝股内肿，足大趾不用，经病之在外也。此太阴经脉脾脏之病，外内出入之见证也。明乎脏腑阴阳经气出入之理，本经大义，思过半矣。　脾经诸穴歌　足太阴，脾中州，二十一穴隐白游，赴大都兮瞻太白，访公孙兮至商丘，越三阴之交，而漏谷地机可接，步阴陵之泉，而血海箕门是求，入冲门兮府舍轩豁，解腹结兮大横优游，腹哀食窦兮，接天溪而同派，胸乡周荣兮，缀大包而如钩。　分寸歌　大趾内侧起隐白，节后陷中求大都。太白内侧核骨下，节后一寸公孙呼。商丘内踝陷中遭，踝上三寸三阴交。踝上六寸漏谷是，踝上五寸地机朝。膝下内侧阴陵泉，血海膝膑上内廉。箕门穴在鱼腹取，动脉应手越筋间。冲门期下尺五分，（期门，肝经穴，巨阙旁四寸五分。巨阙，任脉穴，脐上六寸五分。）府舍期下九寸判。腹结期下六寸八，大横期下五寸半。腹哀期下方二寸，期门肝经穴道现。巨阙之旁四寸五，却连脾穴休胡乱。自此以上食窦穴，天溪胸乡周荣贯。相去寸六无多寡，又上寸六中府换。（肺经穴。）大包腋下有六寸，渊液腋下三寸绊。（左右共四十二穴。）●《集注》眉批：脾脉属脏络内。●薛雪曰：足太阴为阳明之里，三阴也，故脉之盛衰候于气口。●黄元御曰：足之三阴，自足走胸。脾足太阴之脉，起于大指之端，足太阴之隐白也。循指内侧白内际，过核骨后（大指后圆骨），上内踝前廉上端内，循胻骨后，交出厥阴之前，阴上膝股内前廉，（足三阴行于腨内，太阴在前。）上腨内（腨肚），循胻骨后，交出厥阴之前，（足太阴厥阴同起大指，其于腨下，厥阴在太阴之前。厥阴自中都上行，方出太阴之后，太阴自漏谷上行，方出厥阴之前。）入腹，属脾，络胃，太阴与阳明为表里也。上膈，挟咽，连舌本，散舌下。其支者，复从胃别上膈，注心中，而交于手少阴经。得后与气则快然如衰，义见《素问·脉解》。

10.6　心手少阴之脉，起于心中①，出属心系②，下膈络小肠③；其支者，从心系上挟咽，系目系④；其直者，复从心系却上肺，下出腋下⑤，下循臑内后廉⑥，行太阴⑦心主⑧之后⑨，下肘内⑩，循臂内后廉⑪，抵掌后锐骨之端⑫，入掌内后廉，循小指之内出其端⑬。是动则病嗌干⑭心痛，渴而欲饮⑮，是为臂厥⑯。是主心所生病者⑰，目黄⑱胁痛⑲，臑臂内后廉痛⑳厥㉑，掌中热痛㉒。为此诸病㉓，盛则泻之，虚则补之，热则疾之，寒则留之，陷下则灸之，不盛不虚，以经取之㉔。盛者寸口大再倍于人迎，虚者寸口反小于人迎也㉕。

①张介宾曰：心为手少阴经，故脉发于心中。●薛雪曰：心为手少阴经，故脉发于心中。●丹波元简曰：杨珣云：经曰：心在肺下。又云：心状如莲花未开，在膈上附第五椎也。简案：据杨注，心中直指心脏而言。

②张介宾曰：心当五椎之下，其系有五，上系连肺，肺下系心，心下三系连脾肝肾，故心通五脏之气而为之主也。系音係。●李中梓曰：心当五椎之下，其系有五，上系连肺，肺下系心，心下三系连脾、肝、肾，故心通五脏而为之主也。●汪昂曰：心系上与肺通，由肺叶而下，曲折向后，贯脊髓，通于肾。盖五脏皆通于心，而心亦通五脏。●薛雪曰：心当五椎之下，其系有五：上系连肺，肺下系心，心下三系，连脾、肝、肾。故心通五脏之气，所以为之主也。●沈又彭曰：心系上与肺通，由肺叶而下，曲折向后，贯脊髓，通于肾。●丹波元简曰：《道藏》本脱"系"字。滑氏云：心系有二，一则上与肺相通，而入肺两大叶间；一则由肺叶而下，曲折向后，并脊膂细络相连，贯脊髓与肾相通，正当七节之间。盖五脏系皆通于心，而心通五脏系也。手少阴经起于心，循任脉之外属心系，下膈，当脐上二寸之分，络小肠。张云：其系有五，上系连肺，肺下系心，心下三系连脾、肝、肾，故心通五脏之气而为之主也。

③杨上善曰：十二经脉之中，余十一经脉及手太阳经，皆起于别处，来入脏腑。此少阴经起自心中，何以然者？以其心神是五神之主，能自生脉，不因余处生脉来入，故自出经也。肺下悬心之系，名曰心系。余经起于余处，来属脏腑。此经起自心中，还属心系，由是心神最为长也。问曰：《九卷》心有二经：谓手少阴，心主。手少阴经不得有输。手少阴外经受病，亦有疗处。其内心脏不得受邪，受邪即死。又《九卷·本输》之中，手少阴经及输并皆不言。今此《十二经脉》及《明堂流注》，少阴经脉及输皆有，若为通精？答曰：经言心者，五脏六腑之大主，精神之舍，其脏坚固，邪不能客。客之则心伤，心伤则神去，神去即死。故诸邪之在于心者，皆在心之包络，包络心主脉也。故有脉不得有输也。手少阴外经有病者，可疗之于手掌兑骨之端。又恐经脉受邪伤脏，故《本输》之中，输并手少阴经亦复去之。今此《十二经脉》手少阴经是动所生皆有诸病，俱言盛衰并行补泻及《明堂流注》具有五输者，以其心脏不得多受外邪，其于饮食汤药，内资心脏，有损有益，不可无也。故好食好药资心，心即调适；若恶食恶药资心，心即为病。是以心不受邪者，不可受邪也。言手少阴是动所生致病及《明堂》有五输疗者，据受内资受外邪也。言手少阴是受邪，故有病也。【编者按：萧延平注曰："若为通精"，"精"字原校作"释"。】●张介宾曰：心与小肠为表里，故下膈当脐上二寸下脘之分络小肠也。●李中梓曰：心与小肠为表里，故下膈当脐上二寸，下脘之分络小肠也。●汪昂曰：小肠与心为表里。●薛雪曰：心与小肠为表里，故下膈当脐上二寸下脘之分，络小肠也。●陈

念祖曰：心系有二：一则上与肺相通，而入肺大叶间；一则由肺叶而下，曲折向后，并脊里细络相连贯。脊髓与肾相通，正当七节之间，盖五脏系皆通于心，而心通五脏系也，手少阴经于心循任脉之外属心系，下膈，当其上二寸之分络小肠。

④杨上善曰：筋骨血气四种之精与脉合为目系，心脉系于目系，故心病闭目也。●张介宾曰：支者，从心系出任脉之外，上行挟咽，系目系，以合于内眦。●汪昂曰：《经别》篇又云：走喉咙，出于面，合目内眦。本篇又云：别脉系舌本。●薛雪曰：支者从心系出任脉之外，上行挟咽，系目系，以合于内眦。●丹波元简曰：杨珣云：《要旨论》曰：目内连深处为目系。此经已络小肠，从心系支而横出，循任脉之外，上挟咽系，而行至于目系也。●顾观光曰：林亿云：一作"循胸出肠"，按《素问·藏气法时论》注引作"循胸出胁"，此"肠"字误。

⑤张介宾曰：直者，经之正脉也。此自前心系复上肺，由足少阳渊腋之次出腋下，上行极泉穴，手少阴经行于外者始此。●李中梓曰：出腋下，上行极泉穴，手少阴经行于外者始此。●汪昂曰：极泉穴。●薛雪曰：直者，经之正脉也。此自前心系复上肺，由足少阳渊腋之次出腋下，上行极泉穴，手少阴经行于外者始此。●丹波元简曰：滑氏云：直者复从心系直上至肺脏之分，出循腋下抵极泉也，穴在臂内、腋下、筋间，动脉。张云：手少阴经，行于外者始此。●顾观光曰：《素问》注"上出腋下"，与《甲乙经》合。

⑥张介宾曰：少海、灵道等穴也。

⑦汪昂曰：肺。

⑧汪昂曰：心包。

⑨张介宾曰：臑内后廉，青灵穴也。手之三阴，少阴居太阴、厥阴之后。●李中梓曰：臑内后廉，青灵穴也。手之三阴，少阴居太阴、厥阴之后。●薛雪曰：臑内后廉，青灵穴也。手之三阴，少阴居太阴、厥阴之后。

⑩丹波元简曰：《甲乙》作"肘中内廉"。滑氏云：自极泉下循臑内后廉，行太阴心主两经之后，历青灵穴，下肘内廉，抵少海。

⑪薛雪曰：少海、灵道等穴也。

⑫杨上善曰：其小指掌后尖骨，谓之兑骨也。●张介宾曰：手腕下踝为锐骨，神门穴也。●李中梓曰：手腕下踝为锐骨，神门穴也。●薛雪曰：手腕下踝为锐骨，神门穴也。

⑬杨上善曰：掌外将侧，名曰外廉；次掌内将侧，名曰内廉也。●张介宾曰：少府、少冲也。手少阴经止于此，乃交小指外侧，而接乎手太阳经也。滑氏曰：心为君主之官，尊于他脏，故其交经接受，不假支别云。●李中梓曰：手少阴经此于此，乃交小指外侧，而接手太阳经也。滑氏曰：心为君主，尊于他脏，故其交经授受，不假支别云。●汪昂曰：至少冲穴而终，以交于手太阳。滑伯仁曰：心为君主，尊于他脏，故其交经授受，不假支别。●薛雪曰：少府、少冲也。手少阴经止于此，乃交小指外侧而接乎手太阳经也。心为君，尊于他脏，故其交经授受，不假支别。●沈又彭曰：少冲穴，在小指内侧，去爪甲角如韭叶。●丹波元简曰：滑氏云：腕下踝为兑骨，自少海而下循臂内后廉，历灵道、通里，至掌后锐骨之端，经阴郄、神门，入掌内廉，至少府，循小指端之少冲，而终以交于手太阳也。心为君主之官，示尊于它脏，故其交经授受，不假于支别云。

⑭汪昂曰：挟咽。

⑮张介宾曰：本经支者从心系上挟咽，故为嗌干心痛。心火炎则心液耗，故渴而欲

饮。嗌音益。●汪昂曰：心火。●薛雪曰：本经支者从心系上挟咽，故为嗌干，心痛。心火炎则心液耗，故渴而欲饮。

⑯杨上善曰：心经病，心而多热，故渴而欲饮。其脉循臂，故是动为臂厥之病也。●张介宾曰：手少阴循臂内后廉出小指之端，故为臂厥。●汪昂曰：脉循臑臂。●薛雪曰：手少阴循臂内后廉，出小指之端，故为臂厥。手太阴脉行肘臂间，亦为臂厥。●丹波元简曰：张云：本经支者从心系上挟咽，故为嗌干心痛。心火炎则心液耗，故渴而欲饮。手少阴循臂内后廉，出小指之端，故为臂厥。

⑰张介宾曰：手少阴经，心所生病也。●李中梓曰：支者，从心系上咽，故嗌干心痛。火炎故渴。脉循臂内，故为臂厥。●薛雪曰：手少阴经心所生病也。

⑱汪昂曰：系目系，合目眦。

⑲汪昂曰：脉出腋下。

⑳汪昂曰：脉循臑臂后廉。

㉑汪昂曰：心主包络所属，病同。

㉒杨上善曰：其脉上掖近胁，故胁痛也。臑臂内后廉，脉行之处，痛及厥也。厥，气失逆也。●李中梓曰：脉系目系，故目黄。出腋下，故胁痛。循臂入掌，故有热痛等症。●丹波元简曰：张云：少阴之脉，系目系，故目黄。出腋下，故胁痛。循臑臂内入掌内后廉，故为热痛诸病。《甲乙》"胁"下有"满"字。

㉓张介宾曰：少阴之脉系目系，故目黄。出腋下，故胁痛。循臑臂内入掌内后廉，故为热痛诸病。臑，儒、软二音，又双刀、奴到二切。●薛雪曰：少阴之脉系目系，故目黄；出腋下，故胁痛；循臑臂内入掌内后廉，故为热痛诸病。

㉔张介宾曰：义如首经。

㉕马莳曰：（嗌，音益。）此言心经脉气之行，乃为第五经也。心系有二：一则上与肺相通，而入肺大叶间；一则由肺叶而下，曲折向后，并脊里细络相连，贯脊髓与肾相通，正当七节之间。盖五脏系皆通于心，而心通五脏系也。手少阴经起于心，循任脉之外，属心系，下膈，当脐上二寸之分络小肠。其支者，从心系出任脉之外，上行而挟咽系目也。其直者，复从心系直上至肺脏之分，出循腋下，抵极泉也。（穴在臂内腋下筋间，动脉入胸。）自极泉下循臑内后廉，行手太阴、心主两经之后，历青灵穴，下肘内廉，抵少海。手腕下踝为兑骨。自少海而下，循臂内后廉，历灵道、通里，至掌后兑骨之端，经阴郄、神门，入掌内廉，至少府，循小指端之少冲而终，以交于手太阳也。（滑伯仁曰：心为君主之官，示尊于他脏，故其交经授受不假支别云。）及其动穴验病，则为嗌干（脉上挟咽），心痛（本经病），渴而欲饮（心火内炎），是乃臂气逆而上行（脉循臂而上肘、臑、腋），此心所生之病也。又有诸病之生，或出本经，或由合经，为目黄（脉系目系），为胁痛（脉出腋下），臑臂内后廉痛（脉循臂臑后廉），厥，掌中热痛。（心包络所属，心为君主，病同。）然邪气之盛者则当泻之，正气之虚者则当补之，热则泻者疾去其针，寒则温者久留其针，脉陷下者则用艾以灸之，若不盛不虚则止取之本经，而不必求之手太阳小肠经也。所谓盛者，何以验之？寸口较人迎之脉大者二倍而躁，则心经为实，如《终始》篇所谓泻少阴心，而补手太阳小肠者是也。虚者何以验之？寸口较人迎之脉小者二倍而不躁，人迎大二倍而躁。则心经为虚，如《终始》篇所谓补手少阴心，而泻手太阳小肠者是也。又曰：手少阴心经图（略）又曰：心重一十二两，附着于脊之第五椎，居

肺下膈上，中有七孔三毛，盛精汁三合，主藏神。《素问·灵兰秘典论》云：心者，君主之官，神明出焉。又曰：《本脏》篇云：心小则安，邪弗能伤，易伤于忧。心大则忧不能伤，易伤于邪。心高则满于肺中，悗而善忘，难开以言。心下则脏外易伤于寒，易恐以言。心坚则脏安守固。心脆则善病消瘅热中。心端正则和利难伤。心偏倾则操持不一，无守司也。赤色小理者心小，粗理者心大，无髃骬者心高，髃骬小短举者心下，髃骬长者心下坚，髃骬弱小以薄者心脆，髃骬直下不举者心端正，髃骬倚一方者心偏倾也。又曰：附：心经诸穴歌 手少阴，九穴成，极泉青灵少海深。自灵道通里而达，过阴郄神门而迎。抵于少府，少冲可寻。 又分寸歌 少阴心起极泉中，腋下筋间脉入胸。（臂内腋下筋间，动脉入胸。）青灵肘上三寸取，（伸肘举臂取之）少海肘后端五分。（肘内廉节后大骨外，去肘端五分，屈肘向头得之。）灵道掌后一寸半，通里掌后一寸同。阴郄腕后方半寸，神门掌后兑骨隆。少府节后劳宫直，小指内侧取少冲。（凡九穴，左右一十八穴。）●张介宾曰：手少阴为太阳之里，三阴也，故脉之盛衰见于寸口。●张志聪曰：心系有二：一则上与肺相通，而入肺大叶间，一则由肺叶而下，曲折向后并脊里，细络相连，贯脊髓，与肾相通，正当七节之间。盖五脏系皆通于心，而心通五脏系也。手少阴经起于心，循任脉之外，属心系下膈，当脐上二寸之分络小肠；其支者，从心系出任脉之外，上行而挟咽系目也；其直者，复从心系直上至肺脏之分，出循腋下抵极泉，（穴在臂内腋下筋间动脉入胸。）自极泉下循臑内后廉，行手太阴心主两筋之后，历青灵穴，下肘内廉，抵少海，手腕下踝为兑骨，自少海而下循臂内后廉，历灵道、通里，至掌后锐骨之端，经阴郄、神门，入掌内廉，至少府，循小指端之少冲而终，以交于手太阳也。少阴之上，君火主之，故是动则病嗌干心痛，渴而欲饮，少阴之气盛也。是主心所生病者，目黄，心系上系于目，心火盛故黄也。臑臂掌中，心脉所循之部分，盖心所生之病，而外及于经脉也。 心经诸穴歌 手少阴，九穴成，极泉青灵少海行，自灵道通里而达，过阴郄神门而迎，抵于少府，少冲可寻。 分寸歌 少阴心起极泉中，腋下筋间脉入胸。（臂内腋下筋间动脉入胸。）青灵肘上三寸取，少海肘后五分容。（肘内廉节后、大骨外、去肘端五分，屈节，向头得。）灵道掌后一寸半，通里腕后一寸同。阴郄腕后方半寸，神门掌后兑骨隆。少府节后劳宫直，小指内侧取少冲。（凡九穴，左右共十八穴。）●薛雪曰：手少阴为太阳之里，三阴也，故脉之盛衰见于寸口。●黄元御曰：心手少阴之脉，起于心中，出属心系，下膈，络小肠，少阴与太阳为表里也。其支者，从心系上挟咽，系目系。其直者，复从心系却上肺，下出腋下，手少阴之极泉也。下循臑内后廉（少阴在后），行太阴心主二脉之后，下肘内，循臂内后廉，抵掌后锐骨之端（少阴神门，手外踝上动脉），入掌内后廉，循小指之内，出其端，手少阴之少冲也。

10.7 小肠手太阳之脉[①]，起于小指之端[②]，循手外侧上腕[③]，出踝中[④]，直上循臂骨下廉[⑤]，出肘内侧两筋之间[⑥]，上循臑外后廉[⑦]，出肩解[⑧]，绕肩胛[⑨]，交肩上[⑩]，入缺盆[⑪]络心[⑫]，循咽下膈，抵胃属小肠[⑬]；其支者，从缺盆循颈上颊，至目锐眦[⑭]，却入耳中[⑮]；其支者，别颊上䪼[⑯]抵鼻，至目内眦[⑰]，斜络于颧[⑱]。是动则病嗌痛颔肿[⑲]，不可以顾[⑳]，肩似拔，臑似折[㉑]。是主液所生病者[㉒]，耳聋[㉓]目黄[㉔]颊肿[㉕]，颈颔肩臑肘臂外后廉痛[㉖]。为此诸病[㉗]，盛则泻之，虚则补之，热则疾之，寒则留之，陷下则灸之，不盛不虚，以经取之[28]。盛者人迎大再倍于寸口，虚者人迎反小于寸口也[29]。

①杨上善曰：手太阳脉起于手指，上行入缺盆，下属小肠，通小肠血气，故曰小肠手太阳脉也。

②张介宾曰：小肠为手太阳经也。起于小指外侧端少泽穴。●汪昂曰：手小指少泽穴，接少阴心经。●薛雪曰：小肠为手太阳经也，起于小指外侧端少泽穴。●沈又彭曰：少泽穴，在小指外侧，去爪甲角下一分陷中。

③汪昂曰：臂骨尽处为腕。

④杨上善曰：人之垂手，大指著身之侧，名手内侧；小指之后，名手外侧。足胫骨与足捥骨相属之处，著胫骨端内外高骨，名曰内外踝；手之臂骨之端，内外高骨，亦名为踝也。手太阳脉贯踝也。●张介宾曰：前谷、后溪、腕骨等穴。●李中梓曰：前谷、后溪、腕骨等穴。●汪昂曰：腕下兑骨为踝。●薛雪：前谷、后溪、腕骨等穴也。●沈又彭曰：腕下高骨。●丹波元简曰：滑氏云：臂骨尽处为腕，腕下兑骨为踝，本经起小指端少泽穴，由是循手之外侧之前谷、后溪、上腕，出踝中，历腕骨、阳谷、养老穴也。

⑤杨上善曰：臂有二骨：垂手之时，内箱前骨名为上骨，外箱后骨名为下骨。手太阳脉行下骨下将侧之际，故曰下廉也。

⑥张介宾曰：循臂骨下廉阳谷等穴，出肘内侧两骨尖陷中，小海穴也。此处捺之，应于小指之上。●李中梓曰：循臂下廉、阳谷等穴。出肘内侧两骨尖陷中，小海穴也。●薛雪曰：前谷、后溪、腕骨等穴也。●顾观光曰："筋"字误，《甲乙经》、《脉经》并作"骨"。

⑦杨上善曰：手阳明上臑外前廉，手少阳循臑外，此手太阳循臑外后廉。手三阴脉行于臑内，手三阳脉行于臑外，此为异也。●张介宾曰：行手阳明、少阳之外。●李中梓曰：行手阳明、少阳之外。●薛雪曰：行手阳明少阳之外。

⑧杨上善曰：肩臂二骨相接之处，名为肩解。●汪昂曰：脊两旁为膂，膂上两角为肩解。●沈又彭曰：脊两旁为膂，膂上两角为肩解。

⑨汪昂曰：肩解下成片骨。●沈又彭曰：肩解下成片骨。

⑩张介宾曰：肩后骨缝曰肩解，即肩贞穴也。肩胛，臑俞、天宗等处也。肩上，秉风、曲垣等穴也。左右交于两肩之上，会于督脉之大椎。滑氏曰：脊两旁为膂，膂上两角为肩解，肩解下成片骨为肩胛，即肩骨也。胛音甲。●李中梓曰：肩后骨缝曰肩解。肩胛者，臑俞、天宗等处。肩上者，秉风、曲垣等穴，左右交于两肩之上，会于督脉之大椎。●汪昂曰：上会大椎，乃左右相交于肩上。●薛雪曰：肩后骨缝曰肩解，即肩贞穴也。肩胛，臑俞、天宗等处也，肩上，秉风、曲垣等穴也。左右交于两肩之上，会于督脉之大椎。按，脊两旁为膂，膂上两角为肩解，肩解下成片骨为肩胛，即肩膊也。胛，音甲。●沈又彭曰：上会大椎乃左右相交于肩上。●丹波元简曰：滑氏云：脊两旁为膂，膂上两角为肩解，肩解下成片骨为肩胛（一名膊），自养老穴直上循臂骨，下廉、支正穴，出肘内侧两骨之间，历小海穴上循臑外后廉，行手阳明少阳之外，上肩循肩贞、臑俞、天宗、秉风、曲垣、肩外俞、肩中俞诸穴，乃上会大椎，因左右相交于两肩之上。张云：循臂骨下廉、阳谷等穴，出肘内侧两骨尖陷中小海穴也，此处捺之，应于小指之上。简案："两筋"《甲乙》《千金》《铜人》"等"作"两骨"，滑氏从之。今捺之而痠麻，应于小指之

上者触筋也，其穴则在肘骨臂骨之间，知是作骨为是。

⑪杨上善曰：肩，两肩也。甲，两甲也。两箱之脉，各于两箱绕肩甲已，会于大椎，还入缺盆，此为正也。有说两箱脉来交大椎上，会大椎穴以为交者，经不言交，不可用也。

⑫张介宾曰：自缺盆由胸下行，入膻中络心，心与小肠为表里也。●李中梓曰：心与小肠为表里。●薛雪曰：自缺盆由胸下行，入膻中，络心，心与小肠为表里也。

⑬张介宾曰：自缺盆之下，循咽下膈，抵胃下行，当脐上二寸之分属小肠，此本经之行于内者。●李中梓曰：循咽下膈抵胃，当脐上二寸，属小肠，此本经之行于内者。●汪昂曰：小肠与心为表里。●薛雪曰：自缺盆之下咽下膈，抵胃下行，当脐上二寸之分属小肠，此本经之行于内者。●陈念祖曰：臂骨尽处为腕，腕下兑骨为踝，脊两旁为膂，膂上两角为肩解，肩解下成片骨为肩胛。目外眦为锐眦，目下为頄，目内角为内眦。●丹波元简曰：《甲乙》"缺盆"下有"向腋下"三字，《铜人》同。张云：自缺盆由胸下行，入膻中络心，心与小肠为表里也，自缺盆之下，循咽下膈抵胃下行，当脐上二寸之分，属小肠，此本经之行于内者。

⑭杨上善曰：脉络心，循咽而下，抵著胃下，属于小肠。上至䪼頄，傍抵鼻孔，至目内眦。目眦有三：目之内角为内眦，外角为兑眦，崖上为上眦也。●汪昂曰：目外角为锐眦。●沈又彭曰：目外角为锐眦。

⑮张介宾曰：其支行于外者，出缺盆，循颈中之天窗，上颊后之天容，由颧髎以入耳中听宫穴也，手太阴经止于此。眦音资。●李中梓曰：其支行于外者，出缺盆，循颈中之天窗，上颊后之天容，由颧髎以入耳中听宫穴也，手太阴经止于此。●汪昂曰：至本经听宫穴而终。●薛雪曰：其支行于外者，出缺盆，循颈中之天窗，上颊后之天容，由颧髎以入耳中听宫穴也。手太阴经止于此。●丹波元简曰：滑氏云：目外角为锐眦，支者别从缺盆，循颈之天窗、天容、上颊，抵颧髎，上至目锐眦，过瞳子髎，却入耳中，循听宫而终也。

⑯汪昂曰：目下为頄。●沈又彭曰：目下为頄。●周学海曰：頄音拙，面骨之出者，即颧后连耳之横骨也。

⑰汪昂曰：内角。●沈又彭曰：内角。

⑱张介宾曰：目下为頄。目内角为内眦。颧，即颧骨下颧髎穴，手太阳自此交目内眦，而接乎足太阳经也。頄音拙。颧音权。●李中梓曰：目下为頄，目内角为内眦。颧，即颧髎穴，手太阳自此交目内眦而接足太阳经也。●汪昂曰：而交足太阳经。●薛雪曰：目下为頄，目内角为内眦，颧即颧骨下颧髎穴，手太阳自此交目内眦而接乎足太阳经也。頄，音拙。●丹波元简曰：《发挥》无"斜络于颧"四字，盖依《金兰循经文集书》同。张云：目下为頄，目内角为内眦，颧即颧骨，下颧髎穴，手太阳自此交目内眦，而接乎足太阳经也。简案：《刺禁论》王注：手太阳脉，自颧而斜行至目内眦。《发挥》无四字者，盖系于脱文。●章楠曰：本经止于目内眦，接连足太阳经，太阳为开，主一身之表，目内眦乃手足太阳连合处，平旦卫气从此而出，以行于阳分。

⑲张介宾曰：本经之脉循咽下膈，其支者循颈上颊，故为是病。《至真要大论》列此于太阳在泉之下，以寒淫所胜而病及火府也。颔，何敢切。●薛雪曰：本经之脉循咽下膈，其支者循颈上颊，故为是病。太阳在泉，寒淫所胜，而亦病及火腑也。●丹波元简

曰：《铜人》注云：颔，谓颊下也。张云：本经之脉，循咽下膈，其支者循颈上颊，故为是病。

⑳汪昂曰：挟咽循颈。

㉑杨上善曰：臂臑痛若折者也。●张介宾曰：手太阳脉循臑外后廉绕肩胛，交肩上，故肩臑之痛如拔如折。●李中梓曰：经脉循咽下膈，支者循颈上颊，循臑绕肩，故为病如上。●汪昂曰：出肩循臑。●薛雪曰：手太阳脉循臑外后廉，绕肩胛，交肩上，故肩臑之痛，如拔如折。

㉒张介宾曰：小肠主泌别清浊，病则水谷不分而流衍无制，是主液所生病也。●李中梓曰：小肠分水谷，故主液。●汪昂曰：小肠主液。●薛雪曰：小肠主泌别清浊，病则水谷不分而流衍无制，是主液所生病也。●丹波元简曰：张云：小肠主泌别清浊，病则水谷不分，而流衍无制，是主液所生病也。志云：小肠为受盛之官，化水谷之精微，故主液。●章楠曰：大肠言津液所生病，小肠言液所生病，胃言血所生病。盖胃为水谷之海，小肠主化物，大肠主变化，是血与津液，皆由胃与大小肠所生化而输布，故其受邪，则血与津液不输，遂结滞而生病也。

㉓汪昂曰：脉入听宫。

㉔汪昂曰：脉至目眦。

㉕汪昂曰：上颊。

㉖杨上善曰：两大骨相接之处，有谷精汁，补益脑髓，皮肤润泽，谓之为液，手太阳主之。邪气病液，遂循脉生诸病也。●李中梓曰：皆经脉所及也。

㉗张介宾曰：皆小肠经脉之所及也。●薛雪曰：皆小肠经脉之所及也。

㉘张介宾曰：义如首经。

㉙马莳曰：（胛，音甲。眦，音资。颔，音拙。颧，音权。折，音舌。）此言小肠经脉气之行，乃为第六经也。臂尽处为腕，腕下兑骨为踝。脊两旁为膂，膂上两角为肩解，肩解下成片骨为肩胛。目外角为锐眦，目下为颔，目内角为内眦。手太阳脉起小指少泽穴，循手少阴心经之交也。由是循外侧之前谷、后溪上腕，出踝中，历腕骨、阳谷、养老穴，直上循臂骨下廉支正，出肘内侧两筋之间，历小海穴，上循臑外廉，行手阳明、少阳之外，上肩，循肩贞、臑俞、天宗、秉风、曲垣、肩外俞、肩中俞诸穴，乃上会大椎，左右相交于两肩之上。自交肩下入缺盆，循肩向腋下行，当膻中之分络心，循胃系下膈，过上脘，抵胃，下行任脉之外，当脐上二寸之分属小肠。其支行者，从缺盆循颈之天窗、天容，上颊抵颧髎，上至目锐眦，过瞳子髎，却入耳中，循听宫而终。其支别者，别循颊、上颔、抵鼻，至目内眦睛明穴，以斜络于颧，而交于足太阳经也。及其动穴验病。则为嗌痛，为颔肿，不可以顾，（脉循咽、循颈上颊。）为肩似拔而痛（脉出肩解，绕肩胛），为臑似折而难举（脉循于臑。）是主心液不足而为之生病也。又有诸病之生，或出本经，或由合经，为耳聋，（脉入耳中，循听宫。）为目黄（支入目之锐眦、内眦），为颊肿（支上颊、别颊），为颈、颔、肩、臑、肘、臂外后廉痛（皆经脉所过之处。）故邪气盛则泻之，正气虚则补之，热则疾去其针，寒则久留其针，脉下陷者则用艾以灸之，若不盛不虚则止取之本经，而不必求之手少阴心经也。所谓盛者，何以验之？人迎较寸口之脉大者二倍而躁，则小肠经为实，如《终始》篇所谓泻手太阳小肠，而补手少阴心者是也。虚者何以验之？人迎较寸口之脉小者二倍而不躁，则小肠经为虚，如《终始》篇所谓补

手太阳小肠，而泻手少阴心者是也。又曰：手太阳小肠经图（略）又曰：《平人绝谷》篇云：小肠大二寸半，径八分分之少半，长三丈二尺，受谷二斗四升，水六升三合合之大半。又《肠胃》篇云：小肠后附脊，左环，回周迭积，其注于回肠者，外附于脐上，回运环十六曲，大二寸半，径八分分之少半，长三丈三尺。又曰：《素问·灵兰秘典论》云：小肠者，受盛之官，化物出焉。《本脏》篇云：心应脉，皮厚者脉厚，脉厚者小肠厚。皮薄者脉薄，脉薄者小肠薄。皮缓者脉缓，脉缓者小肠大而长。皮薄而脉冲小者，小肠小而短。诸阳经脉皆多纡屈者，小肠结。又曰：附：小肠诸穴歌 小肠穴，十九中。路从少泽，步前谷后溪之隆。道遵腕骨，观阳谷养老之崇。得支正于小海，逐肩贞以相从。值臑俞兮遇天宗，乘秉风兮曲垣中。肩外俞兮肩中俞，启天窗兮见天容。匪由颧髎，曷造听宫。 又分寸歌 小指端外为少泽，前谷外侧节前觅。节后捏拳取后溪，腕骨腕前骨陷侧。兑骨下陷阳谷讨，腕上一寸名养老。支正腕后量五寸，小海肘端五分好。肩贞胛下两骨解，（曲胛下两骨解间，肩髃后陷中。）臑俞大骨下陷保。（大骨下胛上廉，举臂取之。）天宗秉风后骨陷，秉风髎外举有空。（天髎外、肩上小髃后，举臂有空。）曲垣肩中曲胛陷，外俞胛后一寸从。（即肩外俞，肩胛上廉去脊三寸陷中。）肩中二寸大杼旁，天窗扶突后陷详。（颈大筋间前，曲颊下，扶突后，动脉应手陷中。）天容耳下曲颊后，颧髎面頄锐端量。（面頄骨下廉锐骨端陷中。听宫耳端大如菽，耳中珠子，大如赤小豆。）此为小肠手太阳。（左右共三十八穴。）●张介宾曰：手太阳为少阴之表，故候在人迎。●张志聪曰：（胛音甲。頄音掘。折叶舌。）臂骨尽处为腕，腕下兑骨为踝，脊两旁为膂，膂上两角为肩解，肩解下成片骨为肩胛，目外眦为锐眦，目下为頄，目内角为内眦。手太阳经起于小指少泽穴，受手少阴心经之交也，由是循外侧之前谷、后溪，上腕出踝中，历腕骨、阳谷、养老穴，直上循臂骨下廉支正，出肘内侧两筋之间，历小海穴，上循臑外廉，行手阳明少阳之外，上肩循肩贞、臑俞、天宗、秉风、曲垣、肩外俞、肩中俞诸穴，乃上会大椎，左右相交于两肩之上，自交肩上入缺盆，循肩向腋下行，当膻中之分，络心，循胃系下膈，过上脘，抵胃下行任脉之外，当脐上二寸之分属小肠；其支行者，从缺盆循颈之天窗、天容，上颊抵颧髎，上至目锐眦，过瞳子髎，却入耳中，循听宫而终；其支别者，别循颊上頄抵鼻，至目内眦睛明穴，以斜络于颧，而交于足太阳也。是动则病嗌痛颔肿，乃病气而及于有形，故复曰似拔似折，皆形容气逆之所致也。小肠为受盛之官，化水谷之精微，故主液。小肠所生病者，为耳聋目黄颊肿，颈项肘臂痛，皆经脉所循之部分而为病也。 小肠诸穴歌 小肠穴，十九中。路从少泽，步前谷后溪之隆，道遵腕骨，观阳谷养老之崇，得支正于小海，逐肩贞以相从，值臑俞兮遇天宗，乘秉风兮曲垣中，肩外俞兮肩中俞，启天窗兮见天容，匪由颧髎，曷造听宫。 分寸歌 小指端外为少泽，前谷外侧节前觅。节后捏拳取后溪，腕骨腕前骨陷侧。兑骨下陷阳谷讨，腕上一寸名养老。支正腕后量五寸，小海肘端五分好。肩贞胛下两骨解，（曲胛下、两骨解间、肩髃后陷中。）臑俞大骨下陷保。（大骨下、胛上廉，举臂取之。）天宗秉风后骨中，秉风髎外举有空。（天髎外、肩上小髃后，举臂有空。）曲垣肩中曲胛陷，外俞胛后一寸从。（即外肩俞，肩胛上廉、去脊三寸陷中。）肩中二寸大杼旁，天窗扶突后陷详。（颈大筋间前、曲颊下、扶突后、动脉应手陷中。）天容耳下曲颊后，颧髎面頄锐端量。听宫耳端大如菽，（耳中珠子，大如赤小豆。）此为小肠手太阳。（左右共三十八穴。）●尚御公曰：脏腑雌雄相合，并受五行之化，故在脏主藏，以合五行，在腑则以六腑所生之血气津液筋骨而为病。

盖病则所主之气不足，而病生于外矣。●薛雪曰：手太阳为少阴之表，故候在人迎。●黄元御曰：小肠手太阳之脉，起于小指之端，手太阳之少泽也。循手外侧，上腕，出踝中，直上循臂骨下廉（太阳在后），出肘内侧两筋之间，上循臑外后廉，出肩解（肩后骨缝），绕肩胛（肩膊），交肩上，会于督脉之大椎。入缺盆，络心，太阳与少阴为表里也。循咽，下膈，抵胃，属小肠。其支者，从缺盆循颈，上颊，至目锐眦，却入耳中，手太阳之听宫也。其支者，别颊，上䪼，抵鼻，至目内眦，而交于足太阳经，斜络于颧。

10.8　膀胱足太阳之脉①，起于目内眦②，上额交巅③；其支者，从巅至耳上角④；其直者，从巅入络脑⑤，还出别下项⑥，循肩髆内⑦，挟脊⑧抵腰中⑨，入循膂⑩，络肾属膀胱⑪；其支者，从腰中下挟脊贯臀，入腘中⑫；其支者，从髆内左右，别下贯胛⑬，挟脊内⑭，过髀枢⑮，循髀外从后廉⑯下合腘中⑰，以下贯踹内⑱，出外踝之后，循京骨⑲，至小指外侧⑳。是动则病冲头痛㉑，目似脱，项如拔㉒，脊痛腰似折㉓，髀不可以曲㉔，腘如结，踹如裂㉕，是为踝厥㉖。是主筋所生病者㉗，痔㉘疟㉙狂癫疾㉚，头囟项痛㉛，目黄泪出㉜䪼眦㉝，项背腰尻腘踹脚皆痛，小指不用㉞。为此诸病㉟，盛则泻之，虚则补之，热则疾之，寒则留之，陷下则灸之，不盛不虚，以经取之㊱。盛者人迎大再倍于寸口，虚者人迎反小于寸口也㊲。

①杨上善曰：足太阳脉，起目内眦，上头下项侠脊属膀胱，通膀胱血气，故曰膀胱足太阳脉也。

②张介宾曰：膀胱为足太阳经也。起于目内眦睛明穴。●汪昂曰：睛明穴，为手足太阳少阳阳明五脉之会。●薛雪曰：膀胱为足太阳经也，起于目内眦睛明穴。●沈又彭曰：睛明穴为手足太阳、足阳明、阴跷、阳跷五脉之会。

③张介宾曰：由攒竹上额，历曲差、五处等穴，自络却穴左右斜行，而交于项巅之百会。●李中梓曰：由攒竹上额，历曲差、五处等穴，自络却穴左右斜行，而交于巅顶之百会。●汪昂曰：顶百会穴。●薛雪曰：由攒竹上额，历曲差、五处等穴，自络却穴左右斜行，而交于顶巅之百会。●沈又彭曰：百会穴。●丹波元简曰：滑氏云：目大角为内眦，发际前为额，脑上为巅。巅，顶也。足太阳起目内眦睛明穴，上额循攒竹，过神庭，历曲差、五处、承光、通天，自通天斜行左右，相交于巅上之百会也。《铜人》注云：内眦，谓目之大眦也。介按：目内眦外一分宛宛中，是睛明穴也。上行眉，眉头陷中，即攒竹穴也。再上行发际间，侠督脉之神庭穴，旁开一寸五分，正头取之，是曲差穴也。后行五分，旁开一寸五分，五处穴也。从此后行一寸五分，承光穴也。由承光后行一寸五分，侠督脉之百会穴。旁开一寸五分，即通天穴也。

④张介宾曰：其支者由百会旁行，至耳上角，过足少阳之曲鬓、率谷、天冲、浮白、窍阴、完骨，故此六穴者皆为足太阳、少阳之会。●李中梓曰：支者，由百会旁行，至耳上角，过足少阳之曲鬓、率谷、天冲、浮白、窍阴、完骨，故此六穴者皆足太阳、少阳之会。●薛雪曰：其支者由百会旁行，至耳上角，过足少阳之曲鬓、率谷、天冲、浮白、窍阴、完骨，此六穴者，皆为足太阳、少阳之会。●丹波元简曰：滑氏云：抵耳上角，过率谷、浮白、窍阴穴，所以散养于经脉也。张云：由百会旁行至耳上角，过足少阳之曲鬓、

率谷、天冲、浮白、窍阴、完骨，故此六穴者，皆为足太阳少阳之会。介按：从悬厘后行耳前，入发际曲隅陷中鼓颔有空，即曲鬓穴也。后行耳上，入发际寸半陷者宛宛中，嚼牙取之，即率谷穴也。从此后行耳后三分许，入发际二寸，天冲穴也。下行耳后，入发际一寸，浮白穴也。由此下行耳后，高上枕骨下摇动有穴，窍阴穴也。从窍阴行耳后，入发际四分，即完骨穴也。●周学海曰：谓至耳之上角，非至耳又上曰角也。三焦条同。

⑤张介宾曰：自百会行通天、络却、玉枕，入络于脑中也。●李中梓曰：自百会、通天、络却、玉枕，入络于脑。●薛雪曰：自百会行通天、络却、玉枕，入络于脑中也。●丹波元简曰：《铜人》注云：顶为中顶，前曰囟顶，后曰脑顶，左右曰角。滑氏云：脑，头髓也。颈上为脑，脑后为项，此直行者，由通天穴后循络却、玉枕，入络脑。

⑥汪昂曰：脑后为项，两旁为颈，前为喉。

⑦汪昂曰：肩后之下为髆。●沈又彭曰：肩后下为髆。

⑧汪昂曰：行脊骨两旁第一行，相去各一寸五分。

⑨张介宾曰：自脑复出别下项，由天柱而下会于督脉之大椎、陶道，却循肩髆内分作四行而下。此节言内两行者，挟脊两旁，各相去一寸半，自大杼行风门及脏腑诸腧而抵腰中等穴也。中行椎骨曰脊。髀骨上曰腰。髆音博。●李中梓曰：脑后复出别下项，由天柱而下会督脉之大椎、陶道，却循肩髆内作四行而下，挟脊抵腰。●汪昂曰：尻上横骨为腰。●薛雪曰：自脑复出，别下项，由天柱而下会于督脉之大椎、陶道，却循肩髆内分作四行而下，言内两行者，挟脊两旁各相去一寸半，自大杼行风门及脏腑诸腧而抵腰中等穴也。中行椎骨曰脊，髀骨上曰腰。●丹波元简曰：张云：自脑复出别下项，由天柱，而下会于督脉之大椎、陶道，却循肩髆内分作四行而下。此节言内两行者，夹脊两旁各相去一寸半，自大杼，行风门及脏腑诸腧，而抵腰中等穴也。中行椎骨曰脊，髀骨上曰腰。

⑩汪昂曰：挟脊肉为膂。《经别》篇又云：循膂当心入散。

⑪张介宾曰：自腰中入膂，络肾，前属膀胱，肾与膀胱为表里也。挟脊两旁之肉曰膂。膂音旅。●李中梓曰：肾与膀胱为表里也。夹脊两旁之肉曰膂。●汪昂曰：相为表里。●薛雪曰：自腰中入膂，络肾，前属膀胱，肾与膀胱为表里也。挟脊两旁之肉曰膂。●丹波元简曰：张云：自腰中入膂络，肾前属膀胱，肾与膀胱为表里也。夹脊两旁之肉曰膂。

⑫杨上善曰：颠，顶也。顶上有骨空，太阳入骨空络脑还出也。髆音博。臀音屯，尻之厚肉也。●张介宾曰：从腰中循髋骨下挟脊，历四髎穴，贯臀之会阳，下行承扶、殷门、浮郄、委阳，入腘之委中也。尻旁大肉曰臀。膝后曲处曰腘。臀音屯。腘音国。髎音辽。●李中梓曰：尻旁大肉曰臀。膝后曲处曰腘。●汪昂曰：脊中，行上、次、中、下窌等处。膝后曲处为腘。●薛雪曰：从腰中循髋骨下夹脊，历四髎穴，贯臀之会阳，下行承扶、殷门、浮郄、委阳，入腘之委中也。尻旁大肉曰臀，膝后曲处曰腘。髎，音辽。●丹波元简曰：《甲乙》、《铜人》"挟脊"作"会于后阴"四字，《发挥》、《集书》无"挟脊"二字。马云：从腰中循腰髋下挟脊，历上髎、次髎、中髎、下髎、会阳，下贯臀，至承扶、殷门、浮郄、委阳，入腘中之委中穴。滑氏云：臀，尻也。挟腰髋骨两旁为机，机后为臀，腓肠上膝后曲处为腘。介按：从腰踝骨下一寸，侠脊两旁，第一空陷中，即上髎穴也。第二空陷中，次髎穴也。第三空陷中，中髎穴也。第四空陷中，下髎穴也。从下髎行阴尾，尻骨两旁五分许，即会阳穴也。又自尻臀下阴股上约纹中，即承扶穴也。从殷

门外循，斜上一寸，屈膝而得之，即浮郄穴也。从浮郄下行，仍在承扶下六寸，屈伸取之，委阳穴也。从委阳下行腘中，约纹动脉陷中，伏卧取之，即委中穴也。以上诸穴，皆属足太阳膀胱经。

⑬顾观光曰："胛"字误，《素问·刺疟论》、《厥论》两注并作"胂"。

⑭张介宾曰：此支言肩髆内、大杼下，外两行也。左右贯胛，去脊各三寸别行，历附分、魄户、膏肓等穴，挟脊下行，由秩边而过髀枢也。●李中梓曰：此支言肩髆内，大杼下，外两行也。左右贯胛，去脊各三寸别行，历附分、魄户、膏肓等穴，挟脊下过髀枢。●汪昂曰：脊两旁第二行，相去各三寸。自天柱而下，从髆左右下贯胛膂，历尻臀，至髀枢。●薛雪曰：此支言肩髆内大杼下外两行也。左右贯胛，去脊各三寸别行，历附分、魄户、膏肓等穴，挟脊下行，由秩边而过髀枢也。●丹波元简曰："胛"《甲乙》注云：一作"髋"，《缪刺论》王注、《铜人》、《发挥》作"胂"。滑氏云：膂肉曰胂，夹脊肉也。其支者为挟脊，两旁第三行相去各三寸之诸穴，自天柱而下，从髆内左右，别行下贯胛膂，历附分、魄户、膏肓、神堂、譩譆、膈关、魂门、阳纲、意舍、胃仓、肓门、志室、胞肓、秩边，下历尻臀，过髀枢也。介按：膀胱经穴，自大杼别脉，其支者从肩髆内循，行第二椎下附项内廉两旁，相去脊中各三寸半，正坐取之，即是附分穴。由附分至秩边穴，共计十四穴。左右历次而下，共二十八穴。

⑮杨上善曰：胂，侠脊肉也，似真反。髀枢，谓髀骨尻骨相抵相入转动处也。●汪昂曰：股外为髀，捷骨下为髀枢。●沈又彭曰：捷骨下为髀枢。

⑯顾观光曰：《甲乙经》、《脉经》并无"从"字，当删。

⑰张介宾曰：过髀枢，会于足少阳之环跳，循髀外后廉，去承扶一寸五分之间下行，复与前之入腘中者相合。●李中梓曰：会于足少阳之环跳，循髀外后廉，去承扶一寸五分之间下行，复与前之入腘中者相会合。●汪昂曰：与前入腘者合。●薛雪曰：过髀枢，会于足少阳之环跳，循髀外后廉，去承扶一寸五分之间下行，复与前之入腘中者相合。●沈又彭曰：与前入腘中者合。●丹波元简曰：《甲乙》、《铜人》"髀外"下无"从"字。滑氏云：股外为髀，捷骨之下为髀枢，循髀外后廉髀枢之里，本经承扶之外一寸五分之间，而下与前之入腘中者相合。

⑱汪昂曰：足肚。●顾观光曰："踹"字误，当依《脉经》作"腨"，下二"踹"字并同。踹，足跟也；腨，足肚也，二字迥别。●周学海曰：踹为足跟，腨为腓肠腿肚也，原本俱误作"踹"。

⑲汪昂曰：本经穴，足外侧赤白肉际。●沈又彭曰：足外侧赤白肉际小指本节后大骨。

⑳张介宾曰：贯踹内者，由合阳以下承筋、承山等穴。出外踝之后，昆仑、仆参等穴也。小趾本节后大骨曰京骨。小趾外侧端曰至阴，足太阳经穴止此，乃交于小趾之下，而接乎足少阴经也。踹，腨同。●李中梓曰：小指本节后大骨曰京骨，足太阳经穴止此，乃交于小指之下，而接足少阴经也。●汪昂曰：至阴穴，以交足少阴肾经。●杨上善曰：京骨，谓外踝下近前高骨也。京，高大也。●薛雪曰：贯踹内者，由合阳以下承筋、承山等穴也。出外踝之后，昆仑、仆参等穴也。小指本节后大骨曰京骨，小指外侧端曰至阴。足太阳经穴止此，乃交于小指之下而接乎足少阴经也。●沈又彭曰：至阴穴，在小指外侧本节前陷中。●陈念祖曰：目大角为内眦，发际前为额，头顶上为巅，脑后为项，肩后之

下为肩髆，椎骨为脊，尻上横骨为腰，挟脊为膂，挟腰髋谷两旁为机，机后为臀，臀，尻也。腓肠上，膝后曲处为腘，腘内为腨，即挟脊肉也。股外为髀，捷骨之下为髀枢，腓肠为腨。●丹波元简曰：马云：腨、腨同。滑氏云：腨，腓肠也。下行循合阳穴，下贯腨内，历承筋、承山、飞阳、跗阳，出外踝后之昆仑、仆参、申脉、金门、循京骨、束骨、通谷，至小指外侧端之至阴穴，以交于足少阴也。杨珦云：胻骨之下为立骨，左右各有内外踝骨者共四，踝骨之后，各有京骨者，左右共二。张云：小指本节后，大骨曰京骨。

㉑张介宾曰：本经脉上额交巅入络脑，故邪气上冲而为头痛。●李中梓曰：本经脉上额入脑，故邪气冲而头痛。●汪昂曰：上额，交巅络脑。●薛雪曰：本经脉上额交巅，入络脑，故邪气上冲而为头痛。

㉒张介宾曰：脉起目内眦，还出别下项也。●汪昂曰：脉起目眦下项。●薛雪曰：脉起目内眦，还出别下项也。

㉓汪昂曰：挟脊抵腰。

㉔汪昂曰：脉过髀枢。●丹波元简曰：《甲乙》无"髀"字，似是，张以髀为髀枢，未知是否。

㉕张介宾曰：本经挟脊抵腰中，过髀枢，循髀外下合腘中，贯腨内，故病如是。按《至真要大论》列以上诸证于太阴在泉司天之下，以湿淫所胜，土邪伤水也。髀，并米切，又音比。腘音国。腨、腨同，音篆。●汪昂曰：入腘贯腨。●薛雪曰：本经挟脊抵腰中，过髀枢，循髀外，下合腘中，贯腨内，故病如是。太阴在泉、司天，湿淫所胜，土邪伤水，亦如是病也。

㉖杨上善曰：腘腨之病者，皆是太阳行踝之后，为厥失逆病也。结，谓束缚也。●张介宾曰：足太阳脉出外踝之后，筋结于外踝也。踝，胡寡切。●李中梓曰：皆经脉所及之病也。●汪昂曰：脉行外踝。●薛雪曰：足太阳脉出外踝之后，筋结于外踝也。●丹波元简曰：张云：足太阳脉出外踝之后，筋结于外踝也。

㉗张介宾曰：周身筋脉，惟足太阳为多为巨。其下者结于踵，结于腨，结于腘，结于臀；其上者，挟腰脊，络肩项，上头为目上网，下结于颃。故凡为挛为弛为反张戴眼之类，皆足太阳之水亏，而主筋所生病者。●李中梓曰：周身之筋，惟足太阳至多至大，故凡筋症，皆足太阳水亏也。●汪昂曰：主筋义未详。按太阳病多痉急，如上症，皆风伤筋也。●薛雪曰：周身筋脉，惟足太阳为多为臣，其下者结于踵，结于腨，结于腘，结于臀，其上者挟腰脊，络肩项，上头，为目上纲，下结于颃，故凡为挛，为弛，为反张、戴眼之类，皆足太阳之水亏而主筋所生病者。●丹波元简曰：张云：周身筋脉，惟足太阳为多为巨。其下者结于踵、结于腨、结于腘、结于臀，其上者挟腰脊，络肩项，上头为目上纲，下结于颃，故凡为挛、为弛、为反张戴眼之类，皆足太阳之水亏，而主筋所生病，汪云：主筋，义未详。按：太阳病多痉急如上症，皆风伤筋也。●章楠曰：按：后《经筋》篇十二经皆有筋，随经气流行而为起为结。足太阳经主一身之表，其经脉多于他经，而筋浮于表。以上诸病，由表邪伤经络筋脉，故主筋所生病者也。

㉘汪昂曰：脉入肛。

㉙汪昂曰：太阳疟。

㉚张介宾曰：脉入肛，故为痔。经属表，故为疟。邪入于阳，故为狂癫疾。●李中梓曰：脉入肛，故为痔。经属表，故为疟。邪入太阳，故为狂癫。●汪昂曰：《癫狂》篇：

亦有刺太阳经者。●薛雪曰：脉入肛，故为痔。经属表，故为疟，邪入于阳，故为狂癫疾。●丹波元简曰：张云：脉入肛故为痔，经属表故为疟，邪入于阳，故为狂癫疾。马云：《刺疟》篇有"太阳之疟"，《癫狂篇二十二》有"刺太阳经者"。

㉛丹波元简曰：《甲乙》"项"下有"颈间"二字。

㉜汪昂曰：皆脉所过。

㉝汪昂曰：清涕曰衄，鼻血曰衄。太阳经气不能循经，上冲于脑，下为衄衄。

㉞杨上善曰：足太阳水，生木筋也，故足太阳脉主筋也。所以邪伤于筋，因而饱食，筋脉横解，肠澼为痔也。●李中梓曰：皆本经所过之症。●汪昂曰：足小指皆经脉所过。●章楠曰：以上诸病，由邪重传变蔓延表里也。

㉟张介宾曰：皆足太阳之所及，故为此诸病。囟音信。尻，开高切。●薛雪曰：皆足太阳之所及，故为此诸病。

㊱张介宾曰：义如首经。

㊲马莳曰：（膊，音博。膂，音旅。臀，音屯。腘，音国。䯒，音甲。腨，腨同。）此言膀胱经经脉之行，乃为第七经也。目大角为内眦。发际前为额。脑上为巅顶也。脑，头髓也。脑后为项。肩后之下为肩膊。椎骨为脊。尻上横骨为腰。挟脊为膂。臀，尻也。挟腰髋骨两旁为机，机后为臀。腓肠上膝后曲处为腘。膂内为䯒，即挟脊肉也。股外为髀。捷骨之下为髀枢。腓肠为腨。足太阳之脉，起目内眦睛明穴，受手太阳之交也。上额，循攒竹，过神庭，历曲差、五处、承光、通天，自通天斜行左右，交于顶上之百会。其支行合，从巅至百会，抵耳上角，过率谷、浮白、窍阴穴，所以散养于筋脉也。其直行者，由通大、络却、玉枕入络脑，复出下项，以抵天柱，又由天柱而下，过大椎、陶道，却循肩膊内，挟脊两旁相去各一寸半，下行于大杼、风门、肺俞、厥阴俞、心俞、膈俞、肝俞、胆俞、脾俞、胃俞、三焦俞、肾俞、大肠俞、小肠俞、膀胱俞、中膂内俞、白环俞，由是抵腰中，入循膂，络肾，下属膀胱。其支别者，从腰中，循腰髋下挟脊，历上髎、次髎、中髎、下髎（义详《针灸聚英》）、会阳，下贯臀，至承扶、殷门、浮郄、委阳，入腘中之委中穴。其支别者，为挟脊两旁第二行，相去各三寸之诸穴。自天柱而下，从膊内左右别行，下贯胛膂，历附分、魄户、膏肓、神堂、譩譆、膈关、魂门、阳纲、意舍、胃仓、肓门、志室、胞肓、秩边，下历尻臀，过髀枢。又循髀枢之里、承扶之外一寸五分之间，而下与前之入腘中者相合，下行循合阳，下贯腨内，历承筋、承山、飞扬、附阳，出外踝后之昆仑、仆参、申脉、金门，循京骨、束骨、通谷，至小指外侧之至阴穴，以交于足少阴肾经也。及其动穴验病，则为邪气冲头而痛（脉上额交巅入络于脑），目似脱（脉起目内眦），项如拔（脉还别下项），脊痛（脉挟脊），腰似折（脉抵腰中），髀不可以曲（脉过髀枢），腘如结（脉入腘中），腨如裂（脉贯腨内），是皆外踝脉气所过之所，其气厥逆上行，而生此诸病也。又有诸病之生，或出本经，或由合经，为痔（脉贯臀），为疟（《刺疟》篇有太阳之疟），为狂癫疾（本经《癫狂》篇二十二有刺太阳经者），为头囟项痛，脉上额交巅，入脑下项。为目黄，脉起目内眦。为泪出，同上。为衄衄，内眦近鼻。为项、背、腰、尻、腘、腨、脚皆痛，脉气所经之处。为足小指不能举用。故邪气盛则泻之，正气虚则补之，热则疾去其针以泻之，寒则久留其针以温之，脉下陷者则用艾以灸之，若不盛不虚止以本经取之，而不必求之足少阴肾经也。所谓盛者，何以验之？人迎较寸口之脉大者二倍，则膀胱经为实，如《终始》篇所谓泻足太阳膀胱，

而补足少阴肾者是也。虚者何以验之？人迎较寸口之脉小者二倍，则膀胱经为虚，如《终始》篇所谓补足太阳膀胱，而泻足少阴肾者是也。又曰：足太阳膀胱经图（略）又曰：膀胱重九两二铢，纵广九寸，居肾之下，大肠之侧，小肠下口乃膀胱上口，水液由是渗入焉。盛溺九升九合。《素问·灵兰秘典论》云：膀胱者，州都之官，津液藏焉，气化则能出矣。又曰：《本脏》篇云：肾应骨，密理厚皮者，三焦膀胱厚。粗理薄皮者，三焦膀胱薄。疏腠理者，三焦膀胱缓。皮急而无毫毛者，三焦膀胱急。毫毛美而粗者，三焦膀胱直。稀毫毛者，三焦膀胱结也。又曰：附：膀胱经诸穴歌　足太阳，六十三。睛明攒竹，诣曲差五处之乡；承光通天，见络却玉枕之行（音杭。）天柱高兮大杼抵，风门开兮肺俞当。厥阴心膈之俞，肝胆脾胃之藏。三焦肾兮大肠小肠，膀胱俞兮中膂白环。自从大杼至此，去脊中寸半之间。又有上次中下四髎，在腰四空以和调。会阳居尻尾之旁，吾背二行始了。仍上二椎旁附分，（二椎下两旁，去脊中三寸。）三椎旁魄户，膏肓并四椎而过。神堂譩譆兮膈关魂门，阳纲意舍兮胃仓肓门。志室胞肓，背以秩边而分。承扶浮郄与委阳，殷门委中而合阳。至承筋与承山，到飞扬与附阳。会昆仑仆参申脉，探金门京骨之场。由束骨而通谷，抵小指外至阴之间。　又分寸歌　足太阳兮膀胱经，目内眦角始睛明。眉头陷中攒竹取，曲差发际上五分。五处发上一寸是，承光发上二寸半。通天给却玉枕穴，相去寸五调匀看。玉枕夹脑一寸三，入发二十枕骨现。天柱项后发际中，大筋外廉陷中献。自此夹脊开寸五，第一大杼二风门。三椎肺俞厥阴四，（厥阴俞）心俞五椎之下论。膈七肝九十胆俞，十一脾俞十二胃。十三三焦十四肾，（愚按魄户对肺俞，神堂对心俞，魂门对肝俞，意舍对脾俞，志室对肾俞。盖以肺藏魄，心藏神，肝藏魂，脾藏意，肾藏志，是谓五神脏也。）大肠十六之下推。小肠十八膀十九，中膂内俞二十椎。白环廿一椎下当，（白环俞即腰俞。）已上诸穴可排之。更有上次中下髎，一二三四腰空好。会阳阴尾尻骨旁，背部二行诸穴了。又从脊上开三寸，第二椎下为附分。三椎魄户四膏肓，第五椎下神堂尊。第六譩譆膈关七，第九魂门阳纲十。十一意舍之穴有，十二胃仓穴已分。十三肓门端正在，十四志室不须论。十九胞肓廿秩边背部三行诸穴匀。又从臀下阴纹取，承扶居于陷中主。浮郄扶下方六分，委阳扶下寸六数。殷门扶下六寸长，腘中外廉两筋乡。委中膝腘约纹里，此下三寸寻合阳。承筋脚跟上七寸，穴在腨肠之中央。承山腨下分肉间，外踝七寸上飞扬。附阳外踝上三寸，昆仑后跟陷中央。仆参亦在踝骨下，申脉踝下五分张。金门申脉下一寸，京骨外侧骨际量。束骨本节后陷中，通谷节前陷中强。至阴却在小指侧，太阳之穴始周详。（计六十三穴，左右共一百二十六穴。）●张介宾曰：足太阳为少阴之表，故候在人迎。●张志聪曰：（臀音屯。腘音国。踹腨同。）目大角为内眦，发际前为额，头顶上为巅，脑后为项。肩后之下为肩膊，椎骨为脊，尻上横骨为腰，挟脊为膂，挟腰髋骨两旁为机，机后为臀。臀，尻也。腓肠上膝后曲处为腘。膂内为胛，即挟脊肉也。股外为髀，捷骨之下为髀枢，腓肠为腨。足太阳膀胱之脉，起于目内眦睛明穴，受手太阳之交也，上额循攒竹，过神庭，历曲差、五处、承光、通天，自通天斜行左右，交于顶上之百会；其支行者，从巅至百会，抵耳上角，过率谷、浮白、窍阴穴，所以散养于筋脉也；其直行者，由通天、络郄、玉枕入络脑，复出下项，以抵天柱，又由天柱而下，过大椎、陶道，却循肩膊内，挟脊两旁，相去各一寸半，下行历大杼、风门、肺俞、厥阴俞、心俞、膈俞、肝俞、胆俞、脾俞、胃俞、三焦俞、肾俞、大肠俞、小肠俞、膀胱俞、中膂内俞、白环俞，由是抵腰中，入循膂，络肾下属膀胱；其支别者，从腰中循腰臑，下挟脊，历上髎、中髎、次髎、下髎、会阳，下贯臀，至承扶、殷门、浮郄、委阳，入腘中之委中穴；其支别者，为夹脊两旁第三行，相去各三寸之诸穴，自天柱而下，从膊内左右，别行下贯胛膂，历附分、魄户、膏肓、神堂、譩譆、膈关、魂门、扬纲、意舍、胃仓、肓门、志室、胞肓、秩边，下历尻臀，过髀枢，又循髀枢之里，承扶之外，一寸五分之间，而下与前之入腘中者相合，下行循合阳，下贯腨内，历承筋、承山、飞扬、附阳，出外踝后之昆仑、仆参、申脉、金门，循京骨、束骨、通谷，至小趾外侧之至阴穴，以交于足少阴肾经也。太阳是动，则病冲头痛，目似脱，项似拔，腰似折，髀如结，骨似曰如者，病在太阳之气，而有似乎形证也。太阳之气，生于膀胱水中，而为诸阳主气，阳气者，柔则养筋，故是主筋所生之病则为痔。经云：筋脉横解，肠澼为痔。盖太阳所主之筋，膀胱所生之脉，横逆而为痔也。经络沉以内薄则为疟，厥逆于下则为癫为狂。囟项鼽目腰背胸腨诸证，皆经脉所循之部分而为病也。　膀胱诸穴歌　足太阳，三十六，睛明攒竹，诣曲差五处之乡，承光通天，见络郄玉枕之行，天柱高兮大杼抵，风门开兮肺俞当，厥阴心膈之俞，肝胆脾胃之脏，三焦肾兮大肠小肠，膀胱俞兮中膂白环，自从大杼至此，去脊中寸半之旁，又有上次中下四髎，在腰四空以相将，会阳居尻尾之侧，始了背中二行，仍上肩胛而下，附分二椎之旁，三椎魄户，四椎膏肓，神堂譩譆兮膈关，魂门兮阳纲，意舍兮胃仓，肓门志室，秩边胞肓，承扶浮郄与委阳，殷门委中而合阳，承筋承山到飞扬，辅阳昆仑至仆参，申脉金门，探京骨之场，束骨通谷，抵至阴小趾之旁。　分寸歌

足太阳兮膀胱经，目内眦角始睛明。眉头陷中攒竹取，曲差发际上五分。五处发止一寸是，承光发上二寸半。通天络郄玉枕穴，相去寸五调匀看。玉枕夹脑一寸三，入发二寸枕骨现。天柱项后发际中，大筋外廉陷中献。自此夹脊开寸五，第一大杼二风门。三椎肺俞厥阴四，心俞五椎之下论。膈七肝九十胆俞，十一脾俞十二胃。十三三焦十四肾，大肠十六之下椎。小肠十八膀十九，中膂内俞二十椎。白环廿一椎下当，以上诸穴可排之。更有上次中下髎，一二三四腰空好。会阳阴尾尻骨旁，背部二行诸穴了。又从脊上开三寸，第二椎下为附分。三椎魄户四膏肓，第五椎下神堂尊。第六譩譆膈关七，第九魂门阳纲十。十一意舍之穴存，十二胃仓穴已分。十三肓门端正在，十四志室不须论。十九胞肓廿秩边，背部三行诸穴匀。又从臀下阴文取，承扶居于陷中主。浮郄扶下方六分，委阳扶下寸六数。殷门扶下六寸长，腘中外廉两筋乡。委中膝骨约纹里，此下三寸寻合阳。承筋脚跟上七寸，穴在腨肠之中央。承山腨下分肉间，外踝七寸上飞扬。辅阳外踝上三寸，昆仑后跟陷中央。仆参亦在踝骨下，申脉踝下五分张。金门申脉下一寸，京骨外侧骨际量。束骨本节后陷中，通谷节前陷中强。至阴却在小趾侧，太阳之穴始周详。（计六十三穴，左右共一百二十六穴。）●尚御公曰：《伤寒论》云：太阳之为病，脉浮，头项强痛而恶寒。又曰：太阳病头痛，至七日以上自愈者，以行其经尽故也。夫伤寒六经相传，七日来复于太阳，只病三阴三阳之六气，而不涉于有形，然头项强痛，又有似乎经证，盖气舍于形，未有病气而不见于形证者也。●《集注》眉批：肺藏魄，心藏神，故名魄户。神堂乃五脏之外俞也。●薛雪曰：足太阳为少阴之表，故候在人迎。●黄元御曰：膀胱足太阳之脉，起于目内眦，足太阳之睛明也。上额，交巅。其支者，从巅至耳上角。其直者，从巅入络脑，还出别下项，循肩髆内，挟脊，抵腰中。入循膂（脊两旁肉），络肾，太阳与少阴为表里也。属膀胱。其支者，从腰中下挟脊，贯臀（尻旁大肉），入腘中（膝后曲处。）其支者，从髆内左右别，下贯胛（此太阳经挟脊之外行），挟脊内，过髀枢（髀骨枢机），

循髀外，从后廉下合腘中（太阳在后），以下贯踹内，出外踝之后，循京骨（穴名），至小指外侧，足太阳之至阴也。

10.9　肾足少阴之脉①，起于小指之下，邪走足心②，出于然谷之下③，循内踝之后，别入跟中④，以上踹内⑤，出腘内廉⑥，上股内后廉，贯脊⑦属肾络膀胱⑧；其直者，从肾上贯肝膈，入肺中，循喉咙，挟舌本⑨；其支者，从肺出络心，注胸中⑩。是动则病饥不欲食⑪，面如漆柴⑫，咳唾则有血⑬，喝喝而喘⑭，坐而欲起⑮，目䀮䀮⑯如无所见⑰，心如悬若饥状⑱，气不足则善恐⑲，心惕惕如人将捕之⑳，是为骨厥㉑。是主肾所生病者㉒，口热舌干，咽肿㉓上气㉔，嗌干及痛㉕，烦心心痛㉖，黄疸㉗肠澼㉘，脊股内后廉痛㉙，痿㉚厥㉛嗜卧㉜，足下热而痛㉝。为此诸病㉞，盛则泻之，虚则补之，热则疾之，寒则留之，陷下则灸之，不盛不虚，以经取之㉟。灸则强食生肉㊱，缓带㊲披发㊳，大杖㊴重履而步㊵。盛者寸口大再倍于人迎，虚者寸口反小于人迎也㊶。

①杨上善曰：足少阴脉，上行属肾，通行肾之血气，故曰肾足少阴脉也。

②张介宾曰：肾为足少阴经也。起于小趾下，斜走足心之涌泉穴。邪，斜同。●汪昂曰：涌泉穴。●薛雪曰：肾为足少阴经也，起于小指下，斜走足心之涌泉穴。●沈又彭曰：涌泉穴，在足心屈足卷指宛宛中。●丹波元简曰：《甲乙》《铜人》《发挥》"走"作"趣"，马作"趋"。滑氏云：趣，向也。足少阴起小趾之下，斜向足心之涌泉穴，在足心陷中屈足卷指宛宛中。马云：邪、斜同。●顾观光曰：《素问·阴阳离合论》注"走"作"趣"，与《甲乙经》合。

③杨上善曰：足太阳腑脉至足小指而穷，足少阴脏脉从小指而起，是相接也。然骨，在内踝下近前起骨是也。●汪昂曰：本经穴，足踝前大骨陷中。●沈又彭曰：足内踝前起大骨下陷中。

④张介宾曰：然谷，在内踝前大骨下。内踝之后别入跟中，即太溪、大钟等穴。●李中梓曰：然谷，在内踝前，大骨下。内踝之后，别入跟中，即太溪、大钟等穴。●汪昂曰：后跟。●薛雪曰：然谷在内踝前大骨下。内踝之后，别入跟中，即太溪、大钟等穴。●杨上善曰：少阴脉行至内踝之后，别分一道入足跟中也。

⑤汪昂曰：足肚。

⑥张介宾曰：自复溜、交信，过足太阴之三阴交，以上踹内之筑宾，出腘内廉之阴谷。●汪昂曰：膝后曲处。●薛雪曰：自复溜、交信，过足太阴之三阴交，以上踹内之筑宾，出腘内廉之阴谷。●丹波元简曰：《脉经》《千金》"谷"作"骨"。滑氏云：由涌泉转出足内踝然谷穴，下循内踝后太溪穴，别入踝中之太钟、照海、水泉，乃折自太钟之外，上循内踝，行厥阴、太阴之后，经复溜、交信，过三阴，交上踹内，循筑宾，出腘内廉，抵阴谷也。介按：足少阴肾经之涌泉穴，在足心陷中，伸腿屈足卷指宛宛中，从涌泉上行足内踝前，起大骨陷中，即然谷穴也。又行足内踝后五分跟骨上动脉陷中，太溪穴也。足跟后跟中，大骨上两筋间，太钟穴也。再从太钟行太溪下一寸，内踝下，水泉穴也。足内踝下四分前后，有筋，上有踝骨，下有软骨之中陷中，照海穴也。从照海行足内踝后，除踝上二寸许，前旁骨陷中，即复溜穴也。从此斜外上行复溜穴之后，二寸许，后

旁筋，即交信穴也。再斜外上行过三阴交穴，上腿肚中，即筑宾穴也。再上行膝下，内辅骨后，大筋下，小筋上，按之应手，屈膝得之，即阴谷也。

⑦汪昂曰：会于督脉长强穴。●沈又彭曰：与督脉会长强穴。

⑧杨上善曰：贯脊，谓两箱二脉，皆贯脊骨而上，各属一肾，共络膀胱。●张介宾曰：上股内后廉，结于督脉之长强，以贯脊中而后属于肾，前当关元中极之分而络于膀胱，以其相为表里也。滑氏曰：由阴谷上股内后廉，贯脊，会于脊之长强穴，还出于前，循横骨、大赫、气穴、四满、中注、肓俞，当肓俞之所脐之左右属肾，下脐，过关元、中极而络膀胱也。●李中梓曰：上股内后廉，结于督脉之长强。以贯脊而后属于肾，前当关元、中极，而络于膀胱，相为表里也。●汪昂曰：相为表里。《经别》篇又云：当十四椎，出属带脉。●薛雪曰：上股内后廉，结于督脉之长强，以贯脊中而后属于肾，前当关元、中极之分而络于膀胱，以其相为表里也。或谓由阴谷上股内后廉，贯脊，会于脊之长强穴，还出于前，循横骨、大赫、气穴、四满、中注、肓俞，当肓俞之所，脐之左右，属肾；下脐，过关元、中极，而络膀胱也。●丹波元简曰：滑氏云：出阴谷，上股内后廉，贯脊会脊之长强穴，还出于前，循横骨、大赫、气穴、四满、中注、肓俞，当肓俞之所，脐之左右属肾，下脐下，过关元、中极，而络膀胱也。

⑨杨上善曰：直贯肝鬲而过称贯，即舌下两傍脉是也。●张介宾曰：滑氏曰：其直行者，从肓俞属肾处上行，循商曲、石关、阴都、通谷诸穴，贯肝，上循幽门上膈，历步廊入肺中，循神封、灵墟、神藏、彧中、俞府而上循喉咙，并人迎，挟舌本而终也。愚按：足少阴一经，考之本篇及《经别》《经筋》等篇，皆言由脊里，上注心肺而散于胸中；惟《骨空论》曰：冲脉者，起于气街，并少阴之经，挟脐上行，至胸中而散。故《甲乙经》于俞府、彧中、神藏、灵墟、神封、步廊等穴，皆云足少阴脉气所发；幽门、通谷、阴都、石关、商曲、肓俞、中注、四满、气穴、大赫、横骨十一穴，皆云冲脉足少阴之会。故滑氏之注如此，实本于甲乙、铜人诸书，而《甲乙》等书实本之《骨空论》也。●李中梓曰：其直行者，从肓俞属肾处上行，循商曲、石关、阴都、通谷诸穴，贯肝上循幽门上膈，历于步廊入肺中，循神封、灵墟、神藏、彧中、俞府，而上循喉咙，并人迎挟舌本而终。●汪昂曰：络于横骨，终于会厌。●薛雪曰：其直行者，从肓俞属肾处上行，循商曲、石关、阴都、通谷诸穴，贯肝，上循幽门，上膈，历步廊，入肺中，循神封、灵墟、神藏、彧中、俞府而上循喉咙，并人迎，挟舌本而终也。因其由脊里上注心肺而散于胸中，故曰"冲脉起于气街，并少阴之经挟脐上行，至胸中而散"；又云"冲脉，足少阴之会也"。●丹波元简曰：《甲乙》注：一本云：从横骨中挟脐循复里，上行而入肺。滑氏云：其直行者从肓俞属肾处，上行循商曲、石关、阴都、通谷诸穴，贯肝上，循幽门，上膈，历步廊，入肺中，循神封、灵墟、神藏，或中俞腑，而上循喉咙，并人迎，挟舌本而终也。张云：按足少阴一经，考之本篇及《经别》《经筋》等篇，皆言由脊里上注心肺，而散于胸中。惟《骨空论》曰：冲脉者，起于气街，并少阴之经，侠脐上行至胸中而散。故《甲乙经》于俞府、彧中、神藏、灵墟、神封、步廊等穴，皆云足少阴脉气所发；幽门、通谷、阴都、石关、商曲、肓俞、中注、四满、气穴、大赫、横骨十一穴，皆云冲脉足少阴之会，故滑氏之注如此，实本于《甲乙》《铜人》诸书，而《甲乙》等书，实本之《骨空论》也。介按：从横骨上行一寸，中行旁开五分，即大赫穴也。再上行一寸，中行旁开五分，气穴穴也。再上行一寸，中行旁开五分，四满穴也。再上行一寸，中行旁

开五分，中注穴也。再上行一寸，直脐旁去五分，肓俞穴也。再上行二寸，中行旁开五分，商曲穴也。再上行一寸，中行旁开五分，石关穴也。再上行一寸，中行旁开五分，阴都穴也。再上行一寸，陷中，中行旁开五分，通谷穴也。再上行一寸，陷中，中行旁开五分，幽门穴也。再上行一寸，陷中，中行旁开二寸，仰而取之，步廊穴也。再上行一寸六分，中行旁开二寸，神封穴也。再上行一寸六分，灵墟穴也。再上一寸六分，神藏穴也。再上行一寸六分，彧中穴也。从彧中上行巨骨，下侠任脉之璇玑，中行旁开二寸，陷中，仰而取之，即俞府穴也。

⑩杨上善曰：从肺下行，循心系络于心，注胸中也。●张介宾曰：其支者，自神藏之际，从肺络心注胸中，以上俞府诸穴，足少阴经止于此，而接乎手厥阴经也。胸中，当两乳之间，亦曰膻中。●李中梓曰：支者，自神藏之际，从肺络心至胸，以上俞府诸穴，足少阴经止于此，而接手厥阴经也。●汪昂曰：胸之膻中，以交手厥阴心包经。●薛雪曰：其支者，自神藏之际从肺络心，注胸中，以上俞府诸穴。足少阴经止于此而接乎手厥阴经也。胸中，当两乳之间，亦曰膻中。●丹波元简曰：滑氏云：两乳间为胸中，支者自神藏，别出绕心，注胸之膻中，以交于手厥阴也。

⑪张介宾曰：肾虽阴脏，元阳所居，水中有火，为脾胃之母。阴动则阳衰，阳衰则脾困，故病虽饥而不欲食。●李中梓曰：水中有火，为脾之母。真火不生土则脾虚，虽饥不能食矣。●汪昂曰：虚火盛则饥，脾弱则不欲食。●薛雪曰：肾虽阴脏，元阳所居，水中有火，为脾胃之母，阴动则阳衰，阳衰则脾困，故病虽饥而不欲食。●丹波元简曰：马云：盖虚火盛则饥，而不欲食者，脾气弱也。张云：肾虽阴脏，元阳所居，水中有火，为脾胃之母，阴动则阳衰，阳衰则脾困，故病虽饥，而不欲食。

⑫杨上善曰：少阴脉病，阴气有余，不能消食，故饥不能食也。以阴气盛，面黑如地色也。●张介宾曰：水色黑，阴邪色见于面，故如漆。肾藏精，精衰则枯，故如柴。●汪昂曰：肾色黑。柴，瘦也。●薛雪曰：水色黑，阴邪色见于面，故如漆。肾藏精，精衰则枯，故如柴。●丹波元简曰：《甲乙》、《铜人》作"面黑如炭色"。《铜人》注云：一作地色。《素问》曰：所谓面黑如地者，和气内夺，故变于色也（案：出《脉解》篇。）《发挥》作"地色"，本之也。马云：漆则肾之色黑者，形于外而如漆柴，则肾主骨者瘦矣。张云：水色黑，阴邪色见于面，故如漆，肾藏精，精衰则枯，故如柴。杨玄操《二十四难》注云：漆柴者，恒山苗也，其草色黄黑无润泽，故以为喻。简案：据杨说漆即蜀漆，然本草中无所考。

⑬汪昂曰：脉入肺，故咳唾中有血，为肾损。●丹波元简曰：马云：脉入肺中则为咳，而唾中有血，则肾主有损。

⑭杨上善曰：唾为肾液，少阴入肺，故少阴病热，咳而唾血。虽唾喉中不尽，故呼吸有声，又如喘也。喝，呼葛反。●张介宾曰：真阴损及其母也。●李中梓曰：肾之本色见者，精衰故也。吐血与喘，水虚而火刑金也。●汪昂曰：肾气上奔。●薛雪曰：真阴损及其母也。●丹波元简曰：《甲乙》注：一作"喉鸣"。《铜人》亦作"喉鸣而喘"。

⑮张介宾曰：阴虚不能静也。●汪昂曰：阴虚不宁。●薛雪曰：阴虚不能静也。●丹波元简曰：马云：阴虚不能宁静。

⑯丹波元简曰：马云：水亏肝弱。张云：目之明在瞳子，瞳子者，骨之精也，肾气内夺，则目眈眈如无所见，故凡目多昏黑者，必真水亏于肾也。

⑰杨上善曰：少阴贯肝，肝脉系目，今少阴病，从坐而起，上引于目，目精气散，故䀮䀮无所见也。莫郎反。●张介宾曰：目之明在瞳子，瞳子者骨之精也。肾气内夺则目䀮䀮如无所见，故凡目多昏黑者，必真水亏于肾也。䀮音荒。●李中梓曰：坐而欲起，阴虚则不能静也，肾虚则瞳神昏眩，故无所见也。●汪昂曰：瞳子属肾，水亏故也。●薛雪曰：目之明在瞳子。瞳子者，骨之精也。肾气内夺则目䀮䀮如无所见，故凡目多昏黑者，必真水亏于肾也。䀮䀮，音荒。

⑱杨上善曰：足少阴病，则手少阴之气不足，故心如悬饥状也。●张介宾曰：心肾不交则精神离散，故心如悬。阴虚则内馁，故常若饥状。按《至真要大论》列以上诸证于太阴司天之下，以土邪淫胜，故病本于肾也。●李中梓曰：相火不宁，君主亦不自安也。如悬若饥，心肾不交也。●汪昂曰：脉络心。●薛雪曰：心肾不交，则精神离散，故心如悬。阴虚则内馁，故常若饥状。太阴司天，土邪淫胜，病亦本于肾也。●丹波元简曰：张云：心肾不交，则精神离散，故心如悬，阴虚则内喂，故常若饥状。

⑲汪昂曰：恐为肾志。●丹波元简曰：马云：《阴阳应象大论》曰：肾在志为恐。张云：肾气怯，故惕惕如人将捕之。《甲乙》无"气不足"以下十四字。

⑳张介宾曰：肾在志为恐，肾气怯，故惕惕如人将捕之。以上诸义详下章。●薛雪曰：肾在志为恐，肾气怯，故惕惕如人将捕之。

㉑杨上善曰：肾主恐惧，足少阴脉气不足，故喜恐，心怵惕。前之病，是骨厥所为，厥谓骨精失逆。惕，耻激反，谓惧也。●张介宾曰：厥逆在骨，肾主骨也。●李中梓曰：肾志恐，故如捕也。肾主骨，故为骨厥。●汪昂曰：肾主骨。●薛雪曰：厥逆在骨，肾主骨也。

㉒张介宾曰：足少阴经，肾所生病也。●薛雪曰：足少阴经肾所生病也。

㉓汪昂曰：俱肾火。

㉔汪昂曰：肾水溢于皮肤而肿。

㉕汪昂曰：循喉咙，挟舌本。

㉖张介宾曰：足少阴之脉循喉咙，挟舌本，其支者从肺出络心，故病如是。●李中梓曰：经脉之病也。●汪昂曰：脉络心。●薛雪曰：足少阴之脉循喉咙，挟舌本，其支者从肺出络心，故病如是。

㉗汪昂曰：肾水反乘脾土，或为女劳疸。

㉘杨上善曰：热成为瘅，谓肾脏内热发黄，故曰黄瘅也。肾主下焦，少阴为病，下焦大肠不和，故为肠澼也。●张介宾曰：阴虚阳实，故为黄疸。肾开窍于二阴，故为肠澼。疸音旦。澼音僻。●李中梓曰：黄疸肠澼，咎由湿热，水虚者多有之。●汪昂曰：《素问·大奇论》：肾脉小沉搏，为肠澼下血。●薛雪曰：阴虚阳实，故为黄疸。肾开窍于二阴，故为肠澼。●丹波元简曰：马云：五疸有女劳疸，《通评虚实论》、《大奇论》皆有肠澼。张云：阴虚阳实，故为黄疸。肾开窍于二阴，故为肠澼。

㉙汪昂曰：经脉行足之后。

㉚汪昂曰：骨痿。

㉛汪昂曰：下不足则厥而上。

㉜杨上善曰：津液不通，则筋弛好卧也。●汪昂曰：少阴病。但欲寐。●丹波元简曰：《铜人》注云：人冒暑热之毒舍于肾，肾乃水脏也，水不胜火，则骨与髓虚，故足不

任身，而痿厥生焉，痿则无力，故嗜卧也。马云：脉有骨痿，义见《痿论》。张云：嗜卧者，多阴少阳，精神匮也。《逆调论》曰：肾者水脏，主津液主卧与喘也。

㉝杨上善曰：少阴虚则热并，故足下热痛也。●李中梓曰：皆经脉所及之病。精竭者神疲，故嗜卧。身半以下，肾所主也，故足痛。●汪昂曰：脉起足心涌泉。

㉞张介宾曰：足少阴之脉，自小趾斜趋足心，上踹出腘，上股内后廉，贯脊属肾，故为此诸证。嗜卧者、多阴少阳，精神匮也。《逆调论》曰：肾者水脏，主津液，主卧与喘也。●薛雪曰：足少阴之脉，自小趾斜趋足心，上踹出腘，上股内后廉，贯脊属肾，故为此诸证。嗜卧者多阴少阳，精神匮也。肾者水脏，主津液，主卧与喘也。

㉟张介宾曰：义如首经。

㊱杨上善曰：不盛不虚以经取者，亦以经取灸也。故疗肾所生之病亦有五法：自火化以降，并食熟肉，生肉令人热中，人多不欲食之，肾有虚风冷病，故强令人生食豕肉，温肾补虚，脚腰轻健，人有患脚风气，食生猪肉得愈者众，故灸肾病，须食助之，一也。

㊲杨上善曰：带若急则肾气不适，故须缓带，令腰肾通畅，火气宣行，二也。

㊳杨上善曰：足太阳脉，从顶下腰至脚，今灸肾病，须开顶被发，阳气上通，火气宣流，三也。

㊴杨上善曰：足太阳脉，循于肩髆，下络于肾，今疗肾病，可策大杖而行，牵引肩髆，火气通流，四也。

㊵杨上善曰：燃磁石疗肾气，重履引腰脚，故为履重者，可用磁石分著履中，上弛其带令重，履之而行，以为轻者，可渐加之令重，用助火气，若得病愈，宜渐去之，此为古之疗肾要法，五也。●张介宾曰：生肉，厚味也。味厚所以补精，缓带披发，大杖重履而步，节劳也。安静所以养气，诸经不言此法，而惟肾经言之者，以真阴所在，精为元气之根也。●薛雪曰：生肉，厚味也，味厚所以补肾。缓带披发，大杖重履而步，节劳也，安静所以养气。诸经不言此法，而惟肾经言之者，以真阴所在，精为元气之根也。●丹波元简曰："灸则"以下十六字《甲乙》移"足下热而痛"下。马云：如灸者则当勉强进食，必生长其肉，又宽缓其带，散披其发，扶大杖，着重履，以缓步之。盖不太劳动，以肾气之衰弱也。余经不言此法，而唯肾经详言者，以肾经属水，为身之本，而病人多犯其戒，故独言之详。张云：生肉，厚味也。味厚所以补精。志云："生"，当作"牲"。《周礼》云：始养之谓畜，将用之谓牲。又，牛羊豕曰三牲。夫羊为火畜、牛为土畜、豕为水畜，其性躁善奔，强食牲肉，以助肾气上升，而与火土之相合也。缓带者，取其伸舒也。夫肾脏之精，奉心神化赤而为血，发乃血之余也。披发者，使神气之下交也。大杖重履者，运筋骨之气也。夫阴阳之气，有厥于臂者、有厥于骭者、有厥于踝者、有厥于骨者，此章论少阴之气厥逆于下，而曰强食牲肉，曰缓带披发，盖少阴为阴阳生气之原也。简案："重"诸家无解，当读"如"字。

㊶马莳曰：（邪，斜同。跟，音根。肮，音荒。强，上声。）此言肾经脉气之行，乃为第八经也。趋，向也。跟，足根也。肾足少阴，起足小指之下，斜趋足心之涌泉，转出内踝前起大骨下之然谷，下循内踝后之太溪，别入跟中之大钟、照海、水泉，乃折自大钟之外，上循内踝，行厥阴、太阴两经之后，经本经复溜、交信穴，过脾经之三阴交，上踹内，循筑宾，出腘内廉，抵阴谷，上股内后廉，贯脊，会于督之长强，还出于前，循横骨、大赫、气穴、四满、中注、肓俞，当肓俞之所、脐之左右，属肾，下脐，过任脉之关

元、中极，而络膀胱焉。其直行者，从肓俞属肾处上行，循商曲、石关、阴都、通谷诸穴，贯肝，上循幽门，上膈，历步廊，入肺中，循神封、灵墟、神藏、彧中、俞府，而上循喉咙，并人迎挟舌本而终。其支者，自神藏别出，绕心注胸之膻中，以交于手厥阴心包络经也。及其动穴验病，则病饥而又不欲食，盖虚火盛则饥，而不欲食者脾气弱也。面如漆柴，漆则肾之色黑者形于外，而如漆柴则肾主骨者瘦矣。咳唾则有血，（脉入肺中则为咳；而唾中有血，则肾主有损。）喝喝而喘，（脉入肺中，循喉咙，挟舌本，火盛水亏之疾。）坐而欲起，（阴虚不能宁静）目䀮䀮无所见，水亏肝弱。心如悬若饥状，脉支者，从肺出络心。气不足则善恐，心惕惕如人将捕之，（《素问·阴阳应象大论》云：肾在志为恐，恐伤肾。）此皆肾主于骨，骨之气逆而厥，故为肾所生之病也。然又有诸病之生，或出本经，或由合经，为口热，为舌干，为咽肿，为上气，为嗌干及痛，（脉循喉咙，挟舌本。）为烦心，为心痛，（脉从肺络心。）为黄疸，（五疸有女劳疸。）为肠澼，（《素问·通评虚实论》、《大奇论》，皆有肠澼。）为脊股内后廉痛，（脉所经等处。）为痿，（痿有骨痿，义见《痿论》。）为厥，（义见《厥论》。）为嗜卧，（骨痿则嗜卧。）为足下热而痛。（脉起足心涌泉。）故邪气盛则泻之，正气虚则补之，热则疾去其针以泻之，寒则久留其针以温之，脉陷下者则用艾以灸之，若不盛不虚则止取本经，而不必求之足太阳膀胱经也。如灸者，则当勉强进食，必生长其肉，又宽缓其带，（古人腰必束带。）散披其发，扶大杖，着重履，以缓步之。盖不太劳动，以肾气之衰弱也。（余经不言此法，而唯肾经详言者，以肾经属水，为身之本，而病人多犯其戒，故独言之详。）所谓盛者，何以验之？寸口较人迎之脉大者二倍，则肾经为实，如《终始》篇所谓泻足少阴肾，而补足太阳膀胱者是也。虚者何以验之？寸口较人迎之脉小者二倍，则肾经为虚，如《终始》篇所谓补足少阴肾，而泻足太阳膀胱者是也。又曰：足少阴肾经图（略）又曰：肾有两枚，重一斤二两，状如石卵，附着于脊之十四椎下各开一寸半。《素问·灵兰秘典论》云：肾者，作强之官，伎巧出焉。《本脏》篇云：肾小则脏安难伤；肾大则善病腰痛，不可以俯仰，易伤以邪。肾高则苦背膂痛，不可以俯仰；肾下则腰尻痛，不可以俯仰，为狐疝。肾坚则不病腰背痛；肾脆则苦病消瘅，易伤。肾端正则和利难伤；肾偏倾则苦腰尻痛也。黑色小理者肾小，粗理者肾大，高耳者肾高，耳后陷者肾下，耳坚者肾坚，耳薄不坚者肾脆，耳好前居牙车者肾端正，耳偏高者肾偏倾也。又曰：附：肾经诸穴歌　足少阴兮廿七，涌泉流于然谷。太溪大钟兮水泉绿，照海复溜兮交信续。从筑宾兮上阴谷，掩横骨兮大赫麓。气穴四满兮中注，肓俞上通乎商曲。守石关兮阴都宁，闭通谷兮幽门肃。步廊神封而灵墟存，神藏彧中而俞府足。　又分寸歌　足掌心中是涌泉，然谷踝下一寸前。（内踝前一寸。）太溪踝后跟骨上，大钟跟后踵中边。（足跟后踵中大骨上两筋间也。）水泉溪下一寸觅，照海踝下四分安。复溜踝上前二寸，交信踝上二寸联。二穴止隔筋前后，太阴之后少阴前。（前旁骨是复溜，后旁骨是交信，二穴止隔一条筋。）筑宾内踝上腨分，阴谷膝下曲膝间。横骨大赫麓气穴，四满中注亦相连。各开中行止寸半，上下相去一寸便。上隔肓俞亦一寸，肓俞脐旁半寸边。肓俞商曲石关来，阴都通谷幽门开。各开中行五分侠，六穴上下一寸裁。步廊神封灵墟存，神藏彧中俞府尊。各开中行计二寸，上下寸六六穴同。俞府璇玑旁二寸，取之得法有成功。（愚按：阴都，中脘旁五分。通谷，上脘旁五分。幽门，巨阙旁五分。又按：下自横骨、气穴、四满、中注，上下各去一寸，所谓横骨在肓俞下五寸。有以也。但自横骨至中注，各开中行一寸半；肓俞、商曲、石关、阴都、通谷、幽门，各开中行五分；自步廊、神封、灵墟、神藏、彧中、俞府，去中行各二寸。其屈曲有如此。徐氏针灸书皆以二行言之，误矣。计二十七穴，左右共五十四穴。）●张介宾曰：足少阴为太阳之里，故候在寸口。●张志聪曰：（肓，音荒。强，上声。趋，向也。）足少阴起足小趾之下，斜趋足心之涌泉，转出内踝前，起大骨下之然谷，下循内踝后之太溪，别入跟中之大钟、照海、水泉，乃折自大钟之外，上循内踝，行厥阴太阴两经之后，经本经复溜、交信穴，过脾经之三阴交，上腨内循筑宾，出腘内廉，抵阴谷，上股内后廉贯脊，会于督脉之长强，还出于前，循横骨、大赫、气穴、四满、中注、肓俞，当肓俞之所，脐之左右属肾，下脐过任脉之关元、中极而络膀胱；其直行者，从肓俞属肾处上行，循商曲、石关、阴都、通谷诸穴，贯肝，上循幽门上膈，历步廊入肺中，循神封、灵墟、神藏、彧中、俞府，而上循喉咙，并人迎挟舌本而终；其支者，自神藏别出绕心，注胸之膻中，以交于手厥阴心包络经也。少阴之上，君火主之。少阴是动为病，则上下之气不交，故饥不欲食，心如悬若饥状。气不足于下则善恐，不足于上，心惕惕如人将捕之。少阴属肾，肾上连肺，而肾为生气之原，面如漆柴者，少阴之气不升也。咳唾则有血，喝喝而喘者，少阴之生气，不上交于肺，而肺气上逆也。坐而欲起者，躁动之象，少阴之气，厥于下而欲上也。骨之精为瞳子，目𥉆𥉆无所见者，精气不升也。此少阴肾脏之生气，厥逆于下，而为此诸病，故为骨厥也。夫肾主藏精，如主肾所生之病，则精液不能上滋，而为口热舌干嗌痛烦心诸证，盖水不上济，则火盛于上矣。气逆于下，则为痿厥诸证矣。"生"当作"牲"。《周礼》云：始养之谓畜，将用之谓牲。又：牛羊豕曰三牲。夫羊为火畜，牛为土畜，豕为水畜，其性躁善奔，强食牲肉，以助肾气上升，而与火土之相合也。缓带者，取其伸舒也。夫肾脏之精，奉心神化赤而为血，发乃血之余也，披发者，使神气之下交也。大杖重履者，运筋骨之气也。夫阴阳之气，有厥于肾者，有厥于骭者，有厥于踝者，有厥于骨者，此章论少阴之气厥逆于下，而曰强食牲肉，曰缓带披发，盖少阴为阴阳生气之原也。　肾经诸穴歌　足少阴兮廿七，涌泉流于然谷，太溪大钟兮水泉绿，照海复溜兮交信续，从筑宾兮上阴谷，撩横骨兮大赫麓，气穴四满兮中注，肓俞上通于商曲，守石关兮阴都宁，闭通谷兮幽门肃，步廊神封而灵墟存，神藏彧中而俞府足。　分寸歌　足掌心中是涌泉，然骨踝下一寸前。（内踝前一寸。）太溪踝后跟骨上，大钟跟后肿中边。（足跟后肿中、大骨上两筋间也。）水泉溪下一寸觅，照海踝下四寸安。复溜踝上前二寸，交信踝上二寸联。一穴止隔筋前后，太阳之后少阳前。（前旁骨是复溜，后旁骨是交信，二穴止隔一条筋。）筑宾内踝上踹分，阴谷膝下曲膝间。横骨大赫并气穴，四满中注亦相连。各开中行只寸半，上下相去一寸便。上膈肓俞亦一寸，肓俞脐旁半寸边。肓俞商曲石关来，阴都通谷幽门辟。各开中行五分侠，六穴上下一寸裁。步廊神封灵墟存，神藏彧中俞府尊。各开中行计二寸，上下寸六六穴分。俞府璇玑旁二寸，取之得法自然真。●尚御公曰：陷下者，谓气之下陷也。少阴之上，君火主之。水火阴阳之气，发原于肾脏，故于少阴肾经，则曰强食生肉，缓带披发，拽杖步履，盖欲阴阳之生气上升，而环转出入也。是阴阳六气，本于脏腑五行之所生，故曰是动者，谓六气运用于外，应司天在泉，上下升降，动而不息。所生者，谓神机化运，从内而生。外内出入，生化无穷，是气之生于内，而运动于外也。●《集注》眉批：幽门去巨阙寸五，今云去中行五分，俟考。●薛雪曰：足少阴为太阳之里，故候在寸口。●黄元御曰：肾足少阴之脉，起于小指之下，邪走足心，足少阴之涌泉也。出于然谷之下（穴名），循内踝之后，别入跟中（脚跟），以上踹内，出腘内廉，上股内后廉（少阴在后），贯脊，属肾，络膀胱，少阴与太阳为表里也。其直者，从肾上贯肝膈，入肺中，循喉咙，挟舌本。其支者，从肺出络心，注胸中，足少阴之俞府也。陷下，肾气虚也，虚故灸之。灸则强食生肉，令其难消，缓带被发，大枚重履而步，令其用力，所以使脾土困乏，不至刑伤肾水也。

10.10 心主手厥阴心包络①之脉②，起于胸中③，出属心包络④，下膈，历络三焦⑤；其支者，循胸出胁⑥，下腋三寸⑦，上抵腋，下循臑内⑧，行太阴⑨少阴⑩之间⑪，入肘中⑫，下臂行两筋之间⑬，入掌中⑭，循中指出其端⑮；其支者，别掌中，循小指次指出其端⑯。

是动则病手心热，臂肘挛急，腋肿⑰，甚则胸胁支满⑱，心中憺憺⑲大动⑳，面赤㉑目黄㉒，喜笑不休㉓。是主脉所生病者㉔，烦心心痛，掌中热㉕。为此诸病㉖，盛则泻之，虚则补之，热则疾之，寒则留之，陷下则灸之，不盛不虚，以经取之㉗。盛者寸口大一倍于人迎，虚者寸口反小于人迎也㉘。

①丹波元简曰：《甲乙》、《铜人》无此三字。《发挥》"络"一字无。张云：心主者，心之所主也。心本手少阴，而复有手厥阴者，心包络之经也。如《邪客》篇曰：心者，五脏六腑之大主也。诸邪之在心者，皆在心之包络。包络者，心主之脉也。其脉之出入屈折，行之疾徐，皆如手少阴心主之脉行也。故曰：心主手厥阴心包络之脉。《续医说·孙景思医论》云：或谓心包络乃胸中之脂膜，或又谓之裹心之肉，皆非也。乃裹心之黄脂膜，包于心外，似脂非脂，似肉非肉，外则有细筋膜如系，与心肺相连者，此则是心包络也。余谓诸兽之内景，大概亦与人相同，观其心形，亦略可见矣。介按：唐容川云：心之上面，周围有夹膜裹之，即包络也。包络上连肺系，由肺系连及于胸内之四面，皆是油膜，又下为网油膜。所谓膜者，皆三焦也。三焦与包络相通，其迹如此，故包络之脉，下膈历三焦也。

②杨上善曰：心神为五脏六腑之主，故曰心主。厥阴之脉，行至于足，名足厥阴；行至于手，名手厥阴。以阴气交尽，故曰厥阴。心外有脂，包裹其心，名曰心包。脉起胸中，入此包中，名手厥阴。故心有两经也：心中起者，名手少阴；属于心包，名手厥阴。有脉别行，无别脏形，三焦有气有脉，亦无别形，故手厥阴与手少阳以为表里也。

③张介宾曰：心主者，心之所主也。心本手少阴，而复有手厥阴者，心包络之经也。如《邪客》篇曰：心者，五脏六腑之大主也。诸邪之在心者，皆在心之包络。包络者，心主之脉也。其脉之出入屈折，行之疾徐，皆如手少阴心主之脉行也。故曰心主手厥阴心包络之脉。胸中义见上文。滑氏曰：或问：手厥阴经曰心主，又曰心包络何也？曰：君火以明，相火以位。手厥阴代君火行事，以用而言，故曰手心主，以经而言，则曰心包络，一经而二名，实相火也。●李中梓曰：心主者，心之所主也。胞络为心之府，故名。●薛雪曰：心主者，心之所主也。心本手少阴，而复有手厥阴者，心包络之经也。心者五脏六腑之大主也，诸邪之在心者，皆在心之包络。包络者，心主之脉也。其脉之出入屈折，行之疾徐，皆如手少阴心主之脉行也。君火以明，相火以位。手厥阴代君火行事，以用而言曰手心主，以经而言曰心包络，实相火也。

④汪昂曰：居心之下。

⑤杨上善曰：自有经历而不络著，手厥阴既是心脏之腑，三焦腑合，故属心包，经历三焦，仍络著也。三焦虽复无形，有气故得络也。●张介宾曰：心包络，包心之膜络也。包络为心主之外卫，三膲为脏腑之外卫，故为表里而相络。诸经皆无历字，独此有之，盖指上中下而言，上即膻中，中即中脘，下即脐下，故任脉之阴交穴为三膲募也。膲，焦通用。●李中梓曰：胞络为心君之外卫，三焦为脏腑之外卫，故为表里而相络，诸经皆无历字，独此有之，达上中下也。●汪昂曰：三焦心包相表里。《邪客》篇曰：上入于胸中，内络于心肺。●薛雪曰：心包络，包心之膜络也。包络为心主之外卫，三焦为脏腑之外卫，故为表里而相络。诸经皆无"历"字，独此有之，盖指上、中、下而言，上即膻中，中即中脘，下即脐下，故任脉之阴交穴为三焦募也。●丹波元简曰：张云：心包络，包心之膜络也。包络为心主之外卫，三膲为脏腑之外卫，故为表里而相络。诸经皆无"历"字，独此有之，盖指上中下而言，上即膻中、中即中脘、下即脐下。故任脉之阴交穴，为三膲募也。

⑥沈又彭曰：腋下为胁。

⑦张介宾曰：胁上际为腋。腋下三寸，天池也，手厥阴经穴始此。●李中梓曰：腋下三寸天池，手厥阴经穴始此。●汪昂曰：天池穴。自此至中冲，皆本经穴。●薛雪曰：胁上际为腋，腋下三寸，天池也，手厥阴经穴始此。

⑧汪昂曰：天泉穴。

⑨汪昂曰：肺。

⑩汪昂曰：心。

⑪张介宾曰：上抵腋下之天泉，循臑内行太阴、少阴之间，以手之三阴，厥阴在中也。●李中梓曰：上抵腋下之天泉，循臑内行太阴少阴之间，以手之三阴，厥阴在中也。●汪昂曰：二经中间。●薛雪曰：上抵腋下之天泉，循臑内，行太阴、少阴之间，以手之三阴厥阴在中也。

⑫汪昂曰：曲泽穴，肘内廉陷中。●丹波元简曰：滑氏云：胁上际为腋，自属心包，上循胸出胁下腋三寸天池穴，上行抵腋下，下循臑内之天泉穴，以介乎太阴、少阴两经之中间，入肘中之曲泽也。

⑬张介宾曰：入肘中，曲泽也。下臂行两筋之间，郄门、间使、内关、大陵也。●李中梓曰：入肘中，曲泽也。下臂行两筋之间，郄门、间使、内关、大陵也。●汪昂曰：大陵穴，掌后两筋间，横纹陷中。●薛雪曰：入肘中，曲泽也。下臂行两筋之间，郄门、间使、内关、大陵也。

⑭汪昂曰：劳宫穴。

⑮张介宾曰：入掌中，劳宫也。中指端，中冲也，手厥阴经止于此。●李中梓曰：掌中，劳宫也。中指端，中冲也，手厥阴经止于此。●汪昂曰：中冲穴。●薛雪曰：入掌中，劳宫也。中指端，中冲也。手厥阴经止于此。●沈又彭曰：中冲穴，在中指端爪甲，如韭叶陷中。●陈念祖曰：胁上际为腋。小指次指乃小指之次指，无名指也。●丹波元简曰：滑氏云：由肘中下臂，行臂两筋之间，循郄门、间使、内关、大陵，入掌中劳宫穴，循中指出其端之中冲云。介按：行臂两筋之间，即是曲泽穴。由此下行掌后，去腕五寸，即郄门穴也。再下行掌后，去腕三寸，两筋间陷中，即间使穴也。从此下行掌后，去腕二寸，两筋间，内关穴也。再下行掌后，骨下横纹中，两筋间陷中，大陵穴也。由此下行掌

中央动脉，屈无名指取之，即劳宫穴也。从劳宫下行手中指之端，去爪甲角，如韭叶许陷中，即中冲穴也。

⑯杨上善曰：循胸出胁之处，当掖下三寸，然后上行，抵掖下方，下循臂也。太阴、少阴既在前后，故心主厥阴行中间也。●张介宾曰：小指次指，谓小指之次指，即无名指也。其支者，自劳宫别行名指端，而接乎手少阳经也。●李中梓曰：次指者，无名指也。支者自劳宫别行无名指端，而接乎手少阳经也。●汪昂曰：小指之次指，无名指也。至此交手少阳三焦经。《经别》篇又云：循喉咙，出耳后。●薛雪曰：小指次指，谓小指之次指，即无名指也。其支者，自劳宫别行名指端，而接乎手少阳经也。●丹波元简曰：滑氏云：小指次指，无名指也，自小指逆数之，则为次指。云支别者，自掌中劳宫穴别行，循小指次指出其端，而交于手少阳也。

⑰张介宾曰：皆本经之脉所及。●薛雪曰：皆本经之脉所及。

⑱汪昂曰：皆经脉所过。

⑲丹波元简曰：《铜人》作"澹澹"，注：席延赏云：淡淡，水摇也。张云：憺，音淡，动而不宁貌。

⑳张介宾曰：手厥阴出属心包络，循胸出胁故也。憺音淡，动而不宁貌。●李中梓曰：皆经脉之所及。●汪昂曰：心主上承心君，故病略同。●薛雪曰：手厥阴出属心包络，循胸出胁故也。憺，音淡，动而不宁貌。

㉑汪昂曰：赤为心色。

㉒杨上善曰：澹，徒滥反，水摇，又动也。●张介宾曰：心之华在面，目者心之使，故病则面赤目黄。以上诸证，按《至真要大论》俱列于太阳司天之下，以寒淫所胜，则心火受病也。●汪昂曰：目为心使。●薛雪曰：心之华在面，目者心之使，故病则面赤目黄。以上诸证，太阳司天，寒淫所胜，心火受病，亦如此也。●丹波元简曰：张云：心之华在面，目者心之使，故病则面赤目黄。

㉓张介宾曰：心在声为笑。●李中梓曰：心之华在面，在声为笑，故见症如此。●汪昂曰：心有余则笑不休。●薛雪曰：心在声为笑。●陈念祖曰：心主血而包络带君行令，故主脉所生病也。●丹波元简曰：马云：心在声为笑。

㉔张介宾曰：心主脉也。●李中梓曰：心主血脉。●汪昂曰：心主脉。●薛雪曰：心主脉也。●丹波元简曰：《甲乙》注："脉"一作"心包络"。《铜人》作"心包脉"。志云：心主血，而包络代君行令，故主脉。章楠曰：心包络代心为用，喜乐出焉。心主血脉，故诸病由血脉所生也。

㉕杨上善曰：心包既病，故令烦心心痛。●李中梓曰：经脉病也。●汪昂曰：本经病。

㉖张介宾曰：脉起心胸，入掌中也。●薛雪曰：脉起心胸，入掌中也。

㉗张介宾曰：义如首经。

㉘马莳曰：（挛，音鸾。憺，音澹。）此言心包络经脉气之行，乃为第九经也。胁上际为腋。小指次指，即手小指之次指，乃无名指也，盖自小指而逆数之，故云然。手厥阴心包络经之脉，起于胸中，出属心下之包络，受足少阴肾经之交也。由是下膈，历络于膻中、中脘及阴交之三焦。（脐下一寸为阴交。）其支者，自属心包，上循胸出胁，下腋三寸天池穴，上行抵腋下，下循臑内之天泉，以界手太阴肺经、手少阴心经两经之中间，入

肘中之曲泽穴，又由肘中下臂，行臂两筋之间，循郄门、间使、内关、大陵，入掌中劳宫，循中指，出其端之中冲。其支别者，从掌中循无名指出其端，而交于手少阳三焦经也。及其动穴验病，则为手心热，（脉行掌中劳宫。）为臂肘挛急，为腋肿，（皆脉所经处。）甚则胸胁支满，（脉循胸出胁。）为心中憺憺大动，宜安静而反动也，（脉出心包。）为面赤，（心之色为赤。）为目黄，（目为五脏之精，心病则目黄。）为喜笑不休，（心在声为笑。）是皆心主脉，而脉生此病也。又有为烦心，为心痛，为掌中热之诸病。故邪气盛则泻之，正气虚则补之，热则泻者疾去其针，寒则温者久留其针，脉陷下者则用艾以灸之，若不盛不虚则止以本经取之，而不必求之手少阳三焦经也。然所谓盛者，何以验之？寸口较人迎之脉大者一倍而躁，则心包络为实，如《终始》篇所谓泻手厥阴心包络，而补手少阳三焦者是也。虚者何以验之？寸口较人迎之脉小者一倍而不躁，则心包络为虚，如《终始》篇所谓补手厥阴心包络，而泻手少阳三焦者是也。又曰：手厥阴心包络经图（略）（此经本有名有形，其经络起于腋下之天池，而止于中指之中冲，其脏在心之下，有黄脂裹心者是也。其脉在右手尺中。后世不知有此经者非。）又曰：心包络在心下横膜之上，竖膜之下。与横膜相粘而黄脂裹者心也。其脂膜之外，有细筋膜如丝与心肺相连者，心包也。又曰：《灵枢·本输》篇云：心出于中冲云云。《邪客》篇：心主之脉，出于中指之端云云。又云：手少阴之脉独无输何也？岐伯曰：少阴，心脉也。心者，五脏六腑之大主也，精神之所舍也。其脏坚固，邪弗能容也，容之则心伤，心伤则神去，神去则死矣。故诸邪之在于心者，皆在于心之包络。包络者，心主之脉也，故独无输焉。黄帝曰：少阴独无输者，不病乎？岐伯曰：其外经病而脏不病，故独取其经于掌后锐骨之端，其余出入屈折，其行之疾徐，皆如手少阴心主之脉行也。故本输者，皆因其气之虚实疾徐以取之。又曰：附：心包给经诸穴歌　手厥阴心包之络，计有九穴之奇。自天池天泉而始，逐曲泽郄门而驰。间使通乎内关，大陵近于劳宫。既由掌握，自是抵于中冲。　又分寸歌　心包起自天池间，乳后一寸腋下三。（腋下三寸，乳后一寸。）天泉曲腋下二寸，曲泽屈肘陷中央。郄门去腕方五寸，（掌后去腕五寸。）间使腕后三寸量。内关去腕止二寸，大陵掌后两筋间。劳宫屈中名指取，（屈中指、无名指，两者之间取之。）中指之末中冲良。●张介宾曰：手厥阴为少阳之里，故候在寸口。●张志聪曰：胁上际为腋。小指次指，乃小指之次指，无名指也。手厥阴心包络之脉，起于胸中，出属心下之包络，受足少阴肾经之交也，由是下膈历络三焦。历者，谓三焦各有部署，在胃脘上中下之间，其脉分络于三焦也。其支者，自属心包，上循胸出胁，下腋三寸天池穴，上行抵腋下，下循臑内之天泉，以界手太阴肺经、手少阴心经两经之中间，入肘中之曲泽穴，又由肘中下臂，行臂两筋之间，循郄门、间使、内关、大陵，入掌中劳宫，循中指出其端之中冲；其支别者，从掌中，循无名指出其端，而交于手少阳三焦经也。厥阴是动，则病手心热，臂肘挛急，腋肿，经气之病于外也。甚则胸胁支满，心中憺憺大动，面赤目黄，喜笑不休，盖甚则从外而内，其有余于内也。心主血而包络代君行令，故主脉，是主脉之包络所生病者。烦心，心痛掌中热，盖自内而外也。脉口一盛而躁，病在手厥阴，故盛者寸口大一倍于人迎，虚者寸口反小于人迎也。　心包络诸穴歌　手厥阴心包之脉，计有九穴而终，自天池天泉为始，逐曲泽郄门而通，间使行于内关，大陵近乎劳宫，既由掌握，抵于中冲。　分寸歌　心包起自天池间，乳后一寸腋下三。（腋下三寸，乳后一寸。）天泉曲腋下二寸，曲泽屈肘陷中央。郄门去腕方五寸，（掌后去腕五寸。）间使腕后三寸量。内关去腕只二寸，大陵掌后两筋间。劳宫屈中名指取，（屈中指、无名指，两者之间取之。）中指之末中冲良。●薛雪曰：手厥阴为少阳之里，故候在寸口。●黄元御曰：心主手厥阴心包络之脉，起于胸中，出属心包络，下膈，历络三焦（三焦有上、中、下三部，故曰历络），厥阴与少阳为表里也。其支者，循胸，出胁，下腋三寸，手厥阴之天池也。上抵腋下，循臑内，行太阴少阴之间（厥阴在中），入肘中，下臂，行两筋之间，入掌中，循小指次指，出其端（小指之次指），而交于手少阳经。

10.11 三焦手少阳之脉①，起于小指次指之端②，上出两指之间③，循手表腕④，出臂外两骨之间⑤，上贯肘⑥，循臑外上肩⑦，而交出足少阳之后⑧，入缺盆⑨，布膻中⑩，散落心包，下膈，循属三焦⑪；其支者，从膻中上出缺盆，上项，系耳后直上，出耳上角，以屈下颊⑫至䪼⑬；其支者，从耳后入耳中，出走耳前，过客主人前⑭，交颊，至目锐眦⑮。

是动则病耳聋浑浑焞焞⑯，嗌肿喉痹⑰。是主气所生病者⑱，汗出⑲，目锐眦痛，颊痛，耳后肩臑肘臂外皆痛，小指次指不用⑳。为此诸病㉑，盛则泻之，虚则补之，热则疾之，寒则留之，陷下则灸之，不盛不虚，以经取之㉒。盛者人迎大一倍于寸口，虚者人迎反小于寸口也㉓。

①杨上善曰：上焦在心下，下膈在胃上口，主内而不出，其理在膻中。中焦在胃中口，不上不下，主腐熟水谷，其理在脐傍。下焦在脐下，当膀胱上口，主分别清浊，主出而不内，其理在脐下一寸。上焦之气如云雾在天，中焦之气如沤雨在空，下焦之气如沟渎流地也。手少阳脉是三焦经隧，通行三焦之血气，故曰三焦手少阳脉也。●沈又彭曰：关冲穴，在无名指外侧，去爪甲如韭叶。

②张介宾曰：三焦为手少阳经也。起于无名指端关冲穴。●汪昂曰：无名指关冲穴。●薛雪曰：三焦，手少阳经也，起于无名指端关冲穴。

③张介宾曰：即小指次指之间液门、中渚穴也。●李中梓曰：即小指次指之间，液门、中渚穴。●薛雪曰：即小指次指之间，液门、中渚穴也。

④汪昂曰：臂骨尽处为腕。循本经阳池穴。

⑤张介宾曰：手表之腕，阳池也。臂外两骨间，外关、支沟等穴也。●李中梓曰：手表腕，阳池也。臂外两骨间，外关、支沟等穴。●汪昂曰：天井穴。●薛雪曰：手表之腕，阳池也。臂外两骨间，外关、支沟等穴也。

⑥汪昂曰：臑尽处为肘。●丹波元简曰："两指"《发挥》作"次指"。滑氏云：臂骨尽处为腕，臑尽处为肘。手少阳起小指次指端关冲穴，上出次指之间，历液门、中渚，循手表腕之阳池，出臂外两骨之间，循外关、支沟、会宗、三阳络、四渎，乃上贯肘抵天井穴。介按：从关上行，手小指次指歧骨间陷中，握拳取之，即液门穴也。由此上行一寸，陷中，是中渚穴也。由四指本节直上行，手表腕上陷中，即阳池穴也。再上行手腕后二寸，两骨间陷中，是外关穴也。由此上行一寸，两骨间陷中，即支沟穴也。从此外开一寸，即会宗穴也。由此内斜上行一寸，臂上大交脉，三阳络穴也。再上行肘前五寸，外廉陷中，四渎穴也。从四渎斜外上行，肘外大骨尖后，肘上一寸两筋又骨罅中，屈肘拱胸取之，即天井穴也。

⑦汪昂曰：膊下对腋为臑。

⑧张介宾曰：上贯肘之天井，循臑外，行手太阳之前，手阳明之后，历清冷渊、消泺、臑会上肩髎，过足少阳之肩井，自天髎而交出足少阳之后也。●李中梓曰：上贯肘之天井，循臑外历清冷渊、消泺、臑会，上肩髎，自天髎而交出足少阳之后也。●汪昂曰：胆经。●薛雪曰：上贯肘之天井，循臑外，行手太阳之前，手阳明之后，历清冷渊、消泺、臑会，上肩髎，过足少阳之肩井，自天髎而交出足少阳之后也。●周学海曰："前"原作"后"，误。

⑨杨上善曰：上肩交足少阳，行出足少阳之后，方入缺盆也。●汪昂曰：肩下横骨陷中。

⑩汪昂曰：上焦两乳中间。●沈又彭曰：两乳中间。

⑪杨上善曰：遍，甫见反。散布膻中也。有本"布"作"交"者，检非也。三焦是气，血脉是形，而言属者，谓脉气相入也。●张介宾曰：其内行者入缺盆，复由足阳明之外，下布膻中，散络心包，相为表里，乃自上焦下膈，循中焦下行，并足太阳之正入络膀胱以约下焦，故足太阳经委阳穴为三焦下辅腧也。详见后十六。●李中梓曰：内行者入缺盆，复由足阳明之外下布膻中，散络心包，相为表里。自上焦下膈，循中焦以约下焦。●汪昂曰：与心包相表里。●薛雪曰：其内行者入缺盆，复由足阳明之外下布膻中，散络心包，相为表里，乃自上焦下膈，循中焦下行，并足太阳之正入络膀胱，以约下焦，故足太阳经委阳穴为三焦下辅俞也。●陈念祖曰：臂骨尽处为腕，臑尽处为肘，膊下对腋处为臑，目下为顀。●丹波元简曰：下"循"字《甲乙》、《铜人》作"偏"。张云：上贯肘之天井，循臑外行手太阳之前，手阳明之后，历清冷渊、消烁、臑会，上肩髎，过足少阳之肩井，自天髎而交，出足少阳之后也。其内行者，入缺盆，复由足阳明之外，下布膻中，散络心包，相为表里，乃自上焦下膈，循中焦下行，并足太阳之正，入络膀胱，以约下焦，故足太阳经委阳穴，为三焦下辅腧也。

⑫顾观光曰：《脉经》"颊"作"额"。林亿校云：一作"頞"。按《甲乙经》亦作"额"。

⑬张介宾曰：其支行于外者，自膻中上行，出缺盆，循天髎上项，会于督脉之大椎，循天牖，系耳后之翳风、瘈脉、颅息，出耳上角之角孙，过足少阳之悬厘、颔厌，下行耳颊至顀会于手太阳颧髎之分。顀音拙，目下也。●李中梓曰：其支行于外者，自膻中上缺盆，会于督脉之大椎，循天牖，系耳后之翳风、瘈脉、颅息，出耳上角，过足少阳之悬厘、颔厌，下行耳颊至顀。●汪昂曰：目下为顀。●薛雪曰：其支行于外者，自膻中上行，出缺盆，循天髎上项，会于督脉之大椎，循天牖，系耳后之翳风、瘈脉、颅息，出耳上角之角孙，过足少阳之悬厘、颔厌，下行耳颊至顀，会于手太阳颧髎之分。●丹波元简曰：张云：其支行于外者，自膻中上行出缺盆，循天髎、上项，会于督脉之大椎、天牖，系耳后之翳风、瘈脉、颅息，出耳上角之角孙，过足少阳之悬厘、颔厌，下行耳颊至顀，会于手太阳颧髎之分。顀，音拙，目下也。

⑭汪昂曰：足少阳穴，耳前上廉起骨。

⑮杨上善曰："係"，古帝反，有本作"侠"也。●张介宾曰：此支从耳后翳风入耳中，过手太阳之听宫，出走耳前之耳门，过足少阳之客主人，交颊，循和髎，上丝竹空，至目锐眦，会于瞳子髎穴，手少阳经止于此，而接乎足少阳经也。●李中梓曰：此支从耳

后翳风入耳中，过手太阳之听宫，出走耳前，过足少阳之客主人，交颊上丝竹空，至目锐眦，会于瞳子髎，手少阳经止于此，而接足少阳经也。●汪昂曰：而交足少阳胆经。●薛雪曰：此支从耳后翳风入耳中，过手太阳之听宫，出走耳前之耳门，过足太阳之客主人，交颊循和髎，上丝竹空，至目锐眦，会于瞳子髎穴，手少阳经止于此而接乎足少阳经也。●丹波元简曰："出走耳前"以下十一字，《发挥》无。张云：此支从耳后翳，风入耳中，过手太阳之听宫，出走耳前之耳门，过足少阳之客主人，交颊，循和髎，上丝竹空，至目锐眦，会于瞳子髎穴，手少阳经止于此，而接乎足少阳经也。

⑯汪昂曰：脉入耳中。●丹波元简曰：马云：浑浑然，焞焞然，甚觉不听也。张云：不明貌。简案：《明堂灸经》作"惇惇恽恽"，《孙子·兵势篇》：浑浑沌沌，形圆而不可败。即混沌也。

⑰杨上善曰：浑浑淳淳，耳聋声也。●张介宾曰：浑浑焞焞，不明貌。三焦之脉上项系耳后，故为是病。按《至真要大论》列此于太阴在泉之下，湿土所以胜水也。焞，屯、吞二音。●李中梓曰：经脉所过之病。●汪昂曰：少阳相火。●薛雪曰：浑浑焞焞，不明貌。三焦之脉上项，系耳后。故为是病。太阴在泉，亦同是病，盖湿土所以胜水也。焞，屯、吞二音。

⑱张介宾曰：三焦为水渎之腑，水病必由于气也。●李中梓曰：三焦为水府，水病必由于气。●汪昂曰：气分三焦心包，皆主相火。●薛雪曰：三焦为水渎之府，水病必由于气也。●陈念祖曰：少阳乃一阳出生之气，故云主气所生病也。●丹波元简曰：张云：三焦为水渎之腑，水必由于气也。●章楠曰：凡周身升降转旋之气，莫不由三焦输布，以故三焦致病，由于气不宣布所生。

⑲汪昂曰：火蒸为汗。●丹波元简曰：张云：三焦出气，以温肌肉，充皮肤，故为汗出，其他诸病，皆本经之脉所及。

⑳杨上善曰：气，谓三焦气液。●李中梓曰：三焦出气，以温肌肉，充皮肤，故为汗出诸病，皆经脉所过也。●汪昂曰：皆经脉所过。

㉑张介宾曰：三焦出气以温肌肉，充皮肤，故为汗出。其他诸病，皆本经之脉所及。●薛雪曰：三焦出气，以温肌肉，充皮肤，故为汗出。其他诸病，皆本经之脉所及。

㉒张介宾曰：义如首经。

㉓马莳曰：（焞，音屯。）此言三焦经脉气之行，乃为第十经也。臂骨尽处为腕。臑尽处为肘。膊下对腋处为臑。目下为䪼。手少阳起小指次指之端关冲穴，（即第四指也。）上出历液门、中渚四指之间，循手表腕之阳池，出臂外两骨之间，至天井穴，从天井上行，循臂臑之外，历清冷渊、消泺，行手太阳之里、手阳明之外，上肩，循臂臑会、肩髎、天髎，交出足少阳之后，过秉风、肩井，下入缺盆，复由足阳明之外，而交会于膻中之上焦，散布络绕于心包络，乃下膈入络膀胱，以约下焦，附右肾而生。其支行者，从膻中而上出缺盆之外，上项，过大椎，循天牖，上耳后，经翳风、瘛脉、颅息，直上出耳上角，至角孙，过悬厘、颔厌，及过阳白、睛明，屈曲耳颊至䪼，会颧髎之分。其又支者，从耳后翳风穴入耳中，过听宫，历耳门、和髎，却出至目锐眦，会瞳子髎，循丝竹空，而交于足少阳胆经也。及其动穴验病，则为耳聋，浑浑然，焞焞然，甚觉不聪也。（脉从耳后入耳中，出走耳前。）为嗌肿，为喉痹，（脉下交颊。）是皆气分所生之病也。然又有诸病之生，或由本经，或出别经，为汗出，（汗为心液，三焦为心包络之表。）为目锐眦痛，

（脉至目锐眦。）为颊肿，（脉交颊。）为耳后、肩臑、肘臂外皆痛，（脉所经处。）为手小指次指不能举用。故邪气盛则当泻之，正气虚则当补之，热则泻者疾去其针，寒则补者久留其针，脉陷下者则用艾以灸之，若不盛不虚则取之本经，而不必求之手厥阴心包络经也。然所谓盛者，何以验之？人迎较寸口之脉大者一倍而躁，则三焦经为实，如《终始》篇所谓泻手少阳三焦，而补手厥阴心包络者是也。虚者何以验之？人迎较寸口之脉小者一倍而不躁，则三焦经为虚，如《终始》篇所谓补手少阳三焦，而泻手厥阴心包络者是也。又曰：手少阳三焦经图（略）（此经本有名有形，其经络起于手第四指之关冲，而止于面部之目后丝竹空。其府附于右肾。后世以为有名无状者非。其祸始于秦越人，而成于王叔和也。其脉见于右手尺部，与手厥阴心包络经为表里。）又曰：《素问·灵兰秘典论》云：三焦者，决渎之官，水道出焉。《本脏》篇云：肾应骨，密理厚皮者，三焦膀胱厚；粗理薄皮者，三焦膀胱薄。疏腠理者，三焦膀胱缓；皮急而无毫毛者，三焦膀胱急。毫毛美而粗者，三焦膀胱直；稀毫毛者，三焦膀胱结也。又曰：附：三焦诸穴歌 手少阳三焦之脉，二十三穴之中。关冲连开液门，中渚阳池外关。支沟会宗三阳络，四渎天井清冷渊。消泺臑会，肩髎相联。天髎处天牖之下，翳风让瘈脉居先。颅息定而角孙近耳，丝竹空而和髎倒悬。耳门既辟，夏蚋闻焉。 又分寸歌 无名之外端关冲，液门小次指陷中。中渚液下去一寸，阳池腕上之陷中。外关腕后方二寸，腕后三寸开支沟。（臂外三寸两骨间。）腕后三寸内会宗，空中有穴细心求。腕后四寸三阳络，四渎肘前五寸着。天井肘外大骨后，骨罅中间一寸摸。肘后二寸清冷渊，消泺对腋臂外看。臑会肩前三寸中，（肩前廉去肩头三寸宛宛中。）肩髎臑上陷中央。天髎缺盆陷处上，天牖天容之后存。（天牖颈大筋外，缺盆上，天容后，天柱前，完骨下，发际上。）翳风耳后尖角陷，（耳后尖角陷中，按之引耳中。）瘈脉耳后青脉现。（耳本后鸡足青络脉。）颅息亦在青络脉，角孙耳廓中间上。耳门耳前起肉中，（耳前起肉，当耳缺陷中。）和髎耳前动脉张。欲知丝竹空何在，眉后陷中仔细量。（愚按：大凡周身之穴，惟头部最难，徐氏以行分之，误矣。计二十三穴，左右共四十六穴。）●张介宾曰：手少阳为厥阴之表，故候在人迎。●张志聪曰：（焯音屯。）臂骨尽处为腕，臑尽处为肘，膊下对腋处为臑，目下为顿。手少阳起于小指次指之端关冲穴（第四指也），上出历液门、中渚、四指之间，循手表腕之阳池，出臂外两骨之间，至天井穴，从天井上行，循臂臑之外，历清冷渊、消铄，行手太阳之里、手阳明之外，上肩循臂臑，会肩髎、天髎，交出足少阳之后，过秉风、肩井，下入缺盆，复由足阳明之外，而会交于膻中之上焦，散布络绕于心包络，乃下膈入络膀胱以约下焦，附右肾而生；其支行者，从膻中而上出缺盆之外，上项过大椎，循天牖上耳后，经翳风、瘈脉、颅囟，直上出耳上角，至角孙，过悬厘、颔厌，及过阳白、睛明，屈曲耳颊至顿，会颧髎之分；其又支者，从耳后翳风穴，入耳中，过听宫，历耳门、和髎，却出至目锐眦，合瞳子髎，循丝竹空，而交于足少阳胆经也。少阳之上，相火主之，故是动则病耳聋，浑浑焯焯，嗌肿喉痹，相火之有余于上也。少阳乃一阳初生之气，故主气所生病者汗出，阳加于阴，则汗出也。目锐眦痛，颊肿，耳后肩臑肘臂小指次指，皆经脉所循之部分而为病也。人迎一盛而躁，病在手少阳，故盛者人迎大一倍于寸口，虚者人迎反小于寸口也。 三焦诸穴歌 手少阳三焦之脉，二十三穴之间，关冲液门中渚，阳池外关通连，支沟会宗三阳络，四渎天井清冷渊，消铄臑会，肩髎相联，天髎处天牖之下，翳风让瘈脉居先，颅囟定而角孙近耳，丝竹空而和髎接焉，耳门已毕，经穴已全。 分寸歌 无名之外端关冲，液门小次指陷中。中渚液下去一寸，阳池腕上之陷中。外关腕后方二寸，腕后三寸支沟容。腕后三寸内会宗，空中有穴用心攻。腕后四寸三阳络，四渎肘前五寸着。天井肘外大骨后，骨罅中间一寸摸。肘后二寸清冷渊，消铄对腋臂外落。臑会肩前三寸量，肩髎臑上陷中央。天髎缺盆陷处上，天牖天容之外旁。（天牖，颈大筋外、缺盆上、天容后、天柱前、完骨下、发际上。）翳风耳后尖角陷，（耳后尖角陷中，按之引耳中。）瘛脉耳后青脉现。（耳本后、鸡足青络脉。）颅囟亦在青络脉，角孙耳廓中间上。耳门耳前起肉中，（耳前起肉，当耳缺陷中。）和髎耳前动脉张。欲知丝竹空何在，眉后陷中仔细量。（计二十三穴，左右共四十六穴。）●薛雪曰：手少阳为厥阴之表，故候在人迎。●黄元御曰：三焦手少阳之脉，起于小指次指之端，手少阳之关冲也。上出两指之间，循手表腕，出臂外两骨之间，上贯肘（少阳在中），循臑外，上肩，而交出足少阳之后（自天髎出足少阳后），入缺盆，布膻中（膻中者，心主之宫城也），散络心包，少阳与厥阴为表里也。下膈，循属三焦（三焦部大，循其部而属之。）其支者，从膻中上出缺盆，上项，系耳后，直上出耳上角，以屈下烦，至顿。目下。其支者，从耳后入耳中，出走耳前，过客主人（足少阳穴），前，交颊，至目锐眦，而交于足少阳经。

10.12　胆足少阳之脉①，起于目锐眦②，上抵头角，下耳后③，循颈行手少阳之前④，至肩上，却交出手少阳之后，入缺盆⑤；其支者，从耳后入耳中⑥，出走耳前，至目锐眦后⑦；其支者，别锐眦，下大迎⑧，合于手少阳⑨，抵于顿⑩，下加颊车⑪，下颈合缺盆⑫以下胸中，贯膈络肝属胆⑬，循胁里⑭，出气街⑮，绕毛际⑯，横入髀厌中⑰；其直者，从缺盆下腋，循胸过季胁⑱，下合髀厌中⑲，以下循髀阳⑳，出膝外廉㉑，下外辅骨之前㉒，直下抵绝骨之端㉓，下出外踝之前，循足跗上㉔，入小指次指之间㉕；其支者，别跗上，入大指之间，循大指歧骨内出其端㉖，还贯爪甲，出三毛㉗是动则病口苦㉘，善太息㉙，心胁痛㉚不能转侧㉛，甚则面微有尘㉜，体无膏泽㉝，足外反热㉞，是为阳厥㉟。是主骨所生病者㊱，头痛㊲颔痛㊳，目锐眦痛㊴，缺盆中肿痛，腋下肿㊵，马刀侠瘿㊶，汗出㊷振寒，疟㊸，胸胁肋髀膝外至胫绝骨外踝前㊹及诸节皆痛㊺，小指次指不用㊻。为此诸病㊼，盛则泻之，虚则补之，热则疾之，寒则留之，陷下则灸之，不盛不虚，以经取之㊽。盛者人迎大一倍于寸口，虚者人迎反小于寸口也㊾。

①杨上善曰：足少阳脉，起目兑眦，下行络肝属胆，下行至足大指三毛，通行胆之血气，故曰胆足少阳脉也。

②张介宾曰：胆为足少阳经也。起于目锐眦瞳子髎穴。目之外角曰锐眦。●汪昂曰：瞳子髎穴，去眦五分。●薛雪曰：胆为足少阳经也，起于目锐眦瞳子髎穴。目之外角曰锐眦。●沈又彭曰：瞳子髎穴在目外去眦五分。

③张介宾曰：自目锐眦，由听会、客主人上抵头角，循颔厌，下悬颅、悬厘，从耳上发际入曲鬓、率谷，历手少阳之角孙外折下耳后，行天冲、浮白、窍阴、完骨，又自完骨外折上行，循本神，前至阳白，复内折上行，循临泣、目窗、正营、承灵、脑空，由风池

而下行也。●李中梓曰：由听会、客主人抵头角，下耳后，行天冲、浮白、窍阴、完骨。●薛雪曰：自目锐眦，由听会、客主人上抵头角，循颔厌，下悬颅、悬厘，从耳上发际，入曲鬓、率谷，历手少阳之角孙外折，下耳后，行天冲、浮白、窍阴、完骨，又自完骨外折上行，循本神，前至阳白，复内折上行，循临泣、目窗、正营、承灵、脑空，由风池而下行也。●丹波元简曰：滑氏云：足少阳经起目锐眦之瞳子髎，于是循听会、客主人，上抵头角，循颔厌，下悬颅、悬厘，由悬厘外循耳上发际，至曲鬓、率谷，由率谷外折下耳后，循天冲、浮白、窍阴、完骨，又自完骨外折，上过角孙，循本神，过曲差，下至阳白，会睛明，复从睛明上行，循临泣、目窗、正营、承灵、脑空、风池云。滑又云：此经头部，自瞳子髎至风池，凡二十穴，作三折向外而行，始瞳子髎，至完骨，是一折；又自完骨，外折上至阳白，会睛明，是一折；又自睛明上行，循临泣、风池，是一折。汪机续注云：若依内经直行，则少阳头部二十穴，无从安顿，若依伯仁三折，则穴可安，似又戾于经旨，此愚所未解也，俟明者正焉。介按：去目锐眦五分，是童子髎穴也。由此下外斜行耳前，起骨上面下一寸耳珠下，动脉宛宛中，开口有空侧，张口取之，即听会穴也。从此上直行一寸，开口有空，侧卧张口取之，即客主人穴也。由此上内斜行两太阳曲角上廉，即颔厌穴也。由此后行耳前，曲角上两太阳之中，即悬颅穴也。从此后行耳前，曲角上两太阳下廉，即悬厘穴也。由此后行耳前，入发际曲隅陷中，鼓颔有空，即曲鬓穴也。从此后行耳上，入发际寸半，陷者宛宛中，嚼牙取之，即率谷穴也。由此后行耳后三分许，入发际二寸，即天冲穴也。由此下行耳后，入发际一寸，即浮白穴也。从此下行耳后，高上枕骨下，摇动有空，即窍阴穴也。由此行耳后，入发际四分，即完骨穴也。从完骨折上行，神庭旁三寸，直耳上，入发际四分，即本神穴也。从此行眉上一寸，直瞳子，即阳白穴也。再上直行，入发际五分陷中，正睛取之，即临泣穴也。由此后行一寸，即目窗穴也。再后行一寸，即正营穴也。再后行一寸五分，即承灵穴也。由此后行一寸五分，即脑空穴也。从脑空穴下行耳后，下发际陷中，大筋外廉，按之引于耳中，即风池穴也。

④汪昂曰：三焦。

⑤杨上善曰：角，谓额角也。项前曰颈。足少阳脉，从耳后下颈，向前至缺盆，屈回向肩，至肩屈向后，复回向颈，至颈始入缺盆。是则手少阳上肩向入缺盆，肩上自然交足少阳也。足少阳从颈前下至缺盆向肩，即是行手少阳前也；至肩交手少阳已向后，回入缺盆，即是行手少阳之后也。●张介宾曰：自风池循颈，过手少阳之天髎，行少阳之前，下至肩上，循肩井，复交出手少阳之后，过督脉之大椎，会于手太阳之秉风，而前入于足阳明缺盆之外。●李中梓曰：循颈过手少阳之天髎，行少阳之前，下至肩上，循肩井，复交出手少阳之后，过督脉之大椎，而入于足阳明缺盆之外。●薛雪曰：自风池循颈，过手少阳之天髎，行少阳之前，下至肩上，循肩井，复交出手少阳之后，过督脉之大椎，会于手太阳之秉风，而前入于足阳明缺盆之外。●丹波元简曰：滑氏云：自风池循颈过天髎穴，行手少阳之前，下至肩上，循肩井，却左右相交，出手少阳之后，过大椎、大杼、秉风，当秉风前入缺盆之外。

⑥汪昂曰：过小肠听宫穴。

⑦张介宾曰：其支者，从耳后颞颥间，过手少阳之翳风，入耳中，过手太阳之听宫，出走耳前，复自听会至目锐眦后瞳子髎之分。●李中梓曰：从耳后颞颥，过手少阳之翳风，过手太阳之听宫，出走耳前，复自听会至目锐眦。●汪昂曰：瞳子髎之分。●薛雪

曰：其支者，从耳后颞颥间过手少阳之翳风，入耳中，过手太阳之听宫，出走耳前，复自听会至目锐眦后瞳子髎之分。●丹波元简曰：滑氏云：其支者从耳后颞颥间，过翳风之分，入耳中过听宫，出走耳前，复自听会，至目锐眦、瞳子髎之分也。简案：此十八字与前三焦经文重，恐此剩文。

⑧汪昂曰：胃经穴，在颔前一寸三分，动脉陷中。

⑨汪昂曰：三焦。

⑩张介宾曰：其支者，别自目外眦瞳子髎，下足阳明大迎之次，由手少阳之丝竹、和髎而下抵于颔也。●李中梓曰：支者，别自目外眦，下足阳明大迎，由手少阳之丝竹、和髎而抵于颔也。●薛雪曰：其支者，别自目外眦瞳子髎，下足阳明大迎之次，由手少阳之丝竹、和髎而下抵于颔也。

⑪顾观光曰：当于"颔"字绝句。

⑫张介宾曰：其下于足阳明者，合于下关，乃自颊车下颈，循本经之前，与前之入缺盆者相合，以下胸中。●李中梓曰：自颊车下颈，循本经之前，与前之入缺盆者会合。●汪昂曰：与前入者相合。●薛雪曰：其下于足阳明者，合于下关，乃自颊车下颈，循本经之前，与前之入缺盆者相合，以下胸中。●沈又彭曰：与前入者合。

⑬杨上善曰：大迎，在曲颔前一寸二分骨陷者中。足少阳至大迎已，向颔，与手少阳合已，却邪下向颊车，加颊车已，然后下颈至缺盆，与前直者合。颊车，在大迎上，曲颊端。有本云别目兑眦，迎手少阳于颔。无大合二字。以义置之，二脉双下，不得称迎也。●汪昂曰：相为表里。●丹波元简曰：《甲乙》"加"字上注云：一本云：别兑眦，上迎手少阳于颅。滑氏云：其支者别自目外瞳子髎而下大迎，合手少阳于颔，当颧髎穴之分，下临颊车，下颈循本经之前，与前之入缺盆者相合，下胸中天池之外，贯膈即期门之所络肝下至日月之分，属于胆也。

⑭汪昂曰：腋下为胁，又名胠。

⑮汪昂曰：即气冲，毛际两旁动脉。

⑯汪昂曰：曲骨之外为毛际。

⑰杨上善曰：街，衢道也。足阳明脉及足少阳脉气所行之道，故曰气街。股外髀枢，名曰髀厌也。●张介宾曰：其内行者，由缺盆下胸，当手厥阴天池之分贯膈，足厥阴期门之分络肝，本经日月之分属胆，而相为表里，乃循胁里，由足厥阴之章门下行，出足阳明之气街，绕毛际，合于足厥阴，以横入髀厌中之环跳穴也。●李中梓曰：下胸当手厥阴天池之分贯膈，足厥阴期门之分络肝，本经日月之分属胆而相为表里，乃循胁里由足厥阴章门下行，出足阳明气街，绕毛际，合于足厥阴以横入髀厌中环跳穴。●汪昂曰：即髀枢。●薛雪曰：其内行者，由缺盆下胸，当手厥阴天池之分贯膈，足厥阴期门之分络肝；本经日月之分属胆，而相为表里，乃循胁里，由足厥阴之章门下行，出足阳明之气街，绕毛际，合于足厥阴，以横入髀厌中之环跳穴也。●沈又彭曰：股与少腹之间陷中。●丹波元简曰：滑氏云：胁，胠也。腋下为胁，曲骨之分为毛际，毛际两旁动脉中为气冲，捷骨之下为髀厌，即髀枢也。自属胆处循胁内章门之里，出气冲，绕毛际，遂横入髀厌中之环跳也。

⑱汪昂曰：胁骨之下为季胁，即肝经章门穴。●沈又彭曰：胁骨之下为季胁。

⑲杨上善曰：胁有前后，最近下后者为季胁，有本作"肋"。●张介宾曰：其直下而

行于外者，从缺盆下腋循胸，历渊腋、辄筋、日月过季胁，循京门、带脉等穴下行，由居髎入足太阳之上髎、中髎、下髎下行，复与前之入髀厌者相合。●李中梓曰：直而行于外者，从缺盆下行，复与前之入髀厌者会合。●薛雪曰：其直下而行于外者，从缺盆下腋，循胸，历渊腋、辄筋、日月，过季胁，循京门、带脉等穴下行，由居髎入足太阳之上髎、中髎、下髎下行，复与前之入髀厌者相合。

⑳汪昂曰：循髀外，行太阳阳明之间。●沈又彭曰：循髀外行太阳阳明之间。

㉑丹波元简曰：滑氏云：胁骨之下为季胁，此直者从缺盆，直下腋，循胸历、渊腋、辄筋、日月穴，过季胁，循京门、带脉、五枢、维道、居髎，由居髎入上髎、中髎、长强，而下与前之入髀厌者相合，乃下循髀，外行太阳、阳明之间，历中渎、阳关，出膝外廉，抵阳陵泉也。张云：髀阳，髀之外侧也。

㉒张介宾曰：髀阳，髀之外侧也。辅骨，膝下两旁高骨也。由髀阳行太阳阳明之中，历中渎、阳关、出膝外廉，下外辅骨之前，自阳陵泉以下阳交等穴也。●李中梓曰：髀阳，髀之外侧也。辅骨，膝两旁高骨也。由髀阳历中渎、阳关，出膝外廉，下外辅骨之前，自阳陵泉以下阳交等穴。●汪昂曰：髀骨为辅骨。●薛雪曰：髀阳，髀之外侧也。辅骨，膝下两旁高骨也。由髀阳行太阳、阳明之中，历中渎、阳关，出膝外廉，下外辅骨之前，自阳陵泉以下阳交等穴也。

㉓汪昂曰：外踝上为绝骨。●沈又彭曰：外踝上为绝骨。

㉔汪昂曰：足面。

㉕杨上善曰：膀胱足太阳脉，从髀外下足，因名髀太阳。辅骨绝骨穷也，外踝上阳辅穴也。●张介宾曰：外踝上骨际曰绝骨。绝骨之端，阳辅穴也。下行悬钟，循足面上之丘墟、临泣等穴，乃入小趾次趾之间，至窍阴穴，足少阳经止于此。）其支者，别跗上，入大趾之间，循大趾岐骨内出其端，还贯爪甲，出三毛。（足大趾次趾本节后骨缝为岐骨。大趾爪甲后二节间为三毛。其支者自足跗上别行入大趾，循岐骨内，出大趾端，还贯入爪甲，出三毛，而接乎足厥阴经也。●李中梓曰：外踝上骨际曰绝骨，阳辅穴也。下行悬钟，循足面入小指次指之间，至窍阴穴，足少阳经止于此。●汪昂曰：足第四指窍阴穴而终。《经别》篇又云：上肝贯心，以上挟咽，出颐颔中，散于面，系目系。●薛雪曰：外踝上骨际曰绝骨，绝骨之端，阳辅穴也。下行悬钟，循足面上之丘墟、临泣等穴，乃入小指次指之间，至窍阴穴，足少阳经止于此。●沈又彭曰：窍阴穴在小指次指外侧，去爪甲角如韭叶，足少阳脉至此而终。●丹波元简曰：滑氏云：胻外为辅骨，外踝以上为绝骨，足面为跗，自阳陵泉，下外辅骨，前历阳交、外丘、光明，直下抵绝骨之端，循阳辅、悬钟，而下出外踝之前，至丘墟，循足面之临泣地、五会、侠溪，乃上入小指次指之间，至窍阴而终也。张云：辅骨，膝下两旁高骨也。外踝上骨际曰绝骨，绝骨之端，阳辅穴也。《铜人》注云：辅骨谓辅佐胻骨之骨，左胻之外。简案：辅骨取义于车辅，《铜人》注，非也。（辅字义详于《素问识·骨空论》。）滑氏足跗为句，张上字下为句，今考文例不宜云，从跗上而上于指间，且下文有别跗上语，张句为是。

㉖汪昂曰：足大指本节后为岐骨。●沈又彭曰：大指本节后为岐骨。

㉗杨上善曰：其足少阳脉，出大指端，还出回贯甲，复出三毛。一名藂毛，在上节后毛中也。●李中梓曰：足大指次指本节后骨缝为岐骨。大指爪甲后二节间为三毛，自此接足厥阴经。●汪昂曰：大指爪甲后为三毛，以交于足厥阴肝经。●薛雪曰：足大指次指本

节后骨缝为歧骨，大指爪甲后二节间为二毛。其支者，自足跗上别行，入大指，循歧骨内，出大指端，还贯入爪甲，出三毛，而接乎足厥阴经也。●陈念祖曰：腋下为胁，胁又名胠，曲骨之外为毛际，毛际两旁动脉为气冲，捷骨之下为髀厌，即髀枢也；胁骨之下为季胁，季胁名章门，属肝经穴也。胻骨为辅骨，外踝以上为绝骨。足面为跗，足大指本节后为歧骨；大指爪甲后为三毛。●丹波元简曰：滑氏云：足大趾本节后为歧骨，大趾爪甲后为三毛，其支者自足跗上临泣穴，别行入大趾，循歧骨内出大趾端，还贯入爪甲，出三毛，交于足厥阴也。张云：足大趾次趾本节后骨缝为歧骨，大趾爪甲后二节间为三毛。

㉘汪昂曰：胆味为苦，火亦作苦。

㉙张介宾曰：胆病则液泄，故口苦。胆郁则不舒，故善太息。●李中梓曰：胆病汁溢，故口苦。胆郁则太息。●汪昂曰：木气不舒。●薛雪曰：胆病则液泄，故口苦。胆郁则不舒，故善太息。●丹波元简曰：张云：胆病则液泄，故口苦；胆郁则不舒，故善太息。《铜人》注：《素问》云：口苦者……，病名胆瘅【编者按："瘅"，现作"瘅"。】也。

㉚丹波元简曰：马云：脉循胁里出气街。

㉛杨上善曰：胆热，苦汁循脉入颊，故口苦，名曰胆瘅。脉循胸胁，喜太息及心胁皆痛也。●张介宾曰：足少阳之别，贯心循胁里也。义详下章。●李中梓曰：别脉贯心循胁。●汪昂曰：脉贯心。胁为肝胆往来之道。盖太阳行身后，阳明行身前，少阳行身侧也。●薛雪曰：足少阳之别，贯心循胁里也。

㉜丹波元简曰：《铜人》注云：谓面如微尘，有触冒尘土之色也。张云：足少阳之别散于面，胆木为病，燥金胜之，故面微有尘，体无膏泽。

㉝张介宾曰：足少阳之别散于面，胆木为病，燥金胜之，故面微有尘，体无膏泽，按《至真要大论》列以上诸证于阳明在泉司天者，即其义也。●李中梓曰：别脉散于面，胆受金残，则燥症见矣。●汪昂曰：木郁不能敷荣。●薛雪曰：足少阳之别，散于面。胆木为病，燥金胜之，故面微有尘，体无膏泽，阳明在泉、司天，病亦如之。

㉞汪昂曰：出膝外廉，外辅骨外踝。

㉟杨上善曰：甚，谓阳厥热甚也。足少阳起面，热甚则头颅前热，故面尘色也。阳厥，少阳厥也。●张介宾曰：本经循髀阳出膝外廉，下出外踝之前，故足外反热。木病从火，故为阳厥。●李中梓曰：本经脉出外踝之前，故足外反热。热上逆，名阳厥。●汪昂曰：少阳气逆。●薛雪曰：本经循脾阳，出膝外廉，下出外踝之前，故足外反热。木病从火，故为阳厥。●丹波元简曰：张云：本经循髀阳，出膝外廉，下出外踝之前，故足外反热，木病从火，故为阳厥。

㊱张介宾曰：胆味苦，苦走骨，故胆主骨所生病。又骨为榦，其质刚，胆为中正之官，其气亦刚，胆病则失其刚，故病及于骨。凡惊伤胆者骨必软，即其明证。●李中梓曰：胆而主骨病者，乙癸同元也。●汪昂曰：骨病未详。按全元起云：少阳者，肝之表，肝主筋，筋会于骨，是少阳之经气所荣。故云。●薛雪曰：胆味苦，苦走骨，故胆主骨所生病。又骨为干，其质刚，胆为中正之官，其气亦刚，胆病则失其刚，故病及于骨。凡惊伤胆者骨必软，即其证也。●陈念祖曰：少阳属肾，故主骨。●丹波元简曰：张云：胆味苦，苦走骨，故胆主骨所生病，又骨为干，其质刚，胆为中正之官，其气亦刚，胆病则失其刚，故病及于骨，凡惊伤胆者，骨必软，即其明证。汪云：骨病未详。按：全元起云：

少阳者肝之表，肝主筋，筋会于骨，是少阳之经气所荣。故云。简案：《素问·热论》：少阳主胆。《甲乙》《太素》、全元起、《病源》并作"骨"，汪所引乃出《热论》《新校正》。●章楠曰：肾主骨，今少阳病而言主骨所生者，按《本输》篇云：少阳属肾，肾上连肺，故将两脏。是少阳始生之气根于肾，由肝胆而升，故足少阳气病言主骨所生者，推其本之所自也。又《难经》言：髓会绝骨。绝骨是足少阳之悬钟穴，在外踝上四寸，髓会于此，即骨之结处，而属足少阳经之穴也。

㊲汪昂曰：脉上头角，故偏头痛，属少阳病。

㊳汪昂曰：脉加颊车。●丹波元简曰：《甲乙》作"头面颔痛"，《铜人》作"头痛角颔痛"。●顾观光曰：《脉经》"头"下有"角"字。

㊴杨上善曰：水以主骨，骨生足少阳，故足少阳痛病还主骨也。额角，在发际也。头角，谓顶两箱，额角后高骨角也。颔，谓牙车骨，上抵顷以下者，名为颔骨。●汪昂曰：脉起锐眦。

㊵汪昂曰：经脉所过。

㊶张介宾曰：马刀，瘰疬也。侠瘿，侠颈之瘤属也。眦音渍。瘿音影。●李中梓曰：马刀，瘰疬也。侠瘿，侠颈之瘤也。●汪昂曰：颈项胁腋所生疮疡，少阳部分，坚而不溃。●薛雪曰：马刀，瘰疬也。侠瘿，侠颈之瘤属也。●丹波元简曰：《痈疽》篇"侠瘿"作"挟缨"，详于彼注。

㊷汪昂曰：少阳相火。

㊸杨上善曰：脉从缺盆下掖，故掖下肿；复从颊车下颈，故病马刀侠婴也。马刀，谓痛而无脓者是也。汗出、振寒、疟等，皆寒热病，是骨之血气所生病也。●张介宾曰：少阳居三阳之中，半表半里者也。故阳胜则汗出，风胜则振寒为疟。●李中梓曰：少阳居三阳之中，半表半里，故阳胜则汗出，风胜则振寒而为疟也。●汪昂曰：少阳居半表半里，故疟病寒热，必属少阳。●薛雪曰：少阳居三阳之中，半表半里者也，故阳胜则汗出，风胜则振寒为疟。●丹波元简曰：张云：少阳居三阳之中，半表半里者也。故阳胜则汗出，风胜则振寒为疟。

㊹丹波元简曰：汪云：皆经脉所过，按少阳行身侧，故本篇多用"外"字。

㊺汪昂曰：皆经脉所过。按少阳行身侧，故本篇多用"外"字。●丹波元简曰：志云：少阳主骨，故诸节皆痛也。

㊻杨上善曰：足少阳脉主骨，络于诸节，故病诸节痛也。●李中梓曰：皆经脉所过之病。

㊼张介宾曰：皆本经之脉所及也。胻，形景、形敬二切。●薛雪曰：皆本经之脉所及也。

㊽张介宾曰：义如首经。

㊾马莳曰：此言胆经脉气之行，乃为第十一经也。腋下为胁，胁又名肤。曲骨之外为毛际，毛际两旁动脉为气冲。捷骨之下为髀厌，即髀枢也。胁骨之下为季胁。（属肝经穴，名章门。）胻骨为辅骨，外踝以上为绝骨。足面为跗。足大指本节后为岐骨。大指爪甲后为三毛。足少阳胆经起目锐眦之瞳子髎，由听会、客主人上行头角，循颔厌下悬颅、悬厘，由悬厘外循耳上发际，至曲鬓、率谷，由率谷外折，下耳后，循天冲、浮白、窍阴、完骨，又自完骨外折，循本神，过曲差，下至阳白，会睛明，复从睛明上行，循临

泣、目窗、正营、承灵、脑空、风池至颈，过天牖，行手少阳之脉前，下至肩上，循肩井，却左右交出手少阳之后，过大椎、大杼、秉风，当秉风前入缺盆之外。其支者，自耳后颞颥间，过翳风之分，入耳中，过听宫，复自听宫至目锐眦瞳子髎之分。其支者，别自目外瞳子髎，而下大迎，合手少阳于颔，当颧髎之分，下临颊车，下颈，循本经之前，与前之入缺盆者相合，下胸中天池之外，贯膈，即期门之所，络肝，下至日月之分，属于胆也。自属胆处，循胁内章门之里，至气冲，绕毛际，遂横入髀厌者之环跳穴。其直行者，从缺盆下腋，循胸，历渊液、辄筋、日月，过季胁，循京门、带脉、五枢、维道、居髎，入上髎、中髎、长强，而下与前之入髀厌者相合。乃下循髀外，行太阳、阳明之间，历中渎、阳关，出膝外廉，抵阳陵泉。又自阳陵泉下于辅骨前。历阳交、外丘、光明，直下抵绝骨之端，循阳辅、悬钟，而下出外踝之前，至丘墟，循足面之临泣、五会、侠溪，乃上入小指次指之间，至窍阴而终。其支别者，自足跗面临泣，别行入大指，循歧骨内出大指端，还贯入爪甲，出三毛，以交于足厥阴肝经也。及其动穴验病，则为口苦，（胆汁味苦。）为善太息，（胆气不舒。）为心胁痛，不能转侧，（脉循胁里，出气街。）甚则面微有尘，体无膏泽，（脉所历处，少阳气郁为病。）足外反热，（脉循髀阳，出膝外廉，下外辅骨，抵绝骨，下外踝。）是胆本属少阳，而阳气上厥使然也。凡此皆主骨所生病耳。又有诸病之生，或出本经，或由合经，为头痛，（脉行于头。）为颔痛，（脉加颊车。）为目锐眦痛，（脉起于目。）为缺盆中肿痛，（脉入缺盆，支合缺盆。）为腋下肿，（脉从缺盆下腋，过胁。）为马刀侠瘿，（皆颈项腋胁所生疮名。）为汗出，（少阳有火。）为振寒，（疟，少阳为一阳，居阳之里，内有三阴，乃为半表半里，故为振寒，疟。）为胸、胁、肋、髀、膝外至胫、绝骨、外踝及诸节皆痛，（皆脉所经历处。）为足小指之次指，即第四指也，不能举用。然邪气盛则当泻之，正气虚则当补之，热则泻者疾去其针，寒则温者久留其针，脉陷下者则用艾以灸之，若不盛不虚则以本经取之，而不必求之足厥阴肝经也。所谓盛者，何以验之？人迎较寸口之脉大者一倍，则胆经为实，如《终始》篇所谓泻足少阳胆，而补足厥阴肝者是也。虚者何以验之？人迎较寸口之脉小者一倍，则胆经为虚，如《终始》篇所谓补足少阳胆，而泻足厥阴肝者是也。又曰：足少阳胆经图（略）又曰：胆重三两三铢，长三寸，在肝之短叶间，盛精汁三合。《素问·灵兰秘典论》云：胆者，中正之官，决断出焉。又曰：《本脏》篇云：肝应爪，爪厚色黄者胆厚，爪薄色红者胆薄，爪坚色青者胆急，爪濡色赤者胆缓，爪直色白无约者胆直，爪恶色黑多纹者胆结也。又曰：附：胆经诸穴歌　足少阳兮四十三，瞳子髎近听会间。客主人在颔厌集，悬颅悬厘曲鬓与鬓同。前。由率谷天冲而下，见浮白窍阴之妍。完骨露兮，本神阳白；临泣见兮，目窗与连。正营承灵居其后，脑空穴继灵而安。风池肩井兮渊液，辄筋日月兮京门辟。带脉五枢由维道，居髎而续环跳。风市抵中渎，饮阳关之阳陵泉；至阳交之外丘间，光明阳辅悬钟可瞻。丘墟临泣地五会，侠溪窍阴而胆经全。　又分寸歌　足少阳兮四十三，头上廿穴分三折。起自瞳子至风池，积数陈之依次第。瞳子髎近眦五分，耳前陷中寻听会。（耳征前陷中，上关下一寸。）客主人名上关同，耳前起骨开口空。颔厌悬颅之二穴，脑空上廉曲角下。（脑空，即颞颥。颔厌、悬颅二穴，在曲角之下、脑空之上。）悬厘之穴异于兹，脑空下廉曲角上。曲鬓耳上发际隅，（耳上发际，曲隅陷中。）率谷耳上寸半安。（此穴在耳上些。）天冲耳后入发二，（耳后入发际二寸。）浮白入发一寸间。（亦耳后些。）窍阴即是枕骨穴，完骨之上有空连。（在完骨上，枕骨下，动摇有空。）完骨耳后入发际，量得四分须用记。本神神庭旁三寸，入发一寸目上系。阳白眉上方一寸，发上五分临泣用。（目上直入发际五分陷中。）发上一寸当阳穴，发上寸半目窗贡。正营发上二寸半，承灵发上四寸拥。脑空发上五寸半，风池耳后发陷中。（耳后颞颥后，脑空下发际陷中。至此计二十穴，分作三折向外而行。始自瞳子髎，至完骨是一折；又自完骨外折，上至阳白，会睛明，是一折；又自睛明上行，循临泣、风池是一折。缘其穴曲折多，难以科索，故此作歌二十，次第言之。歌曰：一瞳子髎二听会，三主人兮颔厌四。五悬颅兮六悬厘，第七数兮曲鬓随。八率谷兮九天冲，十浮白兮之穴从。十一窍阴亦相继，十二完谷一折终。又自十三本神始，十四阳白二折随。十五临泣目上穴，十六目窗之穴宜。十七正营十八灵，十九脑空廿风池。依次细心量取之，胆经头上穴吾知。）肩井肩上陷中求，大骨之前一寸半。（肩上陷中，缺盆上，大骨前一寸半，以三指按取，当中指陷中。）渊液腋下方三寸，辄筋期下五分判。期门却是肝经穴，相去巨阙四寸半。日月期门下五分，京门监骨下腰绊。（监骨下，腰中季胁本夹脊，肾之募。）带脉章门下寸八，五枢章下四八贯。（五枢去带脉三寸，季胁下四寸八分。）维道章下五寸三，居髎章下八寸三。章门缘是肝经穴，下脘之旁九寸含。环跳髀枢宛苑中，（髀枢中，侧卧屈上足，伸下足，以右手摸穴，左摇撼取之。）屈上伸下取穴同。风市垂手中指尽，膝上五寸中渎论。（髀外膝上五寸肉间陷中。）阳关阳陵上三寸，阳陵膝下一寸从。阳交外踝上七寸，踝上六寸外丘用。踝上五寸光明穴，踝上四寸阳辅分。踝上三寸悬钟在，丘墟踝前之陷中。此去侠溪四寸五，却是胆经原穴动。临泣侠溪后寸半，地五会去溪一寸。侠溪在指岐骨间，窍阴四五二指端。（按：手足少阳之穴，在头者最难觅，若不知慎，祸不旋踵。计四十三穴，左右共八十六穴。）●张介宾曰：足少阳为厥阴之表，故候在人迎。●张志聪曰：腋下为胁，胁又名胠。曲骨之外为毛际，毛际两旁动脉为气冲。捷骨之下为髀厌，即髀枢也。胁骨之下为季胁（属肝经，穴名章门）。骭骨为辅骨，外踝以上为绝骨，足面为跗，足大趾本节后为歧骨，大指爪甲后为三毛。足少阳胆经，起于目锐眦之瞳子髎，由听会过客主人，上抵头角，循颔厌，下悬颅、悬厘，由悬厘上循耳，上发际，至曲鬓、率谷，由率谷外折，下耳后，循天冲、浮白、窍阴、完骨，又自完骨外折，循本神过曲差，下至阳白会睛明，复从睛明上行，循临泣、目窗、正营、承灵、脑空、风池至颈，过天牖，行手少阳之脉前，下至肩上，循肩井，却左右交出手少阳之后，过大椎、大杼、秉风，当秉风前入缺盆之外；其支者，从耳后颞颥间过翳风之分，入耳中过听宫，复自听宫至目锐眦瞳子髎之分；其支者，别自目外瞳子髎而下大迎，合手少阳于頄，当颧髎之分，下临颊车下颈，循本经之前，与前之入缺盆者相合，下胸中天池之外贯膈，即期门之所络肝，下至日月之分属于胆也，自属胆处，循胁内章门之里，至气冲，绕毛际，遂横入髀厌中之环跳穴；其直行者，从缺盆下腋循胸，历渊液、辄筋、日月，过季胁，循京门、带脉、五枢、维道、居髎，入上髎、中髎、长强而下，与前之入髀厌者相合，乃下循髀外行太阳阳明之间，历中渎、阳关，出膝外廉，抵阳陵泉，又自阳陵泉下于辅骨前，历阳交、外丘、光明，直下抵绝骨之端，循阳辅、悬钟，而下出外踝之前，至丘墟循足面之临泣、五会、侠溪，乃上入小趾次趾之间至窍阴而终；其支别者，自足跗面临泣别行，入大趾循歧骨内出大趾端，还贯入爪甲，出三毛以交于足厥阴肝经也。是动则病口苦善太息，心胁痛不能转侧，少阳之气不升也。少阳主初阳之生气，故胆气升，十一脏腑之气皆升。经云：精明五色者，气之华也。《平脉》篇云：阳气长则其色鲜，其颜光，其声商，毛发长。少阳之动气为病，则厥逆而不升，故甚则面有微尘，体无膏泽。少阳相火主气，足下反热者，火逆于下也，是为阳气厥逆之所致也。少阳属肾，故主骨所生病者。为头痛颔痛，目锐眦痛，缺盆腋下胸胁髀膝胫踝皆痛，乃足少阳经脉所循之部分而为病也。血脉留滞，则为马刀侠瘿。阳加于阴，则为汗出。阳逆于下，则为振寒。少阳主骨，故诸节皆痛也。　胆经诸穴歌　足少阳兮四十三，瞳子髎近听会间，客主人在颔厌集，悬颅悬厘曲鬓前，率谷天冲见浮白，窍阴完骨本神连，阳白临泣目窗近，正营承灵脑空焉，风池肩井兮渊液，辄筋日月京门联，带脉五枢而下，维道居髎相沿，环跳风市抵中渎，阳关之下阳陵泉，阳交外丘光明穴，阳辅悬钟穴可瞻，丘墟临泣地五会，侠溪窍阴胆经全。　分寸歌　足少阳兮四十三，头上廿穴分三折。起自瞳子至风池，积数陈之次序说。瞳子髎近眦五分，耳前陷中听会穴。客主人名上关同，耳前起骨开口空。颔厌悬颅之二穴，脑空上廉曲角下。（脑空，即颞颥。颔厌、悬颅二穴在曲颊之下、脑空之上。）悬厘之穴异于兹，脑空下廉曲角上。曲鬓耳上发际隅，（耳上发际曲隅陷中。）率谷耳上寸半安。天冲耳后入发二，（耳后入发际二寸。）浮白入发一寸间。窍阴即是枕骨穴，完骨之上有空连。（在完骨上、枕骨下，动摇有空。）完骨耳后入发际，量得四分须用记。本神神庭旁二寸，入发一寸耳上系。阳白眉上方一寸，发上五分临泣是。（目上、直入发际五分陷中。）发上一寸当阳穴，发上寸半目窗至。正营发上二寸半，承灵发上四寸谛。脑空发上五寸半，风池耳后发陷寄。（在耳后、颞颥后、脑空下、发际陷中。至此计二十穴，分作三折，向外而行：始自瞳子髎至完骨是一折；又自完骨外折上至阳白会睛明是一折；又自睛明上行循临泣风池是一折。缘其穴曲折多，难以分别，故此作至二十次第言之。歌曰：一瞳子髎二听会，三主人兮颔厌四。五悬颅兮六悬厘，第七数兮曲鬓随。八率谷兮九天冲，十浮白兮之穴从。十一窍阴来相继，十二完骨一折终。又自十三本神始，十四阳白二折随。十五临泣目下穴，十六目窗之穴宜。十七正荣十八灵，十九脑户廿风池。依次细心量取之，胆经头上穴吾知。）肩井肩上陷中求，大骨之前一寸半。（肩上陷中、缺盆上、大骨前一寸半，以三指按取，当中指陷中。）渊液腋下方三寸，辄筋期下五分判。期门却是肝经穴，相去巨阙四寸半。日月期门下五分，京骨监骨下腰绊。（监骨下腰下季胁，本夹脊肾之募。）带脉章门下寸八，五枢章下寸八贯。（五枢去带脉三寸，季胁下四寸八分。）维道章下五寸三，居髎章下八寸三。章门缘是肝经穴，下脘之旁九寸含。环跳髀枢宛宛中，（髀枢中，侧卧，屈上足，伸下足，以右手摸穴，左摇撼取之。）屈上伸下取穴同。风市垂手中指尽，膝上五寸中渎逢。阳关阳陵上三寸，阳陵膝下一寸从。阳交外踝上七寸，外丘踝上六寸容。踝上五寸光明穴，踝上四寸阳辅通。踝上三寸悬钟在，丘墟踝前之陷中。此去侠溪四寸五，却是胆经原穴功。临泣侠溪后寸半，五会去溪一寸穷。侠溪在趾歧骨内，窍阴四五二趾中。（计四十三穴，左右共八十六穴。）●《集注》眉批：阳气者，熏肤，充身，泽毛，若雾露之溉。●薛雪曰：足少阳为厥阴之表，故候在人迎。●黄元御曰：胆足少阳之脉，起于目锐眦，足少阳之童子髎也。上抵头角，下耳后，循颈，行手少阳之前，至肩上，却交出手少阳之后，入缺盆。其支者，从耳后入耳中，出走耳前，至目锐眦后。其支者，别锐眦，下大迎（足阳明穴），合于手少阳，抵于𩒐，下加颊车（足阳明穴），下颈，合缺盆，以下胸中，贯膈，络肝，少阳与厥阴为表里也。属胆，循胁里（足太阳自头走足，阳明行身之前，太阳行身之后，少阳行身之侧），出气街（足阳明穴），绕毛际，横入髀厌中（即髀枢。）其直者，从缺盆下腋，循胸，过季胁，下合髀厌中，以下循髀阳，出膝外廉，下外辅骨之前

（少阳在中，外辅骨，膝外高骨），直下抵绝骨之端（外踝上骨际），下出外踝之前，循足跗上，入小指次指之间，足少阳之窍阴也。其支者，别跗上，入大指之间，循大指歧骨内，出其端，还贯爪甲，出三毛，而交于足厥阴经。马刀挟瘿，瘰疬肿硬，如瘿瘤疬络累生，旁挟胸胁，弯如马刀，少阳上逆之病也。经气壅塞，故生此证。

10.13　肝足厥阴之脉①，起于大指丛毛之际②，上循足跗上廉，去内踝一寸③，上踝八寸，交出太阴④之后，上腘内廉⑤，循股阴⑥入毛中，过阴器⑦，抵小腹，挟胃属肝络胆⑧，上贯膈，布胁肋⑨，循喉咙之后，上入颃颡⑩，连目系，上出额，与督脉会于巅⑪；其支者，从目系下颊里，环唇内⑫；其支者，复从肝别贯膈，上注肺⑬。是动则病腰痛⑭不可以俯仰⑮，丈夫㿗疝⑯，妇人少腹肿⑰，甚则嗌干⑱，面尘脱色⑲。是⑳肝所生病者㉑，胸满㉒呕逆㉓飧泄㉔，狐疝㉕遗溺㉖闭癃㉗。为此诸病㉘，盛则泻之，虚则补之，热则疾之，寒则留之，陷下则灸之，不盛不虚，以经取之㉙。盛者寸口大一倍于人迎，虚者寸口反小于人迎也㉚。

①杨上善曰：足厥阴脉，从足指上行，环阴器，络胆属肝，通行肝之血气，故曰肝足厥阴脉也。

②张介宾曰：肝为足厥阴经也。起于足大趾，去爪甲横纹后，丛毛际大敦穴。丛毛，即上文所谓三毛也。●李中梓曰：丛毛，即三毛也。●汪昂曰：大敦穴。●薛雪曰：肝为足厥阴经也，起于足大指，去爪甲横纹后丛毛际大敦穴。丛毛，即三毛也。●沈又彭曰：大敦穴在大指端，去爪甲如韭叶，为厥阴所出之井，针灸家皆用之。然经则明言起于丛毛之际，非指端也。今厥阴逆上腹痛，脉绝欲死者，灸丛毛，大验。●丹波元简曰：《千金》、《铜人》、《发挥》"丛"作"聚"。滑氏云：足大趾爪甲后为三毛，三毛后横文为聚毛，足厥阴起于大趾聚毛之大敦穴。张云：肝为足厥阴经也。起于足大趾，去爪甲横纹后丛毛际大敦穴。丛毛，即上文所谓三毛也。简案：今从张注。●顾观光曰：《圣济总录》云：起于大指三毛之上。《素问·厥论》注亦作"三毛"。

③张介宾曰：足跗上廉，行间、太冲也。内踝前一寸，中封也。●李中梓曰：足面上，行间、太冲也。内踝一寸，中封也。●汪昂曰：中封穴。●薛雪曰：足跗上廉，行间、太冲也。内踝前一寸，中封也。●丹波元简曰：滑氏云：循足跗上廉，历行间、太冲，抵内踝一寸之中封也。

④汪昂曰：脾。

⑤张介宾曰：上踝过足太阴之三阴交，历蠡沟、中都，复上一寸，交出太阴之后，上腘内廉，至膝关、曲泉也。●李中梓曰：上踝过足太阴之三阴交，历蠡沟、中都，交出太阴之后，上腘内廉，至膝关、曲泉也。●薛雪曰：上踝，过足太阴之三阴交，历蠡沟、中都，复上一寸，交出太阴之后，上腘内廉，至膝关、曲泉也。●丹波元简曰：滑氏云：自中封，上踝过三阴，交历蠡沟、中都，复上一寸交出太阴之后上腘、内廉，至膝关、曲泉。

⑥汪昂曰：股内之阴包五里阴廉穴。

⑦●张介宾曰：股阴，内侧也。循股内之阴包、五里、阴廉，上会于足太阴之冲门、

府舍，入阴毛中之急脉，遂左右相交，环绕阴器，而会于任脉之曲骨。●李中梓曰：股阴，内侧也。循股内之阴包、五里、阴廉，上会于足太阴之冲门、府舍，入阴毛中急脉，左右相交，环绕阴器而会于任脉之曲骨。●汪昂曰：入阴毛中，左右环绕阴器。●薛雪曰：股阴，内侧也。循股内之阴包、五里、阴廉，上会于足太阴之冲门，府舍，入阴毛中之急脉，遂左右相交，环绕阴器而会于任脉之曲骨。●沈又彭曰：左右环绕阴器。又曰：别者，另分一支也。合者，本经两脉相合也。会者，与他经相会也。交者，或本经左右两脉相交或与他经相交也。加者，加于上不相通也。挟者，夹也。约者，约束也。环者，环绕也。散者，非一络也。循者，依傍而行也。贯者，穿过也。夫经络如织，营卫如环，而欲一一写出，纤悉无遗，不亦难哉！经独以数活字钩清之宛似绘一生人模样，垂示来兹，较之禹贡浚川图《史记》《天官》书，更胜一筹，非作者之圣，其孰能之？又曰：治病犹治贼，必先识贼之所在，斯不劳而获。倘贼在此界，而反于彼境捕之，则彼境无辜之民徒增扰动，而此界真贼且不治而日炽矣。十二经脉所经之处，即十二经所辖无异，省治之分界也。如某处痛，某处痒，某处热肿，某处寒栗，即可知何经受病，又宁有误治之虑哉！然则此篇经文，洵为大小内外诸科，一刻不可离之法也。又，沈氏于此添入《二十八难》、《二十九难》之经文，并作注曰：[督脉者，起于下极之俞，并于脊里，上至风府，入属于脑。任脉者，起于中极之下，以上毛际，循腹里，上关元，至咽喉。冲脉者，起于气冲，并足阳明之经] 今《内经》俱作"少阴" [挟脐，上行至胸中而散。带脉者，起于季胁，回身一周。阳跷脉者，起于跟中，循外踝上行，入风池。阴跷脉者，亦起于跟中，循内踝上行，至咽喉，交贯冲脉。阳维、阴维，维络于身，溢蓄不能环流灌溉诸经者也。阳维起于诸阳会，阴维起于诸阴交也]《二十八难》[阳维维于阳，阴维维于阴。阴阳不能自相维，则怅然失志、溶溶不能自收持。阳维为病苦寒热，阴维为病苦心痛。阴跷为病，阳缓而阴急；阳跷为病，阴缓而阳急。冲之为病，逆气里急；督之为病，脊强而厥。任之为病，其内苦结，男子为七疝，女子为瘕聚]《内经》：男子内结七疝，女子带下瘕聚。[带之为病，腹满、腰溶溶如坐水中。此奇经八脉之为病也]《二十九难》按："奇经八脉"经文错乱，定系后人传写之误，越人时所读不若是也。故所述明晰谨遵录之。

⑧张介宾曰：自阴上入小腹，会于任脉之中极、关元，循章门至期门之所挟胃属肝，下足少阳日月之所络胆，而肝胆相为表里也。●李中梓曰：入小腹会于任脉之中极、关元，循章门至期门挟胃属肝，下足少阳日月之所络胆，肝胆相为表里也。●汪昂曰：相为表里。●薛雪曰：自阴上入少腹，会于任脉之中极、关元，循章门至期门之所，挟胃，属肝，下足少阳日月之所络胆，而肝胆相为表里也。●丹波元简曰："过"《甲乙》作"环"，《铜人》、《发挥》同。滑氏云：脾内为股，脐下为小腹，由曲泉上行，循股内之阴包、五里、阴廉，遂当冲门腑舍之分，入阴毛中，左右相交，环绕阴器，抵小腹而上会曲骨、中极关元，复循章门，至期门之所，挟胃属肝下日月之分，络于胆也。张云：入阴毛中之急脉，遂左右相交，环绕阴器，而会于任脉之曲骨。简案：急脉穴，在阴髦中，阴上两旁相去同身寸之二寸半，见《气府论》王注，乃本经穴，《发挥》漏之。

⑨杨上善曰：髀内近阴之股，名曰阴股。循阴器一周，名环也。●张介宾曰：自期门上贯膈，行足太阴食窦之外，大包之里，散布胁肋，上足少阳渊腋、手太阴云门之下，足厥阴经穴止于此。●李中梓曰：贯膈行足太阴食窦之外，大包之里布胁肋，上足少阳渊

腋、手太阴云门，足厥阴经穴止此。●薛雪曰：自期门上贯膈，行足太阴食窦之外，大包之里，散布胁肋，上足少阳渊液，手太阴云门之下，足厥阴经穴止于此。

⑩汪昂曰：咽颡。篇后又曰：脉络于舌本。

⑪杨上善曰：喉咙上孔名颃颡。督脉出两目上巅，故与厥阴相会也。●张介宾曰：颃颡，咽颡也。目内深处为目系。其内行而上者，自胁肋间，由足阳明人迎之外，循喉咙之后入颃颡，行足阳明大迎、地仓、四白之外，内连目系，上出足少阳阳白之外，临泣之里，与督脉相会于顶巅之百会。●李中梓曰：颃颡，咽颡也。目内深处为目系。其内行而上者，循喉咙后入颃颡，行足阳明大迎、地仓、四白之外，内连目系，上出足少阳阳白之外，临泣之里，与督脉会于巅之百会穴。●汪昂曰：顶上百会穴。●薛雪曰：颃颡，咽颡也。目内深处为目系。其内行而上者，自胁肋间，由足阳明人迎之外，循喉咙之后，入颃颡，行足阳明大迎、地仓、四白之外，内连目系，上出足少阳阳白之外，临泣之里，与督脉相会于顶巅之百会。●陈念祖曰：三毛后横纹为丛毛，髀内为股，脐下为小腹，目内深处为系；颃颡，腭上窍也。●丹波元简曰：《甲乙》注：一云：其支者从小腹与太阴少阳，结于腰踝夹脊下第三第四骨孔中。滑氏云：目内连，深处为目系。颃颡，咽颡也。自期门上贯膈，行食窦之外，大包之里，散布胁肋，上云门、渊腋之间，人迎之外，循喉咙之后，上入颃颡，行大迎、地仓、四白、阳白之外，连目系上出额，行临泣之里，与督脉相会于巅顶之百会也。志云：颃颡，腭上窍也。循喉咙之后，上入颃颡，连目系，是颃颡在会厌之上，上腭与鼻相通之窍是也。故曰颃颡不开，则洞涕不收，分气失也。分气者，口鼻两分之气。简案：颃颡，得志聪注而始明矣，义更详于《忧恚无言》篇注。

⑫张介宾曰：此支者，从前目系之分，下行任脉之外，本经之里，下颊里，交环于口唇之内。●李中梓曰：从目系下行任脉之外，本经之里，下颊环唇。●汪昂曰：行任脉之外，交环于唇口。●薛雪曰：此支者，从前目系之分，下行任脉之外，本经之里，下颊里，交环于口唇之内。●丹波元简曰：滑氏云：前此连目系上出额，此支从目系下行任脉之外，本经之里。下颊裹交环于口唇之内。

⑬杨上善曰：肺脉手太阴从中焦起，以次四脏六腑之脉皆相接而起，唯足厥阴脉还回从肝注于肺中，不接手太阴脉何也？但脉之所生，禀于血气，血气所生，起中焦仓廪，故手太阴脉，从于中焦，受血气已，注诸经脉。中焦乃是手太阴受血气处，非是脉次相接之处，故脉环周，至足厥阴，注入脉中，与手太阴脉相接而行，不入中焦也。●张介宾曰：又其支者，从前期门属肝所行足太阴食窦之外，本经之里，别贯膈，上注于肺，下行至中焦，挟中脘之分，复接于手太阴肺经，以尽十二经之一周，终而复始也。●李中梓曰：从前期门属肝之所，行足太阴食窦之外，本经之里，别贯膈上注肺。下行挟中脘之分，复接手太阴肺经，十二经一周已尽也。●汪昂曰：行中焦中脘之分，以交于手太阴经。●薛雪曰：又其支者，从前期门属肝所行足太阴食窦之外，本经之里，别贯膈，上注于肺，下行至中焦，挟中脘之分，复接于手太阴肺经，以尽十二经之一周，终而复始也。●丹波元简曰：滑氏云：此交经之支，从期门属肝处别贯膈，行食窦之，本经之里。上注肺中，下行至中焦，挟中脘之分，以交于手太阴也。张云：尽十二经之一周，终而复始也。

⑭丹波元简曰：马云：肝与肾通，则膂筋之脉通于肝。张云：足厥阴支别者，与太阴少阳之脉，同结于腰踝下中髎、下髎之间，故为腰痛。《刺腰痛》篇曰：厥阴之脉，令人腰痛，腰中如张弓弩弦。●汪昂曰：肝肾为子母之脏，腰痛为母病及子。

⑮张介宾曰：足厥阴支别者，与太阴少阳之脉，同结于腰髁下中髎下髎之间，故为腰痛。《刺腰痛》篇曰：厥阴之脉令人腰痛，腰中如张弓弩弦。●李中梓曰：支别者，与太阴、少阳之脉同结腰髁，故腰痛。●汪昂曰：木曰曲直，筋病故然。●薛雪曰：足厥阴支别者，与太阴、少阳之脉同结于腰髁下中髎、下髎之间，故为腰痛。厥阴之脉令人腰痛，腰中如张弓弩弦。

⑯汪昂曰：脉络阴器。

⑰张介宾曰：足厥阴气逆则为睾肿卒疝。妇人少腹肿，即疝病也。上义详下章。溃，癀同，音颓。●李中梓曰：脉绕阴器，故控睾而痛为疝症。妇人少腹肿，亦疝也。●汪昂曰：脉抵小腹，妇人亦有疝，但不名疝而名瘕。●薛雪曰：足厥阴气逆，则为睾肿卒疝。妇人少腹肿，即疝病也。●丹波元简曰：张云：足厥阴气逆则为睾肿卒疝，妇人少腹肿，即疝病也。汪云：脉抵少腹，妇人亦有疝，但不名疝而名瘕。

⑱汪昂曰：脉循喉咙。

⑲杨上善曰：肝合足少阳，阳盛并阴，故面尘色也。●张介宾曰：肝脉循喉咙之后，上入颃颡，上出额，其支者从目系下颊里，故为此病。按《至真要大论》列以上诸证于阳明在泉司天之下，以燥淫所胜，则病本于肝也。●李中梓曰：脉循喉上额，支者从目系下颊，故其病如此。●汪昂曰：木病不能生荣。●薛雪曰：肝脉循喉咙之后，上入颃颡，上出额，其支者从目系下颊里，故为此病。阳明在泉，司天，燥淫所胜，亦同此病于肝也。●丹波元简曰：马云：胆病面有微尘，肝为之里，主病同。

⑳汪昂曰：本缺"主"字。

㉑张介宾曰：足厥阴经，肝所生病也。●薛雪曰：足厥阴经肝所生病也。

㉒汪昂曰：脉上贯膈。●薛雪曰：本经上行者挟胃贯膈，下行者过阴器，抵小腹，故为此诸病。

㉓汪昂曰：木火冲胃。

㉔汪昂曰：木盛克土。

㉕汪昂曰：脉环阴器。

㉖汪昂曰：肝虚。

㉗杨上善曰：脉抵少腹侠胃，故生飧泄也。狐夜不得尿，至明始得，人病与狐相似，因曰狐疝。有本作颓疝，谓偏颓病也。癃，篆文麻字，此经淋病也，音隆。●李中梓曰：上行者挟胃贯鬲，下行者过阴器，故为是诸病。●汪昂曰：肝火。●丹波元简曰：张云：本经上行者，挟胃贯膈，下行者，过阴器抵小腹，故为此诸病。志云：肝气厥逆，不能行散谷精，故胸满呕逆也。肝主疏泄，肝气虚则飧泄、遗溺，实则闭癃、狐疝，随经脉昼夜出入之疝也。《铜人》注云：狐夜不得尿，日出方得，人之所病，与狐同候，故曰狐疝。简案：《铜人》注，本于《四时刺逆从论》，杨上善注非是。"遗溺"《甲乙》作"遗精"。

㉘张介宾曰：本经上行者挟胃贯膈，下行者过阴器抵小腹，故为此诸病。飧音孙。癃，良中切。

㉙张介宾曰：义如首经。

㉚马莳曰：（见《素问·脉解》篇。）此言肝经脉气之行，乃为第十二经也。三毛后横纹为丛毛。髀内为股。脐下为小腹、目内深处为系。颃颡，咽颡也。足厥阴起于大指丛毛之大敦，循足跗上廉，历行间、太冲，抵内踝前一寸之中封，自中封上踝，过三阴交。

历蠡沟、中都，复上一寸，交出太阴之后，上腘内廉，至膝关、曲泉，循股内之阴包、五里、阴廉，遂当冲门、府舍之分，入阴毛中，左右相交，环绕阴器，抵小腹，而上会曲骨、中极、关元，复循章门至期门之所，挟胃，属肝，下日月之分络于胆也。又自期门上贯膈，行食窦之外、大包之里，散布胁肋，上云门、渊液之间，人迎之外，循喉咙之后，上入颃颡，行大迎、地仓、四白、阳白之外，连目系。上出额，行临泣之里，与督脉相会于巅顶之百会。其支行者，从目系下行任脉之外、本经之里，下颊里，交环于唇口之内。其又支者，从期门属肝处，别贯膈，行食窦之外、本经之里，上注肺，下行至中焦挟中脘之分，以交于手太阴肺经也。及其动穴验病，则为腰痛，不可以俯仰，（肝与肾通，则膂筋之脉通于肝。）为丈夫㿉疝，（睾丸属肝。）为妇人少腹肿，（脉抵小腹。）为甚则嗌干，（脉循喉咙。）为面尘脱色，（胆病面有微尘，肝为之里，主病同。）是主肝经所生之病也。又有诸病之生，或出本经，或由合经，为胸满（脉上贯膈），为呕逆（脉挟胃），为飧泄（脉抵小腹），为狐疝（脉过阴器，上睾结茎），为遗溺（上同），为闭癃（上同。）然邪气盛则当泻之，正气虚则当补之，热则泻者疾去其针，寒则温者久留其针，脉陷下者则用艾以灸之，若不盛不虚则止取之本经，而不必求之足少阳胆经也。所谓盛者，何以验之？寸口较人迎之脉大者一倍，则肝经为实，如《终始》篇所谓泻足厥阴肝，而补足少阳胆者是也。虚者何以验之？寸口较人迎之脉小者一倍，则肝经为虚，如《终始》篇所谓补足厥阴肝，而泻足少阳胆者是也。又曰：足厥阴肝经图（略）又曰：时重四斤四两，左三叶，右四叶，共七叶，附着于脊之第九椎下。《素问·刺禁论》云：肝生于左。后世以为其脏在右、其脉在左者非。《素问·灵兰秘典论》云：肝者，将军之官，谋虑出焉。又曰：《本脏》篇云：肝小则脏安，无胁下之病。肝大则逼胃迫咽，迫咽则苦膈中，且胁下痛。肝高则上支贲切胁，悗为息贲。肝下则逼胃，胁下空，胁下空则易受邪。肝坚则脏安，难伤。肝脆则善病消瘅，易伤。肝端正则和利，难伤。肝偏倾则胁下痛也。青色小理者，肝小。粗理者，肝大。广胸反骹者，肝高。合胁兔骹者，肝下。胸胁好者，肝坚。胁骨弱者，肝脆。膺腹好相得者，肝端正。胁骨偏举者，肝偏倾也。又曰：附：肝经诸穴歌

足厥阴，一十三穴终。起大敦于行间，循太冲于中封。蠡沟中都之会，膝关曲泉之宫。袭阴包于五里，阴廉乃发；寻羊矢于章门，期门可攻。　又分寸歌　足大指端名大敦，（内侧为隐白，外侧为大敦。）行间大指缝中存。太冲本节后二寸，踝前一寸号中封。（足内踝骨前一寸，筋里宛宛中。）蠡沟踝上五寸是，（内踝骨前上五寸。）中都踝上七寸中。（内踝上七寸胻骨中。）膝关犊鼻下二寸，曲泉曲膝尽横纹。阴包膝上方四寸，（股内廉两筋间，蹺足取之，看膝内侧必有槽中。）气冲三寸下五里。（气冲下三寸，阴股中动脉应手。）阴廉冲下有二寸，羊矢冲下一寸许。气冲却是胃经穴，鼠鼷之上一寸主。鼠鼷横骨端尽处，相去中行四寸止。章门下脘旁九寸，肘尖尽处侧卧取。期门又在巨阙旁，四寸五分无差矣。（巨阙，任脉穴，脐上六寸五分。计十三穴，左右共二十六穴。）又曰：附：督脉经图（略）　本篇此处无督脉、任脉之说，止下文有督脉、任脉之别，盖指络穴言也。今附二图于此，则十四经始全。有穴名无脏腑，所以统一身之阳。督脉诸穴歌督脉在背之中行，二十七穴始长强。舞腰俞兮歌阳关，入命门兮悬枢间。脊中筋缩，乃造至阳灵台上；神道身柱，陶道以大椎而驻。哑门风府兮，脑户强间；后顶百会兮，前顶在前。囟会近上星之照，神庭见素髎之妙。水沟至兑端而无差，龈交居唇内而病疗。　又分寸歌　督脉龈交唇内乡，兑端正在唇端央。水沟鼻下沟中索，素髎宜向鼻端详。头形北高面南

下，先以前后发际量。分为一尺有二寸，发上五分神庭当。发上一寸上星位，发上二寸囟会良。发上前顶三寸半，发上百会五寸央。（在顶中央旋毛中，可容豆，两耳尖，性理北溪。陈氏曰：略近些子，犹天之极星居北。夫言一尺有二，而其数止一尺一寸者何也？盖前后发际穴，而必以前后发际量起，则有一寸在也。）会后寸半即后顶，会后三寸强间明。会后脑户四寸半，后发入寸风府行。（项后发际入一寸，大筋内宛宛中。疾言其肉立起，言休立止。即百会后五寸半也。发上五分哑门在，后发际上五分，项中央宛宛中。仰头取之，入系舌本。）神庭至此十穴真。自此项骨下脊骶，分为二十有四椎。大椎上有项骨在，约有三椎莫算之。尾有长强亦不算，中间廿一可排椎。大椎大骨为第一，二椎节内陶道知。第三椎间身柱在，第五神道不须疑。第六灵台至阳七，第九身内筋缩思。十一脊中之穴在，十二悬枢之穴奇。十四命门肾俞并，十六阳关自此知。二十一椎即腰俞，脊尾骨端长强随。（共二十七穴。）又曰：附：任脉经图（略） 有穴名无脏腑，所以统一身之阴。 任脉诸穴歌 任脉二十四，穴行腹与胸，会阴始分曲骨从。中极关元，石门可通；气海阴交，神阙水分。下脘建里分，中脘上脘；巨阙鸠尾分，中庭膻中。玉堂上紫宫华盖，璇玑上天突之尊。饮彼廉泉．承浆味融。 又分寸歌 任脉会阴两阴间，曲骨毛际陷中安。中极脐下四寸取，关元脐下三寸连。脐下二寸名石门，脐下寸半气海全。脐下一寸阴交穴，脐之中央即神阙。脐上一寸为水分，脐上二寸下脘列。脐上三寸名建里，脐上四寸中脘许。脐上五寸上脘在，巨阙脐上六寸五。鸠尾蔽骨下五分，中庭膻下寸六取。膻中却在两乳间，膻上寸六玉堂主。膻上紫宫三寸二，膻上华盖四八举。（四寸八分。）膻上璇玑五寸八，玑上一寸天突起。天突喉下约四寸，廉泉颔下骨尖已。承浆颐前唇敫下，任脉中央行腹里。行腹中央。（共二十四穴。）●张介宾曰：足厥阴为少阳之里，故候在寸口。●张志聪曰：三毛后横纹为丛毛，髀内为股，脐下为小腹，目内深处为系。颃颡，腭上窍也。足厥阴起于足大趾丛毛之大敦，循足跗上廉、历行间、太冲，抵内踝前一寸之中封，自中封上踝，过三阴交，历蠡沟、中都，复上一寸，交出太阴之后，上腘内廉，至膝关曲泉，循股内之阴包、五里、阴廉，遂当冲门、府舍之分，入阴毛中，左右相交，环绕阴器，抵小腹而上，会曲骨、中极、关元，复循章门，至期门之所，挟胃属肝，下日月之分，络于胆也，又自期门上贯膈，行食窦之外，大包之里，散布胁肋，上云门、渊液之间，人迎之外，循喉咙之后，上出颃颡，行大迎、地仓、四白、阳白之外，连目系，上出额，行临泣之里，与督脉相会于巅顶之百会；其支行者，从目系下行任脉之外，本经之里，下颊里交环于唇口之内；其又支者，从期门属肝处别贯膈，行食窦之外，本经之里，上注肺，下行至中焦，挟中脘之分，以交于手太阴肺经也。是在厥阴之动气，则病腰痛不可以俯仰，甚则嗌干，面尘脱色，盖厥阴从少阳中气之化，厥阴之化气病也。丈夫㿗疝，妇人少腹肿，厥阴之本气病也。是主肝所生之病者，胸满呕逆，盖食气入胃，散精于肝，行气于经，肝所生病，则肝气厥逆，不能行散谷精，故胸满呕逆也。肝主疏泄，肝气虚则飧泄遗溺，实则闭癃。狐疝，随经脉昼夜出入之疝也。为此是动所生诸病，盛则泻之，虚则补之，热则疾之，寒则留之，陷下则灸之，不盛不虚，以经取之，盛者寸口大一倍于人迎，虚者反小于人迎也。以上论荣气生于中焦，从肺脉循行于十二经脉之中，外内上下相交，始于手太阴肺，终于足厥阴肝，周而复始，环转之无端也。 肝经诸穴歌 足厥阴，一十三穴终，起大敦于行间，循太冲于中封，蠡沟中都之会，膝关曲泉之宫，袭阴包于五里，阴廉乃发，寻羊矢于章门，期门可攻。 分寸歌 足大趾端名大敦，（内侧为隐白，外侧为大敦。）行间大趾缝中存。太冲本节后二寸，跟前一寸号中封。（足内踝骨一寸筋里宛宛中。）蠡沟踝上五寸是，（内踝骨前上五寸。）中都踝后七寸中。（内踝上七寸胻骨中。）膝关犊鼻下二寸，曲泉曲膝尽横纹。阴包膝上方四寸，（股内廉、两筋间，蜷足取之，看膝内侧必有槽中。）气冲三寸下五里。（气冲上三寸阴股中，动脉应手。）阴廉冲下有二寸，羊矢冲下一寸许。气冲却是胃经穴，鼠鼷之上一寸主。鼠鼷横骨端尽处，相去中行四寸止。章门下脘旁九寸，肘尖尽处侧卧取。期门又在巨阙旁，四寸五分无差矣。又曰：附督脉歌 （经脉之循于身以前、身以后者，凭任督二脉以分上下左右。） 督脉在背之中行，二十七穴始长强，舞腰俞兮歌阳关，入命门兮悬枢当，脊中束筋造至阳，灵台神道身柱详，陶道大椎至哑门，风府脑户强间分，后项百会分前项，囟会上星兮神庭，素髎水沟，至于鼻下，兑端交龂，交于内唇。 分寸歌 督脉龂交唇内乡，兑端正在唇端央。水沟鼻下沟中索，素髎宜向鼻端详。头形北高面南下，先以前后发际量。分为一尺有二寸，发上五分神庭当。发上一寸上星位，发上二寸囟会良。前项发上三寸半，百会发上五寸央。（在顶中央旋毛中、两耳尖上，可容爪甲。性理北溪陈氏曰：略近些北，犹天之极星居北。夫言一尺有二而其数只一尺一寸者何也？盖前后发际无穴而必以前后发际量起，则有一寸在也。）会后寸半即后顶，会后三寸强间明。会后脑户四寸半，后发入寸风府行。（项后发际入一寸大筋内宛宛中。疾言其肉立起，言休立止。即百会后五寸半也。）发上五分哑门在，（后发际上五分项中央宛宛中，仰头取之。入系舌本。）神庭至此十穴真。自此项骨下脊骶，分为二十有四椎。大椎上有项骨在，约有三椎莫算之。尾有长强亦不算，中间廿一可排推。大椎大骨为第一，二椎节后陶道知。第三椎间身柱在，第五神道不须疑。第六灵台至阳七，第九身内筋缩思。十一脊中之穴在，十二悬枢之穴奇。十四命门肾俞并，十六阳关自可知。二十一椎即腰俞，脊尾骨端长强随。（共二十七穴。）又曰：附任脉歌 任脉二十四，穴行腹与胸，会阴始兮曲骨从，中极关元石门通，气海阴交会，神关水分逢，下脘建里兮，中脘上脘，巨阙鸠尾兮，中庭膻中，玉堂上紫宫华盖，璇玑上天突之宫，饮彼廉泉，承浆味融。 分寸歌 任脉会阴两阴间，曲骨毛际陷中安。中极脐下四寸取，关元脐下三寸连。脐下二寸石门穴，脐下寸半气海全。脐下一寸阴交穴，脐之中央号神阙。脐上一寸为水分，脐上二寸下脘列。脐上三寸名建里，中脘脐上四寸许。脐上五寸上脘在，巨阙脐上六寸五。鸠尾蔽骨下五分，中庭膻中寸六取。膻中却在两乳间，膻上寸六玉堂主。膻上紫宫三寸二，膻上华盖四八举。（四寸八分。）膻上璇玑五寸八，玑上一寸天突起。天突喉下约四寸，廉泉颔下骨尖已。承浆颐前唇棱下，任脉中央行腹里。（行腹中央，共二十七穴。）●薛雪曰：足厥阴为少阳之里，故候在寸口。●黄元御曰：肝足厥阴之脉，起于大指丛毛之际，足厥阴之大敦也。上循足跗上廉，去内踝一寸，上踝八寸（中都之上），交出太阴之后（厥阴在中），上腘内廉，循股阴，入毛中，过阴器，抵少腹，挟胃，属肝，络胆，厥阴与少阳为表里也。上贯膈，布胁肋（足三阴自足走胸，太阴行身之前，少阴行身之后，厥阴行身之侧。）循喉咙之后，上入颃颡，连目系，上出额，与督脉会于巅。其支者，从目系下颊里，环唇内。其支者，复从肝别贯膈，上注肺，而交于手太阴经。此十二经之一周也，是即营气所行之次。十二经孔穴，详见《素问》气穴、气府诸篇。●章楠曰：谨按：经言五脏所生病者，必兼本脏经络病证；其六腑所生者，有气血津液筋骨之不同者，各原其气之生化流行之道，以为生病之主也。

10.14　手太阴气绝则皮毛焦，太阴者行气温于皮毛者也，故气不荣则皮毛焦，皮毛焦则津液去皮节，津液去皮节者则爪枯毛折，毛折者则毛先死，丙笃丁死，火胜金也①。

①马莳曰：此下五节与《素问·诊要经终论》大同。此言肺绝之证候死期也。肺经之荣在毛，合在皮，正以肺主气，行气以温于皮毛，惟气绝而不荣，则皮毛焦者宜也，是皮节之津液亦去，而爪枯毛折，不特皮毛之焦而已。故病至毛折，其毛已死。火日克金，死可必矣。●张介宾曰：手太阴者，肺也。肺主皮毛，故其气绝，则津液去于皮节而证在爪枯毛折也。肺金畏火，故危于丙丁。●李中梓曰：肺属金主气，为水之母，故其气绝则津液去，而爪枯毛折也。●张志聪曰：此论三阴三阳之气终也。皮脉肉筋骨，脏腑之外应也。脏腑者，雌雄之内合也。阴阳六气，本于脏腑之五行所生，气先死于外，而后脏腑绝于内也。手太阴之气，主于皮毛，是以太阴气绝，则皮毛焦。手太阴主气，气主熏肤泽毛，故太阴者，行气温于皮毛者也，是以气不荣则皮毛焦。津液者，随三焦出气以温肌肉，淖泽于骨节，润泽于皮肤，气不荣，则津液去皮节矣，津液去皮节，则爪枯毛折矣。毛先死者，手太阴之气，先绝于外也。丙笃丁死，肺脏之气，死于内也。●尚御公曰：按上古天元册文，丹黅苍素元之天气，经于五方分野，合化地之五行，而地之五行，上呈天之六气。《五运行论》曰：神在天为风，风生木，木生酸，酸生肝，肝生筋，筋生心。是人之立形定气，本于五行所生。故曰：其生五，其数三。谓生于五行，而终于三阴三阳之数。是以所生病者，脏腑五行之病生于内也。是动者，六气之运动于外而为病也。然是动所生之病，皆终于三阴三阳之气者，脏腑五行之气，本天之所化，故天气先绝，而后脏腑之气终也。●《集注》眉批：肺合大肠。大肠者，皮其应。又：手足之经气本于三阴三阳，五脏之气属金木水火土。故曰：火胜金。●朱济公曰：夫人生于地，悬命于天，天地合气，命之曰人。本经论人秉天地之气所生，配合天地阴阳，五运六气，能明乎造化死生之道。一点灵明，与太虚同体，万劫常存。本未尝有生，未尝有死也。●张玉师曰：形谓之器，故曰：无形无患。盖既成形器，未有不损坏者也。然此一灵真性，虽千磨百炼，愈究愈精，故佛老以真空见性，《灵》、《素》二经，谓空中有真。●汪昂曰：肺。●薛雪曰：手太阴者，肺也。肺主皮毛，故其气绝则津液去于皮节，而症在爪枯毛折也，肺金畏火，故危于丙、丁。●黄元御曰：肺主皮毛，肺气绝则毛先死。皮节，《难经》作皮节伤。肺藏气，气化津，津枯皮槁，故焦卷如竹节也。●陈念祖曰：此言肺脏之气死于内也。●丹波元简曰：此下六节，与《难经·二十四难》文，皆大同小异。滑注云：肺者气之本，其华在毛，其充在皮，肺绝则皮毛焦而津液去，皮节伤，以诸液皆会于节也。王文洁云：津液者，赖肺气运用而滋皮节毛者也。《难经》"爪枯"作"皮枯"，《甲乙》作"皮毛焦则津液去，津液去则皮节着，皮节着则爪枯毛折"。●章楠曰：肺主行一身内外之气，而专温润于皮毛者，故经气绝，则毛先死也。●顾观光曰：当依《脉经》作"气先死"。

10.15　手少阴气绝①则脉不通②，脉不通则血不流，血不流则髦色不泽③，故其面黑如漆柴者，血先死，壬笃癸死，水胜火也④。

①汪昂曰：心。

②顾观光曰：此下《脉经》有"少阴者心脉也，心者脉之合也"二句，以上下文例之，当有。

③顾观光曰：《难经》二十四难无"毫"字，此衍文当删。下文"面黑如漆柴"则谓面色，非毫色也。《甲乙经》、《脉经》"毫"作"发"，则与足少阴气绝证同，亦误。

④马莳曰：此言心绝之证候死期也。心主脉，又生血，惟心气绝则血脉俱枯，毫色不泽，面色如漆柴然，水所刑也，此则血已先死。水日克火，死可必矣。●张介宾曰：手少阴者，心也。心主血脉，故心脉绝则血先死，其证在毫色不泽而面黑如漆也。心火畏水，故危于壬癸。毫音毛，发也。●李中梓曰：心主血脉，故心绝则血先死，其症在毫色不泽，面黑如漆，水化见也。●张志聪曰：心主血脉，故手少阴气绝，则脉不通，脉随气行者也。脉不通则血不流，血随脉气流行者也。夫心之合脉也，其荣色也。毫者，血气之所生也，故血脉不流，则毫色不泽，面如漆柴。少阴气绝，则血先死。壬笃癸死，心脏之火气灭也。●薛雪曰：手少阴者，心也。心主血脉，故心脉绝则血先死，其症在毫色不泽而面黑如漆也，心火畏水，故危于壬、癸。毫，音毛，发也。●黄元御曰：心主脉，心气绝则血先死。●陈念祖曰：此言心脏之火气灭也。●丹波元简曰：滑注云：心之合脉也，其荣色也，其华在面，其充在血脉。心绝则脉不通，血不流，色泽去也。《甲乙》"毫"作"发"，《说文》：毫，发也。《释名》云：毫，冒也，覆冒头颈也。●章楠曰：心主血脉，心经气绝，故脉不通而血不流，血先死也。

10.16　足太阴气绝者①则脉②不荣肌肉，唇舌者肌肉之本也，脉不荣则肌肉软，肌肉软则舌萎人中满，人中满则唇反，唇反者肉先死，甲笃乙死，木胜土也③。

①汪昂曰：脾。

②汪昂曰：血。

③马莳曰：此言脾绝之证候死期也。脾主肌肉，唇舌为肌肉之本，故脾气不荣，则肌肉软，其舌萎，其人中满，其唇反，斯则肉已先死。木日克土，死可必矣。●张介宾曰：足太阴者，脾也。脾主肌肉，故脾气绝则肉先死，其证在人中满而舌萎唇反也。脾土畏木，故死于甲乙。萎音威，色蔫枯也。●李中梓曰：脾主肌肉，故脾绝则肉先死，其症在舌萎、人中满、唇反也。●张志聪曰：足太阴之气生于脾，脾脏荣而外主肌肉，是以太阴气绝，则脉不荣于肌肉矣。脾开窍于口，主为卫，使之迎粮，故唇舌为肌肉之本，脉不荣则肉萎唇反，太阴之生气绝于外也。甲笃乙死，脾脏之气死于内也。●薛雪曰：足太阴者，脾也。脾主肌肉，故脾气绝则肉先死，其症在人中满而舌萎唇反也。脾土畏木，故死于甲、乙。●黄元御曰：脾主肉，脾气绝则肉先死。●陈念祖曰：此言脾脏之气死于内也。●丹波元简曰：《甲乙》"肌"、"肉"作"口唇"，"唇"、"舌"作"口唇"，无"舌萎"二字，《难经》同。滑注云：脾其华在唇四白，其充在肌，脾绝则肉满唇反也，肉满谓肌肉不滑泽而紧急膜脆也。张云：萎，音威，色蔫枯也。●章楠曰：脾主肌肉，脾经气绝，故肌肉先死也。

10.17　足少阴气绝则骨枯，少阴者冬脉也，伏行而濡骨髓者也，故骨不濡则肉不能著也，骨肉不相亲则肉软却，肉软却故齿长而垢、发无泽，发无泽者骨先死，戊笃己死，土胜水也①。

①马莳曰：此言肾绝之证候死期也。肾主骨，其脉行于冬而濡骨髓，惟肾气绝，则骨枯肉脱，齿槁发焦，其骨已死。土日克水，死可必矣。●张介宾曰：足少阴者，肾也。肾属水，故为冬脉。肾主骨，故肾气绝则骨先死。其证在骨肉不相亲附，则齿长而垢；精髓不能濡润，则发枯无泽也。肾水畏土，故死于戊己。垢音苟。●李中梓曰：肾属水，故为冬脉。肾主骨，故肾绝则骨先死。其症在骨肉不相亲附，则齿长而垢，精枯发无泽也●张志聪曰：足少阴之气主骨，故气绝则骨枯。冬脉者，谓五脏之脉气，合四时而外濡于皮肉筋骨者也。夫溪骨属骨，肉本于骨也，故骨不濡，则肉不能着于骨，而骨肉不相亲矣。骨肉不相亲，则骨气外脱而齿长矣。夫肾主藏精而化血，发者，血之余也，发无泽者，肾脏之精气绝而骨先死矣。●汪昂曰：肾。●薛雪曰：足少阴者，肾也。肾属水，故为冬脉，肾主骨，故肾气绝则骨先死，其症在骨肉不相亲附，则齿长而垢，精髓不能濡润，则发枯无泽也。肾水畏土，故死于戊、己。●黄元御曰：肾主骨，肾气绝则骨先死。●陈念祖曰：此言肾脏气绝也。●丹波元简曰：《难经》"濡"作"温"，下同，"不能着"下有"骨"字，《甲乙》亦有"骨"字，"垢"作"枯"。杨注云：肾主内荣骨髓，故云伏行而温骨髓也。却，结缩也，谓齿龈之肉结缩，而齿渐长而枯燥也。滑注云：肾其荣在发，其充在骨。●章楠曰：肾藏精而主骨，肾败精枯，则经气绝，故骨先死也。

10.18 足厥阴气绝则筋绝①，厥阴者肝脉也，肝者筋之合也，筋者聚于阴气②，而脉络于舌本也，故脉弗荣则筋急，筋急则引舌与卵，故唇青舌卷卵缩则筋先死，庚笃辛死，金胜木也③。

①顾观光曰："筋"下"绝"字误，当依《难经》作"缩"。《脉经》云：则筋缩引卵与舌。

②张介宾曰：当作"器"。●李中梓曰：当作"器"。●汪昂曰：当作"器"。

③马莳曰：此言肝绝之证候死期也。肝之合在筋，其筋下聚于阴器而上络于舌本，故气绝则筋急，引舌与卵，其筋已先死。金日克木，死可必矣。●张介宾曰：肝气绝者筋先死，其证则唇青舌卷而卵缩囊拳也。肝木畏金，故死于庚辛。●李中梓曰：肝绝者筋先死，其症在唇青舌卷而卵缩囊拳也。●张志聪曰：足厥阴之气主筋，故气绝则筋绝矣。厥阴者肝脉，肝者筋之合，谓厥阴之气，合于肝脉，肝脏之气，合于筋也。聚于阴气者，筋气之会于宗筋也。筋聚于阴器而络于舌本，故脉不荣于筋，则筋急而舌卷卵缩矣。厥阴气绝，则筋先死。庚笃辛死，金胜木而肝脏之木气绝也。●薛雪曰：肝气绝者筋先死，其症则唇青舌卷而卵缩囊拳也。肝木畏金，故死于庚、辛。●黄元御曰：肝主筋，肝气绝则筋先死。●陈念祖曰：此言肝脏之气绝也。●丹波元简曰："筋绝"《难经》作"筋缩"，《甲乙》作"筋弛"，据下文"卵缩"，《难经》似是。"阴气"《难经》作"阴器"，诸注并从之，《素问·诊要经终论》王注引本篇亦作"阴器"，知今本误耳。滑注云：肝者筋之合，其华在爪，其充在筋，筋者聚于阴器，而络于舌本，肝绝则筋缩引卵与舌也。王充《论衡》云：甲乙病者，生死之期，当在庚申。●章楠曰：肝藏血而主筋，肝血枯，则经气绝，而筋先死也。

10.19　五阴气俱绝则目系转，转则目运，目运者为志先死，志先死则远一日半死矣①。

①马莳曰：此言手足阴经之绝者，而有病证死期也。五阴者，心肝脾肺肾皆属阴经也。不言心包络经者，以手少阴心经统之耳。目为五脏之精，故五脏绝，则目系转而运，此乃志已先死，所以死在一日半。曰一日半者，盖周五脏之表里，而半日则余之耳。●张介宾曰：五脏之精皆上注于目，故五阴气绝则目转而运，志先死矣。盖志藏于肾，阴之神也，真阴已竭，死在周日间耳。今有病剧而忽尔目无所见者，正阴气竭绝之候。●李中梓曰：五脏之精上注于目，故五阴气绝则目转而运，志先死矣。志藏于肾，真阴已竭，死在周日间耳。●张志聪曰：此总结五脏五行之气，本于先天之水火也。心系上系于目系，目系转者，心气将绝也。火之精为神，水之精为志，神生于精，火生于水，故志死而神先绝，所谓生则俱生，急则俱死也。天一生水，地二生火，一日半者，一二日之间，阴阳水火之气，终于天地始生之数也。●汪昂曰：五阴属五脏。目受五脏之传精。●薛雪曰：五脏之精皆上注于目，故五阴气绝则目转而运，志先死矣。盖志藏于肾，阴之神也。真阴已竭，死在周日间耳。今有病剧而忽尔目无所见者，正阴气竭绝之候。●黄元御曰：五阴，五脏也。●陈念祖曰：一二日之间，阴阳水火之气终于天地始生之数也。●丹波元简曰：张云：五脏之精，皆上注于目，故五阴气绝，则目转而运，志先死矣。盖志藏于肾，阴之神也，真阴已竭，死在周日间耳。今有病剧而忽尔目无所见者，正阴气竭绝之候。●章楠曰：五脏精气聚于目也。

10.20　六阳气绝①，则阴与阳相离，离则腠理发泄，绝汗乃出②，故旦占夕死，夕占旦死③。

①汪昂曰：六腑。

②汪昂曰：如珠不流。

③马莳曰：此言手足阳经之绝者，而有病证死期也。六阳者，胆胃大小肠膀胱三焦也。六阳经气绝，则阴经与阳经相离而不相运，致腠理开泄，绝汗如珠，其死在旦夕间。●张介宾曰：汗本阴精，固于阳气，阳气绝则阴阳相离，而腠理不闭，脱汗乃出，其死在顷刻间也。●李中梓曰：阳气不能卫外而为固，则汗泄。绝汗者，其形如珠，凝而不流，或气喘不休，汗出如洗者是也。●张志聪曰：此言六腑三阳之气终也。《阴阳离合论》曰：未出地者，命曰阴中之阴；已出地者，名曰阴中之阳。盖三阳之气，根于阴而出于阳。是以六阳将绝，则阴与阳相离矣。离则阳气外脱，腠理发泄，绝汗乃出，而阳气终也。三阳者，应天之气，是以旦占夕死，夕占旦死，不能终天运之一周。●尚御公曰：此章与本经《终始》篇、《素问·诊要经终》篇，大义相同。●薛雪曰：汗本阴精，固于阳气，阳气绝则阴阳相离而腠理不闭，脱汗乃出，其死在顷刻间也。●陈念祖曰：此言六府三阳之气终也。●丹波元简曰："绝汗乃出"下《甲乙》有"大如贯珠，转出不流，则气先死矣"十三字、"旦死"下有"此十二经之败也"七字。张云：汗本阴精，固于阳气，阳气绝则阴阳相离，而腠理不闭，脱汗乃出，其死在顷刻间也。

10.21　经脉十二者，伏行分肉之间，深而不见；其常见者，足太阴①过于外踝之上，无所隐故也②。诸脉之浮而常见者，皆络脉也③。六经络手阳明少阳之大络，起于五指间，上合肘中④。饮酒者，卫气先行皮肤，先充络脉，络脉先盛，故卫气已平，营气乃满，而经脉大盛⑤。脉之卒然动者，皆邪气居之，留于本末⑥；不动则热⑦，不坚则陷且空，不与众同⑧，是以知其何脉之动也⑨。雷公曰：何以知经脉之与络脉异也？黄帝曰：经脉者常不可见也，其虚实也以气口⑩知之⑪，脉之见者皆络脉也⑫。

①丹波元简曰：诸本无此三字，唯张本有，当删。●丹波元简曰：《甲乙》"阴"下有"脉"字。张云："足太阴"当作"手太阴"。经脉深而直行，故手足十二经脉，皆伏行分肉之间，不可得见。其有见者，惟手太阴一经，过于手外踝之上，因其骨露皮浅，故不能隐。下文云："经脉者常不可见也，其虚实也，以气口知之。"正谓此耳。此外诸脉，凡浮露于外而可见者，皆络脉也。分肉，言肉中之分理也。马云：脾经之脉，过于外踝之上，与胃脉相通，无所隐焉故耳。简案：今从张注。

②陈念祖曰：此申明十二经脉气血于脉外皮肤之气血，皆生于胃府水谷之精，而各走其道。经脉十二者，六脏六府手足三阴三阳之脉，乃荣血之荣行，伏行与分肉之内，深而不见者也。诸脉之浮而常见者，皆络脉也。支者、横者，为络，络之别者为秒。盖脏府所生之血气精专者，独行于经隧，荣行于十二经脉之中，其出于秒络，皮肤者，别走于经别。经别者，脏府之大络也。盖从大络而出于络脉皮肤下行者，从足太阴之络而出于足胻之街，故其常见者，足太阴过于外踝之上，无所隐故也。●周学海曰："内"原作"外"误。阴脉不行外踝，且内踝上有大青脉直上至膝始渐隐，当即是也。

③杨上善曰：十二经脉及诸络脉：其不见者，谓十一经也；其可见者，谓足太阴经，上行至于踝上，以其皮薄故见也；诸余络脉，皆见者也。●张介宾曰："足太阴"当作"手太阴"。经脉深而直行，故手足十二经脉，皆伏行分肉之间，不可得见。其有见者，惟手太阴一经，过于手外踝之上，因其骨露皮浅，故不能隐。下文云经脉者常不可见也，其虚实也以气口知之，正谓此耳。此外诸脉，凡浮露于外而可见者，皆络脉也。分肉，言肉中之分理也。

④杨上善曰：六阳络中：手阳明络，肺腑之络也；手少阳络，三焦之络也。手阳明大肠之经，起大指次指之间，即大指次指及中指内间，手阳明络起也。手少阳经，起小指次指间，即小指次指及中指外间，手少阳脉起也。故二脉络起五指间也。●张介宾曰：此举手络之最大者，以明视络之法也。手足各有六经，而手六经之络，则惟阳明少阳之络为最大。手阳明之络名偏历，左腕后三寸上侧间，别走太阴；手少阳之络名外关，在臂表腕后二寸两筋间，邪行向内，历阳明、太阴别走厥阴。二络之下行者，阳明出合谷之次，分络于大食二指；少阳出阳池之次，散络于中名小三指，故起于五指间。其上行者，总合于肘中内廉厥阴曲泽之次。凡人手背之露筋者，皆显然可察，俗谓之青筋，此本非筋非脉，即蓄血之大络也。凡浮络之在外者，皆可推此而知耳。●陈念祖曰：上行者，从阳明少阳之络，注于尺肤以上鱼而散于五指，故曰：手阳明、少阴之大络，起于五指间。上合肘中，谓行于皮肤之气血，从手阳明、少阳之大络，散于五指间，复从五指之井，溜于脉中，而与脉中之血气，上合于肘中也。●丹波元简曰：张云：此举手络之最大者，以明视络之法也。手足各有六经，而手六经之络，则惟阳明少阳之络为最大，手阳明之络名偏历，在腕

后三寸上侧间，别走太阴；手少阳之络名外关，在臂表腕后二寸两筋间，斜行向内，历阳明、太阴，别走厥阴二络之下行者，阳明出合谷之次，分络于大食二指，少阳出阳池之次，散络于中名小三指，故起于五指间，其上行者，总合于肘中内廉、厥阴、曲泽之次。凡人手背之露筋者，皆显然可察，俗谓之青筋，此本非筋非脉，即蓄血之大络也。凡浮络之在外者，皆可推此而知耳。

⑤杨上善曰：酒是熟谷之液，入胃先行皮肤，故卫气盛。卫气注入脉中故平，营气满也。营气满于所入之经，则所入经，脉络大盛动也。●张介宾曰：卫气者，水谷之悍气也，其气慓疾滑利，不入于经。酒亦水谷之悍气，其慓疾之性亦然。故饮酒者，必随卫气先达皮肤，先充络脉，络脉先盛，则卫气已平，而后营气满，经脉乃盛矣。平，犹潮平也，即盛满之谓。愚按：脉有经络，经在内，络在外；气有营卫，营在内，卫在外。今饮酒者，其气自内达外，似宜先经而后络，兹乃先络而后经者何也？盖营气者，犹原泉之混混，循行地中，周流不息者也，故曰"营行脉中"。卫气者，犹雨雾之郁蒸，透彻上下，遍及万物者也，故曰"卫行脉外"。是以雨雾之出于地，必先入百川而后归河海；卫气之出于胃，必先充络脉而后达诸经，故《经水》篇以十二经分配十二水。然则经即大地之江河，络犹原野之百川也。此经络营卫之辨。●丹波元简曰：《甲乙》"盛"下有"也"字。张云：卫气者，水谷之悍气也。其气慓疾滑利，不入于经。酒亦水谷之悍气，其慓疾之性亦然。故饮酒者必随卫气，先达皮肤，先充络脉，络脉先盛，则卫气已平，而后营气满，经脉乃盛矣。平，犹潮平也，即盛满之谓。愚按：脉有经络，经在内，络在外；气有营卫，营在内，卫在外。今饮酒者，其气自内达外，似宜先经而后络，兹乃先络而后经者何也？盖营气者，犹源泉之混混，循行地中，周流不息者也，故曰"营行脉中"。卫气者，犹雨雾之郁蒸，透彻上下，遍及万物者也，故曰"卫行脉外"。是以雨雾之出于地，必先入百川而后归河海；卫气之出胃，必先充络脉而后达诸经。故《经水》篇以十二经分配十二水。然则经即大地之江河，络犹原野之百川也。此经络营卫之辨。

⑥杨上善曰：十二经脉有卒然动者，皆是营卫之气将邪气入此脉中，故此脉动也。本末，即是此经本末也。络脉将邪入于卫气，卫气将邪入于此脉本末之中，留而不出，故为动也。酒即邪也。

⑦杨上善曰：若邪在脉中，盛而不动，则当邪居处，蒸而热也。

⑧陈念祖曰：《玉版》篇曰：胃者，水谷气血之海也。海之所行云气者，天下也。胃之所出血气者，经隧也。经隧者，五脏六府之大络也。《缪刺》篇曰：邪客于皮毛，入舍于秒络，流而不去，闭塞不通，不得入于经，流溢于大络，而生奇病也。是血气之行于脉外者，外内出入，各有其道，故复饮酒者，液随卫气而先行皮肤，是以面先赤，而小便独先下。盖先通调四布于外也，津液随卫气先行皮肤，先充络脉，络脉弦盛，卫气已平，荣气乃满，而经脉大盛。此血气之从皮肤而络，络而脉，脉而经，盖从外而内也。如十二经脉之卒然盛者，皆邪气居于脉中也。本末者，谓十二经脉之有本标也。如留于脉而不动，则热不留于脉，则脉不坚，而外陷于肤空矣。此十二经脉之留行，出入不与络脉大络之众同也。

⑨杨上善曰：当邪居处，热邪盛也，必为坚硬。若寒邪盛多，脉陷肉空，与平人不同。以此候之，知十二经中何经之病。【编者按：萧延平注曰："必为坚硬"，"硬"字右傍有"五孟反"三字小注。】●张介宾曰：上文言饮酒者能致经脉之盛，故脉之平素不甚

动而卒然动者，皆邪气居之，留于经脉之本末而然耳。邪气者，即指酒气为言。酒邪在脉，则浮络者虽不动，亦必热也；虽大而不坚，故陷且空也。此浮络与经脉之不同，故可因之以知其动者为何经之脉也。此特举饮酒为言者，正欲见其动与不动，空与不空，而经脉络脉为可辨矣。●丹波元简曰：志云：假邪以分别经脉，与络脉各别，如十二经脉之卒然盛者，皆邪气居于脉中也。本末者，谓十二经脉之有本标也。如留于脉而不动则热，不留于脉则脉不坚，而外陷于肤空矣。此十二经脉之流行出入，不与络脉大络之众同也。是以知何脉之动也。简案：马、张以邪气为酒邪之气，不允。●章楠曰：此言十二经脉伏行分肉之间，深而不可见，惟足太阴过外踝之上者常现，其余浮浅而现者，非经脉，皆络脉也。故凡经脉卒然盛者，皆受邪气，留于本末者，谓一经之本末，皆由络脉通于他经，乃邪气留于络中，则经气不得周行，故脉卒然而盛也。上文十二经皆言是动则病，此正明其动之由。若邪留于经之本末而不动，则发热，热邪耗气，其脉则软而不坚，或下陷且空，与无邪之众脉不同，是以知何脉之动，即知其何经之病也。

⑩丹波元简曰：张云：气口者，手太阴肺经也。肺朝百脉，气口为脉之大会，凡十二经脉，深不可见，而其虚实，惟于气口可知之，因其无所隐也。若其他浮露在外而可见者，皆络脉而非经也。

⑪汪昂曰：十二经脉伏行分肉之间，深而不见，必诊气口寸脉，然后知其虚实。故诊脉者，必以气口为主也。●章楠曰：气口即寸口，如所云"虚者，寸口反小于人迎"之类也。

⑫杨上善曰：经脉不见，若候其虚实，当诊寸口可知之也。络脉横居，五色可见，即目观之，以知虚实也。●马莳曰：此详言经脉不可见，而络脉则可见也。经脉者，如肺经自中府以至少商是也。络脉者，如肺经之列缺，旁行偏历是也。然十二经者，伏行于各经分肉之间，深而不可见，其常见者，仅有脾经之脉，过于外踝之上，与胃脉相通，无所隐焉故耳。凡诸脉之浮而常见者，皆络脉也。又有经络皆盛，其唯饮酒之时，即如手之六经皆有络脉，其手阳明大肠经之络名曰偏历，手少阳三焦之络名曰外关，虽在臂腕之间，然皆起于手之五指，手阳明则起于食指，手少阳则起于无名指，上则合于肘中，唯饮酒时则卫气先行于皮肤，络脉先盛，至卫气已平，营气亦满，而经脉亦大盛。凡经络之脉卒然动者，皆邪气居之。邪气者，酒气也。留于手之本末臂指间，留即上之居义。设脉不动，则其热实不免。若脉不坚，则其人必虚，脉当陷且空也。大抵饮酒之脉，断宜动而且坚，与不饮酒之众人其脉不相同也，是以即饮酒时，便可以知其脉起于何指者，系何脉之动也。及雷公又以经络之异何法知之为问，盖欲于不饮酒时而知之也。帝言经脉之虚实，当诊气口脉以知之，然而隐不可见者，其常也。络脉则其脉常见，不必于气口知之矣。●张介宾曰：气口者，手太阴肺经也。肺朝百脉，气口为脉之大会，凡十二经脉，深不可见，而其虚实，惟于气口可知之，因其无所隐也。若其他浮露在外而可见者，皆络脉而非经也。●张志聪曰：此申明十二经脉之血气，与脉外皮肤之气血，皆生于胃腑水谷之精，而各走其道。经脉十二者，六脏六腑手足三阴三阳之脉，乃荣血之荣行，伏行于分肉之内，深而不见者也。诸脉之浮而常见者，皆络脉也。支而横者为络，络之别者为孙。盖胃腑所生之血气，精专者独行于经隧，荣行于十二经脉之中，其出于孙络皮肤者，别走于经别。经别者，脏腑之大络也。盖从大络而出于络脉皮肤。下行者，从足太阴之络，而出于足胕之街。故其常见者，足太阴过于外踝之上，无所隐故也。上行者，从手阳明少阳之络，注于

尺肤以上鱼，而散于五指。故曰：手阳明少阳之大络，起于五指间，上合肘中。谓行于皮肤之气血，从手阳明少阳之大络，散于五指间，复从五指之井，溜于脉中，而与脉中之血气，上合于肘中也。夫阴阳六气，主于肤表。经云：太阴为之行气于三阴。阳明者，表也，亦为之行气于三阳。盖手太阴主气而外主皮毛，手阳明为太阴之合，故亦为之行气于肤表也。手少阳主气，为厥阴包络之腑，心主包络，主行血于脉中，少阳主行血于脉外，是以手阳明少阳之大络，主行胃腑所出之血气，而注于络脉皮肤之间。《玉版》篇曰：胃者，水谷血气之海也。海之所行云气者，天下也；胃之所出血气者，经隧也。经隧者，五脏六腑之大络也。《缪刺》篇曰：邪客于皮毛，入舍于孙络，留而不去，闭塞不通，不得入于经，流溢于大络，而生奇病也。是血气之行于脉外者，外内出入，各有其道，故复引饮酒者以证明之。夫酒者，水谷之悍液。卫者，水谷之悍气。故饮酒者，液随卫气而先行皮肤，是以面先赤，而小便独先下，盖先通调四布于外也。津液随卫气先行皮肤，先充络脉，络脉先盛，卫气已平，荣气乃满，而经脉大盛，此血气之从皮肤而络，络而脉，脉而经，盖从外而内也。如十二经脉之卒然盛者，皆邪气居于脉中也。本末者，谓十二经脉之有本标也。如留于脉而不动则热，不留于脉，则脉不坚而外陷于肤空矣。此十二经脉之流行出入，不与络脉大络之众同也。是以知何脉之动也，以气口知之。气口者，手太阴之两脉口也。此言荣血之行于十二经脉中者，乃伏行之经脉，以手太阴之气口知之，血气之行于皮肤而见于络脉者，候见于人迎气口也。此节凡四转，盖以申明十二经脉之血气，与皮肤之气血，各有出入之道路。再按：十二经脉之始于手太阴肺，终于足厥阴肝，周而复始者，乃荣血之行于脉中也。十二经脉之皆出于井，溜于荣，行于经，入于合者，乃皮肤之气血，溜于脉中，而与经脉之血气，合于肘膝之间。本篇之所谓六经脉，手阳明少阳之大络起于五指间，上合肘中者是也。本经《痈疽》篇曰：余闻肠胃受谷，上焦出气，以温分肉而养骨节，通腠理。中焦出气如露，上注溪谷，而渗孙脉，津液和调，变化而赤为血。血和则孙脉先满溢，乃注于络脉皆盈，乃注二经脉，阴阳已张，因息乃行。行有经纪，周有道理，与天合同，不得休止。此水谷所生之津液，随三焦出气，以温肌肉，渗于孙络，化赤为血，而溢于经脉。本篇之所谓饮酒者，卫气先行皮肤，先充络脉，络脉先盛，卫气已平，荣血乃满，而经脉大盛是也。是脉外之气血，一从经隧而出于孙络皮肤，一随三焦出气以温肌肉，变化而赤，是所出之道路有两歧也。其入于经也，一从指井而溜于经荣，一从皮肤而入于络脉，是所入之道路有两歧也。其经脉之血气，行于脉外，从本标而出于气街。本篇之所谓留于本末，不动则热，不坚则陷且空，不与众同是也。此血气出入之道路，合于天地阴阳。五运六气，乃本经之大关目，故不厌烦赘而详言之，学者亦不可不用心参究者也。夫血气之从经隧而出于孙络皮肤者，海之所以行云气于天下也。随三焦出气以温肌肉者，应司天在泉，水随气而运行于肤表也。肤表之气血，入于脉中，应天运于地之外，而复通贯于地中。经脉之血气，行于皮肤之外，犹地之百川，流注于泉下，而复运行于天表也。此天地上下升降外内出入之相通也。人合天地阴阳之道，运行不息，可以与天地相参，如升降息则气立孤危，出入废则神机化灭矣。●《集注》眉批：此节启发十五大络之总论。又：饮入于胃，由脾气散精于皮毛，故足太阴之脉浮见于外也。又：过于外踝者，别走阳明而出，如足少阴之下出于气街，别走太阳而出。又：津液随三焦出气，外注于溪谷，化赤为血，故主于手少阳。又：津液随三焦出气，以温肌肉、充皮肤，故独提手阳明、少阳之络，盖胃腑所出之血气，虽从脏腑之大络而出于络脉皮肤，然由足太阴、手阳明、少阳之转输，故独提此三经之脉络也。假邪以分别经脉与络脉各别。又：气口，概寸关尺之三部。人迎、气口，两寸口也。又：《示从容论》曰：怯然少气者，是水道不行，形气消索也。●汪昂曰：络脉如肺列缺，大肠偏历之类，其脉常动，不必于气口知之。●黄元御曰：手太阴过于外踝之上，即寸口也。六经络脉，手阳明少阳之大络，起于五指间，上合于肘中（手阳明之络，名偏历，分络于大指、食指，出合谷之次，别走太阴，手少阳之络，名外关，散络于中指、名指、小指，出阳池之次，别走厥阴，是起于五指间也，即手背之青筋外露也。二脉上行，总于肘中，厥阴经曲泽之次相合。）饮酒者，酒气慓悍，直走卫气，卫气先行皮肤，先充络脉，络脉先盛。故卫气已平（盛极而平），然后内灌于经，营气乃满，而经脉大盛。凡脉之卒然动者，皆邪气居之，留于经络之本末，不动则热，不坚则陷且空，不与众同，是以知其何脉之动也。●陈念祖曰：是以知何脉之动也，以气口知之。气口者，手太阴之两脉口也。此言荣血之行于十二经脉中者，乃伏行之经脉，以手太阴之气口知之。血气之行于皮肤而见于络脉者，侯见于人迎气口也。此节凡四转，盖以申明十二经脉之血气，于皮肤之气血各有出入之道路。

10.22 雷公曰：细子无以明其然也①。黄帝曰：诸络脉皆不能经大节之间，必行绝道而出，入复合于皮中，其会皆见于外②。故诸刺络脉者，必刺其结上，甚血者虽无结，急取之以泻其邪而出其血，留之发为痹也③。凡诊络脉，脉色青则寒且痛，赤则有热。胃中寒，手鱼之络多青矣④；胃中有热，鱼际络赤⑤；其暴黑者，留久痹也；其有赤有黑有青者，寒热⑥气也；其青短者，少气也⑦。凡刺寒热者皆多血络，必间日而一取之，血尽而止，乃调其虚实⑧；其小而短者少气⑨，甚者泻之则闷，闷甚则仆不得言，闷则急坐之也⑩。

①杨上善曰：细子，谦称也。经脉诊气口可知虚实，犹未明其络脉见之然也。

②杨上善曰：大节，谓四支十二大节等也。凡络脉之行，至大节间止，缘于络道出节至外，入于皮中，与余络合，见于皮。绝，止也。●张介宾曰：大节，大关节也。绝道，间道也。凡经脉所行，必由谿谷大节之间。络脉所行，乃不经大节，而于经脉不到之处，出入联络以为流通之用。然络有大小，大者曰大络、小者曰孙络。大络犹木之干，行有出入；孙络犹木之枝，散于肤腠，故其会皆见于外。●丹波元简曰：张云：大节，大关节也。绝道，间道也。凡经脉所行，必由溪谷、大节之间。络脉所行，乃不经大节，而于经脉不到之处，出入联络，以为流通之用。然络有大小，大者曰大络、小者曰孙络。大络犹木之干，行有出入；孙络犹木之枝，散于肤腠，故其会皆见于外。志云：绝道者，别道也。●章楠曰：行绝道出入者，经脉尽处，即由络脉连贯他经，出此入彼。阳经之络，由阳注阴；阴经之络，由阴注阳。如是十二经循环，复会合于皮中卫分浅处，而现于外。故营卫腑脏，表里浅深，其气血通贯流行，则无病矣。

③杨上善曰：此言疗络所在也。结，谓聚也。邪客于络，有血聚处，可刺去之。虽无聚处，观于络脉血盛之处，即有邪居，可刺去之，恐其邪气停留，发为痹病也。●张介宾曰：凡刺络脉者，必刺其结上，此以血之所聚，其结粗突倍常，是为结上，即当刺处也。苦血聚已甚，虽无结络，亦必急取之以去其邪血，否则发为痹痛之病。今西北之俗，但遇

风寒痛痹等疾,即以绳带紧束上臂,令手肘青筋胀突,乃用磁锋于肘中曲泽穴次,合络结上,砭取其血,谓之放寒,即此节之遗法,勿谓其无所据也。●黄元御曰:大节,大关节也。经脉必由大节而行,络脉不能经大节之间,必行经脉之绝道而出入,(绝道,经脉不行之处。)周络一身,复合于皮肤之中,其所会合,皆见于外也。故诸刺络脉者,必刺其结上盛血者。虽无结,亦急取之,以泻其邪而出其血,留之则发为痹病也。●陈念祖曰:此复申明上文之义。盖假病刺以证血气之生始出入,当先度其骨节大小,广狭,而脉度定矣。盖十二经脉皆循于骨节间,而为长短之度,其络脉皆不经大节之间,必行绝道而出入。绝道者,别道也。盖胃府所出之血气,行于经别者,从经别而出于络脉,复合于皮中。其血气色脉之会合,皆见于外,故刺诸经脉者,必刺其结上,甚血者虽无结,急取之以泻其邪,而出其血;留之发为痹也。《经》云:"病在阴者名为痹。"盖皮肤络脉之邪,留而不泻,则入于分肉、筋骨之间,而为痹;于邪居经脉之中,留于本末不动,则热之不同也。●丹波元简曰:张云:凡刺络脉者,必刺其结上,此以血之所聚,其结粗突倍常,是为结上,即当刺处也。若血聚已甚,虽无结络,亦必急取之,以去其邪血,否则发为痹痛之病。今西北之俗,但遇风寒痛痹等疾,即以绳带紧束上臂,令手肘青筋胀突,乃用磁锋于肘中曲泽穴,次合络结上。砭取其血,谓之放寒,即此节之遗法,勿谓其无所据也。

④汪昂曰:手大指下肉高起者为鱼。

⑤汪昂曰:鱼际亦肺经穴。

⑥杨上善曰:此言诊络虚实法也。络色有三,青、赤、黑也。但青有寒,但赤有热,但黑有痹,三色具者即有寒热也。色之候者,青赤二色候胃中也。皆候鱼络胃者,手阳明脉与太阴合,太阴之脉循胃口至鱼,故候太阴之络,知胃寒热。胃中有痹,亦可候鱼,若邪客处久留成痹,即便诊之。

⑦杨上善曰:青色主寒,而短小者,即寒气少也。●张介宾曰:诊,视也。此诊络脉之色可以察病,而手鱼之络尤为显浅易见也。寒则气血凝涩,凝涩则青黑,故青则寒且痛。热则气血淖泽,淖泽则黄赤,故赤则有热。手鱼者,大指本节间之丰肉也。鱼虽手太阴之部,而胃气至于手太阴,故可以候胃气。五色之病,惟黑为甚,其暴黑者,以痹之留久而致也。其赤黑青色不常者,寒热气之往来也。其青而短者,青为阴胜,短为阳不足,故为少气也。●丹波元简曰:"手鱼"之下《甲乙》有"际"字、"留久痹"作"久留痹"。张云:诊,视也。此诊络脉之色,可以察病,而手鱼之络,尤为显浅易见也。寒则气血凝涩,凝涩则青黑,故青则寒且痛。热则气血淖泽,淖泽则黄赤,故赤则有热。手鱼者,大指本节间之丰肉也。鱼虽手太阴之部,而胃气至于手太阴,故可以候胃气。五色之病,惟黑为甚,其暴黑者,以痹之留久而致也。其赤黑青色不常者,寒热气之往来也。其青而短者,青为阴胜,短为阳不足,故为少气也。简案:《汉·艺文志》师古注云:诊,视验,谓视其脉及色候也。

⑧杨上善曰:此言刺络脉法也。寒热,胃中寒热也,以胃气故青赤,络脉血乃多者也。欲为多日刺之,故间日取,得平乃止也。●张介宾曰:凡邪气客于皮毛,未入于经而为寒热者,其病在血络,故当间日一取以去其血。血尽则邪尽,邪尽则止针,而后因其虚实以调治之也。邪自皮毛而入,极于五脏之次,义详针刺类三十。

⑨顾观光曰:马本"小"作"青",与上文合。

⑩杨上善曰:阴络小而短者,则阴气少,故甚泻□蹾倒;坐而屈之即脉满,故醒而能

言也。亦可阴阳络皆短小，即二气俱少，泻之仆也。仆，踣也。【编者按：萧延平注曰："踣"上原缺一字，袁刻作"则"。】●马莳曰：此言刺络脉者必出其血，诊络脉者必别其色也。凡诸络脉，皆不能经历于大节之间，一如经脉之行也，必行于阻绝之道而出入之，复合于皮中，如肺经列缺为络，别行于大肠经之偏历，直行似阻，而旁行之也。其所会处皆见于外，故诸经刺络脉者，必即其络脉之上结而甚有血者以刺之，其间虽然有结，亦当急取之，以泻其邪，而出其血。若将此血留之，必发之而为痹疾，所以不可留也。然欲诊络脉，有色可据，某经络脉之色青者，则寒且痛。某经络脉之色赤者，内必有热。若胃中有寒，则鱼际之络多青；若胃中有热，则鱼际之络多赤；若手鱼之络暴黑，则留之必为久痹。故上文曰：当泻其邪而出其血也。若鱼际之脉赤黑青之兼见者，必为寒热气；若鱼际之脉青而且短者，必正气之衰少。但此寒热气者，理当刺之。刺之者，以其血络之多故也。必间日而一取之，候其血尽而止针，随即调其虚实，虚则补而实则泻也。至于色青而短，为元气衰少者，病势若甚，切不可泻，泻之则必闷，闷甚则必仆，须于初闷时不得言语，急静坐之，即可以不至于仆矣。●张介宾曰：视其络脉之小而短者，气少故也，不可刺之。虚甚而泻，其气重虚，必致昏闷，甚则运仆暴脱不能出言，急扶坐之，使得气转以渐而苏。若偃卧则气滞，恐致不救也。●张志聪曰：此复申明上文之义，盖假病刺以证血气之生始出入。下经曰：先度其骨节大小广狭，而脉度定矣。盖十二经脉，皆循于骨节间而为长短之度，其络脉皆不能经大节之间，必行绝道而出入。绝道者，别道也。盖胃腑所出之血气，行于经别者，从经别而出于络脉，复合于皮中，其血气色脉之会合，皆见于外。故刺诸络脉者，必刺其结上。甚血者，虽无结，急取之，以泻其邪，而出其血，留之发为痹也。经云：病在阴者名为痹。盖皮肤络脉之邪，留而不泻，则入于分肉筋骨之间而为痹，与邪居经脉之中，留于本末，不动则热之不同也。诊，视也。凡诊络脉，脉色青则寒，赤则有热，盖浮络之血气，皆见于皮之部也。胃中寒，手鱼之络多青；胃中热，鱼际络赤。盖皮络之气血，本于胃腑所生，从手阳明少阳，注于尺肤而上鱼也。气者，三阴三阳之气。胃腑之所生也少气甚者，泻之则闷，气益虚而不能行于外也。闷甚则仆不能言者，谓阴阳六气，生于胃腑水谷之精，而本于先天之水火也。少阴之气厥于下，则仆而不得言，故闷则急坐之，以启少阴之气，即如上文之缓带被发、大杖重履而步之一法也。●高士宗曰：上节以十二经脉，分别卫气血气之行于皮肤络脉。此节单论皮肤络脉，以复申明上文之义。●黄载华曰：冲脉任脉，皆起于胞中，上循背里，为经络之海；其浮而外者，循腹右上行，会于咽喉，别而络唇口。血气盛，则充肤热肉；血独盛，则澹渗皮肤，生毫毛。是脉外之气血，又从冲脉而散于皮毛。故曰：复合于皮中，其会皆见于外。谓经别所出之血气，与冲脉所出之血气，会合于皮中，当知皮肤血气所出之道有三径也。●《集注》眉批：一出于大络，一出于气街，一出于冲脉。●黄元御曰：皆多血络，皆多蓄血之络也。●陈念祖曰：诊，视也。凡诊络脉，脉色青则寒，赤则有热。盖浮络之血气，皆见于皮之部也。胃中寒，手鱼际之络多青；胃中热，鱼际络赤。盖皮络之血气，本于胃府所生，从手阳明、少阳注于尺肤而上鱼也。气者、三阴三阳之气，胃府所生也。少气甚者，泻之则闷，气血虚而不能行于外也。闷甚则仆。不能言者，为阴阳六气生于胃府水谷之精，而本于先天之水火也。少阴之气厥于下，则仆不能言，故闷则急坐之，以启少阴之气也。●丹波元简曰：楼、马、志"小"作"青"。张云：视其络脉之小而短者，气少故也，不可刺之。虚甚而泻其气，重虚必致昏闷，甚则运仆暴脱，不能出言，急扶坐之，使得气转，以渐而苏。若偃卧则气滞，恐致不救也。简案：此即后世所谓针晕也。《金针赋》云：其或晕针者，神气虚也，以针补之，以袖掩之，口鼻气回，热汤与之，略停少顷，依前再施，诸注不及之者何。

10.23 手太阴之别，名曰列缺①。起于腕上分间②，并太阴之经直入掌中，散入于鱼际③。其病实则手锐掌热；虚则欠㰦，小便遗数，取之去腕半寸④，别走阳明也⑤。

①杨上善曰：十二正经，有八奇经，合二十脉，名为之经。二十脉中，十二经脉督脉及任脉冲脉，有十四经，各别出一脉，有十四脉，脾脏复出一脉，合有十五脉，名为大络。任冲及脾所出，散络而已；余十三络，从经而出，行散络已，别走余经，以为交通。从十五络，别出小络，名为孙络。任冲二脉虽别，同称一络，名曰尾翳，似不别也。别于太阴□经，故曰别也，余皆仿之。此别走络，分别大经，所以称缺。此穴列于缺减大经之处，故曰列缺也。【编者按：萧延平注曰："别于太阴"下原缺一字，袁刻作"一"。】

②杨上善曰：掖下分间，即手太阴经也。

③张介宾曰：此下即十五络穴也。不曰络而曰别者，以本经由此穴而别走邻经也。手太阴之络名列缺，在腕后一寸五分，上侧分肉间，太阴自此别走阳明者。其太阴本经之脉，由此直入掌中，散于鱼际也。人或有寸关尺三部脉不见，自列缺至阳溪见者，俗谓之反关脉，此经脉虚而络脉满，《千金翼》谓阳脉逆，反大于气口三倍者是也。●薛雪曰：此下即十五络穴也。不曰络而曰别者，以本经由此穴而别走邻经也。手太阴之络名列缺，在腕后一寸五分上侧分肉间，太阴自此别走阳明者。其太阴本经之脉，由此直入掌中，散于鱼际也。人或有寸关尺三部脉不见，自列缺至阳溪见者，俗谓之反关脉，此经脉虚而络脉满，《千金翼》谓阳脉逆，反大于气口三倍者是也。●丹波元简曰：马云：此下十二节，详言十二络穴，而此先以肺经言之也。夫不曰络而曰别者，以此穴由本经而别走邻经也。手太阴肺经之别穴，名曰列缺（去腕侧上一寸半），起于腕上分肉之间，并本经太阴之经，入手阳明大肠经，以直入掌中，而散入于鱼际。张云：人或有寸关尺三部脉不见，自列缺至阳溪见者，俗谓之反关脉，此经脉虚而络脉满，《千金翼》谓阳脉逆，反大于气口三倍者是也。

④顾观光曰：《甲乙经》作"一寸"，亦误。当依《脉经》作"一寸半"。

⑤杨上善曰：并，薄浪反。络入鱼际，别走阳明经也，阳明与太阴合也，余皆仿此。●马莳曰：（腕，音碗。㰦，呿同。数，音朔。"去腕半寸"当作"寸半"。）此下十二节，详言十二络穴，而此先以肺经言之也。夫不曰络而曰别者，以此穴由本经而别走邻经也。手太阴肺经之别穴，名曰列缺，（去腕侧上一寸半。针二分，留三呼，泻五吸，灸三壮。）起于腕上分肉之间，并本经太阴之经，入手阳明大肠经，以直入掌中，而散入于鱼际。其病如邪气盛而实，则手之锐掌当热。如正气衰而虚，则小便必遗而且数呿之。凡取此穴者，必觅之去手腕寸半间，（即列缺穴。）乃别走阳明之穴，正以肺与大肠为表里也。●张介宾曰：掌后高骨为手锐骨。实为邪热有余，故手锐掌热。欠㰦，张口伸腰也。虚因肺气不足，故为欠㰦及小便遗而且数。《通俗文》曰：体倦则伸，志倦则㰦也。治此者取列缺，谓实可泻之，虚可补之。后诸经皆准此。半寸当作寸半。此太阴之络别走阳明，而阳明之络曰偏历，亦入太阴，以其相为表里，故互为注络以相通也。他经皆然。㰦音去。

●张志聪曰：(欬咁同。数叶朔。) 经别者，五脏六腑之大络也。别者，谓十二经脉之外，别有经络，阳络之走于阴，阴络之走于阳，与经脉缪处，而各走其道，即《缪刺》篇之所谓大络者。左注右，右注左，与经相干，而布于四末，不入于经俞，与经脉缪处者是也。《玉版》论之所谓胃者，水谷血气之海也。海之所行云气者，天下也；胃之所出血气者，经隧也。经隧者，五脏六腑之大络也。盖胃腑所生之血气，其精专者独行于经隧，从手太阴肺脉，而终于足厥阴肝经，此荣血之循行于十二经脉之中，一脉流通，环转不息者也。其血气之四布于皮肤者，从脏腑之别络而出，虽与经相干，与经并行，而各走其道，出于孙络，散于皮肤。故手太阴之经，别曰列缺；手少阴之经，别曰通里；足太阳曰飞扬；足少阳曰光明。与手足之井荥俞经合穴不相干也。曰太阴少阴，曰太阳少阳，与脏腑之经脉各缪处也。此胃腑之血气，四布于肤表之阳分者，从大络而出于孙络皮肤，从络脉而阴走于阳，阳走于阴，如江河之外，别有江河，江可通于河，河可通于江，与经脉之荣血，一以贯通者不相同也。故手太阴之别，名曰列缺，起于腕上分间。分间者，谓手太阴之经脉，与经别之于此间而相分也。并太阴之经者，并太阴之经脉而行也。散入于鱼际，谓入鱼际而散于皮肤，即上文之所谓诸络脉必行绝道而出入，复合于皮中，其会见于外也。实则手锐掌热，气盛于外也；虚则欠欬，小便遗数，气虚于内也。盖肤表之血气，由脏腑经隧之所生也。当取之去腕半寸，即列缺穴间。别走阳明者，阴络之从此而别走于阳也。●尚御公曰：此篇病证，与《缪刺》篇之不同。《缪刺》篇论邪客于皮肤孙络，溜于大络而生奇病，病从外而内也。此篇论本气之虚实，病从内而外也。故曰：诸络脉必行绝道而出入。●朱济公曰：如手太阴之列缺，手阳明之偏历，虽非井荥俞经，然亦系经脉之穴。盖经别之各走其道，布于四末，与经相干，于列缺通里诸经之间，复别而上行，并经而入掌，散于络脉，而合于皮中者也。●张玉师曰：《皮部论》云：欲知皮部，以经脉为纪。阳明之阳，名曰害蜚，视其上下有浮络者，皆阳明之络也；少阳之阳，名曰枢持；少阴之阴，名曰枢儒。凡十二经络脉者，皮之部也。是皮部之络脉，虽以经脉为纪，并循于十二经脉之部，然从大络而出，别走其道，与经脉缪处，故有害蜚、枢持之别名。同学之士，当于《灵》、《素》二经，细心合参，其义始得。●薛雪曰：掌后高骨为手锐骨。实为邪热有余，故手锐掌热。欠欬，张口伸腰也。虚因肺气不足，故为欠欬及小便遗而且数。体倦则呻，志倦则欬也。治此者取列缺，实可泻之，虚可补之。诸经准此。半寸，当作寸半，此太阴之络，别走阳明，而阳明之络曰偏历，亦入太阴，以其相为表里，故互为注络以相通也。他经皆然。欬，音去。●黄元御曰：列缺，穴名，在经渠后，手太阴自此别走阳明。并太阴之经，太阴之正经也。手阳明起于手指，故实则手锐掌热（锐掌，掌之尽处。）欠欬，伸腰开口，以舒郁闷也。取之去腕半寸，别走阳明之灾，即列缺也。●丹波元简曰："甚"诸本作"实"，依下节文例，当改作"实"。《甲乙》"锐"下有"骨"字，"半寸"作"一寸"。马云：欬，咁同。"去腕半寸"当作"寸半"。张云：掌后高骨为手锐骨。欠欬，张口伸腰也。《通俗》文曰：体倦则伸，志倦则欬也。治此者取列缺，谓实可泻之，虚可补之，后诸经皆准此，"半寸"当作"寸半"，此太阴之络，别走阳明，而阳明之络曰偏历，亦入太阴，以其相为表里，故互为注络以相通也，他经皆然。简案：《正脉》本音注：欬，音去，开口也。《藏经音义》引《桂苑珠丛》云：引气而张口曰欠欬。●章楠曰：此明手太阴肺经之络脉也。称别者，谓本经元气自此处分别，流注他经也。以下皆同。其络名列缺，起于腕上分间，并太阴之经气而行，直入掌中，散入于鱼际，盖经脉止于鱼际，络脉入于掌中。故其病实则手掌热，谓受邪也；病虚则欠㰦，谓气少不足以息也，故小便或自遗，或短数，皆气不能敷布收摄也。别走阳明者，言手太阴经气自此别行手阳明大肠经也。取之者，取去腕寸半之列缺穴以针之也。

10.24　手少阴之别，名曰通里，去腕一寸半①，别而上行，循经入于心中，系舌本，属目系②。其实则支膈③，虚则不能言。取之掌后一寸，别走太阳也④。

①顾观光曰：《圣济总录》无"半"字，与下文合。
②丹波元简曰：马云："去腕一寸半"，其"半"字衍，观下掌后一寸可见。此言心经之络穴也。通里穴为络，去腕一寸，别而上行，循本经入于心中，系舌本，属目系。
③丹波元简曰：马云：膈间若有所支而不畅也。
④杨上善曰：里，居处也。此穴乃是手少阴脉气别通，为络居处，故曰通里也。支，揸也。少阴脉起心中，故实则揸膈而间之，虚则不能言也。●马莳曰：（"去腕一寸半"，其"半"字衍，观下掌后一寸可见。）此言心经之络穴也。通里穴为络，去腕一寸，（针三分，灸三壮。）别而上行，循本经入于心中，系舌本，属目系。其邪气有余而实，则膈间若有所支而不畅。正气不足而虚，则不能言，以言为心之声也。取此穴者，当觅之掌后一寸，乃别走太阳小肠经之人，（即通里穴。）正以心与小肠为表里也。●张介宾曰：手少阴之络名通里，在腕后一寸陷中。别走手太阳者也。此经入心下膈，故邪实则支膈，谓膈间若有所支而不畅也。其支者上系舌本。故虚则不能言。当取通里，或补或泻以治之也。●张志聪曰：手少阴之别络，与经相干，名曰通里之间，去腕一寸半，别经而上行，循经入于心中，系舌本，属目系。其气实，膈间若有所支而不畅；虚则不能言。盖心主言，而经别络舌本也。掌后一寸，乃别走于太阳之络脉处，故取阴阳分行之处而刺之。按：心脉上侠咽，系目系，经别系舌本，属目系，盖经别并经而行也。●薛雪曰：手少阴之络名通里，在腕后一寸陷中，别走手太阳者也。此经入心下膈，故邪实则支膈，谓膈间若有所支而不畅也。其支者上系舌本，故虚则不能言，当取通里以治之也。●黄元御曰：通里，穴名，在阴郄后，手少阴自此别走手太阳。支膈，膈上偏支作满，金被火刑，肺气不降也。不能言，心主言也（《难经》：肺主声，入心为言。）掌后一寸，别走太阳，即通里也。●章楠曰：此明手少阴心经之络脉也。实者谓邪实，则心下支满也；心气虚，不能转舌，故不能言。掌后一寸，即通里穴也。心经之气，自此而别走手太阳小肠经也。

10.25　手心主之别，名曰内关①，去腕二寸，出于两筋之间②，循经以上系于心，包络心系③。实则心痛，虚则为头强④。取之两筋间也⑤。

①杨上善曰：手心主至此太阴、少阴之内，起于别络，内通心包，入于少阳，故曰内关也。
②杨上善曰：检《明堂经》两筋间下，有"别走少阳"之言，此经无者，当是脱也。
③丹波元简曰：马云：此言心包络经之络穴也。夫手厥阴心包络经，而谓之手心主者，以其代心经以行事也。（本经《邪客》篇云：心者，五脏六腑之大主，……，诸邪之

在心者，皆在心之包络，包络者，心主之脉也，……，皆如手少阴心主之脉行也。）其别名曰内关，去手腕上兼二寸之两筋间，循本经以上，系于心包络。如心系间邪气盛而实，则心必痛。简案：张本心系下句，据前后文例，张注为是。

④●丹波元简曰：《甲乙》作"烦心"。张云：此经系心包络心系，又出耳后，合少阳完骨之下。故邪实则心痛，虚则头强不利也。志云：此不曰别走少阳，或简脱也。顾观光曰：《圣济总录》"头"作"烦"，无"强"字。

⑤马莳曰：此言心包络经之络穴也。夫手厥阴心包络经，而谓之手心主者，以其代心经以行事也。（本经《邪客》篇云：心者，五脏六腑之大主，诸邪之在心者，皆在心之包络。）包络者，心主之脉也，皆如手少阴心主之脉行也。其别名曰内关，去手腕上廉二寸之两筋间，循本经以上系于心包络。如心系间邪气盛而实，则心必痛。正气衰而虚，则头必强。取此穴者，觅之两筋间耳。●张介宾曰：手厥阴之络名内关，在掌后去腕二寸两筋间，别走手少阳者也。此经系心包，络心系，又去耳后，合少阳完骨之下。故邪实则心痛，虚则头强不利也。皆取内关以治之。●张志聪曰：手心主之别络，与经相干于内关之间，去腕二寸，别经脉而出于两筋之内，循经并行，上系于心包络。心系实则心痛，心系与包络之相通也；虚则为头强。盖包络主行血脉，脉气虚，故头强也。按：十二经别，皆阳走阴而阴走阳，此不曰别走少阳，或简脱也。●薛雪曰：手厥阴之络名内关，在掌后去腕二寸两筋间，别走手少阳者也。此经系心包，络心系，又出耳后，合少阳完骨之下，故邪实则心痛，虚则头强不利也。皆取内关以治之。●黄元御曰：内关，穴名，手心主自此别走手少阳。取之两筋间，即内关也。●章楠曰：心包络一名手心主，代心用事，故名臣使之官，是卫护心脏者，故凡受邪，皆受于包络。实则心痛者，其络脉受邪也，若心脏受邪，名真心痛，顷刻而死，不能救治也；虚则头强者，络为卫阳所行之地，络虚，阳气不能上升合于督脉也。

10.26　手太阳之别，名曰支正①，上腕五寸，内注少阴；其别者，上走肘，络肩髃②。实则节弛肘废③，虚则生疣④，小者如指痂疥⑤，取之所别⑥也⑦。

①杨上善曰：正，正经也。支，络脉也。太阳正经之上，支别此络，走向少阴，故曰支正也。

②丹波元简曰：马云：此言小肠经之络穴也。支正，上手腕外廉五寸，内注于手少阴心经，以心于小肠为表里也。

③丹波元简曰：《甲乙》"节"作"筋"。张云：脉络壅滞，而节弛肘废。志云：手太阳小肠主液，实则津液留滞，不能淖泽与骨，是以节弛肘废。

④丹波元简曰：马云：《海篇》释为赘，盖赘留之类。张云：疣，音尤，赘也，瘤也。简案：疣，与瘤自别。《巢源·疣目候》云：疣目者，人手足边忽生如豆，粗强于肉。楼氏《纲目》云：疣，俗称鸡眼子。《藏经音义》：疣、疣同。埤苍云：皮上结也。《庄子》云：附赘悬疣，或作默。今俗谓之侯。志云：即皱痤之类。误也。

⑤丹波元简曰：马云：小者为指间痂疥之类。张同。简案：此谓疣之多生，如指间痂疥之状，马、张以为痂疥，误也。

⑥杨上善曰：施，纵缓也。疣，音尤，疽也，又赘也，皮外小结也。疽，音目。痂，

假瑕反，疮甲也。疥，公薤反。

⑦马莳曰：（髃，音偶。肬，音尤。痂，音加。疥，音介。）此言小肠经之络穴也。支正，上手腕外廉五寸，（针三分，灸三壮。）内注于手少阴心经，以心与小肠为表里也。其别行者，上走于肘，络手阳明大肠经之肩髃穴。如邪气有余而实，则节弛而肘废。正气不足而虚，则大者为肬，（《海篇》释为赘，盖赘瘤之类。）小者为指间痂疥之类。凡此疾者，取此别穴而已。●张介宾曰：手太阳之络名支正，在腕后五寸，走臂内侧，注手少阴者也。此经走肘络肩，故邪实则脉络壅滞而节弛肘废，正虚则血气不行，大则为肬，小则为指间痂疥之类。取之所别，即支正也。肬音尤，赘也。瘤也。●张志聪曰：（髃音偶。肬音尤。）上腕五寸，乃手太阳经之支正。太阳之经别，布于四末，与经相干，名曰支正之间，内注于手少阴之别络；其别行者上走肘，络肩髃。手太阳小肠主液，实则津液留滞，不能淖泽于骨，是以节弛肘废。《三因》曰：气虚不行则生肬，小者如指上之痂疥，即皶痤之类，气郁之所生也。●薛雪曰：手太阳之络名支正，在腕后五寸，走臂内侧，注手少阴者也。此经走肘络肩，故邪实则脉络壅滞而节弛肘废，正虚则血气不行，大则为肬，小则为指间痂疥之类，取之所别，即支正也。肬，音尤，赘瘤也。●黄元御曰：肬，音尤。支正，穴名，手太阳自此别走手少阴。肬，赘瘤也。小者如指痂疥，如指上所生之疥粒也。

10.27 手阳明之别，名曰偏历①，去腕三寸，别入太阴；其别者，上循臂，乘肩髃，上曲颊偏齿；其别者，入耳合于宗脉②。实则龋聋③，虚则齿寒痹隔④，取之所别也⑤。

①杨上善曰：手阳明经上，偏出此络，经历手臂，别走太阴，故曰偏历也。

②丹波元简曰：马云：此言大肠经之络穴也。偏历，去手腕后三寸，别走入于手太阴肺经。其支别者，上循臂之温溜、下廉、上廉、三里、曲池，以乘肩髃，上曲颊，入上齿缝中。又其支别者，入耳合于宗脉。（玩各节，皆腑合于脏，脏合于腑，则此宗脉宜是肺经之大脉，犹言大气为宗气也。本经《口问》篇有云：目者，宗脉之所聚。）张云：按本经筋脉皆无入耳上目之文，惟此别络有之。宗脉者，脉聚于耳目之间者也。"偏齿"之偏，马本作"遍"，志同。简案：此盖谓本经偏止于曲颊之处，而非言遍循上下齿也，马本恐非。

③丹波元简曰：《甲乙》作"龋齿耳聋"，《说文》：龋，齿蠹也。

④丹波元简曰：马云：为内痹，为隔塞不便。志云：痹闭阻隔也。

⑤杨上善曰：手阳明络，上于曲颊，偏入下齿之中。宗，总也。耳中有手太阳、手少阳、足少阳、足阳明络四脉总会之处，故曰宗脉。手阳明络别入耳中，与宗脉会，故实则龋而聋也。五阳之脉皆贯于膈，故阳虚膈中瘅热之病如此也。【编者按：萧延平注曰："四脉"，"四"字原钞作"日"，恐误，袁刻作"四"。"五阳之脉"，"脉"字袁刻作"络"。】●马莳曰：（龋，丘禹切。）此言大肠经之络穴也。偏历，去手腕后三寸，别走入于手太阴肺经。其支别者，上循臂之温溜、下廉、上廉、三里、曲池，以乘肩髃，上曲颊，入上齿缝中。又其支别者，入耳合于宗脉。（玩各节皆府合于脏，脏合于府。则此宗脉宜是肺经之大脉，犹言大气为宗气也。本经《口问》篇有云：目者，宗脉之所聚。）如邪气有余而实，则为龋而齿痛，为耳聋。正气不足而虚，则止为齿寒，为内痹，为隔塞不

便。皆当取此穴以治之耳。●张介宾曰：手阳明之络名偏历，在腕后三寸上侧间，别走手太阴者也。按本经《筋脉》皆无"入耳上目"之文，惟此别络有之。宗脉者，脉聚于耳目之间者也。龋，齿蠹病也。此经上曲颊偏齿入耳，络肺下膈，故实则为齿龋耳聋，虚则为齿寒内痹而膈。治此者，当取所别之偏历。龋，丘雨切。●张志聪曰：去腕三寸，乃手阳明经之偏历。手阳明之别络，布于四末，与经相干于偏历之间，而别入于太阴之经别；其别行者，上循臂，乘肩髃，上曲颊，遍络于齿；又其别者，入耳中，合于宗脉。实则气滞而为齿痛耳聋，虚则齿痹膈，盖手阳明主行血气于皮肤，以温肌肉，虚则不行于外，故为齿寒而痹闭阻隔也。●尚御公曰：取之别者，为偏齿入耳之别络，非偏历也，十二络皆同。●《集注》眉批：宗脉乘于耳。●薛雪曰：手阳明之络名偏历，在腕后三寸上侧间，别走手太阴者也。按，本经筋脉，皆无"入耳"、"上目"之文，惟此别络有之。宗脉者，脉聚于耳目之间者也。龋齿，蠹病也。此经上曲颊偏齿，入耳，络肺，下膈，故实则为齿龋耳聋，虚则为齿寒内痹而膈。治此者，当取所别之偏历。龋，耳雨切。●黄元御曰：偏历，穴名，手阳明自此别走手人阴。偏齿，半边之齿也。合于宗脉，耳者，宗脉之所聚也。龋，齿病也。痹膈，经络痹塞不通。取之所别，即偏历也。后仿此。●丹波元简曰：尚絅云：谓遍齿入耳之别络，非偏历也，十二络皆同。

10.28 手少阳之别，名曰外关①，去腕二寸，外绕臂，注胸中，合心主②。病实则肘挛，虚则不收，取之所别也③。

①杨上善曰：此处少阳之络，别行心主外关，故曰外关也。

②丹波元简曰：马云：此言三焦经之络穴。外关去手腕外廉二寸，外绕于臂，注于胸中，以合手厥阴心主之脉，以三焦与心包络为表里也。

③杨上善曰：实则肘急，故挛；虚则缓纵，故肘不收也。●马莳曰：此言三焦经之络穴也。外关，去手腕外廉二寸，外绕于臂，注于胸中，以合手厥阴心主之脉，以三焦与心包络为表里也。邪气有余而实，则为肘挛。正气不足而虚，则手不能收。皆取此穴以治之耳。●张介宾曰：手少阳之络名外关，在腕后二寸两筋间，别走手厥阴心主者也。此经绕臂，故为肘挛及不收之病。治此者，当取所别之外关。●张志聪曰：去腕二寸，乃手少阳经之外关。少阳之别络，布于四末，与经相干于外关之间，外行绕臂，注胸中，合心主之大络。病实则肘挛，虚则不收，少阳厥阴之主筋也。●薛雪曰：手少阳之络名外关，在腕后二寸两筋间，别走手厥阴心主者也。此经绕臂，故为肘挛及不收之病。治此者，当取所别之外关。●黄元御曰：外关，穴名，手少阳自此别走手心主。

10.29 足太阳之别，名曰飞阳①，去踝七寸，别走少阴②。实则鼽窒③头背痛，虚则鼽衄，取之所别也④。

①杨上善曰：此太阳络，别走向少阴经，迅疾如飞，故曰飞阳也。

②丹波元简曰：马云：此言膀胱经之络穴也，飞扬去足外踝上七寸，别走少阴肾经，以膀胱与肾为表里也。

③丹波元简曰：《甲乙》作"窒鼻"。张云：闲，鼻塞也，此经起于目内眦，络脑行头背，故其为病如此。

④杨上善曰：窒，塞也，知栗反。太阳走目内眦，络入鼻中，故实则鼻塞也。虚则无力自守，故鼻衄也。●马莳曰：此言膀胱经之络穴也。飞扬，去足外踝上七寸，别走少阴肾经，以膀胱与肾为表里也。邪气有余而实，则为鼽出于鼻而窒，为头与背痛。正气不足而虚，则为鼽为衄。皆当取此穴以治之耳。●张介宾曰：足太阳之络名飞阳，在足外踝上七寸，别走足少阴者也。此经起于目内眦，络脑行头背，故其为病如此。治此者，当取所别之飞阳。鼽音求，鼻塞也。窒音质。衄，女六切，鼻出血也。●张志聪曰：踝上七寸，乃足太阳经之飞扬穴。足太阳之别络，与经相干于飞扬之间，不入于经俞，别走于足少阴之络。实则鼽窒背痛，虚则鼽衄，盖别络并经而循于头背也。●薛雪曰：足太阳之络名飞扬，在足外踝上七寸，别走足少阴者也。此经起于目内眦，络脑，行头背，故其为病如此。治此者，当取所别之飞扬。鼽，音求，鼻塞也。●黄元御曰：飞阳，穴名，足太阳自此别走足少阴。

10.30　足少阳之别，名曰光明①，去踝五寸，别走厥阴，下络足跗。实则厥，虚则痿躄，坐不能起，取之所别也②。

①杨上善曰：光明，即眼也。少阳、厥阳主眼，故少阳络得其名也。

②杨上善曰：少阳之络，腰以上实，多生厥逆病也；腰以下脉虚，则痿躄，跛不能行也。躄音擘。●马莳曰：此言胆经之络穴也。光明，穴去外踝上五寸，别走足厥阴肝经，以胆与肝为表里也。下络足之跗面，即侠溪、地五会、临泣等处也。邪气有余而实，则气逆而为厥，以肝脉在下也。正气不足而虚，则为痿为痹，虽坐亦不能起，以肝主于筋也。皆取此穴以治之耳。●张介宾曰：足少阳之络名光明，在外踝上五寸，别走厥阴者也。此经下络足跗，故为厥为痿躄。治此者，当取所别之光明。躄音璧，足不能行也。●张志聪曰：踝上五寸，乃足少阳经之光明。少阳之大络，与经相会于光明之间，别走于厥阴之别络，下络足跗。少阳主初阳之气，实则胆气不升，而逆于下则为厥；气虚则为痿躄，坐不能起。●薛雪曰：足少阳之络名光明，在外踝上五寸，别走足厥阴者也。此经下络足跗，故为厥，为痿躄，治此者，当取所别之光明。躄，音璧，足不能行也。●黄元御曰：光明，穴名，足少阳自此别走足厥阴。●丹波元简曰：马云：此言胆经之络穴也，光明穴去外踝上五寸，别走足厥阴肝经，以胆与肝为表里也，下络足之跗面，即侠溪、地五会、临泣等处也。

10.31　足阳明之别，名曰丰隆①，去踝八寸，别走太阴；其别者，循胫骨外廉，上络头项，合诸经之气②，下络喉嗌③。其病气逆则喉痹瘁喑④。实则狂巅，虚则足不收胫枯⑤，取之所别也⑥。

①杨上善曰：足阳明谷气隆盛，至此处丰溢出于大络，故曰丰隆。

②章楠曰：胃为脏腑之海，故其络脉合诸经之气也。

③丹波元简曰：马云：此言胃经之经穴也。丰隆去外踝上八寸，别走足太阴脾经，以胃与脾为表里也。循胫骨外廉之上下巨虚等穴，上至头项而络之，以合于诸经之气，盖胃为五脏六腑之大海也。其头项之下，则络于喉嗌。张云：喉嗌缺盆为诸经之孔道，故合诸经之气，下络喉嗌。

④丹波元简曰：马云："瘁"当作"猝"。张云：瘁，悴同，病乏也。志作"卒痛"。简案：马注是。●章楠曰：阳明主润宗筋，虚则筋弛，不能束骨而利机关也。

⑤顾观光曰：《圣济总录》云：胫偏枯。

⑥杨上善曰：实并于上。故为癫疾。虚则下不足，故足不收。●马莳曰：（"瘁"当作"猝"。）此言胃经之络穴也。丰隆，去外踝上八寸，别走足太阴脾经，以胃与脾为表里也。循胫骨外廉之上下巨虚等穴，上至头项而络之，以合于诸经之气，盖胃为五脏六腑之大海也。其头项之下，则络于喉嗌，故胃气一逆，则为喉痹，为卒喑也。邪气有余而实，则为狂颠。正气不足而虚，则足不能收，而胫亦枯槁。皆当取此穴以治之也。●张介宾曰：足阳明之络名丰隆，在外踝上八寸，别走足太阴者也。此经循喉咙入缺盆，胃为五脏六腑之海，而喉嗌缺盆为诸经之孔道，故合诸经之气下络喉嗌而为病如此。治之者，当取所别之丰隆也。胫，奚敬切。嗌音益。瘁，悴同，病乏也。喑音音。巅，癫同。●张志聪曰：去足踝八寸，乃足阳明经之丰隆。阳明之别络，与经相会于丰隆之间，而别走于足太阴之别络；其别行者，并经脉而循于胫骨外廉，上络头项。十五大络之气血，皆本于胃腑水谷之所生，是以足阳明之络，与诸经之气相合。其病气逆，则喉痹卒喑，经别之络于喉嗌也。实则气厥于下而为癫狂，血气虚则足不收、胫枯，取之所别也。●薛雪曰：足阳明之络名丰隆，在外踝上八寸，别走足太阴者也。此经循喉咙，入缺盆，胃为五脏六腑之海，而喉嗌缺盆为诸经之孔道，故合诸经之气下络喉嗌而为病如此。治之者，当取所别之丰隆也。●黄元御曰：丰隆，穴名，足阳明自此别走足太阴。瘁，憔瘁也。

10.32　足太阴之别，名曰公孙①，去本节之后一寸，别走阳明；其别者，入络肠胃②。厥气上逆则霍乱，实则肠中切痛，虚则鼓胀，取之所别也③。

①杨上善曰：肝木为公，心火为子，脾土为孙。穴在公孙之脉，因名公孙也。

②丹波元简曰：马云：此言脾经之络穴也。公孙去足大趾本节后一寸，别走足阳明胃经，以脾与胃为表里也。其别者，入络于肠胃之中。

③杨上善曰：阳明络入肠胃，清浊相干，厥气乱于肠胃，遂有霍乱。食多脉实，故腹中痛。无食脉虚，故邪气胀满也。●马莳曰：此言脾经之络穴也。公孙，去足大指本节后一寸，别走足阳明胃经，以脾与胃为表里也。其别者，入络于肠胃之中。脾气上逆而厥，则为霍乱。霍乱者，挥霍扰乱也。邪气有余而实，则为肠中切痛。正气不足而虚，则为鼓胀。皆取此穴以治之耳。●张介宾曰：足太阴之络名公孙，在足大趾本节后一寸，别走足阳明者也。厥气者，脾气失调而或寒或热，皆为厥气。逆而上行则为霍乱。本经入腹属脾络胃，故其所病如此。治此者，当取所别之公孙也。●张志聪曰：去足大趾本节之后一寸，乃足太阴之公孙穴。太阴之别络，分布于足，与经相干于公孙之间，而别走于阳明之络；其别行者，入络肠胃。厥气上逆，则为霍乱。气有余而实则为肠中切痛，不足而虚则为鼓胀，当取之所别也。●薛雪曰：足太阴之络名公孙，在足大指本节后一寸，别走足阳明者也。厥气者，脾气失调而或寒或热，皆为厥气；逆而上行，则为霍乱。本经入腹，属脾入胃，故其所病如此。治此者，当取所别之公孙也。●黄元御曰：公孙，穴名，足大阴自此别走足阳明。

10.33　足少阴之别，名曰大钟①，当踝后绕跟，别走太阳；其别者，并经上走于心包，下外贯腰脊②。其病气逆则烦闷，实则闭癃，虚则腰痛，取之所别者也③。

①杨上善曰：钟，注也。此穴是少阴大络别注之处，故曰大钟。
②顾观光曰：《脉经》无"外"字，则"下"字属下句。
③杨上善曰：大钟络走心包，故病则烦闷，实则膀胱闭淋，不足则为腰痛也。●马莳曰：此言肾经之络穴也。大钟，穴当内踝后绕跟处，别走足太阳膀胱经，以肾与膀胱为表里也。又其别者，并本经脉气之行，以上走于手厥阴心包络经之下，而外则贯于腰脊间。其病气逆，则为烦心。邪气有余而实，则为闭癃，以肾通窍于二便也。正气不足而虚，则为腰痛。皆取此穴以治之耳。●张介宾曰：足少阴之络名大钟，在足跟后骨上两筋间，别走足太阳者也。前十二经脉言本经从肺出络心，此言上走心包，下外贯腰脊，故其为病如此。而治此者，当取所别之大钟也。●张志聪曰：当踝后绕跟处，乃足少阴经之大钟。少阴之别络，与经相会于大钟之间，而别走于太阳；其别行者，并经而行，上走于心包络之下，外贯腰脊。其病气逆则烦闷，水气上乘于心故烦闷。实则闭癃，别走太阳，而膀胱之气不化也；虚则腰痛，腰者肾之府也。按：手少阳三焦，手厥阴包络之气，皆本于肾脏之所生，故并经上走于心包下。盖包络之气，生于肾脏，注于络中，并经而上也。●薛雪曰：足少阳之络名大钟，在足跟后骨上两筋间，别走足太阳者也。前十二经脉，言本经从肺出络心，此言上走心包，下外贯腰脊，故其为病如此。而治此者，当取所别之大钟也。●黄元御曰：大钟，穴名，足少阴自此别走足太阳。●丹波元简曰：马云：此言肾经之络穴也。大钟穴当内踝后绕跟处，别走足太阳膀胱经，以肾与膀胱为表里也。又其别者，并本经脉气之行，以上走于手厥阴心包络经之下，而外则贯于腰脊间。

10.34　足厥阴之别，名曰蠡沟①，去内踝五寸，别走少阳；其别者，径胫上睾②，结于茎③。其病气逆则睾肿卒疝，实则挺长④，虚则暴痒⑤，取之所别也⑥。

①杨上善曰：蠡，力洒反，瓢勺也。骭骨之内，上下虚处，有似瓢勺渠沟，此因名曰蠡沟。
②章楠曰：音"高"，外肾子也。●顾观光曰：《圣济总录》"经"作"胫"，与《素问·缪刺论》注同。
③丹波元简曰："循胫"《甲乙》作"循经"。马云：此言肝经之络穴也。蠡沟去内踝上五寸陷中，别走足少阳胆经，以肝与胆为表里也。经于足胫，以上于睾丸（阴丸，俗云阴子。），结于茎垂（见《邪客》篇，有茎垂。）。
④丹波元简曰：志云：茎，阴茎，乃前之宗筋。挺，即阴茎也。简案：此注似未允，《经筋》篇云：足厥阴伤于寒，则阴缩入，伤于热，则纵挺不收（治法详见《医学纲目》），盖此指睾丸而言。
⑤章楠曰：挺长暴痒，皆茎病也。盖外肾由宗筋所结，肝主筋，故诸病皆由肝所生也。
⑥杨上善曰：皋，囊也。此络上囊，聚于阴茎。挺长，阴挺出长也。虚则阴痒也。
●马莳曰：此言肝经之络穴也。蠡沟，去内踝上五寸陷中，别走足少阳胆经，以肝与胆为

表里也。经于足胫，以上于睾丸（阴丸，俗云阴子。），结于茎垂（见《邪客》篇，有茎垂。）。其病气逆，则睾丸肿胀而卒成疝气。邪气有余而实，则睾为挺长。正气不足而虚，则为暴痒。皆当取此穴以治之也。●张介宾曰：足厥阴之络名蠡沟，在足内踝上五寸，别走足少阳者也。本经络阴器，上睾结于茎，故其所病如此。而治此者，当取所别之蠡沟。蠡音里。睾音高，阴丸也。茎，英、行二音，阴茎也。●张志聪曰：去内踝五寸，乃是厥阴经之蠡沟。厥阴之别络，分布于足，与经相干于蠡沟之间，而别走于少阳之络。胫，足胻。睾，睾丸，即阴子也。茎，阴茎，乃前之宗筋。挺，即阴茎也。取之所别者，取别走少阳之络，所谓阳取阴而阴取阳，左取右而右取左也。●薛雪曰：足厥阴之络名蠡沟，在足内踝上五寸，别走足少阳者也。本经络阴器，上睾，结于茎，故其所病如此。而治此者，当取所别之蠡沟。茎，阴茎也。●黄元御曰：蠡沟，穴名，足厥阴自此别走足少阳。睾丸，阴囊也。

10.35 任脉之别，名曰尾翳，下鸠尾，散于腹。实则腹皮痛，虚则痒搔，取之所别也①。

①杨上善曰：尾则鸠尾，一名尾翳，是心之蔽骨。此之络脉，起于尾翳，故得其名。任冲二经，此中合有一络者，以其营处是同，故合之也。任冲浮络行腹皮中，故实盛痛也。虚以不足，故邪为痒搔。叶牢反。●马莳曰：此言任脉经之络穴也。尾翳，下于鸠尾，散于腹中。邪气有余而实，则腹皮必痛。正气不足而虚，则痒而搔之。皆当取此穴以治之耳。●张介宾曰：尾翳，误也，任脉之络名屏翳，即会阴穴，在大便前、小便后、两阴之间，任督冲三脉所起之处。此经由鸠尾下行散于腹，故其为病若此。而治之者，当取所别之会阴。搔，思高切，爬也。●张志聪曰：按：任脉起于中极之下，以上毛际，循腹里，上关元，至咽喉，上颐循面入目。所谓尾翳者，即鸠尾之上，盖任脉之别络，出于下极，并经而上，复下于鸠尾，以散于腹。络气实则腹皮急，虚则痒搔，当取之所别络也。●薛雪曰：尾，当作"屏"，任脉之络名屏翳，即会阴穴，在大便前、小便后、两阴之间，任、督、冲三脉所起之处。此经由鸠尾下行，散于腹，故其为病如此。而治之者，当取所别之会阴。●黄元御曰：尾翳，穴名，任脉自此别走冲、督。鸠尾，蔽心骨，穴名。详尾翳，当是中庭别名，中庭在鸠尾之上，故曰："下鸠尾，散于腹。"旧注谓为"会阴"，非。●丹波元简曰：志云：按任脉起于中极之下，以上毛际，循腹里，上关元，至咽喉，上颐循面入目。所谓尾翳者，即鸠尾之上，盖任脉之别络，出于下极并经而上，复下于鸠尾，以散于腹。络气实则肠皮急，虚则痒搔，当取之所别络也。简案：《甲乙》云：鸠尾，一名尾翳、一名𩩲骬，在臆前蔽骨下五分，任脉别。由此考之，尾翳即蔽骨，犹𩩲骬即蔽骨，而又为鸠尾，一名也，张改屏翳为会阴穴，非也。

10.36 督脉之别，名曰长强①，挟膂上项，散头上，下当肩胛左右，别走太阳，入贯膂②。实则脊强，虚则头重，高摇之③，挟脊之有过者，取之所别也④。

①杨上善曰：督脉，诸阳脉长，其气强盛，穴居其处，故曰长强也。

②丹波元简曰：马云：此言督脉经之有络穴也。长强（脊骶骨端）挟膂上项，散于

头上，下则当于肩胛之左右。其别者，则走于足太阳膀胱经，以入贯于膂筋之间。

③丹波元简曰：《甲乙》注云："高"以下九字《九墟》无。张云：头重高摇之谓，力弱不胜而颤掉也。

④杨上善曰：侠脊有过，则知督脉两道以为定也。●马莳曰：此言督脉经之有络穴也。长强，（脊骶骨端。）挟脊上项，散于头上，下则当于肩胛之左右，其别者，则走于足太阳膀胱经，以入贯于膂筋之间。邪气有余而实，则脊必强。正气不足而虚，则头必重，且头重难支，必从高而摇之。此皆挟脊之有病所致也，皆取此穴以治之耳。●张介宾曰：督脉之络名长强，在尾骶骨端，别走任脉足少阴者也。此经上头项走肩背，故其所病如此。头重高摇之，谓力弱不胜而颤掉也。治此者，当取所别之长强。膂音吕。●张志聪曰：按：督脉起于少腹以下骨中央，女子入系庭孔。其孔，溺孔之端也。其络循阴器，合篡间，绕篡后，别绕臀，至少阴与巨阳中络者合少阴，上股内后廉，贯脊属肾，与太阳起于目内眦，上额交巅，上入络脑，还出别下项，循肩膊内，侠脊抵腰中，上循膂络肾，其男子循茎下至篡，与女子等；其少腹直上者，贯脐中央，上贯心入喉，上颐环唇，上系两目之下中央。盖督脉总督一身之阳，应天道之绕地环转，是以下行而上者，循茎至篡，从少腹贯脐中央，入喉上颐，环唇系目，其上行而下者，起于目内眦，上额交巅，下项侠脊抵腰中，而环转于周身之前后也。其督脉之别络，出于长强之分，侠脊上行，散于头上，是督脉之行于脊膂者，从头项而下行，别络之从下而上行于头项也。虚实者，本气之实虚。有过者，有过之脉，邪气之所客也。●尚御公曰：以有过之脉，总结于督脉之后，盖申明虚实者，乃本气之实虚，非邪实也。●朱永年曰：按：任督之大络，与经脉交相逆顺而行。当知十二别络，虽循经并行，亦往来逆顺者也。●薛雪曰：督脉之络名长强，在尾骶骨端，别走任脉、足少阴者也。此经上头项，走肩背，故其病如此。头重高摇之，谓力弱不胜而颤掉也。治此者，当取所别之长强。●黄元御曰：长强，穴名，督脉自此别走任、冲。下当肩胛左右，又别走太阳。高摇之，头之高也。

10.37 脾之大络，名曰大包①，出渊腋②下三寸，布胸胁。实则身尽痛，虚则百节尽皆纵③，此脉若罗络之血者，皆取之脾之大络脉也④。

①杨上善曰：脾为中土，四脏之主，包裹处也，故曰大包也。

②汪昂：腋下穴，属胆经。

③丹波元简曰：张云：脾之大络，名大包，在渊腋下三寸，布胸胁，出九肋间，总统阴阳诸络，由脾灌溉五脏者也，故其为病如此。

④杨上善曰：脾之盛气，腋下三寸，当泉掖而出，布于胸胁，散于百体。故实则遍身皆痛，虚则谷气不足，所以百节缓纵。此脉乃是人身之上罗络之血脉也，由是有病皆取之也。●马莳曰：此言脾经又有大络穴也。脾固有公孙穴为络，又有大络，名曰大包，出足少阳胆经渊液下之三寸，（渊液，腋下三寸宛宛中，举臂取之。）布于胸胁之中。邪气有余而实，则一身尽痛。正气不足而虚，则百节尽皆纵弛，此脉若罗纹之络，其络中必有血，皆当取此穴以治之耳。●张介宾曰：脾之大络名大包，在渊腋下三寸，布胸胁，出九肋间，总统阴阳诸络，由脾灌溉五脏者也，故其为病如此。罗络之血者，言此大络包罗诸络之血，故皆取脾之大络以去之。大络，即大包也。●李中梓曰：愚按：直行曰经，旁支曰络。经有十二，手之三阴三阳、足之三阴三阳也。络有十五者，十二经各有一别络，而

脾又有一大络，并任、督二络，为十五络也。合计二十七气，如泉之流不舍昼夜，阴脉营于五脏，阳脉营于六腑，终而复始，如环无端。其流溢之气入于奇经，转相灌溉，八脉无表里配合，不成偶，故曰奇也。正经犹沟渠，奇经犹湖泽，譬之雨降沟盈，溢于湖泽也。脏腑者，经络之本根。经络者，脏腑之枝叶。谙于经络，则阴阳表里、气血虚实了然于心目。初学者必先于是，神良者亦不外于是。第粗工昧之，诋其迂远不切，智士察之，谓其应变无穷耳。●张志聪曰：大包乃脾经之穴名，在足少阳胆经渊液之下三寸。脾之大络，循脾经之大包，而四布于胸胁。实则身尽痛，虚则百节尽皆纵。罗络之血者，谓大络之血气，散于周身之孙络皮肤，若罗纹之纵横而络于身也。夫脾之有大络者，脾主为胃行其津液，灌溉于五脏四旁，从大络而布于周身，是以病则一身尽痛，百节皆纵。而血之若罗纹，以络于周身。足太阴之大络者，只并经而行，散血气于本经之部分，是以足太阴脾脏之有二络也：如曰脾足太阴之脉，兼是动所生而言；曰足太阴之大络，曰脾之大络，分脾脏经气而言也。●汪昂：本篇又曰：手太阴之别曰列缺。手少阴之别曰通里。手心主之别曰内关。手太阳之别曰支正。手阳明之别曰偏历。手少阳之别曰外关。足太阳之别曰飞扬。足少阳之别曰光明。足阳明之别曰丰隆。足太阴之别曰公孙。足少阴之别曰大钟。足厥阴之别曰蠡沟。任脉之别曰尾翳。督脉之别曰长强。合脾之大包，名十五络。●薛雪曰：脾之大络名大包，在渊腋下三寸，布胸胁，出九肋间，总统阴阳诸络，由脾灌溉五脏者也。故其为病如此。罗络之血者，言此大络包罗诸络之血，故皆取脾之大络以去之。大络，即大包也。●黄元御曰：大包，穴名，脾为五脏之长，故另有大络罗列也。此脉所部，若有络血罗列可见者，皆取之大包。《素问·玉机真脏论》：胃之大络，名曰虚里。脾胃皆有大络也。●陈念祖曰：大包乃脾经之穴名，在足少阳胆经渊液之下三寸。夫脾之有大络者，脾主为胃行其津液，灌溉于五脏四旁，从大络而布于周身，是以病则一身尽痛，百节皆纵，而血络之若罗纹纵横而洛于周身，足太阴之大络者，上并经而行，散血气于本经之部分，是以足太阴脾脏之有二络也。●丹波元简曰：马云：此脉若罗纹之络，其络中必有血，皆当取此穴以治之耳。张云：罗络之血者，言此大络，包罗诸络之血，故皆取脾之大络以去之。大络，即大包也。简案：据马注，"罗"字下句为是。●章楠曰：脾经之络名公孙者，是通胃经之络也，此外又有一大络，其脉若罗网之络于周身，故名大包。脾之所以统血者，以络遍于身，络中藏血也。故邪气实，则血滞而一身尽痛；正虚，则血少气弛，故百节尽皆纵，而不能动作，皆当治其大络之脉也。

10.38 凡此十五络者，实则必见，虚则必下，视之不见，求之上下，人经不同，络脉异所别也①。

①杨上善曰：盛则血满脉中，故必见。虚则脉中少血，故必下。脉下难见，故上下求之。人之禀气得身，百体不可一者，岂有经络而得同乎？故须上下求之，方得见也。●马莳曰：此结言取络穴之有法也。凡此十五络者，邪气实则其脉必见，正气虚则其脉陷下，若陷下而视之不见，则求之上下诸穴，即其不陷下者，而知此穴之为陷也。盖人之经脉不见，有十二经之分，故络脉之异而别行者，亦有十五络耳。夫以十二经而谓之十五络者，以督、任有二，脾有大包，故谓之十五也。（按此篇以督之长强、任之尾翳为十五络，《难经》以阳跷、阴跷之络为十五络，殊不知督脉所以统诸阳，任脉所以统诸阴，还以《灵枢》为的也。）●张介宾曰：十二经共十二络，而外有任督之络，及脾之大络，是为

十五络也。凡人之十二经脉，伏行分肉之间，深不可见；其脉之浮而可见者，皆络脉也。然又必邪气盛者脉乃壅盛，故实则必见；正气虚者，脉乃陷下，而视之不见矣。故当求上下诸穴，以相印证而察之，何也？盖以人经有肥瘦长短之不同，络脉亦异其所别，故不可执一而求也。愚按：本篇以督脉之长强，任脉之尾翳，合为十五络，盖督脉统络诸阳，任脉统络诸阴，以为十二经络阴阳之纲领故也。而《二十六难》以阳跷阴跷合为十五络者，不知阳跷为足太阳之别，阴跷为足少阴之别，不得另以为言也，学者当以本经为正。又按：本篇足太阴之别名曰公孙，而复有脾之大络名曰大包；足阳明之别名曰丰隆，而《平人气象论》复有胃之大络名曰虚里。然则诸经之络惟一，而脾胃之络各二。盖以脾胃为脏腑之本，而十二经皆以受气者也。共为十六络，有图。●张志聪曰：凡此十五大络之血气充实，则外溢于孙络皮肤，故实则必见，虚则下陷于内之大络，故视之不见也。求之上下者，谓络脉之相交于上下阴阳之间，病在上者求之下，病在下者求之上，病在阴者取之阳，病在阳者取之阴也。夫十五大络，虽与经相干，而布于四末，其气无常处，不入于经俞，与经脉缪处，故与人之经脉不同，而络脉异所别也。●尚御公曰：经脉有经脉之络脉，经别有经别之络脉，故曰：络脉异所也。●薛雪曰：十二经共十二络，而外有任、督二络，及脾之大络，是为十五络也。凡人之十二经脉，伏行分肉之间，深不可见，其脉之浮而可见者，皆络脉也。然又必邪气盛者脉乃壅盛，故实则必见，正气虚者脉乃陷下，而视之不见矣。故当求上下诸穴，以相印证而察之也。盖以人经有肥、瘦、长、短之不同，络脉亦异其所别，故不可执一而求也。按，足太阴之别名曰公孙，络名大包，足阳明之别名曰丰隆，络名虚里，诸经之络惟一，脾胃之络各二，盖以脾胃为脏腑之本，而十二经皆以受气者也。经脉筋络，本明针灸之理，而行药治病之要一以贯之。至于气穴、溪谷、井、荥、腧、合等法，专言针灸者，另有全书祖述之，此不备焉。●黄元御曰：诸经之别，皆络脉也，共十五络。实则必见于外，虚则必下，不可见也。视之而不见，当求之上下之间，盖以人经虚实不同，络脉异于其所别走之处故也。●丹波元简曰：张云：十二经共十二络，而外有任督之络，及脾之大络，是为十五络也。凡人之十二经脉，伏行分肉之间，深不可见，其脉之浮而可见者，皆络脉也。然又必邪气盛者，脉乃壅盛，故实则必见；正气虚者，脉乃陷下，而视之不见矣，故当求上下诸穴，以相印证而察之，何也？盖以人经有肥瘦长短之不同，络脉亦异其所别，故不可执一而求也。愚按：本篇足太阴之别，脉曰公孙，而复有脾之大络，脉曰大包，足阳明之别，名曰丰隆，而《平人气象论》，复有胃之大络，名曰虚里。然则诸经之络惟一，而脾胃之络各二。盖以脾胃为脏腑之本，而十二经皆以受气者也。马云：按此篇以督之长强、任之尾翳，为十五络，《难经》以阳跷、阴跷之络为十五络，殊不知督脉所以统诸阳、任脉所以统诸阴，还以《灵枢》为的也。●章楠曰：分别其经络部位，观络脉之隐观，即知其虚实之所在也。●周学海曰：如此钜制，以十字结之，何等神勇。此篇如时艺两截题做法，前叙十二经，后叙十五络，中间由经卸络，恰似中渡，洋洋洒洒，浩气直行。其叙经脉，曲折处笔力，轻捷醒豁，毫发毕见。试问：视禹贡事绪孰繁孰详？笔力孰醒孰快？虚实二字，一线到底，是谋篇之密也。而排比铺张之中，自有曲折隽永之致。读之但觉灵光满纸，实处皆虚，板处皆活，运笔之妙千古无两。

经别第十一

◉马莳曰：内论十二经为六合，经脉络脉之别也，故名篇。◉张志聪曰：此论十二经脉、十五大络之外，而又有经别也。◉丹波元简曰：诸本无篇字，当删。

11.1 黄帝问于岐伯曰：余闻人之合于天道也，内有五藏，以应五音、五色、五时、五味、五位①也；外有六府，以应六律，六律建阴阳②诸经③而合之十二月、十二辰、十二节④、十二经水⑤、十二时⑥、十二经脉者，此五藏六府之所以应天道⑦。夫十二经脉者，人之所以生⑧，病之所以成⑨，人之所以治⑩，病之所以起⑪，学之所始⑫，工之所止也⑬，粗之所易⑭，上之所难也⑮。请问其离合出入奈何⑯？岐伯稽首再拜曰：明乎哉问也！此粗之所过，上之所息也⑰，请卒言之⑱。

①丹波元简曰：志云：五方之定位。

②杨上善：天地变化之理谓之天道，人从天生，故人合天道。天道大数有二，谓五与六。故人亦应之，内有五脏，以应音、色、时、味、位等，主阴也；外有六腑，以应六律，主阳也。建，立也。

③丹波元简曰：《甲乙》"建"作"主持"二字。志云：建立六阴六阳，以合诸经。

④杨上善曰：诸经，谓人之十二经脉也，与月、辰、节、水、时等诸十二数合也。十二节，谓四时八节也，又十二月各有节也。◉丹波元简曰：《周礼·硩蔟氏十有二辰》注：辰，谓从子至亥。《左传·成王九年》：浃辰之间。注：浃辰十二日也。《邪客》篇云：辰有十二，人有足十趾，茎垂以应之。又云：岁有十二月，人有十二节。又《生气通天论》：五脏十二节。

⑤丹波元简曰：详于《经水》篇。

⑥丹波元简曰：顾炎武《日知录》云：古无所谓时，凡言时，若尧典之四时、《左氏传》之三时（桓公六年三时不害），皆谓春夏秋冬也。自汉以下，历法渐密，于是以一日分为十二时。盖不知始于何人，而至今遵用不废。

⑦张介宾：此言人身脏腑经脉，无非合于天道者。五音五色等义，见藏象类。六律义，见《附翼》律原。十二月等义，俱详载《图翼》中。

⑧杨上善：十二经脉乃是五脏六腑经隧，故遍劝通之。举其八德，以劝通之。人之受身时，一月而膏，二月而脉，为形之先，故所以生也。

⑨杨上善曰：邪客孙脉入经，通于腑脏成病，故曰所以也。

⑩杨上善曰：行诸血气，营于阴阳，濡于筋骨，利诸关节，理身者谓经脉。

⑪杨上善曰：经脉是动所生，故病起也。

⑫杨上善曰：将学长生之始，须行导引，调于经脉也。

⑬杨上善曰：欲行十全之道济人，可留心调于经脉止留也。

⑭杨上善曰：愚人以经脉为易，同楚人之贱宝也。

⑮薛雪曰：经脉者，脏腑之枝叶，脏腑者，经脉之根本。凡人之生，病之成，人之所以治，病之所以起，莫不由之，故初学者必始于此，工之良者亦止于此而已。第粗工忽之，谓其寻常易知耳，上工难之，谓其应变无穷也，故将十二经脉上下离合、内外出入之道，复详明之。●杨上善曰：智者以经脉为妙，若和璧之难知也。

⑯杨上善曰：经脉之别，曰离与出；复还本经，曰合与入也。广陈其理，请解其所由，故曰奈何也。●张介宾曰：经脉者，脏腑之枝叶；脏腑者，经脉之根本。知十二经脉之道，则阴阳明，表里悉，气血分，虚实见，天道之逆从可察，邪正之安危可辨。凡人之生，病之成，人之所以治，病之所以起，莫不由之。故初学者必始于此，工之良者亦止于此而已。第粗工忽之，谓其寻常易知耳；上工难之，谓其应变无穷也。十二经脉已具前《经脉》篇，但其上下离合、内外出入之道犹有未备，故此复明其详。然《经脉》篇以首尾循环言，故上下起止有别；此以离合言，故但从四末始。虽此略彼详，然义有不同，所当参阅。●丹波元简曰：张云：十二经脉已具前《经脉》篇，但其上下离合、内外出入之道，犹有未备，故此复明其详。然《经脉》篇以首尾循环言，故上下起止有别，此以离合言，故但从四末始。虽此略彼详，然义有不同，所当参阅。

⑰丹波元简曰：张云：过犹经过，谓忽略不察也。息如止息，谓必所留心也。

⑱杨上善曰：近学浅知，谓之粗也；深求远达，谓之工也。工者，宅心经脉之道，以十全为意；粗者，志存名利之弊，假媒寄过而已。息，留也。为益之大，故请卒言之。●马莳曰：此帝问十二经之离合出入，而伯欲尽言之也。●张介宾曰：过犹经过，谓忽略不察也。息如止息，谓必所留心也。●张志聪曰：五位，五方之定位。六律建阴阳者，建立六阴六阳以合诸经。诸经者，十二经脉、十二大络、十二经别也。六律分立阴阳，是以合天之十二月、十二节、十二时，合地之十二经水，人之十二经脉，此五脏六腑之所以应天道也。夫六脏脉属脏络腑，六腑脉属腑络脏，此荣血之流行于十二经脉之中。然经脉之外，又有大络，大络之外，又有经别，是以粗工为易，而上工之所难也。离合者，谓三阳之经别离本经而合于三阴，三阴之经别离本经而合于三阳，此即《缪刺》篇所当巨刺之经，左盛则右病，右盛则左病。如此者，必巨刺之，必中其经，非络脉也。按：上章之所谓别者，言十二经脉之外，而有别络；此章之所谓别者，言十二经脉之外，而又有别经。此人之所以生此阴阳血气，病之所以成是动所生，及大络之奇病，经别之移易，治之所以分皮刺经刺缪刺巨刺也。所生之经络多歧，所成之病证各别，所治之刺法不同，故上工之所难也。●尚御公曰：五脏为阴，六腑为阳。阳者，天气也，主外；阴者，地气也，主内。本篇以六腑应六律，以合阴阳诸经，盖五脏内合六腑，六腑外合十二经脉。故曰：五脏六腑之所以应天道。●朱永年曰：《五运行论》云：在脏为肝，在体为筋；在脏为肺，在体为皮。是五脏之外合于皮肉筋骨也。《本脏》篇曰：肺合大肠，大肠者，皮其应；心合小肠，小肠者，脉其应。是五脏内合六腑，六腑外合于皮肉筋骨也。五脏六腑，雌雄相合，离合之道，通变无穷。●高士宗曰：太始天元册文曰：太虚寥廓，肇基化元，布气真灵，总统坤元。盖太始太虚者，乃空玄无极之境，由无极而生太极，太极而分两仪，人虽本天地所生，而统归于天道。●黄元御曰：六律建阴阳诸经，以六律建立阴阳十二经也。上，上工。过，忽而过之。息，谓止而究之也。

11.2　足太阳之正，别入于腘中，其一道下尻五寸，别入于肛，属于膀胱，散之肾，循膂当心入散；直者，从膂上出于项，复属于太阳，此为一经①也。足少阴之正，至腘中，别走太阳而合，上至肾，当十四顀，出属带脉；直者，系舌本，复出于项，合于太阳，此为一合。成以诸阴之别，皆为正也②。

①杨上善曰：十二大经，复有正别。正，谓六阳大经别行，还合府经。别，谓六阴大经别行，合于腑经，不还本经，故名为别。足少阴、足厥阴虽称为正，生别经不还本经也，唯此二阴为正，余阴皆别。或以诸阴为正者，黄帝以后撰集之人，以二本莫定，故前后时有称或，有言一曰，皆是不定之说。足太阳正者，谓正经也。别者，大经下行至足小指外侧分出二道：一道上行至于腘中；一道上行至于尻臀，下入于肛，肛谓白胆，亦名广肠，次属膀胱，上散之肾，循膂上行，当心入内而散，直者谓循膂上行至项属于太阳，此为一正经之别。●黄元御曰：此足太阳之经别入者。

②杨上善曰：足三阳大经从头至足，其正别则从足向头，其别皆从足指大经终处别而上行，并至其出处而论属合也。足三阴大经从足至胸，其正别则从足上行向头，亦至其出处而言属合。足少阴正，上行至腘，别走太阳，合而上行，至肾出属带脉。起季肋端，故少阴当十四椎出属带脉也。直而不属带脉者，上行至项，复合太阳，则此少阴二合太阳，此太阳少阴表里以为一合也。【编者按："足少阴之正"至"出属带脉"一句，杨上善复收于《太素》卷十《带脉》中，并注曰：[足少阴之正，至腘中，别走太阳心而合，上至肾，当十四椎，出属带脉]《八十一难》云：带脉起于季肋，为回身一周。既言一周，亦周腰脊也，故带脉当十四椎，束带腰腹，故曰带脉也。（编者按：萧延平注曰："太阳"下《灵枢》、《甲乙经》均无"心"字。"当"字上半为虫蚀，只剩下半"田"字，据《灵枢》、《甲乙经》及本注应作"当"。"椎"《灵枢》作"顀"。注"季肋"袁刻作"季肋"，原钞及《难经》均作"胁"。又"束带腰腹"袁刻作"束腰带腹"。）】●马莳曰：（尻，枯尾切。肛，胡公切。顀，椎同。）此言膀胱与肾经之为一合也。足太阳膀胱经，自有正经之脉，支别入于腘中央之委中穴，其一道下尻五寸，计承扶穴之处也。别络之脉入于肛门，内属于膀胱，循脊膂当心而入散之。直者从膂，即中膂内俞、膀胱俞等穴，以上出于项后，至前睛明穴，乃属于足太阳经，此为一经也。足少阴肾经之正，由涌泉至内踝下，至于腘中，别走足太阳膀胱经而合，上至肾，当十四椎旁，有肾俞穴，出连带脉。直行者上系舌本，复出于项，合于足太阳膀胱经，此与膀胱经为一合也。有阳经必有阴经，成以诸阴经之别，皆为正经之合耳。●张介宾曰：此膀胱与肾为表里，故其经脉相为一合也。足太阳之正，入腘中，与少阴合而上行；其别一道下尻五寸，当承扶之次，上入肛门，内行腹中，属于膀胱，散于肾，循膂当心入散，上出于项，而复属于本经太阳，此内外同为一经也。足少阴之正，自腘中合于太阳，内行上至肾，当十四椎旁肾俞之次，出属带脉，其直者上系舌本，复出于项，合于太阳，是为六合之一也。然有表必有里，有阳必有阴，故诸阳之正，必成于诸阴之别，此皆正脉相为离合，非旁通交会之谓也。余仿此。尻，开高切。肛音工，又好刚切。顀，椎同，音槌。●张志聪曰：此足太阳与足少阴为一合也。正者，谓经脉之外，别有正经，非支络也。足太阳之正，从经脉而别入于腘中。其一道者，经别之又分两歧也。尻，胐也。肛乃大肠之魄门，别入于肛者，别从肛门而入属于膀胱，散之肾，复循脊膂上行，当心而散；其直行者，从背膂上出于项，复属于

太阳之经脉，此为一经别也。盖从经而别行，复属于太阳之经脉，故名经别，谓经脉之别经也。足少阴之正，至腘中，别走于太阳之部分，而与太阳之正相合，上行至肾，当脊之十四椎处，外出而属于带脉；其直行者，从肾上系舌本，复出于项，与太阳上出于项之经，正相合于项间，以为一合也。《阴阳离合论》曰：阳予之正，阴为之主。少阴之上，名曰太阳；太阴之前，名曰阳明；厥阴之表，名曰少阳。谓阳乃阴与之正，而阴为之主，阳本于阴之所生，故曰：成以诸阴之别。谓三阳之经正，合于三阴，以成手足三阴之经别。此三阳乃归于三阴之正，故曰：皆为正也。是以三阳之别，外合于三阴之经，而内合于五脏。三阴之别，只合三阳之经，而不合于六腑也。◉尚御公曰：按：十二经脉之荣气流行，六阴脉属脏络腑，六阳脉属腑络脏。本篇三阴之经别，上至肾属心走肺，而皆不络于六腑。又如足太阳之脉，循膂络肾，膀胱之经别则别入于肛，属膀胱，散之肾；足少阴肾脉，贯脊属肾络膀胱，其经别至腘中，别走太阳而上至肾，又出属带脉，而复出于项；手少阴心脉，起于心中，出络心系，下膈络小肠，其经别入于渊液两筋之间，属于心；手厥阴心包络之脉，起于胸中，出属心包，下膈历络三焦，而经别下渊液三寸，入胸中，别属三焦；手太阴肺脉，起于中焦，下络大肠，还循胃口，上膈属肺，其经别入渊液少阴之前，入走肺，散之太阳。此经脉与经别出入不同，各走其道。而马氏以正为正经，宜《经脉》篇之"直行者"相合；别者为络，宜与《经脉》篇之"其支者""其别者"相合。噫！经脉血气之生始出入，头绪纷纭，不易疏也。◉《集注》眉批：足少阴之脉不上循于项。◉薛雪曰：此膀胱与肾为表里，故其经脉相为一合也。足太阳之正，入腘中，与少阴合而上行，其别一道，下尻五寸，当承扶之次，上入肛门，内行腹中，属于膀胱，散于肾，循膂，当心入散，上出于项，而复属于本经太阳，此内外同为一经也。足少阴之正，自腘中合于太阳内行，上至肾，当十四椎旁肾俞之次，出属带脉，其直者上系舌本，复出于项，合于太阳，是为六合之一也。然有表必有里，有阳必有阴，故诸阳之正，必成于诸阴之别，此皆正脉相为离合，非旁通交会之谓也。余仿此。◉黄元御曰：足少阴与足太阳为表里，足少阴之正.至腘中而合太阳，此为一合也。诸阳经之正.成以诸阴之别道相合，皆为正脉，非支络也。◉丹波元简曰：张云：此膀胱与肾为表里，故其经脉相为一合也。足太阳之正，入腘中，与少阴合而上行；其别一道下尻五寸，当承扶之次，上入肛门，内行腹中，属于膀胱，散于肾，循膂当心入散，上出于项，而复属于本经太阳，此内外同为一经也。足少阴之正，自腘中合于太阳，内行上至肾，当十四椎旁肾俞之次，出属带脉，其直者上系舌本，复出于项，合于太阳，是为六合之一也。然有表必有里，有阳必有阴，故诸阳之正，必成于诸阴之别，此皆正脉相为离合，非旁通交会之谓也。余仿此。志云：正者，谓经脉之外，别有正经，非支络也。盖从经而别行，复属于太阳之经脉，故名经别，谓经脉之别经也。马氏以正为正经，宜与《经脉》篇之直行者相合。别者为络，宜与《经脉》篇之其支者其别者相合。噫！经脉血气之生始出入，头绪纷纭，不易疏也。《甲乙》无"成以"以下九字，注云：《九墟》曰：或以诸阴之别者，皆为正也。◉章楠曰：此言膀胱与肾为表里者，以经脉相会合也。是由经脉之分枝相合，其与十二经之交接，皆由络脉相贯者不同，以下五合皆然，故名"经别"。所以称表里者，因其经气流行有离合，离则分表里，合则相贯通，此人身之造化，合乎天地之道也。

11.3　足少阳之正，绕髀入毛际，合于厥阴；别者入季胁之间，循胸里属胆，散之上肝贯心，以上挟咽，出颐颔中，散于面，系目系，合少阳于外眦①也②。足厥阴之正，别跗上，上至毛际，合于少阳，与别俱行，此为二合③也④。

①杨上善曰：足少阳正，上行至髀，绕髀入阴毛中，厥阴大经环阴器，故即与合也。合厥阴外，别循胸里属胆，上肝贯心，上行至面，还合本经。

②黄元御曰：此足少阳之经别入者。

③杨上善曰：足厥阴正，与大经并行，至跗上，上行阴毛，少阳行于此，故与之合已，并行向头，此足少阳厥阴表里以为二合。

④马莳曰：此言肝与胆经为一合也。足少阳胆经之正脉，循胁里，出气街，入髀厌中，绕毛际，合于足厥阴肝经；其别者入季胁之间，循胸里属胆散之，上肝贯心，侠咽，出颐颔中，抵頄，下加颊车，散于面，系目系，合少阳于目之外眦也。足厥阴之正，别足跗上，上至毛际，合于足少阳胆经，以二经相为表里，与胆经之别脉俱行，此肝胆之为一合，即上节而次第之，故曰二合。下文可仿此推之。●张介宾曰：此胆肝二经为表里，经脉相为一合也。足少阳绕髀阳，入毛际，与足厥阴合。其内行而别者，乃自季胁入胸属胆、散之上肝，由肝之上系贯心，上挟咽，自颐颔中出，散于面，上系目系，复合少阳本经于目外眦瞳子髎也。足厥阴之正，别足跗内行，上至阴毛之际，合于足少阳、与别者俱行，上布胁肋，是为六合之二也。颐音移。颔，何敢切。●张志聪曰：按：足少阳之脉，起于目锐眦，循头面而下行于足跗。少阳之别，绕髀上行，至目锐眦，而合少阳之经，是经脉与经别，交相逆顺而行者也。足厥阴之正，别行于跗上，上至毛际，而合少阳，与少阳之别，合而偕行，此为二合也。●尚御公曰：与阳俱行，谓三阴之别，合于三阳之别俱行，而阳别成诸阴之别矣。故曰：成以诸阴之别。诸，语助辞。●薛雪曰：此胆肝二经为表里，经脉相为一合也。足少阳绕髀阳，入毛际，与足厥阴合。其内行而别者，乃自季胁入胸属胆，散之上肝，由肝之上系贯心，上挟咽，自颐颔中出散于面，上系目系，复合少阳本经于目外眦瞳子髎也。足厥阴之正，别足跗内行，上至阴毛之际，合于足少阳，与别者俱行，上布胁肋，是为六合之二也。●黄元御曰：足厥阴与足少阳为表里，足厥阴之正，至毛际而合少阳，此二合也。●丹波元简曰：张云：此胆肝二经为表里，经脉相为一合也。足少阳绕髀阳入毛际，与足厥阴合。其内行而别者，乃自季胁入胸属胆，散之上肝，由肝之上系贯心，上挟咽自颐颔中（《图翼》云：颔中为颐颔腮下也，虎头燕颔义即此）出，散于面上，系目系，复合少阳本经于目外眦瞳子髎也。足厥阴之正，别足跗内行，上至阴毛之际，合于足少阳，与别者俱行，上布胁肋，是为六合之二也。简案："肝上"之上衍。●章楠曰：此明肝胆为表里也。

11.4 足阳明之正，上至髀，入于腹里，属胃，散之脾，上通于心，上循咽出于口，上颅顀，还系目系，合于阳明①也②。足太阴之正，上至髀，合于阳明，与别俱行③，上结于咽，贯舌中，此为三合④也⑤。

①杨上善曰：足阳明正，上行至髀，入腹属胃，之脾通心，上行至目系，还合本经也。

②黄元御曰：此足阳明之经别入者。

③章楠曰：谨按此句，其"合于阳明"之上，应有"其别"二字，方合下文之义也。

④杨上善曰：足太阴别，上行至髀，与阳明合并而行，上贯于舌中，故舌下中脉者足太阴也，此足阳明太阴表里以为三合也。

⑤马莳曰：此言胃与脾经为一合也。前篇论胃经脉气之行，起于鼻之迎香穴，而下至厉兑。此节所论，则自下井荥输经合而上行也。故言足阳明之正，由足次指上足跗，循胻外廉，入膝膑，抵伏兔，以上髀关，至气冲，入腹里，属胃络脾，上通于心，入缺盆，上循喉咙，出于口，上颏颅，还系目系，合于足阳明之经隧也。足太阴脾经，与胃经为表里，亦上至髀关，合于足阳明胃经，与胃之别穴丰隆偕行，上胸挟咽，连舌本，散舌中，此胃与脾之为第三合也。●张介宾曰：此胃脾二经表里相为一合也。足阳明上至髀关，其内行者，由气街入腹里，属于胃，散于脾，上通于心，循咽出于口，上颏颅，入承泣之次，系目系为目下网，以合于阳明本经也。足太阴之正，上股内，合于足阳明，与别者俱行，上咽贯舌，是为六合之三也。颏音遏。颅音拙。●张志聪曰：股内为髀，伏兔后为髀关。足阳明之正，从足跗而上至髀，从腹胸而上行头面，合手阳明之经脉于目下承泣、四白之间，盖亦与经脉相逆顺而行也。足太阴之正，别经脉而走阳明之髀分，与阳明之正，相合而偕行，上结于喉，贯舌中，此为三合也。●薛雪曰：此胃脾二经表里相为一合也。足阳明上至髀关，其内行者由气街入腹里，属于胃，散于脾，上通于心，循咽出于口，上颏颅，入承泣之次，系目系，为目下纲，以合于阳明本经也。足太阴之正，上股内，合于足阳明，与别者俱行，上咽贯舌，是为六合之三也。●黄元御曰：足太阴与足阳明为表里，至髀上而合阳明，此为三合也。●丹波元简曰：《甲乙》"太阴之正"下有"则别"二字、"结"作"络"、"舌中"作"舌本"。"额颅"，《正脉》、《道藏》、熊本、张本并作"颏颅"，马本、志本作"额颅"。张云：此胃脾二经表里相为一合也。足阳明上至髀关，其内行者，由气街入腹里属于胃，散于脾，上通于心，循咽出于口，上颏颅入承泣之次，系目系，为目下纲，以合阳明本经也。足太阴之正，上股内，合于足阳明，与别者俱行，上咽贯舌，是为六合之三也。●章楠曰：此明脾胃为表里也。

11.5　手太阳之正，指地，别于肩解，入腋走心，系小肠①也②。手少阴之正，别入于渊腋两筋之间，属于心，上走喉咙，出于面，合目内眦，此为四合③也④。

①杨上善曰：地，下也。手太阳正，从手至肩，下行走心，系小肠，为指地也。小肠，即太阳也。手之六经，唯此一经下行，余并上行向头也。

②黄元御曰：此手太阳之经别入者。指地者，在外而内行也。

③杨上善曰：手少阴别，上行入于泉掖，入属心，上行出面，合目内眦，内眦即手太阳也，此手太阳少阴表里以为四合。

④马莳曰：此言小肠与心经为一合也。手太阳小肠经之正脉，起于手小指之端，循手外侧上腕，出踝中，直上循臂骨下廉，出肘内侧两骨之间，上循臑外后廉，出肩解，绕肩胛，交肩上，故别于肩解，入缺盆，络心，循咽下膈，抵胃，属小肠，故入腋、走心、系小肠也。其曰指地者，以其脉之自上而下行也。手少阴心经之正脉，与小肠为表里也，起于心中，出属心系，下膈络小肠；其直者，从心系却上肺，别入于腋下之渊液穴，属于心，上走喉咙，出于面，合目内眦，此为四合也。●张介宾曰：此小肠与心表里经脉相为

一合也。指地者，地属阴，居天之内。手太阳内行之脉，别于肩解，入腋走心，系于小肠，皆自上而下，自外而内，故曰指地。《经脉》篇言交肩上，入缺盆络心；此言别于肩解，入腋走心。盖前后皆有入心之脉。手少阴之正，自腋下三寸足少阳渊腋之次，行两筋之间，内属于心，与手太阳入腋走心者合，乃上行挟于咽、出于面，合于目内眦，是当与足太阳睛明相会矣。此六合之四也。◉张志聪曰：《阴阳系日月论》曰：天为阳，地为阴。日为阳，月为阴。其合于人也，腰以上为天，腰以下为地。足之十二经脉，以应十二月。月生于水，故在下者为阴。手之十指，以应十日。日主火，故在上者为阳。手太阳之正指地者，谓手之太阳，下合于足太阳也。盖在脏腑十二经脉，有手足之分，论阴阳二气，只有三阴三阳，而无分手与足矣。故六腑皆出于足之三阳，上合于手，是以手少阴之正，上出于面，亦与足太阳相合于目内眦之睛明，水火上下之相交也。夫手太阳少阴，皆属于火，天一生水，地二生火，火上水下，阴阳互交，故手太阳指地而下交于足，手少阴上行而合于膀胱之经。论天地水火，有上下之相交，归于先天，合为一气，故人之脏腑经脉，所以应天道也。◉薛雪曰：此小肠与心表里经脉相为一合也。指地者，地属阴，居天之内。手太阳内行之脉，别于肩解，入腋走心，系于小肠，皆自上而下，自外而内，故曰"指地"。手少阴之正，自腋下三寸足少阳渊腋之次，行两筋之间，内属于心，与手太阳入腋走心者合，乃上行挟于咽，出于面，合于目内眦，是当与足太阳睛明相会矣，此六合之四也。◉黄元御曰：手少阴与手太阳为表里，至内眦而合太阳，此为四合也。渊腋，穴名。◉丹波元简曰：张云：此小肠与心表里，经脉相为一合也。指地者，地属阴，居天之内。手太阳内行之脉，别于肩解，入腋走心，系于小肠，皆自上而下，自外而内，故曰指地。《经脉》篇言交肩上入缺盆络心；此言别于肩解，入腋走心。盖前后皆有入心之脉。手少阴之正，自腋下三寸足少阳渊腋之次，行两筋之间，内属于心，与手太阳入腋走心者合，乃上行挟于咽，出于面，合于目内眦，是当与足太阳睛明相会矣。此六合之四也。◉章楠曰：此明心与小肠为表里也。

11.6 手少阳之正，指天，别于巅，入缺盆，下走三焦，散于胸中①也②。手心主之正，别下渊腋三寸，入胸中，别属三焦，出循喉咙，出耳后，合少阳完骨之下，此为五合③也④。

①杨上善曰：天，上也。手少阳之正，提□上巅，为指天也。下走三焦，即手少阳，上散胸中也。

②黄元御曰：此手少阳之经别入者。指天，在内而外行也。

③杨上善曰：手心主别，从手上行至掖，下掖三寸，至于泉掖，入于胸中，属三焦已，上行出耳后宽骨下，合手少阳，此手少阳心主表里以为五合。【编者按：萧延平注曰："宽骨"，据经文应作"完骨"。】

④马莳曰：此言手三焦与心包络之为一合也。手少阳三焦经之正脉，起于手四指之端，循手表腕，上贯肘，循臑外，上肩，入缺盆，下走三焦，散于胸中。以其脉上别于巅，故曰指天也。手厥阴心包络经，乃手心主之脉也，别于腋下之天池穴，（去乳后一寸，着胁直腋厥肋间，乃本经穴也。）入胸中，历络三焦，出循喉咙，出耳后，合于少阳完骨之下，此为五合也。◉张介宾曰：此三焦心主表里经脉相为一合也。指天者，天属阳，运于地之外。手少阳之正，上别于巅，入缺盆，下走三焦，散于胸中，包罗脏腑之

外，故曰指天。手厥阴之正，其别而内行者，与少阴之脉，同自腋下三寸，足少阳渊腋之次，入胸中，属于三焦，乃出循喉咙，行耳后，合手足少阳于完骨之下，此六合之五也。
●张志聪曰：少阳，初阳也，从阴而生，自下而上。故曰手少阳之正者，谓手合于足也。曰指天者，谓足合于手也。论少阳心主二经，则为六合；论阴阳之气，只三合矣。巅乃督脉之会，督脉应天道之环转一周，故从巅而别下入缺盆，走三焦而散于胸中也。渊液，胆经穴，在腋下三寸。手心主之正，别经脉而下行于渊液之分，下渊液三寸，以入胸中，别属三焦，出循喉咙，上出耳后，合少阳经别于完骨之下，此为五合也。●薛雪曰：此三焦，心主表里经脉相为一合也。指天者，天属阳，运于地之外。手少阳之正，上别于巅，入缺盆，下走三焦，散于胸中，包罗脏腑之外，故曰"指天"。手厥阴之正，其别而内行者，与少阴之脉同自腋下三寸足少阳渊腋之次入胸中，属于三焦，乃出循喉咙，行耳后，合手、足少阳于完骨之下，此六合之五也。●黄元御曰：手心主与手少阳为表里，至完骨而合少阳，此为五合也。完骨，耳后骨。●丹波元简曰：张云：此三焦心主表里经脉相为一合也。指天者，天属阳，运于地之外。手少阳之正，上别于巅，入缺盆，下走三焦，散于胸中，包罗脏腑之外，故曰指天。手厥阴之正，其别面内行者，与少阴之脉同自腋下三寸足少阳渊腋之次，入胸中，属于三焦，乃出循喉咙，行耳后，合手足少阳于完骨之下，此六合之五也。志云：少阳，初阳也，从阴而生，自下而上。故曰指天。曰指地者，谓手合于足也。曰指天者，谓足合于手也。盖分手足于二经，则为六合，论阴阳之气，止三合矣。简案："别下渊液三寸"，马云：别于腋下之天池穴。考《本输》篇云"腋下三寸，手心主也，名曰天池"，马似是。●章楠曰：此明心包络与三焦为表里也。

11.7　手阳明之正，从手循膺乳，别于肩髃，入柱骨，下走大肠，属于肺，上循喉咙，出缺盆，合于阳明①也②。手太阴之正，别入渊腋少阴之前，入走肺，散之太阳，上出缺盆，循喉咙，复合阳明，此六合③也④。

①杨上善曰：手阳明正，从手上行，注于膺乳，上行至肩髃柱骨之下，下走大肠，上属于肺，上出缺盆之处，合大经也。

②黄元御曰：此手阳明之经别入者。

③杨上善曰：手太阴别，从手上行至掖，下掖至泉掖，至手少阴前，入走肺，之于大肠，上出缺盆，循喉咙，合于阳明，至于大肠，以为六合。至喉咙更合，故云复也。此阳明太阴表里以为六合。此十二经脉正别行处，与十二大经大有不同，学者多不在意，所以诊病生处，不能细知也。

④马莳曰：此言大肠与肺经为一合也。手阳明大肠经之正脉，起手次指之端，出合谷两骨之间，循臂入肘，循臑上肩，别循髃骨之前廉，上出柱骨，下入缺盆，络肺下膈，属大肠，与肺为表里，上循喉咙，出缺盆，合于手阳明之经隧也。手太阴肺经之正脉，别于心包络经之渊液穴、少阴心经之前，入走于肺，相合散之本经太阴之脉，上出缺盆，循喉咙，复合于阳明，此其为六合也。（按此各经皆名曰正，则正者，正经也，宜与《经脉》篇其直行者相合。别者，络也，宜与《经脉》篇其支者、其别者相合。今此篇之所谓正，较之《经脉》篇甚略，且非尽出正行之经，是其意之所重者在合，而与经脉之行，不必及其详耳。）●张介宾曰：此大肠与肺为表里，经脉相为一合也。手阳明之正，循胸前膺乳之间，其内行者，别于肩髃，入柱骨，由缺盆下走大肠，属于肺；其上者，循喉咙，复

出缺盆，而合于阳明本经也。手太阴之正，其内行者，自天府别入渊腋，由手少阴心经之前入内走肺，散之大肠；其上行者，出缺盆，循喉咙，复合于手阳明经。以上共十二经，是为六合也。●张志聪曰：手阳明之正，从手之经脉，循膺乳间而别行，上于肩髃，入柱骨下，走大肠，属于肺，复上循喉咙，出缺盆，而与手阳明之经脉相合也。手太阴之正，别经脉于天府、云门之际，入渊液之分，行太阴之前，入走肺，于当心处散之太阳，复上出缺盆，循喉咙，与少阳之正相合。此为六合也。夫阴阳六合，始于足太阳，而终于手太阴，复散之太阳，盖亦周而复始也。●尚御公曰：肺主天，膀胱为水府，肺者，太阴也，皆积水也。始于足太阳，而终于手太阴，周而复始，应天道之司天在泉，六气环转之不息。●薛雪曰：此大肠与肺为表里，经脉相为一合也。手阳明之正，循胸前膺乳之间，其内行者别于肩髃，入柱骨，由缺盆下走大肠，属于肺，其上者循喉咙，复出缺盆，而合于阳明本经也。手太阴之正，其内行者自天府别入渊腋，由手少阴心经之前入内走肺，散之大肠，其上行者出缺盆，循喉咙，复合于手阳明经。以上共十二经，是为六合也。●黄元御曰：手太阴与手阳明为表里，至喉咙而合阳明，此为六合也。渊腋，足少阳穴。少阴，手少阴经。●丹波元简曰：《道藏》、马、志本，"大肠"作"太阳"，误也。张云：此大肠与肺为表里，经脉相为一合也。手阳明之正，循胸前膺乳之间，其内行者别于肩髃，入柱骨，由缺盆下走大肠，属于肺；其上者，循喉咙，复出缺盆，而合于阳明本经也。手太阳之正，其内行者，自天府别入渊腋，出手少阴心经之前，入内走肺，散之大肠，其上行者，出缺盆，循喉咙，复合于手阳明经，以上共十二经，是为六合也。●章楠曰：此明肺与大肠为表里，连上共十二经，以成六合者也。●周学海曰：据事直书，条理分明，疏畅之中，自见苍老。通篇无一字非实事，无一句不排比，却无一字一句板滞者，叹其笔力之清雄也。

经水第十二

●马莳曰：内论十二经脉，合于十二经水，故名篇。●张志聪曰：此篇以十二经脉，内属于五脏六腑，外合于十二经水。●丹波元简曰：马云：内论十二经脉，合于十二经水，故名篇。简案：《管子·水地篇》云：水者地之血气，如筋脉之流通者也。郦道元《水经注》引《经脉志》：盖其书志经水之流通者。

12.1　黄帝问于岐伯曰：经脉十二者，外合于十二经水，而内属于五藏六府①。夫十二经水者，其有大小、深浅、广狭、远近各不同，五藏六府之高下、小大、受谷之多少亦不等，相应奈何②？夫经水者，受水而行之③；五藏者，合神气魂魄而藏之④；六府者，受谷而行之，受气而扬之⑤；经脉者，受血而营之。合而以治奈何？刺之深浅，灸之壮数，可得闻乎⑥？岐伯答曰：善哉问也！天至高，不可度，地至广，不可量，此之谓也。且夫人生于天地之间，六合之内，此天之高、地之广也，非人力之所能度量而至也。若夫八尺之士⑦，皮肉在此，外可度量切循而得之，其死可解剖而视之⑧，其藏之坚脆，府之大小，谷之多少，脉之长短，血之清浊，气之多少，十二经之多血少气，与其少血多气，与其皆多血气，与其皆少血气，皆有大数。其治以针艾，各调其经气，固其常有合乎⑨。

①杨上善曰：天下凡有八十一州，此中国，州之一也，名为赤县神州。每一州之外，有一重海水环之，海之外，有一重大山绕之，如此三重海、三重山环而围绕，人居其内，名曰一州。一州之内，凡有十二大水，自外小山小水不可胜数。人身亦尔，大脉总有十二，以外大络小络亦不可数。天下八十一州之中，唯取中国一州之地，用法人身十二经脉内属脏腑，以人之生在此州中，禀此州地形气者也。

②杨上善曰：问其十二经脉取法所由也。●张介宾曰：人有经脉十二，手足之三阴三阳也。天地有经水十二，清渭海湖汝渑淮漯江河济漳也。经脉有高下小大不同，经水有广狭远近不同，故人与天地皆相应也。

③杨上善曰：此问其脏腑经络各有司主调养所由。十二经水，各从其源受水，输之于海，故曰受水行也。

④杨上善曰：五脏合五神之气，心合于神，肝合于魂，肺合于魄，脾合于营，肾合于精，五脏与五精神气合而藏之也。

⑤杨上善曰：胃受五谷成熟，传入小肠，小肠盛受也。小肠传入大肠，大肠传导也。大肠传入广肠，广肠传出也。胃下别汁，出膀胱之胞，传阴下泄也。胆为中精，有木精三合，藏而不泻。此即腑受谷行之者也。五腑与三焦共气，故六腑受气，三焦行之为原，故曰扬也。【编者按：萧延平注曰："别汁，出膀胱"五字，原缺不完，平细玩虫蚀剩处，与此五字相近，谨拟作此，袁刻作"膀胱，膀胱"四字。】

⑥杨上善曰：营气从中焦，并胃口出上焦之后，所谓受气，泌糟粕，□津液，化津液精微，注之肺脉中，化而为血，流十二脉中，以奉生身，故生身之贵，无过血也。故营气独行于十二经，导营身，故曰营气。营气行经，如雾者也。经中血者，如渠中水也。故十二经受血各营也。【编者按：萧延平注曰："津液"上一字，下半虫蚀不全，袁刻作"成"，细玩上半剩处，确非"成"字，宜空一格。】●张介宾曰：经水者，受水而行于地也。人之五脏者，所以藏精神魂魄者也。六腑者，所以受水谷，化其精微之气，而布扬于内外者也。经脉犹江河也，血犹水也，江河受水而经营于天下，经脉受血而运行于周身，合经水之道以施治，则其源流远近固自不同，而刺之浅深，灸之壮数，亦当有所辨也。●黄元御曰：义详下文。●丹波元简曰：张云：经水者，受水而行于地也。人之五脏者，所以藏精神魂魄者也。六腑者，所以受水谷，化其精微之气，而布扬于内外者也。经脉犹江河也，血犹水也，江河受水而经营于天下，经脉受血而运行于周身，合经水之道以施治，则其源流远近，固自不同，而刺之浅深，灸之壮数，亦当有所辨也。

⑦丹波元简曰：简案：《周礼·考工记》：人长八尺。又《淮南·天文训》：人修八尺。而《周礼·卿大夫》：国中七尺，以及七十七尺谓二十。又《淮南·修务训》：吾生也有七尺之形，则与《考工记》、《天文训》异。《荀子》：曷足以美七尺之躯哉。又《家语》：六七尺之体。今据本经《骨度》篇：人长其实七尺五寸。而泛言其修，或云七尺，或云八尺，举其大概耳。

⑧杨上善曰：二仪之大，人力不可度量。人之八尺之身，生则观其皮肉，切循色脉，死则解其身部，视其脏腑，不同天地，故可知也。●丹波元简曰：简案：《汉书·王莽传》云：翟义党王孙庆捕得莽使，大医尚方与巧屠共刳剥之，量度五脏，以竹筵导其脉，知所终，始云可以治病。宋·杨介存真图、欧希范五脏图，盖其遗也，而与本节之旨符矣。

⑨杨上善曰：夫人禀气受形，既有七种不同，以针艾调养固有常契，不可同乎天地无度量也。●马莳曰：此言十二经合十二水，而刺灸之数亦相合也。帝问人与天地本相参也，天地有十二经水，人身有十二经脉。十二经水者，有大小、深浅、远近、广狭之异，十二经脉者，有高下、小大、受谷多少之殊，其相应者必有故也。且是五脏者，合神气魂魄而藏之者也；（本经《本脏》篇云：五脏者，所以藏精神魂魄者也。）六腑者，受五谷而行化之，又受谷所化精微之气，而扬之于脏腑者也；（《本脏》篇云：六腑者，所以化水谷而行津液者也。）经脉者，受血而营之。（《营卫生会》篇云：中焦亦并胃中，出上焦之后，此所受气者，泌糟粕，蒸津液，化其精微，上注于肺脉，乃化而为血，以奉生身。）今以脏腑经脉而合之于十二经脉，以治其病，刺有浅深，灸有多寡，无不吻合，此其故又何也？伯言：天地准以度量，人身犹可剖视，脏之坚脆，（《本脏》篇有"肝坚则脏安难伤，肝脆则善病消瘅易伤"等语。）腑之大小，（《平人绝谷》篇有"胃大二尺五寸"等语。《肠胃》篇有"胃长一尺五寸"等语。）谷之多少，（《平人绝谷》篇有"胃受水谷三斗五升"等语。）脉之长短，（《脉度》篇有"脉长一十六丈二尺"之数。）血之清浊，（《根结》篇有"布衣匹夫之士，王公大人血食之君，血气涩滑"之异。）十二经之气血多少，皆有大数。（《素问·血气形志》篇云：太阳常多血少气，少阳常多血少气，阳明多气多血，少阴常少血多气，厥阴常多血少气，太阴常多气少血。）其治以针艾，浅深多寡，宜其尽与十二经水相合也。（即下文刺阳明深六分等义。）●张介宾曰：天至高，地至广，难以测度。人生天地六合之间，虽气数亦与天地相合，似难测识；然而八尺之士，有形可据，其生也可度量其外，其死也可剖视其内。故如脏之坚脆，则见于《本藏》篇；腑之大小，谷之多少，则见于《平人绝谷》篇；脉之长短，则见于《脉度》篇；血之清浊，则见于《根结》篇；十二经血气多少各有大数，则见于《血气形志》等篇。此其针艾浅深多寡，故各有所宜如下文也。●张志聪曰：经水有大小浅深广狭远近之不同，脏腑有高下大小受谷多少之不等。五脏主藏五脏之神志，六腑主行水谷之精气，经脉受荣血以荣行，帝问可以合一而为灸刺之治法乎？伯曰：天之高，地之广，不可度量者也。人生于天地六合之内，亦犹此天之高，地之广，非人力之所能度量。若夫有形之皮肉筋骨，外可度量切循，内可解剖而视，其于脏之坚脆，腑之大小，谷之多少，脉之长短，血之清浊，气之多少，十二经之多血少气、多气少血、血气皆多、血气皆少，皆有大数。大数者，即《本脏》篇之五脏坚脆，《肠胃》篇腑之大小，《绝谷》篇谷之多少，《脉度》篇脉之长短，《九针》篇之多血少气、多气少血，皆有数推之。其治以针艾，调其经气，固其常有合于数者，即下文之六分五分、十呼七呼，以至于二呼一呼。此手足阴阳，皆有合于数也。按：前二章，论十二经脉应天之六气，五脏六腑应五音六律、五色五时。此复论脏腑经脉，应地之十二经水，是人合天地之道，而不可度量者也。●黄元御曰：人之十二经脉，合于十二经水，其理玄远。天之至高不可度，地之至广不可量，何由而知天地与人相合也？且夫人生于天地之间，六合之内，渺焉中处，而天地之高广，亦非人力之所度量

而至也。若夫人，则无不可度量而知，外可切循，内可解剖，其脏腑之形象，气血之多少，皆有大数。即其小者，以测大者，则经脉之与经水，固其常有合也。●丹波元简曰：张云：如脏之坚脆，则见于《本藏》篇；腑之大小，谷之多少，则见于《平人绝谷》篇；脉之长短，则见于《脉度》篇；血之清浊，则见于《根结》篇；十二经血气多少，各有大数，则见于《血气形志》等篇。此其针灸浅深多寡，故各有所宜如下文也。《甲乙》"大数"作"定数"。

12.2　黄帝曰：余闻之，快于耳，不解于心，愿卒闻之①。岐伯答曰：此人之所以参天地而应阴阳也，不可不察②。足太阳外合清水③，内属膀胱④，而通水道焉⑤。足少阳外合于渭水⑥，内属于胆⑦。足阳明外合于海水⑧，内属于胃⑨。足太阴外合于湖水⑩，内属于脾⑪。足少阴外合于汝水⑫，内属于肾⑬。足厥阴外合于渑水⑭，内属于肝⑮。手太阳外合淮水⑯，内属小肠，而水道出⑰焉⑱。手少阳外合于漯水⑲，内属于三焦。手阳明外合于江水㉑，内属于大肠㉒。手太阴外合于河水㉓，内属于肺㉔。手少阴外合于济水㉕，内属于心㉖。手心主外合于漳水㉗，内属于心包㉘。凡此五藏六府十二经水者，外有源泉而内有所禀，此皆内外相贯，如环无端，人经亦然㉙。故天为阳，地为阴，腰以上为天，腰以下为地㉚。故海以北者为阴，湖以北者为阴中之阴㉛，漳以南者为阳，河以北至漳者为阳中之阴㉜，漯以南至江者为阳中之太阳㉝，此一隅之阴阳也㉞，所以人与天地相参也㉟。

①杨上善曰：快于耳，浅知也；解于心，深识也。

②杨上善曰：正以天地不可度量，人参天地，故不可不察也。●张介宾曰：人与天地相参，所以为三也，应阴阳义如下文。

③丹波元简曰：张云：此下以经脉配经水，盖欲因其象，以辨血气之盛衰也。马云：按《古今舆地图》，清水，遗籍无之，黄河合淮处，谓之清河，今有清河，悬疑是清水也。张云：按清水即大小清河，《舆地图志》曰：大清河即济水之故道，自兖州府东北流，出长清等县，由利津等界入海；小清河一名泺水，源发济南府趵突泉，经章丘受漯河之水，由新城入海。《禹贡》曰：浮于济漯达于河者，必此河也。今俱属山东省济南府。简案：今考《水经》无清水，王砅注《离合真邪论》，引本节作"泾水"，盖古本有如此者。《书·禹贡》：泾属渭汭。《诗·谷风》：泾以渭浊。●顾观光曰："清"字误，《素问·离合真邪论》注作"泾水"。

④杨上善曰：清水出魏郡内黄县，南经清泉县，东北流入河也。

⑤张介宾曰：此下以经脉配经水，盖欲因其象，以辨血气之盛衰也。足太阳经内属膀胱，是经多血少气，故外合于清水。按：清水即大小清河。《舆地图志》曰：大清河即济水之故道，自兖州府东北流出长清等县，由利津等界入海。小清河一名泺水，源发济南府趵突泉，经章丘，受漯河之水，由新城入海。《禹贡》曰：浮于济漯达于河者，必此河也。今俱属山东省济南府。●丹波元简曰：志云：肺属天而主气，膀胱为津液之腑，受气化而出，六腑皆浊，而膀胱之水独清，故足太阳外合于清水，内属于膀胱，而通水道焉。

⑥丹波元简曰：张云：足少阳经内属于胆，常少血多气，故外合于渭水。按《地

志》，渭水出陇西郡渭源县西南鸟鼠山，至同州入河，今俱隶陕西省，渭源属临洮府，同州属西安府也。志云：渭水独清，诸阳皆浊，而胆为中精之腑，独受其清，故足少阳外合于渭水，内属于胆。简案：张注义未允当。志云，渭水独清，与古说乖矣。以渭合胆，必有别所据，今不可得而考也。下节诸水，亦多不可解者。

⑦杨上善曰：渭水出陇西首阳县鸟鼠同穴山，东北至华阴入河，过郡四，行一千八百七十里，雍州浸也。●张介宾曰：足少阳经内属于胆，常少血多气，故外合于渭水。按：《地志》：渭水出陇西郡渭源县西南鸟鼠山，至同州入河。今俱隶陕西省，渭源属临洮府，同州属西安府。

⑧丹波元简曰：张云：足阳明经内属于胃，常多气多血，为五脏六腑之海，故外合于海水。按：海包地外，地在海中，海水周流，实一而已，今云四海者，以东西南北而分言之也，故东曰渤海、南曰涨海、西曰青海、北曰瀚海。

⑨杨上善曰：海，晦也，言其水广博，望之晦暗，不测崖际，故曰海也。海，即四海也。足阳明脉血气最多，合之四海，众水之长也。●张介宾曰：足阳明经内属于胃，常多气多血，为五脏六腑之海，故外合于海水。按：海包地外，地在海中，海水周流，实一而已。今云四海者，以东西南北而分言之也。故东曰渤海，南曰涨海，西曰青海，北曰瀚海。

⑩丹波元简曰：志云：湖水有五湖，即洞庭、彭泽、震泽之类，脾位中央，而灌溉于四旁，故足太阴外合于湖水，而内属于脾。又云：土数五，故合五湖。张云：五湖皆在东南，《周礼·职方氏》：扬州泽薮曰具区。简案：湖水与五湖各异。《水经注》：湖水出桃林塞之夸父山，又五湖谓长塘湖、太湖、射黄湖、上湖、滆湖。

⑪杨上善曰：湖当为虖，虖陀水出代郡卤城县，东流过郡九，行千三百四十里，为并州川。一解云：湖当为沽，沽水出渔阳郡，东南入海，行七百五十里。此二水亦得为合也。●张介宾曰：足太阴经内属于脾，常多气少血，《九针论》云多血少气，故外合于湖水。湖即五湖，谓彭蠡、洞庭、巢湖、太湖、鉴湖也。五湖皆在东南，《周礼·职方氏》：扬州泽薮曰具区。

⑫丹波元简曰：张云：足少阴经内属于肾，常少血多气，故外合于汝水。按汝水源出汝州天息山，出西平上蔡汝阳等县入淮，今属河南省汝宁府。

⑬杨上善曰：汝水出汝南郡定陵县高陵山，东南流入淮，过郡四，行一千三百四十里也。●张介宾曰：足少阴经内属于肾，常少血多气，故外合于汝水。按：汝水源出汝州天息山，由西平、上蔡、汝阳等县入淮，今属河南省汝宁府。

⑭丹波元简曰：志云：渑水出于青州之临淄，而西入于淮，天下之水，皆从东去，渑水自东而来，故应足厥阴东方之肝木。简案：渑，史音弥善切，张音免，志音成。《广韵》食陵切，又泯、涵二音。《集韵》神陵切，音绳。●顾观光曰："渑"字误，《素问》注作"沔水"。

⑮杨上善曰：沔。绵善反。沔水出武郡番家山，东流入江也。【编者按：萧延平注曰："武郡"，"武"字原钞作"式"，袁刻作"南郡"，考《水经注》"沔水出武都沮县狼谷"，应作"武"】。●张介宾曰：足厥阴经内属于肝，常多血少气，故外合于渑水。按：渑水即涧水，源出新安县东北白石山，由渑池、新安之间入洛，而洛入于河也，今属河南省河南府。渑音兔。

⑯丹波元简曰："合"下诸本有"于"字，当补。张云：手太阳经内属小肠，常多血少气，故外合于淮水。按：淮水出唐州桐柏山，绕徐扬之界，东入于海，今属河南省南阳府，改名唐县。

⑰丹波元简曰：简案：膀胱通水道，而小肠受盛胃之水液，而济泌于膀胱，故二腑特言及之。

⑱杨上善曰：淮水出南阳郡平武县桐柏山，东南流入海，过郡四，行三千二百四十里也。●张介宾曰：手太阳经内属小肠，常多血少气，故外合于淮水。按：淮水出唐州桐柏山，绕徐扬之界，东入于海，今属河南省南阳府，改名唐县。

⑲丹波元简曰：张云：手少阳经内属三焦，常少血多气，故外合于漯水。按：漯水源出章丘长白山，入小清河归海，今属山东省济南府。漯，音磊，又太合切。

⑳杨上善曰：漯，汤合反。漯水出平原郡，东北流入于海。又河内亦有漯水，出王屋山，东南流入河。此二水并得为合也。●张介宾曰：手少阳经内属三焦，常少血多气，故外合于漯水。按：漯水源出章丘长白山，入小清河归海，今属山东省济南府。详见前足太阳经条下。漯音磊，又太合切。

㉑丹波元简曰：张云：手阳明经内属大肠，常多血多气，故外合于江水。按：江源出西蜀之岷山，今属四川省成都府茂州，其长万里，至吴地入海，此即所以限南北也。

㉒杨上善曰：江水出蜀岷山郡升迁县，东南流入海，过郡九，行七千六百六十里也。【编者按：萧延平注曰："升迁"原钞作"外迁"，据《水经注》应作"升"】。●张介宾曰：手阳明经内属大肠，常多血多气，故外合于江水。按：江源出西蜀之岷山，今属四川省成都府茂州，其长万里，至吴地入海，此即所以限南北也。

㉓丹波元简曰：张云：手太阴经内属于肺，常多气少血，肺为脏腑之盖，其经最高而朝百脉，故外合于河水。按：河有两源，一出葱岭，一出于阗，合流，东注满昌海，潜行地中，南出积石，以入中国；一说黄河源出星宿海，在中国西南直四川马湖府之正西三千余里，云南丽江府之西北一千五百余里，合诸流自西而东，行二十日至昆仑，绕昆仑之西南，折而东北，又折而西北，又转而东北，又行二十余日，历云中九原至大宁，始入中国，是为四渎之宗。

㉔杨上善曰：河水出昆仑山东北隅，便潜行至葱岭于阗国，到积石山，东北流入海，过郡十六，行九千四百里也。●张介宾曰：手太阴经内属于肺，常多气少血，肺为脏腑之盖，其经最高而朝百脉，故外合于河水。按：河有两源，一出葱岭，一出于阗，合流东注蒲昌海，潜行地中，南出积石以入中国。一说黄河源出星宿海，在中国西南直四川马湖府之正西三千余里，云南丽江府之西北一千五百余里，合诸流自西而东，行二十日至昆仑，绕昆仑之西南，折而东北，又折而西北，又转而东北，又行二十余日，历云中、九原，至大宁始入中国，是为四渎之宗。

㉕丹波元简曰：张云：手少阴经内属于心，常少血多气，故外合于济水。按：江源初发王屋山下曰沈水，既见而伏，复出为济，济截河而流不混其清，故又曰清，济流虽微而独尊，故居四渎之一，今属河南省怀庆府济源县。

㉖杨上善曰：济水出河东恒县，至王屋山，东北流入于河。●张介宾曰：手少阴经内属于心，常少血多气，故外合于济水。按：江源初发王屋山下曰沈水，既见而伏，复出为济。济截河而流，不混其清，故又曰清济。流虽微而独尊，故居四渎之一。今属河南省怀

庆府济源县。

㉗丹波元简曰：张云：手厥阴经内属心主，常多血少气，故外合于漳水。按：漳水有二，一出上党沽县大黾谷曰清漳，一出上党长子县发鸠山曰浊漳，皆入于河，今俱隶山西省沽县，即乐平县，属太原府，长子县属潞安府。

㉘杨上善曰：漳水，清漳水也，出上党沽县西北少山，东流合浊漳入于海。一解是浊漳，浊漳出于上党长子县西发鸠山，东流入海也。●张介宾曰：手厥阴经内属心主，常多血少气，故外合于漳水。按：漳水有二：一出上党沽县大黾谷，曰清漳；一出上党长子县发鸠山，曰浊漳。皆入于河，今俱隶山西省。沽县即乐平县，属太原府。长子县属潞安府。以上经水、经脉俱有图。●张志聪曰：（渑音成。漯，诧合切，音沓。）夫三阴三阳，合天之六气；手足经脉，应地之经水；十二经脉，外合于六气，内属于脏腑。是以手足之三阴三阳，外合于十二经水，而经水又内属于脏腑，此人之所以参天地而应阴阳也。清水乃黄河合淮处，分流为清河，肺属天而主气，膀胱为津液之府，受气化而出，六腑皆浊，而膀胱之水独清，故足太阳外合于清水，内属于膀胱而通水道焉。渭水出于雍州，合泾汭漆沮沔水，而渭水独清，诸阳皆浊，而胆为中精之府，独受其清，故足少阳外合于渭水，内属于胆。海水汪洋于地之外，而地居海之中，阳明居中土，为万物之所归，又为水谷之海，故足阳明外合于海水，而内属于胃。湖水有五湖，即洞庭、彭泽、震泽之类，脾位中央而灌溉于四旁，故足太阴外合于湖水，而内属于脾。汝水发源于河南天息山，河南居天地之中。夫天居地上，见者一百八十二度半强，地下亦然，北极出地上三十六度，南极入地下亦三十六度，而嵩正当天之中极，盖天气包于地之外，又从中而通贯于地中，故名天息。肾主天一之水，而为生气之原，上应于喉以司呼吸，故足少阴外合于汝水，而内属于肾。渑水出于清州之临淄，而西入于淮，天下之水，皆从东去，渑水自东而来，故应足厥阴东方之肝木。淮水自海水而入于淮泗，小肠受盛胃之水液，而济泌于膀胱，故手太阳外合于淮水，内属于小肠。漯济乃西北之大水，漯合济而入于兖豫诸州，少阳为君主之相，阴阳相合，故手少阳合于漯水，而内属于三焦。江水自西属之岷山发源，曲折万里，而东入于海，大肠传道水谷，济泌别汁，回肠十六折而渗入膀胱，故手阳明外合于江水，内属于大肠。河源发于星宿海，自乾位而来，千里一曲，故曰黄河之水天上来，肺属乾金而主天，为水之生源，故手太阴外合于河水，而内属于肺。济水发源于王屋山，截河而流水不混其清，故名曰清济，潜流屡绝，状虽微而独尊，故居四渎之一，心为君主之官而独尊，故手少阴外合济水，内属于心。漳水有二：一出于上党沽县大黾谷，名为清漳；一出上党长子县鹿谷山，名为浊漳。二漳异源而下流相合，夫血者神气，阴中之清，心所主也，合厥阴包络，而流行于经脉之中，犹二水之合流，故手心主外合于漳水，内属于心包，此人之所以参天地而应阴阳也。愚按：膀胱为水府，主受藏津液。津液随三焦出气，以温肌肉。三焦下俞，出于委阳，并太阳之正，入络膀胱，约下焦，是中焦所生之津液，即随中焦之气而出，膀胱所藏之津液，即随下焦之气而出，运行于肤表，以温肌肉，充皮肤。故《示从容论》曰：怯然少气者，是水道不行，形气消索也。曰通水道者，谓水道之上通于天，非独下出之溲便也。●黄元御曰：手足太阳，皆主水道，足太阳以寒水主令，手太阳以丙火而化寒水也。

㉙杨上善曰：十二经水，如江出岷山，河出昆仑，即外有源也。流入于海，即内有所禀也。水至于海已，上为天河，复从源出，流入于海，即为外内相贯，如环无端也。人经

亦尔，足三阴脉从足指起，即外有源也。上行络腑属脏，比之入海，即内有所禀也。以为手三阴脉，从胸至手，变为手三阳脉，从手而起，即外有源也。上行络脏属腑，即内有所禀也。上头以为足三阳脉，从头之下足，复变为足三阴脉，即外内相贯，如环无端也。

㉚杨上善曰：人腰以上，为天为阳也；自腰以下，为地为阴也。经脉升天降地，与经水同行，故得合也。●丹波元简曰：张云：夫经水者，河海行于外，而源泉出于地，经脉者，脉络行于表，而脏腑主于中，故内外相贯，如环无端也，然经水经脉，各有阴阳之分，如天以轻清在上，故天为阳，地以重浊在下，故地为阴。《六微旨大论》曰：天枢之上，天气主之，天枢之下，地气主之。人身应天地，故腰以上为天属阳，腰以下为地属阴，而经脉脏腑之应于经水者亦然。

㉛杨上善曰：清水以北，已是其阴，湖在清北，故为阴中之阴也。

㉜杨上善曰：漳南为阳，河北为阴，故河北至漳为阳中阴也。

㉝杨上善曰：漯居阳地，故为阳中太阳。

㉞丹波元简曰："阳中之太阳"《甲乙》作"阳中之阳"，"一隅"作"一州"。张云：如海合于胃，湖合于脾，脾胃居于中州，腰之分也。海以北者为阴，就胃腑言，自胃而下则小肠、胆与膀胱皆属腑，居胃之北而为阴也。湖以北者为阴中之阴，就脾脏言，自脾而下，则肝肾皆属脏，居脾之北，而为阴中之阴也。腰以上者如漳，合于心主，心主之上，惟心与肺，故漳以南者为阳也。河合于肺，肺之下亦惟心与心主，故河以北至漳者，为阳中之阴也。凡此皆以上南下北，言阴阳耳。然更有其阳者，则脏腑之外为三焦，三焦之外为皮毛。《本藏》篇曰：肺合大肠。大肠者皮其应，今三焦合于漯水，大肠合于江水，故曰漯以南至江者，为阳中之太阳也。此天地人相合之道，天地至广，而兹所言合者，特举中国之水耳，故曰此一隅之阴阳也，所以人与天地相参也。简案：自海以北者，至河以北至漳者，则以上南下北言阴阳，其义自明矣。惟至漯以南至江者，则以三焦大肠为阳中之太阳，其义未详，张注似牵强。志云：河以北至漳者，谓从上焦而后行于背也，漯以南至江者，谓从中焦而前行于腹也，此以人之面南而背北也。此说亦难据。

㉟杨上善曰：阴阳之理无形，大之无外，小之无内，但人生一州之地，形必象之，故以一州阴阳合人者也。●马莳曰：（渑，弥善切。漯，通合切。以，俱已同。）此承上文而言十二经脉合十二经水之数也。伯以人身脏腑而合十二经水者，盖天位乎上为阳，地位乎下为阴，而人之腰以上象天，腰以下象地，故经水以东西南北，而分阴阳及阴阳中之阴阳，则人之脏腑，亦以东西南北而合十二经水也，所谓人与天地相参固如此。（按古今舆地图：清水，遗籍无之，黄河合淮处谓之清河，今有清河县，疑是清水也。渭水，源出渭州渭原县鸟鼠山，至同州冯翊县入河。海水，天地四方皆海水相通，而地在其中，盖无几也；又四海之外，皆复有海，东曰渤海，南曰涨海，西曰青海，北曰瀚海。今曰海北为阴，乃瀚海也。湖水，凡洞庭、彭泽、震泽之类，皆曰湖水。今曰湖以北为阴中之阴，疑似彭泽也。汝水，源出南阳鲁阳县天息山，东北至河南梁县，东南经襄城、颖川、汝南、至汝阳、褒信县入淮。渑水，在今汝南府渑池县。淮水，源出南阳桐柏山，围绕徐、扬之界，东入于海。漯水，古漯受河，而东入海，故禹贡浮漯可以入河，自汉以后，河渐南徙，而漯亦不复存。江水，源山西蜀之岷山，至吴地入海，其长万里，天固所以限南北也。河水，河有两源，一出葱岭，一出于阗，合流东注蒲昌海，潜行地中，南出积石，为中国河。又云：河出昆仑，千里一曲，九曲入海，千年一清，圣人出焉，故为四渎之宗。

济水，即沇水，源出河北王屋山，济河而南，故又曰济载河；而流水不混，其清，故又曰清济；潜流屡绝，状虽微而独尊，故居四渎之一。漳水，源出西山，由磁洛州南入冀州新河镇，与河卢河合，其后变徙入于河。）●张介宾曰：此以经水经脉相参，而合乎天地之阴阳也。夫经水者，河海行于外，而源泉出于地。经脉者，脉络行于表，而脏腑主于中。故内外相贯，如环无端也。然经水经脉，各有阴阳之分。如天以轻清在上，故天为阳；地以重浊在下，故地为阴。《六微旨大论》曰：天枢之上，天气主之；天枢之下，地气主之。人身应天地，故腰以上为天属阳，腰以下为地属阴，而经脉脏腑之应于经水者亦然。如海合于胃，湖合于脾，脾胃居于中州，腰之分也。海以北者为阴，就胃腑言，自胃而下，则小肠胆与膀胱皆属腑，居胃之北而为阴也。湖以北者为阴中之阴，就脾脏言，自脾而下，则肝肾皆属脏，居脾之北，而为阴中之阴也。腰以上者，如漳合于心主，心主之上，惟心与肺，故漳以南者为阳也。河合于肺，肺之下亦惟心与心主，故河以北至漳者为阳中之阴也。凡此皆以上南下北言阴阳耳。然更有其阳者，则脏腑之外为三焦，三焦之外为皮毛。《本藏》篇曰：肺合大肠，大肠者，皮其应。今三焦合于漯水，大肠合于江水，故曰漯以南至江者，为阳中之太阳也。此天地人相合之道，天地至广，而兹所言合者，特举中国之水耳，故曰此一隅之阴阳也，所以人与天地相参也。●张志聪曰：夫泉在地之下，地居天之中，水随天气上下环转于地之外，而复通贯于地中。故曰：外有源泉，而内有所禀。盖地禀在泉之水，而外为十二经水之源流，内外相贯，如环无端，而人亦应之。《水热穴论》曰：肾者，至阴也。至阴者，盛水也。肺者，太阴也。少阴者，冬脉也。故其本在肾，其末在肺，皆积水也。是肾脏之精水，膀胱之津水，皆随肺主之气，而运行于肤表。故腰以上为天，腰以下为地，天地上下之皆有水也。海以北者，谓胃居中央，以中胃之下为阴，肝肾之所居也。湖以北者，乃脾土所居之分，故为阴中之阴，脾为阴中之至阴也。漳以南者为阳，乃心主包络之上，心肺之所居也。盖以上为天为阳为南，下为地为阴为北也。河以北至漳者，谓从上焦而后行于背也。漯以南至江者，谓从中焦而前行于腹也。此以人之面南而背北也。盖人生于天地之间，六合之内，以此身一隅之阴阳，应天地之上下四旁，所以与天地参也。●《集注》眉批：黄河之水天上来。又：土数五，故合五湖。又：在地为河，在天为汉，黄河之水上通于天。又：心包络主火，漳以南为阳，清漳应心之血。又：包络附于背。●黄元御曰：经脉之阴阳阳配于经水之阴阳，故人与天地相参。

12.3　黄帝曰：夫经水之应经脉也，其远近浅深，水血之多少各不同，合而以刺之奈何①？岐伯答曰：足阳明，五藏六府之海②也，其脉大血多，气盛热壮③，刺此者不深弗散④，不留不泻⑤也⑥。足阳明刺深六分，留十呼。足太阳深五分，留七呼。足少阳深四分，留五呼。足太阴深三分，留四呼。足少阴深二分，留三呼。足厥阴深一分，留二呼⑦。手之阴阳，其受气之道近，其气之来疾，其刺深者皆无过二分⑧，其留皆无过一呼⑨。其少长大小肥瘦⑩，以心撩之⑪，命曰法天之常⑫。灸之亦然。灸而过此者得恶火，则骨枯脉涩，刺而过此者，则脱气⑬。

①杨上善曰：问有三意：经水经脉远近，一也；浅深，二也；水之与血多少，三也。

然则身经脉有三不同，请随调之。

②杨上善曰：胃受水谷，化成血气，为足阳明脉，资润五脏六腑，五脏六腑禀成血气，譬之四海滋泽无穷，故名为海也。

③杨上善曰：足阳明脉具有四义故得名海：其脉粗大，一也；其血又多，二也；其谷气盛，三也；阳气热，四也。有此四义，故得比于海也。

④杨上善曰：刺此道，刺中度人足三阳脉，足阳明脉须深六分，以为深也。其脉在皮下深，血气又盛，故深六分，方得散其气也。

⑤杨上善曰：血气既盛，留之方得顿而泻也。若热在皮肤之中聚为病者，即疾泻之，故曰热即疾泻也。

⑥张介宾：用针之法，诸经不同，故入有浅深，分寸可察，留有迟速，呼吸可纪，各随经脉之浅深远近而施其宜也。十二经中，惟足阳明之脉最大，而多气多血，其邪盛者热必壮，凡刺此者，不深入则邪弗能散，不久留则邪不能泻，数详下文。

⑦杨上善曰：问曰：十二经脉之气，并有发穴多少不同，然则三百六十五穴各属所发之经。此中刺手足十二经者，为是经脉所发三百六十五穴？为是四支流注五脏三十输及六腑三十六输穴也？答曰：其正取，四支三十输及三十六输。余之间穴，有言其脉发会其穴，即属彼脉。故取其脉者，即是其脉所发之穴也。问曰：此手足阴阳所刺分数，与明堂分数大有不同，若为取定？答曰：此及明堂所刺分数各举一例，若随人随病，其例甚多，不可一概也。今足太阳脉在皮肉中有深四分有余，故以刺入五分为例。若脉行更有深浅，可以意扪循取之为当，余皆仿此。留七呼者，此据太阳脉气强弱以为一例。若病盛衰，更多少可随时调之，不可以为定也，余皆仿此也。●张介宾曰：此足六经之刺度也。出气曰呼，入气曰吸，曰十呼七呼之类，则吸在其中矣，盖一呼即一息也。但刺有补泻之异，呼吸有先后之分。故凡用泻者，必候病者之吸而入针，再吸转针，候呼出针。凡用补者，必因其呼而入针，再呼转针，候吸出针。故《针赋》曰：补者先呼后吸，泻者先吸后呼。正此义也。后世令病人咳嗽以代呼，收气以代吸，气有出入，亦与呼吸相同耳。●丹波元简曰：《甲乙》"阳明"下有"多血气"三字，"太阳"下有"多血气刺"四字，"少阳"下有"少血气刺"四字，"太阴"下有"多血少气刺"五字，"少阴"下有"少血多气刺"五字，"厥阴"下有"多血少气刺"五字。张云：此足六经之刺度也。出气曰呼，入气曰吸，曰十呼七呼之类，则吸在其中矣。盖一呼即一息也。但刺有补泻之异，呼吸有先后之分，故凡用泻者，必候病者之吸而入针，再吸转针，候呼出针。凡用补者，必因其呼而入针，再呼辅针，俟吸出针。故《针赋》曰：补者先呼后吸，泻者先吸后呼。正此义也。后世令病人咳嗽以代呼，收气以代吸，气有出入，亦与呼吸相同耳。

⑧丹波元简曰：张云：手之六经，皆在于上，肌肉薄而溪谷浅，故刺不宜深。经脉短而气易泄，故留不宜久。

⑨●杨上善曰：手之六阴，从手至胸，属脏络腑，各长三尺五寸。手之六阳，从手至头，属腑络脏，各长五尺。足之六阴，从足至胸，属脏络腑，各长六尺五寸。足之六阳，从足至头，属腑络脏，各长八尺。此手足十二之脉当经血气上下环流也。然足经既长，即血气环流，其道远也；复是阴气，故其行迟也。手经既短，即血气环流，其道近也；复是阳气，故其行疾也。以其道近脉浅，刺深无过二分也。以其气疾，故留之不过一呼也。

【编者按：萧延平注曰："从手至胸"，"胸"字原缺，袁刻作"胃"，据本注下文"从足至胸"，应作"胸"字。】张介宾曰：手之六经皆在于上，肌肉薄而溪谷浅，故刺不宜深。经脉短而气易泄，故留不宜久。

⑩丹波元简曰：《终始》篇云：刺肥人者以秋冬之齐，刺瘦人者以春夏之齐。

⑪丹波元简曰：《甲乙》作"料之"，史音云，一本作"以意料之"。马云：撩，料同。张云：撩音辽，又上去二声，《通俗文》：理乱谓之撩理。简案：《说文》：撩，理也。《玉篇》：料，理也。知是二字音义并同。●周学海曰：言浅深多少，虽有定数，又当揣人之少长肥瘦，而意为增损之也。

⑫杨上善曰：撩，力条反，取也。人之生也，五时不同；初生为婴儿，能笑以上为孩，六岁以上为小，十八岁以上为少，二十以上为壮，五十以上为老。今量三十以下为少，三十以上为长。黄帝之时，七尺五寸以上为大，不满七尺五寸为小。今时人之大小，可以意取之。天者，理也。少长小大肥瘦之变，变而不恒，以合天为妙，此天之常道也。贤人以意取之，妙合其理，故曰法天之常也。【编者按：萧延平注曰："为孩"，"孩"字下半虫蚀，细玩上半剩处，于"孩"字为近。日本《医心方》卷二十五引《太素经》云：小儿初生为婴，能笑为孩儿。谨拟作"孩"。袁刻作"小"，复将下文"六岁以上为小"改作"少"，"十八岁以上为少"改作"壮"，"二十以上为壮"改作"长"，与原钞不合。又"壮"下二字原缺，据《灵枢·卫气失常》篇"五十以上为老"，拟作"五十"二字。】●张介宾曰：刺法大概，虽如上文所云；然人有不同，如少者盛，长者衰，大者广，小者狭，肥者深，瘦者浅，有不可以一例论者，故当以心撩之。盖以天道无穷，造化莫测，医当效之，则妙用无方，命曰法天之常也。故《梅孤高氏》曰：针之留几呼，虽有是言，然病有浅深，病浅者如经言可也，病甚则邪盛，邪气吸针，转针尚难，况强出乎？必俟其正气之来徐而虚，然后出针，病气斯去，固不可以经言为执也。是即心撩之法。少长大小肥瘦义，详针刺类二十。撩音辽，又上、去二声，《通俗文》：理乱谓之撩理。

⑬杨上善曰：灸法亦须量人少长、大小、肥瘦，气之盛衰，穴之分寸，四时寒温，壮数多少，不可卒中失于常理。故壮数不足，厥疾不瘳；若过其限，火毒入身，诸骨枯槁，经脉溃脓，名为恶火之病。火无善恶，火壮伤多，故名恶火也。●马莳曰：（撩，料同。）此言灸刺有多少之数也。足阳明胃经多气多血，其脉大，其热壮，刺之者必深六分，留十呼。凡泻者，必先吸入针，又吸转针，候呼出针。凡补者，必先呼入针，又呼转针，又吸出针。（后世令病人咳嗽以代呼，口中收气以代吸，气有出入，亦与呼吸相同。）今曰深六分，则入之至深者也。曰留十呼，是言泻法有十呼之久，盖入针必吸，转针必吸，至十呼出针。但补法不言吸数，以理论之，其吸与呼同数也。后世凡《针灸聚英》等书，言吸若干者，皆言补法，先呼后吸；呼若干者，皆言泻法，先吸后呼。故《针赋》有云：补者先呼后吸，泻者先吸后呼。正此义也。足太阳膀胱经多血少气，故刺之者深五分，较足阳明减一分也。泻之者留七呼，则呼后出针，其呼数较足阳明减三呼矣。足少阳胆经少血多气，刺之者止深四分，较足太阳减一分也。泻之者留五呼，则呼后出针，其呼数较足太阳亦减二呼矣。此乃足三阳经之针数也。足太阴脾经多气少血，止深三分，较足少阳减一分也。留四呼，则又减一呼矣。足少阴肾经少血多气，止深二分，较足太阴减一分也。留三呼，则又减一呼矣。足厥阴肝经多血少气，止深一分，较足少阴减一分也。留二呼，则又减一呼矣。此乃足三阴经之刺数也。凡手之阴阳六经，与足经不殊，而针法必异，正

以手之六经在上近于肺，故肺受胃之谷气而行诸经，诸经受肺之大气而行各经，其受气之道近，故其气之来也甚疾，所以刺之者皆无过二分，其留之者皆无过一呼也。凡人之少长大小肥瘦，皆当以心料之，命曰法天之常道也。其灸数之多寡亦然。若灸之而过此数者，则非善火，乃恶火也，其骨当枯，其脉当涩。刺之而过此数者，其气当脱矣。●张介宾曰：刺有浅深迟速之度，灸有壮数大小之度。刺有补泻，灸亦有补泻。凡以火补者，毋吹其火；以火泻者，疾吹其火。血实气壅、病深肉厚者，宜泻；阳衰气怯、元虚体弱者，宜补。背腹股髀、道远势缓者，宜大而多；头面臂臑、羸弱幼小者，宜小而少。此其大法也。设不知此而灸过其度，非惟无益，反以害之，是恶火也。故灸失其宜则骨枯脉涩，刺失其宜则脱泄元气，均致人之夭殃矣。●张志聪曰：（撩料同。）此论灸刺之法，以手足之阴阳，血气之多少，合经水之浅深，以应天之常数。夫数出河图，始于一而终于十。二乃阴之始，十乃阴之终。海水者，至阴也，故从阳明以至于厥阴。厥阴者，两阴交尽，阴极而阳生也。天一生水，地六成之。从六分而至一分者，法天之常也。腰以上为天，故手之阴阳，受气之道近，其气之来疾，故宜浅刺而疾出也。《终始》篇曰：刺肥人者，以秋冬之齐；刺瘦人者，以春夏之齐。是以少长大小肥瘦，以心撩之，量其浅深疾徐，所以法天时之常也。灸法亦然。若灸而过此法，命曰恶火，则骨为之枯，脉为之涩；刺而过此法，则脱气矣。●黄元御曰：此言刺法深浅之度，留针迅速之候。●丹波元简曰：张云：刺有浅深迟速之度，灸有壮数大小之度。刺有补泻，灸亦有补泻。凡以火补者，毋吹其火；以火泻者，疾吹其火。血实气壅，病深肉厚者宜泻；阳衰气怯，元虚体弱者宜补。背腹股髀，道远势缓者，宜大而多；头面臂臑，羸弱幼小者，宜小而少。此其大法也，设不知此，而灸过其度，非惟无益，反以害之，是恶火也。故灸失其宜，则骨枯脉涩，刺失其宜，则脱泄元气，均致人之夭殃矣。

12.4　黄帝曰：夫经脉之小大，血之多少，肤之厚薄，肉之坚脆，及腘之大小①，可为量度乎②？岐伯答曰：其可为度量者，取其中度也，不甚脱肉而血气不衰也。若失度之人③，痟瘦④而形肉脱者，恶可以度量刺乎。审切循扪按⑤，视其寒温盛衰而调之，是谓因适而为之真也⑥。

①丹波元简曰：《甲乙》"腘"作"䐃"，是。
②杨上善曰：肤，皮也。䐃，腝等块肉也。举人形有十种不同，请设度量合中之法也。●张介宾曰：言其可测否也。●丹波元简曰：马云：度、量，俱去声。
③丹波元简曰：《甲乙》"夫"作"失"，是，与中度相反，文脉贯穿。
④丹波元简曰：张云：痟，通作消。
⑤丹波元简曰：简案：切谓诊寸口，循谓循尺肤。盖经脉之大小，肤之厚薄，当寸尺度之。如肉之坚脆，腘之大小，非一一扪按，不能知之，故举此四字，以见其义。
⑥杨上善曰：中度者，非唯取七尺五寸以为中度，亦取肥瘦、寒温、盛衰，处其适者，以为中度。瘠，音藉也。七只五寸人为中度者量定。扪，没屯反，摸也。●马莳曰：（度量，俱去声。）此言人之肉不脱、血气不衰者，可以度量而针灸之。反此者，则不可度量，而止可调治也。●张介宾曰：中度，言中人之常度也。其肌肉不至脱，气血不甚衰者，乃可为常法之准则。若肌体痟而形肉脱，不得以程度拘泥也。故必当审切循摸，随其

盛衰而善调之。然则上文所云者，特为后学设规矩耳。而因其情，适其宜，必出于心，应于手，斯得病治之真诀矣。痟，通作消。●尚御公曰：适，从也。真，正也。夫天阙西北，地陷东南。至高之地，冬气常在；至下之地，秋气常在。而人亦应之。是以五方之民，有疏理致理，肥脂瘦消之不同。故可为度量者，取其中度也。中度者，即瘦而不甚脱肉，虽弱而血气不衰，是谓适其中而为度之正也。●莫云从曰：上节法天之常，此因地之理以适人之厚薄坚脆，所以人与天地参也。●黄元御曰：可为度量者，取其人之中度也，此不甚脱肉，而血气不衰者也。若夫所度之人，痟瘦而形肉脱者，则不可以度量刺，宜审切循扪按，视其寒温盛衰而调之，是谓因其所适而为之真也（真，切当也。）●丹波元简曰：张云：因其情，适其宜，必出于心，应于手，斯得病治之真诀矣。志云：适，从也。真，正也。是谓适其中，而为度之正也。简案：真，犹知毒药为真之真，言因其各所适而为治法之真也。●周学海：下注曰：此即所谓"以心撩之"也。比《经脉》于《经水》无甚深义，不过拟议远近，浅深多少之象数耳，后幅论刺法之浅深，及取穴之量度，词极圆活笔亦生动。

经筋第十三

●马莳曰：各经皆有筋，而筋又有病，及各有治法，故名篇。●张介宾曰：凡后十二经筋所起所行之次，与十二经脉多相合；其中有小异者，乃其支别，亦互相发明耳。独足之三阴，则始同而终不同也，所当并考。愚按：十二经脉之外，而复有所谓经筋者何也？盖经脉营行表里，故出入脏腑，以次相传；经筋联缀百骸，故维络周身，各有定位。虽经筋所行之部，多与经脉相同；然其所结所盛之处，则惟四肢溪谷之间为最，以筋会于节也。筋属木，其华在爪，故十二经筋皆起于四肢指爪之间，而后盛于辅骨，结于肘腕，系于膝关，联于肌肉，上于颈项，终于头面，此人身经筋之大略也。筋有刚柔，刚者所以束骨，柔者所以相维，亦犹经之有络，纲之有纪，故手足项背直行附骨之筋皆坚大，而胸腹头面支别横络之筋皆柔细也。但手足十二经之筋又各有不同者，如手足三阳行于外，其筋多刚，手足三阴行于内，其筋多柔；而足三阴、阳明之筋皆聚于阴器，故曰前阴者，宗筋之所聚，此又筋之大会也。然一身之筋，又皆肝之所生，故惟足厥阴之筋络诸筋，而肝曰"罢极之本"，此经脉经筋之所以异也。●张志聪曰：此篇论手足之筋，亦如经脉之起于指井，而经络于形身之上下，以应天之四时六气、十二辰、十二月，盖亦秉三阴三阳之气所生也。●丹波元简曰：马云：各经皆有筋，而筋又有病，及各有治法，故名篇。张云：凡十二经筋所起所行之次，与十二经脉多相合；其中有小异者，乃其支别，亦互相发明耳。独足之三阴，则始同而终不同也，所当并考。愚按：十二经脉之外，而复有所谓经筋者何也？盖经脉营行表里，故出入脏腑，以次相传；经筋联缀百骸，故维络周身，各有定位。虽经筋所行之部，多与经脉相同；然其所结所盛之处，则惟四肢溪谷之间为最，以筋会于节也。筋属木，其华在爪，故十二经筋皆起于四肢指爪之间，而后盛于辅骨，结于肘腕，系于膝关，联于肌肉，上与颈项，终于头面，此人身经筋之大略也。筋有刚柔，刚者所以束骨，柔者所以相维，亦犹经之有略，纲之有纪，故手足项背直行附骨之筋皆坚大，而胸腹头面支别横络之筋皆柔细也。但手足十二经之筋，又各有不同者，如手足三阳行于外，其筋多刚，手足三阴行于内，其筋多柔；而足三阴阳明之筋，皆聚于阴器。故曰前阴者，宗筋之所聚，此又筋之大会也。然一身之筋，又皆肝之所生，故惟足厥阴之筋络诸筋，而肝曰"罢极之本"，此经脉经筋之所以异也。

13.1　足太阳之筋，起于足小指①上，结于踝，邪上②结于膝③，其下循足外踝，结于踵，上循跟④，结于腘⑤；其别者，结于腨外，上腘中内廉，与腘中并⑥上结于臀⑦，上挟脊上项⑧；其支者，别入结于舌本⑨；其直者，结于枕骨，上头下颜，结于鼻⑩；其支者，为目上网⑪，下结于頄⑫；其支者，从腋后外廉，结于肩髃⑬；其支者，入腋下，上出缺盆，上结于完骨⑭；其支者，出缺盆，邪上出于頄⑮。其病小指支⑯，跟肿痛⑰，腘挛⑱，脊反折，项筋急，肩不举，腋支，缺盆中纽痛⑲，不可左右摇⑳。治在燔针劫刺㉑，以知为数㉒，以痛为输㉓，名曰仲春痹㉔也㉕。

①丹波元简曰：张云：即足太阳经脉所止之处，至阴穴次也。

②丹波元简曰：《甲乙》"邪"作"斜"。马云：邪，斜同。

③张介宾曰：足太阳之筋，起于足小趾爪甲之侧，即足太阳经脉所止之处，至阴穴次也。循足跗外侧上结于外踝昆仑之分，乃邪上附阳而结于膝腘之分。结，聚也。凡后十二经筋所起所行之次，与十二经脉多相合；其中有小异者，乃其支别，亦互相发明耳。独足之三阴，则始同而终不同也，所当并考。愚按：十二经脉之外，而复有所谓经筋者何也？盖经脉营行表里，故出入脏腑，以次相传；经筋联缀百骸，故维络周身，各有定位。虽经筋所行之部，多与经脉相同；然其所结所盛之处，则惟四肢溪谷之间为最，以筋会于节也。筋属木，其华在爪，故十二经筋皆起于四肢指爪之间，而后盛于辅骨，结于肘腕，系于膝关，联于肌肉，上于颈项，终于头面，此人身经筋之大略也。筋有刚柔，刚者所以束骨，柔者所以相维，亦犹经之有络，纲之有纪，故手足项背直行附骨之筋皆坚大，而胸腹头面支别横络之筋皆柔细也。但手足十二经之筋又各有不同者，如手足三阳行于外，其筋多刚，手足三阴行于内，其筋多柔；而足三阴、阳明之筋皆聚于阴器，故曰前阴者，宗筋之所聚，此又筋之大会也。然一身之筋，又皆肝之所生，故惟足厥阴之筋络诸筋，而肝曰"罢极之本"，此经脉经筋之所以异也。●薛雪曰：足太阳之筋起于足小指爪甲之侧，即足太阳经脉所止之处至阴穴次也。循足跗外侧上结于外踝昆仑之分，乃邪上跗阳而结于膝腘之分。结，聚也。按，十二经脉之外，而复有所谓经筋者何也？盖经脉营行表里，故出入脏腑，以次相传，经筋连缀百骸，维络周身，各有定位，虽经筋所行之部多与经脉相同，然其所结所盛之处，则惟四肢溪谷之间为最，以筋会于节也。筋属木，其华在爪，故十二经筋皆起于四肢指爪之间，而后盛于辅骨，结于肘腕，系于膝关，联于肌肉，上于颈项，终于头面，此人身经筋之大略也。筋有刚柔，刚者所以束骨，柔者所以相维，亦犹经之有络，纲之有纪，故手足项背，直行附骨之筋皆坚大，而胸腹头面，支别横络之筋皆柔细也。但手、足十二经之筋又各有不同者，如手、足三阳行于外，其筋多刚，手、足三阴行于内，其筋多柔，皆肝之所生，而经脉、经筋之所以异也。

④丹波元简曰：张云：踵即足跟之突出者，跟即踵上之硬筋处也，乃仆参、申脉

之分。

⑤张介宾曰：其下，足跗之下也。踵即足跟之突出者，跟即踵上之鞭筋处也，乃仆参申脉之分。结于腘，委中也。腘音国。鞭，硬同。●薛雪曰：其下，足跗之下也。踵，即足跟之突出者，跟，即踵上之硬筋处也，乃仆参、申脉之分。结于腘，委中也。

⑥张介宾曰：此即大筋之旁出者，别为柔耎短筋、亦犹木之有枝也。后凡言别者、支者皆仿此。此支自外踝别行，由足腨肚之下尖处，行少阳之后，结于腨之外侧络穴飞阳之分，乃上腘内廉，合大筋于委中而一之也。●薛雪曰：此即大筋之旁出者别为柔耎短筋，亦犹木之有枝也。后言别者、支者仿此。此支自外踝别行，由足腨肚之下尖处行少阳之后，结于腨之外侧络穴飞阳之分，乃上腘内廉，合大筋于委中而一之也。●丹波元简曰：张云：此即大筋之旁出者，别为柔软短筋，亦犹木之有枝也。后凡言别者支者，皆仿此。此支自外踝别行，由足腨肚之下尖处，行少阳之后，结于腨之外侧络穴、飞阳之分，乃上腘内廉合大筋于委中而一之也。

⑦张介宾曰：尾骶骨旁，会阳之分也。臀音屯。●薛雪曰：尾骶骨旁，会阳之分也。

⑧张介宾曰：挟脊背，分左右上项，会于督脉之陶道、大椎，此皆附脊之刚筋也。●薛雪曰：挟脊背，分左右上项，会于督脉之陶道、大椎，此皆附脊之刚筋也。●丹波元简曰：张云：夹脊背分左右，上项会于督脉之陶道、大椎，此皆附脊之刚筋也。

⑨张介宾曰：其支者，自项别入内行，与手少阳之筋结于舌本，散于舌下。自此以上，皆柔耎之筋而散于头面。●薛雪曰：其支者，自项别入内行，与手少阳之筋结于舌本，散于舌下。自此以上皆柔耎之筋而散于头面。

⑩张介宾曰：其直者，自项而上，与足少阴之筋，合于脑后枕骨间，由是而上过于头，前下于颜，以结于鼻下之两旁也。额上曰颜。●薛雪曰：其直者自项而上，与足少阴之筋合于脑后枕骨间，由是而上过于头，前下于颜，以结于鼻下之两旁也。额上曰颜。

⑪周学海曰："纲"或作"网"误，此谓目上胞内，开阖之筋也。

⑫张介宾曰：网，纲维也，所以约束目睫、司开阖者也。目下曰顋，即颧也。此支自通顶入脑者下属目本，散于目上，为目上网，下行者结于顋，与足少阳之筋合。顋音求。●薛雪曰：网，纲维也，所以约束目睫，司开阖者也。目下曰顋，即颧也。此支自通顶入脑者，下属目本，散于目上，为目上网。下行者结于顋，与足少阳之筋合。顋，音求。●丹波元简曰：张云：网，网维也，所以约束目睫，司开阖者也。目下曰顋，即颧也。志云："网"当作"纲"。简案：上网，盖谓睫上细筋，网罗目窠者；"顋"《甲乙》作"閖"，下同。

⑬张介宾曰：又其支者，从挟脊，循腋后外廉，行足少阳之后，上至肩，会手阳明之筋，结于肩髃。●薛雪曰：又其支者，从挟脊循腋后外廉，行足少阳之后上至肩，会手阳明之筋，结于肩髃。

⑭张介宾曰：此支后行者，从腋后走腋下，向前邪出阳明之缺盆，乃从耳后直上，会手太阳、足少阳之筋，结于完骨。完骨，耳后高骨也。●薛雪曰：此支后行者，从腋后走腋下，向前邪出阳明之缺盆，乃从耳后直上，会手太阳、足少阳之筋，结于完骨。完骨，耳后高骨也。

⑮杨上善曰：十二经筋与十二经脉，俱禀三阴三阳行于手足，故分为十二。但十二经脉主于血气，内营五脏六腑，外营头身四支。十二经筋内行胸腹郭中，不入五脏六腑。脉

有经脉、络脉，筋有大筋、小筋、膜筋。十二经筋起处与十二经脉流注并起于四末，然所起处有同有别。其有起维筋、缓筋等，皆是大筋别名。凡十二筋起处、结处及循结之处，皆撰为图画示人，上具如别传。小指上，谓足指表上也。结，曲也，筋行回曲之处谓之结□。结，经脉有却，筋有结也。颜，眉上也。下结于頄，頄中出气之孔谓之鼻也，鼻形谓之頄也。●张介宾曰：此支前行者，同前缺盆之筋岐出，别上颐颔，邪行出于頄，与前之下结于頄者相合也。此下仍有十二经筋病刺法，见疾病类六十九，与此本出同篇，所当互考。●薛雪曰：此支前行者，同前缺盆之筋，岐出别上颐颔，斜行出于頄，与前之"下结于頄"者相合也。●周学海曰：頄音求，即颧也。

⑯周学海曰：支撑，拄不便也。

⑰丹波元简曰：简案："支"字诸家不释，盖支、枝通，谓小指枝梧于跟而肿痛，下文支缺盆小指次指支并同。

⑱张介宾曰：其筋起于足小趾，结于踵上，循跟结于腘也。腘音国。●薛雪曰：其筋起于足小趾，结于踵，上循跟，结于腘。

⑲丹波元简曰：《说文》：纽，系也。《楚辞》注：结束也。

⑳杨上善曰：纽，女巾反，谓转展痛也。●张介宾曰：其别者结于臀上，挟脊上项，其支者结于肩髃，入腋下，上出缺盆，故为此病。纽，尼九切。●薛雪曰：其别者，结于臀，上挟脊，上项；其支者，结于肩髃，入腋下，上出缺盆，故为此病。

㉑杨上善曰：病脉言针灸之，言筋病但言燔针者，但针灸、汤药之道，多通疗百病，然所便非无偏用之要也。●丹波元简曰：张云：燔针，烧针也。劫刺，因火气而劫散寒邪也。

㉒杨上善曰：所以惟知病瘥为针度数，如病筋痛，一度劫刺不瘥，可三四度，量其病瘥为数也。●丹波元简曰：《方言》云：南楚病愈者谓之瘥，或谓之间，或谓之知，知，通语也。

㉓杨上善曰：输，谓孔穴也。言筋但以筋之所痛之处，即为孔穴，不必要须依诸输也。以筋为阴阳气之所资，中无有空，不得通于阴阳之气上下往来，然邪入膝袭筋为病，不能移输，遂以病居痛处为输，故曰：筋者无阴无阳，无左无右，以候痛也。《明堂》依穴疗筋病者，此乃依脉引筋气也。●张介宾曰：燔针，烧针也。劫刺，因火气而劫散寒邪也。燔针焠针义，详本类前二十。以知为数，知其气至为度也。以痛为输，即其痛处是穴也。下准此。燔音凡。●丹波元简曰：马云：其所取之俞穴，即痛处是也。（俗云天应穴者。）

㉔杨上善曰：圣人南面而立，上覆于天，下载于地，总法于道，造化万物，故人法四大而生，所以人身俱应四大。故正月即是少阳，以阳始起，故曰少阳；六月少阳，以阳衰少，故曰少阳。二月大阳，以其阳大，故曰大阳；五月大阳，以阳正大，故曰大阳。三月、四月阳明，二阳相合，故曰阳明。十二经筋，感寒湿风三种之气所生诸病，皆曰筋痹。筋痹燔针为当，故偏用之。余脉、肉、皮、筋等痹，所宜各异也。●马莳曰：此详言膀胱经之筋，其病为仲春痹，而刺之有法也。足太阳之筋，起于足小指外侧之至阴穴，由通谷、束骨、京骨、金门、申脉，结于踵跟之仆参、昆仑，又上循跟，出于外踝，由附阳、飞扬、承山、承筋、合阳，结于腘中央之委中穴。其别者，从飞扬络穴与腘中相并，而行委阳、浮郄、殷门等穴，以上结于臀，上会阳、下中次上四髎、白环俞，直至大椎，

计二十一穴，开中行一寸五分，挟脊上于项之天柱、玉枕等穴。其直者，则结于玉枕之下、枕骨上，由是而上于头，以至前，下于颜，结于鼻。又其支者，自睛明为目上网，下结于目下之頄。又其支者，从腋后外廉结于手阳明经之肩髃。又其支者，入于腋下，上出于缺盆，上结于完骨。又其支者，出于缺盆，斜上出于目下之頄。及其为病，则足小指支跟，当为肿为痛，为腘中筋挛，为脊中反折，为项筋急，为肩不举，为腋支缺盆中痛，不可左右摇。治之者，当以燔针劫刺之，刺之而已知，则准其刺之之数；其所取之腧穴，即痛处是也。（俗云天应穴者是也。）此证当发于二月之时，故名之曰仲春痹也。●张介宾曰：仲春痹者，足太阳之经，应二月之气也。此与《阴阳系日月》篇义同，但彼以左足右足分十二经，以主十二月，此以手六经足六经分主十二月，盖以辨阴阳盛衰之义也。详经络类三十四。又手足阴阳应十二月图，在《图翼》四卷。余准此。●丹波元简曰：张云：足太阳之经，应二月之气也。此与《阴阳系日月》篇义同，但彼以左足右足分十二经，以主十二月，此以手六经足六经分主十二月，盖以辨阴阳盛衰之义也。志云：在外者皮肤为阳，筋骨为阴，病在阴者名曰痹，痹者血气留闭而为痛也，卯者二月，主左足之太阳，故为仲春之痹，盖手足阴阳之筋，应天之四时，岁之十二月，故其为病亦应时而生，非由外感也。●顾观光曰：此下马本有"也"字，与后诸条一例。

㉕张志聪曰：（邪斜同。臀音屯。頄音仇。髃音偶。"网"当作"纲"。输与腧、俞通用。）足太阳之筋，起于足小趾之至阴穴间，循踝膝腨腘，以上臀至项，结于脑后枕骨而上头，至前复下于颜，结于鼻而为目上之纲维，此皆循脉而上经于头。其支者，亦如经脉之支别，从经筋而旁络也。故其病为小趾肿痛，腘挛，脊反折，项筋急，经筋之为病也；肩不举，腋支缺盆中纽痛，不可左右摇，支筋之为病也。燔针，烧针也。劫刺者，如劫夺之势，刺之即去，无迎随出入之法。知者，血气和而知其伸舒也。以痛为俞者，随其痛处而即为所取之俞穴也。夫在外者，皮肤为阳，筋骨为阴。病在阴者名曰痹，痹者，血气留闭而为痛也。卯者，二月，主左右之太阳，故为仲春之痹。盖手足阴阳之筋，应天之四时、岁之十二月，故其为病亦应时而生，非由外感也。●《集注》眉批：纲、维二字多并用，在少阳曰目外维，在太阳当为目上纲，非网也。●薛雪曰：仲春痹者，足太阳之经应二月之气也，此以手、足六经，分主十二月，盖以辨阴阳盛衰之义也。●黄元御曰：颜，额上也。完骨，耳后骨。小指支跟肿痛，痛连脚跟也。腋支缺盆中纽痛，纽折作痛。如物支拄也。仲春痹，足太阳应二月之气也。●章楠曰：薛生白注：十二经脉之外，复有经筋者，盖经脉营行表里，故出入脏腑，以次相传；经筋联缀百骸，维络周身，各有定位。虽经筋所行之部，多与经脉相同，然其所结所盛之处，则惟四肢溪谷之间为最，以筋会于节也。筋属木，其华在爪，故十二经筋，皆起于四肢指爪之间，而后盛于辅骨，结于肘腕，系于膝关，联于肌肉，上于颈项，终于头面，此人身经筋之大略也。筋有刚柔，刚者所以束骨，柔者所以相维，亦犹经之有络，纲之有纪。故手足项背，直行附骨之筋皆坚大；而胸腹头面，支别横络之筋皆柔细也。但手足十二经之筋，又各有不同者，如手足三阳行于外，其筋多刚；手足三阴行于内，其筋多柔。皆肝之所生，而经脉经筋之所以异也。

13.2 足少阳之筋，起于小指次指，上结外踝，上循胫外廉，结于膝外廉①；其支者，别起外辅骨②，上走髀，前者结于伏兔之上，后者，结于尻③；

其直者，上乘䏚季胁④，上走腋前廉，系于膺乳，结于缺盆⑤；直者，上出腋，贯缺盆，出太阳之前，循耳后，上额角，交巅上，下走颔⑥，上结于頄⑦；支者，结于目眦为外维⑧。其病小指次指支转筋，引膝外转筋，膝不可屈伸，腘筋急⑨，前引髀，后引尻，即上乘䏚季胁痛⑩，上引缺盆膺乳颈⑪，维筋急⑫。从左之右，右目不开⑬，上过右角，并蹻脉而行，左络于右⑭，故伤左角，右足不用，命曰维筋相交⑮。治在燔针劫刺，以知为数，以痛为输⑯，名曰孟春痹⑰也⑱。

①张介宾曰：小趾次趾，即第四趾窍阴之次也。外踝，丘墟之次。胫外廉，外丘、阳交之次。膝外廉，阳陵泉、阳关之次。此皆刚筋也。胫，奚敬切。●薛雪曰：小指次指，即第四指窍阴之次也。外踝，丘墟之次。胫外廉，外丘、阳交之次。膝外廉，阳陵泉、阳关之次。此皆刚筋也。●丹波元简曰：张云：小趾次趾即第四趾窍阴之次也。外踝，丘墟之次。胫外廉，外丘、阳交之次。膝外廉，阳陵泉、阳关之次。此皆刚筋也。

②顾观光曰："起"字误，当依《圣济总录》作"走"。

③杨上善曰：其支者，起外辅骨，凡有二支。故前支上结伏兔，后支上走髀，结于尻前也。●张介宾曰：膝下两旁突出之骨曰辅骨。膝上六寸起肉曰伏兔。尾骶骨曰尻。此支自外辅骨上走于髀，分为二歧，前结于阳明之伏兔，后结于督脉之尻，至此刚柔相制，所以联臀膝而运枢机也。髀，并米切，又音比。尻，开高切。●薛雪曰：膝下两旁突出之骨曰辅骨，膝上六寸起肉曰伏兔，尾骶骨曰尻。此支自外辅骨上走于髀，分为二歧，前结于阳明之伏兔，后结于督脉之尻。至此刚柔相制，所以联臀膝而运枢机也。●丹波元简曰：张云：此支自外辅骨上走于髀，分为二歧，前结于阳明之伏兔，后结于督脉之尻，至此刚柔相制，所以联臀膝而运枢机也。

④丹波元简曰：张云：季胁下两旁顿处曰䏚。《五音》篇曰：少也。盖其处少骨之义。●周学海曰："季胁"二字，乃"䏚"之注也，经文每多如此。

⑤杨上善曰：䏚，季胁下也，以沼反。●张介宾曰：季胁下两旁㚇处曰䏚。胸上两旁高处曰膺。此直者，自外辅骨走髀，由髀枢上行乘䏚，循季胁上走腋，当手太阴之下，出腋前廉，横系于胸乳之分，上结于缺盆，与手太阴之筋相合，皆刚筋也。䏚音秒，一作眇，《五音》篇曰：少也，盖其处少骨之义。●薛雪曰：季胁下两旁㚇处曰䏚，胸上两旁高处曰膺。此直者自外辅骨走髀，由髀枢上行乘䏚，循季胁上走腋，当手太阴之下，出腋前廉，横系于胸乳之分，上结于缺盆，与手太阴之筋相合，皆刚筋也。䏚，少也，盖其处少骨之义。

⑥周学海曰：篇中"颔"字皆与常说不同，乃指眉后陷中开口合口，其处即为之振撼也，一作颅。

⑦张介宾曰：此直者，自上走腋处直上出腋，贯于缺盆，与上之结于缺盆者相合，乃行足太阳经筋之前，循耳上额角，交太阳之筋于巅上，复从足阳明头维之分走耳前，下腮颔，复上结于頄。颔，何敢切，腮下也。云燕颔者即此。●薛雪曰：此直者自上走腋处，直上出腋，贯于缺盆，与上之结于缺盆者相同，乃行足太阳经筋之前，循耳，上额角，交太阳之筋于巅上，复从足阳明头维之分，走耳前，下腮颔，复上结于頄。

⑧张介宾曰：此支者，从颧上斜趋结于目外眦，而为目之外维，凡人能左右盼视者，

正以此筋为之伸缩也。按本篇有曰从左之右，右目不开，上过右角，并跷脉而行，左络于右等义，详疾病类六十九。●薛雪曰：此支者从颧上斜趋，结于目外眦，而为目之外维。凡人能左右盼视者，正以此筋为之伸缩也。●丹波元简曰：张云：此支者从颧上斜趋，结于目外眦，而为目之外维，凡人能左右昐视者，正以此筋为之伸缩也。

⑨张介宾曰：足少阳之筋，起于小趾次趾，上循胫外廉，结于膝外廉也。●薛雪曰：足少阳之经，起于小趾次趾，上循胫外廉，结于膝外廉也。

⑩张介宾曰：其筋之支者上走髀，前者结于伏兔，后者结于尻，其直者上乘眇及季胁也。●薛雪曰：其筋之支者，上走髀，前者结于伏兔，后者结于尻，其直者上乘眇及季胁也。

⑪杨上善曰：外维，大阳为目上纲，阳明为目下纲，少阳为目外维。

⑫张介宾曰：其直者系于膺乳，结于缺盆，上循耳后也。维者，牵系之谓。●薛雪曰：其直者，系于膺乳，结于缺盆，上循耳后也。维者，牵系之谓。●丹波元简曰：马云：颈维之筋皆急。张云：维者牵系之谓。志云：维筋左右之交维也。简案：张注误。

⑬杨上善曰：此筋本起于足，至项上而交，至左右目，故左箱有病，引右箱目不得开，右箱有病，引左箱目不得开也。

⑭张介宾曰：从左之右则右目不开，是右病由左也。然则左目不开者，病由于右可知矣。角，额角也。并跷脉而行者，阴跷阳跷，阴阳相交，阳入阴，阴出阳，交于目锐眦，故左络于右。●薛雪曰：从左之右，则右目不开，是右病由左也。然则左目不开者，病由于右可知矣。角，额角也。并跷脉而行者，阴跷阳跷，阴阳相交，阳入阴，阴出阳，交于目锐眦，故左络于右。

⑮张介宾曰：伤左角之筋而右足不用，则其从右之左者亦然，盖筋之维络相交如此也。●薛雪曰：伤左角之筋，而右足不用，则其从右之左者亦然。盖筋之维络相交如此也。●丹波元简曰：张云：从左之右，则右目不开，是右病由左也。然则左目不开者，病由于右可知矣。角，额角也。并跷脉而行者，阴跷阳跷，阴阳相交，阳入阴，阴出阳，交于目锐眦，故左络于右。伤左角之筋而右足不用，则其从右之左者亦然，盖筋之维络相交如此也。

⑯张介宾曰：义如前。

⑰杨上善曰：乔脉至于目眦，故此筋交巅，左右下于目眦，与之并行也。筋既交于左右，故伤左额角，右足不用，伤右额角，左足不用，以此维筋相交故也。●丹波元简曰：志云：寅者，正月之生阳也，主左足之少阳，故为孟春之痹。

⑱马莳曰：此言胆经之筋，其病为孟春痹，而刺之有法也。足少阳之筋，起于足小指之次指，即第四指之窍阴穴。由侠溪、地五会、临泣，结于外踝下之丘墟，上循胫外廉悬钟、阳辅、光明、外丘、阳交，结于膝外廉之阳陵泉。其支者，别起外辅骨，上走于髀，其在前则结于足阳明胃经伏兔之上；其在后则给于督脉经之尻尾上。其直者，上乘眇之季胁，上走腋之前廉，系于膺乳间，上结于缺盆中。又其直者，上出于腋，贯于缺盆，出太阳之前，循耳后，上额角，交巅上，下走于颔，上结于颃。又其支者，结于目，支为外维。（《论疾诊尺》篇诊目痛，脉从外走内者少阳病。）及其为病，则小指之次指当为转筋，引于膝外转筋，其膝不可屈伸，其腘中之筋甚急，前引于髀，（前云上走髀，前走结于伏兔之上。）后引于尻，（前云后者结于尻。）即上乘眇之季胁而痛，（前云上乘眇季

胁。）上引缺盆、膺乳、颈维之筋皆急，从左以之于右，其右目必不能开，（正以甲木在东也。）上过右角，并跷脉而行，左络于右，故伤左角，（皆自左而右。）其右足不能举用，（为左所伤。）命曰维筋相交。治之者，当以燔针劫刺之，以知病为刺之数，以痛处为腧穴。此证当发于正月之时，故名之曰孟春痹。●张介宾曰：足少阳以生阳之经，故应正月之气也。详义如前。●张志聪曰：足少阳之筋，起于小趾次趾相交之窍阴井穴，而上循于头目，皆并脉而经于骨也。维筋者，阳维之筋也。阳维之脉，与足少阳之脉，会于肩井、风池、脑空、目窗、承泣、阳白，于目之上下。故从左之右，则右目不开。盖春阳之气，从左而右。维，筋左右之交维也。左络于右，故伤左角者，病从左而右也。右足不用者，复从上而下也。盖维者，为一身之纲维，从左之右，右之左，下而上，上而下，左右上下交维，故命曰筋维相交。此足少阳之筋，交于阳维之筋而为病也。寅者，正月之生阳也，主左足之少阳，故为孟春之痹。●薛雪曰：足少阳以生阳之经，故应正月之气也。●黄元御曰：伏兔，膝上六寸股外高肉。尻，尾，尾骶骨。眇肋，季胁尽处软肋骨。颅，颧颊间骨。维筋，维络头项胸膺之筋。少阳甲木从左右行，故右目不开，右足不用，以其维筋自左而右交也，故命曰维筋相交。以知为数，知，觉也。以痛为腧，痛者，是其腧穴也。孟春痹者，足少阳应正月之气也，义见手足《阴阳系日月》中。

13.3　足阳明之筋，起于中三指[①]，结于跗上，邪外上加于辅骨，上结于膝外廉，直上结于髀枢，上循胁，属脊[②]；其直者，上循骭，结于膝[③]；其支者，结于外辅骨，合少阳[④]；其直者，上循伏兔，上结于髀，聚于阴器[⑤]，上腹而布[⑥]，至缺盆而结[⑦]，上颈，上挟口，合于頄，下结于鼻，上合于太阳，太阳为目上网，阳明为目下网[⑧]；其支者，从颊结于耳前[⑨]。其病足中指支，胫转筋，脚跳坚[⑩]，伏兔转筋，髀前肿，㿉疝，腹筋急[⑪]，引缺盆及颊，卒口僻，急者目不合，热则筋纵，目不开[⑫]。颊筋有寒，则急引颊移口；有热则筋弛纵缓，不胜收[⑬]故僻[⑭]。治之以马膏，膏其急者，以白酒和桂，以涂其缓者[⑮]，以桑钩钩之，即以生桑灰置之坎中[⑯]，高下以坐等，以膏熨急颊，且饮美酒，啖美炙肉，不饮酒者，自强也，为之三拊而已[⑰]。治在燔针劫刺[⑱]，以知为数，以痛为输，名曰季春痹也[⑲]。

①丹波元简曰：马云：盖厉兑穴起于次指，而其筋则自次指以连三指。张云：即足之中趾，厉兑之旁也。

②杨上善曰：刺疟者，刺足阳明十指间，是知足阳明脉入于中指内间外间，脉气三指俱有，故筋起于中指并中指左右二指，故曰中三指也。有本无三字。髋骨如臼，髀骨如枢，髀转于中，故曰髀枢也。●张介宾曰：中三趾，即足之中趾，厉兑之旁也。结于跗上冲阳之次，乃从足面邪行，出太阴、少阳两筋之间，上辅骨，结于膝之外廉，直上髀枢，行少阳之前，循胁向后，内属于脊。●薛雪曰：中三指，即足之中指，厉兑之旁也。结于跗上冲阳之次，乃从足面斜行，出太阴、少阳两筋之间，上辅骨，结于膝之外廉，直上髀枢，行少阳之前，循胁向后，内属于脊。

③丹波元简曰："尻"字，《道藏》、《正脉》、熊、马、志本并"缺"，马一本作"缺盆"（案：此因小注，有"缺"字，下一"盆"字者不可从），《甲乙》、楼氏《纲目》

并作"膝",张仍之,为是。张云:骭,足胫骨也。其直者自跗循骭,结于膝下外廉、三里之次。●周学海曰:缺。此"缺"谓缺其文也。马注作"缺盆",误。以上下文部位推之,当在伏兔之下。

④张介宾曰:骭,足胫骨也。其直者,自跗循骭,结于膝下外廉三里之次,以上膝膑中。其支者,自前跗上邪外上行,结于外辅骨阳陵泉之分,与少阳相合。骭音干。●薛雪曰:骭,足胫骨也。其直者自跗循骭,结于膝下外廉三里之次,以上膝膑中。其支者自前跗上斜外上行,结于外辅骨阳陵泉之分,与少阳相合。骭,音干。

⑤丹波元简曰:张云:上行聚于阴器,阴阳总宗筋之会,会于气街,而阳明为之长也。

⑥张介宾曰:此直者,由膝膑直上,循伏兔、髀关之分,结于髀中,乃上行聚于阴器,阴阳总宗筋之会,会于气街而阳明为之长也。乃自横骨之分,左右挟行,循天枢、关门等穴,而上布于腹,此上至颈,皆刚筋也。●薛雪曰:此直者由膝膑直上,循伏兔、髀关之分,结于髀中,乃上行聚于阴器。阴阳总宗筋之会,会于气街,而阳明为之长也。乃自横骨之分,左右夹行,循天枢、关门等穴,而上布于腹。此上至颈,皆刚筋也。

⑦杨上善曰:布,谓分布也。

⑧张介宾曰:自缺盆上颈中人迎穴,乃循颐颊上挟口吻、与阳跷会于地仓,上合于颧髎,下结于鼻旁,复上睛明穴合于足太阳。太阳细筋,散于目上,故为目上网;阳明细筋,散于目下,故为目下网。●薛雪曰:自缺盆上颈中人迎穴,乃循颐颊,上挟口吻,与阳跷会于地仓,上合于颧髎,下结于鼻旁,复上睛明穴,合于足太阳。太阳细筋,散于目上,故为目上网。阳明细筋散于目下,故为目下网。●丹波元简曰:张云:太阳细筋散于目上,故为目上网;阳明细筋散于目下,故为目下网。《论疾诊尺》云:诊目痛赤脉,从上下者太阳病,从下上者阳明病。

⑨杨上善曰:大阳为目上纲,故得上眦动也;阳明为目下纲,故得下眦动也。●张介宾曰:其支者,自颐颊间上结耳前,会于足少阳之上关、颔厌,上至头维而终也。●薛雪曰:其支者自颐颊间上结耳前,会于足少阳之上关、颔厌,上至头维而终也。●丹波元简曰:张云:其支者自颐颊间上结耳前,会于足少阳之上关、颔厌,上至头维而终也。

⑩张介宾曰:本经之筋起于中趾,结于跗上,邪外上行,加于辅骨,上结于膝外廉,其直者上循骭,结于膝也。跳者跳动,坚者坚强也。●薛雪曰:本经之筋,起于中趾,结于跗上,邪外上行,加于辅骨上,结于膝外廉。其直者,上循骭,结于膝也。跳者,跳动。坚者,坚强也。●丹波元简曰:张云:跳者跳动,坚者坚强也。

⑪张介宾曰:其直者上循伏兔结于髀,聚于阴器,上腹而布也。溃,瘄同。●薛雪曰:其直者,上循伏兔,结于髀,聚于阴器,上腹而布也。

⑫杨上善曰:寒则目纲上下拘急,故开不得合也。热则上下缓纵,故合不得开。噼,音僻。

⑬顾观光曰:《圣济总录》无"弛"字、"胜"字。

⑭杨上善曰:足阳明筋侠口过颊,故曰颊筋。移,谓引口离常处也。不胜,谓热不胜其寒,所以缓口移去,故呙噼也。●张介宾曰:僻,歪斜也。其筋自缺盆上颈颊挟口,上合于太阳,太阳为目上网,阳明为目下网,故凡目之不合不开,口之急纵歪僻者,皆足阳明之筋病,寒则急而热则缓也。●薛雪曰:僻,歪斜也。其经自缺盆上颈颊,挟口,上合

于太阳，太阳为目上纲，阳明为目下纲。故凡目之不合不开，口之急纵歪僻者，皆足阳明之筋病，寒则急而热则缓也。●丹波元简曰：张云：僻，歪斜也。其筋自缺盆上颈颊，挟口上合于太阳，太阳为目上网，阳明为目下网，故凡目之不合不开，口之急纵歪僻者，皆足阳明之筋病，寒则急而热则缓也。志云：盖左筋急则口僻于左，左筋缓则口僻于右也。

⑮杨上善曰：马为金畜，克木筋也，故马膏疗筋急病也。桂酒泄热，故可疗缓筋也。

⑯顾观光曰：马本"灰"作"炭"。

⑰张介宾曰：马膏，马脂也，其性味甘平柔润，能养筋治痹，故可以膏其急者。白酒辣桂，性味辛温，能通经络，行血脉，故可以涂其缓者。桑之性平，能利关节，除风寒湿痹诸痛，故以桑钩钩之者，钩正其口也。复以生桑火炭，置之地坎之中。高下以坐等者，欲其深浅适中，便于坐而得其暖也。然后以前膏熨其急颊，且饮之美酒，啖之美肉，皆助血舒筋之法也。虽不善饮，亦自强之。三拊而已，言再三拊摩其患处，则病自已矣。啖音淡。拊音府。●薛雪曰：马膏，马脂也。其性味甘平柔润，能养筋治痹，故可以膏其急者。白酒辣，桂性味辛温，能通经络，行血脉，故可以涂其缓者。桑之性平，能和关节，除风寒湿痹诸痛，故以桑钩钩之者，钩正其口也。复以生桑火炭置之地坎之中，高下以坐等者，欲其深浅适中，便于坐而得其暖也。然后以前膏熨其急颊，且饮之美酒，啖之美肉，皆助血舒筋之法也。虽不善饮，亦自强之。三拊而已，言再三拊摩其患处，则病自已矣。啖，音淡。拊，音府。●丹波元简曰：《甲乙》"炭"作"灰"（《纲目》同），"以坐"作"与坐"，并似是。张云：马膏，马脂也。其性味甘平柔润，能养筋治痹，故可以膏其急者。白酒辣桂，性味辛温，能通经络行血脉，故可以涂其缓者。桑之性平，能利关节，除风寒湿痹诸痛，故以桑钩钩之者，钩正其口也。复以生桑火炭，置之地坎之中，高下以坐等者，欲其深浅适中，便于坐而得其暖也。然后以前膏熨其急颊，且饮之美酒，啖之美肉，皆助血舒筋之法也。虽不善饮，亦自强之，三拊而已，言再三拊摩其患处，则病自己矣。简案：李时珍马鬐膏（鬐项上也）发明，载本法云，《灵枢》无注本，世多不知此方之妙，窃谓口颊㖞僻，乃风中血脉也。手足阳明之筋，络于口，会太阳之筋，络于目，寒则筋急而僻，热则筋缓而纵。故左中寒，则逼热于右；右中寒，则逼热于左。寒者急而热者缓也；急者皮肤顽痹，营卫凝滞。治法急者缓之，缓者急之。故用马膏之甘平柔缓，以摩其急，以润其痹，以通其血脉，用桂酒之辛热急束，以涂其缓，以和其营卫，以通其经络。桑能治风痹，通节窍也。病在上者酒以行之，甘以助之，故饮美酒啖炙肉云。楼氏《纲目》云：以水调生桑灰于钩柄之坎缝处，连颊涂之，以收其弛，其桑钩柄别线系于肩后，使勿走作也。王子接《古方选注》云：坎，颊间之坎陷也。以桑灰置之坎中，务使高下厚薄相等也。考：坎字三说不同，然张注于高下以坐等，似为妥帖，李杲《脾胃论》有清阳汤，治口㖞颊腮急紧，乃为此证设焉。当并考。志云：此治口颊㖞僻之法也，其转筋溃疝诸证，治在燔针劫刺。

⑱丹波元简曰：楼氏云："治在燔针"之上当有"其病转筋者"五字，如足厥阴筋行水清阴气之下所言也。盖燔针但宜施于筋寒转筋之病，其筋热缓纵者，则不宜也。

⑲杨上善曰：以新桑木粗细如指，以绳系之，拘其缓箱，挽急箱。仍于壁上为坎，令与坐等，坎中生桑炭火。以马膏涂其急箱，犹须饮酒啖炙，和其寒温。如此摩拊饮啖，为之至三，自得中平。啖，徒敢反。拊，摩也，音抚。●马莳曰：（本经《论疾诊尺》篇云：诊目痛，赤脉从上下者，太阳病；从下上者，阳明病。）此言胃经之筋，其病为季春

痹，而治之有法也。足阳明之筋，起于足之中三指，盖厉兑穴起于次指，而其筋则自次指以连三指，结于足跗上冲阳、解溪等穴，斜外而上，加于辅骨下巨虚、条口、上巨虚、三里，上结于膝之外廉，三里以直上，结于髀枢，上循胁，属于脊。其直行者，又上循骭，结于缺盆。其支行者，结于外辅骨，合于足之少阳。其直者，上循本经之伏兔，上结于本经之髀关，而聚于阴器，又上于腹中而布之，以上至于缺盆，复结于上颈，挟于口，合于目下之颃，结颃下之鼻中，其上合于足太阳经，故彼太阳为目之上网，此阳明为目之下网。又其支者，从颊结于耳前。及其为病，则足之中指支胫，当为转筋，其脚之筋跳而且坚，其伏兔亦为转筋，其髀前为肿，为㿉疝，为腹筋急，上引缺盆及颊，为猝然口㖞而僻，其目当不合而开。然热则筋脉纵缓，当不开而合，以缓不能收，故为僻如此。寒则颊筋急引其颊，以移于口。治之者，以马膏熬膏，其寒而急者，用白酒和桂末以涂之；其热而缓者，用桑木为钩，钩而架之，即以桑炭置之地坎之中，不拘高卑，而人坐于其上，以守等之，亦以前膏熨其急颊，且饮美酒，啖美炙肉，虽不善饮，亦自强之，又为之三拊，其急颊而止。又用燔针以劫刺之，以知病为刺数，以痛处为腧穴。此证当发于三月之时，故名之曰季春痹也。●张介宾曰：足阳明正盛之经，应三月之气也。余义如前。●张志聪曰：（钩音构。）足阳明之筋，起于中三趾，乃厉兑之外间，循髀股而上经于颈，结于口鼻耳目之间。其病支胫伏兔转筋，脚跳而坚，经筋之为病也。㿉疝腹中急者，聚于阴器，上布于腹也。口僻口移者，筋上挟口也。目不开合者，太阳为目上纲，阳明为目下纲也。太阳寒水主气而为开，故寒则筋急而目不合；阳明燥热主气而为阖，故热则筋纵而目不开。颊筋有寒，则急引颊移口而为僻；有热，则筋纵缓不收而为僻。盖左筋急，则口僻于左；左筋缓，则口僻于右也。马膏者，以马之脂膏熬膏。钩，构也。以桑之钩曲者而钩架之，高下如座之相等，即以生炭置之坎中，令坐于上。如左颊筋急而口僻于左者，以白酒和桂以涂其右颊之缓者，以马膏熨左之急颊，左右之缓急更变，即以其法易之。且饮以美酒，啖以炙食，不饮酒者，自强饮之，为之三拊而止，此治口颊㖞僻之法也。其转筋㿉疝诸证，治在燔针劫刺，以知为数，以痛为俞。辰者，三月，主左足之阳明，故为季春之痹。夫在足阳明，饮以美酒，啖以美食者，诸筋皆由胃腑之津液以濡养，故阳明主润宗筋，宗筋主束骨而利机关也。●尚御公曰：在阳明有寒热之开合，在少阴有阴阳之俯仰。此阳中有阴，阴中有阳，少阴主先天之阴阳，阳明主后天之阴阳也。●薛雪曰：足阳明正盛之经，三月应之气也。●黄元御曰：骭，胫骨也。伏兔，股外丰肉，足阳明经脉所行，故穴名伏兔。聚于阴器，阴阳总宗筋之会，会于气街，而阳明为之长也（《素问·痿论》语。）脚跳坚，脚筋跳动而坚硬也。桑钩钩之，使口正而不僻也。高下以坐等，令坎中高下与人坐相等也。三拊而已，熨后拊摩病上，三次而愈也。季春痹，足阳明应三月之气也。●丹波元简曰：张云：足阳明正盛之经，应三月之气也。志云：辰者三月，主左足之阳明，故为季春之痹。●张骥曰：马膏膏法 《灵枢·经筋》篇："足阳明之筋，起于中三指……其病足中指支胫转筋，脚跳坚，伏兔转筋，髀前肿，㿉疝，腹筋急，引缺盆及颊，卒口僻，急者目不合，热则筋纵，目不开。颊筋有寒，则急引颊移口；有热则纵缓，不胜收故僻。" 杨上善曰：刺疟者，刺足阳明十指间，是知足阳明脉入中指内间外间，脉气三指俱有，故筋起于中指并中指左右二指，故曰中三指也。寒则目纲上下拘急，故开不得合也，热则上下缓纵，故合不得开，足阳明筋颊口㖞侠（疑此"侠"同前"颊"二字当互乙），故曰颊筋。移，谓引口离常处也。不胜，谓热不胜其寒，所以缓口移去，故㖞僻也。张志聪曰：足阳明之筋起于中三指，乃厉兑之外间，循髀股而上经于颈，结于口鼻耳目之间。其病支胫伏兔转筋，脚跳而坚，经筋之为病也。溃疝腹中急者，聚于阴器，上布于腹也。口僻口移者，筋上挟口也。目不开合者，太阳为目上纲，阳明为目下纲也。太阳寒水主气而为开，故寒则筋急而目不合；阳明燥热主气而为阖，故热则筋纵而目不开。颊筋有寒，则急引颊移口而为僻；有热则筋纵缓不收而为僻。盖左筋急则口僻于左，左筋缓则口僻于右也。《灵枢识》张云：跳者，跳动；坚者，坚强也；僻，歪斜也。其筋自缺盆上颈颊，挟口上合于太阳，太阳为目上纲，阳明为目下纲，故凡目之不合、不开，口之急纵歪斜者，皆足阳明之筋病，寒则急，而热则缓也。盖左筋急则口僻于左，左缓则口僻于右也。骥案：转筋，即筋脉跳动牵掣也，《灵枢·阴阳二十五人》篇：血气皆少，则善转筋；《四时气》篇：转筋于阳，治其阳，于阴，治其阴；《金匮·趺蹶》篇：转筋之为病，其臂脚直，脉上下行，微强（疑为"弦"之误），转筋入腹者，鸡矢白散主之。盖证本于阴虚木旺，热气烁筋，以致旋转跳动。而霍乱症中见转筋者尤多，因霍乱多属于热，吐利后阴液人尤伤，故肝邪炽张，而筋脉失其调度也，阳明为津液之海，故见此病。若口僻目不开合，即俗所谓口眼㖞斜也。僻，《正韵》：批入声，又偏僻、邪僻。《正字通》：僻，辟通，《诗》：宛然左僻（疑为"辟"之误。）又借作避，《说文》僻，避也，引《诗》作左僻。一曰从旁牵也，辟、僻、避，皆有旁牵之义。口眼为运用之官，非如耳鼻之不动，阴明津液有亏，则不能濡养经脉，而内风易于窜动，寒热因此而交乘。寒则筋急，热则筋缓，缓急不匀，遂牵扯㖞斜不正，或左或右，或开或不开也。"治之以马膏，膏其急者，以白酒和桂，以涂其缓者，以桑钩钩之，即以生桑炭置之坎中，高下以坐等，以膏熨急颊，且饮美酒，噉美炙食（疑为"肉"之误），不饮酒者，自强也，为之三拊而已。其治在燔针劫刺，以知为数，以痛为输，名曰季春痹也。"杨上善曰：马为金畜，克木筋也，故马膏疗筋急病也。桂酒泄热，故可疗缓筋也。以新桑木剉细如指，以绳系之，拘其缓箱，挽其急箱。仍于壁上为坎，令与坐等，坎中生桑炭火。以马膏涂其急箱，犹须饮酒噉炙，和其寒温，如此摩附（疑为"拊"之误）饮噉。噉，徒敢反。为之至三，自得中平。拊，摩也。张志聪曰：马膏者，以马之脂膏熬膏。钩，搆也。以桑之钩曲者而钩架之，高下如座之相等，即以生桑炭置之坎中，令坐于上，如左颊筋急而口僻于左者，以白酒和桂以涂其右颊之缓者，以马膏熨左之急颊。左右之缓急更变，即以其法易之。且饮以美酒，噉以炙食，不饮酒者，自强饮之。为之三拊而止。此治口颊㖞僻之法也。其转筋、溃疝诸证，治之燔针劫刺，以知为数，以痛为输。辰者三月，主左足之阳明，故为季春之痹。夫左足阳明，饮以美酒，噉以美食者，诸筋皆由胃腑之津液以濡养，故阳明主润宗筋，主束骨而利机关也。尚御公曰：在阳明有寒热之开合，在少阴有阴阳之俯仰，此阳中有阴，阴中有阳，少阴主先天之阴阳，阳明主后天之阴阳也。《灵枢识》：《甲乙》"炭"作"灰"，"以坐"作"与坐"，并似是。张云：马膏，马脂也，其性味甘平柔润，能养筋治痹，故可以膏其急者；白酒辣桂，性味辛温，能通经络行血脉，故可以涂其缓者。桑之性平，能利关节，除风寒湿痹诸痛，故以桑钩钩之者，钩正其口也。复以生桑火炭，置之地坎之中，高下以坐等者，欲其深浅适中，便于坐而得其暖也。然后以前膏熨其急颊，且饮之美酒，噉之美肉，皆助血舒筋之法也。虽不善饮，亦自强之。三拊而已，言再三拊摩其患处则自己矣。简案：李时珍马耆膏发明，载本法云：《灵枢》无注本，世多不知此方之妙。窃谓：口颊㖞僻乃风中血脉也，手足阳明之筋络于口，会太阳之筋，络于目。寒则筋急而僻，热则筋缓而纵，故左中寒则逼热于右，右中寒则逼热于左。寒者急而热者缓也，急者皮肤顽痹，营卫凝滞，治法急者缓之，缓者急之。故用马膏之甘平柔缓，以摩其急，以润其痹，以通其血脉；用桂酒之辛热急束，以涂其缓，以和其营卫，以通其经络；桑能治风痹，通节窍也。病在上者，酒以行之，甘以助之，故饮美酒，啖炙肉云。《楼氏纲目》云：以水调生桑灰于钩柄之坎缝处，连颊涂之，以收其弛，其桑钩柄别线系于肩后，使勿走作也。王子（疑"子"字后漏"接"字）《古方选注》云：坎，颊间之坎陷也，以桑灰置之坎中，务使高下厚薄相等。考坎字三说不同，然张注于高下以坐等，似为妥帖。李杲《脾胃论》有清阳汤治口喎颊腮急紧。乃为此证设焉，当并考。志云：此治口颊喎僻之法也，其转筋、溃疝诸（疑"诸"字后漏"证"字）治在燔针劫刺。骥案：此外治之偶方也。马膏，即䯀膏。䯀，项上也，白马者良，《纲目》治面䵟手足皴粗，入脂泽，用疗偏风口喎僻。桂，《别录》主治寒热霍乱转筋；《纲目》治寒痹。桂心，《大明》治风痹骨节挛缩；《纲目》治风僻。今据《灵枢·寿夭刚柔》篇治寒痹、《甲乙经》治足躄筋急，《千金方》治面目相引、偏僻颊急，皆用桂心酒。雷敩用紫色厚者，去上粗皮，并内薄皮，取心中味辛者。故桂酒当用心为良。桑枝，气味苦平，治四肢风气拘挛，上气眼运，久服不患偏风。桑柴炭亦作桑柴灰，法以干桑木劈成细片，扎作小把，燃火吹息作炭，或取桑条，烧灰存性，不可锻至十分，若烧成灰烬，全无性味，有何用处？十灰散只是烧炭存性而已，故灰、炭，不生分别。

13.4　足太阴之筋，起于大指之端内侧，上结于内踝①；其直者，络于膝内辅骨②，上循阴股，结于髀③，聚于阴器④，上腹，结于脐，循腹里，结于肋⑤，散于胸中；其内者，著于脊⑥。其病足大指支，内踝痛，转筋痛⑦，膝内辅骨痛，阴股引髀而痛，阴器纽痛，下引脐两胁痛⑧，引膺中脊内痛⑨。治在燔针劫刺，以知为数，以痛为输，命曰孟秋痹⑩也⑪。

①张介宾曰：大趾之端内侧，隐白也。循核骨而上，结于内踝下商丘之次。●薛雪曰：大指之端内侧，隐白也。循核骨而上，结于内踝下商丘之次。●丹波元简曰：张云：大指之端内侧，隐白也。循覈骨而上结于内踝，下商丘之次。

②杨上善曰：膝内下小骨辅大骨者，长三寸半，名为内辅骨也。●丹波元简曰：张云："络"当作"结"。此自内踝直上结于膝内，辅骨，阴陵泉之次。简案：有直者必有支者，疑脱之。

③丹波元简曰：张云：股之内侧曰阴股，结于髀，箕门之次也。

④杨上善曰：阴器，宗筋所聚也。●张介宾曰："络"当作"结"。此自内踝直上，结于膝内辅骨阴陵泉之次。股之内侧曰阴股。结于髀，箕门之次也。乃上横骨两端，与足厥阴会于冲门，横绕曲骨，并足少阴阳明之筋而聚于阴器，皆刚筋也。●薛雪曰：此自内踝直上，结于膝内辅骨阴陵泉之次。股之内侧曰阴股。结于髀，箕门之次也，乃上横骨两端，与足厥阴会于冲门，横绕曲骨，并足少阴、阳明之筋而聚于阴器者，皆刚筋也。

⑤顾观光曰：《圣济总录》"肋"作"胁"。

⑥杨上善曰：循腹里，即别著脊也。●张介宾曰：其前行者，自阴器上腹，会手少阴

之筋结于脐，循腹里由大横、腹哀之次结于肋，乃散为柔细之筋上行，布于胸中胸乡、大包之次。其内行者，由阴器宗筋之间，并阳明少阴之筋而上着于脊。●薛雪曰：其前行者自阴器上腹，会手少阴之筋，结于脐，循腹里，由大横、腹哀之次，结于肋，乃散为柔细之筋，上行布于胸中胸乡、大包之次。其内行者，由阴器宗筋之间，并阳明、少阴之筋而上着于脊。

⑦张介宾曰：足太阴之筋起大趾之端，上结于内踝也。●薛雪曰：足太阴之筋，起大趾之端，上结于内踝也。

⑧丹波元简曰：《甲乙》"下"作"上"，是。

⑨张介宾曰：其直者络于膝内辅骨，上阴股，结于髀，聚于阴器，上脐腹胸胁，其内者着于脊也。●薛雪曰：其直者，络于膝内辅骨，上阴股，结于髀，聚于阴器，上脐腹胸胁；其内者，着于脊也。

⑩丹波元简曰：张云："孟秋"当作"仲秋"，此与下文足少阴条谬误，当迭更之。盖足太阴之经，应八月之气也。志云："孟"当作"仲"。酉者八月，主左足之太阴，故为仲秋之痹。

⑪杨上善曰：七月足之少阴，始起，故曰少阴；十二月手之少阴，以其阴衰，故曰少阴。八月足之大阴，以其阴大，故曰大阴；十一月手之大阴，以其阴正大，故曰大阴。九月足之厥阴，十月手之厥阴，交尽，故曰厥阴。八月之筋感三气之病，名曰筋痹。有本以足大阴为孟春，足少阴为仲秋，误耳。【编者按：萧延平注曰："孟春"，恐系"孟秋"传写之误。】●马莳曰：此详言脾经之筋，其病为孟秋痹，而刺之有法也。足太阴之筋，起于大指之端内侧隐白穴，上结于内踝骨下之商丘。其直行者，络于膝内辅骨之地机、阴陵泉，上循阴股，结于髀. 而聚于阴器，又上腹，结之于脐，循腹里之腹结、大横、腹哀等穴，以结于肋，散之于胸中。其在内者，则着之于脊。及其为病，则足大指、内踝痛，其痛乃转筋也。为膝之内辅骨痛，为阴股引髀而痛，为阴器之纽痛，为下引于脐，及两胁作痛，为引膺中及脊内痛。治之者，以燔针劫刺之，以知病为刺数，以痛处为腧穴。此证当发于七月之时，故名之曰孟秋痹也。●张介宾曰：孟秋当作仲秋，此与下文足少阴条缪误，当迭更之。盖足太阴之经，应八月之气也。●张志聪曰：（"孟"当作"仲"。）足太阴之筋，起于大趾内侧之隐白间，循膝股而上于胸腹，其内者着于脊。其病在筋经之部分而为痛。酉者八月，主左足之太阴，故为仲秋之痹。●薛雪曰：盖足太阴之经，应八月之气也。●黄元御曰：孟秋痹，足太阴应七月之气也。

13.5　足少阴之筋，起于小指之下，并足太阴之筋邪走内踝之下，结于踵，与太阳之筋合而上结于内辅之下①，并太阴之筋而上循阴股，结于阴器②，循脊内挟膂③，上至项，结于枕骨，与足太阳之筋合④。其病足下转筋，及所过而结者皆痛及转筋⑤。病在此者主痫瘛及痉⑥，在外者不能俯，在内者不能仰。故阳病者腰反折不能俯，阴病者不能仰⑦。治在燔针劫刺，以知为数，以痛为输⑧，在内者熨引饮药⑨。此筋折纽⑩，纽发数甚者，死不治⑪，名曰仲秋痹⑫也⑬。

①张介宾曰：足少阴之筋，起小趾下，邪趋足心，又邪趋内侧，上然谷，并足太阴商

丘之次，走内踝之下，结于根踵之间，与太阳之筋合，由踵内侧上行，结于内辅骨下阴谷之次。并太阴之筋，而上循阴股，结于阴器，自内辅并太阴之筋，上循阴股，上横骨，与太阴、厥阴、阳明之筋合，而结于阴器，皆刚筋也。●薛雪曰：足少阴之筋起小指下，斜趋足心，又斜趋内侧，上然谷，并足太阴商丘之次，走内踝之下，结于跟、踵之间，与太阳之筋合，由踵内侧上行，结于内辅骨下阴谷之次。●丹波元简曰：《甲乙》"下"下有"入足心"三字。张云：起小指之下，邪趋足心，又邪趋内侧上然谷，并足太阴、商丘之次，走内踝之下，结于跟踵之间，与太阳之筋合，由踵内侧上行结于内辅骨，下阴谷之次。

②薛雪曰：自内辅并太阴之筋，上循阴股，上横骨，与太阴、厥阴、阳明之筋合而结于阴器，皆刚筋也。

③顾观光曰："脊"、"膂"二字互误，当依《甲乙经》改。

④张介宾曰：自阴器内行，由子宫上系肾间，并冲脉循脊两旁，挟膂上至项，与足太阳之筋合，结于枕骨，内属髓海。膂音旅。●薛雪曰：自阴器内行，由子宫上系肾间，并冲脉循脊两旁，挟膂上至项，与足太阳之筋合，结于枕骨，内属髓海。

⑤张介宾曰：自阴器内行，由子宫上系肾间，并冲脉循脊两旁，挟膂上至项，与足太阳之筋合，结于枕骨，内属髓海。膂音旅。●薛雪曰：足少阴之经，起于小趾之下，故病足下转筋，所过而结者，以其并足太阴之筋，斜走内踝之下，结于踵，又与太阳之经，合而上结于内辅之下；又并太阴之筋，而上循阴股，结于阴器，皆能为痛及转筋也。

⑥张介宾曰：痫，癫痫也。瘛，牵急也。痉，坚强反张尤甚于瘛者也。足少阴为天一之经，真阴受伤，故为此病。瘛音炽。痉音敬。●薛雪曰：痫，癫痫也。瘛，牵急也。痉，坚强反张，尤甚于瘛者也。足少阴为天一之经，真阴受伤，故为此病。瘛，音炽。●丹波元简曰：张云：痫，癫痫也。瘛，牵急也。痉，坚强反张，尤甚于瘛者也。足少阴为天一之经，真阴受伤，故为此病。

⑦杨上善曰：痫，充曳反。痉，擎井反，身强急也。在此，谓在足少阴也。在小儿称痫，在大人多称癫。背为外为阳也，腹为内为阴也。故病在背筋，筋急故不得低头也；病在腹筋，筋急不得仰身也。●张介宾曰：在外者，与太阳之筋合，故不能俛。在内者，循脊内挟膂上至项，故不能仰。阳病者，即在外者也。阴病者，即在内者也。俛，俯同。●薛雪曰：在外者，与太阳之筋合，故不能俯；在内者，循脊内挟膂，上至项，故不能仰。阳病者，即在外者也；阴病者，即在内者也。●丹波元简曰：张云：在外者与太阳之筋合，故不能俯。在内者循脊内挟膂上至项，故不能仰。阳病者，即在外者也。阴病者，即在内者也。余伯荣云：足少阴之筋与足太阳之筋，上合于颈项，此脏腑阴阳之气交也。病在外在阳者，病太阳之气，故腰反折不能俯；在内在阴者，病少阴之气，故不能仰。如伤寒病，在太阳则有反折之痉强，在少阴则蜷卧矣。简案：小儿痫病，有内钓外钓之别，亦此理也。

⑧张介宾曰：义如前，此治外者也。

⑨杨上善曰：痛在皮肤筋骨外者，可疗以燔针；病在腹胸内者，宜用熨法及道引并饮汤液药等也。●丹波元简曰：张云：熨引所以舒筋，饮药所以养。

⑩丹波元简曰："所"诸本作"折"，是也，当改。张云：折纽者，即转筋之甚。发日数，病日甚者，阴亏之极也，故当死不治。志云：纽折者，痫瘛强痉也。如纽发频数而

甚者，死不治。

⑪张介宾曰：熨引所以舒筋，饮药所以养血。折纽者，即转筋之甚。发日数，病日甚者，阴亏之极也，故当死不治。●薛雪曰：熨引所以舒筋，饮药所以养血。折纽者，即转筋之甚。发日数，病日甚者，阴亏之极也，故当死不治。

⑫杨上善曰：其筋转痛，轻而可为燔针；若折曲纫发之甚，死而不疗也。●丹波元简曰：张云："仲秋"误也，当作"孟秋"。盖足少阴为生阴之经，应七月之气也。志云："仲"当作"孟"。申者七月之生阴也，主左足之少阴，故为孟秋之痹。

⑬马莳曰：此言肾经之筋，其病为仲秋痹，而刺之有法也。足少阴之筋，起于小指之下涌泉穴，出于内踝下，并足太阴脾经之筋，斜趋内踝之下然谷、太溪，而结于踵之照海、复溜、水泉，又与太阳膀胱之筋合，而上结于内辅骨之下，又并太阴脾之筋，以上循阴股，结于阴器，循脊内挟膂，以上至于项，结于枕骨，又与太阳之筋合。其病当为足下转筋，及所过之处而凡有结者皆痛，及为转筋之病。凡此所过之处，又主痫瘛及痉疾等证。病在于外，主不能俯；病在于内，主不能仰。盖在外不能俯者，正以阳病之腰反折，故不能俯，其病在后也。在内不能仰者，以阴病之腹不舒，故不能仰，其病在前也。治之者，用燔针以劫刺之，以知病为刺数，以痛处为腧穴。且其在内有病者，当熨之，导引之，饮之以药。若此筋折纽而纽痛，病发数数加甚者，当死不治。此证当发于八月之时，故名之曰仲秋痹也。●张介宾曰：仲秋误也，当作孟秋，盖足少阴为生阴之经，应七月之气也。义详前太阴太阳条下。●张志聪曰：（数叶朔。"仲"当作"孟"。）足少阴之筋，起于足小趾之下，斜趋涌泉，上循阴股，结于阴器，循脊内挟于膂筋，上至项，结于枕骨，与足太阳之筋相合，此脏腑阴阳之筋气相交也。其病足下转筋，及所过而结者皆痛，病在此所过所结者，主痫瘛痉强，此经筋之为病也。在外在内者，病阴阳之气也。少阴之上，君火主之，少阴为阴阳水火之主宰，故有外内阴阳之见证，阳外而阴内也。纽折者，痫瘛强痉也。如纽发频数而甚者，死不治。盖少阴主藏津液，所以濡筋骨而利关节，阳气者，柔则养筋，纽折数甚，精阳之气绝也。申者，七月之生阴也，主左足之少阴，故为孟秋之痹。●尚御公曰：少阴之气，从本从标。《刺禁》篇曰：心部于表，肾治于里。少阴本阴而标阳，本内而标外也。●余伯荣曰：足少阴之筋，与足太阳之筋，上合于颈项，此脏腑阴阳之气交也。病在外在阳者，病太阳之气，故腰反折，不能俯；在内在阴者，病少阴之气，故不能仰。如伤寒病在太阳则有反折之痉强，在少阴则蜷卧矣。●薛雪曰：盖足少阴为生阴之经，应七月之气也。●黄元御曰：痫，惊也。瘛，筋急而抽引也。痉，筋短而身劲也。筋脉短急，其在外者，即不能俯（外，身后也），其在内者，即不能仰。故太阳病者，腰反折，不能俯，其经行身之后也，少阴病者，身伛偻，不能仰，其经行身之前也。此筋折纽，折其枢纽也。纽发数甚，折纽数发而数甚也。仲秋痹，足少阴应八月之气也。

13.6 足厥阴之筋，起于大指之上，上结于内踝之前①，上循胫，上结内辅之下，上循阴股，结于阴器②，络诸筋③。其病足大指支，内踝之前痛，内辅痛，阴股痛转筋④，阴器不用，伤于内则不起，伤于寒则阴缩入，伤于热则纵挺不收⑤。治在行水清阴气⑥。其病转筋者，治在燔针劫刺⑦，以知为数，以痛为输⑧，命曰季秋痹⑨也⑩。

①张介宾曰：大趾上三毛际，大敦次也。行跗上，与足太阴之筋并行，结于内踝前中封之次。●薛雪曰：大指上，三毛际大敦次也。行跗上，与足太阴之筋并行，结于内踝前中封之次。●丹波元简曰：张云：大趾上三毛际，大敦次也。行跗上，与足太阴之筋并行，结于内踝前中封之次。

②丹波元简曰：张云：阴器者，合太阴、厥阴、阳明、少阴之筋，以及冲、任、督之脉，皆聚于此，故曰宗筋。厥阴属肝，肝主筋，故络诸筋而一之，以成健运之用。

③杨上善曰：足三阴及足阳明筋皆聚阴器，足厥阴屈络诸阴，故阴器名曰宗筋也。●张介宾曰：由内踝上足胫，循三阴交之分上行，并足少阴之筋，上结于内辅骨下曲泉之次，复并太阴之筋，上循阴股中五里、阴廉之分，上急脉而结于阴器。阴器者，合太阴、厥阴、阳明、少阴之筋，以及冲、任、督之脉皆聚于此，故曰宗筋。厥阴属肝，肝主筋，故络诸筋而一之，以成健运之用。●薛雪曰：由内踝上足胫，循三阴交之分上行，并足少阴之筋上结于内辅骨下曲泉之次，复并太阴之筋上循阴股中五里、阴廉之分，上急脉而结于阴器。阴器者，合太阴、厥阴、阳明、少阴之筋，以及冲、任、督之脉皆聚于此，故曰"宗筋"。厥阴属肝，肝主筋，故络诸筋而一之，以成健运之用。●周学海曰：厥阴主筋，为诸筋之所系属也。

④张介宾曰：足厥阴之筋起于大趾之上，结于内踝之前，又结于内辅骨之下，上循阴股也。●薛雪曰：足厥阴之筋，起于大趾之上，结于内踝之前，又结于内辅骨之下，上循阴股也。

⑤张介宾曰：阴器者，前阴之具也，厥阴之筋结于此，阴器病者，有此三者之异。●薛雪曰：阴器者，前阴之具也，厥阴之筋结于此，阴器病者，有此三者之异。

⑥张介宾曰：清，理也。此言当以药治之，在通行水脏而调阴气，盖水则肝之母也。●薛雪曰：清，理也。此言当以药治之，在通行水脏而调阴气，盖水则肝之母也。●丹波元简曰：《甲乙》"气"作"器"。张云：清，理也。此言当以药治之，在通行水脏而调阴气，盖水则肝之母也。志云：厥阴之木，气本于水，故治在行水，以清厥阴之气。

⑦薛雪曰：转筋者，治当在经也。

⑧张介宾曰：转筋者，治当在经也。

⑨杨上善曰：妇人挺长为病，丈夫挺不收为病。阴气，即丈夫阴气，谓阳气虚也。阳气虚，故缩或不收，得阴即愈。●丹波元简曰：张云：足厥阴者，阴尽之经也，故应九月之气。志云：戌者九月，主右足之厥阴。

⑩马莳曰：此详言肝经之筋，其病为季秋痹，而刺之有法也。足厥阴之筋，起于大指之上大敦穴，上结于内踝之前中封，上循于胫，上结内辅骨之曲泉，以上循阴股之阴包等穴，结于阴器，以络诸筋。其病当为足大指支内踝之前痛，为内辅骨痛，为阴股痛，或转筋，为阴器不用，若伤于内则阴器不起，若伤于寒则阴器缩入，若伤于热则阴器纵挺不收。治在行其水以清阴气。其病为转筋者，治在用燔针以劫刺之，以知病为刺数，以痛处为腧穴。此证当发于九月之时，故名之曰季秋痹也。●张介宾曰：足厥阴者，阴尽之经也，故应九月之气。●张志聪曰：足厥阴之筋，起于足大趾之大敦，循胫股而结于阴器，络诸筋。阴器乃宗筋之会，厥阴主筋，故连络于三阴三阳之筋也。其病乃筋之所过而结者，为痛，为转筋，为阴器不用。伤于内，则阴痿不用；伤于寒，则阴器缩入，伤于热，

则阴挺不收。厥阴从中见少阳之火化，故有寒热之分。夫金气之下，水气治之，复行一步，木气治之，厥阴之木气本于水，故治在行水，以清厥阴之气。其病在有形之筋而为转筋者，治在燔针劫刺矣。●尚御公曰：两阴交尽，是为厥阴。阴极而阳生，厥阴本气，自有寒热之化。●《集注》眉批：戌者，九月主右足之厥阴。●薛雪曰：足厥阴者，阴尽之经也，故应九月之气也。●黄元御曰：结于阴器，肝主筋．前阴者，宗筋之所聚也。络诸筋，前阴皆联络于诸筋也。伤于内则不起，纵欲伤精，则阴痿也。伤于寒则阴缩入，寒则筋急也。伤于热则纵挺不收，热则筋松也。治在行水清阴气，热则补肾水，以清阴分之热也。季秋痹，足厥阴应九月之气也。

13.7　手太阳之筋，起于小指之上，结于腕，上循臂内廉，结于肘内锐骨之后，弹之应小指之上①，入结于腋下②；其支者，后走腋后廉③，上绕肩胛，循颈出走太阳之前④，结于耳后完骨⑤；其支者，入耳中；直者，出耳上，下结于颔⑥，上属目外眦⑦。其病小指支，肘内锐骨后廉痛⑧，循臂阴入腋下，腋下痛⑨，腋后廉痛，绕肩胛引颈而痛，应耳中鸣痛，引颔目瞑，良久乃得视⑩，颈筋急则为筋瘘颈肿⑪。寒热在颈者⑫，治在燔针劫刺之，以知为数，以痛为输⑬，其为肿者，复而锐之⑭。本支者，上曲牙，循耳前，属目外眦，上颔，结于角。其痛当所过者支转筋⑮。治在燔针劫刺，以知为数，以痛为输⑯，名曰仲夏痹⑰也⑱。

①丹波元简曰：张云：手小指之上外侧，少泽穴也。上行结于手腕外侧，腕骨、阳谷之次，上循臂内侧，结于肘下锐骨之后，小海之次。但于肘尖下两骨罅中，以指捺其筋，则痠麻应于小指之上，是其验也。

②杨上善曰：手小指表名上。肘兑，谓肘内箱尖骨，名曰兑骨。应，引也。●张介宾曰：手小指之上外侧，少泽穴也。上行结于手腕外侧腕骨、阳谷之次，上循臂内侧，结于肘下锐骨之后，小海之次。但于肘尖下两骨罅中，以指捺其筋，则痠麻应于小指之上，是其验也。又由肘上臑外廉，入结于后腋之下，此皆刚筋也。●薛雪曰：手小指之上外侧少泽穴也。上行结于手腕外侧腕骨、阳谷之次，上循臂内侧，结于肘下锐骨之后小海之次，但于肘尖下两骨罅中弹之，其酸麻则上应于小指也。又由肘上臑外廉，入结于后腋之下，此皆刚筋也。

③丹波元简曰：《甲乙》作"从腋走后廉，上绕臑外廉"。●顾观光曰："走"上"后"字误，当依《圣济总录》作"别"。

④丹波元简曰：《甲乙》作"出足太阳之筋前"。张云：自腋下与足太阳之筋合走腋后廉，上绕肩胛，行肩外腧、肩中腧，循颈中天窗之分，出走太阳经筋，自缺盆出者之前，同上结于耳后完骨之次也。简案：张注为足太阳，乃与《甲乙》符矣；马为手太阳，误。

⑤张介宾曰：其支者，自腋下与足太阳之筋合，走腋后廉，上绕肩胛，行肩外腧、肩中腧，循颈中天窗之分，出走太阳经筋自缺盆出者之前，同上结于耳后完骨之次也。●薛雪曰：其支者自腋下与足太阳之筋合，走腋后廉，上绕肩胛，行肩外俞、肩中俞，循颈中天窗之分，出走太阳经筋，自缺盆出者之前，同上结于耳后完骨之次也。

⑥杨上善曰：含感反。

⑦张介宾曰：此支者，自颈上曲牙，入耳中听宫之分。其直者，上行出耳上，会于手少阳角孙之次。其前而下者，循颐结于颔，与手阳明之筋合。其前而上者，属目外眦瞳子髎之次，与手足少阳之筋合也。●薛雪曰：此支者自颈上曲牙，入耳中听宫之分。其直者上行，出耳上，会于手少阳角孙之次；其前而下者循颐，结于颔，与手阳明之筋合，其前而上者，属目外眦瞳子髎之次，与手足少阳之筋合也。

⑧顾观光曰：《甲乙经》"支"作"及"。

⑨顾观光曰：《圣济总录》"腋下"二字不重。

⑩杨上善曰：臂臑肉为臂阴也。瞑，目闭也，音眠。●张介宾曰：手太阳之筋起于小指，上结于腕，结于肘内锐骨之后，上结于腋下，上肩循颈结耳后，结于颔，上属目外眦，故其痛引耳颔，则瞑目良久方可开视也。颔，何敢切。●薛雪曰：手太阳之筋起于小指，上结于腕，结于肘内锐骨之后，上结于腋下，上肩循颈，结于耳后，结于颔上，属目外眦，故其痛引耳颔则瞑目，良久方可开视也。●丹波元简曰：《甲乙》"得"作"能"。马云：其颈痛应耳中鸣而痛，其颈痛，又引于颔而痛，且其痛时，目瞑良久，乃得开视。●周学海曰：篇中独此句是气化之病。

⑪丹波元简曰：《甲乙》作"筋痿颈肿"，诸本亦作"颈肿"，但张本作"瘇"。简案：瘇肿同，足肿也，后世为肿胀之肿，非。张云：筋痿颈肿，即鼠瘘之属。

⑫周学海曰：似当作"寒热在颈者，则为筋痿颈肿"。

⑬张介宾曰：筋痿颈肿，即鼠瘘之属。痿音漏。●薛雪曰：筋痿颈肿，即鼠瘘之属。

⑭张介宾曰：刺而肿不退者，复刺之，当用锐针，即镵针也。●薛雪曰：刺而肿不退者复刺之，当用锐针，即镵针也。●丹波元简曰：张云：刺而肿不退者复刺之，当用锐针，即镵针也。

⑮张介宾曰：本支者，即其直支也。角，耳上角也。凡当其所过之处，皆能转筋而痛。●薛雪曰：本支者，即其直支也。角，耳上角也。凡当其所过之处，皆当转筋而痛。

⑯张介宾曰：义如前。●丹波元简曰：《甲乙》无此四十一字，与下节手少阳之筋文重，当从《甲乙》删之。●周学海曰：此四十一字，与手少阳之筋文重复，且"支者"上"本"字即舌本之本字，错衍之迹显然。

⑰杨上善曰：筋痿，此之谓也。筋痿颈肿者，皆是寒热之气也。故疗寒热筋痿颈肿者，可以针伤于兑骨后弹应小指之处，兑之令尽。兑，尖兑尽端也。或为伤复也。六月之少阳，正月足之少阳，五月手之太阳，二月足之太阳，四月手之阳明，三月足之阳明，筋于此时感气为病，故曰仲夏等痹也。●丹波元简曰：张云：手太阳之经，应五月之气也。

⑱马莳曰：此详言小肠经之筋，其病为仲夏痹，而治之有法也。手太阳之筋，起于手小指之上少泽穴，结于手外侧之腕骨、阳谷、养老等穴，以上循臂内廉，结于肘内锐骨后之小海穴，以手而弹之，则应在手小指之上，入结于腋下。其支行者，后走腋之后廉，上绕肩胛，盖由肩贞、臑俞、天宗、秉风、曲垣、肩外俞，以入肩中俞，循颈，以出走手太阳之前，结于耳后之完骨。又其支者，入于耳中。又其直行者，出于耳上，下结于颔，上属于目之外眦。及其为病，则为手小指支肘内锐骨后廉痛。又其筋循臂阴，入腋下，故为腋下痛，又为腋后廉痛，又为绕肩胛引颈而痛，其颈痛应耳中鸣而痛，其颈痛又引于颔而

痛，且其痛时目瞑，良久乃得开视。其颈筋如急，则为筋瘘，为颈肿。其颈筋如有寒热，则治之者当用燔针以劫刺之，以知病为刺数，以痛处为腧穴。若颈肿者，刺而又刺曰复，用锐针以刺之。凡筋之为本支者，上曲牙，又循其耳前，属于目外眦，上颔，以结于耳角，其痛当所过之处则为支转筋。治之者，亦用燔针以劫刺之，以知病为刺数，以痛处为腧穴。此证当发于五月之时，故名之曰仲夏痹也。●张介宾曰：手太阳之经，应五月之气也。●张志聪曰：手太阳之筋，起于手小指之少泽，循臂肘肩项，而上结于耳颔目眦之间。其在筋之所过而结者，为痛为肿，为筋瘘。其寒热在颈者，治在燔针劫刺。颈肿者，复以锐针刺之。本支者，本于直者而支行也。本筋与支筋皆属于目外眦，筋之分行而复连络也。午者五月，主于太阳，故名曰仲夏痹也。●尚御公曰：太阳之上，寒气主之；少阴之上，热气主之。故在手太阳，有寒热之在颈；在手少阴，有阴阳之俯仰。当知十二经筋，应三阴三阳之六气，亦无分手与足也。●余伯荣曰：太阳之为病，头项强痛而恶寒。寒热在颈者，病太阳之气，非手太阳之筋证也。●薛雪曰：手太阳之筋应五月之气也。●黄元御曰：弹之应小指之上，弹之酸麻，应于小指之上也。颈筋急，则为筋瘘颈肿，瘰疬病也。复而锐之，复刺而用锐针，即小针也。仲夏痹，手太阳应五月之气也。

13.8　手少阳之筋，起于小指次指之端，结于腕，中循臂①结于肘，上绕臑外廉，上肩走颈，合手太阳②；其支者，当曲颊入系舌本③；其支者，上曲牙④，循耳前，属目外眦，上乘颔，结于角⑤。其病当所过者即支转筋，舌卷⑥。治在燔针劫刺，以知为数，以痛为输⑦，名曰季夏痹⑧也⑨。

①丹波元简曰："上"，张本作"中"，云：小指次指之端，无名指关冲之次也。上结于手腕之阳池，循臂外关，支沟之次。马、志，腕字下句，上，上声。

②张介宾曰：小指次指之端，无名指关冲之次也。上结于手腕之阳池，循臂外关、支沟之次，出臂上两骨间结于肘，自肘上臑外廉，由臑会行太阳之里、阳明之外，上肩髎，走颈中天牖之分，与手太阳之筋合，此皆刚筋也。●薛雪曰：小指次指上端，无名指关冲之次也。上结于手腕之阳池，循臂外关、支沟之次，出臂上两骨间，结于肘，自肘上臑外廉，由臑会行太阳之里，阳明之外，上肩髎，走颈中天牖之分，与手太阳之筋合。此皆刚筋也。

③杨上善曰：曲颊，在颊曲骨端。足少阳筋循颈向曲颊后，当曲颊入系舌本，谓当风府下，舌根后，故风府一名舌本也。●张介宾曰：其支者，自颈中当曲颊下入系舌本，与足太阳之筋合。●薛雪曰：其支者，自颈中当曲颊下入系舌本，与足太阳之筋合。

④丹波元简曰：沈氏《释骨》云：齿左右势转微曲者曰曲牙。简案：《气穴论》云：曲牙二穴，谓地仓穴。

⑤张介宾曰：又支者，自颊行曲牙，会足阳明之筋，循耳前上行，与手太阳、足少阳之筋屈曲交绾，而会于耳上之角孙，乃属目外眦而复会于瞳子髎之次。颔当作额，盖此筋自耳前行外眦，与三阳交会，上出两额之左右，以结于额之上角也。●薛雪曰：又支者自颊行曲牙，会足阳明之筋，循耳前上行，与手太阳、足少阳之筋屈曲交绾而会于耳上之角孙，乃属目外眦而复会于瞳子髎之次。颔，当作额。盖此筋自耳前行外眦，与三阳交会，上出两额之左右，以结于额之上角也。●丹波元简曰：张云："颔"当作"额"，盖此筋

自耳前行目外眦，与三阳交会，上出两额之左右，以结于额之上角也。

⑥张介宾曰：手少阳之筋起于小指次指之端，结于腕，上循臂结于肘，上绕臑外廉上肩走颈，其支者当曲颊入系舌本，故当所过者为转筋而痛。●薛雪曰：手少阳之筋，起于小指次指之端，结于腕，上循臂，结于肘，上绕臑外廉，上肩走颈；其支者，当曲颊入系舌本，故当所过者为转筋而痛。

⑦张介宾曰：义如前。

⑧丹波元简曰：张云：手少阳之经，应六月之气也。

⑨马莳曰：此详言三焦经之筋，其病为季夏痹，而刺之有法也。手少阳之筋，起于手小指之次指，即第四指之端关冲穴，由液门、中诸，结于手表腕上之阳池，上循臂之外关、支沟、会宗、三阳络，以结于肘之四渎、天井，上绕臑之外廉，即臑会穴，以上于肩端之肩髎、天髎，走于颈之天牖，以合于手经之太阳。又其支者，当曲颊前，以入系于舌本。又其支者，上于曲牙，循于耳前之角孙、耳门。和髎，以属目外眦之丝竹空，且上乘于额，结于角。及其为病，则凡筋所经过者，即为支之转筋，为舌卷。治之者，用燔针以劫刺之，以知病为刺数，以痛处为腧穴。此证当发于六月之时，故名之曰季夏痹也。●张介宾曰：手少阳之经，应六月之气也。●张志聪曰：手少阳之筋，起于小指次指端之关冲，循腕臂肘臑而上肩颈，当曲颊处入系舌本；其支者，上曲牙循耳前，属目外眦，复上乘额结于额角。其病当所过之处，即支分而转筋，舌卷。治在燔针劫刺，以知为度，即以痛处为所取之俞穴。未者，六月，乃少阳主气，故名曰季夏痹也。●薛雪曰：手少阳之经，应六月之气也。●黄元御曰：季夏痹，手少阳应六月之气也。

13.9　手阳明之筋，起于大指次指之端，结于腕①，上循臂，上结于肘外，上臑，结于髃②；其支者，绕肩胛，挟脊③；直者，从肩髃上颈④；其支者，上颊，结于颛⑤；直者，上出手太阳之前，上左角，络头，下右颔⑥。其病当所过者支痛及转筋，肩不举颈，不可左右视⑦。治在燔针劫刺，以知为数，以痛为输，名曰孟夏痹⑧也⑨。

①丹波元简曰：张云：大指次指之端，食指尖商阳之次也。历合谷，结于腕上阳溪之次。

②张介宾曰：大指次指之端，食指尖商阳之次也。历合谷，结于腕上阳溪之次，循臂上廉，又结于肘外肘髎之次，乃上臑会与足太阳之筋合，结于肩髃，此皆刚筋也。●薛雪曰：大指次指之端，食指尖商阳之次也。历合谷，结于腕上阳溪之次，循臂上廉，又结于肘外、肘髎之次，乃上臑会，与足太阳之筋合，结于肩髃，此皆刚筋也。

③张介宾曰：此支自肩髃屈曲后行，绕肩胛，与手足太阳之筋合而挟于脊。●薛雪曰：此支自肩髃屈曲后行，绕肩胛，与手足太阳之筋合而挟于脊。

④张介宾曰：此直者自肩髃，行巨骨，上颈中天鼎、扶突之次。●薛雪曰：此直者自肩髃行巨骨，上颈中天鼎、扶突之次。

⑤杨上善曰：肩髃，肩角也，音隅，又音偶也。●张介宾曰：此支者，自颈上颊入下齿中，上结于手太阳颧髎之分。●薛雪曰：此支者自颈上颊，入下齿中，上结于手太阳颧髎之分。

⑥张介宾曰：此直者，自颈，出手太阳天窗、天容之前，行耳前上额左角络头，以下右颔。此举左而言，则右在其中，亦如经脉之左之右右之左也。故右行者，亦上额右角，交络于头，下左颔，以合于太阳、少阳之筋。●薛雪曰：此直者自颈出手太阳天窗、天容之前，行耳前，上额左角，络头，以下右颔。此举左而言，则右在其中，亦如经脉之左之右，右之左也。故右行者，亦上额右角，交络于头，下左颔，以合于太阳、少阳之筋。●丹波元简曰：张云：此直者，自颈出手太阳天窗、天容之前，行耳前上额左角络头，以下右颔。此举左而言，则右在其中，亦如经脉之左之右，右之左也。故右行者，亦上额右角，交络于头下左颔，以合于太阳少阳之筋。简案：《缪刺论》：邪客于手足少阴太阴足阳明之络，此五络皆会于耳中，上络左角。又虚里之动，独应于左，则经筋之有偏于左者，不可言无也。张注难凭。

⑦张介宾曰：手阳明之筋起大指次指之端，结于腕，上结于肘外，上臑结于髃，其支者绕肩胛挟脊，其直者从肩髃上颈，又支者上颊结于頄，又直者上左角络头下右颔，故当所过之处为支痛转筋如此。●薛雪曰：手阳明之筋，起于大指次指之端，结于腕，上结于肘外，上臑结于髃；其支者，达肩胛挟脊；其直者，从肩髃上颈；又支者，上颊结于頄；又直者，上左角，络头，下右颔，故当所过之处，为支痛转筋如此。

⑧丹波元简曰：张云：手阳明为两阳合明之经，故应四月之气。

⑨杨上善曰：其筋左右交络，故不得左右顾视。今经不言上右角、络头、下左颔，或可但言一边也。●马莳曰：此详言大肠经之筋，其病为孟夏痹，而刺之有法也。手阳明之筋，起于食指之端商阳穴，由二间、三间、合谷，以结于腕上之阳溪穴，循臂，上结于肘外之肘髎，又上臑，以结于肩之髃骨。其支者，绕于肩胛，挟脊；其直者，循肩髃，以上颈之天鼎穴。又其支者，上颊，结于頄；又其直者，上出于太阳之前，上于左角，以络于头，下于右颔。凡其病，所过者为支痛及为转筋，为肩不举，为颈不可左右以视。治之者，用燔针以刺之，以知病为刺数，以痛处为腧穴。此证当发于四月之时，故名之曰孟夏痹也。●张介宾曰：手阳明为两阳合明之经，故应四月之气。●张志聪曰：手阳明之筋，起于食指之商阳穴间，循腕臂肘臑而上肩颈，结于頄，络于颔。其病当所过所结之处支痛及转筋，肩不能举，颈不可以回顾。治在燔针劫刺。三月四月，乃两阳合明，故名曰孟夏痹也。●薛雪曰：手阳明为两阳合明之经，故应四月之气。●黄元御曰：上左角，络头，下右颔，左手之筋也。右手之筋，上右角，络头，下左颔。阳明之脉，左之右，右之左，筋亦如是。孟夏痹，手阳明应四月之气也。

13.10　手太阴之筋，起于大指之上，循指上行，结于鱼后①，行寸口外侧②，上循臂，结肘中，上臑内廉，入腋下③，出缺盆，结肩前髃④，上结缺盆⑤，下结胸里，散贯贲，合贲下⑥，抵季胁⑦。其病当所过者支转筋痛，甚成息贲⑧，胁急吐血⑨。治在燔针劫刺，以知为数，以痛为输⑩。名曰仲冬痹⑪也⑫。

①杨上善曰：大指表名为上，循手向胸为上行也。●丹波元简曰：《甲乙》"鱼"下有"际"字。张云：手大指上，少商之次也。鱼后，鱼际也。

②张介宾曰：手大指上，少商之次也。鱼后，鱼际也。寸口外侧，即列缺之次。●薛

雪曰：手大指上，少商之次也。鱼后，鱼际也。寸口外侧，即列缺之次。

③张介宾曰：上循臂结于肘中尺泽之次，上臑内廉天府之次，乃横入腋下，与手少阴之筋合，此上皆刚筋也。出缺盆，结肩前髃，此自腋下上出缺盆，行肩上三阳之前，而结于肩之前髃也。●薛雪曰：上循臂，结于肘中尺泽之次，上臑内廉天府之次，乃横入腋下，与手少阴之筋合。此上皆刚筋也。

④薛雪曰：此自腋下上出缺盆，行肩上三阳之前而结于肩之前髃也。

⑤杨上善曰：并大阴脉行，故在臑也。肩端之骨名肩髃，是则后骨之前，即肩前髃也。

⑥周学海曰：《甲乙经》作"胁下"，当是贲膈也，其下无可合也，抑或言合于贲下之胁处也。

⑦杨上善曰：贲，谓膈也。筋虽不入脏腑，仍散于膈也。●张介宾曰：此上行者，自腋而上，并足三阳之筋上结于缺盆。下行者，自腋入胸，结于胸里，散贯于胃上口贲门之分，与手厥阴之筋合，下行抵季胁，与足少阳、厥阴之筋合也。愚按：《四十四难》：七冲门者，胃为贲门。杨玄操云：贲者膈也，胃气之所出，胃出谷气以传于肺，肺在膈上，故胃为贲门。详此则经络之行于三焦，脏腑之列于五内，其脉络相贯之处，在上焦则联于咽喉，中焦则联于贲膈，下焦则联于二阴，舍此三处，无所连属矣。贲音秘，又音奔。●薛雪曰：此上行者，自腋而上，并足少阳之筋上结于缺盆；下行者自腋入胸，结于胸里，散贯于胃上口贲门之分，与手厥阴之筋合，下行抵季胁，与足少阳、厥阴之筋合也。贲者，膈也，胃气之所出，故胃为贲门。经络行于三焦，脏腑列于五内，其络脉相贯之处，在上焦则联于咽喉，中焦则联于贲膈，下焦则联于二阴，舍此三处，无所连属矣。●丹波元简曰：《甲乙》"合贲"作"合胁"，"季胁"作"季肋"，是。张云：散贯于胃上口贲门之分，与手厥阴之筋合，下行抵季胁，与足少阳、厥阴之筋合也。按：《四十四难》：七冲门者，胃为贲门。杨玄操云：贲者，膈也，胃气之所出。胃出谷气，以传于肺，肺在膈上，故胃为贲门。详此则经络之行于三焦，脏腑之列于五内，其脉络相贯之处、在上焦则联于咽喉，中焦则联于贲膈，下焦则联于二阴，舍此三处，无所连属矣。

⑧丹波元简曰：马云：本经《邪气脏腑病形》篇，有肺脉滑甚为息贲。

⑨张介宾曰：手太阴之筋起于大指，循指上行结于鱼后，上循臂入肘中，上臑内廉，入腋下，出缺盆，结肩前髃，上结缺盆，下结胸里，散贯贲，合贲下，抵季胁，故其所过之处当转筋痛甚而病如此。●薛雪曰：手太阴之筋，起于大指，循指上行，结于鱼后，上循臂，入肘中，上臑内廉，入腋下，出缺盆，结肩前髃，上结缺盆，下结胸里，散贯贲，合贲下抵季胁，故其所过之处，当转筋痛甚而病如此。

⑩杨上善曰：息，谓喘息。肺之积，名息贲，在右胁下，大如杯，久不愈，令人洒淅振寒热、喘咳、发肺痈也。

⑪杨上善曰：十二月手之少阴，七月足之少阴，十一月手之大阴，八月足之大阴，十月手心主厥阴，九月足厥阴，筋于此时感气为病，名为仲冬痹也。十二经脉，足之三阴三阳，配十二月，手之三阴三阳，配甲乙等数，与此十二经筋不同，良以阴阳之气，成物无方故耳。●丹波元简曰：张云：手太阴之经，应十一月之气也。

⑫马莳曰：此详言肺经之筋，其病为仲冬痹，而刺之有法也。手太阴之筋，起于手大指端之少商穴，循指上行，结鱼际之后，行寸口之外侧，上循臂，以结于肘中之尺泽，上

臑之内廉，入于腋下三寸之天府，以出于缺盆，结于肩前之髃骨，又上结于缺盆，下结胸里，散贯于贲，(《难经·四十四难》有：胃为贲门。杨玄操云：贲者，鬲也，胃气之所出。胃出谷气，以传于肺，肺在鬲上，故胃为贲门。) 合贲下，抵季胁。凡其病，当所经过者为支转筋痛，甚则成为息贲。(本经《邪气脏腑病形》篇，有肺脉滑甚为息贲。) 又为胁急，为吐血。治之者，用燔针以劫刺之，以知病为刺数，以痛处为腧穴。此证当发于十一月之时，故名之曰仲冬痹也。●张介宾曰：手太阴之经，应十一月之气也。●张志聪曰：(贲音奔。) 手太阴之筋，起于手大指端之少商间，循臂肘上臑，入腋下，结于肩之前髃，上结于缺盆，下结于胸里，散贯于胃脘之贲门间，合于贲门而下抵季胁。其病当筋之所过者，为支度转筋而痛，甚则成息贲，胁急吐血。盖十二经筋合阴阳六气，气逆则为喘急息奔，血随气奔则为吐血。子者，十一月，太阴主气，故名曰仲冬痹也。●薛雪曰：手太阴之经应十一月之气也。●黄元御曰：贲，贲门，《难经》：胃为贲门。季冬痹，手太阴应十二月之气也。

13.11　手心主之筋，起于中指，与太阴之筋并行，结于肘内廉①，上臂阴，结腋下，下散前后②挟胁③；其支者，入腋，散胸中，结于臂④。其病当所过者支转筋⑤，前及胸痛息贲⑥。治在燔针劫刺，以知为数，以痛为输，名曰孟冬痹⑦也⑧。

①张介宾曰：中指端，中冲之次也。循指入掌中，至掌后大陵之次，并手太阴之筋，上结于肘内廉曲泽之次。●薛雪曰：中指端，中冲之次也。循指入掌中，至掌后大陵之次，并手太阴之经上结于肘内廉曲泽之次。●丹波元简曰：张云：中指端，中冲之次也。循指入掌中，至掌后大陵之次，并手太阴之筋，上结于肘内廉曲泽之次。

②周学海曰：前后，胁前后也，故下云"挟胁"。下文"前及胸痛"，"前"似当训"膺"。

③张介宾曰：上臂阴天泉之次，由曲腋间并太阴之筋结于腋下，当天池之次下行，前后布散挟胁，联于手太阴、足少阳之筋。此经自掌至腋，皆刚筋也。●薛雪曰：上臂阴天泉之次，由曲腋间并太阴之筋结于腋下，当天池之次下行，前后布散，挟胁，联于手太阴、足少阳之筋。此经自掌至腋，皆刚筋也。●丹波元简曰：张云：上臂阴天泉之次，由曲腋间并太阴之筋结于腋下，当天池之次，下行前后，布散挟胁，联于手太阴、足少阳之筋。

④杨上善曰：结于膈也。●张介宾曰：此支者，自天池之分，入腋内，散于胸中。"臂"当作"贲"，盖此支并太阴之筋入散胸中，故同结于贲也。●薛雪曰：此支者自天池之分入腋内，散于胸中。"臂"当作"贲"。盖此支并太阴之筋入散胸中，故同结于贲也。●丹波元简曰：张云："臂"当作"贲"，盖此支并太阴之筋，入散胸中，故同结于贲也。志云："臂"当作"贲"，贲叶臂，散于胸中，结于贲门，故成息奔也。●顾观光曰："臂"字误，当依《圣济总录》作"贲"。●周学海曰："臂"字可疑，详见下条足太阴条，有"结于脐，循腹里；结于肋，散于胸中"之文，"臂"或"肋"之讹也。

⑤丹波元简曰：《甲乙》"筋"下有"痛手心主"四字。

⑥张介宾曰：手厥阴之筋起于中指，结于肘内廉，上臂阴，结腋下，下散前后挟胁，

其支者入腋散胸中，结于贲，故当所过者为病如此。●薛雪曰：手厥阴之筋，起于中指，结于肘内廉，上臂阴，结腋下，下散，前后挟胁。其支者，入腋散胸中，结于贲，故当所过者为病如此。

⑦杨上善曰：当此筋所过之处为痹，即是所行之筋为病也。●丹波元简曰：张云：手厥阴以两阴交尽之经，故应十月之气。

⑧马莳曰：此详言心包络之筋，其病为孟冬痹，而刺之有法也。手心主之筋，起于手中指之中冲，与手太阴之筋并行，结于肘之内廉曲泽，上臂阴以结于腋下之天泉、天池，下散于在前在后之挟胁处。其支者，则入于腋，散于胸中，结于臂。及其为病，凡筋所经过者。为支转筋，其筋及于前，为胸痛，为息贲。治之者，用燔针以劫刺之，以知病为刺数，以痛处为腧穴。此证当发于十月之时，故名之曰孟冬痹也。●张介宾曰：手厥阴以两阴交尽之经，故应十月之气。●张志聪曰：（"臂"当作"贲"。贲叶臂。）手心主之筋，起于手中指之中冲穴间，与手太阴之筋并行，循胁腋，散胸中，下结于胃脘之贲门间。其病当筋之所过结处为转筋，而前及胸痛，散于胸中，结于贲门，故成息奔也。亥者，十月，主两阴交尽，故名曰孟冬痹也。●尚御公曰：在足曰厥阴，在手曰心主，盖三阴三阳之气，生于下而本于足，足之六经上合于手者也。●薛雪曰：手厥阴以两阴交尽之经，故应十月之气。●黄元御曰：息贲，喘息贲逆。孟冬痹，手厥阴应十月之气也。

13.12　手少阴之筋，起于小指之内侧，结于锐骨，上结肘内廉①，上入腋，交太阴，挟乳里②，结于胸中，循臂③，下系于脐④。其病内急，心承伏梁⑤，下为肘网⑥。其病当所过者支转筋，筋痛⑦。治在燔针劫刺，以知为数，以痛为输⑧。其成伏梁唾血脓者，死不治⑨。经筋之病，寒则反折筋急，热则筋弛纵不收，阴痿不用⑩。阳急则反折，阴急则俯不伸⑪。焠刺者，刺寒急也，热则筋纵不收，无用燔针⑫，名曰季冬痹⑬也⑭。

①丹波元简曰：张云：小指内侧，少冲次也。结于锐骨，神门次也。肘内廉，少海次也。

②张介宾曰：小指内侧，少冲次也。结于锐骨，神门次也。肘内廉，少海次也。上入腋极泉之次，交手太阴之筋，邪络挟乳内行。此经自指至腋，皆刚筋也。●薛雪曰：小指内侧，少冲次也。结于锐骨，神门次也。肘内廉，少海次也上入腋，极泉之次。交手太阴之筋，斜络挟乳内行。此经自指至腋，皆刚筋也。

③杨上善曰：兑骨，谓掌后当小指下尖骨也。交手太阴已，伏于乳房之里，然后结于胸也。●丹波元简曰：张云："臂"字亦当作"贲"，盖心主少阴之筋，皆与太阴合于贲而下行也。楼氏云："臂"当作"胸"。●周学海曰：胸之下脐之上，无臂也，"臂"字必误。

④张介宾曰：自乳里内行结于胸中，与三阴之筋合。"臂"字亦当作"贲"，盖心主、少阴之筋，皆与太阴合于贲而下行也。●薛雪曰：自乳里内行，结于胸中，与三阴之筋合。"臂"亦当作"贲"，盖心主、少阴之筋皆与太阴合于贲而下行也。此十二经筋之起止刚柔也，不特行于针炳者宜知，而捋生行药者不可不悉也。●顾观光曰："臂"字误，当依《圣济总录》作"贲"。

⑤周学海曰：此挟乳里结胸中之病也。

⑥丹波元简曰：张云：承，承于下也。伏梁，坚伏之积也。网，如罗网之牵急也。手少阴之筋，起于小指内侧，结于锐骨上结肘内廉，上入腋挟乳里，结于胸中，下系于脐，故在内则为内急、为伏梁，在外则为肘网，及当其所过之处，则为转筋等病。

⑦张介宾曰：承，承于下也。伏梁，坚伏之积也。网，如罗网之牵急也。手少阴之筋起于小指内侧，结于锐骨，上结肘内廉，上入腋，挟乳里，结于胸中，下系于脐，故在内则为内急、为伏梁，在外则为肘网，及当其所过之处则为转筋、筋痛等病。●薛雪曰：承，承于下也。伏梁。坚伏之积也。网，如网罗之牵急也。手少阴之筋，起于小指内侧，结于锐骨，上结肘内廉，上入腋，挟乳里，结于胸中，下系于脐，故在内侧为急，为伏梁，在外则为肘网，及当其所过之处为转筋、筋痛等病。●顾观光曰：《甲乙经》"筋"字不重。

⑧周学海曰："下为肘纲"句是遥承"上结肘内廉"来随即接叙其证治也。下文又遥承"伏梁说"，叙事组织，断续有趣。又按"循臂，下为肘纲"是一串事，疑本条有脱文错简。●薛雪曰：燔针，烧针也。劫刺，因火气而劫散寒邪也。燔针，焠针。义以知为数，知其气至为度也。以痛为输，即其痛处是穴也。●张介宾曰：义如前。

⑨杨上善曰：心之积，名曰伏梁，起齐上，如臂，上至心下。其筋循膈下齐，在此痛下，故曰承也。人肘屈伸，以此筋为纲维，故曰肘纲也。●张介宾曰：脐上脐下皆为伏梁。若伏梁已成而唾见血脓者，病剧藏伤，故死不治。●薛雪曰：脐上脐下，皆为伏梁。若伏梁已成而唾见血脓者，病剧脏伤，故死不治。

⑩杨上善曰：凡十二经筋，寒则急，热则纵，不用之也。

⑪杨上善曰：人背为阳，腹为阴。故在阳之筋急者，反折也；在阴之筋急，则俛而不伸也。●张介宾曰：此以下皆结上文经筋为病而总言之也。阳急、阴急，指足太阳、太阴为言，皆为背病，阳急在外，则反张而折，阴急在内，则俯不能伸也。●薛雪曰：此以下皆结上文经筋为病而总言之也。阳急、阴急，指足太阳、少阴为言，皆为背病；阳急在外则反张而折，阴急在内则俯不能伸也。

⑫杨上善曰：焠，千内反，谓烧针刺之也。问曰：热病皆有行灸，筋热为病，何以不用火针？答曰：皮肉受于热病，脉通而易，故须行灸；筋自受病，通之为难，寒热自在于筋，病以痛为输，不依余输也。●张介宾曰：筋痹之病属寒者多，故以上皆言治在燔针劫刺；然有因于热者，治当远热，无用燔针，验在筋之急与纵耳。●薛雪曰：筋痹之病，属寒者多，故以上皆言治在燔针劫刺；然有因于热者，治当远热，无用燔针，验在筋之急与纵耳。●黄元御曰：焠针，即燔针，以火烧其针也。燔针治寒而筋急者，热而筋纵者，不可用也。●丹波元简曰：张云：此以下皆结上文经筋为病而总言之也。马云：寒急有阴阳之分，背为阳，阳急则反折；腹为阴，阴急则俯不伸。故制为焠刺者，正为寒也（焠刺即燔针。）简案：张以"阳急、阴急"为"足太阳、太阴"，非。

⑬杨上善曰：经筋之病下，总论十二经筋；此之一句，属手少阴筋也。●丹波元简曰：楼氏以此五字，移前段"唾血脓者死不治"下，张同，云：手少阴之经，应十二月之气也。此节旧在"后无用燔针"之下，盖误次也，今移正于此。

⑭马莳曰：此详言心经之筋，其病为季冬痹，而刺之有法也。手少阴之筋，起于手小指之内侧少冲穴，结于掌后锐骨端之神门，上结肘内廉之青灵，上入腋间，以交于手太

阴，挟乳里，结于胸中，循臂下系于脐。其病当为内急，及心承伏梁，下为肘网。凡筋所经过者，为支转筋，而筋则痛。治之者，用燔针以劫刺之以知病为刺数，以痛处为腧穴。如其已成伏梁，而吐血不止，当死不治。大凡经筋之病，寒则反折筋急，热则筋必弛纵不收，阴痿不用。且寒急有阴阳之分，背为阳，阳急则反折；腹为阴，阴急则俯不伸。故制为焠刺者，正为寒也。（焠刺，即燔针。）彼热则筋纵不收，不得用此燔针。此证当发于十二月之时，故名曰季冬痹也。●张介宾曰：手少阴之经，应十二月之气也。此节旧在后"无用燔针"之下，盖误次也，今移正于此。●张志聪曰：手少阴之筋，起于手小指侧之少冲间，循肘腋，交于手太阴之筋，挟乳里，结于胸中，循臂下系于脐。其病于内为内急，为心承伏梁，如梁之伏于心下，而上承于心也；其病在外当筋之所过者，为转筋筋痛。治在燔针劫刺。其成伏梁而唾脓血者，此病在心脏，故为死不治。其病在气而为筋经之病者，寒则反折筋急，热则筋纵不收。阳急则反折，阴急则俯不能伸，盖少阴本阴而标阳，故有寒热阴阳之证，少阴之从本从标。丑者，十二月，少阴主气，故为季冬之痹。夫天为阳，地为阴；日为阳，月为阴；岁半以上，天气主之，岁半以下，地气主之。故三阳之气主于春夏，三阴之气主于秋冬，此阴阳之所以系天地日月，而人亦应之。●尚御公曰：腹为阴，背为阳。阳急则反折，阴急则不伸。手少阴之筋，只循于胸腋脐腹，而不经于背，所谓阳急则反折者，病足少阴之筋也。足少阴之筋，循脊内挟膂，上至项。此阴阳相合，水火气交，故手足少阴，皆有阴阳寒热之俯仰。●张开之曰：此下六篇论筋之所经，骨脉之度量，荣卫之循行。只论筋有痹证者，盖假病以明筋之合于三阴三阳，天之四时六气。●薛雪曰：手少阴之筋，应十二月之气也。●黄元御曰：锐骨，掌后锐骨。肘网，肘如网罗牵引。仲冬痹，手少阴应十一月之气也。

13.13　足之阳明，手之太阳，筋急则口目为㖞，眦急不能卒视，治皆如右方也[①]。

[①]杨上善曰：检手太阳有耳中鸣、引颔、目瞑之言，无口目辟，亦可引颔即口目辟也。皆用前方寒急焠刺也。●马莳曰：（㖞，僻同，口僻之义。）此申言胃与小肠二经之筋，其有病，当治法如前也。足之阳明胃经，手之太阳小肠经，其筋若急，则口与目皆为㖞僻，其目眦亦急，不能猝然视物。治之者，用燔针以劫刺之，以知病为刺数，以痛处为腧穴，故曰治法如上方也。前俱详言而又申言之，叮咛之意。●张介宾曰：此申言口眼歪僻之证，必系足阳明、手太阳之筋病也。㖞，僻同。●张志聪曰：（㖞僻同，即口僻之义。）●尚御公曰：此申明手足阴阳之筋，皆分循于左右，故复以口目之㖞僻以证之。足阳明之筋，上挟口为目下纲，手太阳之筋，结于颔，属目外眦。故二经之左筋急，则口僻于左，而当刺其左；右筋急，则口僻于右，而当取之右。如左目不能卒视，其病在左；右目不能卒视，其病在右；如两目皆急，则左右皆病。故治法皆如右方，而其病则有左右之分也。●汪昂曰：本篇云：足阳明之筋，上颈挟口；腹筋急，引缺盆及颊，卒口僻，急者目不合，热则筋纵，目不开，寒则急引颊移口。手太阳之筋，属目外眦；应耳中鸣痛，引颔目瞑，良久乃得视。●薛雪曰：此申言口眼歪僻之证，必系足阳明、手太阳之筋病也。●陈念祖曰：此申明手足阴阳之筋，皆分循于左右，故复以口目之㖞僻以证之。足阳明之筋，上挟口为目下纲；手太阳之筋，结于颔，属目外眦；故二经之左筋急，则口僻于左；右筋急，则口僻于右。如左目不能卒视，其病在左。右目不能卒视，其病在右，如两目皆

急，则左右皆病也。●丹波元简曰：《甲乙》"噼"作"僻"。马云：噼、僻同，口僻之义。此申言胃与小肠二经之筋，其有病当治法如前也。足之阳明胃经、手之太阳小肠经，其筋若急，则口与目皆为㖞噼，其目眦亦急，不能猝然视物。治之者，用燔针以劫刺之，以知病为刺数，以痛处为输穴，故曰治法如右方也。前俱详言，而又申言之，叮咛之意也。简案：志以上方为口㖞之方，误甚。●章楠曰：肝主筋，筋病必关于肝也。言十二经，则周身之筋俱在其中，而皆起于手足指端，即十二经交接之处。故治者亦必调十二经之气血，兼理其肝而已。若针刺，则必详究其起其结，及输穴、枝节、溪谷、交会之处，另有专科专书，兹不录载。其为病，则方脉家必当熟悉，庶可用药施治。夫十二经阴阳之气，合乎天地四时之气也。盖阳经之气根于阴，而行于表，自足而至头，故春为足阳经筋病；由手而至头，故夏为手阳经筋病也；阴经之气根于阳，而行于里，自足而至胸，故秋为足阴经筋病；自胸而走手，故冬为手阴经筋病也。病皆名痹者，以邪痹经筋，值天地气候相应，则病发矣。●周学海曰：十二排直起直落，不提不束，此种文格《内经》独多。其摹绘曲折之妙，与经脉同，而彼以雄阔胜此以坚朴胜。筋病起于寒热，成于燥湿。其见证则拘急缓纵支，转痿痛，俯仰屈伸而以痛疼，偏废口噼，眦急为重也。篇中多有错脱处，宜细考之。

骨度第十四

●马莳曰：此言人身之骨，皆有度数，故名篇。又曰：脉度，脉有度数，亦本经篇名。●丹波元简曰：诸本无"篇"字。

14.1 黄帝问于伯高曰：《脉度》言经脉之长短，何以立之[①]？伯高曰：先度其骨节之大小、广狭、长短，而脉度定矣[②]。黄帝曰：愿闻众人之度，人长七尺五寸者[③]，其骨节之大小长短各几何[④]？

[①]杨上善曰：脉度，谓三阴三阳之脉所起之度，但不知长短也。●黄元御曰：何以立之，何以立其度数也。

[②]杨上善曰：人之皮肉可肥瘦增减，骨节之度不可延缩，故欲定脉之长短，先言骨度也。●马莳曰："脉度"之"度"，"度"字如字；"先度"之"度"，音铎。此言人身之脉度，由骨度而定也。脉度，脉有度数，亦本经篇名。下文将言骨有度数，而先以是启之耳。●张志聪曰：脉度，叶肚。先度，叶铎。此言经脉之长短，从骨节之大小广狭长短，而定其度数。故曰：骨为干，脉为营，如藤蔓之营附于木干也。●丹波元简曰：志云：此言经脉之长短，从骨节之大小广狭长短而定其度数。故曰：骨为干，脉为营，如藤蔓之营附于木干也。

[③]丹波元简曰：张云：此言欲知脉度者，必先求骨度以察其详也。众人者，众人之常度也。常人之长，多以七尺五寸为率。如《经水》篇"岐伯云：八尺之士……。"《周礼·考工记》亦曰：人长八尺，乃指伟人之度而言，皆古黍尺数也。黍尺一尺，得今曲尺八寸。志云：长七尺五寸者，上古适中之人也。

④杨上善曰：圣人贤人及无别与分者之外，众人之骨，度量多同，故请众人之度，及请中度之人大小长短也。◉马莳曰："度"，如字。◉张介宾曰：此言欲知脉度者，必先求骨度以察其详也。众人者，众人之常度也，常人之长多以七尺五寸为率。如《经水》篇"岐伯云：八尺之士"，《周礼·考工记》亦曰"人长八尺"，乃指伟人之度而言，皆古黍尺数也。黍尺一尺，得今曲尺八寸。详义见《附翼》"律原黄钟生度"条中。◉张志聪曰：众人，谓天下之大众。长七尺五寸者，上古适中之人也。适中之人，则头骨亦适中矣，头骨适中，通体之骨皆适中矣。

14.2　伯高曰：头之大骨围二尺六寸①，胸围②四尺五寸③，腰围④四尺二寸⑤。发所复者，颅至项尺二寸⑥，发以下至颐⑦长一尺⑧，君子终折⑨。结喉以下至缺盆中⑩长四寸⑪，缺盆以下至髑骬长九寸⑫，过则肺大，不满则肺小⑬。髑骬以下至天枢⑭长八寸⑮，过则胃大，不及则胃小⑯。天枢以下至横骨⑰长六寸半，过则回肠广长，不满则狭短⑱。横骨长六寸半⑲，横骨上廉以下至内辅之上廉长一尺八寸⑳，内辅之上廉以下至下廉长三寸半㉑，内辅下廉下至内踝㉒长一尺三寸，内踝以下至地长三寸㉓，膝腘以下至跗属㉔长一尺六寸，跗属以下至地长三寸㉕，故骨围大则太过，小则不及㉖。

①杨上善曰：众人之中，又为三等：七尺六寸以上，名为大人；七尺四寸以下，名为小人；七尺五寸，名为中人。今以中人为法，则大人小人皆以为定。何者？取一合七尺五寸人身量之，合有七十五分，则七尺六寸以上大人，亦准为七十五分，七尺四寸以下乃至婴儿，亦准七十五分，以此为定，分立经脉长短并取空穴。自颈项骨以上为头颅骨，以为头大骨也，当其粗处以绳围也。◉马莳曰：此言头之大骨有度也。◉张介宾曰：此下言头围胸围腰围之总数也。围，周围也。二尺六寸，皆古黍尺之数。后仿此。人身之骨，头为最巨，头骨谓之髑髅。男子自顶及耳并脑后共八片，惟蔡州人多一，共九片，脑后横一缝，当正直下至发际别有一直缝。女人头骨止六片，亦脑后一横缝，当正直下则无缝也。此男女头骨之别。髑音独。髅音娄。◉张志聪曰：此言头之大骨度数。◉丹波元简曰：张云：围，周围也。简案：头骨于耳尖上周围而度之。

②丹波元简曰：张云：此兼胸胁而言也，缺盆之下，两乳之间为胸。

③杨上善曰：缺盆以下髑骬以上为胸，当中围也。【编者按：萧延平注曰："髑"原作"髑"，当系"髑"字传写之误。查蔽心者为髑骬，亦曰鸠尾，臆前蔽骨也。谨作"髑"。别本作"髑"。】◉张介宾曰：此兼胸胁而言也。缺盆之下两乳之间为胸，胸前横骨三条，左右肋骨各十二条，八长四短，女人多檠夫骨两条，左右各十四条也。

④丹波元简曰：张云：平脐周围曰腰。志云：此胸骨，腰骨围转一周之总数也。简案：平脐周围无骨，此盖谓腰髋骨之周围。

⑤杨上善曰：当二十一椎腰输之中围也。◉马莳曰：此言胸围、腰围各有其度也。◉张介宾曰：平脐周围曰腰。人之肥瘦不同，腰之大小亦异，四尺二寸，以中人之大略言也。◉张志聪曰：此胸骨腰骨，围转一周之总数也。

⑥杨上善曰：头颅骨，取发所覆之处，前后量也。◉张介宾曰：此下言仰人之纵度也。发所复者，谓发际也。前发际为额颅。后发际以下为项。前自颅，后至项，长一尺二

寸。●丹波元简曰：马云：此言仰人之骨度，盖纵而数之也。颅，头颅也，颅之皮生发，发所覆者即颅也。张云：发所覆者，谓发际也。前发际为额颅，后发际以下为项，前自颅，后至项，长一尺二寸。《图翼》云：如发际不明，则取眉心直上，后至大杼骨，折作一尺八寸。

⑦丹波元简曰：马云：额下为颐，发际以下至颐，长一尺。

⑧张介宾曰：腮下为颔。颔中为颐。前发际下至颐长一尺。

⑨杨上善曰：发际以下至颐端，量之一尺。一尺面分中分为三，三分谓天地人。君子三分齐等，与众人不同也。参，三也。●张介宾曰：终，终始也。折，折衷也。言上文之约数虽如此，然人有大小不同，故君子当约其终始，而因人以折衷之。此虽指头胸为言，则下部亦然矣。●张志聪曰：此言头颅前后上下之骨度。发所覆者，谓从前额颅之发际，上至巅顶，以至后项之发际。计发所覆者，度一尺二寸。发以下至颐者，谓从前额颅之发际。以下至于两颐，计长一尺。君子终折者，谓从发际之始，以至发际之终，可折中而度量。盖君子之人，面方广而发际高，发所覆者，从颅至项度一尺一寸，发以下至颐长一尺一寸也。此言天下之众，有君子小人不同，有太过不及不等。●丹波元简曰："男"诸本作"君"，当改，《甲乙》作"君子参折"，注云，一作"三"，又作"终"。马云：言士君子之面部，三停齐等，可以始中终而三折之也，众人未必然耳。张云：终，终始也。折，折衷也。言上文之约数虽如此，然人有大小不同，故君子当约其终始，而因人以折衷之。此虽指头胸为言，则下部亦然矣。简案：据《甲乙》、马三停之解，似是。●周学海曰：《甲乙经》作"参折"，盖君子发际常高于众人，则发所覆者，不及尺二寸，发以下至颐不止一尺矣，故须参互而折数之。

⑩丹波元简曰：张云：舌根之下，肺之上系，屈曲外凸者为结喉，膺上横骨为巨骨，巨骨上陷中为缺盆。《图翼》云：即天突穴处。

⑪杨上善曰：颐端，横当结喉端也。结喉端至缺盆中，不取上下量。●张介宾曰：舌根之下，肺之上系，屈曲外凸者为结喉。膺上横骨为巨骨。巨骨上陷中为缺盆。

⑫杨上善曰：从缺盆中至𩩲骭，皮际量也。

⑬杨上善曰：心肺俱在胸中，心在肺间，故不言大小也。●张介宾曰：𩩲骭骨，一名鸠尾，一名尾翳，蔽心骨也。缺盆之下，鸠尾之上，是为之胸，肺脏所居，故胸大则肺亦大，胸小则肺亦小也。𩩲骭音结于。●丹波元简曰：张云：𩩲骭一名鸠尾，一名尾翳，蔽心骨也。缺盆之下，鸠尾之上，是为胸，肺脏所居，故胸大则肺亦大，胸小则肺亦小也。

⑭丹波元简曰：张云：天枢在脐旁二寸，足阳明经穴。自𩩲骭之下，脐之上，是为中焦，胃之所居，故上腹长大者胃亦大，上腹短小者胃亦小也。《图翼》云：天枢足阳明穴名，在脐旁，此指平脐而言。简案：《至真要大论》云：半，所谓天枢也。王砅注：身之半，正谓脐中也。

⑮杨上善曰：天枢侠齐，故量𩩲骭下但八寸。

⑯杨上善曰：八寸之中亦有脾脏，以其胃大，故但言胃大小也。●张介宾曰：天枢，在脐旁二寸，足阳明经穴。自𩩲骭之下，脐之上，是为中焦，胃之所居，故上腹长大者胃亦大，上腹短小者胃亦小也。

⑰丹波元简曰：张云：横骨，阴毛中曲骨也。自天枢下至横骨，是为下焦，回肠所居也。故小腹长大者回肠亦大，小腹短狭者回肠亦小也。

⑱杨上善曰：横骨，在阴上横骨。回肠，大肠也。大肠当齐，小肠在后附脊齐上，故不言之也。●张介宾曰：横骨，阴毛中曲骨也。自天枢下至横骨，是为下焦，回肠所居也。故小腹长大者回肠亦大，小腹短狭者回肠亦小也。

⑲杨上善曰：横量非数。

⑳杨上善曰：内辅，膝下内箱骨，辅胫也。●张介宾曰：横骨横长六寸半，一曰七寸半。廉，隅际也。内辅，膝间内侧大骨也。亦曰辅骨。●丹波元简曰：张云：横骨横长六寸半，一曰七寸半。廉，隅际也。内辅，膝间内侧大骨也，亦曰辅骨。

㉑杨上善曰：内辅骨长三寸半也。●张介宾曰：此言辅骨之上下隅也。●丹波元简曰：张云：此言辅骨之上下隅也。

㉒丹波元简曰：马云：足跟前两旁起骨为踝，在外为外踝骨，在内为内踝骨。李时珍云：踝，足螺蛳骨也。志云：内辅内踝者，以足八字分立，则内骨偏向于面也。

㉓杨上善曰：内踝端至地也。●张介宾曰：足跟前两旁高骨为踝骨，内曰内踝，外曰外踝。踝，胡寡切。

㉔丹波元简曰：《图翼》云：腘，腿湾也。跗，足面也。膝在前，腘在后。跗属者，凡两踝前后胫掌所交之处，皆为跗之属也。

㉕杨上善曰：从膝以下，当膝后曲处量也。●张介宾曰：膝后曲处曰腘。足面曰跗。跗属，言足面前后皆跗之属也。腘音国。跗，附、敷二音。

㉖杨上善曰：故头骨围大，则过于身骨；头骨围小，不及身骨也。●马莳曰：（颅，音卢。髃，音结。骭，音于。）此言仰人之骨度，盖纵而数之也。颅，头颅也。颅之皮生发，发所覆者即颅也。颅至项长一尺二寸。颔下为颐，发际已下至颐长一尺。君子终折，言士君子之面部三停齐等，可以始中终而三折之也，众人未必然耳。巨骨上陷中为缺盆，亦穴名，即足阳明胃经穴也。结喉已下至缺盆中长四寸。髃骭，骨名，一名尾翳，一名鸠尾，蔽骨之端，在臆前蔽骨下五分，人无蔽骨者，从岐骨际下行一寸，（本经《本脏》篇云：无髃骭者，心高。髃骭小短举者，心下。髃骭长者，心下坚。髃骭弱小以薄者，心脆。髃骭直下不举者，心端正。髃骭倚一方者，心偏倾也。）缺盆以下至髃骭长九寸，若过于九寸而始至髃骭，则其肺必大；若不满九寸而即是髃骭，则其肺必小。天枢在脐旁二寸，足阳明胃经穴也。（《素问·六微旨大论》岐伯曰：天枢之上，天气主之。天枢之下，地气主之。气交之分，人气从之。）髃骭以下至天枢长八寸，若过于八寸而始至天枢，则其胃必大；若不及八寸而即是天枢，则其胃必小。然天枢无形，以脐之高下为验也。横骨，即曲骨下，盖脐下四寸为中极，中极下一寸为曲骨，曲骨之分为毛际，毛际下乃横骨也。天枢以下至横骨长六寸半，若过于六寸半而始至横骨，则回肠广骺而长；若不满六寸半而即是横骨，则回肠狭而且短。且横骨之横长当有六寸半耳。内辅者，膝内辅骨也。横骨之上廉以下至内辅骨之上廉，长一尺八寸。内辅骨之上廉以下至外辅骨之下廉，仅长三寸半。内踝者，足跟前两旁起骨为踝，在外为外踝骨，而在内为内踝骨也。内辅骨之下廉以下至内踝骨长一尺三寸。内踝骨以下至地仅长三寸。腓肠上膝后曲处为腘，膝在前，腘在后，因至下之长相同，故并及之。足面为跗，跗属者，自内踝以前而统之，以跗去内踝骨不远，故膝腘以下至跗属则长一尺六寸，跗属以下至地仅长三寸。上节头之大骨为围，此节腰骨为围者，大则以下之数皆太过，小则以下之数皆不及。自发所覆者至此，皆仰人之骨度也。　仰人骨度图（略）　（头之大骨围二尺六寸。发所覆者，颅至项一

尺二寸。发已下至颐一尺。唇至齿长九分，口广二寸半，齿以后至会厌深三寸半，大容五合、舌重十两，长七寸，广二寸半。咽门重十两，广二寸半，至胃长一尺六寸。见《肠胃》篇。）●张介宾曰：凡上文所言皆中人之度，其有大者过之，小者不及也。下文同法。●张志聪曰：（髃音吉。骭叶扞。踝叶瓦，去声。）此仰面之骨度也。结喉下两旁巨骨陷中为缺盆，盖形如缺盆，因以为名。髃骭，骨名，一名尾翳，即鸠尾骨也。自两旁缺盆而下至髃骭，计长九寸，过则肺大，不满则肺小。盖髃骭之内，心肺之所居。天枢在脐旁二寸，乃足阳明之穴，从两旁髃骭而下至天枢，计长八寸，过则胃大，不及则胃小。盖自鸠尾以至于脐，胃腑之所居也。横骨在毛际横纹中，自天枢而下至于横骨，计长六寸半，过则回肠广大，不满则狭短。盖自脐以至少腹，大肠之部分也。横骨横长亦六寸半。内辅者，内之辅骨也。内辅之上廉，长一尺八寸者，在上之腿度也。内辅之上廉，以下至下廉长三寸半者，膝之连骸，一名膝盖骨也。内辅下廉，下至内踝长一尺三寸者，在下之腿度也。曰内辅内踝者，以足八字分立，则内骨偏向于面也。踝者，下廉之腿骨与足骨相连之凹处，在内者为内踝，在外者为外踝。内踝以下至地长三寸者，足跟骨也。膝腘者，膝前下之腿骨。跗者，足面上之跗骨，即足阳明之动脉处。自膝前而下至于跗面，计长一尺六寸也。属者，概足面而言也。跗属以下至地长三寸者，从足面而下至足底之骨也。骨围大者，骨之粗大也；小者，骨之细小也。●黄元御曰：头之大骨围二尺六寸，髃髎骨也。（男子头骨共八片，旧注蔡州人多一片，共九片。脑后有两缝，一横一直。女子头骨共六片，脑后有横缝，无直缝。）胸围四尺三寸，两乳之周围也。（胸前横骨三条，左右胁骨共十二条。女子多掣夫骨二条，左右共十四条。）腰围四尺二寸，七节之周围也。（《素问·刺禁论》：七节支之旁，中有小心。）此取头、胸、腰骨之围数，即其横广，以推其纵长也。发所覆者，颅至项，尺二寸，前发际以下曰颅，后发际以下曰项，此前后发际之度也。发以下至颐，长一尺。此以下言其纵长之度，人有短长，其度不一，君子中而折之，取其中数，以定准则。结喉以下至缺盆中，长四寸，缺盆，项下横骨中陷中也。缺盆以下至髃骭，长九寸。髃骭，蔽心骨也。（即鸠尾骨。）此当肺之所居，故过则肺大，不满则肺小。髃骭以下至天枢，长八寸，天枢，足阳明穴，在脐旁二寸。（《素问·至真要论》：身半以上，天气主之，身半以下，地气主之，半者，所谓天枢是也。）此当胃之所居，故过则胃大不及则胃小。天枢以下至横骨，长六寸半，横骨，阴毛中曲骨也。此当回肠所居，故过则回肠广长，不满则狭短。横骨，长六寸半。横骨上廉以下至内辅之上廉，长一尺八寸，内辅，膝内辅骨也。内辅之上廉以下至下廉，长三寸半。内辅下廉下至内踝，长一尺三寸。内踝以下至地，长三寸。膝腘以下至跗属，长一尺六寸。腘，膝后曲处也。跗，足背。跗属，足跗所属之部也。跗属以下至地，长三寸。此人身前面纵长之度也。其长短之度，视其头、胸、腰骨之围数，骨围大则太过，小则不及，折中数以推之，则得其大凡矣。●丹波元简曰：张云：凡上文所言，皆中人之度，其有大者过之，小者不及也，下文同法。

14.3　角以下至柱骨①长一尺②，行腋中不见者③长四寸④，腋以下至季胁⑤长一尺二寸⑥，季胁以下至髀枢⑦长六寸⑧，髀枢以下至膝中⑨长一尺九寸⑩，膝以下至外踝长一尺六寸⑪，外踝以下至京骨长三寸，京骨⑫以下至地长一寸⑬。

①丹波元简曰：张云：此下言侧人之纵度也。角，头侧大骨耳上高角也。柱骨，肩骨之上颈项之根也。

②杨上善曰：缺盆左右箱上下高骨，名曰柱骨。后额角至此柱骨端，合有一尺，与颐端齐也。计柱骨上下长四寸，经不言也。⦿张介宾曰：此下言侧人之纵度也，角，头侧大骨，耳上高角也。柱骨，肩骨之上，颈项之根也。

③丹波元简曰：张云：此自柱骨下通腋中，隐伏不见之处。

④杨上善曰：排手而行，取掖下不见处以上至柱骨，四寸也。⦿张介宾曰：此自柱骨下通腋中，隐伏不见之处。

⑤丹波元简曰：张云：胁下尽处，短小之肋，是为季胁。季，小也。

⑥杨上善曰：季肋曰季胁。⦿张介宾曰：胁下尽处短小之肋，是为季胁。季，小也。

⑦丹波元简曰：张云：足股曰髀，髀上外侧骨缝曰枢，此运动之机也。志云：在臀之两旁，即足少阳之环跳穴处。

⑧杨上善曰：尻、髀二骨相接之处，名曰髀枢。⦿张介宾曰：足股曰髀。髀上外侧骨缝曰枢，此运动之机也。髀，并米切，又音比。

⑨丹波元简曰：张云：言膝外侧骨缝之次。志云：膝盖骨内之中分。

⑩杨上善曰：当膝侧中。⦿张介宾曰：膝中，言膝外侧骨缝之次。

⑪杨上善曰：至外踝之中也。

⑫丹波元简曰：张云：足太阳穴名，在足小趾本节后，大骨下赤白肉际陷中。

⑬杨上善曰：外踝下如前高骨，名曰京骨。⦿马莳曰：此言侧人之度，亦纵而数之也。耳上之旁为骨角，肩胛上际会处为柱骨，挟项后发际大筋外廉陷中，自角以下至柱骨长一尺。肩下胁上际为胶，自柱骨行于腋下之隐处长四寸。胁骨之下为季胁，腋以下至季胁长一尺二寸。捷骨之下为髀枢，一名髀厌；股外为髀，季胁以下至髀枢长六寸。髀枢以下至膝之中长一尺九寸。膝下以至外踝骨长一尺六寸。京骨，足太阳膀胱经穴名，在足外侧大骨下赤白肉际陷中。外踝骨以下至京骨长三寸。京骨已下至地长一寸。自角以下至此，皆侧人之骨度也。⦿张介宾曰：京骨，足太阳穴名，在足小趾本节后大骨下，赤白肉际陷中。⦿张志聪曰：此侧身之骨度，皆纵而数之也。耳上之旁为角，肩胛上之颈骨为柱骨。自角以下至柱骨长一尺。肋下臑内为腋。自柱骨至腋中计长四寸。胁骨之下为季胁，自腋以下至季胁，计长一尺二寸。捷骨之下为髀枢，一名髀厌，在臀之两旁，即足少阳之环跳穴处。自季胁以下至髀枢，计长六寸。髀枢以下至膝盖骨内之中分，计长一尺九寸，即上之腿数也。膝以下至外踝长一尺六寸，即下之腿数也。京骨，足太阳膀胱经穴名，在足外侧大骨下，赤白肉际陷中。外踝骨以下至京骨长三寸，京骨以下至地长一寸，此侧身之骨度也。按：胁骨名扁骨，横于胁下，有渗理而无髓空。此节不度胁骨之长短，而只以腋下至季胁长一尺二寸者，盖以形身之度数，概皮肉脉骨而量其长短，经脉循骨度而直行于上下也。⦿黄元御曰：角以下至柱骨，长一尺。角，耳上高骨。柱骨，肩上竖骨（颈骨）。行腋中不见者，长四寸。腋以下至季胁，长一尺二寸。季胁，胁下尽处也。季胁以下至髀枢，长六寸。股骨曰髀，髀骨缝曰髀枢。髀枢以下至膝中，长一尺九寸。膝以外至外踝，长一尺六寸。京骨，足太阳穴，在小指后，京骨以下至地，长一寸，此侧面纵长之度也。

14.4　耳后当完骨①者广九寸②，耳前当耳门者广一尺三寸③，两颧之间相去七寸④，两乳之间广九寸半⑤，两髀之间广六寸半⑥。

①丹波元简曰：张云：此言耳后之横度也。耳后高骨曰完骨，足少阳穴名，入发际四分左右，相去广九寸。志云：从耳以至于脑后也。广，横阔也。

②马莳曰：此言左右完骨之相去约有九寸，盖横而言之也。耳后高骨曰完骨，入发际四分，盖亦承上文侧人之状而备言之耳。⊙张介宾曰：此言耳后之横度也。耳后高骨曰完骨，足少阳穴名，入发际四分，左右相去广九寸。

③杨上善曰：头颅围有二尺六寸，此完骨相去九寸，耳门相去尺三寸，合有二尺二寸，小四寸者，各取完骨之前至耳二寸，两箱合有四寸，并前即有二尺六寸，经不言之也。

④张志聪曰：此头侧之横度也。耳后高骨为完骨，入发际四分。广者，横阔也。耳后当完骨者，从耳以至于脑后也。耳前当耳门者，从耳而至于鼻准也。此头侧之横度也。两颧之间，相去七寸者，此当面之横度也。按：手足少阳阳明之脉，纵横经络于头面左右，故复度头面之广数。

⑤马莳曰：此又言仰人之骨度，盖横而数之也。左右耳前之耳门，相去一尺三寸。目下高骨为颧，两颧之间相去七寸。两乳之间相去九寸半。⊙张志聪曰：此形身前面之横度也。

⑥杨上善曰：两颧两乳取其端，两髀取中也。【编者按：萧延平注曰：原钞本"两颧"右傍有"颧，巨员反，颊骨也"七字，恐系后人校记，非杨注。】⊙马莳曰：此又言侧人之两髀，其度数各广六寸半也。⊙张介宾曰：此言仰人之横度也。耳门者，即手太阳听宫之分。目下高骨为颧。两髀之间，言两股之中，横骨两头尽处也。⊙张志聪曰：此形身背面之横度也。⊙黄元御曰：耳后当完骨者，广九寸。完骨，足少阳穴，左右相去广九寸。耳前当耳门者，广一尺三寸。耳门，手太阳听宫之分，左右相去一尺三寸。头围二尺六寸之半也。两颧之间相去七寸。两乳之间，广九寸半。两髀之间，广六寸半。⊙丹波元简曰：张云：此言仰人之横度也。耳门者，即手太阳听宫之分，目下高骨为颧，两髀之间，言两股之中横骨两头尽处也。《图翼》云：横骨两头之处，俗名髀缝。"七寸"《甲乙》作"九寸半"，注云：《九墟》作"七寸"。

14.5　足长一尺二寸，广四寸半①。肩至肘②长一尺七寸③，肘至腕④长一尺二寸半⑤，腕至中指本节⑥长四寸⑦，本节至其末长四寸半⑧。

①杨上善曰：取足中指至足跟端量之，以取长也；以尺二长中折处横量之，以取广也。⊙张介宾曰：此下言手足之度也。足掌长一尺二寸。广，阔也。⊙张志聪曰：此两足之纵横数也。⊙黄元御曰：足长一尺二寸，广四寸半。此上下横广之度也。

②丹波元简曰：张云：肩，肩端也。臂之中节曰肘。

③杨上善曰：从肩端至肘端量也。⊙张介宾曰：肩，肩端也。臂之中节曰肘。

④丹波元简曰：张云：臂掌之节曰腕。

⑤杨上善曰：肘端至捥。捥者，臂手相接之处。⊙张介宾曰：臂掌之节曰腕。⊙顾观光曰：《圣经总录》无"半"字，又以《难经》考之，则肘至腕仅一尺一寸。

⑥丹波元简曰：志云：本节者，指掌交接之骨节。末者，指尖也。

⑦杨上善曰：指有三节，此为下节，故曰本节。

⑧杨上善曰：从本节端至中指末，合四寸半。今人取手大指第一节为寸，以定针灸分寸者，不相当也。●马莳曰：此言手足之度数也。自足而言，其长一尺二寸，广则四寸半。自手而言，肩至肘长一尺七寸。肘至于腕长一尺二寸半。腕至中指之本节长四寸。本节至指之末长四寸半。●张介宾曰：本节，指之后节根也。末，指端也。●张志聪曰：此两臂两手之骨度也。本节者，指掌交接之骨节。末者，指尖也。●黄元御曰：此臂手纵长之度也。

14.6　项发以下至背骨①长二寸半②，膂骨以下至尾骶二十一节长三尺③，上节长一寸四分，分之一奇分在下④，故上七节至于膂骨九寸八分分之七⑤。

①丹波元简曰："背"《甲乙》作"脊"，"二寸半"作"三寸半"。马云：此言伏人之骨度也。张云：项发，项后发际也。背骨，除项骨之外，以第一节大椎骨为言也。

②杨上善曰：膂骨，脊骨。从后发际下至脊端量之也。●张介宾曰：项发，项后发际也。背骨，除项骨之外，以第一节大椎骨为言也。

③杨上善曰：每一【编者按："一"，据文义当作"七"，原文疑误。】节长一尺也，故二十一节长三尺也，下文具之。

④杨上善曰：举上一节以为例，余皆同也。分之一者，一寸□□之外，更有余分之一也，其实则七分分之二也。【编者按：萧延平注曰："一寸"下原缺二字，据经文当作"四分"二字。】

⑤杨上善曰：此七节之数也。每节一寸四分分之一，故七节得九寸八分分之七，其实一尺全也。何者？每节余分七分分之二，七节有余分十四，以七除十四得二分，二分并九寸八分，故为一尺也。●马莳曰：此言伏人之骨度也。项发以下至脊骨之端长二寸半。脊骨为膂。(《书》曰：为股肱心膂。)膂骨以下至尾骶共二十一节，计长三尺。上节每节长一寸四分一厘也，其奇分当在下节，故膂骨以上计有七节，乃项发以下至膂骨之数也。每节长一寸四分一厘，则七得七寸，四七二寸八分，共九寸八分；又每节一厘，共计九寸八分七厘，故曰九寸八分分之七也。　伏人骨度图（略）●张介宾曰：膂骨，脊骨也。项脊骨共二十四椎，内除项骨三节，膂骨自大椎而下至尾骶计二十一节，共长三尺。上节各长一寸四分分之一，即一寸四分一厘也。故上之七节，共长九寸八分七厘。其有余不尽之奇分，皆在下部诸节也。脊骨外小而内大，人之能负重者，以是骨之巨也。尾骶骨，男子者尖，女子者圆而平。骶音底。●张志聪曰：(骶叶底。)此脊背之骨度也。项发以下至背骨者，自顶后之发际，至背骨之大椎，计长二寸五分。膂骨，脊骨也。自背骨之大椎，循膂骨以下至于尾骶，计二十一节，共长三尺。上节每节长一寸四分一厘，其奇分之九厘，在下节计算，故膂骨以上，计有七节，每节长一寸四分一厘，则七得七寸，四七二寸八分，共九寸八分，又每节一厘，共计九寸八分七厘，故曰：九寸八分分之七也。玉师问曰：脊椎二十一节，只详论上七节之度数何也？曰：七节之旁，乃膈俞也。脏腑之气，皆从内膈而出，如逆伤脏气则死，刺伤腑气皆为伤。故曰：七节之旁，中有小心。而本经论五脏之背俞，亦兼论七节之膈俞，不可妄刺者也。●黄元御曰：项发以下至背骨，长二寸半。背骨，脊骨之大椎也。膂骨以下至尾骶，二十一节，长三尺。膂骨，即脊骨。脊骨

二十四节，除项上三椎，自大椎以下，计二十一节。尾骶，脊骨之末节，即尻骨也。脊骨上粗下细，其上之节，每长一寸四分分之一，即一寸四分一厘也，故上七节至于膂骨长九寸八分分之七，即九寸八分七厘也。下节渐短，其奇分不尽之数，在下节匀之，以合三尺之数。此后面纵长之度也。●丹波元简曰：《甲乙》"膂"作"脊"，"四分分之一"作"四分分之七奇分一"。张云：膂骨，脊骨也。项脊骨共二十四椎，内除项骨三节，膂骨自大椎而下至尾骶，计二十一节，共长三尺。上节各长一寸四分分之一，即一寸四分一厘也，故上之七节，共长九寸八分七厘，其有余不尽之奇分，皆在下部诸节也。简案：本节详论上七节之度数，而不及八节以下，考《神应经》云：中七椎，每椎一寸六分一厘，十四椎与脐平，共二尺一寸一分四厘（《图翼》作"一尺一寸二分七厘"是），下七椎，每椎一寸二分六厘。（《图翼》云：共八寸八分二厘，总共二尺九寸九分六厘不足四厘者有零未尽也。）●周学海曰：以文义推之，上句当是"一寸四分又十分分之一也"，下句当是"九寸八分又十分分之七也"，经文词简意晦，数不吻合。

14.7 此众人骨之度也①，所以立经脉之长短也②。是故视其经脉之在于身也，其见浮而坚，其见明而大者，多血；细而沉者，多气也③。

①丹波元简曰：简案：计其大概，伏人八尺二寸五分，仰人七尺五寸，侧人七尺一寸。

②杨上善曰：此为众人骨度多同者为准，以立经脉长短也。

③杨上善曰：见而浮坚者，络脉也。见而明大者，血盛也。细而沉者，少气少血。或作多气也。●马莳曰：此结言骨度可以定脉度之长短，而遂言视经脉血气之法也。显者多血，微者多气。多则可泻，而少则可补矣。●张介宾曰：此结首节而言。因骨度以辨经络，乃可察其血气之盛衰也。●张志聪曰：此总结骨之度数，定经脉之长短也。经脉之浮而坚、明而大者多血，细而沉者多气。此篇论骨气而结经脉之血气者，血脉资始于肾，骨之精气盛，则经脉之血气亦盛矣。●尚御公曰：肾藏精气而主骨。血者，神气也。此六篇论筋骨血脉，本于少阴之阴阳。●张开之曰：肾脏之精液，奉心神化赤而为血。气者，精气也。故浮为阳而主血，沉为阴而主气。●黄元御曰：此众人之骨度也，折衷其数，所以立经脉之长短也。●丹波元简曰：《甲乙》"气"下有"乃经之长短"五字。张云：此结首节而言，因骨度以辨经络，乃可察其血气之盛衰也。简案：此一节与骨度不相涉，疑是他篇错简。●周学海曰：以理推之，当是"其见浮而坚者，多气；明而大者，多血；细而沉者，少气也"，第原文，亦可通，未敢擅改。本论脉度也，却通篇只说骨度，而脉度仅于首尾见之，结末数语，忽然离开，与前文似断似续，使堆垛尽化烟云。篇中句句皆实事，却句句皆虚境。读时须胸中牢记，目中注视，是为脉度立根，便觉字字皆立于空中。

五十营第十五

●马莳曰：营者，运也。脉之营行有五十度，故名篇。又曰：营者，运也。五十营者，谓五十度也。经脉之行于昼者二十五度，行于夜者二十五度，故曰五十营。●张介宾曰：五十营者，即营气运行之数，昼夜凡五十度也。●张志聪曰：此篇论宗气营气循行于脉中，循脉度之十六丈二尺，应呼吸漏下而为五十营也。●丹波元简曰：诸本无篇字。马云：营者，运也。脉之营行有五十度，故名篇。

15.1　黄帝曰：余愿闻五十营奈何？岐伯答曰：天周二十八宿①，宿三十六分②，人气行一周③，千八分④。日行二十八宿⑤，人经脉上下、左右、前后二十八脉⑥，周身十六丈二尺⑦，以应二十八宿⑧，漏水下百刻⑨，以分昼夜⑩。故人一呼，脉再动，气行三寸，一吸，脉亦再动，气行三寸，呼吸定息，气行六寸⑪。十息气行六尺，日行二分⑫。二百七十息，气行十六丈二尺，气行交通于中，一周于身，下水二刻⑬日行二十五分⑭。五百四十息，气行再周于身，下水四刻，日行四十分⑮。二千七百息，气行十周于身，下水二十刻，日行五宿二十分⑯。一万三千五百息，气行五十营于身，水下百刻，日行二十八宿，漏水皆尽，脉终矣⑰。所谓交通者，并行一数也⑱，故五十营备，得尽天地之寿矣⑲，凡行八百一十丈也⑳。

①丹波元简曰：《甲乙》作"周天"。简案：详见《卫气行》篇。

②杨上善曰：此据大率言耳，其实弱三十六分。

③杨上善曰：谓昼夜周。●丹波元简曰："周"《甲乙》作"遇"。楼氏云："人气行一周"之下，当有"与十分身之八"六字，"千八分"之上，当有"宿"字，下当有"人气行五十周于身"八字，盖天周二十八宿，宿三十六分，人气行一周于身，与十分身之八，宿三百六十分，人气行一十八周于身，宿千八分，人气行五十周于身也。简案：楼说本于《卫气行》篇。●周学海曰：以天度起脉度，是言其体也。

④杨上善曰：其实千分耳，据三十六全数膞之，故膞八分也。宿各三十五分七分分之五，则千分也。知必然者，下云气行一周，日行二十分，气行再周，日行三十分，人昼夜五十周，故知一千分也。【编者按：萧延平注曰："日行三十分"，当系"四十分"之误，玩下经文自明。】●张介宾曰：五十营者，即营气运行之数，昼夜凡五十度也。以周天二十八宿，宿三十六分相因，共得一千零八分。人之脉气，昼夜运行一周，亦合此数。●丹波元简曰：张云：以周天二十八宿，宿三十六分相因，共得一千零八分。人之脉气，昼夜运行一周，亦合此数。马云：积而推之，十宿得三百六十分，二十宿得七百二十分，八宿三八得二百四十分，六八得四十八分，共得一千八分。

⑤丹波元简曰：《甲乙》无此六字，似是。

⑥丹波元简曰：马云：十二经有十二脉，而左右相同，则为二十四脉，加以阳跷、阴跷、督脉、任脉，共计二十八脉，以应天之二十八宿，以分昼夜之百刻也。

⑦杨上善曰：日行二十分，人经脉一周，言八分者误也，以上下文会之可知也。

⑧周学海曰：以日度起脉度，是言其动也。天日漏三层，愈逼愈紧，漏字一层，即从天日中提出，以作五十营之准者也，故百刻正与五十营相映。

⑨丹波元简曰：《日知录》云：《周礼·挈壶氏》注：漏箭昼夜共百刻；《礼记》、《乐记》：百度得数而有常，注，百度百刻也；《灵枢经》：漏水下百刻，以分昼夜；《说文》：漏以铜受水刻箭昼夜百节；《隋书·天文志》：昔黄帝创观漏水，制品取则，以分昼

夜，其后因以命官；《周礼·絜壶氏》：则其职也，其法总以百刻分于昼夜。

⑩杨上善曰：以二十八脉气之周身，上应二十八宿，漏水之数，昼夜之分，俱周遍。
●张介宾曰：二十八宿义见前章。人之经脉十二，左右相同，则为二十四脉，加以蹻脉二，任督脉二，共为二十八脉，以应周天二十八宿，以分昼夜之百刻也。二十八脉及十六丈二尺详义见前十七。

⑪杨上善曰：一息之间，日行未一分，故不言日行之数。

⑫杨上善曰：一息六寸，十息故六尺也。二分，谓二十七分分之四分也。人气十息，行亦未一分也。十三息半，则一分矣。【编者按：萧延平注曰："四分"，据下注"十息得二十七分之二十"，此"四"字恐系"二十"之误。】●张介宾曰：人之宗气积于胸中，以行呼吸而通经脉，凡一呼一吸是为一息，脉气行六寸，十息气行六尺。其日行之数，当以每日千八分之数为实，以一万三千五百息为法除之，则每十息日行止七厘四毫六丝六忽不尽。此云日行二分者，传久之误也。下仿此。呼吸脉再动，详脉色类三，所当互考。●《集注》眉批：以五十营分行于昼夜，非日行阳二十五，夜行阴二十五也。又："日行二分"四字，疑衍。"五分"之"五"字，疑衍。●丹波元简曰："气"《甲乙》作"脉"，"六尺"下，楼补"二十七息气行一丈六尺二寸"十二字。马云：积至十息，则其脉气行六尺，而天之日其行为七厘五毫。按：正文本云，二分，今细推之，其所谓二分者误也。假如曰二分，则百息当行二十分，千息当行二百分，万息当行二千分，加三千五百息，又当行七百分。原数止得一千八分，今反多得一千六百九十二分，想此经向无明注，遂致误传未正，今考其数，当云日行七厘半，则一万三千五百息，正合日行一千八分之数。张云：其日行之数，当以每日千八分之数为实，以一万三千五百息为法除之，则每十息日行止七厘四毫六丝六忽不尽。此云日行二分者，传久之误也。

⑬顾观光曰：《素问·八正神明论》注"下"、"水"二字倒，下并同。

⑭杨上善曰：十息六尺，故二百七十息，气行一百六十二尺。又日行二十分者，十息得二十七分之二十，百息得二百，二百息得四百，二百七十息得五百四十分，以二十七除之，则为二十分矣。●张介宾曰：凡一百三十五息，水下一刻之度也，人气当半周于身，脉行八丈一尺；故二百七十息，气行于身一周，水下当二刻，日行当得二十分一厘六毫为正。●丹波元简曰：《甲乙》"二十五分"作"二十分有奇"，楼以五字为衍。马云：其下水计二刻，日行二十分一厘二毫。按：正文曰，二十五分者，盖误写一厘二毫为五分也。张云：凡一百三十五息，水下一刻之度也，人气当半周于身，脉行八丈一尺；故二百七十息，气行于身一周，水下当二刻，日行当得二十分一厘六毫为正。

⑮杨上善曰：倍一周身之数。●张介宾曰：气行二周，脉行三十二丈四尺，日行当得四十分三厘二毫为正。上文言二十五分者太多，本节言四十分者太少，此其所以有误也。●丹波元简曰：《甲乙》"分"下有"有奇"二字。马云：下水四刻，日行四十分二厘二毫，正文缺二厘二毫。张云：气行一周，脉行三十二丈四尺，日行当得四十分三厘二毫为正。上文言二十五分者太多，本节言四十分者太少，此其所以有误也。

⑯杨上善曰：十倍一周，故日行二百分也。宿各三十六分，故当五宿二十分也。由此言之，故知五十周以一千分为实也。●张介宾曰：气行十周，脉行一百六十二丈，日行当得五宿二十一分六厘为正。●丹波元简曰：《甲乙》"二十五分"作"二十分有奇"。马云：日行五宿二十一分六厘。（正文缺一分六厘。）自此以下，当云五千四百息，气行二

十周于身，下水四十刻，日行十一宿七分二厘，又当云八千一百息，气行三十周于身，下水六十刻、日行十六宿二十八分八厘，又当云一万八百息，气行四十周于身，下水八十刻，日行二十二宿一十四分四厘。

⑰杨上善曰：此人昼夜之息数，气行二十八脉之一终，与宿漏相毕。【编者按：萧延平注曰：《甲乙经》注引王冰曰：此略而言之也，细言之，则常以一千周加一分又十分之六，乃奇分尽也。】●张介宾曰：此一昼夜百刻之总数，人气亦尽而复起矣。●丹波元简曰：《甲乙》注：王砅曰：此略而言之也，细言之，则常以一千周加一分，又十分分之六，乃奇分尽也。

⑱杨上善曰：谓二手足脉气并行，而以一数之，即气行三寸者，两气各三寸也。而二气之行，相交于中，故曰交通。上有交通之文，故云所谓也。●张介宾曰：此释上文交通二字之义。并行一数，谓并二十八脉通行一周之数也。●黄元御曰：二十八脉，十二经脉，左右二十四脉，合任、督、二跷，共二十八脉。周身十六丈二尺，数详《脉度》、《经脉》。二刻，一周。气行交通于中，所谓交通者，诸经并行一周之数也。●丹波元简曰：张云：此释上文交通二字之义。并行一数，谓并二十八脉通行一周之数也。

⑲杨上善曰：寿，即终之义也。天地以二十八宿下水百刻为一终也。黄元御曰：五十营备与天度符合，故得尽天地之寿。

⑳杨上善曰：即二十八脉相续五十周之数也。●马莳曰：此篇详言经脉之行，昼夜有五十度之数也。营者，运也。五十营者，谓五十度也。经脉之行于昼者二十五度，行于夜者二十五度，故曰五十营。伯言人身经脉之行，上合于天星之度，下合于漏水之下者也。天周二十八宿，即角亢氐房心尾箕，斗牛女虚危室壁，奎娄胃昴毕嘴参，井鬼柳星张翼轸也。按本经《卫气行》篇云；岁有十二月，日有十二辰，子午为经，卯酉为纬，天周二十八宿，而一面七星，四七二十八宿，房昂为纬，虚张为经，是故房至毕为阳，昂至心为阴，阳主昼，阴主夜者是也。每宿析为三十六分。（积而推之，十宿得三百六十分，二十宿得七百二十分；八宿，三八得二百四十分，六八得四十八分，共得一千八分。）人之脉气，其昼夜一周，亦合此一千八分之数，而日之所行者，已周二十八宿，（义详下文。）正以人之经脉上下升降，凡左右前后共二十八脉。盖十二经有十二脉，而左右相同，则为二十四脉，加以阳跷、阴跷、督脉、任脉，共计二十八脉。其脉总计长短之数，凡手之三阴三阳、足之三阴三阳、两跷督任，周身共有一十六丈二尺，（见后《脉度》篇。）上应天之二十八宿，下应漏水百刻，以分为昼夜运行之度也。故人一呼脉再动，其脉气行三寸，一吸脉亦再动，其脉气行三寸，呼吸总为一息，则其脉气行六寸。积至十息，则其脉气行六尺，而天之日，其行为七厘五毫。（按：正文本云二分，今细推之，其所谓二分者误也。假如曰二分，则百息当行二十分，千息当行二百分，万息当行二千分，加三千五百息，又当行七百分。原数止得一千八分，今反多得一千六百九十二分，想此经向无明注，遂致误传未正，今考其数，当云日行七厘半，则一万三千五百息，正合日行一千八分之数。详见下文。）由是而悉推之，则一百三十五息，脉行八丈一尺，下水一刻，日行十分六厘。二百七十息，脉行十六丈二尺，气行交通于中，而一周于身，其下水计二刻，日行二十分一厘二毫。（按：正文曰二十五分者，盖误写一厘二毫为五分也。若据此数，则下文五百四十息，水下四刻，当云五十分，不应曰四十分。且据二十五分而推之，则一万三千五百息，水下百刻，当得一千二百五十分，比原数多得二百四十二分。）五百四十息，

其脉气当再周于身，下水四刻，日行四十分二厘二毫。（正文阙二厘二毫。）二千七百息，其脉气十周于身，下水二十刻，日行五宿二十一分六厘。（正文阙一分六厘。）自此以下，当云五千四百息，气行二十周于身，下水四十刻，日行十一宿七分二厘。又当云八千一百息，气行三十周于身，下水六十刻，日行十六宿二十八分八厘。又当云一万八百息，气行四十周于身，下水八十刻，日行二十二宿一十四分四厘。积至一万三千五百息，气行五十营于身，下水百刻，日又行五宿二十一分六厘。则共行二十八宿，其漏水皆尽，而脉气终矣。吾前所谓气行交通于中、一周于身者，并五十营而皆如始时一周之数也。故五十营备者，必无病，而得以尽天地所赋之寿矣。否则，如《根结》篇之所谓不应数者，名曰狂生也。●张介宾曰：使五十营之数常周备无失，则寿亦无穷，故得尽天地之寿矣。八百一十丈，脉气周行昼夜五十营之总数也。●张志聪曰：周天二十八宿，而一面七星：子午为经，卯酉为纬，房毕为纬，虚张为经，房至毕为阳，昴至心为阴。阳主昼，阴主夜。每宿约二十六分，共乘一千零八分。人气昼夜五十营，行二十八宿之一周，计一千八分。日丽天而绕地一周，亦行二十八宿之度分。人之经脉上下左右前后，共计二十八脉。盖手之三阴三阳，足之三阴三阳，上下左右，共计二十四脉，并左右之两蹻脉，前之任脉，后之督脉，通共二十八脉。周身十六丈二尺，为五十营，以应二十八宿，以终漏下百刻，以分昼夜。故人一呼脉再动，气行三寸，一吸脉亦再动，气行三寸，呼吸定息，气行六寸，十息则气行六尺矣。二百七十息，气行十六丈二尺，交通于二十八脉之中，为一周于身，乃水下二刻，而日行二十分有奇矣。五百四十息，气行再周于身，乃水下四刻，日行四十分有奇矣。二千七百息，气行十周于身，乃水下二十刻，而日行五宿二十分，计二百分有奇矣。一万三千五百息，气行五十营于身，乃水下百刻，而日行二十八宿，计一千零八分也，漏水皆尽，而脉终于五十营矣。按：《邪客》篇曰：宗气积于胸中，出于喉咙，以贯心脉而行呼吸焉。营气者，泌其津液，注之于脉，化而为血，以营四末，内注五脏六腑，以应刻数焉。此宗气上贯于心主之脉，偕营气营行于脉中，以应呼吸漏下者也。《五味》篇曰：谷始入于胃，其精微者，出于胃之两焦，以溉五脏。别出两行营卫之道，其大气之抟而不行者，积于胸中，命曰气海，出于肺，循喉咙，故呼则出，吸则入。夫肺主气而主皮毛，人一呼则八万四千毛窍皆阖，一吸则八万四千毛窍皆开，此宗气之散于脉外之皮毛，而行呼吸者也。故所谓交通者，谓皮肤经脉之宗气，外内交通，而并行一百刻之数。夫天主气，地主血脉，故五十营而外内之气行周备，斯得尽天地之寿矣。凡经脉外内之宗营，皆行八百一十丈也。●丹波元简曰：《甲乙》"凡"上有"气"字，"也"下有"一日一夜五十营，以营五脏之精，不应数者，谓之狂生，所谓五十营者，五脏皆受气也"三十三字，注云：此段旧在经脉根结之末，今移在此。●章楠曰：此明营气流行于经脉者，合天象列宿之度。凡一昼夜，天宿行一周，而人之营气行于身者，恰五十周。所谓交通者，经脉连接，阴阳相贯，循环无已也。并行一数者，并阴阳经络脏腑周遍一回也。如是十二时，共计五十营周于身，备得尽天地之寿者，以不失其度，合乎天地之纪，故可尽其天寿，而无病夭之虞也。周身经脉共十六丈二尺，其气行五十周，共计八百一十丈，是为天人合一之道也。但本文所云日行漏下分刻，错误不准，马元台原注校核详明，更宜参考。●周学海曰：寥寥二百余字，有许多故事，许多议论涵盖其中。题只"五十营"三字，篇中幻出许多数目字，是烘托极热闹者。

营气第十六

●马莳曰：此篇论营气运行，故名篇。●张志聪曰：此篇论营血营行于经隧之中，始于手太阴肺，终于足厥阴肝，常营无已，终而复始。●陈念祖曰：此篇论营血荣行于经隧之中，始于手太阴肺，终于足厥阴肝，常营无已，终而复始。●丹波元简曰：诸本无篇字。

16.1 黄帝曰：营气之道，内谷为宝①。谷入于胃，乃传之肺②，流溢于中，布散于外③，精专者行于经隧④，常营无已，终而复始，是谓天地之纪⑤。故气从太阴⑥出，注手阳明⑦，上行注足阳明⑧，下行至跗上⑨，注大指间，与太阴合⑩，上行抵髀⑪。从脾注心中⑫，循手少阴⑬出腋下臂，注小指⑭，合手太阳⑮，上行乘腋出颊内⑯，注目内眦⑰，上巅下项，合足太阳⑱，循脊下尻⑲，下行注小指之端⑳，循足心㉑注足少阴，上行注肾㉒，从肾注心㉓，外散于胸中。循心主脉㉔出腋下臂，出两筋之间㉕，入掌中㉖，出中指之端㉗，还注小指次指之端㉘，合手少阳㉙，上行注膻中㉚，散于三焦㉛，从三焦注胆，出胁注足少阳㉜，下行至跗上㉝，复从跗注大指间㉞，合足厥阴，上行至肝㉟，从肝上注肺㊱，上循喉咙，入颃颡之窍㊲，究于畜门㊳。其支别者，上额循巅下项中，循脊入骶㊴，是督脉也㊵，络阴器，上过毛中，入脐中，上循腹里，入缺盆㊶，下注肺中，复出太阴㊷。此营气之所行也，逆顺之常也㊸。

①杨上善曰：人之生也，以气为宗。宗气之□，无贵内谷。谷，谷即肠□□□也，肠胃（宗）□□□最重，故名宝也。●汪昂曰：气之清者为营，成于水谷，所化精微之气。●丹波元简曰：马云：此言营气之运行，一如宗气之所行也。（宗气所行之次，尽见于《经脉》篇，此篇论营气所行与宗气无异，辞虽不同而其次同也。）宗气者，大气也。大气积于胸中，出喉咙，司呼吸，以行经隧。始于手太阴肺经，络于肝经，积至一万三千五百息，脉行八百一十丈，如前篇《五十营》之所论者是也。营气者，阴气也。由中焦之气，阳中有阴者，随中焦之气以降于下焦，而生此阴气，故谓之清者为营，又谓之营气出于中焦者是也。然此营气者，必成于水谷所化精微之气，故曰"营气之道，谷气为宝"。非谷气不能生此营气，非营气不能生血也。道者，脉气所由行之经隧也。张云：内，纳同。谷不入则营气衰，故云内谷为宝。●顾观光曰：《素问·平人气象论》、《痹论》、《刺志论》三注"宝"并作"实"。

②汪昂曰：脾为传精于肺。

③杨上善曰：谷入胃已，精浊下流，清精注肺，肺得其气，流溢五脏，布散六腑也。●汪昂曰：肺为传相，为布散于中外。

④《集注》眉批：精专者，中焦之汁，即化而为赤，布散之血，流溢于下焦，水火交济而化赤者也。又：此即经脉气之所行也。又：皆过经而交注。又：《忧恚》章曰：人之鼻洞涕出不收者，颃颡不开，分气失也。又：血之气，多营气。●汪昂曰：精之专者化

为营，循行正经之隧道。●丹波元简曰：志云：精专者，中焦之汁，即化而为赤，布散之血，流溢于下焦，水火交济而化赤者也。

⑤杨上善曰：精专血气，常营无已，名曰营气也。●张介宾曰：营气之行，由于谷气之化，谷不入则营气衰，故云内谷为宝。谷入于胃，以传于肺，清者为营，营行脉中，故其精专者行于经隧，常营无已，终而复始，以周流于十二经也。天地之纪，义见前章。内，纳同。●黄元御曰：营卫者，经络之气血，气行脉外曰卫，血行脉中曰营。营卫二气，皆水谷所化，故营气之道，以内谷为宝。（营气，血脉中之气也。）谷入于胃，消化于脾，脾气散精，乃传之于肺。肺主气，气化津，津则流溢于中，气则布散于外。慓悍者，行于脉外，是为卫气。精专者，行于经隧，是谓营气。（地道曰隧。《左传》曰：晋侯请隧。注：隧为地道，以葬也。经隧，经中之道也。）常营无已，（营，行也。《诗》：营营青蝇。注：营营，往来貌。）终而复始，是谓天地之纪也。●陈念祖曰：中焦受气取汁，化赤而为血，以奉生身，莫贵于此，故独行于经隧，命曰营气。盖谓血之气为营气也。流溢于中，布散于外者，谓中焦所生之津液，有流溢于中而为精，奉心神化赤而为血，从冲脉、任脉布散于皮肤、肌肉之外，充肤、热肉、生毫毛；其精之专赤者，行于经隧之中，常营无已，终而复始，是谓天地之纪。盖布散于皮肤之外者，应天地之运行于肤表；营于经脉之内者，应地之十二经水也。●江有诰曰：营气之道，内谷为宝。（幽部）谷入于胃，乃传之肺，（叶音费）流溢于中，布散于外。（叶音魏）精专者行于经隧，（脂祭通韵）常营无已，终而复始，是谓天地之纪。（之部）

⑥汪昂曰：营气之行，每日从手太阴肺始。●丹波元简曰：《甲乙》"出"下有"循臂内上廉"五字。张云：此下言营气运行之次，即前十二经脉之序也。

⑦张介宾曰：此下言营气运行之次，即前十二经脉之序也。营气出于中焦，上行于肺，故于寅时始于手太阴肺经，出注中府、云门，下少商以交于手阳明商阳也。●汪昂曰：大肠经。

⑧汪昂曰：胃经。

⑨汪昂曰：足面。

⑩杨上善曰：以下言营行十二经脉也。气，营气也。营气起于中焦，并胃口出上焦之后，注手太阴、手阳明，乃之足阳明也。●张介宾曰：手阳明大肠经，循臂上行至鼻旁迎香穴，交于目下承泣穴，注足阳明胃经。下行至足跗，出次趾之厉兑。其支者，别跗上，入大趾出其端，以交于足太阴隐白也。●汪昂曰：足大趾隐白穴，合足太阴。●陈念祖曰：盖营气从手太阴腧脉出注于手大指之少商，其支者注于次指之端，交手阳明，上行于鼻，交頞中而注于足阳明胃脉，下行至足跗上之冲阳，注足大指间，与足太阴脉合于隐白穴。●丹波元简曰：马上字接下句，恐非。

⑪汪昂曰：股髀内廉。●黄元御曰：营气从手大阴肺经出，注手阳明大肠经，上行注足阳明胃经，下行至跗上，与足太阴脾经相合，上行抵脾。手之三阴，自胸走手，交手三阳，手之三阳，自手走头，交足三阳，足之三阳，自头走足，交足三阴，足之三阴，自足走胸，交手三阴，营气之行度如此。手太阴传于手阳明，足阳明传于足太阴，是太阴、阳明之行度也。●丹波元简曰：《甲乙》"髀"作"脾"。马云：即阴陵泉、血海、箕门等穴，俱在髀之内廉，属脾经穴。简案：据下文注，肾，从肾注，心外之例，《甲乙》

似是。

⑫张介宾曰：足太阴脾经自足上行抵髀，入腹属脾，上膈注于心中，以交于手少阴经也。

⑬汪昂曰：心。

⑭汪昂曰：手小指，心经少泽穴。

⑮张介宾曰：心脉发自心中，循手少阴经出腋下极泉穴，下臂注小指内侧少冲穴，出外侧以交于手太阳少泽也。●汪昂曰：至小指外侧，合小肠经。●陈念祖曰：循手少阴之脉，出腋下之极泉，循臂注小指之少冲，合手太阳与小指外侧之少泽。

⑯汪昂曰：目下。●丹波元简曰：《甲乙》注：一作"项内"，马以内字接下句，恐非。马云：目下为頄颧髎等处。

⑰汪昂曰：睛明穴，足太阳膀胱经。

⑱张介宾曰：手太阳小肠经，自小指上行，乘腋外，上出于頄内颧髎之次注目内眦，以交于足太阳睛明穴。頄音拙。●汪昂曰：膀胱经。●陈念祖曰：交于足太阳之精明穴。

⑲汪昂曰：脊骨尽处。

⑳杨上善曰：足太阴脉注心中，从心中循手少阴脉行也。合者，合手小指端也。上巅下项者，十二经中，手太阳脉支者，别颊上頄抵鼻至目内眦；手太阳脉，起目内眦。此言上巅者，循手太阳气至目内眦，合足太阳之气，与之共行，上顶下项，然后称合，理亦无违也。●汪昂曰：足小趾，膀胱经至阴穴。●陈念祖曰：出中指端之中冲穴。

㉑汪昂曰：斜趋足心，肾经涌泉穴。●陈念祖曰：乃涌泉穴。

㉒张介宾曰：足太阳膀胱经，过巅下项，循脊下尻，注小指端之至阴，循小趾入足心，以交于足少阴之涌泉，而上行注肾也。●黄元御曰：从脾注心中，循手少阴心经，出腋，下臂，注于小指，合手太阳小肠经，上行乘腋，出頄内（目下曰頄），注目内眦（足太阳之睛明），上巅，下项，合于足太阳膀胱，循脊，下尻（尾骶），下行注小指之端，循足心，注足阴肾经，上行注肾。手少阴传于手太阳，足太阳传于足少阴，是少阴、太阳之行度也。

㉓汪昂曰：手厥阴心包经。

㉔汪昂曰：即心包络。●陈念祖曰：交于心主包络之脉。

㉕汪昂曰：心包经大陵穴。

㉖汪昂曰：劳宫穴。

㉗张介宾曰：足少阴肾经，从足心上行入肾，注于心，外散于胸中，以交于手心主。其脉出腋下之天池下臂，出两筋之间，入掌中，出中指端之中冲也。●汪昂曰：中冲穴，心包经尽处。

㉘汪昂曰：手第四指关冲穴，属手少阳三焦经。●陈念祖曰：出中指端之中冲穴。

㉙汪昂曰：三焦。

㉚汪昂曰：两乳中间。

㉛张介宾曰：手厥阴心主之支者，别掌中，还注无名指端，以交于手少阳之关冲，循臂上行注膻中，下膈散于三焦也。

㉜汪昂曰：胆经。

㉝张介宾曰：手少阳经自三焦注于胆，出胁肋间以交于足少阳经，上者行于头，起于

目锐眦瞳子髎穴，下者至足跗，出小趾次趾端之窍阴穴也。●汪昂曰：足面。

㉞汪昂曰：足厥阴肝经大敦穴。●陈念祖曰：乃大敦穴。

㉟汪昂曰：至此而终。●黄元御曰：从肾注心，外散于胸中，循手厥阴心主脉，出腋，下臂，出于两筋之间，入掌中，出中指之端，还注小指次指之端，合于手少阳三焦经，上行注膻中，散于三焦，从三焦注于胆，出胁，注于足少阳胆经，下行至跗上，复从跗上注大指间，合于足厥阴肝经，上行至肝。手厥阴传于手少阳，足少阳传于足厥阴，此厥阴、少阳之行度也。

㊱汪昂曰：复行肺经。●丹波元简曰：《甲乙》"肺"作"膈"。

㊲汪昂曰：咽颡。●丹波元简曰：志云：颃颡，鼻之内窍。《忧恚章》曰：人之鼻洞涕出不收者，颃颡不开，分气（气）失也。

㊳汪昂曰：未详。新校正云：疑即颁门。●陈念祖曰：颃颡，鼻之内窍；畜门，鼻之外窍；究，终也。●丹波元简曰：张云：究，深也。畜门，即喉咙上通鼻之窍门也。如《评热病论》，启玄子有云：气冲突于畜门，而出于鼻。即此谓也。畜，臭同，许救切。志云：畜门，鼻之外窍。究，终也。简案：张所谓畜门，即颃颡耳。盖颃颡者，喉咙上通于鼻之窍门。畜门者，鼻孔中通于脑之门户。畜，嗅同，以鼻吸气也，亦作齅、嗅，并许救切。

㊴汪昂曰：音邸，脊骨尽处。

㊵张介宾曰：足少阳胆经，支者别跗上，注大趾间，以交于足厥阴之大敦穴，乃上行至肝上肺，上循喉咙之上，入颃颡之窍。究，深也。畜门，即喉咙上通鼻之窍门也。如《评热病论》启玄子有云：气冲突于畜门而出于鼻。即此谓也。其支别者，自颃颡上出额，循巅以交于督脉，循脊下行入尾骶也。畜，臭同，许救切。

㊶汪昂曰：马注：此任脉也。●丹波元简曰：简案：据上文之例，此下当有"是任脉也"四字，然《骨空论》任督互称，以其为一源也，故不别著任脉耶。●顾观光曰：以上文例之，此下当云"是任脉也"。

㊷汪昂曰：终而复始。

㊸杨上善曰：问曰：肝脉足厥阴，上贯膈，布胁肋，循喉咙之后，上入颃颡，连目系，上出额，与督脉会于巅。此言厥阴脉循喉咙究于畜门、循巅入骶等是督脉者，未知督脉与足厥阴脉同异何如？答曰：足厥阴脉从肝上注肺，上循喉咙上至于巅，与督脉会。督脉自从畜门上额至巅，下项入骶，与厥阴不同。此言别者上额循巅之言，乃是营气行足厥阴至畜门，别于厥阴之脉，循督脉上额至巅，下项入骶络阴器，上循腹里入缺盆，复别于督脉，注于肺中，复出手太阴之脉，此是营气循列度数常行之道，与足厥阴及督脉各异也。颃颡，当会厌上双孔。畜门，鼻孔也。逆顺者，在手循阴而出，循阳而入；在足循阴而入，循阳而出，此为营气行逆顺常也。（编者按：本篇杨上善复收于《太素》卷十《督脉》中，惟无"上行至面"至"合足厥阴，上行"一段以及本篇最后一句"此营气之行逆顺之常也"，并注曰：［黄帝曰：营气之道，内谷为宝］……□宝□所内则其道口……［谷入于胃，乃传之肺，流溢于中，布散于外］流溢成邪之中，布散□络之脉也。【编者按：今人王洪图等增补点校《太素》注曰："黄帝曰：营气之道，内谷为宝。谷入于胃，乃传之肺，流溢于中，布"二十四字，仁和寺本残缺，今据《灵枢·营气第十六》补入。注"布散"二字后残缺一字，玩其虫蚀之余，似为"四"字，待考。】［精专者，行于经

隧，常营毋已，终而复始，是谓天地之纪］□入于胃，化其精微，上注于肺，清者为营，浊者为卫，营在脉中，卫在脉外，日夜行身营五十周，如环无端，□□□□□□。【编者按：今人王洪图等增补点校《太素》注曰："行于经隧"，"经"字不全，今据《灵枢》、《甲乙经》补入。"毋已"，《灵枢》、《甲乙经》均作"无已"。注"化其精微"，"精微"二字不全，据文义补。"入于胃"前缺一字，据文义，当为"谷"字。"上注于肺"，"肺"字残，考《灵枢·阴阳清浊第四十》："气之大别，清者上注于肺，浊者下走于胃。"又《灵枢·小针解第三》："其精气上注于肺，浊溜于肠胃。"则该字当为"肺"字。又按：注"端"字残，据文义补；"端"后残缺七字，细玩其残余，似"此乃天地之纲纪"七字，待考。】［故气从太阴出，注阳明，至肝，从肝上注肺］□……□手足阳明，次□……□脉还注□□。【编者按：今人王洪图等增补点校《太素》注曰："注阳明"，《灵枢》作"注手阳明"，《甲乙经》作"循臂内上廉，注手阳明"。"注阳明"三字之后，《灵枢》有自"上行注足阳明"至"合足厥阴上行"一段文字，《甲乙经》亦有此段，惟文字略有出入。"肝上"二字原缺，今据《灵枢》、《甲乙经》补。"注肺"《甲乙经》作"注髙"。】［上循喉咙，入颃颡之窍，究于畜门］谓太阴别脉□泉腋少阴之前，入走肺，散之太阳，上出缺盆，循喉咙上行，合阳明，故营气从脾入此，肺脉上循喉咙至颃颡，究于畜门。颃颡，上枯浪反，下□朗反。□□□□也，□肺之下上□□……□咙至此之□……□。【编者按：今人王洪图等增补点校《太素》注曰：注"谓"字残，只剩左半"言"字；"太阴"，"阴"字残，缺右半"阝"形，均依文义补。"循喉"二字，"循"字虫蚀不全，"喉"字全缺，谨依经文补；"肺脉上循"，"肺"字残，依文义补。"肺之下上"下所缺一字，似"雙"字，于义难通，故暂作阙文，待考。】［其支别者，上额循颠下项中，循脊入骶，是督脉也。络阴器，上过毛中，入脐中，上循腹里，入缺盆，下注肺中，复出太阴］其□□阴别至此，合阳明已，更别起一脉也。上额循□□项，循脊入于□髓之骨也。骶，脊穷骨也，可礼反。入络阴器，上行过毛入脐，循腹里，入于缺盆，下注肺中，复出太阴。若唯《素问》□□□□□□□□□□。【编者按：今人王洪图等增补点校《太素》注曰："其支别者"原缺，今据《灵枢》、《甲乙经》补。注"阴别至此"前所缺二字，后一字残形似"太"字，待考。】）●马莳曰：此言营气之运行，一如宗气之所行也。（宗气所行之次，尽见于《经脉》篇。此篇论营气所行，与宗气无异，辞虽不同，而其次同也。）宗气者，大气也。大气积于胸中，出喉咙，司呼吸，以行经隧。始于手太阴肺经，终于肝经，积至一万三千五百息，脉行八百一十丈，如前篇《五十营》之所论者是也。营气者，阴气也。由中焦之气阳中有阴者，随中焦之气以降于下焦，而生此阴气，故谓之清者为营，又谓之营气出于中焦者是也。然此营气者，必成于水谷所化精微之气，故曰营气之道，谷气为宝。非谷气不能生此营气，非营气不能生血也。道者，脉气所由行之经隧也。正以谷入于胃，则精微之气，即升之而为宗气者，由中焦传肺经之中府，以上云门，而行手太阴肺经，遂行手阳明大肠经、足阳明胃经、足太阴脾经、手少阴心经、手太阳小肠经、足太阳膀胱经、足少阴肾经、手厥阴心包络经、手少阳三焦经、足少阳胆经、足厥阴肝经，流溢于脏腑之中，布散于经脉之外。此营气者，阴性精专，必随宗气以运行于经隧之中，始于手太阴肺经，终于足厥阴肝经，终而复始，是谓天地之纪，亘万古而不易者也。试以其脉气之行，一如宗气所行者言之。故气从太阴，肺经。出注手阳明，大肠经。上行注足阳明，（胃经。）下行至跗，（足面为跗，即冲阳、陷谷、内庭、厉兑等处，皆胃经穴。）上注大指间，（隐白，脾经穴。）与太阴合，（即足太阴脾经。）上行抵髀，（即阴陵泉、血海、箕门等穴，俱在髀之内廉，属脾经穴。）注心中，（心经。）循手少阴，出腋下臂，（即极泉、青灵等处，皆属手少阴心经。）注小指，（少泽穴，属心经。）合手太阳，（即小指外侧，属小肠经。）上行乘腋，（臑俞等处，小肠经穴。）出䪼，（目下为䪼，颧髎等处，小肠经穴。）内注目内眦，（睛明，足太阳膀胱经穴。）上巅，（曲差、五处、通天、络却等处，足太阳膀胱经穴。）下项，（天柱、大杼等穴，亦膀胱经穴。）合足太阳，（膀胱经。）循脊，（自背中脊开一寸五分，有大杼至八髎等穴；开三寸，有附分至秩边等穴，皆属足太阳膀胱经。）下尻，下行注足小指之端，（即膀胱经至阴穴。）循足心，（斜趋足心之涌泉穴，属足少阴肾经。）注足少阴，（即肾经。）上行注肾，从肾注心，（即手厥阴心包络经。）外散于胸中，循心主脉，（即心包络经。）出腋，（天池、天水等穴，属心包经。）下臂，（曲泽、郄门、间使、内关等穴，属心包经。）出两筋之间，（大陵穴，属心包经。）入掌中，（劳宫。）出中指之端，（中冲穴，亦属心包经。）还注手小指次指之端，（即四指端关冲穴，属手少阳三焦经。）合手少阳，（此手少阳三焦经，乃手厥阴心包络经之府，与右肾为合者。）上行至膻中，散于三焦，（《经脉》篇云：循臑外上肩，交出足少阳之后，入缺盆，交膻中，散络心包，下膈，循属三焦。此三焦，乃前三焦，非上文手少阳之三焦。即《营卫生会》篇所谓宗气出于上焦，营气出于中焦，卫气出于下焦之三焦也。）从此三焦注于胆经，出胁，注足少阳，（京门、带脉、五枢等处。）下行至跗，（丘墟、临泣、地五会等处，皆胆经穴。）复从跗上注大指间，合足厥阴，（大指大敦穴。）上行至肝，从肝上注肺，（复行肺经。）上循喉咙，入颃颡之后，究于畜门。（按《素问·评热病论》注，启玄子有"气冲突于畜门"句。其新校正以为疑是贲门即畜门，《难经·四十四难》有：胃为贲门。杨玄操释云：贲者，鬲也，胃气之所出。胃出谷气，以传于肺，肺在鬲上，故胃为贲门。未知的否。）其支别者，上额，（督脉经，神庭处。）循巅，（上星、囟会、前顶、百会、后顶等处。）下项中，（由强间、脑户、下风府、哑门等处。）循脊入骶，（由大椎至长强。）是督脉也。又络前之阴器，上过毛中，入脐中，（任脉经，自会阴至神阙。）上循腹里，入缺盆，（自水分至天突。）皆任脉也。下注肺中，复出于手太阴肺经。此营气之所行，或逆数，或顺数，皆合常脉，其运行之次无相失也。●张介宾曰：督脉自尾骶前络阴器，即名任脉，上过阴毛中，入脐上腹，入缺盆，下肺中，复出于手太阴经。前《经脉》篇未及任督，而此始全备，是十四经营气之序。●张志聪曰：营血者，中焦受气取汁，化而为血，以奉生身，莫贵于此，故独行于经隧，名曰营气，盖谓血之气为营气也。流溢于中，布散于外者，谓中焦所生之津液，有流溢于中而为精，奉心神化赤而为血，从冲脉任脉，布散于皮肤肌肉之外，充肤热肉，生毫毛。其精之专赤者，行于经隧之中，常营无已，终而复始，是谓天地之纪。盖布散于皮肤之外者，应天气之运行于肤表；营于经脉之内者，应地之十二经水也。故营气从手太阴肺脉，出注于手大指之少商；其支者注于次指之端，以交于手阳明，上行于鼻交頞中，而注于足阳明胃脉，下行至足跗上之冲阳，注足大趾间，与足太阴脾脉，合于隐白，上行抵髀，从髀注心中，循手少阴之脉，出腋下之极泉，循臂注小指之少冲，合手太阳于小指外侧之少泽，上行乘腋，出䪼内，注目内眦，而交于足太阳之睛明，上巅下项，循脊下尻，下行注足小趾之至阴，循足心之涌泉，注少阴之经，上行注肾，从肾注心，散于胸中，而交于心主包络，循心主之脉，出腋下臂，出两筋之间，入掌中，出中指端之中冲，还注小指次指端之关冲，而合于手少阳之脉，上行注膻中，散于三焦，从三焦注胆，出胁，注足少阳之脉，下行至跗上，复从跗注大趾间之大敦，合足厥阴之脉，上行至肝，从肝复上注于肺，上循喉咙，入颃颡之窍，究于畜门。颃颡，鼻之内窍。畜门，鼻之外窍。究，终也。其支别者，从肝脉上额循巅，与督脉会于巅顶，复下项中，循脊入骶，是督脉也。督脉之行于前者，络阴器，上过毛中，入脐中，上循腹里，入缺盆，下注肺中，复出循于太阴之脉。此营气之所行，外内逆顺之常也。逆顺者，谓经脉内外之血气，交相逆顺而行也。夫营卫者，精气也，乃中焦水谷之精生此营卫二气。清气行于脉中，浊气行于脉外，此营气与宗气，偕行于二十八脉之中，以应呼吸漏下者也。中焦之汁，化赤而为血，以奉生身，命曰营气，此独行于经隧之血而名营气，营于十二经脉之中，始于手太阴肺，终于足厥阴肝，此与营卫之营气，循度应漏之不同也，是以本篇论营气之行，外营于十二经脉，内营于五脏六腑；其支者行于督脉，复注于肺中，而任脉及两跷不与焉，其营气宗气，行于脉中，以应呼吸漏下者，行于二十四脉，并任督两跷，共二十八脉，以应二十八宿者也。金西铭问曰：营血之不营于任脉两跷者何也？曰：任脉起于胞中，阳跷乃足太阳之别脉，阴跷乃足少阴之别脉，胞中为血海，膀胱乃津液之府，肾主藏精，皆有流溢于中之精血贯通，故营血不营焉。又问曰：营气之不行于冲脉、带脉、阳维、阴维者何也？曰：冲任二脉，虽并起于胞中，任脉统任一身之阴，与督脉交通，阴阳环转者也；冲脉上循背里，为经络之海，其浮而外者，循腹上行，至胸中而散，充肤、热肉、生毫毛。盖主行胞中之血，充溢于经脉皮肤之外内，不与经脉循度环转。越人曰：阳维阴维者，维络于身，溢畜不能环流灌溉诸经者也。故阳维起于诸阳之会，阴维起于诸阴之交。带脉者，有如束带，围绕于腰，统束诸脉。此皆不与经脉贯通，故不循度环转。莫云从问曰：脏腑之气，本于五运六气之所生，营气之行，始于手太阴肺，终于足厥阴肝，与五行逆顺之理不相符合。请详示之。曰：血脉生于后天之水谷，始于先天之阴阳，肺属天而主脉，其脉环循胃口，是以胃腑所生之精血，先从肺脉而行，腹走手而手走头，头走足而足走腹，脏腑相传，外内相贯，此后天之道也。以先天论之，肾主天一之水，心包络主地二之火，肝主天三之木，肺主地四之金，脾主天五之土，是以肾传之包络，包络传之肝，肝传之肺，肺传之脾，脾复传于少阴。少阴之上，君火主之。君火出于先天之水中，后天之太阳也。故复从手少阴心，而传于足少阴肾。肾主先天之水，肺主后天之气，督脉环绕于前后上下，应天运之包乎地外。血脉之生始出入，咸从天气以流行，故人之所以合于天道也。●尚御公曰：营气宗气行于脉中者，应呼吸漏下，昼夜而为五十营也。营卫相将，偕行于皮肤肌腠之间者，日行阳二十五度，夜行阴二十五度，外内出入者也。本篇之营气，营于脉中，始于手太阴肺，终于足厥阴肝，昼夜只环转一周，是谓天地之纪，盖天道运行于地之外，昼夜只环转一周，而过一度者也。再按：《平脉》篇曰：营卫不能相将，三焦无所仰。夫荣行脉中，卫行脉外，乃各走其道，外内逆顺而行者也。相将而行者，乃脉外之营，与卫气偕行于肌腠之间。故曰：三焦无所仰。盖腠者，肌肉之文理，乃三焦通会之处，三焦之气，仰藉营卫而游行也。●汪昂曰：顺行逆行，皆合常数。●黄元御曰：从肝上注肺，上循喉咙，入颃颡之窍，究于畜门。（究，竟也。畜门，喉上通鼻之门也。）其支别者，上额，循巅，下项中，循脊骨，入尾骶，是督脉也。由尾骶入，前行，络阴器，上过毛中，入脐中，上循腹里，入于缺盆，是任脉也。自缺盆下注肺中，复出于手太阴。此营气之所行也，是经脉道顺之常也。●陈念祖曰：逆顺者，为经脉内外之血气交相逆顺而行也。◉丹波元简曰：志云：逆顺者，谓经脉内外之血气，交相逆顺而行也。马云：或逆数，或顺数，皆合常脉，其运行之次，无相失也。张云：前《经脉》篇未及任督，而此始全备，是十四经营气之序，楼氏全录此篇，末引东垣云，十二经一脉也，略为十二分而已。◉章楠曰：此言纳谷为宝者，明营气由谷气而生，流行于上下表里者也。营气出中焦，手太阴肺脉亦起于中焦，故营气流行，始于手太阴，终于足厥阴，从肝复归于肺，常营无已，终而复始，昼夜五十周行于身，而无阴阳之分，其与卫气之行于脉外，昼行于阳、夜行于阴者不同。更可见前篇之论上焦宗气，云行阳二十五度、行阴二十五度者，是言宗气合营卫之气而行也。盖谷气之清浊，由中焦而分，以行于营卫。宗气者，先天元阳之气，与谷气相合也。谷气出于胃，元阳之气出命蒂，其发源不同，而流行合一，此经之所以详细辨别也。营行脉中，故营气流行，与十二经脉相同，但十二经惟论经络贯注，其营卫之气血流行，则外而经络，内而脏腑，无不周遍。故此营气与十二经脉，各分篇而论，乃圣人精微之旨也。◉周学海曰：先提大意作冒，后详叙其事，亦行文常格，笔意洁净可喜。

脉度第十七

◉马莳曰：此言脉有度数，故名篇。◉丹波元简曰：诸本无"篇"字。

17.1 黄帝曰：愿闻脉度①。岐伯答曰：手之六阳②，从手至头，长五尺③，五六三丈④。手之六阴，从手至胸中，三尺五寸，三六一丈八尺，五六三尺⑤，合二丈一尺⑥。足之六阳，从足上至头⑦，八尺，六八四丈八尺⑧。足之六阴，从足至胸中，六尺五寸，六六三丈六尺，五六三尺⑨，合三丈九尺⑩。跻脉从足至目，七尺五寸，二七一丈四尺，二五一尺⑪，合一丈五尺⑫。督脉任脉各四尺五寸，二四八尺，二五一尺⑬，合九尺。凡都合一十六丈二尺⑭，此气之大经隧也⑮。经脉为里⑯，支而横者为络⑰，络之别者为孙⑱，盛而血者疾诛之⑲，盛者泻之，虚者饮药以补之⑳。

①杨上善曰：先言骨度及肠胃度大小长短于前，次当依□以论诸脉长短，故须问之也。【编者按：萧延平注曰："依"下原缺一字，谨拟作"次"。】

②丹波元简曰：张云：手有三阳，以左右言之，则为六阳。凡后六阴，及足之六阴六阳皆仿此。

③杨上善曰：手阳明，大肠脉也。手太阳，小肠脉。手少阳，三焦脉也。三脉分在两手，故有六脉，余仿此。各依营行次第，手之三阴，足之三阳，皆从内起，向于手足；手之三阳，足之三阴，皆从外起，向于头□。此数手足之脉长短，故皆从手足向内数之，与手□□□脉十二经流注入身数亦同也。【编者按：萧延平注曰："向于头"下原缺一字，左方剩月旁，依经文"足之三阴从足走腹"，拟作"腹"，袁刻作"项"，恐未安。"与手"下原缺三字，谨拟作"足外起"三字。】

④杨上善曰：计手六阳从指端至目，循骨度直行，得有五尺，不取循绕并下入缺盆属肠胃者，循骨度为数，去其覆回行者及与支别，故有三丈也。●张介宾曰：手有三阳，以左右言之，则为六阳。凡后六阴及足之六阴六阳皆仿此。手太阳起小指少泽，至头之听宫。手阳明起次指商阳，至头之迎香。手少阳起四指关冲，至头之丝竹空。六经各长五尺，五六共长三丈。●丹波元简曰："六"下《甲乙》有"合"字，下文"五六三丈"、"六八四丈八"、"六六三丈六尺"并同。简案：《管子》云：伏戏作九九之数，以合天道。

⑤杨上善曰：手太阴，肺脉也。手少阴，心脉也。手心主，心包络脉也。手之三阴，皆亦直循骨度，从手至胸三尺五寸，不取下入属脏络腑之者，少阴从心系上系目系及支别者亦不取。

⑥张介宾曰：手太阴起大指少商，至胸中中府。手少阴起小指少冲，至胸中极泉。手厥阴起中指中冲，至胸中天池。各长三尺五寸，六阴经共长二丈一尺。按：手足十二经脉，手之三阴从脏走手，手之三阳从手走头，足之三阳从头走足，足之三阴从足走腹，此其起止之度。今云手之六阴，从手至胸中，盖但计其丈尺之数，俱以四末为始而言，非谓其行度如此也。后仿此。

⑦丹波元简曰：《甲乙》作"从头至足"。张云：按手足十二经脉，手之三阴从脏走手，手之三阳从手走头，足之三阳从头走足，足之三阴从足走腹，此其起止之度。今云手之六阴，从手至胸中，盖但计其丈尺之数，俱以四末为始而言，非谓其行度如此也。后仿此。

⑧杨上善曰：足阳明，胃脉也。足太阳，膀胱脉也。足少阳，胆脉也。计人骨度，从地至顶七尺五寸，所谓八尺者何？以其足六阳脉，从足指端当至踝五寸，故有八尺也，亦不取腑脏及支别矣。●张介宾曰：足太阳起小趾至阴，至头之睛明。足阳明起次趾厉兑，至头之头维。足少阳起四趾窍阴，至头之瞳子髎。各长八尺，六八共长四丈八尺。

⑨杨上善曰：□□□□□足少阴，肾脉也。足厥阴，肝脉也。足六阴脉，从足至胸中六尺五寸。太阴、少阴俱至舌下，厥阴至顶，及入脏腑与支别亦不数之也。【编者按：萧延平注曰："足少阴"上原缺六字，拟作"足太阴脾脉也"六字。袁刻将"太阴脾脉"补在"六阴"二字之上，"阴"下复脱"脉"字，与原钞不合。】

⑩张介宾曰：足太阴起大趾隐白，至胸中大包。足少阴起足心涌泉，至胸中俞府。足厥阴起大趾大敦，至胸中期门。各长六尺五寸，六阴经共长三丈九尺。●周学海曰：手足各以六阴六阳纪数，是各经左右两脉气行有先后矣。而蹻脉阴阳，只叙其一。此事乃本经中一大疑团也。

⑪杨上善曰：乔，阴阳二乔也，起处终处长短是同七尺五寸也。按中人长七尺五寸，二乔脉皆起跟中，上至于目内眦七尺五寸，若为合数？然二乔至目内眦，与足太阳合，上行络左右额角，故得合数，检足少阳筋即知也。

⑬杨上善曰：督脉起于少腹以下，上行至头，任脉唯至两目之下，督脉上行至目，复上颠，别下项，至下极骶行所，其长与任脉不同，若为皆有四尺五寸？然任脉取其起胞中，外循腹上行而络唇口者，督脉取其起于下极之故，侠于脊，脊上至风府者，以充四尺五寸之数，余不入数。（编者按：萧延平注曰："然任脉"下原缺五字，谨拟作"取其起胞中"五字。）（编者注："然任脉"下之注文，仁和寺本不缺，为"取起其胞中"，与萧

氏所补略有差异，据文义，宜依萧氏所补。）另，"起于下极之故"，"故"字疑误。查仁和寺本，此字虫蚀下半部，所余似"输"字上半部。考《太素》卷十《督脉》杨注"起下极之输，并脊上行，至于风府"，可知此"故"字当改作"输"字。）●张介宾曰：跷脉者，足少阴太阳之别，从足至目内眦，各长七尺五寸，左右共长一丈五尺。玄台马氏曰：按跷脉有阴跷阳跷，阳跷自足申脉行于目，阴跷自足照海行于目。然阳跷左右相同，阴跷亦左右相同，则跷脉宜乎有四。今曰二七一丈四尺，二五一尺，则止于二脉者何也？观本篇末云：跷脉有阴阳，何脉当其数？岐伯答曰：男子数其阳，女子数其阴。则知男子之所数者左右阳跷，女子之所数者左右阴跷也。详见后二十八。●丹波元简曰：马云：跷脉有阳跷、阴跷，阳跷自足申脉行于目，阴跷自足照海行于目，然阳跷左右相同，阴跷亦左右相同，则跷脉宜乎有四，今曰二七一丈四尺，二五一尺，则止于二脉者，何也？观本篇末云：跷脉有阴阳，何脉当其数？岐伯答曰：男子数其阳，女子数其阴。则知男子之所数者，左右阳跷，女子之所数者，左右阴跷也。

⑭丹波元简曰：潘氏《医灯续焰》云：据越人《二十三难》云，脉数总长十六丈二尺，任督二跷在内，其始从中焦注于手太阴，终于足厥阴，厥阴复还注手太阴。所谓如环无端者，不知二跷任督，从何处接入，岂附行于足少阴太阳耶，附则不能在循环注接之内，当俟知者。

⑮马莳曰：此言脉有度数也。夫手止有三阳，而今曰六阳者，以左右手各有三阳，故谓之六阳。（下文称手之六阴，及足之六阳、六阴，皆仿此。虽经指为三阴三阳者，以一手言也。）从手至头者，太阳自小指少泽至头之听宫，阳明自手次指商阳至头迎香，少阳自手四指关冲至头和髎也，各长五尺，则五六共有三丈也。手之六阴，太阴自手大指少商至胸中中府，少阴自手小指少冲至胸中极泉，厥阴自手中指中冲至胸中天池，各长三尺五寸，三六计一丈八尺，五六得三丈，共有二丈一尺也。足之六阳，太阳自足小指至阴至头睛明，阳明自足次指厉兑至头头维，少阳自足四指窍阴至头瞳子髎，各长八尺，六八计四丈八尺也。足之六阴，太阴自足大指隐白至胸中大包，少阴自足心涌泉至胸中俞府，厥阴自足大指大敦至胸中期门，各长六尺五寸，六六计三丈六尺，五六得三尺，共有二丈九尺也。跷脉从足至目，长七尺五寸，二七计一丈四尺，二五得一尺，共有一丈五尺也。（按跷脉有阳跷、阴跷，阳跷自足申脉行于目，阴跷自足照海行于目，然阳跷左右相同，阴跷亦左右相同，则跷脉宜乎有四，今曰二七一丈四尺，二五一尺，则止于二脉者，何也？观本篇末云：跷脉有阴阳，何脉当其数？岐伯答曰：男子数其阳，女子数其阴。则知男子之所数者，左右阳跷，女子之所数者，左右阴跷也。）督脉在后，任脉在前，各长四尺五寸，二四得八尺，二五得一尺，共有九尺也。由上十二经及跷脉、督、任，大都共有一十六丈二尺。此乃脉气之大经隧也。●张介宾曰：督脉行于背，任脉行于腹，各长四尺五寸，共长九尺。右连前共二十八脉，通长一十六丈二尺，此周身经隧之总数也。愚按：人身经脉之行，始于水下一刻，昼夜五十周于身，总计每日气候凡百刻，则二刻当行一周。故《卫气行》篇曰：日行一舍，人气行一周与十分身之八。《五十营》篇曰：二百七十息，气行十六丈二尺……一周于身。此经脉之常度也。而后世子午流注针灸等书，因水下一刻之纪，遂以寅时定为肺经，以十二时挨配十二经，而为之歌曰：肺寅大卯胃辰宫，脾巳心午小未中，膀申肾酉心包戌，亥三子胆丑肝通。继后张世贤、熊宗立复为分时注释，遂致历代相传，用为模范。殊不知纪漏者以寅初一刻为始，而经脉运行之度起于肺经，亦以寅

初一刻为纪，故首言水下一刻，而一刻之中，气脉凡半周于身矣，焉得有大肠属卯时、胃属辰时等次也？且如手三阴脉长三尺五寸，足三阳脉长八尺，手少阴、厥阴左右俱止十八穴，足太阳左右凡一百二十六穴，此其长短多寡，大相悬绝，安得以十二经均配十二时？其失经旨也远矣，观者须知辨察。●张志聪曰：《五十营》章论气之流行，此章论脉之度数。故曰：此气之大经隧。谓营气宗气，所容行之大隧，故维脉不与焉。手足六阳六阴者，经脉分循于两手两足、三阴三阳，分而为六也。跷脉亦分循左右而上，故合一丈五尺。夫背为阳，腹为阴。督脉主阳，起于目内眦，上额交巅，入络脑，还出别下项，侠脊抵腰中，下循脊络肾；任脉主阴，起于中极之下，以上毛际，循腹里，上关元，至咽喉，上颐循面入目。任脉从会阴之分，而上行至目；督脉从目绕头，而下至脊之十四椎。故各长四尺五寸。盖气行于任督二脉，阴阳通贯而行也。●尚御公曰：督脉围绕于周身之前后上下，只言四尺五寸，与任脉相等者，二十八脉皆分阴阳而行。故跷脉之阴阳，男子数其阳，女子数其阴。

⑯汪昂曰：如手太阴肺经，自中府至少商，乃直行于经隧之里者也。

⑰汪昂曰：如肺经之列缺穴，横行于手阳明大肠经者，为络脉也。

⑱汪昂曰：络之歧者，犹子又生孙也。●陈念祖曰：络脉，孙脉也。夫经脉内荣于脏府，外络于形身，浮而见于皮部，皆络脉也。

⑲丹波元简曰：《甲乙》"孙"下有"络孙络之"四字，"而"下有"有"字。张云：凡人遍体细脉，即皆肤腠之孙络也。络脉有血而盛者，不去之则壅而为患，故当疾诛之。诛，除也。

⑳杨上善曰：人之血脉，上下纵者为经，支而横者为纬。□□□足左右各有十二，合二十四脉、阴跷、阳跷、任脉、督脉合二十八脉，在肤肉之里，皆上下行，名曰经脉。十五络脉及□络见于皮表，横络如纬，名曰络脉。皆是血气所贯注，故称为隧也。凡大小络虚，皆须饮药补之，不可去血，去血虚虚，不可不禁也。（编者按：萧延平注曰："为纬"下原缺二字，拟作"凡手"二字，袁刻空六格不合。（编者注：查仁和寺本，"为纬"下当缺三字。）"及"下原缺一字，拟作"别"，袁刻空四格，不合。）●马莳曰：（《内经》曰经、曰络、曰孙络，三义本此。）此承上文而言经、络、孙络之义，及有用针、用药之法也。经脉为里者，如手太阴肺经，自中府至少商，乃直行之经在于里，里者，即上文之所谓经隧也。其支而横者，即如肺经有列缺人，横行手阳明大肠经者为络也。其络之别者为孙，犹有子而又生孙，较之正络为尤盛也。但曰络曰孙而血脉盛者，急贲之，急贲云者，正以邪气盛者当泻之也，若正气虚者则止饮药以补之耳。●张介宾曰：经脉直行深伏，故为里而难见。络脉支横而浅，故在表而易见。络之别者为孙，孙者言其小也，愈小愈多矣。凡人遍体细脉，即皆肤腠之孙络也。络脉有血而盛者，不去之则壅而为患，故当疾诛之。诛，除也。然必盛者而后可泻，虚则不宜用针。故《邪气脏腑病形》篇曰"阴阳形气俱不足，勿取以针而调以甘药"，即虚者饮药以补之之谓。●张志聪曰：此承上文而言脉度之十六丈二尺，只以经脉为数。支而横者，络脉孙络也。夫经脉内营于脏腑，外络于形身，浮而见于皮部者皆络脉也。盛而血者，邪盛于外，血留于络脉，故当疾诛之；盛者，邪客于外，故当泻之；虚者，本虚于内，故当饮药以补之。盖言血气本于脏腑之所生也。●《集注》眉批：此申明《脉度》与《荣气》篇之行于络者不同也。又：留而不去则入于经脉，不能循行流转矣。又：上以在背，循于阳分者为数。）●黄元御曰：隧，

道也。●丹波元简曰：张云：《邪气脏腑病形》篇曰：阴阳形气俱不足，勿取以针，而调以甘药。即虚者饮药以补之之谓。●章楠曰：此明经脉流行长短之度，经直络横，经深络浅，络之支别为孙络，则更细小，犹木之枝，分而又分，以至细微也。然其横直、粗细、浮沉、浅深虽异，而气血之流行贯注，无不周遍，苟有窒滞，即为病矣。●周学海曰：以上为第一节，论脉度而以治法束之，是实发题面之文。

17.2 五藏常内阅于上七窍也①，故肺气通于鼻，肺和则鼻能知臭香矣②；心气通于舌③，心和则舌能知五味矣④；肝气通于目，肝和则目能辨五色矣⑤；脾气通于口，脾和则口能知五谷矣⑥；肾气通于耳，肾和则耳能闻五音矣⑦。五藏不和⑧则七窍不通⑨，六府不合则留为痈⑩。故邪在府则阳脉不和，阳脉不和则气留之⑪，气留之则阳气盛矣⑫。阳气太盛则阴不利⑬，阴脉不利则血留之，血留之则阴气盛矣⑭。阴气太盛，则阳气不能荣也⑮，故曰关⑯。阳气太盛，则阴气弗能荣也，故曰格⑰。阴阳俱盛，不得相荣，故曰关格⑱。关格者，不得尽期而死也⑲。

①杨上善曰：阅，余说反，简也。其和气上于七窍，能知臭味色谷音等五物，各有五别也。●张介宾曰：阅，历也。五脏位次于内而气达于外，故阅于上之七窍如下文者。人身共有九窍，在上者七，耳目口鼻也；在下者二，前阴后阴也。●薛雪曰：阅，历也。五脏位次于内，而气达于外，故阅于上之七窍。人身共有九窍，上者七，下者二是也。●丹波元简曰：简案，马训阅为通，本于谢坚白《三十七难》注。张云：阅，历也。五脏位次于内，而气达于外，故云云。《汉·文帝纪》注：阅，犹更历也。又车千秋传注：阅，经历也。●顾观光曰："阅"字似费解。然十一卷《师传》篇云：五藏之气阅于面者，余已知之矣。十二卷《五阅五使》篇云：五官者，五藏之阅也。则"阅"字不误，不得引《难经》以绳之。

②杨上善曰：肺脉手太阴正别及络皆不至于鼻，而别之入于手阳明脉中，上侠鼻孔，故得肺气通于鼻也。又气有不循经者，积于胸中，上肺循喉咙而成呼吸，故通于鼻也。鼻为肺窍，故肺气和者，则鼻得和气，故鼻知臭香。《素问》言有五臭，经无五香。香，脾之臭也。

③汪昂曰：舌为心苗。

④杨上善曰：舌虽非窍，手少阴别脉循经入心中，上系舌本，故得心气通舌也。《素问》赤色入通于心，开窍于耳者，肾者水也，心者火也，水火相济，心气通耳，故以窍言之，即心以耳为窍。又手太阳心之表，脉入于耳中，故心开窍在于耳也。

⑤杨上善曰：肝脉足厥阴上颃颡也，连目系，故得通于目系。

⑥杨上善曰：脾足太阴脉上膈侠咽，连舌本，散舌下，故得气通口也。谷有五味，舌已知之，五谷之别，口知之也，故食麦之者，不言菽也。【编者按：萧延平注曰："麦之"，"之"字疑衍。】●汪昂曰：口舌虽分，共为一窍。

⑦杨上善曰：手足少阳、手足太阳及足阳明络皆入耳中。手少阳、足少阳、手太阳，此三正经入于耳中。足太阳脉在耳上角，又入脑中，即亦络入于耳。足阳明耳前上行，亦可络入耳中。手阳明络别入耳中。计正经及络手足六阳皆入耳中。《经》说"五络入耳

中"，疑足太阳络不至于耳也。●张介宾曰：《阴阳应象大论》曰：肺在窍为鼻，心在窍为舌，肝在窍为目，脾在窍为口，肾在窍为耳。故其气各有所通，亦各有所用，然必五脏气和而后各称其职，否则脏有所病则窍有所应矣。●薛雪曰：其气各有所通，亦各有所用，然必五脏气和，而后各称其职，否则脏有所病，则窍有所应矣。

⑧丹波元简曰：马云：二句结上起下之辞。

⑨汪昂曰：一脏各司一窍。

⑩杨上善曰：五脏主藏精神，其脉手足六阴，络于六腑，属于五脏。六腑主贮水谷，其脉手足六阳，络于五脏，属于六腑。七窍者，精神户牖也。故六阴受邪入脏，则五脏不和，五脏不和，则七窍不通利也。六阳受邪入腑，则六腑不和，六腑不和，则阳气留处处为痈疽。【编者按：萧延平注曰："处处"，下"处"字疑衍。】●张介宾曰：五脏属阴主里，故其不和，则七窍为之不利。六腑属阳主表，故其不利，则肌腠留为痈疡。●薛雪曰：五脏属阴主里，故其不和则七窍为之不利；六腑属阳主表，故其不利则肌腠留为痈疡矣。

⑪汪昂曰：腑阳脏阴，气阳血阴，留滞也。

⑫杨上善曰：故外邪循脉入腑，则腑内不调，流入阳脉，阳脉涩而不利，阳气留停，不和于阴，故阳独盛也。

⑬丹波元简曰：《三十七难》及《甲乙》作"邪在脏，则阴脉不和，下不利亦作不和"，并是。

⑭周学海曰：此热盛灼津而血涩者也。

⑮丹波元简曰：张云：《本经》荣，营通用。不能荣，谓阴阳乖乱，不能营行。彼此格拒不相通也。

⑯杨上善曰：阴气和阳，故阴气和利也。阳气盛不和于阴，则阴气涩也。阴气涩而停留，则阴气独而盛也。阴脉别走和阳，故阳得通也。阴既独盛不和于阳，则阳气不能营阴，故阴脉关闭也。●汪昂曰：马注：关，六阳不得入内。●丹波元简曰：《三十七难》"关"作"格"。简案：《六节藏象》亦以阴盛为关。

⑰汪昂曰：马注：格，六阴不得出外。●丹波元简曰：《三十七难》"格"作"关"。简案：《六节藏象》亦以阳盛为格，《终始》、《禁服》并同。马云：《难经·三十七难》误以六阴脉盛为格，六阳脉盛为关，致后世不曰脉体，而指曰鬲证，尤误之误也。汪云：按关格二字，字面虽殊，而意义则一，《难经》虽颠倒，疑无伤也。如《素问·脉要精微论》：阴阳不相应，病名曰关格。是明以关格属之病矣。又仲景《平脉篇》：下微本大者，则为关格不通，不得尿。又曰：趺阳脉伏而涩，伏则吐逆，水谷不化，涩则食不得入，名曰关格。是仲景亦以关格为病证，而二字之义，《内经》与仲景均未尝细分也。又《难经》"第三难"曰：关之前者，阳之动也，遂上鱼为溢，为外关内格，此阴乘之脉也；关以后者，阴之动也，遂入尺为覆，为内关外格，此阳乘之脉也。是亦以溢覆言脉，而以关格言病也。今马氏既訾《难经》，复以仲景、东垣、丹溪为非是，而指关格为脉体，不亦并背《内经》乎？又曰：关为阳不得入，格为阴不得出，是两脉共为一病矣，于义亦难分也。

⑱杨上善曰：阳气独盛，不和于阴，则阴脉不能营阳，以阳拒格，故名格。

⑲杨上善曰：阴阳脉有关格，即以其时与之短期，不可极乎天寿者也。●马莳曰：此

言五脏上通于七窍，遂即脏腑不和者，以决其脉之至于关格而死也。七窍者，阳窍也。阳窍在于面部。（目二，鼻二，耳二，口舌一。若阴窍二，则前阴后阴，乃在下部者也。总名曰九窍。）五脏虽在内，而上通于七窍，故鼻为肺之窍，必肺和而后鼻能知香臭也；舌为心之窍，必心和而后舌能知五味也；目为肝之窍，必肝和而后目能辨五色也；口为脾之窍，必脾和而后口能知五谷也。（口知五谷，即舌知五味，故分之虽有二，而此共为一窍。）肾气通于耳，必肾和而后能闻五音也。若五脏不和，则五脏主内，不能通此七窍矣。彼六腑不和，则六腑主表，当留结为痈。故邪在六腑，则阳经之脉不和，而气留于表者，阳气太盛，阳气太盛则阴经不能相和，而阴脉不利，阴脉不利，则血在于内者，亦已留滞，而阴气太盛。夫此阴经之气太盛，则足手六阴俱病，而气口之脉一盛、二盛、三盛、四盛，其病正在厥阴、少阴、太阴也，致使六阳经之脉气不能运而入于内矣，其名曰关。关者，关六阳在外，而使之不得入于内也。阳经之气太盛，则足手六阳经俱病，而人迎之脉一盛、二盛、三盛、四盛，其病正在少阳、太阳、阳明也，致使六阴经之脉气不能运而出外矣，其名曰格。格者，拒六阴在内，而使之不得出于外也。阴脉阳脉俱盛，不得相营，其名曰关格。关格者，不得尽其寿期而死。（《难经·三十七难》误以六阴脉盛为格，六阳脉盛为关，致后世不曰脉体，而指曰膈证，尤误之误也。）●张介宾曰：阴阳之气，贵乎和平，邪气居之，不在于阴，必在于阳。故邪气在腑，则气留之而阳胜，阳胜则阴病矣；阴病则血留之而阴胜，阴胜则阳病矣。故阴气太盛，则阳气不荣而为关。阳气太盛，则阴气不荣而为格。阴阳俱盛，不得相荣，则阴自阴，阳自阳，不相浃洽而为关格，故不得尽天年之期而死矣。本经荣营通用，不能荣，谓阴阳乖乱不能营行。彼此格拒不相通也。人迎盛者为格阳，寸口盛者为关阴，义详《脉色类二十二》。●张志聪曰：夫手足之六阳，内通于六腑，六阴内通于六脏，十二经脉之血气由脏腑之所生，故虚者饮药以补之，是脏腑之气营于脉内者也。此复论脏腑之气，通于脉外之皮肤七窍，以应天地之纪。阅，历也。五脏常内阅于七窍，是以五脏不和，则七窍不通矣。在内者六腑为阳，在外者皮肤为阳。本经曰：阳气有余，营气不行，乃发为痈。是以六腑不和，则血气留滞于皮腠而为痈。此病从内而外也，故邪在腑者，谓邪在于表阳。则阳脉不和，谓左之人迎不和也。阳脉不和，则气留之，气留之，则阳气盛矣，阳气太盛，则阴脉不利，谓右之气口不利也。阴脉不利，则血留之，血留之，则阴气盛矣，阴气太盛，则阳气不能营也，故曰关，谓关阴于内，阳气不得以和之。阳气太盛，则阴气弗能营也，故曰格，谓格阳于外，阴气不得以和之。如是则阴阳俱盛，不得相营，故曰关格。关格者，不得尽期而死也，此病因于外也。夫五脏六腑，应天地之五运六气，有升降出入之神机。上节论出入于脉中，此论运行于脉外。●张玉师曰：不得尽期者，不得尽天地之寿，此注当合《五十营》注参看。●汪昂曰：马注曰：《难经·三十七难》误以六阴脉盛为格，六阳脉盛为关，致后世不曰脉体，而指为膈证，误之误也。昂按：关格二字，字面虽殊，而意义则一，《难经》虽颠倒，疑无伤也。如《素问·脉要精微论》"阴阳不相应，病名曰关格"，是明以关格属之病矣。又仲景《平脉篇》"下微本大者，则为关格不通，不得尿"，又曰：趺阳脉伏而涩，伏则吐逆，水谷不化，涩则食不得入，名曰关格。是仲景亦以关格为病证。而二字之义，《内经》与仲景均未尝细分也。又《难经》第三难曰：关之前者，阳之动也，遂上鱼为溢，为外关内格，此阴乘之脉也；关以后者，阴之动也，遂入尺为覆，为内关外格，此阳乘之脉也。是亦以溢覆言脉，而以关格言病也。今马氏既訾《难经》，复以仲景、东垣、丹溪为非是，而指关格为脉体，不亦并背《内经》乎？又曰：关为阳不得入，格为阴不得出，是两脉共为一病矣，于义亦难分也。●薛雪曰：阴阳之气，贵乎和平。邪气居之，不在于阴，必在于阳。故邪气在腑则气留之而阳胜，阳胜则阴病矣；阴病则血留之而阴胜，阴胜则阳病矣。故阴气太盛则阳气不荣而为"关"，阳气太盛则阴气不荣而为"格"，阴阳俱胜不得相荣，故阴自阴，阳自阳，不相浃洽而为"关格"，故不得尽天年而死矣。人迎盛者为格阳，寸口盛者为关阴。●黄元御曰：此与终始、禁服关格义同。●陈念祖曰：手足之六阳内通于六府，六府内通于六脏，十二经脉之血气有脏府之所生，故虚者饮药以补之，是脏府之气荣于脉内者也。此论脏府之气通于脉外之皮肤、七窍，以应天地之纪。阅，历也。●章楠：五脏之气上通七窍，而知其和否在心也。腑阳脏阴之气周流，外贯十二经络。外邪由经络而入腑脏，内伤自脏腑以及经络。外邪为实，内伤为虚。虚中之实，食积伤也；实中之虚，邪强正弱也；虚中之虚，情欲伤也；实中之实，邪正俱盛也。是故脏腑受病，则阴阳气血不和，诸窍窒塞，经脉稽留。阳脉不和，则气结成痈；阴脉不和，则血留而瘀。甚则阴阳各不相营，即成孤阳独阴，阳不营于阴，名曰关；阴不营于阳，名曰格。关则不得小便；格则吐逆，食不能下。夫人迎之脉，主六腑之阳；寸口之脉，主五脏之阴。故脉论言人迎脉至四盛以上为格，寸口脉至四盛以上为关。此以阴阳各不相营而成关格，而曰阳太盛、阴太盛，则其人迎、寸口之脉，亦必倍盛，而成孤阳独阴，故不得尽天年之期而死也。《难经》单以寸口之脉覆溢为关格，名真脏脉，其人不病而死，是阳偏亢脉上溢也，阴偏亢脉下覆也。偏亢则偏绝，是分关与格为两证，与《内经》以阴阳俱盛，各不相营为关格一证者，义有不同，而实发《内经》未发之理也。由是可知一病而有三证之异也。●周学海曰：以上为第五节，是接发内溉脏腑、外濡腠理之常变也。

17.3　黄帝曰：跷脉安起安止？何气荣水①？岐伯答曰：跷脉者②，少阴之别③，起于然骨之后④，上内踝之上⑤，直上循阴股入阴，上循胸里入缺盆，上出人迎之前⑥，入頄⑦属目内眦⑧，合于太阳、阳跷而上行⑨，气并相还⑩则为濡⑪目⑫，气不荣则目不合。

①杨上善曰：乔亦作跷，禁娇反，皆疾健貌。人行健疾，此脉所能，故因名也。乔，高也。此脉从足而出，以上于头，故曰乔脉。问其终始之处，及问此脉何脏之气也。【编者按：杨上善作"何气营此"。】●张介宾曰：跷脉有二，曰阴跷，曰阳跷，皆奇经也。何气荣水，言跷脉为何经之气，乃亦如经水之营行也。跷有五音，跷、皎、乔、脚，又极虐切。●丹波元简曰：《甲乙》"水"作"也"。马云：人身气血，如水之流，帝遂以跷脉起止，何气营水为问。简案：荣水不成义，今从《甲乙》。

②汪昂曰：奇经八脉，有阳跷阴跷。

③汪昂曰：阴跷为足少阴肾之别脉。●丹波元简曰：楼氏云：跷脉始终独言阴跷，而不及阳跷者，有脱简。张云：《缪刺论》曰：邪客于足阳跷之脉，刺外踝之下半寸所。盖阳跷为太阳之别，故《二十八难》曰：阳跷脉者起于跟中，循外踝上行入风池，阴跷者亦起于跟中，循内踝上行至咽喉，交贯冲脉。故阴跷为足少阴之别，起于照海，阳跷为足太阳之别，起于申脉，庶得其详也。

④张介宾曰：少阴之别，足少阴肾经之别络也。然骨之后，照海也，足少阴穴，即阴跷之所生。按：本篇止言阴跷之起而未及阳跷，惟《缪刺论》曰：邪客于足阳跷之脉，刺外踝之下半寸所。盖阳跷为太阳之别，故《二十八难》曰：阳跷脉者，起于跟中，循外踝上行，入风池。阴跷者，亦起于跟中，循内踝上行，至咽喉，交贯冲脉。故阴跷为足少阴之别，起于照海，阳跷为足太阳之别，起于申脉，庶得其详也。●李中梓曰：跷脉有二，曰阴跷、曰阳跷。少阴之别，肾经之别络也。然谷之后，照海也。此但言阴跷，未及阳跷，惟《缪刺论》曰：邪客于足阳跷之脉，刺外踝之下半寸所。盖阳跷为太阳之别，故《难经》曰：阳跷脉起于跟中，循外踝上行入风池。阴跷者，亦起于跟中，循内踝上行至咽喉，交贯冲脉。故阴跷为足少阴之别，起于照海；阳跷为足太阳之别，起于申脉，庶得其详也。●汪昂曰：足内踝大骨之下，照海穴。

⑤杨上善曰：《九卷经》云：跷脉从足至目，各长七尺五寸，总二跷当一丈五尺。则知阴阳二跷俱起于跟，皆至目内眦。别少阴于然骨之后，行于跟中，至于照海，上行至目内眦者，名为阴跷；起于跟中，至于申脉，上行至目内眦者，名曰阳跷。故《八十一难》曰：阴阳二跷皆起跟中上行。阴跷至咽，交灌冲脉；阳跷入于风池。皆起跟中上行，是同入目内眦，至咽中与冲脉交，此犹言二脉行处，不言二脉终处，二脉上行，终于目内眦以为极也。然骨之后，即跟中也。《九卷》与《八十一难》虽左右并具，两跷丈尺，义皆同也。□□□□□□是足少阴别脉也，然骨跟中□下少前大起骨也。【编者按：萧延平注曰："是足少阴"上所缺六字，平拟作"然骨之后跟中"六字。又"跟中"下所缺一字，平据《甲乙经》拟作"陷"，袁刻作"之"。】

⑥汪昂曰：胃经穴，颈旁挟喉动脉。

⑦汪昂曰：颧也。

⑧汪昂曰：睛明穴。

⑨杨上善曰：入阴者，阴跷脉入阴器也，此是足少阴之别，名为阴跷，入缺盆上行。阳跷从风池、脑空，至口边会地仓、承泣，与阴跷于目兑眦相交已，别出入鼽，至目内眦。阴跷与太阳、阳跷三脉合而上行之也。●汪昂曰：阳跷脉，始于膀胱经之申脉穴，足外踝下陷中。

⑩汪昂曰：二气相并周旋。

⑪汪昂曰：润泽。

⑫丹波元简曰：张云：阴跷阳跷之气，并行回还，而濡润于目。若跷气不荣，则目不能合。故《寒热病》篇曰：阴跷阳跷，阴阳相交，阳入阴，阴出阳，交于目锐眦，阳气盛则瞋目，阴气盛则瞑目。此所以目之瞑与不瞑，皆跷脉为之主也。

⑬杨上善曰：阴阳二气相并相还，阴盛故目中泪出濡湿也。若二气不相营者，是则不和，阳盛故目不合也。●马莳曰：此言阴跷之起止也。帝问跷脉起止者，阳跷阴跷。而伯止以阴跷答之，未及于阳跷也。人身气血如水之流，帝遂以跷脉起止、何气营水为问。伯言阴跷脉者，乃足少阴肾经之别脉也，起于然骨之下照海穴，出内踝上，又直上之，循阴股以入于阴，上循胸里，入于缺盆，上出人迎之前，入于目下之顺，属于目内眦睛明穴，合于足太阳膀胱经之阳跷而上行，惟此阴阳二跷之气相并而周旋之，则能润泽于目，否则目气不营，而目不能合矣。●张介宾曰：跷脉自内踝直上阴股、入阴、循胸里者，皆并足少阴而上行也。然足少阴之直者，循喉咙而挟舌本。此则入缺盆，上出人迎之前，入颅属

目内眦，以合于足太阳之阳跷，是跷脉有阴阳之异也。阴跷阳跷之气，并行回还而濡润于目。若跷气不荣，则目不能合。故《寒热病》篇曰：阴跷阳跷，阴阳相交，阳入阴，阴出阳，交于目锐眦，阳气盛则瞋目，阴气盛则瞑目。此所以目之瞑与不瞑，皆跷脉为之主也。●李中梓曰：自内踝直上，入阴循胸，皆并足少阴上行也。然足少阴之直者，循喉咙而挟舌本，此则入缺盆，上出人迎之前，入颃属目内眦，以合于足太阳之阳跷。是跷脉有阴阳之异也，阴跷、阳跷之气并行回还而濡润于目，若跷气不荣，则目不能合。●张志聪曰：此节论流溢之精气，从跷脉而布散于脉外，脉外之血气，从跷脉而通贯于脉中，气并相还，内外交通者也。夫肾为水脏，受藏水谷之精。水者，流溢于肾脏之精水也。何气营水者，谓阴跷之脉，乃足少阴之别，直上循阴股，入于肾阴，脉内之营气宗气，营运肾脏之水，上循胸里，交于手少阴之心神而化赤，上注于目内眦，合于太阳阳跷而上行，阴跷阳跷之气相并，经脉外内之气，交相往还，则为濡目；如气不营，则目不合，谓流溢于脉外之气，不营于目也。再按：本经《大惑》篇曰：病有不得卧者，卫气不得入于阴，常留于阳。留于阳则阳气满，阳气满则阳跷盛，不得入于阴，则阴气虚，故不瞑矣。病有不得视者，卫气留于阴，不得行于阳。留于阴则阴气盛，阴气盛则阴跷满，不得入于阳，则阳气虚，故目闭也。此脉外之卫气，复内通于跷脉，外内之血气相并而往还也。●尚御公曰：脉外之阴气虚则目不瞑，气不营则目不合者，脉外之阴气，不营于目也。此节始论跷脉之起止，而复曰气不营则目不合，谓脉内之阴气，流溢于脉外者也。夫脉度者，乃营气宗气行于脉中，以应呼吸漏下。若夫营血之流行，始于手太阴肺，终于足厥阴肝，其支者，只环转督脉一周，而跷脉不与焉。盖跷脉主营运肾脏之精水于脉中而为血者也。举足行高曰跷，盖取其从下行上之义。●《集注》眉批：营血环转督脉一周，营气止行七尺五寸。●黄元御曰：阴跷者，足少阴之别，起于少阴之照海，别少阴而上行，交足太阳之睛明。阳跷者，足太阳之别。起于太阳之申脉，别太阳而上行，亦交于足太阳之睛明。●陈念祖曰：此节论流溢之精气，从阴跷脉而布散于脉外；脉外之血气，从阳跷脉而通贯于脉中，气并相还，内外交通者也。《大惑论》曰：病而不得卧者，卫气不得入于阴，常留于阳。留于阳则阳气满，阳气满则阳跷盛，不得入于阴则阴气虚，故目不瞑矣。病有不得视者，卫气留于阴，不得行于阳，留于阴则阴气盛，阴气盛则阴跷满，不得入于阳则阳气虚，故目闭也。●章楠曰：此言阴跷为足少阴之支别，并少阴上行，出人迎，上颃，而属于目内眦睛明穴，合足太阳、阳跷之脉，是卫气从阴出阳之处。阴阳交并，互相回还，而濡润于目，故遇平旦则目开，日入则目瞑。若其气不营运，则阴阳不相交通，而目应合不能合，其应开不能开，亦可例见矣。此言合于太阳、阳跷而上行，则阳跷为足太阳之支别，而并太阳以行于表者可知也。●周学海曰：以上为第二节，是接叙跷脉之起止，以补首节未尽之义也。

17.4 黄帝曰：气独行五藏①，不荣六府，何也②？岐伯答曰：气之不得无行也③，如水之流，如日月之行不休，故阴脉荣其藏，阳脉荣其府，如环之无端，莫知其纪，终而复始④。其流溢之气，内溉藏府，外濡腠理⑤。

①丹波元简曰：张云：帝以跷脉为少阴之别，因疑其气独行五脏，不荣六腑也，故有此问。

②杨上善曰：帝问阴脏，少阴别者阴跷脉所营，谓阳气不营六腑，故致斯问也。●张

介宾曰：帝以跷脉为少阴之别，因疑其气独行五脏，不荣六腑也，故有此问。

③杨上善曰：阴阳二气，相注如环，故不得毋行也。【编者按：杨上善作"不得毋行也"。】

④杨上善曰：水之东流，回环天地，故行不休也。日月起于星纪，终而复始，故行不止也。三阴之脉，营脏注阳；三阳之脉，营腑注阴。阴阳相注如环，比水之流，日月之行，终而复始，莫知其纪也。【编者按：萧延平注曰："日月起于星纪"，"日月"二字原不全，依经文当是"日月"二字。】

⑤杨上善曰：此谓二乔之气。●马莳曰：此言脏腑之气，流行而不息也。阴脉者，即足手六阴经之脉也，所以运之于五脏也。阳脉者，即足手六阳经之脉也，所以运之于六腑也。阴出之阳，如肺经行于大肠也。阳入之阴，如胃行于脾也。如环无端，流行不已，内溉于脏腑，外濡于腠理，岂曰独行于五脏而不营于六腑者哉！●张介宾曰：如水之流，如日月之行，皆言不得无行也。阴荣其脏，指阴跷也。阳荣其腑，指阳跷也。言无分脏腑，跷脉皆所必至也。流者流于内，溢者溢于外，故曰流溢之气，内溉脏腑，外濡腠理，谓其不独在脏也。按：此跷脉之义，阴出阳则交于足太阳，阳入阴则交于足少阴，阳盛则目张，阴盛则目瞑，似皆随卫气为言者，故阴脉荣其脏，阳脉荣其腑也。●张志聪曰：此承上文复申明经脉外内之气，营于脉中，濡于脉外也。按：卫气之行，日行于阳二十五周，夜行于阴二十五周，周于五脏。其始入于阴，常从足少阴入于肾，肾注于心，心注于肺，肺注于肝，肝注于脾，脾复注于肾为一周。脉外之血气相将，妇随夫转，是只营于五脏，而不营于六腑。上文论脉外之血气，则为濡目，故帝有此问。伯言气之不得无行于六腑也。营于脉中者，如水之流；运于脉外者，如日月之行，随天道之运行无息。故阴脉营其脏，阳脉营其腑，如环之无端，莫知其纪，终而复始。其流溢之气，内溉五脏，外濡腠理。腠理者，皮肤肌肉之文理，五脏募原之肉理也。●张玉师曰：营气之行，肾传于心包络，包络传之肝，肝传之肺，肺传之脾，脾传之心，水火木金土，先天之五行也。卫气之行，肾注于心，心注于肺，肺注于肝，肝注于脾，脾复注于肾，交相胜制，后天之五行也。故曰：此逆顺之常也。盖脉内之气顺行，脉外之气逆行，有顺有逆，斯成天地之纪。●黄元御曰：帝因五脏开窍五官，而疑经脉独荣五脏，不荣六腑。其实阴脉荣其脏，阳脉荣其腑，两不偏也。●丹波元简曰：张云：如水之流，如日月之行，皆言不得无行也，阴荣其脏，指阴跷也，阳荣其腑，指阳跷也，言无分脏腑跷脉，皆所必至也，流者流于内，溢者溢于外，故曰流溢之气，内溉脏腑，外濡腠理，谓其不独在脏也，按此跷脉之义，阴出阳则交于足太阳，阳入阴则交于足少阴，阳盛则目张，阴盛则目瞑，似皆随卫气为言者，故阴脉荣其脏，阳脉荣其腑也。简案：马以阴脉阳脉，为手足三阴三阳之义，然考前后章之旨，张注为得矣。●章楠曰：上言跷脉并少阴而行，故帝疑止行五脏，不营六腑。岐伯谓脏腑经络，出于一本，故气血如水之流，阴阳如日月之行不休，阴脉营其脏，阳脉营其腑，循环无端，而必分其表里浅深部位者，将以察其有病无病，而可调之也。●江有诰曰：气之不得无行也，如水之<u>流</u>，如日月之行不<u>休</u>，（幽部）故阴脉营其藏，阳脉营其<u>府</u>，如环之无端，莫知其<u>纪</u>，终而复<u>始</u>，其流溢之气，内溉五藏，外濡腠<u>理</u>。（之侯借韵）●周学海曰：以上为第四节，因上篇营气内注，只言五脏不及六腑而疑之也。

17.5　黄帝曰：跷脉有阴阳，何脉当其数①？岐伯答曰：男子数其阳，女子数其阴，当数者为经，其不当数者为络也②。

①丹波元简曰：楼氏云："当数"为当脉度一十六丈二尺之数也。张云：跷脉阴阳之数，男女各有所属。男属阳，当数其阳；女属阴，当数其阴。故男子以阳跷为经，阴跷为络；女子以阴跷为经，阳跷为络也。

②杨上善曰：男子以阳乔为经，以阴乔为络；女子以阴乔为经，以阳乔为络也。●马莳曰：（"其数"之"数"，去声，余上声。）此承首节而言男子数其阳跷，女子数其阴跷，故谓之跷脉有二也。然男子以阳跷为经，阴跷为络；女子以阴跷为经，阳跷为络。其有经络之分者如此。●张介宾曰：跷脉阴阳之数，男女各有所属。男属阳，当数其阳；女属阴，当数其阴。故男子以阳跷为经，阴跷为络；女子以阴跷为经，阳跷为络也。●张志聪曰：（"其数"之"数"，去声；余上声。）阴跷之脉，从足上行，应地气之上升，故女子数其阴。阴跷属目内眦，合阳跷而上行，是阳跷受阴跷之气，复从发际而下行至足，应天气之下降，故男子数其阳。●尚御公曰：阴跷乃足少阴之别，阳跷乃足太阳之别。男子之宗营，注于太阳之阳跷；女子之宗营，注于少阴之阴跷。气之所注者，故为大经隧。气不营者，为络脉也。上节论少阴之精水，从阴跷而上并于阳跷；此节论营气宗气之行于跷脉，有男女阴阳之分。二节是当分看。●黄元御曰：跷脉有阴阳，左右四脉，而脉度中止有二跷，此以何脉当其数？盖男子数其阳跷，女子数其阴跷，其当数者经脉，不当数者为络脉也。●章楠曰：此言男子以阳跷为经，阴跷为络，女子以阴跷为经，阳跷为络也。盖跷脉为少阴、太阳两经之支别，非同脏腑正经之脉。以其并少阴而行于阴者，为阴跷；并太阳而行于阳者，为阳跷。故男主阳，以阳跷为经，阴跷为络；女主阴，故以阴跷为经，阳跷为络，不同十二经随脏腑分阴阳，而阴阳皆有络脉也。以其为正经之支别，与络脉相类而又不同，故名曰奇经。奇者，异于常经之谓也。八脉皆称奇经。●周学海曰：以上为第三节，即第二节之尾也。词气圆润静雅，足供揣摩，独怪承接有于理解难通之处，僭拟移置分注篇中，以俟高明指正。

营卫生会第十八

●马莳曰：论营卫所由生会，故名篇。《难经》将篇内"与营俱行"之"营"字下多一"卫"字，故后世不知营在脉中，卫在脉外，又不分前后三焦，及不知清者为营、浊者为卫之义，惜哉！●张志聪曰：此章论营卫之生始会合，因以名篇。●丹波元简曰：诸本无篇字。

18.1　黄帝问于岐伯曰：人焉受气①？阴阳焉会②？何气为营？何气为卫？营安从生？卫于焉会③？老壮④不同气，阴阳异位，愿闻其会⑤。岐伯答曰：人受气于谷，谷入于胃，以传与肺，五藏六府，皆以受气⑥，其清者为营，浊者为卫⑦，营在脉中⑧，卫在脉外⑨，营周不休⑩，五十而复大会⑪。阴阳相贯，如环无端⑫。卫气行于阴二十五度，行于阳二十五度，分为昼夜⑬，故气至阳而起，至阴而止⑭。故曰：日中而阳陇⑮为重阳⑯，夜半而阴陇为重阴⑰。故太阴主内，太阳主外⑱，各行二十五度，分为昼夜⑲。夜半为阴陇，夜半后而为阴衰，平旦阴尽而阳受气矣。日中为阳陇，日西而阳衰，日入阳尽而阴受气矣⑳。夜半而大会㉑，万民皆卧，命曰合阴，平旦阴尽而阳受气，如是无已，与天地同纪㉒。

①杨上善曰：人之生也，禀气而生，未知禀受何气？

②杨上善曰：未知所受阴阳正气如何会？

③杨上善曰：问营卫知名之所由，□□□气生处。●丹波元简曰：《甲乙》"于焉"作"安从"。

④丹波元简曰：张云：五十以上为老，二十以上为壮。（见《营气失常》篇与《曲礼》所言异。）

⑤杨上善曰：问□□□。●张介宾曰：焉，何也。会，合也。五十以上为老。二十以上为壮。此帝问人身之气，受必有由，会必有处，阴阳何所分，营卫何所辨，而欲得其详也。●周学海曰：以上总冒，提清全篇头绪；以下浩然直往，穷原竟委，不必回顾，提笔而自曲折赴节。

⑥杨上善曰：人之受气，受谷气也。肺以□气，故谷之精气传之与肺。□□气传与脏腑，故脏腑皆受气于肺也。【编者按：今人王洪图等增补点校《太素》注曰："肺以"后所缺一字，疑为"主"字。】●张介宾曰：人之生由乎气，气者所受于天，与谷气并而充身者也。故谷食入胃，化而为气，是为谷气，亦曰胃气。此气出自中焦，传化于脾，上归于肺，积于胸中气海之间，乃为宗气。宗气之行，以息往来，通达三焦，而五脏六腑皆以受气。是以胃为水谷血气之海，而人所受气者，亦唯谷而已。故谷不入，半日则气衰，一日则气少矣。●汪昂曰：胃升精于肺，肺散精于脏腑。●薛雪曰：人之生，由乎气。气者所受于天，与谷气并而充身者也。故谷食入胃，化而为气，是为"谷气"，亦曰"胃气"。此气出自中焦，传化于脾，上归于肺，积于胸中气海之间，乃为宗气。宗气之行，以息往来，通达三焦，而五脏六腑皆以受气。是以胃为水谷血气之海，而人所受气者，亦唯谷而已。故谷不入半日则气衰，一日则气少矣。●丹波元简曰：张云：人之生由乎气，气者所受于天，与谷气并而充身者也。故谷食入胃，化而为气，是为谷气，亦曰胃气。此气由自中焦传化于脾，上归于肺，积于胸中气海之间，乃为宗气，宗气之行，以息往来，通达三焦，而五脏六腑，皆以受气。是以胃为水谷血气之海，而人所受气者，又唯谷而已。故谷不入，半日则气衰，一日则气少矣。

⑦杨上善曰：□之□气为营，谷□浊气为□。【编者按：今人王洪图等增补点校《太素》注曰：注原缺四字，考上下文义，此两句当作"谷之清气为营，谷之浊气为卫"。】●张介宾曰：谷气出于胃而气有清浊之分，清者水谷之精气也，浊者水谷之悍气也，诸家以上下焦言清浊者皆非。清者属阴，其性精专，故化生血脉而周行于经隧之中，是为营气。浊者属阳，其性慓疾滑利，故不循经络而直达肌表，充实于皮毛分肉之间，是为卫气。然营气卫气，无非资借于宗气，故宗气盛则营卫和，宗气衰则营卫弱矣。●汪昂曰：《素问》曰：营者，水谷之精气。卫者，水谷之悍气。●薛雪曰：谷气出于胃，而气有清

浊之分。清者，水谷之精气也；浊者，水谷之悍气也。清者属阴，其性精专，故化生血脉而周行于经隧之中，是为"营气"；浊者属阳，其性慓疾滑利，故不循经络而直达肌表，充实于皮毛分肉之间，是为"卫气"。然营气、卫气，无非资藉于宗气，故宗气盛则荣卫和，宗气衰则营卫弱矣。

⑧汪昂曰：阴性精专，随宗气以行于经隧之中。

⑨杨上善曰：清血之气□于□□，□□□以营于身，故曰营气。谷之浊气在于外，亦周身不住卫气，故曰卫气也。【编者按：今人王洪图等增补点校《太素》注曰：注"清血之气□于□□"所缺三字，虫蚀不完，玩其剩形，似当为"行"、"脉中"三字】●张介宾曰：营，营运于中也。卫，护卫于外也。脉者非气非血，其犹气血之橐籥也。营属阴而主里，卫属阳而主表，故营在脉中，卫在脉外。《卫气》篇曰：其浮气之不循经者为卫气，其精气之行于经者为营气。正此之谓。●汪昂曰：阳性慓悍滑利，不入于脉，而自行于皮肤分肉之间。《卫气》篇曰：其浮气之不循经者，为卫气。其精气之行于经者，为营气。●薛雪曰：营，营运于中也；卫，护卫于外也。脉者，非气非血，其犹气血之橐籥也。营属阴而主里，卫属阳而主表，故营在脉中，卫在脉外，其浮气之不循经者为卫气，其精气之行于经者为营气。●丹波元简曰：张云：谷气出于胃，而气有清浊之分，清者水谷之精气也，浊者水谷之悍气也，诸家以上下焦言清浊者皆非。清者属阴，其性精专，故化生血脉，而周行于经随之中，是为营气。浊者属阳，其性慓疾滑利，故不循经络，而直达肌表，充实于皮毛分肉之间，是为卫气。然营气卫气，无非资藉于宗气，故宗气盛则营卫和，宗气衰则营卫弱矣。营，营运于中也。卫，护卫于外也。脉者非气非血，其犹气血之橐籥也。营属阴而主里，卫属阳而主表，故"营在脉中，卫在脉外"。《卫气》篇曰：其浮气之不循经者为卫气，其精气之行于经者为营气。正此之谓。介按：卫在脉外者，谓卫气上输于肺，走于脏腑，外达皮毛，以为护卫营血之作用。故《三十二难》曰：心者血，肺者气，血为营，气为卫，相随上下，谓之营卫，通行经络，营周于外。亦即此意也。

⑩杨上善曰：营气法天，营身不息，故曰不休。

⑪杨上善曰：营气营身五十周已，大会于两手太阴中也。

⑫杨上善曰：营气起于中焦，下络大肠，上膈入（肺），以肺系横出掖下，至于大指次指之端，入手阳明，从手阳明入足阳明，次入足太阴，次入手少阴，次入手太阳，入足太阳，次入足（少阴，次入）手心主，次入手（少阳），次入足少阳，次入足厥阴，还（手太阴，阴）阳（相贯），终而复始，与天地同（纪，故）曰如环无端也。【编者按：此段杨注缺字甚多，难以一一叙述，凡文中以"（）"括之者，均为原仁和寺本或缺或残之字，其中文字为今人王洪图等增补点校《太素》时所拟加，仅供参考。下同。】●张介宾曰：营气之行，周流不休，凡一昼一夜五十周于身而复为大会。其十二经脉之次，则一阴一阳，一表一里，迭行相贯，终而复始，故曰如环无端也。五十周义，见下章及二十六。●薛雪：营气之行，周流不休，凡一昼一夜，五十周于身而复为大会。其十二经脉之次，则一阴一阳，一表一里，迭行相贯，终而复始，故曰"如环无端"也。●陈念祖曰：以荣气之行于脉中，循度环转，以应漏下者也。

⑬杨上善曰：以下言卫气之行也。度，周也。阴者，五脏也。阳者，三阳脉也。卫气昼行三阳之脉二十五周，夜行五脏亦二十五周，故曰分为昼夜也。

⑭杨上善曰：气，卫气也。阳，日阳也。阴，夜阴也。卫气至平旦（自）太阳而（出，行于三）阳，（至）夜阴（时，行）肾等五脏，（阳）气（已）止也。●张介宾曰：卫气之行，夜则行阴分二十五度，昼则行阳分二十五度，凡一昼一夜亦五十周于身。义详后二十五。气至阳而起，至阴而止，谓昼与夜息，即下文万民皆卧之义。●薛雪曰：卫气之行，夜则行阴分二十五度，昼则行阳分二十五度，凡一昼一夜，亦五十周于身。气至阳而起，至阴而止，昼兴夜息之义。

⑮汪昂曰：如陇高起。●丹波元简曰：马云："陇"当作"隆"，《素问·生气通天论》有日中而阳隆，盖古以隆、陇通用。张云：陇，盛也。方以智《通雅》云：阳陇阴陇，子午之桥起关也，犹言拥起为陇，而过此渐平迤也。《庄子》曰：于是桥起。简案：《素·离合真邪论》：经之动脉，其至也亦时陇起。义正同。

⑯杨上善曰：陇，大也，日中阳极，故为大也。日为阳也，极至日中，故曰重阳也。

⑰杨上善曰：夜为阴极，至夜半，故曰重阴也。●张介宾曰：此分昼夜之阴阳，以明营卫之行也。陇，盛也，《生气通天论》作"隆"。昼为阳，日中为阳中之阳，故曰重阳。夜为阴，夜半为阴中之阴，故曰重阴。陇音笼。●薛雪曰：此分昼夜之阴阳，以明营卫之行也。陇，盛也。昼为阳，日中为阳中之阳，故曰"重阳"；夜为阴，夜半为阴中之阴，故曰"重阴"。陇，音笼。

⑱丹波元简曰：张云：太阴，手太阴也。太阳，足太阳也。内言营气，外言卫气。营气始于手太阴，而复会于太阴，故太阴主内。卫气始于足太阳，而复会于太阳，故太阳主外。营气周流十二经，昼夜各二十五度。卫气昼则行阳，夜则行阴，亦各二十五度。营卫各为五十度，以分昼夜也。

⑲杨上善曰：内，五脏也。外，三阳也。卫气夜行五脏二十五周，昼行三阳二十五周，阴阳会昼夜也。●张介宾曰：太阴，手太阴也。太阳，足太阳也。内言营气，外言卫气。营气始于手太阴，而复会于太阴，故太阴主内。卫气始于足太阳，而复会于太阳，故太阳主外。营气周流十二经，昼夜各二十五度。卫气昼则行阳，夜则行阴，亦各二十五度。营卫各为五十度以分昼夜也。●薛雪曰：太阴，手太阴也。太阳，足太阳也。内言营气，外言卫气。营气始于手太阴，而复会于太阴，故太阴主内；卫气始于足太阳，而复会于太阳，故太阳主外。营气周流十二经，昼夜各二十五度；卫气昼则行阳，夜则行阴，亦各二十五度。营、卫各为五十度，以分昼夜也。

⑳张介宾曰：夜半后为阴衰，阳生于子也。日西而阳衰，阴生于午也。如《金匮真言论》曰：平旦至日中，天之阳，阳中之阳也；日中至黄昏，天之阳，阳中之阴也；合夜至鸡鸣，天之阴，阴中之阴也；鸡鸣至平旦，天之阴，阴中之阳也，故人亦应之。即此节之义。●薛雪曰：夜半后为阴衰，阳生于子也；日西而阳衰，阴生于午也。平旦至日中，天之阳，阳中之阳也；日中至黄昏，天之阳，阳中之阴也；合夜至鸡鸣，天之阴，阴中之阴也；鸡鸣至平旦，天之阴，阴中之阳也。故人亦应之。●丹波元简曰：张云：夜半后为阴衰，阳生于子也，日西而阳衰，阴生于午也。如《金匮真言论》曰：平旦至日中，天之阳，阳中之阳也，日中至黄昏，天之阳，阳中之阴也，合夜至鸡鸣，天之阴，阴中之阴也，鸡鸣至平旦，天之阴，阴中之阳也，故人亦应之。即此节之义。

㉑汪昂曰：阴阳交会。

㉒杨上善曰：（阴阳）之气更盛衰，终而复始，（此）为物（化）之（常）也。夜半

万人（皆卧），人气与（阴气合，故曰）合阴。平旦（阳气）生，日中名为（合阳）□□夜……□。●马莳曰：（"陇"，当作"隆"。《素问·生气通天论》有"日中而阳隆"。盖古以隆、陇通用。重，俱平声。）此详言营卫之生会，与天地之行同其度也。帝问人身之气必有所由受，阴升阳降，必有所由会，曰营曰卫，各以何气成之？又生于何所？而会于何所？且老壮之气不同，男女之位必异，果何自而知其所会？伯言人身之气，受之于谷气者也。始焉谷入于胃，而后能生精微之气，此气出于中焦，以传与肺，而肺传之五脏六腑，则五脏六腑皆得以受此精微之气矣。其大气积于胸中者为上焦，所谓宗气流于海者是也。（上焦即任脉经膻中穴，又名上气海。）脐上四寸曰中脘穴，为中焦；脐下一寸曰阴交穴，为下焦。此三焦者，上焦降于中焦，而中焦降之下焦；下焦升于中焦，而中焦升之上焦。犹天道下济，地道上行之象也。上焦为阳，中焦则上半为阳，下半为阴，下焦则为阴。然中焦之下半为阴者，由上焦之气降于中焦，而中焦之气随上焦之气以降于下焦，而生此营气。营气者，阴气也，故曰清者为营。言由上中二焦之清气，降而生之者也。下焦之为阴者，阴极阳生，升于中焦，随中焦之上半为阳者以升于上焦，而生此卫气。卫气者，阳气也。始时阳气甚微，而至此则阳气甚盛，故曰阳受气于上焦。（见《素问·调经论》）。然此卫气者，乃下焦之浊气升而生之，故曰浊者为卫。宗气积于胸中，出喉咙以司呼吸，而行于十二经隧之中。营则阴性精专，随宗气以行于经隧之中，所以营之行者，在于经脉之中也。卫则阳性慓悍滑利，不能入于经脉之隧，故不随宗气而行，而自行于各经皮肤分肉之间，所以卫之行者，在于经脉之外也。营气之随宗气而行者，一呼脉行三寸，一吸脉行三寸，呼吸定息则脉行六寸，而一刻之中，计一百三十五息，脉行八丈一尺；二刻之中，计二百七十息，脉行十六丈二尺，为一周身。积至一昼一夜为百刻，则一万三千五百息，脉行八百一十丈矣。是行于昼者二十五度，行于夜者二十五度，始于手太阴肺经，而终于足厥阴肝经，至五十度而复大会于肺经也。阴经行尽而阳经继之，阳经行尽而阴经继之，阴阳相贯，真如环之无端也，（如肺经行大肠、胃行脾经之类。）是营气之行者如此。彼卫气于平旦之时，遂出于目之睛明穴，以行于足太阳膀胱经，遂行于手太阳小肠经，又行于足少阳胆经、手少阳三焦经、足阳明胃经、手阳明大肠经，行于阳经者二十五度。至日西而阳尽，则行于足少阴肾经、手少阴心经、手太阴肺经、足厥阴肝经、足太阴脾经，行于阴经者亦二十五度。故卫气自足太阳膀胱经而起，至足太阴脾经而止者如此。故曰平旦者，天之阳也，至日中则为阳之阳，乃阳气之隆盛也，谓之曰重阳。夜者，阴也，至夜半则为阴之阴，乃阴气之隆盛也，谓之曰重阴。故营气随宗气以行于经隧之中，始于手太阴，而复大会于手太阴，此太阴之所以主内也。卫气不随宗气而行，而自行于各经皮肤分肉之间，始于足太阳，而复会于足太阳，此太阳之所主外也。营气卫气，各行于昼二十五度，各行于夜二十五度，分为昼夜，各为五十度也。且所谓夜半而阴隆为重阴者，宁无阳以继之？须知夜半后而为阴衰，则至平旦之时，阴气已尽，而阳复受气矣。所谓日中而阳隆为重阳者，宁无阴以继之？须知日已西而为阳衰，则日入阳尽而阴复受气矣。此乃天地运行之纪，万古不磨者也。故至于夜半之时，阴气已尽，阳气方生，阴阳大会，万民正于此而皆卧，命曰合阴。合阴者，皆静而卧，真阴胜之候也。然至于平旦，则阴气已尽，阳复受气，营卫之行，如是无已，真与天地同其运行之纪也。（按：王好古《此事难知》，集释"清者为营"二句，非经旨也。）●张介宾曰：大会，言营卫阴阳之会也。营卫之行，表里异度，故尝不相值；惟于夜半子时，阴气已极，阳气将生，营气在阴，卫气亦在阴，故万民皆瞑而卧，命曰合阴。合阴者，营卫皆归于脏，而会于天一之中也。平旦阴尽而阳受气，故民皆张目而起。此阴阳消息之道，常如是无已而与天地同其纪。所谓天地之纪者，如天地日月各有所会之纪也。天以二十八舍为纪，地以十二辰次为纪，日月以行之迟速为纪。故天与地一岁一会，如玄枵加于子宫是也。天与日亦一岁一会，如冬至日缠星纪是也。日与月则一月一会，如晦朔之同宫是也。人之营卫，以昼夜为纪，故一日凡行五十周而复为大会焉。●张志聪曰：首节论营卫之所生，而各走其道；下节论营卫之会合，相将而行，外内出入。此阴阳离合之道也。谷入于胃，以传于肺，五脏六腑，皆以受气者，此营血之营于五脏六腑，十二经脉也。其清者为营，浊者为卫，乃别出两行营卫之道。营在脉中，卫在脉外，营周不休，昼夜五十营，而复大会于手太阴，阴阳相贯，如环无端。此营气之行于脉中，循度环转，以应呼吸漏下者也。卫气夜行于阴二十五度，日行于阳二十五度，分为昼夜，故气至阳则卧起而目张，至阴则休止而目瞑。日中阳气陇，而卫气正行于阳，故为重阳；夜半阴气陇，而卫正行于阴，故为重阴。太阴主地，太阳主天，卫气日行于太阳之肤表，而夜行于五脏之募原，乃太阴所主之地中也。外内各行二十五度，分为昼夜，此卫气之所行也。夜半为阴陇，夜半后为阴衰，平旦阴尽而阳受气矣；日中而阳陇，日西而阳衰，日入阳尽而阴受气矣。夜半而阴阳大会，天下万民皆卧，命曰合阴。此天气夜行于阴，而与阴气会合，天道昼夜之阴阳也。平旦卫气行阴，阴尽而表阳复受此卫气，如是昼夜出入之无已，与天地阴阳之同纪也。●《集注》眉批：营卫各走其道，故曰"阴阳异位"。营卫相将而行，故曰"阴阳焉会"。谓异位而又焉会耶？又：在营气止曰五十营，无昼夜阴阳之分。又：先以营卫分阴阳，此以外内昼夜分阴阳。●薛雪曰：大会，言营卫阴阳之会也。营卫之行，表里异度，故常不相值，惟于夜半子时，阴气已极，阳气将生，营气在阴，卫气亦在阴，故万民皆瞑而卧，命曰"合阴"。合阴者，营卫皆归于脏，而会于天一之中也。平旦阴尽而阳受气，故民皆张目而起，此阴阳消息之道，常如是无已，而与天地同其纪。所谓天地之纪者，如天地日月，各有所会之纪也。天以二十八舍为纪，地以十二辰次为纪，日月以行之迟速为纪。故天与地一岁一会，如玄枵加于子宫是也；天与日亦一岁一会，如冬至日躔星纪是也；日与月则一月一会，如晦朔之同宫是也。人之营卫以昼夜为纪，故一日凡行五十周而复为大会焉。●黄元御曰：陇，盛也，与隆同。太阴，三阴之长，故主内。太阳，三阳之长，故主外。夜半而大会，万民皆卧，卫气大会于五脏，阳入之阴则静，故万民皆卧。纯阴主事，故命曰合阴。●丹波元简曰：张云：大会，言营卫阴阳之会也。营卫之行，表里异度，故尝不相值；惟于夜半子时，阴气已极，阳气将生，营气在阴，卫气亦在阴，故万民皆瞑而卧，命曰合阴。合阴者，营卫皆归于脏，而会于天一之中也。平旦阴尽而阳受气，故民皆张目而起。此阴阳消息之道，常如是无已而与天地同其纪。所谓天地之纪者，如天地日月，各有所会之纪也。●章楠曰：此言营卫之气流行生会，与天地之气同其轨度也。人受气于谷者，谷入于胃，所化精微之气上输于肺，肺气敷布，则五脏六腑皆受谷气之充养也。《痹论》曰：营者，水谷之精气也；卫者，水谷之悍气也。精者清，悍者浊，故清者为营，浊者为卫也。夫营行脉中，卫行脉外，营出中焦，卫出下焦，谷气分布，则清升浊降，自然之性也。故浊者降至下焦，随卫气流行脉外；清者由中焦变化，随营气而行脉中。其营气之周行也，始于手太阴经，终于足厥阴经，循环无间，以手太阴经脉起于中焦者也。其周行各经次序，详后营气篇中。昼夜十二时，流行于身五十周，乃与卫气大会。阴阳十二经，互相贯注，必待五十周与卫气大会者，盖卫气昼行于阳二十五周，夜行于阴二十五周。故云卫气至阳而起者，自阴而出阳，子正时也；至阴而止者，从阳而入阴，亥正时也；当亥末子初之际，乃营卫之气会合而返浑沌，以归于太极，故曰：万民皆卧，命曰合阴。合阴者，阴与阳合而为一也。故当日中，则阳气隆盛为重阳；夜半，则阴气隆盛为重阴。重阴者，太阴也，故主内，此时卫气入于内也；重阳者，太阳也，故主外，此时卫气盛于外也。斯言一身之内外，是合天地三才之道也。◉江有诰曰：黄帝问曰：人焉受气？阴阳焉会？（叶音惠）何气为营？何气为卫？（叶音位）营安从生？卫于焉会？老壮不同气，阴阳异位，愿闻其会。（脂祭通韵）岐伯答曰：人受气于谷，谷入于胃，以传与肺，五藏六府，皆以受气，清者为营，浊者为卫，营在脉中，卫在脉外，营周不休，五十而复大会。（脂祭通韵）阴阳相贯，（平声）如环无端。（元部）卫气行于阴二十五度，行于阳二十五度，分为昼夜，（鱼部）故气至阳而起，至阴而止。（之部）◉周学海曰：以上三意，一气贯注，直起直住，为第一节。

18.2　黄帝曰：老人之不夜瞑者，何气使然①？少壮之人不昼瞑②者，何气使然？岐伯答曰：壮者之气血盛，其肌肉滑，气道通，荣卫之行，不失其常，故昼精③而夜瞑。老者之气血衰，其肌肉枯，气道涩，五藏之气相搏④，其营气衰少而卫气内伐，故昼不精，夜不瞑⑤。

①张介宾曰：此帝因上文言夜则万民皆卧，故特举老人之不夜瞑者，以求其详也。
②丹波元简曰：《甲乙》作"夜瘠"。
③丹波元简曰：《熊氏俗解难经·四十六难》注云：精，清爽也。
④丹波元简曰：《甲乙》"搏"作"薄"。
⑤杨上善曰：（民）年反。以下（言）老、壮之人营卫气异也。营气衰小，脉中□□也；卫气内伐，脉外气衰。伐，蹇息也。【编者按："伐"字仁和寺本《太素》作"代"，当为传写之误，据《灵枢》、《甲乙》之经文改】◉马莳曰：（按上文有万民皆卧一语，故此遂以老壮瘠瘼问之。）上节言老壮不同气，故此复以老人之夜不瞑、少壮之昼不瞑者问之。气道通者，脉气之道也。营卫之行不失其常者，如上节之论营卫是也。◉张介宾曰：老者之气血衰，故肌肉枯，气道涩，五脏之气搏聚不行，而营气衰少矣。营气衰少，故卫气乘虚内伐，卫失其常故昼不精，营失其常故夜不瞑。◉张志聪曰：此论营与卫合，偕行于皮肤肌腠之间，分为昼夜，而外内出入者也。血气者，充肤热肉，澹渗皮毛之血气。肌肉者，在外皮肤之肌肉，在内募原之肌肉。气道者，肌肉之文理，三焦通会元真之处，营卫之所游行出入者也。故肌肉滑利，气道疏通，则荣卫之行，不失其出入之常度，故昼精明而夜瞑合。如肌肉干枯，气道涩滞，则五脏之气相搏，而不能通调于外内矣。夫营血者，五脏之精气。五脏不和，则营气衰少，营气衰，则不能外营于肌肉，而卫气内伐矣。卫气内伐，而不得循行五脏，故昼不精而夜不瞑也。此言营卫相将，卫随营行者也。夫经言营行脉中，卫行脉外者，论营卫二气，分阴阳清浊之道路也。《平脉篇》曰：营为血，卫为气。本经曰：化而为血，命曰营气。盖经脉之外，有充肤热肉之血气，皆为营气，当知脉外有营，与卫气相将出入者也。是以本经论营卫之生始离合，计五篇有

奇：第十五之《五十营》篇，论营气之行于脉中；第七十六之《卫气行》篇，论卫气之行于脉外；第十六之《营气》篇，论营血之营于五脏六腑、十二经脉，此篇论营卫之生，各有所从来，各走其道，而复会合于皮肤肌腠之间，营卫相将，偕行出入；第五十二之《卫气》篇，论脉内之血气，从气街而出于肤表，故与卫气相合而偕行。夫脉内之血气顺行，则脉外之气血逆转，此阴阳离合外内逆顺之常也。阴阳之道，通变无穷。千古而下，皆碍于"营行脉中，卫行脉外"之句，而不会通于全经，以致圣经大义蒙昧久矣。●《集注》眉批：朱济公曰：先提出"三焦"二字。又，经言：营为根，卫为叶，故卫随营转。又：营卫二气，精气也。又：血之气，为营气。又：皆者，谓营卫之所出若有两道。●薛雪曰：老者之气血衰，故肌肉枯，气道涩，五脏之气抟聚不行而营气衰少矣。营气衰少，故卫气乘虚内伐。卫失其常，故昼不精；营失其常，故夜不瞑也。●黄元御曰：五脏之气相抟，脏气失常，彼此相争，鼓抟不宁也。卫气内伐，阳根伐削，卫气夜失收藏而昼不生长，是以寤寐反常也。●陈念祖曰：此论荣与卫和，皆行于皮肤肌腠之间，分为昼夜而外内出入者也。血气者，充肤、热肉、淡渗皮毛之血气。肌肉者，在外皮肤之肌肉，在内募原之肌肉。气道者，肌肉之文理、二焦通会元真之处，荣卫之所游行出入者也。故肌肉滑利，气道疏通，则荣卫之行，不失其出入之常度，故昼精明而夜瞑合。如肌肉干枯、气道涩滞，则五脏之气相抟而不能通调于外内矣。夫荣血者，五脏之精气也。五脏不和则荣气衰少，荣气衰则不能外荣于肌肉，而卫气内伐矣。卫气内伐而不得循行五脏，故昼不精、夜不瞑也。●章楠曰：上文明卫气流行，平旦出于阳，则目开而寤；日入入于阴，则目瞑而寐，合乎天地阴阳升降之气也。然壮者气血盛，肌肉滑，气道通，能合天地气化，而不失其常，故昼精明而夜安寐；老者气血衰，五脏之气抟结而不舒和，肉枯脉涩，营卫流行失常，故昼不精明，而夜多不寐，与天地气化相乖。其患病之人，可类推矣。●周学海曰：以上专发少壮不同气义精词湛，为第二节，亦直起直收，与上节为一正一反，一常一变。

18.3　黄帝曰：愿闻营卫之所行，皆何道从来①？岐伯答曰：营出于中焦，卫出于下焦②。

①丹波元简曰：《甲乙》"来"作"始"。

②杨上善曰：夫三焦者，上焦在胃上口，主内而不出，其理在膻中；中焦在胃中口，不上不下，主腐熟水谷，其理在脐傍；下焦在脐下，当膀胱上口，主分别清浊，主出而不内，其理在脐下一寸。故营出中焦者，出胃中口也；卫出上焦者，出胃上口也。●马莳曰：此言营卫之所由生也。（文义见上节注中。）●张介宾曰：何道从来，言营卫所由之道路也。营气者，由谷入于胃，中焦受气取汁，化其精微而上注于肺，乃自手太阴始，周行于经隧之中，故营气出于中焦。卫气者，出其悍气之慓疾，而先行于四末分肉皮肤之间，不入于脉，故于平旦阴尽，阳气出于目，循头项下行，始于足太阳膀胱经而行于阳分，日西阳尽，则始于足少阴肾经而行于阴分，其气自膀胱与肾，由下而出，故卫气出于下焦。详义见后《营气》、《卫气》二章。愚按：人身不过表里，表里不过阴阳，阴阳即营卫，营卫即血气。脏腑筋骨居于内，必赖营气以资之，经脉以疏之。皮毛分肉居于外，经之所不通，营之所不及，故赖卫气以呴之，孙络以濡之。而后内而精髓，外而发肤，无弗得其养者，皆营卫之化也。然营气者，犹天之有宿度，地之有经水，出入有期，运行有

序者也。卫气者，犹天之有清阳，地之有郁蒸，阴阳昼夜，随时而变者也。卫气属阳，乃出于下焦，下者必升，故其气自下而上，亦犹地气上为云也。营本属阴，乃自中焦而出于上焦，上者必降，故营气自上而下，亦犹天气降为雨也。虽卫主气而在外，然亦何尝无血。营主血而在内，然亦何尝无气。故营中未必无卫，卫中未必无营，但行于内者便谓之营，行于外者便谓之卫，此人身阴阳交感之道，分之则二，合之则一而已。前第六章有按，当与此互阅。●张志聪曰：（"下"当作"上"。）帝承上文之义，复问营卫相将之所行，皆何道从来，而行于脉外也。夫清者为营，浊者为卫，此入胃水谷之精气，别出两行营卫之道。营行脉中，卫行脉外，乃精气也。中焦受气取汁，化而为血，以奉生身，莫贵于此，故独行于经隧，命曰营气。此血之气名营气，故曰：营出中焦，与精气之少有别也。《决气》篇曰：上焦开发，宣五谷味，熏肤充身泽毛，若雾露之溉是谓气。《五味》篇曰：辛入于胃，其气走于上焦。上焦者，受气而营诸阳者也。卫者，阳明水谷之悍气，从上焦而出卫于表阳。故曰：卫出上焦。夫充肤热肉之血，乃中焦水谷之津液，随三焦出气，以温肌肉，充皮肤。故《痈疽》章曰：肠胃受谷，上焦出气，以温分肉而养骨节、通腠理。中焦出气如露，上注溪谷而渗孙脉，津液和调，变化而赤为血。血和孙脉先满溢，乃注于络脉皆盈，乃注于经脉，阴阳已张，因息乃行。行有经纪，周有道理，与天合同，不得休止。夫溪谷者，肌肉之分会也，是津液先和调于分肉孙络之间，变化而赤为血，血和而后孙络满溢，注于络脉经脉。故中焦之津液，化而为血，以奉生身者，谓血营于身形之肌肉也。独行于经隧，命曰营气，谓血注于孙脉经脉也。此血之气命曰营气，与应呼吸漏下之营气少别，故外与卫气相将，昼夜出入，内注于经脉，因息乃行，与天道之运行于外，而复通贯于中之合同也。●余伯荣曰：此论营卫出于两焦。下节论上焦与营俱行，中焦蒸化营气。此节乃承上启下之文。●汪昂曰：脐下一寸阴交穴，为下焦，其阳气上升为卫气。●薛雪曰：营气者，由谷入于胃，中焦受气取汁，化其精微，而上注于肺，乃自手太阴始，周行于经隧之中，故营气出于中焦。卫气者，出其悍气之慓疾，而先行于四末、分肉、皮肤之间，不入于脉，故于平旦阴尽，阳气出于目，循头项下行，始于足太阳膀胱经而行于阳分，日西阳尽，则始于足少阴肾经而行于阴分，其气自膀胱与肾，由下而出，故卫气出于下焦。按，人身不过表里，表里不过阴阳，阴阳即营卫，营卫即血气。脏腑筋骨居于内，必赖营气以资之，经脉以疏之；皮毛分肉居于外，经之所不通，营之所不及，故赖卫气以响之，孙络以濡之。而后内而精髓，外而发肤，无勿得其养者，皆营卫之化也。卫气属阳，乃出于下焦，下者必升，故其气自下而上，亦犹地气上为云也；营本属阴，乃自中焦而出于上焦，上者必降，故营气自上而下，亦犹天气降为雨也。虽卫主气而在外，然亦何尝无血；营主血而在内，然亦何尝无气？故营中未必无卫，卫中未必无营，但行于内者谓之营，行于外者谓之卫。此人身阴阳交感之道，分之则二，合之则一而已。●黄元御曰：营出于中焦，中焦受气取汁，变化而赤，是谓血也（《决气》语）。卫出于下焦，阳根于下也。卫出下焦，而中焦受谷，泌糟粕，蒸津液，出其精微，上注于肺，化而为血，以奉生身，则营亦出于上焦也。其实营卫皆出于中焦，无非水谷之所化也。●沈又彭曰：刻本误作"下"。【编者按：沈又彭作"卫出于上焦"。】●陈念祖曰：中焦受气取汁，化赤而为血，以奉生身，莫贵于此，故独行于经隧，命曰荣气，此血之气，名荣气。故曰荣出中焦，与精气之少有别也。《五味》篇："辛入于胃，其气走于上焦，上焦者，受气而荣诸阳者也"。卫者，阳明水谷之悍气，从上焦而出，卫于表阳，故曰，卫气出于上焦。【编者按：陈念祖作"卫出上焦"。】●丹波元简曰：张云：营气者，由谷入于胃，中焦受气，取汁，化其精微，而上注于肺，乃自手太阴始，周行于经隧之中，故营气出于中焦。卫气者，出其悍气之慓疾，而先行于四末分肉皮肤之间，不入于脉，故于平旦阴尽，阳气出于目，循头项下行，始于足太阳膀胱经，而行于阳分，日西阳尽，则始于足少阴肾经，而行于阴分，其气自膀胱与肾由下而出，故卫气出于下焦。又云：卫气属阳，乃出于下焦，下者必升，故其气自下而上，亦犹地气上为云也。营本属阴，乃自中焦而出于上焦，上者必降，故营气自上而下，亦犹天气降为雨也。虽卫主气而在外，然亦何尝无血。营主血而在内，然亦何尝无气。故营中未必无卫，卫中未必无营，但行于内者便谓之营，行于外者便谓之卫，此人身阴阳交感之道，分之则二，合之则一而已。志云："下"当作"上"，《决气》篇曰：上焦开发，宣五谷味，熏肤充身泽毛，若雾露之溉，是谓气。《五味》篇曰：辛入于胃，其气走于上焦，上焦者，受气而荣诸阳者也。卫者阳明水谷之悍气，从上焦而出，卫于表阳，故曰卫出上焦。简案：《千金方·三焦病论》云：荣出中焦，卫出上焦。荣者，络脉之气道也。卫者，经脉之气道也。《外台》引《删繁论》，亦同。志注不可言无据也。《明理论》引亦作上焦。

18.4　黄帝曰：愿闻三焦之所出①。岐伯答曰：上焦出于胃上口②，并咽③以上贯膈而布胸中④，走腋，循太阴之分而行⑤，还至阳明⑥，上至舌⑦，下足阳明⑧，常与营俱行于阳二十五度，行于阴亦二十五度一周也，故五十度而复大会于手太阴矣⑨。

①杨上善曰：前问营卫二气所出，出于三焦，未知上焦卫气出在何处，故致斯问。

②汪昂曰：上焦即膻中，宗气积焉，胃口上脘当其分。●陈念祖曰：上焦所归之部署也。

③汪昂曰：上喉咙，司呼吸

④汪昂曰：即膻中之分

⑤汪昂曰：手太阴肺经。●陈念祖曰：云门、中府二穴分行

⑥汪昂曰：行手阳明大肠。

⑦杨上善曰：咽胃之际，名胃上口。胃之上口出气，即循咽上布于胸中，从胸中之掖，循肺脉手太阴行至大指次指之端，注手阳明脉，循指上廉上至下齿中。气到于舌，故曰上至舌也。此则上焦所出与卫气同，所行之道与营共行也。其脉还出侠口交人中，左之右，右之左，上侠鼻孔与足阳明合。足阳明下行至足太阴等，与营气俱行也。●沈又彭曰：刻本误作"舌"。【编者按：沈又彭作"上至鼻"。】●陈念祖曰：由天鼎、扶突二穴而上。

⑧杨上善曰：其脉还出侠口交人中，左之右，右之左，上侠鼻孔与足阳明合。足阳明下行至足太阴等，与营气俱行也。●张介宾曰：胃上口，即上脘也。咽为胃系，水谷之道路也。膈上曰胸中，即膻中也。其旁行者，走两腋，出天池之次，循手太阴肺经之分而还于手阳明。其上行者，至于舌。其下行者，交于足阳明，以行于中下二焦。凡此皆上焦之部分也。●汪昂曰：胃经。又行脾，行心，行小肠膀胱肾心包三焦胆肝，复行于手太阴肺。●薛雪曰：胃上口，即上脘也。咽为胃系，水谷之道路也。膈上曰胸中，即膻中也。

其旁行者走两腋，出天池之次，循手太阴肺经之分而还于手阳明。其上行者至于舌，其下行者交于足阳明以行于中、下二焦，皆上焦之部分也。●丹波元简曰：《千金》及《外台》引《删繁》作"胃上脘"。张云：胃上口，即上脘也。咽为胃系，水谷之道路也。膈上曰胸中，即膻中也。其旁行者，走两腋，出天池之次，循手太阴肺经之分，而还于手阳明。其上行者，至于舌。其下行者，交于足阳明，以行于中下二焦。凡此皆上焦之部分也。志云：按《金匮要略》曰：若五脏元真通畅，人即安和，病则无由入其腠理。腠者，是三焦通会元真之处，为血气所注。理者，是皮肤脏腑之文理也。盖三焦乃初阳之气，运行于上下，通合于肌腠，不入于经俞。是以上焦之气，常与荣俱行阳二十五度，行阴二十五度者，与充肤热肉之荣血，间行于皮肤脏腑之文理也。上焦出胃上口，上贯膈，布胸中，走腋下，至阳明，上至舌，此论上焦气之所出，与经脉之循臂肘，上肩胛，入缺盆，出耳颊之不同也。

⑨杨上善曰：营气行昼，故即行阳也；行夜，故即行阴也。其气循二十八脉十六丈二尺，昼行二十五周，夜行二十五周，故一日一夜行五十周，平旦会手太阴脉也。一度有一周，五十周为日夜一大周矣。上焦卫气循营气行，终而复始，常行无已也。●马莳曰：此言上焦乃宗气之所出，与营气同行于经隧之中也。帝问三焦之所出，而伯先以上焦答之。上焦者，即膻中也，（胸中。）宗气积焉。其宗气受水谷精微之气，出于胃之上口，即上脘也。并咽以上，贯膈，出喉咙，司呼吸，一呼脉行三寸，一吸脉行三寸，而布于胸中，即肺经之中府、云门也。走腋之侠白、尺泽，下臂之孔最、列缺、经渠、鱼际，又下大指之少商，此正循手太阴经之分而行，还至手阳明大肠经，上至舌，又下足阳明胃经，（又行脾，行心，行小肠，行膀胱，行肾，行心包，行三焦，行胆，行肝。）常与营气俱行于昼二十五度，行于夜二十五度，故五十度而复大会于手太阴肺经矣。（《难经》"营"字下误多一"卫"字。）●张介宾曰：上焦者，肺之所居，宗气之所聚。营气者，随宗气以行于十四经脉之中。故上焦之气，常与营气俱行于阳二十五度，阴亦二十五度。阳阴者，言昼夜也。昼夜周行五十度，至次日寅时复会于手太阴肺经，是为一周。然则营气虽出于中焦，而施化则由于上焦也。●张志聪曰：此复论三焦之所出，兼证营卫之生会。上焦出于胃上口者，上焦所归之部署也。并胃咽以上贯膈而布胸中，出走腋下，循太阴之云门、中府之分而行，还至阳明之天鼎、扶突而上至舌，复下于足阳明之分，常与营俱行于阳二十五度，行于阴亦二十五度一周也。故五十度而复大会于手太阴，盖从胸腋太阴之分而出行，故复大会于太阴也。夫手之三阴从脏走手，足之三阴从足走脏，营气行于二十八脉之中，二百七十息，以应漏下二刻为一周，则阴阳外内，经脉脏腑，俱已循行。盖以一日分为昼夜而为五十营，非日行于阳而夜行于阴也。凡日行于阳二十五度，行于阴亦二十五度，乃营卫之行于脉外，阴阳出入者也。越人首设问难，即将经义混淆，而后人非之。后人又以营在脉中，行阳二十五度，行阴二十五度，是犹百步五十步相笑之故智耳。按：《金匮要略》曰：若五脏元真通畅，人即安和，病则无由入其腠理。腠者，是三焦通会元真之处，为血气所注。理者，是皮肤脏腑之文理也。盖三焦乃初阳之气，运行于上下，通合于肌腠，不入于经俞。是以上焦之气，常与营俱行阳二十五度，行阴二十五度者，与充肤热肉之营血，间行于皮肤脏腑之文理也。上焦出胃上口，上贯膈，布胸中，走腋，下至阳明，上至舌，此论上焦气之所出，与经脉之循臂肘，上肩胛，入缺盆，出耳颊之不同也。再按：三焦乃少阳之相火，生于肾阴，从下而上，通会于周身之腠理、脏腑之募原，

总属一气耳，归于有形之部署，始分而为三：气之在上者，即归于上部，主宣五谷之气味，即从上而出，熏肤充身泽毛；气之在中者，即归于中部，主蒸化水谷之津液，而为营血，即从中而出，以奉生身；气之在下者，即归于下部，主济泌别汁，即从下而出，以行决渎。此气由阴而生，从下而上，归于上中下之三部，即从上中下而分布流行。马氏复以下焦之气，升于中上，上焦之气，降于中下，此缘不明经理，而强为臆说也。●《集注》眉批：即三焦而申明营卫之所从来。又：手太阴主气，故营卫上焦之气俱从太阴而行。又：本经论营气则曰五十营，论卫气则曰日行阳二十五度，夜行阴二十五度。又：腠理之中，有荣血所注。又：《平脉》篇曰：三焦不归其部。●汪昂曰：此言上焦宗气，与营气同行于经隧之中。●薛雪曰：上焦者，肺之所居，宗气之所聚。营气者，随宗气以行于十四经脉之中。故上焦之气常与营气俱行于阳二十五度，阴亦二十五度，言昼夜周行五十度，至次日寅时复会于手太阴肺经，是为一周。然则营气虽出于中焦，而施化则由于上焦也。●黄元御曰：上焦出于胃之上口，并咽喉，以上贯胸膈而布胸中，此上焦之部，宗气之所在也。其旁行者，外走两腋，循手太阴肺经之分而行，还至手阳明经，上至于舌，下交足阳明经。常与营气俱行于阳二十五度，行于阴亦二十五度，此昼夜之一周也。故五十度毕，明旦寅时而复大会于手太阴矣。以营气者，宗气之行于经脉者也。宗气位居上焦，故与营气俱行也。●丹波元简曰：张云：上焦者，肺之所居，宗气之所聚。营气者，随宗气以行于十四经脉之中。故上焦之气，常与营气俱行于阳二十五度，阴亦二十五度。阳阴者，言昼夜也。昼夜周行五十度，至次日寅时，复会于手太阴肺经，是为一周。然则营气虽出于中焦，而施化则由于上焦也。马云：《难经》"营"字下误多一"卫"字。简案：《千金》及《外台》引《删繁》并有"卫"字，盖据《难经》矣。●章楠曰：人身表里、脏腑、营卫、经络，无非由一气转旋，而圣人所以详细分别者，要明其生化之源流也。上文论营卫，由后天谷气之精微所化。此论三焦本元之气，从先天命蒂所发者也。后天之谷食，赖先天元阳以消化；先天之元阳，赖后天谷气以滋培。当其气之流行也，则先天后天，合而为一矣。既而合一，则气之清升浊降，自然之性也。其上焦之清气积于胸中者，名曰宗气。其气氤氲敷布，故曰上焦如雾也。盖以命蒂先天之气为祖，胸中后天之气为宗，故其流行，与谷食所化营卫之气相同，至五十度为一周，而复大会于手太阴经也。其循行各经次序，详后营气篇矣，此先明上焦之气也。若其所从来，则营气出于中焦，卫气出于下焦，而先天元阳之气发于命蒂，即肾脏坎象中之一阳，此先天、后天，以生、以化之源流也。又按"常与营俱行"，营字下《难经》有一"卫"字为是，此处必因脱落也。盖言行于阳二十五度，行于阴二十五度，原兼卫气而言。若单指营气，则始自手太阴，终于足厥阴，终而复始，昼夜无间，焉有行阳二十五度，行阴二十五度之理？显然可见。旧注反谓《难经》误多一"卫"字，乃未究其至理，忽略甚矣。

18.5　黄帝曰：人有热，饮食下胃，其气未定，汗则出，或出于面，或出于背，或出于身半，其不循卫气之道而出何也①？岐伯曰：此外伤于风，内开腠理，毛蒸理泄，卫气走之，固不得循其道②，此气慓悍滑疾，见开而出，故不得从其道，故命曰漏泄③。

①张介宾曰：饮食入胃，其气各有所行，如《经脉别论》曰散精于肝，淫气于筋，

浊气归心，淫精于脉之类是也。卫气之道，昼行于阳，夜行于阴，有常度也。今有热饮食者，方入于胃，其气之留行未定而汗辄外泄，出无方所，是不循卫气之道也，故以为问？
●丹波元简曰：张云：卫气之道，昼行于阳，夜行于阴，有常度也。今有熟饮食者，方入于胃，其气之留行未定，而汗辄外泄，出无方所，是不循卫气之道也，故以为问。

②张介宾曰：风为阳邪，有外热也。热食气悍，因内热也。热之所聚，则开发腠理，所以毛蒸理泄而卫气走之，故不循其常道也。

③杨上善曰：蒸，之冰反，火气上行也。卫气在于脉外分肉之间，腠理伤风，因热饮食，毛蒸理泄，腠理内开。慓，芳昭反，急也。悍，胡旦反，勇也。言卫气勇急，遂不循其道，即出其汗，谓之漏泄风也。●马莳曰：此言人用热饮食而汗出者，以感风邪而开腠理也。饮食之热者，下于胃中，气尚未定，汗遂外出，或面、或背、或于半身，并无定所，彼卫气之行于分肉者，自有所行之路，而此汗之出，不循卫气之道者，正以外伤于风，得热饮食，以致内开腠理，毛蒸理泄，卫气已循分肉而走之，此热饮食之气慓悍滑疾，见腠理之开，而遂出为汗，不得从卫气之道也，名之曰漏泄耳。（按上节问三焦之所出，伯所答者，止以上焦，未及中、下二焦，而帝遂以热饮食之汗者问之，盖承胃上口而问耳。）●张介宾曰：此即热食之气也，出不由度，故曰漏泄。慓音飘，急也。●张志聪曰：此申明卫气出于上焦，从上焦之气，而分布于周身者也。上焦出于胃上口，上贯膈，布胸中，由腋而出于太阴之分，至手阳明之扶突，下足阳明之人迎，而后布散于皮腠，常与营俱行阳而行阴。卫气从上焦之气而出，所出之道路，从来上未至于面，后未至于背。今饮食下胃，其营卫宗气，未有定分，而先汗出于面，或出于背，此卫气之不循道而出也。卫气布于周身，无所不被其泽。若汗出于身半，此卫气之偏沮也。盖卫气者，水谷之悍气，其性慓悍滑疾，如腠理不密，即见开而出，故不得从其道。此假风邪汗出，以证明卫气循上焦之道路而出，上焦与营俱行，而营与卫又相将出入于外内者也。故曰：上焦如雾。谓气之游行于肤表，熏肤充泽毛，若雾露之溉。●张开之曰：此章论卫气始出之从来，第七十六篇论卫气昼夜出入之道路，所行不同，各宜体析。●《集注》眉批：此亦《营卫生会》之一论。●黄元御曰：风性疏泄，外伤于风，内开腠理，毛蒸理泄，卫气因而走之。此气慓悍滑疾，见其窍开，顺流而出，故不得从其隧道，命曰漏泄。●陈念祖曰：此申明卫气处于上焦，从下焦之气而分布于周身者也。●丹波元简曰：张云：风为阳邪，有外热也。热食气悍，因内热也。热之所聚，则开发腠理，所以毛蒸理泄，而卫气走之，故不循其常道也。此即热食之气也，出不由度，故曰漏泄。志云：卫气者，水谷之悍气，其性慓悍滑疾，如腠理不密，即见开而出。简案：志以此气为卫气，是。《外台》引《删繁》，载疗上焦实热，饮食下胃，其气未定，汗出而背身中皆热，名曰漏气，通脉泻热，泽泻汤（泽泻、生地、骨皮、甘草、半夏、石膏、柴胡、茯苓、生姜、竹叶、人参、桂心、莲心、右十二味），即为此证所立也。●章楠曰：此承上文言上焦之气，出于胃上口，故以饮食入胃，未及行消，而即出汗者明其理也。盖谷气入胃，其清者为营，浊者为卫，宜乎助胃而固气，今反开泄而汗出者，良因外伤于风，风性疏泄，内开其腠理，毛窍被气熏蒸而腠理开，则卫气本来行走为固者，不得循其常道，而热饮食之气滑利疾速，见腠开而即出为汗，故不得蕴酿化精微，从脉道而入营卫，故命曰漏泄。●周学海曰：上焦为宗气所会。本节似言卫者，宗气本营卫之所令也，故上半节言其常与营俱，下半节又怪其不循卫道也。

18.6　黄帝曰：愿闻中焦之所出。岐伯答曰：中焦亦并胃中①，出上焦之后②，此所受气者，泌糟粕③，蒸津液④，化其精微，上注于肺脉，乃化而为血，以奉生身⑤，莫贵于此，故独得行于经隧，命曰营气⑥。

①汪昂曰：胃之中脘。●陈念祖曰：在胃中脘之分，中焦所归之部署也。

②汪昂曰：之下。●丹波元简曰：《千金》及《外台》引《删繁》作"其气起于胃，中脘在上焦之后"，《甲乙》、《巢源》作"胃口"。

③汪昂曰：泌别糟粕下行。

④汪昂曰：蒸腾津液上行。

⑤杨上善曰：泌，音必。中焦在胃中口，中焦之气，从胃中口出已，并胃上口，出上焦之后，□五谷之气也，泌去糟粕，承津液之汁，化其精微者，注入手太阴脉中，变赤称血，以奉生身。【编者按：萧延平注曰："五谷"上原缺一字，依经文拟作"受"。】

⑥杨上善曰：人眼受血，所以能视，手之受血，所以能握，足之受血，所以能步，身之所贵，莫先于血，故得行于十二经络之道，以营于身，故曰营气也。隧，道也。故中焦□□营气也。【编者按：萧延平注曰："中焦"下原缺二字，因上节问中焦之所出，故此处拟作"所出"二字。】●马莳曰：（泌，音必。）此言营气出于中焦，乃化血而行经隧者也。营气者，阴气也，本属下焦，而由中焦之气降以生之，故曰营气出于中焦，是中焦之气亦并胃之中脘，出于上焦之下，此乃营气之所受也。营气泌别糟粕，蒸其津液，化其精微，随宗气以上注于肺，而行于十二经之中，凡心中所生之血，赖此营气而化，以奉养生活之身，乃至贵而无以尚焉者也，但阴性精专，故独得以行于经隧耳。此以卫气之在外者而较之，则营气在内，如将之守营，故名之曰营气者以此。《素问·生气通天论》云：阴在内，阳之守也。正谓此耳。●张介宾曰：胃中，中脘之分也。后，下也。受气者，受谷食之气也。五谷入胃，其糟粕、津液、宗气，分为三隧以注于三焦。而中焦者，泌糟粕，蒸津液，受气取汁，变化而赤是谓血，以奉生身而行于精隧，是为营气，故曰"营出中焦"。按下文云：下焦者，别回肠，注膀胱。然则自膈膜之下，至脐上一寸水分穴之上，皆中焦之部分也。泌，秘、弼二音。粕音朴。隧音遂，伏道也。●张志聪曰：此论营出于中焦。中焦亦并胃中，在胃中脘之分，中焦所归之部署也。此所受气者，主泌水谷之糟粕，蒸精液，化其精微，上注于肺脉，奉心神化赤而为血，以奉生身，莫贵于此。故独得行于经隧，命曰营气。此津液化血而名营气也。●薛雪曰：后，下也。受气者，五谷入胃，其糟粕、津液、宗气分为三隧，以注于三焦。而中焦者，泌糟粕，蒸津液，受气取汁，变化而赤，是谓血，以奉生身，而行于经隧，是为"营气"，故曰"营出中焦"。下焦别回肠，注膀胱，则自膈膜之下至脐上一寸水分穴之上，皆中焦之部分也。泌，音秘。●黄元御曰：中焦亦并胃中，出于上焦之后，此中焦之部，中脘之分也。此所受于中宫之气者，泌其糟粕（泌，分也。泌糟粕者，犹酒既酿熟，与糟粕分别之也），蒸为津液，出其精微，上注于肺脉，化而为血，以奉生身，莫贵乎此，所谓中焦受气取汁，变化而赤，是谓血也，故独得行于经隧之中，命曰营气。●丹波元简曰："者"下《千金》有"主化水谷之味"六字，《甲乙》无"肺脉"之"脉"字。张云：胃中，中脘之分也。后，下也。受气者，受谷食之气也。五谷入胃，其糟粕、津液、宗气，分为三隧，以注于三焦。而中焦者泌糟粕，蒸津液，受气取汁，变化而赤，是谓血，以奉生身；而行于经隧，是为营气，故曰"营出中焦"。按下文云：下焦者，别回肠，注膀胱。然则自膈膜之下，至脐

上一寸，水分穴之上，皆中焦之部分也。隧，音遂，伏道也。简案：泌，《说文》：侠流也。奉，俸古通，养也。故马云：凡心中所生之血，赖此营气而化以奉养生活之身。●章楠曰：肺手太阴之脉，起于中焦，中焦与胃相并，而其气出于上焦之后者，以上焦宗气聚于胸中，而中焦之气输于肺而近背，故出上焦之后矣。以其并胃中，故所受者，胃之谷气，其功能则泌糟粕、蒸津液，化谷气之精微，上注于肺脉，乃化而为血，即所谓中焦受气，取汁变化而赤，是为血也。酿水谷而成血气，故曰中焦如沤也。滋养生身者，莫贵乎此。以其谷气之清者所化，故独得行于经隧之中，命曰营气也。此与上焦之宗气，由先后天相合者，各有源流也。盖相火游行于三焦，胃贮谷食如鼎，而下焦元阳如炉，中焦之脾如扇，故脾健阳旺，则水谷易化，气血壮盛也。

18.7 黄帝曰：夫血之与气，异名同类，何谓也？岐伯答曰：营卫者精气也[1]，血者神气也[2]，故血之与气，异名同类焉。故夺血者无汗，夺汗者无血，故人生有两死而无两生[3]。

[1]汪昂曰：水谷之精气。

[2]汪昂曰：精能生神。神无所丽，必依精血。

[3]杨上善曰：营卫者，人之至精之气，然精非气也，血者神明之气，而神非血也，故比之□水气无异也。毋血亦死，毋气亦死，故有两死也；有血亦生，有气亦生，随有一即生，故毋两生也。●马莳曰：此言血气本为同类，而人不可以两伤之也。承上文而言，营气化血，则血之与气，其名虽异，而其类则同，故古经有是言，而帝乃援以问之。（此"气"字，以承上文单指营气言，然古经所言与岐伯下文所答，则气兼营卫言，盖营卫虽分阴阳，皆出于谷气所化之精气也。）伯言营为水谷之精气，卫为水谷之悍气，（此二语出《素问·痹论》。）虽有阴阳之殊，而均之为水谷之精气也。血则由营气所生，乃气之神化者也。有精气然后有神气，故谓之异名同类也。惟其异名同类，则邪在气者，可伤气而不可伤血，邪在血者，可伤血而不可伤气，不可以两伤之也。试观上文言营气泌糟粕，蒸津液，化其精微，上注于肺脉，化而为血，则血以营气而化，以液而成，汗即心之液，是血与汗亦一物而异名也。故夺血而泻之者，无得再发其汗；夺汗而发之者，无得再去其血。若夺血者又夺汗，夺汗者又夺血，则两者受伤，人必有死而无生，故谓之有两死而无两生者此也。（按此节岐伯不言下焦，而以血气异名同类为言者，盖帝承上节而问，则伯不得不答之也，犹第四节之意，亦重第三节也。）●张介宾曰：营卫之气，虽分清浊，然皆水谷之精华，故曰营卫者精气也。血由化而赤，莫测其妙，故曰血者神气也。然血化于液，液化于气，是血之与气，本为同类，而血之与汗，亦非两种；但血主营，为阴为里，汗属卫，为阳为表，一表一里，无可并攻，故夺血者无取其汗，夺汗者无取其血。若表里俱夺，则不脱于阴，必脱于阳，脱阳亦死，脱阴亦死，故曰人生有两死。然而人之生也，阴阳之气皆不可无，未有孤阳能生者，亦未有孤阴能生者，故曰无两生也。●张志聪曰：此承上文而言，营卫生于水谷之精，皆由气之宣发。营卫者，水谷之精气也。血者，中焦之精汁，奉心神而化赤，神气之所化也。血与营卫，皆生于精，故异名而同类焉。汗乃血之液，气化而为汗，故夺其血者则无汗，夺其汗者则无血。无血者死，无汗者亦死，故人有两死而无两生者。谓营卫血汗，总属于水谷之精也。此言中焦之精汁，皆由气之所化，而为营为卫，为血为汗，有如水中之沤。气发于水中则为沤泡，气散则沤亦破泄矣。

⊙《集注》眉批：阳加于阴谓之汗。⊙薛雪曰：营卫之气，虽分清浊，然皆水谷之精华，故曰"精气"。血由化而赤，莫测其妙，故曰"神气"。然血化于液，液化于气，是血之于气本为同类，而血之与汗亦非两种。但血主营，为阴为里，汗属卫，为阳为表，一表一里，无可并攻，故夺血者无取其汗，夺汗者无取其血。若表里俱夺，则不脱于阴，必脱于阳，脱则死矣，故曰"人生有两死"；然而人之生也，阴阳之气，皆不可少，未有孤阳能生，亦未有孤阴能生者，故曰"无两生"也。⊙黄元御曰：营化于谷精，卫化于谷气，营卫者，人之精气也。血藏魂，魂生神，神者，血中温气所化也。温气西行，肺金收之，温变为凉，化成肺气。气盛于肺，而究其根本，实原于血。是血者，人之神气所由来也。故血温而升则化气，气清而降则化血，血之与气，其名虽异，其类本同。汗者，卫气之蒸泄，而亦营气所酝酿，是以夺血者无发其汗，夺汗者无出其血。汗脱亦死，血脱亦死，人生有两死而无两生也。⊙陈念祖曰：此言荣卫生于水谷之精，皆由气之宣发。荣卫者，水谷之精气也。血者，中焦之精汁奉心神化赤而为血；血与荣卫皆生于精，故异名而同类焉。汗乃血之液，气化而为汁，故夺其血者则无汗夺其汗者则无血，无血者死，无汗者亦死。故人有两死，而无两生。无两生者，谓荣、卫、血、汗总属于水谷之精也。⊙丹波元简曰：张云：营卫之气，虽分清浊，然皆水谷之精华，故曰荣卫者精气也。血由化而赤，莫测其妙，故曰血者神气也。然血化于液，液化于气，是血之与气，本为同类，而血之为汗，亦非两种；但血主营，为阴为里，汗属卫，为阳为表，一表一里，无可并攻，夺血者无取其汗，夺汗者无取其血。若表里俱夺，则不脱于阴，必脱于阳，脱阳亦死，脱阴亦死，故曰人生有两死。然而人之生也，阴阳之气，皆不可无，未有孤阳能生者，亦未有孤阴能生者，故曰无两生也。志云：营卫者，水谷之精气也。血者，中焦之精汁，奉心神而化赤，神气之所化也。血与营卫，皆生于精，故异名而同类也。简案：《外台》引《删繁论》云：夫血与气，异形而同类。卫是精气，营是神气，故血与气，异形而同类焉。夺血无汗（此是神气），夺汗无血（此是精气），故人有一死，而无再生也（《千金》"再"作"两"字）。视之正文，觉稍明备。⊙章楠曰：此承上文以明中焦生化之道也。精血气者，皆由阴阳五行化生，故异名而同类也。营卫者，肌肤经络也，由精气所成。而阴阳五行之能生化精血气者，因有心神运动其中，故心藏神明，而主血脉。血者，神气所化，故谓异名而同类也。盖阴阳生化之妙，随地而变。水谷之精微，从阴而化为血，从阳而化为津，津从皮毛外泄而为汗，故血之与汗，出于一本，皆由谷气所化，而夺其血则无汗，夺其汗则无血，无血则死，无汗则死，故有两死也。或有血而无汗者，阴不从阳化而无津也，则不能生；或有汗而无血者，阳不从阴化而无血也，则不能生，故无两生也。必也汗血无亏，则生机方保。所以言阴无阳不生，阳无阴不化，此生化之至理也。

18.8 黄帝曰：愿闻下焦之所出。岐伯答曰：下焦者，别回肠[1]，注于膀胱而渗入焉。故水谷者，常并居于胃中，成糟粕，而俱下于大肠，而成下焦[2]，渗而俱下，济泌别汁，循下焦而渗入膀胱焉[3]。

[1]汪昂曰：大肠。
[2]汪昂曰：三停分之，此居下焉
[3]杨上善曰：回肠，大肠也。下焦在脐下，当膀胱上口，主分别清浊而不内，此下焦处也。济泌别汁，循下焦渗入膀胱，此下焦气液也。膀胱，尿脬也。⊙马莳曰：此言下焦

之所司，见卫气之所生也。下焦者，在脐下一寸阴交之处，由上焦在膻中、中焦在中脘较之，而此则为下焦也。胃纳水谷，脾乃化之，化已入于小肠，小肠之下口左在，则膀胱相着，但膀胱无上口而有下口；在右则大肠接之。（按《针灸聚英》言：回肠即大肠，当脐右。本经《肠胃》篇言：回肠当脐左。以义推之，应当脐右，其"左"字疑误。）此下焦之气，渣滓则别入于回肠，而在后以出之。水液注渗于膀胱，而在前以出之。故知水谷者，常并居于胃中，入小肠，成糟粕，以俱下于大肠。其精微之气，由上中二焦以降于此，而成下焦。若水液则渗而俱下，济（当作沛。）泌沛之声。别汁，（别行水液之汁。）循此下焦之气，而渗入膀胱焉。但此下焦之气，阴中有阳者，升于中上二焦，以生阳气，乃谓之卫气也，故命之曰卫气出于下焦耳。●张介宾曰：回肠，大肠也。济，沛同，犹醨滤也。泌，如狭流也。别汁，分别清浊也。别回肠者，谓水谷并居于胃中，传化于小肠，当脐上一寸水分穴处，糟粕由此别行回肠，从后而出，津液由此别渗膀胱，从前而出。膀胱无上口，故云渗入。凡自水分穴而下，皆下焦之部分也。按《三十一难》曰：下焦者，当膀胱上口，主分别清浊。其言上口者，以渗入之处为言，非真谓有口也。如果有口，则不言渗入矣。何后世不解其意而争言膀胱有上口，其谬为甚。三焦下腧义，详前十六。醨音筛。滤音虑。●张志聪曰：下焦之部署，在胃之下口，别走于回肠，注于膀胱而渗入焉。故水谷者，常并居于胃中，成糟粕而俱下于大肠，就下焦之气，济泌别汁，循下焦之经，而渗入膀胱，气化则出矣。●《集注》眉批：回肠，大肠也，有九回，因以为名。又：下焦之络脉，下络膀胱。●汪昂曰：其浊气下行，则为二便。其清气升于上中二焦者，则为卫气，而流行于六阴六阳也。●薛雪曰：回肠，大肠也。济、沛同，犹醨滤也。泌，如狭流也。别汁，分别清浊也。别回肠者，谓水谷并居于胃中，传化于小肠，当脐上一寸水分穴处，糟粕由此别行回肠，从后而出，津液由此别渗膀胱，从前而出，膀胱无上口，故云渗入。凡自水分穴而下，皆下焦之部分也。下焦者，当膀胱上口，主分别清浊。其言上口者，以渗入之处为言，非真谓有口也。如果有口则不言渗入矣。醨，音筛。●黄元御曰：下焦者，州都之会，水别回肠，注于膀胱，而渗入焉。此下焦之部，州都之会所也，故水谷者，常并居于胃中，既成糟粕，俱下于小肠，而成下焦。水谷齐下，谷滓传于大肠，水滓别于大肠，渗而俱下，济泌别汁（济，齐，泌分也言水谷自此齐分而别汁也），循下焦而渗入膀胱焉。●陈念祖曰：下焦之部署在胃之下口。●丹波元简曰：张云：回肠，大肠也。济，沛同，犹醨滤也（《字典》"济"古文作沛酿酒也）。泌，如狭流也。别汁，分别清浊也。别回肠者，谓水谷并居于胃中，传化于小肠，当脐上一寸水分穴处，糟粕由此别行回肠，从后而出，津液由此别渗膀胱，从前而出。膀胱无上口，故云渗入。凡自水分穴而下，皆下焦之部分也。按：《三十一难》曰：下焦者当膀胱上口，主分别清浊。其言上口者，以渗入之处为言，非真谓有口也。如果有口，则不言渗入矣。何后世不解其意，而争言膀胱有上口，其谬为甚。志云：回肠，大肠也，有九回，因以为名。简案：《外台》引《删繁论》云：下焦如渎，起胃下管，别回肠，注于膀胱，而渗入焉。故水谷常并居于胃中，成糟粕而俱下于大肠，主足阳明（《千金》作"足太阳"），灌渗津液，合膀胱，主出不主入，别于清浊。亦本节之义也。但本节似脱"起胃下管"。《三十一难》云：下焦者，当膀胱上口，主分清浊。亦可以见耳。介按：唐容川曰：近说膀胱有上口，无下口，非也。《内经》明言下焦当膀胱上口，近人不知三焦实有其物。"焦"古作"膲"，即人身之油膜，西医名为连网，乃行水之路道。《内经》所谓"三焦者，决渎之官，水道出焉"。盖水之路道，全在三焦油膜之中。凡人饮水入胃，胃之通体有微丝管，将水散出，走入油膜。其能散者，肺气布之也，故肺为水之上源。水散入油膜，走入膀胱，其水未散尽者，至小肠中，又有微丝管将水散出，走下焦，以入膀胱。膀胱上口，即在下焦连网之中，此皆下行之水，未化为气者也。●章楠曰：此明下焦之功用。所谓如渎者，以其济泌别汁，由中焦所化之糟粕，分其清浊而道之，下出于二便也。膀胱有下口，而无上口，由下焦相火蒸化其水，而渗入膀胱，满则变溺，从下口而出，故言循下焦而渗入膀胱焉。下焦气化不宣，则二便失调矣。盖肾居下焦，而先天元阳之气根于中，出行于三焦，乃名相火，能熟腐水谷，故名焦。其上升而行于表者为卫气，行于内而至胸者名宗气。元阳之气本无清浊，以谷气之浊者，随卫气而行，凝而为脂，以成肌肉，故言浊者为卫，清者为营，专指后天谷气之生化敷布也，如此，则泾渭异同了然矣。

18.9　黄帝曰：人饮酒，酒亦入胃，谷未熟而小便独先下何也？岐伯答曰：酒者熟谷之液也，其气悍以清，故后谷而入，先谷而液出焉①。

①杨上善曰：其气悍者，酒为熟谷之气，又热，故气悍□□□。●马莳曰：（按上节有渗入膀胱一语，故此节遂以酒之先下者问之，犹第二、五、七节，皆承上文之意也。）此言酒之所以先谷气而出也。承上文有渗入膀胱之语，故遂以酒之先谷而下者问之。正以酒为熟谷之液，其气至悍而清，故虽后谷而入，必先谷而下也。熟者，腐也。●张介宾曰：此因上文言水谷入胃必济泌别汁而后出，而何以饮酒者独先下也？盖以酒之气悍，则直连下焦，酒之质清，则速行无滞，故后谷而入，先谷而出也。●张志聪曰：饮酒者，先行皮肤，则水津四布，而下输膀胱矣。三焦下俞，出于委阳，并太阳之正，入络膀胱，约下焦气化而出，故小便独先下。此承上文而言下焦之气，主决渎水液。故帝曰：善。●薛雪曰：酒之气悍则直连下焦，酒之质清则速行无滞，故后谷而入，先谷而出也。●黄元御曰：酒者，熟谷之津液也，其气悍以清，较之谷尤为易化，故后谷而入，先谷而出也。●陈念祖曰：饮酒者，先行皮肤，则水津四布而下输膀胱矣。三焦下输出于委阳，并太阳之正入络膀胱，约下焦气化而出，故小便独先下也。●丹波元简曰：马云：此言酒之所以先谷气而出也。承上文有渗膀胱之语，故遂以酒之先谷而下者问之。正以酒为熟谷之液，其气至悍而清，故虽后谷而入，必先谷而下也。熟者，腐也。●章楠曰：酒由水谷酿造，以其气清而悍，故行于三焦迅利，其水即渗入膀胱而出也。

18.10　黄帝曰：善。余闻上焦如雾①，中焦如沤②，下焦如渎③，此之谓也④。

①汪昂曰：如雾之氤氲。

②汪昂曰：如沤之上浮。

③汪昂曰：如渎之蓄泄。按，本节仅言下焦如渎，而未及卫出于下焦。

④杨上善曰：上焦之气，如雾在天，雾含水气，谓如雪雾也。沤，屋豆反，久渍也。中焦血气在脉中，润一顷，谓之沤也。下焦之气溲液等，如沟渎流在地也。●马莳曰：此帝述素所闻者而证之也。宗气积于上焦，出喉咙以司呼吸，而行于十二经隧之中，弥沦布

濩，如天之有雾也。营气并胃中，出上焦之下，泌别糟粕，蒸为精微之气，而心中之血赖之以生，凝聚浮沉，如水中之有沤也。胃纳水谷，脾实化之，糟粕入于大肠，水液渗入膀胱，故三焦为决渎之官，膀胱为州都之官，正以下焦如渎之畜泄乎水也。然下焦之阴中有阳者，从是升中、上二焦而卫气生矣。（嗟乎！此篇"清者为营，浊者为卫，营在脉中，卫在脉外"，一十六字，乃神圣之宗旨，犹尧舜相传道，统不外"人心惟危"云云。一十六字也，人之病否、生死，从是而决；医之用药升降、表里，阴阳、补泻，从是而分。其祸始于秦越人，《难经》"第一难"将此第四节"与营俱行"之"营"字下，增一"卫"字，致使三焦升降、二气所生之义，不明于后世，而用药多谬，安能有起死回生之功也。噫！自张仲景而下，如孙、王、刘、张、李、朱辈，尚未有识此义者，况其他乎？）●张介宾曰：如雾者，气浮于上也。言宗气积于胸中，司呼吸而布濩于经隧之间，如天之雾，故曰上焦如雾也。沤者，水上之泡，水得气而不沉者也。言营血化于中焦，随气流行以奉生身，如沤处浮沉之间，故曰中焦如沤也。渎者，水所注泄。言下焦主出而不纳，逝而不反，故曰下焦如渎也。然则肺象天而居上，故司雾之化。脾象地而在中，故司沤之化。大肠膀胱象江河淮泗而在下，故司川渎之化也。愚按：三焦者，本全体之大脏，统上中下而言也。本经发明不啻再四，如《本输》、《本脏》、《论勇》、《决气》、《营卫生会》、《五脏别论》、《六节藏象论》、《邪客》、《背输》等篇，皆有详义，而《二十五难经》独言三焦包络皆有名而无形，遂起后世之疑，莫能辨正。第观本经所言，凡上中下三焦之义，既明且悉，乌得谓其以无为有、以虚为实哉？余因遍考诸篇，著有三焦包络命门辨，及藏象类第三章俱有详按，所当互考。●张志聪曰：余素闻云：上焦如雾，中焦如沤，下焦如渎，此之谓也。按：此篇论营卫之生会。夫水谷之精气，清者为营，浊者为卫，营在脉中，卫在脉外，此营卫之生也。阴阳异位，又何焉会？故复论三焦之所出，以明其会焉。卫出上焦，而上焦常与营俱行阳二十五度，行阴亦二十五度。营出中焦，而中焦之津液，随三焦出气，以温肌肉，化赤为血，以奉生身。营卫之行，不失其常，此营卫之会也。故独得行于经隧，命曰营气，言与卫相将于脉外，而又独得行于经隧之中，是肌腠经脉之外内，皆有此营也。阴阳血气之离合出入，非熟读诸经，细心体会，不易悉也。●《集注》眉批：离卫而独行于经中。又：尚氏曰：马氏以十六字为宗旨，误矣。●汪昂曰：昂按：此岐黄所说三焦，在上中下三空处。古人所谓"有名无形者"是也。马玄台乃云：此不得为三焦。而割右肾以为三焦之府。窃谓：五脏六腑，各有定位。肾居五脏之一，本有两枚，焉得割其右者，另为一腑乎？于三焦三字之义，何以称焉？●薛雪曰：如雾者，气浮于上也。言宗气积于胸中，司呼吸而布濩于经隧之间，如天之雾，故曰"上焦如雾"也。沤者，水上之泡，水得气而不沉者也。言营血化于中焦，随气流行，以奉生身，如沤处浮沉之间，故曰"中焦如沤"也。渎者，水所注泄，言下焦主出而不纳，逝而不及，故曰"下焦如渎"也。然则肺司雾，脾司沤，大肠、膀胱司川渎之化也。三焦者，本全体之大脏，统上、中、下而言也。发明之处，不啻再四，《难经》谓三焦有名无形，遂起后世之疑，莫能辨正，观此则明且悉矣。●黄元御曰：上焦如雾，气盛于上也。下焦如渎，水盛于下也。中焦如沤，气水之交，水欲化气，气欲化水，泡波起灭，象如水沤也。●沈又彭：按三焦即三个管子，非有名无象也。若果有名无象，如何并咽并胃？又按：卫气出于上焦者，水谷入胃，胃底之阳蒸气上腾，若雾露之溉，此即卫气也。由上焦出于胃上口，尚在膈膜之下，于是贯膈散布胸中，然后循太阴分肉之间，而行于脉外，故曰上焦如雾。

经文本自明白，如果出于下焦，则清阳之气与便溺同出，有是理乎？越人读经未察卫气出于下焦之误，遂谓上焦主内而不出，几令卫气全无出路。分肉腠理字义当晓。肉必丝丝成理，故谓之理，有数十百理，聚而为纵者，有数十百理，聚而为横者，有数十百理，聚而为斜者，或纵或横或斜，数块并作一块，其并处必有穴，从并处说到外面，谓之分，谓其肉，由此而分也。从外面说到并处，谓之腠，谓其数肉并腠也。脉在其中，卫即行乎脉外。《气穴论》云：肉之大会为谷，肉之小会为溪，肉分之间，溪谷之会，以行营卫，以会大气是也。循太阴之分而行之，"分"字当作是解。其言上焦出于胃上口，并咽以上，贯膈，到此则上焦之管子已尽，卫气在膈上既出，上焦管子即散布胸中，此乃如烟如雾之物，逢空则走，故循太阴之分肉而行乎脉外。依次循手阳明至足阳明是明明指卫气言。若云指上焦言，岂上焦直至足乎间？何以知上焦是管子？曰：若无管子，则并咽以上者何物？何以知管子到膈上即尽？曰：到此不尽，卫亦行乎脉中矣。手太阴脉从胸走手，手阳明脉从手走头，故曰还至阳明。手阳明脉尽处上挟鼻孔，足阳明脉起于鼻之交頞中，故曰还至阳明。上至鼻下足阳明，刻本"鼻"字误作"舌"字没解，（彭）擅改正。营气出于中焦者，水谷在胃，渐渐腐化，如造酒然，有泡微，起其汁，若酒浆者，即是营气。从中焦上注肺脉。脉乃心火，主之营，在脉中藉心火煅炼成赤即是血，故曰中焦如沤。又曰：营卫者，精气也。血者，神气也。盖阳之精为神，而藏神者心，非藉心火煅炼而何？下焦者，水之出路也。水谷在胃，渐渐变化，下至小肠，尚未分别，直至小肠下口，与回肠会处有一管，直对膀胱，即是下焦，水从此渗入焉，故曰下焦如渎。脐上一寸为水分穴，即是分水处。卫气昼行于阳，夜行于阴，最为难解。其曰：营行脉中，卫行脉外，五十而复大会。又曰：常与营俱行阳二十五度，行阴二十五度，一周也。是营卫同行，固属无疑，但营出于中焦，由手太阴注手阳明，手阳明注足阳明，足阳明注足太阴，顺十二经之贯注，则阴经阳经相间而行。营既如此，卫亦宜然，岂有昼止行阳经夜止行阴经哉？然而，经则明明言卫气昼日行于阳，夜行于阴，其故何？（彭）谓：阴阳者，数之可十，推之可至百千万也。昼行阳，夜行阴，此阴阳非指经络言，乃指外内言也。盖脉在分肉之间，营行脉中，卫即行乎脉外，无论阴经阳经，卫气浮上而行者，即行于阳也。沉伏而行者，即行于阴也。行于阳则表实，故昼日体耐风寒；行于阴则表虚，故夜卧不耐风寒，此其验也。太阴为阴中之至阴，故主内，太阳为表，故主外。夫卫犹日也，营犹月也，虽日有黄赤道，月有四游仪，总不越乎东升西降之常耳。至若《灵枢》《卫气行》一篇，手三阳经倒行足三阳经无还路，不可为训。《素·经脉别论》论食气入胃一言，散精于肝一言，浊气归心。《灵·邪客篇》论谷入于胃，宗气积于胸中，卫气先行皮肤。与此论营卫同起于手太阴，迥然不同，则无容信为两是矣。但此篇越人、仲景俱各引用而别论《邪客》，从无一言论及，故皆不录。●丹波元简曰：张云：如雾者，气浮于上也。言宗气积于胸中，司呼吸而布濩于经隧之间，如天之雾，故曰"上焦如雾"也。沤者，水上之泡，水得气而不沉者也。言营血化于中焦，随气流行，以奉生身，如沤处浮沉之间，故曰"中焦如沤"也。渎者，水所注泄。言下焦主出而不纳，逝而不反，故曰"下焦如渎"也。然而肺象天而居上，故司雾之化。脾象地而在中，故司沤之化。大肠、膀胱象江河淮泗而在下，故司川渎之化也。《千金》及《外台》引《删繁论》云：上焦如雾（雾者，霏霏起上也），中焦如沤（沤者，在胃中如沤也），下焦如渎（渎者，如沟水决泄也。）《白虎通》引《礼运记》云：三焦者，包络腑也，水谷之道路，气之所终始也。故上焦如窍，中焦如编，下焦如渎（俞氏《续医说》详解之当考参。）张氏《质疑录》载"三焦有三"、"三焦之论"云：《灵枢》云：上焦如雾，中焦如沤，下焦如渎。此三焦为一气之所主，故《三十一难》因之曰：上焦在胃上口，主内而不出，其治在膻中，中焦在胃中脘，主腐熟水谷，其治在脐旁，下焦在脐下，主分别清浊，出而不内。此三焦者，即《灵枢》所谓如雾如沤如渎之三焦也。故《难经》又继言之：三焦为水谷之道路，气之所以终始。三焦者，原气之别使，原气在两肾中间之动气，为人之生命，十二经之根本，主通行三气，经历于五脏六腑。此所谓三焦者，属之于气，正王叔和所谓有名无状之三焦也。◉章楠曰：清气氤氲，涵蓄于上焦，故如雾；水谷蕴酿糟粕于中焦，故如沤；水液滓浊，皆出于下焦，故如渎。此总结三焦之功用也。◉江有诰曰：上焦如雾，（无昼反）中焦如沤，下焦如渎。（去声侯部）◉周学海曰：三节畅叙荣卫生会，分三焦而又各推其变，当作一节读之，若分三节，文气便促而弱矣。布局则前单后双，运意则前总后分，两截似各不相顾，而实大气盘旋。真力弥满不拘于分提分应之成法。全以议论驾驭，其闲笔力又足以副之。词旨圆润。理致深密，耐人涵泳，局阵整肃，尤有正笏垂绅之度。此篇畅发荣卫之源流正变也。前两节合提笔数项而总叙之一正一变，后分三焦，中叙之又各一正一变也。若拘拘于分，应提笔转支节矣。

四时气第十九

◉马莳曰：篇内首节有四时之气，故名篇。◉张志聪曰：此篇论四时之气出入于皮肤脉络，而皮肉筋骨乃六腑之外合，故百病之起，有因于在外之皮肤脉肉筋骨而及于内之六腑者，有因病六腑之气而及于外合之形层者，内因外因，皆有所生，知其气之出入，则知所以治矣。◉丹波元简曰：诸本无篇字。

19.1 黄帝问于岐伯曰：夫四时之气，各不同形，百病之起，皆有所生，灸刺之道，何者为定①（一本作宝）？岐伯答曰：四时之气，各有所在，灸刺之道，得气穴为定②。故春取经③血脉分肉之间，甚者深刺之，间者浅刺之④。夏取盛经孙络⑤，取分间绝皮肤⑥。秋取经腧，邪在府，取之合⑦。冬取井荥⑧，必深以留之⑨。

①杨上善曰：一则四时不同，二则生病有异，灸刺总而要之，何者为贵？【编者按：杨上善作"何者可宝"。】◉张介宾曰："定"，一本作"宝"。◉丹波元简曰：《甲乙》"定"作"实"，下同。

②杨上善曰：灸刺所贵，以得于四时之气也。◉张介宾曰：时气所在，即气穴也。

③丹波元简曰：马云："经"当作"络"，义见《素问·水热穴论》。张云：春取经，即《本输》篇，大经分肉之间也。

④杨上善曰：春时人气在脉，谓在经络之脉，分肉之间，故春取经血脉分肉之间也。◉张介宾曰：春取经，即前篇大经分肉之间也。甚者深，间者浅，义俱如前。

⑤丹波元简曰：马云：《水热穴论》云：夏取盛经分腠。又曰：绝肤而病去者，邪居浅也。盖言夏气在表，故病在表。止于皮肤，绝而不深入以刺之，正以邪之所居，为甚浅也。又曰：所谓盛经者，阳经也。则止取手足六阳经之经穴耳。

⑥杨上善曰：夏时人气，经满气溢，孙络受血，皮肤充实，故夏取盛经孙络，又取分腠以绝皮肤也。●张介宾曰：盛经孙络，皆阳分也。

⑦杨上善曰：秋时天气始收，腠理闭塞，皮肤引急，故秋取脏相之输，以泻阴邪，取腑经之合，以泻阳邪也。●丹波元简曰：马云：《水热穴论》曰：取合以虚阳邪。则知是六阳经之合穴也。

⑧丹波元简曰：马云：《水热穴论》云：取井以泻阴逆。则阴经当刺井穴，如手太阴肺经少商为井之类。取荥以实阳气。则阳经当刺荥穴，如手阳明大肠经二间为荥之类。

⑨杨上善曰：冬时盖藏，血气在中，内著骨髓，通于五脏，故取井已下阴气逆，取荥以实阳气也。●马莳曰：（春取经之"经"，当作"络"，义见《素问·水热穴论》。闻，去声。）此言灸刺之道，顺四时之气而已。春取络穴之血脉分肉间，如手太阴肺经列缺为络之类，当视其病之轻重，而为刺之浅深也。（《水热穴论》云：春取络脉分肉。）夏取盛经孙络处分间。盛经者，如手阳明大肠经阳溪为经之类。孙络者，即《脉度》篇所谓支而横者为络，络之别者为孙也。视其经穴孙络处分之间，止于皮肤，绝而刺之，不至于深入也。（《水热穴论》云：夏取盛经分腠。又曰：绝肤而病去者，邪居浅也。盖言夏气在表，故病在表。止于皮肤，绝而不深入以刺之，正以邪之所居为甚浅也。又曰：所谓盛经者，阳经也。则止取手足六阳经之经穴耳。）秋取各经之输穴，如手太阴肺经太渊为输之类。（《水热穴论》云：取输以泻阴邪。则知是六阴经之输穴也。）若在腑，则取六阳经之合穴，如手阳明大肠经曲池为合之类。（《水热穴论》云：取合以虚阳邪，则知是六阳经之合穴也。）冬取井荥，冬气入深，必当深刺以久留之。（《水热穴论》云：取井以泻阴逆。则阴经当刺井穴，如手太阴肺经少商为井之类。取荥以实阳气。则阳经当刺荥穴，如手阳明大肠经二间为荥之类。）●张介宾曰：邪在腑，谓秋阴未盛，阳邪犹在阳分也。本篇详义见下文。●张志聪曰：（间，去声。）四时之气，各有所在，故春取经脉于分肉之间，夏取盛经孙络、分肉皮肤。盖春夏之气，从内而外也。秋取经俞，邪在腑，取之合，此秋气之复从外而内也。冬取井荥，必深而留之，谓冬气之藏于内也。此人气之出入，应天地之四时，是以灸刺之道，得气穴为定。按：《本脏》篇曰：肺合大肠，大肠者，皮其应；心合小肠，小肠者，脉其应；肝合胆，胆者，筋其应；脾合胃，胃者，肉其应；肾合三焦膀胱，三焦膀胱者，腠理毫毛其应。乃脏合腑而腑合于形层。是以有病温疟、皮水之在外者，有肠中不便、腹中常鸣之在府者。●黄元御曰：春取经、血脉、分肉之间，甚者深刺之，间者浅刺之。（《本腧》：春取络脉、诸荥、大经分肉之间，甚者深取之，间者浅取之。）《素问·刺志》：春取络脉、分肉间，春者经脉长深，其气少，不能深入，故取络脉、分肉间。（《本腧》：夏取诸腧、孙络、肌肉皮肤之上。）夏取盛经、孙络，取分肉间，绝皮肤。《刺志》：夏取盛经、分腠。所谓盛经者，阳脉也。绝肤而病去者，邪居浅也。秋取经俞，邪在腑，取之合。（《本腧》：秋取诸合。）《刺志》：秋取经俞，阳气在合，阴气初盛，故取俞以泻阴邪，取合以虚阳邪。冬取井荥，必深以留之。（《本腧》：冬取诸井、诸筋之分，欲深而留之。）《刺志》：冬取井荥，阳气衰少，阴气盛坚，故取井以下阴逆，取荥以实阳气。

19.2　温疟①汗不出，为五十九痏②。

①丹波元简曰：《素·疟论》云：先伤于风，而后伤于寒，故先热而后寒也，亦以时作，故曰温疟。

②杨上善曰：此温疟刺，三也。温疟，寒热病也，故刺热输五十九痏也。●马莳曰：此言刺温疟之法也。《素问·疟论》帝曰：先热而后寒者何也？岐伯曰：此先伤于风，而后伤于寒，故先热而后寒也，亦以时作，故曰温疟。（另有先寒而后热为寒疟，但热而不寒为瘅疟。）然温疟汗不出者，当取五十九腧以刺之。（五十九腧，详后《热病》篇第二十二节。）●张志聪曰：此外因之邪，病在于骨髓也。《素问·疟论》曰：温疟者，得之冬中于风寒，气藏于骨髓之中，至春则阳气大发，邪气不能自出，因遇大暑，脑髓烁，肌肉消，腠理发泄，或有所用力，邪气与汗皆出。此病藏于肾，其气先从内出之于外也。是以汗不出，则邪不能去。当为五十九痏，以第四针五十九刺骨。●《集注》眉批：骨髓。●丹波元简曰：详后《热病》篇，"刺"诸本作"痏"，唯张作"刺"。【编者按：丹波元简作"五十九刺"。】

19.3　风疢肤胀①，为五十七痏②，取皮肤之血者，尽取之③。

①丹波元简曰：马云：疢即水，以水为疾，故加以疾之首。风水，见《素·奇病论》、《水热穴论》、《评热论》、本经《论疾诊尺》篇。肤胀者，即本经《水胀论》之所谓肤胀也。简案：《外台》引《肘后方》云：疗卒大腹疢病诸方，此病本由水来，应水字而经方皆水为病，故施疢状。此乃与马说符矣。吴音水，病貌。《集韵》贰类切，音税，肿病并非。

②丹波元简曰：详见《素·水热穴论》。

③杨上善曰：以下杂刺。有此风水刺，一也。风水及肤脉，刺水穴为五十九痏，又尽刺去腹皮络血也。●马莳曰：（疢，即水。以水为疾，故加以疾之首。）此言刺风水之法也。（风水，见《素问·奇病论》、《水热穴论》、《评热病论》、本经《论疾诊尺》篇。）肤胀者，即本经《水胀论》之所谓肤胀也。（按肤胀者，寒气客于皮肤之间，𪔀𪔀然不坚，腹大，身尽痛，皮厚，按其腹，窅而不起，腹色不变，此其候也。）当取五十七腧以刺之。（五十七腧，详见《素问·水热穴论》中。）●张介宾曰：疢，水同。风水肤胀、五十七痏，义俱如前。若皮肤之有血络者，亦当尽取去之。●张志聪曰：疢即水，以水为疾也。此外因之邪，病在于皮肤也。疢，水病也，因汗出遇风，风水之邪，留于皮肤，而为肿胀也。为五十七痏，取皮肤之血者尽取之。盖邪在皮肤，当从肤表而出，五十七痏，详《素问·水热穴论》。●《集注》眉批：皮肤。

19.4　飧泄，补三阴之上①，补阴陵泉，皆久留之，热行②乃止③。

①丹波元简曰：《甲乙》"之"作"交"。马云：补三阴之上者，补三阴交，乃足三阴血气之所交，宜补之。因有二穴，故用二"补"字，及有一"皆"字，张、志同。

②丹波元简曰：马云：候针下热行，乃止针。张云：阳气至而热行，热行则泄止矣。

③杨上善曰：飧泄刺，二也。飧泄病虚冷，皆补足三阴，上取关元等，下取阴陵泉也。●马莳曰：此言飧泄之疾，当补脾经之阴陵泉也。三阴者，足太阴脾经也。阴陵泉，乃脾经之合穴。脾气虚，故飧泄，宜补之。必久留其针，候针下热行乃止针。（一说补三

阴之上者，补三阴交，乃足三阴脉气之所交，宜补之。因有二穴，故用二"补"字，及有一"皆"字。）●张介宾曰：三阴之上，谓三阴交穴，脾肝肾之会也。阴陵泉，足太阴脾经穴，补而久留之，则阳气至而热行，热行则泄止矣。●张志聪曰：（飧叶孙。）此内因之病，在脾而为飧泄也。脾为湿土，乃阴中之至阴，脾气虚寒，则为飧泄。故当补三阴之上，补阴陵泉。皆久留之，候热气行至乃止。三阴之上，足三阴交穴，阴陵泉，脾之合穴也。朱济公问曰：经义只病在六腑，奚又有脾脏之飧泄？曰：阳明不从标本，从中见太阴之化，脾与胃以膜相连，阴阳相合，为脏腑血气之生原。是以下篇论五脏病而兼论胃，此篇论六腑病而有脾。●《集注》眉批：脾。又：玉师曰：四时皆禀气于胃而不得至经，必因于脾乃得禀也。是以外之形症而兼论于脾。

19.5 转筋于阳治其阳，转筋于阴治其阴，皆卒刺之①。

①杨上善曰：转筋刺，四也。六阳转筋，即以燔针刺其阳筋。六阴转筋，还以燔针刺其阴筋也。●马莳曰：（卒，猝同。）此言刺转筋者，当分阴阳而卒刺之也。凡手足之外廉，皆属阳经，若转筋于阳，则治其阳经。凡手足之内廉，皆属阴经，若转筋于阴，则治其阴经。皆当猝然刺之，而不使病人知之，则刺易入，而病易去也。●张介宾曰：凡四肢外廉皆属三阳，内廉皆属三阴。转筋者，卒病也，故不必拘于时日，但随其病而卒刺之。●张志聪曰：（卒焠同。）筋有阴阳，以应四时十二月，故转筋于阳治其阳，转筋于阴治其阴。焠刺者，烧针劫刺，以取筋痹。●《集注》眉批：筋。●丹波元简曰：马云：卒，猝同。凡手足之外廉，皆属阳经，若转筋于阳，则治其阳经。凡手足之内廉，皆属阴经。若转筋于阴，则治其阴经。皆当猝然刺之。张云：卒，病也，故不必拘于时日，但随其病而卒刺之。志云：卒，猝同，淬刺者，烧针劫刺，以取筋痹。简案：楼氏《纲目》亦作"淬"，盖本于《经筋》篇，亦当备一说。

19.6 徒疢①，先取环谷②下三寸，以铍针针之，已刺而筩③之，而内之，入而复之，以尽其胝④，必坚，来缓则烦悗，来急则安静⑤，间日一刺之，疢尽乃止⑥。饮闭药⑦，方刺之时徒饮之⑧，方饮无食，方食无饮⑨，无食他食，百三十五日⑩。

①丹波元简曰：张云：徒，但也。有水无风，故曰徒水。简案：马云：徒，但也。上文言风水者，有风有水也。此曰徒水，则有风无水也。若无水，则下文何得云"疢尽乃止"，必是字之误。志云：徒，众也。土为中央之灌溉于四旁，土气虚，则四方之众水，反乘侮其土而为水病也。此解尤为牵强。

②丹波元简曰：马云：按各经无环谷穴，止足少阳胆经有环跳穴，今曰下三寸，意者风市穴乎？理亦甚的。张同。志云：环谷者，取手足之分肉，以泻其水也。溪谷有三百六十五穴，会肉之大会为谷。大会者，手足股肱之大肉也。简案：据志注，则三寸二字，竟不稳妥。

③丹波元简曰：马云：筩，直也。已刺而直其针以纳之。张云：筩，箭室也。已刺而筩之而内之，入而复之，以尽其疢，谓用针如箭之归筩，出入频复，开通其道，以尽其水也。志云：筩，筒也。以如筒之针而内之，入而复出。简案：筩之义，诸注未明。《九针

论》圆针筒，其身如是。筒，筒同。又楼氏《纲目》载本节文云：筒针，针中有空窍，如筒出水也。今据志以筒释之，盖此似言以筒纳针孔内，使水自筒中泄出者，世有用此术得效者，然不可妄施。张云：《针要》曰：凡水气，惟得针水沟，若针余穴，水尽即死。是又不可不知也。

④周学海曰：中有脱文。

⑤丹波元简曰：马云：必欲尽去其水，水力尽时，其肉必坚，且水来缓，则内必烦闷，来急，则内必安静。张云：疢在肤中，其候必坚。志云：水肿于肌肉，则浮而软，水尽则肉必坚矣。余与马同。简案：徒疢以下，其义未详。《甲乙》文有异同，然亦未明晰，录左备考。《甲乙》云：徒水先取环谷下三寸，以排针刺之而藏之，引而内之，入而复出，以尽其水，必坚束之，束缓则烦闷，束急则安静。（丹波元简作"来缓则烦俯"。）

⑥张介宾曰：此泄水之法也。徒，但也。有水无风，故曰徒水。环谷，义无所考，或即足少阳之环跳穴。其下三寸许，垂手着股，中指尽处，惟奇穴中有风市一穴，或者即此，明者察之。铍针，第五针也。筒，箭室也。已刺而筒之而内之，入而复之，以尽其疢，谓用针如箭之归筒，出入频复，开通其道，以尽其疢也。然疢在肤中，其候必坚。若针后水来迟缓，则必烦闷；若来急速，则必安静矣。仍须间日一刺，以水尽而止。按：《针要》曰：凡水气惟得针水沟，若针余穴，水尽即死。是又不可不知也。铍音披。筒音勇。

⑦丹波元简曰：马云：必饮通闭之药，以利其水，防其再肿。志云：谓水乃尽，当饮充实脾土之药，勿使水之复乘也。简案：马为是。

⑧张介宾曰：凡患水病者，小便多不利，既已刺治如前，仍须饮通闭之药以拔其本，即方刺之时，亦但饮无碍也。

⑨张介宾曰：药食不宜相混，混则难于取效。

⑩杨上善曰：窸，纡元反。此水刺法，五也。环谷，当是脐中也。脐下三寸，关元之穴也。鍉关元，内筒引水，水去人虚，当坚束身令实，复饮补药，饮之与食相去而进，间日刺之，不可顿去，水尽乃止，禁如药法，一百三十五日乃得愈。徒，空也。空饮无食也。●马莳曰：（疢，即水证。故加疾之首。铍，音皮。筒，音桶。内，纳同。）此言刺水肿之法也。徒，但也。上文言风水者，有风有水也。此曰徒疢，则有水无风也。（见《素问·阴阳别论》、《平人气象论》、《宣明正气论》、本经《水胀论》。）先取环谷下三寸，（按各经无环谷穴，止足少阳胆经有环跳穴，今曰下三寸，意者风市穴乎？理亦甚的，且《针灸聚英》不载风市治病之验，姑缺之以俟知者。以铍针针之。本经《九针论》云：五曰铍针，取法于剑锋，广二分半，长四寸，主大痈脓两热相争者也。）筒，直也。已刺而直其针以纳之，既入而又复之，必欲尽去其水。水方尽时，其肉必坚，且水来缓，则内必烦闷；来急，则内必安静。间日一刺之，候水去尽而止针。但水未尽之时，小便必闭，今水已去尽，必饮通闭之药，以利其水，防其再肿。然服闭之法，方刺之时即但饮之，方饮之时无用食物，或食物时无饮此药，且又不可食异品他食，如此守之，至一百三十五日之外，其病始不复矣。●张介宾曰：水肿既消，当忌伤脾发湿等物，至一百三十五日之外，方保其不复矣。●张志聪曰：（筒音桶。内音讷。）此内因脾胃虚寒，而水溢于肉理也。徒，众也。土位中央，主灌溉于四旁。土气虚，则四方之众水，反乘侮其土而为水病也。夫溪谷有三百六十五穴会，肉之大会为谷。大会者，手足股肱之大肉也。环谷

者，取手足之分肉以泻其水也。箭，筒也。以如筒之针而内之，入而复出，以尽其水。水肿于肌肉，则浮而软，水尽则肉必坚矣。来缓则烦闷，来急则安静也。水虽在于肌腠，而其原在内也。饮闭药者，谓水乃尽，当饮充实脾土之药，勿使水之复乘也。方刺之时，欲使水尽出于外，故徒饮之，盖脾主肌肉，痪病之因本于脾，脾水尽而后能土气充实也。夫饮入于胃，上输于脾肺，食气入胃，淫散于心肝，饮食并入，藉三焦之气，蒸化精微，济泌别汁。中焦气虚，则水谷不能分别矣。是以方饮无食，方食无饮，盖言土气虚而水聚于中者，由三焦元气虚也。三焦者，通会元真于肌腠。三焦元真之气虚，则肤腠空疏，而水溢于内矣。无食他食者，惟食谷食以养土气也。土之成数在十，而分王于四时八节。调养百三十五日者，逾九节候而土气复也。●《集注》眉批：肉。又：土数五，五日谓之候，三候谓之节。骨节。●丹波元简曰：张云：药食不宜相混，混则难于取效。水肿既消，当忌伤脾发湿等物，至一百三十五日之外，方保其不复矣。

19.7 著痹不去①，久寒不已，卒取其三里②。骨为干③。肠中不便④，取三里，盛泻之，虚补之⑤。

①丹波元简曰：张云：《痹论》云：湿气胜者为着痹。谓其重着难动，故云不去。若寒湿相搏，久而不已，当猝取足阳明之三里穴，温补胃气，则寒湿散而痹可愈也。沈亮宸曰：溪谷属骨。此承上文肌腠未尽之水，流于关节则为着痹，故取阳明之三里，从腑以泻脏也。

②杨上善曰：此著皮刺，六也。卒针，燔针。准上经"卒"当为"焠"，刺痹法也。里骨，谓与著痹同里之骨，名曰里骨，以其痹深，故取此骨也。【编者按：杨上善作"取其骨里"。】●马莳曰：（著，着同。痹，必至反。）此言刺寒痹之法也。《素问·痹论》云：以湿胜者为着痹。又曰：其多汗而濡者，此其逢湿甚也。盖着有沉着之意，必其重而难去者也。今久冷不已，当猝取三里而刺之，不使病人明知也。（三里，系足阳明胃经穴。按久寒以冷字释者，盖以寒气盛者为痛痹，今既曰着痹，则非痛痹也，故知此为冷字之义。）●张介宾曰：《痹论》曰："湿气胜者为着痹。"谓其重着难动，故云不去。若寒湿相搏，久而不已，当猝取足阳明之三里穴，温补胃气，则寒湿散而痹可愈也。●张志聪曰：此邪留于骨节而为痹也。《素问·痹论》曰：湿胜为着痹。盖湿流于关节，故久寒不已。当卒取其三里，取阳明燥热之气，以胜其寒湿也。●沈亮宸曰：溪谷属骨。此承上文肌腠未尽之水，流于关节，则为着痹。故取阳明之三里，从腑以泻脏也。

③马莳曰：（按前《经脉》篇黄帝云：人始生，先成精，精成而脑髓生，骨为干，血为营，筋为刚，肉为墙，皮肤坚而毛发长等语，今本篇此句，与上下文不相蒙。意者乃《经脉》篇之脱简欤？）●沈亮宸曰：此承上文而言骨之为病，在骨之髓节也。干者，如木干之坚劲。是故温疟之邪，藏于骨髓，湿痹之气，流于关节，其骨如干，而不受邪之所伤。●莫云从曰：《五运行论》云：肾生骨髓，髓生肝。《骨空论》论骨节之交，皆有髓空，以渗精髓。盖邪害空窍，而直骨坚劲，不受邪伤，即骨之痠痛，病在髓节，而应于骨也。●丹波元简曰：马云：此句与上下文不相蒙，意者乃《经脉》篇之脱简欤？沈亮宸云：此承上文而言，骨之为病，在骨之髓节也。干者，如木干之坚劲。是故温疟之邪，藏于骨髓，湿痹之气，流于关节，其骨如干，而不受邪之所伤。简案：今仍马注。●顾观光曰：《经脉》篇有此文。●周学海曰：三字是《经脉》篇文误衍于此。

④丹波元简曰：张云：小肠不便者，不能化物；大肠不便者，不能传道，大肠小肠，皆属于胃，故当取足阳明之三里穴，邪气盛则泻之，正气虚则补之。

⑤杨上善曰：骭胀刺，七也。骭，脚胫也。胫寒为胀，取三里补泻为要也。●马莳曰：此言刺大便不通之法也。肠，大肠也。大肠不通，当取三里穴以刺之。其不便者，由于邪气之盛则泻之，由于正气之虚则补之耳。●张介宾曰：小肠不便者不能化物，大肠不便者不能传道，大肠小肠皆属于胃，故当取足阳明之三里穴，邪气盛则泻之，正气虚则补之。●沈亮宸曰：此病在三焦，而为肠中不便也。三焦之气，蒸化水谷，济泌别汁。水谷者，常并居于胃中，成糟粕而俱下于大肠。是以肠中不便者，三焦之气虚也。三焦之部署，在胃腑上中下之间，故独取足阳明之三里，邪盛者泻之，正虚者补之。

19.8 疠风者，素刺其肿上①，已刺，以锐针针其处，按出其恶气，肿尽乃止②，常食方食，无食他食③。

①顾观光曰："素"字误，《甲乙经》作"索"。

②张介宾曰：疠，大风也。《风论》曰：疠者，有营气热胕，其气不清，故使鼻柱坏而色败，皮肤疡溃，风寒客于脉而不去，名曰疠风也。其治法，当于常素刺其肿上，已刺之后，又必数以锐针针其患处，仍用手按出其恶毒之气，必待肿尽，乃可止针。盖毒深气甚，非多刺不可也。疠，癞同，又音利。

③杨上善曰：此疠风刺，八也。索，苏作反，散也。刺疠风肿上也。已，复兑头之针以兑其处，去针以手按之，出其恶气，食如禁法也。●马莳曰：（疠，音癞。）此言刺疠风之法也。按《素问·风论》云：疠者，有荣卫热附，其气不清，故使鼻柱坏而色败，皮肤疡溃，风寒客于脉而不去，名曰疠风。《骨空论》、《长刺节论》皆谓之大风也。内有刺法。当平日刺其肿上，已刺，数以针之锐者，针其患处，仍以手按出其恶毒之气，必肿尽乃止针，不尽不止也。凡食品如常者始食之，若异品他食，宜无食也。●张介宾曰：食得其法，谓之方食。无食他食，忌动风发毒等物也。●张志聪曰：此邪病之在脉也。《素问·风论》曰：风寒客于脉而不去，名曰厉风。肿者，脉中之营热，出于跗肉而为肿也。恶气者，恶厉之邪，留而不去，则使其鼻柱坏而色败，皮肤疡溃。故当出其恶气，肿尽乃止。常食方食，无食他食者，谓当恬淡其饮食，无食他方之异品也。●丹波元简曰：《甲乙》"素"作"索"，"锐针针"三字作"吮"一字，"恶气"之气作"血"。马云：疠，癞同。此言刺厉风之法也。按：《素问·风论》云：疠者，有营卫热胕，其气不清，故使鼻柱坏而色败，皮肤疡溃，风寒客于脉而不去，名曰疠风。《骨空论》、《长刺节论》，皆谓之大风也。张云：食得其法，谓之方食，无食他食，忌动风发毒等物也。介按：疠风即癞病，又名麻风，属于慢性传染病。故凡传染之后，要过数年，方才显露，其病状则遍体麻木不仁，甚至四肢周身，逐渐毁灭，先由手指，继而足趾，终至鼻柱，均现毁坏，面上状若顽癣，搔破则流稠水，其未破之处，皮肤片片脱落，奇痒难当。此病可分二种：如面部臀部四肢等处，俱发红色结节，继即溃穿，后且知觉麻痹，毛窍脱落，容貌奇丑者，斑纹癞也；如初则神经过敏，发神经痛，后则知觉渐次脱失，营养障碍，神经肥厚，面部麻痹者，神经癞也。

19.9 腹中常鸣，气上冲胸，喘不能久立，邪在大肠，刺肓之原、巨虚上廉、三里①。

①杨上善曰：大肠气上冲刺，九也。大肠手阳明脉，络肺下膈属大肠，故邪气在大肠，循手阳明脉上冲胸，不能久立也。贲，膈也。膈之原，出鸠尾也。巨虚上廉与大肠合，以足阳明上连手阳明，故取巨虚上廉，并取三里也。●马莳曰：此言刺邪在大肠者之法也。腹中常鸣者，以水与火相激而成声也。气上冲于胸，发而为喘不能久立，乃邪在大肠，故病如是也。当刺肓之原，按本经《九针十二原》篇云"肓之原出于脖胦"者是也。（一名下气海，一名下肓，脐下一寸半，系任脉经穴，针八分，得气即泻，后宜补。）又取巨虚上廉及三里穴以刺之。（按巨虚上廉，一名上巨虚，在三里下三寸。本经《本输》篇云：胃经膝下三寸，三里为合，复下三里三寸，为巨虚上廉，复下上廉三寸，为巨虚下廉。大肠属上廉，小肠属下廉，故此篇邪在大肠，宜刺巨虚上廉，而下节邪在小肠，宜刺巨虚下廉。）●张介宾曰：《九针十二原》篇曰：肓之原出于脖胦。即任脉之下气海也。巨虚上廉、三里，皆足阳明经穴。按：《本输》篇曰：大肠属上廉。此以邪在大肠，故当刺巨虚上廉；若下文之邪在小肠者，则当取巨虚下廉也。●张志聪曰：此邪在大肠而为病也。大肠为传导之官，病则其气反逆。是以腹中常鸣，气上冲胸，喘不能久立。膏肓即脏腑之募原，膏在上而肓在下。肓之原在脐下一寸五分，名曰脖胦，乃大肠之分。巨虚上廉，在三里下三寸。取巨虚三里者，大肠属胃也。●丹波元简曰：《甲乙》"常"作"雷"，"上"作"常"。志云：此邪在大肠而为病也。大肠为传导之官，病则其气反逆，是以腹中常鸣，气上冲胸。张云：《九针十二原》篇曰：肓之原出于脖胦。即任脉之下、气海也。巨虚上廉、三里，皆足阳明经穴。按：《本输》篇曰：大肠属上廉。此以邪在大肠，故当刺巨虚、上廉，若下文之邪在小肠者，则当取巨虚下廉也。

19.10　小腹控睾、引腰脊，上冲心，邪在①小肠者，连睾系，属于脊，贯肝肺，络心系。气盛则厥逆，上冲肠胃，熏肝，散于肓②，结于脐③，故取之肓原以散之④，刺太阴以予之⑤，取厥阴以下之⑥，取巨虚下廉以去之⑦，按其所过之经以调之⑧。

①周学海曰：《甲乙经》有"小肠也"三字。
②顾观光曰："胸"原作"肓"，与《脉经》合，且下有"取之肓原"之文，则此字不当改。【编者按：顾观光作"熏肝肺，散于胸"。】
③张介宾曰：控，引也。睾，阴丸也。小肠连于小腹，若其邪盛，则厥逆自下上冲心肺，熏于肝胃、引于腰脊，下及肓脐睾系之间也。肓义详疾病类六十七。睾音高。
④杨上善曰：小肠上冲刺，十也。睾，音高。小肠傅脊，左环叶积，其注于回肠者，外傅于脐上。小肠之脉，络心，循咽下膈抵胃，属小肠。故得连睾系、属于脊、贯肝肺、络心系也。是以邪气客小肠，气盛则厥逆，上冲肠胃，动于肝气，散于肓，结于脐也。取肓原。肓原，脖胦也，齐下一寸五分也。
⑤杨上善曰：小肠脉贯肺，故取手太阴五输疗前病之穴。
⑥杨上善曰：小肠脉贯肝，故取肝脉足厥阴疗前病五输之穴也。
⑦杨上善曰：巨虚下廉与小肠合，故取之。
⑧杨上善曰：调所过之经补泻之。●马莳曰：（睾，音皋。）此言刺邪在小肠者之法

也。人有小腹中控其睾丸，（阴丸属肝经。）引腰脊间，上冲于心者，邪在小肠也。盖小肠连睾系，属于脊，贯肝与肺，络心之系。今邪气盛，则厥逆上冲于肠胃，熏于肝，散于任脉经肓之原，（即下气海穴，见上文。）结于脐中之神阙，亦系任脉经。故当刺肓之原以散其结，又刺手太阴肺经穴以与其补，又取足厥阴肝经穴以下其邪，（以小肠之邪连睾、属脊、贯肝肺。）又取足阳明胃经下巨虚以去其邪，又按小肠经凡脉所过之经以调其气可也。●张介宾曰：取肓原以散之，散脐腹之结也。刺太阴以予之，补肺经之虚也。取厥阴以下之，泻肝经之实也。取巨虚下廉以去之，求小肠之所属也。按其所过之经，谓察其邪之所在以调之也。●张志聪曰：（睾音高。）●沈亮宸曰：控睾引腰脊上冲心者，小肠之疝气也。肓乃肠外之脂膜。故取肓之原以散之，刺手太阴以夺之，取足厥阴以下之，取巨虚下廉以去小肠之邪，按其所过之经以调其气。●丹波元简曰：《甲乙》"熏肝"下有"肺"字。简案：据下文"刺太阴"，《甲乙》似是。沈亮宸云：控睾引腰脊，上冲心者，小肠之疝气也。张云：控，引也。睾，阴丸也。小肠连于小腹，若其邪盛，则厥逆自下上冲心肺，熏于肝胃，引于腰脊，下及肓脐睾系之间也。取肓原以散之，散脐腹之结也。刺太阴以予之，补肺经之虚也。取厥阴以下之，泻肝经之实也。取巨虚下廉以去之，求小肠之所属也。按其所过之经，谓察其邪之所在以调之也。

19.11　善呕，呕有苦①，长太息②，心中憺憺③，恐人将捕之，邪在胆，逆在胃，胆液泄则口苦，胃气逆则呕苦④，故曰呕胆⑤。取三里以下胃气逆，则刺少阳血络⑥以闭胆逆⑦，却调其虚实以去其邪⑧。

①顾观光曰：此下《脉经》有"汁"字。
②丹波元简曰：志云：胆气欲升，故长太息以伸之。
③丹波元简曰：张云：心虚貌。简案：马释为静，误。
④丹波元简曰：《甲乙》、《千金》"苦"下有"汁"字。
⑤张介宾曰：憺憺，心虚貌。邪在胆、逆在胃，木乘土也。胆液泄则苦，胃气逆则呕，故呕苦者谓之呕胆。●章楠曰：肝胆抑郁，故长太息以舒之也；胆气虚而逆于胃，故心憺憺，恐人将捕之，而呕苦水也，憺憺，心怯而动之貌。
⑥丹波元简曰：马云："则"当作"侧"，胆之经络，在肋之后旁，故曰侧。张云：又刺足少阳血络以平其木。《千金》无"则"字。
⑦丹波元简曰：马云：闭者，止也。《孟子》云：陈善闭邪。朱注云：闭，止也。
⑧杨上善曰：口苦刺，十一也。长太息者，太息长也。胆热之病恐惧，故如人将捕之也。邪在胆者，热邪在于胆中，溢于苦汁，胃气因逆，遂欧胆口苦，名曰胆瘅，故取三里以下胃之逆气，取胆脉少阳，调其虚实，以去热邪也。●马莳曰：（憺，音淡。"则刺"之"则"，当作"侧"，胆之经络在肋之后旁，故曰侧。）此言刺邪在胆者之法也。病有善呕，而呕出苦味，又长太息，其心中憺憺然之静中，似恐有人将捕之，此邪在胆经也。盖胆邪逆于胃，故胆液泄则口苦而呕，故曰呕胆之证，当取足阳明胃经三里，以下胃气之逆。又侧刺足少阳胆经之血络，以出其血，而止胆之逆。（闭者，止也。《孟子》云：陈善闭邪。朱注云：闭，止也。）却又调两经之虚实，虚则补而实则泻，以终去其邪，而不使之复也。●张介宾曰：三里，足阳明经穴，故可下胃气之逆。又刺足少阳血络以平其木，则胆液不泄，故以闭胆逆。然必调其虚实，或补或泻，皆可以去其邪也。●张志聪

曰：此邪在胆而为病也。呕有苦，胆气逆在胃也。胆气欲升，故长太息以伸之。病则胆气虚，故心中憺憺，恐人将捕之。病在胆，逆在胃者，木邪乘土也。胆汁通于廉泉玉英，故胆液泄，则口苦。胆邪在胃，故胃气逆，则呕苦也。取三里以下胃气之逆，刺少阳经之血络以闭胆逆，调其虚实，以去其邪。◉《集注》眉批：胆。

19.12 饮食不下，膈塞不通，邪在胃脘，在上脘则刺抑而下之[①]，在下脘则散而去之[②]。

[①]顾观光曰：《脉经》作"抑而刺之"。

[②]杨上善曰：饮食不下刺，十二也。邪在胃管，则令膈中气塞不通，饮食不下之候。邪在上管，刺胃之上口之穴，抑而下之；邪在下管，刺胃之下口之穴，散而去之也。◉马莳曰：（则，侧同。此节当与《上膈》篇参看。）此言刺邪在胃脘者之法也。凡饮食不下，而膈膜之前齐鸠尾、后齐十一椎者觉塞不通，此乃邪在胃脘也。胃脘，上下脘之总名。如在上脘，卧针刺之，当抑而下之，即本经《上膈》篇之所谓气为上膈，故治之者如此。如在下脘，则刺下脘，当散而去之，即《上膈》篇之所谓虫为下膈，故治之者如此。◉张介宾曰：上脘下脘，俱任脉穴，即胃脘也。刺抑而下之，谓刺上脘以泻其至高之食气。散而去之，谓温下脘以散其停积之寒滞也。针药皆然。◉张志聪曰：此邪在胃脘而为病也。食饮不下，膈塞不通，如邪在上脘，则不能受纳水谷，故当抑而下之；如邪在下脘，则不能传化糟粕，故当散而去之。◉沈亮宸曰：食饮不下，膈塞不通，病在上也。然下焦阻塞，则上焦亦为之不利。盖水谷入口，则胃实而肠虚，食下，则肠实而胃虚。如下气闭而食不下，则胃实而上焦膈塞矣。是以经文总言其病，而治分上下。学者体会毋忽。◉《集注》眉批：胃。◉丹波元简曰：马云：则，侧同。胃脘，上下脘之总名。如在上脘，卧针刺之，当抑而下之，即本经《上膈》篇之所谓气为上膈，故治之者如此。如在下脘，则刺下脘，当散而去之，即《上膈》篇之所谓虫为下膈，故治之者如此。张云：刺抑而下之，谓刺上脘以泻其至高之食气，散而去之，谓温下脘以散其停积之寒滞也。

19.13 小腹痛肿，不得小便，邪在三焦约，取之太阳大络，视其络脉与厥阴小络结而血者，肿上及胃脘，取三里[①]。

[①]杨上善曰：腹胀不通刺，十三也。邪在三焦，约而不通，故少腹肿，不得大小便。可刺足太阳大络，及足厥阴孙络结聚之血可刺去之，又刺肿上，及取胃管，并刺三里也。◉马莳曰：此言刺邪在三焦者之法也。三焦者，即后三焦合于右肾者也。（本经《本脏》篇云：肾合三焦、膀胱。言右肾合三焦，左肾合膀胱。《素问·灵兰秘典论》云：三焦为决渎之官，膀胱为州都之官。则三焦膀胱皆可小便者也。）小腹痛而腹肿，难以小便，其邪在于三焦，而三焦有邪约之也，当取足太阳大络而刺之，即飞扬穴是也。（本经《本输》篇：三焦者，上踝五寸，光明之别，入贯腨肠，出于委阳，并太阳之正，络膀胱。）又必视其络脉与足厥阴肝经，有结血者尽取之。若少腹肿及于胃脘，则取胃经之三里穴以刺之。◉张介宾曰：邪在三焦约者，三焦下输出于委阳，并足太阳之正，入络膀胱，约下焦也。太阳大络，飞阳穴也。又必视其别络及厥阴小络结而血者，尽取去之，以足厥阴之经亦抵小腹也。若小腹肿痛上及胃脘者，又当取足阳明之三里穴。◉张志聪曰：此邪在膀

胱而为病者。三焦下俞，出于委阳，并太阳之正，入络膀胱，约下焦，实则闭癃，虚则遗溺。小腹肿痛，不得小便，邪在三焦约也，故当取足太阳之大络、小络、孙络也。足太阳厥阴之络，交络于跗腘之间，视其结而血者去之。盖肝主疏泄，结在厥阴之络，亦不得小便矣。如小腹肿，上及胃脘，取足三里。●《集注》眉批：膀胱。又：即取大络之委阳。大络，经脉也。●丹波元简曰：志云：此邪在膀胱而为病也。三焦下俞，出于委阳，并太阳之正，入络膀胱约下焦，实则闭癃，虚则遗溺。小腹肿痛，不得小便，邪在三焦约也，故当取足太阳之大络（即取大络之委阳，大络经脉也。）小络，孙络也。足太阳厥阴之络，交络于跗腘之间，视其结而血者去之，盖肝主疏泄，结在厥阴之络，亦不得小便矣。如小腹肿，上及胃脘，取足三里。《圣济总录》云：黄帝三部《针灸经》，言少腹肿痛，不得小便，邪在三焦，病名曰三焦约。营卫不调，风邪入客，则决渎之官，约而不通，所以不得大小便也。刺法取足少阴太阳之经，辅以汤剂，则三焦疏导，清浊判矣。方载枳壳丸等六首（方中多用大黄、牵牛、郁李之类。）简案：本节三焦，即指膀胱，上文列六腑之病，而不及膀胱，知是三焦为膀胱明矣。《千金》云，三焦名中清之腑，别号玉海，水道出，属膀胱是也。（详见《素问识·灵兰秘典》注。）盖"约"即"脾约"之"约"，而乔世宁校本《千金》，以"约"字属下句，亦似有理。张云：太阳大络，飞阳穴也。考《甲乙》：委阳，三焦下辅俞也，在足太阳之前，少阳之后云云，此足太阳之别络也。则志注为是。

19.14 睹其色，察其以①，知其散复者②，视其目色，以知病之存亡也③。一其形④，听其动静者，持气口人迎⑤以视其脉，坚且盛且滑者病日进，脉软者病将下⑥，诸经实者病三日已⑦。气口候阴，人迎候阳也⑧。

①周学海曰："以"，"目"之讹也，古"目"字相近。
②丹波元简曰：诸本无"目"字，但张本有焉。马云：以，为也。《论语》云：视其所以。志云：察其以者，察其所以然之病。简案：张补"目"字，据《九针十二原》、《小针解》，今从之。
③杨上善曰：取病存亡刺，十四也。散则病亡，复则病存也。●张介宾曰：神完则气复，神失则气散，故察其目色，即可知病之存亡也。
④丹波元简曰：马云：曰一者，肥瘦各相等否。志云：静守其神形。
⑤杨上善曰：专务不散，则一其形也。移神在脉，则听动静也。气口则手太阴寸口脉，人迎则足阳明人迎脉也。
⑥张介宾曰：脉坚而且盛且滑者，邪气之炽也，故病日进。脉软而和者，元气之来也，故病将下。下，退也。●丹波元简曰：张云：下，退也。
⑦张介宾曰：凡邪气未解者，最忌脉弱无力，如《平人气象论》曰病在中脉虚，《玉机真藏论》曰病在外脉不实坚者皆难治，《邪客》篇曰虚而细者久以持，皆不实之谓也。若病在诸经而脉实有力者，邪将外达也，故可三日而已矣。●丹波元简曰：张云：凡邪气未解者，最忌脉弱无力。如《平人气象论》曰：病在中，脉虚；《玉机真藏论》曰：病在外，脉不实坚者，皆难治；《邪客》篇曰：虚而细者久以持。皆不实之谓也。若病在诸经，而脉实有力者，邪将外达也，故可三日而已矣。
⑧杨上善曰：气口脏脉，故候阴也。人迎腑脉，故候阳也。●马莳曰：（此与首篇第

十节相似。)此言凡候病者,当尽望闻问切之法也。以,为也。(《论语》云:视其所以。)凡人有病,须知睹病人之气色,察病人之所为,知其病气之或散或复,其要在于视其目中之色,以知其病之存亡也。盖目为五脏之精华,故尤以是为主耳。又以一其形之肥瘦,(曰一者,肥瘦各相等否。)听其身之动静,(凡身体病证语默皆是。)其要又在于诊其脉体,以知其病之进退也。持其右手寸部之气口、左手寸部之人迎以视之,其脉且坚且盛且滑者,在气口为内伤日进,在人迎为外感日进也。其脉不坚不盛不滑而软者,在气口为内伤将退,在人迎为外感将退也。纵或请经尚实,然气口、人迎已软,其病至三日而可已耳。盖气口为内,所以候足手六阴经之病;人迎为外,所以候足手六阳经之病也。《素问·六节藏象论》、本经《终始》、《禁服》等篇皆云:气口一盛,病在足厥阴;一盛而躁,病在手厥阴。气口二盛,病在足少阴;二盛而躁,病在手少阴。气口三盛,病在足太阴;三盛而躁,病在手太阴。故曰气口候阴也。人迎一盛,病在足少阳;一盛而躁,病在手少阳。人迎二盛,病在足太阳;二盛而躁,病在手太阳。人迎三盛,病在足阳明;三盛而躁,病在手阳明。故曰人迎候阳也。●张介宾曰:气口在手,太阴肺脉也,气口独为五脏主,故以候阴。人迎在头,阳明胃脉也,胃为六腑之大源,故以候阳。人迎气口详议,见藏象类十一。●张志聪曰:靓其色者,分别五行之色也:如色青者,内病在胆,外病在筋;色赤者,内病在小肠,外病在脉也。察其以者,察其所以然之病:或病因于外,或病因于内,或因于外而病及于内者,或因于内而病及于外者。散者,邪散而病已也。复者,病在外而复及于内,病在内而复及于外也。视其目色者,察其血色也。盖在外之皮肉筋骨,内应于六腑,六腑内合五脏,外内之病,皆本于五行之色,而五脏之血色,皆见于目,故视其目色,以知病之存亡也。一其形者,静守其神,形与神俱也。听其动静者,持气口人迎,以视脉之坚滑软静,而知病之进退也。诸经实者,邪在经脉也。气口人迎,候三阴三阳之气也。●沈亮宸曰:五脏六腑,应天之五运六气。五运主中,六气主外;五运主岁,六气主时;五脏内合六腑,六腑外应六气。阴阳相合,外内交通。故本篇首定四时,末论脏腑阴阳血气,乃人与天地相参,阴阳离合之大道也。●《集注》眉批:腑为阳而主气,故持气口人迎以视其脉。●黄元御曰:一其形,听其动静,所以调其气也。所谓一者,持其心而不乱也。●丹波元简曰:张云:气口在手太阴,肺脉也。气口独为五脏主,故以候阴。人迎在头,阳明胃脉也,胃为六腑之大源,故以候阳。●周学海曰:笔力坚卓,惟结末一段,语意无属,笔致亦与上文不一律。

卷 之 五

五邪第二十

●马莳曰：内论五脏之邪，故名篇。●张志聪曰：此承上章复论邪在五脏而病于外也。夫六腑之应于皮肉筋骨者，脏腑雌雄之相合也。五脏之外应者，阴阳之气，皆有出有入也。●章楠曰：肺、肝、脾胃、肾、心证。●丹波元简曰：诸本无篇字。马云：内论五脏之邪，故名篇。

20.1　邪在肺，则病皮肤痛，寒热，上气喘，汗出①，咳动肩背。取之膺中外腧②，背三节五脏之傍③，以手疾按之，快然④，乃刺之。取之缺盆中以越之⑤。

①丹波元简曰：志云：上气喘者，肺气逆也。
②丹波元简曰：马云：云门、中府等穴。
③丹波元简曰："脏"张本作"节"。马云：背三节旁之肺俞，及五椎旁之心俞穴。志云：乃肺俞旁之魄户也。简案：《甲乙》作"背三椎之旁，乃谓肺俞"，《甲乙》为是。原注"顴"字当作"顊"，史音顊，音椎可证。●顾观光曰：三节旁乃肺俞，五椎旁则心俞，肺病不当刺心。《甲乙经》、《脉经》并无"五顊"二字，当删。
④丹波元简曰：张云：觉快爽者，即其真穴。
⑤杨上善曰：肺病有五。膺中内输，在膺前也。膺中外输，肺输也，在背第三椎两傍。心输在第五椎两傍，各相去三寸，按之快然，此为输也。肺之五病，取于肺输及肺缺盆中也。●马莳曰：此言肺邪诸病而有刺之之法也。凡邪在于肺，皮为肺之合，故皮肤痛，发为寒热，气上而喘。汗出者，以腠理疏也。咳动肩背者，以肺为五脏华盖，而肩乃肺经脉气所行也。当取膺中外腧云门、中府等穴以刺之。（云门，巨骨下，侠气户旁二寸陷中，去任脉两旁相去各六寸。中府，云门下一寸，乳上三肋间，去中行亦六寸。各灸五壮，针三分。）又取背三节旁之肺俞，及取五椎旁之心俞穴。（俱系足太阳膀胱经穴，去脊中各开一寸五分。针三分，留七呼。但心俞禁针。）然先以手速按其处，自觉快爽，乃刺之耳。又必取缺盆穴，使邪气从此而上越也。（系足阳明胃经穴，肩下横骨陷中。针二分，留七呼，不宜太深，深则使人逆息。）●张介宾曰：皮肤痛而寒热者，皮毛为肺之合也。气喘汗出者，肺主气而腠理疏也。肺为脏腑之华盖，居于膈上，故咳则动及肩背。膺中之外腧，云门、中府也，手太阴本经穴。但云门忌深，能令人逆息。三椎之旁，肺腧也。五椎之旁，心腧也。皆足太阳经穴。以手疾按其处，觉快爽者，即其真穴，乃可刺之。缺盆，足阳明经穴也。手太阴之脉上出于此，故当取之以散越肺邪。但忌太深，令人逆息。●张志聪曰：此承上章复论邪在五脏而病于外也。夫六腑之应于皮肉筋骨者，脏腑

雌雄之相合也。五脏之外应者，阴阳之气，皆有出有入也。肺主皮毛，故邪在肺则病皮肤痛。寒热者，皮寒热也。盖脏为阴，皮肤为阳，表里之气，外内相乘，故为寒为热也。上气喘者，肺气逆也。汗出者，毛腠疏也。咳动肩背者，咳急息肩，肺俞之在肩背也。膺中外俞，肺脉所出之中府云门处。背三节五脏之旁，乃肺俞旁之魄户也。缺盆中者，手阳明经之扶突。盖从腑以迎越阴脏之邪。●《集注》眉批：承上文故无问答。又：下经曰：肺应皮，心应脉，脾应肉，肝应爪，肾应骨。●黄元御曰：肺藏气而主皮毛，故邪在肺，则皮肤痛，寒热汗出，上气喘咳。膺中外腧，手太阴之云门、中府也。背三节之傍，肺腧也，五节之傍，心腧也（皆足太阳经穴）。按之快然，即是其穴，乃刺之。缺盆，足阳明经穴。《经脉》：肺手太阴之脉，是动则病肺胀满，膨膨而喘咳，缺盆中痛，故取之缺盆中以越之。越，散也。●陈念祖曰：此论邪在五脏，而病于外也。夫六府之应于皮肤筋骨者，脏府雌雄之相合也。五脏之外应者，阴阳之气皆有出有入也。肺主皮毛，故邪在肺则病皮毛痛；寒热者，皮寒热也，盖脏为阴，皮肤为阳，表里之气，外内相乘，故为寒热也。上气喘者，肺气逆也；汗出者，毛窍疏也；咳动肩背者，咳急息肩，肺之腧在肩背也。●丹波元简曰：张云：缺盆，足阳明经穴也。手太阴之脉，上出于此，故当取之，以散越肺邪，但忌大深，令人逆息。志云：缺盆中者，手阳明经之扶突，盖从腑以越阴脏之邪。●章楠曰：肺合于皮毛而主卫气，故邪在肺，则皮肤痛；营卫不和，则发寒热；以其上气，喘而汗出，咳动肩臂，皆肺病之现证，故寒热亦属肺邪。若邪在经而发寒热，必有头痛，肺病发寒热，则无头痛也。

20.2　邪在肝，则两胁中痛，寒中，恶血在内，行善掣节，时脚肿[1]。取之行间，以引胁下，补三里以温胃中，取血脉以散恶血；取耳间青脉，以去其掣[2]。

①丹波元简曰：张云：两胁中痛，肝之经也。寒中，水乘脾胃也。恶血在内，肝所主也。行善牵掣其关节，肝主筋而邪居之也。肝经自足大趾上行内踝，故时为脚肿。《甲乙》"掣"作"瘈"。简案："掣纵"又作"瘈疭"，知二字义同。

②杨上善曰：肝病有四也。行间，足厥阴脉荥，肝脉也，在大指间。肝在胁下，故引两胁下痛，与《明堂》少异也。三里，足阳明胃脉。人病寒中，阳虚也。故取三里补足阳明，即胃中温也。恶血在内上下行者，取其病处脉血见者，刺而散之也。耳间青脉，附足少阳脉瘈脉，一名资脉，在耳本，如鸡足青脉络，刺出血如豆，可以去瘈也。●马莳曰：（掣，音彻。）此言肝邪诸病而有刺之之法也。凡邪在于肝，则两胁中痛，盖肝之经脉，贯胸中，布胁肋也。胃中必寒，木旺则土衰也。恶血在内，以肝气不疏也，行善牵掣其关节，时或脚肿，以肝之经脉，自足大指上行内踝，入阴器，以上季胁及肋也。当取足厥阴肝经行间穴，以引出胁下之邪；（在足大指缝间，动脉应手。针三分，灸三壮。）补足阳明胃经三里，以温其胃中之寒；取肝经血脉外见者，以散其在内之恶血；取耳间青脉，以去其所行之掣节。●张介宾曰：两胁中痛，肝之经也。寒中，木乘脾胃也。恶血在内，肝所主也。行善牵掣其关节，肝主筋而邪居之也。肝经自足大趾上行内踝，故时为脚肿。行间，足厥阴本经之荥，故可以引去肝邪而止胁痛。三里，足阳明经穴，补以温胃，可去寒中。取肝经血络外见者，可以散在内之恶血足少阳经循耳前后，足厥阴主诸筋而与少阳为表里，故取耳间青脉，可以去掣节。●张志聪曰：肝脉循于两胁，故邪在肝则胁中

痛。两阴交尽，是为厥阴，病则不能生阳，故为寒中。盖邪在肝，胁中痛，乃病经脏之有形。寒中，病厥阴之气也。内，脉内也。行善掣节者，行则掣节而痛，此恶血留于脉内，脉度循于骨节也。时脚肿者，厥阴之经气下逆也。当取足厥阴肝经之行间，以引胁下之痛，补足阳明之三里，以温寒中，取血脉以散在内之恶血。耳间青脉，乃少阳之络，循于耳之前后，入耳中，盖亦从腑阳以去其掣节。●《集注》眉批：阴极则一阳生。又：一名鸡足青。●黄元御曰：肝藏血而主筋，筋聚关节，脉行两胁，故运动于痛。恶血在内，行善掣节（掣，牵也）。脾主四肢，木刑土败，脾气不能下达，关节壅阻，故时脚肿。寒中者，土被木贼，则寒水侮土也。取之厥阴之行间（穴名），以引胁下之痛。补阳明之三里，以温胃中之寒。取血脉之结瘀，以散恶血。取耳间之青脉，以去其牵掣，足少阳之脉后耳间，厥阴与少阳为表里也。●陈念祖曰：肝脉循于两胁，故邪在肝则胁中痛，两阴交尽，是为厥阴，病则不能生阳，故为寒中。盖邪在肝，胁中痛，乃病经脏之有形，寒中，病厥阴之气也。内，脉内也，行善掣节者，行则掣节而痛，此恶血留于脉内，脉度循于骨节也。时脚肿者，厥阴之经气下逆也。●丹波元简曰：《甲乙》"掣"作"瘛"。张云：足少阳经循耳前后，足厥阴主诸筋而与少阳为表里，故取耳间青脉，可以去掣节。志云：耳间青脉，一名鸡足青。简案：《甲乙》：瘛脉，一名资脉，在耳本后，鸡足青络脉。盖谓此穴。●章楠曰：两胁为肝经所行之处，故邪伤肝，两胁痛也；寒中者，脾胃虚弱，阳不输化，而肝逆不得藏血，故恶血瘀积在内；以阳明本多气多血，以阳虚而寒，肝逆气陷，故血蓄不行，而时脚肿；血不养筋而筋急，故行则肢节牵掣也。

20.3　邪在脾胃，则病肌肉痛，阳气有余，阴气不足①，则热中善饥；阳气不足，阴气有余，则寒中肠鸣、腹痛；阴阳俱有余，若俱不足，则有寒有热②，皆调于三里③。

①丹波元简曰：简案：诸注以阴阳分说脾胃，恐非。

②张介宾曰：邪在脾胃则肌肉痛，脾主肌肉也。阳有余则阴不足，阳邪入腑，病在阳明，故为热中善饥。阳不足则阴有余，阴邪入脏，病在太阴，故为寒中肠鸣腹痛。若脾胃之邪气皆盛，阴阳俱有余也；脾胃之正气皆虚，阴阳俱不足也。故有寒有热，随之而见。

③杨上善曰：阳气，即足阳明也。阴气，即足太阴也。此脾之七病，皆取三里以行补泻，故曰调之。●马莳曰：此言脾胃有邪诸病，而有刺之之法也。凡邪在脾胃，则病肌肉痛，以脾主肌肉也。若胃为阳经，而胃之邪气有余，则不足者不能胜有余也，其病为胃胜，当为热中而善饥。盖火与阳为类，而火消谷，则易饥耳。反此，而脾为阴经，胃之正气不足，脾之邪气有余，其病为脾胜，当为寒中而肠鸣腹痛也。设脾胃俱邪气有余，或正气不足，则胃当为热，而脾当为寒也。当取足阳明胃经三里穴以调之，有余则泻，而不足则补耳。●张介宾曰：此足阳明之合，可兼治脾胃之病。●张志聪曰：脾胃主肌肉，故邪在脾胃则肌肉痛。脾乃阴中之至阴，胃为阳热之腑，故阳明从中见太阴之化，则阴阳和平，雌雄相应。若阳气有余，阴气不足，则热中而消谷善饥。若阳气不足，阴气有余，则寒中而肠鸣腹痛。阴阳俱有余者，邪病之有余，俱不足者，正气之不足，皆当调之三里而补泻之，亦从腑而和脏也。●黄元御曰：脾胃同主肌肉，故邪在脾胃，则病肌肉痛。阳盛阴虚，则热中善饥，阳虚阴盛，则寒中肠

鸣腹痛，阴阳俱盛，若俱虚，则有寒有热，阴盛则下寒，阴虚则下热。阳盛则上热，阳虚则下寒也。皆调于足阳明之三里，以均其寒热。●陈念祖曰：脾胃主肌肉，脾乃阴中之至阴，胃为阳热之府，故阳明从中见太阴之化，则阴阳和平，雌雄相见。阴阳俱有余者，邪气之有余也，俱不足者，乃正气之不足也。●章楠曰：脾胃主肌肉，故邪客之则肌肉痛。阳有余，则热中而善饥；阴有余，则寒中而肠鸣腹痛；以脾胃统一一身之阴阳，故阴阳偏胜，则寒热证现也。上条中寒而有蓄血者，肝病不藏血也；此条中寒而无蓄血，肝无病也。

20.4 邪在肾，则病骨痛，阴痹①。阴痹者，按之而不得，腹胀，腰痛，大便难，肩背颈项痛，时眩②。取之涌泉、昆仑。视有血者，尽取之③。

①丹波元简曰：马云：阴痹者，痛无定所，按之而不可得，即《痹论》之所谓以寒胜者为痛痹也。（后世以为白虎历节风又曰痛风）志云：在外者筋骨为阴，病在阴者名曰痹。阴痹者，病在骨也。按之而不得者，邪在骨髓也。简案：《至真要大论》云：阴痹者按之不得。即是。

②丹波元简曰：马云：此皆膀胱经脉所行，以肾与膀胱为表里也。且时时眩晕，亦兼膀胱与肾邪也。

③杨上善曰：涌泉，足少阴脉井，足心陷中，屈足卷指宛中。昆仑，足太阳经，在外踝后跟骨上陷中。肾之痹病，皆取此二穴，刺去血也。●马莳曰：（此节与后篇次节"骨痹，举节不用而痛，汗注烦心，取三阴之经补之"，其义大同。）此言肾邪诸病而有刺之之法也。邪在于肾，则病骨痛，以肾主骨，而阴痹当在阴分也。阴痹者，痛无定所，按之而不可得，即《痹论》之所谓以寒胜者为痛痹也。（后世以为白虎历节风，又曰痛风。）其小腹胀，以肾脉入小腹也。其腰痛，以腰为肾之府也。其大便难，以肾通窍于二便也。其肩背颈项痛，此皆膀胱经脉所行，以肾与膀胱为表里也。且时时眩晕，亦兼膀胱与肾邪也。当取肾经之涌泉穴。（足心陷中，屈足卷指宛宛中，跪取之。针三分，留三呼，灸三壮。）又取膀胱经之昆仑穴。（足外踝后，跟骨上陷中，细脉动应手。针三分，灸三壮。妊妇忌之。）视有血者，则二经尽取之可也。●张介宾曰：肾属少阴而主骨，故其病为骨痛阴痹。又《至真要大论》阴痹义更详，见运气类二十五。涌泉为足少阴之井，昆仑为足太阳之经。按《经脉》篇以腰脊肩背颈项痛为足太阳病，故当取昆仑。余为少阴病，故当取涌泉。二经表里，凡有血络者皆当取之。●张志聪曰：在外者筋骨为阴，病在阴者名曰痹阴。痹者，病在骨也。按之而不得者，邪在骨髓也。腹胀者，脏寒生满病也。腰者，肾之府也，肾开窍于二阴。大便难者，肾气不化也。肩背颈项痛，时眩者，脏病而及于腑也。故当取足少阴之涌泉，足太阳之昆仑，视有血者尽取之。●黄元御曰：肾主骨，故邪在肾，则病骨痛。肾为阴，阴旺则凝涩不行，故病阴痹（阴分痹者）。阴痹者，病在隐微，故按之而不得。水旺则上湿木陷，疏泄不行，故腹胀腰痛，大便难。少阴不升，则太阳不降，太阳行身之背，浊气上逆，故肩背颈项痛。寒水主藏，时眩者，寒水失藏而胆火升浮也（胆木化气相火）。涌泉，足少阴穴。昆仑，足太阳穴。●陈念祖曰：病在阴者，名曰痹；阴痹者，病在骨也。按之而不得者，邪在骨髓也。腹胀者，脏寒生满病也。腰者，肾之府也。肾开窍于二阴，大便难者，肾气不化也。肩、背、颈、项痛时眩者，脏病而及于府也。●章楠曰：肾

主骨，邪在肾，故骨痛。阴痹者，邪痹阴分深处，故按之不可得，而腹胀、腰痛、大便难，皆阴气痹结者也。以肾为胃关，开窍于二便。故二便之病，皆关于肾，而大便难者，有阴结、阳结之分，阴结为虚寒，阳结为实热，仲景辨脉证甚详，此之阴痹，即阴结也。关门痹结，则肠胃浊壅不行，肺气开张，不得下降，经气皆逆，故肩背颈项俱痛也；肾病而水不涵木，则虚阳化风而上冒，故时眩也。

20.5　邪在心，则病心痛，喜悲①时眩仆；视有余不足而调之其输也②。

①丹波元简曰：马云：《本神》篇曰：心气虚则悲。然实则亦然。

②杨上善曰：心病三种，皆调其手心主经脉之输也。●马莳曰：此言心邪诸病而有刺之之法也。邪在心，故心必痛，且善悲。（《本神》篇云：心气虚则悲。然实则亦然。）时或眩仆，或邪气有余，或正气不足，皆病如是也。当视其有余不足而调之，实则泻而虚则补，皆取其神门之为输穴者以刺之耳。（神门，系心经穴，在掌后锐骨端陷中。针三分，留七呼，灸七壮。按本经《邪客》篇云：少阴，心脉也。心者，五脏六腑之大主也，精神之所舍也。其脏坚固，邪弗能容也。容之则心伤，心伤则神去，神去则死矣。故诸邪之在心者，皆在心之包络。包络者，心主之脉也，故独无腧焉。其外经病而内不病，故独取其经于掌后锐骨之端。）●张介宾曰：邪在心者，皆在心之包络，其应补应泻，皆当取手厥阴心主之输。●张志聪曰：邪在心，邪薄于心之分也。喜为心志，心气病则虚，故喜悲，神气伤，故时眩仆，视有余不足而调其输也。按皮脉肉筋骨，五脏之外合也。邪在心而不病脉者，手厥阴心主包络主脉也。《邪客》篇曰：心者，五脏六腑之大主也，精神之所舍也。其脏坚固，邪勿能容也，容之则伤心，伤心则神去，神去则死矣。故诸邪在于心者，皆在于心之包络。包络者，心主之脉也。本输者，皆因其气之虚实疾徐以取之。故邪在心，邪在于包络，心之分也。视有余不足而调之者，因心气之虚实，而调之也，此邪薄于心之分，以致心气之有余不足，邪不在心，故不外应于脉。●《集注》眉批：心气实则喜，虚则悲。又：疾徐者，调其虚实也。●沈亮宸曰：邪干脏则死，非独伤于心也。曰邪在肺，邪在肝者，邪薄于五脏之分，病脏气而不伤其脏真，故首言三节五脏之旁，以手疾按之，快然，乃刺之。盖五脏之旁，乃五脏之气舍也，病在气当取之气，取之气故以手按之则快然。曰三节，曰五脏之旁，俱宜体会。●《集注》眉批：止取三节而曰五脏。●黄元御曰：心痛，水贼火也。心主喜，肺主悲，喜悲，金侮火也。时眩仆，君火失根而升浮也。调之其腧，手厥阴心主之腧也（少阴无腧）。●陈念祖曰：邪在心，邪薄于心之分也。喜为心志，心气病则虚，故喜悲；神气伤，故时眩仆。心之分，心包络也。●丹波元简曰：马云：《邪客》篇曰：少阴，心脉也。心者，五脏六腑之大主也，精神之所舍也。其脏坚固，邪弗能容也。容之则心伤，心伤则神去，神去则死矣。故诸邪之在心者，皆在心之包络。包络者，心主之脉也，故独无腧焉。其外经病而内不病，故独取其经于掌后锐骨之端。●章楠曰：邪受心包络，其气有余则笑，不足则悲；而心中痛者，以心主血脉，血脉郁结也；脉结气不通，则心火亢逆，而神不能主持，故时目眩而仆。当视其有余不足，而调其输者，调心包络之经气也。以上统指外感、内伤偏邪之气而言。●周学海曰：以一"也"字结束五项。五项直起直结，经文常格，妙在每项中间皆有曲笔，遂觉行间字字皆有生气。

寒热病第二十一

● 马莳曰：篇内所论诸证，不止寒热，然首节所论在寒热，故名篇。但此寒热主外感言，与瘰疬之寒热不同。● 张志聪曰：按以上三章，经旨相连，故无君臣问答之辞，其病在腑脏经气之不同，故分为三章。此章通论阴阳之经气为病，故篇名"寒热"。寒热者，阴阳之气也。● 莫云从曰：篇名"寒热"者，皆阴阳之不调也。● 丹波元简曰：诸本无篇字。马云：篇内所谓诸证，不止寒热，然首节所论在寒热，故名篇。但此寒热，主外感言，与瘰疬之寒热不同。

21.1 皮寒热者，不可附席①，毛发焦，鼻槁腊②。不得汗，取三阳之络③，以补手太阴④。肌寒热者，肌痛，毛发焦而唇槁腊。不得汗，取三阳于下⑤，以去其血者，补足太阴，以出其汗⑥。骨寒热者，病无所安，汗注不休。齿未槁，取其少阴于阴股之络；齿已槁，死不治⑦。骨厥⑧亦然⑨。

①丹波元简曰：张云：邪在外，故畏于近席。

②丹波元简曰：马云：鼻孔枯腊。腊者，干也。

③丹波元简曰：马云：当取足太阳膀胱经之络穴，飞扬以泻之，盖太阳为三阳也。

④张志聪曰：（腊，思亦切。）上二章论五脏六腑，以及外合之皮肉筋骨为病。此章论病三阴三阳之经气，而为寒为热也。病在皮，故不可附席。皮肤之血气以滋毛发，皮气伤，故毛发焦也。腊，干也。肺主皮毛，开窍在鼻，故鼻为之干槁。此邪在表，而病太阴太阳之气，当从汗解，如不得汗，宜取太阳之络以发汗，补手太阴以资其津液焉。按：以上三章，经旨相连。故无君臣问答之辞。其病在腑脏经气之不同，故分为三章。此章通论阴阳之经气为病，故篇名"寒热"。寒热者，阴阳之气也。

⑤丹波元简曰：马云：不言穴者，必俱是络穴。

⑥张志聪曰：脉外之血气，充肤热肉，生毫毛，故病在肌，则肌肉痛而毛发焦也。脾主肌肉，开窍于口，故唇口槁腊。如不得汗，当取三阳于下，以去其血，补足太阴以资水谷之汗。三阳，太阳也。盖寒热虽在肌，而汗从表出也。

⑦丹波元简曰："病"《甲乙》作"痛"。张云：阴虚者必躁，故无所安也。阴伤则液脱，故汗注不休也。齿者骨之余，若齿未槁者，阴气尚充，独为可治，当取足少阴之络穴大钟以刺之。若齿有枯色，则阴气竭矣，其死无疑。近以愚见，则不独在齿，凡爪枯者亦危候也，骨寒而厥者皆然。简案：马以从皮寒热，至骨寒热，为从浅而及深，遂至死之证，恐非也。又考文例，不及脉寒热、筋寒热者，岂其脱漏乎。

⑧丹波元简曰：志云：谓肾脏为病，而肾气厥热也。简案：足少阴之病为骨厥者，《经脉》篇。

⑨杨上善曰：肺主皮毛，风盛为寒热，寒热之气在皮毛，故皮毛热不可近席。以热甚，故皮毛焦。鼻是肺官，气连于鼻，故槁腊，不得汗也。腊，肉干也。三阳络在手上大支脉，三阳有余，可泻之。太阴气之不足，补之也。寒热之气在于肌中，故肌痛毛发焦

也。唇口为脾官，气连肌肉，故肌肉热，唇口槁腊，不得汗也。是为足三阳盛，故去其血也。足太阴虚，故补之出汗。寒热之气在骨，骨热故无所安，汗注不休也。齿槁，骨死之候。齿不槁者，可取足少阴阴股间络，以足少阴内主于骨故也。●马莳曰：（腊，思亦切。）此言寒热不同，而刺之亦异也。邪之在人，其始寒热在于皮，正以肺主皮毛，开窍于鼻，故皮痛而不可近席，毛发焦燥，鼻孔枯腊。腊者，干也。如不得汗，当取足太阳膀胱经之络穴飞扬以泻之，盖太阳为三阳也。又当取手太阴肺经之络穴列缺以补之，正以太阳主表，故宜泻其邪。而肺主皮毛，必宜补之于既泻之后也。既而寒热在于肌肉，正以脾主肌肉，又主唇，故肌痛及毛发焦而唇槁腊也。如不得汗，当取足太阳于下，以去其血，又补足太阴脾经，以出其汗也。（不言穴者，必俱是络穴。）其终也，寒热在于骨，病既不安，汗亦不休、如齿未槁，当取足少阴肾经之络穴大钟以刺之；倘齿已槁，则死不治矣。外有骨发为厥之证，亦验其齿以治之耳。●张介宾曰：肺主皮毛，开窍于鼻，皮寒热者邪在外，故畏于近席而毛发焦、鼻槁腊也。如不得汗，当泻足太阳之络穴飞阳，补手太阴之鱼际、太渊。盖太阳即三阳，主在表之热，而臂之太阴可以取汗也。腊音昔，干也。脾主肌肉，其荣在唇。肌寒热者邪在脾，故当肌痛、毛发焦而唇槁腊也。取三阳法如上文。补足太阴之大都、太白，可以出汗。义见前章。肾主骨，骨寒热者，邪在至阴也，阴虚者必躁，故无所安也。阴伤则液脱，故汗注不休也。齿者骨之余，若齿未槁者，阴气尚充，犹为可治，当取足少阴之络穴大钟以刺之。若齿有枯色，则阴气竭矣，其死无疑。近以愚见，则不独在齿，凡爪枯者亦危候也，骨寒而厥者皆然。●张志聪曰：骨寒热者，病少阴之气也。病无所安者，阴躁也。少阴为生气之原，汗注不休者，生气外脱也。齿未槁者，根气尚存，取足少阴于阴股之络以去其邪。齿已槁，死不治矣。此邪病少阴之气，邪正相搏，故为寒热，邪去则愈，正脱则死矣。骨厥者，谓肾脏为病，而肾气厥逆也。夫圣人南面而立，前曰广明，后曰太冲。太冲之地，名曰少阴，少阴之上，名曰太阳。是少阴为生阳之本，然肾脏亦为生气之原，故曰骨厥亦然。盖以分别骨寒热者，病少阴之气也。●莫云从曰：肺之鼻窍，脾之口窍，皆在气分上看。●沈亮宸曰：以上三节，病在三阴之气，故曰取三阳之络，曰取少阴于阴股之络，而不言经穴。上章之病在五脏，则曰行间、三里、昆仑、涌泉，而不言三阴三阳。●黄元御曰：肺主皮，皮寒热者，肺病也。干肉曰腊。脾主肉，肌寒热者，脾病也。肾主骨，骨寒热者，肾病也。取少阴于阴股之络，足少阴行于股内之后廉也。齿，骨之余，齿槁则骨枯而肾绝，故死不治。●陈念祖曰：此通论阴阳之经气为病，故篇名"寒热"。寒热者，阴阳之气也。病在皮，故不可附席。皮肤之血气以滋毛发，皮气伤，故毛发焦也。腊，干也。肺主皮毛，开窍在鼻，故鼻为之干槁也。不得汗，此邪在表，而病太阴；太阳之气，当从汗解也。脾主肌肉，开窍于口，故唇口干槁。如不得汗，补足太阴以资生水谷之汗。骨寒热者，病少阴之气也。无所安者，阴躁也。少阴为生气之源，汗注不休者，生气外脱也。齿未槁者，根气尚存也。●章楠曰：络浅在皮，皮寒热者，邪闭皮肤而痛，故不可附席；皮毛肺之合也，肺开窍于鼻，以邪外闭，阳郁化热，故毛发焦而鼻槁腊。腊者，焦燥也。此肺液已伤，久则必成肺痿，故当急取三阳经之络，以泄皮肤之邪，补手太阴经，以救肺也。《灵枢·口问》篇岐伯曰：寒气客于皮肤，阴气盛，阳气虚，故为振寒寒慄。补诸阳。是以阴盛阳虚，不能胜外寒而但寒慄，无内热证，故当补诸阳以散外寒，与上证有阴阳虚实之异也。肌寒热，其邪从皮毛而深入矣。唇为肌肉之本，脾所主也，邪已侵脾，故毛发焦，肌肉痛而唇槁腊。取三阳经下部以去其血者，是疏通营卫，以解肌肉之邪，以营卫气血行于肌肉之中也。营卫疏通，即补足太阴脾经，以滋津液，助其出汗，则病退矣。骨寒热者，邪从肌肉而深入骨也。邪既深入，表分更伤，故病甚无少安时，而汗注不休，津气皆脱矣。齿为骨之余，骨者肾所主，齿未槁，肾水未竭，故取少阴肾经所属阴股之络脉，以泻邪热；如齿槁，则肾水涸，死不可治矣。骨厥者，骨中灼热而肢体厥冷，近世所云骨蒸劳病，亦当验其齿，以辨生死也。

21.2 骨痹，举节不用而痛，汗注、烦心。取三阴之经，补之[①]。

①杨上善曰：寒湿之气在于骨节，肢节不用而痛，汗注烦心，名为骨痹，是为手足三阴皆虚，受诸寒湿，故留针补之，令湿痹去之矣。●马莳曰：（此节与前篇邪在肾则病骨痛阴痹相同，但此节取三阴无义。一本作"三阳"，则治法亦与前篇相同。）此言病骨痹者而有刺之之法也。骨痹已成，节不能举而痛，汗注于外，心烦于内，正以肾主骨，又其脉之支者，从肺出络心，注胸中，故病如是也，当取足太阳膀胱之经穴昆仑以补之，盖膀胱与肾为表里也。●张介宾曰：骨痹者，病在阴分也。肢节不用而痛、汗注烦心者，亦病在阴分也。真阴不足，则邪气得留于其间，故当取三阴之经，察病所在而补之也。按：《五邪》篇曰：邪在肾则病骨痛阴痹，取之涌泉、昆仑，视有血者尽取之。与此互有发明，所当参阅，详本类前二十五。●张志聪曰：骨痹举节不用而痛，汗注烦心，病在少阴之气而入深也，故当取太阳之经补之，以去其邪。夫经脉为里，浮见于皮部者为络。上节论三阴之气而为寒热者，病在于肤表，故取之络，此病气入深，故取之经。此篇论三阴三阳之经气为病，有病在气而不及于经者，有病在气，而转入于经者，有经气之兼病者，盖阴阳六气，合手足之六经也。●沈亮宸曰：冬者肾脏，血气在中，内着骨髓，通于五脏。骨痹，冬痹者。汗注烦心，病通于脏也。邪气者，常随四时之气血而入客也。故下文曰：冬取经输。经输者，治骨髓。故取三阳之经，以发越阴脏之痹。●莫云从曰：以本经之法，施于治道，如鼓应桴。马氏退理以先针，致使后学咸视为针刺而忽之，不知针刺之中，有至道存焉。●黄元御曰：视主病者，主病之络也。《素问·厥论》：厥之寒热者，何也？故寒热诸病，多厥证。●丹波元简曰：张云：骨痹者，病在阴分也，支节不用而痛，汗注烦心者，亦病在阴分也。真阴不足，则邪气得留于其间，故当取三阴之经，察病所在而补之。按：《五邪》篇曰：邪在肾，则病骨痛阴痹，取之涌泉、昆仑，视见血者尽取之。与此互有发明，所当参阅。简案：举，合也。谓支节尽痛。马云：骨痹已成节，不能举而痛。非也。马又依一本改"阴"作"阳"，志仍之，亦非。

21.3 身有所伤，血出多及中风寒，若有所堕坠，四肢懈惰不收，名曰体惰。取其小腹脐下三结交。三结交者，阳明太阴也，脐下三寸关元也[①]。

①杨上善曰：因伤出血多，一也；中风寒，二也；有堕坠，三也。体者，四支也。三者俱能令人四支解堕不能收者，名曰体解之病，可取之足阳明足太阴于齐下小肠募关元穴也。三结者，足之三阴太阴之气，在齐下与阳明交结者也。●马莳曰：此言病体惰者，而有刺之之法也。身有所伤，出血已多，而伤处中乎风寒，（此证近于后世之所谓破伤风。）或有所惰坠，不必身伤出血也，四肢懈惰，其名曰体惰。当取小腹脐下三结交之穴以刺之。盖本经为任脉，而足阳明胃、足太阴脾经之脉亦结于此，故谓之三结交也，即脐下三

寸之关元穴耳。●张介宾曰：身有所伤，血出多而中风寒者，破伤风之属也。或因堕坠，不必血出，而四肢懈惰不收者，皆名体惰也。关元，任脉穴，又足阳明太阴之脉皆结于此，故为三结交也。●张志聪曰：此言皮肤之血气有伤，当取之阳明太阴也。夫首言皮腠之寒热者，病三阴之气也。此言皮腠之血气受伤，亦取之太阴阳明，阴阳血气之相关也。身有所伤，血出多，伤其血矣。及中风寒，伤其营卫矣。夫人之形体，藉气煦而血濡，血气受伤，故有所堕坠。四肢懈惰不收，名曰体惰。夫充肤热肉之血气，生于阳明水谷之精，流溢于中，由冲任而布散于皮腠，故当取小腹脐下之阳明太阴，任脉之关元，以助血气之生原。三结交者，足太阴阳明与任脉交结于小腹脐下也。●沈亮宸曰：首言三阴之气，本于里阴，而外主于皮毛肌骨。下节论三阳之气，从下而生，而上出于颈项头面。此言肤表之血气，亦由下而上充于皮肤。盖阴阳血气，皆从下而上也。●黄元御曰：关元，任脉穴，在脐下三寸。三结交者，任脉与阳明、太阴同结于脐下三寸关元之穴，是三气之所交会也。●丹波元简曰："懈惰"《甲乙》作"解㑊"。马云：身有所伤，出血已多，而伤处中于风寒，（此证近于后世之所谓破伤风。）或有所坠堕，不必身伤出血也，四肢懈惰，其名曰体惰。当取小腹脐下三结交之穴以刺之。盖本经为任脉，而足阳明胃足太阴脾经之脉，亦结于此，故谓之三结交也，即脐下三寸之关元穴耳。简案：张亦云，破伤风之属，此恐不然。《甲乙》云：关元，足三阴任脉之会，故曰三结交。

21.4 厥痹者，厥气上及腹。取阴阳之络，视主病也，写阳补阴经也[1]。颈侧之动脉人迎[2]。人迎，足阳明也，在婴筋[3]之前。婴筋之后，手阳明也，名曰扶突[4]。次脉，足少阳脉[5]也，名曰天牖[6]。次脉，足太阳也，名曰天柱[7]。腋下动脉，臂太阴[8]也，名曰天府[9]。

[1]张介宾曰：同前篇。厥必起于四肢，厥而兼痹，其气上及于腹者，当取足太阴之络穴公孙，足阳明之络穴丰隆，以腹与四肢治在脾胃也。然必视其主病者，或阴或阳而取之。阳明多实故宜泻，太阴多虚故宜补。颈前中行，任脉也。二行动脉，即足阳明之人迎穴。《说文》曰：婴，颈饰也。故颈侧之筋曰婴筋。●丹波元简曰：张云：厥必起于四肢，厥而兼痹，其气上及于腹者，当取足太阴之络穴公孙、足阳明之络穴丰隆，以腹与四肢，治在脾胃也。然必视其主病者或阴或阳而取之。阳明多实故宜泻，太阴多虚故宜补。简案：马至名曰天府为一节，并为治厥痹之穴，恐非。

[2]丹波元简曰：张云：颈前中行，任脉也。二行动脉，即足阳明之人迎穴。

[3]丹波元简曰：张云：《说文》曰：婴，颈饰也。故颈侧之筋曰婴筋。《通评虚实论》：痈疽不知所，刺缨脉。王注云：缨脉亦足阳明脉也，近缨之脉，故曰缨脉。缨，谓冠带也。

[4]张介宾曰：在颈之第三行。●丹波元简曰：张云：在颈之第三行。

[5]丹波元简曰：马云：当作"手少阳"，观前《本输》篇，第十三节云手少阳也，名曰天牖，六次脉。可证。张同。

[6]张介宾曰：在颈之第六行，手少阳脉也。足字疑误。牖音有。●丹波元简曰：张云：在颈之第六行。

[7]张介宾曰：在颈之第七行。●丹波元简曰：张云：在颈之第七行。

⑧丹波元简曰：张云：即手太阴也。以上五穴，《本输》篇言之尤详，即所以治下文之病者也。

⑨杨上善曰：失逆之气，从足上行，及于少腹，取足之阴阳之络，所主之病，泻去其血，补足三阴经也。膺前当中任脉，谓之天突。任脉之侧动脉，足阳明在婴筋之前，人迎也。名足阳明等者，十二经脉，足太阴属脾络胃，上膈侠阳明连舌本。足少阴从肾上贯膈入肺，循喉咙侠舌本。足厥阴属肝络胆，循喉咙后上入颃颡连目系，上额与督脉会巅，支者从目系下颊里。此足三阴至颈项之中，所行处深，故不得其名。足厥阴虽至于颊，不当颈项冲处，故其穴不得脉名。手少阴心脉虽循胸系目系，以心不受邪，其气不盛；手心主脉从心包循胸出胁腋，不至颈项，又是心包，其气更不盛，故此二脉之穴，不得脉名。手太阴肺脉，以肺居脏上主气，其气强盛，虽不至颈项，发于气穴，得于脉名。手足三阳，手太阳脉虽循颈上颊，至目兑眦，以是心腑，其气不盛，故穴不得脉名。足少阳胆腑脉起目兑眦，下行至胸，以胆谷气不盛，故其穴不得脉名。唯手、足阳明谷气强盛，手、足少阳三焦之气（有本为足少阳，检例误耳），足太阳诸阳之长，所以此之四脉，并手太阴，入于五部大输之数也。与彼《本输》之中脉次多少不同，彼中十二经脉之中，唯无足之三阴、手之少阴，手足诸阳皆悉□，□奇经八脉之中有任有督，以为脉次。此中唯取五大要输，以为差别。●马莳曰：（"足少阳"当作"手少阳"。观前《本输》篇第十三节云：手少阳也，名曰天牖，六次脉。可证。）此言厥痹者，而有刺之法也。痹病在内，厥气上逆，以及于腹，当取阴经之络，即下文手太阴肺经之天府是也。刺阳经之络，即下文足阳明胃经之人迎、手阳明大肠经之扶突、手少阳三焦经之天牖、足太阳膀胱经之天柱是也。于阳经则泻之，于阴经则补之。但人迎之穴，乃颈侧之动脉，在婴筋之前。婴筋者，颈之竖筋也。（颈大脉，动应手，夹结喉两旁一寸五分，以候五脏气。一云禁针，又云针四分，过则杀人。）扶突之穴，在婴筋之后。（气舍后一寸半，在颈当曲颊下一寸，仰而取之。针三分，灸二壮。）天牖之穴，其脉次于扶突之后。（天牖，本手少阳三焦经之穴，而此以为足少阳者，误以"手"为"足"。颈大筋外，缺盆上，天容后，天柱前，完骨下，发际上。针五分，得气即泻，泻尽更留三呼，泻三吸，不宜补。）天柱之穴，其脉次于天牖之后。（挟项后发际大筋外廉陷中。针二分，留三呼，灸不及针。）天府之穴，乃腋下之动脉，其脉行于臂，故不称曰手太阴，而曰臂太阴也。（腋下三寸，臂臑内廉动脉陷中，以鼻取之。针四分，留七呼，禁灸。）●张志聪曰：此言阳气生于阴中，由下而上也。厥痹者，痹闭于下，以致三阳之气，厥逆止及于腹，而不能上行于头项也。取阴阳之络，视主病者，视厥痹之在何经也。泻阳者，泻其厥逆而使之上也。补阴者，阳气生于阴中也。次脉者，从喉旁而次序于项后，即《本输》篇之所谓一次脉二次脉也。盖三阳之经气，皆循颈项而上充于头面也。腋下动脉，手太阴也。太阴，统主阴阳之气者也。●黄元御曰：婴筋，颈筋也。

21.5　阳迎头痛①，胸满不得息，取之人迎②。

①丹波元简曰：《甲乙》"迎"作"逆"。张云：迎，逆也。阳邪逆于阳经，而为头痛胸满者，当取之人迎也。简案：张本于楼氏《纲目》，"阳迎"改"阳明"，误。

②杨上善曰：足阳明从大迎循发际至额颅，故阳明气逆头痛也。支者下人迎循喉咙属胃络脾，故气逆胸满不得息，可取人迎。人迎胃脉主水谷，总五脏之气，寸口为阴，此脉

为阳，以候五脏之气，禁不可灸也。●马莳曰：（"阳迎"断作"阳明"，因下有"迎"字，及"明"、"迎"韵似而误书讹传者。）上节五穴，总治厥痹之证。而此下五节，则分言五穴可以治请证。此节则以人迎所治之病而言之也。阳明胃经邪盛，头痛、胸满不得息，当取上文人迎穴耳。●张介宾曰：迎，逆也。阳邪逆于阳经而为头痛胸满者，当取之人迎也。●张志聪曰：此下五节，承上文而分论厥逆之气，各有所见之证，各随所逆之经以取之。阳明头痛，阳明之气厥逆于腹，不得循人迎，而上充于头，是以头痛。逆于中焦，故胸满不得息，当取之人迎，以逵其气。

21.6 暴瘖气鞕[①]，取扶突与舌本出血[②]。

[①]丹波元简曰：《甲乙》"鞕"作"硬"。张云：瘖，声痖不能言也。气硬，喉舌强硬也。凡言暴者，皆一时之气逆，非宿病也。马云："硬"当作"梗"。志云：硬，梗同。简案：今从张注。【编者按：丹波元简作"暴喑气硬"。】

[②]杨上善曰：手阳明别走大络乘肩髃上曲颊，循齿入耳中，会宗脉五络皆入耳中，故耳中脉名宗脉也。所以人暴喑气鲠，取此手足之阳明扶突之穴，出血得已。气在咽中，如鱼鲠之状，故曰气鲠。舌本一名风府，在项入发际一寸督脉上，今手阳明正经不至风府，当是耳中宗脉络此舌本，以血有余，故泻出也。●马莳曰："鞕"当作"梗"。此节以扶突所治之病言之也。暴时瘖哑，而气梗于喉，当取上文扶突穴及舌本，即风府穴，系督脉经。（项后入发际一寸半宛宛中。针三分，禁灸，令人失音。）●张介宾曰：喑，声哑不能言也。气鞕，喉舌强鞕也。当取手阳明之扶突穴，及出其舌本之血。凡言暴者，皆一时之气逆，非宿病也，故宜取此诸穴以治其标。喑音音。鞕，硬同。●张志聪曰：鞕，梗同。夫金主声，心主言，手阳明主气而主金，故阳明气逆于下，则暴喑而气梗矣。取扶突与舌本，出血，则气通而音声出矣。

21.7 暴聋气蒙[①]，耳目不明，取天牖[②]。

[①]丹波元简曰：张云：经气蒙蔽而耳目暴有不明者，当取天牖。

[②]杨上善曰：手少阳从膻中上系耳后，支者从耳后入耳中，走出耳前至目兑眦，故手少阳病，耳暴聋不得明了者，可取天牖，在头筋缺盆上，天容后，天柱前，完骨下，发际上也。●马莳曰：此节以天牖所治之病言之也。（按《针灸聚英》云：主暴聋气，目不明，耳不聪。）●张介宾曰：经气蒙蔽而耳目暴有不明者，当取天牖，如上文也。●张志聪曰：手少阳之脉入耳中，至目锐眦。少阳之气厥于下，则上之经脉不通，是以暴聋气蒙，耳目不明，当取之天牖

21.8 暴挛痫眩，足不任身[①]，取天柱[②]。

[①]丹波元简曰：《甲乙》"足"下有"痛欲折"三字。马云：暴挛者，拘挛也；暴痫者，癫痫也；暴眩者，眩晕也。合三证而足不任身，当取天柱。

[②]杨上善曰：足太阳脉起目内眦，上额交巅，入络脑，下侠脊抵腰，循髀过髀枢，合腘贯腨出外踝后，至小指外侧，故此脉病，暴脚挛，小儿痫，头眩足痿，可取天柱。天柱，侠项后发际大筋外廉陷者中也。●马莳曰：此节以天柱所治之病言之也。暴挛者，拘挛也；暴痫者，癫痫也；暴眩者，眩晕也。合三证而足不任身，皆当取上文天柱穴耳。

●张介宾曰：挛，拘挛也。痫，癫痫也。眩，眩运也。合三证而足弱不能任身者，当取天柱如上文也。(痫音闲。)●张志聪曰：足太阳主筋，故气厥则暴挛而足不任身矣。太阳之脉，起于目内眦之睛明，气不上通，故痫眩也，当取之天柱。

21.9　暴瘅内逆①，肝肺相搏，血溢鼻口，取天府②。

①丹波元简曰：《甲乙》"瘅"作"痹"。马云：暴时大热，而在内气逆，乃肝肺两经之火邪相为搏击，以致血溢于鼻口。张云：瘅，热病也。志云：瘅，消瘅。暴瘅，暴渴。肝脉贯肺，故手太阴之气逆，则肝肺相搏。肺主气而肝主血，气逆于中，则血亦留聚而上溢矣，肺乃水之生原，搏则津液不生而暴瘅矣。皆当取手太阴之天府，以疏其搏逆。夫暴疾，一时之厥证也，此因于气厥，故用数暴字。简案：志，暴渴之解，不可从。

②杨上善曰：热盛为瘅。手太阴脉起于中焦，下络大肠，还循胃口，上膈属肺，故此脉病，肺腹暴瘅，脾胃气逆，肝肺之气相薄，致使内逆，血溢鼻口，故取天府。天府，在腋下三寸臂臑内廉动脉。●马莳曰：此节以天府所治之病言之也。暴时大热，而在内气逆，乃肝肺两经之火邪相为搏击，以致血溢于鼻口，当取上文天府穴耳。●张介宾曰：瘅，热病也。暴热内逆，则肝肺之气相搏而血溢口鼻，当取天府如上文也。瘅音丹，又上、去二声。●张志聪曰：瘅，消瘅。暴瘅，暴渴也。肝脉贯肺，故手太阴之气逆，则肝肺相抟。肺主气而肝主血，气逆于中，则血亦留聚而上溢矣。肺乃水之生原，抟则津液不生而暴瘅矣。皆当取手太阴之天府，以疏其抟逆。夫暴疾，一时之厥证也，此因于气厥，故用数暴字。

21.10　此为天牖五部①。

①杨上善曰：此为颈项之间脏腑五部大输。●马莳曰："大"当作"天"。此句总结上文五节，其穴为天牖五部也。曰天牖五部者，举一穴以统五穴耳，犹后世立汤药之方，举一品以概众品也。●张介宾曰：此总结上文五穴为天牖五部者，以天牖居中，统前后上下而言也。●张志聪曰：牖，窗也。头面之穴窍，如楼阁之大牖，所以通气者也。气厥于下，以致在上之经脉不通，而为耳目不明，暴喑痫眩诸证。盖言三阳之气，由下而生，从上而出，故总结曰：此为大牖五部，以下复论其经络焉。●沈亮宸曰：人迎扶突天牖天柱，头气之街也。腋下动脉，胸气之街也。●莫云从问曰：《本输》篇论次脉乃手足三阳之六经，此节止言手阳明少阳足阳明太阳为大牖，何也？曰：太阳之气，生于膀胱水中，少阳之气，本于命门相火，阳明之气生于中焦胃腑，在经脉有手足之六经，在二气止论三阴三阳也。其手阳明与太阴为表里，主行周身之气，故合为五大牖焉。●丹波元简曰：《甲乙》作"此为胃之大腧五部也"。马云："大"当作"天"。此句总结上文五节，其穴为天牖五部也。曰天牖五部者，举一穴以统五穴耳，犹后世立汤药之方，举一品以概众品也。张云：以天牖居中，统前后上下而言也。志云：牖，窗也。头面之穴窍，如楼阁之大牖，所以通气者也。简案：志注尤牵强。●周学海曰：以上从"寒热"搭到"骨厥"，即接叙骨瘅，体惰厥痹之证治各不相顾之中，自有草蛇灰线之妙，其笔致之顺逆向背，亦无情而有情也。以下诸篇，皆当以此意读之，看似平铺直叙，其中自具开合断续之体。

21.11　臂阳明，有入頄遍齿者，名曰大迎。下齿龋，取之臂。恶寒补之，不恶寒写之①。足太阳有入颅遍齿者，名曰角孙。上齿龋，取之在鼻与颅前。方病之时，其脉盛，盛则写之，虚则补之②。一曰取之出鼻外③。

①张介宾曰：手阳明脉有入颅遍齿者，其道出于足阳明之大迎，凡下齿龋痛者当取之，如商阳、二间、三间皆主齿痛。但臂恶寒者多虚，故宜补；不恶寒者多实，故宜泻。颅音求，颧也。龋，曲主切。●丹波元简曰：马云：臂阳明，即手阳明大肠经也，以其脉行于臂，故不称曰手而曰臂也。手阳明之脉，其支者从缺盆，上颈循天鼎、扶突，上贯于颊，入下齿缝中，还出挟口，交人中，左之右，右之左，上挟鼻孔，循和髎、迎香、以交于足阳明。故曰臂阳明，有入颅遍齿者，其名曰大迎。正以大迎出足阳明穴，而手阳明之脉，则入而交之也。齿有痛病谓之龋。故下齿病龋者当取此臂阳明之穴。（商阳、二间、三间皆治痛齿。）如恶寒饮者虚也，宜补之；不恶寒饮者实也，宜泻之。张云：颅，音求，颧也，但臂恶寒者多虚，故宜补，不恶寒者多实，故宜泻。简案：马以"臂"字接上句，似是，然以"恶寒"为"恶寒饮"，亦未允妥。

②张介宾曰：足太阳脉亦有入颅遍齿者，其道出于手少阳之角孙，凡上齿龋痛者当取之。又如鼻与颅前者，乃足阳明地仓、巨髎等穴，亦主齿痛，以足阳明入上齿中也。但当于方病之时，察其盛衰而补泻之。

③杨上善曰：臂阳明，手阳明也。手阳明脉从手上行，循臂入缺盆下络肺，支者从缺盆行婴筋后上颈，入至下齿中，还出侠鼻，起足阳明，交额中，下入上齿中，遂出循颐至大迎，支者从大迎下行婴筋之前至人迎，至婴筋时，二经皮部之络，相至二经，故臂阳明之气亦发人迎，故称有入。所以下齿龋，取于手之商阳穴也。恶寒阳虚，故补之。不恶寒者阳实，故泻之也。遍，音遍。足太阳经起目内眦上额，其太阳皮部之络，有下入于颊后遍上齿，又入于耳，气发角孙之穴，故曰有入。所以上齿龋者，取之鼻及頄骨之前，有络见者，刺去其血；虚则补络，补络可饮补药。眉外，谓足阳明上关穴也。上关，在耳前上廉起骨，开口有空，亦量虚实以行补泻也。●马莳曰：（颅，音仇。龋，丘禹切。）此言齿龋者，当即上下齿而分经以治之也。臂阳明，即手阳明大肠经也，以其脉行于臂，故不称曰手，而曰臂也。手阳明之脉，其支者从缺盆上颈，循大鼎、扶突，上贯于颊，入下齿缝中，还出挟口，交人中，左之右，右之左，上挟鼻孔，循禾髎、迎香，以交于足阳明。故曰臂阳明有颅遍齿者，其名曰大迎。正以大迎出足阳明穴，而手阳明之脉，则入而交之也。（面颧为颅，名大迎，在曲颌前一寸五分，骨陷中细脉。又以口下当两肩是穴。针三分，留七呼，灸三壮。）齿有痛病，谓之龋。故下齿病龋者，当取此臂阳明之穴。（商阳、二间、三间、皆治痛齿。）如恶寒饮者，虚也，宜补之；不恶寒饮者，实也，宜泻之。足太阳膀胱经之脉，亦入颅遍齿，其所入之脉，乃手少阳三焦经之角孙穴。其上齿龋者，正足阳明胃经脉气之所历，取之在鼻与颅前，乃地仓、巨髎等穴也。如正痛之时，其脉必盛，盛则宜泻之；或虚，则宜补之。一曰当取之出于鼻外，即本经之禾髎、迎香等穴也。●张介宾曰：谓手阳明禾髎、迎香等穴。●张志聪曰：上节论三阳之气，循次而上出于大牖，此复论气从络脉以相通，所谓络绝则径通，如环无端，莫知其纪也。盖气之出于大牖者，从气街而出于脉外，气之行于脉中者，从络脉而贯于脉中，外内环转之无端，故莫知其纪也。颧鼻交处为颅。龋，齿痛也。臂阳明有入颅遍络于齿者，名曰大迎，大迎乃足阳明之经穴，此手阳明之气，从络而贯于足阳明之经，故下齿痛当取之臂阳明。恶寒饮者，虚也，当补之。不恶寒饮者，实也，当泻之。足太阳有入颅遍络于齿者，名曰角孙。角孙

乃手少阳之经穴，此足太阳之气，贯于手少阳之经，故上齿痛者，当取之鼻与頄前，乃太阳之络脉也。按营血宗气之所营行者，经脉也。足太阳之络，不入于齿中。此非经脉，亦非支别，乃微细之系，以通二阳之气者也。故方病之时，其脉盛，乃气之太过也。太过则泻之，不及则补之。●莫云从曰：三阳之气，分则有三，合则为一。一阳之气，下通于泉。绕地环转，而复通贯于地中，故遍历于齿，属口对入。齿者，水脏之所生。口者，土之外候也。●黄元御曰：頄，颧也。手阳明脉有入頄遍齿者，出于足阳明之大迎，脉入下齿，故下齿龋取之。足阳明脉有入頄遍齿者，出于手少阳之角孙，在鼻与頄前，脉入上齿，故上齿龋取之。一曰取之出鼻外，手阳明之禾髎、迎香也。●丹波元简曰：《甲乙》"足"作"手"，"一曰取之出鼻外"作"一曰取之出眉外"。●丹波元简曰：[方病之时，盛泻虚补] 马云：足太阳膀胱经之脉，亦入頄遍齿，其所入之脉，乃手少阳三焦经之角孙穴。其上齿龋者，正足阳明胃经脉气之所历，取之在鼻与頄前，乃地仓、巨髎等穴也。如正痛之时，其脉必盛，盛则宜泻之；或虚则宜补之。一曰当取之出于鼻外，即本经之和髎、迎香等穴也。

21.12 足阳明有挟鼻入于面者，名曰悬颅。属口，对入系目本，视有过者取之。损有余，益不足[①]，反者益其[②]。

①丹波元简曰：诸本"不足"下有"反者益其"四字。《甲乙》"其"作"甚"。张云："其"当作"甚"。马、志以"其"字接下节，非也。张云：足阳明之脉，有挟鼻入于面者，道出于足少阳之悬颅，其下行者属于口，其上行者对口入系目本。或目或口，凡有过者，皆可取之。然必察其有余不足，以施补泻，若反用之，病必益甚。简案：志云"足阳明"当作"手太阳"，非也。对口盖指玉枕下边而言，脑疽有对口发之称，可以见耳。

②杨上善曰：足阳明大经起鼻交頞，下鼻外入上齿中，还出侠口交承浆，循颐出大迎，上耳前循发际，气发悬颅之穴，有皮部之络与口相当，入系目系。对，当也。视此足阳明有余不足，可损益之。取之失者，反益甚也。●马莳曰：足阳明胃经之脉，有挟鼻孔入于面者，其脉会于足少阳胆经之悬颅穴，属口，对入以系目本，当视其有病者，所以取之。邪气有余则损，正气不足则益。益者，补也，正以不足与有余相反，故益之耳。●张介宾曰："其"当作"甚"。足阳明之脉有挟鼻入于面者，道出于足少阳之悬颅，其下行者属于口，其上行者对口入系目本。或目或口，凡有过者，皆可取之。然必察其有余不足以施补泻，若反用之，病必益甚。●张志聪曰：此总结三阳之六次脉也。盖三阳之气，上出于大腑者，循手之阳明少阳，足之阳明太阳，而经脉之贯通，则有手足六脉之相交矣。故手太阳有挟鼻入于面者，名曰悬颅。悬颅乃足少阳之经穴，此手太阳之气，从络脉而通于足少阳之经也。属口对入上系目本，视有过者取之过病也。如病在太阳，而太阳之络有余，少阳之经不足，则当损太阳之有余，益少阳之不足。反是者，又当益太阳也。●沈亮宸曰：反者当从有过上看，推此二句，当知太阳之气，从络脉而贯于少阳之经，少阳之气，从络脉而通于太阳之经也。以上四脉亦然。●莫云从曰：阳明手足相交，自然之道也。太阳之与少阳相合，其义何居？曰，太少之气，本于先天之水火，犹两仪所分之四象。是以正月二月主于太少，五月六月主于太少，太少之相合也。阳明者，两阳合明，故曰阳明主于三月四月，此阳明之自相交合也。夫阴阳之道，推变无穷，明乎经常变易之

理，始可与言阴阳矣。●朱济公问曰：太阳之气主皮毛，阳明之气主肌腠，少阳之气主枢胁，今论三阳之气，又皆循经而上出于头面焉。曰：此升降出入之道也。阴阳之气，出入于外内，故皮寒热者，取之太阳太阴，肌寒热者，取三阳于下，升降于上下。故邪中于面则下阳明，中于项则下太阳，中于颊则下少阳。二阳之气，运行于肌表，故中于阳则溜于经，经气外内之相通也。此升降出入之无息者也，一息不运，则失其机矣。●黄元御曰：足阳明脉有挟鼻入于面者，出于足少阳之悬颅，属口，对入而系目本，上下口目之间，视其有过者取之。

21.13 足太阳有通项入于脑者，正属目本，名曰眼系。头目苦痛，取之在项中两筋间。入脑乃别阴跷、阳跷，阴阳相交，阳入阴，阴出阳，交于目锐眦①，阳气盛则瞋目，阴气盛则瞑目②。

①顾观光曰：卷八《脉度》篇云：跷脉属目内眦，合於太阳、阳跷而上行。本卷《热病》篇云：目中赤痛，从内眦始，取之阴跷。则比"锐"字乃内之误。

②杨上善曰：足太阳经起目内眦，上额交巅上，其直者从巅入络脑，还出别下项，有络属于目本，名曰目系。太阳为目上纲，故亦是太阳与目为系。今别来属于头，其气是通，故头与目有固痛者，取于项中足太阳筋两间别下项者气之所发大椎穴者。大椎，在第一椎上陷者，三阳督脉之会也。二跷皆起于足，行至于目，是为二跷同向上行，何以称阳入阴出也？人之呼气出为阳也，吸气入为阴也，故呼气之时，在口为出，于头足亦出；吸气之时，在口称入，于头足亦入。今于目眦言阴阳出入，以相交会目得明也。所以阳盛目张不能合，阴盛则目瞑不得开，宜取此二跷。又曰：二跷交于目内眦，阳跷之气从外入内，阴跷之气从内出外。阳跷脉盛，目瞋不合；阴跷脉盛，则目瞑不开矣。●马莳曰：(瞑，音准。) 此言头目痛者，当取玉枕，而又言睛明为阴阳二跷之所交，乃寤寐之所以分病也。足太阳膀胱经，有通项入于脑者，名曰玉枕。(开督脉一寸半，脑户枕骨上入发际二寸。针三分，留三呼，灸三壮。) 比正属于目之根，两眼中之系，皆系于此，故名之曰眼系。凡苦头痛，或苦目痛者，皆取之。其脉在项中两筋间入于脑，与阴跷、阳跷相别，实各阴阳诸经交会之所也。又阳跷之脉入于阴，阴跷之脉出于阳，交于目锐眦之睛明穴。阳跷之气盛，则目瞋而不得闭；阴跷之气盛，则目瞑而不得开也。●张介宾曰：足太阳之脉有通项入于脑者，即项中两筋间玉枕穴也，头目痛者当取之。太阳经自项入脑，乃别属阴跷阳跷，而交合于目内眦之睛明穴，阳跷气盛，则阴气不荣，故目张如瞋而不得合。阴跷气盛，则阳气不荣，故目瞑而不能开也。按：《脉度》篇言跷脉属目内眦，合于太阳。下文《热病》篇曰：目中赤痛，从内眦始，取之阴跷。然则此云锐眦者，当作内眦也。详经络类二十八。跷有五音，跷、皎、乔、脚，又极虐切。瞋音嗔。瞑音明。又上声。●张志聪曰：此言足太阳之气，贯通于阳跷阴跷也。其者，承上文而言，言其足太阳又有通项入于脑者，正属目本，名曰眼系，在项中两筋入脑，乃别络于阴跷阳跷。而阴阳相交于目锐眦，阳跷之气入于阴跷，阴跷之气出于阳跷。如阳跷之气盛则张目，阴跷之气盛则瞑目，此太阳之气，又从眼系而贯通于阴阳之跷脉也。按《脉度》篇曰：跷脉者，太阴之别，起于然谷之后，循胸上行，属目内眦，合于太阳阳跷而上行，气并相还则为濡目。此言阴跷之脉，起于足少阴而上通于太阳阳跷。此节论太阳之气，通于阳跷阴跷，故曰：男子数其阳，女子数其阴，盖阴跷之脉，通少阴之精水于阳跷。阳跷之脉通太阳之气

于阴跷。男子以气为主，故男子数其阳，女子以精血为主，故女子数其阴，气为阳而血为阴也。●莫云从曰：举足行高曰跷。足少阴太阳，乃阴阳血气之生原，阴跷阳跷主通阴阳血气，从下而上交于目。目者，生命之门也。●《集注》眉批：目之尖角为锐，故外内皆名锐眦。在阳曰入阴，在阴曰出阳。●黄元御曰：足太阳有通于项而入于脑者，正属目本，名曰眼系，其脉在项中两筋之间，入于脑而乃别，头目苦痛者取之。阳跷起足太阳之申脉，阴跷起足少阴之照海，皆交于目内眦而合于足太阳之睛明（《脉度》：阴跷属目内眦，合于太阳，阳跷而上行）。阳跷气盛，则瞋目而不合，阴跷气盛，则瞑目而不开（《大惑论》：阳跷盛则目不瞑，阴跷盛则目闭）。目赤痛，从内眦始者，阳跷盛也，取之阴跷，泻阳而补阴也。外决于面者，眼外角也。上，目上网也。下，目下纲也。●丹波元简曰：马云：此言头目痛者，当取玉枕，而又言睛明为阴阳二跷之所交，乃痦痳之所以分病也。足太阳膀胱经，有通项入于脑者，名曰玉枕。（开督脉一寸半，脑户枕骨上入发际二寸。）此正属于目之根，两眼中之系，皆系于此，故名之曰眼系。凡苦头痛，或苦目痛者，皆取之。其脉在项中两筋间，入于脑与阴跷、阳跷相别，实各阴阳诸经交会之所也。又阳跷之脉入于阴，阴跷之脉出于阳，交于目锐眦之睛明穴。阳跷之气盛，则目瞋而不得闭；阴跷之气盛，则目瞑而不得开也。张云：按《脉度》篇言跷脉属目内眦，合于太阳。下文《热病》篇曰：目中赤痛，从内眦始，取之阴跷。然则此云锐眦者，当作内眦也。志云：目之尖角曰锐，故外内皆名锐眦。简案：志注误。《癫狂》篇云：目眦外决于面者为锐目。张注本于楼氏《纲目》，今从之。●章楠曰：足太阳经，行一身之表，其有通顶入脑者，正属目本，名曰眼系，若感邪而头目苦痛，当于项中两筋之间针之，以通入于脑。阴跷、阳跷之脉，于此分别，与太阳经会合于目眦，而卫气之出入、阴阳之相交，均在此处，故阳气盛则目瞋不能合，阴气盛目瞑不能开也。●周学海曰：以上叙阳明、太阳二经齿痛目痛之证治，而末条又带叙二跷偏胜有关于目之事，是板中有活也。

21.14 热厥取足太阴、少阳，皆留之；寒厥取足阳明、少阴于足，皆留之①。

①杨上善曰：失逆寒气从足而上，令足逆冷，可取足少阴脉太溪，太溪在足内踝后骨上动脉陷中；取足阳明脉解溪，解溪在足冲阳后一寸半。失逆热气从足起者，可取足少阳络光明，在外踝上五寸别走厥阴者，及足太阴脉疗主病者也。【编者按：《太素》此节热厥一节在寒厥后。】●马莳曰：("少阳"作"少阴"，"少阴"作"少阳"。《素问》有《厥论》，本经《终始》篇亦有刺寒厥、热厥法。）此言寒热二厥而各有刺之法也。按《素问·厥论》曰：阳气衰于下则为寒厥，阴气衰于下则为热厥。盖以热厥为足三阳气胜，则所补在阴，故当取足太阴以补之。其少阳当作"少阴"。皆留其针也。寒厥为足三阴气胜，则所补在阳，故当取足阳明以补之。其"少阴"当作"少阳"。皆留其针也。●张介宾曰：热厥者，阳邪有余，阴气不足也，故当取足太阴而补之，足少阳而泻之；寒厥者，阴邪有余，阳气不足也，故当取足阳明而补之，足少阴而泻之。补者，补脾胃二经以实四肢；泻者，泻水火二经以泄邪气。然必皆久留其针，则泻者可去，补者乃至矣。此当与上文首节二节《终始》篇义相参为用。●张志聪曰：此论阴阳之气不和，而为寒厥热厥也。盖在表之阴阳不和，则为肌皮之寒热，发原阴阳不和，则为寒厥热厥矣。马元

台曰："少阳"当作"少阴","少阴"当作"少阳"。按《素问·厥论》曰：阳气衰于下，则为寒厥。阴气衰于下，则为热厥。盖以热厥为足三阳气胜，则所补在阴，故当取足太阴少阳皆留之，以使针下寒也。寒厥为足三阴气胜，则所补在阳，故当取足阳明少阳于足者留之，以俟针下热也。●余伯荣曰：取之于足者，谓阳气生于下也。●丹波元简曰：张云：热厥者，阳邪有余，阴气不足也，故当取足太阴而补之，足少阳而泻之；寒厥者，阴邪有余，阳气不足也，故当取足阳明而补之，足少阴而泻之。补者补脾胃二经以实四肢，泻者泻水火二经以泄邪气。然必皆久留其针，则泻者可去，补者乃至矣。此当与《终始》篇义，相参为用。简案：马云，"少阳"当作"少阴","少阴"当作"少阳"。未为得矣。

21.15　舌纵涎下①，烦悗，取足少阴②。

①丹波元简曰：张云：此下三节，皆兼寒热二厥而言也。舌纵不收及涎下烦闷者，肾阴不足，不能收摄也，故当取足少阴经而补之。

②杨上善曰：足少阴脉从足心上行属肾络膀胱，贯肝膈入肺，循喉咙侠舌本，支者从肺络心注胸中，故其脉厥热，涎下心中烦悗，取足少阴然谷穴。然谷，在足内踝前起大骨下陷者中也。●马莳曰：此言舌纵涎下、烦闷者，而有刺之之法也。病有舌纵而不收，其涎自下，内则烦闷者，皆足少阴肾经之衰也。当取肾经之穴以补之。（按本经《口问》篇，帝曰：人之涎下者，何气使然？岐伯曰：饮食者，皆入于胃，胃中有热则虫动，虫动则胃缓，胃缓则廉泉开，故涎下。补足少阴。）●张介宾曰：此下三节，皆兼寒热二厥而言也。舌纵不收及涎下烦闷者，肾阴不足，不能收摄也，故当取足少阴经而补之。●张志聪曰：此言上下之阴阳不和也。少阴之上，君火主之，而下为水脏，水火之气，上下时交。舌纵涎下烦悗者，肾气不上资于心火也，故当取足少阴以通少阴之气。

21.16　振寒洒洒鼓颔，不得汗出，腹胀烦悗，取手太阴①。

①杨上善曰：洒，音洗。手太阴脉起于中焦，下络大肠，还循胃口上膈属肺，别者上出缺盆，循喉咙合手阳明，从缺盆上颈贯颊入下齿中。肺以恶寒故虚，病振寒鼓颔也。循胃属肺，故腹胀烦悗。悗，音闷。可取手太阴少商穴。少商，在手大指端内侧，去爪甲角如韭叶。●马莳曰：此言振寒为病者，而有刺之之法也。凡振寒而洒洒然，鼓其颔间，汗不得出，内腹作胀而烦闷，此乃元气不足也，当取手太阴肺经以补之。●张介宾曰：鼓颔，振寒鼓腮也。凡此诸证皆阳气不足之候，故当取手太阴肺经而补之。颔，何敢切。●张志聪曰：此言表里之阴阳不和也。《内经》云：阳加于阴谓之汗，肤表为阳，腹内为阴，在内之阴液，藉表阳之气，宣发而为汗。振寒洒洒鼓颔不得汗出，腹胀烦悗者，表里之阴阳不和也，故当取手太阴，以疏皮毛之气，以行其汗液焉。手太阴主通调水液，四布于皮毛者也。●莫云从曰：上节论上下，此节论表里，乃阴阳之升降出入。篇名"寒热"者，皆阴阳之不调也。●丹波元简曰：张云：鼓颔，振寒鼓腮也。凡此诸证，皆阳气不足之候，故当取手太阴肺经而补之。●章楠曰：振寒洒洒鼓颔者，身寒如冷水洒之而战慄也。此寒闭于表，内阳郁勃，故不得汗出而腹胀烦闷。若无头痛发热等证，其邪不在太阳经，而在手太阴肺也。故刺手太阴经，当分虚实也。

21.17 刺虚者，刺其去也；刺实者，刺其来也①。

①杨上善曰：谓营卫气已过之处为去，故去者虚也，补之令实。谓营卫气所至之处为来，故来者为实，泻之使虚也。●马莳曰：此言刺虚实者之法也。凡刺虚者，当乘其气之去而随之。随之者，所以补之也。凡刺实者，当乘其气之来而迎之。迎之者，所以泻之也。《九针十二原》篇云：迎而夺之，恶得无虚，追而济之，恶得无实，迎之随之，以意和之。●张介宾曰：刺其去，追而济之也。刺其来，迎而夺之也。《卫气行》篇亦有此二句，详经络类二十五。●张志聪曰：此总论阴阳寒热之不调，因邪正虚实之有碍也。虚者，正气之不足，实者，邪气之有余，盖邪气实则正气虚矣。故刺虚者，刺其气之方去，所谓追而济之也。刺实者，刺其气之方来，所谓迎而夺之也。迎之随之，以意和之，可使气调，可使病已也。●丹波元简曰：张云：刺其去，追而济之也。刺其来，迎而夺之也。《卫气行》篇亦有此二句。●章楠曰：刺虚者，随其去气而补之；刺实者，迎其来气而泻之。补者补其正气，泻者泻其邪气。此在候其呼吸来去而入针出针，以为补泻之法，故曰：知迎知随，气可与期。

21.18 春取络脉，夏取分腠，秋取气口，冬取经输。凡此四时，各以时为齐。络脉治皮肤，分腠治肌肉，气口治筋脉，经输治骨髓①。

①杨上善曰：春时肝气始生，风疾气急，经气尚深，故取络脉分肉之间，疗人皮肤之中病也。夏时心气始长，脉瘦气弱，阳气流于经隧沟洫，熏热分腠，内至于经，故取分腠，以去肌肉之病也。秋时肺气将敛，阳气在合，阴气初胜，湿气及体，阴气未盛，故取气口，以疗筋脉之病，气口即合也。冬时肾气方闭，阳气衰，少阴气紧，太阳沉，故取经井之输以下阴气，取荥输实于阳气，疗于骨髓五脏之病也。齐，音剂也。●马莳曰：（齐，剂同。）此言四时各有所刺者，以其各有所治。春取络脉而刺之者，以络脉治皮肤也，如肝经蠡沟为络之类；夏取分腠而刺之者，以分腠治肌肉也，如夏取心与小肠分肉腠理之类；秋取气口而刺之者，以气口治筋脉也，秋属肺经，故取之；冬取经输而刺之者，以经输治骨髓也，如肾经太溪为输、复溜为经之类。（按本经《四时气》篇言：春取经、血脉、分肉之间。《素问·水热穴》亦云：春取络脉分肉间。《四时气》篇言：夏取盛经孙络，取分间，绝皮肤。《水热穴论》；夏取盛经分腠理。《四时气》篇言：秋取经输。《水热穴论》云：秋取经输。《四时气》篇，言冬取井荥。《水热穴论》云：冬取井荥。已前三篇同异如此，当备此以参考之。）●张介宾曰：春夏之取，与前《四时气》篇、《水热穴论》皆同。秋取气口者，手太阴肺脉应秋金也。冬取经输者，经穴通藏气，藏主冬也。"齐"义见下文。络脉浮浅，故治皮肤。分腠有理，故治肌肉。气口者脉之大会，故治筋脉。经输连脏，故治骨髓。按：此言经输者，总言经穴也，非上文经俞之谓。盖彼以五输言，故云秋取经俞，冬取井荥；此以内外言，故云络脉治皮肤，经输治骨髓也。当解其意。●张志聪曰：此以人之形层深浅，与四时之气为齐也。盖人之血气，应天地之阴阳出入，故春取络脉，夏取分腠，春夏之气，从内而外也。秋取气口，冬取经输。秋冬之气，复从外而内也。此人之气血，随天地四时之气，而外内出入者也。齐者，所以一之也。凡此四时，以应人之阴阳出入，故各以时为齐。故取络脉者以治皮肤，取分腠以治肌肉，取气口以治筋脉，取经输以治骨髓，此又四时之法，以治皮肉筋骨之浅深。盖天气有四时之出入，而人有阴阳之形层，故各以时为齐也。●丹波元简曰：张云：春夏之

取，与前《四时气》篇、《水热穴论》皆同。秋取气口者，手太阴肺脉应秋金也。冬取经俞者，经穴通脏气，藏主冬也。络脉浮浅，故治皮肤。分腠有理，故治肌肉。气口者脉之大会，故治筋脉。经输连脏，故治骨髓。按：此言经输者，总言经穴也，非诸经之经穴俞穴。盖《水热穴论》以五输言，故云秋取经俞，冬取井荥；此以内外言，故云络脉治皮肤，经输治骨髓也。当解其意。齐，剂同，药曰药剂，针曰砭剂也。●章楠曰：人身气血，随四时升降之气而浮沉，其感邪随身中之气而进止，故刺法按时而分浅深，用药之道亦然矣。此言常理之轨则，亦不可以拘执也。盖病之变化无尽，要必随宜而施。故仲景先辨脉证，以定治法，方为至当。前卷虚风贼邪篇《素问·四时刺逆从论》曰：春气在经脉，夏气在孙络，长夏气在肌肉，秋气在皮肤，冬气在骨髓中。是言身中旺气所在，此言刺法以泄其邪，互明其义理也。●周学海曰：以上叙热厥寒厥证治也，收句整肃，与上节同。

21.19 五藏身有五部：伏兔一①；腓二，腓者腨也②；背三③；五藏之输四④；项五⑤。此五部有痈疽者死⑥。

①汪昂曰：足阳明胃经穴，膝上六寸起肉，一曰膝盖上七寸，以左右各三指按捺，上有肉起如兔状。

②汪昂曰：足肚，一名腨肠，足太阳膀胱经。

③汪昂曰：中督脉，左右四行皆膀胱经脉。

④汪昂曰：心肝脾肺肾五俞，皆膀胱经穴，膀胱虽主表，而十二俞内通于五脏六腑。

⑤汪昂曰：亦督脉。足太阳经。昂按：阳毒起发者尚可治，若阴毒不起者，断难治也。

⑥杨上善曰：伏兔在膝上六寸起肉，足阳明气发，禁不可灸，又不言得针，此要禁为第一部，故生痈疽者死也。腓，音肥。承筋一名踹肠，一名直肠，脉在踹中央陷中，足阳明太阳气所发，禁不可刺，故腨为要害之处，生痈疽者死也。自腰输已上二十一椎两箱称背，去脏腑甚近，皮肉至薄，若生痈疽，陷而必死也。五脏手足二十五输，当于输穴生痈疽者死也。项之前曰颈，后曰项，三阳督脉在项，故项生痈疽致死也。痈疽害甚，故生人之要处致死。●马蒔曰：此言痈疽生于五部者必死也。五脏在内，而关系于身者，有五部：其一在伏兔；（系足阳明胃经穴。膝上六寸起肉，正跪坐而取之。一云膝盖上七寸，以左右各三指按捺，上有肉起如兔之状。）其二在腓腹，腓腹者，腨也，其穴名承筋；（一名腨肠，一名直肠，俗云腿肚。禁针，灸三壮。足太阳膀胱经穴。）其三在背，背之中曰督脉，而背旁四行，皆足太阳膀胱经穴；其四在五脏之俞；（肺俞，三椎旁；心俞，五椎旁；肝俞，九椎旁；脾俞，十一椎旁；肾俞，十四椎旁。各开中行一寸半。）其五在项，亦系督脉与足太阳经。此五部有痈疽者必死也。（按此言痈疽之不可治，而自下节至末，皆言有可治之所，盖出汗正所以去邪也，然当知用药亦犹是耳。）●张介宾曰：五脏在内而要害系于外者，有五部，如下文。[伏兔一]在膝上六寸起肉间，足阳明胃经之要害也。[腓二，腓者腨也]即小腿肚也。足太阳、少阴及三焦下腧之所系者。腓音肥。腨音篆。[背三]中行督脉，旁四行足太阳经，皆脏气所系之要害也。[五脏之腧四]肺俞、心俞、肝俞、脾俞、肾俞，五脏之所系也。[项五]项中为督脉阳维之会，统诸阳之纲领也。凡上五部，皆要会之所，忌生痈疽，生者多死。●李中梓曰：伏兔者，胃之穴名，在膝上六寸，阴市上五寸。腓者，足肚也，即腨也。肾之脉上腨内之筑宾穴。背者，五脏之

所系也。腧者，五脏之所主也。项者，诸阳之要道也。犯此五者亦名五逆。●张志聪曰：夫在外者，皮肤为阳，筋骨为阴，痈疽所发，在于皮肉筋骨之间。此言五脏各有五部，而一部之阴阳不和，即留滞而为痈矣。伏兔，肾之街也。腨者，脾之部也。背者，肺之俞也。五脏俞者，谓五椎之心俞也。项者，肝之俞也。本经曰：痈疽之发，不从天下，不从地出，积微之所生也。故五部之有痈疽者，乃五脏渐积之郁毒，外应于血气之不和而为痈疽。故五部有此者死。按上章论五脏之邪，外应于皮肉筋骨，此言五脏各有五部，而一部之中皆有阴阳血气之流行，所谓阴中有阳，阳中有阴也。●余伯荣曰：痈疽之发，有因于风寒外袭者，有因于喜怒不测，食饮不节，营卫不和，逆于肉理，乃发为痈；阴阳不通，两热相搏，乃化为脓。然有发于腋臂而死者，有发于项背而生者，此又以邪毒之重轻，正气之虚实，以别其死生，然病及五脏者必死。故因于外邪者，善治治皮毛，其次治肌肉；因于内伤者，使五脏之郁气四散于皮肤，弗使痈肿于一部，所谓始萌可救，脓成则死，此上工之治未病也。●《集注》眉批：句法与背三节五脏之旁相同。又：一部之中，有皮肉筋骨。●陈念祖曰：此言五脏各有五部，而一部之阴阳不和，即留滞而为痈也。伏兔，肾之街也；腨者，脾之部也；背者，肺之腧也；五脏腧者，谓五椎之心腧也；项者，肝之腧也。盖痈疽之发，不从天下，不从地生，乃五脏渐积之郁毒，外应于血气之不和而为痈疽，故五部有此者死。●丹波元简曰：简案：五脏在内，而关系于身者有五部，其一在伏兔；（在膝上六寸起肉间，足阳明胃经之要害也。）其二在腓腨；（即小腿肚也，足太阳少阴及三焦下腧之所系者。腓，音肥。腨，音篆。）其三在背，背之中行曰督脉，而背旁四行，皆足太阳膀胱经穴，脏气所系之要害也；其四在五脏之俞；（肺俞，三椎旁；心俞，五椎旁；肝俞，九椎旁；脾俞，十一椎旁；肾俞，十四椎；旁各开中行一寸半。）其五在项，亦系督脉，统诸阳之纲领也。凡上五部，皆要害之所，忌生痈疽，生者多死（以上系马、张二注节录）。汪云：按阳毒起发者尚可治，若阴毒不起者，断难治也。刘氏《玉机微义》云：大抵所言地分，皆脉络所会，内系腑脏，然患者得而早言，医者审证案法治之，则皆为不死矣。介按：痈之与疽，截然两途，阳症为痈，阴症为疽，治法迥殊。若以痈疽连称，未免贻害，惟王洪绪之《全生集》，分辨甚明，可参考焉。至于此条，原注是系阴疽，其一即伏兔疽，其二为腓腨发，其三是发背，其四是脾发疽、肾俞发之类，其五即天柱疽之类也。

21.20 病始手臂者，先取手阳明、太阴而汗出[①]；病始头首者，先取项太阳而汗出[②]；病始足胫者，先取足阳明而汗出[③]。

[①]马莳曰：此承上文而言病始手臂者，而有先刺之法也。手臂乃手阳明大肠经、手太阴肺经脉气所行，故病始手臂者，先取此二经刺之以出汗，则其邪可去矣。

[②]马莳曰：此承上文而言病始于头者，而有先刺之法也。项上于头，乃足太阳膀胱经脉气所行，故病始于头者，先取此经刺之以出汗，其邪可去矣。

[③]杨上善曰：以下言疗热病取脉先后。热病等所起，起于四支及头，故病起两手者，可取手阳明井商阳，在手大指次指内侧，去爪甲角如韭叶，以手阳明谷气盛也；及手太阴郄孔最，在腕上七寸也。有热等病起于头者，可取于项足太阳脉天柱之穴，天柱在侠项后发际大筋外陷也。病起足者，可取阳明合三里穴，三里在膝下三寸胻外廉。●马莳曰：此承上文而言病始足胫者，而有先刺之法也。足胫外廉，乃足阳明胃经脉气所行，故病始于

足胫者，先取此经刺之以出汗，其邪可去矣。◉张介宾曰：刺痛疽者法当取汗，则邪从汗散而痛自愈；然必察其始病之经，而刺有先后也。此节义当与《刺热》篇参看，详疾病类四十四。◉张志聪曰：此分别形身上下，各有所主之阴阳也。夫身半以上，手太阴阳明皆主之，故病始于臂者，先取手阳明太阴而汗出。太阳之气，生于膀胱，而上出于头项，故病始于头首者，先取项太阳而汗出。身半以下，足太阴阳明皆主之，故病始足胫者，先取足阳明而汗出。曰始者，谓病始于下者，下行极而上，始于上者，上行极而下。曰先者，谓手足之阴阳，虽各有所主，然三阴三阳之气，上下升降，外内出入，又互相交通者也。

21.21 臂太阴可汗出，足阳明可汗出，故取阴而汗出甚者，止之于阳，取阳而汗出甚者，止之于阴①。

①杨上善曰：手太阴脉主气，故出汗取之也。足阳明主水谷，多气血，故出汗取之。取阴脉出汗不止，可取阳脉所主之穴止；若取阳脉出汗不止，可取阴脉所主之穴止之也。◉马莳曰：此承上文而言肺胃两经皆可以发汗，若汗多者，阴取之阳，阳取之阴。臂太阴者，即手太阴肺经也。（《素问·刺禁论》亦有臂太阴，以脉行于臂，故云然。）此经与足阳明胃经皆可发汗。若刺肺经而汗出太甚，则泻胃经以止之，盖阳泻则阴胜也。刺胃经而汗出太多，则泻肺经以止之，盖阴泻则阳胜也。◉张介宾曰：臂太阴，肺经也。足阳明，胃经也。按：《热病》篇曰：脉顺可汗者，取之鱼际、太渊、大都、太白，泻之则热去，补之则汗出。按以上四穴，皆手足太阴经之荥、腧也。此言臂太阴者，即鱼际、太渊二穴。然则足阳明者，亦当取之荥、腧，则内庭、陷谷是也。详义见本类前四十。补太阴而汗出甚者，阴之胜也，当补阳明可以止之。泻太阴而汗出甚者，阳之胜也，当泻阳明可以止之。盖以阴阳平而汗自止也。取阳而汗出甚者，其止法亦然。◉张志聪曰：汗乃阴液，生于阳明。太阴主气行于肤表，水津四布乃气化以通调，故臂太阴可汗出。水谷之津液，从腠理发泄，汗出溱溱，故足阳明可汗出。然汗液必由气之宣发，气得液而后能充身泽毛。故取阴而汗出甚者，止之于阳，取阳而汗出甚者，止之于阴，盖阳为阴之固，阴为阳之守也。◉沈亮宸曰：此篇论阴阳之不调，而为寒热之证，宜从汗解，故总结汗法数条。◉《集注》眉批：阴主气而阳主液，阴阳之互换也。◉黄元御曰：首六句与《素问·刺热》同。◉丹波元简曰：简案：《甲乙》此一节，载伤寒热病中。又"从病始手臂，至取足阳明而汗出"，见《素·刺热》篇。马、张以为承上文刺痛疽法，误也。张云：臂，太阴肺经也。足，阳明胃经也。按：《热病》篇曰：脉顺可汗者，取之鱼际、太渊、大都、太白，泻之则热去，补之则汗出。按以上四穴，皆手足太阴经之荥输也。此言臂太阴者，即鱼际、太渊二穴，然则足阳明者，亦当取之荥输，则内庭、陷谷是也。补太阴而汗出甚者，阴之胜也，当补阳明，可以止之。泻太阴而汗出甚者，阳之胜也，当泻阳明可以止之。盖以阴阳平而汗自止也，取阳而汗出甚者，其止法亦然。

21.22 凡刺之害，中而不去则精泄；不中而去则致气。精泄则病甚而恇，致气则生为痈疽也①。

①杨上善曰：凡行针要害，无过二种：一种者，刺中于病，补泻不以时去针，则泄人

精气；刺之不中于病，即便去针，以伤良肉，故致气聚。精泄益虚，故病甚虚悗。悗，怯也。气聚不散，为痈为疡也。◉马莳曰：此承上文而言行针者之误有二也。凡刺者泻实，既中其害，则当去其针，而久之不去，则精气反泄，所以病益甚而悗赢也；既不中其害，则当留针以再泻，而遂乃去之，则邪气仍致，所以生为痈疽也。盖皆指泻实而言耳。◉张介宾曰：针已中病，即当去针；若中而不去，则精气反泄，故病必益甚而悗赢也。针未中病，自当留针；若不中而去，则病未除而气已致，故结聚而为痈疽。皆刺之害也。此节与《九针十二原》篇同，见后六十。◉张志聪曰：泄精者，谓阴阳血气生于精，过伤则并伤其根原矣。痈疡者，谓阴阳血气营行于皮肉筋骨之间，邪气留客，致正气不行则生痈疡矣。本篇论阴阳寒热，缘邪正之实虚，故以此节重出于篇末，盖以戒夫治病者，慎勿再实实而虚虚也。◉丹波元简曰：此一节，见《九针十二原》篇。◉周学海曰：以上叙痈疽之证治，笔力爽健非常。曰汗出者，所谓汗之则疮已，是治疮疡之例也。其论阴阳，止汗之义，尤精以药，则桂枝汤、生脉散之辨也。自此以下四篇及《杂病》篇皆叙事文体，须玩其整散断续，错综变化之妙，各项毫不相顾，而自然不形支节。其故由于笔势顺逆向背，相承相激，行间勃有生气也。

癫狂病第二十二

◉马莳曰：内论癫狂诸证，故名篇。但首无起语，疑是岐伯所言也。◉张志聪曰：盖癫狂乃在上之见证，厥逆乃在下之始因，故篇名"癫狂"，而后列厥逆，上工之治未病者，治其始蒙也。◉王芳侯曰：癫狂之疾，最为难治，得此篇之理，可批却导窾矣。◉丹波元简曰：诸本无篇字。

22.1 目眦外决于面者，为锐眦；在内近鼻者，为内眦；上为外眦，下为内眦[①]。

[①]杨上善曰：人之目眦有三：外决为兑眦，内角上为外眦，下为内眦。准《明堂》兑眦为外眦，近鼻者为内眦也。◉马莳曰：此言目眦分为内外，而又各统其上下也。眦，眼角也。目眦外决于面者，为锐眦。（俗云外眼角。）在内近鼻者，为内眦。（俗云内眼角。）眼之上泡属于外眦，眼之下泡属于内眦也。（按本篇俱论癫狂、厥逆，而此首节独以内外眦为言者，须知人身脏腑之神，以目为主，故先以目眦言之，示人以观神之法也。）◉张介宾曰：目眦，眼角也。目之外角曰锐眦，目之内角曰内眦，此以中外言也。若以上下言之，则目之上网亦曰外眦，目之下网亦曰内眦。按：本篇所论，眦癫狂、厥逆之病，而此节所言目眦若不相涉者何也？盖以癫狂等疾，须察神气，欲察其神，当从目始。且内眦外眦、上网下网，各有分属，病在何经，于此可验，故首及之，示人以知所先也。眦音渍。◉张志聪曰：锐眦内眦者，睛外之眼角也。太阴之气主约束，目外角为锐眦，内角为内眦者，乃太阴之气，主乎外内之目眦也。太阳为目上纲，阳明为目下纲，上为外眦，下为内眦者，乃太阳阳明之气，主于上下之目眦也。手太阴主天，足太阴主地，太阳为开，阳明为阖，天地之气，昼明夜晦，人之两目，昼开夜阖，此人应天地之昼夜开

阖者也。一息之中，有开有阖，以应呼吸漏下者也。天地开阖之气不清，阴阳出入之气混浊，则神志昏而癫狂作矣。是以治癫狂之法，独取手足之太阴太阳阳明焉。夫肺主皮毛，目之拳毛，天气之所生也。肌肉之精为约束，地气之所生也。目眦之外内上下，又统属天地阴阳之气而为开阖者也。●王芳侯曰：癫狂之疾，最为难治，得此篇之理，可批却导窾矣。●《集注》眉批：太阳主开故为外；阳明主阖故为内。呼出为阳，吸入为阴。癫乃重阴，狂乃重阳。又：故俗名天盖毛。此段照应手按之立快。●丹波元简曰：马云：眦，眼角也。目眦外决于面者为锐眦（俗云外眼角）。在内近鼻者为内眦（俗云内眼角）。眼之上胞属于外眦，眼之下胞属于内眦也。志云：太阳为目上纲，阳明为目下纲，上为外眦，下为内眦者，乃太阳阳明之气，主于上下之目眦也。简案：此节与癫狂不相涉，必是古经残文。●周学海曰：经中凡叙癫狂，皆关于目，故特提倡之，第嫌篇中少连缀，少发明耳。

22.2　癫疾始生，先不乐，头重痛，视举目赤，甚作极，已而烦心。候之于颜。取手太阳、阳明、太阴①，血变为止②。

①丹波元简曰：张云：先不乐，神志将乱也。头重痛，视举目赤，厥气上行也。甚作极已而烦心，躁急不宁也。此皆癫疾将作之兆。颜、天庭也。候之于颜，邪色必见于此也。当取手太阳支正、小海，手阳明偏历、温溜，手太阴太渊、列缺等穴，泻去邪血，必待其血色变而后止针也。《甲乙》"视"上有"直"字。

②杨上善曰：手太阳上头在目络心，手阳明络肺，手太阴与手阳明通，故不乐、头重、目赤、心烦取之也。●马莳曰：此已下八节，皆论癫疾诸证，而此下三节，则即其始作之证而有刺之法也。凡癫疾始生，其意先不乐，其头先重而痛，其所视举目先赤，三者已甚，遂癫疾乃作。至于作极，则其心大烦，当候之于颜以知之。（本经《五色》篇：庭者，颜也。又曰：庭者，首面也。）乃取手太阳小肠经、手阳明大肠经、手太阴肺经以刺之，候至血变而止针。（按小肠经：支正、小海；大肠经：偏历、温溜；肺：太渊、列缺。）●张介宾曰：先不乐，神志将乱也。头重痛、视举目赤，厥气上行也。甚作极已而烦心，躁急不宁也。此皆癫疾将作之兆。颜，天庭也。候之于颜，邪色必见于此也。当取手太阳支正、小海，手阳明偏历、温溜，手太阴太渊、列缺等穴，泻去邪血，必待其血色变而后止针也。●张志聪曰：夫癫狂之疾，乃阴阳之气，先厥于下，后上逆于巅而为病。故《通评虚实》篇：癫疾厥狂，久逆之所生也。又曰：厥成为癫疾。夫少阴者先天之水火，太阴者后天之地天，天地水火之气，上下平交者也，厥则不平而为病矣。水之精为志，火之精为神，先不乐者神志不舒也。举视目赤者，心气上逆也。癫甚作极，已而心烦者，厥逆之气，上乘于太阴阳明，而复乘之于少阴之心主也。《五色》篇曰：庭者，颜也。首面上于阙庭，王宫在于下极，盖谓天阙在上，王宫在下，故候之于颜者，候天之气色也。身半以上为阳，手太阴阳明皆主之，故取手太阴阳明，以清天气之混浊，取手太阳以清君主之心烦，心主血，血变则神气清而癫疾止矣。●《集注》眉批：后之厥逆皆取少阴，盖多因少之络而上及于太阴、太阳。张玉师曰：天地阴阳、五运六气皆本于少阴，先天所生。●黄元御曰：阴盛则癫，病在肺肾，金水旺也。阳盛则狂，病在肝心，木火旺也。而皆缘上湿，土气燥运，则四维不病也。心主喜，肝主怒，肾主恐，肺主悲，先不乐，水胜火也。头重痛，浊气上逆也。视举，瞳子高也。目赤，火刑肺也。甚者，发作之

极。已而烦心，君火失根而上逆也。颜，庭也（天庭）。取手太阳、支正、小海，手阳明偏历、温溜，手太阴太渊、列缺，泻其血中之邪，血色变而止。●陈念祖曰：夫癫狂之疾，乃阴阳之气先厥于下，后上逆于巅而为病也。水之精为志，火之精为神，先不乐者，神志不舒也。举视目赤者，心气上逆也。癫甚作极已而烦心者，厥逆之气上乘于太阴阳明，而复乘于少阴之心主也。●章楠曰：癫病在手经，邪结血脉，其始发也，郁热上冒，故先不乐而头重痛，目皆赤，发作极而心烦也。颜者，阙庭，心肺之部位，故当候之于颜，观其色泽之浮沉明晦，以辨邪之轻重、正之虚实也。取手太阳小肠经、阳明大肠经、太阴肺经以泄其邪，视其血变正色，则邪去而愈。此言针法，如用药亦当从三经治之矣。●周学海曰：作极，盖言身之躁动不安，非有所作为而令疲极也。

22.3 癫疾始作，而引口啼呼喘悸者，候之手阳明、太阳。左强者，攻其右；右强者，攻其左，血变为止[1]。

[1]杨上善曰：手太阳支者，别颊上䪼抵鼻，手阳明侠口，故啼呼左右僵皆取之也。●马莳曰：（穴考同前。）此又即癫疾始作之证，而有刺之之法也。其口牵引，或啼或呼，喘急惊悸者，候之手阳明大肠经、手太阳小肠经。左强右强，凡证候脉体俱不病也。其不强者为病，故左强攻右，右强攻左，至血出色变而止针。●张介宾曰：引口者，牵引歪斜也。或为啼呼，或为喘悸，当候于手阳明太阳二经，察病所在而刺之，穴如前。强，坚强也。左右牵引，病多在络，故左强者当攻右，右强者当攻左，必候其血变而止，此缪刺之法也。悸音匮，心动也。●张志聪曰：此论厥气上乘，致开阖不清而为癫疾也。啼悸者，太阳之气混乱也。喘呼者，阳明之气不清也。太阳主开，阳明主阖，故当候之手阳明太阳。夫天地开阖之气，左旋而右转，故左强者攻其右，右强者攻其左。●莫云从曰：手太阳者，心之表，手阳明者，肺之表。在心为啼悸，在肺为喘呼，因开阖不清而啼悸喘呼者，病在表而及于内也。●黄元御曰：啼者，肺之声也。呼者，肝之声也。喘者肺气逆也。悸者，心下动也。癫狂之病，皆生惊悸，胆木失根，惊悸乃作，实则为狂，虚则为癫。左强攻右，右强攻左，所谓缪刺也。●丹波元简曰：张云：引口者，牵引歪斜也。或为啼呼，或为喘悸，当候于手阳明太阳二经，察病所在而刺之，穴如前。强，坚强也。左右牵引，病多在络，故左强者当攻右，右强者当攻左，必候其血变而止，此缪刺之法也。●章楠曰：此痰闭风动，癫而兼痫者也，故口牵引啼呼而喘悸，其肢体或左或右而强急。候其大肠、小肠两经而针治之，邪在左，则右强，故攻其左，邪在右，则左强，故攻其右，以邪闭经脉，而血气不得流注无邪之处，故筋脉燥急而强也。

22.4 癫疾始作，先反僵，因而脊痛，候之足太阳、阳明、太阴、手太阳[1]，血变为止[2]。

[1]丹波元简曰：诸本"阴"下有"手"字。下"太阳"吴本作"手太阴"，非。张云：足太阳之委阳、飞阳、仆参、金门，足阳明三里、解溪，足太阴隐白、公孙等穴皆主之，手阳明经穴同前。【编者按：丹波元简作"足太阳、阳明、太阴、太阳"。】

[2]杨上善曰：足太阳侠脊，足阳明耳前上至额颅在头，手太阳绕肩甲交肩上，故反僵脊痛取之也。●马莳曰：（按膀胱经：委阳、飞扬、仆参、金门；小肠见前；胃经；三

里、解溪；脾经；隐白、公孙。）此又即癫疾先作之证，而有刺之之法也。癫疾始作，先反僵仆，随即脊痛，当取足太阳膀胱经、足阳明胃经、足太阴脾经、手太阳小肠经以刺之，候至血变而止针。◉张介宾曰：反僵，反张僵仆也。足太阳之委阳、飞阳、仆参、金门，足阳明三里、解溪，足太阴隐白、公孙等穴皆主之。手阳明经穴同前。僵音姜。◉张志聪曰：癫疾始作，先反僵者，厥气逆于寒水之太阳也。因而脊痛者，寒气乘于地中也。脊，背也。《易》曰：艮其背，艮为山，止而不动，乃坤土之高阜者。故当候之足太阳阳明太阴。按首节论厥气上乘于天，及太阳君火，次节论开阖之不清，此节论厥气逆于水土之中，盖天地水火之气不清，而为癫疾也。复取手太阳者，水火神志相交，足太阳之水邪上逆，必致心主之神气昏乱，故俟其血变，则神气清矣。◉沈亮宸曰：以上三证，曰始生始作，盖厥气始上逆于太阴太阳阳明之气，而未及乎有形之筋骨也。疾在气者，易于清散，其病已入深，虽司命无奈之何。故骨脉之癫疾，皆多不治，使良医得早从事，则疾可已，身可治也。奈人之所病，病疾多，而医之所病，病道少。◉黄元御曰：反僵脊痛，足太阳行身之背，其脉急也，取足太阳之委阳、飞扬、仆参、金门。太阳寒水泛滥，脾胃二土必湿，取足阳明之三里、解溪，足太阴之隐白、公孙，泄其湿也。取手太阳者，丙火化气于寒水，足太阳之上源也。◉章楠曰：反僵者，如角弓反张，因而脊痛，以足太阳经行于背，邪闭其经，故反张而脊痛。兼治脾胃经者，以其统一身之阴阳也。然仍不离于手经，故皆当取之。以小肠为心之腑，心病必泻其腑也。

22.5 治癫疾者，常与之居，察其所当取之处。病至，视之有过者写之，置其血于瓠壶之中，至其发时，血独动矣，不动，灸窮骨二十壮。窮骨者，骶骨也①。

①杨上善曰：病有过者，视其络脉病过之处，刺取病血，盛之瓠壶中，至其发时血自动，不动者，灸穷骨也。◉马莳曰：此言治癫疾之法也。凡欲治癫疾者，常与之居，察其病在何经？当取何穴？及病已发时，视其有病之经泻之，即以所刺之血，置之瓠壶之中，至于此病又发，其血当独动。如血不动，宜灸脊尽之骶骨二十壮。（穴名长强，伏地取之。针二分，留七呼，灸五壮。）◉张介宾曰：凡治癫疾者，须常与之居，庶得察其病在何经，及当取之处，不致谬误也。故必于病至之时，视其有过之所，刺出其血以验其可灸与否。瓠壶，瓠卢也。若前病发而瓠中之血不动者，乃可灸之。骶骨，即督脉之长强穴。◉张志聪曰：此言治癫疾者，当分别天地水火之气而治之。太阳之火，日也。随天气而日绕地一周，动而不息者也。地水者，静而不动者也。常与之居者，得其病情也。察其所当取之处，视其有过者泻之，谓视疾之在于手足何经而取之也。匏壶，葫芦也。致其血于壶中，发时而血独动者，气相感召也。如厥气传于手太阴太阳，则血于壶中独动，感天气太阳之运动也。不动者，病入于地水之中，故当灸骶骨二十壮。经云：陷下则灸之。此疾陷于足太阳太阴，故当灸足太阳之骶骨。二者阴之始，十乃阴之终，地为阴而水为阴也。◉朱永年曰：《素问·长刺节论》云：初发岁一发，不治则月一发，名曰癫疾。夫岁一发者，日一岁而一周天，日以应火。月一发者，月一月而一周天，月以应水也。◉黄元御曰：瓠，瓠芦。壶，酒器也（以瓠芦为壶也）。骶骨，尾骶骨，督脉之长强也。◉陈念祖曰：此言治癫疾者，当分别天地水火之气而治之。太阳之火，日也，随天气而日绕地一周，动而不息者也。地水者，静而不动也。常与之居者，得其病情也。察其所当取之处，

视之有过者写之，谓视疾之在于手足何经而取之也。瓠壶，葫芦也。致其血于壶中，发时而血独动者，气相感召也。如厥气传于手太阴太阳，则血于壶中独动，感天气太阳之运动也；不动者，病入于地水之中，故当灸骶骨二十壮。《经》云："陷者灸之"。此疾陷于足太阳太阴，故当灸足太阳之骶骨。二者阴之始，十乃阴之终，地为阴，而水为阴也。●丹波元简曰：志云：瓠壶，葫芦也。致其血于壶中，发时而血独动者，气相感召也。如厥气搏于手太阴太阳，则血于壶中独动，感天气太阳之运动也。不动者，病入于地水之中，故当灸骶骨二十壮。经云：陷下则灸之。此疾陷于足太阳太阴，故当灸足太阳之骶骨。马云：骶骨穴名长强。●章楠曰：癫邪结在血分，治之必刺出其血，置于瓠壶中，至病发时而血动，亦铜山西崩，洛钟东应之理。其能应而动者，其人元气未败，可治；如不动，灸其骶骨，助督脉之阳，以开其结邪也。按以上诸证，皆言时发时止，即世俗所称羊癫风之类，非痴癫之病，而无心清之时也。

22.6 骨癫疾者，颔、齿、诸腧、分肉皆满而骨居，汗出、烦悗，呕多沃沫，气下泄，不治①。

①杨上善曰：居，处也。骨之癫疾，不可疗候有八：颔、齿、输及分肉间，骨处汗出，烦悗，呕多涎沫，气下泄。有此八候，是骨癫疾，死不可疗也。●马莳曰：（顑，苦感切。旧释以为饥黄起行，今此篇与本经《杂病》篇有曰"顑痛"，当有定所。想"颔"与"顑"通用，屈原赋《离骚》云：长顑颔亦何伤？又可总称。）此言骨癫疾之证，而决其不可治也。癫疾成于骨病，故曰骨癫疾。其颔齿中诸穴分肉，邪气闭满，尪羸太甚，唯骨独居，汗出于外，烦悗于内，此或有可治者。若至于在上作呕，沃沫出多，在下气泄，则上下交病，此不可治之证也。●张介宾曰：骨癫疾者，病深在骨也。其顑齿诸穴分肉之间，皆邪气壅闭，故为胀满。形则尪羸，唯骨独居，汗出于外，烦闷于内，已为危证；若呕多沃沫，气泄于下者，尤为脾肾俱败，必不可治。顑音坎，又海敢切，义详经络类十三。悗，美本切，又音瞒。●张志聪曰：顑，叶坎面也。悗，音瞒闷也。齿者骨之余，分肉属骨，是以骨癫疾者，顑齿诸分肉皆满。骨居者，骨肉不相亲也。汗者，血之液，汗出烦悗者，病在足少阴肾，而上及于手少阴心也。呕多沃沫，太阴阳明之气上脱也。肾为生气之原。气下泄，少阴之气下泄也。阴阳上下离脱，故为不治。●莫云从曰：病入骨髓，虽良医无所用其力，故不列救治之法。此下三证，病在有形之筋骨，故不言太少之阴阳。●《集注》眉批：分肉，溪谷也。溪谷，属肾。肾虚则呕多，脾虚则沃沫，中焦藉少阴之气以合化，中下脱离故死。●黄元御曰：鬓旁曰顑。顑、齿、诸腧、分肉皆满，邪气充塞也。骨居，形肉脱，骨独居也。呕多沃沫，胃败而气逆也。气下泄，脾败而气陷也，是以不治。●陈念祖曰：齿者，骨之余，分肉属骨，是以骨癫疾者，顑齿诸分肉皆满。骨居者，骨肉不相亲也。汗者，血之液，汗出烦悗者，病在少阴肾，而上及于手少阴心也。呕多沃沫，太阴阳明之气上脱也。肾为生气之原，气下泄，少阴之气下泄也。阴阳上下离脱，故为不治。●丹波元简曰：《甲乙》"顑"作"颔"，"居"作"倨"。马云：顑，苦感切。旧释以为饥黄起行，今此篇与《杂病》篇有曰：顑痛当有定所。想颔与顑可通用。屈原赋《离骚》云：长顑颔亦何伤？又可总称。张云：顑之释义云饥而面黄色，乃与经旨不相合。《动输》篇言自脑出顑下客主人，则此当在脑之下，鬓之前，客主人之上，其即鬓骨之上，两太阳之间为顑也。骨癫疾者，病深在骨也。其顑齿诸穴分肉之间，皆邪气

壅闭，故为胀满。形则尪羸，唯骨独居，汗出于外，烦闷于内，已为危证；若呕多沃沫，气泄于下者，尤为脾肾俱败，必不可治。志云：顑，叶坎，面也。分肉溪谷也，溪谷属骨。骨居者，骨肉不相亲也。简案：顑，马与《甲乙》符为是。《考工记》：矩之直者为倨。骨倨即强直之义，当从《甲乙》。●章楠曰：邪深入骨而遍满于表里，本元已败，故汗出烦闷；呕多白沫，气又下泄，故死不可治。此下数条，俱言不治者，皆邪深入脏也。

22.7 筋癫疾者，身倦挛急大①，刺项大经之大杼脉，呕多沃沫，气下泄，不治②。

①丹波元简曰：《甲乙》作"身卷挛急脉大"。简案：马、张并云，其脉急大。《甲乙》为是。

②杨上善曰：身卷挛急大者，是足太阳之病，宜刺项之大经足太阳脉大杼之穴。若呕液沫，气下泄，死不可疗也。●马莳曰：此言筋癫疾者，有可治之穴，有不可治之证也。筋癫疾者，癫病成于筋也。其身倦怠拘挛，其脉急大，当刺足太阳膀胱经之大杼穴。若在上多呕沃沫，在下泄气，此不可治之证也。（大杼，项后第一椎下两旁，去脊中各一寸半。针五分，灸七壮。）●张介宾曰：筋癫疾者，病在筋也。其身倦怠拘挛，其脉急大，当刺项下足太阳经之大杼穴。若上而呕沫，下而泄气，亦不治之证。●张志聪曰：病在筋，故身倦挛而脉急大。足太阳主筋，故当刺膀胱经之大杼。呕多沃沫，气下泄者，病有形之脏腑，而致阴阳之气脱也。●《集注》眉批：前四节病气，故取太阳阳明。此一节病有形之筋脉，故曰：刺大杼脉。●黄元御曰：身卷挛，筋缩急也。急大，脉弦浮也。项大经之大杼脉，足太阳穴也。●陈念祖曰：病在筋，故身倦，足挛脉急大。太阳主周身之气，气下泄者，病有形之脏府，而致阴阳之气脱也。●章楠曰：邪伤筋，故身踡挛，急大者，言脉无和缓之气也。刺之而不效，呕沫，气下泄，其脏伤而死，不可治矣。

22.8 脉癫疾者，暴仆，四肢之脉皆胀而纵，脉满，尽刺之出血，不满，灸之挟项太阳，灸带脉于腰相去三寸，诸分肉本输。呕多沃沫，气下泄，不治①。

①杨上善曰：癫疾暴前倒仆，四支脉皆胀满而纵缓者，可刺去其血。若不胀满，可灸太阳于项疗主病者，又灸□□当十四椎相去三寸分肉之间，疗主癫疾之输也。●马莳曰：此言脉癫疾者，有可治之穴，有不可治之证也。脉癫疾者，癫疾成于脉也。猝时僵仆，四肢之脉皆胀满而驰纵。如其脉果满，则尽刺之以出其血；如其脉不满，则灸足太阳膀胱经挟项之天柱穴。（挟项后发际、大筋外廉陷中。针二分，留六呼，灸三壮。）又灸足少阳胆经之带脉穴，此穴相去腰计三寸许。（带脉，季胁下一寸八分陷中。针六分，灸三壮。）及诸经分肉之本穴，盖指四肢之脉，皆胀而纵之所也。设在上呕多沃沫，在下泄气，则不可治矣。●张介宾曰：脉癫疾者，病在血脉也。暴仆，猝倒也。纵，弛纵也。治此者，如脉胀满，则尽刺之以出其血。如脉不满，则灸足太阳经挟项之天柱、大杼穴，又灸足少阳经之带脉穴，此穴相去腰计三寸许。诸分肉本输，谓诸经分肉之间及四肢之输，凡胀纵之所，皆当取也。若呕沫泄气者，亦不必治。●张志聪曰：经脉者，所以濡筋骨而利关节，脉癫疾，故暴仆也。十二经脉，皆出于手足之井荥，是以四肢之脉皆胀而

纵。脉满者病在脉，故当尽刺之以出其血，不满者，病气下陷也。夫心主脉而为阳中之太阳，不满者，陷于足太阳也。十二脏腑之经俞，皆属于太阳，故当灸太阳于项间，以启陷下之疾。带脉起于季胁之章门，横束诸经脉于腰间，相去季胁三寸，乃太阳经俞之处也。诸分肉本俞，溪谷之俞穴也。盖使脉内之疾，仍从分肉气分而出。●黄元御曰：脉满者，邪盛，故刺之。不满者，正虚，故灸之。挟项太阳，足太阳之天柱、大杼。带脉，足少阳穴，少阳行于两胁，其穴与腰相去三寸，是皆宜灸之穴，及诸分肉本腧之不满者，悉宜灸之。癫疾，发作如狂者，阳根尽脱，升泄无归，故死不治。●陈念祖曰：经脉者，所以濡筋骨而利关节，脉癫疾者，故暴仆也。十二经脉皆由于手足之升荣，是以四肢之脉，皆胀而纵。脉满者，病在脉也。●丹波元简曰：张云：暴仆，猝倒也。纵，弛纵也。治此者，如脉胀满，则尽刺之以出其血。如脉不满，则灸足太阳经，挟项之天柱、大杼穴，又灸足少阳经之带脉穴，此穴相去于腰计三寸许。诸分肉，本输谓诸经分肉之间，及四肢之输，凡胀纵之所，皆当取也。●章楠曰：脉癫疾者，邪入于脉而胀满弛纵。将四肢之脉，尽刺出其血以泄邪，如脉不满，灸之以通经脉阳气，使邪得出。若呕沫，气下泄，皆不治也。以上骨、筋、脉三证，至于病深，则伤肝、肾、心三脏，其又呕沫，气下泄，是脾胃俱败，故死不可治也。

22.9　癫疾者，疾发如狂者，死不治①。

①杨上善曰：僵仆倒而不觉等谓之癫，驰走妄言等谓之狂，今癫疾发而若狂，病甚故死不疗也。●马莳曰：此言癫疾太甚如狂者，其证不可治也。●张介宾曰：癫病发于阴，狂病发于阳，故《二十难》曰："重阳者狂，重阴者癫也。"然阳多有余，故狂发无时，其状疾而暴；阴多不足，故癫发有期，其状静而徐。此癫狂之辨也。今以癫疾而如狂者，阳邪盛极而阴之竭也，故死不治。●张志聪曰：夫阴盛者病癫，阳盛者病狂。癫疾者疾发如狂者，阴阳之气并伤，故死不治。夫阴阳离脱者死，阴阳两伤者亦死。●莫云从曰：阳病速，故疾发。用二者字，以分阴阳。●章楠曰：邪居阴分为癫，居阳分为狂。本居阴分而疾发如狂者，则邪遍阴阳而元气败矣，故死不可治。

22.10　狂始生，先自悲也，喜忘、苦怒、善恐者得之忧饥，治之取手太阴、阳明，血变而止，及取足太阴、阳明①。

①杨上善曰：人之狂病，先因忧结之甚，不能去解于心，又由饥虚，遂神志失守，则自悲、喜忘、喜怒、喜恐，乘即发于狂病，虽得之失志，然因疗之心腑手太阳，肺腑手阳明也。足太阴、阳明主谷，亦可补此二脉，以实忧饥，虚损即愈也。●马莳曰：此以下六节，皆论狂疾诸证。而此一节，则即其始生之证有得之于忧饥者，而有刺之法也。凡狂始生时，悲者肺之志，忘者心之病，怒者肝之志，恐者肾之志，今诸证皆见，皆得之于忧饥也。当取手太阴肺经、手阳明大肠经、足太阴脾经、足阳明胃经以刺之，候其血出色变而止针。●张介宾曰：此下六节，皆言狂病也。神不足则悲，魂伤则狂忘不精，志伤则善忘其前言，肝乘脾则苦怒，血不足则善恐，皆得之忧而且饥，致伤脏气。取手太阴之太渊、列缺，手阳明之偏历、温溜，足太阴之隐白、公孙，足阳明之三里、解溪等穴，并可治之，必俟其血色变而止针也。●张志聪曰：此以下论狂疾之所生，有虚而有实也。先自悲者，先因于肾虚也。经云：水之精为志，精不上传于志而志独悲，故泣出也。喜忘善恐

者，神志皆虚也。苦怒者，肝气虚逆也。盖肝木神志皆肾精之所生也，此得之忧饥。夫忧则伤肺，饥则谷精不生，肺伤则肾水之生原有亏，谷精不生则肾精不足矣。阴不足则阳盛而为狂。取手太阴阳明者，逆气上乘于手太阴阳明，泻出其血而逆气散矣。及取足太阴阳明者，补足太阴阳明，资谷精以助肾气也。此节首论阴虚以致阳狂，即末节之所谓短气，息短不属，动作气索，补足少阴，去血络也。盖癫狂乃在上之见证，厥逆乃在下之始因，故篇名"癫狂"，而后列厥逆，上工之治未病者，治其始蒙也。夫癫疾多因于阴实，狂疾有因于阴虚。故越人曰：重阴者癫，重阳者狂。盖阴虚则阳盛矣。夫阴虚阳盛，则当泻阳补阴矣。然阴精生于阳明，而阳气根于阴中，阴阳互相资生之妙用，学者细心体会，大有裨于治道者也。●《集注》眉批：肾为本，肺为末，故肾脏之逆气上乘于手太阴、阳明。肾主水，水精虚则火盛。知其生始之因，亦可以为上工。●黄元御曰：取手足太阴、阳明，泄其湿也。●陈念祖曰：此以下论狂疾之所生，有虚有实也。先自悲者，先因于肾虚也。《经》云"水之精为志"，精不上传于志，而志独悲，故泣出也。喜忘善恐者，神志皆虚也。若怒者，肝气虚逆也。盖肝木神志皆肾精之所生也。此得之忧饥，夫忧则伤肺，饥则谷精不生，肺伤则肾水生原有亏，谷精不生，则肾精不足矣。●丹波元简曰：《甲乙》"始"上有"之"字，"苦怒"作"善怒"。张云：神不足则悲，魂伤则狂妄不精，志伤则喜忘其前言，肝乘脾则苦怒，血不足则善恐，皆得之忧而且饥，致伤脏气也。取手太阴之太渊、列缺，手阳明之偏历、温溜，足太阴之隐白、公孙，足阳明之三里、解溪等穴，并可治之，必候其血色变而止针已。●章楠曰：狂病始生，而先自悲、喜忘、苦怒、善恐者，得之贫乏忧饥，抑郁久而勃发也。故取肺与大肠经以通郁气，又调脾胃经以和阴阳也。

22.11 狂始发①，少卧不饥，自高贤也，自辩智也，自尊贵也，善骂詈，日夜不休，治之取手阳明太阳太阴舌下少阴②，视之盛者，皆取之，不盛，释之也③。

①丹波元简曰：马云：上节言始生，而此曰始发，则病已成而发也。

②丹波元简曰：张云：手阳明太阳太阴经穴，俱如前。舌下者，任脉之廉泉也。少阴者，心经之神门、少冲也。简案：手太阳上文不言取之，张偶误耳。舌下少阴，盖谓足少阴廉泉穴。

③杨上善曰：手阳明络肺，手太阳络心，手太阴属肺主气，故少卧、自高等，皆是魄失气盛，故视脉盛者皆泻去之，及舌下足少阴脉盛者，互泻去之。●马莳曰：（大肠、小肠、肺穴见前，心：神门、少冲穴。）此言狂有始发之证，而有刺之之法也。上节言始生，而此曰始发，则病已成而发也。凡狂始发时，不欲卧，不言饥，自以为高贤、辩智而尊贵，其骂詈无有止时。当取手阳明大肠经、手太阳小肠经、手太阴脾经、及舌下之廉泉穴与手少阴心经等处，又必视其血脉盛者皆取之，如不盛，则释之而不取也。●张介宾曰：上节言始生，病生之初也。此节言始发，病成而发也。其为少卧不饥等候，狂病之发，大概如此。手阳明、太阳、太阴经穴俱如前。舌下者，任脉之廉泉也。少阴者，心经之神门、少冲也。于此诸经，必视其盛者皆取之，若其不盛则当释之无论也。诸治皆然。●张志聪曰：此心气之实狂也。夫阴气盛则多卧，阳气盛则少卧，食气入胃，精气归心，心气实故不饥。心乃君主之官，虚则自卑下，实则自尊高，阳明实则骂詈不休，心火盛而

传乘于秋金也。肺者心之盖，火炎上则天气不清矣。故当取手太阳之腑，以泻君火之实，取手阳明太阴，以清乘传之邪，舌下少阴，心之血络也。此病心之神志而不在血脉，故当视之，如盛者并皆取之，如不盛则释之而勿取也。盖病在无形之神志，皆从腑以清脏。腑为阳而主气也。如入于血络，则取本脏之脉络矣。马氏曰：上节言始生，而此曰始发。则病已成而发也。●黄元御曰：舌下，任脉之廉泉也。少阴，手少阴之神门、少冲也。●陈念祖曰：此心气之实狂也。夫阴气盛则多卧，阳气盛则少卧。食气入胃，精气归心。心气实，故不饥。心乃君主之官，虚则自卑下，实则自尊贵，心火盛则胃主实，故骂詈不休。丹波元简曰：[不盛释之也]《甲乙》"盛"下有"者"字。马云：如不盛，则释之而不取也。张云：当释之无论也。●章楠曰：不卧、不饥、骂詈等证，皆阳邪独盛也。视其血脉之盛者，皆取之以泄邪；如不盛，不必取而释之。其取大小肠、肺、肾、心经者，以阳邪亢盛，而从上下阴阳通泄之也。

22.12 狂言，惊①，善笑，好歌乐，妄行不休者，得之大恐，治之取手阳明太阳太阴②。

①丹波元简曰：《甲乙》"言"作"喜"，是。通金气以制木邪，取小肠腑以泄心脏之火也。

②杨上善曰：此三脉乃是狂惊歌乐妄行所由，准推可知也。●马莳曰：此言狂有得之大恐者，而有刺之之法也。其证狂言，又惊，又善笑，又好歌乐，又妄行不休，此皆得之于大恐也。当取手阳明大肠经、手太阳小肠经、手太阴肺经以刺之。●张介宾曰：恐伤志，故为惊为笑为歌乐妄行也。●张志聪曰：此肾病上传于心，而为心气之实狂也。得之大恐，则伤肾，阴虚阳盛，故狂言而发惊也。经云：心气实则善笑，虚则善悲。实则心志郁结，故好歌乐以伸舒之。神志皆病，故妄行不休也。取手太阳以清心气之实，取手阳明太阴以资肾气之伤。●黄元御曰：恐伤肾气，君相失根，故病惊狂笑歌。●陈念祖曰：此肾病上传于心，而为心气之实狂也。得之大恐则伤肾，阴虚阳盛，故狂言而发惊也。《经》云：心气实则善笑，虚则善悲。●章楠曰：此因恐而伤动心、肝二脏，风火鸱张，故现诸证。取肺与大肠经，好歌乐以伸舒之；神志皆病，故妄行不休也。

22.13 狂，目妄见，耳妄闻，善呼者，少气之所生也①；治之取手太阳、太阴、阳明、足太阴、头两顑②。

①丹波元简曰：张云：气衰则神怯，所以妄见妄闻而惊呼也。

②杨上善曰：狂而少气，复生三病，因此四经，故皆取之也。●马莳曰：此言狂有生于少气者，而有刺之之法也。妄有见闻而口则善呼，乃正气衰所致也。当取手太阳小肠经、手太阴肺经、足太阴脾经、及头与两顑之穴以治之。（穴俱见前。）●张介宾曰：气衰则神怯，所以妄见妄闻而惊呼也。手太阳、太阴、阳明、足太阴经穴，俱见前二节四节。头两顑，义亦如前。●张志聪曰：此因肾气少而致心气虚狂也。心肾水火之气，上下相济，肾气少则心气亦虚矣。心肾气虚，是以目妄见、耳妄闻。善呼者，虚气之所发也。当取手太阳太阴阳明，以清狂妄，补足太阴阳明以资谷精。盖水谷入胃，津液各走其道，肾为水脏，受藏五脏之精，气生于精也。本经曰：胃气上注于肺，其悍气上冲头者，循咽

上走虚窍，循眼系入络脑，出颥下客主人，循牙车，合阳明，并下人迎，此阳明之气上走空窍，出于头之两颥，不曰足阳明而曰头两颥者，盖取阳明中上二焦之气，以纳化水谷也。按此节即下文之少气身漯漯也。言吸吸也，盖始见在下之虚，即补少阴之阴。今发于上而为狂，又当用治狂之法矣。●《集注》眉批：曰阳明则所取在胃矣。●黄元御曰：肝主呼，惊呼不宁者，肝气怯少也。●陈念祖曰：此因肾气少，而致心气虚狂也。心肾水火之气，上下相济，肾气少则心气亦虚矣。心肾气虚，是以妄见妄闻。盖肾精上注于目，肾开窍于耳故也。善呼者，虚气之所发也。●丹波元简曰：《甲乙》"颥"作"颔"。简案：诸家不注经穴。

22.14 狂者多食，善见鬼神，善笑而不发于外者①，得之有所大喜，治之取足太阴太阳阳明，后取手太阴太阳阳明②。

①丹波元简曰：张云：多食见鬼，善暗笑者，以大善伤神所致。《难经》曰：脱阳者见鬼，脱阴者目盲也。志云：不发于外者，冷笑而无声也。心气虚故冷笑，心气实则大笑矣。

②杨上善曰：不发于外者，不于人前病发也。得之大喜者，甚忧大喜并能发狂，然大喜发狂与忧不同，即此病形是也。手足太阴、手足阳明、手足太阳，是疗此病所由，故量取之，以行补泻也。●马莳曰：此言狂有得之大喜者，而有刺之之法也。狂有多食，善见鬼神，善笑而不发于外者，此乃得之有所大喜。当取足太阴脾经、足太阳膀胱经、足阳明胃经，后又取手太阴肺经、手太阳小肠经、手阳明大肠经以治之。（穴俱见前。）●张介宾曰：多食见鬼善暗笑者，以大喜伤神所致。《难经》曰：脱阳者见鬼，脱阴者目盲也。足太阴、太阳、阳明穴，如前四节。手太阴、太阳、阳明穴，如前二节。●张志聪曰：此喜伤心志而为虚狂也。心气虚，故饮多食，神气虚，故善见鬼神也。因得之大喜，故善笑不发于外者，冷笑而无声也。食气入胃，浊气归心，故当先补足太阴阳明以养心精，补足太阳之津以资神气，后取手太阴太阳阳明以清其狂焉。按：因于足少阴者，先取手而后取足，因于手少阴者，先取足而后取手，皆上下气交之妙用。●《集注》眉批：心气虚，故多笑；心气实，则大笑矣。●黄元御曰：大喜伤心，君相升泄，则善笑。●陈念祖曰：此喜伤心志而为虚狂也。心气虚，故欲多食；神气虚，故善见鬼神也。因得之大喜，故喜笑；不发于外者，冷笑而无声也。当养心精以资神气。●章楠曰：喜则气缓，过喜则心神放逸，以至于狂，其气之散漫更甚矣。取六经表里，以调阴阳之气，使其平也。

22.15 狂而新发，未应如此者①，先取曲泉②左右动脉，及盛者见血，有顷已，不已，以法取之③，灸骨骶二十壮④。

①丹波元简曰：张云：谓狂病新起，未有如上文五节之见证也。

②丹波元简曰：简案：此穴属厥阴肝经，见《本输》篇，而《甲乙》诸书，未有言及动脉者，唯《外台》云：横向胫二寸，当脉中是也。

③丹波元简曰：马云：如前置血于瓠之中，而验之也。张云：如不已，则当照前五节求法以取之。

④杨上善曰：曲泉，肝足厥阴脉穴。●马莳曰：（应，平声。）此言狂有新发而不宜太甚者，当有刺灸之法也。上节狂证，俱为太甚，然狂新发未应如此，当先取足厥阴肝经左右曲泉穴以刺之，及脉之盛者皆出其血，有顷病当自已。如不已，则灸骨骶二十壮。夫曰以法取之，则如前置血于瓠之中而验之也。●张介宾曰：未应如此者，谓狂病新起，未有如上文五节之见证也。宜先取足厥阴肝经之曲泉穴，左右皆刺之，及诸经之脉有盛者皆出其血，有顷病当自已，如不已则当照前五节求法以取之，仍灸督脉之长强穴二十壮。●张志聪曰：此总结以上之狂疾，如从下而上者，则当先取肝经之曲泉。应者，谓因于下而应于上也。盖言狂乃心气虚实之为病，如因于肾气之实虚，皆从水而木，木而火也。故狂而新发，未见悲惊喜怒，妄见妄闻，如此之证者，先取曲泉左右之动脉，盛者见血即已。盖病从木气清散而不及于心神矣。如不已，用灸法以取之。骶骨，乃督脉之所循，督脉与肝脉会于头项，故灸骨骶，引厥阴之脉气复从下散也。按脊骨之尽处为骶骨，乃足太阳与督脉交会之处。曰穷骨，曰骶骨，曰骨骶，盖亦有所分别也。●黄元御曰：曲泉，足厥阴穴。●丹波元简曰：《甲乙》作"灸骶骨二十壮"。骶骨者，尾屈也。志云：骶骨乃督脉之所循，督脉与肝脉会于头项，故灸骨骶，引厥阴之脉气，复从下散也。●章楠曰：狂病新发，其势不应如此之重而重者，内挟肝风炽盛之故，当先取足厥阴经之曲泉穴左右动脉，及他脉之盛动者，刺之出血，少顷即已；如不已者，再如法刺之，并灸骶骨，以通督脉之阳。●顾观光曰："骨骶"二字误倒，当依《甲乙经》乙转。上文亦云：窍骨者，骶骨也。

22.16 风逆，暴四肢肿，身漯漯，唏然时寒，饥则烦，饱则善变，取手太阴表里，足少阴阳明之径，肉清取荥，骨清取井、经也①。

①杨上善曰：手太阴为里，手阳明为表，二经主气。肉者土也，荥者火也，火以生土，故取荥温肉也。骨者水也，井者木也，水以生木，以子实母，故取井温骨也。●马莳曰：此言有风逆者，当验其证取其穴。风由外感，厥气内逆，暴时四肢作肿，其身漯漯然而无所拘束。唏然，冷笑貌。此虽非笑而身则唏然觉寒，未食而饥则甚烦，既食而饱则多变不宁。当取手太阴肺经、手阳明大肠经之为表里者而刺之，又取足少阴肾经、足阳明胃经以刺之。其肉冷则取各经之荥穴，若骨冷则取各经之井穴、经穴以刺之，盖亦指上四经而言耳。（肾穴：筑宾。余穴见前。）●张介宾曰：风感于外，厥气内逆，是为风逆。身漯漯，皮毛寒栗也。唏然时寒，气咽，抽息而噤也。饥则烦，饱则变动不宁，风邪逆于内也。手太阴表里，肺与大肠也。足少阴，肾也。足阳明，胃也。清，寒冷也。取荥取井取经，即指四经诸穴为言。漯音磊。唏音希。清音倩。●张志聪曰：经云：厥成为癫疾，盖因厥气上逆而成癫疾也。夫肾为水脏，风行则水涣，风逆者，因感外淫之风，以致少阴之气上逆也。风淫末疾，故暴肿四肢。漯漯，寒湿也。唏然，寒竞貌，乃风动水寒之气而见此证也。风伤肾水，则心气亦虚，故饥则烦。风木之邪，贼伤中土，故饱则善变也。取手太阴表里以清风邪，足少阴阳明之经以调逆气。清，冷也。肉清者，凉出于肌腠，故取荥火以温肌寒，盖土主肌肉，火能助土也。骨清者，尚在于水脏，故取井木以泻水邪。●余伯荣曰：取手太阴表里者，取汗也。如用麻黄以通毛窍，配杏子以利肺金，盖里气疏而后表气通也。●黄元御曰：风逆，感风而病厥逆也。身漯漯，懈倦不收也。唏然时寒，时而抽息寒噤也。饱则善变，生他证也。取手太阴表里，手太阴与手阳明为表里也。肉

清，肉寒也。●丹波元简曰：张云：风感于外，厥气内逆，是为风逆。身漯漯，皮毛寒栗也。唏然时寒，气咽抽息，而噤也。饥则烦，饱则变动不宁，风邪逆于内也。手太阴表里，肺与大肠也。足少阴，肾也。足阳明，胃也。清，寒冷也。取荥取井取经，即指四经诸穴为言。漯，音磊。唏，音希。志云：风淫末疾，故暴肿四肢。漯漯，寒湿也。唏然，寒兢貌，乃风动水寒之气而见此证也。简案：漯漯盖溰漯之义，水攒聚貌，见《木华海赋》，此状四肢暴肿也。张注《杂病》篇"唇漯漯然"云，肿起貌是也，下文身漯漯亦同。唏，盖唏嘘之唏，唏嘘又惧貌，故状寒栗也。

22.17　厥逆为病也，足暴清，胸若将裂，肠若将以刀切之，烦而不能食，脉大小皆涩，暖取足少阴，清取足阳明，清则补之，温则写之①。

①杨上善曰：厥逆之病，足冷胸痛，心闷不能食，其脉动之大小皆多血少气。缓而温者，可取足少阴输穴，泻其热气。足之寒者，取足阳明输穴，补其阳虚也。●马莳曰：此又言厥逆诸证，而有刺之之法也。有厥逆为病者，其足暴冷，上胸下肠痛如裂切之状，烦闷不能进食，脉来或大或小，俱带涩滞。如身体温暖，则取足少阴肾经以泻之；如身体清冷，则取足阳明胃经以补之。（穴见前。）●张介宾曰：足暴清，暴冷也。胸若将裂，肠若刀切，懊憹痛楚也。烦不能食，气逆于中也。脉大小皆涩，邪逆于经也。如身体温暖，则当取足少阴以泻之。身体清冷，则当取足阳明以补之。按：足少阴则涌泉、然谷，足阳明则厉兑、内庭、解溪、丰隆，皆主厥逆。●张志聪曰：此足少阴之本气厥逆而为病也。少阴之大络起于肾，下出于气街，循阴股内廉，斜入腘中，下出内踝之后，入足下，少阴之气逆于内，故足暴清也。胸将若裂，肠若将以刀切之，烦而不能食者，厥气从腹而上及于心胸也。血脉资始于肾，脉来或大或小皆涩者，肾气逆而致经脉之不通也。肾为生气之原，如身体暖者，实逆也。故当取足少阴以泻之。清者，虚逆也。故当补足阳明以资肾脏之精气。以上二节，一因外感之厥，一因本气之厥，皆为癫疾之生始，见厥证，而先以治厥之法清之，即所以治未病也。●黄元御曰：暖，热也。暖取足少阴，泻火而补水也。清取足阳明，泻阴而补阳也。清则补之，温则泻之，补阳而泻火也。●丹波元简曰：《甲乙》"烦"作"膜"，无"小"字。诸本"缓"作"暖"，当改。张云：足暴清，暴冷也。胸若将裂，肠若刀切，懊憹痛楚也。烦不能食，气逆于户也。脉大小皆涩，邪逆于经也。如身体温暖，则当取足少阴以泻之。身体清冷，则当取足阳明以补之。按：足少阴则涌泉、然谷，足阳明则厉兑、内庭、解溪、丰隆，皆主厥逆。简案：胸若将裂，肠若将以刀切之，乃䐜胀之甚故也，《甲乙》为是。

22.18　厥逆腹胀满，肠鸣，胸满不得息，取之下胸二胁，咳而动手者，与背输以手按之，立快者是也①。

①杨上善曰：厥逆胸满不得息，可量取下胸二胁咳而动手之处，谓手太阴中府输也。厥逆腹满胀肠鸣，量取背胃及大小腹输疗主病者也。●马莳曰：此又言厥逆诸证，而有刺之之法也。有厥逆者，其腹胀满，其肠则鸣，胸中满而不得息，当取其胸之下、左右二胁之间，盖取足厥阴肝经之穴也。如病人咳嗽而穴应医人手者，当取背腧穴以刺之。所谓咳而动手者，若以手按之，其必立快也。（肝穴：期门、章门。）●张介宾曰：下胸二胁，

谓胸之下，左右二胁之间也。盖即足厥阴之章门、期门，令病人咳，其脉动而应手者，是其穴也。又当取之背腧，以手按之，其病立快者，乃其当刺之处，盖足太阳经肺腧、膈腧之间也。●张志聪曰：此言厥逆之气，上乘于太阴阳明而将成癫疾也。腹胀满者，乘于足太阴阳明也。肠鸣者，乘于手阳明也。胸满不得息者，乘于手太阴也。胸下二胁，乃手太阴中府云门之动脉处。背俞者，肺之俞也，取之下胸二胁。咳而动手者，再以手按其背腧，而病人立快者，是厥逆之气上乘，是成癫疾矣。病在气，故按之立快。盖言厥癫疾者，在气而不在经也。●朱卫公曰：肺合天气，故候于手太阴。●黄元御曰：取之下胸二胁，咳而动手者，胸下二胁之间，咳嗽而脉动于手者，足厥阴之章门、期门也。与背腧，足太阳之背腧。以手按之，立快者，是其腧穴也。●丹波元简曰：《甲乙》"二胁"作"三肋间"，"动手"间有"应"字。张云：下胸二胁，谓胸之下左右二胁之间也。盖即足厥阴之章门、期门，令病人咳，其脉动而应手者，是其穴也。又当取之背腧，以手按之，其病立快者，乃其当刺之处，盖足太阳经，肺腧、膈腧之间也。志云：胸下二胁，乃手太阴中府、云门之动脉处。简案：下二字，若以为中府、云门，则不稳当焉。

22.19　内闭不得溲，刺足少阴、太阳，与骶上以长针①。

①杨上善曰：足少阴、太阳主于便溲，故厥便溲闭，取此阴阳二经输穴疗主病者。●马莳曰：（穴见前。）此言不得溲者，而有刺之之法也。内闭不得小便，当刺足少阴肾经、足太阳膀胱经及督脉之骶骨上。其骶骨上，宜用长针以刺之。（《九针论》云：八曰长针，取法于綦针，长七寸，主取深邪远痹者也。）●张介宾曰：此下四节，皆言厥逆兼证也。内闭不得溲者，病在水脏，故当刺足少阴经之涌泉、筑宾，足太阳经之委阳、飞阳、仆参、金门等穴。骶上，即督脉尾骶骨之上，穴名长强。刺以长针，第八针也。溲音搜。骶音氐。●张志聪曰：此承上文而言厥逆之气，惟逆于下而不上乘者也。逆气在下，故内闭不得溲，当刺足少阴太阳与骶上，以泻逆气而通其溲便焉。夫足少阴先天之两仪也，手足太阴阳明，后天之地天也。先后天之气，上下相通者也。是以少阴之厥气上乘，则开阖不清而成癫疾，故当取之太阴阳明。如厥气在下，止病下之闭癃，其过只在足少阴太阳矣。●黄元御曰：内闭不得溲，刺足少阴，涌泉、筑宾也，足太阳，委阳、飞扬、仆参、金门也。骶上，尾骶骨上，督脉之长强也。●丹波元简曰：张云：此下四节，皆言厥逆兼证也。内闭不得溲者，病在水脏，故当刺足少阴经之涌泉、筑宾，足太阳经之委阳、飞扬、仆参、金门等穴。骶上，即督脉尾骶骨之上，穴名长强，刺以长针，第八针也。

22.20　气逆，则取其太阴、阳明、厥阴，甚取少阴、阳明，动者之经也①。

①杨上善曰：若加气逆，可取手足太阴、阳明疗主病者。若此闭及气逆厥甚，可取手足少阴、阳明二经动脉疗主病者也。●马莳曰：此言气逆者，而有刺之之法也。有气逆者，当取足太阴脾经、足阳明胃经、足厥阴肝经。如病甚，则取足少阴肾经之经穴复溜、足阳明胃经之经穴解溪也。（穴见前。）●张介宾曰：太阴脾经，取隐白、公孙。阳明胃经，取三里、解溪。厥阴肝经，取章门、期门。甚则兼少阴、阳明而取之。动者之经，谓察其所病之经而刺之也。●张志聪曰：此言逆气上乘而为狂疾者，则取其太阴阳明厥阴

也。夫狂始生得之忧饥，治之取手太阴阳明，及取足太阴阳明，盖少阴之气，上逆于太阴阳明，而始生狂疾，故则取其太阴阳明。然又有足少阴之逆气，上乘于心而为狂疾者，则取其厥阴也。盖水气传于肝木，肝木传于心火，是以狂而新发未应如是者，先取曲泉左右之动脉也。甚者，逆气太盛也，故当取足少阴之本经以泻之。少阴之气，上与阳明相合，少阴气甚则阳明亦甚矣。阳明脉盛则骂詈不休，故并取阳明动者之经。●黄元御曰：气逆则取太阴，隐白、公孙也，阳明，三里、解溪也，厥阴，章门、期门也。甚则取少阴阳明动者之经，少阴之肓俞、阴谷、太溪，阳明之大迎、人迎、气街、冲阳，皆动脉也。●丹波元简曰：张云：太阴脾经，取隐白、公孙，阳明胃经，取三里、解溪，厥阴肝经，取章门、期门，甚则兼少阴、阳明而取之。动者之经，谓察其所病之经而刺之。以上二节，《甲乙》载《三焦约内闭发不得大小便篇》中。

22.21　少气，身漯漯也，言吸吸也，骨酸体重，懈惰不能动，补足少阴①。

①杨上善曰：漯漯、吸吸，皆虚乏状也。骨疫体重，皆肾虚耳。故补肾足少阴脉，于所发之穴补也。●马莳曰：此又言少气诸证，而有刺之之法也。有少气者，身漯漯然而无所拘束，言吸吸然而无所接续，骨疫体重，懈惰不能动，当取足少阴肾经以补之。（穴见前。）●张介宾曰：身漯漯，寒栗也。言吸吸，气怯也。此皆精虚不能化气，故当补足少阴肾经。●张志聪曰：此足少阴之气少而欲为虚逆也。漯漯，寒栗貌。吸吸，引伸也。盖心主言，肺主声，藉肾间之动气而后发，肾气少，故言语之气不接续也。肾为生气之原而主骨，肾气少，故骨疫体重懈惰不能动，当补足少阴以治其始蒙。●《集注》眉批：气不响则体重。●黄元御曰：言吸吸，声音不续也。●丹波元简曰：马云：身漯漯然而无所拘束，言吸吸然而无所接续。张云：身漯漯，寒栗也。言吸吸，气怯也。此皆精虚不能化气，故当补足少阴肾经。志云：气不响则体重。

22.22　短气息短，不属，动作气索，补足少阴，去血络也①。

①杨上善曰：属，连也。索，取气也。亦是肾气虚，故补足少阴正经，泻去少阴络血也。●马莳曰：此言短气诸证，而有刺之之法也。有短气者，息短而不连属，动作而气索然，当补足少阴肾经，其有血络则去之也。（已上六节，仍指癫狂而言，即第十八节骶上穴可推。）●张介宾曰：此亦气虚也，故宜补肾。但察有血络，则当去之。按：此二节皆属气虚，不补手太阴而补足少阴者，阳根于阴，气化于精也。治必求本，于此可见，用针用药，其道皆然。●张志聪曰：此虚气上乘而将作虚狂也。所谓少气者，气不足于下也。短气者，气上而短，故息短而不能连属，若有动作，则气更消索矣。当补足少阴之不足，而去其上逆之血络焉。上节治其始蒙，故止补其少阴，此将欲始作，故兼去其血络。按足少阴虚实之厥逆，为癫狂之原始，故首论癫狂，后论厥逆。善治者，审其上下虚实之因，分别调治，未有不中乎肯綮者矣。●黄元御曰：动作气索，气力虚泛，索然无余也。●丹波元简曰：志云：短气者，气上而短，故息短而不能连属，若有动作，则气更消索矣。张云：此亦气虚也，故宜补肾。但察有血络，则当去之。按：此二节，皆属气虚，不补手太阴而补足少阴者，阳根于阴，气化于精也。治必求本，于此可见，用针用药，其道皆然。简案：以上六节，马、志并为指癫狂而言，非也。风逆以下三节，张以为厥逆之兼证，然

以《甲乙》推之，各章异义，亦不必癫狂厥逆也。●周学海曰：后半带叙厥逆，亦如前篇之带叙痈疽也。二篇乃纪事文中之极有声色，有气焰者。

热病第二十三

●马莳曰：篇内所言诸病不一，然论热病更多，故名篇。●张志聪曰：本篇首章论外因之热，上章论内因之热，此以下复论外内之热，合并而交争者也。凡病皆生于风雨寒暑，阴阳喜怒，饮食居处，故有因外邪而病热者，有因内伤而病热者，有因于外而不因于内者，有因于内而不因于外者，有外内之兼病者。此章与《素问·刺热论》合参，大义自明矣。●丹波元简曰：诸本无篇字。马云：篇内所言诸病不一，然论热病更多，故名篇。

23.1 偏枯，身偏不用而痛，言不变，志不乱，病在分腠之间，巨针取之，益其不足，损其有余，乃可复也[①]。

[①]杨上善曰：偏枯病有五别：有偏一箱不收，一也；有偏不痛，此不用并痛，二也；其言不异于常，三也；神智不乱，四也；病在分肉间，五也。具此五事，名曰偏枯病也。●马莳曰：（偏枯，见《素问》《生气通天论》、《阴阳别论》等篇。）此言偏枯之证而有刺之法也。有患偏枯者，半体不能举用而疼痛，言固如常，志亦不乱，其病当不在内，而在于分肉腠理之间，宜用巨针取之，虚则补之，实则泻之，斯可复于无病也。●张介宾曰：偏枯者，半身不随，风之类也，其身偏不用而痛。若言不变、志不乱，则病不在脏而在于分肉腠理之间，可用巨针取之，即第九针也。察其虚实以施补泻，其元可复矣。●张志聪曰：此篇论外感风寒之热，内有五脏之热，外内阴阳邪正之为病，而先论其外因焉。经曰：虚邪偏客于身半，其入深内居荣卫，荣卫稍衰，故真气去，邪气独留，故为偏枯。是风寒之邪，偏中于形身，则身偏不用而痛。夫心主言，肾藏志，言不变，志不乱，此病在于分腠之间，而不伤于内也。以巨针取之，益其正气之不足，损其邪气之有余，而偏伤之，正气乃可复也。按《素问·热论》论热病者，皆伤寒之类。本经论热病，首言偏枯，次言痱之为病。而不曰中风，盖风寒之邪，皆能为热也。此篇与《刺热论》大义相同，故《刺热论》中，亦用五十九刺之法。●《集注》眉批：真气去，邪气独留，故益其不足，损其有余，乃可复也。巨针，大针也。取大气不出关节。大气，风气也。又：《伤寒论》先言中风，亦宗此经意。●陈念祖曰：此论外因之病。经曰：虚邪偏客于身半，其入深，内居荣卫，荣卫衰，真气去，邪气独留，故为偏枯。是风寒之邪偏重于形身，则身偏不用而痛。夫心主言，肾存志，言不变，志不乱，此病在于分腠之间，而不伤于内也。以巨针取之，益其正气之不足，损其邪气之有余，而偏伤之正气，乃可复也。●丹波元简曰：志云：经曰：虚邪偏客于身半，其入深，内居荣卫，荣卫稍衰，故真气去，邪气独留，故为偏枯。（案：出《刺节真邪论》）。是风寒之邪，偏中于形身，则身偏不用而痛。夫心主言，肾藏志，言不变，志不乱，此病在于分腠之间，而不伤于内也。以巨针取之，益其正气之不足，损其邪气之有余，而偏伤之正气，乃可复也。巨针，大针也。取大气不

出关节。大气虚风也，巨针取之。《千金》作"温卧取汗"。●章楠曰：此由阴阳气血偏倾，经络流行失度，致邪袭一边，而成半身不遂之病。言不变，志不乱，其内脏未伤。病在分肉腠理之间，当用补正泻邪之法，以通经络而调营卫，益其不足，损其有余，使阴阳气血，皆归于平，乃可复元也。

23.2 痱之为病也，身无痛者，四肢不收；智乱不甚，其言微知，可治；甚则不能言，不可治也①。病先起于阳，后入于阴者，先取其阳，后取其阴，浮而取之②。

①丹波元简曰：简案：据《巢源》、《外台》"痛"下衍"者"字。张云：痱，亦风寒属，犹言废也。上节言身偏不用而痛，此言身不知痛，而四肢不收，是偏枯痱病之辨也。智乱不甚，其言微有知者，神气未为全去，犹可治也，神失则无能为矣。《圣济总录》云：字书谓病痱而废，肉非其肉者，以身体无痛，四肢不收，而无所用也。楼氏《纲目》云：右《内经》论中风之浅深也。其偏枯，身偏痛，而言不变，志不乱者，邪在分腠之间，即仲景、东垣所谓邪中腑是也。痱病无痛，手足不收，而言喑志乱者，邪入于里，即仲景、东垣所谓邪中脏是也。痱，废也，痱即偏枯之邪气深者，痱与偏枯是二疾，以其半身无气荣运，故名偏枯。以其手足废而不收，或名痱，或偏废，或全废，皆曰痱也。（楼又云：中风世俗之称也。其症卒然仆倒、口眼㖞斜、半身不遂或舌强不言、唇吻不收是也。然名各有不同，其卒然仆倒者，《经》称为击仆，世又称为中，乃初中风，时如此也。其口眼㖞斜、半身不遂者，《经》称为偏枯，世又称为左瘫右痪及腲腿风，乃中倒后之证邪之浅者如此也。其舌强不言、唇吻不收者，《经》称为痱病，世又称为风癔风气，亦中倒后之症邪之深者如此也。）

②杨上善曰：痱，扶非反，风病也。痱风之状，凡有四别：身无痛处，一也；四支不收，二也；神智错乱，三也；不能言，四也。具此四者，病甚不可疗也。身虽无痛，四支不收，然神不乱，又少能言，此可疗也。俗称此病种种名字，皆是近代医人相承立名，非古典也。疗法先取其本，后取其标，不可深取也。●马莳曰：（痱，音肥。）此言痱病之证而有刺之之法也。痱者，风痱也。其病身体无痛，但四肢不收耳。上节偏枯曰痛，而此痱病曰不痛；上节身偏不举，而此曰四肢俱不收。比其所以为偏枯与痱病之辨也。如神智虽乱而不至于甚，人言虽不尽晓而亦微有所知，此病尚有可治。若智乱太甚，自己全不能言，则不可治也。如病先起于阳经，而后入于阴经者，必先取其阳而后取其阴，当浮其针以取之。盖阳在表，病先起于表，故宜浮而取之。但经文不言病先起于阴，后出于阳者，先取其阴后取其阳，沉而取之之意，须知病先起于阴者，其病终不可治，故不言之，抑亦即病先起于阳者以反推之耶？以理详之，终为不治之证，否则经文言之悉矣，观前后篇可知也。●张介宾曰：痱亦风属，犹言废也。上节言身偏不用而痛，此言身不知痛而四肢不收，是偏枯痱病之辨也。痱，肥、沸二音。智乱不甚，其言微有知者，神气未为全去，犹可治也；神失，则无能为矣。此治必先其本也。病先起于阳分，故当先刺其表，浮而取之，而后取其阴。此下不言先起于阴者，盖病始于阴，直中脏也，多不可治，故不复言之。●张志聪曰：（痱音肥。）痱者，风热之为病也。身无痛者，邪入于里也。风木之邪，贼伤中土，脾藏智而外属四肢，四肢不收。智乱不甚者，邪虽内入，尚在于表里之间，脏真之气未伤也。其言微者，此伤于气，故知可治。甚则不能言者，邪入于脏，不可治也。

夫外为阳，内为阴，病先起于分腠之间，而后入于里阴者，先取其阳，后取其阴，浮而取之者，使外受之邪仍从表出也。●沈亮宸曰：风之为病也，善行而数变。上节论偏客于形身，此论在于表里之间，入内而干脏则死。浮而取之，外出则愈。二节之中，有左右外内出入邪正虚实死生之别。●《集注》眉批：《脉要论》曰：言而微者，此夺气也。●黄元御曰：痱者，四肢痿废，不止偏枯也。●陈念祖曰：痱者，风热之为病也。身无痛者，邪入于里也。风木之邪，贼伤中土，脾存智而外属四肢，智乱不甚者，邪虽内入，尚在于表里之间，脏真之气未伤也。其言微者，此伤于气，故知可治；甚则不能言者，邪入于脏，不可治也。夫外为阳，内为阴，病先起于分腠之间，而后入于里阴者，先取其阳，后取其阴；浮而取之者，使外受之邪，仍从表出也。丹波元简曰：《甲乙》"浮而取之"作"必审其气之浮沉而取之"。张云：此治必先其本也。病先起于阳分，故当先刺其表，浮而取之，而后取其阴。此下不言先起于阴者，然病始于阴，直中脏也，多不可治，故不复言之。介按：吴鞠通曰：实其阴以补其不足，此一句实治温热之吃紧大纲。盖热病未有不耗阴者，其耗之未尽则生，尽则阳无留恋，必脱而死也。而叶子雨谓吴注颇明析，治温暑、保津液，固为第一义，知泻其阳之有余，即所以补其阴之不足，则进乎道矣。●章楠曰：邪气盛为实，精气夺为虚。此由内伤夺精，而阳气厥逆，以成喑痱，故为肾虚，而少阴经脉之气，不能上至于舌本，则不能言而为喑，阳上逆则下虚而为厥。非由外感之邪，故身无痛楚；本元气散，故四肢懈弛不收。如其智乱不甚，其言略能成句，微有可知者，用峻补之法可治；甚则不能言，而元气脱绝，不可治也。病起于阳，先治阳，后治阴，浮而取之者，用针浅刺，通其经气也；其起于阴者，当从阴经治之。用药之法，可类推矣。方书称为类中风，以其肝肾虚而风由内生，非外邪之风也。

23.3　热病三日，而气口静、人迎躁者，取之诸阳，五十九刺，以写其热，而出其汗，实其阴，以补其不足者①。身热甚，阴阳皆静者，勿刺也；其可刺者，急取之，不汗出则泄。所谓勿刺者，有死征也②。

①吴瑭曰：热病三日而气口静人迎躁者，邪机尚浅，在上焦，故取之诸阳以泄其阳邪，阳气通则汗随之；实其阴以补其不足者，阳盛则阴衰，泻阳则阴得安其位，故曰实其阴，泻阳之有余，即所以补阴之不足，故曰补其不足也。（实其阴以补其不足，此一句，实治温热之吃紧大纲。盖热病未有不耗阴者，其耗之未尽则生，尽则阳无留恋，必脱而死也。真能体味此理，思过半矣。此论中治法，实从此处入手。）●丹波元简曰：张云：此下所言热病，即伤寒时疫也。热病三日，邪犹居表，若气口静而人迎躁者，正病在三阳，而未入阴分，故当取诸阳经，为五十九刺，以泻阳邪之实，仍补三阴之不足也。●王士雄曰：吴鞠通曰：人迎躁，邪在上焦，故取之诸阳，以泄其阳邪，阳气通则汗随之；实其阴，以补其不足者，阳盛则阴衰，泻阳则阴得安其位，故曰实其阴。泻阳之有余，即所以补阴之不足，故曰补其不足也。雄按：用药之道亦如此。又曰：实其阴以补其不足，此一句实治温热之吃紧大纲。盖热病未有不耗阴者，其耗之未尽则生，尽则阳无留恋，必脱而死也。真能体味斯言，思过半矣。雄按：耗之未尽者，尚有一线之生机可望；若耗尽而阴竭，如旱苗之根已枯矣。沛然下雨，亦曷济耶？汪按：叶氏必以保津液为要，细考经文此条，可知其理。奈何恣用升提温燥，重伤其津耶？●柳宝诒曰：吴鞠通曰：人迎躁，邪在上焦也，故取之诸阳，以泄其邪，阳气通则汗随之。阳盛则阴衰，泻阳则阴得安其位，故

曰实其阴。泻阳之有余，即所以补阴之不足，故曰补其不足也。温热病未有不伤阴者，实其阴以补其不足，此一句实治温热之吃紧大纲。

②杨上善曰：三阳受病未入于阴至三日也。未入于阴，故气口静也。三阳已病，故人迎躁也。人迎，谓是足阳明脉结喉左右人迎脉者也。以诸阳受病，故取诸阳五十九刺泻其热气。以阳并阴虚，故补阴也。阴阳之脉皆静，谓为阴阳交争，是其死征，故不可刺也。非阴阳争，宜急取之，若不泄汗，即泄利也。●马莳曰：此以下二十节，皆言热病。而此一节，则言热病证脉相应者，当刺之以出汗而泄邪；证脉不相应者，不必刺也。热病已三日，而气口脉静，其人迎脉躁者，乃病在六阳经也。此正证脉相应，当取之诸阳经以泻之，如前《终始》篇所谓：人迎一盛，病在足少阳，一盛而躁，病在手少阳；人迎二盛，病在足太阳，二盛而躁，病在手太阳；人迎三盛，病在足阳明，三盛而躁，病在手阳明；人迎四盛，且大且数者，名曰溢阳，溢阳为外格。此可见人迎脉躁者，为病在诸阳也，当取之诸阳经以泻之，如上文《终始》篇所谓泻足少阳等语是也。又行五十九刺之法，始本篇下文，所谓五十九刺者是也，皆所以泻其实而出其汗耳。又从而实其阴经，以补其不足者，即《终始》篇所谓：人迎一盛，泻足少阳而补足厥阴；一盛而躁，泻手少阳而补手厥阴。人迎二盛，泻足太阳而补足少阴；二盛而躁，泻手太阳而补手少阴。人迎三盛，泻足阳明而补足太阴；三盛而躁，泻手阳明而补手太阴者是也。若身本热，而脉口固静。人迎不躁．乃阴经、阳经皆静也，是谓证脉不相应，刺之无益。勿刺之可也。但如上文所谓气口静、人迎躁者，宜急取诸阳经以泻之，急取诸阴经以补之。其急取诸阳者，纵下汗出，其邪亦从此而泄矣。吾所谓身热甚，而阴阳皆静，为不必刺者，以其有死征也。盖邪盛脉宜躁，今邪盛而热甚，正以正气衰，而脉不能躁，不谓之死征而何？●张介宾曰：此下所言热病，即伤寒时疫也。热病三日，邪犹居表，若气口静而人迎躁者，正病在三阳而未入阴分，故当取诸阳经为五十九刺，以泻阳邪之实，仍补三阴之不足也。五十九刺法如下文。人迎脉口一盛二盛三盛，当补当泻详义，出《终始》篇，见本类前二十八。身热甚而阴阳之脉皆静者，阳证得阴脉也，故不宜刺。若察其可刺者当急取之，虽不汗出，则邪亦从而泄矣。此言勿刺者，以其脉证相反，有死征也。下文皆然。●沈亮宸曰：热病三日，三阳为尽，三阴当受邪，如气口静而人迎躁者，此邪尚在阳，而未传于阴也，故当取诸阳，为五十九刺，以泻其热而出其汗，实其阴以补其不足，勿使邪气之入阴也。如身热甚而阴阳之脉皆静者，此邪热甚而阴阳之正气皆虚，有死征而勿刺也。其可刺者急取之。如邪在阳分即出其汗，在阴分即从下泄，此邪虽甚而正气未脱，故当急泻其邪。●张开之曰：夫热病者，皆伤寒之类也。六经相传，七日来复，在三阳三阴之气分而不涉于经，故候在人迎气口。不汗则泄，即《素问》之所谓未满三日者可汗而已，其满三日者可下而已。●尚御公曰：《内经》言其常，仲景言其变。●张志聪曰：热病三日，气口静而人迎躁者，即常中之变也。●黄元御曰：气口静，人迎躁者，阴虚而阳盛也，故泻其热而出其汗，实其阴以补其虚。身热甚，阴阳皆静者，所谓病热而身脉静也（《素问·阴阳应象大论》语）。勿刺者，以其有死征也。其可刺者，而不得汗出，则泻其热以出其汗。●吴瑭曰：身热甚而脉之阴阳皆静，脉证不应，阳证阴脉，故曰勿刺。此节历叙热病之死征，以禁人之刺，盖刺则必死也。然刺固不可，亦间有可药而愈者。盖刺法能泄能通，开热邪之闭结最速，至于益阴以留阳，实刺法之所短，而汤药之所长也。●丹波元简曰：张云：身热甚而阴阳之脉皆静者，阳证得脉阴也，故不宜刺。若察其可刺者，当急取之，虽不汗

出，则邪亦从而泄矣。此言勿刺者，以其脉证相反，有死征也。下文皆然。●王士雄曰：吴鞠通曰：阳证阴脉，故曰勿刺。●柳宝诒曰：热甚而脉浮躁则可刺，当急取之，令其热邪从汗泄而解。若脉阴阳俱静，是阳证见阴脉，已有死征，故勿刺。

23.4　热病七日八日①，脉口动喘而短者，急刺之，汗且自出，浅刺手大指间。

①杨上善曰：七日太阳病衰，八日阳明病衰，二阳病衰，气口之脉则可渐和，而脉喘动头眩者，热犹未去。汗若出急，刺手小指外侧前谷之穴，浅而取之；汗不出，可深刺之。●马莳曰：此言热病而脉口之脉证俱见者，当刺手太阴肺经也。《终始》篇谓：脉口三盛，病在手太阴者，热病已七八日，其脉口之脉甚动，证则喘而短气，当急取手太阴肺经之少商，则汗当自出。但刺之者，宜浅刺手之大指间，即少商穴也。●张介宾曰：热病七八日，邪必深至阴分，故脉口之脉当动疾如喘而且弦，宜急刺手太阴肺经，则汗自出而邪可散矣。然刺此者宜浅。手大指间，即少商穴也。"弦"一本作"短"。●张志聪曰：此热病七日八日，而邪仍在表阳者，急从汗解也。表阳之邪，七日来复，八日不解，将作再经而有传阴之害矣。如脉口动，喘而短者，邪尚在于肤表，急取手太阴之少商，使之汗，则邪自共并而出矣。按《素问》有喘脉喘而短者，谓脉之喘动于寸口，而不及于尺，故知其可汗解也。●余伯荣曰：此即《伤寒论》之太阳病脉浮紧，无汗发热，身疼痛，八九日不解，表证仍在，麻黄汤主之。夫麻黄汤，即取手大指汗出之剂也。仲祖伤寒立论，缘本于《灵》《素》诸经，学者引伸触类，头头是道，何必守针？●《集注》眉批：玉师曰：喘者，喘滑如珠也。吴瑭曰：热病七、八日动喘而弦，喘为肺气实，弦为风火鼓荡，故浅刺手大指间，以泄肺气，肺之热痹开则汗出。大指间，肺之少商穴也。●黄元御曰：七日、八日，经尽表解之期，脉口动喘而短者，阴气非衰，热欲泄而未能，是其汗且自出，但须待时耳，故急刺之，以泻其热而出其汗。手大指间，手太阴之少商也。●丹波元简曰：《甲乙》"短"作"眩"，张从一本作"弦"。马云：其脉口之脉甚动，证则喘而短气，当急取手太阴肺经之少商。张云：热病七八日，邪必深至阴分，故脉口之脉当动，疾如喘而且弦。志云：按《素问》有喘脉，喘而短者，谓脉之喘动于寸口，而不及于尺，故知其可汗解也。玉师曰：喘者，喘滑如珠也。简案：据下文喘且复热，又喘甚者死，及《甲乙》喘即证而非脉也。●章楠曰：脉口即气口，又名寸口，动喘而短者，短为肺脉，邪入手太阴肺经，故刺手大指间肺经之井穴。脉口动喘，其人迎亦必躁盛可知，热病七八日之久，故当急刺也。●王士雄曰：吴鞠通曰：喘为肺气实，弦为风火鼓荡，故浅刺手大指间，以泄肺热。肺之热痹开则汗出。大指间，肺之少商穴也。●柳宝诒曰：脉口动喘而短者，热壅于肺也。刺手大指间肺之少商穴，俾肺之热痹开而汗泄则解矣。

23.5　热病七日八日，脉微小，病者溲血，口中干，一日半而死。脉代者，一日死①。

①杨上善曰：热病至七八日，二阳病衰，其脉则可渐和，而微小者，即热甚，所以溲血口干，一日半死。脉小者，内热消瘅之候也。热病七八日脉代者，内气绝候，故一日死。●马莳曰：此又言热病脉证不相应者，为必死也。热病已七、八日，其脉虽微小，其

证则甚热，下为溲血，而上为口干，此邪盛而正虚也，当至一日半而死；若脉之微小中而兼代脉来见者，止在一日间耳，其死便促也。●张介宾曰：热病七八日，脉微小者，正气虚也。溲血口中干者，伤其阴也。皆为死证。若脉来变乱失常，是为代脉，其死尤促。●张志聪曰：此外热不解，内传少阴而为死证也。六经传遍，七日来复，八日不解，又作再经矣。微细，少阴之脉也。少阴之上，君火主之，病者溲血，病足少阴之水脏也。口中干，病手少阴之君火也。一时半死者，死于一二日之间，玥阳水火之气终也。夫脉始于肾而主于心，脉代者已绝于下，故一日而死。●亮宸曰：巨阳者为诸阳主气，故伤寒热病本于太阳，太阳与少阴为表里，故《伤寒论》曰：伤寒一日，太阳受之，脉若静者，为不传，颇欲吐，若躁烦脉数急者为传也。此太阳之邪，传于少阴，少阴标阴而本热，故阳烦而阴躁也。本经之再经七八日，即《伤寒论》之初经一二日也。少阴从本从标，故《伤寒论》有急下急温之证。本经之溲血、口中干，一日半死者，标本皆病也。●《集注》眉批：一奇主水，二偶主火。●吴瑭曰：热证七、八日脉微小者，邪气深入下焦血分，逼血从小便出，故溲血，肾精告竭，阴液不得上潮，故口中二；脉至微小，不惟阴精竭，阳气亦从而竭矣，死象自明。倘脉实者可治，法详于后。●丹波元简：[脉微小……一日死] 张云：脉微小者，正气虚也。溲血口中干者，伤其阴也。皆为死证。若脉来变乱失常，是为代脉，其死尤促。●章楠曰：脉微小及代，皆邪热深陷而元气脱，故溲血口干，而死之速也。●王士雄曰：吴鞠通曰：邪气深入下焦，逼血从小便出，故溲血。肾精告竭，阴液不得上潮，故口中干。脉至微小，不惟阴精竭，阳气亦从而竭矣，死象自明。倘脉实者可治。●柳宝诒曰：热邪灼烁血分则溲血，阴液被烁则口干，下焦阴伤已甚，而脉又微小，则不惟阴涸，而阳亦伤矣，故主死。

23.6　热病已得汗出，而脉尚躁，喘且复热，勿刺肤，喘甚者死①。

①杨上善曰：热病已得汗，其脉当调，犹尚躁喘，且复身热，此阴阳交，不可刺也，刺之者危。喘甚热盛者死，不须刺也。●马莳曰：此又言热病脉证不相应者，为必死也。热病已得汗出，则邪宜退矣。其脉不宜躁，而今尚躁；其证不宜喘，不宜热，而今反喘且复热。夫躁与热，则邪气盛，喘则正气虚，勿刺其肤，刺之无益。若至于喘甚，则必死矣。●张介宾曰：热病已得汗，邪当退矣；若脉尚躁，气尚喘，身复热者，是谓不为汗衰，乃反证也，故勿刺其肤。刺而重伤其气，若喘甚，则必死也。●张志聪曰：热病已得汗而脉尚躁者，阳热甚而不从汗解也。喘而且复热者，邪入于里，故勿刺肤。喘甚者，邪盛在里，而阴气受伤，故死。●吴瑭曰：热病已得汗，脉尚躁而喘，故知其复热也；热不为汗衰，火热克金故喘，金受火克，肺之化源欲绝，故死。间有可治，法详于后。●丹波元简曰：《甲乙》"勿刺肤"作"勿庸刺"。张云：热病已得汗，邪当退矣；若脉尚躁，气尚喘，身复热者，是谓不为汗衰，乃反证也，故勿刺其肤。刺而重伤其气，若喘甚者，则必死也。●章楠曰：此即精却而邪胜者也，故死。●顾观光曰："刺肤"二字误倒，当依《脉经》乙转。●王士雄曰：吴鞠通曰：热不为汗衰，金受火克，喘而化源欲绝，故死。然间有可治者。●柳宝诒曰：已得汗而脉尚躁，喘且复热，是热不为汗衰，而化源且绝矣，故死。

23.7　热病七日八日，脉不躁，躁不散数，后三日中有汗；三日不汗，四日死。未曾汗者，勿腠刺之①。

①杨上善曰：热病七八日，二阳病衰，故脉不躁，虽躁不数者，至后三日，合十二日，三阴三阳热衰，故汗出愈也。若从九日至十二日汗不出者，十三日死，计后三日者三日后也。又曰：十二日厥阴衰日，即便汗出。如其不出，至十三日为后三日，从九日后以为四日也。虽未刺之，不须刺也。"腠"有本为"肤"。●马莳曰：（数，音朔。）此又言热病脉证不相应者，为必死也。热病已七八日，脉虽不躁，然亦不散，且带数，是邪尚未退，当再过三日之中，宜有汗出而愈。若不汗出，乃正气衰，而不能为汗，至于四日当死也。且未曾汗出，勿刺其肤腠，刺之无益也。●张介宾曰：凡热病七日之后，邪欲解散者，脉必躁盛，乃为将汗之兆。今热病七八日而脉犹不躁，则阴之类也；即有躁意而力不散大，至不数疾，皆正气衰微，不能鼓动，亦阴之类也。必且未能解散，故当再俟三日，庶得有汗。若三日不汗，又逾四日，则病在旬日外矣，阴阳不应，期当死也。凡若此者，既不能汗，其气必虚，故勿为肤腠之刺。●张志聪曰：（数叶朔。）热病七八日脉不躁者，外已解也。脉即躁而不散数，此邪热虽未去，而正气不伤，后三日乃再经之十一日，此复传于里阴，必得阴液之汗而解。故未曾汗者，勿腠刺之，当取汗于阴也。如三日不汗，乃阳热盛而阴气已绝，故至四日而死。上节论热病在外，虽得汗而不解，邪复传于里阴，此论邪入于阴，如有汗而不死，谓阳可入阴，而阴亦可出于阳也。以上论外因风寒之热病，有表里阴阳邪正虚实之死生。●莫云从曰：此篇先论风痹，而后论热病，《伤寒论》先言中风，而后论伤寒。●《集注》眉批：躁，浮躁也。本经曰：其有躁者在乎？●黄元御曰：勿肤、腠刺者，亦以其有死征也。●丹波元简曰：《甲乙》"腠刺之"作"庸刺"，《巢源》同。马云：脉虽不躁，然亦不散且带数，是邪尚未退，当再过三日之中，宜有汗出而愈，若不汗出，乃正气衰而不能为汗，至于四日当死也。且未曾汗出，勿刺其肤腠，刺之无益也。张云：脉犹不躁，则阴之类也；即有躁意，而力不散大，至不数疾，皆正气衰微，不能鼓动，亦阴之类也。必且未能解散，故当再俟三日，庶得有汗，若三日不汗，又逾四日，则病在旬日外矣，阴阳不应期，当死也。志云：热病七八日，脉不躁者，外已解也。脉即躁而不散数，此邪热虽未去，而正气不伤，后三日乃再经之十一日，此复傅于里阴，必得阴液之汗而解。故未曾汗者，勿腠刺之，当取汗于阴也。若三日不汗，乃阳热盛而阴气已绝，故至四日而死。简案：三说未知孰是，志注似允当。●章楠曰：热病七八日而脉不躁，邪气深沉之象，或躁而不散数，其元气尚未败，三日中或得汗解。如三日不汗，其元气败而邪更深，四日必死矣。凡此等日久未曾汗出者，多是死证，勿妄治也。

23.8 热病先肤痛，窒鼻充面，取之皮，以第一针，五十九①，苛轸鼻，索皮于肺，不得，索之火，火者，心也②。

①丹波元简曰：《甲乙》"九"下有"刺"字，下并同。马云：肺属金，其合在皮，今热病之始，肤痛鼻塞，而亦充然而浮，乃病在于皮也，当取之皮以泻之，所谓刺皮无伤肉之义也。用第一针，名镵针者，以刺五十九穴之皮。

②杨上善曰：窒鼻，鼻塞也。充面，面皮起也。肤痛鼻塞面皮起，皆是肺合皮毛热病者也。第一镵针，大其头，兑其末，令无得深入，但去皮中之病，故五十九取之皮也。苛，贺多反，鼻病，有本作"荷"。热病殃苛轸在于鼻，鼻主于肺，故此皮毛病求于肺

输，不得求之心输，以其心火克肺金也。●马莳曰：（疹，当作"瘮"，《海篇》有此字。）此言热病之邪在皮者，当取之皮，如病不已，必补心以胜肺也。肺属金，其合在皮。今热病之始，肤痛，鼻塞，面亦充然而浮，乃病在于皮也，当取之皮以泻之，所谓刺皮无伤肉之义也。用第一针名镵针者，以刺五十九穴之皮。（《九针论》云：一曰镵针者，取法于巾针，去末寸半卒锐之，长一寸六分，主热在头身。）且身体苛重，鼻上生疹，皆皮病也。此其求之于皮，即所以求之于肺也。如刺之而病不得退，则当求之于火。所谓火者，心也。补其心经，以致火王则金衰，肺热自可退耳。●张介宾曰：热病先肤痛、窒塞于鼻、充浮于面者，邪在肤腠，肺经病也。刺宜浅取皮分，故当用第一针曰镵针者，以刺五十九穴之皮部也。苛，深也。轸，车上前后两端横木也。言鼻窒之甚，内外不通，亦犹轸之横塞也。皆属于肺，肺属金，其合在皮，故但求之于皮，即所以求于肺也。如刺此而不得效，则当求之于火，火者心也，补心之脉，益阳气以制金邪，则肺热当自退耳。窒音只。●张志聪曰：此以下论内因之热，病在五脏，当取诸外合之皮脉肉筋骨，如不得解，当以五行胜制之法治之。热病先肤痛鼻窒者，热在肺而病气先应于皮肤鼻窍也。故当以第一之镵针取之皮，用五十九刺之法，以泻五脏之热。若皮苛鼻轸，当索皮于内合之肺，再不得解，索之于火，火者心也，当取心脏之气，以胜制其金焉。盖五脏内合五行之气，外合皮肉筋骨之形，病气先在于外合之形，故先取之形，次索之脏气，再以五行胜制之法治之。盖先标而后本也，前章论外因之热，病在六气，此论为因之热，病在五行。●莫云从曰：上章与《素问》之《热论》，此与《评热论》，大同小异。●黄元御曰：肺主皮，开窍于鼻，肤痛、窒鼻、充面，此肺病也，故取之皮，以第一针，五十九刺。若苛恶见于轸鼻之间（轸，枕同，即头后枕骨），则索皮于肺。不得，宜索之火，此必是心火上炎而刑肺金也。●丹波元简曰：《甲乙》"苛轸鼻"作"苛鼻干"，注：《灵枢》作"诊鼻干"。马云：轸，当作瘮，《海篇》有此字。身体苛重，鼻上生疹，皆皮病也，此其求之于皮，即所以求之于肺也。如刺之而病不得退，则当求之于火，所谓火者，心也，补其心经，以致火王则金衰，肺热自可退耳。张云：苛，深也。轸，车上前后两端横木也。言鼻窒之甚，内外不通，亦犹轸之横塞也。简案：苛轸，谓小疹也。苛，疥也，本小草之谓，故假为疥之义。《礼记》："疾痛苛养。"《素问》："苛疾肉苛"，义并同。轸，本作胗，见《释名》，又作瘮，《病源》多用"轸"字，乃癃疹之疹也，张注尤误。●章楠曰：此热邪在肺经，故先皮肤痛，而鼻窒充面，邪浮于上也，故从皮毛以治之。针有圆扁大小九等，浅刺皮毛，当用第一针也。苛者，痛也，轸同疹，鼻上热结成疹也。若治皮而肺邪不得去，当泻心火以救肺金也。凡言索者，用针引气，气至为索得也。

23.9 热病先身涩，倚而热，烦悗，干唇口嗌，取之皮①，以第一针，五十九，肤胀口干，寒汗出，索脉于心，不得，索之水，水者，肾也②。

①顾观光曰：下言"索脉於心"，则"皮"当作"脉"。

②杨上善曰：身热甚，皮肤粗涩也。倾倚不安烦闷，唇咽干内热，肺热病状也。第一针，镵针也，应肺，针头大末兑，令无得深入，以泻阳气，故用之五十九刺，以泻诸阳之气，及皮肤胀口干，令汗出也。●马莳曰：此言热病之邪在脉者，当取之脉，如病不已，必补肾以胜心也。心属火，其合在脉。今热病之始，其身涩滞，倚着而热，心则烦闷，唇口与嗌皆干，乃病在于脉也，当取之脉以泻之，所谓刺脉无伤皮也。用第一针名曰镵针

者，以刺五十九穴之脉。正以肤胀口干，冷汗出，皆脉病也，此其求之于脉，即所以求之于心也。如刺之而病不得退，则当求之于水。所谓水者，肾也。补其肾经，致水王则火衰，心热自可退耳。●张介宾曰：涩，燥涩也。倚，身无力也。兼之热而烦闷，唇口与嗌俱干者，邪在血脉，心经病也。故当用针之第一曰镵针者，以取五十九穴之脉分也。肤胀口干寒汗出，亦皆脉之为病。心属火，其合在脉，故但求之于脉，即所以求于心也。若求于脉而不得效，则当求之于水，水者肾也，补肾气于骨则水王，足以制火而心热自退矣。悗，母本切。●张志聪曰：此热在心主之包络，而病见于脉也。经脉者，所以行血气而营阴阳，病在血脉，故先身涩倚而热。烦悗者，相火盛而心不安也，唇口嗌干者，火炎上也。当取之脉，以第一针为五十九刺之法以泻其热。若肤胀者，脉盛而胀于皮肤也。仍口干而寒汗出者，热在内而蒸发其阴液也，当索脉于心。索脉于心者，刺脉而久留之，以候心气之至也。如不得解，当索之水，水者，肾也。取肾气以胜制其火也。按此节当以第三针取脉，用第一针者，以络脉之在皮肤，故曰肤胀，盖在皮肤间而取诸络，皮肤络脉之相通也。●黄元御曰：身体燥涩，倾倚无力，热而烦悗，唇口嗌干，此脉病也，故取之脉，以第一针，五十九刺。若肤胀口干，身寒汗出，则索脉于心。不得，宜索之水，此必是肾水泛滥而刑心火也。●丹波元简曰：《甲乙》"倚"作"烦"，"悗"作"闷"，"干唇口嗌"作"唇嗌干"。马、张、志"取之皮"作"取之脉"是也。马云：其身涩滞，倚着而热，心则烦闷，唇口与嗌皆干，乃病在于脉也，当取之脉以泻之，所谓刺脉无伤皮也。用第一针名曰镵针者，以刺五十九穴之脉。正以肤胀、口干、冷汗出，皆脉病也，此其求之于脉，即所以求之于心也。如刺之而病不得退，则当求之于水。所谓水者，肾也。补其肾经，致水王则火衰，心热自可退耳。张云：涩，燥涩也。倚，身无力也。简案：涩倚未详其义，《千金》有"伤寒勑涩"语，《巢源》作"勑嗇"，亦不知何谓。●章楠曰：此热邪在心经。先身涩，倚而热者，郁热耗津液而皮干涩，身如倚着热物之状，故又烦悗而唇口嗌干也。心主血脉，故当治脉，若治脉不得邪去，当助肾水以济之，所谓寒之不寒，是无水也，壮水以制阳光，其热自退。既治之而肤胀口干，身寒汗出者，卫阳已虚，故身寒肤胀而汗出，汗多伤津，故口干，当用清补调之也。

23.10 热病嗌干多饮，善惊，卧不能起，取之肤肉，以第六针，五十九，目眦青，索肉于脾，不得，索之水，木者，肝也①。

①杨上善曰：热病，嗌干多饮，喜惊，卧不得安，肉病者，可以第六员利针。员利针应脾，故用取之肤肉五十有九，于脾输穴以求其肉，不得求于肝输穴也。以肝为木，克土故名。●马莳曰：此言热病之邪在肉者，当取之肉，如病不已，必补肝以胜脾也。脾属土，其合在肉。今热病而嗌干，故多饮，且善惊悸，四肢懈倦，卧不能起，乃病在于肉也，当取之肤肉以泻之，所谓刺肉无伤筋也。用第六针名曰员利针者，以刺五十九穴之肉。（《九针论》：六曰员利针，取法于氂针，微大其末，反小其身，令可深纳，长一寸六分，主取痈痹者也。）正以目眦色青，乃木来克土，主肉病也。此其求之于肉，即所以求之于脾也。如刺之而病不得退，则当求之于木。所谓木者，肝也。补其肝木，以致木王则土衰，脾热自可退耳。●张介宾曰：热病嗌干多饮、善惊悸、肢体倦怠、卧不能起者，邪在肤肉，脾经病也。当用第六针曰圆利针者，以取五十九穴之肉分也。若目眦青者，正以木气乘土，亦为脾病。脾属土，其合在肉，故但求之于肉，即所以求于脾也。若求脾而不

得效者，则当求之于木，木者肝也，补肝筋之气，则木能胜土，而脾热当自平矣。嗌音益。●张志聪曰：喉主天气，嗌主地气，嗌干多饮者，脾热上行也。脾热盛则及于胃，故善惊。脾主肌肉四肢，故卧不能起。当取之肤肉，以第六针为五十九刺之法，以泻其热。脾主约束，若目眦青者，脾病未去也，当索肉于脾。不得，索之木。木者，肝也。取肝木之气，以胜制其土。●《集注》眉批：此当以第四针取肤肉。●黄元御曰：溢干多饮，善惊，卧不能起，此肉病也，故取之肤肉，以第六针，五十九。若目眦青，则索肉于脾。不得，宜索之木，此必是肝木抑遏而刑脾土也。●丹波元简曰：《甲乙》"目眦青"作"目眦赤"。马云：热病而嗌干故多饮，且善惊悸，四肢懈倦，卧不能起，乃病在于肉也，当取之肤肉以泻之，所谓刺肉无伤筋也。用第六针名曰圆利针者，以刺五十九穴之肉，正以目眦色青，乃木来克土，主肉病也。此其求之于肉，即所以求之于脾也。如刺之而病不得退，则当求之于木。所谓木者，肝也。补其肝木，以致木王则土衰，脾热自可退耳。志云：此当以第四针取肤肉。●章楠曰：此热邪伤脾，津液不能上输而嗌干多饮；脾病则肝木乘之，故善惊而目眦青；卧不能起者，脾主肉，脾伤则身重。治脾不得邪去，必当泻肝以苏脾困也。

23.11 热病面青脑痛①，手足躁，取之筋间，以第四针，于四逆；筋躄目浸，索筋于肝，不得，索之金，金者，肺也②。

①顾观光曰：林亿校《甲乙经》引作者"胸痛"，又校《素问·刺热》篇引作"而胸胁痛"。是《甲乙经》注脱"胁"字也。《脉经》亦作"而胸胁痛"。

②杨上善曰：热病胸胁痛，手足动，筋之病，可以第四针。应肝，故于筋间针于四逆筋辟目浸。求肝输穴，不得于肺输穴以求筋也，以其肺金克木肝也。索，求也。辟，筋挛也。目浸，目眦泪出也。●马莳曰：此言热病之邪在筋者，当取之筋，如病不已，必补肺以胜肝也。肝属木，其合在筋。今热病而面青，肝色见也；脑痛，肝邪随督脉会于巅也；手足躁者，以脾主四肢，而肝热有余，四肢热也，且木病在于四末也。乃病在于筋，当取之筋以泻之，所谓刺筋无伤骨也。用第四针名曰锋针者，以刺四肢之厥逆。（《九针论》：四曰锋针，取法于絮针，筒其身，锋其末，长一寸六分，主痈热出血。）正以肝主筋，今筋痹，足不能行也；肝主目，今目浸，泪出不收也，皆筋病也。此其求之于筋，即所以求之于肝也。如刺之而病不已，则当求之于金。所谓金者，肺也。补其肺金，以致金王则木衰，肝邪自可退耳。●张介宾曰：热病面青，肝色见也。脑痛，厥阴肝经与督脉会于巅也。手足躁者，肝之荣在爪，木病在四末也。皆肝经之病，故当取之筋结之间，用第四针曰锋针者，以泻其四逆等证。四逆者，肝邪盛而四肢厥也。筋躄者，足不能行也。目浸者，泪出不收也。皆为肝病，肝属木，其合在筋，故但求之于筋，即所以求于肝也。若求肝不得其效，则当求之于金，金者肺也，补肺之气，则金能胜木，而肝热可平矣。躄音壁。●张志聪曰：色主春，面青者，肝木之病，色见于面也。肝脉上额循巅下项中，故脑痛。肝主筋，诸筋皆起于四肢之指井，并经而循于形身，故手足为之躁扰，当取之筋间，以第四针刺手足之四逆。肝开窍于目，筋之精为黑眼，若筋躄而目浸淫，当索筋于肝。不得，索之金。金者，肺也。取肺金之气，以胜制其肝木。●黄元御曰：面青脑痛，手足躁，此筋病也，故取之筋间，以第四针，于四逆（四肢厥逆）。若筋躄目浸，则索筋于肝，不得，宜索之金，此必是肺金横塞而刑肝木也。●丹波元简曰：《甲乙》"面青脑"

作"而胸胁",第四"针"下更有"针"字。张云:热病面青,肝色见也。脑痛,厥阴肝经与督脉会于巅也。手足躁者,肝之荣在爪,木病在四末也。皆肝经之病,故当取之筋结之间,用第四针曰锋针者,以泻其四逆等证。四逆者,肝邪盛而四肢厥也。筋躄者,足不能行也。目浸者,泪出不收。皆为肝病。肝属木,其合在筋,故但求之于筋,即所以求于肝也。若求肝不得其效,则当求之于金。金者,肺也。补肺之气,则金能胜木,而肝热可平矣。简案:手足躁,其义未详,马云:以脾主四肢,而肝热有余,四肢热也。志云:肝主筋,诸筋皆起于四肢之指井并经,而循于形身,故手足为之躁扰。志注稍通。●章楠曰:此热邪伤肝,故面色青;肝脉上巅入脑,故脑痛;邪入厥阴,手足躁扰,甚则四逆,筋伤而躄;肝开窍于目,肝液泄而目中含泪如水浸。从筋治肝不得愈,则治其肺,用金以制木也。

23.12 热病数惊,瘛瘲而狂,取之脉①,以第四针,急写有余者,癫疾毛发去,索血于心,不得,索之水,水者,肾也②。

①顾观光曰:下言"索血於心",则"脉"当作"血"。

②杨上善曰:惊瘛瘲狂,此为血病,故取之脉。第四针者,锋针也,刃参隅,应心,可以泻热出血,瘤癫疾及毛髦落,皆得愈也。血脉索于心输,不得索之肾输者,水克火也。●马莳曰:此言热病之邪在血脉,当取之血脉,如病不已,必补水以胜心也。心属火,其合在血脉,故上文已言热病在脉,而此又言热病在血者,又当取之血也。热病数惊,心邪有余也;瘛瘲者,热极生风也;狂则邪尤甚矣。其病在脉,当用第四针曰锋针者,以急泻心脉有余之邪。正以脉病则血病,故发为狂疾,血之热也;毛发亦去,发为血余也。此其求之于血,正所以求之于心也。如刺之而病不退,则当求之于水。所谓水者,肾也。补其肾水,以致水王则火衰,心邪自可退耳。●张介宾曰:热病数惊,心邪盛也。瘛瘲者,热极生风,阴血伤也。狂则热之甚矣。皆心经病也,故当取之于脉,用第四针曰锋针者,急泻其有余之邪。若阳极阴虚而病癫疾,发为血余,故毛发亦去。病主乎心,心属火,其合在血脉,故但求之于血,即所以求于心也。若求心而不得其效,则当求之于水,水者肾也,补肾之水,可以制火,真阴自复矣。瘛,炽、寄、系三音。瘲音纵。●张志聪曰:(数叶朔。)心病热,故数惊。本经曰:心脉急甚为瘛瘲。心气实则狂也,当取之脉,以第四针急泻其血络之有余者。癫疾,脉癫疾也。发者,血之余。若癫疾而毛发去,当索血于心,不得,索之水。水者,肾也。取肾水之气,以胜制其心火。●黄元御曰:瘛,筋急,瘲,筋缓。余义同上文。(瘛,音炽。瘲,音纵。)●丹波元简曰:志云:心病热,故数惊,本经曰:心脉急甚为瘛瘲,心气实则狂也。当取之脉,以第四针急泻其血络之有余者。癫疾,脉癫疾也。发者,血之余。若癫疾而毛发去,当索血于心,不得索之水。水者,肾也。取肾水之气以胜制其心火。●章楠曰:此热邪伤血,血心所主,而藏于肝,故数惊瘛瘲而狂,皆心肝经现证也。以针取之血脉,急泻其有余之邪。若成癫疾,必毛发尽秃,血热之极也。从血治心不得愈,仍当助肾水,以养肝制心火也。

23.13 热病身重骨痛,耳聋而好瞑,取之骨,以第四针,五十九刺,骨病不食，啮齿耳青，索骨于肾，不得，索之土，土者，脾也①。

①杨上善曰：身重骨痛，耳聋好瞑，皆肾之合骨热病，故取骨第四针，锋针也，长一寸六分，锋其末，主泻热出血，故用五十九刺，并疗食啮齿耳青等骨痛。求之肾输穴，不得求脾之输穴，以土克水也。●马莳曰：此言热病之邪在骨者，当取之骨，如病不已，必补脾以胜肾也。肾主水，其合在骨。今热病而身体重，其骨痛，其耳聋，（肾开窍于耳。）又好瞑目，（阴病则目瞑。）乃病在于骨也。当取之骨，月第四针曰锋针者，以刺五十九穴之骨。且其热病而不能食，又啮其齿，齿为骨余也，耳又青，（肾窍在耳，肾衰故耳青。）此其求之于骨，正所以求之于肾也。如刺之而病不已，则当求之于土。所谓土者，脾也。补其脾经，以致土王则水衰，肾邪自可退耳。●张介宾曰：身重骨痛，耳聋好瞑，皆肾经之病，病在阴则目瞑，故当取之于骨，用第四针曰锋针者，以刺五十九穴之骨分也。其不食者，阴邪盛也。啮齿者，齿为骨之余也。耳青者，肾之窍也。皆为肾病，肾属水，其合在骨，故但求之于骨，即所以求于肾也。若求肾而不得效者，则当求之于土，土者脾也，补脾气之肉分，则土能胜水，而肾邪可平矣。啮音孽，咬也。●张志聪曰：肾为生气之原，热伤气，故身重。肾主骨，故骨痛也。肾开窍于耳，肾气逆，故耳聋。病在少阴，故欲寐也。当取之骨，以第四针为五十九刺之法以刺骨。若病而不欲食者，肾气实也。经曰：肾是动病，饥不欲食。啮齿者，热盛而咬牙也。齿者骨之余，耳者肾之窍，若啮齿耳青，当索骨于肾，不得，索之土。土者脾也，取脾土之气，以胜制其水焉。夫五脏者，形脏也。五行者，五脏之气也。病气出于外合之皮肉筋骨，故先治其外，不得，故复内索于五脏五行之气焉。●莫云从曰：若重感其外邪，则为外内交争之证。●《集注》眉批：啮，音业，噬也。又：外内交争，详《刺热论》。●黄元御曰：身重骨痛，耳聋而好瞑，是骨病也，故取之骨，以第四针，五十九刺。若骨病不食，啮齿耳青，则索骨于肾。不得，宜索之土，此必是脾土埋郁而刑肾水也。●丹波元简曰：《甲乙》"耳青"作"耳青赤"。志云：肾为生气之原，热伤气，故身重。肾三骨，故骨痛也。骨开窍于耳，肾气逆，故耳聋，病在少阴，故欲寐也。当取之骨，以第四针为五十九刺之法以刺骨。若病而不欲食者，肾气实也。经曰：肾是动，病饥不欲食，齘齿者，热盛而咬牙也。齿者骨之余，耳者肾之窍，若齘齿耳青，当索骨于肾，不得，索之土。土者，脾也。取脾土之气，以胜制其水焉。夫五脏者，形脏也。五行者，五脏之气也。病气出于外，合之皮肉筋骨，故先治其外，不得，故复内索于五脏五行之气焉。简案："刺字"下句。●章楠曰：此热邪伤肾，肾主骨，骨病则身重骨痛；耳为肾窍，故耳聋；阳邪深陷入阴，故好瞑目；邪盛于里，故不能食；齿为骨之余，邪在骨，齿中麻痒难忍，故啮之；耳青者，肾热生风也。从骨治肾不得愈，当治脾以胜之也。

23.14　热病不知所痛，耳聋，不能自收，口干，阳热甚，阴颇有寒者，热在髓，死不可治①。

①杨上善曰：阳热病者，其阳脉热甚，阴脉颇寒也。此人热在髓中，必死不疗。●马莳曰：此言热病在髓者，不可治也。热病而痛无定所，耳中聋，不能有闻，四肢懈惰不能收持，口中干枯，此其阳经热甚，而阴经颇有寒意，若迁延日久，阴经亦已热甚，遂至热在于髓，则死不可治矣。●张介宾曰：凡热病有痛而不得其所，耳聋寂无所闻，体重不能收持，口液干涸，值阳胜之时则热甚，阴胜之时颇有寒者，此以邪居阴分，热深在髓，乃

死证也。●张志聪曰：本篇首章论外因之热，上章论内因之热，此以下复论外内之热，合并而交争者也。凡病皆生于风雨寒暑，阴阳喜怒，饮食居处，故有因外邪而病热者，有因内伤而病热者，有因于外而不因于内者，有因于内而不因于外者，有外内之兼病者。此章与《素问·刺热论》合参，大义自明矣。热病不知所痛者，外因之热入于内也。耳聋不能自收，口干者，肾脏之热乘于上也。阳热甚而阴颇有寒者，在内之热交争于外也。热在髓者，外因之热交争于内也。凡病出于外者生，深入于内者死。●《集注》眉批：《玉机真脏论》曰：病不以次入者，即此章之义。●吴瑭曰：热病不知所痛，正衰不与邪争也；耳聋，阴伤精欲脱也；不能自收，真气惫也；口干热甚，阳邪独盛也；阴颇有寒，此寒字，作虚字讲，谓下焦阴分颇有虚寒之证，以阴精亏损之人，真气败散之象已见，而邪热不退，未有不乘其空虚而入者，故曰热在骨髓，死不治也。其有阴衰阳盛而真气未至溃败者，犹有治法，详见于后。●黄元御曰：阳亢阴枯，则死。●丹波元简曰：《甲乙》"痛"作"病"。张云：凡热病有痛而不得其所，耳聋寂无所闻，体重不能收持，口液干涸，值阳胜之时则热甚，阴胜之时颇有寒者，此以邪居阴分，热深在髓，乃死证之。简案：阴阳，马以为阴经阳经，志以为内外，并非。章楠曰：邪热深入骨髓，而身反不知痛处，但肢节弛纵不能收持，口干，阳热甚，而阴筋颇有寒，正以热深在髓，阳闭不伸，死不可治矣。●王士雄曰：吴鞠通曰：不知所痛，正衰不与邪争也。耳聋，阴伤精欲脱也。不能自收，正气惫也。口干、热甚，阳邪独盛也。阴颇有寒，热邪深入阴分，外虽似寒，而热在骨髓也。故曰死，不治。其有阴精未至涸竭者，间可侥幸得生。略参拙意。●柳宝诒曰：此节不知所痛二句，形容伏温初发，神情呆钝，其状如绘。阳热甚者，其热邪之浮于外者已甚也。阴颇有寒者，其寒邪之伏于阴者尚未外透也。若此者，其热深在骨髓，故不可治。

23.15 热病头痛颞颞，目瘈脉痛，善衄，厥热病也，取之以第三针，视有余不足，寒热痔①。

①杨上善曰：热病头痛，颞颞及目边脉瘈，善衄，此为厥热者也。第三针，鍉针也，状如黍粟之兑，长二寸半，主按脉取气，令邪气独出，故并用疗厥热寒热痔病。●马莳曰：此言热病名厥热者，有诸证，有治法也。热病头痛，其颞颞（一名脑空，属足少阳胆经穴，在脑后玉枕骨下陷中。）与目善瘈，而筋脉动，脉亦作痛，鼻中善衄，此乃厥气上逆而成热病也。取之以第三针曰鍉针者以刺之。（《九针论》：三曰鍉针，取法于黍粟之锐，长三寸半，主按脉取气，令邪出。）视其有余则泻，不足则补。且厥热之病，又必发之而为寒热，结之而为痔疾也。●张介宾曰：颞颞，即足少阳脑空穴，一曰鬓骨也。目瘈脉痛，目脉抽掣而痛也。衄，鼻血也。厥热病，热逆于上也。取以第三针，鍉针也。视有余不足，察所病之经脉虚实而为补泻也。寒热痔三字，于上下文义不相续，似为衍文。颞，柔涉切。颞音如。瘈音翅。衄，女六切。●张志聪曰：此外因之热与肝热交争也。肝脉上巅顶，热病头痛者，表邪之热交于肝脉也。颞颞目瘈者，口目振战之貌，此肝脏之热逆于上也。脉痛善衄者，表邪之热迫于经也，此厥阴肝经之热，与外热交逆而为病也。当以第三针取脉，视其外内之有余不足而治之。经云：风客淫气，精乃亡，邪伤肝也。因而饱食，筋脉横解，肠澼为痔。如外感风淫之热，内因饱食而热，外内不解，则往来寒热而为痔矣。按外内交争之热，皆在气而不涉于经。此节论热入于经，故曰厥热，谓外内之

热，厥逆于厥阴之经而为病也。盖有热在气，而皆出入于气分者，有病在气，而转入于经者，经气外内之相通也。●莫云从曰：在经气外内之间，故为寒热，在筋脉故为痔，筋在脉外之气分。●黄元御曰：颛颥，即鬓骨，位当足少阳之脑空。目瘛脉痛，目系急缩，抽掣作痛也。厥热病者，邪热上逆之病也。●丹波元简曰：《甲乙》无"瘛"字，"痛"作"紧痔"，下注云：一作"痛"，《脉经》作"病"。张云：颛颥即足少阳脑空穴，一曰鬓骨也。（案：见《广韵》又《集韵》耳前动也。）目瘛脉痛，目脉抽掣而痛也。衄，鼻血也。厥，热病，热逆于上也。取以第三针，锃针也。视有余不足，察所病之经脉虚实而为补泻也。"寒热痔"三字，于上下文义不相续，似为衍文。●章楠曰：颛颥者，耳前足少阳经穴动也，一名脑空穴，热邪客少阳，故头痛而经穴与目牵掣而脉痛。血热随气升则衄，故名厥热病，以阳邪上逆，阳上盛则下虚而厥也。视其有余不足，调之使平。邪在少阳，必发寒热，侵入厥阴经脉，循肛而成痔也。

23.16 热病，体重，肠中热，取之以第四针，于其腧，及下诸指间，索气于胃胳得气也①。

①杨上善曰：体重肠中热，胃热病也。第四针，锋针也。此胃热病，以锋针取胃输及手足指间八处胃络，以得气为限也。●马莳曰：（胳，音各，《释文》云：腋下也。胃之经脉与腋下无着，疑当作"络"。）此言热病在胃者，当取之胃，所以去其邪气也。热病而身体重，以胃土主肉，故体重也，及肠中必热，当取之以第四针曰锋针者，以刺胃经之输穴陷谷，（足大指次指外间，本节后陷中，去内庭二寸。针五分，留七呼，灸三壮。）及下诸指间，即厉兑、内庭等穴也。此其索气于胃之经络，则邪气必因之而泄矣。●张介宾曰：脾主肌肉四肢，邪在脾故体重。大肠小肠皆属于胃，邪在胃则肠中热。故当用第四针曰锋针者，取脾胃二经之腧，曰太白、曰陷谷也。及下诸指间者，谓在足诸腧也。下文曰"五指间各一、凡八痏、足亦如是者"，其义即此。索气于胃胳得气者，阳明之络曰丰隆，别走太阴，故取此可以得脾气。"胳"当作"络"。●张志聪曰："胳"当作"络"。此外因之热与脾热交争也。热病体重者，脾热出于外也。热病肠中热者，外热入于内也。取之于第四针于其腧，腧主土也。及下诸指间，乃足太阴之隐白、阳明之厉兑也。大肠小肠属胃，索气于胃络，得手太阳阳明之气，则肠中之外邪随气而出矣。●黄元御曰：于其腧者，体重取脾腧之太白，肠热取肠腧之三间也。及下诸指间，谓足经诸指之穴也。索气于胃络，得气者，阳明之络曰丰隆，别走太阴，故索之于此，而得脾气也。●丹波元简曰：《甲乙》"胳"作"络"。马云：胳，音各，《释文》云：腋下也。胃之经脉，与腋下无着，疑当作"络"。张云：脾主肌肉四肢，邪在脾，故体重。大肠小肠皆属于胃，邪在胃则肠中热。故当用第四针曰锋针者，取脾胃二经之腧，曰太白、曰陷谷也。及下诸指间者，谓在足诸腧也。下文曰"五指间各一，凡八痏，足亦如是者"，其义即此。索气于胃胳得气者，阳明之络曰丰隆，别走太阴，故取此可以得脾气。"胳"当作"络"。●章楠曰：此邪热在手足阳明经也，阳明在肌肉中，故体重，肠中热。既取其腧及手足指，又索胃络之气以泄其邪也。

23.17 热病挟脐急痛，胸胁满，取之涌泉与阴陵泉，取以第四针，针嗌里①。

①杨上善曰：侠脐痛，脾经热病也。胸胁满，肾经热病也。可以锋针取此二穴也。●马莳曰：（嗌，音益。）此言热病在肾脾者，有诸证，有治法也。热病挟脐急痛，其胸胁皆满，乃脾肾二经之邪也。当取肾经之涌泉、脾经之阴陵泉以泻之。其所用者，乃第四针曰锋针者耳，又须针其嗌咽之里可也。●张介宾曰：挟脐急痛，足少阴肾经所行也。胸胁满，足太阴脾经所行也。故在少阴则取涌泉，在太阴则取阴陵泉，用第四针曰锋针者刺之。针嗌里者，以少阴太阴之脉俱上络咽嗌，即下文所谓廉泉也。●张志聪曰：此外淫之热与心热并交也。《内经》云：环脐而痛者，病名伏梁，此风根也。热病挟脐急痛者，外淫之风邪，客于心下而为伏梁也。胸胁满者，内因之心热逆于内也。取足少阴之涌泉，索水气以济心火，取足太阴之阴陵泉，补中土以散心腹之伏梁。嗌里，舌下也，取第四针针嗌里，以泻外内心下之热邪。●黄元御曰：足少阴、太阴之脉，自足走胸，挟脐上行，故挟脐急痛，胸胁满，取足少阴之涌泉，与足太阴之阴陵泉。足少阴、太阴之脉，皆上络咽喉，故针嗌里，嗌里者，任脉之廉泉也。●丹波元简曰：张云：挟脐急痛，足少阴肾经取行也。胸胁满，足太阴脾经取行也。故在少阴则取涌泉，在太阴则取阴陵泉，用第四针曰锋针者刺之。针嗌里者，以少阴太阴之脉，俱上络咽嗌，即下文所谓廉泉也。●章楠曰：此邪热在脾肾两经，故取脾肾两经之穴以治之。

23.18 热病而汗且出，及脉顺可汗者，取之鱼际、太渊、大都、太白。写之则热去，补之则汗出，汗出大甚，取内踝上横脉以止之①。

①杨上善曰：热病汗出及脉顺不逆可令汗者，取鱼际在手大指本节后内侧，太泉在掌后陷者中，大都在足大指本节后陷中，太白在足内侧核骨下陷中，此之四穴并是手足太阴疗热之穴，故皆泻去其热，还于此穴补取。其汗出太甚，取踝上横脉，量是足太阴于踝上见者，可取之以止其汗也。●马莳曰：此言热病之汗，可出则出之，可止则止之也。热病而汗且出，但未甚出也，其脉亦顺，非不可治之脉也。故法有可汗者，当取手太阴肺经之鱼际、太渊，脾经之大都、太白，泻此四穴则热自去，补此四穴则汗自出。若汗出太甚，则又取内踝上横脉曰三阴交者以泻之，则汗自止矣。●张介宾曰：热病阳气外达、脉躁盛者，汗且出也。阳证得阳脉者，脉之顺也。皆为可汗，当取手太阴之鱼际、太渊，足太阴之大都、太白，泻之则热可去，补之则汗可出也。若汗出太甚，则当取内踝上横脉，即脾经之三阴交也，泻之则汗自止矣。上三节所言胃胳、涌泉、阴陵泉、鱼际、太渊、大都、内踝上横脉，凡十四穴，皆不在下文五十九穴之数内者，故特表见于此也。按：《寒热病》篇曰：病始手臂者，先取手阳明、太阴而汗出；病始头首者，先取项太阳而汗出；病始足胫者，先取足阳明而汗出。臂太阴可汗出，足阳明可汗出。故取阴而汗出甚者，止之于阳；取阳而汗出甚者，止之于阴。其义尤精，虽彼为刺痛之法，然与此节有相须之用，所当参阅。详本类后五十四。●张志聪曰：此外因之热与肺热相交，可俱从汗解也。热病而汗且出及脉顺者，外内之热皆在于肤表也。故取手太阴之鱼际、太渊，补足太阴之大都、隐白，盖泻肺经则热去，补脾土则津液生而汗出矣。内踝上横脉，即足太阴之三阴交，盖汗随气而宣发于外，取气下行则汗止矣。夫外内之热入深者，死不可治，外出者易散而愈。《金匮玉函》曰：非谓一病，百病皆然，在外者可治，入里者死。然因于内者，从内而外，因于外者，从外而内，是以上工治皮毛，其次治肌肉，其次治经脉，其次治六

腑，其次治五脏。治五脏者，半死半生。●《集注》眉批：外热在表故汗出，内热在外故脉顺。●黄元御曰：鱼际、太渊，手太阴穴。大都、太白，足太阴穴。泻之则热去，泻其阳也。补之则汗出，补其阴也。内踝上横脉，足太阴之三阴交也。●丹波元简曰：张云：热病阳气外达，脉躁盛者，汗且出也。阳证得阳脉者，脉之顺也。皆为可汗，当取手太阴之鱼际、太渊，足太阴之大都、太白，泻之则热可去，补之则汗可出也。若汗出太甚，则当取内踝上横脉，即脾经之三阴交也，泻之则汗自止矣。上三节所言胃胳、涌泉、阴陵泉、鱼际、太渊、大都、内踝、上横脉，凡十四穴，皆不在下文五十九穴之数内者，故特表见于此也。●章楠曰：此从肺脾两经而治之也。

23.19　热病已得汗而脉尚躁盛，此阴脉之极也，死；其得汗而脉静者，生①。热病者，脉尚盛躁而不得汗者，此阳脉之极也，死；脉盛躁得汗静者，生②。

①马莳曰：此言热病汗后脉躁者死，反是则生也。热病已得汗，脉宜静，今反躁盛者，此乃阴经之脉衰弱已极，故有阳脉而无阴脉也，其人主于死。若得汗之后，而脉遂能静，则有阴以配阳，必能以有生矣。此节所重者，脉之顺也。●吴瑭曰：热病已得汗，而脉尚躁盛，此阴虚之极，故曰死。然虽不可刺，犹可以药沃之得法，亦有生者，法详于后。又曰：阳脉之极，虽云死征，较前阴阳俱静有差，此证犹可大剂急急救阴，亦有活者。盖已得汗而阳脉躁甚，邪强正弱，正尚能与邪争，若留得一分正气，便有一分生理，只在留之得法耳。至阴阳俱静，邪气深入下焦阴分，正无捍邪之意，直听邪之所为，不死何待？●丹波元简曰：张云：热病已得汗，则邪当退、脉当静矣。如汗后脉尚躁盛者，孤阳不敛也，此以阴脉之虚极，有阳无阴耳，乃为逆证。若汗后即脉静者，邪去正复也，乃为顺证，得逆者死，得顺者生。●章楠曰：此言热邪盛而阴精涸极也。以人迎为阳脉，寸口为阴脉，寸口躁盛，故谓阴脉之极而死。即上所云邪胜而精却也。脉静则精存，故生。

②杨上善曰：热病得汗热去，即须脉静，而躁盛者是阴极，无阴故死。得汗脉静者热去，故脉静而生也。热病不得汗、脉常盛躁者，是阳极盛脉，故死。得汗脉静者，生也。马莳曰：此言热病脉盛而不得汗者死，反是则生也。热病脉躁盛，宜得汗，今反不得汗者，此乃阳经之脉衰弱已极，故表虚而不能发汗也，其人主于死。若脉躁盛而汗出脉静者，必能以有生矣。此节所重者，证之顺也。●张介宾曰：热病已得汗，则邪当退、脉当静矣。若汗后脉躁盛者，孤阳不敛也，此以阴脉之虚极，有阳无阴耳，乃为逆证。若汗后即脉静者，邪去正复也，乃为顺证。得逆者死，得顺者生。热病脉尚躁盛者，必当邪解汗出也。若脉虽盛而汗不得出，以阳脉之亢极，而阴虚不能外达也，故死。若得汗而静，则为顺证，故生。按：此二节，一曰阴极，一曰阳极，义若有二。然脉之躁盛者，皆阳胜之候也。汗者液之所化，其发在阳，其原在阴也。若既得汗而脉犹躁盛者，以阳无所归，由阴虚也；脉躁盛而汗不得出者，以阴竭于中，亦阴虚也。故脉之盛与不盛，当责之阳；汗之出与不出，当责之阴。观《本神》篇曰：阴虚则无气，无气则死矣。其所重者，正此阴字。阴为生气之本，无根则气脱，故必死也。●张志聪曰：此总结上文，而言外内之热，皆宜从汗而外解也。夫外为阳，内为阴，热病已得汗而脉尚躁盛者，此内因之热，外虽汗出而里热不解，此内热之极也，死。其得汗而脉静者，热已清而脉平和，故生。热病者，脉尚躁，病外因之热而及于经也。不得汗者，不得从乎外解，此外热之极也，故死。

脉盛躁，得汗而脉静者，外淫之邪从表汗而散，故生。●黄元御曰：阴脉之极，阴气绝也。阳脉之极，阳气亢也。●吴瑭曰：脉躁盛不得汗，此阳盛之极也。阳盛而至于极，阴无容留之地，故亦曰死。然用药开之得法，犹可生，法详于后。●丹波元简曰：《甲乙》、《外台》引《九卷》"尚"作"常"，"静"上有"而脉"二字。张云：热病脉尚躁盛者，必当邪解汗出也。若脉虽盛而汗不得出，以阳脉之亢极，而阴虚不能外达也，故死。若得汗而静，则为顺证，故生。按：此二节，一曰阴极，一曰阳极，义若有二。然脉之躁盛者，皆阳胜之候也。汗者液之所化，其发在阳，其原在阴也。若既得汗而脉犹躁盛者，以阳无所归，由阴虚也；脉躁盛而汗不得出者，以阴竭于中，亦阴虚也。故脉之盛与不盛，当责其阳；汗之出与不出，当责之阴。观《本神》篇曰：阴虚则无气，无气则死矣。其所重者，正此阴字。阴为生气之本，无根则气脱，故必死也。简案：张注虽如此，然以理推之，前节阴脉之极胃亡阳，阴寒之极，反见躁盛之脉；本节阳脉之极谓亡阴，阳热之极，尚见盛躁之脉，盖二证有冰炭之别矣。●章楠曰：此言津液涸而不能作汗，阳邪亢极，故谓阳脉之极而死，以人迎脉更盛躁也。如得汗后，脉静则生，义与上同。●王士雄曰：吴鞠通曰：汗后脉躁，阴虚之极，故曰死。然虽不可刺，能以甘凉药沃之得法，亦有得生者。脉躁无汗，阳盛之极，阳盛而至于极，阴无容留之地，故亦曰死。虽然较前阴阳俱静有差。此证犹可大剂急急救阴，亦有活者。即已得汗而阳脉躁盛，邪强正弱，正尚能与邪争，若留得一分津液，便有一分生理，贵在留之得法耳！至阴阳俱静，邪气深入下焦阴分，正无捍邪之意，直听邪之所为，不死何待？●柳宝诒曰：已得汗而脉尚躁，是热甚而郁于阴也。脉尚躁而不得汗，是热甚而郁于阳也。邪郁不解，阴阳之气不能主持，故死。

23.20 热病不可刺者有九①：一曰：汗不出，大颧②发赤③哕者死④；二曰⑤：泄而腹满甚者死⑥；三曰⑦：目不明⑧，热不已者死⑨；四曰⑩：老人婴儿热而腹满者死⑪；五曰⑫：汗不出呕下血者死⑬；六曰⑭：舌本烂，热不已者死⑮；七曰⑯：欬而衄，汗不出，出不至足者死⑰；八曰⑱：髓热者死⑲；九曰：热而痉者死。腰折⑳，瘛疭，齿噤齘也㉑。凡此九者，不可刺也㉒。

①丹波元简曰：《甲乙》及《外台》引《九卷》作"热病死候有九"，《外台》注：《太素》云：不可刺者九。

②杨上善曰：颧，鼻左右高处也。

③王士雄曰：杨按：阴虚劳损，两颧必赤，可与此比类而观。

④张介宾曰：不可刺者，以其有死征也。汗不得出，阴无力也。大颧发赤，谓之戴阳，面戴阳者，阴不足也。哕者，邪犯阳明，胃虚甚也。本原亏极，难乎免矣。哕，于决切，又音晦。●丹波元简曰：《甲乙》注：《太素》云：汗不出，大颧发赤者，必不反而死。《外台》引《九卷》作"汗不出，大颧发者死"，注：《太素》云：汗不出大颧发赤，哕者死。张云：汗不得出，阴无力也。大颧发赤，谓之戴阳，面戴阳者，阴不足也。哕者，邪犯阳明，胃虚甚也。本原亏极，难乎免矣。●王士雄曰：雄按：汗不出，大颧赤，似属阳盛。哕者，呃忒也，肺胃之气不降。杨按：此是实证，必颜赤，不仅两颧赤。则呃呃而上逆也。治以轻清肃化之剂，病似可瘳，何以经文即断为不可刺之死候？殆谓热邪方炽，而肾阳欲匮，阳已无根，病深声哕之证欤！杨按：大颧属肾。发赤是伏藏之阳上脱

也，加以哕，则证与色合，顷刻而脱，故不治。则其哕必自下焦而升，病由冬不藏精所致。更察其脉，亦必与上焦阳盛之病有别也。

⑤丹波元简曰：《外台》注："甚"一作"黄"。张云：以邪伤太阴，脾气败也，故死。

⑥张介宾曰：泄则不当胀满，况其满甚，以邪伤太阴，脾气败也，故死。●王士雄曰：雄按：腹满者当泄之，既泄而满甚，是邪尚踞而阴下脱，犹之乎热不为汗衰也，故死。又陈远公云：喘满直视，谵语下利，一齐同见者不治；若有一证未见者，或可望生。宜用：人参、麦冬、白芍各一两，石膏五钱、竹茹三钱，名挽脱汤，欲脱未脱时亟服之，庶几可挽。

⑦丹波元简曰：张云：五脏六腑之精气，皆上注于目而为之精，目不明者，脏腑之精气竭也。热不已者，表里之阴气竭也，故死。

⑧杨上善曰：目是五脏之精，五脏之气和，则目精必明也。

⑨张介宾曰：五脏六腑之精气，皆上注于目而为之精，目不明者，脏腑之精气竭也。热不已者，表里之阴气竭也。故死。●王士雄曰：吴鞠通曰：目不明，精散而气脱也。经曰：精散视歧。又曰：气脱者目不明。热犹未已，仍烁其精而伤其气，不死得乎！汪按：此目不明，乃《难经》所谓脱阴者目盲也。阴竭而热犹不已，安得不死？

⑩丹波元简曰：张云：邪伤脾脏也。老人婴儿，尤以脾气为本，故犯之者死。志云：夫老人者，外内之血气已衰。婴儿者，表里之阴阳未足。腹满者，热逆于中，不得从外内散也。

⑪张介宾曰：热而腹满，邪伤脾脏也。老人婴儿，尤以脾气为本，故犯之者死。●王士雄曰：雄按：腹满者宜泄之，老人婴儿，不任大泄，既不任泄，热无出路，老弱阴液不充之体，涸可立待，故曰死。

⑫丹波元简曰：张云：汗不出者，阴之亏也。再或呕而下血，阴伤尤甚。

⑬张介宾曰：汗不出者，阴之亏也。再或呕而下血，阴伤尤甚，故死。●王士雄曰：雄按：汗不出，热内逼，上干清道以为呕，迫铄于营而下血，阴液两夺，是为死征。

⑭丹波元简曰：张云：心、肝、脾、肾之脉，皆系于舌本，舌本烂，加之热不已者，三阴俱损也，故不免于死。

⑮张介宾曰：心肝脾肾之脉皆系于舌本，舌本烂，加之热不已者，三阴俱损也，故不免于死。●王士雄曰：吴鞠通曰：阳邪深入，则一阴一阳之火结于血分，肾水不得上济，故舌本烂。热退犹可生，热仍不止，故曰死也。汪按：此舌烂乃由肾中虚阳，故断为死候，与肺胃热炽、大热、口舌糜腐者大异。

⑯丹波元简曰：张云：邪在肺经，动阴血也。汗不出或出，不至足，尤为真阴溃竭，故死。

⑰张介宾曰：咳而且衄，邪在肺经，动阴血也。汗不出或出不至足，尤为真阴溃竭，故死。●王士雄曰：吴鞠通曰：咳而衄，邪闭肺络，上行清道，汗出邪泄可生，不然则化源绝矣。雄按：汗出不至足者，肺气不能下及，亦是化源欲绝之征也。

⑱丹波元简曰：张云：髓者至阴之精，骨之充也。邪入最深，乃为髓热，肾气败竭，故死。简案：热在髓，见前。

⑲张介宾曰：髓者，至阴之精，骨之充也。邪入最深，乃为髓热，肾气败竭，故死。

⑳杨上善曰：折，腰强反折也。

㉑杨上善曰：此九死征，故不可刺也。●张介宾曰：痓，风强病也。凡脊背反张曰腰折，肢体抽掣曰瘛疭，牙关不开曰噤，切齿曰龂，即皆痓之谓也。此以热极生风，大伤阴血而然。既热且痓，乃为死证。痓音敬。瘛，翅、寄、系三音。疭音纵。噤，求禁切。龂音械。●丹波元简曰：《甲乙》"腰"下有"反"字，《外台》同。张云：痓，风强病也。凡脊背反张曰腰折，肢体抽掣曰瘛疭，牙关不开曰噤，切齿曰龂，即皆痓之谓也。此以热极生风，大伤阴血而然，既然且痓，乃为死证。痓，音敬。瘛，翅、寄、系三音。疭，音纵。●王士雄曰：吴鞠通曰：髓热者，邪入至深，至于肾部也。热而痓，邪入至深，至于肝部也。雄按：此节历叙热病之死征，以禁人之刺，为刺则必死。然刺固不可，亦有可药而愈者，盖刺法能泄能通，开热邪之闭结最速。至于益阴以存津。杨按：二语乃治温要领。实刺法之所短，而汤药之所长。汪按：统观死候九条，大抵由于阴竭者为多，吴氏语破的。

㉒杨上善曰：此九死征，故不可刺也。●马莳曰：此言热病不可刺者九，以其必至于死也。其一曰：热病汗不得出，大颧骨之上发而为赤，胃邪盛也；谷气与胃邪相争，发而为哕，胃气虚也，此其所以死也。其二曰：热病下则为泄，而腹尤甚满，不以泄减，脾气衰也，此其所以死也。其三曰：目以热而不明，热又甚而不已，肝气衰也，此其所以死也。其四曰：凡老人婴儿，热病而腹满者，脾邪盛也，此其所以死也。其五曰：热病而汗既不出，心气衰也；血或呕或下，则邪尤盛也，此其所以死也。其六曰：舌本已烂，热犹不已，心邪盛也，此其所以死也。其七曰：热病咳而且衄，肺邪盛也；其热已极，汗犹不出，心气衰也；纵汗出，而不至足，此即上节阳脉之衰，此其所以至于死也。其八曰：热病而髓甚热，热则髓枯，肾气衰也，此其所以至于死也。其九曰：热病发而为痓，盖热极生风而为强病也，此其所以至于死也。凡此九者，其腰必折，其病发为瘛疭，其齿必噤且龂，皆死征已见，刺之无益。●张介宾曰：刺之无益，必反招嫌，故皆不可刺也。●张志聪曰：一曰，汗不出者，外淫之热，不得从汗解也。《刺热论》曰：肝热病者左颊先赤，心热病者颜先赤，脾热病者鼻先赤，肺热病者右颊先赤，肾热病颐先赤，大颧赤者满颧面皆赤，此五脏之热甚也。哕呃逆也。哕者，外内之热，交争于中，而致胃气绝也。二曰，泄而腹满甚者，正气阴液下泄，而外热之邪填于内也。三曰，目不明，热不已者，内热甚而外内不清也。四曰，老人婴儿热而腹满者死。夫老人者，外内之血气已衰。婴儿者，表里之阴阳未足。腹满者，热逆于中，不得从外内散也。五曰，汗不出，呕下血者，外热不解，而入于阴之经也。六曰，舌本烂，热不已者，内热盛而逆于上之脉也。七曰，咳而衄，汗不出者、咳者内热上逆于肺也。衄者，表热外迫于经也。夫肺主皮毛而朝百脉，外内之热，咸从肺气以汗解，汗不出者，气绝于上也，出不至足者，气绝于下也。八曰，髓热者，热在髓，死不可治也。九曰，热而痓者，太阳之气终也。太阳气终则肾气亦绝，是以腰折瘛疭，齿噤龂也。太阳少阴，阴阳生气之根原也。夫刺者，所以致气而却邪也，凡此九者，邪热甚而正气已绝，刺之无益。●《集注》眉批：内热甚则目不明。又：心主脉，故舌本烂。●黄元御曰：腰折、瘛疭、齿噤龂，痓之证也（牙闭曰噤，切齿曰龂）。●吴璹曰：汗不出而颧赤，邪盛不得解也；哕，脾阴病也。阴阳齐病，治阳碍阴，治阴碍阳，故曰死也。泄而腹满甚，脾阴病重也，亦系阴阳皆病。目不明，精散而气脱也。经曰：精散视歧，又曰气脱者目不明。热犹未已，仍铄其精而伤其气，不死得乎！

老人婴儿，一则孤阳已衰，一则稚阳未足，既得温热之阳病，又加腹满之阴病，不必至于满甚，而已有死道焉。汗不出为邪阳盛，呕为正阳衰；下血者，热邪深入不得外出，必逼迫阴络之血下注，亦为阴阳两伤也。舌本烂，肾脉胆脉心脉皆循喉咙系舌本，阳邪深入，则一阴一阳之火结于血分，肾水不得上济，热退犹可生，热仍不止，故曰死也。咳而衄，邪闭肺络，上行清道，汗出邪泄可生，不然则化源绝矣。髓热者，邪入至深至于肾部也。热而痉，邪入至深至于肝部也。以上九条，虽皆不可刺，后文亦间立治法，亦有可生者。太阳之脉色荣颧骨为热病者，按手太阳之脉，由目内眦斜络于颧，而与足太阳交，是颧者两太阳交处也，太阳属水，水受火沸，故色荣赤为热病也；与厥阴脉争见，厥阴，木也，水受火之反克，金不来生木反生火，水无容足之地，故死速也。少阳之脉色荣颊前为热病者，按手少阳之脉，出耳前，过客主人前（足少阳穴），交颊至目锐眦而交足少阳，是颊前两少阳交处也，少阳属相火，火色现于二经交会之处，故为热病也；与少阴脉争见，少阴属君火，二火相炽，水难为受，故亦不出三日而死也。●丹波元简曰：张云：刺之无益，必反招嫌。介按：吴鞠通曰：此节历叙热病之死征，以禁人之刺，为刺则必死也。然刺固不可，亦有可药而愈者，盖刺法能泄能通，开热邪之闭结最速，至于益阴以存津，实刺法之所短，而汤药之所长也。●章楠曰：颧为骨本，肾主骨，邪热盛，肾水枯，故颧赤；邪气上冲脾胃则哕，古名呃逆为哕，今时或以空呕为哕，而呃逆更为败证也；泄泻则邪热应去，而腹满反甚者，脾败而邪仍在也；目不明者，热伤五脏精气，而热不已则精竭也；老人气血衰，婴儿气血弱，腹满而热，则邪结土败也；汗不出，表气不通，邪热内伤脾胃，呕且下血，本元脱矣；舌本烂者，邪热遍灼三阴，脏真败矣；咳而衄，邪热伤肺，汗不出及出不至足，营卫经络不通，邪无出路也；髓热者，上条之证也；热而痉，腰折、瘛疭、齿噤龂者，热极生风，筋脉拘急，角弓反张，肝肾阴涸也。凡此九证，皆死不可刺，则药亦不可治也。●柳宝诒曰：颧赤而哕，肾阴已竭而虚阳上脱之证，故死。已泄而腹尚满，是阴下脱而邪不减，与热不为汗衰者相似，故死。目不明，阴脱也；阴脱而仍热，故死。热满当泄，老人幼儿不任攻伐，则热无出路，故死。热蕴无汗，上逆则呕，下迫则血溢，上下交征，阴液易涸，故为死候。舌本烂，乃肾火上结，与胃热炽而口糜者不同。若既烂而热仍不已，亦为死候。汗不至足，是肺气不下行而化源将绝也。咳衄乃邪闭于上，无汗则邪不外泄，又兼化源将绝之征，故曰死。髓热如骨蒸之状，邪热深入于肾也。热而痉，致见腰折等证，是邪热深入于肝也。肾肝为热邪所烁，故死。吴鞠通曰：此节历叙热病之死征，以禁人之刺，大抵由于阴竭者为多。然刺固不可，亦有可药而愈者，盖刺法能泄能通，开热邪之闭结最速；至于益阴以存津，则刺法之所短，汤药之所长也。

23.21　所谓五十九刺者，两手外内侧各三①，凡十二痏②。五指间各一，凡八痏，足亦如是③。头入发一寸旁三分各三，凡六痏④。更入发三寸边五，凡十痏⑤。耳前后口下者各一，项中一，凡六痏⑥。巅上一⑦，囟会一⑧，发际一⑨，廉泉一⑩，风池二，天柱二⑪。

①丹波元简曰：张云：两手外内侧，即太阳之少泽，少阳之关冲，阳明之商阳也。三阴俱在内侧，即太阴之少商，厥阴之中冲，少阴之少冲也。左右共十二穴。痏，刺疮也。有刺必有瘢，故即以痏为数。

②张介宾曰：此下详明五十九刺之穴也。两手外内侧，即太阳之少泽，少阳之关冲，阳明之商阳也。三阴俱在内侧，即太阴之少商，厥阴之中冲，少阴之少冲也。左右共十二穴。痏，刺疮也。有刺必有瘢，故即以痏为数。痏，委、伟二音。

③张介宾曰：五指间者，总言手五指也。各一者，本节之后各一穴也。观上文第十五节云：取之于其腧及下诸指间。正谓此也。盖诸经腧穴，皆在指之本节后，如手经则太阳之后溪，少阳之中渚，阳明之三间；独少阴之在本节后者，则少府之荥也。手之六经，惟太阴、厥阴则本节后俱无穴，故左右四经凡八痏也。其在足经之腧，则太阳曰束骨，少阳曰临泣，阳明曰陷谷，太阴曰太白，皆在本节之后。其少阴之脉不行于指，厥阴之脉则本节后亦无穴。左右四经止共八穴，故曰足亦如是。●丹波元简曰：张云：五指间者，总言手五指也。各一者本节之后，各一穴也。观上文第十五节云：取之于其腧及下诸指间。正谓此也，盖诸经腧穴，皆在指之本节后，如手经则太阳之后溪、少阳之中渚、阳明之三间；独少阴之在本节后者，则少府之荥也。手之六经，惟太阴厥阴则本节后俱无穴，故左右四经，凡八痏也。其在足经之腧，则太阳曰束骨、少阳曰临泣、阳明曰陷谷、太阴曰太白，皆在本节之后，其少阴之脉，不行于指，厥阴之脉，则本节后亦无穴。左右四经，止共八穴，故曰足亦如是。

④张介宾曰：头入发一寸，即督脉上星之次。其旁穴分而为三，则足太阳之五处、承光、通天也。左右各三，故凡六痏。●丹波元简曰：《甲乙》"发"下有"际"字，注：《灵枢》无"分"字。马云：此"分"字作去声，犹言三处也。若平声则三分旁无穴。张云：头入发一寸，即督脉上星之次，其旁穴分而为三，则足太阳之五处、承光、通天也，左右各三，故凡六痏。

⑤张介宾曰：更入发者，自上星之次向后也。三寸边五者，去中行三寸许，两边各五也。即足少阳之临泣、目窗、正营、承灵、脑空，左右二行凡十痏。●丹波元简曰：张云：更入发者，自上星之次向后也。三寸边五者，去中行三寸许，两边各五也。即足少阳之临泣、目窗、正营、承灵、脑空，左右二行，凡十痏。

⑥张介宾曰：耳前者，听会也，耳后者，完骨也，俱足少阳经穴，各二。口下者，任脉之承浆也，一穴。项中者，督脉之痖门也，一穴。共凡六痏。●丹波元简曰：《甲乙》"口"下注：《灵枢》作"以下"。张云：耳前者，听会也，耳后者，完骨也，俱足少阳经穴各二。口下者，任脉之承浆也，一穴。项中者，督脉之痖门也，一穴。共凡六痏。

⑦张介宾曰：百会也，督脉穴。●丹波元简曰：张云：百会也，督脉穴。

⑧张介宾曰：督脉穴。

⑨张介宾曰：前发际，神庭也，后发际，风府也，俱督脉穴，凡二痏。●丹波元简曰：张云：前发际，神庭也，后发际，风府也，俱督脉穴，凡二痏。按：本篇所载者，热病五十九俞也。《水热穴论》所载者，亦热病五十九俞也。考二篇之异同，则惟百会、囟会、五处、承光、通天、临泣、目窗、正营、承灵、脑空等十八穴相合，其余皆异。然观本篇所言者，多在四肢，盖以泻热之本也。《水热穴论》所言者，多随邪之所在，盖以泻热之标也。义自不同，各有取用，且本经《灵枢》在前，《素问》在后，后者所以补前之略耳，故皆谓之热病五十九俞，非谬异也。今总计二篇之数，再加以上文所言，胃脘、涌泉等穴，原不在五十九数之内者，凡十四穴，仍除去重复十八穴，则总得一百一十四穴，皆热俞也，均不可废。凡刺热者，当总求二篇之义，各随其宜而取用之，庶乎尽刺热之善

矣。简案：《甲乙》载本经及《水热穴论》五十九俞云：按二经虽不同，皆泻热之要穴也。乃与张之意符矣。马云：彼之五十九穴，所以刺水病，而此则刺热病，病有不同，故穴因以异。成无己注《伤寒论》，乃两入之，盖不考诸穴所在耳。考《水热穴论》，水俞五十七穴，热俞五十九穴，极为分明。不知马何因而有此说，成氏非失考也。

⑩张介宾曰：任脉穴。

⑪杨上善曰：痏，干轨反，伤也。《素问》热输五十九穴，其经皆指称其穴。此《九卷》五十九刺，但言手足内外之侧，及手足十指之间，入头发际一寸，左右合有十六处，更入三寸，左右合有十处，耳前后口下项中有一，巅上有一，合有七处，更不细指处所，量谓刺之以去其热，不定皆依穴也。又数刺处，乃有六十三处，五十九者，以举大数为言耳。●马莳曰：此明上文之五十九穴也。鱼际在大指内侧，商阳在次指内侧，中冲在中指内廉，关冲在四指外廉，少冲在小指内廉，少泽在小指外侧。或外内廉，或侧，各三，则手有六经，计六井穴，左右手共十二痏也。曰痏者，盖刺疮曰痏，故即痏为数也。五指间各一，则每指第三节尽处缝间，计有四处，左右共八痏也。其足所刺八处，亦如是也。头入发一寸旁三分，（此"分"字，作去声，犹言三处也。若平声，则三分旁无穴。）盖督脉之上星在头，直入发一寸；今足太阳膀胱经之五处穴，在上星旁一寸半；其曰承光，（五处后一寸半。）曰通天，（承光后一寸半。）则又在五处之上也。两旁各三，计有六穴，故刺之者，凡六痏也。更入发三寸边五，谓临泣、目窗、正营、承灵、脑空，此皆足少阳胆经之穴，去督脉中行各三寸，左右共十穴，故刺之者，凡十痏也。耳前听会穴，左右共二；耳后完骨穴，左右共二，俱系足少阳胆经；口下承浆穴，系任脉经；项中风府穴，系督脉经。凡所以刺之者，六痏也。巅上一，谓百会穴。（前顶后一寸半。）囟会一，（上星后一寸。）发际一，前发际谓神庭，（入发际五分。）后发际谓风府，系督脉经穴，项后入发际一寸。廉泉一，系任脉经穴。（颔下，结喉上四寸，仰而取之。）风池二，系足少阳胆经穴。（耳后，颞颥后，脑空下，发际陷中。）天柱二，系足太阳膀胱经穴。（挟项后发际大筋外陷中。）由前计之，共有五十九穴也。（按此与《素问·水热穴论》中五十九穴不同，要知彼之五十九穴所以刺水病，而此则刺热病，病有不同，故穴因以异。成无己注《伤寒论》乃两入之，盖不考诸穴所在耳。既曰治伤寒，则当从《灵枢》，而不宜以治水之穴入矣。）●张介宾曰：风池，足少阳经穴。天柱，足太阳经穴。按：本篇所载者，热病五十九俞也。前篇《水热穴论》所载者，亦热病五十九俞也。考二篇之异同，则惟百会、囟会、五处、承光、通天、临泣、目窗、正营、承灵、脑空等十八穴相合，其余皆异。然观本篇所言者，多在四肢，盖以泻热之本也。《水热穴论》所言者，多随邪之所在，盖以泻热之标也。义自不同，各有取用。且本经《灵枢》在前，《素问》在后，后者所以补前之略耳，故皆谓之热病五十九俞，非谬异也。今总二篇之数，再加以上文所言胃脘、涌泉等穴，原不在五十九数之内者，凡十四穴，仍除去重复十八穴，则总得一百一十四穴，皆热俞也，均不可废。凡刺热者，当总求二篇之义，各随其宜而取用之，庶乎尽刺热之善矣。●张志聪曰：（痏叶贿，针瘢也。）此申明上文之五十九穴也。两手内侧者，肺之少商、心之少冲、心包络之中冲，左右各三，计六痏。外侧者，手阳明之商阳、手太阳之少泽、手少阳之关冲，左右各三，计六痏。两手外内各三，共十二痏。五指间各一，凡八痏。足亦如是者，手足第三节缝间，共十六痏也。头入发一寸旁三分各三者，乃足太阳膀胱经之五处、承光、通天，两旁各三。凡六痏。更入发三寸边五者，乃足少阳胆经之

临泣、目窗、正营、承灵、脑空五穴，左右凡十痏。曰入发旁三分，曰更入发三寸边者，谓太阳经去行中之督脉共三寸而两分也。少阳经去督脉两边各三寸也。耳前后各一者，手少阳三焦经之禾髎在耳前，足少阳胆经之浮白在耳后。口下一者，任脉之承浆，项中一者，督脉之大椎。耳前后左右之四脉，合任督共六痏也。巅上一者，督脉之百会，囟会一者，督脉之上星，发际一者，前发际乃督脉之神庭，后发际乃督脉之风府。廉泉任脉穴，在颔下结喉上四寸。风池足少阳胆经穴，在耳后两旁发际陷中。天柱足太阳膀胱经穴，在项后两旁发际大筋外陷中。凡此五十九穴，各分别表里阴阳，五脏十二经之热病而取之。●黄元御曰：两手外内侧各三，外侧，太阳之少泽，少阳之关冲，阳明之商阳，内侧，太阴之少商，厥阴之中冲，少阴之少冲，左右共十二穴。五指间各一，太阳之后溪，少阳之中渚，阳明之三间，少阴之少府，手太阴、厥阴本节后无穴，四经左右共计八穴。足亦如是，太阳之束骨，少阳之临泣，阳明之陷谷，大阴之太白，足厥阴本节后无穴，少阴入足心，不行于指，四经左右共计八穴。头入发一寸傍三，足太阳之五处、承光、通天也，左右共六穴。更入发三寸傍五，足少阳之临泣、目窗、正营、承灵、脑室也，左右共十穴。耳前后口下各一，耳前，足少阳之听会，耳后，足少阳之完骨，口下，任脉之承浆，项中一，督脉之瘖门，左右前后共六穴。巅上一，督脉之百会也。囟会一，督脉穴。发际二，前发际，督脉之神庭，后发际，督脉之风府，前后共二穴。廉泉一，任脉穴。风池二，足少阳穴。天柱二，足太阳穴。共计五十九穴。（此与《素问·水热穴论》热病五十九腧穴多不同，另是一法）

23.22　气满胸中喘息，取足太阴大指之端，去爪甲如薤叶，寒则留之，热则疾之，气下乃止①。

①杨上善曰：足太阴脉，起足大指端隐白穴也。●马莳曰：此以下七节，另言杂证，与上热病无涉。而此一节，则言气证者之有刺法也。凡气满于胸中，而其息喘促者，（呼吸为息。）则病在上者取之下，当刺足太阴脾经之隐白穴，在足大指之端，去爪甲如韭叶。如寒而有此证，则久留其针以补之，使至于温；如热而有此证，则疾去其针，使至于寒。候其气下不喘乃止针也。●张介宾曰：足大趾之端，隐白穴也。薤音械，似韭而无实。内寒者气至迟，故宜久留其针。内热者气至速，故宜疾去其针。总候其气下不喘，乃可止针也。●张志聪曰：本篇首论外淫之热，次论内因之热，次论外内交争，然皆在气分，而不涉于经，此复论内因之病，入于三阴之经，外因之病，入于三阳之经，故取手足之指井及血络焉。太阴居中土，厥逆从上下散，足太阴脾脉，上膈注心中，气满胸中喘息者，经气逆于上也，故取足太阴大趾之隐白，使逆气下行，则快然如衰矣。●黄元御曰：足太阴大指之端，隐白也。●丹波元简曰："韭"《道藏》本、元本、赵藏本、张本作"薤"。"溜"诸本作"留"，当改。马云：此以下七节，另言杂证，与上热病无涉。而此一节，则言气证者之有刺法也。凡气满于胸中，而其息喘促者（呼吸为息），则病在上者取之下，当刺足太阴脾经之隐白穴，候其气下不喘，乃止针也。张云：内寒者气至迟，故宜久留其针。内热者气至速，故宜疾去其针。志注《本输》篇云，上古如韭叶，今时如大米许。

23.23　心疝暴痛，取足太阴厥阴，尽刺去其血络①。
①杨上善曰：足太阴注心中，足厥阴从肝注肺，故心暴疝，取此二脉，去其血络也。

●马莳曰：此言心疝者之有刺法也。有患心疝而暴时作痛者，当取足太阴脾经、足厥阴肝经，凡有血络者，尽刺去其血可也。●张介宾曰：心疝者，如《脉要精微论》曰：诊得心脉而急，病名心疝，少腹当有形也。取足太阴、厥阴尽刺去其血络者，以二经皆聚于少腹，去其络血，即所以散其邪也。●张志聪曰：疝乃少腹阴囊之疾，心疝者，病在下而及于上，故曰：病心疝者，少腹当有形也。足太阴之脉，从腹而上注心中。足厥阴之脉，络阴器，抵小腹，上贯膈注于肺，此病足太阴厥阴之经，而上为心疝，故取足太阴、厥阴于下，去其血络则心痛止矣。●丹波元简曰：张云：心疝者，如《脉要精微论》曰：诊得心脉而急，病名心疝，少腹当有形也。取足太阴厥阴，尽刺去其血络者，以二经皆聚于少腹，去其络血，即所以散其邪也。

23.24 喉痹舌卷，口中干，烦心，心痛，臂内廉痛，不可及头，取手小指次指爪甲下，去端如韭叶①。

①杨上善曰：手之小指次指之端，手少阳关冲。手心主出属心包，下臑内；手少阳从膻中，上□系耳后，故喉痹舌卷口干烦心心痛及臂内痛皆取之也。●马莳曰：此言喉痹者之有刺法也。《素问·阴阳别论》云：一阴一阳结，谓之喉痹。则喉痹明系手厥阴心包络、手少阳三焦经也。其病舌卷而短，口中作干，心烦且痛，臂之内廉亦痛，不能举之以上及于头，当取手小指之次指，即第四指也。系手少阳三焦经，其穴在次指之端，名关冲，去爪甲如韭叶者是也。（三焦井穴，针一分，留三呼，灸一壮。）●张志聪曰：心包络之脉，起于胸中，出属心包络，上通于心，下络三焦，故是主脉所生病者，烦心心痛，相火上炎，则喉痹舌卷，口中干也。取小指次指之井穴，乃手少阳经之关冲，泻其相火，则诸病自平矣。●黄元御曰：手小指次指，手少阳之关冲也。●丹波元简曰：《甲乙》作"臂表痛"，注：《灵枢》及《太素》作"臂内廉痛"。马云：《阴阳别论》曰：一阴一阳结，谓之喉痹。则喉痹明系手厥阴心包络，手少阳三焦经也。其病舌卷而短，口中作干，心烦且痛，臂之内廉亦痛，不能举之以上及于头，当取手小指之次指，即第四指也。系手少阳三焦经，其穴在次指之端，名关冲，去爪甲如韭叶者是也。

23.25 目中赤痛，从内眦始，取之阴跷①。

①杨上善曰：目内眦，阴跷脉也，故取所主之输也。●马莳曰：此言目中赤痛者之有刺法也。目中赤痛从内眦始者，乃足太阳膀胱经之睛明穴也。膀胱与肾为表里，当取肾经之照海穴以补之，所谓病在上者取之下，而补阴则阳退也。此穴乃阴跷脉气所发，故曰取之阴跷也。（按前《癫狂》篇，以目外眦为锐眦，而眼之上属于外眦，以内近鼻者为内眦，而眼之下属于内眦。此篇以目之赤痛从内眦始者，刺肾经，正以睛明属膀胱者，与肾为表里也。又本经《论疾诊尺》篇有云：脉从上下者太阳病。则眼之上似乎属之膀胱经，推之与眼之下属之内眦者相同矣。殊不知太阳之脉气尽行于头，故其病自上而下者如此，非有彼此不同也。至于下文所谓"从下上者阳明病，从外走内者少阳病"，义亦如此。须知从内走外者，亦太阳病也，特未之明言耳。）●张介宾曰：阴跷之脉属于目内眦，足少阴之照海，即阴跷之所生也，故当刺之。●张志聪曰：此论外淫之邪，入于三阳之经，而证见于上中下也。目中赤痛，从内眦始，病足太阳之经而在上也。太阳之脉，起于目内眦，与阴跷、阳跷会于睛明，故当取之阴跷以清阳热。●《集注》眉批：三阳，太阳。

●黄元御曰：阴跷，足少阴之照海也。●丹波元简曰：张云：阴跷之脉，属于目内眦，足少阴之照海，即阴跷之所生也，故当刺之。

23.26 风痓身反折，先取足太阳及腘中及血络出血，中有寒，取三里①。

①杨上善曰：足太阳行腰脊，故身痓反折，取其脉所生输穴及腘中正经。视血络黑也，可取足阳明三里之输也。●马莳曰：（按《海篇》：痓，音敬。释云：风强病也。另痓，音炽。释云：恶也。二病不同，后世不考，互书者非。）此言风痓者之有刺法也。感风而体强者曰风痓，其身反折而不能伸，此乃足太阳膀胱经证也。当先取足太阳膀胱经之委中穴，其有血络者出之。如有寒而不止于风，则取足阳明胃经之三里以刺之。●张介宾曰：痓，强直也。身反折，反张向后也。此风证之在膀胱经者，故当取足太阳经穴。腘中，委中穴也。血络，浮浅之络也。皆当刺出其血。若中气有寒，仍当取足阳明之三里，温补胃气而风寒可除也。痓，求影切，中原韵音敬。●张志聪曰：此风邪入于太阳之经而证见于中也。夫阳病者不能俯，阴病者不能仰，太阳之经脉循于背，风入于中，则筋脉强急而身反折矣。先取足太阳之委中，出其血络。中有寒者，取足阳明之三里以补之。盖经脉血气，阳明水谷之所生也。●黄元御曰：太阳腘中，委中也。●丹波元简曰：张云：痓，强直也。身反折，反张向后也。此风证之在膀胱经者，故当取足太阳经穴。腘中，委中穴也。血络，浮浅之络也。皆当刺出其血。若中气有寒、仍当取足阳明之三里，温补胃气而风寒可除也。

23.27 癃，取之阴跷及三毛上及血络出血①。

①杨上善曰：癃，痲也。阴乔上循阴股入阴，故取阴乔所主病者。足厥阴脉起大指丛毛之上，入毛中环阴器，故癃取阴乔脉所主之输，并取厥阴脉三毛之上，及此二经之络去血。●马莳曰：此言癃者之有刺法也。膀胱不利为癃，谓小便不通。膀胱与肾为表里，当取肾经之照海穴以刺之，乃阴跷脉气所发也，及肝经之大敦穴，在足大指外侧之三毛上，及二经之有血络者，皆取之出血。李东垣曰：肾主闭藏，肝主疏泄。则取之两经也宜矣。●张介宾曰：小便不通曰癃，当取足少阴之照海穴，乃阴跷之所生也。及三毛上者，足厥阴之大敦也。盖肾与膀胱为表里，肝经行于少腹，故当取此二经以治之。若其有血络者，仍当刺之出血。癃，良中切。跷音乔。●张志聪曰：此病足太阳之经而在下也。三焦下俞出于委阳，并太阳之正，入络膀胱，约下焦，实则闭癃，故亦取之阴跷。盖阴跷与阳跷相交于太阳之睛明，阳入于阴，阴出于阳，阳跷乃足太阳之别，泻其阴跷，则太阳之经邪，从跷脉而出矣。三毛足厥阴之大敦，肝所生病者为闭癃，故及三毛之经，上有血络者，以出其血。夫太阳之气主于肤表，邪之中人，始于皮毛，是以皮毛之邪，而转入于太阳之经也。按前章论外内之邪，在于表阳之气分，是以七日来复，八日再经，如与五脏之气交争，则为外内出入。此复论外内之病，转入于经，外者入阳，内者入阴，各不相干涉矣。●沈亮宸曰：《四时》篇论小腹痛肿，不得小便，邪在三焦约，取之太阳大络，视其络脉与厥阴小络，结而血者。此癃在太阳三焦，亦兼取厥阴之络。盖厥阴之气，生于膀胱水中，母能令子实，实则泻其子也。按本经以针合理数，以人配天地阴阳，乃修身养性治国治民之大本。其于救民之疾苦，分表里阴阳、邪正虚实、阴阳血气、经络脏腑，五行六气生克补泻，各有其法。学者以针刺之理，引而伸之，施于药石，妙用无穷。惜乎皇甫

士安，次为甲乙，而马氏随文顺句，惟曰：此病在某经。而有刺之之法，此病系某证，而有刺之之法，反将至理蒙昧，使天下后世，藐忽圣经久矣。悲夫！●黄元御曰：阴跷，足少阴之照海也。三毛上，足厥阴之大敦也。●丹波元简曰：《甲乙》"癃"作"痉"。马云：膀胱不利为癃，谓小便不通也。膀胱与肾为表里，当取肾经之照海穴以刺之，乃阴跷脉气所发也，及肝经之大敦穴，在足大趾外侧之三毛上，及二经之有血络者，皆取之出血。李东垣曰：肾主闭藏，肝主疏泄，则取之两经也宜矣。张云：肾与膀胱为表里，肝经行于少腹，故当取此二经。

23.28 男子如蛊，女子如怚，身体腰脊如解，不欲饮食，先取涌泉见血，视跗上盛者，尽见血也①。

①杨上善曰：蛊音古。怚音但。女惑男为病，男病名蛊，其状狂妄，失其正理，不识是非，醉于所惑。男惑女为病，女病为怚，其状萎黄羸瘦，醉于所惑。今有男子之病如蛊，女子之病如怚，可并取肾之井，可息相悦之疾也。问曰：喜怒忧思乃生于心，今以针灸疗之，不亦迂乎？答曰：病有生于风寒暑湿，饮食男女，非心病者，可以针石汤药去之。喜怒忧思伤神为病者，先须以理，清神明性，去喜怒忧思，然后以针药裨而助之，但用针药者，不可□□又加身体骨脊解别不欲食者，先取足少阴于足下涌泉之输去血，及循少阴于足跗上络盛之处去血也。●马莳曰：（怚，秦吕切，又子御切，《玉篇》云：骄也。但义不甚通，疑当作"疽"。）此言男女成胀郁证者，当有刺之之法也。男子有胀病，如犯蛊毒相似；女子有郁病，如成疽疾相似。其身体腰脊俱如解分，不相连属，又不欲饮食。此病在上者，当取之下，宜先取肾经涌泉穴以见血，又视足面之为跗上者，其血络盛处，尽取之以见血。盖指足阳明胃经也。●张介宾曰：蛊，如犯蛊毒胀闷也。"怚"当作"胎"。如蛊如胎，无是病而形相似也。身体腰膝如解，倦散不收也。涌泉，足少阴经穴。跗上，足面也，以阳明经为言，凡其盛者，皆当刺出其血也。怚，将预切。●张志聪曰："怚"当作"阻"。通篇论外因内因之病，此复结外内之正气焉。盖外内之病，皆伤人之阴阳血气，而阴阳血气，本于先天之精气，生于后天之谷精，从内而外者也。先天之精，肾脏之所主也。水谷之精，胃腑之所生也。脐下丹田为气海，胞中为血海，男子以气为主，女子以血为主，故曰男子如蛊，女子如怚。形容其血气之留滞于内也。身体腰脊如解，形容血气之病于外也。身体，脾胃之所主也。腰脊，肾之府也。不欲饮食，胃气逆也。此外内之邪，而伤其外内之正气也。故当先取肾脏之涌泉，再取胃腑之跌阳于跗上，尽见其血者，通其经而使血气之外行也。盖言千般病难，不越外内二因，而外内之病，总伤人之阴阳血气。知其生始出入之本原，能使血气和调，阴阳固密，非惟苛疾不生，更可延年不老，圣人之教化大矣。女子如阻者，如月经之阻隔也。男子无月事之留阻，故曰如蛊。用三"如"字，不过形容外内血气之为病，在"男女"二字，亦当轻看，参阅圣经，勿以文辞害义，庶为得之。●莫云从曰：此与《寒热》篇脐下关元三结交之大义相同。●黄元御曰：蛊，惑也。怚，疑也。跗上盛者，足阳明之冲阳也。●丹波元简曰："怚"《甲乙》作"阻"。马云：怚，秦吕切，又子衔功，《玉篇》云：骄也。但义不甚通，疑当作"疽"。男子有胀病，如犯蛊毒相似；女子有郁病，如成疽疾相似。其身体腰脊俱如解分，不相连属，又不欲饮食。此病在上者当取之下，宜先取肾经涌泉穴以见血，又视足而之为跗上者，其血络盛处，尽取之以见血，盖指足阳明胃经也。张云："怚"当作

"胎"，如蛊（与马同）如胎，无是病而形相似也。志云："怛"当作"阻"。女子如阻者，如月经之阻隔也。男子无月事之留阻，故曰如蛊。简案：《玉机真藏论》云：脾传之肾，病名曰疝瘕，少腹冤热而痛出白，一名曰蛊。盖男子如蛊谓如疝瘕而非疝瘕也。"怛"作"阻"为是，阻即妊娠阻病，谓其证如恶阻而非恶怛也。此乃肾胃二经之病，故刺涌泉及跗上以见血耳。●周学海曰：《甲乙》作"阻"。《脉经》"令人嗜甘，如阻妇状，阻，即怀娠之称谓，其经阻不行也"，作"怛"误，考字书无怛字。按：此湿热内壅之病也。此篇前后文意不续，当有错简。

厥病第二十四

●马莳曰：篇内所论，不止厥病，然首节有厥头痛、厥心痛等病，故名篇。然此厥之为义，乃气逆而以此连彼之谓，实与《素问》之《厥论》不同。●张志聪曰：此章论经气五脏厥逆为病，因以名篇。●丹波元简曰：诸本无篇字。马云：篇内所论，不止厥病，然首节有厥头痛、厥心痛等病，故名篇。然此厥之为义，乃气逆而以此连彼之谓，实与《素问》之《厥论》不同。

24.1　厥头痛，面若肿起而烦心，取之足阳明、太阴①。

①杨上善曰：应有问答，传之日久，脱略故也。手足阳明及手足太阳皆在头在面，手太阳络心属小肠，此等四脉失逆头痛，面胕起若肿及心烦，故各取此四脉输穴疗主病者。●马莳曰：此言头痛有厥痛、有真痛，其诸证皆有刺之之法也。厥头痛者，邪气逆于他经，上干于头而痛也。其气不循经隧，而有逆行之意，故亦名之曰厥。真头痛者，邪气专入头脑而痛，非由他经之所干也。有厥头痛者，面肿于外，心烦于内，当取足阳明胃经、足太阴脾经以刺之。●张介宾曰：厥，逆也。邪逆于经，上干头脑而为痛者，曰厥头痛也。下仿此。足阳明之脉上行于面，其悍气上冲头者，循眼系入络脑，足太阴支者注心中，故以头痛而兼面肿烦心者，当取足之阳明、太阴也。●张志聪曰：此章论经气五脏厥逆为病，因以名篇。夫三阴三阳，天之六气也。木火土金水火，地之五行也。在天呈象，在地成形，地之五行，化生五脏，天之六气，配合六经，是以五脏相通，移皆有次，六气旋转，上下循环，若不以次相传，则厥逆而为病矣。再按在天丹黅苍素元之气，经于五方之分，化生地之五行，地之五行，上呈三阴三阳之六气，此天地阴阳五运六气，互相生成者也，而人亦应之。故曰：东方生风，风生木，木生酸，酸生肝；南方生热，热生火，火生苦，苦生心。此五脏之形气，生于地之五行，而本于天之六气，十二经脉外合六气，而本于脏腑之所生，脏腑经气之相合也。《灵》、《素》经中，凡曰太阳少阳阳明太阴少阴厥阴，此论在六气，或有及于六经，若曰肝心脾肺肾，此论有脏腑经脉，而或涉于六气，此阴阳离合之道也。夫阴阳出入，寒暑往来，皆从地而出，自足而上，是以贤人上配天以养头，下象地以养足，中旁人事以养五脏。苟失其养，则气厥而为头痛，脏厥而为心痛矣。阳明之气，上出于面，厥气上逆于头，故为头痛面肿，阳明是动则病心欲动，故起而心烦，此阳明之气，上逆于头，而为厥头痛也，故当取之足阳明。阳明从中见太阴之化，故

兼取之太阴，此厥逆在气而不及于经也。●黄元御曰：气逆曰厥，平人清升浊降，头上清虚，故痛不作，头痛，浊气之上逆也，故名曰厥。取足阳明、太阴者，泻脾湿而降胃逆也。●丹波元简曰：张云：厥，逆也。邪逆于经，上干头脑而为痛者，曰厥头痛也。下仿此。足阳明之脉上行于面，其悍气上冲头者，循眼系入络脑，足太阴支者注心中，故以头痛而兼面肿烦心者，当取足之阳明、太阴也。

24.2 厥头痛，头脉痛，心悲，善泣，视头动脉反盛者，刺尽去血，后调足厥阴①。

①杨上善曰：足厥阴脉属肝络胆，上连目系，上出额，与肾脉会于巅，故气失逆头痛，头脉痛，心悲善泣，视头动。厥阴主悲泣。视头动者，视之时头战动也。脉反盛者，络脉盛，可先刺去取血，后取厥阴输穴疗主病者也。●马莳曰：有厥头痛者，心悲而善泣，当视其头之动脉反盛者刺之，以尽去其血，后调足厥阴肝经以刺之。●张介宾曰：头脉痛者，痛在皮肉血脉之间也。心悲善泣者，气逆在肝也。故当先视头脉之动而盛者，刺去其血以泄其邪，然后取足厥阴肝经而调补之，以肝脉会于巅也。●张志聪曰：此论厥阴之气，厥逆于上，转入于经，而为厥头痛也。夫三阴三阳之气，皆从下而上，有厥在气而不及于经者，有厥在气而转入于经脉者，经气外内相通，可离而可合也。是以首节止论气厥，此以下论气厥而上及于经脉焉。逆在脉，故头脉痛，厥阴为阖，阖折则气绝而喜悲，逆在气，故心悲善泣，视头痛脉反盛者刺之，尽去其血，以泻脉厥，后调足厥阴，以通其气逆焉。●黄元御曰：肺主悲，心悲善泣，肺金侮心火也。后调足厥阴，肝藏血，其脉会于巅也。●丹波元简曰：张云：头脉痛者，痛在皮肉血脉之间也。心悲善泣者，气逆在肝也。故当先视头脉之动而盛者，刺去其血以泄其邪，然后取足厥阴肝经而调补之，以肝脉会于巅也。

24.3 厥头痛，贞贞头重而痛①，写头上五行，行五，先取手少阴，后取足少阴②。

①顾观光曰：《甲乙经》"贞贞"作"员员"。《素问·刺热》篇云：其逆则头痛员员，脉引冲头也。又云：其逆则头痛员员，澹澹然。似此字当依《甲乙经》改，然《音释》已作"贞"。

②杨上善曰：贞，竹耕反。贞贞，头痛甚貌。手少阴心脉起心中，从心系目系；足少阴肾脉贯脊属肾，上贯肝入肺，从肺出络心，故心气失逆，上冲于头，痛贞贞。头是心神所居，故先取心脉输穴，后取肾脉输穴，疗主病者。●马莳曰：（行，音杭。）有厥头痛者，贞贞然而不移，其头甚重而痛，当泻头上之五行，每行有五，共二十五穴。其中行督脉经之上星、囟会、前顶、百会、后顶穴是也；次两旁，即足太阳膀胱经之五处、承光、通天、络却、玉枕穴是也；又次两旁，即足少阳胆经之临泣、目窗、正营、承灵、脑空穴是也。又先取手少阴心经，后取足少阴肾经之穴以刺之。●张介宾曰：贞贞，坚固貌，其痛不移也。头上五行、行五，即前篇《热病》五十九俞之穴，所以散诸阳之热逆也。先取手少阴心经，泻南方以去火也。后取足少阴肾经，补北方以壮水也。●张志聪曰：此少阴之气，厥逆于上，转及于太阳之经脉，而为厥头痛也。贞贞，固而不移也。头上五行，取

足太阳经之五处、承光、通天、络郄、玉枕，少阴太阳，主水火阴阳之气，上下标本相合，是以先泻太阳，次取手少阴，后取足少阴也。●沈亮宸曰：阴阳六气，止合六经，从足而手，故先取手而后取足。●尚御公曰：少阴之上，君火主之，故先取手而后取足。●张开之曰：沈论六气合六经，而有手足之上下；尚论六气有标本之上下。二说俱宜通晓。●黄元御曰：员员，头运之象。头上五行，行五者，热病五十九腧之穴，义详《素问·水热穴论》。先取手少阴，后取足少阴，交济水火，使之清升而浊降也。●丹波元简曰：《甲乙》"贞贞"作"员员"。张云：贞贞，坚固貌，其痛不移也。头上五行、行五，即前篇五十九俞之穴，所以散诸阳之热逆也。先取手少阴心经，泻南方以去火也。后取足少阴肾经，补北方以壮水也。简案：《刺热》篇："头痛员员"，知"贞贞"字讹，《甲乙》为是。志注：员员，周转也。介按：员员头重而痛，即头痛而眩晕也。盖以脑为髓海，其髓由肾系贯脊，通于脊髓，肾精足，则入脊化髓，上循入脑，而为脑髓，兹以肾精不足，未能化髓，上循于脑，而为眩晕，故宜取足少阴即虚则补之之义。

24.4 厥头痛，意善忘，按之不得，取头面左右动脉，后取足太阴①。

①杨上善曰：足太阴脉与足阳明合也，足阳明循头面左右，动在客主人及太迎，皆脾气所至。脾神是意，其脉足太阴，所以太阴气之失逆，意多善忘，所痛在神，按之难得。可取头面左右足阳明动脉，后取足太阴输穴，疗主病者。●马莳曰：有厥头痛者，其意善忘，按其痛处又无定所，当取头面左右之动脉，后取足太阴脾经之穴以刺之。●张介宾曰：脾藏意，意伤则善忘。阳邪在头而无定所，则按之不得。故当先取头面左右动脉以泄其邪，后取足太阴经以补脾气也。●张志聪曰：此太阴之气，厥逆于上，及于头面之脉，而为厥头痛也。经云：气并于上，乱而喜忘，脾藏意，太阴之气厥逆，则脾脏之神志昏迷，故意喜忘也。头主天气，脾主地气，按之不得者，地气上乘于天，入于头之内也。先取头面左右之动脉，以泻其逆气，后取足太阴以调之。●莫云从曰：头面左右之动脉，足阳明之脉也。●黄元御曰：意善忘，君火上逆而失藏也。●丹波元简曰：《甲乙》"意"作"噫"，注：《九墟》作"意"。"太阴"作"太阳"。张云：脾藏意，意伤则善忘。阳邪在头而无定所，则按之不得。故当先取头面左右动脉以泄其邪，后取足太阴经以补脾气也。莫云从云：头面左右之动脉，足阳明之脉也。

24.5 厥头痛，项先痛，腰脊为应，先取天柱，后取足太阳①。

①杨上善曰：足太阳脉起目内眦，上额交巅入络脑，还出下项侠脊抵腰中，入循膂络肾属膀胱，故足太阳气之失逆，头痛，项先痛，腰脊相应，先取足太阳上天柱之穴，后取足太阳下输穴，疗主病者。●马莳曰：有厥头痛者，其项先痛，而腰脊随痛以应之，当取足太阳膀胱经之天柱穴，复取本经之他穴以刺之。●张介宾曰：项先痛，腰脊为应，皆足太阳经也。故当先取天柱，后及本经之下腧。●张志聪曰：此太阳之气，上逆于头，而为厥头痛也。夫阴阳六气，皆循经而上，太阳之脉，从头项而下循于腰脊，太阳之厥头痛，项先痛而腰脊为应，此逆在气而应于经也，故先取项上之天柱以泻其逆，后取足太阳以调之。

24.6 厥头痛，头痛甚，耳前后脉涌有热（一本云有动脉），写出其血，后取足少阳①。

①杨上善曰：足少阳胆脉起目兑眦，上抵角，下耳后，其支从耳后入耳中，出走耳前，故足少阳气之失逆，头痛甚，耳前后脉涌动者，有热也。可刺去热血，后取足少阳疗主病者。●马莳曰：有厥头痛者，头痛已甚，其耳前后之脉涌起而热，当泻其热脉之血，后取足少阳胆经之穴以泻之。●张介宾曰：耳之前后，足少阳经也。其脉涌而热者，当泻出热血，仍取本经之穴。"有热"，一本云"有动脉"。●张志聪曰：此少阳之气，厥入于头项之经脉而为厥头痛也。少阳之上，相火主之，火气上逆，故头痛甚。而耳前后脉涌有热，先泻出其血，而后取其气焉。以上论三阴三阳之气，厥而为头痛，不因于外邪也。●黄元御曰：耳前后脉涌有热，足少阳脉循耳前后下行，相火上逆，故其脉上涌而有热也。头上动脉，两额、两颊、耳前诸动脉也，义见《素问·三部九候论》。●丹波元简曰：《甲乙》"脉涌有热"作"脉骨先热"。张云：耳之前后，足少阳经也。其脉涌而热者，当泻出热血，仍取本经之穴。

24.7 真头痛，头痛甚，脑尽痛，手足寒至节，死不治①。

①杨上善曰：头痛脑痛既甚，气逆，故手足冷至节，极则死也。●马莳曰：有真头痛者，头痛最甚，其脑尽痛，如手足尽冷皆至于节，当为死不治也。●张介宾曰：头痛有二：上文言厥头痛者可治，此言真头痛者不可治。盖头为诸阳之会，四肢为诸阳之本，若头痛甚而遍尽于脑、手足寒至节者，以元阳败竭，阴邪直中髓海，故最为凶兆。●张志聪曰：真头痛者，非六气之厥逆，乃客邪犯脑，故头痛甚脑尽痛。头为诸阳之首，脑为精水之海。手足寒至节，此真气为邪所伤，故死不治。●黄元御曰：真头痛，脑病，节寒，水凌土败，（脾主四肢，脾败，故手足寒至节。）阴邪上填于阳位也。●陈念祖曰：真头痛者，非六气之厥逆，乃客邪犯脑，故头痛甚，而脑尽痛。头为诸阳之会，脑为精水之海，手足寒至节，此真气为邪气所伤，故死不治。●丹波元简曰：张云：头痛有二：上文言厥头痛者可治，此言真头痛者不可治。盖头为诸阳之会，四肢为诸阳之本，若头痛甚而遍尽于脑、手足寒至节者，以元阳败竭，阴邪直中髓海，故最为凶兆。《六十难》云：手三阳之脉受风寒，伏留而不去者，则名厥头痛，入连在脑者，名真头痛。

24.8 头痛不可取于腧者，有所击堕，恶血在于内，若肉伤，痛未已，可则刺，不可远取也①。

①杨上善曰：取输难愈，故曰不可。又有击坠留血，可以近疗，可即刺之，不可取其远输者也。●马莳曰：有头痛不可取腧穴以刺之者，以其有所击堕，恶血在于内，亦能令人头痛，所以不可取于腧穴也。若击堕之处，肉有所伤，而头痛未已，可取针以侧刺其头痛之处，不必远取诸穴以刺之也。●张介宾曰：头痛因于击堕者，多以恶血在脉络之内，故伤痛未已，若可刺者，但当刺去其痛处之血，不可远取荣腧，徒伤正气，盖此非大经之病也。●张志聪曰：此击堕伤头，而为头痛者，不可取之俞也。夫有所击堕，恶血在于内。若肉伤，痛未已，可则在此痛处而刺之，不可远取之俞也。盖言痛在头而取之下者，乃在下之气，厥逆于上，经气上下交通。若有所伤而痛者，非经气之谓也。●《集注》

眉批：前论内因，后论外因，此节论不内外因。●黄元御曰：则刺，则而刺之，破其恶血也。●丹波元简曰：《甲乙》"肉"作"内"，"则"作"即"，"刺"下有"之"字。马云：可取针以侧刺其头痛之处。志云：有所击堕，恶血在于内。若肉伤痛未已，则可在此痛处而刺之，不可远取之俞也。简案："则"马读为侧，然《甲乙》作"即"，则志注为是。

24.9 头痛不可刺者，大痹为恶，日作者，可令少愈，不可已①。

①杨上善曰：头痛有不可刺者，此为大痹在头，恶其日作。作，发也。刺之可令少愈，不可除也，谓寒湿之气入脑以为大痹故也。●马莳曰：（令，平声。）有头痛不可刺者，以其素成大痹而为恶患，亦能令人头痛，若此痛日发者，止可令其略愈，不能使之终已也。●张介宾曰：痹之甚者，谓之大痹。其证则风寒湿三气杂至，合成恶患，令人头痛，不可刺也。若日作者，则犹有间止，故刺之可令少愈，终亦不能全已也。●张志聪曰：此言大痹而为头痛者，亦不可刺其俞也。大痹者，风寒客于筋骨而为恶也。日作者，当取之筋骨，可令少愈，如不止，不可已，而再取之。此言风寒之邪，深入于筋骨，故不可取之俞，而亦不能即愈也。●《集注》眉批：此下论外感。又：三阳筋上循于头，病则转筋而痛。又：在外者皮肤为阳，筋骨为阴。病在阳者名曰风，病在阴者名曰痹。●黄元御曰：不可刺者，不可刺愈，以其大痹为恶，日日发作者，但可令其少愈，不能全已也。●丹波元简曰：《甲乙》"日上"有"风"字。张云：痹之甚者，谓之大痹。其证则风寒湿三气杂至，合成恶患，令人头痛，不可刺也。若日作者，则犹有间止，故刺之可令少愈，终亦不能全已也。简案：此谓大痹为患，每逢风日必作者，今世多头风，如是者可令少愈，而不可令全愈，经文必脱"风"字。

24.10 头半寒痛，先取手少阳、阳明，后取足少阳、阳明①。

①杨上善曰：手足少阳阳明在头面左右箱，故手脉行近头，足脉行远头。所以头之左箱半痛者，可刺左箱手之少阳阳明，然后刺右箱足之少阳阳明。右亦如之也。●马莳曰：（凡各经之穴，宜按《针灸聚英》以取之。）有头之半冷痛者，先取手少阳三焦经、手阳明大肠经，后取足少阳胆经、足阳明胃经以刺之。●张介宾曰：头半寒痛者，偏头冷痛也。手足少阳阳明之脉，皆循耳上行头角，故当先取手经以去其标，后取足经以去其本也。●张志聪曰：此寒邪客于经脉，而为偏头痛也。寒伤荣，故为寒痛，手足三阳之脉，上循于头，左者络左，右者络右，伤于左则左痛，伤于右则右痛，非若厥气上逆而通应于头也。手足少阳阳明之脉，皆分络于头之左右，先取手而后取足者，手经之脉，上于头而交于足经者。不取太阳者，太阳之在中也。按《灵》《素》二经，凡论六气后列经证一条，论六经后列气证一则，此先圣之婆心，欲后学之体认。●沈亮宸曰：千般疢难，不越三因，厥头痛者，内因之气厥也。真头痛者，淫邪犯脑也。大痹者，风寒逆于脉外也。头半痛者，寒邪客于脉中也，此外因之疾也。有所击堕者，不内外因也。以此详之，病由都尽。若人能慎养，内使血气和调，阴阳顺序，外使元真通畅，腠理固密，不令淫邪干忤，更能保身忍性，无有击堕之虞，可永保其天年，而无夭枉之患矣。●汪昂曰：此言刺法。偏头痛属少阳病。以脉行头侧。●丹波元简曰：《甲乙》无"半"字。张云：头半寒痛者，偏头冷痛也。手足少阳阳明之脉，皆循耳上行头角，故当先取手经以取其标，后取足

经以去其本也。

24.11 厥心痛，与背相控，善瘛^①，如从后触其心，伛偻者，肾心痛也，先取京骨、昆仑，发狂不已，取然谷^②。

①汪昂曰：瘈疭。

②杨上善曰：肾脉足少阴贯脊属肾络心，故肾气失逆，令心痛控背。肾在于后，故肾病痛心，如物从后触心而痛，脊背伛偻也。京骨，在足外侧大骨下赤白肉际，肾腑足太阳脉所过；昆仑，在足外踝跟骨上，足太阳脉所行；然骨，在足内踝前起大骨下，足少阴脉所流，故肾心痛皆取之也。●马莳曰：此言心痛者，有厥痛、有真痛，其诸证皆有刺之之法也。厥心痛者，邪气入于五脏，五脏气来干心而痛，如下文肾心痛之类是也。真心痛者，邪气自入于心而痛，非由他经之所干也。有厥心痛者，心与背相控引而痛，且善瘛，如惊风之状，如从后背向前来触其心，而形似伛偻者，正以肾经有邪，而心因以痛，谓之肾心痛也。肾与膀胱为表里，当先取膀胱经之京骨、昆仑二穴。如发针而痛未已，又取肾经之然谷穴以刺之。●张介宾曰：五脏逆气，上干于心而为痛者，谓之厥心痛。下仿此。控，引也。善瘛，拘急如风也。伛偻，背曲不伸也。足少阴之经，由股内后廉贯脊属肾，其直者，从肾上贯肝膈入肺中。凡疼痛如从脊后触其心而伛偻者，以肾邪干心，是为肾心痛也。肾与膀胱为表里，故当先取足太阳之京骨、昆仑。如痛不已，仍当取肾经之然谷。控，苦贡切。伛，雍主切。偻，吕、娄二音。●张志聪曰：此论五脏之经气厥逆，而为厥心痛。脏真通于心，心藏血脉之气也，是以四脏之气厥逆，皆从脉而上乘于心。背为阳，心为阳中之太阳，故与背相控而痛，心与背相应也。心脉急甚为瘈疭。如从后触其心者，肾附于脊，肾气从背而上注于心也。心痛故伛偻而不能仰，此肾脏之气，逆于心下而为痛也。先取膀胱经之京骨、昆仑，从腑阳而泻其阴脏之逆气；如发针不已，再取肾经之然谷。此脏气厥逆从经脉相乘，与六气无涉，故不曰太阳、少阴，而曰昆仑、然谷。●《集注》眉批：期生曰：头应天，故从气而经；脏应地，故从脏而脉。●黄元御曰：控，牵引也。瘛，筋急也。伛偻，身俯不能仰也。京骨、昆仑，足太阳穴。然谷，足少阴穴。●陈念祖曰：此论五脏之经气厥逆，而为厥心痛也。脏真通于心，心存血脉之气也，是以四脏之气厥，皆从脉而上乘于心。背为阳，心为阳中之太阳，故与背相控而痛，心与背相应也。心脉急甚为瘈疭，如从后触其心者，肾附于骨，肾气从背而上注于心上也。心痛，故伛偻者而不能仰，此肾脏之气逆于心下而为痛也。●丹波元简曰：《甲乙》"发针"下有"立已"二字。《六十难》云：五脏气相干，名厥心痛。杨注：诸经络皆属于心，若一经有病，其脉逆行，逆则乘心，乘心则心痛，故曰厥心痛，是五脏气冲逆致痛，非心家自痛也。张云：控，引也。善瘛，拘急如风也。伛偻，背曲不伸也。足少阴之经，由股内后廉，贯脊属肾，其直者从肾上贯肝膈入肺中。凡疼痛如从脊后，触其心而伛偻者，以肾邪干心，是为肾心痛也。肾与膀胱为表里，故当先取足太阳之京骨、昆仑。如痛不已，仍当取肾经之然谷。介按：从涌泉上行，足内踝前，起大骨下陷之中，即然谷穴也。凡取此穴，主治实热之症。然则厥心痛者，系是热厥，而非寒厥可知矣，宜针三分，留三呼，灸三壮，而不宜见血。

24.12 厥心痛，腹胀胸满，心尤痛甚，胃心痛也，取之大都、大白^①。

①杨上善曰：胃脉足阳明属胃络脾。脾脉足太阴流于大都，在足大指本节后陷中；注

于大白，在足内侧核骨下陷中，支者别胃上膈注心中。脾胃主水谷，水谷有余则腹胀胸满尤大也。此腑病取于脏输也。●马莳曰：有厥心痛者，腹胀胸满，心尤痛甚，乃胃经有邪，而心因以痛，谓之胃心痛也。胃与脾为表里，当取脾经之大都、太白以刺之。●张介宾曰：足阳明之经，由缺盆下膈属胃络脾，其支者下循腹里。凡腹胀胸满而为痛者，以胃邪干心，是为胃心痛也。胃与脾为表里，故当取足太阴之大都、太白二穴。●张志聪曰：胃气上逆，故腹胀胸满，胃气上通于心，故心痛尤甚。脾与胃以膜相连，而为胃之转输，故取脾经之大都、太白，以输胃之逆气。●尚御公曰：上节从腑泻脏，此复从脏泻腑，皆雌雄相合，经气交通之妙用。夫五脏之血气，皆从胃腑而生，故经中凡论五脏，多兼论其胃焉。●《集注》眉批：玉师曰：阳明不从标本，从太阴中见之化，故取之脾穴。●黄元御曰：腹胀胸满，胃气逆也。大都、太白，足大阴穴。●陈念祖曰：胃气上逆，故腹胀胸满；胃气上通于心，故心痛尤甚。●丹波元简曰：《甲乙》"腹"上有"暴泄"二字。张云：足阳明之经，由缺盆下膈属胃络脾，其支者下循腹里，凡腹胀胸满而为痛者，以胃邪干心，是为胃心痛也。胃与脾为表里，故当取足太阴之大都、太白二穴。简案：《外台》引《小品》云：厥心痛，腹胀满，不欲食，食则不消，心痛尤甚者胃心痛也（出《甲乙经》第一卷中）。与本节及《甲乙》文，少异。

24.13　厥心痛，痛如以锥针刺其心，心痛甚者，脾心痛也，取之然谷、太溪[①]。

[①]杨上善曰：然谷，足少阴脉所流，在足内踝前起大骨下陷中；太溪，足少阴脉所注，在足外踝骨上动脉陷中，并是足少阴流注。脾气乘心，心痛，可疗脾之输穴。今疗肾足少阴流注之穴者，以脾是土，肾为水，土当克水，水反乘脾，脾乃与心为病，故远疗病输也。●马莳曰：有厥心痛者，其痛如以锥针刺其心，心遂痛甚，乃脾经有邪，而心因以痛，谓之脾心痛也。当取肾经之然谷、太溪二穴以刺之。●张介宾曰：脾之支脉，注于心中。若脾不能运而逆气攻心，其痛必甚，有如锥刺者，是为脾心痛也。但然谷、太溪，皆足少阴之穴，取此治脾，其义何居？盖湿因寒滞，则相挟乘心，须泄肾邪，当刺此也。●张志聪曰：脾脉上膈注心中，故痛如以锥刺其心。然谷当作漏谷，太溪当作天溪。盖上古之文，不无鲁鱼之误。●《集注》眉批：玉师曰：刺热谷、太溪，取少阴之水气，水气上行则土气衰矣。●黄元御曰：太溪，足少阴穴。●陈念祖曰：脾脉上膈注心中，故痛如锥刺其心也。（以上主术附汤之剂。）●丹波元简曰：《甲乙》"然谷"作"后谷"。张云：脾之支脉，注于心中，若脾不能运，而逆气攻心，其痛必甚，有如锥刺者，是为脾心痛也。但然谷、大溪，皆足少阴之穴，取此治脾，其义何居？盖湿因寒滞，则相挟乘心，须泄肾邪，当刺此也。志云："然谷"当作"漏谷"，"大溪"当作"天溪"，盖上古之文，不无鲁鱼之误。楼氏云：脾心痛而取然谷、大溪者，故孙真人、张洁古谓之忘经也。简案：志考作"漏谷"、"天溪"，似是。

24.14　厥心痛，色苍苍如死状，终日不得太息，肝心痛也，取之行间、太冲[①]。

[①]杨上善曰：仓，青色也，肝病也。不得太息，肝主吸气，今吸气已痛，不得出气太

息也。大冲，右足大指本节后二寸陷者，足厥阴脉所注。●马莳曰：有厥心痛者，其色苍苍然如死状，终日欲一太息而不可得，乃肝经有邪，而心因以痛，谓之肝心痛也。当取肝经之行间、太冲二穴以刺之。●张介宾曰：苍苍，肝色也。如死状，肝气逆也。终日不得太息，肝系急，气道约而不利也。是皆肝邪上逆，所谓肝心痛也。行间、太冲，皆足厥阴经穴，故当取以治之。●张志聪曰：肝主色而属春生之气，肝气厥逆，故色苍苍如死状。肝病则胆气亦逆，故终日不得太息。此肝气逆乘于心，而为肝心痛也。取本经之行间、太冲以疏逆气。●黄元御曰：行间、大冲，足厥阴穴。●陈念祖曰：肝主血而属春生之气，肝气逆，故色苍苍如死状。肝病，则胆气亦逆，故终日不得太息。此肝气逆乘于心为肝心痛。●丹波元简曰：《千金》、《外台》作"如死灰状"。张云：苍苍、肝色也。如死状，肝气逆也。终日不得太息，肝系急，气道约而不利也。是皆肝邪上逆，所谓肝心痛也。行间、太冲，皆足厥阴经穴，故当取以治之。

24.15　厥心痛，卧若徒居，心痛间，动作痛益甚，色不变，肺心痛也，取之鱼际、太渊①。

①杨上善曰：肺主于气，气以流动，流动之气乘心，故心痛卧若移居至于他处也。以气流动，故心痛间也。动作益气所病，故益甚也。肺气是心微邪，不能令色变。鱼际，在大指本节后内侧散脉中，手太阴脉之所留。大泉，在手掌后陷者中，手太阴脉之所注也。●马莳曰：有厥心痛者，卧若独居，其心觉痛，间或动作，其痛益甚，是动静皆痛也，面色不变，乃肺经有邪，而心因以痛，谓之肺心痛也。当取肺经之鱼际、太渊穴以刺之。●张介宾曰：徒，空也。卧若徒居，无倚傍也。间或动作则益甚者，气逆不舒，畏于动也。色不变，不在血也。是皆病在气分，故曰肺心痛也。鱼际、太渊，皆手太阴经穴，故宜取之。●张志聪曰：夫肺主周身之气，卧若徒然居于此者，气逆于内，而不运用于形身也。动作则逆气内动，故痛，或少间，而动则益甚也。夫心之合脉也，其荣色也，肺者心之盖，此从上而逆于下，故心气不上出于面而色不变也，取肺经之鱼际太渊以泻其逆。●黄元御曰：卧若徒居，身无倚着也。鱼际、太渊，手大阴穴。●陈念祖曰：夫肺主周身之气，卧若徒然居于此者，气逆于内。而不运用于形身也。动作则逆气内动，故痛，或少间，而动则益甚也。夫心之合脉也，其营色也，肺者，心之盖，此从上而逆于下，故心气不上出于面，而色不变也。●丹波元简曰：《甲乙》"闲"上有"乃"字。楼氏云：徒居谓间居，间谓痛缓，心痛卧与间居则痛缓，动作则益甚者，取肺，其兼短气者，亦取肺。经云：心痛但短气不足以息，刺手太阴者是也。

24.16　真心痛，手足清①至节，心痛甚，日发夕死，夕发旦死②。

①汪昂曰：冷也，一作"青"。心君不易受邪。●丹波元简曰：《脉经》、《千金》、《外台》"青"作"清"，熊本同、赵府本、张本作"清"。张云：真心痛者，邪气直犯心主也。毒深阴甚，故手足之清至节，其死之速如此。清，音倩，寒冷也。

②杨上善曰：心不受邪，受邪甚者痛聚于心，气亦聚心，故手足冷，所以死速也。●马莳曰：有真心痛者，手足之色青至指节，心痛更甚，此乃邪入于心，其死在旦夕间也。●张介宾曰：真心痛者，邪气直犯心主也。毒深阴甚，故手足之清至节，其死之速如此。愚按：本篇所言五脏之滞，皆为心痛，刺治分经，理甚明悉，至若舍针用药，尤宜察

此详义。盖肾心痛者，多由阴邪上冲，故善瘛如从后触其心。胃心痛者，多由停滞，故胸腹胀满。脾心痛者，多由寒逆中焦，故其病甚。肝心痛者，多由木火之郁，病在血分，故色苍苍如死状。肺心痛者，多由上焦不清，病在气分，故动作则病益甚。若知其在气则顺之，在血则行之，郁则开之，滞则逐之，火多实，则或散或清之，寒多虚，则或温或补之，必真心痛者乃不可治，否则但得其本，则必随手而应，其易如探囊也。清音倩，寒冷也。●张志聪曰：夫四脏厥逆而为心痛者，从经脉而薄于心之分也。心为君主之官，神明出焉，故心不受邪。若伤其脏真而为真心痛者，不竟日而死矣。盖心乃太阳之火，应一日而绕地一周，心气伤故不终日而死。夫寒热，天之气也，青赤，五行之色也。故真头痛者，寒至节，真心痛者，青至节。●《集注》眉批：三阴三阳应天之六气，五脏经脉应地之五行。●黄元御曰：真心痛，心痛，节清，水灭火也。●陈念祖曰：夫四脏厥逆而为心痛者，从经络而薄于心之分也。心为君主之官，神明出焉，故心不受邪。若伤其脏真而真心痛者，不竟日而死矣。（喻嘉言主以大剂甘草人参少加姜、附、豆蔻温之。以补前哲所不逮。）

24.17 心痛不可刺者，中有盛聚，不可取于腧①。

①杨上善曰：心痛甚取输无益者，乃是肠中有虫瘕蛕蚘。●马莳曰：有心痛不可取于腧穴者，以其中有盛聚，而心因以痛，与外之腧穴无涉，故不可取于腧穴也。●张介宾曰：中有盛聚，谓有形之症，或积或血，停聚于中，病在脏而不在经，故不可取于腧穴，当从内以调治之也。●张志聪曰：此言心痛之因于气者，不可取之腧也。盛聚者，五脏之逆气太盛，聚于中而为心痛，非循脉之上乘也。此节论五脏之经脉厥逆，而末结气证一条，盖以证明经气之各有别也。故止曰不可取于腧。而不言其治法。●黄元御曰：中有盛聚，积聚盛也。●丹波元简曰：《千金》"盛"作"成"。张云：中有盛聚，谓有形之症，或积或血，停聚于中，病在脏而不在经，故不可取于腧穴，当从内以调治之也。志云：盛聚者，五脏之逆气太盛，聚于中而为心痛，非循脉之上乘也。

24.18 肠中有虫瘕及蛟蛕，皆不可取以小针；心肠痛，憹作痛①，肿聚，往来上下行，痛有休止，腹热，喜渴涎出者，是蛟蛕也②。以手聚按而坚持之，无令得移，以大针刺之，久持之，虫不动，乃出针也③。饼腹憹痛，形中上者④。

①顾观光曰：原作"心肠痛憹作痛"。按《脉经》云：心腹痛，懊憹发作。【编者按：顾观光作"心腹痛发作"。】●周学海曰：当是"心腹懊憹作痛"。

②张介宾曰：此言虫瘕在肠胃中，亦为心腹痛也。瘕，结聚也。蛟，即蚘属。蛕，蚘也。不可取以小针，谓其力小不能制也。虫瘕之证，其痛则懊憹难忍，或肚腹肿起而结聚于内，或往来上下而行无定处，或虫动则痛、静则不痛而有时休止，或腹热喜渴而口涎出者，是皆蛟蛕之为患也。瘕，加、驾二音。蛕音回。憹，乃包切。

③张介宾曰：此即治虫瘕蛟蛕之法。大针，第九针也。久持之而虫不动，中其虫矣，故可出针也。●丹波元简曰：《甲乙》作"肠中有虫瘕，有蛕蛟"，"心肠"作"心腹"，"憹"作"痛"，作"发作"二字，"涎"作"羡"。蛟，蛕也，作蛕蛟也。《脉经》、《千

金》作"心腹痛懊憹，发作肿聚，是蛟蛕也，作蛔蛟也"，《外台》引《甲乙》左无"懊憹"字。张云：此言虫瘕在肠胃中，亦为心腹痛也。瘕，结聚也。蛟，即蛕，属蛔蛕也。不可取以小针，谓其力小不能制也。虫瘕之证，其痛则懊憹难忍，或肚腹肿起而结聚于内，或往来上下而行无定处，或虫动则痛，静则不痛，而时休止，或腹热喜渴而口涎出者，是皆蛟蛕之为患也。简案：蛕、蚘、蛔同，音回。《说文》：腹中长虫也。《口问》篇云：胃中有热则虫动，虫动则胃缓，胃缓则廉泉开，故涎下。《巢源》云：蛔虫者，是九虫内之一虫也，长一尺，亦有长五六寸。蛟，张注未见所据，当是蛕误。《说文》：蛟龙之属，则非蛕属。

④杨上善曰：肠中长虫也，音发。可以手按，用大针刺之，不可用小针。憹，聚结也，奴通反。谓心腹之内，虫聚而痛憹，懊憹然也。虫食而聚，犹若肿聚也。食已而散，故休止也。又聚扰于胃，故热渴涎出也。若蚾相发，所以蛕称蚾也。恾亦怦，普耕反，满也。谓虫聚心腹满，如肿聚高起，故曰形中上者也。●马莳曰：有肠中有虫瘕及蛟蛕而痛者，皆当取以大针，而不可取以小针也。然何以验之？其心与肠痛，懊憹不能自宁，或时肿聚，或时往来上下而行，但痛有休止耳。又腹中热，口中渴，且出涎，是乃蛟蛕为祟也。刺之之法，当以手撮聚按捺而坚持之，无令得以移动，遂以第九大针刺之，且其手宜久持之，虫不能动，遂乃出针。然欲知有虫，不但如前病证而已，怦者至于腹而懊憹作痛，其虫形中上而升者，即可以虫治也。●张介宾曰：怦，满也。此重言证之如此，其形自中自上而渐升者，即当以虫治之也。恾、怦同，音烹。●张志聪曰：此言虫瘕蛟蛕，而亦能为心痛也。虫瘕者，症瘕而成形也。蛟蛕者，蛔虫也。蛟蛕生于肠胃之中，蛟蛕而为心痛者，六腑之气，亦上通于心也。虫瘕积于肠胃之外，虫瘕而为心痛者，心主神明正大，端居于上，即宫城郭郛之间，亦不容其邪也。皆不取以小针者，谓不涉于经络皮肤也。憹者，懊憹不安也。肿聚者，虫聚而壅于胸腹之间，上行则痛，归下则安，故痛有休止也。虫瘕蛟蛕，皆感湿热以生聚，故腹热，虫欲饮，故喜渴，虫动则廉泉开，故涎下也。见此诸证，是蛟蛕也，以手聚按而坚持之，无令得移，以大针刺之，久持之，虫不动则虫已毙，而乃出针也。若腹怦满而心中懊憹作痛者，乃瘕聚之形类，从中而上者也。●沈亮宸曰：此与上节之击堕，下节之干聤聍，皆不涉于经气者也。●黄元御曰：怦腹，腹脐胀也。憹痛，懊憹作痛。形中上者，形自中焦而上冲也，言其痛或往来上下而行，或自中焦而上行也。心痛亦缘浊气逆上，故谓之厥病。●丹波元简曰：《甲乙》无此八字。张云：恾，满也，此重言证之如此，其形自中自上而渐升者，即当以虫治之也。恾、怦同，音烹。简案：恾，《字典》怦重文。恾，《玉篇》：普行切，满也，龙龛手鉴，心闷也。"形中上者"一句，疑有脱误，义不明晰。●周学海曰：谓满腹憹痛，必正刺其肿聚往来之形上也。

24.19　耳聋无闻，取耳中①；耳鸣，取耳前动脉②；耳痛不可刺者，耳中有脓，若有干聤聍③，耳无闻也④；耳聋取手小指次指爪甲上与肉交者，先取手，后取足⑤；耳鸣取手中指爪甲上，左取右，右取左，先取手，后取足⑥。

①丹波元简曰：马云：听宫穴，系手太阳小肠经。
②丹波元简曰：马云：耳门穴系手少阳三焦经。
③丹波元简曰：《甲乙》作"干擿抵"，史云：上都领切，耳中垢也，下乃顶切。《巢

源》云：耳聤聍者，耳里津液结聚所成，人耳皆有之，轻者不能为患，若加以风热乘之，则结鞕成丸核塞耳，亦令耳暴聋。张云：或痛或无闻者，皆不可刺之，脓垢去而耳自愈矣。

④杨上善曰：耳中，听宫、角孙等穴也。耳前动脉，和窌、听会等穴也。耳痛者有二：有脓，有干擿抵。无所闻者，不可刺也；而有闻声者，可刺。擿，当狭反。抵，乃井反。●张介宾曰：耳中，手太阳之听宫也。耳前动脉，手少阳之耳门也。耵聍，耳垢也。若耳中有脓及有干耵聍而或痛或无闻者，皆不可刺之，脓垢去而耳自愈矣。耵音顶。聍音宁，又去声。

⑤杨上善曰：手少阳至小指次指，即关冲穴。足少阳至足小指次指，即窍阴穴也。其脉皆入耳中，故二俱取之也。●张介宾曰：手小指次指爪甲上者，手少阳之关冲也。后取足者，亦言小指次指，足少阳之窍阴也。●丹波元简曰：马云：当取手小指之次指，爪甲上与肉交者，即手少阳三焦经关冲穴也。先取之后，又取足少阳胆经之窍阴。

⑥杨上善曰：手之中指，手心主脉，《明堂》不疗于耳。足之中指，十二经脉并皆不上。今手足中指皆疗耳鸣，今刺之者，未详，或可络至缪刺也。●马莳曰：此言耳病诸证皆有刺之之法也。有耳聋无闻者，当取耳中听宫穴以刺之，系手太阳小肠经。（听宫，名多所闻，耳中珠子，大如赤小豆。针三分，灸三壮。）有耳鸣者，取耳中动脉，即耳门穴，系手少阳三焦经。（耳前起肉，针三分，留三呼，灸三壮。）有耳痛不可刺者，以耳中有脓故也，若脓积而为干耵聍，则耳必无闻，须出此干耵聍，而痛可止矣。有耳至聋者，当取手小指之次指爪甲上与肉交者，即手少阳三焦经关冲穴也。先取此，后又取足少阳胆经之窍阴以刺之。（关冲，针一分，留三呼，灸一壮。）窍阴，在足四指端，针一分，留一呼，灸三壮。有耳止鸣者，当取手之中指爪甲上，即手厥阴心包络经中冲穴，左鸣取右，右鸣取左，先取手经，后取足厥阴肝经大敦穴以刺之。●张介宾曰：手中指爪甲上，手厥阴之中冲也。左鸣者取其右，右鸣者取其左。●张志聪曰：此言经气之厥逆，从经而气，从足而手，自下而上也。故逆在上之经络而为耳聋耳鸣者，即从耳间之络脉以取之。若气之上逆而为耳聋耳鸣者，当取手足之指井，先取手而后取足，盖六气止合六经，其逆盛而躁者在手，故阴阳二气厥逆，而为耳聋耳鸣者，从足而手，手而头也。若有脓而痛者，有干耵聍而耳聋无闻者，此又与经气无涉。故不可刺耳间之络脉，及手足之指井也。按小指次指者，乃手少阳之关冲。手中指者，乃手厥阴之中冲。后取足者，乃足厥阴之大敦。手足三阴之脉，皆不上循于头，亦非左络右而右络左，此因气之上逆而为耳聋耳鸣也。盖耳者肾之窍，厥阴主春，少阳乃初生之气，皆生于肾脏之水中，所生气之厥逆，则母脏之外窍不通，是以取手足之指井，乃经气之所出也。夫首论厥头痛者，因气厥而及于经，次论厥心痛者，因脏厥以及于脉，乃脏腑经气之相通也。此复论厥在经络者，即取之络，厥在气分者，即取手足之指井以疏其气，此经气离合之道也。阴阳出入，寒暑往来，皆从地而出，自足而上，是以先取阳而后取阴，气自下而上也，先取手而后取足，气从足而手也。●沈亮宸曰：此论人经气上下，脏腑阴阳，各有分别。●黄元御曰：耳前动脉，手少阳之耳门也。耳中，手太阳之听官也。手中指爪甲上，手厥阴之中冲也。手小指次指爪甲上与肉交者，手少阳之关冲也。耵聍，耳垢也，垢塞耳窍，以致无闻，当以法去之，未可以刺愈也。耳病亦缘浊气上逆，故谓之厥病（耵聍，音丁宁）。●丹波元简曰：马云：当取手之中指爪甲上，

即手厥阴心包络经中冲穴后,取足厥阴肝经大敦穴。

24.20 足髀不可举,侧而取之,在枢合中,以员利针,大针不可刺①。

①杨上善曰:足太阳脉过髀枢中,即为枢合也。●马莳曰:此言足髀不能举者,有当取之穴,当用之针也。足在下,髀在股外,皆不能举者,当侧卧而取之,在髀枢中,即足少阳胆经之环跳穴也。(侧卧,伸下足,屈上足,以右手摸穴,以左手摇撼取之。针一分,留二呼,灸三壮。)用第六员利针以刺之,其第九大针不可刺也。(员利针、大针,见本经《九针论》。)●张介宾曰:髀,足股也。侧,侧卧也。枢合中,髀枢中也,即足少阳经之环跳穴。宜治以圆利针,第六针也,忌用大针。髀,比、婢二音。●张志聪曰:此承上文而言经气之厥逆于下者,即从下而取之也。夫阴阳之气,虽从下而生,然上下升降,环转无端。故有从下而逆于上者,有从上而逆于下者,皆随其所逆而取之也。足髀不可举者,少阳之气厥于下也。侧而取之者,侧卧而取之也。合枢中,乃髀枢中之环跳穴,必深取而后得之。以员利针,而大针不可刺者,此逆在气而不在经,故当浅刺于肤腠之间以疏气,不必深取之经穴也。●黄元御曰:足髀,股上骨也。侧,侧卧也。在枢合中,髀枢中也。●丹波元简曰:《甲乙》"合"作"阖"。张云:髀,足股也。侧,侧卧也。枢合、中髀枢中也,即足少阳经之环跳穴。宜治以员利针,第六针也,忌用大针。

24.21 病注下血①,取曲泉②。

①丹波元简曰:马云:此言下血者,有当刺之穴也。凡病注下血者,以肝不能纳血也,当取肝经之曲泉以刺之。

②杨上善曰:曲泉,足厥阴脉之所入也。●马莳曰:此言下血者,有当刺之穴。凡病注下血者,以肝不能纳血也,当取肝经之曲泉以刺之。●张介宾曰:病注下血,肝不能内也,故当取足厥阴经之曲泉穴。●张志聪曰:病注下血者,此厥在气而入于经也。厥阴肝经主血,此厥阴之气厥于经,故当取本经之曲泉以止血。夫气为阳,血为阴,上为阳,下为阴,故气从下而上逆于经络者,则为气闭之耳聋耳鸣,气从上而下逆于经络者,则为病注下血。●《集注》眉批:期生曰:足脾者,经厥而出于气分。注血者,气厥而入于经中。下文经气并论。●黄元御曰:曲泉,足厥阴穴。

24.22 风痹淫泺①,病不可已者,足如履冰,时如入汤中,股胫淫泺,烦心头痛,时呕时悗,眩已汗出,久则目眩,悲以喜恐,短气,不乐,不出三年死也②。

①周学海曰:淫泺,洗洗然,痠疼而无力也。

②杨上善曰:人病风痹之病,又有此十二状者,不出三年死也。●马莳曰:此言风痹之有诸证者,不出三年死也。有病名风痹者,其邪气淫泆消泺,病难得愈。足如履冰之寒,又如入汤之热,寒热无常,下而股胫则淫泺不宁;中而心则烦而不静;上而头则痛不能安。时呕时悗,眩晕既已则汗出,久则又眩;悲哀既已,则或喜、或恐、或短气、或不乐,此其阴阳不和,脏腑不营,营卫不交,血气偏胜,其死当在三年之内耳。●张介宾曰:病在阳命曰风,病在阴命曰痹,阴阳俱病,命曰风痹。淫泺者,浸淫日深之谓。泺音

鹿。足如履冰之寒，又如入汤之热，下而股胫，中而腹心，上而头目，无所不病，在表则汗出，在里则短气不乐，或为悲哀，或为喜恐，此阴阳俱病之候，虽尚可支持，然不能出三年也。●张志聪曰：此论厥气之分乘于上下也。风痹淫泺，乃痹逆之风邪，淫泺于上下，盖风之善行而数变也。夫阴阳之道，分则为三阴三阳，应于经脉，则又有手足之分。合而论之，总归于阴阳二气，水火者，阴阳之征兆也。心肾者，水火之形脏也。风邪淫泺于上下，故病不可已。盖寒之则伤心主之火，热之则伤肾脏之阴，病不可治，故不可已也。淫泺于下，故足如履冰，感寒水之气也。时或淫泺于上，则如入汤中，感火热之气也。股胫淫泺，淫及于下之足胫。烦心头痛，淫及于上之头首也。时呕时闷，有时而逆于中也。诸脉皆会于目，眩者，淫于经脉之血分也。毛腠疏则汗出，汗出者，淫于毛腠之气分也。水之精为志，火之精为神，志与心精共凑于目，故久则目眩也。喜为心志，恐为肾志，心悲名曰志悲，悲以喜恐者，心肾之神志伤而悲泣也。肾为生气之原，短气者，伤其肾气也。不乐者，伤其心气也。夫日以应火，月以应水。周天三百六十五度四分度之一，岁三百六十五日有奇。日月一周天而复大会。不出三年死者，不过尽水火阴阳之数周而终也。此篇论厥逆为病，有经气五脏阴阳邪正之分。●薛雪曰：病在阳，命曰"风"，病在阴，命曰"痹"，阴阳俱病，命曰"风痹"；淫泺者，浸淫日深之谓。泺，音漉。足如履冰之寒，又如入汤之热，下而股胫，中而腹心，上而头目，无所不病；在表则汗出，在里则短气不乐，或为悲哀，或为喜恐，此阴阳俱病之候，虽尚可支持，然不能出三年也。●黄元御曰：股胫淫泺，汗常出也。●丹波元简曰：《甲乙》"淫泺"作"注"一字，"恐"作"怒"，"履水"诸本作"履冰"，当改。马云：已，同。风痹者其邪气淫溢消泺，病难得愈。张云：病在阳命曰风，病作阴命曰痹，阴阳俱病，命曰风痹。淫泺者，浸淫日深之谓。足如履冰之寒，又如入汤之热，下而股胫，中而腹心，上而头目，无所不病，在表则汗出，在里则短气不乐，或为悲哀，或为喜恐，此阴阳俱病之候，虽尚可支持，然不能出三年也。简案：《素问·骨空论》：淫泺胫酸，不能久立。王注：淫泺谓似酸疼而无力也。考之原文，张注似是（详见于《素问识》）。●周学海曰：以头痛心痛为主，耳痛各病附之气焰，不及前篇，而亦有风樯阵马之势，叙事文能见气势，即马班亦难之。

病本第二十五

●马莳曰：此与《素问·标本病传论》相同。然凡病必先治其本，若中满与大小不利，则不分标本而必先治之。本经以本篇论标本，后论病传，分为二篇，《素问》合《标本病传论》共为一篇。●丹波元简曰：马云：此与《素问·标本病传论》相同。然凡病必先治其本，若中满与大小不利，则不分标本而必先治之。本经以本篇论标本，后论病传分为二篇，《素问》合《标本病传论》共为一篇。

25.1　先病而后逆者，治其本①；先逆而后病者，治其本；先寒而后生病者，治其本；先病而后生寒者，治其本；先热而后生病者，治其本②。先泄而后生他病者，治其本，必且调之③，乃治其他病。先病而后中满者④，治其标；先病后泄者，治其本⑤；先中满而后烦心者，治其本⑥。有客气，有同气⑦。大小便不利治其标，大小便利，治其本⑧。病发而有余，本而标之，先治其本，后治其标；病发而不足，标而本之，先治其标，后治其本⑨，谨详察间甚，以意调之，间者并行，甚为独行⑩；先小大便不利⑪而后生他病者，治其本也⑫。

①丹波元简曰：马云：先病曰本，后病曰标，故凡先生初病，而后病势逆者，必先治其初病之为本；若先病势逆而后生他病者，则必以病势逆之为本，而先治之也。

②张介宾曰：有因病而致血气之逆者，有因逆而致变生之病者，有因寒热而生为病者，有因病而生为寒热者，但治其所因之本原，则后生之标病，可不治而自愈矣。●张志聪曰：此承前数章之义，分别标本外内先后之治法焉。先逆先寒先热者，先病天之六气也。先病者，先病人之经气也。先病而后逆者，人之形体先病，而后致气之厥逆，故当先治其本病。先逆而后病者，先感天之六气，病吾身之阴阳，以致气逆而为病者，故当先治其天之本气。先寒而后生病者，先感天之寒邪，而致生六经之病，故当先治其本寒。先病而后生寒者，吾身中先有其病，而后生寒者，当先治其本病。先热而后生病者，先感天之热邪，而致生形身之病，故当先治其天之本热。天之六气，风寒热湿燥火也。人之六气，六经三阴三阳也。人之阴阳，与天之六气相合，故有病本而及标者，有病标而及本者。此节以先病为本，后病为标。●莫云从曰：先病后逆，先逆后病。总论天之六气，与吾身之阴阳，先寒而后生病，先病而后生寒，先热而后生病，先病而后生热，分论天有此寒热，而吾身中亦有此寒热也。

③丹波元简曰：《素问》"必"上有"先热而后生中满者，治其标"一句。

④丹波元简曰：《素问》"病"作"热"。志云：中满者，腹中胀满，脾胃之所生也。先病而后中满者，因病而致中满也。则当先治中满之标病，而后治其本病。

⑤顾观光曰：马本"先病"下有"而"字。

⑥张介宾曰：病皆先治本，而惟中满者先治其标，盖以中满为病，其邪在胃，胃者脏腑之本也，胃满则药食之气不能行，而脏腑皆失其所禀，故先治此者，亦所以治本也。●张志聪曰：泄者，脾胃之病也。脾属四肢，而主肌肉。此病者，因脾病于内，而生四肢形体之病，故当先治其本病，必且调其脾胃，而后治其它病焉。中满者，腹中胀满，脾胃之所生也。先病而后中满者，因病而致中满也。则当先治中满之标病，而后治其本病。先病而后泄者，因病而致飧泄也，当先治其本病，而泄自止矣。脾所生病者，上走心为噫。先中满而后烦心者，脾病上逆于心也，故当治其本病。夫人之脏腑形骸经脉血气，皆本于脾胃之所生，上节论天之客气，与人之阴阳外内交感而为病，此论人之本气为病，又当以脾胃为根本也。

⑦张介宾曰：客气者，流行之运气也，往来不常，故曰客气。同气者，四时之主气也，岁岁相同，故曰同气。气有不和，则客气同气皆令人病矣。●丹波元简曰：马云：正以人之病气有二，病本不相同，而乃彼此相传者，谓之客气也；有二病之气本相同类，而乃彼此相传者，谓之同气也。简案：《素》新校正云：全元起本"同"作"司"，近是。

⑧张介宾曰：无论客气同气之为病，即先有他病，而后为小大不利者，亦先治其标。

诸皆治本，此独治标，盖二便不通，乃危急之候，虽为标病，必先治之，此所谓急则治其标也。凡诸病而小大利者，皆当治本无疑矣。愚按：此篇标本之义，凡治本者十之八九，治标者惟中满及小大不利二者而已。盖此二者，亦不过因其急而不得不先之也。又如《阴阳应象大论》曰：治病必求于本。观此必字，即中满及小大不利二证，亦有急与不急之分而先后乎其间者，此则圣人治本治标大义，可洞悉矣。奈何今之医家，多不知求本求标、孰缓孰急之道，以故治标者常八九，治本者无二三，且动称急则治其标，缓则治其本，尚不知孰为可缓，孰为最急，颠倒错认，举手误人，是未明此篇标本之真义耳。●张志聪曰：此承上文而言，所谓先病先逆先寒先热先泄中满之为病，有客气而有同气者也。客气者，天之六气也。同气者，吾身中亦有此六气，与天气之相同也。有客气之为病者，有本气之为病者，皆伤人之正气。伤则气不化而二便不利矣。故大小便不利者，治其标，大小便利者，治其本。●《集注》眉批："先热"下当补此一句。[有客气……大小便利治其本] 客气之病，从外而内。本气之病，从内而外。大小便不利者，病气皆入于内，故当治其标而从下解。大小便利者，病气皆在于外，故当治其外之本病。

⑨张介宾曰：此以病气强弱而言标本也。如病发之气有余，则必侮及他脏他气，而因本以传标，故必先治其本。病发之气不足，则必受他脏他气之侮，而因标以传本，故必先治其标。盖亦治所从生也。

⑩张介宾曰：间者言病之浅，甚者言病之重也。病浅者可以兼治，故曰并行。病甚者难容杂乱，故曰独行。盖治不精专，为法之大忌，故当加意以调之也。一曰病轻者，邪气与元气互为出入，故曰并行。病甚者，邪专王而肆虐，故曰独行。于义亦通。间，去声。●丹波元简曰：志云：间者邪正实虚之相间，故当并行其治，甚者又当独行其治。

⑪丹波元简曰：诸本"小"下无"便"字，《素问》作"先小大不利"。

⑫马莳曰：此言凡病皆当先治其本，唯中满及大小便不利者，则不分为本为标而先治之也。夫先病曰本，后病曰标，故凡先生初病而后病势逆者，必先治其初病之为本；若先病势逆而后生他病者，则必以病势逆之为本而先治之也。凡先生寒病而后生他病者，必先治寒病之为本；若先生他病而后生寒病者，则又以他病之为本而先治之也。凡先生热病而后生他病者，必先治热病之为本；若先生泄病而后生他病者，则亦以泄病之为本而先治之也。盖病有不同，必且先调其本，乃治其他病耳。唯有先生他病而后中满者，则不治其本，而必先治中满之为标。至于先生他病而后生泄病者，则亦治其他病之为本，而不治其泄病之为标也。然不唯中满为标者之当治，虽先生中满而后生烦心之病，则中满为本，亦必先治中满矣。夫不分为本、为标而必先治中满者何也？正以人之病气有二，病本不相同，而乃彼此相传者，谓之客气也；有二病之气本相同类，而乃彼此相传者，谓之同气也。即如先中满而后小大便不利者，乃病之同气也。正以有中满之病者，必至于大小便之不利耳。此则必先治大小便不利者之为标，而不治中满之为本也。若大小便利者，则先治中满之为本，而不必治大小便之利者矣。且百病之标本当分，而虚实之大势宜审。即如病发而有余，则邪气胜也，当先治其本以泻其邪，而后治其标，则诸病可渐平矣，所谓本而标之也，此凡病先治其本之谓也。病发而不足，则正气虚也，当先治其标以去他病，而后治其本，则本体自可补矣。所谓标而本之也，此中满大小不利，先治其标之谓也。且百病之生也，有五脏相克而病势日甚者，谓之甚，如肝克脾、脾克肾之类是也；有五脏间传而病势未甚者，谓之间，如肝传心、心传脾之类是也。谨当察其间甚，以意调之。间者，病

证并行而势轻；甚者，病证独行而势重。所谓中满与小大便不利者，即并行之病也，故先大小便不利而后生他病者，亦治大小便不利之为本，而后治他病之为标也。盖以中满对别病而言，固必先治中满；若以中满对小大便不利而言，则又先治大小便之不利也。此与《素问·标本病传论》相同，乃治病者之枢要欤。●张介宾曰：二便不利，皆为急证，故无论标本，即当先治。此一句当在前小大不利之后，必古文脱简误入于此。愚按：二便之治，小便尤难，但知气化则能出矣之意，则大肠之血燥者，不在硝黄，而膀胱之气闭者，又岂在五苓之类？●张志聪曰：（间，去声。）此论阴阳六气之标本也。《六微旨论》曰：少阳之上，火气治之。阳明之上，燥气治之。太阳之上，寒气治之。厥阴之上，风气治之。少阴之上，热气治之。太阴之上，湿气治之。所谓本也。本之下，气之标也。盖以风寒暑湿燥火六气为本，以三阴三阳六气为标。有余者，邪气之有余。不足者，正气之不足。故病发而有余，本而标之，先治其风寒暑湿之本气，而后调其三阴三阳之标，谓当先散其邪而后调其正气。如病发而不足，标而本之，当先调其阴阳，而后治其本气，此标本邪正虚实之治要也。再当谨察其间甚，以意调之。间者，邪正虚实之相间，故当并行其治。盖以散邪之中，兼补其正，补正之内，兼散其邪。甚者，谓邪气独盛，或正气独虚，又当独行其治。如邪气甚者，独泻其邪。正虚甚者，独补其正。此补泻间甚之要法也。如先大小便不利，而后生他病者，当治其二便之本病。又无论其邪正之间甚矣。按此篇列于厥证之间，无问答之辞，乃承上启下，以申明厥逆之义。盖人秉天地阴阳五运六气而成此形，此身中亦有五运六气，应天道环转之不息。若感天之客气，则为客邪所逆而成病矣。若喜怒暴发，志意不调，饮食失节，居处失宜，则此身中之气运厥逆而为病矣。故病客气者，自外而内，病同气者，自内而外。有标本外内之出入，有邪正虚实之后先，故曰标本之道。要而博，小而大，可一言而知百病之害。言标与本，易而勿损，察本与标，气令可调。明知胜复，为万民式。天之道毕矣。●《集注》眉批：《素问·标本论》有君臣问答。●黄元御曰：此与《素问·标本病传论》同。●周学海曰：文本无奇，义亦甚浅，而造句坚洁，可喜客气同气并行、独行，真比精金百炼。

杂病第二十六

●马莳曰：内论杂病不一，故名篇。

26.1 厥挟脊而痛者，至顶，头沉沉然①，目䀮䀮然②，腰脊强。取足太阳腘中血络③。

①丹波元简曰：马云：头则昏沉而不能举。
②丹波元简曰：马云：䀮，音荒，目不明。
③杨上善曰：头目项及腰脊腘，足太阳脉所行，故生病腘中也。●马莳曰：此言厥病诸证而各有刺之之法也。厥之为义，见《素问·厥论》篇。今厥逆为病，挟脊而痛至于其顶，头则昏沉而不能举，目则䀮䀮然而不明，腰脊皆强而不能屈伸，此乃足太阳膀胱有邪也，当取其腘中之穴曰委中者，以去其血络也。●张介宾曰：厥在头顶腰脊者，膀胱经

病也，故当取腘中血络，即足太阳之委中穴。●张志聪曰：此论客气厥逆于经而为杂病也。足太阳之脉，起于目内眦上额交巅，从巅入络脑，还出别下项，挟脊抵腰中。太阳之气主于肤表，客气始伤太阳，则经气厥逆而为头目项脊之病，故当取足太阳腘中血络，以泻其邪。沉，重也。●莫云从曰：虚邪之中人也，必先始于皮毛，太阳之气主表，故首论其太阳。●黄元御曰：足太阳腘中血络，委中穴也。

26.2　厥胸满面肿，唇漯漯然①，暴言难，甚则不能言，取足阳明②。

①丹波元简曰：《甲乙》作"者肩中热"。马云：其唇则漯漯然，而有涎出唾下之意。张云：肿起貌。病而在面在胸及不能言者，以胃脉行于颐颊，挟口环唇，循喉咙下胸膈也。

②杨上善曰：此皆足阳明脉所行，故取足阳明输疗主病者。●马莳曰：厥逆为病，胸满面肿，其唇则漯漯然而有涎出唾下之意，粹暴难言，甚则全不能言，此乃足阳明胃经有邪也，当取胃经之穴以刺之。●张介宾曰：病而在面在胸及不能言者，以胃脉行于颐颊，挟口环唇，循喉咙下胸膈也，故当取足阳明经穴以治之。●张志聪曰：足阳明之脉，起于鼻交頞中，挟口环唇，循喉咙，入缺盆下膈。本经曰：中于面则下阳明。盖中于面之皮肤则面肿，下于阳明之经则为胸满唇漯诸证。喉咙者，气之所以上下也，阳明之脉循喉咙，逆则气机不利，故暴言难，甚则不能言也。当取足阳明之经以泻其邪。●黄元御曰：唇漯漯然，纵缓不收也。

26.3　厥气走喉而不能言，手足清，大便不利①，取足少阴②。

①丹波元简曰：志云：此邪病足少阴之气而为厥逆也。足少阴肾脉，循喉咙，挟舌本，厥气上逆于喉，故不能言。肾为生气之原，气逆故手足清，肾开窍于二阴，故大便不利。

②杨上善曰：手足清者，手少阴与足少阴通，故手足冷，取足少阴输疗主病者也。●马莳曰：厥逆为病，其气上走于喉而不能言，手足皆冷，大便不利，当取足少阴肾经之穴以刺之。●张介宾曰：厥气走喉而不能言者，肾脉循喉咙系舌本也。手足清者，肾主水，阴邪盛也。大便不利者，阴气不化也。故当取足少阴经穴。●张志聪曰：此邪病足少阴之气而为厥逆也。足少阴肾脉，循喉咙，挟舌本，厥气上逆于喉，故不能言。肾为生气之原，气逆，故手足清，肾开窍于二阴，故大便不利，当取足少阴以通其逆气。

26.4　厥而腹向向然，多寒气，腹中榖榖①，便溲难，取足太阴②。

①丹波元简曰：《甲乙》"向向"作"膨膨"，"榖榖"作"燠燠"（注云：音最，《九墟》作荣）。马云：腹中向向然而气喜走布且多有寒气，又榖榖然而有声。张云：腹向向然，寒气滞于脾也。又榖榖然，水谷不分之声也。便溲难，脾脉聚于阴器也。简案：榖，《字典》：瀔同，水名，无他义。唯《龙龛手鉴》云：胡谷切，水声。志作谷，非。

②杨上善曰：腹胀多寒，便溲不利，皆是足太阴脉所为，故取之也。●马莳曰：厥逆为病，腹中向向然而气善走布，且多有寒气，又榖榖然而有声，大便甚难，当取足太阴脾经之穴以刺之。●张介宾曰：腹向向然，寒气滞于脾也。又榖榖然，水谷不分之声也。

便溲难，脾脉聚于阴器也。故当取足太阴经穴。縠音斛。● 张志聪曰：此客气薄于太阴，致太阴之气厥而为此诸证也。腹乃脾土之郭，气厥于内，故腹响响然。太阴湿土主气，为阴中之至阴，故寒气多而谷谷然如水湿之声也。地气不升，则天气不降。故溲便难，取足太阴以散其厥逆。●《集注》眉批：气化则出。● 黄元御曰：腹向向然，多寒气。腹中縠縠，中寒土湿，水谷不消，滞气郁勃也。

26.5 嗌干，口中热如胶，取足少阴①。

①杨上善曰：足少阴脉至舌下，故口热取之。● 马莳曰：此言嗌干口热者，当有刺之之法也。嗌咽干燥，口中甚热，其津液如胶之稠，当取足少阴肾经之穴以补之，水王则火衰也。● 张介宾曰：足少阴之脉，循喉咙系舌本。嗌干口热如胶者，阴不足也，故当取而补之。嗌音益。● 张志聪曰：夫所谓厥者，有病在下而气厥于下者，有病在下而厥气上逆者。如上节之厥气，走喉而不能言，乃少阴之气，上逆于喉也。此邪病少阴之气，而气厥于下也。盖心肾水火之气，上下时交，少阴之气，厥逆于下而不上交于心，则火热盛而嗌干，口中热如胶矣。取足少阴以散逆气，而通水阴之上济。● 丹波元简曰：马云：嗌咽干燥，口中甚热，其津液如胶之稠，当取足少阴肾经之穴以补之，水王则火衰也。

26.6 膝中痛，取犊鼻①，以员利针，发而间之②。针大如氂③，刺膝无疑④。

①丹波元简曰：《甲乙》云：在膝下胻上侠解大筋中，足阳明脉气所发。简案：《骨空论》：髌骨空在辅骨之上端，王注云：谓犊鼻穴也。

②丹波元简曰：马云：必发其针而又间刺之，非止一次而已也。

③丹波元简曰：志云：音厘，牛尾也（案：出《说文》）。

④杨上善曰：犊鼻，足阳明脉气所发，故膝痛取之。● 马莳曰：此言膝痛者，有当刺之穴、当用之针也。膝中痛，当取足阳明胃经之犊鼻穴以刺之。（膝膑下，胻骨上，侠解大筋陷中，形如牛鼻，故名。针三分，灸三壮。）其所用之针，则第六曰员利针者，必发其针而又间刺之，非止一次而已也。此针取法于氂针，微大其末，反小其身，今可深纳，长一寸六分，刺膝用之无疑也。● 张介宾曰：犊鼻，足阳明经穴。发而间之，谓刺而又刺，非一次可已也。圆利针义如前，刺膝用之无疑也。氂，厘同，又音毛。● 张志聪曰：按：以上五节乃邪客阴阳之气而为气厥，即有见经证者，乃邪在气而迫及于经也。此以下复论邪入于经，而经脉之厥逆，故曰针大如氂，刺膝无疑。《九针论》曰：六者，律也。律者，调阴阳四时而合十二经脉。虚邪客于经络而为暴痹者也，故为之治针，必令尖如氂，且圆且锐，中身微大，以取暴气，此邪客于足阳明之经而为膝中痛者，当以如氂之针而刺膝痛之无疑也。意言邪在气而致气厥者，当取之气穴，邪客于经络而为经痛者，当取之经穴无疑也。氂音厘，牛尾也。● 张开之曰：暴痹者，不从气而转入，乃直中于脉而为脉痹也。犊鼻乃足阳明胃经穴，不因于气，故曰取犊鼻，而不曰阳明。以下取手足之三阳者，经气之合病也。● 黄元御曰：犊鼻，足阳明穴。发而间之，发针而少停也。● 丹波元简曰：《甲乙》云：在膝下胻上侠解大筋中，足阳明脉气所发。简案：《骨空论》：髌骨空在辅骨之上端，王注云：谓犊鼻穴也。

26.7　喉痹不能言，取足阳明；能言，取手阳明①。

①杨上善曰：手阳明脉循缺盆上头，足阳明脉循喉咙入缺盆，故喉痹能言、不能言，取此二脉疗主病者也。●马莳曰：此言喉痹者，当审其能言、不能言，而分经以刺之也。（按此与下共三节，皆取之手、足阳明二经。）●张介宾曰：手足阳明之脉，皆循喉咙。能言者轻，但取之上；不能言者重，当泻其下也。●张志聪曰：喉痹者，邪闭于喉而肿痛也。足阳明之脉，循喉咙挟于结喉之旁，故邪闭则不能言矣，当取之足阳明。手阳明之脉，在喉旁之次，故能言者取手阳明。●丹波元简曰：张云：手足阳明之脉，皆循喉咙，能言者轻，但取之上；不能言者重，当泻其下也。

26.8　疟不渴，间日而作，取足阳明；渴而日作，取手阳明①。

①杨上善曰：疟不渴取足阳明，渴取手阳明，皆取所主输。●马莳曰：此言疟证者，当审其渴不渴、间作日作，而分经以刺之也。●张介宾曰：《刺疟论》曰：疟不渴，间日而作，刺足太阳；渴而间日作，刺足少阳。详疾病类五十。●张志聪曰：疟气随经络，沉以内薄，间日而作者，其气舍深内薄于阴而不得出。足阳明之脉，属胃络脾，应地气之在下，其道远，故间日而作。地为阴，故不渴。手阳明之脉，属大肠络肺，应天气之在上，其道近，故日作。天为阳，故渴也。●沈亮宸曰：按：《素问·疟论》云：其间日者，邪气与卫气客于六腑。而有时相失，不能相得，故休数日乃作。夫手阳明者肺之腑，手太阳者心之腑，手少阳者心主包络之腑，此三腑者，主气主火而应于上，故渴而日作。足阳明者脾之腑，足太阳者肾之腑，足少阳者肝之腑，此三腑者，主血主水而在下，故不渴而间日作。独取手足阳明者，身半以上，手阳明皆主之；身半以下，足阳明皆主之。●丹波元简曰：《甲乙》云：疟不渴，间日而作。《九卷》曰：取足阳明。《素问》：刺太阴渴而间日作。《九卷》曰：取手少阳。《素问》：刺足少阳。志云：疟气随经络，沉以内薄，间日而作者，其气舍深，内薄于阴而不得出。足阳明之脉，属胃络脾，应地气之在下，其道远，故间日而作。地为阴，故不渴。手阳明之脉，属大肠络肺，应天气之在上，其道近，故日作。天为阳，故渴也。

26.9　齿痛，不恶清饮，取足阳明；恶清饮，取手阳明①。

①杨上善曰：上齿虽痛，以足阳明谷气，故饮不恶冷，可取足阳明。下齿痛，取手阳明也。●马莳曰：此言齿痛者，当审其恶冷饮、不恶冷饮，而分经以刺之也。胃经恶热不恶寒，大肠恶寒不恶热，故刺之者如此。●张介宾曰：手足阳明之脉皆入齿中，然胃经多实热，故不畏寒饮者，当泻足阳明；大肠经多虚寒，故畏寒饮者，当补手阳明也。此与上文臂阳明节义有所关，当互求之。●张志聪曰：手足阳明之脉，遍络于上下之齿。足阳明主悍热之气，故不恶寒饮。手阳明主清秋之气，故恶寒饮。●莫云从曰：齿痛，病在手足阳明之脉，恶清饮不恶清饮，手足阳明之气也。此因脉以论气，因气以取脉，脉气离合之论，盖可忽乎哉！●黄元御曰：清饮，冷饮也。●丹波元简曰：《甲乙》"齿"下有"动"字。张云：手足阳明之脉皆入齿中，然胃经多实热，故不畏寒饮者，当泻足阳明；大肠经多虚寒，故畏寒饮者，当补手阳明也。此与上文（《寒热病》篇）臂阳明节，义有所关，当互求之。志云：足阳明主悍热之气，故不恶寒饮，手阳明主清秋之气，故恶寒饮。

26.10 聋而不痛者，取足少阳；聋而痛者，取手阳明①。

①杨上善曰：足少阳正经入耳，手阳明络脉入耳。足少阳主骨益耳，故取之也。手阳明主气益耳，故痛取之也。●马莳曰：此言耳聋者，当审其痛与不痛，而分经以刺之也。●张介宾曰：足少阳之脉下耳后，支耳中，出耳前，手阳明之别者入耳，故当分痛与不痛而补泻之。●张志聪曰："阳明"当作"少阳"。手足少阳之脉，皆络于耳之前后，入耳中，手少阳秉三焦之相火，故聋而痛。●莫云从曰：与上节之意相同。●丹波元简曰：张云：足少阳之脉下耳后，支耳中，出耳前，手阳明之别者入耳，故当分痛与不痛而补泻之。志云："阳明"当作"少阳"。

26.11 衄而不止，䘌血流，取足太阳；䘌血①，取手太阳。不已，刺宛骨下；不已，刺腘中出血②。

①周学海曰：有脱字，疑脱"不流"二字。

②杨上善曰：䘌血，凝血也。䘌，普盃反。血不凝，热甚也。足太阳起鼻，手太阳至目内眦，皆因鼻，故衄血取之。腕骨，手腕前起骨名完骨，非腕也。●马莳曰：此言衄血者，当审其血之多寡、病之难易，而分经以刺之也。鼻中出血曰衄。血至败恶凝聚，其色赤黑者曰䘌。䘌血成流，则血去多而不止于䘌血也，当取足太阳膀胱经以刺之，其腘中出血，仍是膀胱经之委中穴也。若止曰䘌血，则不成流，而去之似少也，当取手太阳小肠经穴以刺之。其腕骨下，即手少阴心经之通里穴，正以心与小肠为表里也。●张介宾曰：鼻中出血曰衄。败血凝聚色紫黑者曰䘌。䘌血成流，其去多也。下云䘌血，其聚而不流者也。血去多者，当取足太阳。去少者，当取手太阳。宛骨下，即手太阳之腕骨穴。腘中出血，即足太阳之委中穴也。●张志聪曰：鼻中出血曰衄，血至败恶凝聚，其色赤黑者曰䘌。阳络伤则衄血。手足太阳之脉，交络于鼻上。足太阳主水，故䘌血流。手太阳主火，故䘌血而不流，此邪薄于皮毛之气分而迫于络脉也。故取手足太阳以行气，不已，刺手之经脉于腕骨下，不已，刺足之经脉于腘中。●莫云从曰：取气先足而手，取经脉先手而足，经气上下环转之不息。●黄元御曰：䘌血，血块也。宛骨，耳后高骨也。●丹波元简曰：《甲乙》下"䘌血"上，有"大衄"二字，似是。马云：宛，腕同。鼻中出血曰衄，血至败恶凝聚，其色赤黑者曰䘌。䘌血成流，则血去多而不止于䘌血也，当取足太阳膀胱经以刺之，其腘中出血，仍是膀胱经之委中穴也。若止曰䘌血，则不成流而去之似少也，当取手太阳小肠经穴以刺之。其腕骨下，即手少阴心经之通里穴，正以心与小肠为表里也。

26.12 腰痛，痛上寒，取足太阳阳明；痛上热，取足厥阴；不可以俯仰，取足少阳①。

①马莳曰：此言腰痛者，当审其痛处之冷热及不可以俯仰，而分经以刺之也。●张志聪曰：足太阳、阳明、少阳、厥阴之脉，皆循腰脊而上行，太阳、阳明主寒水清金之气，故痛上寒者，取足太阳、阳明。厥阴风木主气，秉中见少阳之火化，故痛上热者，取足厥阴。不可以俯仰者，少阳之枢折也，故取之少阳。●沈亮宸曰：腰脊者，身之大关节也。厥阴主春，少阳主夏，阳明主秋，太阳主冬，寒暑往来之气，厥逆则为腰脊之病，故独取

此四经焉。●黄元御曰：腰痛，痛上寒至未，与《素问·刺腰痛》同义，详彼篇。●丹波元简曰：《刺腰痛论》"上寒上热"上并无"痛"字。张云：上寒上热，皆以上体言也，寒刺阳经，去阳分之阴邪，热刺厥阴，去阴中之风热也。少阳脉行身之两侧，故俯仰不利者当刺之。

26.13 中热而喘，取足少阴，腘中血络①。

①马莳曰：此言热喘者，而有刺之之法也。足少阴，肾经也；腘中血络，足太阳膀胱经委中穴也。●张介宾曰：中热而喘，热在中上二焦也。取足少阴者，壮水以制火也。腘中血络，即足太阳委中穴，取之可以泻火。●张志聪曰：足少阴之脉上行者，贯膈注胸中，入肺络心。下行者，循阴股内廉，斜入腘中。中热而喘者，厥逆于下，而不得上交于心，故取足厥阴腘中血络。●莫云从曰：喘于口中热如胶，乃水火之气上下不济，故曰取足少阴。中热而喘，乃上下之经脉不交，故取腘中血络。●黄元御曰：足少阴腘中血络，阴谷穴也。●丹波元简曰：张云：热在中上二焦也。取足少阴者，壮水以制火也。腘中血络，即足太阳委中穴，取之可以泻火。简案：《刺腰痛论》：中热而喘，刺足少阴。王注云：涌泉、大钟悉主之。

26.14 喜怒而不欲食，言益小，刺足太阴；怒而多言，刺足少阳①。

①杨上善曰：怒，肝木也。食，脾土也。今木克土，故怒不欲食，宜补足太阴。肝足厥阴，怒也。足少阳，多言也。故泻少阳也。●马莳曰：此言善怒者，当审其欲食不食、难言多言，而分经以刺之也。●张介宾曰：善怒而不欲食，言益小者，伤其脾也，故当刺足太阴而补之。怒而多言者，肝胆邪实也，故当刺足少阳而泻之。●张志聪曰：此下论阴阳喜怒饮食居处，而成内因厥逆之杂病也。暴喜伤心，暴怒伤肝，食气入胃，散精于心肝，食饮不节，肝心气逆，故不欲食也。五者音也，音主长夏，肝心气逆，则中气不舒，故言益小也。当取足太阴以疏脾气，则食气得以转输，而音声益彰矣。肝主语而在志为怒，怒而多言，厥阴之逆气太甚，故当取中见之少阳，以疏厥阴之气。●丹波元简曰：《甲乙》"小"作"少"，"足少阳"作"足少阴"，注云：《太素》作"少阳"。志云：暴怒伤肝，食气入胃，散精于心肝，食饮下节，肝心气逆，故不欲食也。肝心气逆，则中气不舒，故言益小也。当取足太阴以疏脾气，则食气得以转输，而音声益彰矣。肝主语而在志为怒，怒而多言，厥阴之逆气太甚，故当取足之少阳，以疏厥阴之气。

26.15 颔痛，刺手阳明与颔之盛脉出血①。

①杨上善曰：手阳明上颈贯颊，故颊痛皆取之。●马莳曰：（颔，苦感切，旧释以为饥黄起行。今曰颔痛，必有其处，想颔与颔同。）此言颔痛者，而有刺之之法也。手阳明，当是商阳穴；颔之盛脉，是胃经颊车穴。●张介宾曰：颔，鬓前两太阳也。手阳明之别者入耳合于宗脉，正出两颔之间，故当刺之。与颔之盛脉出血，即鬓前之血络。颔音坎，又海敢切。●张志聪曰：（颔叶坎。）此言手足阳明之经气厥逆，皆能为颔痛也。手阳明之脉，从缺盆上颈贯颊，足阳明之气，上走空窍，循眼系，出颔，下客主人，循牙车，合阳明，并下人迎。颔在腮之下，人迎之上，此病阳明之气，下合阳明之经而为颔痛，故不曰取足阳明，而曰颔之盛脉，盖气逆于颔而致脉盛也。●莫云从曰：足阳明之

脉，起于鼻，交頞中，入齿中，挟口环唇，交承浆，循颊车，上耳前，从大迎，下人迎。阳明之气，上冲于头，走空窍，循眼系，入络脑，出顑下客主人，循牙车而下，始与阳明之脉相合，而并下人迎。●丹波元简曰：《甲乙》"顑"作"颔"，下同。马云：顑，颔同，手阳明当是商阳穴；顑之盛脉，是胃经颊车穴。简案：张以顑为鬓前两太阳，未知何据。

26.16 项痛不可俯仰，刺足太阳；不可以顾，刺手太阳也①。

①杨上善曰：足太阳脉行项，故不可俛仰取之。手太阳脉行项左右，故不得顾取之也。●马莳曰：此言项痛者，当审其不可俯仰、不可顾，而分经以刺之也。（按：俯仰属背与腰，故曰足太阳；而顾则属肩与项，故曰手太阳也。）●张介宾曰：不可俯仰者，痛在项后，故当刺足太阳经。不可以顾者，痛在颈侧，故当刺手太阳经也。●张志聪曰：手足太阳之脉，皆循项而上，故皆能为项痛。足太阳之脉，挟脊抵腰中，故不可俯仰者，取足太阳。手太阳之脉，绕肩胛，故不可以顾者，取手太阳也。●丹波元简曰：马云：俯仰属背与腰，故曰足太阳；而顾则属肩与项，故曰手太阳也。

26.17 小腹满大，上走胃，至心，淅淅身时寒热，小便不利，取足厥阴①。腹满，大便不利，腹大，亦上走胸嗌，喘息喝喝然，取足少阴②。腹满食不化，腹向向然，不能大便，取足太阴③。

①杨上善曰：水气聚于少腹，上走至于心下，泝泝恶寒寒热，小便不利，下热也。是足厥阴所由，故取其输穴也。●张介宾曰：淅淅，寒肃貌。肝经之脉抵小腹挟胃，其支者从肝别贯膈，故为病如此，当取足厥阴经以刺之。淅音昔。●丹波元简曰：《甲乙》"胃"作"胸"，"淅淅"作"索索然"。张云：淅淅，寒肃貌。肝经之脉，抵小腹挟胃，其支者从肝别贯膈，故为病如此，当取足厥阴经以刺之。

②杨上善曰：此皆足少阴脉所行之处，故取其脉之输穴。有本"少阴"为"少阳"。●张介宾曰：肾开窍于二阴，其经脉从肾上贯肝膈入肺中，循喉咙，故其为病如此，当取足少阴经以刺之。喝喝，喘急貌。嗌音益。●丹波元简曰：《甲乙》无"亦"字，及"喘息"二字，"少阴"作"少阳"。张云：肾开窍于二阴，其经脉从肾上贯肝膈，入肺中循喉咙，故其为病如此，当取足少阴经以刺之。喝喝，喘急貌。

③杨上善曰：腹满食不化，腹虚胀不大便，皆太阴脉所主，故取之输穴也。●马莳曰：此言小大腹满者，当审其诸证，而分经以刺之也。小腹满者，小腹也；腹满者，大腹也。小腹满者，小便不利；大腹满者，大便不利。小腹满者，其满大上走胃至心，不及胸咽也，身若淅淅然，时发寒热，当取足厥阴肝经以刺之。大腹满者，其满大亦上走胸咽，不止胃与心也，故喘息喝喝然，此则当取足少阴肾经以刺之。又有大腹满者，其所食不化，腹中响响然而布气，此则当取足太阴脾经以刺之。然凡大腹满者，其大便不利则一也。●张介宾曰：脾失其职，则食不能化，腹满而鸣，气滞于中，大便不调，当取足太阴经以刺之。●张志聪曰：此三阴之经气厥逆于下，而皆能为腹满也。《口问》篇曰：夫百病之始生也，皆生于风雨寒暑，阴阳喜怒，饮食居处，大惊卒恐，则血气分离，阴阳破散，经络厥绝，脉道不通，阴阳相逆，血气不次，乃失其常。如惊怒则伤足厥阴肝，卒恐

则伤足少阴肾，饮食不节，则伤足太阴脾，脏气伤则经络厥绝，脉道不通，而皆为胀满也。足厥阴肝脉，抵小腹，挟胃上贯膈，厥阴之经脉厥逆，故小腹满大，厥气上逆，则走胃至心。厥阴者，阴极而一阳初生，故身淅淅然，时有寒热之变。肝主疏泄，小便不利者，厥阴之气逆也。肾者，胃之关也，而开窍于二阴。腹胀满而大便不利者，肾气逆而关门不利也。足少阴之脉，上贯肝膈，入肺中，循喉咙，气逆则及于经，故亦上走胸嗌，而喘息喝喝然，此少阴之气逆也。足太阴主输运水谷，脾气厥逆，故腹满而食饮不化。足太阴是动，则病腹胀，善噫，得后气则快然如衰，腹向向然，不能大便者，气逆于中也。故当取足三阴之经，以通厥逆之气。●黄元御曰：腹满，食不化，腹向向然（向向，气不调也），不能大便，土湿脾郁也。腹满，大便不利，上走胸嗌，喘息喝喝者，水泛土湿，邪冲肺部也。小腹满大，上走胃，至心，淅淅身时寒热，小便不利，肝气郁陷，胆气郁升，乙木不能疏泄水道也。●丹波元简曰：张云：脾失其职，则食不能化，腹满而鸣，气滞于中，大便不调，当取足太阴经以刺之。

26.18 心痛引腰脊，欲呕，取足少阴[①]。

[①]杨上善曰：足少阴脉行腰脊，上至心，故心痛引腰脊欲呕，取少阴脉输穴也。●马莳曰：此言心痛者，当审其诸证，而分经以刺之也。有心痛者，其痛后则引之于腰脊，前则欲呕，当取足少阴肾经以刺之。●张介宾曰：心痛而后引腰脊、前则欲呕者，此肾邪上逆也，故当取足少阴经以刺之。●张志聪曰：腰脊，肾之外府也。肾与胃戊癸合化，心痛引腰脊而欲呕者，肾气上逆而为心痛也，当取之足少阴。●黄元御曰：足少阴脉贯腰脊，心痛引腰脊背者，水克火也，刺足少阴以泻水，取手少阳以益火。●丹波元简曰：张云：此肾邪上逆也。

26.19 心痛，腹胀，啬啬然，大便不利，取足太阴[①]。

[①]杨上善曰：足太阴脉主腹，故取足太阴输穴。●马莳曰：有心痛者，其腹中胀满，啬啬然大便为之不利。（啬，吝啬，便难犹是也。）当取足太阴脾经以刺之。●张介宾曰：啬啬，涩滞貌。此病在脾，故当取足太阴经以刺之。啬音色。●张志聪曰：啬啬，畏寒貌。太阴为阴中之至阴，阴寒，故腹胀而啬啬然。大便不利者，土气不化也。此足太阴之气厥而为心痛，故当取本经以疏逆气。●黄元御曰：心痛，腹胀啬啬然，大便不利，脾土湿陷也。●丹波元简曰：《甲乙》"啬啬"作"濇濇"。志云：啬啬，畏寒貌。太阴为阴中之至阴，阴寒，故腹胀而啬啬然。大便不化者，土气不化也。此足太阴之气厥而为心痛，故当取本经以疏逆气。

26.20 心痛，引背不得息，刺足少阴；不已，取手少阳[①]。

[①]杨上善曰：足少阴脉贯脊络心，手少阳脉主三焦气，故心痛引背不得息，取此二经输穴疗主病者也。●马莳曰：有心痛者，其痛后引至背，前则不得喘息，当取足少阴肾经以刺之；如不已，又取手少阳三焦经以刺之。●张介宾曰：足少阴之脉贯脊，故痛引于背。手少阳之脉布膻中，故不得息。宜刺此二经也。●张志聪曰：肾脉从肾贯膈，入肺中，出络心，心痛引背不得息，少阴之经脉，厥逆于上而为心痛也，故当刺足少阴。不已者，肾脏之气逆也。少阳属肾，三焦之气发原于肾脏，上布于胸中，故当取手少阳以泻肾

气之逆。●莫云从曰：刺少阴之脉曰刺，取少阳之气曰取。●丹波元简曰：张云：足少阴之脉贯脊，故痛引于背。手少阳之脉布膻中，故不得息。宜刺此二经也。

26.21　心痛引小腹满，上下无常处，便溲难，刺足厥阴[①]**。**

[①]杨上善曰：足厥阴脉环阴器抵少腹，故少腹满便溲难，取此脉输穴所主病者。●马莳曰：有心痛者，其痛引至小腹而满，或上或下，痛无定处，大小便皆难，当取足厥阴肝经以刺之。●张介宾曰：足厥阴之脉抵小腹结于阴器，凡心痛而下引小腹者，当刺之也。●张志聪曰：足厥阴肝脉，抵小腹，别贯膈，上注肺，心痛引小腹满者，厥阴之经络上逆也。上下无定处，溲便难者，厥阴之气逆也，此经气并逆，当刺足厥阴之经，经脉通则气亦疏利矣。●黄元御曰：心痛，引小腹满，上下无常处，便溲难，肝脉遏陷也。●丹波元简曰：张云：足厥阴之脉抵小腹，结于阴器，凡心痛而下引小腹者，当刺之也。

26.22　心痛，但短气不足以息，刺手太阴[①]**。**

[①]杨上善曰：手太阴主于气息，故气短息不足，取此脉疗主输穴。●马莳曰：有心痛者，短气不足以息，当取手太阴肺经以刺之。●张介宾曰：肺主气，故短气者当刺手太阴。●张志聪曰：肺主气而司呼吸，心系上连于肺，心痛但短气不足以息者，但逆在肺而为心痛也。当刺手太阴以通肺气之逆。●沈亮宸曰：足太阴少阴厥阴而为心痛者，脏气上逆而为痛也。肺乃心之盖，故但短气不足以息，此病在本脏而应于心也。四脏皆然，故无真心痛之死证。●丹波元简曰：志云：肺主气而司呼吸，心系上连于肺，心痛但短气不足以息者，但逆在肺而为心痛也。当刺手太阴以通肺气之逆。沈亮宸云：足太阴少阴厥阴而为心痛者，脏气上逆而为痛也。肺乃心之盖，故但短气不足以息，此病在本脏而应于心也。四脏皆然，故无真心痛之死证。

26.23　心痛，当九节刺之，按，已刺按之，立已；不已，上下求之，得之立已[①]**。**

[①]杨上善曰：《明堂》第九节下两傍是肝输，中央是筋缩，皆不言疗心痛。此经言疗取之，刺此节不已，于上下背输寻之，有疗心痛取之。●马莳曰：（此节当与前《厥病》论心痛诸证参看。）有心痛者，其痛当背第九节以刺之，乃督脉经筋缩穴之处也。宜先按之，按已而刺，刺后按之，其痛当立已；如不已，则上而八椎（无穴），下而十椎（无穴），又复求之，其痛必立已矣。●张介宾曰：此总言刺心痛之法也。九节，即督脉之筋缩穴。宜先按之，按已而刺，刺后复按之，其痛当立已。如不已，则上而手经，下而足经，求得其故而刺之，则立已矣。●张志聪曰：此总结五种心痛，因脏气之上乘而为痛也。次者，俞穴之旁也。九节次之者，肝俞次旁之魂门也。肝藏之魂，心藏之神。相随而往来出入，故取之魂门以通心气。按已而刺，出针而复按之，导引气之疏通，故心痛立已。九节之上，乃膈俞旁之膈关，下乃胆俞次之阳纲，心气从内膈而通于外，故不已。当求之上以通心神，求之下以舒魂气，得之者得其气也。《金匮玉函》曰：经络受邪，入脏腑为内所因。前章之厥心痛，乃五脏之血脉相乘，故有真心痛之死证，此因气而痛，故按摩导引可立已也。前章刺血脉，曰昆仑、然谷、鱼际、太渊，此取脏气，曰太阴、厥阴、

少阴、少阳。●沈亮宸曰：七节之旁，中有小心，如逆伤心气者，环死，故取之魂门以通心气，不得已而求之膈关也。●余伯荣曰：前章之厥心痛，论经脉相乘，而有兼乎气者，此厥气为痛，而有及于经者。●黄元御曰：当九节刺之，督脉之悬枢也。上下求之，上求之脊中，下求之命门也。●丹波元简曰：赵府本、张本"次之"作"刺之"，吴本"按已刺"作"按已次"，《甲乙》无此条。马云：其痛当背，第九节以刺之，乃督脉经筋缩穴之处也。宜先按之，按已而刺，刺后按之，其痛当立已，如不已则上而八椎（无穴），下而十椎（无穴），又复求之，其痛必立已矣。张云：上而手经，下而足经，求得其故而刺之，则立已矣。

26.24　颇痛，刺足阳明曲周动脉①，见血，立已；不已，按人迎于经，立已②。

①顾观光曰："周"当作"角"，耳前骨上起者，形曲故曰曲角。诸书并误作"曲周"，惟《素问·气府论》注不误，当依改。

②杨上善曰：曲周动脉有足阳明，无手阳明动脉也。●马莳曰：此言颔痛者，而有刺之之法也。颔痛者，当取足阳明胃经颊车穴以刺之，此穴在耳下曲颊端，动脉环绕一周，故曰曲周也。如见血，其病立已；如不已，当按人迎穴于本经以刺之，其病必已也。（穴在颈脉陷中，非左手寸口人迎脉也，故曰按人迎于经。）●张介宾曰：足阳明之脉，循颊车上耳前，过客主人，循发际至额颅，故颇痛者当刺曲周，即颊车也。以其周绕曲颊，故曰曲周。见血立已，如不已，当按人迎于本经而浅刺之，可立已也。●张志聪曰：（颇叶坎。）颇，面也。颇痛者，邪伤阳明之气也。阳明之脉，曲折于口鼻颐颊之间，故取阳明曲周动脉，见血立已。此气分之邪，随血而解，如不已，按人迎于头立已，前三句论经气之相通，所谓中于面则下阳明是也。后二句，论阳明之气，上冲于头而走空窍，出颇，循牙车而下合于阳明之经，并下人迎，言如不从曲折之络脉而解，导入于人迎而下行，其痛可立已也。盖阳明居中土，为万物之所归，邪入于经，则从肠胃而出矣。●余伯荣曰：如寒伤太阳，剧者必衄，衄乃解，此皆气分之邪，可随血而愈。●莫云从曰：按人迎于经，乃启下文之意，言阳明之气，上行于头，从牙车而下合于人迎，循膺胸而下出于腹气之街者也。●黄元御曰：足阳明曲周动脉，即颊车也（以其周绕曲颊而名）。人迎，足阳明动脉。●丹波元简曰：《甲乙》"颇"作"颔"，"按人迎于经"作"按经刺人迎"。马云：颔痛者，当取足阳明胃经颊车穴以刺之，此穴在耳下曲颊端，动脉环绕一周，故曰曲周也。张云：以其周绕曲颊，故曰曲周。见血立已，如不已，当按人迎于本经而浅刺之，可立已也。

26.25　气逆上，刺膺中陷者，与下胸动脉①。

①杨上善曰：胸下动脉，中府等量取也。●马莳曰：此言气逆者，而有刺之之法也。凡气逆者，上刺膺中陷者中，即足阳明胃经膺窗穴也；及下胸前之动脉，当是任脉经之膻中穴也。盖在中谓之胸，胸之旁为膺耳。（膺窗，在巨骨下五寸八分陷中，左右去中行各四寸。针四分，灸五壮。膻中，两乳间陷中，气病治此。禁针，灸七壮。又曰针三分。）●张介宾曰：膺中陷者，足阳明之屋翳也。下胸动脉，手太阴之中府也。盖在中曰胸，胸之旁即谓之膺耳。●张志聪曰：气逆上者，气逆上而不下行也。膺胸间，乃足阳明经脉

之所循，刺之使在上之逆气，而下通于经也。此言阳明之气，从人迎而下循于膺，从膺以下胸，从胸而下脐也。●《集注》眉批：逆上上逆，各有分别。又：膺与胸近，故曰膺胸。●黄元御曰：胸下动脉，手太阴之中府也。●丹波元简曰：《甲乙》"下胸"作"胁下"。马云：上刺膺中陷者中，即足阳明胃经膺窗穴也；及下胸前之动脉，当是任脉经之膻中穴也。盖在中谓之胸，胸之旁为膺耳。张云：膺中陷者，足阳明之屋翳也。下胸动脉，手太阴之中府也。盖在中曰胸，胸之旁即谓之下耳。简案：膻中无动脉，中府不在下胸，可疑。

26.26 腹痛，刺脐左右动脉，已刺按之，立已；不已，刺气街，已刺按之，立已①。

①杨上善曰：腹痛，足阳明脉所主，故脐左右动脉，足阳明动也。气街亦是足阳明动脉，故不已取之也。●马莳曰：此言腹痛者，当刺足阳明胃经之天枢穴，如不已，又刺本经之气冲也。（天枢，脐中两旁，左右各开二寸。《千金》云：魂魄之舍，不可针。一云：针三分，留七呼，灸五壮。气街，即气冲，夹脐相去四寸，鼠鼷上一寸，动脉应手宛宛中，冲脉所起。灸七壮，禁针。一云：针三分，留七呼。）●张介宾曰：脐之左右动脉，如足少阴之肓俞，足阳明之天枢，皆主腹痛。气街，即足阳明之气冲也。●张志聪曰：此承上文而言阳明之气，循经而下行也。足阳明之脉，从膺胸而下挟脐，入气街中。腹痛者，阳明之经厥也，故当刺脐左右之动脉。不已，刺气街，按之立已。夫腹气有街，与冲脉于脐左右之动脉间。刺气街而按之者，使经脉之逆气，从气街而出于肤表也。此论阳明之气，上冲于头而走空窍，出颅，循牙车而下合阳明之经，并下人迎，循膺胸而下出于脐之气街。是阳明之气，出入于经脉之外内，环转无端，少有留滞，则为痛为逆矣。●沈亮宸曰：阳明之气，从人迎而直下于足跗，通贯于十二经脉，故上之人迎，与下之冲阳，其动也若一。气街者，气之径路也。盖络绝不通，然后从别径而出，非竟出于气街也。故先刺挟脐左右之动脉，不已，而后取之气街。●黄元御曰：脐左右动脉，足少阴之肓俞，足阳明之天枢也。气街，足阳明穴，毛际两旁动脉也。●丹波元简曰：马云：当刺足阳明胃经之天枢穴，如不已，又刺本经之气冲。张云：脐之左右动脉，如足少阴之肓俞，足阳明之天枢，皆主腹痛。简案：二穴未有言有动脉者，可疑。

26.27 痿厥为四末束悗，乃疾解之，日二；不仁者，十日而知，无休，病已止①。

①杨上善曰：四束，四支如束。悗，烦也。●马莳曰：此言痿厥病在四末者，当有刺之之法也。四末，四肢也。凡痿病、厥病，（《素问》有《痿论》、《厥论》。）而手足四肢挛束悗乱，当刺四肢之穴以速解之，每日解之者，必二次。甚有不仁而无知者，切其肉不痛者是也，解之至于十日，则二十次矣，其肉亦当有知，此法行之无休，候病既已而止针。●张介宾曰：同前篇。四末，四肢也。束悗，挛束悗乱也。当刺四肢之穴，疾速解之，每日取之必二次。甚至有不仁而痛痒无觉者，解之十日，必渐有知。此法行之无休，待其病已而后可止针。悗，美本切。●张志聪曰：（悗音闷。）此复论阳明之气，不能分布于四末，而为痿厥也。痿者，手足委弃而不为我所用。厥者，手足清冷也。夫阳明为

阖，气不通则阖折，阖折则气无所止息，而痿疾起矣。阳受气于四末，阳明之气不行，故手足逆冷也。阳明居中土，为水谷之海，海之所以行云气者，天下也。是以上文论阳明之气不能升降于上下，此论不得分布于四方。●朱永年曰：悗，闷也。为四末束悗者，束缚其手足，使满闷而疾解之，导其气之通达也。夫按之束之，皆导引之法，犹尺蠖之欲信而先屈也。身半以上为阳，身半以下为阴，昼以前为阳，昼以后为阴，日二者，使上下阴阳之气，表章而交通也。不仁者，荣血不行也。十日者，阴数之周也。信，叶伸。●黄元御曰：痿厥，为四末束，束其四末，令其经气蓄积而盛大。悗乃疾解之，气郁生悗，疾解其缚，则积气冲决，隧路皆通。一日二次，不仁者，十日而知。为之无休，病已而止也。●丹波元简曰：《甲乙》"悗"作"闷"。马云：凡痿病厥病，而手足四肢挛束缚乱，当刺四肢之穴以速解之。张同。朱永年云：悗，闷也。为四末束悗者，束缚其手足，使满闷而疾解之，导其气之通达也。夫按之束之，皆导引之法，犹尺蠖之欲信而先屈也。身半以上为阳，身半以下为阴，昼以前为阳，昼以后为阴，日二者，使上下阴阳之气，表章而交通也。不仁者，荣血不行也。十日者，阴数之周也。简案：朱注为是，简往往亲睹痿疾，以布束缚四肢，经久复故者，尺蠖之喻，殆妙。

26.28　哕以草刺鼻，嚏，嚏而已；无息，而疾迎引之，立已；大惊之，亦可已①。

①杨上善曰：疾迎引之者，以草刺无息，可疾迎更刺，引大惊令□，哕愈。●马莳曰："岁"，疑作"藏"。每藏以草刺鼻必嚏，如嚏既已，当自屏其气，无得呼吸以成息，而急以原草迎其气以引出之，其病可立已。设以大惊之事惊之，其病亦可已也。●张介宾曰：哕，呃逆也。治之之法，用草刺鼻则嚏，嚏则气达而哕可已，此一法也。或闭口鼻之气，使之无息，乃迎其气而引散之，勿令上逆，乃可立已，此二法也。又或以他事惊之，则亦可已，此治哕之三法也。愚按：《内经》诸篇，并无呃逆一证，观此节治哕三法，皆所以治呃逆者，是古之所谓哕者，即呃逆无疑也。如《口问》篇曰：谷入于胃，胃气上注于肺，今有故寒气与新谷气俱还入于胃，新故相乱，真邪相攻，气并相逆，复出于胃，故为哕。又曰：肺主为哕。仲景曰：阳明病不能食，攻其热必哕。所以然者，胃中虚冷故也。以其人本虚，故攻其热必哕。又曰：若胃中虚冷不能食者，饮水则哕。成无己曰：若哕则吃吃然有声者是也。此哕为呃逆，而由于阳明、太阴之虚寒，又可知也。奈何自东垣以下，谓哕属少阳，无物有声，乃气病也。丹溪曰：有声有物谓之呕吐，有声无物谓之哕。是皆以干呕为哕也。及陈无择则又以哕为咳逆。夫干呕者呕也，咳逆者嗽也，皆何涉于哕？诸说不同，皆未之深察耳。哕，于决切，又音诲。●张志聪曰：（"岁"作"哕"，嚏音窋。）哕，呃逆也。言其发声，如车銮之声而有输序，故名曰哕。此阳明所受之谷气，欲从肺而转达于肤表，肺气逆还于胃，气并相逆，复出于胃，故为哕。故以草刺鼻取嚏以通肺气，肺气疏通，则谷气得以转输而呃逆止矣。无息，鼻息不通也。疾迎引之，连取其嚏也。夫谷入于胃，散精于心肝，大惊则肝心之气分散，胃之逆气，亦可从之而外达也。按胃络上通于心。肝脏之脉挟胃。此言阳明之气，从肺气而出于气分，亦可从肝心而出于血分也。此章论杂病之因，有因于气者，有厥在经脉者，有经气之并逆者。首论太阳而末结阳明。盖太阳为诸阳主气，阳明乃血气之生原，故行于上下四旁，气分血分。夫人之百病，不越外内二因，外内之病，皆能令血气厥逆，是以凡病多本于郁逆。学者以数篇

厥逆之因证，细心参究，为治之要，思过半矣。张介宾曰：岁，当作哕。●黄元御曰：无息而疾迎引之，闭目无息，而疾迎引之于鼻窍，使之嚏出也。●丹波元简曰："哕"诸本作"岁"，马不知其误。文云：疑作"藏"，唯张、志作"哕"。张云：哕，呃逆也。治之法，用草刺鼻则嚏，嚏则气达而哕可以，此一法也；或闭口鼻之气，使之无息，乃迎其气而引散之，勿令上逆，乃可立已，此二法也；又或以他事惊之，则亦可已，此治哕之三法也。志云："岁"作"哕"。哕，呃逆也。言其发声如车銮之声，而有轮序，故名曰哕。（案：《诗·小雅》：銮声哕哕。《毛传》：哕哕徐行有节也。志注盖本于此，然似牵强《说文》哕气牾也。）简案："哕"亦作"啘"，《十六难》：掌中热而啘。《肘后方》：治卒啘不止，以物刺鼻中各一分，末少许皂荚内鼻中，令嚏瘥，又但闭气仰引之是也。楼氏云：详此经文三法，正乃治吃逆之法。按：吃逆用纸捻刺鼻便嚏，嚏则吃逆立止，或闭口鼻气，使之无息亦立已，或作冤盗贼，大惊骇之亦已。此予所以取戎许二家之论。哕为吃逆，为得经旨也。又云：有病伤寒将愈，忽患吃逆，予与古人治吃逆之药殆遍，皆不愈，计出无药，遂用皂角末吹入鼻中，得嚏而吃逆止，少时又吃。又与皂角末，嚏而止者凡数百次，其嚏时出痰涕渐多，自是吃逆渐疏，至二三日而止，此是合经刺鼻嚏之法，故书之。介按：哕者，呃忒也。因其呃呃连声，故今人以呃逆名之，朱丹溪谓气由脐下直升而上，出于口而作声也。徐春甫谓其气由丹田而逆上，出于咽喉，如有系逆而然也。●周学海曰：哕，呃也。下所叙皆寻常止呃之法。原作"岁"误。此篇条目极繁，独以老干无枝之笔行之，字字坚实纪事文正宗也。数篇刺法多系缪刺，今犹有传之者。

周痹第二十七

●马莳曰：痹病之痛，随脉以上下，则周身而为痹，故名。此篇当与《素问·痹论》参看。●张志聪曰：此篇论经脉与络脉之缪处也。经脉者，脏腑之十二经脉，循行于上下者也。络脉者，脏腑之十二大络，阴走阳而阳走阴，左之右而右之左者也。痹者，风寒湿邪，杂合于皮肤分肉之间。邪在于皮肤，而流溢于大络者为众痹；在于分肉而厥逆于经脉者为周痹。●丹波元简曰：马云：痹病之痛，随脉以上下，则周身而为痹，故名。此篇当与《素问·痹论》参看。

27.1 黄帝问于岐伯曰：周痹之在身也，上下移徙，随脉，其上下，左右相应，间不容空，愿闻此痛，在血脉之中邪[①]？将在分肉之间乎？何以致是？其痛之移也，间不及下针，其㥜痛之时，不及定治[②]，而痛已止矣。何道使然？愿闻其故？岐伯答曰：此众痹也，非周痹也[③]。

①丹波元简曰：张云：邪，耶同。

②丹波元简曰：《甲乙》"㥜"作"蓄"。张云：㥜痛，动而痛也。间不及下针，即不及定治之谓，言移易之速也。简案：马融《广成颂疏》越蕴㥜注：㥜，蓄通。蕴㥜，

犹积聚也。盖惛痛谓聚痛也，言其间时痛瘥，不及下针，方其聚痛之时，痛剧甚，不及定治，倏忽而痛止也。

③杨上善曰：夫周痹者，邪居分肉之间，令正气循身不周，邪与周为痹，故称周痹。今帝之意，言其痹痛，循行上下，移徙往来，无处不至，名为周痹。岐伯之意，言于此痹行于众处，可为众痹，非周痹也。间不及下针者，痹痛之中，未及下针，其痛已移也。●马莳曰：此因帝问周痹，而伯指之为众痹也。周痹者，周身上下为痹也；众痹者，痹在各所为痛也。帝问：周痹上下移徙随脉，其上下左右相应，但不知痛在血脉之中，抑在分肉之间？及其痛之移而去也，不及下针，针其畜聚痛处之时，不及定治而痛已止，其痛也何由？而其去也何路？伯言：此众痹也，非周痹也。●张介宾曰：邪，耶同。肉有分理，故曰分肉。惛痛，动而痛也。间不及下针，即不及定治之谓，言移易之速也。惛音触。●张志聪曰：此篇论经脉与络脉之缪处也。经脉者，脏腑之十二经脉，循行于上下者也。络脉者，脏腑之十二大络，阴走阳而阳走阴，左之右而右之左者也。痹者，风寒湿邪，杂合于皮肤分肉之间。邪在于皮肤，而流溢于大络者为众痹；在于分肉而厥逆于经脉者为周痹。帝以上下左右血脉分肉概而问之，然虽总属于阴阳血气，而有皮肤肌肉之浅深，经脉络脉之缪处，故伯有周痹众痹之分焉。惛痛，动而痛也。不及定治者，邪客于左则右病，右盛则左病，左右移易，故不及下针也。按：《玉版》篇曰：人之所受气者，谷也；谷之所注者，胃也；胃者，水谷血气之海也；海之所以行云气者，天下也。胃之所出血气者，经隧也；经隧者，五脏六腑之大络也。此言胃腑所出之血气，从大络而布于皮肤，犹海之行云气于天下，故邪客于皮肤，流溢于大络者，名曰众痹，谓邪在天下之广众也。●薛雪曰：惛痛，动而痛也。间不及下针，不及定治，言移动之速也，惛，音触。●黄元御曰：惛，音畜。惛，痛也。●丹波元简曰：马云：众痹者病在一处，则痛亦在一处，随发随止，随止随起，特以左右之脉相同，故左可应右，右可应左耳，非能周身而痛也。周痹者在于血脉之中，随脉以上，或随脉以下，非比众痹之在于左右，各当一处者之有定所也。张云：各在其处，谓随聚而发也。不能周遍上下，但或左或右，更发更休，患无定所，故曰众痹。能上能下，但随血脉而周遍于身，故曰周痹。非若众痹之左右移易也。志云：痹者风寒湿邪，杂合于皮肤分肉之间，邪在于皮肤，血流溢于大络者，为众痹。在于分肉而厥逆于经脉者，为周痹。帝以上下左右，血脉分肉，概而问之，然虽总属于阴阳血气，而有皮肤肌肉之浅深，经脉络脉之缪处，故伯有周痹众痹之分焉。简案：楼氏《纲目》云：行痹即走注疼痛。而其方载历节诸方，以本节文列于其后，知楼氏以众痹周痹，为历节风也。●周学海曰：以上是总冒上下，左右并提，周众不分；下乃以左右上下，分周众发之。

27.2 **黄帝曰：愿闻众痹①。岐伯对曰：此各在其处，更发更止，更居更起，以右应左，以左应右，非能周也。更发更休也。黄帝曰：善。刺之奈何？岐伯对曰：刺此者，痛虽已止，必刺其处，勿令复起。**

①杨上善曰：言众痹在身左右之处，更身而发，不能周身，故曰众痹。居起，动静也。然众痹在身，所居不移，但痛有休发，故其痛虽止，必须刺其痛休之处□令不起也。●马莳曰：盖众痹者，病在一处，则痛亦在一处，随发随止，随止随起，特以左右之脉相同，故左可应右，右可应左耳，非能周身而痛也。刺之者，痛虽已止，亦当刺其原痛之

处，勿令复起可也。●张介宾曰：各在其处，谓随聚而发也。不能周遍上下，但或左或右，更发更休，患无定所，故曰众痹。必刺其处，谓刺其原痛之处也。治从其本，故可勿令复起。●张志聪曰：各在其处者，邪随于大络，与经脉缪处也。更发更止，更居更起者，左痛未已，而右脉先病也。以右应左，以左应右者，左盛则右病，右盛则左病也。更发更休，故非能周也。病在左而右痛，病在右而左痛，故刺其痛处，而病虽已止，然必刺其所病之处，而勿令复起也。●薛雪曰：各在其处，谓随聚而发也。不能周遍上下，但或左或右，更发更休，患无定所，故曰众痹。治从其本，故可勿令复起。●章楠曰：按：此言忽痛忽止，上下移徙者，以其邪各在一处，此痛彼止，彼痛此止，或各痛各止，互起互伏，痹处众多，故名众痹。因邪依脉路，而脉中气血流行不住，故邪动静不常，动则痛，静则止，而经脉左右相同，故痛必左右相应，而止在近脉之处，更发更休，非能周于一身，故不名周痹也。刺之者，其痛虽止，必刺其原痛之处以去邪，勿使复痛也。

27.3 帝曰：善。愿闻周痹何如？岐伯对曰：周痹者，在于血脉之中，随脉以上，随脉以下，不能左右，各当其所①。黄帝曰：刺之奈何？岐伯对曰：痛从上下者，先刺其下以过（一作遏，下同）之，后刺其上以脱之。痛从下上者，先刺其上以过之②，后刺其下以脱之③。

①张介宾曰：能上能下，但随血脉而周遍于身，故曰周痹，非若众痹之左右移易也。●薛雪曰：能上能下，但随血脉而周遍于身，故曰周痹，非若众痹之左右移易也。

②丹波元简曰：《甲乙》"过"作"通"，注："一作"遏"，下同。张云：过者，去之之谓。志云：过者使邪气过在分肉皮肤以外出。

③杨上善曰：言周痹之状，痹在血脉之中，循脉上下，不能在其左右不移其处，但以壅其真气，使营身不周，故名周痹也。刺周痹之法，观痹从上自下，当先刺向下之前，使其不得进而下也；然后刺其痹后，使气泄脱。有痹从下上者，准前可知也。●马莳曰：此言刺周痹之有法也。周痹者，在于血脉之中，随脉以上或随脉以下，非比众痹之在于左右、各当一处者之有定所也。故刺之者，其脉从上而下，当先刺其下之痛处以遏绝之，后乃刺其上之痛处以脱痛根，而不使之复下；其痛从下而上，当先刺其上之痛处以遏绝之，后乃刺其下之痛处以脱病根，而不使之复上。此则求之上下，而不求之左右，乃治周痹之法也。●张介宾曰：过者，去之之谓。脱者，拔绝之谓。先刺以过之，去其标也。后刺以脱之，拔其本也。●张志聪曰：手足三阴三阳之脉，从下而上，从上而下，交相往还，故周痹在于血脉之中，随脉气上下，而不能左之右而右之左也。各当其所者，与络脉各居其所也。过者，使邪气过在分肉皮肤以外出。脱者，使病本之更脱于脉中也。●沈亮宸曰：经脉之上下，络脉之左右，应司天在泉，左右间气。盖脏腑之经脉络脉，总合于天之六气也，后刺以脱之，与必刺其处同义。●薛雪曰：过者，去之之谓。脱者，拔绝之谓。先刺以过之，去其标也；后刺以脱之，拔其本也。●黄元御曰：遏，止其流也。脱，拔其本也。●丹波元简曰：张云：脱者拔绝之谓，先刺以过之，去其标也，后刺以脱之，拔其本也。●章楠曰：此言邪在血脉之中，十二经脉行于周身，故名周痹。其痛上下行走，不能左右者，邪随阴阳升降之气而行，故与众痹不同。痛从上下者，其痹在上，故先刺下以泄其标，再刺其上以脱其本；痛从下上者，其痹在下，故先刺上以泄其标，再刺其下以脱其

本。若众痹，邪依脉外，脉外气宽，其邪与脉或近或远，近脉则动而痛，远脉则静而止，以其气宽，故动则必依脉路，左右相应也。

27.4 黄帝曰：善。此痛安生？何因而有名？岐伯对曰：风寒湿气，客于外分肉之间，迫切而为沫，沫得寒则聚，聚则排分肉而分裂也，分裂则痛，痛则神归之，神归之则热，热则痛解，痛解则厥，厥则他痹发，发则如是①。

①杨上善曰：此问周痹之所由，并问周痹名之所起也。三气以为周痹，循脉而行，至分肉之间，气聚排迫分肉，肉裂而为痛也。痹痛引神，即神归痛，神痛不已，故热气集而痛解，此处痛解厥已，即余处痛生，周痹休发，如是以为休起也。●马莳曰：此言邪气聚于分肉之间，故周痹发于血脉之中也。帝问：周痹之病，从何而生？又何因而有周痹之名？伯言：风寒湿三气杂至，合而为痹者是也。盖以三气始客于外分肉之间，迫于分肉而为沫，沫得寒则聚，聚则排分肉而各分裂之。惟分裂则痛，痛则心专在痛处而神亦归之，神归即气归也，所以痛处作热，热则痛散而暂解，虽时暂解，其气尚逆而为厥，厥则三气随血脉以上下者，或痛从上而下，或痛从下而上，则彼之为痹，发于血脉之中。（指周痹之人言。）非众痹之发于一处者可同也。故不发则已，发则大略如是而已。此非痛之所由生，而周痹之所以有名乎？然周痹所以有名之义，下文乃详言之。●张介宾曰：邪气客于肌表，渐入分肉之间，则迫切津液而为汁沫，沫得寒则聚而不散，故排裂肉理为痛。痛则心注其处，故神归之。神归即气归也，气归则热，热则寒散而痛暂解；然其逆气仍在，故痛虽解而厥未除，则别有所聚，故或自上而下，或自下而上，他痹发矣，是名周痹，发仍如此。●张志聪曰：此言周痹之因，乃邪客于分肉之间，而厥逆于脉也。分肉，肌肉之腠理，沫者，风湿相搏，迫切而为涎沫也。沫得寒则聚，聚则排分肉而分裂其腠理，故痛。痛则心专在痛处，而神亦归之，神归之则热，热则痛解，解则厥逆于脉中。厥于脉中，则彼之周痹发，发则如是之随脉上下也。此内不在脏，而外未发于皮，独居分肉之间，真气不能周，故命曰周痹。●薛雪曰：邪气客于肌表，渐入分肉之间，则迫切津液而为汁沫；沫得寒则聚而不散，故排裂肉理为痛。痛则心注其处，故神归之。神归即气归也，气归则热，热则寒散而痛暂解，然其逆气仍在，故痛虽解而厥未除，则别有所聚，故或自上而下，或自下而上，他痹发矣，是名周痹，发仍如此。●丹波元简曰：楼氏移此一节于上文"更发休也"，下云："周痹"当作"众痹"，夫周痹邪在分肉血脉，今云邪独居分肉之间，而命曰周痹者，是众痹之误为周痹也明矣。神归之则热，热则痛，解者所谓更止更居也。痛解则厥，厥则它痹发者，所谓更发更起也。自"黄帝曰：善，此痛安生？"至此一百十四字，元误在后刺其下以脱之上，今移于此，且删"帝曰善余已得其意矣"九字。张云：九字乃下文之误，复于此者今删去之。邪气客于肌表，渐入分肉之间，则迫切津液而为汁沫，沫得寒则聚而不散，故排裂肉理为痛。痛则心注其处，故神归之。神归即气归也，气归则热，热则寒散而痛暂解；然其逆气仍在，故痛虽解而厥未除，则别有所聚，故或自上而下，或自下而上，他痹发矣。真气不能周，即气闭不行也。故曰：痹者，闭也。志云："帝曰：善，余已得其意矣"此句宜衍，当以下文接上节。简案：马得其意矣，下注云，缺"岐伯曰：非也"，周痹诸方，见于《圣济总录》二十卷中当参考。●章楠曰：上文言邪在血脉之中，血脉本居分肉之间，分肉即卫气所周行者。风寒湿邪，必先伤卫，久则侵营，而入血脉。当其由浅入深，而与卫气迫切而为沫，沫得寒而凝聚，则排分肉而

分裂作痛，痛则心神注之，心之所之，气亦至焉，故阳气随心而至痛处则热，热则寒散痛解，解则气厥而不通和，不通和，故他处之痹又发，发则又如是而痛也。

27.5　帝曰：善。余已得其意矣①。此内不在藏，而外未发于皮，独居分肉之间，真气不能周，故名曰周痹。故刺痹者，必先切循其下之六经②，视其虚实，及大络之血结而不通，及虚而脉陷空者而调之，熨而通之。其瘛坚转引而行之③。

①张志聪曰：（此句宜衍，当以下文接上节。）●周学海曰：当有"未得其事也，愿卒闻之。岐伯对曰"十三字。

②丹波元简曰：《甲乙》作"上下之大经"。

③杨上善曰：以下解周痹名也。六经，三阴三阳也。切循痹病之下六经虚实，一也。切循十五大络，知其通塞，二也。●马莳曰：此承上文，而又详周痹所以有名之义，遂及刺之之法也。伯言：此周痹者，内不在于五脏，而外不发于皮肤，独居于分肉之间，所谓迫切为沫，沫聚为痛，神归为热，痛解为厥，厥逆而痹发也。盖由真气不能周于身，而邪气随脉以下，故命曰周痹。刺此者，必先切循其足之三阴三阳，视其虚实，及大络之血结而不通，及虚而脉陷空中者，或补或泻而调之，又且熨而通之。其有瘛且坚者，乃转引而行之，此乃治周痹之法也。●张介宾曰：真气不能周，即气闭不行也，故曰痹者闭也。此节上旧有"帝曰：善。余已得其意矣"九字，乃下文之误复于此者，今删去之。下之六经，足六经也。大络之血结者，宜泻之；虚而脉陷空者，宜补之；寒凝而气不周者，宜熨而通之；其瘛坚转者，瘛急转筋之谓，当针引其气而行之也。●张志聪曰：夫邪之客于形也，必先舍于皮毛，留而不去，则腠理开，开则抵深而入于分肉；留而不去，入舍于络脉；留而不去，入舍于经脉，内连五脏。此邪在于分肉，而厥逆于脉中，故内不在脏，而外未出于皮，独居分肉之间，真气不能周，故命曰周痹。真气者，五脏元真之气，三焦通会于肌腠之间，所受于天，与谷气并而充身者也。邪沫凝聚于腠理，则真气不能充身，故曰周。谓因痹而不周也。下之六经，谓脏腑十二经脉，本于足而合于六气也。夫邪在于分肉，则分肉实而经脉虚，厥逆于脉中，则经脉实而分肉虚。故当视其虚实而取之，此刺周痹之法也。大络之血，结而不通，邪在于大络也。及虚而脉陷空者，络气虚而陷于内也。熨而通之，启其陷下之气通于外也。瘛坚者，络结而掣疚坚实。故当转引而行之，此调治众痹之法也。●张开之曰：邪在分肉，内则入于脉中，外则出于皮肤。故曰外未发于皮，谓经脉分肉之邪，当仍从皮毛而出。●《集注》眉批："大络"二字复见于此。●薛雪曰：真气不能周，即气闭不行也，故曰痹者闭也。丹波元简曰：《甲乙》作"其瘛紧者，转引而行之"。马云：其行瘛且坚者，乃转引而行之。张云：其瘛坚转者，瘛急转筋之谓，当针引其气而行之也。简案：志注同，马乃与《甲乙》符矣，今从之。●章楠曰：经脉内通于脏，而邪则痹聚营卫，未入内脏，其营卫在分肉间，故外不及于皮，因是真元之气不得行于周身，内外皆为邪痹肌肉之故，而名周痹。若以邪在血脉，而经脉周于一身，其义亦当名周痹也。至于一处痛解，而他处痹痛又发，其义理与众痹同。众痹邪痹卫分而近于脉，此则邪痹肌肉间而入血脉，故其痛发，随脉上下，而与众痹之左右相应者不同也。●顾观光曰：原无"岐伯曰"三字。张氏《类经》并删"帝曰"下九字，谓即下

文复衍於此者，亦可从。

27.6 黄帝曰：善。余已得其意矣，亦得其事也。九者，经巽之理①，十二经脉阴阳之病也②。

①丹波元简曰：马云：九针为用最大，故叹九者乃至恒至顺之理，凡十二经之病，不可不用者也。张云：意者，病之情也。事者，治之法也。九者，针也。巽者，具也。言其意其法在乎九针，而经具其理，凡十二经脉阴阳之病，无不尽于是也。志云：经当巽顺之理，所以明十二经脉阴阳之病也。简案：巽训顺见于《易疏》，巽，具也。出《说文》。

②杨上善曰：又循其脉，知其虚陷者，三也。然后设以熨法，用微熨之，令其调适，又以导引瘦紧，转引令其气行，方始刺之，此为疗瘦之要也，紧急瘦牵令缓也。得其事者，谓得之人法于九野，经络阴阳之病也。●马莳曰：帝则通其意而又通其事。知九针为用最大，故叹九者乃至恒至顺之理，凡十二经之病不可不用者也。●张介宾曰：意者，病之情也。事者，治之法也。九者，针也。巽者，具也。言其意其法，在乎九针，而经具其理，凡十二经脉阴阳之病，无不尽于是也。●张志聪曰：事者，谓揆度奇恒之事。盖邪在于皮肤，留而不去，不得入于经，流溢于大络，而生奇恒之病。故帝曰：余已得其意矣，谓得其邪在分肉经脉之意矣，亦得其事也，言亦得知其邪在大络之事也。九针者，乃经常巽顺之理，所以明十二经脉阴阳之病也。●沈亮宸曰：观帝所言，谓九针之论，乃经巽之理，所以明人之阴阳血气，终始出入，应天地之大道。学者当于针中求理，勿以至理反因针而昧之，圣人立言之意，其庶几乎！●黄元御曰：巽，顺也。九针者，经常巽顺之理，具在于此，所治者，十二经脉阴阳之病也。●顾观光曰：与上文不相属，疑有脱误。●周学海曰：笔气清畅，一往无前，左萦右拂，自饶情致。

口问第二十八

●张介宾曰：此下诸问，既非风寒之外感，又非情志之内伤，论不在经，所当口传者也，故曰"口问"。●王芳侯曰：此篇论先后天之阴阳为病。

28.1 黄帝闲居，辟左右①而问于岐伯曰：余已闻九针之经，论阴阳逆顺，六经已毕，愿得口问。岐伯避席再拜曰：善乎哉问也，此先师之所口传也。黄帝曰：愿闻口传。岐伯答曰：夫百病之始生也，皆生于风雨寒暑，阴阳喜怒，饮食居处，大惊卒恐②。则血气分离③，阴阳破败，经络厥绝，脉道不通，阴阳相逆，卫气稽留，经脉虚空，血气不次，乃失其常。论不在经者，请道其方④。

①丹波元简曰：马云：辟，阒同。《孟子》云：辟土地。张云：此下十二问，既非风寒之外感，又非情志之内伤，论不在经，所当口传者也，故曰"口问"。

②杨上善曰：闲居，晏也。避，去也。六经，阴阳各有三阴三阳之脉也。口传者，文

传得粗，口传得妙，谓口决其理也。风雨、寒暑、居处，外邪也。阴阳、喜怒、饮食、惊恐，内邪也。

③杨上善曰：此内外邪生病所由，凡有五别。一，令血之与气不相合也。二，令脏腑阴阳分散也。三，令经脉及诸络脉不相通也。四，令阴阳之气乖和，卫气不行。五，令诸经诸络虚竭，营血卫气行无次第。如上所说论在经者，余已知之。有所生病不在经者，请言其法也。

④马莳曰：（辟，闢同。《孟子》云：辟土地。卒，音猝。）此言有所当口传者，以其论之不著于经中也。●张介宾曰：此下诸问，既非风寒之外感，又非情志之内伤，论不在经，所当口传者也，故曰"口问"。●张志聪曰：九针之经，谓上古之《针经》，帝欲于经传之外，而有口传心受者。阴阳六经之外，有别走其道者，外因内因之外，有奇邪之为病者，故设此问。辟左右者，此上帝之所贵，非其人勿传也。伯言百病之生，不出外内二因，外因者，因于风雨寒暑；内因者，因于喜怒惊恐，饮食居处。皆伤营卫血气，阴阳经脉，若不在经者，请言其所在之病。●黄元御曰：血气不次，错乱不循次序也。●陈念祖曰：此言百病之生，不出外内二因。外因者，因于风雨寒暑；内因者，因于喜怒惊恐，饮食居处，皆伤荣卫、血气、阴阳、经脉。若不在经者，请言其所在之病。

28.2　黄帝曰：人之欠者①，何气使然？岐伯答曰：卫气昼日行于阳，夜半则行于阴，阴者主夜，夜者卧；阳者主上，阴者主下；故阴气积于下，阳气未尽②，阳引而上，阴引而下，阴阳相引，故数欠③。阳气尽，阴气盛，则目瞑；阴气尽而阳气盛，则寤矣④。写足少阴，补足太阳⑤。

①汪昂曰：俗名呵欠。●丹波元简曰：马云：欠，音牵，江左谓之呵欠。张云：欠者张口呵吸，成伸辟展腰，以阴阳相引而然也。夫阳主昼，阴主夜；阳主升，阴主降。凡人之寤寐，由于卫气。卫气者昼行于阳则动而为寤；夜行于阴则静而为寐。故人于欲卧未卧之际，欠必先之者，正以阳气将入阴分，阴积于下，阳犹未静，故阳欲引而升，阴欲引而降，上下相引而欠出生也。今人有神疲劳倦而为欠者，即阳不胜阴之候。

②汪昂曰：夜卧之余，阳气未尽得上。

③张介宾曰：欠者，张口呵吸，或伸臂展腰，以阴阳相引而然也。夫阳主昼，阴主夜；阳主升，阴主降。凡人之寤寐，由于卫气。卫气者，昼行于阳，则动而为寤；夜行于阴，则静而为寐。故人于欲卧未卧之际，欠必先之者，正以阳气将入阴分，阴积于下，阳犹未静，故阳欲引而升，阴欲引而降，上下相引，而欠由生也。今人有神疲劳倦而为欠者，即阳不胜阴之候。

④杨上善曰：阳气主昼在上，阴气主夜在下。阴气尽，阳气盛，则寤；阳气尽，阴气盛，则瞑。今阳气未尽，故引阴而上，阴气已起，则引阳而下，阴阳相引上下，故数欠也。●张介宾曰：《大惑》篇曰：卫气不得入于阴，常留于阳。留于阳则阳气满，阳气满则阳跷盛，不得入于阴则阴气虚，故目不瞑矣……卫气留于阴，不得行于阳。留于阴则阴气盛，阴气盛则阴跷满，不得入于阳则阳气虚，故目闭也。吴玄纲曰：觉与阳合，寐与阴并。觉多者魂强，寐久者魄壮。魂强者生之徒，魄壮者死之徒。是皆阴阳盛衰之义。瞑音明，又上声。●薛雪曰：欠者，张口呼吸，或伸臂展腰，以阴阳相引而然也。夫阳主昼，

阴主夜，阳主升，阴主降。凡人之寤寐，由于卫气。卫气者，昼行于阳则动而为寤，夜行于阴则静而为寐。故人于欲卧未卧之际，欠必先之者，正以阳气将入阴分，阴积于下，阳沉未静，故阳欲引而升，阴欲引而降，上下相引而欠由生也。今人有神疲劳倦而为欠者，即阳不胜阴之候。卫气不得入于阴，当留于阳，留于阳则阳气满，阳气满则阳跷盛，不得入于阴，则阴气虚而目不瞑矣。卫气留于阴，不得行于阳，留于阴则阴气盛，阴气盛则阴跷满，不得入于阳，则阳气虚，故目闭也。觉与阳合，寐与阴并。寤多者魂强，寐久者魄壮。魂强者生之徒，魄壮者死之徒。是皆阴阳盛衰之义。●丹波元简曰：张云：《大惑论》曰：卫气不得入于阴，常留于阳，留于阳则阳气满，阳气满则阳跷盛，不得入于阴则阴气虚，故目不瞑矣。……卫气留于阴，不得行于阳，留于阴则阴气盛，阴气盛则阴跷满，不得入于阳，则阳气虚，故目闭也。吴玄纲曰：觉与阳合，寐与阴并。觉多者魂强，寐久者魄壮。魂强者生之徒，魄壮者死之徒，是皆阴阳盛衰之义。

⑤杨上善曰：泻于肾脉足少阴实，补于膀胱脉足太阳虚，令阴阳气和，故欠愈也。有本作"足太阴"。●马莳曰：（欠，音牵，去声，江左谓之呵欠。数，音束。）此言人之所以欠及所以寐与寤，而有刺之之法也。欠，气相引也。（《素问·宣明五气论》、本经《九针论》，皆曰肾主欠。）人之所以欠者，正以卫气昼日行于阳经，足手六阳经。夜半则行于阴经。（足、手六阴经。）阴经专主于夜而行之，夜之时，则必卧。惟卫气之为阳者，主于上行；营气之为阴者，主于下行。（此"阴阳"二字，主营卫言。）兹以阴气积于下，卯气以夜半之时亦在于下，而未得尽上，故阳气乘夜半之后乃相引而上，阴气则相引而下，阴阳相引，故数数为欠也。至人之所以寤寐者，以夜半之时，万民皆卧，命曰合阴，斯时卫气已尽，营气方盛，故目瞑而寐；至夜半之后，则阴气已尽，阳气方盛，当从此而寤矣。彼不寐而多为欠者，以足少阴肾经有邪，故不能寐，宜泻其照海穴。阳跷虚，故多欠，宜补足太阳膀胱经之申脉穴也。●张介宾曰：卫气之行于阳者自足太阳始，行于阴者自足少阴始，阴盛阳衰，所以为欠。故当泻少阴之照海，阴跷所出也。补太阳之申脉，阳跷所出也。取阴阳跷者，义如上节之注。●张志聪曰：（数叶朔。"欠"江左谓之"呵欠"。）此论阴阳之气，上下出入。阳者，天气也，主外主上。阴者，地气也，主内主下。然又有升降出入之机，而人亦应之。人之卫气，日行于阳，夜行于阴，行于阴则阳气在内，阴气在外，阳气在下，阴气在上，夜半一阳初升，至天明卫行于阳而寤，然在下之阳气，未尽行于上。阳欲引而上，阴欲引而下，阴阳相引，故数欠。此阴阳之上下也。日暮在外之阳气将尽，而阴气渐盛，则目瞑而卧。平旦在外之阴气将尽，而阳气渐盛则寤矣，此阴阳之外内也。当补足太阳以助阳引而上，泻足少阴以引阴气而下。少阴太阳标本相合，为阴阳之主宰。●《集注》眉批：欠者，大呼吸也。又：卫气从少阴而入，从太阳而出。●薛雪曰：卫气之行于阳者，自足太阳始，行于阴者，自足少阴始。阴盛阳衰，所以为欠。又曰"肾主为欠"，故当泻少阴之照海，阴跷所出也；补太阳之申脉，阳跷所出也。药法准此。●黄元御曰：欠者，张口呵气也。卫气昼行于阳，夜行于阴，阳动则寤，阴静则寐。日暮阳衰，而未至遽尽，阴引而下，阳引而上，阴阳相引，故数欠伸。阳尽阴盛，蛰藏得政，则目瞑，阴尽阳盛，生发当今，则人寤。泻足少阴，补足太阳，阳旺而阴不能引，则欠止矣。●陈念祖曰：此论阴阳之气，上下出入。阳者，天气也，主外主上；阴者，地气也，主内主下。然又有升降出入之机，而人亦应之。人之卫气日行于阳，夜行于阴。引于阴，则阳气在内，阴气在外，阳气在下，阴气在上，夜半一阳初生，至天明卫

行于阳而寤。然在下之阳气未尽行于上，阳欲引而上，阴欲引而下，阴阳相引，故数欠。欠，呵欠也。此阴阳之上下也。日暮在外之阳将尽，而阴气渐盛，则目瞑而卧；平旦在外之阴气将尽，而阳气渐盛，则寤矣。此阴阳之外内也。当补足太阳，以助阳引而上，泻足少阴，以引阴气而下，少阴、太阳，标本相合，为阴阳之主宰。●丹波元简曰：张云：卫气之行于阳者自足太阳始，阴盛阳衰，所以为欠。故当泻少阴之照海，阴跷所出也。补太阳之申脉，阳跷所出也。●章楠曰：欠者，呵欠也。困倦欲睡，必先有呵欠，良以阴阳之气相引，故数欠。如非其时而多呵欠，是阳衰阴盛，宜用针法，泻足少阴经，补足太阳经，盖二经为卫气出入阴阳之道路也。义详《经络门·营卫生会篇》。

28.3　黄帝曰：人之哕者，何气使然？岐伯曰：谷入于胃，胃气上注于肺。今有故寒气与新谷气，俱还入于胃，新故相乱，真邪相攻，气并相逆①，复出于胃，故为哕②。补手太阴，写足少阴③。

①丹波元简曰：《甲乙》无"气并"二字。马云：真气即胃气，邪气即寒气。

②杨上善曰：谷入胃已，清气上注于肺，浊气下留于胃，有故寒气与新谷气俱入于胃，新故真邪在于胃中相攻相逆，复从胃出，故为之哕。●张介宾曰：哕，呃逆也。义详针刺类五十三。人之水谷入胃，其精微之气，必上注于肺，而后行于脏腑营卫。若中焦先有寒气，则新入之谷气凝聚而不行，气不行则新故真邪还留于胃，留则逆而上出，故为哕也。哕，于决切，又音诲。●汪昂曰：《说文》曰：哕，气牾也。辨者谓是呃逆。东垣以哕为干呕之甚者，人或非之。按《素问·宝命全形》篇曰：病深者，其声哕。哕主声言，则非呕吐明矣。古方书无呃字，或作咳逆，俗名呃忒。昂按：呃逆有实有虚，有寒有热，病原病候，种种不同，此特言其一端耳。若以哕作呕吐，则呃逆亦病中要症，二经岂漫无一字及之哉。●薛雪曰：人之水谷入胃，其精微之气必上注于肺而后行于脏腑、荣卫。若中焦先有寒气，则新入之谷气凝聚而不行，气不行则新故真邪，还留于胃；留则逆而上出，故为哕也。又曰"肺主为哕"，盖寒气上逆而为哕气，病于胃而主于肺也。

②杨上善曰：宜补肺脉手太阴，泻肾脉足少阴。以足少阴主寒，故须泻之，手太阴主气，故先补之。●马莳曰：（哕，于月切。）此言人之所以哕，而有刺之之法也。人之谷气入于胃，胃得谷气而化之，遂成精微之气，以上注于肺，而行之五脏六腑。（如《经脉》篇之次。）今有寒气之故者在于胃中，而又有谷气之新者以入于胃，则新故相乱，真气与邪气相攻，（真气，即胃气；邪气，即寒气。）彼此之气，并而相逆，所以复出于胃而为哕也。当补手太阴肺经，及泻足少阴肾经可也。●张介宾曰：手太阴，肺经也。足少阴，肾经也。寒气自下而升，逆则为哕，故当补肺于上以壮其气，泻肾于下以引其寒。盖寒从水化，哕之标在胃，哕之本在肾也。●张志聪曰：此言人之所受谷气，由胃气之布散于天下者也。胃为水谷之海，肺属天而外主皮毛，谷入于胃，乃传之肺。肺朝百脉，输精于皮毛，毛脉合精，行气于腑，五脏六腑，皆以受气。是入胃之水谷，借肺气转输于皮毛，行于脏腑。如肺有故寒气，而不能输布，寒气与新谷气，俱还入于胃，新故相乱，真邪相攻，气并相逆于胃，而胃腑不受，复出于胃，故呃逆也。夫肾者，至阴；至阴者，盛水也。肺者，太阴也；少阴者，冬脉也。故其本在肾，其末在肺，皆积水也。是在下之寒水，上通于天者也，故当补手太阴以助天之阳气，泻足少阴以下肺之寒邪。肺之寒者，乃肾水之寒气也。此篇论人身之应天地阴阳，奇邪之走空窍，非外因之形寒，亦非饮冷之

寒气也。●姚士因曰：按《金匮玉函》云：哕逆者，橘皮竹茹汤主之。盖橘之色黄臭香，味甘而辛，乃中土之品也。辛兼走肺，皮性走皮，是助胃气走肺而外出于皮毛者也。竹性寒而凌冬不凋，得冬令寒水之气。用茹者，助水气之运行于肤表，不凝聚于肺中，配人参甘草生姜大枣，以助中土之气。先圣立方之法，咸从经义得之。学者引而伸之，天下之能事毕矣。●薛雪曰：手太阴，肺经也；足少阴，肾经也。寒气自下而升，逆则为哕，故当补肺于上，以壮其气，泻肾于下，以引其寒。盖寒从水化，哕之标在胃，哕之本在肾也。●黄元御曰：故寒新谷，入于胃中，新故相乱，正邪相攻，气并相邀，复出于胃，故为哕也。补手太阴，泻足少阴，肺气下行，则哕止矣。水泻土燥，胃降则肺收矣。●陈念祖曰：此言人之所受谷气，由胃海之布散于天下者也。哕者，呃逆也。夫肾者，至阴也，至阴者，盛水也；肺者，太阴也，少阴者，冬脉也，故其本在肾，其末在肺，皆积水也。是在下之寒水上通于天者也，故当补手太阴，以助天之阳气；泻足少阴，以下肺之寒邪。肺之寒者，乃肾水之寒气也。此论人身之应天地阴阳。奇邪之走空窍，非外因之形寒，也非饮冷之寒气也。●丹波元简曰：张云：手太阴，肺经也。足少阴，肾经也。寒气自下而升逆则为哕，故当补肺于上以壮其气，泻肾于下以引其寒。盖寒从水化，哕之标在胃，哕之本在肾也。汪云：呃逆有实有虚，有寒有热，病源病候，种种不同，此特言其一端耳。若以哕作呕吐，则呃逆亦病中要症，二经者岂漫无一字及之哉。●章楠曰：有物无声谓之吐，有声无物谓之哕，有物有声谓之呕吐，此言有声无物者也。凡谷入胃，化精气而上注于肺，因有故寒气在胃，新故相乱，真气邪气相攻相并而上逆，乃为哕也。肺气主降，用针补手太阴经以降逆也；肾为胃关，泻足少阴经以利其关，使胃中邪气下行则愈。后世之呃逆，古亦名哕。

28.4　黄帝曰：人之唏者，何气使然？岐伯曰：此阴气盛而阳气虚，阴气疾而阳气徐，阴气盛而阳气绝，故为唏①。补足太阳，写足少阴②。

①杨上善曰：唏，火几反，笑也。阴气盛而行疾，阳气虚而行徐，是以阳气绝为唏也。●张介宾曰：唏，欷同，歔欷也。《释义》云：悲泣气咽而抽息也。一云泣余声。一云哀而不泣曰唏。悲忧之气生于阴惨，故为阴盛阳虚之候。唏，希、戏二音。●薛雪曰：唏，欷同，歔欷也，悲泣气咽而抽息也。一云泣余声，一云哀而不泣曰唏。悲忧之气，生于阴惨，故为阴盛阳虚之候。又曰阴与阳绝，则阳不附阴，故当补足太阳，泻足少阴，使刚柔相济，则乖者和矣。●丹波元简曰：马云：唏，许几切。《释文》言：哀痛不泣曰唏。张云：唏，欷同，歔欷也。《释义》云：悲泣气咽而抽息也。一云泣余声；一云哀而不泣曰唏。悲忧之气生于阴惨，故为阴盛阳虚之候。

②杨上善曰：以腑膀胱太阳气绝，故须补之。肾脏少阴气盛，故须泻之。●马莳曰：（唏，许几切。）此言人之所以唏，而有刺之之法也。《释文》言：哀痛不泣曰唏。人之所以唏者，以阴气反盛且疾，阳气反虚且徐且绝，故为唏耳。治之者，宜补阳而泻阴，当于足太阳膀胱经、阳跷脉气所出者补之，足少阴肾经、阴跷脉气所出者泻之。●张介宾曰：当亦是阳跷申脉，阴跷照海也。●张志聪曰：此论阴阳之不相和也。太阳少阴，乃水火阴阳之本，雌雄相合，标本互交，若阴气盛而阳气虚，则阴气疾而阳气徐矣。阴气疾而阳气徐，则阴气不能相将，而阴与阳绝矣。故当补足太阳之阳，泻足少阴之阴，以和其阴阳焉。唏者，歔歔悲咽也。盖阳气盛则多喜笑，阴气盛则多悲哀。●薛雪曰：亦是阳跷申

脉，阴跷照海也。●黄元御曰：唏，歔欷也。悲欢歔欷，阴惨之象，故为阴盛阳虚。●陈念祖曰：此论阴阳之不和也。太阳少阴乃水火阴阳之本，阴阳不和，标本互交，故当补足太阳之阳，泻足少阴之阴，以和其阴阳焉。唏者，唏嘘悲咽也。盖阳气盛则多喜笑，阴气盛则多悲哀也。●丹波元简曰：马云：当于足太阳膀胱经，阳跷脉气所出者补之，足少阴肾经，阴跷脉气所出者泻之。●章楠曰：唏者，余哀未尽，而气抑不达之声也。阴阳相逆而阴气盛，与阳阻绝，不得流通，乃作是声。故补泻同呵欠，助阳使达也。

28.5 黄帝曰：人之振寒者，何气使然？岐伯曰：寒气客于皮肤，阴气盛，阳气虚，故为振寒寒栗，补诸阳①。

①杨上善曰：以阳虚阴盛，阳虚故皮肤虚，阴盛故寒客皮肤，故振寒寒慄，宜补三阳之脉。●马莳曰：此言人之所以振寒，而有刺之法也。振寒者，身寒而振动也。盖以寒气客于皮肤，其阴气盛，阳气虚，故阴盛则为寒，且寒而战栗，当补诸阳经以温之，则阳胜而阴衰矣。●张介宾曰：振寒者，身怯寒而振栗也。补诸阳者，凡手足三阳之原合及阳跷等穴，皆可酌而用之。●张志聪曰：此言阳气之在外也。诸阳之气，主于肌表，故寒气客于皮肤。借阳气以化热，若阴气盛而阳气虚，则为振寒战栗，当补诸阳。诸阳者，三阳也。●吴悊先曰：寒气即太阳寒水之气，故当补诸阳。●薛雪曰：振寒者，身怯寒而振栗也。补诸阳者，凡手、足三阳之原合及阳跷等穴，皆可酌而用之。●黄元御曰：寒客皮毛，阴盛阳虚，鼓动于中，不能外发，故为振寒寒栗。补诸阳者，手足六经之阳也。●陈念祖曰：此言阳气之在外也，诸阳之气主于肌表，故寒气客于皮肤，藉阳气以化热。若阴气盛而阳气虚，则为振寒战栗也。当补。诸阳者，三阳也。●丹波元简曰：张云：振寒者，身怯寒而振栗也。补诸阳者，凡手足三阳之原合，及阳跷等穴，皆可酌而用之。

28.6 黄帝曰：人之噫者，何气使然？岐伯曰：寒气客于胃，厥逆从下上散，复出于胃，故为噫①。补足太阴、阳明②。一曰补眉本也③。

①杨上善曰：寒气先客于胃，厥而逆上消散，复从胃中出，故为噫。●张介宾曰：噫，嗳气也。《释义》曰：饱食息也。义详本类前二十五。按：此节与上文之哕，皆以寒气在胃而然。但彼云故寒气者，以久寒在胃，言其深也；此云寒客于胃者，如客之寄，言其浅也。故厥逆之气，从下上散，则复出于胃而为噫。●汪昂曰：俗作嗳，气阻而嗳以通之。经曰：心为噫。阳明络属心，阴气盛而上走阳明，故噫。●薛雪曰：噫，嗳气也，如饱食息也。此与上文之哕，皆以寒气在胃而然。但彼云"故寒气"者，以久寒在胃，言其深也；此云寒客于胃者，如客之寄，言其浅也。故厥逆之气从下上散，则复出于胃而为噫也。●丹波元简曰：张云：嗳气也，《释义》曰：饱食息也。按：此节与上文之哕，皆以寒气在胃而然，但彼云故寒气者，以久寒在胃，言其深也；此云寒客于胃者，如客之寄，言其浅也。故厥逆之气，从下上散，则复出于胃而为噫。简案：噫，《说文》：饱食息也。而马云：噫，不平声也。此为五噫之噫者，误甚。

②陈念祖曰：肾为水脏，太阳之上，寒气主之，一者寒气在于肺，噫者在胃中，以泻少阴之寒，一补太阳之阳，补泻虽别，其义则同。

③杨上善曰：脾胃腑脏皆虚，故补斯二脉。眉本是眉端攒竹穴，足太阳脉气所发也。

●马莳曰：此言人之所以噫，而有刺之之法也。噫，不平声也。盖以寒气客于胃中，厥逆之气从下而上，其气之散也，复出于胃，故为噫。当补足太阴脾经、足阳明胃经以温之。一曰：取足太阳膀胱经之在眉本名攒竹者以刺之。●张介宾曰：补足太阴、阳明二经，使脾胃气温，则客寒自散而噫可除。眉本，即足太阳经攒竹穴，是亦补阳气也。●张志聪曰：此言土位中央，而气出于上下也。寒气客于胃，厥逆之气上走心为噫，得后气则快然如衰。是厥气出于胃，从脾气而上下散，故当补足太阴阳明，以助其分散焉。眉本，乃足太阳之经，寒气客于胃者，乃太阳寒水之气也。一曰：补太阳之阳气于上，而客中之寒气可散矣。●姚止因曰：肾为水脏，太阳之上，寒气主之。哕者，寒气在于肺。噫者，寒气在胃中。一泻少阴之寒，一补太阳之阳，补泻虽别，其义则同。●薛雪曰：补足太阴、阳明二经，使脾胃气温，则客寒自散而噫可除。眉本，即足太阳经攒竹穴，是亦补阳气也。●黄元御曰：寒气在胃，胃气上逆，故为噫。噫者，食停而嗳气也。此脾胃之虚，故补足太阴、阳明。眉本，足太阳之攒竹也。●陈念祖曰：此言土为中央，而气出于上下也。寒气客于胃者，乃太阳寒水之气也。补太阴阳明，以助其分散焉。眉本乃足太阳之经。以曰补太阳之阳气于上，而客中之寒气可散也。噫者，嗳气也。●丹波元简曰：张云：补足太阴阳明二经，使脾胃气温，则客寒自散，而噫可徐。眉本，即足太阳经攒竹穴，是亦补阳气也。●章楠曰：噫气比哕轻，上逆至胸，太息气转即已。亦因寒邪在胃，脾阳不运，而厥逆从下上散，而出于胃，故但温补脾胃二经之气，使浊降清升则愈。一曰补眉本，亦内助其阳气之法耳。

28.7　黄帝曰：人之嚏者，何气使然？岐伯曰：阳气和利，满于心，出于鼻，故为嚏①。补足太阳荣眉本，一曰眉上也②。

①杨上善曰：阳之和气利，满于心中，上冲出于鼻，故为嚏也。●张介宾曰：阳气和平顺利而满溢于心，必上达于肺，故出于鼻而为嚏。然人有感于风寒而为嚏者，以寒邪束于皮毛，则阳气无从泄越，故喷而上出。是嚏从阳气而发，益又可知。仲景曰：欲嚏不能，此人肚中寒。正谓其阳虚也。故人病阳虚等证者，久无嚏而忽得之，则阳气渐回之佳兆也。嚏音帝。●薛雪曰：阳气和平顺利而满溢于心，必上达于肺，故出于鼻而为嚏。然人有感于风寒而为嚏者，以寒邪束于皮毛则阳气无从泄越，故嚏而上出，是嚏从阳而发，益又可知。仲景曰：欲嚏不能，此人肚中寒。正谓其阳虚也，故人病阳虚等症者，久无嚏而忽得之，则阳气渐回之佳兆也。●丹波元简曰：张云：阳气和平，顺利而满溢于心，必上达于肺，故出于鼻而为嚏。然人有感于风寒而为嚏者，以寒邪束于皮毛，则阳气无从泄越，故喷而上出。是嚏从阳气而发，益又可知。仲景曰：欲嚏不能，此人肚中寒，正谓其阳虚也。故人病阳虚等证者，久无嚏而忽得之，则阳气渐回之佳兆也。简案：嚏，《说文》：牾解气也；《玉篇》：喷鼻也。

②杨上善曰：阳虚而利，故补阳脉。太阳起鼻上两箱，发于攒竹。太阳荣在通谷，足指外侧本节前陷中。●马莳曰：此言人之所以嚏，而有刺之之法也。嚏，喷嚏也。盖以人之阳气平和顺利，满溢于心，故上升于鼻而为嚏。当补足太阳膀胱经曰攒竹者以刺之。一曰在眉近于上者是也。（两眉头少陷宛宛中。针三分，留六呼，灸三壮。《针灸聚英》云：主风眩嚏。）●张介宾曰：凡阳虚于下，则不能上达而为嚏。补足太阳之荣于眉本者，其名攒竹，一曰眉上，亦即此穴。盖太阳与肾为表里，所以补阴中之阳也。观《宣明五气》

篇曰：肾为欠为嚏。其义正与此通。详本类前二十五。●张志聪曰：此言太阳之气，与心气之相和也。太阳之上，寒水主之，少阴之上，君火主之，阴阳互交，标本相合，故心为阳中之太阳，太阳与心气之相合也。是以阳气和利，则上满于心，出于鼻而为嚏。鼻乃肺之窍，肺乃心之盖也。太阳之气，生于膀胱。膀胱乃津液之府，阳气和利，上满于心，则阳气盛矣。故当取足太阳之荣于眉本，使津液上资，则阴阳相平矣。夫太阳之气，主于肤表，一曰补眉上以取太阳之气，使气行于外，则不满于心矣。●汪昂曰：鼻为肺窍，心脉入肺，嚏则肺气通。●薛雪曰：凡阳虚于下，则不能上达而为嚏，补足太阳之荣于眉本者，其名"攒竹"，又名"眉上"。盖太阳与肾为表里，所以补阴中之阳也。●黄元御曰：肺窍于鼻，阳气和利，满于心部，不及下行，逆行而上，出于鼻窍，故为嚏。此阳气不降，补足太阳而荣其眉本，使脏气得政而阳降于下也。眉上，足太阳之曲差也，亦与攒竹同治。●陈念祖曰：此言太阳之气于心气之相和也。是以阳气相和，则上满于心，出于鼻，而为嚏，鼻乃肺之窍，肺乃心之盖也。故当补足太阳，使气行于外，则不满于心也。●丹波元简曰：张云：凡阳虚于下，则不能上达而为嚏。补足太阳之荣于眉本者，其名攒竹，一曰眉上，亦即此穴。盖太阳与肾为表里，所以补阴中之阳也。观《宣明五气》篇曰：肾为欠为嚏。其义正与此通。●章楠曰：此言喷嚏之气，由郁而达也。《宣明五气论》云：肾气为病，为欠为嚏。是始由肾气抑郁，既而得通，上达于心，阳气和利充满，乃由鼻出而作喷嚏，故补足太阳之荣，以通少阴之气也。凡暴厥而死者，以其心肾之气闷绝也，故用药通其鼻，得嚏者生，无嚏者死。《素问·热论》曰：十一日，少阴病衰，渴止不满，舌干已而嚏。可见嚏者，由肾经气郁得通而出也。又如阴阳气逆之病，有呵欠者，其阴阳之气将交通，为吉象也。仲景曰：师持脉，病人欠者，无病也。亦谓阴阳相交，则无病矣。是呵欠、喷嚏，皆为愈病之先机也。

28.8 黄帝曰：人之軃①者，何气使然？岐伯曰：胃不实则诸脉虚；诸脉虚则筋脉懈惰；筋脉懈惰则行阴用力②，气不能复，故为軃③。因其所在，补分肉间④。

①丹波元简曰：《甲乙》作"軃"，马云：音妥，《释》云，下垂貌。则是首身下垂而不能举也。观本经下文，有因其所在补分肉间，则軃必有定所，且有分部，彼以避为释者（案：熊音了可反，避也），是乃以读之为躲，而遂释之为避也，义甚不通。简案：軃，《广韵》：垂下貌。軃，《正字通》：为軃之讹。《巢源·风軃曳候》云：肢体弛缓不收摄也，人以胃气养于肌肉经络也，胃若衰损，其气不实，经脉虚则筋肉懈惰，故风邪搏于筋而使軃曳也，即本节之軃也。《千金·小儿门》：軃髃僻不能行步，中风门作疼曳。并同。而张云：俗语有战軃之说，即古人之遗言，意者軃即战之属也。但因寒而战者谓之寒战，其有战不因寒者由气虚耳，此因楼氏《纲目·颤振门》治軃曳之方而误，不可从也。志云：軃者，垂首斜倾，懈惰之态。《古乐府》云：髻半軃，此说虽是，而唯以垂首释之，不若马说允当。

②丹波元简曰：志云：阳明主润宗筋，阳明虚则宗筋纵，是以筋脉懈惰，则阳明之气行于宗筋，而用力于阴器矣。行阴用力，则阳明之气不能复养于筋脉，故为軃。

③杨上善曰：胃气不实，谷气少也。谷气既少，脉及筋肉并虚懈惰，因此行阴。行阴，入房也。此又入房用力，气不得复，四支缓纵，故名为挕。挕，云干反，牵引也，谓

身体懈惰，牵引不收也。●张介宾曰：亸，《释》曰：下垂貌。又曰：亸，避也。故诸家引以为注，似皆不合经义，殊无意味。尝闻俗语有战亸之说，即古人之遗言，意者亸即战之属也。但因寒而战者，谓之寒战；其有战不因寒者，由气虚耳。盖胃为五脏六腑之海，故胃不实则诸脉虚而懈惰生，再有行阴用力，则阳气益虚，故为战亸。今见常有其候而未闻其名，愚谓即此，尚俟明者辨之。亸，登可切。●薛雪曰：亸，懈惰貌，不自持也。盖胃为五脏六腑之海，故胃不实则诸脉虚而懈惰生，再有行阴用力，则阳气益虚，故为亸。王实甫词云："亸着香肩"，即此义也。亸，音妥。●黄元御曰：亸，音朵。亸，战摇也。胄弱脉虚，筋脉懈惰，益以行阴用力，气不能复，故为亸。

④杨上善曰：筋脉皆虚，故取病所在分肉间补之。●马莳曰：（亸，音妥。《释》云：下垂貌。则是首身下垂而不能举也。观本经下文，有"因其所在，补分肉间"，则亸必有定所，且有分部，彼以"避"为释者，是乃以读之为躲，而遂释之为避也，义甚不通。）此言人之所以亸，而有刺之之法也。盖以胃者，五脏六腑之海也，胃虚则诸脉虚，而筋脉懈惰，复乃强力入房，所以气不能复而为亸也。当因其所在，以补其分肉间耳。●张介宾曰：四体战亸，各有分部，胃者肉其应，故当因病所在，补分肉间，以壮其胃气。●张志聪曰：（亸音朵。）此言筋脉皆本于胃腑之所生者。亸者，垂首斜倾懈惰之态。筋脉皆本于水谷之所资养，故胃不实则诸脉虚，诸脉虚则筋脉懈惰。盖经脉者，所以濡筋骨而利关节者也。夫阳明主润宗筋，阳明虚则宗节纵，是以筋脉懈惰，则阳明之气行于宗筋，而用力于阴器矣。行阴用力，则阳明之气不能复养于筋脉，故为亸。因其所在行阴，故补分肉间，以取阳明之气外出。●《集注》眉批：《古乐府》云：髻于亸。又：阴痿而欲其强，故曰用力。●薛雪曰：四体各有分部，胃者肉其应，故当因病所在，补分肉间以壮其胃气。●黄元御曰：亸，音朵。亸，战摇也。胄弱脉虚，筋脉懈惰，益以行阴用力，气不能复，故为亸。因其所在之处，补分肉之间，以助其胃气。●陈念祖曰：此言筋脉皆本于胃府之所生也。亸者，垂首斜清懈惰之态。夫阳明主润宗筋，阳明虚则宗脉纵，是以筋脉懈惰，则阳明之气行于宗筋，而用力于阴矣。行阴用力，则阳明之气不能复养于筋脉，故为亸。因其所在行阴，故补分肉间，以取阳明之气外出。●章楠曰：亸音妥，身首下垂，无力振举之貌。胃为水谷之海，主润宗筋，宗筋主束骨而利机关者也，胃气虚，故筋脉皆虚，懈惰无力，有垂头丧气之象。用药当助胃气。用针补分肉之间者，以脾胃主肌肉故也。

28.9　黄帝曰：人之哀而泣涕出者，何气使然？岐伯曰：心者，五藏六府之主也；目者，宗脉之所聚也①，上液之道也②；口鼻者，气之门户也。故悲哀愁忧则心动，心动则五藏六府皆摇，摇则宗脉感，宗脉感则液道开，液道开，故泣涕出焉③。液者，所以灌精濡空窍者也，故上液之道开则泣，泣不止则液竭；液竭则精不灌，精不灌则目无所见矣④，故命曰夺精⑤。补天柱经侠颈⑥。

①汪昂曰：耳目皆宗脉之所聚。●丹波元简曰：张云：宗，总也。凡五脏六腑之精气，皆上注于目而为之精，故目为宗脉之所聚。马云：此节可与《素问·解精微论》参看。

②汪昂曰：液上升之道路。

③张介宾曰：宗，总也。凡五脏六腑之精气，皆上注于目而为之精，故目为宗脉之所聚，又为上液之道。气由口鼻出入，故为气之门户。然气之所至，液必随之，如涎出于口，涕出于鼻，泣出于目，是皆上液之属也。人之泣涕上出者，皆本乎心。盖心为五脏六腑之主，若悲哀忧愁动其心，则五脏六腑皆应而摇，脏腑摇则宗脉皆应而动，动则液道开而泣涕所以出也。

④丹波元简曰：张云：世之因泣而丧目者，盖亦不少矣。

⑤杨上善曰：涕泣多，目无所见，何气使然也？涕泣出之所以有三，心者神用，脏腑之主，一也。手足六阳及手少阴、足厥阴等诸脉凑目，故曰宗脉所聚。大小便为下液之道，涕泣以为上液之道，二也。目者，惟是液之道也；口鼻二窍气液之道，三也。有物相盛，遂即心动；以其心动，即心脏及余四脏并六腑亦皆摇动；脏腑既动，脏腑之脉皆动；脏腑宗脉摇动，则目鼻液道并开；以液道开，故涕泣出也。五谷液以灌目，五谷之精润于七窍；今但从目鼻而出不止，则竭也。诸精不得其液，则目眼无精，故目无所见，以夺精也。●张介宾曰：精由液而化，孔窍得液而充，故以灌精濡孔窍也。液去精伤则目昏，以至渐无所见者，是夺其精也。世之因泣而丧目者，盖亦不少矣。此条义当与《解精微论》参看，详下篇。空，孔同。汪昂曰：《素问》言泣涕。见后《解精微论》。●薛雪曰：宗，总也。凡五脏六腑之精气皆上注于目而为之精，故目为宗脉之所聚，又为上液之道。气由口鼻出入，故为气之门户，然气之所至，液必随之，如涎出于口，涕出于鼻，泣出于目，是皆上液之属也。人之泣涕上出者，皆本乎心，盖心为五脏六腑之主，若悲哀忧愁动其心，则五脏六腑皆应而摇，脏腑摇则宗脉皆应而动，动则液道开而泣涕所以出也。精由液而化，孔窍得液而充，故以灌精濡孔窍也。液去精伤则目昏以至渐无所见者，是夺其精也。世之因泣而丧目者，盖亦不少矣。

⑥杨上善曰：天柱经，足太阳也。天柱侠项后发际大筋外廉陷中，足太阳脉气所发，故补之。●马莳曰：（此节可与《素问·解精微论》参看。）此言人之所以泣涕，而有刺之之法也。盖人泣涕，出于目，本于心，形于口鼻。正以心为五脏六腑之王，目为宗脉之所聚，又为液气上升之道路，口鼻为气之门户，故凡悲哀愁忧者，则心主动，而五脏六腑随之以摇，摇则宗脉动而液道开，泣涕之所以出也。且此液者，所以灌精濡空窍者也。故上液之道一开，则泣不止而液竭，精不灌而目盲，其名曰夺精。当补足太阳膀胱经之天柱穴，此经乃挟于后之项颈者是也。（挟项后发际，大筋外廉陷中。针二分，留六呼，灸七壮。）●张介宾曰：天柱，足太阳膀胱经穴，其经挟颈项之后。●张志聪曰：此言五脏之液内濡百脉，膀胱之津外濡空窍。夫水谷入胃，津液各走其道，酸先入肝，苦先入心，甘先入脾，辛先入肺，咸先入肾，五脏主藏水谷之津者也。膀胱者，州都之官，津液藏焉，复还入胃中以资脏腑。是脏腑膀胱之津，交相资益者也。是故泣不止则液竭，液竭则精不灌。盖液者，又所以灌精濡空窍者也。宗脉者，上液之道也。液道开而泣不止，则液竭。而濡空窍之精，不能灌于目，而目不明矣。故命曰夺精，谓夺其外濡空窍之精也。当补膀胱经之天柱于挟颈间，以资津液上灌，盖液随气行者也。夫口鼻耳目，皆为空窍，故曰口鼻者，气之门户也。谓津液随气而上濡空窍，故精不灌则目不明。●《集注》眉批：宗脉者，百脉一宗。又：《伤寒论》曰：津液当还放胃中。●薛雪曰：天柱，足太阳膀胱经穴。其经挟颈项之后，又曰头中分也。●黄元御曰：心为脏腑之主，目为宗脉所聚，上液

之道，口鼻为气之门户。悲哀愁忧，动其心君，心动则脏腑摇而宗脉感，液道开而门户辟，故泣涕出焉（泣出于目，涕出于鼻）。液者，所以灌精而濡空窍者也，液道开而泣不止，则液竭而精不灌。精不灌则目无所见，故命曰夺精。补太阳之天柱，以益其水，其经挟颈项之后，其穴在柱骨之旁也。●陈念祖曰：此言五脏之液，内濡百脉，膀胱之津，外濡空窍。命曰夺精者，谓夺其外濡空窍之精。当补膀胱之天柱于挟颈间，以资津液上灌，盖液随气行者也。●丹波元简曰：《甲乙》"挟颈"下有"挟颈者，头中分也"七字，据下文，《甲乙》为是。马云：当补足太阳膀胱经之天柱穴，此经乃挟于后之项颈者是也。志云：膀胱之津，外濡空窍，液道开而泣不立则液竭而濡空窍之精，不能灌于目而目不明矣。故命曰夺精，谓夺其外濡空窍之精也。当补膀胱经之天柱于挟颈间，以资津液上灌，盖液随气行者也。●章楠曰：泪为肝之液，涕为肺之液。凡气血津液，出于脏腑，而脏腑之气，皆随心所使，以心为一身之主也。故以情动心，则脏腑气摇，而液随气泄，即如心惊则汗出，心怵则汗出，汗为心之液，余可类见矣。肝开窍于目，泣多肝液竭，则目无所见，故西河痛子，而致失明也。天柱膀胱经穴，此穴挟项颈后发际，言用针以补之者，以膀胱为州都之官，津液藏焉，补其已伤之液耳。

28.10 黄帝曰：人之太息者，何气使然？岐伯曰：忧思则心系急，心系急则气道约，约则不利，故太息以伸出之[①]，补手少阴、心主，足少阳留之也[②]。

①杨上善曰：忧思劳神，故心系急。心系连肺，其脉上迫肺系，肺系为喉通气之道，既其被迫，故气道约不得通也，故太息取气以申出之。●张介宾曰：太息者，息长而大，即叹息也。约，犹束缚也。忧愁思虑，则气抑不伸而心系急，气道约，约则满闷于中，此叹息之不容已也。●薛雪曰：太息者，息长而大，即叹息也。约，犹束缚也。忧愁思虑则气抑不伸而心系急，气道约，约则满闷于中，此叹息之不容已也。●丹波元简曰：张云：太息者息长而大，即叹息也。约，犹束缚也。忧愁思虑则气抑不伸，而心系急气道约，约则满闷于中，此叹息之不容已也。

②杨上善曰：手少阴、手心主二经皆是心经，足少阳胆经，以心系急引于肝胆，故二阴一阳并须留针以缓。●马莳曰：此言人之所以太息，而有刺之之法也。人之心皆有系，唯忧思则心系紧急而气道敛约，约则出气不利，故太息以伸出之。当补手少阴心经、手厥阴心包络经及足少阳胆经，皆留其针以补之也。●张介宾曰：手少阴，心经也。心主，手厥阴经也。足少阳，胆经也。助木火之脏，则阳气可舒，抑郁可解，故皆宜留针补之。●张志聪曰：此言上焦之宗气，与下焦之生气相通而行呼吸者也。夫宗气积于胸中，出于喉咙，以贯心脉而行呼吸。忧思则心系急，心系急则气道敛约，约则不利，故太息以伸出之，当补手少阴心主，足少阳留之。留之者，候气之至也。盖肾为生气之原，少阳属肾，乃肾中所生之初阳，上通于心主包络，故补手少阴心主，以通上焦之气，补足少阳留之，以候下焦之生气以上交。●王芳侯曰：本经凡曰手少阴心主，乃包络之经，以相而代行君令者也。凡曰足少阳，乃兼手少阳而言。盖六腑皆出于足之三阳，上合于手者也。●薛雪曰：手少阴，心经也。心主，手厥阴经也。足少阳，胆经也。助木火之脏，则阳气可舒，抑郁可解，故皆宜留针补之。以针喻药，字字当体会入微。●黄元御曰：忧思郁结，心系急而气道约，约则气息不利，故太息以伸出之。补手少阴、心主、足少阳，留之双益君相

之火，使之下根，阴退湿消，肺胃下行，气道自开矣。●陈念祖曰：此言上焦之宗气与下焦之生气相通，而行呼吸者也。夫宗气积于胸中，出于喉咙，以贯心脉，而行呼吸，气道敛约不利，故太息以伸出之。盖肾为生气之原，少阳属肾，乃肾中所生之初阳，上通于心主包络，故补手少阴心主，以通上焦之气；补足少阳留之，以候下焦之生气以上交矣。●丹波元简曰：张云：手少阴，心经也。心主，手厥阴经也。足少阳，胆经也。助木火之脏，则阳气可舒，抑郁可解，故皆宜留针补之。●章楠曰：各脏皆有系通心，故各脏之气随心所使。心系急而气道约者，则中气郁而不舒，太息以伸之。故宜补心经、心包、胆经之气，以和之也。

28.11 黄帝曰：人之涎下者，何气使然？岐伯曰：饮食者皆入于胃，胃中有热则虫动，虫动则胃缓，胃缓则廉泉开，故涎下①，补足少阴②。

①杨上善曰：虫者，谷虫在于胃中也。廉泉，舌下孔，通涎道也。人神守，则其道不开；若为好味所感，神者失守，则其孔开涎出也。亦因胃热虫动，故廉泉开，涎因出也。●张介宾曰：足阳明之脉出于口，胃中有热则虫动胃缓，故廉泉开而涎下。凡目之多泪，鼻之多涕，亦皆因热而上液之道开也。有谓肺热甚则鼻涕出者，义亦犹此。●薛雪曰：足阳明之脉出于口，胃中有热则虫动胃缓，故廉泉开而涎下。凡目之多泪，鼻之多涕，亦皆因热而上液之道开也，有谓肺热甚则鼻涕出者，义亦犹此。●丹波元简曰："涎"《甲乙》作"羡"，下同。张云：足阳明之脉出于口，胃中有热则虫动，胃缓，故廉泉开而涎下。凡目之多泪，鼻之多涕，亦皆因热而上液之道开也。有谓肺热甚则鼻涕出者，义亦犹此。

②杨上善曰：肾足少阴脉，上侠舌本，主于津涎，今虚，故涎下是也。●马莳曰：此言人之所以涎下，而有刺之之法也。人之涎何自而下？正以饮食入胃，则胃暖而虫动，胃气之在上脘者，势缓而不下降，所以在上之廉泉开而涎下也。当取足少阴肾经以补之。盖补阴则任脉下盛，而上之廉泉通，廉泉通而涎下于内，不下于外矣。●张介宾曰：肾为胃关而脉系于舌，故当补之，以壮水制火，则液有所主而涎自止也。●张志聪曰：此言足少阴之气，上与阳明相合，而主化水谷者也。虫者，阴类也。阴类动，则肾气不交于阳明，而胃气缓矣。气不上交，则水邪反从任脉而上出于廉泉，故涎下。当补足少阴以助下焦之生气上升，而水邪自下矣。●姚士因曰：少阴阳明，戊癸相合，而后能化水谷之精微。故曰：饮食者，皆入于胃，谓不合则胃缓，缓则不能化饮食矣。不合则热，热则虫动矣。上节论少阴之气，上与宗气相合以行呼吸。此论与阳明相合，以化饮食之精微。下节论与宗脉相合，而通会于百脉。盖营卫血气，本于后天水谷之所资生，然必藉下焦先天之气以合化。●汪昂曰：廉泉，舌本穴名，阴维任脉之会。昂按，风中舌本则舌纵难言，廉泉开而流涎沫，此云虫动，尚有未该。●薛雪曰：肾为胃关，而脉系于舌，故当补之以壮水制火，则液有所主而涎自止，脾强亦能制涎，不可泥也。●黄元御曰：廉泉，任脉穴。补足少阴，以清胃气也。●陈念祖曰：此言足少阴之气上与阳明相合，而化生水谷者也。虫者，阴类也，阴类动则肾气不交于阳明，而胃气缓矣。气不上交，则水邪反从任脉而上出于廉泉，故涎下。当补足少阴，以助下焦之生气上升，而水邪自下矣。●丹波元简曰：张云：肾为胃关，而脉系于舌，故当补之，以壮水制火，则液有所主而涎自止也。章楠曰：涎为脾之液，脾虚胃热而液泛，出于舌下之廉泉穴，而流溢口外，由于虫动故也。婴孩多如此。常人睡中亦有此病，以昏睡而脾气驰，不能摄涎也。补足少阴肾，使廉泉之气下

达，则涎可归于脾也。

28.12 黄帝曰：人之耳中鸣者，何气使然？岐伯曰：耳者，宗脉之所聚也①，故胃中空则宗脉虚，虚则下溜，脉有所竭者，故耳鸣②。补客主人，手大指爪甲上与肉交者也③。

①汪昂曰：此论他书不载，仅见于此。昂按：人夜卧之时，五官皆不用事，惟耳能听，岂非以宗脉所聚，故能有所警觉也乎。又人在母腹中，仅一血胚，闻雷霆火爆之声，则惊而跳，此时五官未备，而闻性已与外物相通，故《楞严二十五圆通》：独重耳根。孔子亦言：六十而耳顺。则耳之异于诸官也明矣。

②杨上善曰：人耳有手足少阳、太阳及手阳明等五络脉皆入耳中，故曰宗脉所聚也。溜脉，入耳之脉溜行之者也。有竭不通，虚故耳鸣也。●张介宾曰：手足三阳三阴之脉皆入耳中，故耳亦宗脉之所聚也。阳明为诸脉之海，故胃中空则宗脉虚，宗脉虚则阳气不升而下溜，下溜则上竭，轻则为鸣，甚则为聋矣。然少阳太盛、壅窒为鸣者亦有之，但虚者渐而实者暴，虚者多而实者少，其辨在有邪无邪耳，学者当推广之。●薛雪曰：手足三阳、三阴之脉，皆入耳中，故耳亦宗脉之所聚也。阳明为诸脉之海，故胃中空而宗脉虚，宗脉虚则阳气不升而下溜，下溜则上竭，轻则为鸣，甚则为聋矣。然少阳太甚，壅窒为鸣者亦有之，但虚者渐而实者暴，虚者多而实者少，其辨在有邪、无邪耳。学者当推广之。●丹波元简曰：张云：手足三阳三阴之脉，皆入耳中，故耳亦宗脉之所聚也。阳明为诸脉之海，故胃中空则宗脉虚，宗脉虚则阳气不升而下溜，下溜则上竭，轻则为鸣，甚则为聋矣。然少阳太盛，壅窒为鸣者亦有之，但虚者渐而实者暴，虚者多而实者少，其辨在有邪无邪耳，学者当推广之。汪云：此论他书不载，仅见于此。按：人夜卧之时，五官皆不用事，惟耳能听，岂非以宗脉所聚，故能有所警觉也乎，又人在母腹中，仅一血胚，闻雷霆火爆之声则惊而跳，此时五官未备，而闻性已与外物相通，故《楞严二十五圆通》：独重耳根，孔子亦言：六十而耳顺，则耳之异于诸官也明矣。又云：即下文上气不足，耳为之苦鸣之义。

②杨上善曰：手阳明入耳，过客主人也。手大指爪甲上手太阴脉，是手阳明之里，此阴阳皆虚，所以耳鸣，故并补之。●张介宾曰：客主人，足少阳经穴，为手足少阳足阳明之会。手大指爪甲上者，手太阴之少商穴，为肺气所出之井。故皆当补之，以助其阳气。●薛雪曰：客主人，足少阳经穴，为手足少阳、足阳明之会。手大指爪甲上者，手太阴之少商穴，为肺气所出之井，故皆当补之以助其阳气。●丹波元简曰：张云：客主人足少阳经穴，为手足少阳足阳明之会。手大指爪甲上者，手太阴之少商穴，为肺气所出之井。故皆当补之以助其阳气。

28.13 黄帝曰：人之自啮舌者，何气使然①？岐伯曰：此厥逆走上②，脉气辈至也③。少阴气至则啮舌④，少阳气至则啮颊⑤，阳明气至则啮唇矣⑥。视主病者，则补之⑦。

①丹波元简曰：马、张、志并云：缺"岐伯曰"。
②汪昂曰：火气上逆。

③杨上善曰：辈，类也。厥逆之气上走于头，故上头类脉所至之处，即自啮舌也。●张介宾曰：辈者，类也。厥逆走上，则血涌气腾，至生奇疾，所至之处，各有其部，如少阴之脉行舌本，少阳之脉循耳颊，阳明之脉环唇口，故或为肿胀，或为怪痒，各因其处，随而啮之，不独止于舌也。辈，俗作辈。啮，尼结切。●汪昂曰："使然"，一作"辈至"。【编者按：汪昂作"脉气使然"】●薛雪曰：辈者，类也。厥逆走上，则血涌气腾，至生奇疾。所至之处，各有其部，如少阴之脉行舌本，少阳之脉循耳颊，阳明之脉环唇口。故或为肿胀，或为怪痒，各因其处随而啮之，不独止于舌也。●丹波元简曰：《甲乙》"辈"作"皆"，吴本注云：辈，疑误，马"辈至"作"使然"。张云：辈者，类也。厥逆走上则血涌气腾，至生奇疾，所至之处，各有其部，如少阴之脉行舌本，少阳之脉循耳颊，阳明之脉环唇口，故或为肿胀，或为怪痒，各因其处，随而啮之，不独止于舌也。志云：肾脏之生气，厥逆走上，与中焦所生之脉气相辈而至，则舌在齿之内，而反向外矣。唇在齿之外，而反向内矣。颊在齿之旁，而反向中矣。

④汪昂曰：舌为手少阴心之窍。

⑤汪昂曰：手少阳三焦脉下颊。足少阳胆脉加颊车。

⑥汪昂曰：手阳明大肠脉挟口，足阳明胃脉环唇。

⑦杨上善曰：肾足少阴脉厥逆至于舌下，则便啮舌。手足少阳脉厥逆行至于颊，即便啮颊。手足阳明厥逆行至于唇，即便啮唇。此辈诸脉以虚厥逆，故视其所病之脉补也。●马莳曰：此言人之所以啮舌，而遂及啮颊、啮唇者，各有刺之之法也。凡人之啮舌者，皆气逆走上所致也，且各经脉气以辈而至，故手少阴心经之气至则啮舌，以舌为心经之窍也；手少阳三焦之气至则啮颊，以颊为三焦经之脉路也；手阳明大肠经之气至则啮唇，以唇为大肠经之脉路也。各视主病之经以补之耳。●张介宾曰：主病之经以补之也。张志聪曰：（啮音业。）此总结脉气生于中焦后天之水谷，本于下焦先天之阴阳，中下之气相合而行者也。齿者，肾气之所生也。少阴之脉挟舌本，少阳之脉循于颊，阳明之脉挟口环唇下。如肾脏之生气厥逆走上，与中焦所生之脉气相辈而至，则舌在齿之内而反向外矣。唇在齿之外，而反向内矣，颊在齿之旁，而反向中矣。此处假啮舌啮唇以明阳明所生之血脉，本于先天之生气，相合而偕行者也。●《集注》眉批：少阳之是生于肾脏，上合于包络，而主脉。●薛雪曰：察主病之经以补之也。●黄元御曰：厥逆走上，脉气辈至，厥逆之气走于上焦，脉气群辈而至也。少阴之脉连舌本，故气至则啮舌。少阳之脉循耳颊，故气至则啮颊。阳明之脉环唇口，故气至则啮唇。气三者，气壅而不行也。视主病者补之，何经主病，则补何经也。●陈念祖曰：此总结脉气主于中焦后天之水谷，本于下焦先天之阴阳。中天之气，相合而行者也。齿者，肾气之所生也。少阴之脉挟舌本，少阳之脉循于颊，阳明之脉挟口环唇下。如肾脏之生气厥逆走上，于中焦所生之脉气相辈而至，则舌在齿之内，而反向外矣。属在齿之外，而反向内矣。颊在齿之旁，而反向中矣。此盖假啮舌啮唇，以明阳明之血脉，本于先天之生气相合而皆行者也。故当视其主病则补之。●章楠曰：经脉之气，升降循环，如其不调而厥逆走上，则其气至之处，经脉盛胀，与齿相碍，故不觉自啮。少阴脉气至舌，故啮舌；少阳脉气至颊，故啮颊；阳明脉气至唇，故啮唇矣。盛于上者，虚于下也，补其下，则气平矣。

28.14　凡此十二邪者①，皆奇邪②之走空窍者也。故邪之所在，皆为不足③。故上气不足，脑为之不满，耳为之苦鸣，头为之苦倾④，目为之眩⑤。中气不足，溲便为之变⑥，肠为之苦鸣⑦。下气不足，则乃为痿厥心悗⑧。补足外踝下留之⑨。

①丹波元简曰：《甲乙》此下载《大惑论》"善忘善饥"二条，以为十四邪，岂皇甫氏以意添之耶？

②丹波元简曰：张云：不同常疾，故曰奇邪。

③杨上善曰：此十二邪皆令人虚，故曰奇邪。空窍，谓是输窍者也。此之邪气所至之处，损于正气，故令人不足为病也。●张介宾曰：惟正气不足，然后邪得乘之。故《七十五难》曰：不能治其虚，安问其余？则深意可知矣。●薛雪曰：正气不足，然后邪得乘之。《难经》曰：不能治其虚，安问其余？则深意可知矣。

④丹波元简曰：张云：倾者，沉重不能支也。

⑤杨上善曰：头为上也。邪气至头，耳鸣，头不能正，目暗者也。●张介宾曰：倾者，沉重不能支也。●薛雪曰：倾者，沉重不能支也。

⑥汪昂曰：按《内经》无遗精白浊之文，但云出白溲白自淫，溲便变。又云：水液浑浊，皆属于热。

⑦杨上善曰：肠及膀胱为中也。邪至于中，则大小便色皆变于常，及肠鸣也。●张介宾曰：故中气不足则溲便变常，而或为黄赤，或为短涩，多有情欲劳倦、过伤精气而然，昧者概认为火，鲜不误矣。且中气不足，则浊气居之，故肠胃为之苦鸣也。溲音搜。●薛雪曰：水由气化，故中气不足则溲便变常而或为黄赤，或为短涩，多由情欲劳倦，过伤精气而然。昧者概认为火，鲜不误矣。且中气不足则浊气居之，故肠胃为之苦鸣也。●丹波元简曰：诸本"胃使"作"溲便"，当改，但熊本作"凌使"，亦误。张云：水由气化，故中气不足，则溲便变常，而或为黄赤，或为短涩，多有情欲劳倦，过伤精气而然。昧者概认为火，鲜不误矣，且中气不足，则浊气居之，故肠胃为之苦鸣也。汪云：按《内经》无遗精白浊之文，但云出白溲。白、白淫。溲、便变也。又云：水液浑浊，皆属于热。

⑧张介宾曰：痿，足痿弱也。厥，四肢清冷也。悗，闷也。下气不足，则升降不交，故心气不舒而为悗闷。●薛雪曰：痿，足痿弱也。厥，四肢清冷也。悗，闷也。下气不足，则升降不交，故心气不舒而为闷悗。●丹波元简曰：张云：痿，足萎弱也。厥，四肢清冷也。悗，闷也。下气不足，则升降不交，故心气不舒而为悗闷。

⑨杨上善曰：邪气至足，则足痿厥掸缓，其足又闷，可补之外踝之下。一本：刺足大指间上二寸留之。●马莳曰：此承上文而言十二邪之走空窍者，以正气不足而然也。由上文十二项观之，皆不正之邪走于空窍者也。故邪之所在，皆由正气不足，而邪得以乘之。惟上气不足，则脑空耳鸣，头倾目眩矣；中气不足，则便变肠鸣矣；下气不足，则为痿为厥，而心为之悗矣。皆当补足外踝下留之，即足太阳膀胱经昆仑穴是也。●张介宾曰：此昆仑穴也，为足太阳所行之经，凡于上中下气虚之病，皆可留针补之。●张志聪曰：此总结十二邪者，皆缘膀胱所藏之津液，不能灌精濡空窍故也。所谓奇邪者，外不因于风雨寒暑，内不因于阴阳喜怒饮食居处，皆缘津液不足而空窍虚无。故邪之所在，皆为之不足，盖因正气不足，而生奇邪之证也。故上气不足者，脑为之不满，耳为之苦鸣，头为之苦倾，目为之眩。中气不足者，溲便为之变，肠为之苦鸣。下气不足者，则为痿厥心悗，盖不足于下则为痿厥，不得上交于心，则心悗矣。补足外踝下留之，乃取太阳之昆仑穴，候

太阳之气至也。盖太阳者，三阳也，三阳者，天之业，膀胱之津水，随气运行以濡空窍。故取之昆仑，昆仑乃津水之发原，上通于天者也。●汪昂曰：《字汇》：悗，废忘也，音懑。●薛雪曰：此昆仑穴也，为足太阳所行之经，凡于上、中、下气虚之病，皆可留针补之。●黄元御曰：上气不足，清陷浊逆，故脑虚、耳鸣、头倾、目眩。中气不足，脾郁肝陷，故溲便变色，气滞肠鸣。下气不足，阳逆阴陷，故骨妥足痿厥，心宫痞悗。●陈念祖曰：此总结十二邪者，皆缘膀胱所存之津液不能灌精濡空窍故也。所谓奇邪者，外不因于风、雨、寒、暑，内不因于阴阳、喜怒、饮食、居处，皆缘津液不足而空窍虚无，故邪之所在，皆为之不足。盖因正气不足，而生奇邪之证也。●丹波元简曰：张云：此昆仑穴也，为足太阳所行之经，凡于上中下气虚之病，皆可留针补之。●章楠曰：上焦如雾者，清阳之气氤氲旋转，如云之上腾，而充于头脑也，故气不足，则脑中如空，耳鸣头倾目眩者，清阳不伸，则浊阴上僭，浊阴上僭，则头重而倾，阳郁于下，则耳鸣目眩也；中焦如沤者，脾胃蕴酿水谷，由中焦输化津液，故气不足，则输化失度，溲便皆变其常，肠中传导无力，则郁结而鸣也；下焦如渎者，滓浊水液由之而出，藉肾中元阳以蒸化者，故下元气虚，或足痿无力，或厥冷不温，其滓浊反壅而不出，故上逆而心悗，悗者，满闷也。

28.15　黄帝曰：治之奈何①？岐伯曰：肾主为欠②，取足少阴③；肺主为哕④，取手太阴、足少阴⑤；唏者，阴与阳绝，故补足太阳，写足少阴⑥；振寒者，补诸阳；噫者，补足太阴阳明；嚏者，补足太阳眉本；觯，因其所在，补分肉间；泣出补天柱经侠颈，侠颈者，头中分也⑦；太息，补手少阴、心主、足少阳，留之；涎下补足少阴；耳鸣补客主人，手大指爪甲上与肉交者；自啮舌，视主病者，则补之。目眩头倾，补足外踝下留之⑧；痿厥心悗，刺足大指间上二寸，留之⑨，一曰足外踝下留之⑩。

①丹波元简曰：张云：此下复问治法者，所以补上文之缺略也。
②丹波元简曰：张云：上文未言属肾，故此复明之。
③张介宾曰：上文未言属肾，故此复明之。
④丹波元简曰：张云：上文言哕出于胃，此言哕主于肺，盖寒气上逆而为哕，气病于胃而主于肺也。
⑤张介宾曰：上文言哕出于胃，此言哕主于肺，盖寒气上逆而为哕，气病于胃而主于肺也。
⑥张介宾曰：阴与阳绝则阳不附阴，补阳泻阴则刚柔相济，乖者和矣。●丹波元简曰：《甲乙》"与"作"盛"。张云：阴与阳绝则阳不附阴，补阳泻阴则刚柔相济，乖者和矣。
⑦马莳曰：头之中部，分之而下觅。
⑧张介宾曰：诸治俱同上文。
⑨马莳曰：肝之太冲，脾之太白。
⑩杨上善曰：以下委言疗方。与阳者，阴盛不绝不可泻，不得言与，可为盛也。头中分者，取宗脉所行头中之分。觯、痿厥同为一病，名字有异，此文信之也。●马莳曰：上文各项所治之经既条答矣，而此复因帝问治法，遂重言以申之也。张介宾曰：大趾间上二

寸，足厥阴之太冲也，或曰足太阴之太白也，此与上文稍异。外踝下留之，义如前。◉张志聪曰：上节总论膀胱之津液，不能灌濡空窍，以致上中下气皆为之不足，此复分论十二邪者，各有补泻阴阳之法。盖膀胱者，津液之府，受脏腑之津而藏之，复还入胃中以资益脏腑，互相交通者也。故各因其邪之所在而补泻之。足大指间上二寸，乃足太阴之太白，脾脏之上俞也。此篇论太阳之津水，随气而运行于肤表，复从中土而上交于心，应司天在泉之气，运行于地之外，复贯通于地中。是以上气不足，补足太阳之昆仑，下气不足，不得从中而上通于心者，刺足太阴之俞以通土气。然本于足太阳之津气贯通，故一曰足外踝下留之，乃取太阳之津气也。◉姚士因曰：欠者，足太阳少阴之气相引而上下也。哕者，少阴寒水之气客于肺也。唏者，太阳与少阴之气不和也。振寒者，寒水之气客于皮肤，而太阳之阳气虚于表也。噫者，太阳寒水之气客于胃也。嚏者，太阳之阳气满于心也。嚲者，筋脉之气行阴用力。前阴者，足少阴太阳之会也。哀泣者，太阳之津液竭也。太息者，下焦之生气不交于上也。涎下者，膀胱之水邪上溢也。耳鸣者，宗脉之气溜陷于下焦也。自啮者，下焦之气厥逆走上也。此皆足太阳与少阴之津气为病，太阳之气生于膀胱，少阳之气发于肾脏，肾与膀胱，雌雄相合，皆为水脏而为生气之原。膀胱之津水，随太阳之气运行于肤表，以濡空窍，应六气之旋转，肾脏之精气，贯通于五脏，应五运之神机，此皆不在六经阴阳逆顺之论，故帝辟左右而问曰，愿闻口传。◉王芳侯曰：此篇论先后天之阴阳为病。◉黄元御曰：足外踝下，足太阳之昆仑也。足大指间上二寸，足厥阴之太冲也。留之，留针也。◉丹波元简曰：张本脱"外"字。张云：大趾间上二寸，足厥阴之大冲也，或曰足太阴之太白也，此与上文稍异。外踝下留之义如前。◉周学海曰：前提后束中间十二排，平铺直叙之中，自有浩气流行之概。其论人身气机相引之理，胜于近日西医之说万万矣。乃圣人仅以为余事耳。或谓西医详于形而昧于气固矣。即形亦正未能详也。《洗冤录》尚非圣人之所作也，而能辨骨之制命不制命，此亦形之事也。西人知之乎？西医之圣者仅胜于今医之庸者。

师传第二十九

◉吴懋先曰：师传者，先知觉后知，先觉觉后觉，即夫子所谓明德新民之意。◉丹波元简曰：诸本"傅"作"传"，当改，又无"篇"字。

29.1　黄帝曰：余闻先师，有所心藏，弗著于方①，余愿闻而藏之，则而行之②，上以治民，下以治身③，使百姓无病，上下和亲，德泽下流④，子孙无忧⑤，传于后世，无有终时，可得闻乎⑥？岐伯曰：远乎哉问也。夫治民与自治，治彼与治此，治小与治大，治国与治家，未有逆而能治之也，夫惟顺而已矣⑦。顺者，非独阴阳脉，论气之逆顺也，百姓人民皆欲顺其志也⑧。

①丹波元简曰：《礼记》、《中庸》：布在方策。注：方，板也。策，简也。
②杨上善曰：先师心藏，比斫轮之巧，不可□□，遂不著于方也。又上古未有文著

□□□暮代也，非文不传，故请方传之，藏而则之。
　　③杨上善曰：先人后己，大圣之情也。
　　④杨上善曰：理国之意。
　　⑤杨上善曰：理家之意。
　　⑥杨上善曰：言其益远。
　　⑦杨上善曰：人之与己、彼此、大小、国家八者，守之取全，循之取美，须顺道德阴阳物理，故顺之者吉，逆之者凶，斯乃天之道。●丹波元简曰：张云：顺之为用，最是医家肯紧，言不顺则道不行，志不顺则功不成，其有必不可顺者，亦未有不因顺以相成也。呜呼！能卷舒于顺不顺之间者，非通变之士，有未足以与道也。
　　⑧杨上善曰：非独阴阳之道、十二经脉、营卫之气有逆有顺，百姓之情皆不可逆，是以顺之有吉也，故曰圣人无常心，以百姓为心也。志，愿也。●张介宾曰：顺之为用，最是医家肯紧，言不顺则道不行，志不顺则功不成，其有必不可顺者，亦未有不因顺以相成也。呜呼！能卷舒于顺不顺之间者，非通变之士，有未足以与道也。●吴悬先曰：师传者，先知觉后知，先觉觉后觉，即夫子所谓明德新民之意。上以治国，下以治民，治大治小治国治家，乃修身齐家治国平天下之道。●江有诰曰：余闻先师，有所心藏，弗著于方，余愿闻而藏之，则而行之，（阳部）上以治民，下以治身，使百姓无病，上下和亲，（真部）德泽下流，子孙无忧，传于后世，无有终时（叶音酬之幽通韵）。●周学海曰：以上提唱【编者按：疑作"倡"】"顺"字大意，下乃实叙其事。

　　29.2　黄帝曰：顺之奈何？岐伯曰：入国问俗，入家问讳，上堂问礼，临病人问所便①。
　　①杨上善曰：夫为国为家为身之道各有其理，不循其理而欲正之身者，未之有也。所以并须问者，欲各知其理而顺之也。俗讳礼便，人之理也；阴阳四时，天地之理也；存生之道，阙一不可，故常问之也。便，宜也，谓问病人寒热等病，量其所宜，随顺调之，故问所便者也。●张介宾曰：《礼》云：入国问禁，而此云问俗者，以五方风气有殊，崇尚有异，圣人必因其所宜而为之治，故不曰禁而曰俗也。讳者，忌也。人情有好恶之偏，词色有嫌疑之避，犯之者取憎，取憎则不相合，故入家当问讳。礼者，仪文也。交接有体，进止有度，失之者取轻，取轻则道不重，故上堂当问礼。便者，相宜也。有居处之宜否，有动静之宜否，有阴阳之宜否，有寒热之宜否，有情性之宜否，有气味之宜否，临病人而失其宜，施治必相左矣，故必问病人之所便，是皆取顺之道也。●吴悬先曰：顺，和也。气之逆顺者，阴阳寒暑之往来也。入国问俗，入家问讳，上堂问礼，临病人问所便。即治国齐家治民之要。志者，心之所之也。骄恣纵欲，恶死乐生，意之所发也。所谓欲治其身者，必先正心诚意，此上医医国之道也。●丹波元简曰：张云：《礼》曰：入国问禁，而此云问俗者，以五方风寒有殊，崇尚有异，圣人必因其所宜而为之治，故不曰禁而曰俗也。讳者，忌也。人情有好恶之偏，词色有嫌疑之避，犯之者取憎，取憎则不相合，故入家当问讳。礼者，仪文也。交接有体，进止有度，失之者取轻，取轻则道不重，故上堂当问礼。便者，相宜也。有居处之宜否，有动静之宜否，有阴阳之宜否，有寒热之宜否，有情性之宜否，有味气之宜否，临病人而失其宜，施治必相左矣，故必问病人之所便，是皆

取顺之道也。简案：郑注《曲礼》云：禁谓政教，俗谓常所行与所恶也。●章楠曰：病人所便者，所欲所宜也。问其所欲，知其所病，以辨其所因，投其所宜而治之也。

29.3　黄帝曰：便病人奈何？岐伯曰：夫中热消瘅，则便寒；寒中之属，则便热①。胃中热则消谷，令人悬心②善饥③。脐以上皮热④，肠中热，则出黄如糜⑤。脐以下皮寒⑥，胃中寒，则腹胀；肠中寒，则肠鸣飧泄⑦。胃中寒，肠中热，则胀而且泄⑧，胃中热，肠中寒，则疾饥⑨，小腹痛胀⑩。黄帝曰：胃欲寒饮⑪，肠欲热饮⑫，两者相逆，便之奈何？且夫王公大人，血食之君，骄恣从欲轻人，而无能禁之，禁之则逆其志，顺之则加其病，便之奈何？治之何先？⑬岐伯曰：人之情，莫不恶死而乐生，告之以其败，语之以其善，导之以其所便，开之以其所苦，虽有无道之人，恶有不听者乎⑭？

①杨上善曰：肠胃中也。肠胃中热，多消饮食，即消瘅病也。瘅，热也，音丹。热中宜以寒调，寒中宜以热调，解其便也。●张介宾曰：此下皆言治病之所便也。中热者，中有热也。消瘅者，内热为瘅，善饥渴而日消瘦也。凡热在中则治便于寒，寒在中则治便于热，是皆所以顺病情也。瘅音丹，又上、去二声。●丹波元简曰：张云：凡热在中则治便于寒，寒在中则治便于热，是皆所以顺病情也。

②丹波元简曰：张云：胃火上炎，心血被烁而悬悬不宁也。

③张介宾曰：消谷者，谷食易消。悬心者，胃火上炎，心血被烁而悬悬不宁也。胃热消谷，故令人善饥。

④杨上善曰：自此以下，广言热中寒中之状。胃中热以消谷，虚以喜饥，胃在齐上，胃中食气上熏，故皮热也。

⑤张介宾曰：脐以上者，胃与小肠之分也。故脐以上皮热者，肠中亦热也。出黄如糜者，以胃中湿热之气，传于小肠所致也。糜，腐烂也。上二节皆热证便寒之类。●丹波元简曰：楼氏《纲目》作"脐以下"，似是。张云：脐以上者胃与小肠之分也，故脐以上皮热者，肠中亦热也。出黄如糜者，以胃中湿热之气，传于小肠所致也。糜，腐烂也。上二节皆热证便寒之类。楼氏云：胃居脐上，故胃热则脐以上热，肠居脐下，故肠热则脐以下热。如肝胆居胁，肝胆热则当胁亦热；肺居胸背，肺热则当胸背亦热；肾居腰，肾热则当腰亦热。可类推也。

⑥杨上善曰：阳上阴下，胃热肠冷，自是常理。今胃中虽热，不可过热，过热乖常。肠中虽冷，不可不和，不和则多热出黄。肠冷多热不通，故齐下皮寒也。

⑦杨上善曰：膜，叱邻反，张起也。飧音孙，谓食不消，下泄如水和饭也。冷气不下，故多胀。肠中冷而气转，故肠鸣也。●张介宾曰：脐以下皮寒者，以肠胃中寒也。胃中寒，则不能运化而为腹胀。肠中寒，则阴气留滞，不能泌别清浊而为肠鸣飧泄。是皆寒证便热之类。飧音孙。水谷不化曰飧泄。●丹波元简曰：张云：脐以下皮寒者，以肠胃中寒也。胃中寒则不能运化而为腹胀。肠中寒则阴气留滞，不能泌别清浊而为肠鸣、飧泄。是皆寒证便热之类。

⑧杨上善曰：以上肠胃俱热俱寒，此乃胃寒肠热俱下时也。胀是胃寒，泄是肠热，肠中不可热，令热则肠中不和，故胀且泄也。●张介宾曰：上文言肠中寒者泄，而此言肠中

热者泄，所以有热泄寒泄之不同，而热泄谓之肠垢，寒泄谓之鹜溏也。

⑨汪昂曰：胃热。

⑩张介宾曰：胃中热则善消谷，故疾饥。肠中寒则阴气聚结不行，故小腹切痛而胀。上二节皆当因其寒热而随所宜以调之者也。●汪昂曰：肠寒。●丹波元简曰：张云：上文言腹中寒者泄，而此言肠中热者泄，所以有热泄寒泄之不同，而热泄谓之肠垢，寒泄谓之鹜溏也。胃中热则善消谷，故疾饥。肠中寒则阴气聚结不行，故小腹切痛而胀。上二节皆当因其寒热，而随所宜以调之者也。马：疾饥之疾，释为速。●周学海曰：顿住，是歇后语气。

⑪汪昂曰：恶热。

⑫汪昂曰：恶寒，《杂病》篇：齿痛不恶清饮，取足阳明；恶清饮，取手阳明。

⑬杨上善曰：胃中常热，故欲沧沧而饮，肠中恒冷，故欲灼灼而食，寒热乖和则损于性命。若从欲则加病，逆志则生怒，二者不兼，故以先为问也。●张介宾曰：胃中热者欲寒饮，肠中寒者欲热饮，缓急之治当有先后，而喜恶之欲难于两从，且以贵人多任性，此顺之所以难，而治之当有法也。从，纵同。●丹波元简曰：张云：胃中热者欲寒饮，肠中寒者欲热饮，缓急之治，当有先后，而喜恶之欲，难于两从，且以贵人多任性，此顺之所以难，而治之当有法也。从，纵同。马、志本"从"作"纵"，后汉·郭玉《论贵之有四难》云：自用意而不任臣，一难也；将身不谨，二难也；骨节不强，不能使药，三难也；好逸恶劳，四难也，乃与本节之言符矣。

⑭杨上善曰：正可逆志以取其所乐，不可顺欲而致其所苦，故以道语之，无理不听也。●马莳曰：此详言便病人之法也。病有中热消瘅，则以寒为便；中寒之属，则以热为便。如胃中热，则消谷，令人悬心而善饥，其脐已上之皮当热；若肠中有热，则后出黄色如糜，而脐已下之皮则冷也。如胃中寒，则腹当为胀；若肠中寒，则肠中鸣而为飧泄也。如胃中寒而肠中热，则胃中寒者当胀，而肠中热者必泄也；如胃中热而肠中寒，则胃中热者当速饥，而肠中寒者小腹必痛且胀也。此肠胃之寒热不同，似为难便，帝之所以有"胃欲寒饮，肠欲热饮"为问。则胃有寒时，当饮之以热，而热奈非其性；肠有热时，当饮之以寒，而寒奈非其性。两者相逆，便之甚难。况王公大人，血食之君，禁其欲则其志逆，顺其欲则其病加，固难于便，而治法难于先也。殊不知人情恶死而乐生，凡致死之事，告之以其败，开之以其所苦；凡致生之事，语之以其善，导之以其所便。则逆之者，未有不乐从者也。●张介宾曰：恶死乐生，人所同也，故以死生之情动之，则好恶之性，未有不可移者，是即前注所谓处顺不顺之间而因顺相成之意。前恶字去声，后恶字平声。●吴悆先曰：便者，所以更人之逆也。热者更之寒，寒者更之热也。热中寒中者，寒热之气，皆由中而发内而外也。脐以上皮热者，肠中热，脐以下皮寒者，胃中寒，寒热外内之相应也。寒热者，阴阳之气也。言上医者，具阿衡之材，能调燮其阴阳，尤能格君心之非也。●黄元御曰：中热消瘅则便寒，得寒而便也。寒中之属则便热，得热而便也。肠中热则出黄如糜，粪黄而胶沾也。胃中寒，肠中热，则胀而且泄，泄即出黄如糜也。●陈念祖曰：便者，所以更人之逆也。热者更之寒，寒者更之热也。热中寒中者，寒热之气皆由中而发，内而外也。脐以上皮热者，阳中热；脐以上皮寒者，胃中寒；寒热外内之相应也。●章楠曰：帝谓肠胃寒热不同，贵人任性难禁，何以便之。岐伯言人之情，莫不恶死而乐生，告之以病之败命而受苦，导之以善调而却病可生，未有不听者也。

29.4 黄帝曰：治之奈何？岐伯曰：春夏先治其标，后治其本；秋冬先治其本，后治其标①。

①杨上善曰：本，谓根与本也。标，末也，方昭反，谓枝与叶也。春夏之时，万物之气上升，在标；秋冬之时，万物之气下流，在本。候病所在，以行疗法，故春夏取标，秋冬取本也。●马莳曰：且治有所先，法不容贬，春夏阳气在外，病亦在外，故先治其后病之标，而后治其先病之本；秋冬阳气在内，病亦在内，故先治其先病之本，而后治其后病之标。此治之者必有所先，不得以顺其志而可舍法以徇之也。●张介宾曰：此言治有一定之法，有难以顺其私欲而可为假借者，故特举标本之治以言其概耳。如春夏之气达于外，则病亦在外，外者内之标，故先治其标，后治其本。秋冬之气敛于内，则病亦在内，内者外之本，故先治其本，后治其标。一曰：春夏发生，宜先养气以治标。秋冬收藏，宜先固精以治本。亦通。●姚士因曰：本标者，内为本而外为标也。春夏之气，发越于外，故当先治其标，后治其本。秋冬之气，收藏于内，故当先治其本，后治其标。知本末之先后，气可令调，为万民式，天之道毕矣。●黄元御曰：春夏先治其标，后治其本，阳气发泄之时，多外热而内寒也。秋冬先治其本，后治其标，阳气收藏之时，多内热而外寒也。●丹波元简曰：马云：春夏阳气在外，病亦在外，故先治其后病之标，而后治其先病之本；秋冬阳气在内，病亦在内，故先治其先病之本，而后治其后病之标。此治之者必有所先，不得以顺其志，而可舍法以徇之也。张云：一曰春夏发生，宜先养气以治标。秋冬收藏，宜先固精以治本。亦通。●章楠曰：若夫寒热两碍之病，则当分其标本、缓急、先后而治之。春夏阳气升发，宜先治标，后治其本；秋冬阳气收降，宜先治本，后治其标。盖以受病之邪为本，所现病状为标，故春夏治标则易愈，以其邪气发露也；秋冬必先治其本者，以其邪气伏藏也。

29.5 黄帝曰：便其相逆者奈何①？岐伯曰：便此者，食饮衣服，亦欲适寒温，寒无凄怆②，暑无出汗。食饮者，热无灼灼③，寒无沧沧④。寒温中适，故气将持，乃不致邪僻也⑤。

①丹波元简曰：张云：谓于不可顺之中，而复有不得不委曲，以便其情者也。

②丹波元简曰：张云：寒甚凄凉之貌。

③丹波元简曰：《说文》：灼，炙也。

④丹波元简曰：张云：沧，寒也。简案：此本于《说文》。《逸周书》云：天地之道有沧热。

⑤杨上善曰：谓适于口则害于身，违其心而利于体者，奈何？沧沧，寒也，音仓。寒无凄等，谓调衣服也，热毋灼等，谓调食饮也，皆逆其所便也。五脏之中和适，则其真气内守，外邪不入，病无由生。●马莳曰：至于饮食衣服之类，则彼固有所便，而吾亦可以曲全之耳。故饮食衣服，必欲其适乎寒温。彼之衣服欲寒而法不可寒，但使之寒而不至于凄怆；欲热而法不可热，但使之热不至于出汗可也。又彼食饮欲热而法不可热，但使之热无灼灼；欲寒而法不可寒，但使之寒无沧沧可也。寒温中适，则正气自持，乃不致有邪僻矣。凡此者，皆所以便病人也。否则，治民与自治，治彼与治此，治小与治大，治国与治家，入国则问俗，入家则问讳，上堂则问礼，未有可以逆而治之者。而独于临病人之际，

可不问其所便也哉？●张介宾曰：便其相逆者，谓于不可顺之中，而复有不得不委曲以便其情者也。适，当也。此言必不得已而欲便病人之情者，于便之之中，而但欲得其当也。即如饮食衣服之类，法不宜寒而彼欲寒，但可令其微寒，而勿使至于凄怆。法不宜热而彼欲热者，但可令其微热，而勿使至于汗出。又如饮食之欲热者，亦不宜灼灼之过，欲寒者亦不沧沧之甚。寒热适其中和，则元气得以执持，邪僻无由而致，是即用顺之道也。否则治民与自治，治彼与治此，治小与治大，治国与治家，未有逆而能治之也，故曰夫惟顺而已矣。怆音创。凄怆，寒甚凄凉之貌。沧音仓，寒也。僻音匹，不正之谓。●姚士因曰：此言饮食衣服，乃日用平常之事，所当适其和平，则阴阳之气可以持平，不致邪僻之所生也。便其相逆者，谓胃欲寒饮，肠欲热饮，两者相逆，便之奈何？夫胃中热，肠中寒，则胃欲寒饮，肠欲热饮矣。如胃中寒，肠中热，则胃欲热饮，肠欲寒饮矣。此寒热之在内也。故饮食者，热无灼灼，寒无沧沧，则在内之寒热可调矣。四时之气，寒暑之在外也，时值凉寒，无使其凄怆。时值暑热，无使其汗出，则在外之阴阳可调矣。●吴懋先曰：通篇大义，在调和外内之阴阳，非阴阳脉论，乃论气之逆顺也。故曰寒温中适。故气将持，乃不致邪僻也。谓天有寒暑，人有阴阳，我之阴阳既和，可以御天之寒暑。●丹波元简曰：张云：适，当也。寒热适其中和，则元气得以执持，邪僻无由而致，是即用顺之道也。僻，不正之谓。●章楠曰：调之之法，寒者热之，热者寒之，寒热皆不可太过，太过则反病。凡饮食衣服，亦必使其寒温相适，则其故有之元气将持，不致为邪僻之气所害也。此与上节《素问》之言数问其情者，互相阐发也。●周学海曰：以上为前半篇论治之贵顺也。

29.6 黄帝曰：本藏以身形肢节䐃肉，候五藏六府之大小焉。今夫王公大人，临朝既位之君，而问焉，谁可扪循之，而后答乎①？岐伯曰：身形肢节者，藏府之盖也，非面部之阅②。黄帝曰：五藏之气，阅于面者，余已知之矣，以肢节知而阅之，奈何③？

①丹波元简曰：张云：《本藏》即前本经篇名。扪，摸也。循，摩也。言王公之尊贵，谁可得而摩摸，将何所据而相答也。马、志"䐃"作"腘"，非。

②丹波元简曰：马云：非比面部易阅。●周学海曰：谓尚有面部之阅，无待扪循者也，笔妙。

②马莳曰：此言身形支节可以候五脏也。《本藏》，本经篇名。帝问本脏以身形支节䐃肉，候五脏六腑之小大，则王公大人，临朝即位之君，分至尊也，从而问之，谁敢扪循其支节䐃肉而后答之。扪之固难，答之无据。伯言支节为脏腑之盖，非比面部易阅，故五脏之气阅于面，帝虽知之，然支节亦有可阅而知，不必于扪循之也。●张介宾曰：《本藏》，即前本经篇名。扪，摸也。循，摩也。言王公之尊贵，谁可得而摩摸？将何所据而相答也？身形支节，与面不同，此欲以体貌之形，察其脏腑之候也。●张志聪曰：此言望而知之者，斯可谓国士也。夫人生于地，悬命于天，天地合气，命之曰人。在天主气，在地成形，此天之生命，所以立形定气，而视寿夭者，必明乎此。是以五脏之气见于色，脏腑之体应乎形，既能阅于面而知五脏之气，又当阅其形以知脏腑之形。知气知形，斯可谓望知之神。●黄元御曰：身形肢节者，脏腑之盖也，盖，华盖也。●周学海曰：言以肢节

知五脏六腑，而亦有阅于面也。其法奈何？

29.7 岐伯曰：五藏六府者，肺为之盖，巨肩陷咽，候见其外①。黄帝曰：善。②

①丹波元简曰：《甲乙》"喉"作"候"，"其"作"于"。马、张：凡巨肩陷咽者，肺之小大高下坚脆偏正可候矣，大义见《本藏》篇。余仿此。

②马莳曰：肺为脏腑之盖，凡巨肩陷咽者，肺之小大、高下、坚脆、偏正可候矣。●张介宾曰：五脏之应天者肺，故肺为五脏六腑之盖。观巨肩陷咽者，即其外候，而肺之大小高下坚脆偏正可知矣。大义见前篇，余仿此。●薛雪曰：肺为五脏六腑之盖，观巨肩陷咽者，即其外候，而肺之大小、高下、坚脆、偏正俱可知矣。

29.8 岐伯曰：五藏六府，心为之主，缺盆为之道，骺骨①有余以候䯒骬②。黄帝曰：善。

①丹波元简曰：张作"骷骨"，马云：骺，音括。心为脏腑之主，而气之升降，其道在于缺盆，即其䯒骬之骨端，曰骺骨者，有于以形于外，则可以验䯒骬，而知其心之坚脆小大高下偏正矣。张云：骷，《广雅》曰：髆骺也，髆骺，即膝骨之名。䯒骬，蔽心之骨，亦名鸠尾。观乎此而心之小大高下坚脆偏正可知矣。简案：《玉篇》：骺，骨端也。张改"骷"，未详孰是。

②马莳曰：心为脏腑之主，而气之升降，其道在于缺盆，即其䯒骬之骨端曰能骨者，有余以形于外，则可以验䯒骬而知其心之坚脆、小大、高下、偏正矣。●张介宾曰：缺盆居肩之前，骨之上，五脏六腑皆禀命于心，故为之主，而脉皆上出于缺盆，故为之道。骷，《广雅》曰骺也，骺即膝骨之名。䯒骬，蔽心之骨，亦名鸠尾。观乎此而心之小大高下坚脆偏正可知矣。●张志聪曰：䯒骬，胸骨也。●薛雪曰：缺盆居肩之前骨之上，五脏六腑皆禀命于心，故为之主，而脉皆上出于缺盆，故为之道。骺，髆骺，髆骺即膝骨之名。䯒骬，蔽心之骨，亦名鸠尾。观乎此而心之小大、高下、坚脆、偏正可知矣。骷，音枯。●黄元御曰：骺骨，即膝骨也。䯒骬，蔽心骨也。

29.9 岐伯曰：肝者，主为将，使之候外，欲知坚固，视目小大。黄帝曰：善①。

①马莳曰：肝为将军之官，使之候视乎外，故欲知肝之小大、高下、坚脆、偏正，当视其目之小大耳。●张介宾曰：肝者将军之官，其气刚强，故能捍御而使之候外。目者肝之外候，故察于目，则可知肝之状矣。●张志聪曰：肝乃将军之官，故主为将。坚固者，五脏之有坚脆也。●薛雪曰：肝者将军之官，目者肝之外候，故察于目则可知肝之状矣。

29.10 岐伯曰：脾者，主为卫①，使之迎粮，视唇舌好恶，以知吉凶。黄帝曰：善②。

①丹波元简曰：《甲乙》"卫"作"胃"，注：《九虚》、《太素》作"卫"。张云：卫者，脏腑之护卫也。《五癃津液别》篇亦曰：脾为之卫。脾为仓廪之官，职在转输，故曰

使之迎粮。谓察其饮食及唇舌之善恶，别脾之吉凶可知也。

②马莳曰：脾主为卫，使之在外以迎粮，故视唇舌好恶，而知脾之小大、高下、坚脆、偏正矣。◉张介宾曰：脾主运化水谷以长肌肉，五脏六腑皆赖其养，故脾主为卫。卫者，脏腑之护卫也。《五癃津液别》篇亦曰：脾为之卫。脾为仓廪之官，职在转输，故曰使之迎粮。谓察其饮食及唇舌之善恶，则脾之吉凶可知也。◉张志聪曰：脾乃转运之官，故主为卫。吉凶者，脏安则吉，脏病则凶也。◉薛雪曰：脾主运化水谷，肌肉脏腑皆赖其养，故为卫、为仓廪之官，职在转输，故曰"使之迎粮"。察其饮食及唇舌之善恶，则脾之吉凶可知也。◉黄元御曰：脾者主为卫，五脏六腑之护卫也。

29.11 岐伯曰：肾者，主为外，使之远听，视耳好恶，以知其性①。

①马莳曰：肾主为外，使之远听，故视耳之好恶，而知肾之小大、高下、坚脆、偏正矣。◉张介宾曰：肾为作强之官，伎巧所出，故主成形而发露于外。其窍为耳，故试使远听及耳之善恶，则肾藏之象可因而知之矣。◉张志聪曰：肾开窍于耳，故主为外，言其听之远也。性者，五脏有端正偏倾之性也。◉薛雪曰：肾为作强之官，伎巧所出。主于外，其窍为耳，试远听，察耳之善恶，则肾脏之象可因而知之矣。

29.12 黄帝曰：善。愿闻六府之候。岐伯曰：六府者，胃为之海，广骸①、大颈、张胸，五谷乃容。鼻隧②以长，以候大肠。唇厚、人中长，以候小肠。目下果大，其胆乃横。鼻孔在外，膀胱漏泄。鼻柱中央起，三焦乃约，此所以候六府者也。上下三等，藏安且良矣③。

①丹波元简曰：《甲乙》注：骸，《太素》作"胅"（《集韵》：胅，脊肉也）。张云：骸，骸骨也。广骸者，言骨骼之大。又胫骨曰骸，音鞋。简案：《庄子·逍遥游》：百骸九窍，又德充符，直寓六骸。疏：手足首身。

②丹波元简曰：《集韵》：隧，与邃同，深远也。

③马莳曰：(骸，音谐。《左传》曰：析骸而爨。）此言身形可以候六腑也。三焦乃约，三焦为决渎之官者，约而不漏也。身形上中下三停相等，则脏腑在内者安且善矣。◉张介宾曰：骸，骸骨也。广骸者，言骨胳之大。又胫骨曰骸。骸音鞋。果，裹同，目下囊裹也。横，刚强也。在外，掀露也。约，固密也。脏居于中，形见于外，故举身面之外状，而可以候内之六腑。然或身或面，又必上中下三停相等，庶脏腑相安而得其善矣。前《本藏》篇以五脏之皮脉肉爪骨而候六腑，其义与此稍异，所当互求。◉张志聪曰：鼻乃肺之窍，大肠者肺之腑，故鼻以候大肠。口乃脾之窍，小肠受盛脾胃之浊，而上属于胃，故唇与人中，以候小肠。目乃肝之窍，故目下以候胆。膀胱者，津液之府，气化则出，鼻孔在外，谓鼻孔之气出在外，则膀胱漏泄，盖上窍通而下窍泄也。三焦者决渎之官，水道出焉，气约则止，不约则遗。鼻柱中央起者，谓鼻之吸气，从中央而起，则三焦乃约。盖上气吸入则下约，上气呼出则下通，上下开阖之相应也。此言脏腑之形，外内相应者，亦由气之所感也。上下三等，谓天地人三部之相等也。◉《集注》眉批：王子芳曰：鹤鸣九皋，声闻于耳。◉薛雪曰：骸，骸骨也。广骸者，言骨骼之大。骸，音鞋。果，裹同。目下囊，裹也。横，刚强也。在外，掀露也。约，固密也。脏居于中，形见于外，故举身

面之外状，而可以候内之六腑。然或身或面，又必上中下三停相等，庶脏腑相安而得其善矣。以五脏之皮、脉、肉、爪、骨而候六腑，义当互求。●黄元御曰：骸，颐骨也。上下三等，上中下三部相等也。●丹波元简曰：《甲乙》"果"作"裹"。张云：果，裹同，目下囊裹也。横，刚强也。在外，掀露也。约，固密也。脏居于中，形见于外，故举身面之外状，而可以候内之六腑，然或身或面，又必上中下三停相等，庶脏腑相安而得其善矣。前《本藏》篇，以五脏之皮脉肉爪骨而候六腑，其义与此稍异，所当互求。简案：马以《四时气》篇三焦约注之非也，《五色》篇曰：面王以上者，小肠也，面王以下者，膀胱也。即知鼻柱中央，即下焦之处也，又知六腑之三焦，正指下焦也，《麻衣相法》云：三停平等，一生衣禄无亏。注：自发际至印堂为上停，山根至准头为中停，人中至地阁为下停，此面上之三停也，头腰足为身上三停也。古云：面上三停额鼻阁，身上三停足头腰。乃知相家三停之说，原于本节，及《骨度》篇君子三折之义。●周学海曰：前论治病之贵顺，后论脏腑之外阅。两截各不相顾，篇法无可言者。惟用笔坚厚朴直之中，自饶温润委婉之致，令人读之不厌。

决气第三十

●马莳曰：决论一气六名之义，故名篇。●张志聪曰：此篇论精气津液血脉，生于后天而本于先天也。本于先天，总属一气，成于后天，辩为六名，故帝意以为一而伯分为六焉。决，分也。决而和，故篇名"决气"，谓气之分判为六，而和合为一也。●丹波元简曰：诸本无篇字。马云：决论一气六名之义，故名篇。志云：决，分也，决而和，故名篇，决气谓气之分判为六，而和合为一也。

30.1 黄帝曰：余闻人有精、气、津、液、血、脉，余意以为一气耳①，今乃辨为六名，余不知其所以然。岐伯曰：两神相搏②，合而成形，常先身生，是谓精③。何谓气？岐伯曰：上焦开发，宣五谷味，熏肤、充身、泽毛，若雾露之溉④，是谓气⑤。何谓津？岐伯曰：腠理发泄，汗出溱溱，是谓津⑥。何谓液？岐伯曰：谷入气满，淖泽注于骨，骨属屈伸，泄泽补益脑髓，皮肤润泽，是谓液⑦。何谓血？岐伯曰：中焦受气取汁变化而赤，是谓血⑧。何谓脉？岐伯曰：壅遏营气⑨，令无所避，是谓脉⑩。

①丹波元简曰：楼氏云：精气津液血脉六者，盖精气即卫气，津液血脉即营血之异名，卫气根于血，营血根于气，故曰一气也。

②汪昂曰：阴阳夫妇。

③黄元御曰：男女交感，两神相抟，合而成形，化生一滴神水，常先此身而生，以立官骸之基，是谓精。阴者，阳之宅也。胎之初生，先结祖气，祖气在中，合抱阴阳。阳升则化火，阴降则化水，火旺则神发，水旺则精凝。神根于精，故精暖而不驰走，精根于神，故神清而不飞扬。精神俱先身生，实阳倡而阴随，非阴先而阳后也。●陈念祖曰：两

神者，一本于天一之精，一本于水谷之精。两神相搏，合而成此形也。所生之先谓之精，故常先身生，为夫成形而先生此精也。●丹波元简曰：马云：《易》曰：男女构精，万物化生，盖当男女相构之时，两神相合，而成所生男女之形，此精常先其身而生，有其精斯有其形，夫是之谓精也。张云：两神，阴阳也。搏，交也。精，天一之水也。凡阴阳合而万形成，无不先从精始，故曰常先身生，是谓精。即《本神》篇曰：两精相搏谓之神，而此曰两神相搏，合而成形，常先身生，是谓精。盖彼言由精以化神，此言由神以化精，二者若乎不同，正以明阴阳之互用者，即其合一之道也。

④汪昂曰：溉灌。

⑤黄元御曰：脾肺同经而共气（脾肺皆为太阴，是谓同经，肺以辛金而化湿土，是谓同气），肺水谷消化，脾气散精，上归于肺，肺居上焦，宗气统之。上焦开发，宣五谷之味，熏于皮肤，充于周身，泽于毛发，若雾露之滋溉，是谓气。脾主五味，肺主五气，正气者，五味之所化，所谓土生金也。物之润泽，莫过于气，气如雾露，氤氲洒扬，化而为水，故熏泽皮肉，充灌筋骨，不病枯槁。所谓上焦如雾者；是下焦如渎之上源也。●陈念祖曰：上焦之气，宣发五谷之精微，充肤热肉润泽皮毛，若雾露之灌溉，是谓气也。●丹波元简曰：张云：上焦，胸中也。开发，通达也。宣，布散也。气者人身之大气，名为宗气，亦名真气，《邪客》篇曰：宗气积于胸中，出于喉咙，以贯心脉而行呼吸焉。《刺节真邪论》曰：真气者所受于天，与谷气并而充身也。《营卫生会》篇曰：人受气于谷，谷入于胃，以传于肺，五脏六腑，皆以受气。故能熏肤充身泽毛，若雾露之温润，而溉养万物者为气也。

⑥黄元御曰：溱溱，涣然流漓之象。●陈念祖曰：腠理者，肌肉之文理也。

⑦汪昂曰：《五癃津液别》曰：三焦出气，以温肌肉，充皮肤，为其津，其流而不行者为液。●黄元御曰：气降则生水，谷人气满，化为淖泽，注于骨节，骨节联属之处，屈伸滑泽，因以补益脑髓，润泽皮肤，是谓液。津属阳在外者，液属阴在内者也。●丹波元简曰：张云：淖泽，濡润也。液者，阴之津。谷入于胃，其气满而化液，故淖泽而注于骨，凡骨属动举屈伸，则经脉流行而泄其泽，故内而补益脑髓，外而润泽皮肤，皆谓之液。愚按：津液本为同类，然亦有阴阳之分，盖津者，液之清者也；液者，津之浊者也。津为汗而走腠理，故属阳；液注骨而补脑髓，故属阴。观《五癃津液别》篇曰：三焦出气，以温肌肉，充皮肤为其津，其留而不行者为液。其义正与此合。

⑧黄元御曰：中焦脾土，受谷气而化阴汁，是谓脾精。取此阴汁，输之于肝经，木中火胎，温养熏蒸，变化而赤，是谓血也。●丹波元简曰：张云：中焦者，并胃中，出上焦之下。凡水谷之入，必先归胃，故中焦受谷之气，取谷之味，输脾达脏，由黄白而渐变为赤，以奉生身者，是谓之血。

⑨汪昂曰：约束也。

⑩杨上善曰：一气者，真气也。真气在人，分一以为六别，故惑其义也。但精及津、液，与气异名同类，故皆称气耳。雄雌二灵之别，故曰两神。阴阳二神相得，故谓之薄。和为一质，故曰成形。此先于身生，谓之为精也。下焦如渎，谓之津液。中焦如沤，谓之为营血。上焦如雾，为卫称气，未知所由。上焦开发，宣扬五谷之味，熏于肤肉，充身泽毛，若雾露之溉万物，故谓之气，即卫气也。腠理所泄之汗，称之为津。淖，□卓反，濡润也。通而言之，小便、汗等，皆称津液；今别骨节中汁为液，故余名津也。五谷之精

膏，注于诸骨节中，其汁淖泽，因屈伸之动，流汁上补于脑，下补诸髓，傍益皮肤，令其润泽，称之为液五谷精汁在于中焦，注手太阴脉中，变赤循脉而行，以奉生身，谓之为血也。盛壅营血之气，日夜营身五十周，不令避散，故谓之脉也。●马莳曰：此详言曰气之义也。精、气、津、液、血、脉，分而言之则有六，总而言之则曰气，故此谓之曰一气，而下则曰六气。《易》曰：男女构精，万物化生。盖当男女相构之时，两神相合，而成所生男女之形。此精常先其身而生，有其精斯有其形，夫是之谓精也。宗气即大气，积于上焦，上焦开发于脏腑，而宣布五谷精微之气味，此气熏于皮肤，充其身形，泽其毫毛，诚若雾露之灌溉万物也，（《营卫生会》篇云：上焦如雾。）夫是之谓气也。津生于内，而腠理发泄于外，其汗出似溱溱然，夫是之谓津也。谷气入于胃，化为精微之气，充满淖泽，分注于骨，骨属屈伸，泄泽其骨，上通于脑，脑为髓海，从兹补益，外而皮肤，从此润泽，夫是之谓液也。《营卫生会》篇曰：中焦亦并胃中，出上焦之后，此所受气者，泌糟粕，蒸津液，化其精微，上注于肺脉，乃化而为血，以奉生身。故中焦受气取汁，变化而赤，夫是之谓血也。宗气行于经脉之中，其脉流布诸经，而营气从之以行，无所避匿，夫是之谓脉也。●张介宾曰：六者之分，总由气化，故曰一气，而下文云六气者，亦以形不同而名则异耳，故当辨之。两神，阴阳也。搏，交也。精，天一之水也。凡阴阳合而万形成，无不先从精始，故曰常先身生是谓精。按：《本神》篇曰：两精相搏谓之神。而此曰：两神相搏，合而成形，常先身生，是谓精。盖彼言由精以化神，此言由神以化精，二者若乎不同，正以明阴阳之互用者，即其合一之道也。详见本类前九。上焦，胸中也。开发，通达也。宣，布散也。气者，人身之大气，名为宗气，亦名为真气。《邪客》篇曰：宗气积于胸中，出于喉咙，以贯心脉而行呼吸焉。《刺节真邪》篇曰：真气者，所受于天，与谷气并而充身也。《营卫生会》篇曰：人受气于谷，谷入于胃，以传于肺，五脏六腑皆以受气。故能熏肤充身泽毛，若雾露之温润，而溉养万物者，为气也。津者阳之液，汗者津之泄也。腠理者皮肤之隙。溱溱，滋泽貌。溱音臻。淖泽，濡润也。液者，阴之津。谷入于胃，其气满而化液，故淖泽而注于骨。凡骨属举动屈伸，则经脉流行而泄其泽，故内而补益脑髓，外而润泽皮肤，皆谓之液。愚按：津液本为同类，然亦有阴阳之分。盖津者，液之清者也；液者，津之浊者也。津为汗而走腠理，故属阳；液注骨而补脑髓，故属阴。观《五癃津液别》篇曰：三焦出气以温肌肉、充皮肤为其津，其留而不行者为液。其义正与此合。详疾病类五十八。淖音闹。洩，泄同。中焦者，并胃中，出上焦之下。凡水谷之入，必先归胃，故中焦受谷之气，取谷之味，输脾达脏，由黄白而渐变为赤，以奉生身者，是谓之血。壅遏者，堤防之谓，犹道路之有封疆，江河之有涯岸，俾营气无所回避而必行其中者，是谓之脉。然则脉者，非气非血，而所以通乎气血者也。●李中梓曰：两神相搏，即阴阳交媾，精互而成形，精为形先也。《本神》篇曰：两精相搏谓之神，此又曰两神云云者，盖神为精宰，精为神用，神中有精，精中亦有神也。盖以见神之虚灵，无在不有，精且先身而生，神复先精而立，前乎无始，后乎无终，知此者可与言神矣气属阳，本乎天者亲上，故在上焦开发宣布，上焦如雾者是也。《邪客》篇云：宗气积于胸中，出于喉咙，以贯心肺而行呼吸焉。《刺节真邪论》曰：真气者，所受于天，与谷气并而充身也。《营卫生会》篇曰：人受气于谷，谷入于胃，以传于肺，五脏六腑皆以受气。故能熏肤、充身、泽毛津者，阳之液。汗者，津之发也。液者，阴之精。谷入于胃，气满而化液，故能润骨。骨受润，故能屈伸。经脉流，故能泄泽。内而补脑髓，外而润皮肤，皆液也。水谷必入于胃，故中焦受谷，运化精微，变而为汁，又变而赤，以奉生身，是名为血。壅遏者，堤防也，犹道路之界，江河之岸也，俾营气无所避而必行其中者，谓之脉。脉者，非气非血，所以行气行血者也。●张志聪曰：此篇论精气津液血脉，生于后天而本于先天也。本于先天，总属一气，成于后天，辨为六名，故帝意以为一而伯分为六焉。决，分也。决而和，故篇名"决气"，谓气之分判为六，而和合为一也。●吴㦿先曰：所生之来谓之精，两精相抟谓之神。又曰：神者，水谷之精气也。两神者，一本于天一之精，一生于水谷之精，两神相抟，合而成此形也。所生之来谓之精，故常先身生，谓未成形而先生此精也。上焦之气，宣发五谷之精微，充肤热肉，润泽皮毛，若雾露之溉，是谓气。腠理者，肌肉之纹理。本经曰：水谷入于口，其味有五，各注其海，津液各走道，故三焦出气以温肌肉，充皮肤，为其津，其流而不行者为液。是以发泄于腠理，汗出溱溱，是谓津。谷入气满，淖泽注于骨，使骨属屈伸，泄泽，从髓空而补益脑髓，皮肤润泽，是谓液。中焦受水谷之精气，济泌别汁，奉心神变化而赤，是谓血。壅，培助也。遏，遮蔽也。避，违避也。言经脉壅蔽营气，行于脉中，昼夜环转，无所违逆，是谓脉。●《集注》眉批：上焦如雾。又：脑髓充足，则皮肤润泽。●薛雪曰：六者之分，总由气化，故曰"一气"。形不同而名则异，故当辨之。两神，阴阳也。抟，交也。精，天一之水也。凡阴阳合而万形成，无不先从精始，故曰"常先身生，是谓精"。按"两精相抟谓之神"，"两神相抟，合而成形，常先身生，是谓精"，盖明阴阳之互用，即合一之道也。上焦，胸中也。开发，通达也。宣，布散也，气者，人身之大气，名曰"宗气"，亦名为"真气"，积于胸中，出于喉咙，以贯心脉而行呼吸焉，所受于天，与谷气并而充身也。谷入于胃，以传于肺，五脏六腑，皆以受气，故能熏肤，充身，泽毛，若雾露之温润而溉养万物者为气也。津者阳之液，汗者津之泄也。腠理者，皮肤之隙。溱溱，滋泽貌。溱，音臻。淖泽，濡润也。液者阴之精，谷入于胃，其气满而化液，故淖泽而注于骨。凡骨属举动屈伸，则经脉流行而泄其泽，故内而补益脑髓，外而润泽皮肤，皆谓之液。夫津液本为同类，亦有阴阳之分，盖津者液之清，液者津之浊，津为汗而走腠理属阳，液注骨而补脑髓属阴。三焦出气，以温肌肉、充皮肤为津，其留而不行者为液，正此义也。洩，泄同。中焦者，并胃中，出上焦之下，凡水谷之入，必先归胃，故中焦受谷之气，取谷之味，输脾达脏，由黄白而渐变为赤，以奉生身者，是谓之血。壅遏者，堤防之谓，犹道路之有封疆，江河之有崖岸，俾营气无所回避而必行其中者，是谓之脉。然则脉者，非气非血，而所以通乎气血者也。●黄元御曰：本经曰："水谷入于口，其味有五，各注其海，津液各走其道，故三焦出气，以温肌肉，充皮肤，为其津；其流而不行者为液。"中焦受水谷之精气，济泌别汁，奉心神变化而赤，是为血。壅，培助也；遏，遮也；避，违避也。言经脉壅蔽营其行于脉中，昼夜环转，无所违逆，是谓脉也。●丹波元简曰：张云：壅遏者，堤防之谓，犹道路之有封疆，江河之有涯岸，俾营气无所回避，而必行其中者，是谓之脉。然则脉者，非气非血，而所以通于气血者也。志云：壅培，助遏也。遮，蔽也。避，违避也。言经脉壅蔽，荣气行于脉中，昼夜环转，无所违逆，是谓脉。潘氏《续焰》云：壅遏犹言拥迫，使入隧道，而无别道可避也。●章楠曰：男女构精，万物化生。当构精时，两神相合而成形。常先其身而生者，名精，即所谓先天之气，是阴阳浑合而成太极之象也。由是阴阳动静，以生以化，皆为后天，则由五谷气味而生者也。故如上焦开发，若雾露者，名气，是阳所化也。腠理发泄，而汗出者，名津，即气蒸之水也。谷气充满，而淖泽注于骨者，名液，是阴所化也。阳走表，故熏肤泽毛，而汗出腠理也；阴走里，故注于骨，补益脑髓，而其流行，则润泽皮肤，以利骨属之屈伸也。中焦为太极所居，故受气取汁，变化而赤者，名血，是阴阳合而生化，故其形如水，阴也，色赤如火，阳也，所以统一身表里、上下，周流不已也。然后天之生化，实根于先天精气，故其衰也，非资药饵所能培之使长。而道家修炼，必得先天精气生旺，方能延年成道。如其阳所化者，行于脉外，而走表为卫；阴所化者，行于脉中，而走里为营。故脉者，肉中之径路，如地之街，田之沟，营分气血所由流行者。故言壅遏营气，令无所避谓脉。又曰，脉者气血之先形，无气血流行鼓动，则无脉形可见，而气血之强弱和否，皆可验之于脉也。●江有诰曰：两神相搏，合而成形，常先身生，是谓精。（耕部）上焦开发，宣五谷味，熏肤、充身、泽毛，若雾露之溉（音既），是谓气。（脂部）腠理发泄，汗出溱溱，是谓津。（真部）谷入气满，淖泽注于骨，骨属屈伸泄泽，补益脑髓，皮肤润泽，是谓液。（豫入声鱼部）中焦受气取汁，变化而赤，是谓血。（鱼脂借韵）壅遏营气，令无所避，是谓脉。（支部）

30.2　黄帝曰：六气有，有余不足，气之多少，脑髓之虚实，血脉之清浊，何以知之[1]？岐伯曰：精脱者，耳聋[2]；气脱者，目不明[3]；津脱者，腠理开，汗大泄[4]；液脱者，骨属屈伸不利[5]，色夭，脑髓消，胫酸，耳数鸣[6]；血脱者，色白，夭然不泽[7]，其脉空虚[8]，此其候也[9]。

[1]杨上善曰：六气之中，有余不足，总问也。脑髓等别问，取其所知也。●张介宾曰：前言一气，总言之也；此言六气，分言之也。盖精气津液血脉，无非气之所化也。

[2]杨上善曰：肾以主耳，故精脱则耳聋。●张介宾曰：肾藏精，耳者肾之窍，故精脱则耳聋。●李中梓曰：为肾窍，精脱则耳失其用矣。汪昂曰：肾衰。●薛雪曰：肾藏精，耳者肾之窍，故精脱则耳聋。●丹波元简曰：张云：肾藏精，耳者肾之窍，故精脱则耳聋。

[3]杨上善曰：五脏精气为目，故气脱则目暗。●张介宾曰：五脏六腑精阳之气，皆上注于目而为睛，故阳气脱则目不明。●李中梓曰：脏腑之阳气皆上注于目，气脱则目失其用矣。●汪昂曰：清阳不升。●薛雪曰：五脏六腑精阳之气，皆上注于目而为精，故阳气脱则目不明。●丹波元简曰：志云：目之精明五色者，气之华也，故气脱者目不明。

[4]杨上善曰：前之二脱，言脱所由，故有脱也。以下三脱，直著其脱状，故津脱，腠理开、汗泄为状。●张介宾曰：汗，阳津也，汗大泄者津必脱，故曰亡阳。●李中梓曰：汗，阳津也。汗过多则津必脱，故曰汗多亡阳。汪昂曰：如油如珠者，谓之绝汗。薛雪曰：汗，阳津也。汗大泄者津必脱，故曰亡阳。●丹波元简曰：张云：汗，阳津也。汗大泄者津不脱，故曰亡阳。

[5]汪昂曰：筋失所养。

[6]杨上善曰：骨节相属之处无液，故屈伸不利。无液润泽皮毛，故色夭。脑髓无补，故脑髓消、胻痠、耳鸣。胻，衡孟反。●张介宾曰：液所以注骨益脑而泽皮肤者，液脱则骨髓无以充，故屈伸不利而脑消胫痠。皮肤无以滋，故色枯而夭。液脱则阴虚，故耳鸣也。●李中梓曰：液脱则骨髓枯，故屈伸不利、脑消胫痠、色亦枯夭也。耳鸣者，液脱则

肾虚也。●薛雪曰：液所以注骨益脑而泽皮肤者，液脱则骨髓无以充，故屈伸不利而脑消胫酸；皮肤无以滋，故色枯而夭；液脱则阴虚，故耳鸣也。●丹波元简曰：张云：液所以注骨益脑而泽皮肤者，液脱则骨髓无以充，故屈伸不利，而脑消胫酸。皮肤无以滋，故色枯而夭。液脱则阴虚，故耳鸣也。

⑦张介宾曰：血之荣在色，故血脱者色白如盐。夭然不泽，谓枯涩无神也。●李中梓曰：色之荣者，血也。血脱者，色必枯白也。●薛雪曰：血之荣在色，故血脱者色白如盐。夭然不泽，谓枯槁无神也。●丹波元简曰：张云：血之荣在色，故血脱者色白如盐，夭然不泽，谓枯涩无神也。

⑧汪昂曰：脉为血府。

⑨杨上善曰：以无血，故色白。无血润肤，故不泽。脉中无血，故空虚。以为不足，虚之状也。●马莳曰：此言六气之脱者，各有其候也。●张介宾曰：脉贵有神，其脉空虚，即六脱之候。●张志聪曰：营者，精气也。血者，神气也。精血津液，皆本于气之生化，故谓之六气。清浊者，营卫之气也。肾主藏精，开窍于耳，故精脱者耳聋。目之精明五色者，气之华也，故气脱者目不明。津发于腠理，故津脱者腠理开，汗大泄。液淖泽于骨，补益脑髓，故液脱者，骨属屈伸不利，不能润泽皮肤，故毛色夭焦也。肾主骨，而骨髓上通于脑，故脑髓消而胫酸耳鸣。心主血，心之合脉也，其营色也，是以血脱者，色白夭然不泽，其脉空虚，此其候也。●薛雪曰：脉贵有神，其脉空虚，即六脱之候。●黄元御曰：肾窍于耳，精脱则阳根下拔，浊气升塞，是以耳聋。气化于金，其性收敛，气脱则收敛失政，阳光散乱，故目不明。●丹波元简曰：《甲乙》"其"上有"脉脱者"三字。张云：脉贵有神，其脉空虚，即六脱之候。简案：本经脱"脉脱者"三字，当补，若不然则六脱之候不备焉。●章楠曰：先天精气，为阴阳之根而无形，脱则即死，此言后天之精气也。其先天衰，则后天精气日少而至空虚，即谓之脱也。肾者，受五脏六腑之精而藏之，耳为肾窍，精气空虚，则窍闭塞，故聋也，脏腑精气上注于目，则明，故气脱，则昏眊不明矣；汗由津化，而腠开大泄，则津脱，是表阳不固也；液生髓以滋筋骨，故液脱，则骨属强急，屈伸不利，色夭无华，髓消胫疫，由于阴枯，其虚阳浮动，故耳数鸣也；血脱，故色白无泽，而脉空虚，以脉为血之府也。凡言夭然者，无生活之象也。又曰：精为阴而能化气，气为阳而能生精，此阴阳互根，互相生化者也。阳气蒸腾之水为津而行于表，水凝为液而行于里，中焦受气，取汁变化而赤为血，赤即火色，血即水质，此阴阳合体所成，故周行于身，表里、经脉、肌肉、脏腑无处不到也。精藏于脏，津润皮肤，液滋筋骨，血充脉中，此四者，必赖阳气生化流行，敷布表里，故气为五者之帅，而其功用各别。故其脱也，各有现证不同。色泽者，血之华也，故血脱则色白不泽，而脉赖血充，由气鼓动，无血则脉虽动而内空也。

30.3 黄帝曰：六气者，贵贱何如？岐伯曰：六气者，各有部主也，其贵贱善恶，可为常主，然五谷与胃为大海也①。

①杨上善曰：六气有部有主，有贵有贱，有善有恶，人之所受，各有其常，皆以五谷为生成大海者也。●马莳曰：此言各部为六气之主，而胃又为之大海也。帝问六气者，可较其贵贱否？伯言各部皆有六气，故六气各有部主。如阳明多气多血，太阳多血少气，五精、五液、五津、五脉之类，各部皆有之也。然本部所重者，为贵为善；别部所有者，为

贱为恶，其本部各为常主也。但此六气者，成于五谷精微之气，而胃则纳五谷而成之，故胃又为六气之大海耳。◉张介宾曰：部主，谓各部所主也，如肾主精，肺主气，脾主津液，肝主血，心主脉也。贵贱善恶，以衰旺邪正言，如春夏则木火为贵，秋冬则金水为贵，而失时者为贱也；六气之得正者为善，而太过不及者为恶也。贵贱善恶，主各有时，故皆可为常主。然六气资于五谷，五谷运化于胃，是为水谷之海，故胃气为脏腑之本。◉张志聪曰：夫子曰：卑高以陈，贵贱位矣。谓居上者为尊贵，居下者为卑贱，言此六气，主于心肾，而生于胃海也。各有部主者，谓精之藏于肾，血之主于心，气之主于皮肤，津之发于腠理，液之淖于骨，资于脑，脉之循于脏腑形身，各有所主之部，然以心肾为常主。五谷与胃为大海，津液血气，乃胃海之所生也。夫心为君主之官而居上，水性润下而居下，火之精为血，水之精为精，水性柔善，火性猛恶，其贵贱善恶，可为六气之常主也。盖水火者，阴阳之征兆也，谓六气辨为六名，然总归阴阳之一气。◉薛雪曰：一气辨为六名，故云"六气"。言六者，无非一气之所化也。部主，谓各部所主也，如肾主精、肺主气、脾主津液，肝主血，心主脉也。贵贱善恶，以衰旺邪正言，如春夏则木火为贵，秋冬则金水为贵，而失时者为贱也；六气之得正者为善，而太过不及者为恶也。贵贱善恶，主各有时，故皆可为常主。然六气资于五谷，五谷运化于胃，是为水谷之海，故胃气为脏腑之本。◉黄元御曰：当令为贵，退气为贱，守正则善，化邪则恶，虽有贵贱善恶，其皆可为常主（经常之主气），各当其部，不可少也。然六气皆化于土，五谷与胃，为其大海，六气者，大海之交流耳。◉丹波元简曰：张云：部主，谓各部所主也，如肾主精、肺主气、脾主津液、肝主血、心主脉也。贵贱善恶，以衰旺邪正言，如春夏则木火为贵，秋冬则金水为贵，而失时者为贱也；六气之得正者为善，而太过不及者为恶也。贵贱善恶，主各有时，故皆可为常主。然六气资于五谷，五谷运化于胃，是为水谷之海，故胃气为脏腑之本。马云：此六气者，成于五谷精微之气，而胃则纳五谷而成之，故胃又为六气之大海耳。◉周学海曰：言六气各主其部而互相资，无贵贱也，但发源于五谷与胃耳。前后两截均以六项平叙，板实之中自饶腴味，尤妙在末尾用单笔作结，探原星宿悠然不尽，使通身经脉皆活，此经文极谨严之作。

肠胃第三十一

◉马莳曰：内言肠胃之数，故名篇。◉丹波元简曰：诸本无篇字。简案：内言肠胃长短大小，纡曲屈伸之度，故名篇。疑与后《绝谷》篇为一篇，后人分为二篇也。

31.1　黄帝问于伯高曰：余愿闻六府传谷者，肠胃之大小长短，受谷之多少奈何①？伯高曰：请尽言之，谷所从出入浅深远近长短之度②：唇至齿长九分，口广二寸半③；齿以后至会厌④，深三寸半，大容五合⑤；舌重十两，长七寸，广二寸半；咽门重十两⑥，广一寸半。至胃长一尺六寸⑦，胃纡曲屈，伸之⑧，长二尺六寸，大一尺五寸，径五寸，大容三斗五升⑨。小肠后附脊，左环回周迭积，其注于回肠者，外附于脐上。回运环十六曲，大二寸半，径八分分之少半，长三丈二尺⑩。回肠当脐左环，回周叶积而下，回运还反十六曲，大四寸，径一寸寸之少半，长二丈一尺⑪。广肠傅脊，以受回肠，左环叶脊，上下辟，大八寸，径二寸寸之大半，长二尺八寸⑫。肠胃所入至所出⑬，长六丈四寸四分⑭，回曲环反，三十二曲也⑮。

①杨上善曰：三焦腑传于谷气，胆腑受于谷精，三肠及胃传谷糟粕。传糟粕者，行谷之要，故肠胃有六种之别者。●张介宾曰：此以水谷之自口而入，以至广肠所出之处，而统问其详也。

②杨上善曰：黄帝问六种也，外更请说四种，故曰"尽言之"也。谷行从口曰入，泄肛曰出，自唇至齿为浅，从咽至肠曰深，谷至于胃曰近，从胃向膹曰远，肠十六曲曰长，咽一尺六寸曰短也。

③张介宾曰：长，深也。广，阔也。●薛雪曰：长，深也。广，阔也。●丹波元简曰：张云：长，深也；广，阔也。

④丹波元简曰：张云：会厌在咽喉之上，乃所以分水谷，司呼吸，而不容其相混者也。《忧恚无言》云：会厌者，音声之户也。

⑤杨上善曰：会厌，舌后喉咙上，出气入鼻口之孔，上有肉厌盖孔，开阖气之出入也。●张介宾曰：此以水谷之自口而入，以至广肠所出之处，而统问其详也。●薛雪曰：会厌在喉咙之上，乃所以分水谷，司呼吸，而不容其相混者也。

⑥丹波元简曰：张云：咽门，即食喉也，其名曰咽，至长一尺六寸，乃并胃脘而言。《四十二难》杨注：咽，嚥也，言司以咽物也。又谓之嗌，言气之流通厄要之处也。咽，为胃之系也。《本义》"十两"作"十二两"。简案："一尺六寸"下《难经》有"喉咙重十二两，广二寸，长一尺二寸九节"十六字，恐本经脱之也。杨注：喉咙空虚也，言其中空虚，可以通气息焉。即肺之系也，呼吸之道路。

⑦杨上善曰：咽，会厌后下食孔也。下至胃，长一尺六寸。●张介宾曰：咽门，即食喉也，其名曰咽。至胃长一尺六寸，乃并胃脘而言。●薛雪曰：咽门，即食喉也，其名曰"咽"，至胃长一尺六寸，乃并胃脘而言。

⑧丹波元简曰：张云：纡曲，曲折也。大，言周围之数。经，言直过之数。余准此。《平人绝谷》篇曰：其中之谷常留二斗，水一斗五升而满。

⑨杨上善曰：胃中央大，两头小，伸而度之，二尺六寸也。围之，有一尺五寸，曰大。量径，有五寸也。容水谷，三斗也。●张介宾曰：会厌在咽喉之上，乃所以分水谷，司呼吸，而不容其相混者也。●薛雪曰：纡曲，曲折也。大言周围之数，径言直过之数。其中之谷常留二斗，水一斗五升而满。纡，音于。

⑩杨上善曰：傅，附也。糟粕从胃传入小肠，小肠附脊，外注回肠于齐上也。●张介宾曰：小肠居胃之下，在脐上二寸所，后附于脊，左旋而环。其下口注于回肠者，外附近于脐上一寸，当水分穴处是也。八分分之少半，言八分之外，尚有如一分之少半也。余仿此。●薛雪曰：小肠居胃之下，在脐上二寸所，后附于脊，左旋而环，其下口注于回肠者，外附近于脐上一寸，当水分穴处是也。八分分之少半，言八分之外，尚有如一分之少半也。●丹波元简曰：《难经》、《甲乙》作"二尺"。马云：小肠上口，胃之下口，小肠

后附于脊，从左环回周叠，积其所注之物，以入于回肠者，外附于脐上，回运计环十六曲，大四寸，径口八分分之小半，即半分也，其长三丈三尺。张云：其下口注于回肠者，外附近于脐上一寸，当水分穴处是也。八分分之小半，言八分之外，尚有如一分之少半也。余仿此。志云：小半者，七分半也。简案：《史·项羽纪》：汉有天下大半。韦昭注云：凡数三分者二为太半，一为小半。《四十二难》杨注亦云：三分有二为太半，有一为小半，由此推之，分之少半者三厘三毫有奇，寸小半者，三分三厘三毫不尽，寸之太半者，六分六厘六毫不尽也，则张注似是。

⑪杨上善曰：回肠，大肠也。小肠附脊而在后，大肠近齐而在前，故大肠输在上，小肠输在其下也。●张介宾曰：回肠，大肠也。叶积，如叶之积，亦叠积之义。大肠上口即小肠下口，当脐左旋，而下接广肠也。●薛雪曰：回肠，大肠也。叶积，如叶之积，亦叠积之义。大肠上口，即小肠下口，当脐左旋而下，接广肠也。●丹波元简曰：张云：回肠，大肠也。叶积，如叶之积，亦叠积之义。大肠上口，即小肠下口，当脐左旋而下积广肠也。《四十二难》杨注云：大肠即回肠也，以其回曲，因以名之。简案：志云：径一寸，寸之少半者，径一寸五分也。恐非。

⑫杨上善曰：广肠，白胆也，附脊以受大肠糟粕。辟，著脊也。谓白胆当中宽八寸，上受大肠之处，下出泄处，皆径有二寸半，总长二尺八寸也。●张介宾曰：广肠，大肠下节也，亦名直肠。直肠居后，绕脊而下，故曰传脊。传，布也。叶脊上下，言叠于脊之上下而至尾骶也。辟，阔同。以其最广，故云辟大八寸。●薛雪曰：广肠，大肠下节也，亦名直肠。直肠居后，绕脊而下，故曰传脊。传，布也。叶脊上下，言叠于脊之上下而至尾骶也。辟、阔同。以其最广，故云"辟大八寸"。●丹波元简曰：马云：广肠者，直肠也。广肠附脊以受回肠之物，左环叶在脊之上下盘，辟大八寸，径二寸之太半，则是二寸七分也。张云：广肠，大肠下节也，亦名直肠。直肠居后，绕脊而下，故曰傅脊。傅，布也。叶脊上下言，叠于脊之上下而至尾骶也。辟，阔同。以其最广，故云辟大八寸。志云：广肠，肛门内之直肠，径二寸寸之太半者，径二寸七分半也。简案：傅脊，马释附脊，乃傅字之讹，张注难通。

⑬丹波元简曰：张本："所"作"初"。张云：此总结上文自口而入，自便而出之全数，三十二曲，合小肠大肠而言也。《四十二难》杨注云：据《甲乙经》言，肠胃凡长六丈四寸四分，所以与此不同，《难经》云：肠胃凡长五丈八尺四寸者，《甲乙经》从口至回肠而数之，故长。此经从胃至肠而数之，故短。亦所以互相发明，非有谬也。丁曰：前肠胃径围大小不同，其言胃大一尺五寸，径五寸者，即是围径一也；小肠径八分，大二寸四分则是也，今言二寸半，即分之少半；回肠径一寸半，即大四寸五分，今言大四寸，即少五分也；广肠径一寸半，即大七寸五分，今言八寸，即有剩五分也。其升斗寸尺者，先立其尺，然后造其升斗秤两，皆以同身寸之为法，以尺造斗，斗面阔一尺，底阔七寸，高四寸，俱厚三分，可容十升。凡以寸为指节者，方一寸为两，十六两为斤，此制同身寸尺升斗之度，为人之肠胃斤重长短之法也。

⑭杨上善曰：咽之上口为所入，广肠之下以为所出，唇齿相去九分，齿与会厌相去三寸半，会厌至胃咽长一尺六寸，胃之终始长二尺六寸，小肠终始长二丈一尺，广肠终始长二尺八寸，故有六丈四寸四分也。

⑮杨上善曰：胃有一曲，小肠十六曲，大肠十六曲，合而言之，计有三十三曲，其胃

大曲短，不入其数，故有三十二曲，皆以七尺五寸中度之人为准也。◉马莳曰：此言肠胃自所入至所出之度数也。小肠上口，胃之下口。小肠后附于脊，从左环回周叠积，其所注之物以入于回肠者，外附于脐上，回运计环十六曲，大四寸，径口八分分之少半，即半分也，其长三丈三尺。回肠者，大肠也。大肠上口即小肠下口也。大肠当脐左环回周叶积而下回，其运环反十六曲，大四寸，径口一寸寸之小半，即五分也．长二丈一尺。广肠者，直肠也。广肠附脊，以受回肠之物，左环叶在脊之上下盘辟，大八寸，径二寸寸之大半，则是二寸七八分也，其长计二尺八寸。◉张介宾曰：此总结上文自口而入、自便而出之全数。三十二曲，合小肠大肠而言也。◉张志聪曰：此言有生之后，总借水谷之所生养，故专论其肠胃。胃主受纳水谷，肠主传导变化，其精液血气，由此而生焉。越人曰：唇为飞门，齿为户门，会厌为吸门，胃为贲门，太仓下口为幽门，大小肠会为阑门，下极为魄门。盖唇齿乃始受水谷之门，故先论唇齿之广长。舌者，主为卫使之迎粮，舌和而后能知五味。会厌者，喉之上套，所以分别咽喉。咽乃胃之门，主受纳水谷，喉乃肺之窍，以司呼吸者也。◉《集注》眉批：少半者，七分半也。又：径一寸寸之少半者，径一寸五分也。又：广肠，肛门内之直肠，径二寸寸之大半者，径二寸分半也。◉薛雪曰：此自口而入，自便而出之全数。三十二曲，合小肠、大肠而言也。◉黄元御曰：会厌，在咽喉上，分别气食二管之开阖者也。回肠，大肠。广肠，直肠。叶积，即叠积也。辟大，宽大也。◉沈又彭曰：此同身寸也，不必疑为周尺。盖周以古之八寸为尺，中人长七尺五寸，故五尺之童，六尺之孤，皆言其小。同身寸者，屈本人中指中节横纹头为寸，十寸为尺。中人亦长七尺五寸，适与周尺相合耳。若果为周尺，则此经伪矣。◉周学海曰：此当与下篇合为一也。中间"叠积"，或作"叶积"，或作"叶脊"，皆字之讹也。"回运环"下，或少"反"字。"胃之容三斗五升而三"，或作"二"。今皆正之，不必曲解也。

平人绝谷第三十二

◉马莳曰：内论平人绝谷七日则死，故名篇。

32.1 黄帝曰：愿闻人之不食，七日而死，何也？伯高曰：臣请言其故。胃大一尺五寸，径五寸，长二尺六寸，横屈受水谷三斗五升，其中之谷常留二斗，水一斗五升而满，上焦泄气，出其精微，慓悍滑疾，下焦下溉诸肠①。小肠大二寸半，径八分分之少半，长三丈二尺，受谷二斗四升，水六升三合合之大半②。回肠大四寸，径一寸寸之少半③，长二丈一尺，受谷一斗，水七升半。广肠大八寸，径二寸寸之大半，长二尺八寸，受谷九升三合八分合之一④。肠胃之长，凡五丈八尺四寸⑤，受水谷九斗二升一合合之大半⑥，此肠胃所受水谷之数也⑦。

①丹波元简曰：《甲乙》作"下溉泄诸小肠"。张云：精微慓悍滑疾，言水谷之精气也；下溉诸肠，言水谷之质粕也。

②丹波元简曰：王文洁注《四十二难》云：分之少半，盖八分半也，合之太半，共六升三合六七勺也。

③丹波元简曰：徐灵胎《经释》云：以围三径一之法约之，则大四寸者，径当一寸三分分之少半。《难经》云：一寸半。疑误。

④丹波元简曰：徐灵胎云：广肠大肠以下至肛门，受秽滓之处，俗名脏肠，以其最广，故曰广肠。按：广肠止云受谷，而不及水，义最精细，盖水谷入于大肠之时，已别泌精液，入于膀胱，惟糟粕传入广肠，使从大便出，故不云受水多少也。此义诸家之所未及。简案：王文洁《评林》云：九升三合八分合之一者，盖言九升三合八勺一抄也。此说似不必然，当考。

⑤丹波元简曰：张云：乃止合肠胃之数，非若前篇总计唇口咽门而言也。

⑥丹波元简曰：《四十二难》作"八斗七升六合八分合之一"。徐灵胎云：《灵·平人绝谷》篇云：九斗二升一合合之太半。乃为合数，而此数则与上文不符，未知何故，或传写之误。

⑦杨上善曰：七日不食而死，余时之言，既闻肠胃大小，未知所盛水谷多少而尽，至七日而死之也。故事所由，水谷合有三斗，满于胃中也。上焦之气，从胃上口而出，其气精微，慓悍滑疾，昼夜行身五十周，即卫气也。下焦别回肠，注膀胱，譬之沟渎，下溉诸肠，膀胱为黑肠，及广肠等也。一二为三，则二为大半，一为少半也。升之半，半升也。广肠受水谷之数也。计肠胃所受之数，垂升之半，合之大半也。⦿张介宾曰：精微慓悍滑疾，言水谷之质粕也。五丈八尺四寸，乃止合肠胃之数，非若前篇总计唇口咽门而言也。⦿张志聪曰：此论人之脏腑形骸，精神气血，皆借水谷之所资生，水谷绝，则形与气俱绝矣。《六节藏象论》曰：五味入口，藏于肠胃，味有所藏，以养五气，气和而生，津液相成，神乃自生。故神者，水谷之精气也。⦿薛雪曰：精微慓悍滑疾，言水谷之精气也。下溉诸肠，言水谷之质粕也。五丈八尺四寸，乃止合肠胃之数，非总计唇口咽门而言也。⦿黄元御曰：通计肠胃受谷之数如此。

32.2 平人则不然，胃满则肠虚，肠满则胃虚，更虚更满，故气得上下，五藏安定，血脉和利①，精神乃居，故神者，水谷之精气也②。故肠胃之中，当留谷二斗，水一斗五升；故平人日再后，后二升半③，一日中五升，七日五七三斗五升，而留水谷尽矣；故平人不食饮七日而死者④，水谷精气津液皆尽故也⑤。

①丹波元简曰：诸本"则"作"利"，当改。

②丹波元简曰：志云：《六节藏象论》曰：五味入口，藏于肠胃，味有所藏，以养五气，气和而生，津液相成，神乃自生。故神者，水谷之气也。

③丹波元简曰：《四十三难》作"日再至圊，一行二升半"。

④丹波元简曰：马一龙《农说》云：盖此民之生，以食为天，而无谷气七日死者，其天绝也。王芳候云：病人不饮食，七日不死者，米谷留积故也，盖留积则为病矣。简案：三斗五升，兼水谷而为言，则后亦兼大小溲而言也。若唯谷二斗，而大便一日五升，则四日而尽矣，知所谓绝谷者，必兼水饮而在其中也。《汉·食货志》云：今一夫挟五口

食人月一石半，又《后汉·南蛮传》：计人禀五升。注云：古升小，故曰五升也，则知人一日食五升也，而七日得三斗五升，则方合其数，而水饮不预焉。七日盖以阴阳五行之数论之耳。七日不食，岂有死者乎。

⑤杨上善曰：前之所论，乃据肠胃之量□受数。若言生平之人，则肠胃之中，盈虚更起，不得一时则有前数也。食满胃中，则胃实肠虚也，肠虚故气得下也；糟入肠中，则胃虚肠实也，胃虚故气得上也。以其肠胃盈虚，气得上下之也。欲资水谷之味，故须盈也。欲受水谷之气，故待虚也。气味内和，故五脏安定也。气味通于上下，故脉和利。脏安脉和，则五神五精居其脏也。水谷精气，资成五神，故水谷竭，神乃亡也。计肠胃所受六斗六升六合八分合之一，据其盈虚，在人常须三斗五升也再后五升，还须资食，合有三斗五升。若一日不食后五升者，则少五升也。若七日常后，七日不食，则五七三斗五升皆尽。命门所藏，谓之精也。上焦宣五谷味，熏肤充身泽毛，如雾露之溉，遂谓之气。腠理发泄出汗，谓之津。谷气淖泽注于骨，骨属屈伸，淖泽补益髓脑，皮肤润泽，谓之为液。水谷既尽，精、气、津、液四物□尽，故七日死。●张介宾曰：上文云受水谷九斗二升一合合之大半者，乃言肠胃能容之总数也。若平人常数，则不皆然。盖胃中满则肠中虚，肠中满则胃中虚，有满有虚，则上下之气得以通达，五脏血脉得以和调，而精神乃生，故神为水谷之精气也。平人肠胃之中，所存水谷，惟三斗五升而已；然人之二便，大约日去五升，当七日而尽，故平人不食饮七日而死也。●张志聪曰：平人不然者，谓平常无病之人，胃满则肠虚，肠满则胃虚，日夜消化，止留三斗五升，无有如此之留积也。是以不饮食七日，则所留之水谷尽矣。水谷尽，则精气津液皆尽矣。●薛雪曰：受水谷九斗二升一合合之大半者，乃言肠胃能容之总数也。若平人常数，则不皆然。盖胃中满则肠中虚，肠中满则胃中虚，有满有虚，则上下之气得以通达，五脏血脉得以和调，而精神乃生，故神为水谷之精气也。平人肠胃之中所存水谷，惟三斗五升而已，然人之二便，大约日去五升，当七日而尽，故平人不食饮七日而死也。古今量数不同，非若今之升斗尺寸也。●黄元御曰：平人胃满则肠虚，肠满则胃虚，更虚更满，无所壅碍，故气得上下，升降莫阻，清浊当位，则五脏安定，血脉和利，然后精神乃居，不至飞走。神者，水谷精气之所化也，肠胃之中，常留谷二斗，水一斗五升。水谷之气，归于上焦，上焦输泄，此气出其精微，慓悍滑疾，传之下焦，以溉诸肠（六腑皆曰肠，义见《难经》），肠胃得精气充养，所以不死。平人一日再后，一后二升半，一日中共去五升，七日五七三斗五升，而所留之水谷尽去矣。故平人不食饮，七日而死者，水谷之精气津液皆尽故也。

海论第三十三

●马莳曰：内论人有四海，故名篇。

33.1 黄帝问于岐伯曰：余闻刺法于夫子，夫子之所言，不离于营卫血气。夫十二经脉者，内属于府藏，外络于肢节，夫子乃合之于四海[①]乎。岐伯答曰：人亦有四海，十二经水。经水者，皆注于海，海有东西南北，命曰四海。黄帝曰：以人应之奈何？岐伯曰：人有髓海，有血海，有气海，有水谷之海，凡此四者，以应四海也②。

①丹波元简曰：《书·禹贡》：四海会同。《尔雅·释地》：九夷、八狄、七戎、六蛮，谓之四海。

②杨上善曰：血，谓十二脉中血也。气，谓十二脉中当经气也。十二经水者，皆注东海，东海周环，遂为四海。十二经脉，皆归胃海，水谷胃气环流，遂为气血髓骨之海故也。水谷之海，比于东海也。●马莳曰：此言人之有四海也。人有四海者，即下髓海、血海、气海、水谷之海也。十二经水者，即清水、渭水、海水、湖水、汝水、渑水、淮水、漯水、江水、河水、济水、漳水也。夫天下经常之水固有十二，而此水皆注于海。海有东西南北之四方，故不曰十二，而止曰四海也。●张介宾曰：十二经水义见后。四海者，百川之宗。人亦有四海，则髓、血、气、水谷之海也。●张志聪曰：夫天主生物，地主成物，是以人之形身，应地之四海，十二经水，然水天之气，上下相通，是以头气有街，胸气有街，腹气有街，胫气有街，经气上下之出入也。●章楠曰：十二经水，比十二经中血也。

33.2　黄帝曰：远乎哉，夫子之合人天地四海也，愿闻应之奈何？岐伯曰：必先明知阴阳表里荥腧所在，四海定矣①。黄帝曰：定之奈何？岐伯曰：胃者水谷之海，其输②上在气街③，下至三里④；冲脉者，为十二经之海⑤，其输上在于大杼⑥，下出于巨虚之上下廉⑦；膻中者，为气之海⑧，其输上在于柱骨之上下⑨，前在于人迎⑩，脑为髓之海，其输上在于其盖⑪，下在风府⑫。

①张介宾曰：阴阳者，经脉之阴阳也。表里者，脏腑之内外也。荥输义详前十四。知此数者，则经络之道明而四海可定矣。输、腧、俞，本经皆通用。

②汪昂曰：穴俞。

③汪昂曰：本经穴，即气冲，腹下夹脐，相去四寸，动脉应手。《素问》曰：乃冲脉所起。《灵枢》曰：冲脉起于肾下，出于气街。

④张介宾曰：人受气于水谷，水谷入口，藏于胃，以养五脏气，故五脏六腑之气味皆出于胃，而胃为水谷之海也。其胃气运行之输，上者在气街，即气冲穴。下者至三里，在膝下三寸。●汪昂曰：本经穴，在膝下三寸，胻骨外，大筋宛宛中。●薛雪曰：人受气于水谷，水谷入口藏于胃，以养五脏气，故五脏六腑之气味皆出于胃，而胃为水谷之海也。其胃气运行之输，上者在气街，即气冲穴；下者至三里，在膝下三寸。●丹波元简曰：张云：人受气于水谷，水谷入口，藏于胃，以养五脏气，故五脏六腑之气味，皆出于胃，而胃为水谷之海也。其胃气运行之输，上者在气街，即气冲穴，下者至三里，在膝下三寸。(《动脉》篇曰：胃为五脏六腑之海。《太阴阳明论》曰：阳明者，表也，五脏六腑之海也。《痿论》曰：阳明者，五脏六腑之海，主润宗筋。)

⑤汪昂曰：血海。

⑥汪昂曰：膀胱经穴，项后第一椎下，两旁各一寸五分。

⑦张介宾曰：此即血海也。冲脉起于胞中，其前行者，并足少阴之经，挟脐上行至胸中而散；其后行者，上循背里为经络之海；其上行者，出于颃颡；下行者，出于足。故其

输上在于足太阳之大杼，下在于足阳明之巨虚上下廉。愚按：《动输》篇曰：胃为五脏六腑之海。《太阴阳明论》曰：阳明者表也，五脏六腑之海也。《逆顺肥瘦》篇曰：夫冲脉者，五脏六腑之海也，五脏六腑皆禀焉。此篇言冲脉者，为十二经之海。若此诸论，则胃与冲脉，皆为十二经之海，亦皆为五脏六腑之海，又将何以辨之？故本篇有水谷之海、血海之分。水谷之海者，言水谷盛贮于此，营卫由之而化生也。血海者，言受纳诸经之灌注，精血于此而蓄藏也。此固其辨矣，及考之《痿论》曰：阳明者，五脏六腑之海，主润宗筋，宗筋主束骨而利机关也。冲脉者，经脉之海也，主渗灌溪谷，与阳明合于宗筋，阴阳总宗筋之会，会于气街，而阳明为之长。盖阳明为多血多气之府，故主润宗筋而利机关。冲脉为精血所聚之经，故主渗灌溪谷。且冲脉起于胞中，并少阴之大络而下行。阳明为诸经之长，亦会于前阴。故男女精血皆由前阴而降者，以二经血气总聚于此，故均称为五脏六腑十二经之海，诚有非他经之可比也。又冲脉义，详前二十七，所当互考。●汪昂曰：胃经穴，上巨虚一名上廉，在三里下三寸；下巨虚在上廉下三寸。●薛雪：此即血海也。冲脉起于胞中，其前行者，并足少阴之经挟脐上行，至胸中而散；其后行者，上循背里，为经络之海。其上行者出于颃颡，下行者出于足，故其输上在于足太阳之大杼，下在于足阳明之巨虚上下廉。冲脉起于胞中，阳明会于前阴，故男女精血，皆由前阴而降者，以二经血气总聚于此，故均称为五脏六腑、十二经之海，诚有非他经之可比也。●丹波元简曰：张云：此即血海也。冲脉起于胞中，其前行者，并少阴之经侠脐上行，至胸中而散。其后行者，上循背里，为经络之海；其上行者，出于颃颡；下行者出于足。故其输，上在于足太阳之大杼，下在于足阳明之巨虚、上下廉。(《顺逆肥瘦》篇曰：夫冲脉者，五脏六腑之海也。)

⑧汪昂曰：《五味》篇：谷始入于胃，其精微者，先出于胃之两焦，以溉五脏，别出两行营卫之道，其大气之抟而不行者，积于胸中，命曰气海。两行营卫，谓行中焦生营行，下焦生卫也。大气，即宗气也。

⑨汪昂曰：督脉，天柱骨项后发际，颈大筋外廉陷中。

⑩张介宾曰：膻中，胸中也，肺之所居。诸气者皆属于肺，是为真气，亦曰宗气。宗气积于胸中，出于喉咙，以贯心脉而行呼吸，故膻中为之气海。柱骨，项后天柱骨也。《忧恚无言》篇曰：颃颡者，分气之所泄也。故气海运行之输，一在颃颡之后，即柱骨之上下，谓督脉之喑门大椎也。一在颃颡之前，谓足阳明之人迎也。●汪昂曰：结喉旁动脉，属胃经。●薛雪曰：膻中，胸中也，肺之所居。诸气者皆属于肺，是为真气，亦曰宗气。宗气积于胸中，出于喉咙，以贯心脉而行呼吸，故膻中为之气海。柱骨，项后天柱骨也。颃颡者，分气之所泄也。故气海运行之输，一在颃颡之后，即柱骨之上下，谓督脉之喑门，大椎也；一在颃颡之前，谓足阳明之人迎也。●丹波元简曰：张云：膻中，胸中也，肺之所居。诸气者，皆属于肺，是为真气，亦曰宗气。宗气积于胸中，出于喉咙，以贯心脉，而行呼吸，故膻中为之气海。柱骨，项后天柱骨也。《恚忧无言论》曰：颃颡者，分气之所泄也。故气海运行之输：一在颃颡之后，即柱骨之上下，谓督脉之哑门、大椎也；一在颃颡之前，谓足阳明之人迎也。

⑪汪昂曰：督脉经，顶后百会穴。

⑫杨上善曰：胃脉以为阳，表也。手太阴、足少阴脉为阴，里也。冲脉为十二经脉及络脉之海，即亦表亦里也。胃盛水谷，故名水谷之海。胃脉，足阳明也。足阳明脉过于气

街、三里，其气上下输此等穴也。冲脉管十二经脉。大杼是足太阳、手太阳脉所发之穴。巨虚上下廉，则足阳明脉所发之穴。此等诸穴，皆是冲脉致气之处，故名输也。膻，胸中也，音檀。食入胃已，其气分为三道，有气上行经隧，聚于胸中，名曰气海，为肺所主。手阳明是肺府脉，行于柱骨上下，入缺盆，支者上行至鼻，为足阳明，循颈下人迎之前，皆是膻中气海之输也。胃流津液，渗入骨空，变而为髓，头中最多，故为海也。是肾所生，其气上输脑盖百会之穴，下输风府也。●马莳曰：惟胃为水谷之海，其输穴上在气街，（即气冲，天枢下八寸，腹下夹脐相去四寸，在鼠鼷上一寸动脉应手宛宛中，乃冲脉所起也。针三分，留七呼，气至即泻。灸三壮。）下至三里。（膝下三寸，胻骨外廉大筋内宛宛中，两筋肉分间。针八分，留十呼，泻七吸，灸可至百壮。）惟冲脉为十二经之血海，其输穴上在于足太阳膀胱经之大杼，（项后第一椎下，相去脊中各一寸半陷中、针三分，留七呼，禁灸。）下出于足阳明胃经之巨虚上廉与巨虚下廉。（上巨虚，三里下三寸，举足取之。针三分，灸七壮。下巨虚，上廉下三寸，蹲地举足取之。针三分，灸可至七七壮。）惟膻中为气之海，其输穴在于督脉经天柱骨之上下，（挟项后发际，大筋外廉陷中。针三分，留六呼，灸七壮。）前在于足阳明胃经之人迎。颈大脉应手，结喉两旁一寸半。禁针灸。惟脑为髓之海，其输穴在于其盖，即督脉经之百会，（前顶后一寸半中央。针二分，灸七壮。）下在于督脉经之风府。（一名舌本，项后入发际一寸，大筋内宛宛中。疾言其肉立起，言休立已。禁灸，令人失音，针三分。）●张介宾曰：凡骨之有髓，惟脑为最巨，故诸髓皆属于脑，而脑为髓之海。盖，脑盖骨也，即督脉之囟会。风府，亦督脉穴。此皆髓海之上下前后输也。●张志聪曰：（膻叶祖。）故合人于天地四海，必先明知阴阳表里荣输之所在，四海定矣。胃者水谷之海，其输上在气冲，气在腹者，止之背俞，下至足之三里，是水谷之海，上通于天气，而下通于经水也。冲脉者，为十二经之海，其输上在于太阳之大杼，下至巨虚之上下廉，而出于胫气之街。是冲脉之外通于天气，而内通于经水也。膻中者，为气之海，在膺胸之内，宗气之所聚也。宗气流于海，其下者注于气街，其上者走于息道，故气在胸者，止之膺与背俞。故其输上在背之天柱，前在膺胸之人迎，是气海之上通于天，而下通于经水也。脑为髓之海，气在头者，止之于脑，故其输上在于其盖，下在督脉之风府，是髓海之上通于天，而下通于经水也。是十二经脉，应地之十二经水。经水者，皆注于海，海有东西南北，而海之云气，上通于天，是以人之所以合天地四海也。●《集注》眉批：王芳侯：上下二字宜体会。又：输、腧、俞虽通用，此用输字亦有意存。又：盖，谓督脉之百会。督脉应天道之环转覆盖，故曰盖。●汪昂曰：一名舌本，督脉经，项后入发一寸五分大筋中。●薛雪曰：凡骨之有髓，惟脑为最巨，故诸髓皆属于脑，而脑为髓之海。盖，脑盖骨也。即督脉之囟会，风府，亦督脉穴。此皆髓海之上下前后输也。●黄元御曰：气街，即气冲。三里，足阳明经穴。大杼，足太阳经穴。巨虚上下廉，足阳明经穴。膻中者，心主之宫城，宗气之所在也。柱骨，项后天柱骨。柱骨上下，即督脉之喑门、大椎也。人迎，足阳明经穴。盖，脑盖骨，督脉之囟会。风府，督脉穴。●丹波元简曰：张云：凡骨之有髓，惟脑为最巨，故诸髓皆属于脑，而脑为髓之海。盖，脑盖骨也，即督脉之囟会风府。亦督脉穴。此皆髓海之上下前后输也。志云：盖谓督脉之百会，督脉应天道之环转覆盖，故曰盖。●章楠曰：冲脉为十二经之海，故称血海；宗气聚于胸，故胸称气海。今膻中称气海者，明膻中在胸，而为营气之海，与冲之血海相配也，则胸中为卫气之海矣；亦有称下丹田为气海者，是阳气发源之所，先天祖气由之而出也。精髓生于肾，随阳上升而聚于脑，故脑为髓海也；水谷精气聚于胃，故为水谷之海也。气血由经而注于海，本由胃生化气血，而注于经，以故有聚会之海，有生化之海，各不同也。其流行，则各有转输之经穴，以贯注于上下四旁，如经所云诸穴是也。气冲者，即气街穴也。盖者，头顶天灵盖骨，即百会穴也。

33.3 黄帝曰：凡此四海者，何利何害？何生何败？岐伯曰：得顺者生，得逆者败；知调者利，不知调者害①。

①杨上善曰：得生得败言逆顺，天也；为利为害言调不，人也。●马莳曰：此言四海之得生且利者，以其顺而善调之，否则败与害至矣。●张介宾曰：凡此四海，俱有顺逆。得顺者，知所养者也，故生。不知所养则逆矣，故败。●姚士因曰：人合天地四海，升降出入，运行无息，故得顺而和者，则生利无穷，逆而不调，则败害至矣。

33.4 黄帝曰：四海之逆顺奈何？岐伯曰：气海有余者①，气满胸中，悗息②面赤；气海不足，则气少不足以言③。

①丹波元简曰：马云：有余者，邪气有余而实也；不足者，正气不足而虚也。下文仿此。

②丹波元简曰：《甲乙》作"悗急息"。志云：膻中者宗气之所居，上出于喉，以司呼吸，故气海有余者，气满胸中，气息悗乱，气上逆，故面赤也。

③杨上善曰：有余，谓邪气益真气也。面赤，谓气上冲面，阳脉盛也。●马莳曰：此言四海之逆顺，先举气海之偏胜者以言之。见其所以为逆，反此则为顺也。有余者，邪气有余而实也；不足者，正气不足而虚也。下文仿此。●张介宾曰：气有余者，邪气实也。气不足者，正气虚也。下仿此。气海在胸中而属阳，故气实则胸中悗闷喘息，面热而赤。声由气发，气不足则语言轻怯，不能出声。《脉要精微论》曰：言而微，终日乃复言者，此夺气也。悗，母本切，又音瞒。●吴懋先曰：天地阴阳之道，更相和平者也，故有余不足，皆为之逆。膻中者，宗气之所居，上出于喉以司呼吸，故气海有余者，气满胸中，气息悗乱，气上逆故面赤也。气海不足，则气少，气少故不足于言。●薛雪曰：气有余者，邪气实也；气不足者，正气虚也。下仿此。气海在胸中而属阳，故气实则胸中悗闷喘息，面热而赤，声由气发；气不足则语言轻怯，不能出声。如言而微，终日乃复言者，此夺气也。悗，母本切，又音瞒。●丹波元简曰：张云：声由气发，气不足则语言轻怯，不能出声。《脉要精微论》曰：言而微，终日乃复言者，此夺气也。●章楠曰：悗息者，胸闷而呼吸不舒也。

33.5 血海有余，则常想其身大，怫然不知其所病；血海不足，亦常想其身小，狭然不知其所病①。

①杨上善曰：血多脉盛，故常想见身大也。●马莳曰：此言血海之偏胜而病者，见其所以为逆，反此则为顺也。盖承上文冲脉为十二经之海者而言耳。●张介宾曰：形以血充，故血有余则常想其身大。怫，怫郁也，重滞不舒之貌。血不足则常想其身小。狭，隘狭也，索然不广之貌。此皆血海不调之为病，病在血者徐而不显，故茫然不觉其所病。

●吴懋先曰：冲脉起于胞中，上循背里，为经脉之海，其浮而外者，循腹右上行，至胸中而散于皮肤之间，是冲脉之血，充实于周身。故有余则觉其身大，不足则觉其身小，怫然狭然，不知其为何病。●王芳侯曰：血以应水，故有余常想其大，不足则觉其为小矣。●薛雪曰：形以血充，故血有余则常想其身大。怫，怫郁也，重滞不舒之貌。血不足则常想其身小。狭，隘狭也，索然不广之貌。此皆血海不调之为病。病在血者，徐而不显，故茫然不觉其所病。怫，音拂。●黄元御曰：怫然，大貌。狭然，小貌。●丹波元简曰：张云：形以血充，故血有余则常想其身大。怫，怫郁也，重滞不舒之貌。血不足则常想其身小。狭，隘狭也，索然不广之貌。此皆血海不调之为病。病在血者，徐而不显，故茫然不觉其所病。●章楠曰：想其身大身小，皆气血偏胜，以心主血脉，故自心觉其身大身小也。

33.6　水谷之海有余，则腹满；水谷之海不足，则饥不受谷食①。

①马莳曰：此言水谷之海偏胜则病，见其所以为逆，反此则为顺也。●张介宾曰：有余者，水谷留滞于中，故腹为胀满。不足者，脾虚则不能运，胃虚则不能纳，故虽饥不受谷食。●姚土因曰：胃气有余，故腹胀满；胃气不足，故饥而不受谷食。●薛雪曰：有余者，水谷留滞于中，故腹为胀满；不足者，脾虚则不能运，胃虚则不能纳，故虽饥不受谷食。●章楠曰：腹满，则食滞为病。饥不受食者，胃伤而邪火上炎也。

33.7　髓海有余，则轻劲多力，自过其度①；髓海不足，则脑转耳鸣②，胫酸眩冒，目无所见，懈怠安卧③。

①丹波元简曰：张云：自有过人之度，而无病也。志云：度，骨度也。简案：《上古天真论》曰：天寿过其度。志注非是。

②丹波元简曰：张云：以髓虚者精必衰，阴虚则耳鸣也。髓为精类，精衰则气去，而诸证以见矣。

③杨上善曰：脑减不满颅中，故脑易转、喜耳鸣也。髓不满胫中，故胻痠疼也。脑虚少，筋肉血等精液不足，故眩冒无所见也。髓虚，四支腰□无力，故懈怠安卧也。痠，息官反。眩，元遍反，瞑目乱也。眘，亡到反，覆也。●马莳曰：此言髓海之偏胜而病者，见其所以为逆，反此则为顺也。●张介宾曰：髓海充足，即有余也，故身轻而劲，便利多力，自有过人之度而无病也。若其不足，则在上者为脑转，以脑空而运，似旋转也。为耳鸣，以髓虚者精必衰，阴虚则耳鸣也。为胫痠，髓空无力也。为眩冒忽不知人，为目无所见，怠惰安卧，皆以髓为精类，精衰则气去而诸证以见矣。●姚土因曰：精液补益脑髓，而下流阴股，故髓海有余，则足劲轻健而多力。度，骨度也。髓从骨空循度而上通于脑，故有余，则自过其度矣。髓海不足，则精液竭。精液者，所以濡空窍者也，是以耳为之鸣，目无所见。液脱者，骨属屈伸不利，故胫痠而懈怠安卧。●薛雪曰：髓海充足，即有余也，故身轻而劲，便利多力，自有过人之度而无病也。若其不足，则在上者为脑转，以脑空而运似旋转也；为耳鸣，以髓虚者精必衰，阴虚则耳鸣也；为胫酸，髓空无力也；为眩冒，忽不知人；为目无所见，怠惰安卧，皆以髓为精类，精衰则气去，而诸证以见矣。●章楠曰：此言逆顺者，惟髓海有余，精盈力劲为顺，其余皆偏旺偏衰之病，未为顺也。髓海不足，所现皆内损之病矣。

33.8 黄帝曰：余已闻逆顺，调之奈何？岐伯曰：审守其腧，而调其虚实，无犯其害，顺者得复，逆者必败①。黄帝曰：善②。

①丹波元简曰：张云：审守其输，谓审察其输穴，如上文也，无犯其害，无盛盛，无虚虚也。志云：审其输，则知其四海之通于经，而经俞之外通于气也。调其虚实，则有余不足自和矣。害谓经气之逆，复则反逆为顺也。

②杨上善曰：输，谓四海之输。●马莳曰：此言善守四海之输穴以善调之，则有利无害，得顺而不得逆也。审四海之穴而善守之，以行补泻之法，虚则补之，实则泻之，则有利无害，其顺者可复，否则逆而为败矣。●张介宾曰：审守其输，谓审察其输穴如上文也。无犯其害，无盛盛、无虚虚也。顺者得复，逆者必败，切戒夫天时人事皆宜慎而不可忽也。●吴懋先曰：审其输，则知其四海之通于经，而经俞之外通于气也。调其虚实，则有余不足自和矣。害谓经气之逆，复则反逆为顺也。●薛雪曰：审守其输，谓审察其输穴，无犯其害，无盛盛，无虚虚也。顺者得复，逆者必败，戒夫！天时人事，皆宜慎而不可忽也。●周学海曰：布局整暇运笔清挺。此与《本神》、《决气》皆叙内伤证也。而此篇摹绘尤妙。

五乱第三十四

●马莳曰：内言气有五乱，故名篇。●张介宾曰：此下言一时血气之错乱，非宿疾有因之谓。气本五行，故曰五乱。●丹波元简曰：诸本无篇字。张云：言一时血气之错乱，非宿疾有因之谓。气本五行，故曰五乱。

34.1 黄帝曰：经脉十二者，别为五行，分为四时，何失而乱？何得而治？岐伯曰：五行有序，四时有分，相顺则治，相逆则乱。

黄帝曰：何谓相顺①？岐伯曰：经脉十二者，以应十二月。十二月者，分为四时。四时者，春秋冬夏，其气各异，营卫相随，阴阳已和，清浊不相干，如是则顺之而治。

黄帝曰：何谓逆而乱，岐伯曰：清气在阴，浊气在阳，营气顺脉，卫气逆行，清浊相干，乱于胸中，是谓大悗②。故气乱于心，则烦心密嘿，俯首静伏；乱于肺，则俯仰喘喝，接手③以呼；乱于肠胃，是为霍乱；乱于臂胫，则为四厥；乱于头，则为厥逆，头重眩仆④。

①丹波元简曰：《甲乙》"顺"下有"而治"二字。

②丹波元简曰：马云：悗，音闷。清气宜升，当在于阳，反在于阴；浊气宜降，当在于阴，而反在于阳。营气阴，性精专，固顺宗气以行于经隧之中；卫气阳，性慓悍滑利，宜行于分肉之间。今昼未必行于阳经，夜未必行于阴经，其气逆行，乃清浊相干，乱在胸中，是之谓大闷也。简案："悗"又作"鞔"，《吕览》：胃充则中大鞔。是也。

③丹波元简曰：《甲乙》"接"作"按"。

④杨上善曰：相顺者，十二经脉皆有五行四时之分。诸摄生者，摄之当分，则为和为顺；乖常失理，则为逆为乱也。营在脉中，卫在脉外，内外相顺，故曰相随，非相随行，相随和也。清气在于脉内，为营为阴也；浊气在于脉外，为卫为阳也。营卫气顺逆十二经而行也。卫之悍气，上至于目，循足太阳至足指为顺行；其悍气散者，复从目，循手太阳向手指，是为逆行也。此其常也。阳气入阴，阴气入阳，即清浊乱也。营气逆行，卫气顺行，即逆顺乱也。●马莳曰：此言人有五乱，而诸证各有所见也。夫脉与四时而相合，夫是之为顺也。惟清气宜升，当在于阳，反在于阴；浊气宜降，当在于阴，而反在于阳。营气阴性精专，固顺宗气以行于经隧之中；卫气阳性慓悍滑利，宜行于分肉之间。今昼未必行于阳经，夜未必行于阴经，其气逆行，乃清浊相干，乱在胸中，是之谓大悗也。●张介宾曰：此下言一时血气之错乱，非宿疾有因之谓。气本五行，故五乱。清气属阳而升，在阴则乱。浊气属阴而降，在阳则乱。营气阴性精专，行常顺脉。卫气阳性慓悍，昼当行阳，夜当行阴。若卫气逆行，则阴阳相犯，表里相干，乱于胸中而为悗闷，总由卫气之为乱耳。●张志聪曰：（悗音闷。）本经《邪客》篇曰：五谷入于胃也，其糟粕津液宗气，分为三隧。故宗气积于胸中，出于喉咙，以贯心脉而行呼吸焉。营气者，泌其津液，注之于脉，化而为血，以营四末，内注五脏六腑，以应刻数焉。此言宗气积于胸中，上贯心脉，同营气行于脉中，以应呼吸漏下。《五味》篇：谷始入于胃，其精微者，先出于胃之两焦，以溉五脏，别出两行营卫之道，其大气之抟而不行者，积于胸中，命曰气海，出于肺，循喉咽，故呼则出，吸则入。此言宗气积于胸中，上出于肺，偕卫气行于脉外，以应呼吸漏下。此营行脉中，卫行脉外，宗气两行营卫之道，一呼一吸，脉行六寸，漏下二刻，人二百七十息，脉行十六丈二尺为一周，漏下百刻，人一万三千五百息，脉行五十度而大周于身。此清气在阴，浊气在阳，营行脉中，卫行脉外，清浊之不相干也。又曰：卫气者，出其悍气之慓疾，而先行于四末分肉皮肤之间，而不休者也。昼日行于阳，夜行于阴，常从足少阴之分间行于五脏六腑，此营卫相将，偕行于脉外，昼阳二十五度，夜行阴二十五度，与营行脉中，卫行脉外之各走其道，清浊之不相干也。经脉十二以应十二月者。六脏六腑之经脉，循度环转，行十六丈二尺为一周也。分为四时者，一日之中有四时，朝则为春，日中为夏，日入为秋，夜半为冬。卫气昼行于阳，夜行于阴，其气各异，营卫相随，阴阳相和，而清浊不相干也。夫循脉之营卫宗气，从胸而上出于心肺，顺脉而行，以营四末，内注五脏六腑，以应刻数，其营卫相随，昼行阳而夜行阴者，与脉逆行，从头注于臂腑，以行三阳之分，夜则内行脏腑之阴，与营行脉中，卫行脉外之气不相干也。所谓清浊相干者，循脉之营卫，与行阴行阳之营卫相干，是以乱于胸，乱于心肺，及乱于肠胃臂腑头也。●《集注》眉批：此昼行二十五度，夜行二十五度，与行阴行阳之不同也。又：脉外之血气亦曰营气，不循脉者，分昼夜之阴阳。又：十二月以应十二时。又：相随者，相将而行，与循脉之气各异。又：若卫气并脉循行，则为肤胀矣。胸与心肺臂腑乃经脉外内营卫所行之处。●黄元御曰：清气在阴，陷而不升也。浊气在阳，逆而不降也。悗者，气乱而不清也。接手以呼，以手扪心也。四厥，四肢厥逆也（四肢寒冷，谓之厥逆）。厥逆头重眩仆，浊气逆升而不降也。●章楠曰：经脉为枝叶，五脏为根本。五脏具五行之性，故经脉亦有五行之别，而五行之生化有序也。手足三阴三阳十二经，以应十二月，乃分春夏秋冬四时之气候。是故营卫经络，阴阳气血，生化流行，皆合乎四时升降之气，五行相生之序，则阴阳和平，清浊不相干，而各循其道，如是则为顺而治也。

夫身半以上为阳，身半以下为阴。清气为阳而上升，浊气为阴而下降。如清气在阴而不升，浊气在阳而不降，则使营气顺脉而行，不与卫和，卫气逆行，则升降失序，而清浊相干，故曰：清气在下，则为飧泄；浊气在上，则为䐜胀，随其逆乱之处而现病也。如乱于胸中，是谓大悗，悗者，郁闷也；乱于心，则烦心密嘿，俯首静伏者，以心烦不欲言动也；乱于肺，则气壅塞，故俯仰喘喝，接手以呼者，两手交接抵胸，始能呼气以出也；乱于肠胃，则为霍乱，吐泻交作矣；乱于臂胫，则阴阳经脉，交接之气不通，故四肢厥冷也；乱于头，则气厥上逆，头重下轻，故目眩而跌仆也。此虽止举数端，而余处皆可概见矣。然其所以致之者，必有外感内伤之因，要必求其所因而调之也。

34.2　黄帝曰：五乱者，刺之有道乎？岐伯曰：有道以来，有道以去，审知其道，是谓身宝①。黄帝曰：善。愿闻其道。岐伯曰：气在于心者，取之手少阴、心主之输②；气在于肺者，取之手太阴荥③，足少阴输④，气在于肠胃者，取之足太阴，阳明不下者，取之三里⑤，气在于头者，取之天柱大杼，不知，取足太阳荥输⑥；气在于臂足，取之先去血脉，后取其阳明、少阳之荥输⑦。

①丹波元简曰：马云：道者，脉路也。邪之来也，必有其道，则邪之去也，亦必有其道。审知其道而善去之，斯谓养身之宝。此四语，虽为刺病而发，凡医工能熟玩之，则治病必觅标本，用药必觅经络，真邪必审，补泻不妄，乃为医家切要之法也。张云：道言所由。志云："有道以来者"，谓相干之乱气，有道以来，必有道以去，故审知其道，则能分理其阴阳清浊，而为养身之宝。

②丹波元简曰：马云：手少阴心经之输穴神门，手心主厥阴心包络经之输穴大陵。（志不言俞穴）。

③丹波元简曰：马云：手太阴肺经荥穴鱼际。

④丹波元简曰：马云：足少阴肾经之输穴太溪。张云：气在肺而取肾者，以少阴脉贯肾络肺也。

⑤丹波元简曰：马云：足太阴脾经之输穴太白，足阳明胃经之输穴陷谷，如刺之而邪气不下，当取之足阳明胃经之三里。

⑥丹波元简曰：张云：天柱、大杼俱足太阳经穴。不知，不应也。当复取其荥输二穴。通谷，束骨也。志云：上古以知为和。

⑦杨上善曰：有道者，理其乱，使从其道。气在于心取手少阴经者，《上经》云："心不受邪"，今气在心，若为不受邪也？若言邪在心之包络，即应唯疗手心主之经，何为心病二经俱疗？故知心者亦受邪也。输，谓手少阴、手心主二经各第三输也。手太阴荥，肺之本输。足少阴输，乃是肾脉。以其肾脉上入于肺，上下气通，故上取太阴荥，下取足少阴输。足太阴，脾脉也。脾胃腑脏阴阳气通，故肠胃气乱，取足太阴也。阳明之脉，是胃本经，胃之上输在背，下输在三里也。足太阳脉行头，天柱、大杼，并是足太阳脉气所发，故取之也。取前二穴不觉愈者，可取足太阳第二荥穴及第三输也。手足四厥，可先刺去手足盛络之血，然后取于手足阳明荥之与输，及手足少阳荥及输也。●马莳曰：此言治五乱者，而各有刺之穴也。道者，脉路也。邪之来也，必有其道，则邪之去也，

亦必有其道。审知其道而善去之，斯谓养身之宝。（此四语虽为刺病而发，凡医工能熟玩之，则治病必觅标本，用药必觅经络，真邪必审，补泻不妄，乃为医家切要之法也。）●张介宾曰：道，言所由也。邪之来去，必有其道，知其道则取病甚易，是谓保身之宝也。按：此四句，虽以针刺为言，然实治法之要领，不可不知也。大凡疾病之生，必有所自，是有道以来也。知其所自而径拔之，是有道以去也。能审其道，则自外而入者，自表而逐之；自内而生者，自里而除之。自上来者可越之，自下来者可竭之。自热来者不远寒，自寒来者不远热。自虚而实者，先顾其虚，无实则已；自实而虚者，先去其实，无虚则已。皆来去之道也。俗云来处来，去处去。此言虽浅，殊有深味，诚足为斯道之法。●张志聪曰：道者，谓各有循行之道路。有道以来，有道以去者，言有道以来，而清浊相干，亦当有道以去，而阴阳相和也。故审知逆顺之道，是谓养身之宝。●《集注》眉批：上古以和为知。●黄元御曰：有道以来，有由以来也。有道以去，有法以去也。手少阴之俞，神门也。心主之俞，大陵也。手大阴荥，鱼际也。足少阴俞，大溪也。足大阴、阳明，大阴之俞，太白也，阳明之俞，陷谷也。三里，足阳明穴也。天柱，大抒，足太阳穴也。太阳之荥，通谷也。太阳之俞，束骨也。手阳明之荥俞，二间、三间也。手少阳之荥俞，液门、中渚也。足阳明之荥俞，内庭、陷谷也。足少阳之荥俞，侠溪、临泣也。●丹波元简曰：张云：臂足之络有血者，必先去其血，在手者取手，在足者取足。手阳明之荥、输，二间、三间也；手少阳之荥输，液门、中渚也；足阳明之荥、输，内庭、陷谷也；足少阳之荥、输，侠溪、临泣也。

34.3　黄帝曰：补写奈何？岐伯曰：徐入徐出，谓之导气。补写无形，谓之同精①。是非有余不足也，乱气之相逆也②。黄帝曰：允乎哉③道，明乎哉论，请著之玉版，命曰治乱也④。

①张介宾曰：凡行针补泻，皆贵和缓，故当徐入徐出，在导气复元而已。然补者导其正气，泻者导其邪气，总在保其精气耳，故曰补泻无形，谓之同精。

②张介宾曰：言本篇之法，非为有余不足而设，特以乱气相逆，但宜导治之如是耳。此因帝问补泻，故复及之以明其义也。●丹波元简曰：张云：凡行针补泻，皆贵和缓，故当徐入徐出，在导气复元而已。然补者导其正气，泻者导其邪气，总在保其精气耳，故曰：补泻无形，谓之同精。言本篇之法，非为有余不足而设，特以乱气相逆，但宜导治之如是耳。此因帝问补泻，故复及之，以明其义也。

③丹波元简曰：《尔雅·释诂》：允，信也。疏：谓诚实不欺也。

④杨上善曰：补者徐入疾出，泻者疾入徐出，是谓通导营卫之气，使之和也。补泻虽复无形无状，所以同欲精于气之是非有余不足及乱气之逆也。故精者，补泻之妙，意使之和也。黄帝赞岐伯之言有二：一则所言光扬大道，二则所论开道巧便。故请传之不朽也。●马莳曰：此言治五乱者，惟以导气，不与补泻有余不足者同法也。凡有余者则行泻法，不足者则行补法。今治五乱者，则其针徐入徐出，导气复故而已，不必泥定补泻之形，以其精气相同，非真有余与不足也，不过乱气之相逆耳，何必以补泻为哉！●张志聪曰：徐入徐出者，导其气之来去也。营卫者，精气也，同生于水谷之精，故谓之同精，出入补泻，非为有余不足，乃导乱气之相逆也。●张玉师曰：上古治气者著之玉版，治血脉者著之金匮。●黄元御曰：徐入徐出，谓之导气，导其乱气，使之复治也。补泻无形，谓之同

精，同其精气之本原，未尝增损也（精，正气也）。是非以其有余不足，而用补泻也，为其乱气之相逆，调之使其顺而治耳。●顾观光曰：篇题"五乱"，而此云"治乱"，必有一误。●周学海曰：疾而徐之，为泻；徐而疾之，为补。此徐入徐出，无分补泻，但导其逆气，和其精气，以其病非有余不足，而起于一时之逆乱也。运笔布局与前篇同，通体一气直下，而前后各顿四句，便有曲致，此等文须看炼句之清健，尤看著字之精确，有一字松泛，即全体为之懦而不振。

胀论第三十五

●马莳曰：内详论脏腑胀由、胀形、治法，故名篇。●张志聪曰：此承上文言卫气之行于形身脏腑之外内，有顺有逆，逆顺不从，在外则为脉胀、肤胀，在内则为脏腑之胀矣。

35.1 黄帝曰：脉之应于寸口，如何而胀？岐伯曰：其脉大坚以涩者，胀也。黄帝曰：何以知藏府之胀也。岐伯曰：阴为藏，阳为府①。

①杨上善曰：脉之大者，多血少气。涩者，亦多血少气，微寒。脉口盛紧，伤于饮食。以其脉至，诊有多血少气微寒，即是伤于饮食为胀也。诊得阴脉胀者，以为脏胀；诊得阳脉胀，以为腑胀也。●马莳曰：此言据脉可以知胀，阴脉属脏而阳脉属腑也。脉见寸口，其脉大者，以邪气有余也；其脉坚者，以邪气不散也；其脉涩者，以气血涩滞也，故为胀。然脉大而坚者为阳脉，其胀在六腑；脉涩而坚者为阴脉，其胀在五脏。●张介宾曰：脉大者，邪之盛也。脉坚者，邪之实也。涩因气血之虚而不能流利也。大都洪大之脉，阴气必衰，坚强之脉，胃气必损，故大坚以涩，则病当为胀。涩而坚者为阴，其胀在脏。大而坚者为阳，其胀在腑。一曰脉病在阴则胀在脏，脉病在阳则胀在腑。亦通。●张志聪曰：此承上文言卫气之行于形身脏腑之外内，有顺有逆，逆顺不从，在外则为脉胀、肤胀，在内则为脏腑之胀矣。寸口坚大为阳脉，涩为阴脉，阴为脏，阳为腑，以脉之阴阳，则知脏腑之胀矣。●《集注》眉批：中用以字，应分开看。●黄元御曰：阴为脏，胀在内也。阳为腑，胀在外也。●丹波元简曰：马云：脉见于寸口，其脉大者，以邪气有余也；其脉坚者，以邪气不散也；其脉涩者，以气血涩滞也，故为胀。然脉大而坚者为阳脉，其胀在六腑；脉涩而坚者为阴脉，其胀在五脏也。张云：大都洪大之脉，阴气必衰，坚强之脉，胃气必损，故大坚以涩，则病当为胀。一曰脉病在阴，则胀在脏；脉病在阳，则胀在腑。亦通。●章楠曰：此明内胀之脉也。脉大坚以涩，是邪气壅结，气血不和，故知其为胀也。脉应于阳部，其胀在腑；脉应于阴部，其胀在脏。

35.2 黄帝曰：夫气之令人胀也，在于血脉之中耶，脏府之内乎？岐伯曰：三（一云"二"字）者皆存焉①，然非胀之舍也。黄帝曰：愿闻胀之舍②。岐伯曰：夫胀者，皆在于藏府之外，排藏府而郭胸胁③，胀皮肤，故命曰胀④。

①丹波元简曰：《甲乙》"三"作"二"，是。志云：此病在气而及于脏腑血脉之有形，故三者皆存焉。

②杨上善曰：血脉，谓二十八脉也。问胀所在也。卫气并脉而行，循分肉之间为胀，血脉及五脏六腑各胀，故曰二者存焉，然非胀之所舍之处也。

③丹波元简曰：《甲乙》"郭"作"廓"。张云：排挤于脏腑之外。以胸胁为郭，而居于皮肤之中，是即胀之所舍。

④杨上善曰：以下言其胀舍，取之脏腑之外胸胁及皮肤之间，气在其中，郭而排之，故命曰胀。●马莳曰：（按黄帝时《本纪》，记其民不匀伪，官不怀私，市不预价，城堞不闭，则此时有宫城矣。）此明言胀之所舍，而胀则成于卫气之逆，其法在于急泻三里也。夫胀不在于血脉之中，亦不在于脏腑之内，乃在于脏腑之外，胸胁之内。排其脏腑，而以胸胁为郭，其皮肤亦为之胀，此则胀之所舍也。●张介宾曰：舍，言留止之处也。排挤于脏腑之外，以胸胁为郭，而居于皮肤之中，是即胀之所舍。●姚士因曰：此病在气而及于脏腑血脉之有形，故三者皆存焉，然非胀之舍也。胀之舍在内者，皆在于脏腑之外，空郭之中；在外者，胀于皮肤腠理之间，故命曰胀，谓胀在无形之气分也。●黄元御曰：郭，无满也（同廓），排脏腑而郭胸胁，胀皮肤，言气在脏腑之外，胸胁之间，皮肤之内也。●陈念祖曰：此病在气而及于脏府血脉之有形，故三者皆存焉。然非胀之舍也，胀之舍在内皆在于脏府之外、空郭之中；在外者，胀于皮肤腠理之间，谓胀在无形之气分也。●章楠曰：而其为胀，必皆关乎气与血脉、脏腑三者之病，然非胀之定舍也。

35.3　黄帝曰：藏府之在胸胁腹里之内也，若匣匮之藏禁器也①，名有次舍，异名而同处，一域之中，其气各异，愿闻其故②。黄帝曰：未解其意，再问。岐伯曰：夫胸腹，藏府之郭也③。膻中者，心主之宫城④也；胃者，太仓也；咽喉、小肠者，传送也；胃之五窍者，闾里门户也⑤；廉泉、玉英⑥者，津液之道也⑦。故五藏六府者，各有畔界，其病各有形状⑧。营气循脉，卫气逆为脉胀⑨；卫气并脉循分为肤胀⑩。三里而写，近者一下，远者三下，无问虚实，工在疾写⑪。

①丹波元简曰：《说文》：匣，匮也，又匣匮也。载侗《六书》：故今通以脏之大者为匮、次为匣、小为椟。简案：禁器，盖禁秘之器。

②张介宾曰：此下仍当有岐伯答辞一节，必阙失也。●丹波元简曰：马云：此处必阙，乃岐伯言，张、志同。

③丹波元简曰：《甲乙》"郭"上有"城"字。张云：胸腹者，所以保障五内，故为脏腑之郭。

④丹波元简曰：马云：按黄帝时《本纪》，记其民不习伪，官不怀私，市不预价，城郭不闭，则此时有宫城矣。张云：膻中，胸中也。肺覆于上，膈膜障于下，为清虚周密之宫，心主之所居也，故曰宫城。

⑤张介宾曰：胸腹者，所以保障五内，故为脏腑之郭。膻中，胸中也。肺覆于上，膈

膜障于下，为清虚周密之宫，心主之所居也，故曰宫城。膻，唐坦切。胃为水谷之海，故曰太仓。咽喉传送者，谷气自上而入。小肠传送者，清浊自下而出。间，巷门也。里，邻里也。《周礼》：五家为比，五比为间。盖二十五家为间也。《风俗通》曰：五家为轨，十轨为里。盖五十家为里也。胃之五窍为间里门户者，非言胃在五窍，正以上自胃脘，下至小肠大肠，皆属于胃，故曰间里门户。如咽门、贲门、幽门、阑门、魄门，皆胃气之所行也，故总属胃之五窍。轨音癸。●汪昂曰：胃有五窍。●陈念祖曰：胃主受纳水谷，为太仓而居中焦。在上为咽喉，主传风而送水谷；在下口为小肠，主传送糟粕津液。胃之五窍，有间里之门户也。●丹波元简曰：张云：间，巷门也。里，邻里也。《周礼》：五家为比，五比为间。盖二十五家为间也。《风俗通》曰：五家为轨，十轨为里。盖五十家为里也。胃之五窍，为间里门户者，非言胃有五窍，正以上自胃脘，下至小肠大肠，皆属于胃，故曰间里门户。如咽门、贲门、幽门、阑门、魄门皆胃气之所行也，故总属胃之五窍。

⑥丹波元简曰：马云：即玉堂，俱任脉经穴。

⑦张介宾：二穴俱属任脉。玉英即玉堂。●汪昂曰：廉泉在颔下结喉，上舌本，阴维任脉之会。玉英即玉堂，在紫宫下一寸六分，俱任经。

⑧杨上善：以下脏腑居处也。禁器，比脏腑也。胸胁腹裹，比之匣匮也。次舍者，五脏六腑各有居处也。脏腑之名虽异，同在一郭之中，然脏腑俱别，请闻同异所由。城郭，脏腑所处也。膻中有心肺之气，故是脏腑之官也。胃贮水谷以供，故为脏腑大仓也。咽传水谷而入，小肠传之而出，喉传气之出入，故为传道也。咽、胃、大肠、小肠、膀胱等窍，皆属于胃，故是脏腑间里门户也。廉泉乃是涎唾之道，玉英复为溲便之路，故名津液道也。此则脏腑畔界，故脏腑病形各异。●张介宾曰：畔界各有所属，故病之形见可按也。畔音叛。

⑨张介宾曰：清者为营，营在脉中，其气精专，未即致胀。浊者为卫，卫行脉外，其气慓疾滑利而行于分肉之间，故必由卫气之逆，而后病及于营，则为脉胀。是以凡病胀者，皆发于卫气也。

⑩张介宾曰：卫气逆而并于脉，复循分肉之间，故为肤胀。●汪昂曰：马注：营气阴性精专，随宗脉行，不能为胀，惟卫气逆行，并脉循分肉，能为脉胀、肤胀。●陈念祖曰：逆则生长至机渐消，故久而未有不成虚者，审其传送阻塞者，泻之门户；液道不通者，通之；界畔不清者，理之；正气不足者，补之；补泻疏理兼用，斯为治胀之良法。若新病而不大虚者，宜急攻之，一鼓可下。

⑪杨上善曰：以下谓营卫二气为胀。营气循脉周于腹郭为胀，名为脉胀。卫气在于脉外，傍脉循于分肉之间，聚气排于分肉为肿，称为肤胀。三里以为胀之要穴，故不问虚实，皆须泻之。其病日近者，可以针一泻；其日远者，可三泻之。下者，胀消也。终须疾泻，可不致疑矣。●马莳曰：且脏俯在胸胁腹里之内，虽同处于一域，然其病各有所异者，以其各有畔界也。故胸胁为脏腑之郭，膻中为心主之宫城，胃为太仓，咽喉、小肠为传送水谷之道，胃有五窍，为间里门户。廉泉玉英（即玉堂，俱任脉经穴），为津液之道。所以脏腑各有畔界，而病亦各有形状也。然其所以胀者，不在于营气，而在于卫气。盖营气阴性精专，随宗气行，不能为胀。唯卫气逆行，则并脉循分肉者始为脉胀，而成为肤胀耳。是以胃为脏腑之海，而三里为胃经之合，当泻其三里。病近者，一次泻之；病久

者，三次泻之。不必拘其虚实。而工在于急泻之也。●张介宾曰：三里，足阳明经穴。阳明为五脏六腑之海而主肌肉，故胀在肌肤者当以针泻之。一下三下，谓一次再次三次也。盖邪有远近，故泻有难易耳。●王芳侯曰：帝问脏腑在于胸腹之内，如匣匮所藏之禁器，而各有界畔，五脏六腑，其气各异。今胀气皆在于脏腑之外，何以分别某脏某腑之胀乎？此下有岐伯所答之缺文。●张志聪曰：此言卫气生于胃腑水谷之精，日行于阳，夜行于阴，逆于阳，则为脉胀肤胀，逆于阴，则为空郭之胀，及五脏六腑之胀。夫胸腹者，脏腑之郭郛，膻中者，心主之宫城，胀者皆在于脏腑之外，排脏腑而郭胸胁，此卫气逆于阴，而将为脏腑之胀矣。胃主受纳水谷，为太仓而居中焦，在上为咽喉，主传气而送水谷，在下口为小肠，主传送糟粕津汁，胃之五窍，犹闾里之门户。盖水谷入胃，其味有五，津液各走其道，酸先入肝，苦先入心，甘先入脾，辛先入肺，咸先入肾，五脏主藏水谷之精者也。其流溢于下焦之津液，从任脉而出于廉泉玉英，以濡上之空窍，故五脏六腑，各有界畔，其病各有形状也。如营气循脉，卫气逆于脉中，则为脉胀，若并脉而循行于分肉，则为肤胀，盖卫气虽常然并脉循行于分肉，而行有逆顺，若并脉顺行，而乘于脉中，则为脉胀，行于肤肉，则为肤胀，此皆卫气之逆行，故曰若顺逆也。当取足阳明胃经之三里而泻之。在于肤脉而近者一泻，在于城郭而远者三下，无问虚实，工在疾泻。盖留之则为脏腑之胀矣。卫气出于太仓，故泻胃之三里。●姚士因曰：营气循脉，卫气逆为脉胀，与上章之营气顺脉，卫气逆行同义。●吴懋先曰：卫气逆于空郭之中，则为鼓胀，着于募原而传送液道阻塞者，则为肠胃之胀。门户界畔不清者，则为五脏之胀，此皆胃腑之门户道路，故泻足之三里。若病久而成虚者，泻之反伤胃气，故曰工在疾泻。疾泻者，治其始蒙也。●杨元如曰：逆则生长之机渐消，故久而未有不成虚者，审其传送阻塞者泻之，门户液道不通者通之，界畔不清者理之，正气不足者补之，补泻疏理兼用，斯为治胀之良法。若新病而不大虚者，急宜攻之，可一鼓而下。●朱永年曰：医者止知泻以消胀，焉知其中之门户道路，知其门户道路，可以批却导窾矣。故本经乃端本澄源之学。●倪冲之曰：廉泉玉英者，津液之道也。液道不通，则空窍闭塞，而气逆于中矣。故治胀者当先通其津液。故曰若欲下之，必先举之。●朱卫公曰：液者，所以灌精濡空窍者也。其别气出于耳而为听，宗气上出于鼻而为臭，浊气出于胃，走唇舌而为味，其精阳气，上走于目而为睛，故液道不通，则诸气皆逆矣。●《集注》眉批：喉主天气，咽主地气。又：营气者，与卫相将于脉外之血气。●黄元御曰：营气循脉而行，不得逆也，卫行脉外，旁无界限，逆而妄行，阻其脉道，营气壅遏，则为脉胀。卫气并脉而行，循其所行之分，而生壅满，则为肤胀，肤胀者，不及于脉也。胃为五脏六腑之海，针其三里而泻之，病近者一下，病远者三下，无论虚实，工在泻之于早也。●丹波元简曰：《甲乙》"并脉"作"并血脉"，"循分"作"循分肉"，"三里"上有"取"字。注云：《灵枢》作"营气循脉为脉胀，卫气并脉循分肉为肤胀"，"一"下一本作"分"，下同。楼氏以此三十九字，移下文"黄帝曰：善，何以解惑？"之上，云：原误在"病各有形"之下，"黄帝曰：愿闻之"上，有"三里而泻"之上，当有脱简。《甲乙》云："凡五脏六腑之胀，皆取三里，三里者，胀之要穴也。"张云：清者为营，营在脉中，其气精专，未即致胀；浊者为卫，卫行脉外，其气剽疾滑利，而行于分肉之间，故必出卫气之逆，而后病及于营，则为脉胀。是以凡病胀者，皆发于卫气也。卫气逆而并于脉，复循分肉之间，故为肤胀。三里，足阳明经穴。阳明为五脏六腑之海，而主肌肉，故胀在肌肤者，当以针泻之。一下三下，谓一次再次三次也。盖邪有远近，故泻有难易耳。●章楠曰：胃之五窍：唇、齿、咽，胃之上口名贲门，下口名幽门，共五窍也。廉泉、玉英，俱任脉经穴，在舌下，津液由之而升也。营行脉中，卫行脉外，卫气逆，则营闭不得与卫通，故为脉胀，卫气者，并脉循分而行脉外者也。若脉气通而但卫不和者，则为肤胀，止胀于皮肤之内，其脉必流通而不涩也。此两证当用针泻胃经之三里穴，无问虚实，在疾泻之，以胃为脏腑之海，统领营卫故也。此明气与血脉之胀属于营卫，下明脏腑之胀也。

35.4　黄帝曰：愿闻胀形①。岐伯曰：夫心胀者烦心短气，卧不安；肺胀②者，虚满而喘咳；肝胀者，胁下满而痛引小腹；脾胀者，善哕，四肢烦悗，体重不能胜衣，卧不安；肾胀者，腹满引背央央然③，腰髀痛④。

①张介宾曰：此下辨胀病之形证也。

②丹波元简曰：《金匮要略》云：上气喘而躁者，属肺胀。又云：肺胀咳而上气，烦躁而喘，脉浮者，心下有水气。简案：本节肺胀盖谓肿胀中属肺者，与《金匮》所论不同。

③丹波元简曰：张云：困苦貌。

④杨上善曰：愿闻五脏六腑胀形也。气在脏腑之外，排脏腑，郭胸胁，胀皮肤，时烦心短气卧不安者，以为心胀。知此，五脏六腑胀皆仿此，各从其脏腑所由胀状有异耳。悗，不畅也。●马莳曰：此下二节，明上节之病各有形状，而此节以五脏之胀形言之也。●张介宾曰：此五脏之胀也。悗，闷乱也。央央然，困苦貌。悗，美本切。●李中梓曰：此五脏之胀也。闷乱曰悗，央央者，困苦之貌。●吴悗先曰：此卫气逆于城郭之中，而为脏腑之胀也。愿闻胀形者，问五脏六腑之胀形，始在无形而及于有形。●黄元御曰：央央，不快之意。●陈念祖曰：此卫气逆于城郭之中，而为脏府之胀也。愿闻胀形者，问五脏六府之胀形，始在无形而及于有形也。●章楠曰：此分五脏之形证也。阳经内通于腑，阴经内通于脏，其由经脉之胀，甚则内遏脏气，故有各脏之病形。或先由脏病而致外胀者，则必先现脏证也。下节六腑之胀亦然。若肤胀，仅在卫分，不涉于经，必无脏腑现证也。

35.5　六府胀，胃胀者，腹满，胃脘痛，鼻闻焦臭①，妨于食，大便难；大肠胀者，肠鸣而痛濯濯②，冬日重感于寒，则飧泄不化；小肠胀者，少腹䐜胀，引腰而痛；膀胱胀者，少腹满而气癃③；三焦胀者，气满于皮肤中，轻轻然④而不坚⑤；胆胀者，胁下痛胀，口中苦，善太息⑥。

①汪昂曰：心为焦火，气也。

②杨上善曰：肠中水声也。香为脾臭，焦为心臭，今脾胃之病闻焦臭者，以其子病，思闻母气故也。㱿，口角反。㱿㱿，□□貌。今㱿㱿，似实而不坚也。●丹波元简曰：张云：肠鸣水声也。马云：按《邪气脏腑病形》篇，有大肠者诸证，与此同。

③汪昂曰：闭淋。●丹波元简曰：张云：膀胱气闭，小水不通也。

④丹波元简曰：《甲乙》作"㱿㱿然"。

⑤顾观光曰："轻"字似误，《甲乙经》、《脉经》并作"㱿㱿然"。

⑥马莳曰：此以六腑之胀形言之也。（按《邪气脏腑病形》篇有大肠者诸证，与此同。）●张介宾曰：此六腑之胀也。濯濯，肠鸣水声也。飧泄不化，完谷而泄也。气癃，膀胱气闭，小水不通也。飧音孙。膑音嗔。癃，良中切。●李中梓曰：此六腑之胀也。濯濯，肠鸣水声也。飧泄，完谷不化也。气癃者，小便不利也。●黄元御曰：心主五臭，自入为焦臭（《难经语》），鼻闻焦臭，胃土不降，心火上炎也。轻轻，虚浮之意。●章楠曰：此分六腑，证状各有不同。或由各经气逆侵内者，或因内伤食积所致者。其脏胀，或由脾虚、肝郁、肺逆使然，或腑不通畅，遏其脏气者，皆当详审其因而治之。三焦胀与肤胀相类，以其同属于气也。

35.6 凡此诸胀者，其道在一，明知逆顺，针数不失，写虚补实，神去其室，致邪失正，真不可定，粗之所败，谓之天命；补虚写实，神归其室，久塞其空①，谓之良工②。

①丹波元简曰：马云：虚则补之，其穴空，皆正气充塞。志云：塞其空者，外无使经脉肤腠疏空，内使脏腑之神气充足，自无厥逆之患矣，此良工治未病也。《张氏医通》云：按诸胀统言无问虚实，工在疾泻，次云补虚泻实，神归其室，二说相左，其义何居？原夫诸胀之因，良由卫气僭逆，故宜疾泻以下其气，气下则胀消矣。卫为水谷之悍气，常行脉外，不能入于脉。今以僭逆过甚，乃并居营分而入于脉，则为脉胀；卫气并脉循分肉间，则为肤胀。故昭揭于脏腑诸胀之前，且言凡此诸胀，其道在一，故其治总不越针三里，以疾泻之也。明知逆顺者，知胃逆之甚与不甚也。针数不失者，随近远之一下三下也。

②杨上善曰：一者，唯知补泻也。补虚泻实得中，故不失也。神室，心脏也。补实泻虚伤神，故神去心室。神去心室，得于邪气，失其四时正气，致使真伪莫定也。神安其脏，故曰归室。神得归脏，自斯已去，长闭腠理，不令邪入，谓上工也。●马莳曰：（久塞其空，虚则补之，其穴空皆正气充塞。）此言治胀之法，补泻有得有失，而医工分高下也。●张介宾曰：此下言治胀之得失也。胀有虚实，而当补当泻，其道惟一，无二歧也。能察者谓之良工，彼粗者误用，则伤人之命矣。●姚士因曰：其道在一者，谓三合而为一也。逆顺者，谓营行脉中，卫行脉外，相逆顺而为行也。塞其空者，外无使经脉肤腠疏空，内使脏腑之神气充足，自无厥逆之患矣，此良工治未病也。●莫仲超曰：上节言无问虚实，工在疾泻，此复曰泻虚补实，神去其室，是又当审其邪正而补泻之。圣人之虑深矣，学者不可不深体之。●王芳侯曰：神者，先天之精，水谷之精，两精相抟，合而为神。●黄元御曰：凡此诸胀，其道在一，总因卫气之道也。真不可定，定，住也。●江有诰曰：凡此诸胀者，其道在一，明知逆顺，针数不失，写虚补实，神去其室，（脂部）致邪失正，真不可定，粗之所败，谓之天命；（耕部）补虚写实，神归其室，（脂部）久塞其空，谓之良工。（东部）

35.7 黄帝曰：胀者焉生？何因而有？岐伯曰：卫气之在身也，常然并脉，循分肉，行有逆顺，阴阳相随，乃得天和，五藏更始，四时循序，五谷乃化①。然后厥气在下②，营卫留止，寒气逆上，真邪相攻，两气相搏，乃合为胀也③。

①张介宾曰：此卫气之常度也。

②丹波元简曰：《甲乙》"后"作"而"。

③杨上善曰：卫气并脉循于分肉，有逆有顺，从目循足三阳下为顺，从目循手三阳下为逆，以卫行有逆顺，故阴阳气得和而顺也。五脏属于五行，故五脏更王，四时寒暑次序得所，五谷入腹得有变化也。有寒厥之气，留于营卫之间，营卫不行，寒气逆上，与正气相薄，交争愤起，谓之为胀。●马莳曰：此言胀之所由生也。卫气之行于人身，昼行于阳经，夜行于阴经，并脉循分肉而行，出入之间，自有逆顺，阴阳相随，乃得天和。故五脏随时以更始，五谷自化。惟厥气从下而逆，则营卫遂失其常而留止不行，寒邪随厥气以上行，真邪相攻，两气相搏，乃合而为胀耳。上文言卫气逆为脉胀，又并脉循分肉为肤胀者，此可见矣。●张介宾曰：上节言卫气之顺，此节明卫气之逆也。厥逆之气，自下而上，营卫失常，故真邪相攻而合为胀也。●李中梓曰：厥逆之气自下而上，则营卫之行失其常度，真气与邪气相攻，合而为胀。●张志聪曰：此言卫气逆行，因下焦寒气之所致也。夫卫气之在身也，常然并脉，循于分肉，而行有逆顺。盖卫气与脉内之营气，相逆顺而行也。阴阳相随者，谓脉外之营卫，相将而行。阴阳清浊，有逆有顺，乃得天和。应天气之右旋而西转，经水皆归于东流，得天地自然之和气也。五脏更始者，谓营行于脏腑经脉，外内出入，阴阳递更，终而复始。四时有序者，谓卫气日行于阳，夜行于阴，应四时寒暑之往来也。阴阳和平，五谷乃化，而营卫生焉。此先论其阴阳和调，然后论厥逆之因，乃厥气在下，营卫留止。寒气逆上，真邪相攻，两气相抟，乃合为胀也。●《集注》眉批：天道右旋，地道左转。《顺气篇》曰：以一日分为四时。●黄元御曰：卫气之在身也，虽行脉外，常然并脉而行，循其分肉，行有逆顺（有顺营气者，有逆营气者，以营气原有逆顺也），阳阴相随（营阴卫阳，相随而行），乃得天和。营卫不乱，则五脏更始（更迭司令，周而复始），四时循序（四十代更，循序不乱），而后五谷乃化，此卫气之顺者。若厥气在下，逆而上行，阻格气道，以致营卫留止，此皆中气之败也。土败水侮，寒气逆上，真邪相攻，两气相搏，结而不散，乃合为胀，此卫气之逆者也。●丹波元简曰：《甲乙》"合"作"舍"。●章楠曰：营卫外护，脏腑内居，经络气血，通贯流行，其起止皆有次序，阴阳相随，如环无端，合乎五行四时之气化，义详营卫经络门中。卫气之行，并脉循分肉，虽行脉外，而必随顺经脉流行之序。若其逆而失度，升降不调，然后厥逆之气在下，于是营卫气血留止不行，内寒之气上逆，真气与邪互相攻击，阴阳两气不得通和，而搏结壅塞，乃合为胀病也。●江有诰曰：行有逆顺，阴阳相随，乃得天和，五藏更始，四时循序，五谷乃化。（歌部）然后厥气在下，营卫留止，寒气逆上，真邪相攻，两气相搏，乃合为胀也。（阳部）

35.8　黄帝曰：善。何以解惑？岐伯曰：合之于真，三合而得①。帝曰：善②。

①丹波元简曰：张云：不得其真，所以生惑，胀虽由于卫气，然有合于血脉之中者，在经络也。有合于脏者，在阴分也。有合于腑者，在阳分也。三合既明，得其真矣。志云：元真之气，通会于腠理，与营卫合并，而充行于形身者也。故营卫二气，合之于真

元，三合而得其厥逆之因矣。简案：即上文三者皆存焉之义。

②杨上善曰：行补泻时，近者一取合于真气，即得病愈，远者三取合于真气，称曰解惑之也。●张介宾曰：不得其真，所以生惑。胀虽由于卫气，然有合于血脉之中者，在经络也。有合于脏者，在阴分也。有合于腑者，在阳分也。三合既明，得其真矣。●张志聪曰：真者，所受于天，与谷气并而充身者也。下焦先天之真元，上与阳明相合，化水谷之精微，生此营卫二气，元真之气，通会于腠理，与营卫合并，而充行于形身者也。故营卫二气，合之真元，三合而得其厥逆之因矣。如天真之气，厥逆在下，则营卫之气，留止于上矣。下焦寒水之气上逆，则真邪相攻，营卫两气相抟，乃合而为胀也。●吴悹先曰：元真之气，天乙之真元也，与寒水之气相合，故真邪相抟，则真气反厥于下，而寒气反逆于上矣。真气不得上合于营卫，则营卫留止矣。●《集注》眉批：真者，神气也。生之先天之精水。●黄元御曰：解惑，解其病之所在，而不惑也。合之于真，合诸病证于其本气也。三合而得，合之血脉、脏、腑三者，而得其所在也。

35.9　黄帝问于岐伯曰：《胀论》言无问虚实，工在疾写①，近者一下，远者三下，今有其三而不下者②，其过焉在？岐伯对曰：此言陷于肉肓，而中气穴者也③。不中气穴，则气内闭④，针不陷肓，则气不行⑤，上越中肉，则卫气相乱，阴阳相逐⑥。其于胀也，当写不写，气故不下⑦，三而不下，必更其道⑧，气下乃止，不下复始，可以万全，乌有殆者乎⑨？其于胀也，必审其胗⑩，当写则写，当补则补，如鼓应桴，恶有不下者乎⑪？

①顾观光曰："胀论"二字误，当作"夫子"。

②丹波元简曰：张云：胀不退也。

③杨上善曰：前言泻虚补实，神去其室；今言无问虚实，工在疾泻，其故何也？所谓初病未是大虚，复取三里，故工在疾泻。若虚已成，又取余穴，虚者不可也。今至三取不消，请言过之所由。肉肓者，皮下肉上之膜也，量与肌肤同类。气穴，谓是发胀脉气所发穴也。●丹波元简曰：张云：上文云"一下"、"三下"者，言针当必陷于肉肓，亦必中于气穴，然后可以取效也。张注《痹论》"肓膜"云：肓者，凡腔腹肉理之间，上下空隙之处，皆谓之肓，不独以胸膈为言。姚氏云：按《金匮玉函》曰：腠者，是三焦通会元真之处；理者，是皮肤脏腑之文理也。夫脏腑之文理，乃脏腑募原之肉理，而肉理之中有脉系，卫气陷于肓膜，而入于脉络，故当取之气穴。王芳侯云：按《素问》有《气府论》、《气穴论》，总属手足三阴三阳之经脉，而分府与穴者，谓腑者藏也，压遏血气之藏于内也。穴者，窟也。气从此而出入者也。

④杨上善曰：针其余处，不中胀之气穴，则胀不泄也。

⑤杨上善曰：不陷肓膜，则气不行分肉间也。

⑥张介宾曰：不下者，言胀不退也。上文云一下三下者，言针当必陷于肉肓，亦必中于气穴，然后可以取效也。肓义见本类后六十七。不中穴，不陷肓，则妄中于分肉间矣。故卫气相乱，而阴阳之邪，反相逐以乘之也。

⑦张介宾曰：不得其气穴肉肓也。

⑧丹波元简曰：张云：三而不下，必未得其所也，故当更穴再刺之。

⑨杨上善曰：针入其皮，起而不下其肉，则卫气行而失次，阴阳之气并也。遂，并也。由于当泻不泻，故三取不下也。必须更取余穴，以行补泻，以胀消为工，故得万全，必无危生之祸也。●张介宾曰：三而不下，必未得其所也，故当更穴再刺之。

⑩丹波元简曰：张云：唇痒曰胗，盖胀之微甚，必见于唇，故当审之于此，以察其虚实。然胗字未妥，必脉字误也。简案：胗又作胗，即诊同，《难经本义》刘仁木序：胗，胗深浅是也。

⑪杨上善曰：言诊审者，如鼓应桴，何有不当者也。●马莳曰：此言胀之愈与不愈，在于针之有得失也。上文言胀，贵于急泻，近者一下，远者三下。今下之者三，而病有不下者，正以邪之陷于肉肓而中于气穴。故针之者，必当中于气穴、肉肓可也。盖不中气穴，则邪气必闭于内；针不陷肉肓，则邪气不行于外，致使此邪上越，所刺之肌肉间则卫气相乱，阴阳诸经相乘而逐，其胀当泻不泻，邪故不下。三而不下，必更其道，务使气下而止针。设若不下，又复始针，庶可以万全也。且验胀之退否，胗胀则胀，胀则泻之；胗退则退，退则补之。其法有如此者。●张介宾曰：唇痒曰胗，盖胀之微甚，必见于唇，故当审之于此，以察其虚实。然"胗"字未妥，必脉字之误也。胗，疹同。桴音孚。愚按：肿胀一证，观本篇之义，则五脏六腑无不有之。再考诸篇，如《脉要精微论》曰"胃脉实，气有余则胀"，《邪气脏腑病形》篇曰"胃病者，腹䐜胀，胃脘当心而痛"，《本神》篇曰"脾气实则腹胀，泾溲不利"，《阴阳应象大论》曰"浊气在上，则生䐜胀。此皆实胀也"，《太阴阳明论》曰"饮食起居失节，入五脏则䐜满闭塞"，《经脉》篇曰"足太阴之别公孙，虚则鼓胀。此皆虚胀也"，《师传》篇曰"胃中寒则腹胀"，《异法方宜论》曰"脏寒生满病"，《风论》曰"胃风鬲塞不通，腹善满，失衣则䐜胀。此皆寒胀也"，《阴阳别论》曰"二阴一阳发病，善胀心满"，《诊要经终论》曰"手少阴终者，腹胀闭。足太阴终者，腹胀闭。此心脾受伤之胀也"。此外如《六元正纪》、《至真要》等论，有云太阴所至为重胕肿，及土郁之发，太阴之初气，太阴之胜复，皆湿胜之肿胀也。有曰水运之太过，有曰寒胜则浮，有曰太阳之司天，太阳之胜复，皆寒胜之肿胀也。有曰少阴之司天，少阴之胜复，少阳之司天，少阳之胜复，有曰热胜则肿，皆火胜之肿胀也。有曰厥阴之司天在泉，厥阴之复，阳明之复，是皆木邪侮土及金气反胜之肿胀也。观此，则不惟五脏六腑，即五运六气，亦无不皆有是病。然《至真要大论》曰：诸湿肿满，皆属于脾。《水热穴论》曰：其本在肾，其末在肺，皆聚水也。又曰：肾者胃之关也，关门不利，故聚水而从其类也。由此言之，则诸经虽皆有胀，然无不于于脾肺肾三脏。盖脾属土，其主运化；肺属金，其主气；肾属水，其主五液。凡五气所化之液，悉属于肾；五液所行之气，悉属于肺；转输于二脏之中，以制水生金者，悉属于脾。所以肿胀之生，无不由此三者。但证有阴阳虚实，如诸论之所云者，不可不辨。大都阳证多热，热者多实；阴证多寒，寒者多虚。先胀于内而后及于外者多实，先肿于表而后甚于里者多虚。小便黄赤，大便秘结者多实；小水清白，大便稀溏者多虚。脉滑数有力者多实，弦浮微细者多虚。形色红黄，气息粗长者多实；容颜憔悴，音声短促者多虚。凡是实症，必以六淫有余伤其外，或饮食怒气伤其内，故致气道不行，三焦壅闭，此则多在气分，无处不到，故不分部位而多通身浮肿；又或气实于中，则为单腹胀急，然阳邪急速，其至必暴，每成于旬日数日之间，此惟少壮者多有之，但破其结气，利其壅滞，则病无不愈，此治实之道也。若是虚证，必以五志积劳，或酒色过度，伤其脾肾，日积月累，其来有渐，此等病候，多

染于中年之外，其形证脉气，必有虚寒之候，显然可察，非若实证之暴至，而邪热壅结、肝气悍逆之有因也。治实者本无所难，最难者在治虚耳。然虚有在气者，有在水者。在气者，以脾气虚寒，不能运化，所谓气虚中满者是也。在水者，以脾虚不能制水，则寒水反侮脾土，泛滥为邪，其始也必从阴分，渐次而升，按肉如泥，肿有分界，所谓水脏水胀者是也。然水虽制于脾，而实主于肾，盖肾本水脏，而元阳生气所由出。若肾中阳虚，则命门火衰，既不能自制阴寒，又不能温养脾土，阴阳不得其正，则化而为邪。夫气即火也，精即水也，气之与水，本为同类，但在于化与不化耳。故阳王则化，而精能为气；阳衰则不化，而水即为邪。凡火盛水亏则病燥，水盛火亏则病湿。故火不能化，则阴不从阳，而精气皆化为水，所以水肿之证多属阳虚，故曰寒胀多，热胀少也。然观丹溪之治肿胀，云清浊相混，坠道壅塞而为热，热留为湿，湿热相生，遂成胀满，治宜补其脾，又须养肺金以制木，使脾无贼邪之患，滋肾水以制火，使肺得清化之令。其说重在湿热，而犹以制火为言。夫制火固可保金，独不虑其不生土乎？若以此法施于阳实而热者则可，若以治阳虚而气不化者，岂不反助阴邪而益其病哉？故予之治此，必察其果系实邪，则直清阳明，除之极易；凡属虚劳内损者，多从温补脾肾而愈，俱得复元。或临证之际，有虚实未明，疑似难决者，则宁先以治不足之法，探治有余，若果未投而病反加甚，是不宜补也，不妨易辙，自无大害。倘药未及病，而病自甚者，其轻重真假，仍宜详察。若误以治有余之法治不足，而曾经峻攻者真气复伤，虽神丹不能疗矣。或从清利，暂见平复，使不大补脾肾以培根本，虽愈目前，未有不危亡踵至者，此治虚之道也。夫肿胀之病，多有标实本虚，最为危候，若辨之不明，则祸人非浅。●张志聪曰：（肓音荒。胗之忍切，与胗同。）此论卫气逆于内而为脏腑之胀者，有城郭募原之分也。募原者，脏腑之膏肓也。夫卫气之逆于内而为胀者，在于宫城空郭之中，故取之三里，三下而已。今有其三而不下者，此陷于肉、肓，而中气穴故也。故针不中气穴，则气闭于内而不得外出。针不陷肓，则气不行而不能上越，故三而不下者，必更其道，取之气穴，恶有不下者乎？按：气穴有三百六十五以应一岁，即上纪之胃脘，下纪之关元诸穴，非溪谷之会，是以中肉则卫气相乱，阴阳相逐，盖卫气行于皮肤脏腑之肉理。今入于气穴，故不当取之肉也。●姚士因曰：按：《金匮玉函》云：腠者，是三焦通会元真之处；理者，是皮肤脏腑之纹理也。夫脏腑之纹理，乃脏腑募原之肉理，而肉理之中有脉系，卫气陷于肓膜，而入于脉络，故当取之气穴也。●王芳侯曰：按《素问》有《气府论》、《气穴论》，总属手足三阴三阳之经脉，而分腑与穴者。谓腑者藏也，压遏血气之藏于内也。穴者，窟也。气从此而出入者也。●黄元御曰：一下、三下而病去者，此言陷于肉肓，而中气穴者也。（分肉空隙之处，谓之肉肓。）不中气穴，则气反内闭，不陷肉肓，则气不得行，上越而中分肉，则卫气相乱，阴阳相逐，反以益病。其于胀也，当泻而不泻，气故不下。无论虚实，工在疾泻者，泻其血络也。必审其脉．当泻则泻，当补则补，调其经也。●江有诰曰：不中气穴，则气内闭，针不陷肓，则气不行，上越（叶音斋脂祭通韵）中肉，则卫气相乱，阴阳相逐。（幽部）其于胀也，当写不写，气故不下，三而不下，必更其道，气下乃止，不下复始，可以万全，乌有殆者乎？其于胀也，必审其胗，当写则写，当补则补，如鼓应桴，恶有不下者乎？（之幽鱼借韵）●周学海曰：通篇俱以逆取势，不独起笔也。乍读似杂乱无次，细寻皆衔接而下，其清在骨，其雄在神。

五癃津液别第三十六

●马莳曰：内论五液而病为水胀，则必为癃，故名篇。●张介宾曰：五液者，阴精之总称也。本篇以溺、汗、泣、唾、水，故名为五。《宣明五气》篇曰：五脏化液：心为汗，肺为涕，肝为泪，脾为涎，肾为唾，是为五液。《决气》篇曰：精、气、津、液、血、脉，其辨有六。又道家曰：涕、唾、精、津、汗、血、液，其名则七。皆无非五液之属耳。●吴崑先曰：此章论水谷所生之津液，各走其道，别而为五，如五道癃闭，则为水胀。五别者，为汗，为溺，为唾，为泪，为髓。五癃者，液不渗于脑而下流，阴阳气道不通，四海闭塞，三焦不泻，而津液不化。水谷留于下焦，不得渗于膀胱，则水溢而为水胀，因以名篇。上章论气胀之因，此章论水胀之因，得其因则知所以治矣。●黄元御曰：旧本讹作五癃津液别，取本篇此津液五别语，正之四十。●丹波元简曰：马云：别，彼劣切。内论五液而病为水胀，则必为癃，故名篇。张云：五液者，阴精之总称也。本篇以溺、汗、泣、唾、水，故名曰五，《宣明五气》篇曰：五脏化液，心为汗，肺为涕，肝为泪，脾为涎，肾为唾，是为五液。《决气》篇曰：精、气、津、液、血、脉，其辨有六。又道家曰：涕、唾、精、津、汗、血、液，其名则七。皆无非五液之属耳。志云：水谷所生之津液，各走其道，别而为五，如五道癃闭，则为水胀。五别者，为汗、为溺、为唾、为泪、为髓；五癃者，液不渗于脑而下流，阴阳气道不通，四海闭塞，三焦不泻，而津液不化，水谷留于下焦，不得渗于膀胱，则水溢而为水胀，因以名篇。上章论气胀之因，此章论水胀之因，得其因则知所以治矣。简案：本篇末云：此津液五别之顺逆也。《甲乙》载本篇文，亦云津液五别，此云五癃，未详所取义，疑文字差讹。●周学海曰：五癃，五津之癃也。气之逆行，曰厥。津之逆行，曰癃。津液别者，津与液之质有五种之不同也。

36.1 黄帝问于岐伯曰：水谷入于口，输于肠胃，其液别为五，天寒衣薄，则为溺与气[①]，天热衣厚则为汗，悲哀气并则为泣，中热胃缓则为唾。邪气内逆，则气为之闭塞而不行，不行则为水胀，余知其然也，不知其何由生？愿闻其道[②]。

[①]汪昂曰：前溺后气。

[②]杨上善曰：输，逆致也。水谷入于口，逆于肠胃之中，化为津液，凡有五别，则五脏津液。凡所言液者，通名为津，经称津者，不名液，故液有五也。此略举五液，请解其义也。●马莳曰：此言五液之所由生也。●张介宾曰：五液者，阴精之总称也。本篇以溺、汗、泣、唾、水，故名为五。《宣明五气》篇曰：五脏化液，心为汗，肺为涕，肝为泪，脾为涎，肾为唾，是为五液。《决气》篇曰：精、气、津、液、血、脉，其辨有六。又道家曰：涕、唾、精、津、汗、血、液，其名则七。皆无非五液之属耳。●吴崑先曰：此章论水谷所生之津液，各走其道，别而为五，如五道癃闭，则为水胀。五别者，为汗，为溺，为唾，为泪，为髓。五癃者，液不渗于脑而下流，阴阳气道不

通，四海闭塞，三焦不泻，而津液不化。水谷留于下焦，不得渗于膀胱，则水溢而为水胀，因以名篇。上章论气胀之因，此章论水胀之因，得其因则知所以治矣。●薛雪曰：五液者，阴精之总称也。溺、汗、泣、唾、水，故名为五。五脏化液，心为汗，肺为涕，肝为泪，脾为涎，肾为唾，是为"五液"。精、气、津、液、血、脉，其辨有六。涕、唾、精、津、汗、血、液，其名则七。无非五液之属耳。●黄元御曰：溺、汗、泣、唾、水，是五液。

36.2　岐伯曰：水谷皆入于口，其味有五，各注其海①。津液各走其道②，故三焦出气③，以温肌肉，充皮肤，为其津，其流而不行者④为液⑤。

①汪昂曰：分注五脏。

②张介宾曰：水谷入口，五液之所由生也。五味之入，各有所归，辛先入肺，苦先入心，甘先入脾，酸先入肝，咸先入肾也。各注其海者，人身有四海，脑为髓海，冲脉为血海，膻中为气海，胃为水谷之海也。五脏四海，各因经以受水谷之气味，故津液随化而各走其道。●薛雪曰：水谷入口，五液之所由生也。五味之入，各有所归，各注其海者，人身有四海：脑为髓海，冲脉为血海，膻中为气海，胃为水谷之海也。五脏四海，各因经以受水谷之气味，故津液随化各走其道。●丹波元简曰：张云：五常四海，各因经以受水谷之气味，故津液随化而各走其道。

③汪昂曰：宗气出上焦，营气出中焦，卫气出下焦。

④丹波元简曰：《甲乙》"流"作"留"。张云：周流于血脉之间，而不散行于外，注于脏腑，益于精髓而为之液。志云：流者淖泽注于骨，补益脑髓，灌精而濡空窍者也。

⑤杨上善曰：五味走于五脏四海，肝心二脏主血，故酸苦二味走于血海。脾主水谷之气，故甘味走于水谷海。肺主于气，故辛走于膻中气海。肾主脑髓，故咸走髓海也。目为泣道，腠理为汗道，廉泉为涎道，鼻为涕道，口为唾道也。上焦出气，出胃上口，名曰卫气，温暖肌肉，润泽皮肤于腠理，故称为津也。水谷精汁，注骨属节中，留而不去，谓之为液。●马莳曰：伯言人之所以有津与液者，正以水谷皆入于口，其味有五，各上注其气于气海之中，积为宗气，津液各走其道。故三焦者，上焦为宗气之所出，中焦为营气之所出，下焦为卫气之所出，共出其气，以温外之肌肉、充外之皮肤者为津；其在内之流而不行者为液。●张介宾曰：此津液之有辨也。宗气积于上焦，营气出于中焦，卫气出于下焦。达于表者，阳之气也，故三焦出气以温肌肉，充皮肤，而为其津，津属阳也。营于里者，阴之气也，故周流于血脉之间，而不散行于外，注于脏腑，益于精髓，而为之液，液属阴也。又津液义，详藏象类二十五。●吴崑先曰：此论水谷之精，别而为津为液也。胃者，五脏六腑之海也。水谷皆入于胃，五脏六腑，皆禀气于胃，五味各归其所喜，其津液各走其道，随三焦出气以温肌肉，充皮肤者为津，其流而不行者为液，流者淖泽注于骨，补益脑髓，灌精而濡空窍者也。●薛雪曰：此津液之有辨也。宗气积于上焦，营气出于中焦，卫气出于下焦。达于表者，阳之气也，故三焦出气以温肌肉，充皮肤，而为其津，津属阳也；营于里者，阴之气也，故周流于血脉之间而不散行于外，注于脏腑，益于精髓而为之液，液属阴也。●黄元御曰：三焦出气，以温肌肉，充皮肤，随气化气而流行者者，则为津。其留而不行者，则为液。●章楠曰：水谷食物，皆有五味不同。五味入口，各注其海者，如酸先入肝、辛先入肺之类，故其化生津液，随气流行，各走其道也。三焦为相

火所游行，阳气由之而出，以温肌肉、充皮肤之气水，名为津，是由阳所化也。其流而不随阳气蒸腾者，名为液，此津浓厚，是由阴所化也。

36.3　天暑衣厚则腠理开，故汗出，寒留于分肉之间，聚沫则为痛①。天寒则腠理闭，气湿不行②，水下留于膀胱，则为溺与气③。

①杨上善曰：因热而腠理开而出者，谓之为汗。寒留分肉之间，津液聚沫，迫裂分肉，所以为痛。●丹波元简曰：张云：或为寒邪所感，则液凝留于肌肉之间，故汗沫聚而为痛。

②汪昂曰：不行于肌表，故下流为溺。

③杨上善曰：此解溺气多之所由也。●马莳曰：人之所以有汗者，正以天暑衣厚则人之腠理开，故汗出。若有寒气留于分肉之间，则沫聚而为痛也。人之所以有溺与气者，正以天寒则腠理闭，内之气与湿俱不行，其水下留于膀胱，则为前溺与后气耳。●张介宾曰：此津液之为溺气也。腠理闭密则气不外泄，故气化为水。水必就下，故留于膀胱。然水即气也，水聚则气生，气化则水注，故为溺与气。●张志聪曰：此言津之为汗也。腠理者，分肉之纹理。津随三焦出气，淖注于皮肤肌肉之间，故腠理开则汗大泄。如有寒而留聚于分肉之间，则排裂分肉而为痛。沫者，津聚而为沫也。●姚止庵曰：此言津之为溺也。天寒则腠理闭，三焦之气，因湿而不行，津水下流于膀胱，则为溺与气。气者，膀胱为州都之官，津液藏焉，气化而出者为溺，藏于膀胱者，化生太阳之气。愚按：为汗、为溺、为血、为髓，皆水谷津液之化，伯因帝问而分别答之。言津随寒暑之气，而外内出入。然一日之中有四时，而饮食衣服，亦有寒温厚薄，读者不以文害义，庶为得之。●薛雪曰：此津液之为汗也。热蒸于表则津泄，故腠理开而汗出；或为寒邪所感，则液凝留于肌肉之间，故汗沫聚而为痛。此津液之为溺气也，腠理闭密则气不外泄，故气化为水，水必就下，故流于膀胱；然水即气也，水聚则气生，气化则水注，故为溺与气。●黄元御曰：天暑衣厚，则腠理开，故液泄而为汗。寒闭皮毛，液不得泄，留于分肉之间，聚而为沫，则痛。天寒表闭，气湿不得外行，水下流于膀胱，则为溺。●丹波元简曰：张云：腠理闭密，则气不外泄，故气化为水。水必就下，故留于膀胱，然水则气也。水聚则气生，气化则水注，故为溺与气。志云：气者膀胱为州都之官，津液藏焉，气化而出者为溺，藏于膀胱者，化生太阳之气。●章楠曰：天暑衣厚，则腠理开，阳气蒸津而外泄，名为汗。若寒气外留分肉之间，津聚成沫，滞则为痛。或天气寒，则腠理闭，阳气收降，湿气不行，而亦下降，流于膀胱而成水，则为溺与气。气者，谓大便出秽气也。

36.4　五藏六府，心为之主，耳为之听，目为之候，肺为之相，肝为之将，脾为之卫，肾为之主外①。故五藏六府之津液，尽上渗于目，心悲气并，则心系急。心系急则肺举，肺举则液上溢。夫心系与肺，不能常举，乍上乍下，故咳而泣出矣②。

①张介宾曰：此二节言津液之为涕泣也。心总五脏六腑，为精神之主，故耳目肺肝脾肾，皆听命于心。是以耳之听，目之视，无不由乎心也。肺朝百脉而主治节，故为心之

相。肝主谋虑决断，故为心之将。脾主肌肉而护养脏腑，故为心之卫。肾主骨而成立其形体，故为心之主外也。●汪昂曰：肾为作强之官。《师传》篇：肾者，主为外，使之远听，视耳好恶，以知其性。●薛雪曰：此二节言津液之为涕泣也。心总五脏六腑，为津液为主，故耳、目、肺、肝、脾、肾皆总命于心，是以耳之听，目之视，无不由乎心也。肺朝百脉而主治节，故为心之相；肝主谋虑决断，故为心之将；脾主肌肉而护养脏腑，故为心之卫；肾主骨而成立其形体，故为心之主外也。●丹波元简曰：张云：此二节言津液之为涕泣也。心总五脏六腑，为精神之主，故耳目肺肝脾肾，皆听命于心。是以耳之听，目之视，无不由乎心也。肺朝百脉而主治节，故为心之相。肝主谋虑决断，故为心之将。脾主肌肉而护养脏腑，故为心之卫。肾主骨而成立其形体，故为心之主外也。

②杨上善曰：呿，音去。身中五官所管津液并渗于目，为泣。呿者，泣出之时，引气张口也。●马莳曰：人之所以有泣者，正以五脏六腑心为之大主，而耳目肺肝脾肾皆所以辅相此心者也。故五脏六腑之津液，尽上渗于目，如心悲气并，故心系急、肺叶举，液随之而上溢，此泣之所由出也。盖心系与肺不能尽举，本乍上而乍下者，今心系急而肺叶举，所以咳而泣出也。●张介宾：心为脏腑之主，故五脏之系皆入于心，心之总系复上贯于肺，通于喉，而息由以出。故心悲则系急而肺叶举，液即随之而上溢。然心系与肺本不常举，故有乍上乍下。当其气举而上，则为咳为泣也。凡人之泣甚而继以嗽者，正以气并于上而奔迫于肺耳。按：《口问》篇曰："心者，五脏六腑之主也；目者，宗脉之所聚也，上液之道也；口鼻者，气之门户也。故悲哀愁忧则心动，心动则五脏六腑皆摇，摇则宗脉感，液道通，故涕泣出焉。"●张志聪曰：此论五脏六腑之津液，上渗于目而为泣，由心悲肺举而出也。心为君主之官，乃五脏六腑之主。耳目者，上之空窍，津液之所注也。将相卫者，为君主之臣使也。肾主外者，肾主藏津液，所以灌精濡空窍者也。心悲气并者，心悲则脏腑之气，皆上并于心，听令于君主也。气并于心，则心系急，心系急则肺举，肺乃心之盖也。肺举则液上溢，肺主气而水随气行也。心系与肺不能尽举，乍上乍下，下则为咳，上则泣出矣。●薛雪曰：心为脏腑之主，故五脏之系皆入于心，心之总系复上贯于肺，通于喉，而息由以出，故心悲则系急而肺叶举，液即随之而上溢。然心系与肺，本不常举，故有乍上乍下；当其气举而上，则为咳为泣也。凡人之泣甚而继以嗽者，正以气并于上而奔迫于肺耳。目者，宗脉之所聚也，上液之道也，口鼻者，气之门户也，故悲哀愁忧则心动，心动则五脏六腑皆摇，摇则宗脉感，液道通，故涕泣出焉。●黄元御曰：脾为之卫，脾主肌肉，以为护卫也。肾为之主外，肾主骨骼，以为外坚也。心悲气并，系急肺举，液上溢于目，则为泣。●丹波元简曰：《甲乙》"与肺"作"急肺"，似是，"泣"作"涎"。张云：心为脏腑之主，故五脏之系，皆入于心，心之总系，复上贯于肺，通于喉而息由以出。故心悲则系急而肺叶举，液即随之而上溢。然心系与肺，本不常举，故有乍上乍下。当其气举而上，则为咳为泣也。凡人之泣甚而继以嗽者，正以气并于上，而奔遏于肺耳。按：《口问》篇曰：心者，五脏六腑之主也；目者，宗脉之所聚也，上液之道也；口鼻者，气之门户也，故悲哀愁忧则心动，心动则五脏六腑皆摇，摇则宗脉感，液道通，故涕泣出焉。●章楠曰：夫心为五脏六腑之主，耳目观听，为心之用。候者，审察之谓。肺为相傅之官，肝为将军之官，脾主肌肉，为身之外卫。《师传》篇曰：肾者，主为外，使之远听，视耳好恶，以知其性。盖耳为肾窍，主闻外事也，脏腑精气聚于目，故津液尽皆上渗于目也。心悲气并，则心系急，而肺上举，故液随气上溢，而

心系与肺，乍上乍下，肺气逆，故悲者泣出而咳也。

36.5 中热则胃中消谷，消谷则虫上下作。肠胃充郭①，故胃缓，胃缓则气逆，故唾出②。

①汪昂曰：宽意。

②杨上善曰：虫者，三虫也。郭者，胸臆也。谷消之时，则虫动上下，肠胃宽，充郭中，故肠胃缓而气上，所以唾也。●马莳曰：人之所以有唾者，正以胃中热则消谷，消谷之时，虫必上下交作，谷既消尽，肠胃亦已充郭，故胃亦宽缓，胃宽则气得上逆而升，唾斯随气而上出也。●张介宾曰：此津液之为唾也。虫为湿热所化，常居肠中，胃热则消谷中空，虫行求食，故或上或下，动作于肠胃之间。充郭者，纵满之谓。肠郭则胃缓，胃缓则气逆上行，涎随而溢，故多唾也。按：《宣明五气》篇曰肾为唾，而此曰胃为唾，是胃之与肾皆主为唾，盖土郁之唾在胃，水泛之唾在肾也。●姚士因曰：此言液之为唾也。按《口问》篇曰：胃缓则廉泉开，故涎下，补足少阴。盖任脉起于足少阴之阴中，而上出于廉泉，胃缓则少阴之气，不与阳明相合，反上逆于廉泉，则水液随之，故涎唾也。●薛雪曰：此津液之为唾也。虫为湿热所化，常居肠中，胃热则消谷中空，虫行求食，故或上或下，动作于肠胃之间。充郭者，纵满之谓。肠郭则胃缓，胃缓则气逆上行，涎随而溢，故多唾也。肾为唾，而此曰"胃为唾"，是胃之与肾皆主为唾，盖土郁之唾在胃，水泛之唾在肾也。●黄元御曰：中热消谷，胃缓气逆，则为唾。●丹波元简曰：张云：此津液之为唾也。虫为湿热所化，常居肠中，胃热则消谷中空，虫行就食，故或上或下，动作于肠胃之间。充郭者，纵满之谓。肠郭则胃缓，胃缓则气逆上行，涎随而溢，故多唾也。●章楠曰：中热则胃消谷，而虫上下动作，充廓肠胃，致胃缓气逆，水液不行而唾出也。

36.6 五谷之津液，和合而为膏者①，内渗入于骨空，补益脑髓，而下流于阴股。阴阳不和，则使液溢而下流于阴，髓液皆减而下，下过度则虚，虚故腰背痛而胫酸②。阴阳气道不通，四海闭塞，三焦不写，津液不化，水谷并行肠胃之中，别于回肠，留于下焦，不得渗膀胱，则下焦胀，水溢则为水胀③，此津液五别之逆顺也④。

①丹波元简曰："膏"诸本作"高"，但赵府本、吴本同此。马云：当作"膏"，张直改作"膏"，注云：此津液之为精髓也。膏，脂膏也。

②张介宾曰：此津液之为精髓也。膏，脂膏也。精液和合为膏，以填补于骨空之中，则为脑为髓，为精为血，故上至巅顶，得以充实，下流阴股，得以交通也。阴阳不和则精气俱病，气病则不摄，精病则不守，精气不相统摄，故液溢于下而流泄于阴窍。精髓皆减，输泄过度，则真阴日虚，故为腰痛胫痠等病，此劳瘵之所由作也。●薛雪曰：此津液之为精髓也。膏，脂膏也，精液和合为膏，以填补于骨空之中，则为脑为髓，为精为血，故上至巅顶，得以充实，下流阴股，得以交通也。阴阳不和则精气俱病，气病则不摄，精病则不守，精气不相统摄，故液溢于下而流泄于阴窍；精髓皆减，输泄过度则真阴日虚，故为腰痛胫酸等病，此劳瘵之所由作也。●丹波元简曰：《甲乙》"虚故"作"虚则"，"腰背"作"腰脊"。张云：阴阳不和，则精气俱病，气病则不摄，精病则不守，精气不

相统摄，故液溢于下，而流泄于阴窍，精髓皆减，输泄过度，则真阴日虚，故为腰痛胫痠等病，此劳瘵之所由作也。

③张介宾曰：此津液之为水胀也。三焦为决渎之官，膀胱为津液之府，气不化则水不行，所以三焦不能泻，膀胱不能渗，而肿胀之病所由作，故治此者，当以气化为主。试观水潦为灾，使非太阳照临，则阴凝终不能散，泥泞终不能干，能知此义，则知阴阳气化之道矣。●薛雪曰：此津液之为水胀也。三焦为决渎之官，膀胱为津液之府，气不化则水不行，所以三焦不能泻，膀胱不能渗，而肿胀之病所由作。故治此者，当以气化为主。试观水潦为灾，使非太阳照临，则阴凝终不能散，泥泞终不能干。能知此义，则知阴阳气化之道矣。●丹波元简曰："下泻"诸本作"不泻"，此字误，当改。张云：此津液之为水胀也，三焦为决渎之官，膀胱为津液之腑，气不化则水不行，所以三焦不能泻，膀胱不能渗而肿胀也，知病所由，故治此皆当以气化为主，试观水潦为灾，使非太阳照临，则阴凝终不能散，泥泞终不能干，能知此义，则知阴阳气化之道矣。

③杨上善曰：补益脑髓者，谷之津液和合为膏，渗入头骨空中，补益于脑；渗入诸骨空中，补益于髓；下流阴中，补益于精。若阴阳过度，不得以理和使，则精液溢下于阴，以其分减髓液过多，故虚而腰痛及脚胻痠也。脏腑阴阳不得和通，则四海闭而不流，三焦壅而不泻，其气不得化为津液，水谷并于肠胃不消，别于回肠而留下焦，不得入于膀胱，胀于下焦，溢入于身，故为水胀也。●马莳曰：（"高"，当作"膏"。上别，如字。下别，彼劣切。水胀，又见本经《水胀论》，又当与前篇参看。）此原水胀之所由成也。五谷精液，合而成为膏者，渗入于骨空之中，及补益脑髓，以下流于阴股。惟阴阳各经之气不和，则液溢而下流于阴器矣。其髓液皆减而下行，下行过多则必虚，致腰背痛而胫痠。斯时也，阴阳之气道不通，四海闭塞。（即《海论》之四海。三焦不能输泻，其精液无自而化，其水谷并居于肠胃之中，别于回肠大肠。而不入，留于下焦而不行，不得渗入膀胱，故下焦胀而水溢，遂使水胀之病所由成也。●张介宾曰：阴阳和，则五液皆精而充实于内，阴阳不和，则五精皆液而流溢于外，此其所谓逆顺也。●张志聪曰：此言精液之为髓也。夫肾主藏精而主骨，和合而高者，五谷之液与肾脏之精，相和合而渗入于骨空，上行而高者，从骨空而补益脑髓，复从髓空而下流阴股，此精液淖注于骨而为髓，先上益于脑而复下流。故曰五脏之精液，和合而为高者。●姚士因曰：本经云：谷入气满，淖泽注于骨，骨属屈伸，补益脑髓，是谓液。又曰：肾者，精之处也，其华在发，其充在骨，是谷之液。肾之精，并注于骨而为髓，髓者以脑为主。故曰：和合而高者。此五液闭癃而为腰痛水胀诸病也。阴阳不和者，少阴与阳明之不和也。阴阳之气不和，则液与精不合，使液溢于骨外，而下流于阴矣。液溢于外，则髓液皆减而下，是不能为高矣。下流过度，则骨虚而腰痛胫痠矣，此髓道之闭癃也。阴阳气道不通，则津液不得注于海，而四海闭塞矣。三焦之气，不能通泻于肌腠，而津液不化矣。济泌之汁，不得渗于膀胱，而下焦胀矣。水溢于下，则上逆而为水胀矣。此津液五别之逆顺也。●薛雪曰：阴阳和则五液皆精而充实于内，阴阳不和则五精皆液而流溢于外，此其所谓逆顺也。●黄元御曰：水之下行，有精有粗，精者化而为精液，粗者化而为溲溺。精液宜藏，而水溺宜泄。精液者，渗骨空而益脑髓，下流阴股，以注膝胫。阴阳不和，精液溢泄，下流阴窍，髓液皆减，下甚则虚，虚故腰背痛而膝胫酸，此精液之不藏者也。溲溺者，渗膀胱，以成川渎，下流溺孔，以泄水湿。阴阳不通，四海闭塞，三焦不泻，津液不化，水流下焦，而不渗膀胱，则为鼓胀，水

溢经络，则为水胀，此水溺之不泻者也。此津液五别之或逆或顺也。●丹波元简曰：张云：阴阳和，则五液皆精而充实于内，阴阳不和，则五精皆泄而流溢于外，此其所谓逆顺也。●章楠曰：夫谷味入胃，由阴阳气化，精液成膏，内渗骨空，补益脑髓，下流阴股，滋养筋脉。若其阴阳不和，则气化失度，使液溢下，流出于阴窍，而为带浊等病，因而髓减，消耗元气以致虚，故腰背痛而胫痠。其阴阳气道不通，四海闭塞，则继入之水谷不化，下焦不宣，则郁而成水胀矣。此皆津液生化逆顺之分别也。四海义详后营卫经络门。●周学海曰：一问一答布局无奇，措词亦无甚精警处。五癃，五津之癃也。气之逆行，曰厥。津之逆行，曰癃。津液别者，津与液之质有五种之不同也。

五阅五使第三十七

●马莳曰：内有五阅以观五气，及五气为五脏之使，故名。●莫仲超曰：此章论五脏之气，外见于五色，上通于五窍，五色更出，以应五时，各如其脏，此从内而应于外也。

37.1 黄帝问于岐伯曰：余闻刺有五官五阅，以观五气。五气者，五藏之使也，五时之副也①。愿闻其五使当安出？岐伯曰：五官者，五藏之阅也。黄帝曰：愿闻其所出，令可为常。岐伯曰：脉出于气口，色见于明堂，五色更出，以应五时，各如其常，经气入藏，必当治里②。

①丹波元简曰：张云：刺法当知脏气，知脏气当于五官五阅而察之。五官，如下文鼻者肺之官也。阅，外候也。使，所使也。副，配合也。五脏藏于中，五官见于外，内外相应，故为五脏之阅。

②马莳曰：（按《本纪》云：帝命俞跗、岐伯、雷公察明堂，究息脉。）此言五官为五脏之外阅，而五色尤验于明堂也。夫刺法有五官，如下文鼻为肺之官，目为肝之官，口唇为脾之官，舌为心之官，耳为肾之官者是也。此五官者，可五阅以观青、黄、赤、白、黑之五气。正以五气者，乃五脏之所使，如肝青、心赤、脾黄、肺白、肾黑是也。又五时之所别，如春肝、夏心、至阴脾、秋肺、冬肾是也。但五气所出，可以常验五脏者，正以脉虽出于气口，而五色必见于明堂，其五色迭出，以应五时，各如其常，惟外经邪气入脏，必当从里以治之。盖由外固可以知内，而病在于里，不得以治外也。●张介宾曰：刺法当知脏气。欲知脏气，当于五官五阅而察之。五官，如下文鼻者肺之官也。阅，外候也。使，所使也。副，配合也。五脏藏于中，五官见于外，内外相应，故为五脏之阅。可为常者，常行之法。五脏之脉，察于气口。五脏之色，察于明堂。明堂者，鼻也。色应其时，乃其常也。然色见于外而病在内，是为经气入脏，故当治里。●莫仲超曰：此章论五脏之气，外见于五色，上通于五窍，五色更出以应五时，各如其脏，此从内而应于外也。如从外而内，是当皮而络，络而脉，脉而经，经而脏。故曰，经气入脏，必当治里。夫色见于皮肤，五脏之气见色者，盖亦从经脉而出于皮肤，故曰，五脉安出，五色安见。●杨元如曰：色气应天，经脉应地。五脏者，在地五行之所主也。而色见于面，此五行之

气，上呈于天也。从内而外者，由脏而经脉皮肤，应地气之上腾于天。从外而内者，由皮肤经脉而脏，应天气之下降于地。升降出入，环转无端，故曰经气入脏，必当治里。●《集注》眉批：五时，天之气也。●黄元御曰：阅，观也。五官者，五脏之间也，五官乃五脏之开窍，故可以观五脏也。脉出于气口，气口者，手太阴之动脉也。色见于明堂，明堂，鼻也。五色更出，以应五时，各如其常，傥经气入脏，则必当治里，以其为五脏之使，五时之副，故外应四时，而内候五脏。●丹波元简曰：张云：可为常者，常行之法。五脏之脉，察于气口。五脏之色，察于明堂。明堂者，鼻也。色应其时，乃其常也。然色见于外而病在内，是为经气入脏，故当治里。●章楠曰：五官者，五脏之窍也，故阅其外而知其内。气血流行于经，出现于两手气口之脉，而色现于明堂，为气血之华采。明堂者，鼻也。五脏具五行之性，合天地五时之气化，故有五色随时更变出现，以应五时之序。各如其脏者，如肝木旺于春，其色青；心火旺于夏，其色赤；脾土旺于未月长夏，其色黄；肺金旺于秋，其色白，肾水旺于冬，其色黑也。经气入脏者，如经病而深入于脏，必当治其里，以脏为本，经为末也。

37.2　帝曰：善。五色独决于明堂乎？岐伯曰：五官已辨，阙庭必张，乃立明堂，明堂广大，蕃蔽见外，方壁高基，引垂居外，五色乃治，平博广大，寿中百岁[1]，见此者，刺之必已，如是之人者，血气有余，肌肉坚致，故可苦已针[2]。

[1]丹波元简曰：马云：阙者，眉间也。庭者，颜也，即首面也。（出《五色》篇。）必开而张，乃立明堂以阅之。明堂者，鼻也。其明堂广大而为蕃为蔽者，又见于外。盖颊侧谓之蕃，耳门谓之蔽耳。四周之壁既方，地角之基又高，引垂向外，五色又顺，平博广大，寿当中百岁也。张云：张，布列也。壁，墙壁也。基，骨骼也。引垂居外，谓明显开豁也。此于五色之外，而言其都位之隆厚。形色皆佳乃为寿征，故中百岁。治，不乱也。中，宜也，堪也。志云：引垂居外者，边陆在外，为中土之保障也。

[2]马莳曰：此言五色虽决于明堂，而凡诸部博大者，寿必高而病易已也。（按本经《五色》篇，雷公曰：五色独决于明堂乎？黄帝曰：明堂者，鼻也；阙者，眉间也；庭者，颜也，即首面也；蕃者，颊侧也；蔽者，耳门也。其间欲方大，去之十步。皆见于外，如是者，寿必中百岁。雷公曰：五官之辨奈何？黄帝曰：明堂骨高以起，平以直，五脏次于中央，六腑夹其两侧，首面上于阙庭，王宫在于下极，五脏安于胸中，真色以致，病色不见，明堂润泽以清，五官安得无辨乎？）帝以五色独决于明堂为疑，伯言五官在外，晓然可辨。其阙上者，咽喉也；阙中者，肺也，即两眉之间也；庭者，额中也，即首面，颜也。必开而张，乃立明堂以阅之。明堂者，鼻也。其明堂广大而为蕃为蔽者，又见于外。盖颊侧谓之蕃，耳门谓之蔽耳。四周之壁既方，地角之基又高，引垂向外，五色又顺，平博广大，寿当中百岁也。●张介宾曰：此言五官诸部，皆当详辨，不惟察色于明堂也。阙，眉间也。庭，颜也。张，布列也。蕃，颊侧也。蔽，耳门也。壁，墙壁也。基，骨骼也。引垂居外，谓明显开豁也。此于五色之外，而言其部位之隆厚也。形色皆佳，乃为寿具，故中百岁。●莫仲超曰：此论五脏之气，应土基之博厚也。阙庭，天庭也。明堂，王者听政之堂。犹天阙在上，王宫在下也。蕃蔽者，颊侧耳门之间，犹明堂之

藩屏也。方壁高基者，四方之墙壁坚固，而地基高厚也。引垂居外者，边陲在外，为中土之保障也。此土基之平博广大，以配五色之润泽高明。如是者，天地交而二气亨，寿必中百岁而去。●黄元御曰：所以色决于明堂者，明堂，面部之中，五官之纲纪也。凡五官以辨（分明），阙庭必张，（阙者，眉间也。庭者，颜也。张，开张也。）乃立明堂。明堂广大，蕃蔽见外，（蕃，颊侧也。蔽，耳门也。）方壁高基，（壁，墙壁也。肉为之墙。基，骨骼也。）引陲居外，（陲，边陲也。）五色乃治（平治），平博广大，寿中百岁。此血气有余之人。肌肉坚致，故可以针苦之，刺之必愈也。●章楠曰：本经《五色》篇曰：明堂者，鼻也。阙者，眉间也。庭者，颜也，即首面也。蕃者，颊侧也。蔽者，耳门也。其间欲方大，去之十步，皆见于外，如是者寿必中百岁。明堂骨高以起，平以直，五脏次于中央，六腑挟其两侧，首面上于阙庭，王宫在于下极，五脏安于胸中，真色以致，病色不见，明堂润泽以清。此言脏腑应于首面之部位，详下节《五色》篇也。盖庭为颜额，必开张，而明堂必广大，其颊侧耳门为蕃蔽者，如墙壁之方正，而护于外，颐颔之基址，高耸而下垂，居面部之外，比中亭更大也。其色充润而治，颜面平博广大，如是者其血气有余，肌肉坚实而致密，则寿有百岁矣。

37.3 黄帝曰：愿闻五官[①]。岐伯曰：鼻者，肺之官也；目者，肝之官也；口唇者，脾之官也；舌者，心之官也；耳者，肾之官也[②]。

[①]丹波元简曰：张云：官者职守之谓，所以司呼吸、辨颜色、纳水谷、别滋味、听声音者也。

[②]马莳曰：此言五官之所在也。肺在内，而鼻为之窍，所以司呼吸也，故为肺之官。肝在内，而目为之窍，所以别五色也，故为肝之官。脾在内，而口唇为之窍，所以纳五谷也，故为脾之官。心在内，而舌为之窍，所以辨五味也，故为心之官。肾在内，而耳为之窍，所以听五声也，故为肾之官。●张介宾曰：鼻为肺之窍，目肝之窍，口唇为脾之窍，舌为心之窍，耳为肾之窍。官者，职守之谓，所以司呼吸、辨颜色、纳水谷、别滋味、听声音者也。●张志聪曰：官之为言司也。所以闻五臭，别五色，受五谷，知五味，听五音，乃五脏之气，外应于五窍，而五窍之各有所司也。●章楠曰：此言五官为五脏之窍。

37.4 黄帝曰：以官何候？岐伯曰：以候五藏。故肺病者，喘息鼻张[①]；肝病者，眦青[②]；脾病者，唇黄；心病者，舌卷短，颧赤[③]；肾病者，颧与颜黑[④]。

[①]丹波元简曰：蒋氏《启微》云：人将死则鼻柱曲缩，故孔则张大上向。又云：《周礼·疾医》：以五色五气，眂其死生，量之以九窍之变，其斯之谓乎。

[②]丹波元简曰：《甲乙》"眦"作"目"。

[③]丹波元简曰：蒋氏《启微》曰：神将去矣。

[④]马莳曰：此言五官可以候五脏之病也。鼻为肺之官，故肺病者，当病喘息，其鼻乃张。马莳曰：目为肝之官，故肝病者，其目眦必青。唇为脾之官，故脾病者，其唇必黄。舌为心之官，故心病者，其舌必卷而短，颧亦必赤。耳为肾之官，故肾病者，颧与颜皆黑

也。●张介宾曰：此虽以五脏之色，见于五脏之官为言；然各部有互见者，又当因其理而变通之。卷，上声。●张志聪曰：（卷上声。）●莫仲超曰：五官者，五脏之阅也。阅其五官之色证，则知五脏之病矣。●黄元御曰：以五官之五色，而候五脏也。●丹波元简曰：蒋氏《启微》云：土邪来干，故色黑黄，色现颧颜，肾水将绝反乘心火也。简案：蒋以"黄帝"之"黄"字，接上句释之，误。●章楠曰：故五脏病则有各证各色现于外，而可验也其或目不明，耳不聪，鼻不利，口不欲食，舌不知味者，亦可知其病发于何脏，而审其所因以治之也。

37.5　黄帝曰：五脉安出，五色安见，其常色殆者如何①？岐伯曰：五官不辨，阙庭不张，小其明堂，蕃蔽不见，又埤其墙，墙下无基，垂角去外。如是者，虽平常殆，况加疾哉②。

①丹波元简曰：马云：五常之脉安所从出？五脏之色安所从见？其常色见者，而又至于危，皆帝之所疑也。张云：安出安见，言脉色安然无恙也。常色殆者，谓色本如常而身亦危也。此又何如其故？

②马莳曰：（埤，音裨，卑也。）此言诸部狭小者必殆也。五脏之脉安所从出？五脏之色安所从见？其常色见者，而又至于危，皆帝之所疑也。伯言：人之五官不可明辨，阙庭又不张，明堂又狭小，蕃蔽不可见，其墙又卑，墙下无基，垂角在外，如是者，虽无病而平常尚有殆者，况加之以有病哉！●张介宾曰：安出安见，言脉色安然无恙也。常色殆者，谓色本如常而身亦危也。此又何如其故？若此者，部位骨骼既无所善，则脉色虽平，不免于殆，尚何疾之能堪哉？是以人之寿夭，尤当以骨骼为主。埤，卑同。●张志聪曰：（埤音裨，卑也。）●莫仲超曰：此言土基埤薄者，其常色亦殆。盖人禀天地之气所生，得博厚高明，而后能悠久。●黄元御曰：垂角去外，外无边角也。虽平常殆.况加病哉，虽平常亦常危殆，况加疾病，而见恶色哉！●丹波元简曰：蒋氏《启微》云：色脉俱安，平人也。有病则死，盖有故焉。五官者，目辨色，鼻辨臭，口辨谷，舌辨味，耳辨声。若不能辨，脏气不全也。阙庭，眉额之间，清阳之位，若不开张，阳气薄矣。明堂，鼻也。鼻位中央而属脾，司呼吸而主肺，若其部小，脾肺气衰也。肾为先天之本，其官在耳，蔽为耳门，蕃为颊侧，墙基为耳边，角为耳上角，垂为耳垂珠，皆肾家部分，若卑低窄小，角珠向外，先天之气素薄。若是虽无病苦，亦难以全生，况加之疾乎？望家读此，凡病人诸部狭小者，虽平常殆莫轻治之。简案：埤其墙，墙下无基，乃上文方壁高基之反，垂角去外，乃上文引垂居外之反，当与上文马、张注参考。●章楠曰：五官不辨者，歪斜平塌也。阙庭不张，以致垂角去外者，总言面部窄狭，而下亭又尖削短促而无基址，如是则薄劣而不寿之相。平时已常危殆，何况加疾乎？以上论寿夭之格局也。于中又当分骨胜肉者寿，肉胜骨者夭。故有面大而色白者夭，肉胜也；面小而色苍者寿，骨胜也。

37.6　黄帝曰：五色之见于明堂，以观五藏之气，左右高下，各有形乎？岐伯曰：府藏之在中也，各以次舍，左右上下，各如其度也①。

①马莳曰：此言面部之左右上下，各如腑脏在中之次舍，所以可观五色于明堂也。帝

问：五色见于明堂者，可以观五脏之气，然左右上下，各有形可验，而一如其在中之度乎？伯言：腑脏之在中也，各有次舍，而面部之左右上下，悉如其在中之度耳，故可以观而知也。（按本经《五色》篇曰：庭者，首面也；阙上者，咽喉也；阙中者，肺也；下极者，心也；直下者，肝也；肝左者，胆也；下者，脾也；方上者，胃也；中央者，大肠也；挟大肠者，肾也；当肾者，脐也；面王以上者，小肠也；面王以下者，膀胱子处也；颧者，肩也；颧后者，臂也；臂下者，手也；目内眦上者，膺乳也；挟绳而上者，背也；循牙车以下者，股也；中央者，膝也；膝以下者，胫也；当胫以下者，足也；巨分者，股里也；巨屈者，膝膑也。此五脏六腑之部分也。此节当与《五色》篇图形参看。）●张介宾曰：五色见于明堂，而明堂居面之中，故五脏之气，亦仍当有各部之辨。腑脏居于腹中、各有左右上下之次舍，而面部所应之色亦如其度，如后篇所谓庭者首面、阙者咽喉之类皆是也。详具脏腑肢节面部图。●莫仲超曰：明堂者，鼻也。五脏次于中央，六腑挟其两侧，言五色见于明堂，而脏腑之气，各有所次之部位。此篇照应后第四十九篇之《五色》。此篇论天地人三才相应，后篇论脏腑之气色，主病之死生。●黄元御曰：脏腑在腹中，各有左右上下之次舍．其见于面部之左右上下．亦各如其度也。●丹波元简曰：张云：腑脏居于腹中，各有左右上下之次舍，而面部所应之色，亦如其度，如《五色》篇所谓庭者首面，阙者咽喉之类皆是也。●周学海曰：步步搜拶，节节展开，用笔有官止神行之妙，但铸词不甚精湛耳。五阅，五脏之外部也，即五官。五使，五脏之气化也，即《五色》通篇注重在五官之五色。其明堂一层，前作陪笔，后作补笔，是文字烘托法。

逆顺肥瘦第三十八

●马莳曰：首节有行之逆顺，后分肥、瘦、壮、幼等刺法，故名篇。●杨元如曰：前篇论五脏之气，应土基厚薄，气色清粗。此篇论形之肥瘦，血之清浊，以应太过不及，盖皮肉脉筋骨，五脏之外合也。●周学海曰：此篇论刺法之逆顺，外视其人之肥瘦，内视经脉之行度也，法有坚据，因人而施。

38.1 黄帝问于岐伯曰：余闻针道于夫子，众多毕悉矣。夫子之道应若失，而据未有坚然者也①。夫子之问学熟乎，将审察于物而心生之乎②？岐伯曰：圣人之为道者，上合于天，下合于地，中合于人事，必有明法，以起度数，法式检押③，乃后可传焉。故匠人不能释尺寸而意短长，废绳墨而起平木④也，工人不能置规而为圆，去矩而为方。知用此者，固自然之物，易用之教，逆顺之常也⑤。黄帝曰：愿闻自然奈何？岐伯曰：临深决水，不用功力，而水可竭也。循掘决冲，而经可通也。此言气之滑涩，血直清浊，行之逆顺也⑥。

①丹波元简曰：马云：若有所失，而据守难坚。张云：言随应而解，若无坚据之难破者也。志云：谓道之幽远难寻。坚，确也。杨氏曰：失坚者，即颜子所谓钻之弥坚，瞻之

在前，忽焉在后之意。

②张志聪曰：此篇论人之形体厚薄，血气清浊，以应天地之道，逆顺而行者也。夫子之道应若失者，谓道之幽远难寻。坚，确也。察于物者，即物穷理。心生之者，豁然贯通也。盖圣人之道，通乎天地，而合于事物之常。●杨元如曰：失坚者，即颜子所谓钻之弥坚，瞻之在前，忽焉在后之意。●周学海曰：言用针之应与失，未有确然先见之据也，而能无失者，此由于问学之熟乎？抑随时审物而心生之乎？下乃两答之也。

③丹波元简曰：张云：规则也。《前·杨雄传》：蠡迪检押。注云：检押犹隐括也，动言由检押也。

④丹波元简曰：马云：万物之平，莫过于水，故曰平水。【编者按：丹波元简作"平水"。】

⑤丹波元简曰：志云：杨氏曰，规矩方圆，天地之象也。逆顺者，地气左迁，天道右旋也。不用工力者，造化之自然也。●周学海曰：言此乃自然之事、易晓之说、针道得失之常也。

⑥杨上善曰：据，依也。坚，定也。言夫子所说九针之应，曲从物理而变，似未有定为也。夫子所问所学，从谁得乎？□□□□□□□□□心手也。□□□合理乃后传之，三合而为法度，故可传也。匠人□尺寸之度，非以意而为短长，准□□□□不有私而□水□□为□巧也，工□为□□置□□□□欲为□□，为弃矩而□妙，此为大工也。圣人之为教也，法自然之至理，以起法度□为而□称圣人也。【编者按：附萧延平按：注"匠人"下原缺一字，谨拟作"准"。"不有私"上原缺四字，谨依经文作"绳墨之法"四字。"水"字上原缺一字，"水"字下原缺二字，"为"下原缺一字，谨依经文作"而起水平以为技巧也"。"工"下原缺一字，"为"下原缺二字，"置"下原缺四字，谨依经文作"工欲为员无置规而为能"。"无弃矩"上原缺二字，"而"下原缺一字，谨依经文作"欲为方亦无弃矩而为妙"。"法度"下原缺一字，谨拟作"之"。"称"上原缺一字，谨拟作"后"。】绳墨非他，亦自然之绳墨，因其自然，故其教用易，是故违之则为逆，顺之得常也。夫自然者，非为自能与也，所谓因气之滑涩，血之清浊，行之逆顺，通之如临深决水，取自然之便而水可竭，故曰自然也。●马莳曰：此言针道一本于自然之妙也。帝问：针道毕陈，若有所失，而据守难坚，未知由学问而熟，抑亦由心而生？伯言：圣人之为针道者，合于三才，必有明法，以起度数，其法式检押，乃可传之后世也。譬之工匠，必用尺寸绳墨规矩，以为长短平水万物之平，莫过于水，故曰平水。方圆。此乃自然之道，其为教易行，其行之逆顺有常，能循其法，譬之临深决水、循掘决冲，而水易竭、经可通也。何也？正以人之气有滑涩，血有清浊，行有逆顺，皆有自然之妙故耳。●张介宾曰：应若失而据未有坚然者，言随应而解，若无坚据之难破者也。检押，规则也。有法则以防其错乱，乃可传于后世焉。物之平者，莫过于水，故曰平水。此言圣人之道，合于三才，工匠之巧，成于规矩，固皆出于自然之理。知自然之妙者，是谓易用之教，逆顺之常也。水有通塞，气有滑涩，血有清浊，行有逆顺。决水通经，皆因其势而利导之耳。宜通宜塞，必顺其宜，是得自然之道也。●张志聪曰：伯言天地之道，出于自然，不待勉强，虽幽远难明，然不出乎规矩方圆之外。临深决水者，决之去也；循掘决冲者，导之来也，此逆顺之行也。●杨元如曰：规矩方圆，天地之象也。逆顺者，地气左迁，天道右旋也。不用工力者，造化之自然也。●黄元御曰：众多毕悉，诸法皆尽也。应若失，而据未有坚

然者，言应手而病若失，虽痼疾盘据，未有坚然不消者也。法式检押，有法式以为之检押也。自然者，如临深决水，不用功力，而水可竭也。如循掘决冲开其瘀塞，而经可通也。此百气之滑涩，血之清浊，气之道顺，因其自然而不违也。循掘决冲，循其开掘之道，决其冲要，使之流通也。●丹波元简曰：马云：能循其法，譬之临深决水，循掘决冲，而水易竭，经可通也，何也？正以人之气有滑涩，血有清浊，行有逆顺，皆有自然之妙故耳。张云：水有通塞，气有滑涩，血有清浊，行有逆顺。决水通经，皆因其势而利导之耳。宜通宜塞，必顺其宜，是得自然之道也。简案：掘，窟通。《战国策》：掘门。注：掘即窟，古字通。●周学海曰：此逆顺，指气之来往，与上文异。

38.2　黄帝曰：愿闻人之白黑肥瘦小长，各有数乎①？岐伯曰：年质壮大②，血气充盈，肤革坚固，因加以邪，刺此者，深而留之，此肥人也。广肩腋项，肉薄厚皮而黑色，唇临临然，其血黑以浊，其气涩以迟。其为人也，贪于取与，刺此者，深而留之③，多益其数也④。

①杨上善曰：白黑，色异也。肥瘦，形异也。少长，强弱异也。刺之浅深多为分不同，故曰有数也。【编者按：附萧延平按：注"多"下恐脱"少"字。】●丹波元简曰：马云：各有刺针之数也。

②丹波元简曰：简案：年质壮大之谓。

③杨上善曰：此为肥人。

④杨上善曰：此黑色人也。●丹波元简曰：志云：广肩腋者，广阔于四旁也。项乃太阳之所主，项肉薄而皮厚黑色者，太阳之水气盛也。唇乃脾土之外候，临临然者，土气厚大也。黑者水之色，血黑以浊者，精水之重浊也。气涩以迟者，肌肉厚而气道滞也。夫太过则能与，不及则贪取，贪于取与者，不得中和之道，过犹不及也。张云：临临，下垂貌，唇厚质浊之谓。多益其数，即久留也。●马莳曰：此言刺肥人之有法也。各有数者，各有刺针之数也。深而留之者，深入其针而久留之也。此乃刺肥人之数。而下所言贪夫体色气血，其法宜同，故并及之，且其数又加益。●张介宾曰：人之形质不同，刺法亦有异也。年大者气血正盛，故与肥壮之人同其法。临临，下垂貌，唇厚质浊之谓。多益其数，即久留也。●张志聪曰：此论形体之太过也。广肩腋者，广阔于四旁也。项乃太阳之所主，项肉薄而皮厚黑色者，太阳之水气盛也。唇乃脾土之外候，临临然者，土气厚大也。黑者水之色，血黑以浊者，精水之重浊也。气涩以迟者，肌肉厚而气道滞也。夫太过则能与，不及则贪取，贪于取与者，不得中和之道，过犹不及也。●杨元如曰：前篇论五脏之气，应土基厚薄，气色清粗，此篇论形之肥瘦，血之清浊，以应太过不及，盖皮肉脉筋骨，五脏之外合也。●朱济公曰：五运主中，六气主外，人秉天地之运气而生，故多有太过不及。

38.3　黄帝曰：刺瘦人奈何？岐伯曰：瘦人者，皮薄色少，肉廉廉然，薄唇轻言，其血清气滑，易脱于气，易损于血，刺此者，浅而疾之①。

①杨上善曰：瘦人，谓夭□□皮也。【编者按：附萧延平按：注"夭"下原缺二字，谨依经文拟作"色薄"二字。】●马莳曰：（少，去声。）此言刺瘦人之有法也。廉，薄

也。疾，速也。言此等瘦人，若深而留之，则气易脱，而血易损. 故必浅入其针，而速去之也。●张介宾曰：廉，薄也。薄唇轻言，肉瘦气少也。若此者，刺不宜过，恐其脱损气血，故必浅入其针而速去之也。●张志聪曰：此论形体之不及也。皮薄色少，秉天气之不足也。廉廉，瘦洁貌。肉廉廉然，薄唇轻言，秉地气之不足也。血清者，水清浅也。气滑者，肌肉薄而气道滑利也。●莫仲超曰：音主长夏，土气薄，故言轻。●朱济公曰：气道之滑涩，由肌肉之厚薄，应天气之行于地中。●黄元御曰：肉廉廉然，减削之意。●丹波元简曰：马云：廉，薄也。疾，速也。张云：薄唇轻言，肉瘦气少也。若此者刺不宜过，恐其脱损气血，故必浅入其针而速去之也。志云：廉廉，瘦洁貌。简案：廉廉然，瘦臞而见骨骼。廉，棱也。

38.4 黄帝曰：刺常人奈何？岐伯曰：视其白黑，各为调之，其端正敦厚者，其血气和调，刺此者，无失常数也①。

①杨上善曰：常，谓平和不肥瘦人。刺之依于深浅常数，不深之不浅之也。●马莳曰：此言刺常人之有法也。常人者，不肥不瘦之人也。视其人之白者，当调以瘦人之数；黑者，则用肥人之数。有等端正敦厚，与上贪于取与者异，其血气必和调也。刺之者，固不如肥人之久以留之，亦不如瘦人之浅以疾之，但无失其常数而已。●张介宾曰：常人者，不瘦不肥之人也。视其白黑者，白色多清，宜同瘦人，黑色多浊，宜同肥人，而调其数也。其端正敦厚者，是即常人之度，当调以常数。《经水》篇曰：足阳明刺深六分，留十呼。足太阳深五分，留七呼。足少阳深四分，留五呼。足太阴深三分，留四呼。足少阴深二分，留三呼。足厥阴深一分，留二呼。手之阴阳，其受气之道近，其气之来疾，其刺深者皆无过二分，其留皆无过一呼。其少长大小肥瘦，以心撩之。此即常数之谓，而用当酌其宜也。●张志聪曰：此论平人之和调也。黑白者，水天之色也。端正敦厚者，坤之德也。此得天地平和之气，故其血气和调也。常数者，天地之常数也。盖以人应天地之气，而针合天地人之数也。●丹波元简曰：张云：常人者，不瘦不肥之人也。视其白黑者，白色多清，宜同瘦人，黑色多浊，宜同肥人，而调其数也。其端正敦厚者，是即常人之度，当调以常数（刺针深浅常数出《经水》篇）。

38.5 黄帝曰：刺壮士真骨者，奈何？岐伯曰：刺壮士真骨，坚肉缓节，监监然，此人重则气涩血浊，刺此者，深而留之，多益其数；劲则气滑血清，刺此者，浅而疾之①。

①杨上善曰：壮士，骨□坚大者也。【编者按：附萧延平按：注"骨"下原缺一字，谨拟作"节"。】劲，急也。●马莳曰：此言刺壮士真骨之有法也。有等壮士肉少而骨粗者，其肉坚，其节缓，坚坚然其势难动。此人者，其体若重，则气必涩，而血必浊，刺此者，当深其针而久留之，如肥人之数；其体若轻而劲，则气必滑，而血必清，刺此者，当浅其针而疾去之，如瘦人之数也。●张介宾曰：壮士之骨多坚刚，故曰真骨。监监，坚固貌。壮士之辨有二：若坚肉缓节、不好动而安重者，必气涩血浊，此宜深刺久留，同肥人之数也；若劲急易发者，必气滑血清，此宜浅刺疾去之，同瘦人之数也。●张志聪曰：此言年壮之士，得天真之完固也。先天之真元藏于肾，而肾主骨，天真完固，而后骨肉充满

也。真骨坚肉缓节监监者，筋骨和而肌肉充也。监监者，卓立而不倚也。其人重浊，则气涩血浊，其人轻劲，则气滑血清。盖元真者，乃混然之气，已生之后，而有轻重高下之分焉。深而留之，浅而疾之，导其气出入于外内也。●《集注》眉批：重在真骨二字。又：溪骨属骨肉，本于骨之所生。●黄元御曰：壮士真骨，其骨坚实也。监监，坚固之意。人重者，体重也。轻者，身轻也。●丹波元简曰：马本"监监"作"坚坚"。张云：壮士之骨多坚刚，故曰真骨。监监，坚固貌。壮士之辨有二：若坚肉缓节、不好动而安重者，必气涩血浊，此宜深刺久留，同肥人之数也；若劲急易发者，必气滑血清，此宜浅刺疾去之，同瘦人之数也。志云：监监者，卓立而不倚也。其人重浊，则气涩血浊，其人轻劲，则气滑血清。盖元真者，乃混然之气，已生之后，而有轻重高下之分焉。简案："劲"字马亦为轻之义，似是。●周学海曰：重骨，体厚重也。劲骨，体轻捷也。

38.6　黄帝曰：刺婴儿①奈何？岐伯曰：婴儿者，其肉脆，血少气弱，刺此者，以毫刺，浅刺而疾拔针，日再可也②。

①丹波元简曰：云：此言婴儿未得天真充盛，其肉脆而血少气弱也。襁褓乳养曰婴。简案：刘熙《释名》云：人始生曰婴儿，胸前曰婴。抱之，婴前乳养之，故曰婴。一曰女曰婴，男曰孙。

②杨上善曰：刺婴儿日再者，不得过多也。●马莳曰：此言刺婴儿之有法也。毫针者，《九针论》：七曰毫针，取法于毫毛。其针宜浅，其发针宜速。日再者，宁一日之内复再刺之，不可久留其针也。●张介宾曰：婴儿血少气弱，故但宜毫针。以浅而速，若邪有未尽，宁日加再刺，不可深而久也。●张志聪曰：此言婴儿未得天真充盛，其肉脆而血少气弱也。襁褓乳养曰婴。盖男子八岁，女子七岁，肾气始盛，齿更发长，男子四八，女子四七，则筋骨隆盛，肌肉满壮。盖形肉血气，虽借后天水谷之所资生，然本于先天之生原也。日再者，导阴阳血气之生长。●《集注》眉批：日出而阳气隆，日西而阴气盛。

38.7　黄帝曰：临深决水，奈何？岐伯曰：血清气浊，疾写之则气竭焉。黄帝曰：循掘决冲，奈何？岐伯曰：血浊气涩，疾写之，则经可通也①。

①杨上善曰：自有血清气滑，刺之如临深决水，不可行也。若血浊气涩而形壮气盛，可取自然之便，刺而泻之，如临深决水。循其血气，掘决其冲，泻而通之，使其平也。●马莳曰：此承首节而言临深决水、循掘决冲之意也。所谓临深决水者，正以此人之血清气滑者，疾泻之，而邪气遂竭，犹之临深渊以决放其水，不用功力而水可竭也。所谓循掘决冲者，正以此人之血浊气涩者，疾泻之，而经脉可通，犹之循其所掘之处，仍用力以并掘之，而水可通也。皆指泻法而言，而自然之妙，寓其中矣。●张介宾曰：血清气滑者，犹临深决水，泄之最易，宜从缓治可也。若疾泻之，必致真气皆竭矣。血浊气涩者，犹循掘决冲，必借人力，但疾泻之，其经可通也。●张志聪曰：清浊者，天地之气也。临深决水，循掘决冲，行之逆顺也。血气逆顺而行，应天地之旋转也。按：此篇论形肉之厚薄坚脆，血气之多少清浊，应太过不及之气，故用针之浅深疾徐，刺法之多少补泻，皆以针合人而导之和平。是以一篇之中，并无"邪病"二字，若以泻邪论之，去经义远矣。●丹波元简曰：马云："气浊"之"浊"当作"滑"。注云：血清气浊者，疾泻之而邪气遂

竭，犹之临深渊以决放其水，不用功力而水可竭也。血浊气涩者，疾泻之而经脉可通，犹之循其所掘之处，仍用力以并掘之，而水可通也。皆指泻法而言，而自然之妙，寓其中矣。张云：血清气滑者，犹临深决水，泄之最易，宜从缓治可也。若疾泻之，必致真气皆竭矣。血浊气涩者，犹循掘决冲，必藉人力，但疾泻之，其经可通也。简案：张注是。

38.8 黄帝曰：脉行之逆顺，奈何①？岐伯曰：手之三阴，从藏走手②；手之三阳，从手走头③；足之三阳，从头走足④；足之三阴，从足走腹⑤。

①汪昂曰：有自上而下者。有自下而上者。

②汪昂曰：为顺。手太阴肺，从中府而走手大指之少商；少阴心，从极泉而走手小指之少冲；厥阴心包，从天池而走手中指之中冲。

③汪昂曰：为顺。手阳明大肠，从手四指商阳而走头之迎香；太阳小肠，从手小指少泽而走头之听宫；少阳三焦，从手四指关冲而走头之丝竹空。

④汪昂曰：为顺。足太阳膀胱，从头睛明而走足小趾之至阴；阳明胃，从头头维而走足次趾之厉兑；少阳胆，从头瞳子髎而走足四趾之窍阴。

⑤杨上善曰：血气相注，如环无端，未知行身逆顺如何也。夫冲脉亦起于胞中，上行循腹而络唇口，故经曰：任脉冲脉，皆起于胞中，上络唇口。是为冲脉上行与任脉同。《素问》冲脉起于关元，随腹直上。吕广注《八十一难》本云：冲脉起于关元，随腹里直上，至咽喉中。皇甫谧录《素问》云：冲脉起于气街，并阳明之经，侠脐上行，至胸中而散。此是《八十一难》说，检《素问》无文，或可出于别本。气街近在关元之下，冲脉气街即入关元上行，虽不言至咽，其义亦同也。《素问》又云：冲脉与阳明宗筋会于气街。即冲脉与阳明宗筋会气街已，并阳明之经而上，其义不异也。《九卷经》又云：冲脉者，十二经之海也，与少阴之本络，起于肾下，出于气街，循阴股内廉，邪入腘中，循胫骨内廉，并少阴之经，下入内踝之后，入足下；其别者，邪入踝，出属、跗上，入大指之间，注诸络以温足胫，此脉之常动者也。前云冲脉十二经海，黄帝谓跗上动者为足少阴，岐伯别之以为冲脉常动。前云上络唇口，此云上出颃颡。此云注少阴大络出气街，前云起于肾下出气街。此云下至内踝之属而别，前云入内踝之后入足下。前云出属跗上入大指间，此云出跗属下循跗入大指间。其义并同也。冲，壮盛貌。其脉起于脐下，一道下行入足指间，一道上行络于唇口，其气壮盛，故曰冲脉也。脉从身出向四支为顺，从四支上身为逆也。脏，谓心肺。心肺在内，故为阴也。心肺之阴，起于三脉向手，故曰手之三阴，从脏走手。此为从阴之阳，终为阳中之阴也。手之三阴之脉，从脏受得血气，流极手指端已，变而为阳，名手三阳，从手上头，此为从阳之阳，终为阳中之阳者也。手之三阳至头，曲屈向足，至足指端，从阳之阴，终为阴中之阳也。足之三阳下行至足指极已，变而生足之三阴，上至胸腹，从阴之阴，终为阴中之阴也。复从脏走手，如环无端。●马莳曰：此承首节而言脉之逆顺，以各经之所行者，有自上而下，或自下而上也。手之三阴，从脏走手者，太阴肺经，从中府而走大指之少商；少阴心经，从极泉而走小指之少冲；厥阴心包络经，从天池而走中指之中冲也。手之三阳，从手走头者，阳明大肠经，从次指商阳而走头之迎香；太阳小肠经，从小指少泽而走头之听宫；少阳三焦经，从四指之关冲而走头之丝竹空也。足之三阳，从头走足者，太阳膀胱经，从头睛明而走足小指之至阴；阳明胃经，从头头维而走足次指之厉兑；少阳胆经，从头上关而走足四指之窍阴也。足之三

阴,从足走腹者,太阴脾经,从足大指内侧隐白而走腹之大包;少阴肾经,从足心涌泉而走腹之俞府;厥阴肝经,从足大指外侧大敦而走腹之期门也。夫手之阴经,自脏而走手为顺,则自手而走脏为逆;手之阳经,自手而走头为顺,则自头而走手为逆;足之阴经,自足而走腹为顺,则自腹而走足为逆;足之阳经,自头而走足为顺,则自足而走头为逆。所谓脉有逆顺者如此。●张介宾曰:手之三阴从脏走手者,太阴肺经,从脏出中腑,而走大指之少商;少阴心经,从脏出极泉,而走小指之少冲;厥阴心主经,从脏出天池,而走中指之中冲也。手之三阳从手走头者,阳明大肠经,从次指商阳而走头之迎香;太阳小肠经,从小指少泽而走头之听宫;少阳三焦经,从名指关冲而走头之丝竹空也。足之三阳从头走足者,太阳膀胱经,从头之睛明而走足小趾之至阴;阳明胃经,从头之承泣而走足次趾之厉兑;少阳胆经,从头之瞳子髎而走足四趾之窍阴也。足之三阴从足走腹者,太阴脾经,从大趾隐白走腹而上于大包;少阴肾经,从足心涌泉走腹而上于俞府;厥阴肝经,从足大趾大敦而走腹之期门也。凡手之三阴,自脏走手为顺,自手而脏则逆;手之三阳,自手走头为顺,自头而手则逆。足之三阴,自足走腹为顺,自腹而足则逆;足之三阳,自头走足为顺,自足而头则逆。此经之所以有逆顺,而刺之所以有迎随也。●张志聪曰:此言手足阴阳之脉,上下外内,逆顺而行,应地之经水也。●汪昂曰:为顺。足太阴脾,从足大趾隐白而走腹之大包;少阴肾,从足心涌泉而走腹之俞府;厥阴肝,从足大趾大敦而走腹之期门。若如此转行者,则为逆行也。●黄元御曰:手之三阴,从脏走手,顺也。手之三阳,从手走头,逆也。足之三阳,自头走足,顺也。足之三阴,自足走腹,逆也。义详《经脉》。●陈念祖曰:此言手足阴阳之脉,上下外内逆顺而行,应地之经水也。●丹波元简曰:志云:此言手足阴阳之脉,上下外内逆顺而行,应地之经水也。三阴三阳之走,即二卷《经脉》之行,不必细注。简案:马、张引《经脉》篇,详释之,今从志义。●章楠曰:阴阳十二经脉,阴行于里,阳行于表,故阴经由脏走手,至指尖阴面,而出阳面表分,接连阳经而走于头,则分三路:太阳由项背,阳明由颈腹,少阳由两侧。皆从表而行,至足指阴面,接连阴经,入里而走腹内,仍归于脏。又从脏而走手,如是周流,循环不已,是故阳经内通于腑,阴经内通于脏,脏腑经络,气血无不通贯,其四街为大径,经络为小路也。

38.9 黄帝曰:少阴之脉独下行,何也①?岐伯曰:不然,夫冲脉者,五藏六府之海也,五藏六府皆禀焉②。其上者,出于颃颡③,渗诸阳,灌诸精④;其下者⑤,注少阴之大络⑥,出于气街⑦,循阴股内廉,入腘中⑧,伏行骭骨内,下至内踝之后属而别⑨。其下者,并于少阴之经,渗三阴⑩;其前者,伏行出跗属,下⑪循跗,入大指间⑫,渗诸络而温肌肉⑬。故别络结则跗上不动,不动则厥,厥则寒矣。黄帝曰:何以明之?岐伯曰:以言导之,切而验之,其非必动⑭,然后乃可明逆顺之行也。黄帝曰:窘乎哉!圣人之为道也。明于日月,微于毫厘,其非夫子,孰能道之也⑮。

①汪昂曰:足之三阴。从足走腹。独少阴肾脉下行。与肝脾直行者别。●丹波元简曰:张云:足之三阴,从足走腹,皆自下而上,独少阴之脉,若有下行者,乃冲脉也。详如下文。

②汪昂曰：冲为血海。故脏腑皆禀气。
③汪昂曰：咽颡。●丹波元简曰：张云：其上行者，输在于大抒，足太阳经也，故出颃颡。志云：颃颡者，鼻之内窍，上通天气。简案：《五音五味》篇云：冲脉任脉，皆起于胞中，上循脊里，为经络之海，其浮而外者，循腹右上行，会于咽喉，别而络唇口。颃颡即在咽喉，此其义也。
④汪昂曰：自下而上故曰冲。
⑤汪昂曰：复有下行者。
⑥汪昂曰：肾之大络。名太冲穴。肾脉下行者。正以冲脉入肾之络。与之并行也。
⑦汪昂曰：冲脉起于肾下。出于阳明气冲穴。即气冲。
⑧汪昂曰：膝后曲处。
⑨周学海曰：属，所也。言内踝后之处所也。
⑩汪昂曰：肝脾肾。
⑪顾观光曰："属跗"二字原倒。本书《骨度》篇云：膝腘以下至跗属长一尺六寸，跗属以下至地长三寸。则二字不当乙转矣。又十八卷《动输》篇云：其别者，邪入踝，出跗属，上入大指之间。则此"下"字乃"上"之误，下文"别络结则跗上不动"，即其证也。【编者按：顾观光句读在"下"之后，"跗属"作"属跗"。】
⑫汪昂曰：循足面下涌泉，入足大趾。
⑬汪昂曰：冲脉上灌下渗如是。所以为脏腑之海。而肾脉因之下行也。
⑭周学海曰：非邪气也。《经脉》曰：脉之卒然动者，皆邪气居之。
⑮杨上善曰：足之三阴从足上行，常见跗上动脉，谓是足少阴下行动脉，故致斯问也。脐下肾间动气，人之生命，是十二经脉根本。此冲脉血海，是五脏六腑十二经脉之海也，渗于诸阳，灌于诸精，故五脏六腑皆禀而有之，则是脐下动气在于胞也。冲脉起于胞中，为经脉海，当知冲脉从动气生，上下行者为冲脉也。其下行者，虽注少阴大络下行，然不是少阴脉，故曰不然也。冲脉，气渗诸阳，血灌诸精。精者，目中五脏之精。胫骨与跗骨相连之处曰属也。至此分为二道：一道后而下者，并少阴经，循于小络，渗入三阴之中；其前而下者，至跗属，循跗下入大指间，渗入诸阳络，温于足胫肌肉。故冲脉之络，结约不通，则跗上冲脉不动，不动则卫气不行，失逆名厥，故足寒也。帝谓少阴下行至跗常动，岐伯乃言冲脉下行至跗上常动者，未知以何明之令人知也。欲知冲脉下行常动非少阴者，凡有二法：一则以言谈寻冲脉少阴有动不动，二则以手切按，上动者为冲脉，不动者为少阴。少阴逆而上行，冲脉顺而下行，则逆顺明也。窘，急也。圣人知慧通达之明于日月，故能彻照豪厘之微，如此非岐伯之鉴，谁能言也？●马莳曰：此言肾脉之下行者，以冲脉入肾之络而与之并行也。夫足之三阴，从足走腹，而独有足少阴肾经之脉，绕而下行，与肝脾直行者别，何也？正以冲脉与之并行故耳。盖冲脉者，起于足阳明胃经之气冲穴，为五脏六腑之海，而脏腑之气皆禀焉。其上则出于颃颡，渗诸阳经，以灌诸经之精。下注于少阴肾经之大络曰大钟者，以出于气冲，又循阴跻之内廉，以入于腘中，伏行骭骨之内，下至内踝之后，凡所属之别于下者，并由少阴之经，渗其脾、肾、肝之三经，此则在后廉者然也。其在前者，伏行出于足面之跗上，属于下之涌泉。入循跗以入大指间，渗诸络而温肌肉。故别络有邪相结，则跗上之脉不动，不动则气厥逆，而足冷矣。然何以知之？导病者以言，切病者以脉，其跗上果非必动，乃可以明不动之为逆，动之为顺，而其

有邪与否明矣。●张介宾曰：足之三阴，从足走腹，皆自下而上，独少阴之脉若有下行者，乃冲脉也。详如下文。冲脉起于胞中，为十二经精血之海，故五脏六腑皆禀焉。其上行者，输在于大抒，足太阳经也，故出于颃颡，主渗灌诸阳之精。其下行者，并少阴之大络，出阳明之气街，由股入足，至内踝之后属。其别而下者，自少阴以渗及肝脾二经，是为三阴，此其所以下行也。骭音干，胫骨也。跗属，足掌属也。"渗诸络而温肌肉"《动输》篇作"注诸络以温足胫"。上三节与《动输》篇大同，详经络类十三。冲脉为十二经之海，故能温肌肉。温足胫，皆冲脉之气也。若冲脉之络因邪而结，则跗上之经不动而为厥为寒者，亦冲脉之所致也。何以明者，恐人因厥而疑畏也。故必先导以言，次切其脉，其有素所必动而今则非者，如冲阳太溪太冲等脉，当动不动，乃可知其不动者为逆，动者为顺，而其厥逆微甚可以明矣。●张志聪曰：此言血气行于脉外，以应天之道也。夫司天在上，在泉在下，水天之气，上下相通，应人之血气，充肤热肉，淡渗皮毛，而肌肉充满，若怯然少气者，则水道不行，而形气消索矣。夫冲脉者，五脏六腑之海也。五脏六腑之气，皆禀于冲脉而行。其上者，出于颃颡，渗诸阳，灌诸阴。其下者，注少阴之大络，下出于气街。此五脏六腑之血气，皆从冲脉而渗灌于脉外皮肤之间，应水随气而运行于天表也。夫少阴主先天之水火，水火者精气也，冲脉并少阴之经，渗三阴，循跗入大指间，渗诸络而温肌肉，是少阴之精气，又从冲脉而运行出入于经脉皮肤之外内者也。故别络结，则少阴之气不能行于跗上，而跗上不动矣。不动者，乃少阴之气厥于内，故厥则寒矣。此气血结于脉内，而不能通于脉外也。故当导之，以言导气之外出也。验之以脉，知精血之行也。其非跗上不动，然后乃可明逆顺之行。逆顺之行者，少阴之精气，渗灌于肤表，而复运行于脉中，应司天在泉之气，绕地环转，而复通贯于地中。明乎日月，微于毫厘者，言圣人之道，如日月丽天，循度环转，无有毫厘差失。故曰圣人之为道者，上合于天，下合于地，中合于人事，必有明法，以起度数，法式检押，乃后可传焉。●杨元如曰：五脏六腑，应五运之在中，五运者，神机之出入也。皮肤经脉，应六气之在外，六气者，左右上下，环转升降者也。五脏六腑之气，禀冲脉而运行于肤表，应地气之出于外也。●莫仲超曰：所谓冲脉者，顺行逆冲于经脉皮肤之外内，充于形身，无往不到，故曰逆顺之行。盖经脉之血气顺行，则皮肤之气血逆转，所以应天地运行之道也。禀于五脏六腑者，即水谷所生之血气，流溢于中，由冲脉而布散于皮肤之外。少阴之气血，先天之精气也，并冲脉渗于三阴，而行于脉中，循足跗渗足指之诸络，而出于脉外，是以阳气起于足五指之表，阴气起于足五指之里，盖秉足少阴先天之水火也。人之形体肥厚，由水谷所生之血气，充肤热肉，淡渗皮毛，其真骨坚肉缓节监者，秉先天之精气也。皮肉筋骨，营卫血气，皆本于先天后天生始之血气以资益，而后能筋骨强坚，肌肉丰厚，是以始论人之肥瘦长短，而末结冲脉少阴之出入焉。●《集注》眉批：颃桑者，鼻之内窍，上通天气者也。又：脏腑之血气，后天之血气也。少阴之血气，先天之血气也。又：在心主言，肺主声，由少阴之气而后发。●黄元御曰：足三阴皆上行，少阴之脉独下行者，是冲脉也。冲脉者，五脏六腑、十二经脉之海，故五脏六腑皆禀焉。其上行者，腧在于足太阳之大杼，出于颃颡，渗诸阳络而灌诸阴经。其下行者，注足少阴之大络，出于阳明之气街，循阴股内廉而入腘中，伏行骭骨之内（骭骨，胫骨），下至内踝之后，属于少阴而别行。其再下者，并于少阴之经，渗于三阴。其前行者，伏行出跗属，下循足跗，入大指间，渗诸络而温肌肉，故别络结涩，则跗上不动，不动则厥，厥则寒矣。（跗上不动，阳明之冲阳不动也。）何以明其为冲脉之厥道也？先以言导之，后切而验之，其原非必动之脉，此不为逆。若必动，而或不动，（跗上动脉，若太阴太冲，阳明冲阳。）因知其逆。如此，然后可明道顺之行也。●陈念祖曰：此言血气行于脉外，以应天之道也。夫司天在上，在泉在下，水天之气，上下相通，应人之血气，充肤、热肉，澹渗皮毛，而肌肉充满；若怵然少气者，则水道不行而形气消索矣。夫冲脉者，五脏六府之海也。五脏六府之气皆禀于冲脉而行，其上者，出于颃颡，渗诸阳贯诸阴；其下者，注少阴之大络，下出气街，此五脏六府之血气皆从冲脉而渗贯于脉外皮肤之间，应水随其而运行于天表也。夫少阴主先天之水火，水火者，精气也。冲脉，少阴之经，渗三阴循跗入大指间，渗诸络而温肌肉，是少阴之精气，又从冲脉而运行，出入于经脉皮肤之外内者也。故别络结，则少阴之气不能行于跗上，而跗上不动矣。不动者，乃少阴之气厥于内，故厥则寒矣。此气血结于脉内而不能通于脉外也。●章楠曰：此言足三阴之脉，皆从足上行入腹通脏者也。盖以冲脉为五脏六腑阴阳十二经之海，其上行者，至颃颡，渗诸阳经；其下行者，并少阴之经，而行诸阴，非少阴之脉独下行，是冲脉之气，注于少阴之大络，又出于少腹之气街，循阴股而下行至足，遍渗三阴；其前者，又循跗而入大趾间，渗诸络而温肌肉。故别络之气结，则跗上之脉不动，而足冷为厥，厥者因于寒，而冲脉之气不温肌肉也。欲知其故，当以言导问其因，再切其脉以验之。其非气绝者，厥回，其跗上之脉必仍动，如气绝厥不回，则不动，然后乃可明其气行之逆顺也。●周学海曰：此篇论刺法之逆顺，外视其人之肥瘦，内视经脉之行度也。法有坚据，因人而施。篇法整齐，词旨清畅。言针道所以无失者，由于问学之熟，而临诊又须审物生心也，两层串说。

血络论第三十九

●张志聪曰：上章论五脏六腑之血气，少阴肾脏之精气，从冲脉而出于皮肤。此章论胃腑所生之气血，从脏腑之大络而出于皮肤。又曰：（此篇论血气出入于络脉之间，故篇名"血络"。论有所留积，皆因于络，则而泻之万全也。）

39.1　黄帝曰：愿闻其奇邪[1]而不在经者。岐伯曰：血络是也[2]。

[1]丹波元简曰：张云：即《缪刺论》所论奇病也。在络不在经，行无常苦，故曰奇邪。

[2]杨上善曰：邪在血络奇络之中，故曰奇邪也。●马莳曰：奇邪，不正之邪也。（奇邪在各篇不一，本经《口问》篇亦有"奇邪"二字。但《口问》言奇邪走于空窍，而此则奇邪走于血络也。奇邪不在于经，故在于血络也。）●张介宾曰：奇邪，即《缪刺》论所谓奇病也。在络不在经，行无常处，故曰奇邪。●张志聪曰：此承上章少阴之大络，而复统论其脏腑之十二络焉。《玉版论》曰：人之所受气者谷也，谷之所注者胃也。胃者，水谷血气之海也。海之所行云气者，天下也。胃之所出血气者，经隧也。经隧者，五脏六腑之大络也。夫谷入于胃，乃传之肺，流溢于中，布散于外。精专者，行于经隧，是水谷所生之血气，营行于脉中者也。水谷之精气，从胃之大络，注于脏腑之经隧，通于孙络，

出于皮肤，以温肌肉，此水谷所生之气血，散于脉外者也。夫大络与经脉缪处，故奇邪而不在经者，血络是也。上章论五脏六腑之血气，少阴肾脏之精气，从冲脉而出于皮肤。此章论胃腑所生之气血，从脏腑之大络而出于皮肤。●杨元如曰：按《素问·缪刺》篇云，邪客于皮毛，入舍于孙络，留而不去，闭塞不通，不得入于经，流溢于大络而生奇病，故曰奇邪者血络是也。●黄元御曰：血络，邪中于络，气阻而血壅者也。

39.2　黄帝曰：刺血络①而仆者，何也？血出而射者，何也？血少黑②而浊者，何也？血出清而半为汁者，何也？发针而肿者，何也？血出若多若少而面色苍苍者③，何也？发针而面色不变而烦悗④者，何也？多出血而不动摇者，何也？愿闻其故⑤。

①丹波元简曰：志云：血络者，外之络脉、孙脉，见于皮肤之间，血气有所留积，则失其外内出入之机。

②丹波元简曰：《甲乙》"少"作"出"，是。

③丹波元简曰：《甲乙》"者"上有"然"字，是。

④丹波元简曰：诸本"悦"作"悗"，此本误，当改。【编者按：丹波元简作"烦悦"。】

⑤杨上善曰：刺络有此八种之异，请解所以也。●马莳曰：此详言刺血络而其应异者之义也。●张介宾曰：悗，母本切，闷乱也。●张志聪曰：血络者，外之络脉、孙络，见于皮肤之间，血气有所留积，则失其外内出入之机。

39.3　岐伯曰：脉气盛而血虚者，刺之则脱气，脱气则仆①。

①杨上善曰：脉中气多血少，血持于气，刺之气血俱出，其血先虚而复脱气，气血俱夺，故仆也。●马莳曰：然有刺血络而仆者，何也？正以脉有气盛而血虚者，必泻其气，以补其血，故刺之则脱气，脱气则仆也。●张介宾曰：气虽盛而血则虚者，若泻其气，则阴阳俱脱，故为仆倒。●张志聪曰：此言经脉之血气，皮肤之气血，皆出于胃腑水谷之精，而分走其道，所当和平者也。若经脉之脉气盛，而皮肤之血气虚者，刺之则脱气，脱气则仆矣。●朱济公曰：三阳之气，主于皮肤肌腠之间，血虚则脱气者，血为气之守也。《阴阳应象论》曰：阴在内，阳之守也。●黄元御曰：脉之气盛而血虚者，刺之则脱其气，脱气则身仆。●丹波元简曰：张云：气虽盛而血则虚者，若泻其气，则阴阳俱脱，故为仆倒。

39.4　血气俱盛而阴气多者，其血滑，刺之则射；阳气畜积，久留而不写者，其血黑以浊，故不能射①。

①杨上善曰：阳气多者其血滑，刺之血射。此为阴气多者，阴多为涩，故"阴"字错也。热气久留痈蒸，故血黑而浊也。●马莳曰：有刺血络而血出漂射者，何也？正以血气俱盛，而内焉阴气多者，其血必滑，故刺之则射也。有刺血络而血出甚少，且黑色而浊者，何也？正以阳气畜积，久留不泻，其血黑以浊，故不能射也。●张介宾曰：血出而能射者，阴中之气使之也，故曰血气俱盛。阳气久留不泻，则阳邪日盛，阴血日枯，故血黑

以浊，所出不多，不能射也。●张志聪曰：此言经脉之内，皮肤之间，皆有此血气，而有阴阳之分焉。经脉为阴，皮肤为阳，俱盛者，经藏外内之血气俱盛也。如脉中之阴气多者其血滑，故刺之则射。如皮肤之阳气蓄积，久留而不泻者，其血黑以浊，故不能射也。●朱济公曰：阳气留积，其血黑浊，血随气行者也。●黄元御曰：血气俱盛而阴气多者，阴气逼束，其血滑利，刺之则射，见窍而奔也。阳气蓄积，经血久留而不泻者，便瘀腐败，其血黑以浊，胶而莫流，故不能射。

39.5 新饮而液渗于络，而未合和于血也，故血出而汁别焉；其不新饮者，身中有水，久则为肿①。

①杨上善曰：新水未变为血，所以别行。旧水留而不泻，以为水肿。●马莳曰：有刺血络而血出最清，内有半清汁者，何也？正以新饮之际，而液渗血络，未得合和于血，故血出而半汁也。有刺血络而发针乃肿者，何也？正以不新饮者，身中有水，久则为肿。●张介宾曰：新饮入胃，未及变化而渗于络，故血汁相半。●张志聪曰：此言络脉之血，由水谷之津液所化，津液注于皮肤肌腠，渗于孙络，与血和合而化赤者也。《痈疽》章曰：中焦出气如露，上注溪谷，而渗孙脉，津液和调，变化赤而为血，血和则孙脉先满溢，乃注于络脉，皆盈，乃注于经脉，阴阳已张，因息乃行。盖水谷入胃，其津液随三焦出气，以温肌肉，充皮肤，复渗于孙络，于络脉之血和合，变化而赤为血。故新饮而液渗于络，未和合于血，是津液未变而赤，故刺之血出清而半为汁也。其不新饮者，身中有水，久则为肿，盖言血乃水谷之津液所化，若不新饮而出汁者，乃身中之水也。按奇邪而不在经者，谓皮肤之气血，从别络而出于孙络皮肤，与经脉缪处。此节论津液注于皮肤，渗于络脉，与经脉之血和合，是皮肤孙络，又与经脉相通，而皮肤络脉之气血所从来，又有一道。盖此篇假针以明阴阳血气之生始出入，学者当于针刺之外，细体认其义焉。●黄元御曰：新饮水而液渗于络，未经和合于血，故血出而清汁别焉。其不新饮者，身中宿有积水，久则流溢经络，而为肿胀。●丹波元简曰：志云：其不新饮者，身中有水，久而为肿，盖言血乃水谷之津液所化，若不新饮而出为汗者，乃身中之水也。简案：此答上文半为汁者之问也。肿，乃水肿之谓。

39.6 阴气积于阳，其气因于络，故刺之血未出而气先行，故肿①。

①杨上善曰：阴气久积阳络之中，刺之阴血涩而未行，阳气先行，故肿。●马莳曰：阴气积于阳分，其气聚于血络之中，故刺之时，血尚未出而气乃先行，所以发针而肿也。●张介宾曰：水在肌表而因于络，阴气积于阳分也；刺之血未出而气先行，阴滞于阳而不易散也，所以为肿。●张志聪曰：此言阳分之气血，因于大络、孙络而出也。脏腑经脉为阴，皮肤肌腠为阳，脏腑之阴气，积于皮肤之阳分者，其气因于大络孙络而出，血未出而气先行者，谓脏腑之气先行，而血随气出者也。上节论脉络之血，乃皮肤之津液，渗入孙脉络脉而化赤。此言皮肤之血，因于大络孙络而出，是皮肤脉络之血气，外内相通。故下文曰：阴阳之气，其新相得而未和合。●黄元御曰：水中阴气积于阳分，其气因于络脉，已将作肿，刺之血未出而阴气先行，充塞络中，故发针满，不俟日久而四溢也。●丹波元简曰：简案：此答上文发针而肿者之问也，肿乃针痕肿起之谓，与上节异义。

39.7　阴阳之气，其新相得而未和合，因而写之，则阴阳俱脱，表里相离，故脱色而苍苍然①。

①杨上善曰：得，遇也。阴阳成和则表里相持，未合刺之，故俱脱离，所以脱色面色青。●马莳曰：有血出若多若少，而面色苍苍然，似有脱色者，何也？正以营卫二气暂时相得，尚未和合，因而泻之，则阴阳俱脱，表里相离，故其色脱而苍苍然也。●张介宾曰：新相得而未和合者，言血气初调，营卫甫定也。当此之时，根本未固，而妄施以泻，则阴阳表里俱致脱离，而衰危之色故见于面也。●张志聪曰：此承上文，总结阴阳外内之相合也。皮肤为表，经脉为里，肤表之阳，得脉内之阴气以和之，经脉之阴，得肤表之阳气以和之，阴阳表里之相合也。如阴阳之气，其新相得而未和合，因而泻之，则阴阳俱脱，表里相离，故脱色而苍苍然。苍苍，青色也。《平脉篇》曰：营气不足，面色青。阴阳俱脱者，经脉外内之营气脱也。●黄元御曰：阴阳之气，其新相得而未和合，彼此环抱不坚，因而泻之，则阴阳俱脱，无以荣华皮肤，故脱色而面苍苍然。

39.8　刺之血出多，色不变①而烦悗②者，刺络而虚经，虚经之属于阴者，阴脱，故烦悗③。

①丹波元简曰：《甲乙》无"血出多色"四字。简案：此答上文，而色不变，而烦悗者之问也，乃"血出多"三字衍文。【编者按：丹波元简句读在"色不变"之后。】

②丹波元简曰：张本"悗"作"悗"。【编者按：丹波元简作"烦闷"。】

③杨上善曰：刺络血者，邪尽血变。血多其色不变，其心闷者，以其刺属脏虚经，阴气有脱，致使心闷也。●马莳曰：有刺血络而血出多，色不变，然内焉烦闷者，何也？正以刺络而经虚，其经之属于阴者，阴脱，故烦悗也。●张介宾曰：取血者，刺其络也。若出血过多，必虚及于经。经之属阴者主脏，脏虚则阴脱，故为烦悗。●张志聪曰：此言阴阳俱脱而色变者，皮肤络脉之血脱也。如血出多而色不变者，刺其络而虚其经也。经虚之属，则阴脱矣。心主脉而包络主血，心脏之血脱，故烦闷也。盖言在外之血气，由脏腑之阴而出于经。经而脉，脉而络也。●黄元御曰：刺之血出多，色不变而烦悗者，刺其络而虚其经。经为阴，虚其经之属于阴者，阴脱，故生烦悗。

39.9　阴阳相得而合为痹者，此为内溢于经，外注于络。如是者，阴阳俱有余①，虽多出血而弗能虚也②。

①丹波元简曰：张云：经络之病，俱有余。

②杨上善曰：阴阳相共受邪为痹，是为阴阳俱盛，故出血不虚也。●马莳曰：有刺血络出血已多，而其身不动摇者，何也？正以营卫相得，合成痹病者，此其邪气内溢于经，外注于络，则阴阳俱以邪气而有余，虽血多出而弗能虚，所以不至动摇也。●张介宾曰：阴阳相得，言表里之邪相合也。经络之病俱有余，虽多出血，皆邪气耳，故弗能虚。●张志聪曰：夫内在阴，外在阳，经络为阴，皮肤为阳。此总结血气之外内出入，相得而和合者也。自外而内者，从皮肤渗于孙脉络脉，而内溢于经；自内而外者，从脏腑之阴而出于经，从经脉而外注于络脉、皮肤，外内之相得也。如阴阳俱有余，相合而痹闭于外内之间，虽多出血，而弗能虚也。●朱济公曰：阴阳相得而合为痹，与上文之阴阳相得同义。

盖阴阳和合而流行则调，阴阳相得而留滞则痹。痹者，闭也。通篇论经脉血气之生始出入，故帝止问血出多而不动摇。伯曰：阴阳相得而合为痹，是非邪病之痹明矣。●黄元御曰：阴阳相合而为痹者，隧道堙阻，此为气血内溢于经，外注于络。如是者，阴阳俱有余，虽多出血，而弗能虚也，故不动摇。●周学海曰：言阴阳不虚实相倾而病。痹痛者，此其血多而内外俱壅也。

39.10 黄帝曰：相之奈何①？岐伯曰：血脉者，盛坚横以赤，上下无常处，小者如针，大者如筋，则而写之万全也，故无失数矣。失数而反，各如其度②。

①丹波元简曰：马云：相，视也。

②杨上善曰：相，候也。阴阳俱盛，其候如何？阴阳内经盛溢，必注于络，故候坚横盛络泻之，万全者也。数，理也。若失理而反取者，各如前之度。●马莳曰：则，侧同。此言视血络之法也。相，视也。血络者，必盛且坚，及横以赤，其上下无有常处，小如针而大如筋，必侧其针以迎而泻之，可以万全。故无失上文刺血络之术数也。若夫其术数而与法相反，则凡或仆或射等证，各如其度以相应矣。●张介宾曰：相，视也。视其血络盛而且坚及横以赤者，或上或下、或小或大者，皆当因其微甚则而泻之，泻有则度，故可万全无失于刺络之术数矣。若失其数而反其法，则为仆为脱为虚为肿等证，各如刺度以相应也。●张志聪曰：此申明血气之在经脉而外内出入也。相，视也。盛坚横以赤者，血盛于脉中也。上下无常处者，血气之流行也。小者如针，留血之在孙络也。大者如筋，留血之在经隧也。数者，血脉出入之度数，留血之在经络，则而泻之，故无失其所出之度数矣。所出之度，从经而脉，脉而络，络而孙。如失其所出之数而反者，又从孙而络，络而脉，脉而经，各如其度而外内出入者也。●杨元如曰：万全者，谓血气流行，外内相贯，如环无端，莫知其纪。●《集注》眉批：经隧深，故曰如筋。●黄元御曰：失数而反，各如其度，苟失其数则反其道，而各如其度也。●丹波元简曰：《甲乙》无"者"字，"则而"作"刺而"。马云：此言视血络之法也。则，侧同。必侧其针，以迎而泻之。志云：盛坚横以赤者，血盛于脉中也，上下无常处者，血气之流行也。小者如针，留血之在孙络也。大者如筋，留血之在经隧也。数者血脉出入之度数。张云：若失其数，而反其法，则为仆为脱，为虚为肿等证，各如刺度以相应也。●周学海曰："反"即《胀论》所谓"必更其道"也。

39.11 黄帝曰：针入而肉著①者，何也？岐伯曰：热气因于针则针热，热则肉著于针，故坚焉②。

①丹波元简曰：马云：著，着同。张云：肉著者，吸著于针也。针入而热，肉必附之，故紧涩难转而坚不可拔也。

②杨上善曰：肤肌气热，故令针热，则肉著转之为难，可动针久留，热去针寒，自然相离也。●马莳曰：著，着同。此言针入而肉之所以着也。盖以针入于内，肉中热气温之于针，则针热，针热则肉着于针，故不惟热，而又坚不可拔也。●张介宾曰：肉着者，吸着于针也。针入而热，肉必附之，故紧涩难转，而坚不可拔也。●张志聪曰：三阳之气，

主于肤表。热气，阳气也。热气因于针则针热，热则肉着于针，故针下坚而不可拔也。按：若取之肉，则肉着于针，而针下坚矣。●周学海曰：布局与《五癃津液别》同，而词旨修洁过之。末段叙不动摇，独用另笔，可悟行文断续之妙。

阴阳清浊第四十

●马莳曰：阴阳者，阴经阳经也。阴经受清气，阳经受浊气，故名篇。●张志聪曰：此篇论阴阳清浊，交相于乱者也。●杨元如曰：此篇论人之阴阳清浊，应合天地经水。●朱济公曰：此篇以人之清浊，合天地之阴阳。下章【编者按：系指《阴阳系日月》第四十一。】论人之形体，应天地日月水火。●丹波元简曰：诸本无篇字。马云：阴阳者，阴经阳经也，阴经受清气，阳经受浊气，故名篇。

40.1　黄帝曰：余闻十二经脉，以应十二经水者，其五色各异，清浊不同，人之血气若一，应之奈何？岐伯曰：人之血气，苟能若一，则天下为一矣，恶有乱者乎？黄帝曰：余问一人，非问天下之众。岐伯曰：夫一人者，亦有乱气，天下之众，亦有乱人，其合为一耳①。

①杨上善曰：十二水，谓泾、渭、海、湖、汝、沔、淮、漯、江、河、济、漳。此十二水，十二经所法，以应五行，故色各异也。江清河浊，即清浊不同也。若，如也。人血脉如一，若为彼十二经水也？人之血气苟能一种无差者，不可得应于十二经水，正以血脉十二经不同，故得应于十二经水，所以有相乱也。非直天下众人血脉有乱，一人自有十二经脉，故有乱也。●马莳曰：（恶，去声。夫，音扶。）此言人之血气不能为一，所以有乱气也。《经水》篇言：人手足各有三阴三阳，合为十二经脉，以应十二经水，如足太阳外合于清水，而内属于膀胱；足少阳外合于渭水，而内属于胆之类是也。所以十二经合于五行，五行别为五色，今与十二经水而相应，则五色各异，清浊必不相同矣。倘其间有人之气血如一，无清无浊，则欲分而应彼十二经水也奈何？伯曰：人身之气血，必不能合之而为一也。苟人之气血可以为一，则推之天下皆可以为一矣，恶有气血之乱者乎？帝遂言：余之所问，止就一人之身耳，非问天下之众也。伯言：自一人之身而言，必有乱气，犹天下之众，必有乱人也，其理可合之为一耳。故知天下必有乱人，则一人之身必有乱气也，焉得谓气血为一哉？所以必与经水之清浊不同者而相应也。●张介宾曰：十二经水义，详经络类三十三。此言经脉经水各有清浊之异，而人之血气如一，其何以分别应之？人之血气若果如一，则天下皆同，当无杂乱矣，盖言其必不能同也。恶音乌。察之一人亦有乱气，况于天下乎？故推于一人，即可以知天下，然则人己血气本不一，而不一之理则一也。●张志聪曰：此篇论阴阳清浊，交相于乱者也。人之十二经脉，外合十二经水，内合五脏六腑，其五色各异，清浊不同。故一人之身有乱气，犹天下之众有乱人，其理可合之为一耳，恶有不乱者乎？●杨元如曰：清浊，天地之气也。天气下降，地气上升，清浊相干，命曰乱气，不乱则生化灭矣。故曰：夫一人者，亦有乱气，天下之众，亦有乱人。

谓天下之人，皆有此乱气也。●薛雪曰：经脉经水，各有清、浊之异。●丹波元简曰：张云：察之一人，亦有乱气，况天下乎？故推于一人，即可以知天下，然则人已血气本不一，而不一之理则一也。

40.2　黄帝曰：愿闻人气之清浊。岐伯曰：受谷者浊，受气者清①。清者注阴，浊者注阳。浊而清者，上出于咽，清而浊者，则下行。清浊相干，命曰乱气②。

①丹波元简曰：马云：凡人身之气，始时受谷气者，六腑也，其腑为浊。继而谷气化为精微之气，从上而出，则受此精微之气者，五脏也，其脏为清。张云：人身之气有二：曰清气，曰浊气。浊气者，谷气也，故曰受谷者浊；清气者，天气也，故曰受气者清。二者总称真气。《刺节真邪》篇曰：真气者所受于天，与谷气并而充身也。《五味》篇曰：天地之精气，其大数常出三入一，故谷不入半日则气衰，一日则气少矣。是指入者为天气，出者为谷气。

②杨上善曰：受谷之浊，胃气也；受气之清，肺气也。阴，肺也。阳，胃也。谷气浊而清者，上出咽口，以为噫气也。谷气清而浊者，下行经脉之中，以为营气。清者为阴，浊者为阳，清浊相干，则阴阳气乱也。●马莳曰：此承上文而言乱气之义，自其清浊相干者成之也。大凡人身之气，始时受谷气者，六腑也，六腑为浊。继而谷气化为精微之气，从上而出，则受此精微之气者，五脏也，其脏为清。惟清者注之于阴经，正所谓精微之气也。惟浊者注之于阳经，正所谓渣秽之物也。然清浊本非二物，而阴阳互相为用。其阳经之浊中有清者，上出于咽喉。本经《忧恚无言》篇言：咽喉者，水谷之道路也。（人之后喉通于六腑，俗谓二食喉。）其阴经之清中有浊者，则其气下。《忧恚无言》篇言：喉咙者，气之所以上下者也。人之前喉通于五脏，俗谓之气喉。此喉咙所以出清气，而浊者则下降也。由下节观之，则喉咙为上，而十二经皆为下耳。惟阴与阳不升降，则清与浊始相犯，而气之所以有乱者也。●张介宾曰：人身之气有二：曰清气，曰浊气。浊气者，谷气也，故曰受谷者浊；清气者，天气也，故曰受气者清。二者总称真气。《刺节真邪》篇曰：真气者，所受于天，与谷气并而充身也。《五味》篇曰：天地之精气，其大数常出三入一，故谷不入，半日则气衰，一日则气少矣。是指入者为天气，出者为谷气。喉主天气，故天之清气，自喉而注阴，阴者五脏也。咽主地气，故谷之浊气，自咽而注阳，阳者六腑也。浊之清者，自内而出，故上行。清之浊者，自外而入，故下行。一上一下，气必交并，二者相合而一有不正，则乱气出乎其中矣。●张志聪曰：六腑为阳，五脏为阴。六腑受谷者浊，五脏受气者清。故清者注阴，浊者注阳。浊而清者，谓水谷所生之清气，上出于咽喉，以行呼吸。清而浊者，肺之浊气，下注于经，内注于海。此人气之清浊相干，命曰乱气。●莫仲超曰：上节言天下之众，皆有此乱气，谓人合天地之清浊也。故复曰：愿闻人气之清浊。●薛雪曰：人身之气有二，浊气者，谷气也，故曰"受谷者浊"；清气者，天气也，故曰"受气者清"。二者总称真气，所受于天者，与谷气并而充身也。天地之精气，其大数常出三入一，故谷不入半日则气衰，一日则气少矣。是又入者为天气，出者为谷气。喉主天气，故清气自喉而注阴，阴者五脏也；咽主地气，故浊气自咽而注阳，阳者六腑也。浊之清者自内而出，故上行；清之浊者自外而入，故下行。一上一下，气必交并，二者相合，一有不正，则乱气出乎其中矣。●黄元御曰：干，犯也。●丹波元

简曰：《甲乙》作"清而浊者，下行于胃"，是。张云：喉主天气，故天之清气，自喉而注阴，阴者五脏也。咽主地气，故谷之浊气，自咽而注阳，阳者六腑也。浊之清者，自内而出，故上行；清之浊者，自外而入，故下行。一上一下，气必交并，二者相合，而一有不正则乱气出乎其中矣。汪云：本经俱言阳清阴浊，此言阴清阳浊者，盖以脏阴而腑阳，脏清而腑浊也。●章楠曰：上节《素问》以天地之气分清浊，此以人身之气分清浊，故各有义理，互相发明也。天地中和之气，清也；谷食五味之气，浊也。清气鼻受，而入心肺，心肺为脏为阴，故清者注于阴也；谷味口受，而下于胃，胃为腑为阳，故浊者注于阳也。以气分阴阳，则阳清阴浊；以人分阴阳，则脏阴腑阳。乃气之清者注阴，浊者注阳，是亦阴阳相交相生之道，故与上节各有义理也。所以凡有口鼻者，必赖天地之气味以生养也。若其浊而清者，谷食精微之气也，上出于咽而行经脉中也；清而浊者，如天地湿热蒸秽之气，则由鼻下行而到胃，乃清浊相干而逆乱，或为呕泻，或为胀痛，故命曰乱气也。

40.3 黄帝曰：夫阴清而阳浊，浊者有清，清者有浊①，清浊别之奈何？岐伯曰：气之大别，清者上注于肺，浊者下走于胃。胃之清气，上出于口；肺之浊气，下注于经，内积于海。

①汪昂曰：本经俱言阳清阴浊，此言阴清阳浊者，盖以脏阴而腑阳，脏清而腑浊也。●丹波元简曰：《甲乙》二"者"当作"中"。
②汪昂曰：浊中有清。
③汪昂曰：清中有浊。
④杨上善曰：问清浊之状也。气之细别多种，今言其大略耳。谷之清气，上注于肺。谷之浊者，下流于胃。胃中谷气浊而清者，上咽出口，以为噫气。注肺清，而浊气下注十二经，并积膻中，以为气海而成呼吸也。●马莳曰：（首别字，音鳖。次别字，如字。）此承上又而明阴经清而阳经浊，浊中有清而清中有浊之义也。盖气之大别而分者，受气者清，故清者上注于肺，肺为阴，所以曰受气者清，而清者注阴也；受谷者浊，故浊者下走于胃，所以曰受谷者浊，而浊者注阳也。且胃之清气，上出于口，即咽喉为水谷之道路，所以曰浊而清者，上出于咽也。肺之浊气，下注于十二经，而内积于膻中之气海，即喉咙为气之上下，所以曰清浊者，则下行也。焉得谓清浊为无别耶？●张介宾曰：大别，言大概之分别也。上文以天气谷气分清浊，而此言清中之浊，浊中之清，其所行复有不同也。清者上升故注于肺，浊者下降故走于胃。然而浊中有清，故胃之清气上出于口，以通呼吸津液；清中有浊，故肺之浊气下注于经，以为血脉营卫。而其积气之所，乃在气海间也。上气海在膻中，下气海在丹田。●张志聪曰：此论人合天地之气也。大别者，应天地之大而有别也。天清地浊，而上下气交，故浊者有清，清者有浊，而人亦应之。肺属天而阳明居中土，故清者上注于肺，浊者下走于胃，此清浊之上下也。然浊者有清，胃之清气，上出于口。口鼻者，气出入之门户，此胃腑水谷之浊，生此清气，上出于口，以司呼吸而应开阖者也。清者有浊，肺之浊气，下注于经，内积于海，肺为精水之原，清中所生之津液，流溢于下，即所谓谷入于胃，乃传之肺，流溢于中，布散于外。精专者行于经隧，下注于经者，行于经隧也。流溢于中者，内积于海也。海者，下焦精髓之海也，此阴阳清浊之气交也。●朱济公曰：天为阳，地为阴，天一生水，地二生火，火为阳，水为

阴，故清者有浊，浊者有清。●汪昂曰：气血诸海。●《集注》眉批：有形者浊，无形者清。●薛雪曰：大别，言大概之分别也。清者上升，故注于肺；浊者下降，故走于胃。然而浊中有清，故胃之清气上出于口，以通呼吸津液；清中有浊，故肺之浊气下注于经，以为血脉营卫，而其积气之所，乃在气海间也。上气海在膻中，下气海在丹田。●黄元御曰：胃之清气，上出于口，所谓浊而清者，上出于咽也。肺之浊气，下注于经，内积于海，所谓清而浊者，则下行也。海，胃也。●丹波元简曰：张云：大别，言大概之分别也。上文以天气谷气分清浊，而此言清中之浊，浊中之清，其所行复有不同也。清者上升故注于肺，浊者下降故走于胃。然而浊中有清，故胃之清气，上出于口，以通呼吸津液；清中有浊，故肺之浊气，下注于经，以为血脉营卫。而其积气之所，乃在气海间也。上气海在膻中，下气海在丹田。●章楠曰：此承上文受清浊之义，而云阴清阳浊者，谓脏属阴而受清，腑属阳而受浊也。然其浊中有清，清中有浊，又何以分别其所受乎？伯言气之大别者，分别大概之理也。假如吸入之清气，则上注于肺，秽浊之气，下走于胃，是初入于胸，而上下分行，故闻秽气，即作呕逆，而凡疫疠暑湿等邪吸入，即客于胃，而成诸病之类。盖清升浊降，自然之性也。故如胃中谷气之清者，上出于口，如呵出之气也。若肺所受谷气之浊者，谓浓浊之浊，非是秽浊，即所谓脾气散精，上归于肺之津液也，故即下注于经，内积于海。海者，如血海、气海等类。此乃大概分别其所受者也。

40.4　黄帝曰：诸阳皆浊，何阳浊甚乎①？岐伯曰：手太阳②独受阳之浊，手太阴③独受阴之清④；其清者上走空窍⑤，其浊者下行诸经⑥。诸阴皆清，足太阴⑦独受其浊⑧。

①丹波元简曰：诸本无"太"字，《甲乙》"浊"作"独"。【编者按：丹波元简作"何太阳浊甚乎"。】

②汪昂曰：小肠。

③汪昂曰：肺。

④张介宾曰：手太阳，小肠也。小肠居胃之下，承受胃中水谷，清浊未分，秽污所出，虽诸阳皆浊，而此其浊之浊者也，故曰独受阳之浊。手太阴，肺也。肺者，五脏六腑之盖也，为清气之所注，虽诸阴皆清，而此其清之清者也，故曰独受阴之清。

⑤汪昂曰：耳目口鼻。

⑥张介宾曰：此即上文胃之清气上出于口、肺之浊气下注于经之义。空，孔同。

⑦汪昂曰：脾。

⑧杨上善曰：诸阴皆清，诸阳皆浊。诸阳之脉皆浊，未知何经独受中之浊也。胃者，腐熟水谷，传与小肠，小肠受盛，然后传与大肠，大肠传过，是为小肠受秽浊最多，故小肠经受阳之浊也。肺脉手太阴受于清气，其有二别。有清清之气，行于三百六十五络，皆上于面，精阳之气上行目而为精，其别气走耳而为听，其宗气上出于鼻而为臭，其浊气出于唇口为味，皆是手太阴清气行之故也。手太阴清而浊者，下入于脉，行十二经中也。六阴之脉皆清，足太阴以是脾脉，脾主水谷浊气，故足太阴受阴之浊也。●马莳曰：此言阳经受浊，而小肠为尤浊；阴经受清，而肺经为尤清。然阴经虽皆受清，而脾则独受其浊也。帝问：诸阳经皆受浊气，何阳经独受浊气之甚？伯言：手太阳小肠经者，则上承胃之所受，脾之所化，其水谷尚未及分，而秽污俱存，此所以独受阳经之最浊者也，其为浊之

浊乎？且诸阴经皆受清气，何阴经独受清气之甚？唯手太阴肺经则为五脏之华盖，独受阴经之最清者也。故肺金之清气，上走于空窍之中，而其浊气下行于十二经，及内积于膻中之气海，则肺最居上，所以独受阴经之清也，其为清之清乎？然诸阴皆受清气，唯足太阴脾经则胃中浊气赖以运化，所谓独受其浊也，其为清中之浊乎？●张介宾曰：足太阴，脾也。胃司受纳水谷，而脾受其气以为运化，所以独受其浊，而为清中之浊。●张志聪曰：诸阳皆浊，而手太阳独受其浊之甚。盖手太阳小肠，主受盛胃腑之糟粕，有形者皆浊，而糟粕为浊之甚者也。诸阴皆清，而手太阴为五脏之长，华盖于上，故手太阴独受阴之清。空窍者，皮毛之汗空也。手太阴主周身之气，走于空窍，以司呼吸开阖，应天之道也。小肠受盛糟粕，济泌别汁，化而为赤，下行于十二经脉，应地之道也。脾为仓廪之官，主输运胃腑水谷之精汁，故诸阴皆清，而足太阴独受其浊。●杨元如曰：手太阴主天，故独受其清，足太阴主地，故独受其浊。此篇论人之阴阳清浊，应合天地经水。故帝曰十二经脉，应十二经水，伯曰天下之众，又曰气之大别。●《集注》眉批：津液胆汁，皆属有形。又，以阴阳清浊分上下，故曰上走空窍。●薛雪曰：手太阳，小肠也。小肠居胃之下，承受胃中水谷，清浊未分，秽污所出，虽诸阳皆浊，而此其浊之浊者也，故曰"独受阳之浊"。手太阴，肺也。肺者，五脏六腑之盖也，为清气之所注，虽诸阴皆清，而此其清之清者也，故曰"独受阴之清"。足太阴，脾也。胃司受纳水谷，而脾受其气以为运化，所以独受其浊，而为"清中之浊"也。●黄元御曰：空窍，上焦诸官窍也。●丹波元简曰：张云：手太阳，小肠也。小肠居胃之下，承受胃中水谷，清浊未分，秽污所出，虽诸阳皆浊，而此其浊之浊者也，故曰独受阳之浊。手太阴，肺也。肺者，五脏六腑之盖也，为清气之所注，虽诸阴皆清，而此其清之清者也，故曰独受阴之清。其清者上走空窍，此即上文胃之清气，上出于口，肺之浊气，下注于经之义。足太阴，脾也，胃司受纳水谷，而脾受其气以为运化，所以独受其浊，而为清中之浊也。志云：空窍者，皮毛之汗空也。手太阴主周身之气，走手空窍，以司呼吸开阖，应天之道也。小肠受盛糟粕，济泌别汁，化而为赤，下行于十二经脉，应地之道也。脾为仓廪之官，主输运胃腑水谷之精汁，故诸阴皆清，而足太阴独受其浊。●章楠曰：此问诸阳腑皆受浊，何腑独甚乎？伯言手太阳独甚者，盖手太阳小肠，为受盛之官，承受胃中所下水谷糟粕，故独受阳之浊为甚也。手太阴肺为华盖，而部位最高，故独受阴之清。其清气则上升而走空窍，浓浊之气则下行诸经，如上节所云者。若诸阴脏皆受清气所注，而足太阴脾为胃行其津液，故独受水谷浓浊之气，所以脾主肌肉者，肌肉由水谷浊气所生也。此皆言脏腑所受清浊，而行气于经者，故下文有滑涩之分也。

40.5　黄帝曰：治之奈何？岐伯曰：清者其气滑，浊者其气涩，此气之常也。故刺阴者，深而留之；刺阳者，浅而疾之；清浊相干者，以数调之也[①]。

①杨上善曰：诸经多以清者为阳，浊者为阴；此经皆以谷之悍气为浊为阳，谷之精气为清为阴，有此不同也。故人气清而滑利者，刺浅而疾之；其气浊而涩者，刺深而留之；阴阳清浊气并乱，以理调之，理数然也。●马莳曰：此言刺清浊者，必分阴阳诸经。而刺清浊相干，则以术数而调之也。清气属阴，故阴经必清，其气必滑；浊气属阳，故阳经必浊，其气必涩。此乃气之常也。然阴者主里，既曰清而浊者则下行，又曰肺之浊气下行诸经，故凡刺阴经者，必深其针而久留之。阳者主表，既曰浊而清者上出于咽，又曰胃之清

气上出于口，故凡刺阳经者，必浅其针而疾去之。其或清者不升，而浊者不降，乃清浊相干也，当以术数而调之。阴经或浅而疾之，阳经或深而留之，不可以为常也，乃一时权变之宜耳。●张介宾曰：此又以针下之气，言清浊阴阳也。清者气滑，针利于速；浊者气涩，针利于迟。阴者在里，故宜深而留之；阳者在表，故宜浅而疾之。其或清中有浊，浊中有清，乃为清浊相干，当察其孰微孰甚，而酌其数以调之。●张志聪曰：气之滑利者，应天运于外，故浅而疾之。涩浊者，应地居于中，故深而留之。清浊相干者，阴阳之气交，故以数调之。数者，天地之常数也。●朱济公曰：以数调之，与《逆顺》篇之无失常数同义。此篇以人之清浊，合天地之阴阳。下章论人之形体，应天地日月水火。●薛雪曰：此以针下之气言清浊阴阳也。清者气滑，针利于速；浊者气涩，针利于迟；阴者在里，故宜深而留之；阳者在表，故宜浅而疾之。其或清中有浊，浊中有清，乃为清浊相干，当察其孰微孰甚，而酌其数以调之也。●黄元御曰：数，法也。●丹波元简曰：张云：此又以针下之气，言清浊阴阳也。清者气滑，针利于速；浊者气涩，针利于迟。阴者在里，故宜深而留之；阳者在表，故宜浅而疾之。其或清中有浊，浊中有清，乃为清浊相干，当察其孰微孰甚，而酌其数以调之也。志云：以数调之，与《逆顺》篇之无失常数同义。简案：《逆顺肥瘦》篇曰：血浊气涩者，深而留之，血清气滑者，浅而疾之。与本节之义不同，马、张以表里解之，似牵强焉，岂本节阴阳字互误耶？●章楠曰：此言因清浊相干，而致病之治法也。阴所受，清气也，其经深，故当深刺，以其气滑而流走，故必久留其针，俟其气定，然后出针，方能去病也；阳所受，浊气也，其经浅，故当浅刺，以其气涩而钝迟，故针必速入速出，以宣动其气，方能去病也，此皆言其常气之治法耳。如清浊相干而为病者，其滑涩亦不定在阴阳之分别，当详审其病，随宜设法。言以数调之者，盖针之宜久留、宜速疾，必以病人之息数为准。应补应泻，依病人之呼吸以出针、入针而为补泻。一呼一吸，名一息也。义详针灸篇，另有专科，此不录。若药治之法，亦可照此类推矣。●周学海曰：笔清而健，可谓：雷霆走精锐，冰雪净聪明。

卷之七

阴阳系日月第四十一

●马莳曰：日者，即历书之十日也；月者，即历书之一月也。天与人之阴阳相合，而足经应月，手经应日，故名篇。●张志聪曰：积阳为天，积阴为地，天地合气，命之曰人。故身半以上，天气主之，身半以下，地气主之，日以应火，月以应水，人秉先天之水火而成此形。故在上者为阳以应日，在下者为阴以应月，十日应天之十干，十二月应地之十二支，是以足之十二经脉，以应十二月，手之十指，以应十日，人秉天地水火而生，故与天地参也。●丹波元简曰：诸本无篇字。马云：日者，即历书之十日也；月者，即历书之一月也。天与人之阴阳和合，而足经应月，手经应日，故名篇。

41.1　黄帝曰：余闻天为阳，地为阴，日为阳，月为阴，其合之于人，奈何？岐伯曰：腰以上为天，腰以下为地，故天为阳，地为阴，故足之十二经脉，以应十二月，月生于水，故在下者为阴；手之十指，以应十日，日主火，故在上者为阳①。

①杨上善曰：夫人身阴阳应有多种：自有背腹上下阴阳，有脏腑内外阴阳，有五脏雄雌阴阳，有身手足左右阴阳，有腰上下天地阴阳也。腰下为地，故两足各有三阴三阳，应十二月，故十二脉也。人身左右随是一边即有十二脉者，天地通取也。月为太阴之精，生水在地，故为阴也。日为太阳之精，生火在天，故为阳也。●马莳曰：此言人身之阴阳，合于天之阴阳也。积阳为天，故天为阳；积阴为地，故地为阴。日为阳之精，而历家纪日者以之；月为阴之精，而历家纪月者以之。其以人之身，而合之日月者奈何？伯言：人身腰以上为天，腰以下为地。（《素问·六微旨大论》云：天枢之上，天气主之；天枢之下，地气主之；气交之分，人气从之。王注云：天枢穴，在脐之两旁。天枢正当身之中，上分应天，下分应地，中分应气交。天地之气交合之际，谓之气交。）唯腰以上为天，则体在腰之上者为天，属阳也；唯腰以下为地，则体在腰之下者为地，属阴也。故足者，腰之下也，足有三阳三阴，左右共十二经，则与十二月而相应，正以十二月者，十二支为阴也。盖月生于水，水与月皆为阴；宜足之在下为阴者应之也。手者，腰之上也，手有十指，则与十日而相应，每月之内有三旬，每旬计十日，正以每旬者，乃十干为阳也。盖日主火，火与日皆为阳，宜手之在上为阳者应之也。●张介宾曰：日为阳精，故日主火。月为阴精，故月生于水。日为阳，阳数五，五者中数之奇也，二五为十，故旬有十日，而纪日者所以作十干也。月为阴，阴数六，六者中数之偶也，二六一十二，故岁有十二月，而纪月者所以作十二支也。其合于人，则腰以上为天，腰以下为地。手在腰之上，故属阳，而

左右共十指，所以应十日也。足在腰之下，故属阴，而左右共十二经，所以应十二月也。●张志聪曰：积阳为天，积阴为地，天地合气，命之曰人。故身半以上，天气主之，身半以下，地气主之，日以应火，月以应水，人乘先天之水火而成此形。故在上者为阳以应日，在下者为阴以应月，十日应天之十干，十二月应地之十二支，是以足之十二经脉，以应十二月，手之十指，以应十日，人乘天地水火而生，故与天地参也。●丹波元简曰：张云：日为阳精，故日主火；月为阴精，故月生于水。日为阳，阳数五，五者中数之奇也，二五为十，故旬有十日，而纪日者，所以作十干也。月为阴，阴数六，六者中数之偶也，二六一十二，故岁有十二月，而纪月者，所以作十二支也。共合于人，则腰以上为天，腰以下为地。手在腰之上，故属阳，而左右共十指，所以应十日也。足在腰之下，故属阴，而左右共十二经，所以应十二月也。

41.2　黄帝曰：合之于脉，奈何？岐伯曰：寅者，正月之生阳也，主左足之少阳；未者，六月，主右足之少阳。卯者，二月，主左足之太阳；午者，五月，主右足之太阳。辰者，三月，主左足之阳明；巳者，四月，主右足之阳明。此两阳合于前，故曰阳明。申者，七月之①生阴也，主右足之少阴；丑者，十二月，主左足之少阴；酉者，八月，主右足之太阴；子者，十一月，主左足之太阴；戌者，九月，主右足之厥阴；亥者，十月，主左足之厥阴；此两阴交尽，故曰厥阴①。

①杨上善曰：从寅至未六辰为阳，从申至丑六辰为阴。十一月一阳生，十二月二阳生，正月三阳生。三阳已生，能令万物生起，故曰生阳。生物阳气，正月未大，故曰少阳；六月阳气已少，故曰少阳。二月阳气已大，故曰太阳；五月阳气犹大，故曰太阳。三月四月二阳合明，故曰阳明也。五月一阴生，六月二阴生，七月三阴生。三阴已生，能令万物始衰，故曰生阴。生物七月阴气尚少，故曰少阴；十二月阴气已衰，故曰少阴。八月阴气已大，故曰太阴；十一月阴气犹大，故曰太阴。九月、十月二阴交尽，故曰厥阴。厥，尽也。●马莳曰：此言足之十二经，合十二月之十二支者，以其皆为阴也。夫十二月，固以其属十二支而为阴矣。然自正月以至六月，为阴中之阳；自七月以至十二月，为阴中之阴。但前六月之正、二、三月，又为阴中之少阳，故属左足之三阳；四、五、六月为阴中之太阳，故属右足之三阳。是以正月建寅，为阳之生，主左足之少阳，乃胆经脉气所属也。六月建未，则为右足之少阳。（两足第四指已上脉气所行。）二月建卯，主左足之太阳，盖自少而之太，乃膀胱经脉气所属也。五月建午，则为右足之太阳。（两足小指外侧脉气所行。）三月建辰，主左足之阳明，乃胃经脉气所属也。四月建巳，则为右足之阳明。（两足次指脉气所行。）且阳明之义谓何？正以正、二、五、六月为少阳、太阳，而三、四月居于其中，则被两阳合明于其前，故曰阳明也。其后七月、八月、九月，为阴中之阴，故属右足之三阴。十月、十一月、十二月，为阴尽阳生，故属左足之三阴。是以七月建申，为阴之生，主右足之少阴，乃肾经脉气所行也。十二月建丑，则为左足之少阴。（两足心出内踝已上脉气所行。）八月建酉，主右足之太阴，乃脾经脉气所行也。十一月建子，则为左足之太阴。（两足大指内侧已上脉气所行。）九月建戌，主右足之厥阴，乃肝经脉气所行也。十月建亥，则为左足之厥阴。（两足大指外侧已上脉气所行。）且厥

阴之义谓何？正以七月、八月，为阴之初生，而十一、十二月，为阳之初生，惟九、十月，则为阴之尽，故曰厥阴也。厥者，尽也。◉张介宾曰：此言十二支为阴，足亦为阴，故足经以应十二月也。然一岁之中，又以上半年为阳，故合于足之六阳。下半年为阴，故合于足之六阴。人之两足，亦有阴阳之分，则左为阳，右为阴。以上下半年之阴阳而合于人之两足，则正二三为阳中之阳，阳之进也，故正月谓之生阳。阳先于左而后于右，故正月主左足之少阳，二月主左足之太阳，三月主左足之阳明。四五六为阳中之阴，阳渐退、阴渐生也，故四月主右足之阳明，五月主右足之太阳，六月主右足之少阳。然则一岁之阳，会于上半年之辰巳两月，是为两阳合于前，故曰阳明。阳明者，言阳盛之极也。七八九为阴中之阴，阴之进也，故七月谓之生阴。阴先于右而后于左，故七月主右足之少阴，八月主右足之太阴，九月主右足之厥阴。十月十一十二月为阴中之阳，阴渐退、阳渐生也，故十月主左足之厥阴，十一月主左足之太阴，十二月主左足之少阴。然则一岁之阴，会于下半年之戌亥两月，是为两阴交尽，故曰厥阴。厥者，尽也，阴极于是也。此总计一岁阴阳之盛衰，故正与六合，二与五合，三与四合，而阳明合于前也。七与十二合，八与十一合，九与十合，而厥阴合于后也。非如六气厥阴主风木、阳明主燥金者之谓。◉张志聪曰：岁半以上为阳，而主少阳、太阳，岁半以下为阴，而主少阴、太阴，犹两仪之分四象也。两阳合明，故曰阳明，两阴交尽，故曰厥阴，此四象而生太少中之三阳三阴也。男生于寅，故始于正月之少阳，女生于申，故始于七月之少阴；阳从左，故左而右，阴从右，故右而左。按六气主岁，初之气，厥阴风木；二之气，少阴君火；三之气，少阳相火；四之气，太阴湿土；五之气，阳明燥金；终之气，太阳寒水。而《四时调神论》又以少阳主春，太阳主夏，太阴主秋，少阴主冬。《脉解》篇曰：正月太阳寅，寅太阳也。厥阴者辰也，阳明者午也，少阳者申也，少阴者戌也，太阴者子也。而本篇又以寅未主少阳，卯午主太阳，辰巳主阳明，申丑主少阴，酉子主太阴，戌亥主厥阴。《经脉别论》以肝木主春，心火主夏，脾土主长夏，肺金主秋，肾水主冬。木火土金水，此后天之五行也。而《诊要经终》篇又曰：正月二月，人气在肝，三月四月，人气在脾。《天元纪论》子午属少阴，丑未属太阴，寅申属少阳，卯酉属阳明，辰戌属太阳，巳亥属厥阴。而脏腑配合支干，又以子甲属少阳胆，丑乙属厥阴肝，寅辛属太阴肺，卯庚属阳明大肠，辰戊属阳明胃，巳己属太阴脾，午丙属太阳小肠，未丁属少阴心，申壬属太阳膀胱，酉癸属少阴肾，戌属包络相火，亥属三焦相火。《禁服》篇以人迎应春夏，一盛在少阳，二盛在太阳，三盛在阳明，气口应秋冬，一盛在厥阴，二盛在少阴，三盛在太阴。而《阴阳别论》又以少阳为一阳，阳明为二阳，太阳为三阳，阴阳之变化无穷，故曰阴阳者，有名而无形，数之可十，推之可百，数之可千，推之可万。◉丹波元简曰：张云：此言十二支为阴，足亦为阴，故足经以应十二月也。然一岁之中，又以上半年为阳，故合于足之六阳。下半年为阴，故合于足之六阴。人之两足，亦有阴阳之分，则左为阳，右为阴。以上下半年之阴阳，而合于人之两足，则正二三为阳中之阳，阳之进也。故正月谓之生阳。阳先于左而后于右，故正月主左足之少阳、二月主左足之太阳、三月主左足之阳明。四五六为阳中之阴，阳渐退，阴渐生也，故四月主右足之阳明、五月主右足之太阳、六月主右足之少阳。然则一岁之阳，会于上半年之辰巳二月，是为两阳合于前，故曰阳明。阳明者，言阳盛之极也。七八九为阴中之阴，阴之进也，故七月谓之生阴，阴先于右而后于左，故七月主右足之少阴，八月主右足之太阴，九月主右足之厥阴。十月、十一月、十二月为阴中之阳，阴渐退，阳渐生也，故十月主左足之厥阴、十一月主左足之太阴、十二月主左足之少阴。然则一岁之阴会于一半年之戌亥两月，是为两阴交尽，故曰厥阴。厥者，尽也，（案：原见王冰《阴阳离合》注。）阴极于是也。此总计一岁阴阳之盛衰，故正与六合、二与五合、三与四合，而阳明合于前也。七与十二合、八与十一合、九与十合，而厥阴合于后也。非如六气，厥阴主风木，阳明主燥金者之谓。志云：《脉解》篇曰：正月太阳寅，寅太阳也，厥阴者辰也，阳明者午也，少阳者申也，少阴者戌也，太阴者子也。而本篇又以寅末主少阳、卯午主太阳、辰巳主阳明、申丑主少阴、酉子主太阴、戌亥主厥阴。《经脉别论》以肝木主春、心火主夏、脾土主长夏、肺金主秋、肾水主冬。木火土金水，此后天之五行也。

41.3　甲主左手之少阳；己主右手之少阳；乙主左手之太阳，戊主右手之太阳；丙主左手之阳明，丁主右手之阳明，此两火并合，故为阳明。庚主右手之少阴，癸主左手之少阴，辛主右手之太阴，壬主左手之太阴①。

①杨上善曰：甲乙丙丁戊己，为手之阳也；庚辛壬癸，为手之阴也。甲乙为少阳者，春气浮于正月，故曰少阳；己为夏阳将衰，故曰少阳。甲在东方，故为左也；己在中宫，故为右也。乙戊为手太阳者，乙为二月，阳气已大，故曰太阳；戊夏阳盛，故为太阳。乙在东方，戊在中宫，故有左右也。丙丁为阳明者，丙为五月，丁为六月，皆是南方火也，二火合明，故曰阳明也。【编者按：萧延平曰：注"夏阳将衰"，夏衰二字因虫蚀不全，玩其剩处，与夏衰二字相近，证以上注"阳气已少，故曰少阳，阴气已衰，故曰少阴"，于义亦合，谨拟作夏衰二字。】庚癸为少阴者，十二辰为地，十干为天，天中更有阴阳，故甲乙等六为阳，庚辛等四为阴。庚为七月申，阴气未大，故曰少阴；癸为十二月丑，阴气将终，故曰少阴。辛壬为太阴者，辛为八月酉，阴气已大，故曰太阴；壬为十一月子，阴气盛大，故曰太阴。心主厥阴之脉，非正心脉，于十干外，无所主也。●马莳曰：手十指以应十日之图（略）。此言手之十指，合十日之十干者，以其皆为阳也。夫十日，固以其属十干而为阳矣。然自甲至己为阳中之阳，而自庚至癸为阳中之阴。是以甲日，主左手之少阳，乃三焦经脉气所行也，而己日，则属右手之少阳。（两手第四指外侧已上脉气所行。）乙日主左手之太阳，以自少之太，乃小肠经脉气所也，而戊日，则属右手之太阳。两手小指外侧已上脉气所行。丙日主左手之阳明，乃大肠经脉气所行也，而丁日则属右手之阳明。（两手次指已上脉气所行。）所谓阳明者，以少、太二阳之火并合也。庚日主右手之少阴，乃心经脉气所行也，而癸日则属左手之少阴。（两手小指内廉已上脉气所行。）辛日主右手之太阴，乃肺经脉气所行也，而壬日则属左手之太阴。（两手大指内侧已上脉气所行。）自壬至丙皆属左手，自丁至辛皆属右手，手之十指所属者如此。●张介宾曰：此言十干为阳，手亦为阳，故手经以应十日也。十日之中，居前者木火土为阳，居后者金水为阴，阳以应阳经，阴以应阴经，亦如足之与月也。故甲主左手之少阳，乙主左手之太阳，丙主左手之阳明，己主右手之少阳，戊主右手之太阳，丁主右手之阳明。十干之火在于丙丁，此两火并合，故为阳明也。自己以后，则庚辛壬癸，俱金水为阴，故庚主右手之少阴，辛主右手之太阴，癸主左手之少阴，壬主左手之太阴。第足言厥阴而手不言者，盖足以岁言，岁气有六；手以旬言，旬惟五行而已。且手厥阴者心包络也，其脏附心，故不言耳。足手阴阳俱有图。●张志聪曰：太阳主日，少阳主火，故两火并合，是为阳明。阳

明者，离明之象也。明两作离，故两火并合，两阳合阳，是为阳明。手少阴君火主日，手太阴肺金主天，故应手之十指，此阳中有阴也。●朱济公曰：按：《河图洛书》：五位中央而主阳。五行之中，木火为阳，金水为阴，故甲乙丙丁戊己为阳中之阳，庚辛壬癸为阳中之阴。●丹波元简曰：张云：此言十干为阳，手亦为阳，故手经以应十日也。十日之中，主前者水火土为阳，居后者金水为阴，阳以应阳经，阴以应阴经，亦如足之与月也。故甲主左手之少阳、乙主左手之太阳、丙主左手之阳明、己主右手之少阳、戊主右手之太阳、丁主右手之阳明。十干之火，在于丙丁，此两火并合，故为阳明也。自己以后，则庚辛壬癸，俱金水为阴，故庚主右手之少阴、辛主右手之太阴、癸主左手之少阴、壬主左手之太阴。第足言厥阴，而手不言者，盖足以岁言，岁气有六；手以旬言，旬惟五行而已。且手厥阴者心包络也，其脏附心，故不言耳。

41.4 故足之阳者，阴中之少阳也；足之阴者，阴中之太阴也。手之阳者，阳中之太阳也；手之阴者，阳中之少阴也①。腰以上者为阳，腰以下者为阴②。

①杨上善曰：足为阴也，足之有阳，阴中少也，足之有阴，阴中大也。手之六阳，乃是腰以上阳中之阳，故曰太阳。手之六阴，乃是腰以上阳中之阴，阳大阴少，故曰少阴。

②杨上善曰：此上下阴阳也。●马莳曰：此结上文手足所属之干支，左右各有阴阳少太之义，而至于五脏在人，亦有阴阳少太之义也。夫由足之十二经脉应十二月之十二支者观之，则正月左足少阳，二月左足太阳，三月左足阳明，四月右足阳明，五月右足太阳，六月右足少阳，则是足之属阳经者，正以足本为阴；而阳经属焉，乃阴中之少阳也。七月右足少阴，八月右足太阴，九月右足厥阴，十月左足厥阴，十一月左足太阴，十二月左足少阴，则是足之属阴经者，正以足本为阴，而阴经属焉，乃阴中之太阴也。由上文手之十指应十日之十干者观之，则甲主左手之少阳，己主右手之少阳，乙主左手之太阳，戊主右手之太阳，丙主左手之阳明，丁主右手之阳明，则是手之属阳经者，正以手本为阳，而阳经属焉，乃阳中之太阳也。庚主右手之少阴，癸主左手之少阴，辛主右手之太阴，壬主左手之太阴，则是手之属阴经者，正以手本为阳，而阴经属焉，乃阳中之少阴也。夫曰手者，虽腰以上，而凡腰以上者不止于手，皆为阳也。夫曰足者，虽腰以下，而凡腰以下者，不止于足，皆为阴也。●张介宾曰：此即两仪四象之道，阴中无太阳，阳中无太阴。故足为阴，而阴中之阳惟少阳耳，阴中之阴则太阴也。手为阳，阳中之阴惟少阴耳，阳中之阳则太阳也。故以腰之上下分阴阳，而手配十干，足配十二支，而三阴三阳各有所属焉。可见腰以上者，阳中亦有阴；腰以下者，阴中亦有阳也。●张志聪曰：此论手足之阴阳，而阴中有阳，阳中有阴也。上节论太少之阴阳，分于左右，此论太少之阴阳，位于上下，盖阴阳气交于六合之内者也。腰以上者为阳，腰以下者为阴，此阴阳之定位。手经有阴，足经有阳，乃上下之气交。●《集注》眉批：太少阴阳，四象也，有左右上下之位。●丹波元简曰：张云：此即两仪四象之道，阴中无太阳，阳中无太阴。故足为阴，而阴中之阳惟少阳耳，阴中之阴惟太阴也。手为阳，阳中之阴惟少阴耳，阳中之阳则太阳耳。故以腰之上下分阴阳，而手配十干，足配十二支，而三阴三阳，各有所属焉。可见腰以上者，阳中亦有阴；腰以下者，阴中亦有阳也。

41.5　其于五藏也，心为阳中之太阳，肺为阴中之少阴，肝为阴中少阳，脾为阴中之至阴，肾为阴中之太阴①。

①杨上善曰：以上，上下阴阳，此为五脏阴阳。心肺居鬲以上为阳，肝脾肾居鬲以下为阴。故阳者呼，心与肺也；阴者吸，脾与肾也。心肺俱阳，心以属火，故为阳中太阳也；心肺俱阳，肺以属金，故为阳中少阴也。【编者按：萧延平曰：注"阴者吸"，"者"字原缺，据上文"阳者呼"，当是"者"字，谨拟作"者"。】三脏居鬲以下为阴，肝脏属木，故为阴中少阳也。脾在鬲下属土，耳以居下，故为阴中至阴。肾下属水，故为阴中之太阴也。【编者按：萧延平曰：《素问·六节藏象论》谓"肺为阳中之太阴，肾为阴中之少阴，肝为阳中之少阳"。新校正引《太素》"肺为阳中之少阴，肾为阴中之太阴，肝为阴中之少阳"，以证《素问》王注之失，其说甚详，检《素问》卷三第九《六节藏象论》王注下新校正自知。】●马莳曰：其在内之五脏亦然，心肺居膈之上，本为阳也，然心为牡脏，为阳中之太阳；肺为牝脏，为阳中之少阴。脾肝肾居膈之下，本为阴也，然肝为牡脏，为阴中之少阳；脾为牝脏，为阴中之至阴；肾为牝脏，为阴中之太阴。盖以阴阳之大义，阴中有阳，阳中有阴，阴中有太有少，阳中有太有少，故分之为阴阳者，其妙有如是夫！●张介宾曰：五脏以心肺为阳，故居膈上而属手经。肝脾肾为阴，故居膈下而属足经。然阴阳之中，又有阴阳之分，亦如上节足手之义。故《金匮真言论》曰：阳中之阳，心也；阳中之阴，肺也；阴中之阴，肾也；阴中之阳，肝也；阴中之至阴，脾也。义与此同。详阴阳类五。●张志聪曰：心属火而应日，故为阳中之太阳；肺居高而属金，故为阳中之少阴；肝居下而属木，故为阴中之少阳；肾居下而属水，故为阴中之太阴；脾位中央而主坤土，故为阴中之至阴。五脏为阴，而阴中有阳也。●丹波元简曰：张云：五脏以心肺为阳，故居膈上而属手经。肝脾肾为阴，故居膈下而属足经。然阴阳之中，又有阴阳之分，亦如上节手足之义。故《金匮真言论》曰：阳中之阳，心也；阳中之阴，肺也；阴中之阴，肾也；阴中之阳，肝也；阴中之至阴，脾也。义与此同。

41.6　黄帝曰：以治之奈何？岐伯曰：正月、二月、三月，人气在左，无刺左足之阳；四月五月六月，人气在右，无刺右足之阳，七月、八月、九月，人气在右，无刺右足之阴，十月、十一月、十二月，人气在左，无刺左足之阴①。

①杨上善曰：春之三月，人三阳气在左足王处，故不可刺也。夏之三月，人三阳气在右足王处，故不可刺也。秋之三月，人三阴气在右足王处，故不可刺也。冬之三月，人三阴气在左足王处，故不可刺也。●马莳曰：足十二经以应十二月之图（略）。此言足之十二经应十二月，其左右足各有阴阳所属，刺之者，当知所慎也。正月、二月、三月，人气在左足之少阳、太阳、阳明，故用针者，无刺左足之三阳经也；四月、五月、六月，人气在右足之阳明、太阳、少阳，故用针者，无刺右足之三阳经也；七月、八月、九月，人气在右足之少阴、太阴、厥阴，故用针者，无刺右足之三阴经也；十月、十一月、十二月，人气在左足之厥阴、太阴、少阴，故用针者，无刺左足之三阴经也。夫足之十二经，当知慎刺于十二月者如此。则甲、乙、丙日，不可以刺左手之少阳、太阳、阳明；丁、戊、己日，不可以刺右手之阳明、太阳、少阳；庚、辛日，不可以刺右手之少阴、太阴；壬、癸

日，不可以刺左手之太阴、少阴者，可类推矣。●张介宾曰：人气所在，不可以刺，恐伤其王气也。正月在左足之少阳，二月在左足之太阳，三月在左足之阳明，刺所当忌也。四月在右足之阳明，五月在右足之太阳，六月在右足之少阳，刺所当忌。七月在右足之少阴，八月在右足之太阴，九月在右足之厥阴，皆当忌刺。十月在左足之厥阴，十一月在左足之太阴，十二月在左足之少阴，皆当忌刺。愚按：本篇但言人气在足之刺忌而不言手者，盖言足之十二支，则手之十干可类推矣。故甲乙丙在左手之少阳太阳阳明，己戊丁在右手之少阳太阳阳明，庚辛在右手之少阴太阴，癸壬在左手之少阴太阴，皆不可以刺也。●张志聪曰：阳气从左而右，故正二三月，人气在左，四五六月，人气在右。阴气从右而左，故七八九月，人气在右，十月十一十二月，人气在左。圣人春夏养阳，秋冬养阴，以从其根，故无刺其气之所在，盖针刺所以取气故也。●朱济公曰：阴阳二气，皆从足而生，自下而上，故止言足而不言手，盖以从其根也。●丹波元简曰：张云：人气所在，不可以刺，恐伤其王气也。按：本篇但言人气在足之刺忌，而不言手者，盖言足之十二支，则手之十干可类推矣。故甲乙丙在左手之少阳太阳阳明，己戊丁在右手之少阳太阳阳明，庚辛在右手之少阴太阴、癸壬在左手之少阴太阴，皆不可以刺也。

  41.7 黄帝曰：五行以东方为甲乙木王春。春者苍色，主肝，肝者，足厥阴也。今乃以甲为左手之少阳，不合于数，何也？岐伯曰：此天地之阴阳也，非四时五行之以次行也。且夫阴阳者，有名而无形，故数之可十，离之可百，散之可千，推之可万，此之谓也①。

  ①杨上善曰：五行次第阴阳，以甲为厥阴，上下天地阴阳，以甲为阳者，良以阴阳之道，无形无状，裁成造化，理物无穷，可施名以名实，故数之可十，推之可万也。●马莳曰：（按"数之可十"四句，又见《素问》《阴阳离合论》、《五运行大论》。）此承上文而言手经之属十干者，乃天地之阴阳，而非四时所次之阴阳。正以阴阳之义至赜而不可穷也。帝问：五行以东方甲乙木，主于时则为春，其色为苍，其脏主肝，肝者，属足厥阴也。今乃以甲日属左手之少阳，乃三焦经，而不以属之肝经，则是数有不合也。伯言：臣之所列阴阳者，乃天地之阴阳也，非四时五行之次相列之阴阳也。由此观之，则阴阳者，在四时五行，固甲乙属肝，而在天地之阴阳，则又可以三焦属甲，甲与三焦皆少阳，故阴阳各有名色所属，而无形体可泥。数之可十者，此阴阳也，推之而倍十为百，亦不外是。散之而可千者，此阴阳也，推之而倍千为万，亦不外是。变化无穷，真妙矣哉！●张介宾曰：五行以东方甲乙为木而王于春，在色为苍，在脏为肝，在经为足厥阴。今上文以为左手之少阳，是不合于数也，故有此问。天地之阴阳，言变化之多也。夫干支手足者，分上下也。左右少太者，辨盛衰也。今甲为天干之首，故当主左手之少阳，非四时五行之次，厥阴风木之列也。且夫阴阳之道，有名无形，可以十，可以百，可以千，可以万，左右逢原，无非其道，故不可以执一论之。"数之可十"四句，又见前二十九及运气类四。●张志聪曰：经云：东方生风，风生木，木生酸，酸生肝。又曰：东方青色，入通于肝。此天地之五方五时五行五色，以应人之五脏，非天地之阴阳也。天地之阴阳者，十干在上，地支在下，天之十干，化生地之五行，以应人之五脏。地之十二支，上呈天之六气，以应人之十二经脉，是以阴中有阳，阳中有阴，天地定位，上下气交，非四时五行之以次行也。

且夫阴阳者，有名而无形，数之可十可百，推之可万可千，阴阳变化之无穷也。●朱济公曰：有名无形者，以无形而合有形也。●黄元御曰：天地之阴阳，无定者，四时五行之阴阳，以次运行，有定者也，故曰此天地之阴阳，非四时五行之以次行也。离之可十，离，拆也。散之可千，散，分也。●丹波元简曰：张云：天地之阴阳，言变化之多也。夫干支手足者，分上下也。左右少太者，辨盛衰也。今甲为天下之首，故当主左手之少阳，非四时五行之次，厥阴风水之列也。且夫阴阳之道，有名无形，可以十，可以百、可以千，可以万，左右逢源，无非其道，故不可以执一论之。马云：按"数之可十"四句，又见《素问·阴阳离合论》、《五运行大论》，朱济公：有名无形者，以无形而合有形也。●周学海曰：此篇之义，今无可考，而笔自清利可喜。

病传第四十二

●马莳曰：篇内大气入脏，先发于何脏，何日传何脏，即《素问·病传论》之所谓病传也，故以"病传"名篇。然《素问》以论标本病传为一篇，本经以《病本》论标本，以《病传》论病之所传，分为二篇。●张志聪曰：此篇论人之身体，有形层之浅深，有血气之虚实，是以针砭药灸，各守其一，非一人之所尽行也。病传者，谓邪从皮毛而发于腠理，从腠理而入于经脉，从经脉而传溜于五脏。所谓经络受邪，入脏腑为内所因也。●丹波元简曰：马云：篇内大气入脏，先发于何脏，何日传何脏，即《素问·病传论》之所谓病传也，故以"病传"名篇。然《素问》以论标本病传为一篇，本经以《病本》论标本，以《病传》论病之所传，分为二篇。

42.1 黄帝曰：余受九针于夫子，而私览于诸方，或有导引行气①，乔摩②、灸、熨③、刺、焫、饮药之一者，可独守耶④，将尽行之乎⑤？岐伯曰：诸方者，众人之方也，非一人之所尽行也⑥。黄帝曰：此乃所谓守一勿失，万物毕者也⑦。

①丹波元简曰：简案：《巢源》有"虾蟆行气"。
②丹波元简曰：《甲乙》作"按摩"。马云：乔，跷同。
③顾观光曰：《甲乙经》"乔"作"按"。
④丹波元简曰：《甲乙》无"之"字。简案：据《甲乙》"药"下句，义尤明显。
⑤张介宾曰：《灵枢·病传》篇全。乔，跷同。焫，如瑞切。
⑥张介宾曰：谓当因人所宜以施治，是众人各有其方也。●薛雪曰：谓当因人所宜以施治，是众人各有其方也。
⑦马莳曰：（乔，跷同。《素问·移精变气论》：治之极于一，得神者昌。此同旨。）此言诸方可行于众病，非行于一人，然守一可以御万也。诸方者，或导引行气，或蹻足，或按摩，或用灸，或用熨，或用刺，或用焫，或饮药。为医工者；可独守一法而行之，抑亦尽识而行之？伯言：诸方者，所以治众人之病，病有不同，故治之亦异也，岂必于一人

之病而尽用之哉！故帝悟诸方虽行于众病，而医工当知乎守一。守一者，合诸方而尽明之，各守其一而勿失也。庶乎万物之病，可以毕治而无误矣。然守一之理，帝能言之，而其要在于生神，妙哉！神之为一也，下文伯始及之。◉张介宾曰：人得其一，则万变之道可毕矣。《移精变气论》曰：治之极于一。即此谓也。◉张志聪曰：此篇论人之身体，有形层之浅深，有血气之虚实，是以针砭药灸，各守其一，非一人之所尽行也。病传者，谓邪从皮毛而发于腠理，从腠理而入于经脉，从经脉而传溜于五脏。所谓经络受邪，入脏腑为内所因也。如邪入于脏不可以致生，故邪在皮毛者，宜砭而去之；在于脉肉筋骨者，宜针而泻之。邪入于中者，宜导引行气以出之；寒邪之入深者，宜熨而通之。邪在内而虚者，只可饮以甘药；实者可用毒药以攻之。陷于下者，宜灸以启之。是以药石灸刺导引诸方，随众人之所病而施之，非一人之所尽行者也。此章教人知病传之有浅深，如可治之属，即守一勿失，不使大邪入脏而成不救，利济万物之功，毕于此矣。◉薛雪曰：人得其一则万变之道可毕矣。◉黄元御曰：众人之方，非一人之所尽行，言众人各有所长，非一人之所能尽用。守一勿失，则殊途同归，故万物毕。◉丹波元简曰：张云：谓当因人所宜以施治，是众人各有其方也。人得其一，则万变之道可毕矣。《移精变气论》曰：治之极于一。即此谓也。◉周学海曰：诸方之书，各明其一法也。

42.2　今余已闻阴阳之要，虚实之理，倾移之过①，可治之属，愿闻病之变化，淫传绝败而不可治者，可得闻乎？岐伯曰：要乎哉问，道昭乎其如日醒②，窘乎其如夜瞑，能被而服之③，神与俱成，毕将服之，神自得之，生神之理，可著于竹帛，不可传于子孙④。黄帝曰：何谓日醒？岐伯曰：明于阴阳，如惑之解，如醉之醒。黄帝曰：何谓夜瞑？岐伯曰：瘖乎⑤其无声，漠乎其无形，折毛发理⑥，正气横倾，淫邪泮衍，血脉传溜⑦，大气入藏，腹痛下淫⑧，可以致死，不可以致生⑨。

①丹波元简曰：马云：大抵《内经》谓病为有过。
②丹波元简曰：诸本"且"作"日"，此字误，当改。下同。《甲乙》作"旦"亦通。【编者按：丹波元简作"其如且醒"。】
③丹波元简曰：马云：果能佩而服之，则神自生，而与道俱成。【编者按：丹波元简作"彼而服之"。】
④丹波元简曰：马云：可著于竹帛，传之天下后世。盖上达必由心悟，可以待其人而后行也。虽子孙亦不可传之，犹梓匠轮舆，能使人规矩，不能使人巧，故父不得以私诸子也。张云：昭乎如醒，道之明也。窘乎如瞑，察之难也。著之竹帛，则泽及于人；传之子孙，则道私于己，故不可也。
⑤丹波元简曰：诸本作"暗乎"，此字误，当改。【编者按：丹波元简作"瘖乎"。】
⑥丹波元简曰：志云：毛发折而腠理开，开则邪从毛发入，入则抵深而入于腠理，是以正气横倾。
⑦丹波元简曰：《甲乙》"溜"作"留"。志云：传流于血脉而入脏，则伤神。
⑧丹波元简曰：马云：大邪入脏，而腹痛下传，诚有易死难生者。张云：大气，大邪之气也。凡邪之中人，暗乎其无声，不可得而闻也。漠乎其无形，不可得而见也。至其绝

则为折毛发理，正气横倾等证，故有死无生也。

⑨马莳曰：此言守一之旨，在于守道以生神。故明暗异状，而夭病当知也。（按神之为义，有指人身之血气言者，如《素问·八正神明论》所谓"血气者，人之神，不可不谨养"也；有指人身自有神气而言者，如《上古天真论》所谓"形与神俱"、"积精全神"，《调经论》所谓"神有余有不足"，本经《九针十二原》所谓"所言节者，神气之所游行出入也"，《本神》篇所谓"两精相搏谓之神"、"怵惕思虑则伤神"也；有指医工之针法言者，如《八正神明论》所谓"请言神，神乎神"，则指上工之心法有如是也；有自医工本身神气言者，如《终始》篇所谓"专意一神"，《宝命全形》篇所谓"一曰治神"，皆指未针之时而言，又如《九针十二原》所谓"神在秋毫"、"神属勿去"，《宝命全形》篇、《针解》篇所谓"神无营于众物"，皆指用针之时而言也；有自病人神气言者，如《九针十二原》所谓"上守神"，《终始》篇所谓"以移其神"，《八正神明论》所谓"善养神者，必知形之肥瘦，营卫血气之盛衰"，《针解》篇所谓"正其神"、"制其神"也；有自赞扬医工言者，如《邪气脏腑病形》篇所谓"知其病，命曰神"；又自道之神妙而言，如《天元纪大论》所谓"阴阳不测谓之神"；然亦可以指赞扬神圣而言也，若此篇所谓"神与俱成"、"神自得之"、"生神之理"，乃就医工之精神、心法、针法而统言之也。必神之生，然后可以行诸方，故谓之曰守一。）帝问病有阴阳虚实，及倾移之过，（大抵《内经》谓病为有过。）可治之属，（凡病有可治之类。）余皆闻之。然有变化不测，浸淫相传，以至于绝败而不可治者，乃余之未闻也。是帝本以大病难知为疑，而伯乃以上文守一之旨为答，遂叹道之有要，明者为醒，而暗者为瞑。果能佩而服之，则神自生，而与道俱成；又能终身服之，则神自生，而与法俱得。然此生神之理，可著于竹帛，以传之天下后世。盖上达必由心悟，可以待其人而后行也。虽子孙亦不可传之，犹梓匠轮舆，能使人规矩，不能使人巧，故父不得以私诸子也。凡明此道者，如惑之解，如醉之醒，是谓昭乎如日醒也。（惟惑与醉二端，可着得醒字，故借言之。）昧此道者，如病之瘖，无声难闻，如云之漠，无形可据，是谓窘乎其如夜瞑也。何也？凡病之变化淫传，绝败而不可治者，其毫毛折，腠理开，正气横倾，邪气泮衍，大邪入脏，而腹痛下传，诚有易死难生者，非有守一之神，乌能治若病哉！⦿张介宾曰：淫邪传变，未必即危，正气绝败，则不可治矣。昭乎如醒，道之明也。窘乎如瞑，察之难也。著之竹帛，则泽及于人；传之子孙，则道私于己，故不可也。大气，大邪之气也。凡邪之中人，暗乎其无声，不可得而闻也。漠乎其无形，不可得而见也。至其绝败，则为折毛发理，正气横倾等证，故有死无生也。喑音音。⦿张志聪曰：此论形与神俱病，则无由入其腠理，不致血脉流传，而成不救之死证也。阴阳之要者，皮肤肌腠为阳，血脉为阴。肌腠者，三焦通会元真之处。血脉者，神气之所藏也。虚实者，血气之虚实也。如腠理固密，元真通畅，血脉和调，精神内守，邪气何由内入？虚则传溜入脏，而不可以致生。是以生神之理，可着于竹帛，以教化后世，不可传于子孙。盖言调养此神气者，乃自修之功也。倾移之过者，折毛发理，正气横倾也。可治之属者，邪尚在于皮肤肌腠之间，未至血脉传流，大邪入脏也。此言邪在于外，犹为可治之属，守一勿失，不使邪溜于内。故善治者治皮毛，其次治肌肉，其次治经脉，其次治五脏，治五脏者半死半生。盖间传者生，传之于其所胜者不治。若夫病之变化，淫传绝败而不可治者，乃淫邪泮衍，血脉流传，大气入脏，不可以致生也。明于阴阳，如惑之解，如醉之醒，毕将服之，神自得之。所谓上古之人，其知道者，法于阴

阳，和于术数，食饮有节，起居有常，不妄作劳，故能形与神俱，而尽终其天年。瘖乎其无声，漠乎其无形，谓不知道者，肤腠空疏，血脉虚脱。虚邪之中人也微，莫知其情，莫见其形，渐致淫邪入脏，不可以致生。夫邪之中于人也，始于皮毛，则毛发折而腠理开，开则邪从毛发入，入则抵深而入于腠理。腠理者，三焦通会元真之处，是以正气横倾，淫邪泮衍于肌腠之间，则传流于血脉，而内入于脏矣。盖经脉内属于脏腑，外络于形身，是以经脉受邪，入脏腑为内所因也。淫邪泮衍于肌腠则伤气，传流于血脉而入脏则伤神，神气并伤，故可以致死，而不可以致生。是以圣人之教下也，虚邪贼风，避之有时，恬淡虚无，精神内守，病从何来？故可著于竹帛，盖欲使天下后世子孙黎民，咸知此养生之道焉。●《集注》眉批：神气也。●薛雪曰：淫邪传变，未必即危，正气绝败，则不可治矣。昭乎如醒，道之明也；窘乎如暝，察之难也。大气，大邪之气也。凡邪之中人，瘖乎其无声，不可得而闻也；漠乎其无形，不可得而见也。至其绝败，则为折毛发理、正气横倾等症，故有死无生也。●黄元御曰：道之光明，昭乎其如日醒，道之幽微，窘乎其如夜暝。毕，终也。服，习也。服习之久，故神自得之。生神之理，可著于竹帛，不可传于子孙，言淫传绝败之义，至显而至晦也。日醒者，哲人明于阴阳，如惑之解，如醉之醒也。夜暝者，不知阴阳，失于保护，邪之中人，瘖而无声，漠而无形，折毫毛而发腠理，正气横倾，（倾，败也。）淫邪泮涣游衍，血脉传溜不停，大气入脏，腹痛下淫（淫泆），可以致死，不可致生也。●江有诰曰：道昭乎其如日醒，窘乎其如夜暝，能被而服之，神与俱成，（耕部）毕将服之，神自得之。生神之理，可著于竹帛，不可传于孙子。（之部）

42.3 黄帝曰：大气入藏，奈何？岐伯曰：病先发于心，一日而之肺，三日而之肝，五日而之脾，三日不已，死。冬夜半，夏日中①。

①马莳曰：（按《素问·标本病传论》云：夫病传者，心病先心痛，一日而咳；三日胁支痛；五日闭塞不通，身体重；三日不已死。冬夜半，夏日中。）此承上文而言大气入脏者，即五脏之相克为传，遂以心之病传者而先言之也。大气入脏者，即《素问·标本病传论》之所谓"病传"也。夫病传者，病若先发于心，其证先心痛，以脏真通于心也。故火来乘金，一日即传之于肺，其证当为咳，以肺之变动为咳也。又三日，则四日矣，金来乘木，传之于肝，其证当胁支痛，以肝脉循胁肋也。又五日，则九日矣，木来乘土，传之于脾，其证当闭塞不通，身痛体重，以脾主肉而肉重也。又三日，则十二日矣，其病不已则死。但冬属水，而冬之夜半，其水尤胜，惟水克火，故冬死于夜半。夏属火，而夏之日中，其火尤胜，今心火已绝，火不能持，故夏死于日中也。（按：《素问》言病，《灵枢》言脏，其实病即脏之病也，盖《素问》承上文甚者独行而言耳。）●张介宾曰：病发于心而传于肺，火乘金也。三日而金复乘木，故传之肝也。五日而木复乘土，故传之脾也。再三日而邪气不退，其甚则死。冬月夜半，水王之极也。夏月日中，火王之极也。心火畏水，故冬则死于夜半。阳邪亢极，故夏则死于日中。盖衰极亦死，盛极亦死，有所偏胜，则有所偏绝也。五行之气，无不皆然，下文之义皆仿此。●张志聪曰：此论大邪入脏，传于其所不胜而死。盖五脏秉五方五行之气而生，故生于相生，而死于相胜也。病先发于心，一日而传之肺，三日而传之肝，五日而传之脾，皆逆传其所不胜，再至三日不已

而死。夫心为火脏，冬主水，夏主火，冬夜半者，水胜而火灭也。夏日中者，亢极而自焚也。●杨元如曰：按：《素问·玉机真藏论》，病入于五脏，逆传于所胜，尚可按可浴可药可灸以救之。故曰三日不已死，谓邪入于脏，犹有可已之生机。故首言导引、行气、乔摩、灸熨、刺焫、饮药，末言诸病以次相传者，皆有死期，不可刺也。盖邪在于形层者宜刺，入于脏者，止可按摩、饮药以救之。圣人救民之心，无所不用其极。●《集注》眉批：木生酸，酸生肝，肝生筋，筋生心，木生火，而火生土也。●薛雪曰：病发于心而传于肺，火乘金也；三日而金复乘木，故传之肝也，五日而木复乘土，故传之脾也；再三日而邪气不退，其甚则死；冬月夜半，水王之极也；夏月日中，火王之极也。心火畏水，故冬则死于夜半；阳邪亢极，故夏则死于日中。盖衰极亦死，盛极亦死，有所偏胜，则有所偏绝也；五行之气无不皆然。下文之义皆仿此。●黄元御曰：冬夜半，水旺火败也。夏日中，火胜无制也。●丹波元简曰：张云：病发于心而得于肺，火乘金也，三日而金复乘木，故传之肝也。五日而木复乘土，故传之脾也。再三日而邪气不退，其甚则死冬月夜半，水王之极也。夏月日中，火王之极也，心火畏水，故冬则死于夜半，阳邪亢极，故夏则死于日中，盖衰极亦死，盛极亦死，有所偏胜，则有所偏绝也。五行之气，无不皆然，下文之义皆仿此。马云：《素问·标本病传论》言病，本篇言脏，其实病即脏之病也。

42.4　病先发于肺，三日而之肝，一日而之脾，五日而之胃，十日不已，死。冬日入，夏日出①。

①马莳曰：(《标本病传论》云：肺病喘咳，三日而胁支满痛；一日身重体痛；五日而胀；十日不已死。冬日入，夏日出。)此言邪气入肺，而有相传之死期也。病先发于肺，其证当为喘为咳。过三日，则金来乘木，传之于肝，其证当胁支满痛。又一日，则四日矣，木来乘土，传之于脾，其证当身重体痛。又五日，则九日矣，脾邪乘胃，其证当为胀。又十日，则十九日矣，其病不已则死。但冬之日入在申，时虽属金，金衰不能扶也，故冬死于日入。夏之日出在寅，木旺火生，肺气已绝，非火盛而死，故夏死于日出也。●张介宾曰：自肺而肝，自肝而脾，皆传所胜也。自脾而胃，表里相传也。肺邪王于申酉，故冬则死于日入。金气绝于寅卯，故夏则死于日出。●杨元如曰：肺主气，日出而气始隆，日入而气收引。冬日入者，气入而绝于内也。夏日出者，气出而绝于外也。按：止言冬夏而不言春秋者，四时之气，总属寒暑之往来，夜半日中，阴阳之分于子午也。日出日入，阴阳之离于卯酉也。病传之一三五日者，乃天之奇数。盖五脏生于地之五行，而本于天干之所化。●薛雪曰：自肺而肝，自肝而脾，皆传所胜也。自脾而胃，表里相传也。肺邪壬于申、酉，故冬则死于日入，金气绝于寅、卯，故夏则死于日出。●黄元御曰：冬日入，金旺水生也。夏日出，木旺生火也。●丹波元简曰：张云：自肺而肝，自肝而脾，皆传所胜也。自脾而胃，表里相传也。肺邪王于申酉，故冬则死于日入。金气绝于寅卯，故夏则死于日出。杨元如云：按：止言冬夏而不言春秋者，四时之气，总属寒暑之往来，夜半日中，阴阳之分于子午也。日出日入，阴阳之离于卯酉也。病传之一三五日者，乃天之奇数。盖五脏生于地之五行，而本于天干之所化。简案：病传日数，未详本于何义，杨说难通。

42.5　病先发于肝，三日而之脾，五日而之胃，三日而之肾，三日不已，死。冬日入，夏蚤食①。

①马莳曰：(《标本病传论》云：肝病头目眩，胁支满，三日体重身痛；五日而胀；三日腰脊、小腹痛，胫痠；三日不已死。冬日入，夏蚤食。蚤，当从早。)此言邪气入肝，而有相传之死期也。病先发于肝，其证当头目眩，而胁支满。过三日，则木来乘土，传之于脾，其证当体重、身痛。又五日，则八日矣，脾传于胃腑，其证当为胀。又三日，则十一日矣，则土来乘水，传之于肾，其证当腰脊、小腹俱痛，胫中觉痠，正以肾脉起于足，循腨内，出腘内廉，贯脊属肾，络膀胱；又腰为肾之府，故病如是也。又三日，则十四日矣，其病不已则死。但冬之日入在申，以金旺木衰，故冬死于日入。夏之早食在卯，以木旺亦不能扶，故夏死于早食也。●张介宾曰：此肝木传土，而土邪复传水脏也。木受伤者，金胜则危，故冬畏日入。肝发病者，木则同剧，故夏畏早食时也。●杨元如曰：按：《素问·标本病传论》云：肝病，头目眩，胁支满，三日体重身痛，五日而胀，三日腰脊小腹痛胫痠，三日不已死。冬日入，夏蚤食，盖病先发于肝，故头目眩而胁支满；三日而之脾，则体重身痛；五日而之胃，则胀；三日而之肾，则腰脊小腹痛，胫痠。冬日入，夏蚤食，乃木气绝于卯酉金旺之时。●薛雪曰：此肝木传土，而土邪复传水脏也。木受伤者，金胜则危，故冬畏日入，肝发病者，木强则剧，故夏畏早食时也。●黄元御曰：冬日入，金旺木刑也。夏早食，火旺木虚也。●丹波元简曰：张云：此肝木传土，而土邪复传水脏也。水受伤者金胜则危，故冬畏日入，肝发病者，木衰则剧，故夏畏早食时也。马云：冬之日入在申，以金旺木衰，故冬死于日入。夏之早食在卯，以木旺亦不能扶，故夏死于早食也。

42.6 病先发于脾，一日而之胃，二日而之肾，三日而之膂膀胱，十日不已，死。冬人定，夏晏食①。

①马莳曰：(《标本病传论》云：脾病身痛、体重，一日而胀；二日少腹、腰脊痛，胫痠；三日背䐃筋痛，小便闭；十日不已死。冬人定，夏晏食。)此言邪气入脾，而有相传之死期也。病先发于脾，其证当身痛、体重。一日而自传于胃腑，其证当为胀。又二日，则三日矣，土来乘水，乃传于肾，其证当少腹、腰脊痛，而胫痠也。又三日，则六日矣，肾自传于伏膂之脉、膀胱之腑，其证当背䐃筋痛，而小便亦闭也。又十日，则十六日矣，其病不已死。但冬之人定在亥，以土不胜水，故冬死于人定。夏之晏食在寅，以木来克土，故夏死于晏食也。●张介宾曰：此土邪乘水而表里俱相传也。人定在亥，而土病于冬者畏之，寒水反能侮土也。晏食在巳，而脾病于夏者畏之，以戊己王乡而合邪为患也。●杨元如曰：按《素问·标本病传论》云：脾病身重体痛，一日而胀，二日少腹腰脊痛胫酸，三日背膂筋痛，小便闭，十日不已死。冬人定，夏晏食，盖病发于脾，则身痛体重，一日而之胃则胀，二日而之肾，则少腹腰脊痛，胫痠。膂膀胱者，膀胱附于脊背之膂筋也。是以三日而之膂膀胱，则背膂筋痛，小便闭。人定在寅，木旺而土绝也。夏之晏食在亥，水泛而土败也。●薛雪曰：此土邪乘水，而表里俱相传也。人定在亥，而土病于冬者畏之，寒水反能侮土也，晏食在巳，而脾病于夏者畏之，以戊巳王乡而合邪为患也。●黄元御曰：夹脊之肉曰膂，膀胱之经所行也。冬人定，水旺侮土也。夏晏食，金旺上虚也。●丹波元简曰：张云：此土邪乘水而表里俱相传也。人定在亥，而土病于冬者畏之，寒水反能侮土也。晏食在巳，而脾病于夏者畏之，以戊己王乡，而合邪为患也。杨元如

云：䯒膀胱者，膀胱附于脊背之䯒筋也。是以三日而之䯒膀胱，则背䯒筋痛（见《标本病传》篇），小便闭。人定在寅，水旺而土绝也。夏之晏食在亥，水泛而土败也。马云：冬之人定在亥，以土不胜水，故冬死于人定。夏之晏食在寅，以木来克土，故夏死于晏食也。简案：晏，《玉篇》：晚也。《淮南·天文训》：日至于桑野，是谓晏食。盖以理推之，人定在亥，晏食在戌（见《标本病传》高注）。

42.7 病先发于胃，五日而之肾，三日而之䯒膀胱，五日而上之心，二日不已，死，冬夜半，夏日昳①。

①马莳曰：（《标本病传论》云：胃病胀满，五日少腹、腰脊痛，胻痠；三日背胠筋痛，小便闭；五日身体重；六日不已死。冬夜半，夏日昳，昳，徒结切。）此言邪气入胃，而有相传之死期也。胃病者，其证当胀满。五日则胃传于肾，其证当少腹、腰脊痛，而胻痠也。又三日，则八日矣，肾病自传于腑，其证当背胠筋痛，而小便自闭也。又五日，则十三日矣，又上而传之于心，其证当心痛。又二日，则十五日矣，其病不已则死。但冬之半夜属子，土不胜水，故冬死于夜半。夏之日昃在未，土气正衰，故夏死于日昳也。（按：《标本病传论》云："五日身体重"，与此"五日而上之心"者不同。又"六日不已死"，与此"二日不已死"亦不同。下节大抵皆然。）●张介宾曰：此土邪传水而水复传火，故自膀胱以及于心也。下文《标本病传论》云：冬夜半后，丑也；夏日昳，未也。皆土王之时，故胃病逢之，气极则败。昳音迭。●张志聪曰：（昳音笛，日昃也。）按：《素问·标本病传论》云：胃病胀满，五日少腹腰脊痛胻痠，三日背腹筋痛，小便闭，五日身体重，六日不已死，冬夜半，夏日昳。盖病先发于胃，故胀满，五日而之肾，则少腹腰脊痛胻痠，三日而之䯒膀胱，则背腹筋痛，五日而上之心，则身体重。盖心主血脉，血脉者，所以濡筋骨而利关节者也。二乃火之生数，六日者，水之成数也。死于二日者，火之生气绝也，死于六日者，水乘而火灭也。故冬夜半者，即水乘火灭之义，夏日昃者，亦太阳之生气绝也。●朱济公曰：冬主水，夏主火，日昃者，盛而始亏之时。●薛雪曰：此土邪传水，而水复传火，故自膀胱以及于心也。冬夜半后，丑也，夏日昳，未也，皆土王之时，故胃病逢之，气极则败。昳，音迭。●黄元御曰：冬夜半，水旺侮土也。夏日昳，土旺湿生也（日昃曰昳）。●丹波元简曰：张云：此土邪传水，而水复传火，故自膀胱以及于心也。《标本病传论》曰：冬夜半后，丑也；夏日昳，未也。皆土王之时。故胃病逢之，气极则败。志云：昳，音笛，日昃也。

42.8 病先发于肾，三日而之䯒膀胱，三日而上之心，三日而之小肠，三日不已，死。冬大晨，夏晏晡①。

①马莳曰：（《标本病传论》云：肾病者，少腹、腰脊痛，胻痠；三日背胠筋痛，小便闭；三日腹胀；三日两胁支痛，二日不已死，冬大晨，夏晏晡。）此言邪气入肾，而有相传之死期也。肾病者，其证当少腹、腰脊痛，胻痠。三日则自传于膀胱之腑，其证当背胠筋痛，而小便亦闭也。又三日，则六日矣，水来乘火，膀胱上而之心，其证当心痛也。又三日，则九日矣，心自传小肠之腑，其证当小腹胀也。又二日，则十一日矣，其病不已则死。但冬之大明在寅末，夏之晏晡以向昏，土能克水，故冬死于大晨，而夏死于晏晡

也。●张介宾曰：此水病乘火而表里皆相传也。大晨，辰刻也，为水之库。晏晡，戌时也，土能伐水。故病发于肾者，不能出乎此也。晡，邦模切。●张志聪曰：按《素问·标本病传论》曰：肾病者，少腹腰脊痛胻痠，三日背膂筋痛，小便闭，三日腹胀，三日两胁支痛，二日不已死。盖病先发于肾，故少腹腰脊痛胻痠，三日而之膂膀胱，则背膂筋痛，小便闭。三日而上之心，则腹胀。盖足少阴肾脉，下络膀胱，上从腹注胸中，入肺络心，此邪入于脏，亦从血脉流传也。上节病在心，故身体重，此从膀胱而上传于心，复从心而下传小肠，故腹胀也。冬大晨者，乃寅卯木旺之时，木旺则泄其水之气矣。夏晏晡，土气所主之时，土克水也。三日者，水火之生气并绝。二日者，火之生气绝也。盖病之且死，有死于先发之脏气绝者，有死于所传之脏气绝者，是以《灵》、《素》经中，少有不同，学者自当理会。●薛雪曰：此水病乘火，而表里皆相传也。大晨，辰刻也，为水之库。晏晡，戌时也，土能伐水。故病发于肾者，不能出乎此也。●黄元御曰：冬大晨，火生水死也。夏晏晡，土旺水刑也（申时曰晡）。●丹波元简曰："早"马、张、志作"晏"，他本并作"早"。简案：据《标本病传论》作"晏"为是。张云：此水病乘火，则表里皆相传也。大晨，辰刻也，为水之库。晏晡，戌时也，土能伐水。故病发于肾者，不能出乎此也。马云：冬之大明在寅末，夏之晏晡以向昏，土能克水，故冬死于大晨，而夏死于晏晡也。【编者按：丹波元简作"夏早晡"。】

42.9　病先发于膀胱，五日而之肾，一日而之小肠，一日而之心，二日不已，死。冬鸡鸣，夏下晡①。

①马莳曰：（《标本病传论》云：膀胱病，小便闭，五日少腹胀，腰脊痛，胻痠；一日腹胀；一日身体痛；二日不已死。冬鸡鸣，夏下晡。）此言邪入膀胱，而有相传之死期也。膀胱病者，其证当小便闭。五日则自传于肾，其证当少腹胀，腰脊痛，而胻痠也。又一日，则六日矣，水来乘火，肾传之小肠，其证当小腹胀也。又一日，则七日矣，又传于心，其证当心痛也。又二日，则九日矣，其病不已死。但冬之鸡鸣在丑，土克水，故冬死于鸡鸣。夏之下晡在申，金衰不能生水，故夏死于下晡也。●张介宾曰：此亦水火二脏自表而里之相传也。冬之鸡鸣在丑，阴之极也。夏之下晡在未，水所畏也。膀胱为水府，故其盛极衰极皆能死。●张志聪曰：按：《标本病传论》云：膀胱病，小便闭，五日少腹胀，腰脊痛，胻痠，一日腹胀，一日身体痛，二日不已死。盖病发于膀胱，故小便闭，五日而之肾，则少腹胀，腰脊痛胻痠。一日而之小肠，则腹胀，一日而之心，故身体痛也。冬鸡鸣，夏下晡，即上节大晨晏晡之时也。按：五脏相传，而有膀胱胃腑者，胃居中央，为水谷之海，乃五脏之生原，太阳为诸阳主气也。●薛雪曰：此亦水火两脏，自表而里之相传也。冬之鸡鸣在丑，阴之极也，夏之下晡在未，水所畏也。膀胱为水腑，故其盛极衰极皆能死。●黄元御曰：冬鸡鸣，水旺无制也。夏下晡，土旺水刑也（下晡，申后）。●丹波元简曰：张云：此亦水火二脏自表而里之相传也。冬之鸡鸣在丑，阴之极也。夏之下晡在未，水所畏也。膀胱为水府，故其盛极衰极，皆能死。志云：冬鸡鸣，夏下晡，即上节大晨晏晡之时也。按：五脏相传，而有膀胱胃腑者，胃居中央，为水谷之海，乃五脏之生原，太阳为诸阳主气也。简案：《甲乙》合本篇及《标本病传论》，成篇当参考。

42.10　诸病以次相传，如是者，皆有死期，不可刺也；间一脏及二、三、四藏者，乃可刺也①。

①马莳曰：(《标本病传论》同。按《难经·五十三难》：七传者死，间脏者生。与此篇大义同。) 此结言相传而为甚者死，不可刺；间脏而为生者，可刺之也。诸经之病，皆有相克之次，是相传为病之甚，甚者独行，故有死期，不可刺。若间传而为相生，则间一脏为始，及三、四脏，是乃相生之次，所谓间者并行，乃可刺以治之也。●张介宾曰：间脏义，详脉色类十二。七传义，详藏象类二十四。●张志聪曰：《玉机真脏论》曰：五脏相通，移皆有次，五脏有病，则各传其所胜。病之且死，必先传行，至其所不胜，病乃死。故如是者，乃逆传其所胜，皆有死期，不可刺也。如间一脏者，乃心传之肝，肺传之脾，子行乘母也。间二脏者，心传之脾，肺传之肾，乃母行乘子。子母之气，互相资生者也。间三脏者，心传之肾，肺传之心，从所不胜来者为微邪也。按五脏间传，只有间三而无间四。所谓间四脏者，以脏传之腑，而腑复传之于他脏，盖腑亦可以名脏也。●杨元如曰：按：《五脏别论》黄帝问曰：余闻方士或以脑髓为脏，或以肠胃为脏。盖藏货物曰腑，故腑亦可以名脏。●黄元御曰：此与《素问·标本病传论》大略相同。●丹波元简曰：云：《玉机真藏论》曰：五脏相通，移皆有次，五脏有病，则各传其所胜。病之且死，心先传行，至其所不胜病乃死。故如是者，乃逆传其所胜，皆有死期，不可刺也。如间一脏者，乃心传之肝，肺传之脾，子行乘母也。间二脏者，心传之脾，肺传之肾，乃母行乘子。子母之气，互相资生者也。间三脏者，心传之肾，肺传之心，从所不胜来者为微邪也。按：五脏间传，止有间三而无间四。所谓间四脏者，以脏传之腑，而腑复传之于他脏，盖腑亦可以名脏也。马云：《难经·五十三难》：七传者死，间脏者生。与此篇大义同。●周学海曰：布局运笔，缓急得宜，操纵有力。

淫邪发梦第四十三

●马莳曰：内有淫邪泮衍，使人卧不得安而发梦，故名篇。●张志聪曰：此章论正邪从外袭内，若有若无，而未有定舍，与营卫俱行于外内肌腠募原之间，反淫于脏，不得定处，而与魂魄飞扬，使人卧不得安而喜梦。●丹波元简曰：诸本无篇字。马云：内有淫邪泮衍，使人卧不得安而发梦，故名篇。

43.1　黄帝曰：愿闻淫邪泮衍①，奈何？岐伯曰：正邪从外袭内，而未有定舍，反淫于藏，不得定处，与营卫俱行，而与魂魄飞扬，使人卧不得安而喜梦②；气淫于府，则有余于外，不足于内③；气淫于藏，则有余于内，不足于外④。

①丹波元简曰：张云：言奇邪为梦，变幻无穷也。简案：泮，散也。《诗·邶风》：迨冰未泮。

②张介宾曰：淫邪泮衍，言奇邪为梦，变幻无穷也。正邪者，非正风之谓，凡阴阳劳逸之感于外，声色嗜欲之动于内，但有干于身心者，皆谓之正邪，亦无非从外袭内者也。

惟其变态恍惚，未有定舍，故内淫于脏，则于营卫魂魄，无所不乱，因令人随所感而为梦。●薛雪曰：淫邪泮衍，言奇邪为梦，变幻无穷也。正邪者，非正风之谓，凡阴阳劳逸之感于外，声色嗜欲之动于内，但有干于身心者，皆谓之正邪，亦无非从外袭内者也。惟其变态恍惚，未有定舍，故内淫于脏，则于营卫魂魄无所不乱，因令人随所感而为梦。●丹波元简曰："反淫"《千金》作"及淫"。张云：正邪者，非正风之谓，凡阴阳劳逸之感于外，声色嗜欲之动于内，但有干于身心者，皆谓之正邪，亦无非从外袭内者也。惟其变态恍惚，未有定舍，故内淫于脏，则于营卫魂魄，无所不乱，因令人随所感而为梦。

③张介宾曰：气盛于阳也。●薛雪曰：气盛于阳也。

④马莳曰：淫邪者，非另有其邪，即后篇燥、湿、寒、暑、风、雨之正邪，从外袭内，而未有定舍，及淫于脏腑，即前篇之大气入脏也，与营为阴气、卫为阳气者俱行，而与魂魄飞扬，使人卧不得安，而多发为梦。此邪淫之于腑，则腑主外，其外为有余，而内则不足；此邪淫之于脏，则脏主内，其内当有余，而外则不足。●张介宾曰：气盛于阴也。●薛雪曰：气盛于阴也。●张志聪曰：此承上章论淫邪泮衍，而有虚邪正邪之别也。虚邪者，虚乡不正之淫邪，中人多死。正邪者，风雨寒暑，天之正气也。夫虚邪之中人也，洒淅动形，正邪之中人也微，先见于色，不知于身，若有若无，若亡若存，有形无形，莫知其情。是以上章之淫邪泮衍，血脉传溜，大气入脏，不可以致生者，虚邪之中人也。此章论正邪从外袭内，若有若无，而未有定舍，与营卫俱行于外内肌腠募原之间，反淫于脏，不得定处，而与魂魄飞扬，使人卧不得安而喜梦。夫邪之折毛发理，邪从皮毛入，而发于腠理之间。腠理者，在外肤肉之纹理，在内脏腑募原之肉理，卫气所游行出入之理路也。是以淫邪泮衍，与营卫俱行，行于募原之肉理，则反淫于脏矣。夫心藏神，肾藏精，肝藏魂，肺藏魄，脾藏意，随神往来谓之魂，并精而出为之魄。志意者，所以御精神，收魂魄者也。与魂魄飞扬而喜梦者，与五脏之神气飞扬也。腑为阳而主外，脏为阴而主内，邪气与营卫俱行于脏腑募原之间，故气淫于脏，则有余于内，不足于外；气淫于腑，则有余于外，不足于内。●章楠曰：泮衍者，漫溢延绵也。正邪谓寻常风寒，而非虚邪贼风之猛厉者，故受之而不甚觉，其邪从外袭内，未有定舍定处，与营卫之气混淆，卫气昼行于阳，夜行于阴，邪气混乱，而与魂魄飞扬，使人卧不得安而发梦。以邪淫之处为有余，无邪之处为不足，脏为阴为内，腑为阳为外，邪或在阴在阳，则使阴阳偏亢不和，而心神亦必不宁。盖神无形而气有形，神者气之体，气者神之用，故气和则神定而安，神动则气乱不顺，是以邪扰其气，则神变幻而成梦，情欲动神，则气耗伤而致病，以神气本为一物，而分体用者也。

43.2　黄帝曰：有余不足，有形乎？岐伯曰：阴气盛，则梦涉大水而恐惧①；阳气盛，则梦大火而燔焫②；阴阳俱盛，则梦相杀③。上盛则梦飞④，下盛则梦堕⑤；甚饥则梦取⑥，甚饱则梦予⑦；肝气盛，则梦怒⑧，肺气盛，则梦恐惧、哭泣、飞扬⑨；心气盛，则梦善笑⑩恐畏⑪；脾气盛，则梦歌乐、身体重不举⑫；肾气盛，则梦腰脊两解不属⑬。凡此十二盛者⑭，至而写之，立已⑮。

①张介宾曰：以阴胜阳，故梦多阴象。●薛雪曰：以阴胜阳，故梦多阴象。

②张介宾曰：以阳胜阴，故梦多阳象。炳，如瑞切。●薛雪曰：以阳胜阴，故梦多阳象。●顾观光曰：《御览》三百九十七引《针经》，"梦"下有"涉"字，"炳"作"灼"，与《素问·脉要精微论》同。

③张介宾曰：俱盛则争，故梦相杀。●李中梓曰：俱盛则争。●薛雪曰：俱盛则争，故梦相杀。●顾观光曰：此下《御览》有"毁伤"二字，与《素问》同。

④张介宾曰：阳胜者亲乎上也。●薛雪曰：阳胜者亲乎上也。

⑤张介宾曰：阴胜者亲乎下也。●薛雪曰：阴胜者亲乎下也。●李中梓曰：本乎天者亲上，本乎地者亲下。

⑥张介宾曰：因不足也。●薛雪曰：因不足也。●丹波元简曰：《甲乙》"下甚"作"下盛"，"盛饥"作"甚饥"。马云"甚"当作"盛"，"盛"当作"甚"。【编者按：丹波元简作"下盛则梦随"。】

⑦张介宾曰：因有余也。●薛雪曰：因有余也。

⑧张介宾曰：肝在志为怒也。●薛雪曰：肝在志为怒也。

⑨张介宾曰：肺在志为忧，故梦恐惧哭泣。肺主气，故梦飞扬。●李中梓曰：肺主气，故梦飞扬。●薛雪曰：肺在志为忧，故梦恐惧哭泣，肺主气，故梦飞扬。●丹波元简曰：张云：肺在志为忧，故梦恐惧哭泣。肺主气，故梦飞扬。

⑩顾观光曰：《御览》"善"作"喜"，《脉经》同。

⑪张介宾曰：心在志为喜，在变动为忧也。●薛雪曰：心在志为喜，在变动为忧也。

⑫张介宾曰：脾喜音乐，在声为歌，其主肌肉也。●薛雪曰：脾喜音乐，在声为歌，其主肌肉也。●丹波元简曰：《甲乙》"重"下有"手足"二字。

⑬张介宾曰：腰为肾之府，故若腰脊不相连属。●薛雪曰：腰为肾之府，故若腰脊不相连属。●丹波元简曰：张云：腰为肾之府，故若腰脊不相连属。

⑭丹波元简曰：马云：凡此十二盛者，在腑则有余于外，在脏则有余于内。凡有梦至时，即知其邪之在何脏腑，遂用针以泻之，其邪可立已矣。盖腑梦泻腑，脏梦泻脏也。

⑮马莳曰：（按阴气盛至肺气盛，又见《素问·脉要精微论》外，《方盛衰论》亦有诸梦。）此承前篇而明淫邪泮衍之义，先以脏腑十二盛之发梦者言之也。试以有余者观之，阴气者，营气也。营气盛，则梦涉大水，而有恐惧之状，盖大水属阴故也。阳气者，卫气也。卫气盛，则梦见大火，而有燔炳之势，盖大火属阳故也。若阴阳俱盛，则营卫二气皆盛也，内外有余，阴阳相争，其梦主于相杀。且手部属阳，故上部邪盛，则梦飞扬；足部属阴，故下部邪盛，则梦堕坠。如饥至太甚，则梦有所取；如饱至太甚，梦有所与。肝之邪盛，则梦多怒，以肝之志为怒也。肺之邪盛，则梦恐惧、哭泣而飞扬，以肺之声为哭也。心之邪盛，则梦善笑而恐畏，以心之声为笑，而其志主于忧也。脾之邪盛，则梦歌乐及体重不能举，以脾之声为歌，而其体主肉也。肾之邪盛，则梦腰脊两解，不相连属，以腰为肾之府也。凡此十二盛者，在腑则有余于外，在脏则有余于内。凡有梦至时，即知其邪之在何脏腑，遂用针以泻之，其邪可立已矣。盖腑梦泻腑，脏梦泻脏也。●张介宾曰：阳盛则有余于腑，阴盛则有余于脏，但察其邪之所在，而以针泻之则已。●张志聪曰：（炳与热同。）今反淫于脏，则有余于内，而五脏之阴气盛矣。阴气盛，则梦涉大水恐惧，阳气盛，则梦大火燔炳，此心肾之有余也。阴阳俱有余，则心气并于肺，肾气并于肝，而梦相杀。相杀者，梃刃交击也，此肝肺之有余也。夫魂游魄降，上盛则梦飞，下盛

则梦堕，此魂魄之有余于上下也。饥则梦取，饱则梦予，是脾胃之有余不足也。此邪与五脏之神气游行，而形之于梦也。如肝气盛，则梦怒；肺气盛，则梦悲；心气盛，则梦笑；脾气盛，则梦歌乐；肾气盛，则梦腰脊不属，此邪干五形脏，而形之于梦也。凡此十二盛者，乃气淫于脏，有余于内，故泻之立已。●《集注》眉批：大气，淫邪也。正邪，正气也。又：虚邪动形，故从血脉传溜而入脏。正邪病气，故与营卫俱行，与魂魄飞杨。又：邪气从外袭内，故曰反。又：梃刃者，金水交击也。●薛雪曰：阳盛则有余于腑，阴盛则有余于脏，但察其邪之所在，或药或针，泻之则已。

43.3　厥气客于心①，则梦见丘山烟火②；客于肺，则梦飞扬，见金铁之奇物③；客于肝，则梦山林树木④；客于脾，则梦见丘陵大泽，坏屋风雨⑤；客于肾，则梦临渊，没居水中⑥；客于膀胱，则梦游行⑦；客于胃，则梦饮食⑧；客于大肠，则梦田野⑨；客于小肠，则梦聚邑冲衢⑩；客于胆，则梦斗讼自刳⑪；客于阴器⑫，则梦接内⑬；客于项，则梦斩首⑭；客于胫⑮，则梦行走而不能前，及居深地窌苑中⑯；客于股肱，则梦礼节拜起⑰；客于胞䏶，则梦溲便⑱。凡此十五不足者⑲，至而补之立已也⑳。

①丹波元简曰：志云：夫邪之所凑，其正必虚。上章论邪气之有余，此论正气之不足。厥气者虚气，厥逆于脏腑之间，客者薄于脏腑之外也。

②张介宾曰：心属火也。●薛雪曰：心属火也。●顾观光曰：《御览》"烟"作"爓"。

③张介宾曰：肺属金也。●薛雪曰：肺属金也。

④张介宾曰：肝属木也。●薛雪曰：肝属木也。

⑤张介宾曰：脾属土，其主湿也。●薛雪曰：脾属土，其主湿也。●丹波元简曰：张云：脾属土，其主湿也。

⑥张介宾曰：肾属水也。●薛雪曰：肾属水也。

⑦张介宾曰：膀胱为足之太阳经，属三阳之表也。●薛雪曰：膀胱为足太阳之经，属三阳之表也。●丹波元简曰：张云：膀胱为足之太阳经，属三阳之表也。马云：以膀胱经遍行头项背腰脐足也。

⑧张介宾曰：胃为水谷之海也。●薛雪曰：胃为水谷之海也。

⑨张介宾曰：大肠为传导之官，其曲折纳污，类田野也。●李中梓曰：大肠曲折纳污，类田野也。●薛雪曰：大肠为传导之官，其曲折纳污，类田野也。●丹波元简曰：马云：以大肠为传导之官，其曲折广大，似田野也。志云：田野者，水谷之所生也。大肠为传导之官，主受水谷之余，济泌别汁，止梦见田野者，大肠之气虚也。

⑩张介宾曰：小肠为受盛之官，物之所聚，类邑衢也。●李中梓曰：小肠为受盛之官，类冲衢也。●薛雪曰：小肠为受盛之官，物之所聚，类邑衢也。●丹波元简曰：《甲乙》"冲衢"作"行街"。马云：梦会聚之邑居，或冲要之道衢，以小肠为受盛之官，其物之所聚，似邑衢也。简案：冲，《说文》：通道也，与街同义。气冲，一名气街，可证。●周学海曰：《御览》"冲"作"街"。《脉经》同。

⑪张介宾曰：胆主决断，其气刚也。刳音枯，剖腹也。●李中梓曰：胆性刚猛。自刳

者，自剖其腹也。●薛雪曰：胆主决断，其气刚也。●丹波元简曰：张云：胆主决断，其气刚也。刳，音枯，剖腹也。

⑫周学海曰：《御览》无"器"字。

⑬薛雪曰：欲念之所注也。

⑭张介宾曰：恐怖之所及也。●薛雪曰：恐怖之所及也。

⑮周学海曰：《御览》"胫"作"足"。

⑯张介宾曰：厥逆之邪在下也。窌，窖同。●薛雪曰：厥逆之邪在下也。窌，窖同。●丹波元简曰：《千金》作"池渠阱窊"。张云：窌，窖同。志云：窌，音教，地藏也。简案：《考工记》：困窌仓城。注：穿地曰窌，音教。窌，《说文》：陷也。窊，音乌爪切，音洼，凹也。苑，疑字误。●周学海曰：此五字，《御览》作"深阱内"三字。

⑰张介宾曰：劳倦之所致也。●薛雪曰：劳倦之所致也。●丹波元简曰：《甲乙》"起"作"跪"。●周学海曰：《御览》"起"作"跪"。

⑱张介宾曰：胞，溲脬也。膻，大肠也。在前则梦泄，在后则梦便。胞音抛。膻音直。●薛雪曰：胞，溲脬也。膻，大肠也。在前则梦泄，在后则梦便，胞，音抛。膻，音直。●李中梓曰：胞，即脬也。膻，大肠也。在前则梦溲，在后则梦便。●丹波元简曰：《甲乙》"泄便"作"溲便利"。张云：胞，溲脬也；膻，大肠也，在前则梦泄，在后则梦便。志云：客于胞则梦泄前溺，客于膻肠则梦后便。

⑲丹波元简曰：《道藏》本、《正脉》本"十五"作"有数"。马云：凡此十五不足者，在腑则不足于内，在脏则不足于外。凡有梦至时，即知其邪之在何脏腑，遂用针以补之，其邪可立已矣。盖腑梦补脏，脏梦补腑也。简案：此篇论梦，与《素问·脉要精微论》、《方盛衰论》，及《列子·穆王篇》少异，当参考。

⑳马莳曰：窌，力交切。此举脏腑之十五不足，而发之为梦者言之也。厥气者，即下篇之阴阳喜怒、饮食居处。凡脏腑内伤之邪也，其邪气客于心，则梦见山林烟火，以心属火也。邪气客于肺，则梦飞扬，及金铁之奇物，以肺属金也。邪气客于肝，则梦见山林树木，以肝属木也。邪气客于脾，则梦见丘陵大泽，坏屋风雨，以脾属土也。邪气客于肾，则梦临于深渊，或没居于水中，以肾属水也。邪气客于膀胱，则梦出游行，以膀胱经遍行头项、背腰、骺足也。邪气客于胃，则梦饮食，以胃主纳食也。邪气客于大肠，则梦田野，以大肠为传道之官，其曲折广大，似田野也。邪气客于小肠，则梦会聚之邑居，或冲要之道衢，以小肠为受盛之官，其物之所聚，似邑衢也。邪气客于胆，则梦斗讼自刳，以胆属木，脾主土与肉，木能克土，而肉伤也。邪气客于阴器，则梦接内，以阴器为作强之官也。邪气客恢苑中，以胫为邪所伤，行走不能也。邪气客于股肱，则梦礼节拜起，以拜起主于股肱也。邪气客于胞膻，以膀胱为胞膻之室，而胞膻在膀胱之内，故邪客之则泄便也。凡此十五不足者，在腑则不足于内，在脏则不足于外。凡有梦至时，即知其邪之在何脏腑，遂用针以补之，其邪可立已矣。盖腑梦补脏，脏梦补腑也。●张介宾曰：当各随其经，以针补之。●张志聪曰：（窌音教，地藏也。）夫邪之所凑，其正必虚。上章论邪气之有余，此论正气之不足。厥气者，虚气厥逆于脏腑之间。客者，薄于脏腑之外也。客于心，则梦丘山烟火，心属火而心气虚也。客于肺，则梦飞扬，肺主气而肺气虚也。金铁之奇物，金气虚而见异象也。客于肝，则梦山林树木，肝气之变幻也。客于脾，则梦丘陵大泽，土虚而水泛也。脾者，营之居也，名曰器。夫形谓之器，脾主肌肉，形骸乃人之器

宇，梦风雨坏屋者，脾气虚而为风雨所坏也。客于肾，则梦临渊没居水中，肾气陷也。客于膀胱，则梦游行，太阳之气虚行也。客于胃，则梦饮食，虚则梦取也。客于大肠，则梦田野，田野者，水谷之所生也。大肠为传导之官，主受水谷之余，济泌别汁，只梦见田野者，大肠之气虚也。客于小肠，则梦聚邑冲衢。夫聚邑冲衢，乃通聚货物之处，小肠受盛化物，只梦见衢邑者，小肠之气虚也。胆为中正之寄，决断出焉，故厥气客于胆，则梦斗讼自剖。客于阴器，则梦接内，精气泄也。三阳之气，皆循项而上于头，故头为诸阳之首，客于项，则阳气不能上于头，故梦斩截其首也。客于胫，则梦行走不前，胫气虚也。足为阴，深居地窌苑中，地气下陷也。客于股肱，则梦礼节拜起者，手足不宁也。客于胞，则梦泄前溺。客于直肠，则梦后便。凡此十五不足者，至而补之，立已也。嗟乎！人生梦境耳，得其生神之理，则神与俱成，如醉之醒，如梦之觉，若迷而不寤，瘖乎其无声，漠乎其无形矣。●《集注》眉批：济公曰：心为丹邱。●薛雪曰：当各随其经，或针或药，补之而已也。●黄元御曰：本气盛，则自能为梦，本气虚，则厥气客之，而后为梦，总由外邪之内袭也。●章楠曰：上言客邪之病，故泻之可已。此言厥气者，以自伤本元之气，致阴阳厥逆不和。故凡此十五种梦，皆为不足之病，而当补其虚，调其阴阳和平，立已也。●周学海曰：布局如时文之两大比者，每比中又各有十二排、十五排，所谓大阵包小阵，大营包小营也。文势如怒潮涌上千夫辟易。

顺气一日分为四时第四十四

●马莳曰：内有一日分为四时，故名篇。●张志聪曰：此章论阳气昼夜出入，应四时之生长收藏。

44.1 黄帝曰：夫百病之所始生者，必起于燥湿、寒暑、风雨、阴阳、喜怒、饮食、居处，气合而有形，得脏而有名①，余知其然也。夫百①病者，多以旦慧、昼安、夕加、夜甚②，何也？岐伯曰：四时之气使然③。

①丹波元简曰：马云：夫百病必始于外感内伤，故燥湿寒暑风雨者，外感也。阴阳喜怒饮食居处者，内伤也。邪气相合于脏而病形成，得其分脏而病名别。张云：气合而有形，脉证可据也。得脏而有名，表里可察也。

②丹波元简曰：《春秋·繁露》云：病者至夜而病愈甚。出《同类相动篇》。

③马莳曰：夫百病必始于外感、内伤。故燥湿寒暑风雨者，外感也；阴阳喜怒，饮食居处者，内伤也。邪气相合于脏而病形成，得其分脏而病名别，然病虽不同，大抵旦慧、昼安、夕加、夜甚，帝之所以疑也。●张介宾曰：燥湿寒暑风雨，外感也。阴阳喜怒饮食居处，内伤也。气合而有形，脉证可据也。得脏而有名，表里可察也。虽病有不同，而多以旦慧昼安、夕加夜甚者，诸病皆相类也。●张志聪曰：此章论阳气昼夜出入，应四时之生长收藏。五脏主五运于中，而外合木火土金水之五气，人之百病，不出于外内二因。燥湿风雨寒暑，外因于天之六气，气合于有形而为病，借人气之生长以慧安。盖六淫之邪，外合于形而病于形也。阴阳喜怒，饮食居处，内因于人之失调，得之于脏而有病名。如伤

喜则得之于心，而有心病矣；伤怒则得之于肝，而有肝病矣；伤悲则得之于肺，而有肺病矣；伤恐则得之于肾，而有肾病矣；伤于饮食，则得之脾胃，而有脾胃之病矣。是必以脏气之所胜时者起，盖内因之病，得之于脏而病脏也。此论人之正气，合天地之阴阳五行，人气盛，可以胜天之淫邪，得地之五行，可以起人之脏病，人与天地参合，而互相资助者也。●章楠曰：百病莫不由外感六气、内伤七情而起，邪与正气相角相合而有病形，邪得脏处而立病名。

44.2 黄帝曰：愿闻四时之气。岐伯曰：春生、夏长、秋收、冬藏，是气之常也，人亦应之，以一日分为四时，朝则为春，日中为夏，日入为秋，夜半为冬。朝则人气始生，病气衰，故旦慧；日中人气长，长则胜邪，故安；夕则人气始衰，邪气始生，故加；夜半人气入藏，邪气独居于身，故甚也①。

①马莳曰：长，上声。此言百病皆旦慧、昼安、夕加、夜甚之由也。伯言一日之间，合于四时之气，朝则为春，日中为夏，日入为秋，半夜为冬。故人气者，卫气也，卫气为阳气，朝则出于目，自足太阳经之睛明穴，以行于足手阳经，其气始生于朝；故病气者，邪气也，邪气不能敌人卫气，而旦时乃爽慧焉。日中则卫气渐长而犹能胜邪，故能安。夕则卫气行于阳经者，周而将入于阴经，其气始衰，彼邪气胜卫气而始生，故病加。夜半则卫气行于阴经，全入于脏，彼邪气独居于身，故身不能支，而病甚也。（人气为卫气之义，见《素问·生气通天论》及本经《卫气行》篇。）●张介宾曰：春之生，阳气升也。夏之长，阳气盛也。秋之收，阳气降也。冬之藏，阳气伏也。是气之常，皆以阳气为言也。天地之交，四时之序，惟阴阳升降而尽之矣。自子之后，太阳从左而升，升则为阳；自午之后，太阳从右而降，降则为阴。大而一岁，小而一日，无不皆然，故一日亦分四时也。朝时太阳在寅卯，自下而上，在人应之，阳气正升，故病气衰而旦慧。日中太阳在巳午，自东而中，在人应之，阳气正盛，故能胜邪而昼安。夕时太阳在申酉，由中而昃，在人应之，阳气始衰，故邪气渐盛而暮加重。夜半太阳在戌亥，自上而降，在人应之，阳气伏藏，邪气正盛，故夜则甚。盖邪气之轻重，由于正气之盛衰。正气者，阳气也。升则从阳，从阳则生；降则从阴，从阴则死。天人之气，一而已矣。●张志聪曰：春生夏长，秋收冬藏，一岁之四时，天地之阴阳出入也。朝则为春，日中为夏，日入为秋，夜半为冬，一日之四时，人气之阴阳出入也。人气生则病衰，气长则安，气衰则病加，气藏则甚，此邪正之气，交相胜负。人之正气，可以胜天之淫邪。是以圣人春夏养阳，秋冬养阴，以从其根，养一日之气，以应天之四时，顺天地之四时，以调养其精气，可以寿敝天地。●《集注》眉批：玉师曰：天有一日之四时，人有一岁之四时。●黄元御曰：人气，阳气也（即阳气也）。●丹波元简曰：张云：春之生，阳气升也。夏之长，阳气盛也。秋之收，阳气降也。冬之藏，阳气伏也。是气之常，皆以阳气为言也。天地之交，四时之序，惟阴阳升降而尽之矣。自子之后，太阳从左而升，升则为阳；自午之后，太阳从右而降，降则为阴。大而一岁，小而一日，无不皆然，故一日亦分四时也。朝时太阳在寅卯，自下而上，在人应之，阳气正升，故病气衰而旦慧。日中太阳在巳午，自东而中，在人应之，阳气正盛，故能胜邪而昼安。夕时太阳在申酉，由中而昃，在人应之，阳气始衰，故邪气渐盛而暮加重。夜半太阳在戌亥，自上而降，在人应之，阳气伏藏，邪气正盛，故夜则

甚。盖邪气之轻重，由于正气之盛衰。正气者阳气也。升则从阳，从阳则生，降则从阴，从阴则死。天人之气，一而已矣。●章楠曰：多以旦慧昼安，夕加夜甚者，良以一日一夜十二时，人身元气升降出入，合乎一岁十二月之气化，故人身气旺之时，则邪负正胜而病轻安；气衰之时，则邪胜正负而病加甚也。

44.3 黄帝曰：有时有反者何也？岐伯曰：是不应四时之气，藏独主其病者①，是必以藏气之所不胜时者甚②，以其所胜时者起也③。黄帝曰：治之奈何？岐伯曰：顺天之时，而病可与期。顺者为工，逆者为粗④。

①汪昂曰：一脏独主其病。故不能应一日分四时之气。
②汪昂曰：如脾病不能胜旦之木。肺病不能胜昼之火。肝病不能胜夕之金。心病不能胜夜之水。故至其时反加甚也。
③汪昂曰：如肺气能胜旦之木，肾气能胜昼之火，心气能胜夕之金，脾气能胜夜之水，至其所胜之时，则慧且安，不能拘于旦慧昼安夕加夜甚之说也。
④马莳曰：此言病有不应旦慧、昼安、夕加、夜甚之由，而惟上工则能顺其时也。帝疑病有旦昼或加或甚，而夕夜或慧或安者，故伯言此乃脏气独主其病，而不应一日分为四时之气也。如脾病不能胜旦之木，肺病不能胜昼之火，肝病不能胜夕之金，心病不能胜夜之水，故为加、为甚也。若人之脏气能胜时之气，如肺气能胜旦之木，肾气能胜昼之火，心气能胜夕之金，脾气能胜夜之水，故至于慧且安也。治之者能顺其时，如脾病不能胜旦之木，则补脾而泻肝；肺病不能胜昼之火，则补肺而泻心；肝病不能胜夕之金，则补肝而泻肺；心病不能胜夜之水，则补心而泻肾，斯病可与期也。彼粗工者，则逆之而已，恶足以知此。●张介宾曰：反，谓不应前说也。不应四时之气者，以脏气独主其病，有所胜所不胜也。所不胜者，如脾病畏木，肺病畏火，肾病畏土，肝病畏金，心病畏水，值其时日，故病必甚也。所胜时者，如脾病喜火土，肺病喜土金，肾病喜金水，肝病喜水木，心病喜木火，值其时日，故病当起也。顺天之时者，因时气之盛衰，知阴阳之虚实，故病之凶吉可期，此明哲之事也。彼粗工者，以是作非，以标作本，但有逆之而已，又恶足以知此？●张志聪曰：此言因于阴阳、喜怒、饮食、居处者，五脏独主其病，是必以脏气之所不胜时者甚，以其所胜时者起也。如肝病不能胜申酉时之金气，心病不能胜亥子时之水气，脾病不能胜寅卯时之木气，肺病不能胜巳午时之火气，肾病不能胜辰戌丑未时之土气，是脏气之所不胜时者甚也。如肝病至辰戌丑未时而起，心病至申酉时而起，脾病至亥子时而起，肺病至寅丑时而起，肾病至巳午时而起，以其所胜时而起也。故良工顺天之时，以调养五行之气，则病之起，可与之期，若不知天地阴阳，四时五行之理者，不可为工矣。●薛雪曰：不应四时之气者，以脏气独主其病，有所胜所不胜也。所不胜者，如脾病畏木，肺病畏火，肾病畏土，肝病畏金，心病畏水，值其时日，故病必甚也；所胜时者，如脾病喜火土，肺病喜土金，肾病喜金水，肝病喜水木，心病喜木火，值其时日，故病当起也。●丹波元简曰："独主甚病"诸本作"独主其病"，此本误，当改。马云：帝疑病有旦昼或加或甚，而夕夜或慧或安者，故伯言此乃脏气独主其病，而不应一日分为四时之气也。如脾病不能胜旦之木，肺病不能胜昼之火，肝病不能胜夕之金，心病不能胜夜之水，故为加、为甚也。若人之脏气，能胜时之气，如肺气能胜旦之木，肾气能胜昼之火，心气能胜夕之金，脾气能胜夜之水，故至昼慧旦安也。治之者能顺其时，如脾病不能

胜旦之木，则补脾而泻肝；肺病不能胜昼之火，则补肺而泻心；肝病不能胜夕之金，则补肝而泻肺；心病不能胜夜之水，则补心而泻肾，斯病可与期也。彼粗工者，则逆之而已，恶足以知此。●章楠曰：此言病有旦重夜轻，与上条所云相反者，因其不应四时之气候，而五脏自主其病也。盖人身元气流行，无不应天时之气候，而有不应者，其脏气先有偏倾乖逆之病以为主也。故遇脏气不胜时气之时则病甚，如肝木病遇庚申辛酉，金克木，其病甚也；遇脏气所胜之时则病起，如遇甲寅乙卯，木气胜，其病起也。余可例推矣。故治之必当顺天时气化之理，随宜补泻而调之。其病之能愈不愈，可与定期也。知顺天时之理者为良工，逆者为粗工矣。

44.4　黄帝曰：善，余闻刺有五变，以主五输。愿闻其数。岐伯曰：人有五藏，五藏有五变。五变有五输，故五五二十五输，以应五时①。黄帝曰：愿闻五变。岐伯曰：肝为牡藏②，其色青，其时春，其音角，其味酸，其日甲乙③；心为牡藏④，其色赤，其时夏，其日丙丁，其音徵，其味苦；脾为牝藏⑤，其色黄，其时长夏，其日戊己，其音宫，其味甘；肺为牝藏⑥，其色白，其音商，其时秋，其日庚辛，其味辛；肾为牝藏⑦，其色黑，其时冬，其日壬癸，其音羽，其味咸。是为五变⑧。黄帝曰：以主五输奈何⑨？藏主冬，冬刺井⑩；色主春，春刺荥⑪；时主夏，夏刺输⑫；音主长夏，长夏刺经⑬；味主秋，秋刺合⑭。是谓五变，以主五输⑮。

①丹波元简曰：志云：五脏有五变者，有五时、五行、五音、五色之变异。五变有五输者，一脏之中，有春刺荥，夏刺输，长夏刺经，秋刺合，冬刺井之五输，故五五有二十五输，以应五时也。

②丹波元简曰：张云：肝属木，为阴中之少阳，故曰牡脏。

③薛雪曰：甲为阳木，乙为阴木，皆东方之干，内应肝胆，即年、月、日、时，无不皆然。他仿此。

④丹波元简曰：张云：心属火，为阳中之太阳，故曰牡脏。

⑤丹波元简曰：张云：脾属土，为阴中之至阴，故曰牝脏。

⑥丹波元简曰：张云：肺属金，为阴中之少阴，故曰牝脏。

⑦丹波元简曰：张云：肾属水，为阴中之太阴，故曰牝脏。按：五脏配合五行，而惟肝心为牡脏，脾肺肾皆为牝脏，盖木火为阳，土金水皆为阴也。

⑧张介宾曰：肝属木，为阴中之少阳，故曰牡脏。心属火，为阳中之太阳，故曰牡脏。脾属土，为阴中之至阴，故曰牝脏。肺属金，为阴中之少阴，故曰牝脏。肾属水，为阴中之太阴，故曰牝脏。按：五脏配合五行，而惟肝心为牡脏，脾肺肾皆为牝脏，盖木火为阳，土金水皆为阴也。

⑨张介宾曰：此言五输之主五时也。本节缺"岐伯曰"三字。●丹波元简曰：马云：缺"岐伯曰"，张、志同。

⑩张介宾曰：五脏主藏，其气应冬，井之气深，亦应乎冬，故凡病之在藏者，当取各经之井穴也。

⑪张介宾曰：五色蕃华，其气应春，荥穴气微，亦应乎春，故凡病见于色者，当取各

经之荥也。

⑫张介宾曰：五时长养，其气应夏，输穴气盛，亦应乎夏，故凡病之时作时止者，当取各经之输也。

⑬张介宾曰：五音繁盛，气应长夏，经穴正盛，亦应长夏，故凡病在声音者，当取各经之经也。

⑭张介宾曰：五味成熟，以养五脏，其气应秋，合穴气敛，亦应乎秋，故凡经满而血者、病在胃及因饮食内伤者，当取各经之合也。按：本篇五时之刺以应五输，谓冬刺井、春刺荥、夏刺输、长夏刺经、秋刺合者，以井应冬、荥应春、输应夏、经应长夏、合应秋也。如《本输》、《四时气》、《水热穴》等论所载皆同，不可易者。考之《六十五难》曰：井者东方春，合者北方冬也。《七十四难》曰：经言春刺井，夏刺荥，季夏刺俞，秋刺经，冬刺合。皆与本经不合，必《难经》之误也，当以本经为正，不可不辨。●丹波元简曰：张云：五脏主藏，其气应冬，井之气深，亦应于冬，故凡病之在脏者，当取各经之井穴也。五色蕃华，其气应春，荥穴气微，亦应乎春，故凡病见于色者，当取各经之荥也。五时长养，其气应夏，输穴气盛，亦应于夏，故凡病之时作时止者，当取各经之输也。五音繁盛，气应长夏，经穴正盛，亦应长夏，故凡病在声音者，当取各经之经也。五味成熟，以养五脏，其气应秋，合穴气敛，亦应于秋，故凡经满而血者病在胃，及因饮食内伤者，当取各种之合也。按：本篇五时之刺，以应五输者，冬刺井、春刺荥、夏刺输、长夏刺经、秋刺合者，以井应冬、荥应春、输应夏、经应长夏、合应秋也。如《本输》、《四时气》、《水热穴》等论所载，皆同，不可易者。考之《六十五难》曰：井者，东方春；合者，北方冬也。《七十四难》曰：经言春刺井，夏刺荥，季夏刺俞，秋刺经，冬刺合。皆与本经不合，必《难经》之误也，当以本经为正，不可不辨。

⑮杨上善曰：五时，谓春、夏、长夏、秋、冬也。肝心属于木火，故为牡脏；脾肺肾属于土金水，故为牝脏。牝牡五脏、五色、五时、五音、五味，故有二十五之变也。冬时万物收藏，故五脏主冬也。井，为木也。木，春也。春时万物始生，如井中泉水。冬时万物始萌，如井水深，未出而刺之者，刺井微也。春时万物初生鲜华，故五色主春。荥，火也。火，夏也。夏时万物荥长，如水流溢。春时万物始生，未荥而刺之者，亦刺荥微也。夏时万物荥华，四时之胜，故五时主夏。输，土也。土，长夏也。长夏之时，万物盛极，如水致聚。夏时荥未盛极而刺之者，亦刺输微也。长夏万物荥盛，音律和四时之序，故五音主于长夏。经，金也。金，秋也。秋时万物将衰。长夏之时，万物盛而未衰而刺之者，亦刺经微也。秋时万物皆熟，众味并盛，故五味主秋也。合，水也。水，冬也。冬时万物收藏，如水之入海。秋时万物收而未藏而刺之者，亦刺合微也。是万物五变，主五行输也。●马莳曰：此详言刺五脏者有五变，五变主于五输也。法有不同之谓变。五输者，即井、荥、输、经、合也。刺五脏而有五变者，以五脏有不同也。肝为阴中之阳，心为阳中之阳，故皆称曰"牡脏"；脾为阴中之至阴，肺为阳中之阴，肾为阴中之阴，故皆称曰"牝脏"。其各脏之曰色、曰时、曰音、曰味、曰日不同如此，是之谓五变也。然五变主于五输者何也？盖五脏主于冬，故凡病在于脏者，必取五脏之井，如肝取大敦、心取少冲之类。色主于春，故凡病在于色者，必取五脏之荥，如肝取行间、心取少府之类。时主于夏，故凡病时间时甚者，必取五脏之输，如肝取太冲、心取神门之类。音主于长夏，故凡病在于音者，必取五脏之经，如肝取中封、心取灵道之类。味主于秋，故凡病在于胃及饮

食不节得病者，必取五脏之合，如肝取曲泉、心取少海之类。是之谓五变以主五输，所谓五五二十五输以应五时者如此。●张介宾曰：五变各应五输，是谓五五二十五输。●张志聪曰：此言五脏之气，应天之四时、五音、五色、五味也。五脏有五变者，有五时、五行、五音、五色之变异。五变有五输者，一脏之中，有春刺荥、夏刺输、长夏刺经，秋刺合、冬刺井之五输，故五五有二十五输，以应五时也。肝属木，心属火，故为牡脏。脾属土，肺属金，肾属水，故为牝脏。此五脏之气，应天之五时，而取之五输，各有所主也。肾者，主封藏之本，藏主冬，此肾合冬藏之气也；肝主色，色主春，此肝合春生之气也；心者，生之本，神之变也，时主夏，心合夏长之气也；土数五，五者音也，音主长夏，脾合长夏之气也。五味入口，藏于阳胃，阳明主秋金之气，味主秋，肠胃合秋收之气也。此五脏之气，应五时之变而取之五俞，各有所主也。春刺荥，夏刺输，长夏刺经，秋刺合，冬刺井，皆从子以透发母气。●《集注》眉批：玉师曰：五俞者，井、荥、俞、经、合而合于四时五岁之气。大肠乃肺之腑。与胃皆属阳明。●黄元御曰：五脏五腧，井、荥、俞、经、合，故命曰味主合，是谓五变也。原独不应五时，以经合之，并主长夏，以应其数，故六腑之六六三十六腧，合于五脏之五五二十五腧也。长夏为至阴，故病变于阴者，取之经。

44.5　黄帝曰：诸原安和，以致六输。岐伯曰：原独不应五时，以经合之①，以应其数，故六六三十六输②。

①丹波元简曰：张云：上文止言五脏五输，以应五时，而不及六腑之原者，盖原合于经，不复应时，如长夏之刺经，则原在其中，应其数矣，是即六腑之六输也。按：《本输》篇所载，六腑之原，在《九针十二原》篇，即谓之腧，故《六十六难》曰：以腧为原也。后世针灸诸书宗之，皆言阳经之腧即为原，故治腧即所以治原。阴经之腧并于原，故治原即所以治输。今此节云，以经合之，以应其数，然则经原腧三穴相邻，经亦可以代原矣。

②杨上善曰：五变合于五输，原之一输与何物合？六腑者，阳也。人之命门之气，乃是肾间动气，为五脏六腑十二经脉性命根，故名为原。三焦者，原气之别使，通行原之三气，经营五脏六腑，故原者三焦之尊称也，不应五时，与阳经而合以应其数，故有六六三十六输也。●马莳曰：（按后世针灸书言，阳经之输即为原，阴经输并于原，故治原即所以治输。今考此节，当以经穴治之可以代原，则后世以输穴代之者，非经旨也。）此言六腑之原穴不应五时，而以经合之，遂成三十六输之数也。帝疑五脏无原穴，六腑有原穴，今治之者，乃刺五输而不及原，则诸原与五时何合？而何以足六输之数？伯言井、荥、输、经、合，合于五时，唯六腑之原独不应五时，故治病者以经穴合之，如大肠取合谷之类，以应六输之数，故六六三十六输，而治腑之法在是矣。●张介宾曰：五脏五输之外，六腑尚有原穴，是为六输，故问其所合之义。上文止言五脏五输以应五时、而不及六腑之原者，盖原合于经，不复应时，如长夏之刺经，则原在其中，应其数矣，是即六腑之六输也。按：《本输》篇所载六腑之原，在《九针十二原》篇即谓之腧，故《六十六难》曰：以腧为原也。后世针灸诸书宗之，皆言阳经之腧即为原，故治腧即所以治原。阴经之腧并于原，故治原即所以治腧。今此节云以经合之，以应其数，然则经原腧三穴相邻，经亦可以代原矣。详义见经络类十五、十六章及《图翼》四卷十二原解中。●张志聪曰：

此六腑之应五时也。春令木，夏令火，长夏主土，秋令金，冬令水，此五时之合于五行也。肝藏木，心藏火，脾藏土，肺藏金，肾藏水，此五脏之合于五行也。井主木，荥主火，俞主土，经主金，合主水，此五输之合于五行也。六腑有原穴，故不应五时，以经与原合之，则合于五行，以应六六三十六之数矣。盖木火土金水，地之五行也，以生人之五脏，地之五行，上呈天之六气，以合人之六腑。六气者，木火土金水火也。君火以明，相火以位，是以六气之中有二火，以六气合六腑，六腑有六输，故应六六三十六之数，以经火与原火合之，则又合五行之数矣。此阴阳离合之道，五行变化之机，天地生成之妙用也。《集注》眉批：六腑之井、荥、俞、经、原、合，乃金、水、木、火、火、土。又：王子方曰：地天相合而成后成三十年之一纪，六十岁为一周。）

44.6 黄帝曰：何谓藏主冬，时主夏，音主长夏，味主秋，色主春。愿闻其故。岐伯曰：病在藏者，取之井；病变于色者，取之荥；病时间时甚者，取之输；病变于音者，取之经；经满而血者，病在胃[①]；及以饮食不节得病者，取之于合[②]，故命曰味主合[③]。是谓五变也[④]。

[①]丹波元简曰：《甲乙》注："经"作"络"，"胃"作"胸"。志云：肺与阳明主秋金之令，饮入于胃，上输于肺，食气于胃，淫精于脉，脉气流经，经气归于肺，肺朝百脉，输精于皮毛，毛脉合精，行气于肺，而通于四脏，是入胃之饮食，由肺气通调输布，而生此荣卫血脉，故经满而血者，病在胃，饮食不节者，肺气不能转输而得病也。按：《灵》、《素》经中，凡论五脏必兼论胃腑，以胃为五脏之生原也。肺与阳明，并主秋令，此章以腑合脏，而脏合于四时五行，味主秋，则秋令所主之脏腑，皆隐于中矣。简案：以阳明配秋，盖出于运气，疑非经旨，此节马、张不释，姑仍志注。

[②]杨上善曰：井，木也。井主心下满，是肝为满也。冬时心下满病，刺其井者，遣其本也。荥，火也。荥主身热，是心为热也。春时身热之病，刺其荥者，亦遣其本也。输，土也。输主体重节痛，时间时甚，是脾为病也。夏时体重节痛，时间时甚，刺其输者，亦遣其本也。经，金也。金主喘咳寒热，经血而满，是肺为病也。长夏喘咳寒热，经血而满，刺其经者，亦遣其本也。合，水也。合主逆气而泄，是肾为病也。秋时饮食不节，逆而泄，刺其合者，亦遣其本也。

[③]杨上善曰：故味病主合也。

[④]杨上善曰：以原不应五时，故有五变也。●马莳曰：此申言五变治五输之义也。（本节释义已具上第三节中。）●张介宾曰：此申明上文之义也。注如前。●张志聪曰：前节论五脏之气，应于五时，而取之五输，各有所主。此复论五脏之病，合于五输，而各有所取也。脏者，阴也，里也。肾治于里，故病在藏者取之井，以泄冬藏。肝应春而主色，故病变于色者取之荥。时间时甚者，火之动象，神之变也，故取之输。脾主土，其数五，其音宫，宫为五音之主音，故变于音者，取之经。肺与阳明，主秋金之令，饮入于胃，上输于肺，食气于胃，淫精于脉，脉气流经，经气归于肺，肺朝百脉，输精于皮毛，毛脉合精，行气于腑，而通于四脏。是入胃之饮食，由肺气通调输布，而生此营卫血脉。故经满而血者，病在胃，饮食不节者，肺气不能转输而得病也。按：《灵》、《素》经中，凡论五脏，必兼论胃腑，以胃为五脏之生原也。肺与阳明，并主秋令。此章以腑合脏，而

脏合于四时五行，味主秋，则秋令所主之脏腑，皆隐于中矣。◉《集注》眉批：《灵》、《素》经中多有复问，以补未尽之意者。◉丹波元简曰：诸本"病"作"变"，此依张本，误，当改。【编者按：丹波元简作"五病"。】◉周学海曰：先将本题正面叙毕，即从"时"字折出"藏"字，以下藏时合发，穷原竟委，五花八门，有风樯阵马之势。

外揣第四十五

◉马莳曰：内有司内揣外，故名篇。◉张介宾曰：《外揣》，本经篇名。所言浑束为一大则无外等义。◉张志聪曰：《外揣》篇论九针之道，浑束为一，而合于天道，故篇名"外揣"，言天道之运行于外，司外可以揣内也。又曰：《外揣》篇论浑束为一而合于天道，天地有外内上下之气交，故司外可以揣内，司内可以揣外，此天地之合一也。◉莫子瑜曰：《外揣》篇论九针之道，浑束为一，而合于天道。远者司外揣内，近者司内揣外，是谓阴阳之极。◉丹波元简曰：马云：内有司内揣外，故名篇。《说文》云：揣，量也。《六书统》云：凡称量忖度，皆曰揣。

45.1 余闻九针九篇，余亲授其调①，颇得其意。夫九针者，始于一而终于九，然未得其要道也。夫九针者，小之则无内，大之则无外，深不可为下，高不可为盖，恍惚无穷，流溢无极，余知其合于天道人事四时之变也，然余愿杂之毫毛，浑束为一，可乎②？岐伯曰：明乎哉问也，非独针道焉，夫治国亦然③。黄帝曰：余愿闻针道，非国事也④。岐伯曰：夫治国者，夫惟道焉，非道，何可小大深浅，杂合而为一乎⑤？

①丹波元简曰：张云：调，法度也。言颇得其详也。◉顾观光曰：疑当云"亲授其词"。

②杨上善曰：九篇，谓《九针》章别即为篇，非是一部总有九篇也。调，谓一同指归。要道，谓浑一之妙也。九针之道，小之有内，则内者为小，针道非小也。故知针道小者，小之穷也针道之大，有外者为大，针道非大也。故知针道大者，大之极也。针道之深，更有下者，则针道非深。故知针道深者，深之深。针道之高，更有高者，则针道有盖。故知针道高者，高之高。穷之更妙，故不可穷。极之愈巧，故亡极也。天道人事四时之变既然，余知针道与之同者也。余知针理与道，变似万端，而愿参之同毫厘之细，浑之若众妙之一也。同毫厘之细，有神使之明；若众妙之一，得万事之毕。◉丹波元简曰：张云：始于一终于九者，尽天地之大数也。针数应之，故小则无内，大则无外，深则无下，高则无上，其于天道人事，四时之变，无所不合，故散之则杂如毫毛，约之则浑束为一。一者，欲得其要也。

③杨上善曰：毫细浑一人道，用之针液，可以遐年，以之保国，可以延祚，非大圣之明，孰能问此？

④杨上善曰：针道去病存己，国事即先人后己，存身与利人两异，恐针道非理国

之要。

⑤杨上善曰：理国，安人也。针道，存身也。安人之与存身，非道不成，故通两者浑然为一也。两者通道，故身国俱理耳。夫积小成大，故小大不可异也；益浅为深，故深浅不可殊也。针道者，即小与浅也；理国者，即大与深也。所以通为一，即针道、理国得其妙也。●马莳曰：此言九针之要，欲浑束为一者，唯至明而已。夫九针者，其小无内，其大无外，其深不可以为下，其高不可以为盖，惚惚恍恍，其妙无穷，泛溢漫散，其流无极，上合天道四时，中合人事，然而未得其要道，兹欲杂如毫毛之繁者，而浑束为一，帝之所以问也。伯言针道固然，治国亦然，皆有要道，务使小大深浅合之而为一焉可也。●张介宾曰：调，法度也。言颇得其详也。始于一终于九者，尽天地之大数也。针数应之，故小则无内，大则无外，深则无下，高则无上，其于天道人事四时之变无所不合，故散之则杂如毫毛，约之则浑束为一。一者，欲得其要也。至大至小，至浅至深，无不有道存焉！故治国有道，治针亦有道。必知乎道，乃可合万变而为一矣。●张志聪曰：此章帝以九针之道，合而为一，以应天道。夫九针者，始于一以应天，二以应地，三以应人，四以应时，五以应音，六以应律，七以应星，八以应风，九以应野，始于一而终于九者，合于天地人事四时之变也。然道之要，惟一而后能贯通，故九针者，小之则无内，大之则无外，深不可为下，高不可为盖，恍惚无穷，流散无极，今欲如毫毛之繁杂者，浑束为一可乎？夫治民与自治，治彼与治此，治大与治小，治国与治家，夫惟道而已矣。故非独针道，治国亦然。伯以九针之道，合于阴阳，推之可千可万，合之惟归于一，犹庖牺氏之卦象，有变易不易之理。所以修身齐家治国平天下，总不外乎此。●黄元御曰：调，调度也。深不可为下，无有下之者也。高不可为盖，无有盖之者也。杂之毫毛，浑束为一者，合之大小高深，而归于简要也。●丹波元简曰：张云：至大至小，至浅至深，无不有道存焉！故治国者有道，治针亦有道，必知乎道，乃可万变而为一矣。

45.2 黄帝曰：愿卒闻之。岐伯曰：日与月焉，水与镜焉，鼓与响焉。夫日月之明，不失其影，水镜之察，不失其形，鼓响之应，不后其声，动摇则应和①，尽得其情②。

①丹波元简曰：张云：有动则有应，有应则可知，惟其至明，故能尽得其情。

②杨上善曰：以下设日、月、水、镜、鼓、响六譬，欲穷存身安人微妙之道。针药有道，故浑一而用巧；理国有道，故政同而理能。是以针药正身，即为内也；用之安人，即为外也。内，譬日、月、水、镜、鼓、响者也；外，譬光、影、形、象、音、声者也。针法存身和性，即道德者也；摄物安人，即仁义者也。故理身理国，动摇应和，尽和群生之情，斯乃至真之道也。不后者，同时者也。●马莳曰：观之日月之明，不失其影；水镜之察，不失其形；鼓响之应，不失其声。故一动摇之间，则相应相和，而尽得其情矣。●张介宾曰：道本无形，何从察之？在明其理，得其情耳。故如日月之于影，水镜之于形，鼓之于声，有动则有应，有应则可知，惟其至明，故能尽得其情。●张志聪曰：此言浑束而为一者，合于天之道也。日月丽天，绕地即转，不失其光明之影；司天在上，在泉在下，如水与镜，不失其照应之形；动静有常，刚柔推荡，如鼓与响，不失其传应之声，言天道也。动摇则应和，尽得其情者，外可以揣内，内可以揣外，外内相应，天地之道也。●《集注》眉批：此论上下若桴鼓之相应。●黄元御曰：针法之要，不杂色脉，得其法

者，如日月之明，不失其影，水镜之察，不失其形，鼓响之应，不失其声，凡有动摇，则应和之捷，纤毫不失，尽得其情也。●江有诰曰：日与月焉，水与镜（音镋）焉，鼓与响焉。夫日月之明，不失其影，（阳部）水镜之察，不失其形，鼓响之应，不后其声，动摇则应和，尽得其情。（耕部）

45.3　黄帝曰：窘乎哉！昭昭之明不可蔽，其不可蔽，不失阴阳也。合而察之，切而验之，见而得之①，若清水明镜之不失其形也。五音不彰，五色不明，五藏波荡②，若是则内外相袭，若鼓之应桴，响之应声，影之似形③。故远者司外揣内，近者司内揣外④，是谓阴阳之极，天地之盖，请藏之灵兰之室，弗敢使泄也⑤。

①丹波元简曰：马云：合阴阳而察之，切阴阳而验之，见阴阳而得。张云：合而察之，参合阴阳而详察也。切而验之，从其切要而辨证也。故可见可得，如清水明镜之无所失也。

②杨上善曰：以阴阳察于内外，故照照不可蔽者也。以内外合而察之，以志意切而取验，故得之见而得之，见得之明，若水镜之明，不相失之也。五音、五色，即外也；五脏，即内也。以五脏神性波荡，故音色不彰明。

③杨上善曰：举此三譬以晓物情也。袭者，因也。鼓、声与形为内，近也；桴、影及响为外，远也。●丹波元简曰：张云：五音五色见于外，因藏气而彰明也。五脏之气藏于内，因形声而发露也。外之不彰不明者，知内之波荡也。即如鼓非桴也，得桴而后鸣；响非声也，得声而后应；影非形也，得形而后见，是皆内外相袭而然。袭，因也。马云：五脏在人身者如水波，荡然紊乱无纪。

④杨上善曰：远者所司在外，以感于内，近者所司在内，以应于外，故曰揣也。揣，度也。

⑤杨上善曰：是为阴内阳外感应之极理，以是天地足盖，无外之大，故请藏灵兰室，宝而重之。●马莳曰：（《刺节真邪论》及《素问·灵兰秘典论》，皆藏此室。）帝知伯之所言，不过至明以察阴阳而已，乃言人身之阴阳，虽昭昭之明，亦不可蔽，正以其不失阴阳之义也。惟合阴阳而察之，切阴阳而验之，见阴阳而得之，若清水明镜之不失其形，则据五音、五色而五脏尽明矣。设使五音不能彰，五色不能明，则阴阳不明，而五脏在人身者，如水波荡然，紊乱无纪。故必知内外，有相袭之妙，真若桴鼓、声响、形影之相合，则人身之音与色，是之谓远，可以言外也，而即外可以揣五脏之在内者；人身之五脏，是之谓近，可以言内也，而即内可以揣音与色之在外者。此乃阴阳之极，天地之盖，不可以轻泄之乎。●张介宾曰：道者一也，一生二，阴阳而已。不失阴阳，则昭昭之明不可蔽矣。合而察之，参合阴阳而详察也。切而验之，从其切要而辨证也。故可见可得，如清水明镜之无所失也。五音五色见于外，因脏气而彰明也。五脏之气藏于内，因形声而发露也。外之不彰不明者，知内之波荡也。即如鼓非桴也，得桴而后鸣；响非声也，得声而后应；影非形也，得形而后见，是皆内外相袭而然。袭，因也。桴音孚。揣，推测也。司，主也。远者主外，近者主内，察其远能知其近，察其内能知其外，病变虽多，莫能蔽吾之明矣。揣，杵水切。内外远近无所不知，以其明之至也，阴阳之道尽于此矣，天地虽大，

又安能出于是哉？●张志聪曰：此言天地之道，而合于人道也。夫六气主外，天之道也，五运主内，地之道也。而人亦应之，六气运行于上下，以应十二经脉，如升降息，则气立孤危；五运出入于外内，以应五脏之气，如出入废则神机化灭。是以五音五色之彰明于外者，五脏之气着也。如五脏波荡于内，则五音不彰，五色不明矣。此外内相袭，若桴鼓影响之相应也。远者，司外揣内，应天之道也；近者，司内揣外，应地之道也。是谓阴阳之极，天地之盖，藏之灵兰秘室，不敢妄泄也。●杨元如曰：始云高不可为盖，谓天之覆盖于上也。又曰天地之盖，谓天包乎地之外，上下合而为盖也。此章始论合束为一以应天道，然后提出天地阴阳上下外内，犹卦象之始于一而成两，奇偶相合而为三，三而三之成九，九九八十一，以起黄钟之数。是九针之道，合于天地人事四时之变，如杂之毫毛，若浑然为一，复归于天道之无极也。●朱济公曰：九针者，有九针之名，有九针之式，合而为一，是为微针矣。此篇照应首章之义。●《集注》眉批：此论外内若桴鼓之相应。又：五气入鼻，藏于心肺，上使五色修明，音声能彰。●黄元御曰：明不可蔽，以善察色脉，不失阴阳也。合而察之，切而验之，见而得之，直若清水明镜之不失其形也。设其五音不彰，五色不明，则五脏波荡，必生大病。若是则外内相袭，若鼓之应桴，响之应声，影之似形，无不符也。故远者司外以揣内，近者司内以揣外，是谓阴阳之极，天地之盖也（盖者，大于天地也）。●丹波元简曰：张云：揣，推测也。司，主也。远者主外，近者主内，察其远能知其近，察其内能知其外，病变虽多，莫能蔽吾之明矣。内外远近，无所不知，以其明之至也，阴阳之道，尽于此矣，天地虽大，又安能出于是哉？马云：人身之音与色，是之谓远可以言外也，而即外可以揣五脏之在内者；人身之五脏，是之谓近可以言内也，而即内可以揣音与色之在外者。此乃阴阳之极，天地之秘，盖不可以轻泄之乎？《刺节真邪论》及《素问·灵兰秘典论》皆藏此室。简案：司，伺通。《汉·灌夫传》：外后亦已使侯司。●江有诰曰：五音不彰，五色不明，五藏波荡，（平声阳部）……若鼓之应桴，响之应声，影之似形。（耕部）故远者，司外揣内，近者，司内揣外，是谓阴阳之极，天地之盖，请藏之灵兰之室，弗敢使泄也。（祭部）●周学海曰：笔机清利而理无发明，但极称针法之神妙耳。

五变第四十六

●马莳曰：末节有五变之纪，故名篇。大义见末节下。●张志聪曰：此章论因形而生病，乃感六气之化，有五变之纪也。●丹波元简曰：诸本无篇字。马云：末节有五变之纪，故名篇。

46.1　黄帝问于少俞曰：余闻百疾之始期也①，必生于风雨寒暑，循毫毛而入腠理，或复还，或留止，或为风肿汗出，或为消瘅，或为寒热，或为留痹，或为积聚。奇邪淫溢，不可胜数，愿闻其故。夫同时得病，或病此，或病彼，意者天之为人生风乎，何其异也？少俞曰：夫天之生风者，非以私百姓也，其行公平正直，犯者得之，避者得无殆②，非求人而人自犯之③。

①丹波元简曰：《广韵》云：期，限也。

②丹波元简曰：张云：殆，危也。天非求人，而人自犯之，所以有少病病多者，亦在乎人之慎与不慎耳。

③马莳曰：此言人之感邪同而病否异者，非天之有私，而人有避不避之异也。丹波元简曰：张介宾曰：瘅音丹，又上、去二声。殆，危也。天非求人而人自犯之，所以有少病多病者，亦在乎人之慎与不慎耳。丹波元简曰：张志聪曰：马仲化曰：此言人之感邪同，而病否异者，非天之有私，而人有避不避之异也。丹波元简曰：《集注》眉批：胜，平声。数，上声。丹波元简曰：薛雪曰：殆，危也。天非求人，而人自犯之，所以有少病多病者，亦在乎人之慎与不慎也。丹波元简曰：黄元御曰：风厥、汗出、消瘅、留痹、积聚，是为风邪五变。

46.2　黄帝曰：一时遇风，同时得病，其病各异，愿闻其故。少俞曰：善乎哉问！请论以比匠人。匠人磨斧斤①，砺刀削斫材木。木之阴阳②，尚有坚脆，坚者不入，脆者皮弛，至其交节，而缺斤斧焉。夫一木之中，坚脆不同，坚者则刚，脆者易伤，况其材木之不同，皮之厚薄，汁之多少，而各异耶③。夫木之早花先生叶者，遇春霜烈风，则花落而叶萎；久曝大旱，则脆木薄皮者，枝条汁少而叶萎；久阴淫雨，则薄皮多汁者，皮溃而漉；卒风暴起，则刚脆之木，枝折杌伤；秋霜疾风，则刚脆之木，根摇而叶落。凡此五者，各有所伤，况于人乎④！黄帝曰：以人应木，奈何？少俞答曰：木之所伤也，皆伤其枝。枝之刚脆而坚，未成伤也。人之有常病也，亦因其骨节皮肤腠理之不坚固者，邪之所舍也，故常为病也⑤。

①丹波元简曰：《释名》云：斧，甫也。甫，始也。凡将器，始用斧伐木已乃制之也。斤，斫同。《释名》云：所以平灭斧迹也。

②丹波元简曰：志云：阴阳者，木之枝干皮肉也。简案：《周礼·考工记》：凡斩毂之道，必矩其阴阳。阳也者，稹理而坚；阴也者，疏理而柔。

③张介宾曰：此借木之材质以方人之禀赋也。砺音利。斫音卓。脆音翠。弛音矢，解弛也。●薛雪曰：此借木之材质，以方人之禀赋也。

④张介宾曰：此言木之雕残，各有所因，以方人之疾病，亦无不有所致之也。萎音威，蔫枯也。蔫音烟，物不鲜而色败也。溃音会，坏烂也。漉音鹿，水湿貌。杌音兀，木之无枝者也。●薛雪曰：此言木之凋残，各有所因，以方人之疾病亦无不有所致之也。杌，音兀，木之无枝者也。●丹波元简曰：张云：此言木之凋残，各有所因，以方人之疾病，亦无不有所致之也。萎，音威，蔫枯也。（蔫，音烟，物不鲜而色败也。）溃，音会，坏烂也。漉，音鹿，水湿貌。杌音兀，木之无枝者也。马云：湿腐为漉。

⑤马莳曰：此总言人之感邪成病者，以骨节皮肤腠理之不坚固也。帝问一时遇风，同时得病，而病有各异，除不病者言也。少俞言：人之所以感于邪者，亦因其骨节、皮肤、腠理之不坚固耳。试观一木之中，尚有坚脆，故匠人斫削者，有斧斤之所不能入，盖以坚者必刚也；有斧斤所加而木皮即弛者，盖以弛者必脆也。不惟一木坚脆不同，凡木生之皮

有厚薄，汁有多少者，宁能同哉！是以木之有花与叶，而蚤发先生者，不惟四时之难历也。遇春霜烈风，亦花落而叶萎矣；木之质脆皮薄者，遇久曝大旱，亦枝枯而叶萎矣；木之皮薄汁多者，遇久阴淫雨，亦皮溃而漉矣；（湿腐为漉。）时或有卒风暴起，则不分刚脆之木，亦枝折而杌伤矣；时逢秋霜疾风，则不分刚脆之木，亦根摇而叶落矣。凡此五者，尚为风所伤，况于人乎！然以人应木者，正以木之所伤，皆伤其枝，枝有坚脆，而坚者不至于有伤，盖必先伤其枝，而后皮汁渐伤也。人有常病于风者，亦因其骨节、皮肤、腠理之不坚固，而后渐入于腑脏耳，何以异于木之先伤其枝者哉！●张介宾曰：木有坚脆，所以伤有重轻，人有坚脆，所以病有微甚，故虽同时遇风，而有受有不受，此病之所以异也。●薛雪曰：木有坚脆，所以伤有重轻；人有坚脆，所以病有微甚。故虽同时遇风，而有受有不受，此病之所以异也。●张志聪曰：此章论因形而生病，乃感六气之化，有五变之纪也。夫形之皮肤肌腠筋骨，有厚薄坚脆之不同，故邪舍有浅深，而其病各异。即五脏之病消瘅，肠胃之有积聚，亦因形之皮肤肌肉，而病及于内也。故以木之皮汁坚脆多少方之。阴阳者，木之枝干皮肉也，交节而缺斧斤者，比人之皮弛肉脆，而骨节坚刚也。是以一木之中，尚有坚脆之不同，坚者则刚，脆者易伤，况其材木之不同耶？木之皮薄枝脆者，比人之皮不致密，肤腠疏也。木之多汁少汁者，比皮肤之津液多少也。木之早花先叶者，木气外敷，而不禁风霜也。溃，散也。漉，渗也。皮薄多汁者，遇久阴淫雨，则溃而漉。刚脆之木，遇卒风暴起，则枝折杌伤。盖汁多者不宜阴雨，刚脆者又忌暴风，以比人之腠理疏者漉汗，刚直多怒者消瘅也。木之所伤，皆伤其枝，枝之刚脆者易伤，而坚者未成伤也。故人之常病，亦因其骨节皮肤腠理之不坚固者，邪之所舍，而常为病也。●朱永年曰：木枝者，比人之四肢。本经曰：中于阴，常从骨行臂始。是以上古之人，起居有常，不妄作劳，养其四体也。●《集注》眉批：《宝命论》曰：木敷者，其叶发。●黄元御曰：斧斤、刀削，皆匠人之利器也。檀弓、宋之斤，鲁之削。枝折杌伤，木无枝曰杌。●丹波元简曰：张云：木有坚脆，所以伤有轻重，人有坚脆，所以病有微甚，故虽同时遇风，而有受有不受，此病之所以异也。

46.3 黄帝曰：人之善病风厥漉汗者①，何以候之？少俞答曰：肉不坚，腠理疎，则善病风。黄帝曰：何以候肉之不坚也？少俞答曰：䐃肉不坚，而无分理。理者粗理，粗理而皮不致者，腠理疎。此言其浑然者②。

①丹波元简曰：《甲乙》作"风洒洒汗出"。马云：《素问·阴阳别论》、《评热病论》皆有风厥，《素问·疟论》及本经《逆顺》篇皆言无刺漉漉之汗，则风厥者其汗必漉漉然也。朱长春云：此言皮不致密，肉理粗疏，致风邪厥逆于肉，而为漉漉之汗。盖津液充于皮腠之间，皮溃理疏，则津泄而为汗矣。●顾观光曰：此四字误，《甲乙经》作"洒洒汗出"者。

②马莳曰：（"理者"之"理"当作衍。）此承上文而言善病风厥者，以其腠理之疏也。《素问·阴阳别论》、《评热病论》篇皆有风厥，《素问·疟论》及本经《逆顺》篇皆言无刺漉漉之汗，则风厥者，其汗必漉漉然也。少俞言：肉不坚，则腠理必疏，为能病风，然所以验其肉之不坚者，唯腓肠之上，膝后曲处为䐃，乃委中穴所在也。其肉不坚，而无分理者，其理必粗，粗理而皮不坚致，则一身之腠理必疏，所以善病风厥也。此乃言其肉之浑然者，则皮必密，理不疏，尚何病风之有？●张介宾曰：风邪逆于腠理，而汗出

漉漉不止者，病名风厥。又详义见本类前三十。膝湾曰腘，即足太阳经委中穴也。腘中为溪谷之大会，故其理粗而皮不致者，可以验通身腠理之疏也。腘音国。緻音致，密也。●朱永年曰：此言皮不致密，肉理粗疏，致风邪厥逆于内，而为漉漉之汗。盖津液充于皮腠之间，皮溃理疏，则津泄而为汗矣。委中之下曰腘，太阳之部分也。盖太阳之气，主于皮肤，如腘肉不坚而无分理。无分理者，粗理也。理粗而皮不致密，则腠理疏而浑然汗出矣。●倪冲之曰：太阳之津气，运行于肤表，如天道之浑然，水随气行者也。故皮不密则气泄，气泄则津亦泄矣。●《集注》眉批：《下经》曰：腘肉不坚者，皮缓。又：经云：水道不行则形气消索。●薛雪曰：风邪逆于腠理，而汗出漉漉不止者，病名风厥。膝湾曰腘，即足太阳经委中穴也，腘中为溪谷之大会，故其理粗而皮不致者，可以验通身腠理之疏也。●黄元御曰：肉之聚处曰腘，即臀肉也，此肌肉之本。腘肉不坚，则其余肉必不坚也。此言其浑然者，浑举其大概而言之也。●丹波元简曰：《甲乙》"腘"作"䐃"，"肉理粗疏"四字作"肉不坚肤粗"五字，"疏"下有"也"字，"此言"以下六字，无"无分理者"，诸本"理"下更有"理"字。马云："理者"之"理"当作衍。张因删之，此本仍张本。马云：腓肠之上，膝后曲处为腘，乃委中穴所在也。其肉不坚，而无分理者，其理必粗，粗理而皮不坚致，则一身之腠理必疏，所以善病风厥也。此乃言其肉之浑然者，则皮必密，理不疏，尚何病风之有？简案：《甲乙》作"䐃"为是，以䐃肉候通身之肌肉，见《本脏》等论，诸家以腘释之非也。浑然即无分理之谓，马反为理不疏之义，志亦为浑然汗出，并误。●章楠曰：肉不坚而腠理疏，风邪易入，故善病风而汗多如水漉，名漉汗。膝后曲处为腘，腘肉不坚而无分理，或理粗，则其皮不致密而腠理疏矣。浑然者，即无分理之谓也。

46.4　黄帝曰：人之善病消瘅者，何以候之？少俞答曰：五藏皆柔弱者，善病消瘅。黄帝曰：何以知五藏之柔弱也？少俞答曰：夫柔弱者，必有刚强，刚强多怒，柔者易伤也①。黄帝曰：何以候柔弱之与刚强？少俞答曰：此人薄皮肤，而目坚固以深者，长冲直扬，其心刚，刚则多怒，怒则气上逆，胸中蓄积，血气逆留，䯏皮充肌，血脉不行，转而为热，热则消肌肤，故为消瘅。此言其人暴刚而肌肉弱者也②。

①周学海曰：此言脏气之相凌也。
②马莳曰：此承首节而言善病消瘅者，以其心则刚强，而五脏与肌肉则柔弱也。消瘅者，多饥渴而肉瘦，瘅则内热也。少俞言：此人者，五脏柔弱，心则刚强，刚强多怒，五脏柔弱，则易伤耳。何也？正以其皮肤甚薄，肌肉甚弱，其目坚固以深，其人甚刚，有长冲直扬之势，故心刚则多怒，怒则气上逆，血为之积。（《素问·生气通天论》云：大怒则形气绝，而血菀于上。）气为之留，皮肤肌肉为之充塞，而血脉不能通，所以蒸而为热，热则消肌肤，而消瘅之病成矣。●张介宾曰：消瘅详义见前六十。性气刚暴而肌肉弱者，乃易于伤，故善病消瘅。皮肤薄者，肌肉必弱。目坚固而视直扬者，其心必刚。冲者，目光突露之谓。怒则气逆，气留则血留，故郁而为热而成消瘅。䯏，宽同。●张志聪曰：消瘅者，瘅热而消渴消瘦也。《邪气脏腑》篇曰：五脏之脉微小为消瘅。盖五脏主藏精者也。五脏皆柔弱，则津液竭而善病消瘅矣。夫形体者，五脏之外合也。薄皮肤而肌肉

弱，则五脏皆柔弱矣。夫柔弱者，必有刚强，谓形质弱而性气刚也。故此人薄皮肤而目坚固以深者，其气有长冲直扬之势。其心刚，刚则多怒，怒则气上逆，而血积于胸中，气逆留，则充塞于肌肉。血蓄积，则脉道不行，血气留积，转而为热，热则消肌肤，故为消瘅。此言其人暴刚而肌肉弱者也。盖肌肉弱，则五脏皆柔，暴刚则多怒而气上逆矣。●朱永年曰：按：按本经有五脏之消瘅，有肌肉之消瘅。五脏之消瘅，津液内消而消渴也。肌肉之消瘅，肌肉外消而消瘦也。盖因于内者，必及于外，因于外者，必及于内，形体五脏，外内之相合也。●高士宗曰：按《平脉篇》云：肾气微，少精血，奔气促迫，上入胸膈。盖精血少则逆气反上奔，故曰柔弱者必有刚强，谓五脏之精质柔弱，而气反刚强，是柔者愈弱，而刚者愈强，刚柔之不和也。●薛雪曰：性气刚暴而肌肉弱者，乃易于伤，故善病消瘅。皮肤薄者，肌肉必弱；目坚固而视直扬者，其心必刚。冲者，目光突露之谓。怒则气逆，气逆则血留，故郁而为热，而成消瘅。●黄元御曰：消瘅，即消渴。（瘅，热也。）仲景《伤寒》、《金匮》：厥阴之为病，消渴。肝为风木，风燥亡津，是以病渴。柔弱者，必有刚强：柔弱者，肺；刚强者，肝也。肝气刚强则怒，肺气柔弱则易伤消瘅也。长冲直扬（《论勇》作"长衡直扬"），长冲，目珠突露也；直扬，直眉也。（《诗》：扬且之晢也。注：眉上横也。）臑皮充肌，血气壅阻，而皮肉充塞也。●丹波元简曰：《甲乙》"必"下无"有"字，"冲"作"衡"。注云：《太素》"逆留"作"留积"，又《甲乙》"臑皮充肌"作"肤皮充胀"。志云：消瘅者，瘅热而消渴消瘦也。《邪气脏腑》篇曰：五脏之脉微小为消瘅。盖五脏主藏精者也。五脏皆柔弱，则津液竭而善病消瘅矣。夫形体者，五脏之外合也。薄皮肤而肌肉弱，则五脏皆柔弱矣。夫柔弱者必有刚强，谓形质弱而性气刚也。故此人皮肤薄而目坚固以深者，其气有长冲直扬之势。其心刚，刚则多怒，怒则气上逆，而血积于胸中，（马云：《素问·生气通天论》曰：大怒则形气绝，而血菀于上。）气逆留，则充塞于肌肉。血蓄积，则脉道不行，血气留积，转而为热，热则消肌肤，故为消瘅。此言其人暴刚而肌肉弱者也。盖肌肉弱则五脏皆柔，暴刚则多怒而气上逆矣。张云：目坚固而视直扬者，其心必刚。冲者，目光突露之谓。臑，宽同。简案："冲"作"衡"，似是。《论勇》篇亦云：勇士者目深，以固长衡直扬是也。《前·王莽传》：肝衡厉色，振扬武怒。注：眉上曰衡。肝衡，举目扬眉也。又蔡邕《释诲》：扬衡含笑。臑字，书体也，又与臑同，义难叶。●章楠曰：消瘅者，渴饮多食，而肌肉消瘦也。由五脏柔弱，而其目坚固以深，其光长冲直扬者，心性刚暴多怒，则心肝火炽而气逆，血脉因之不行，久郁而成邪热，以致此病。然此但言其人刚暴，而肌肉弱者也。或有饮食及酒色所伤，而成消瘅者，亦皆邪热蕴蓄之所致也。

46.5 黄帝曰：人之善病寒热者，何以候之？少俞答曰：小骨弱肉者，善病寒热[①]。黄帝曰：何以候骨之小大，肉之坚脆，色之不一也？少俞答曰：颧骨者，骨之本也。颧大则骨大，颧小则骨小。皮肤薄而其肉无䐃，其臂懦懦然，其地色殆然，不与其天同色，污然独异，此其候也。然后臂薄者，其髓不满，故善病寒热也[②]。

[①]丹波元简曰：张云：骨属肾，肉属脾，皆至阴之所在也。阴不足，则阳邪易以入

之，故善病寒热。

②马莳曰：此承首节而言善病寒热者，以其骨小肉弱，色浊髓枯也。盖欲知骨小，必验颧骨。颧骨者，目下高骨，乃骨之本也。即颧有大小，而周身之骨大小可验。则骨小者，所以易病寒热也。欲知肉弱，必验周身之肉与两手之臂。今皮肤既薄，而其肉无䐃。无䐃者，肉无分理也。其臂懦懦然而弱，则肉弱者，所以易病寒热也。面有天、地、人三部，其地色殆然，不与其天同色，汙然甚浊，独异于上中二部，则色浊者，所以易病寒热也。欲知髓之虚满，又验臂之厚薄，故臂薄者，其骨必小，其髓不满。惟髓不满，则脑为髓之府，凡风池、风府内通于脑，而邪易入之，所以易病寒热也。●张介宾曰：骨属肾，肉属脾，皆至阴之所在也。阴不足则阳邪易以入之，故善病寒热。目下颊骨曰颧，周身骨胳大小，可验于此也。颧音权。胳音革。䐃，肉之结聚而坚者也。懦懦然，柔弱貌。地气阴浊，天气清明，质色有余而神色不足，是地不与天同色也，故殆然汙然，其状有异。肉有坚脆，色有不同，于此可验强弱也。䐃，渠允切。懦，儒、糯、软三音。髓为骨之充，阴之精也，故髓不满者，当病寒热。●张志聪曰：（䐃音窘。懦音糯。）此言骨小肉弱者，善病寒热也。夫肾主骨，颧者，肾之外候也。故颧骨为骨之本，颧大则周身之骨皆大，颧小则知其骨小也。䐃者，肉之指针也。懦懦，柔弱也。臂薄者，股肱之大肉不丰也。地色者，地阁之色殆，不与天庭同色，此土气之卑污也。髓者，骨之充也，骨小则其髓不满矣。夫在外者皮肤为阳，筋骨为阴，骨小皮薄，则阴阳两虚矣。阳虚则生寒，阴虚则发热，故其人骨小皮薄者，善病寒热也。●倪冲之曰：津液随三焦出气，以温肌肉，充腠理，淖泽注于骨，补益脑髓，润泽皮肤，如臂薄者，通体之皮肉薄弱矣。皮肉薄弱，则津液竭少。故曰，臂薄者其髓不满。●高士宗曰：邪在皮肤则发热，深入于骨则发寒。●薛雪曰：骨属肾，肉属脾，皆至阴之所在也。阴不足则阳邪易入，故善病寒热。目下颊骨曰颧，周身骨骼大小，可验于此也。䐃，肉之结聚而坚者也，懦懦然，柔弱貌。地气阴浊，天气清明，质色有余而神色不足，是地不与天同色也；故殆然汙然，其状有异，肉有坚脆，色有不同，于此可验强弱也。髓为骨之充，阴之精也。故髓不满者，当病寒热。●黄元御曰：懦懦，弱貌。地者，面之下部。天者，面之上部也。殆然、汙然，晦而不明也。●丹波元简曰：《甲乙》"殆"作"始"。志云：夫肾主骨，颧者，肾之外候也。故颧骨为骨之本，颧大则周身之骨皆大，颧小则知其骨小也。䐃者，肉之指标也。懦懦，柔弱也。臂薄者，股肱之大肉不丰也。地色者，地阁之色殆，不与天庭同色，此土气之卑污也。髓者，骨之充也。骨小则其髓不满矣。夫在外者皮肤为阳，筋骨为阴，骨小皮薄，则阴阳两虚矣。阳虚则生寒，阴虚则发热，故其人骨小皮薄者，善病寒热也。张云：懦，儒、糯、软三音。简案：寒热谓虚劳寒热，《内经》言寒热者皆然。●章楠曰：善病寒热者，不必受大邪，因其皮肉筋骨皆薄弱，略有微风寒，即发寒热之病也。皮弱而卫阳虚，故其面色亦常不正。颔为地部，额为天部，时有清浊之邪相蒙，而上下面部之色各异。盖清邪上受，上部之色薄泽为风；浊邪下受，下部之色晦滞为湿。殆者，晦也，凡病危殆，其色必晦之意耳。表常邪侵，则营卫不调，乃善病寒热矣。验其颧、臂与䐃，知其骨肉薄弱而髓不满之故，䐃者，臂肘节间隆厚之肉也。●周学海曰：地，地阁也。天，天庭。然后犹而又也，寒热壬水云疟也，据此可知疟邪之源流与治法矣。

46.6 黄帝曰：何以候人之善病痹者？少俞答曰：粗理而肉不坚者，善病痹。黄帝曰：痹之高下有处乎？少俞答曰：欲知其高下者，各视其部①。

①马莳曰：此承首节而言善病痹者，其人理粗肉脆，而痹之所成，其高下各视乎分部也。●张介宾曰：肉不坚，则风寒湿邪易以入也。人之上下、左右、虚实自有不同，故当各视其部。●张志聪曰：此言理粗而肉不坚者，善病痹也。理者，肌肉之纹理，如粗疏而不致密，则邪留而为痹。夫皮脉肉筋骨，五脏之分部也。《痹论》曰：风寒湿三气杂至，合而为痹。以冬遇此者为骨痹，以春遇此者为筋痹，以夏遇此者为脉痹，以至阴遇此者为肌痹，以秋遇此者为皮痹。故各视其部，则知痹之高下。盖心肺之痹在高，肝肾脾痹在下也。●薛雪曰：肉不坚则风、寒、湿邪易以入也。人之上下、左右、虚实，自有不同，故当各视其部。●黄元御曰：各视其部，视其内所不坚之部也。●丹波元简曰：《甲乙》无"者各"二字，"部"上有"三"字。张云：肉不坚，则风寒湿邪易以入也。人之上下、左右、虚实，自有不同，故当各视其部。●周学海曰：详后《五色》篇中。

46.7 黄帝曰：人之善病肠中积聚者，何以候之？少俞答曰：皮肤薄而不泽，肉不坚而淖泽。如此，则肠胃恶，恶则邪气留止，积聚乃伤，脾胃之间，寒温不次，邪气稍至。稸积留止，大聚乃起①。

①马莳曰：此承首节而言善病肠中积聚者，以其肠胃之恶也。恶者，犹俗云不好也。盖欲知肠胃之恶，必验之皮肤之薄而不润泽，不润泽者，无血也。其肉不坚而反为淖泽，淖泽者，推之则移也。如此，则其在内之肠胃必恶，恶则风寒暑湿之邪气留止积聚，以伤肠胃，其衣食寒暖又不以次，所以邪气渐至，而稸积留止，至于大聚从此而日成矣。（大义详见《百病始生》篇第六十六。）●张介宾曰：皮肤薄者，肉不坚也。不润泽者，血不足也。淖泽者，湿滞多也。此其肠胃薄恶，气禀之有亏也。故或中外邪，留而不去，或肠胃寒温，有不以次，皆足致邪而大聚起矣。义详《百病始生》篇，见本类前二。淖音闹。稸，蓄同。●朱永年曰：此言善病肠中积聚者，以肠胃之恶也。夫皮肤薄而气不充身泽毛，肉不坚而津液不能淖泽，如此则肠胃恶。盖津液血气，肠胃之所生也，恶则邪气留止而成积聚，乃伤脾胃之间，若再饮食之寒温不节，邪气稍至，即蓄积而大聚乃起。夫肠乃肺之合，而主皮主气，胃乃脾之合而主肉主津，故皮肤薄而肉不坚，则气不充而津液不淖泽矣。气不充而液不泽，则毫毛开而腠理疏，疏则邪气留止，渐溜于肠胃之间而成积聚矣。●《集注》眉批：马氏曰：恶者，俗去不好也。●薛雪曰：皮肤薄者，肉不坚也。不润泽者，血不足也。淖泽者，湿滞多也。此其肠胃薄恶，气禀之有亏也，故或中外邪，留而不去；或肠胃寒温，有不以次，皆足致邪而大聚起矣。●黄元御曰：淖音闹。淖泽，湿气濡滞也。●丹波元简曰：《甲乙》"乃伤"作"乃作"，"稍至"作"稍止"。马云：恶者，犹俗云不好也。朱永年云：此言善病肠中积聚者，以肠胃之恶也。夫皮肤薄而气不充，身泽毛肉不坚，而津液不能淖泽，如此则肠胃恶，盖津液血气，肠胃之所生也，恶则邪气留止，而或积聚，乃伤脾胃之间，若再饮食之寒温不节，邪气稍至，即蓄积而大聚乃起。夫肠乃肺之合，而主皮主气，胃乃脾之合，而主肉主津，故皮肤薄而肉不坚，则气不充而津液不淖泽矣。气不充而液不泽，则皮毛开而腠理疏，疏则邪气留止，渐溜于肠泽之

间，而成积聚矣（马云：大义详见《百病始生》篇）。简案：马云：其肉不坚而反为淖泽，淖泽者推之则移也。此以淖泽为柔脆之义也。张云：淖泽者，湿滞多也。考《内经》中淖泽多见诸篇，然未见为柔脆之义，若依张说，而为湿滞多，则与皮肤薄而不泽相反，故朱带坚上不学而读，更添一不字而释之，义觉分晓。●章楠曰：皮肤薄弱而乏色泽，其肺虚可知；肉不坚实而淖泽，淖泽者，柔软如污泥，其脾虚可知。肠胃者，肺脾之腑也，其脏虚，腑必恶劣，而浊邪之气留止积聚，乃伤之也。脾胃之间又寒温不调，由是稍感其邪，即与所蓄之积留止不行，遂大聚而成患也。●周学海曰：积聚多在胃小肠之外络，由内伤饮食、外感寒湿，表里相迫，血气以凝也。凡暑天形劳大渴饮冷，最易成积，以内血沸腾，得冷乍遏故也。

46.8　黄帝曰：余闻病形，已知之矣！愿闻其时。少俞答曰：先立其年，以知其时。时高则起，时下则殆①，虽不陷下，当年有冲通，其病必起，是谓因形而生病，五变之纪也②。

①张介宾曰：此总结五变而问其凶吉之期也。先立其年，则五运六气各有所主，故知其时。凡病遇生王，则时之高也，故可以起，起言愈也。如逢衰克，则时之下也，病当危殆矣。《六元正纪大论》亦曰：先立其年，以明其气。详运气类十七。●薛雪曰：先立其年，则五运六气各有所主，故知其时。凡病遇生王，则时之高也，故可以起，起言愈也。如逢衰克，则时之下也，病当危殆矣。

②马莳曰：此承上文而言所以成病之时，当明五变之纪也。按《素问·六元正纪大论》曰：先立其年，以明其气，金木水火土运行之数，寒暑燥湿风火临御之化，则天道可见，民气可调。即如太阳之政，乃辰戌之纪也，其年为太阳司天，太阴在泉，有胜复，民病。其初主气，自厥阴以至太阳，固无所易，其客气自少阳以至太阳，加于其上，民病随时而生。故时高则病起，时下则病殆。时高者，方临方复之时也；时下者，胜者复，而复者又胜也。盖病始为起，病危为殆耳。虽脉不陷下，当年有冲通，其病必起。且其因形而生病，如木形之人，而病于戊癸之年，乃五运以为五变之纪也，即辰戌之纪，余岁可推矣。（大义详见《六元正纪大论》中。）●张介宾曰：虽非衰克陷下之时，而年有所冲，则气有所通，其病亦因而起，此非上节之所谓起也。如水火相冲，火当畏水，金木相冲，木当畏金；然火胜则水亦病，木胜则金亦病。故有以金形之人，而反病于丁壬年者，有以木形之人，而反病于甲己年者，是谓因形生病，五变之纪也。●张志聪曰：风雨寒暑，运行之六气也。六气在外以病形，故当先立其年，以知其时之六气。如辰戌之岁，太阳司天，二之客气，乃阳明燥金。主气乃少阴君火，此主气胜临御之气，值此时气高而病必起。起者，即帝所谓或复还也。如三之客气，乃太阳寒水，主气乃少阳相火。四之客气，乃厥阴风木，主气乃太阴湿土。五之客气，乃少阴君火，主气乃阳明燥金。终之客气，乃太阴湿土，主气乃太阳寒水，值时气下而为客气所胜，故其病必殆。殆，将也。时气下而不能胜，则病将留止，即帝所谓或留止也。盖风雨寒暑，乃临御之化，六期环转，客于形而为病。故必因时气以胜之，此论六气之在外也。陷下者，陷于肠胃之间而成积聚也。冲通者，五运之气，通出于外，而冲散其病气也。如太阳寒水司天，而五运乃太宫土运，此在内之运气胜之，故病亦不能留止也。盖六气在外，以应天之三阴三阳，五运主中，以应地之五行、人之五脏，此脏气胜岁气，故虽不陷下，病留止于外者，亦能冲通而散。盖六

气主升降于上下，五运主出入于外内者也。是谓因形而生病，五变之纪也。夫皮肤肌腠曰形。腠者，皮肤肌肉之纹理，乃营卫出入之道路，此病形而不病气者也。如病气则与营卫俱行淫于内，而与魂魄飞扬矣。如传溜于血脉，则入脏腑，为内所因矣。此病形而不病气，亦不溜于脉中，故为漉汗消瘅寒热留痹积聚五者之病，即陷于内，乃伤脾胃之间，郛郭之中，而不及于脏腑。此奇邪淫溢，或病形，或病气，或溜于血脉，或入于脏腑，病之变化，不可胜数也。是以《伤寒论》六篇，首论三阴三阳之气，以及六经之证，然亦有病形而不病气者，故《太阳篇》中曰：形作伤寒，盖在天成气，在地成形，此天地之生命，所以立形定气，而视寿夭者，必明乎此。临病人以观邪之中人，或病气，或病形，或溜于血脉，或入于脏腑，以知病之轻重，人之死生者，必明乎此。●朱永年曰：《素问·岁运》诸篇，有客气胜主气，而为民病者；主气胜客气，而为民病者；有六气胜五运而为民病者；五运胜六气而为民病者，此概论岁运之太过不及也。此篇论人之皮薄理疏，风雨寒暑之气，循毫毛而入腠理，为五变之病，故借主气以胜之。主气者，吾身中有此六气，而合于天之四时也。●朱卫公曰：气者，三阴三阳之气，相将出入之营气卫气，三焦通会元真之气。所以充行于皮肤肌腠之间，此病形而不病气，故借此形中之阴阳，合四时之六气以胜邪，若病气，则又有气之变证矣。●倪冲之曰：按《阴阳别论》云：气伤痛，形伤肿，先痛而后肿者，气伤形也；先肿而后痛者，形伤气也。盖形舍气，气归形，故病形必及于气，病气必及于形。此章论病形而不病气。盖阴阳之道，有有形，有无形，有经常，有变易。●高士宗曰：理者，皮肤脏腑之纹理也。盖在外乃皮肤肌肉之纹理，在内乃脏腑募原之纹理。故留止而成积聚者，在脏腑外之募原，故乃伤脾胃之间，而不涉于脏腑募原者，连于肠胃之膏膜。●薛雪曰：虽非衰克陷下之时，时年有所冲则气有所通，其病亦因而起。此非上节之所谓起也，如水火相冲，火当畏水，金木相冲，木当畏金，然火胜则水亦病，木胜则金亦病，故有以金形之人而反病于丁壬年者，有以木形之人而反病于甲巳年者，是谓因形生病，五变之纪也。●黄元御曰：愿闻其时，病起之时也。先立其年，立其主运之年也。以知其时，知其时令之生克也。时高则起，得生旺而病愈也。时下则殆，遇衰克而病危也。虽不陷下，当年有冲通，其病必起，虽非衰克之时，而当其年有所冲犯而感通，其病亦所必起。（起，病作也。）是谓因形而生病，五变之纪也，因其形虚而生病，五变之纲纪也。●丹波元简曰：张云：先立其年，则五运六气各有所主，故知其时。凡病遇生王则时之高也，故可以起，起言愈也。如逢衰克，则时之下也，病当危殆矣。《六元正纪大论》亦曰：先立其年，以明其气。虽非衰克陷下之时，而年有所冲，则气有所通，其病亦因而起，此非上文之所谓起也。如水火相冲，火当畏水，金木相冲，木当畏金；然火胜则水亦病，木胜则金亦病。故有以金形之人，而反病于丁壬年者，有以木形之人而反病于甲巳年者，是谓因形生病，五变之纪也。简案：本节诸家并以运气家之言而解之，然运气之说，昉于唐以后，乃不可以彼解此，必别有义之所存，俟考。●江有诰曰：先立其年，以知其时。（上声）时高则起，时下则殆，虽不陷下，当年有冲通，其病必起，是谓因形而生病，五变之纪也。（之部）●周学海曰：高下，面骨之满陷也。此即风鉴家面部分年之事也。冲通，流年克犯生命也。此即星命家干支生克之事也。先立其年，谓先立其人之生年也。专以形之坚脆论人之病。反覆详明，气充词沛。结笔推出"时"字，仍归到"形"字，笔力尤见遒劲。

本脏第四十七

●马莳曰：内推本脏腑吉凶善恶，故名篇。●张志聪曰：上章论在外之皮肤肌腠，因刚柔厚薄而生病，此章论在内之五脏六腑，有大小高下，偏正厚薄之不同，亦因形而生病也。●丹波元简曰：诸本无篇字。马云：内推本脏腑吉凶善恶，故名篇。

47.1　黄帝问于岐伯曰：人之血气精神者，所以奉生而周于性命者也①；经脉者②，所以行血气而营阴阳，濡筋骨，利关节者也③；卫气者，所以温分肉④，充皮肤，肥腠理，司关阖者也⑤；志意者，所以御精神，收魂魄，适寒温⑥，和喜怒者也⑦。是故血和则经脉流行，营覆阴阳⑧，筋骨劲强，关节清利矣⑨；卫气和则分肉解利，皮肤调柔，腠理致密矣⑩；志意和则精神专直⑪，魂魄不散，悔怒不起，五藏不受邪矣⑫；寒温和则六府化谷，风痹不作⑬，经脉通利，肢节得安矣，此人之常平也⑭。五藏者，所以藏精神血气魂魄者也⑮；六府者，所以化水谷而行津液者也。此人之所以具受于天也，无愚智贤不肖，无以相倚也⑯。然有其独尽天寿，而无邪僻之病，百年不衰，虽犯风雨卒⑰寒大暑，犹有弗能害也⑱；有其不离屏蔽室内，无怵惕之恐，然犹不免于病⑲，何也？愿闻其故⑳。岐伯对曰：窘乎哉问也。五藏者，所以参天地，副阴阳，而运四时㉑，化五节者㉒也；五藏者，固有小大、高下、坚脆、端正、偏倾者，六府亦有小大、长短、厚薄、结直、缓急㉓。凡此二十五者，各不同㉔，或善或恶，或吉或凶㉕，请言其方㉖。

①杨上善曰：太初之无，谓之道也。太极未形，物得以生，谓之德也。未形德者，有分且然无间，谓之命也。此命流动生物，物成生理，谓之形也。形体保神，各有所仪，谓之性也。是以血气精神，奉于一形之生，周于形体所仪之性，亦周有分无间之命。故命分流动成形，体保神为性，形性久居为生者，皆血气之所奉也。●丹波元简曰：张云：奉，养也。周，给也。人身以血气为本，精神为用，合是四者，以奉生而性命周全矣。

②丹波元简曰：张云：经脉者，即营养之道。营，运也。濡，润也。营行脉中，故主于里而利筋骨。

③杨上善曰：十二经脉也。十二经脉，行营血气，营于三阴三阳，濡润筋骨，利关节也。

④丹波元简曰：张云：肉有分理，故云分肉。卫行脉外，故主表而司皮毛之开阖。

⑤杨上善曰：卫气慓悍，行于分肉，司腠理关阖也。

⑥丹波元简曰：张云：御，统御也。适，调燮也。

⑦杨上善曰：脾肾之神志意者，能御精神，令之守身，收于魂魄，使之不散，调于寒暑，得于中和，和于喜怒，不过其节者，皆志意之德也。

⑧丹波元简曰：张云：覆，包藏也。

⑨杨上善曰：营气和益也。覆者，营气能营覆阴阳也。
⑩杨上善曰：卫司腠理，故緻密也。
⑪丹波元简曰：张云：专直如易系所谓其静也专，其动也直，言其专一而正也。
⑫杨上善曰：志意所为必当，故无悔矣。志意司腠理，外邪不入，故五脏不受也。●张介宾曰：奉，养也。周，给也。人身以血气为本，精神为用，合是四者以奉生，而性命周全矣。经脉者，即营气之道。营，运也。濡，润也。营行脉中，故主于里而利筋骨。肉有分理，故云分肉。卫行脉外，故主表而司皮毛之关阖。御，统御也。适，调燮也。复，包藏也。緻音致。专直，如易系所谓其静也专、其动也直，言其专一而正也。●汪昂曰：圣贤养德养身之要语。●薛雪曰：奉，养也。周，给也。血、气为本，精、神为用，合是四者以奉生，而性命周全矣。经脉者，即营气之道。营，运也。濡，润也。营行脉中，故主于里而利筋骨。肉有分理，故云分肉。卫行脉外，故主表而司皮毛之关阖。御，统御也。适，调燮也。覆，包藏也。緻，音致。专直，其静也专，其动也直，言其专一而正也。
⑬杨上善曰：寒暑内适六腑，则中和谷化，贼风邪痹无由起也。
⑭杨上善曰：若尔，血气营卫志意调者，乃是人之平和者也。●张介宾曰：凡此者，是皆常人之平者也。
⑮张介宾曰：如疾病类《宣明五气》所谓。
⑯杨上善曰：五脏藏神，六腑化谷，此乃天之命分，愚智虽殊，得之不相依倚也。津液，即泣汗涎涕唾也。●张介宾曰：倚，偏也。一曰当作"异"。●薛雪曰：凡此是皆常人之平者也。倚，偏也。●丹波元简曰：张云：倚，偏也。一曰当作"异"。
⑰张介宾曰：猝同。
⑱张介宾曰：此言天禀有出常之强者。●薛雪曰：此言天禀有出常之强者。
⑲薛雪曰：此言天禀有出常之弱者。
⑳杨上善曰：人有劳神怵惕，无所不为，虽犯贼风邪气，独尽天年。复有闲居无思，不预外邪，不免于病，不道伤命。同禀血气，何乃有殊？愿闻其故也。●张介宾曰：此言天禀有出常之弱者。
㉑丹波元简曰："运"诸本作"连"，唯志作"运"。张云：副，配也，连通也。
㉒杨上善曰：窘，奇殒反，急也。肺心居其上，故参天也；肝脾肾在下，故参地也。肝心为牡，副阳也；脾肺肾等牝，副阴也。肝春、心夏、肺秋、肾冬，即连四时也。从五时而变，即化五节。节，时也。●张介宾曰：窘，言难也。参，条同。副，配也。连，通也。化五节者，应五行之节序而为之变化也。●薛雪曰：参，条同。副，配也。连，通也。化五节者，应五行之节序而为之变化也。●丹波元简曰：张云：应五行之节序，而为之变化也。
㉓杨上善曰：天地阴阳，四时八节，造化不同，用参五脏，何得一也？五脏各有五别□□六腑皆准五脏，亦有五别，故脏腑别言各有五别，五五二十五也。五脏既五，六腑亦五，三焦一腑属于膀胱，故唯有五。【编者按：萧延平曰："各有五别"下空二格，别本作"各有五色五别"，下二格不空。】
㉔丹波元简曰：《甲乙》"四"下有"变"字，"各"下更有"各"字。
㉕薛雪曰：五脏化五节，五五二十五也，言所以为强弱者，皆由脏腑之气致然也。

㉖杨上善曰：心小则安，此为善也。易伤以忧，即为恶也。心坚则脏安守固，此为吉也。心脆则喜病消瘅热中，即为凶也。如此脏腑随义皆有善恶吉凶，请具陈也。●张介宾曰：言所以为强弱者，皆由脏腑之气致然也。●马莳曰：此详言人之易感于邪者，以脏腑之有善恶吉凶也。善恶，以体言；吉凶，以病言。下文正详言之。●张志聪曰：上章论在外之皮肤肌腠，因刚柔厚薄而生病，此章论在内之五脏六腑，有大小高下，偏正厚薄之不同，亦因形而生病。夫营卫血气，脏腑之所生也。脉肉筋骨，脏腑之外合也。精神魂魄，五脏之所藏也。水谷津液，六腑之所化也。是以血气神志和调，则五脏不受邪而形体得安。然又有因于脏腑之形质，而能长寿不衰，虽犯风雨寒暑，邪勿能害者，有外不离屏蔽室内，内无怵惕之恐，然犹不免于病者。此缘脏腑有大小厚薄之不同，致有善恶凶吉之变异。盖五脏六腑，本于天地阴阳，四时五行之气而成此形，故宜中正坚厚，以参副天地阴阳之正气。●黄元御曰：倚，偏也。二十五者，一脏五变，五五二十五变。●陈念祖曰：荣卫血气，脏府之所生也。脉肉筋骨，脏府之外合也。精神魂魄，五脏之所藏也。水谷津液，六府之所化也。是以血气神志和调，则五脏不受邪而形体得安矣。●章楠曰：此言人禀天地气化而具体，无论智愚贤不肖，皆同而无偏倚者。然其有百年不衰，外邪不能害者；又有不离屏蔽，无情志之伤，而不免于病者，何也？岐伯言脏腑有小大等种种不同，故有善恶吉凶之异，而分别一如下文。

47.2　心小则安，邪弗能伤，易伤以忧；心大则忧，不能伤，易伤于邪。心高则满于肺中，悗而善忘，难开以言；心下则藏外，易伤于寒，易恐以言。心坚则藏安守固；心脆则善病消瘅热中。心端正则和利难伤；心偏倾则操持不一，无守司也①。

①杨上善曰：脏小则神□不敢自宽，故常安邪不入也。脏大则神气宣纵，故忧不能伤，邪入不安也。【编者按：萧延平曰："神"下一字原缺左旁，恐系"收"字，袁刻作"敢"。】心脏高者，则神高也。心高肺逼□于心，故悗喜忘也。以其神高不受他言，故难开以言也。【编者按：萧延平曰："心高"，"高"字原缺下方，细玩剩处，于"高"字为近，谨据经文作"高"。过下一字原不全，细玩剩处，与"近"字相似，袁刻作"小"，恐未安，谨空一格。】心下则在肺脏之外，神亦居外，故寒易伤也。亦以神下，故易恐以言也。脏坚则神守亦坚固，故其心脏安不病，其神守坚固。五脏柔脆，神亦柔脆，故脏柔脆人，血脉上行，转而为热消肌肤，故病消瘅热中也。瘅，音丹。热中，胃中热故也。五脏端正，神亦端正也。神端正性亦和柔，故声色芳味之利难相伤也，斯乃贤人君子所以得心神也。心脏偏倾不一，神亦如之，故操持百端，竟无守司之恒，此为众人小人所得心神也。心脏言神，有此八变。后之四脏，但言脏变，皆不言神变者，以神为魂魄意志之主，言其神变，则四种皆知，故略不言也。【编者按：萧延平曰：《甲乙经》注引杨上善注云：心脏言神有八变，后四脏但言脏变不言神变者，以神为魂魄意之主，言其神变则四脏可知，故略而不言也。与此注正合。】●马莳曰：此言心有善恶吉凶也。心之小者则安，外邪弗之能伤，但内有所忧，则易伤耳，盖心小者，必多忧，所以忧易伤之也；若心大，则忧不能伤，而外邪反易伤之矣。心之高者，则心上之为肺，当满于肺中，肺与心相着，乃多烦闷，而心窍不通，必为健忘，及难以善言开之也；若心下，则易伤于寒，及易以言恐

之矣。心之坚者，则脏安守固，凡外邪不能入，内忧不能恐；苦心脆，则善病消瘅热中，多内伤之病矣。心之端正者，则和利难伤，凡外邪人言皆不能伤；若心偏倾，则其人操守不一，无所守司。由此观之，则心宜不大不小，不高不下，坚而不脆，正而不偏，斯谓之善也，而可以免凶病矣。下文肺肝脾肾亦犹是耳。●张介宾曰：心小则怯，故必多忧。大则不固，故邪易伤之。高则满于肺而窍多不利，下则阳气抑而神必不扬，心脆者火必易动，偏倾者不得其中，此其所以各有病也。悗，闷也。消瘅，内热病也。悗，美本切。瘅音丹，又上、去二声。●张志聪曰：心小则神气收藏，故邪弗能害，小心故易伤以忧也。心大则神旺而忧不能伤，大则神气外弛，故易伤于邪也。肺者心之盖，故心高则满于肺中，在心主言，在肺主声，满则心肺之窍闭塞，故闷而善忘，难开以言也。经云：心部于表。故心下则脏外易伤于寒，心卑下，故易恐以言也。心坚则脏安守固，心脆则善病消瘅热中。按《邪气脏腑》篇：五脏脉微小为消瘅，盖五脏主藏精者也。五脏脆弱，则津液微薄，故皆成消瘅。心正则精神和利，而邪病难伤。心偏倾则操持不一，无守司也。●薛雪曰：心小则怯，故必多忧；大则不固，故邪易伤。高则满于肺而窍多不利，下则阳气抑而神必不扬，坚则安固。心脆者火必易动，端正则悔吝不侵，偏倾者不得其中，此其所以各有病也。悗，闷也。消瘅，内热病也。●黄元御曰：悗，闷也。●丹波元简曰：《甲乙》："邪弗能伤"，注：《太素》云：外邪不能伤，又易伤于邪，注：《太素》亦作"外邪"。又杨上善云：心脏言神有八变，后四脏但言脏变，不言神变者，以神为魂魄意之主，言其神变则四脏可知，故略而不言也。张云：心小则怯，故必多忧。大则不固，故邪易伤之。高则满于肺而窍多不利，下则阳气抑而神必不扬，心脆者火必易动，偏倾者不得其中，此其所以各有病也。志云：肺者心之盖，故心高则满于肺中，在心主言，在肺主声，满则心肺之窍闭塞，故闷而善忘难开以言也。心脆则善病消瘅热中。按：《邪气脏腑》篇：五脏脉微小为消瘅，盖五脏主藏精者也。五脏脆弱，则津弱微薄，故皆成消瘅。●章楠曰：心脏居肺中，形小，则深藏，故外邪勿能伤，然因小而气不宽舒，故凡忧虑，则气逼促而伤之也；大者反是；若心高，为肺罩裹，气不能扬，故常悗而善忘，悗，即闷也，难开导以言者，愦愦不明，故善忘也；心下，则露，故易伤寒邪，露则气浮而少主宰，故易恐以言；心坚，则神气收敛，故五脏皆安而守固；心脆，则心火浮动，故善病消瘅热中；心端正，则气和利；心偏倾，则邪妄无操守矣。

47.3　肺小则少饮，不病喘喝①；肺大则多饮，善病胸痹、喉痹、逆气②。肺高则上气、肩息、欬③；肺下则居贲迫肺，善胁下痛④。肺坚则不病欬上气⑤；肺脆则苦病消瘅易伤⑥。肺端正则和利难伤；肺偏倾则胸偏痛也⑦。

　　①杨上善曰：人分所得，肺小则少饮浆水。又肺小不受外邪，故不病喘喝。喝，喘声。

　　②杨上善曰：肺大喜受外邪，故喜病痹及逆气也。

　　③杨上善曰：肺高则上迫缺盆，故上气喘息。两肩并动，故曰肩息。又肺上迫，故数欲咳。

　　④杨上善曰：贲，当膈也，补昆反。气来委膈，下迫于肝，致胁下痛，以肝居胁下故也。

　　⑤杨上善曰：肺脏坚固，不为邪伤，故无咳与上气也。

⑥杨上善曰：以上四脏之变，例同心脏。

⑦杨上善曰：偏倾者，随偏所在，即偏处胸痛也。●（马莳曰：此言肺有善恶吉凶也。肺之高者，则病之气，竦肩而息，及为咳嗽。消瘅者，消渴而瘅热也。）●张介宾曰：喘喝，气喘声急也。肩息，咳，耸肩喘息而咳也。"居"当作"苦"，肺下则气道不利，故苦于贲迫而胁下痛也。贲，奔、秘二音。●张志聪曰：（贲叶奔。）肺主通调水道，故小则少饮，大则多饮。肺居胸中，开窍于喉，以司呼吸，故小则不病喘喝，大则善病胸痹、喉痹。肺主气，故高则上气息肩而咳也。贲乃胃脘之贲门，在胃之上口，下则肺居贲间而胃脘迫肺，血脉不通，故胁下痛，胁下乃肺脉所出之云门中府处也。肺坚则气不上逆而咳，肺脆则苦病消瘅，而肺易伤也。肺藏气，气舍魄，肺端正，则神志和利，邪勿能伤。肺偏倾，则胸偏痛也。●《集注》眉批：肺伤者，肺燥也。●薛雪曰：喘喝，气喘声急也。肩息咳，耸肩喘息而咳也。肺下则气道不利，故苦于贲迫而胁下痛也。贲，奔、秘二音。●黄元御曰：居贲迫肺，谓居处逼窄，不能顺降，宗气贲逆，迫于肺脏也。●丹波元简曰：《甲乙》无"喝"字，"肩息"作"喘息"，"居贲"作"逼贲易伤"，注：一云"易伤于热，喘息鼻衄"。张云：喘喝，气喘声急也。肩息，咳，耸肩喘息而咳也。"居"当作"苦"。肺下则气道不利，故苦于贲迫而胁下痛也。志云：贲乃胃脘之贲门，在胃之上口，下则肺居贲间，而胃脘迫肺，血脉不通，故胁下痛。肺伤者，肺痿也。简案：张改"居"作"苦"。以贲为奔之义非也，当依《甲乙》作"逼贲"，仍志注为贲门。以前后文例推之，"肺小则下"恐脱"安"字。●章楠曰：脏腑之气，皆上归于肺，权衡敷布。肺小，则气舒津布，故少饮，而无喘喝之病；肺大，则气满于胸，津液难以上输，故多饮，而善病胸痹、喉痹、逆气也；肺高，则气难降，故上逆喘息而多咳也；肺下，则居贲门，贲门胃之上口，而迫于肝，使肝气不舒，故胁下善痛也；肺坚，则气自固而调顺，故不病咳而上气也；肺脆，则心火乘之，故苦病消瘅而易伤也；肺端正，则气和利难伤，自无诸病；肺偏倾，则胸气偏窒而痛也。

47.4 肝小则藏安，无胁下之病①；肝大则逼胃迫咽，迫咽则苦膈中，且胁下痛②。肝高则上支贲，切胁悗，为息贲③；肝下则逼胃，胁下空，胁下空则易受邪④。肝坚则藏安难伤⑤；肝脆则善病消瘅，易伤。肝端正则和利难伤；肝偏倾则胁下痛也⑥。

①杨上善曰：肝小不受外邪，故安，无两胁下痛。

②杨上善曰：胃居肝下，咽在肝傍，肝大下逼于胃，傍迫于咽，迫咽则咽膈不通饮食，故曰膈中也。肝大受邪，故两胁下痛。

③杨上善曰：肝高上支于膈，又切于胁，支膈切胁既急，即喘息于贲，故曰息贲也。

④杨上善曰：胃居肝下，是以肝下则安于胃上，胁下无物，故易受邪气。

⑤杨上善曰：肝坚则外邪不入，故安难伤也。

⑥杨上善曰：偏近一箱，则一箱空处偏痛也。●马莳曰：悗，闷同。此言肝有善恶吉凶也。肝之高者，则其经脉所行及所谓支别者，上奔迫切，胁下多闷，当为息贲之证。（按：《素问·刺禁论》云：肝生于左。《至真要大论》王注，言肝居下左。则肝生于下，胃当在上，何为能下逼于胃？意者在左为肝，在右为脾，肝与脾并，故可以言下逼于胃

也。则王氏言肝生下左者缪矣。）●张介宾曰：上支贲切，谓肝经上行之支脉，贲壅迫切，故胁为悗闷、为息贲喘急也。左右两胁皆肝胆之经，所以肝病者多见于胁。●张志聪曰：肝居胁下，故小则脏安而无胁下之痛。肝居胃之左，故大则逼胃，而胃脘上迫于咽也。肝在膈之下，故大则苦于膈中，且胁下痛。肝脉贯膈，上注肺，故高则上支贲切，胁悗为息贲。肝居胃旁，故下则逼胃而胁下空，空则易受于邪，盖胁乃邪正出入之枢部也。肝坚则脏安，难伤；脆则善病消瘅而易伤也。肝藏血，血舍魂，端正则神志和利，偏倾则胁痛也。●《集注》眉批：咽从胃上膈而出喉，肝在膈之下，此迫在胃脘间，故曰：则苦膈中。又：木侵土，故上迫胃咽。又：魂、魄、志、意乃五脏之神。●薛雪曰：上支贲切，谓肝经上行之支脉贲壅迫切，故胁为悗闷，为息贲喘急也。左右两胁，皆肝胆之经，所以肝病者多见于胁。●黄元御曰：息贲，喘息奔逆也。《难经》：肺之积，曰息贲。●丹波元简曰：《甲乙》无"脏"字，下"脾"、"肾"并同，"苦"作"善"，"切"作"加"，"悗"作"急"，"胁下痛也"之"痛"上有"偏"字。马云：支别者，上奔迫切，胁下多闷。张云：上支贲切，谓肝经上行之支脉贲壅迫切，故胁为悗闷，为息贲喘息也。志云：肝居胃之左，故大则逼胃，而胃脘上迫于咽也。肝在膈之下，故大则苦于膈中，且胁下痛。肝脉贯膈上注肺，故高则上支贲切，胁悗为息贲。简案：支非支别之谓，王冰注《六元正纪》支痛云：支，拄傍也，胁字句。此谓上支拄于贲门，切迫于胁下，而为息贲者，肝高而上逼于肺也。史有肺肝相附语，亦恐近焉。《经筋》篇及《五十六难》，并以息贲为肺病，此肝病及肺也。●章楠曰：肝为阳脏，其气升动，故肝小，则气舒，五脏皆安，而无胁下之病，以肝脉行于胁也；肝大，则气逼胃、迫咽，因其经脉由胃上行，咽为胃管，故兼膈中，且胁下痛，膈中，即格逆也；肝高，则上支贲门而切痛，贲门，胃之上口也，胁中满闷为息贲，贲同奔，呼吸急促也，肝下，则逼胃腑，其本位胁下反空，则易受邪伤也；肝坚，其气静，则五脏皆安而难伤；肝脆，则多虚热，善病消瘅，以相火由肝胆而出也；肝端正，则气和利难伤；肝偏倾，则气滞胁下痛也。

47.5 脾小则藏安，难伤于邪也；脾大则苦凑胁而痛，不能疾行。脾高则胁引季胁而痛；脾下则下加于大肠，下加于大肠则藏苦受邪①。脾坚则藏安难伤②；脾脆则善病消瘅易伤。脾端正则和利难伤；脾偏倾则善满善胀也③。

①杨上善曰：脾小外邪不入，故安而难伤也。胁，以沼反，肢空处也。脾大凑向空胁而痛，大□不行则□肢空也。【编者按：萧延平注"不行"上原缺一字，袁刻作"力"。"则"上原缺一字，袁刻作"胁"。】脾下则胁缓，高则胁牵，季胁中痛也。脾下即是大肠，故脾下加，出于脾脏所居之外，故喜受邪。【编者按：杨上善作"藏外善受胁"。】

②杨上善曰：外邪不伤，故安。

③杨上善曰：瘈，充曳反，牵纵也。脾偏形近一箱，动而多痹，又气聚为胀也。●马莳曰：（胁，音秒。）此言脾有善恶吉凶也。胁，胁下软肉处也。●张介宾曰：凑，塞也。胁，胁下软肉处也。季胁。小肋也。胁音秒。●张志聪曰：（胁音秒，与秒同。）脾为中土，而主于四旁，故小则脏安而难伤于邪也。脾居于腹，在胁骨之秒，故大则苦凑胁而痛。脾主四肢，故不能疾行也。胁在胁之上，故高则胁引季胁而痛。下则加于大肠，加于大肠，则脏苦受邪，盖脏虚其本位也。脾坚则脏安难伤，脾脆则善病消瘅而易伤也。脾藏意，意舍荣，端正则神志和利，偏倾则善满善胀也。●薛雪曰：凑，塞也。胁，胁下软肉

处也。季胁，小肋也。䏚，音秒。●黄元御曰：䏚，胁尽软处。季胁，小肋骨也。●丹波元简曰：《甲乙》"善满"作"瘈疭"。张云：凑，塞也。䏚，胁下软肉处也，音秒。季胁，小肋也。简案：凑训塞未见所据，《说文》：聚也。●章楠曰：脾主鼓运，脾小，则气转运而和，故邪难伤之；脾大，则鼓运不便，而气结滞，故凑䏚而痛，䏚者，胁下软腹，以脾位腹右也，脾胃主四肢，气滞不得畅达于肢，故不能疾行也；脾高，则气偏输于上，而下不和，故䏚引季胁而痛也；脾下，则下压大肠，而脏气不匀，时苦受邪；其坚、脆、端正，义与上同；脾偏倾，则气不转旋，而善胀满也。

47.6 肾小则脏安难伤；肾大则善病腰痛，不可以俯仰，易伤以邪。肾高则苦背膂痛，不可以俯仰；肾下则腰尻痛，不可以俯仰，为狐疝。肾坚则不病腰背痛；肾脆则善病消瘅，易伤。肾端正则和利难伤；肾偏倾则苦腰尻痛也①。

①杨上善曰：肾小不受外邪，故安而难伤也。肾大在于腰中，故俛仰皆痛也。肾高去腰，著于脊膂，故脊膂痛，不得俛仰。肾下入于尻中，下迫膀胱，故尻痛不可俛仰。疝，所奸反，小腹痛，大小便难，曰疝。疝有多种，此为狐疝，谓狐夜时不得小便，少腹处痛，日出方得，人亦如此，因名狐疝也。肾在腰背之间，故肾坚则腰不痛也。二肾有一偏倾，则偏处痛也。●马莳曰：（尻，音敲，腰骨。）此言肾有善恶吉凶也。●张介宾曰：膂音吕，夹脊肉也。俛，俯同。尻，开高切，尾骶骨也。●张志聪曰：（尻音敲，朒骨也。）夫脏者，藏也，故小则脏安难伤，大则善病腰痛，腰乃肾之府也。夫腰脊者，身之大关节也，故腰痛背膂痛，腰尻痛，皆不可以俯仰。肾附于腰脊间，故病诸痛也。狐疝者，偏有大小，时时上下。狐乃阴兽，善变化而藏，睾丸上下，如狐之出入无时，此肾脏之疝也。肾坚则不病腰背痛，脆则苦病消瘅而易伤也。肾藏精，精舍志，脏体端正，则神志和利而难伤，偏倾则苦腰尻痛也。●薛雪曰：膂，音吕，夹脊肉也。尻，开高切，尾骶骨也。●黄元御曰：肾位在腰，故多腰病。●丹波元简曰：《甲乙》"肾大则"注云：一本云"耳聋或鸣，汗出不可以俯仰"，注：一云"背急缓耳脓血出，或生肉塞"。志云：夫腰脊者，身之大关节也。故腰痛、背膂痛，腰尻痛，皆不可以俯仰，肾附于腰脊间，故病诸痛也。狐疝者，偏有大小，时时上下。狐乃阴兽，善变化而藏，睾丸上下，如狐之出入无时，此肾脏之疝也。●章楠曰：肾小，其义同上；腰者，肾之府，肾大，则腰气塞滞，故痛不可俯仰；高则气上壅，故背膂痛；下则气下垂，故腰尻痛，尻者，尾脊骨也，气下而前阴肾子亦下坠，有时则收，为狐疝；其大、其高、其下，皆使腰气不舒，故皆不可俯仰者，或强、或痛而不便也。

47.7 凡此二十五变者，人之所苦常病①。

①杨上善曰：人之五脏，受之天分，有此二十五变者，不由人之失养之愆，故虽不离屏蔽，常喜有前病也。●马莳曰：此结言五脏二十五异者，人之苦于常病也。二十五异者，曰小大，曰高下，曰坚脆，曰端正，曰偏倾也。五脏则为二十有五矣。●张介宾曰：五变者，曰小大，曰高下，曰坚脆，曰端正，曰偏倾也。人有五脏，脏有五变，是为二十五变，人所苦于常病也。●张志聪曰：夫身形，五脏之外合也。皮薄理疏，则风雨寒暑之

邪，循毫毛而入腠理以病形。盖六气之客于外也。如在内之藏形，薄脆偏倾，则人之所苦常病，常病者，五五二十五变病也。●《集注》眉批：背膂在腰之上，尻在腰之下。●薛雪曰：五变者，曰小大，曰高下，曰坚脆，曰端正，曰偏倾也。人有五脏，脏有五变，是为二十五变，人所苦于常病也。●丹波元简曰：张云：五变者，曰小大，曰高下，曰坚脆，曰端正，曰偏倾也。人有五脏，脏有五变是为二十五变，人所苦于常病也。【编者按：丹波元简作"人之所常病也"。】●章楠曰：以上五脏，凡言小者、坚者、端正者，皆无病。大抵小者，质自坚实，邪不能伤；端正，其气调顺和利也。凡言脆者，俱病消瘅，是由液少内燥，而生虚热。凡物热燥必脆，寒润则坚，故五脏皆同也。

47.8 黄帝曰：何以知其然也？岐伯曰：赤色小理者，心小；粗理者，心大。无𩩲骬者，心高；𩩲骬小、短、举者，心下。𩩲骬长者，心下坚；𩩲骬弱小以薄者，心脆。𩩲骬直下不举者，心端正；𩩲骬倚一方者，心偏倾也①。

①杨上善曰：五脏二十五变皆在身中，变生常病亦居其内，未知因何候知以为调养也。理者，肉之文理。粗音麤也。𩩲骬，胸前蔽骨，蔽心神也。其心上入肺中，不须蔽骨，故心高以无蔽骨为候也。高者，志意高远也。故短小举者，为心下之候。下者，志意卑近也。●马莳曰：（𩩲，音结。骬，音于。）此言欲知心之善恶吉凶，当验之色理与𩩲骬也。𩩲骬者，胸下蔽骨也。●张介宾曰：理，肉理也。𩩲骬，音结于，鸠尾骨也。●张志聪曰：𩩲音结，骬音干。小理者，肌肉之纹理细密。粗理者，肉理粗疏，大肉䐃脂，五脏之所生也。故候肉理之粗细，即知脏形之大小。𩩲骬，胸下蔽骨也。本经曰：膏人纵腹垂腴，肉人者上下客大。盖人之䐃肉本于脏腑募原之精液以资生。募原者，脏腑之膏肓也。五脏所藏之精液，溢于膏肓而外养于䐃肉，是以五脏病者，大肉陷下，破䐃脱肉。●薛雪曰：理，肉理上。𩩲骬，鸠尾骨也。●黄元御曰：𩩲骬，蔽心骨也。●丹波元简曰：《甲乙》"心下坚"无"下"字，是乃与下文"心脆"对。志云：小理者，肌肉之文理细密。粗理者，肉理粗疏。大肉䐃脂，五脏之所生也。故候肉理之粗细，即知脏形之大小。𩩲骬，胸下蔽骨也。简案：赤色二字，该下文粗理者无𩩲骬者而言，次节白色、青色并同。

47.9 白色小理者，肺小；粗理者，肺大。巨肩反膺陷喉者，肺高；合腋张胁者，肺下。好肩背厚者，肺坚；肩背薄者，肺脆。背膺厚者，肺端正；胁偏疎者，肺偏倾也①。

①杨上善曰：大肩，胸膺反□喉骨陷入，肺必高上。●马莳曰：（疎，当作竦。）此言欲知肺之善恶吉凶，当验之色理、肩背、膺腋、喉胁之类也。●张介宾曰：胸前两旁为膺，胸突而向外者是为反膺。肩高胸突，其喉必缩，是为陷喉。合腋张胁者，腋敛胁开也。胁偏疏者，胁骨欹斜而不密也。●张志聪曰：肺居肩膺之内，胁腋之上，故视其肩背膺腋，即知肺之高下坚脆偏倾。●倪冲之曰：肺属天而华盖于上，背为阳，而形身之上也，故肺俞出于肩背。●朱永年曰：《脉要精微论》云：尺内两旁，则季胁也。尺外以候肾，尺里以候腹中。推而外之，内而不外，有心腹积也；推而内之，外而不内，身有热也。盖形身之上下，即脏腑所居之外候也。●薛雪曰：胸前两旁为膺。胸突而向外者，

是为反膺。肩高胸突，其喉必缩，是为陷喉。合腋张胁者，腋敛胁开也。胁偏疏者，胁骨敧斜而不密也。●黄元御曰：巨肩反膺陷喉，肩大胸高而喉缩也。合腋张胁，腋合而胁张也。●丹波元简曰：《甲乙》注："反"一作"大"，《甲乙》"疏"作"竦"，注：一作"欹"。马云："疏"当作"竦"。张云：胸前两旁为膺，胸突而向外者，是为反膺。肩高胸突，其喉必缩，是为陷喉。合腋张胁者，腋敛胁开也。胁偏疏者，胁骨敧斜而不密也。

47.10　青色小理者，肝小；粗理者，肝大。广胸反骹者，肝高；合胁兔骹者，肝下。胸胁好者，肝坚；胁骨弱者，肝脆。膺腹好相得者，肝端正①；胁骨偏举者，肝偏倾也②。

①丹波元简曰：《甲乙》"兔"作"脆"，"膺"作"胁"，并是。张云：胫骨近足之细处曰骹，今详此反骹兔骹以候肝，似以胁下之骨为骹也。反骹者，胁骨高而张也。兔骹者，胁骨低合如兔也。志云：骹者，胸胁交分之扁骨，内膈前连于胸之鸠尾，旁连于胁，后连于脊之十一椎。肝在膈之下，故广胸反骹者肝高，合胁兔骹者肝下。兔者，骨之藏伏也。肝脉下循于腹之章门，上循于膺之期门，在内者，从肝别贯膈，故膺腹好相得者肝端正。简案：考字书骹无胸骨之义，张、志以意释之，然于原文极切，今从之。

②杨上善曰：骹，足胫也。反，前曲出也。●马莳曰：（骹音交。）此言欲知肝之善恶吉凶，当验之色理、胸骹、膺腹之类也。●张介宾曰：胫骨近足之细处曰骹，今详此反骹兔骹以候肝，似以胁下之骨为骹也。反骹者，胁骨高而张也。兔骹者，胁骨低合如兔也。骹音敲。●张志聪曰：（骹音交。）骹者，胸胁交分之扁骨，内膈前连于胸之鸠尾，旁连于胁，后连于脊之十一椎。肝在膈之下，故广胸反骹者肝高，合胁兔骹者肝下。兔者，骨之藏伏也。肝脉下循于腹之章门，上循于膺之期门，在内者，从肝别贯膈，故膺腹好相得者肝端正。●薛雪曰：胫骨近足之细处曰骹，今详反骹、兔骹以候肝，似以胁下之骨为骹也。反骹者，胁骨高而张也。兔骹者，胁骨低合如兔也。骹，音敲。●黄元御曰：反骹，胁骨外张也。兔骹，胁骨低下，如伏兔也。

47.11　黄色小理者，脾小；粗理者，脾大。揭唇者①，脾高；唇下纵者，脾下。唇坚者，脾坚；唇大而不坚者，脾脆。唇上下好者，脾端正；唇偏举者，脾偏倾也②。

①丹波元简曰：张云：脾气通于口，其荣在唇，故脾之善恶，体于唇而可知也。【编者按：丹波元简作"扬唇者"。】

②杨上善曰：揭，举也，起辄反。●马莳曰：此言欲知脾之善恶吉凶，当验之色理与唇也。●张介宾曰：脾气通于口，其荣在唇，故脾之善恶，验于唇而可知也。●倪冲之曰：唇者脾之候，故视唇之好恶，以知脾脏之吉凶。●薛雪曰：脾气通于口，其荣在唇，故脾之善恶，验于唇而可知也。●黄元御曰：揭唇，唇上反也。

47.12　黑色小理者，肾小；粗理者，肾大。高耳者①，肾高；耳后陷者，肾下。耳坚者，肾坚；耳薄不坚者，肾脆。耳好前居牙车者，肾端正；耳偏高者，肾偏倾也②。

①丹波元简曰：张云：肾气通于耳，故肾之善恶，验于耳而可知也。

②杨上善曰：一箱独高为偏。●马莳曰：（好，去声。）此言欲知肾之善恶吉凶，当验之色理与耳也。●张介宾曰：肾气通于耳，故肾之善恶，验于耳而可知也。●倪冲之曰：耳者肾之候，故视耳之好恶，以知肾脏之高下偏正。●薛雪曰：肾气通于耳，故肾之善恶，验于耳而可知也。

47.13 凡此诸变者，持则安，减则病也①。

①杨上善曰：凡此二十五变，过分以为不善，减则为病，持平安和，以为大则也。●马莳曰：此结言上文二十五异者，善于持守则安，而持守之功减，则不免于病也。●张介宾曰：凡以上诸变，使能因其偏而善为持守，则可获安；若少有损减，则不免于病矣。●倪冲之曰：凡此诸变者，神志能持则安，减则不免于病矣。●薛雪曰：以上诸变，使能因其偏而善为持守，则可获安，若少有损减，则不免于病矣。●黄元御曰：持，平也。●丹波元简曰：张云：凡以上诸变，使能因其偏而善为持守，则可获安；若少有损减，则不免于病矣。●章楠曰：持，谓本脏之气可以持守；减，谓精气减乏也。

47.14 帝曰：善。然非余之所问也，愿闻人之有不可病者，至尽天寿，虽有深忧大恐，怵惕之志，犹不能减也①，甚寒大热，不能伤也；其有不离屏蔽室内，又无怵惕之恐，然不免于病者，何也？愿闻其故。岐伯曰：五藏六府，邪之舍也，请言其故。五脏皆小者，少病，苦燋心，大愁忧；五脏皆大者，缓于事，难使以忧。五脏皆高者，好高举措②；五脏皆下者，好出人下③。五脏皆坚者，无病；五脏皆脆者，不离于病。五脏皆端正者，和利得人心；五脏皆偏倾者，邪心而善盗，不可以为人平，反复言语也④。

①丹波元简曰：《甲乙》"减"作"感"。简案：王冰注《真至要》：感邪而生病也，云外有其气而内恶之，中外不喜，因而遂病，是谓感也。

②杨上善曰：子言五脏之变，所知是要，然非吾之问本意。问本意者，人生尽于天寿，内则深忧大恐，外则甚寒极热，然无所伤，不为病也。而有外无寒暑之侵，内去怵惕之怀，而疾病百端，其故何也？五脏六腑坚端正者，和利得人，则道之宅也。脏腑脆而偏倾，则邪气舍也。为道之宅，则其性和柔，神明聪利，人之受附也。为邪之舍，不离病也，心奸邪也，喜为盗也，乖公正也，言不恒也。是知二十五变，虽得之于天，调养得中，纵内外邪侵，不为病也。乖和失理，虽不离屏蔽，终为病也。前言一脏各有五病，未极理也；今言一变具有五脏，方得尽理，故请言故也。夫五神以依脏，故前言心脏之变，神亦随之；次说四脏之变，不言神变；今总论五脏，初有四变，唯言于神，次有二变，但说于脏，次有二变，复但言神也。心脏形小，外邪难入，故少病；神亦随小，故不自申焦心愁忧也。措，置也，且故反。

③杨上善曰：意志卑弱。

④杨上善曰：喜，虚意反，好也。和谓神性和柔，利谓薄于名利，并为人所附也。

●马莳曰：此言人有病、有不病者，以五脏之有善恶吉凶也。●张介宾曰：减，损也。不可病者，病不能入也。不免于病者，常多病也。二者相远，故以为问。五脏六腑，所以藏精神水谷者也，一有不和，邪乃居之，故曰邪之舍也。不可以为人平，谓其心邪多昧，便佞不可化也。●倪冲之曰：此总结五脏之形不同，而情志亦有别也。五脏者，所以藏精神血气魂魄志意者也，故小则血气收藏而少病，小则神志畏怯，故苦焦心，大忧愁也。五脏皆大者，神志充足，故缓于事，难使以忧。五脏皆高者，好高举措。五脏皆下者，好出人下。此皆因形而情志随之也。和于中则着于外，故得人心。善盗者，贪取之小人，语言反复，不可以为平正人也。●薛雪曰：五脏六腑，所以藏精神、水谷者也，一有不和，邪乃居之，故曰邪之舍。●黄元御曰：不可以为人平，平，准也。●丹波元简曰：《甲乙》"苦燋"作"善焦"，"人平"作"人卒"（"卒"字接句下）。张云：五脏六腑，所以藏精神水谷者也，一有不和，邪乃居之，故曰邪之舍也。不可以为人平，谓其心邪多昧，便佞不可化也。简案："平"作"卒"，为是。●章楠曰：先哲言：有天赋之性而无不善，气质之性则有偏恶，夫性一而已，岂有二哉！所谓气质之性者，初由性动化识，识即气中之神也。孟子谓之志，故志一则动气，气一则动志也。形质由气而成，本于志之夙习，而有偏正、高下等种种之异，故即其形质，可知其神志行为者，是所谓气质之性也。《内经》虽止论疾病，而实为一篇好相法也。

47.15　黄帝曰：愿闻六腑之应。岐伯答曰：肺合大肠，大肠者，皮其应；心合小肠，小肠者，脉其应；肝合胆，胆者，筋其应；脾合胃，胃者，肉其应；肾合三焦膀胱，三焦膀胱者，腠理毫毛其应①。

①杨上善曰：五脏应候已说于前，六腑之候阙而未论，故次问之。肾合三焦膀胱，故有五腑也。五脏为阴，合于五腑。五腑为阳，故皮、脉、筋、肉、腠理、豪毛，五腑候也。●马莳曰：此言五脏与六腑相合，而亦有知六腑之法也。肾合三焦者，左肾合膀胱，右肾合三焦也。●张介宾：肺本合皮，而大肠亦应之，心本合脉，而小肠亦应之，胆胃皆然，故表里之气相同也。惟是肾本合骨，而此云三焦膀胱者腠理毫毛其应何也？如《五癃津液别》篇曰三焦出气，以温肌肉，充皮毛，此其所以应腠理毫毛也。肾合三焦膀胱义，见本类前三。●倪冲之曰：五脏为阴，六腑为阳，脏腑雌雄相合，五脏内合六腑，六腑外应于形身，阴内而阳外也。故视其外合之皮脉肉筋骨，则知六腑之厚薄长短矣。肾将两脏，一合三焦，一合膀胱。●薛雪曰：肺本合皮，而大肠亦应之，心本合脉，而小肠亦应之，胆胃皆然，故表里之气相同也。惟是肾本合骨，而此云三焦，膀胱者，三焦出气以温肌肉，充皮毛，此其所以应腠理毫毛也。●黄元御曰：六腑合于五脏，其应亦同也。●丹波元简曰：张云：肺本合皮，而大肠亦应之，心本合脉，而小肠亦应之，胆胃皆然，故表里之气相同也。惟是肾本合骨，而此云三焦膀胱者，腠理毫毛其应何也？如《五癃津液别》篇曰三焦出气，以温肌肉充皮毛。此其所以应腠理毫毛也。简案：《甲乙》云：肾之应毫毛，于义为错，此不考耳。《本输》篇曰：三焦者，中渎之腑也，水道出焉，属膀胱。盖三焦膀胱，但是指下焦膀胱，膀胱为太阳经，主周身之表，肾与膀胱合，所以应腠理也。马云：左肾合膀胱右肾合三焦。恐非也。●章楠曰：此言腑本脏气而生，故合脏气生化，以应外部皮脉筋肉，惟独三焦、膀胱不同肾脏应骨，而应腠理、毫毛，何也？盖上明腑生于脏，故同脏气之应，而肾之腑本是膀胱，乃又合三焦者，以明一脏两腑，相合而生化气血，出陈入新也。良以一身气血，由胃中水谷生化，而肾为胃关，关不利，则大

便不调矣；三焦出水道，水道不利，则膀胱气癃，而小便不通。二便不通，则胃中壅阻，不能出陈入新，何以生化气血乎？而三焦、膀胱之宣化，实本肾脏阴阳之气，肾气不和，则三焦、膀胱皆不宣化，而胃关不利矣。是故肾合三焦、膀胱，专明生化气血，而三焦、膀胱之经脉，则外应腠理、毫毛，以其义重在此，故不同彼四脏气化之应也。呜呼，其旨深矣。

47.16 黄帝曰：应之奈何？岐伯曰：肺应皮。皮厚者，大肠厚，皮薄者，大肠薄；皮缓腹里大者，大肠大而长；皮急者，大肠急而短；皮滑者，大肠直；皮肉不相离者①，大肠结②。

①丹波元简曰：张云：坚实之谓。志云：上文以脏合腑，而腑应形，此以脏合形，而形合腑，皆阴阳外内交互之妙用。

②杨上善曰：应，候也。肺以皮为候，肺合大肠，故以其皮候大肠也。结，纡屈多。●马莳曰：此言欲知大肠，当验之皮也。●张介宾曰：此下皆言六腑之应。肺与大肠为表里，肺应皮，故大肠腑状，亦可因皮而知也。不相离者，坚实之谓。●倪冲之曰：五脏内合六腑，外应于皮脉肉筋骨，是以肺应皮，而皮厚者大肠厚，皮薄者大肠薄，脏腑之形气，外内交相输应者也。●薛雪曰：此言六腑之应，肺与大肠为表里，肺应皮，故大肠腑状亦可因皮而知也。不相离者，坚实之谓。●黄元御曰：肺应皮，皮即大肠之应也。

47.17 心应脉，皮厚者，脉厚，脉厚者，小肠厚；皮薄者，脉薄，脉薄者，小肠薄；皮缓者，脉缓，脉缓者，小肠大而长；皮薄而脉冲小者，小肠小而短。诸阳经脉皆多纡屈者，小肠结①。

①杨上善曰：心合于脉，脉在皮中，故得以皮候脉，脉候小肠也。冲，虚也，脉虚小也。诸阳脉，六阳经也。小肠之脉，太阳也。太阳与诸阳为长，故诸阳经纡屈多者，则知小肠亦纡屈也，纡屈即名为结也。阳经在于肤不见，候其阳络，即经可知矣。●马莳曰：此言欲知小肠，当验之脉，而脉又当验之于皮也。●张介宾曰：心与小肠为表里，心应脉，故小肠腑状，亦可因脉而知也。然脉行皮肉之中，何以知其厚薄？但察其皮肉，即可知也。冲，虚也。诸阳经脉，言脉之浮浅而外见者也。纡屈，盘曲不舒之谓。纡音于。●张志聪曰：《邪气脏腑》篇曰：脉急者，尺之皮肤亦急；脉缓者，尺之皮肤亦缓，皮脉之相应也。故皮厚者脉厚，脉厚者小肠厚，皮薄者脉薄，脉薄者小肠薄。●薛雪曰：心与小肠为表里，心应脉，故小肠腑状亦可因脉而知也。然脉行皮肉之中，何以知其厚薄？但察其皮肉即可知也。冲，虚也。诸阳经脉，言脉之浮浅而外见者也。纡屈，盘曲不舒之谓。●黄元御曰：心应脉，脉即小肠之应也。冲，虚也。●丹波元简曰：张云：心与小肠为表里，心应脉，故小肠腑状亦可因脉而知也。然脉行皮肉之中，何以知其厚薄？但察其皮肉即可知也。冲，虚也。诸阳经脉，言脉之浮浅而外见者也。纡屈，盘曲不舒之谓。

47.18 脾应肉，肉䐃坚大者，胃厚；肉䐃么者，胃薄。肉䐃小而么者，胃不坚①；肉䐃不称身者，胃下，胃下者下管约不利。肉䐃不坚者，胃缓②；肉䐃无小里累者，胃急。肉䐃多少里累者，胃结。胃结者，上脘约不利也③。

①杨上善曰：脾以合胃，故以肉䐃候于胃也。么，小也，莫可反。

②杨上善曰：谓䐃颗累与身大小不相称也。胃下逼于下管，故便溲不利。

③杨上善曰：果音颗，谓肉䐃无小颗段连累。●马莳曰：（䐃，音阃。称，去声。）此言欲知胃者，当验之肉䐃也。●张介宾曰：脾与胃为表里，脾应肉，故胃腑之状，亦可因肉而知也。䐃，肉之聚处也。么，细薄也。约，不舒也。少里累之义未详，高志斋谓揣其䐃肉而少有累然结实者之谓。䐃，劬允切。称，去声。●张志聪曰：（䐃，音窘。称，去声。）●倪冲之曰：䐃，肥脂也。么，亦小也。约，约束也。胃有上脘中脘下脘，故胃下则下脘约不利，结则上脘约不利也。●薛雪曰：脾与胃为表里，脾应肉，故胃腑之状亦可因肉而知也。䐃，肉之聚处也。么，细薄也。约，不舒也。少里累之义未详，或云揣其䐃肉，少有累然结实之谓。称，去声。●黄元御曰：脾应肉，肉即胃之应也。䐃，大肉。么，薄也。●丹波元简曰：《甲乙》"无小褁累"作"无小裹絫"，"标紧多少里累"作"多少裹絫"。马云：亦"裏"作"裹"。张云：么，细薄也。约，不舒也。少里累之义未详，高志斋谓揣其䐃肉，而少有累然结实者之谓。简案：《博雅》：么，微也。"里"作"裹"，义自明。

47.19　肝应爪，爪厚色黄者，胆厚；爪薄色红者，胆薄；爪坚色青者，胆急；爪濡色赤者，胆缓；爪直色白无约者①，胆直；爪恶色黑多纹者，胆结也②。

①丹波元简曰：简案：约，纹也。

②杨上善曰：肝以合胆，胆以应筋，爪为筋余，故以爪候胆。无弱，强也。爪强，胆直也。人之爪甲色不得明净，又多好破坏者，其人胆纡屈结也。●马莳曰：此言欲知胆者，当验之爪也。●张介宾曰：肝与胆为表里，肝应爪，故胆腑之状，亦可因爪而知也。结者，胆气不舒之谓。●朱永年曰：爪者筋之余，故肝应爪。视爪之好恶，以知胆之厚薄缓急也。五脏六腑，皆取决于胆，故秉五脏五行之气色。●莫子瑜曰：胆属甲子，主天干地支之首，故备五行之色。●薛雪曰：肝与胆为表里，肝应爪，故胆腑之状亦可因爪而知也。结者，胆气不舒之谓。●黄元御曰：肝应爪，爪即胆之应也。●丹波元简曰：张云：胆气不舒之谓。

47.20　肾应骨，密理厚皮者，三焦膀胱厚；粗理薄皮者，三焦膀胱薄。疎腠理者，三焦膀胱缓；皮急而无毫毛者，三焦膀胱急。毫毛美而粗者，三焦膀胱直，稀毫毛者，三焦膀胱结也①。

①杨上善曰：肾以应骨，骨应三焦膀胱，三焦膀胱气发腠理，故以腠理候三焦膀胱也。三焦之气如雾沤沟渎，与膀胱水腑是同，故合为一腑也。腠理豪毛在皮，故亦以皮之豪毛为候也。●马莳曰：此言欲知三焦、膀胱者，当验之皮毫腠理也。三焦为右肾之腑，膀胱为左肾之腑。观三焦有厚薄、缓急、直结，则分明有形者也。后世《难经》以为有名无形者，盖未考此故耳。若《营卫生会》篇之三焦，则居于前者，果有名而无形也。（按《三因方》云：三焦者，有脂膜如手大，正与膀胱相对，有二白脉自中出，夹脊而上贯于脑，有形可见。有一举子徐遁，少尝医，疗病有精思，曰齐尝大饥，群丐相脔而食，有一人皮肉尽而骨脉全，见右肾之下有脂膜如手大，正与膀胱相对，有二白脉自其中出，

夹脊而上贯脑，此正所谓三焦也。观此则三焦有形昭昭矣。）●张介宾曰：肾与膀胱为表里，而三焦亦合于肾，故上文曰：肾合三焦膀胱，腠理毫毛其应，所以三焦膀胱之状，可因腠理毫毛而知也。●倪冲之曰：太阳之气主皮毛，三焦之气通腠理，是以视皮肤腠理之厚薄，则内应于三焦膀胱矣。又津液随三焦之气，以温肌肉，充皮肤。三焦者，少阳之气也。本经云：熏肤充身泽毛是谓气。是以皮毛皆应于三焦膀胱。●朱永年曰：经云：豀谷属骨，是肌肉之属于骨也。又曰：脾生肉，肉生肺，肺生皮毛，是骨肉皮毛，交相资生者也，故曰肾应骨。密理厚皮者，三焦膀胱厚。●薛雪曰：肾与膀胱为表里，而三焦亦合于肾，所以三焦、膀胱之状可因腠理毫毛而知也。●黄元御曰：肾应骨，骨即三焦膀胱也。●丹波元简曰：张云：肾与膀胱为表里，而三焦亦合于肾，故上文曰：肾合三焦膀胱，……，腠理毫毛其应。所以三焦膀胱之状，可因腠理毫毛而知也。倪氏云：太阳之气主皮毛，三焦之气通腠理，是以视皮肤腠理之厚薄，则内应于三焦膀胱矣。又津液随三焦之气以温肌肉，充皮肤。三焦者，少阳之气也。本经云：熏肤充身泽毛是谓气。是以皮毛皆应于三焦膀胱。朱永年曰：经云：溪谷属骨。是肌肉之属于骨也。又曰：脾生肉，肉生肺，肺生皮毛。是骨肉皮毛，交相资生者也，故曰肾应骨。密理厚皮者，三焦膀胱厚。

47.21　黄帝曰：厚薄美恶，皆有形，愿闻其所病。岐伯答曰：视其外应，以知其内藏，则知所病矣[1]。

①杨上善曰：已闻六腑美恶之形，然未知美恶生病何如。各视外候，则知所生病矣。●马莳曰：此言视其外之所应，而可以知内之所病也。●张介宾曰：外形既明，内脏可察，病亦因而可知矣。所谓病者，如上文二十五变之类皆是也。●倪冲之曰：六腑内合五脏，外应于皮肉筋骨，故视其外应，以知其内脏，则知其所病矣。盖六腑之厚薄缓急大小而为病者，与五脏之相同也。●薛雪曰：外形既明，内脏可察，病亦因而可知矣。●黄元御曰：外有何应，则病在何脏也。●丹波元简曰：张云：外形既明，内脏可察，病亦因而可知矣。所谓病者，如上文二十五变之类皆是也。●章楠曰：脏腑经脉相通，气化相合，而皮脉肉筋骨，由脏腑之气血所生者，故其厚薄美恶，必内外相应，观外而知内，视其形色，即知其病之所生所在也。按《本输》篇言：肺合大肠。大肠者传道之腑等语，是明脏腑之功能运用也。此篇亦言肺合大肠等者，是明脏腑合同气化，以应外部也，故义理迥别。注家因见此篇言肾合三焦、膀胱，遂将《本输》篇少阳属肾一句，解作三焦属肾，不察上下文义，而两处经理俱失，相沿久矣，故余详辨明晰，入于后集也。●周学海曰：起极宏敞，结极涵蓄。起节词义精湛，入后头绪极繁，而驭之以整云垂海立气象万千。其篇法词藻，均极可观，如大将登坛千军万马中，自有弱扇纶巾之度。

卷 之 八

禁服第四十八

●马莳曰：服，事也。《诗·大雅·板》篇有"我言维服"。内论脉有关格，宜用灸刺药法，故名篇。●张志聪曰：篇名"禁服"者，诫其佩服而禁其轻泄也。又曰：首篇有"禁"、"服"二字，因以名篇。●高士宗曰：《外揣》篇论气与形合；此篇论气与血合；《五变》章论病在形而不病气；《本脏》篇论病在脏腑而不病气；本经《厥逆》诸篇，有病气者、有病血者、有血气之兼病者，此阴阳离合之道，变化之不测也。●黄元御曰：帝曰先师之所禁，雷公曰旦暮勤服之，此"禁服"所由名也。●丹波元简曰：马云：服，事也。《诗·大雅·板篇》有"我言维服"。内论脉有关格，宜用灸刺药法，故名篇。志云：篇名"禁服"者，诫其佩服而禁其轻泄也。又云：首篇有"禁"、"服"二字，因以名篇。简案：篇首云："旦暮勤服之"，又云："此先师之所禁"，志后说为是。

48.1 雷公问于黄帝曰：细子得受业，通于九针六十篇，旦暮勤服之，近者编绝，久者简垢①，然尚讽诵弗置，未尽解于意矣。"外揣"言浑束为一，未知所谓也。夫大则无外，小则无内，大小无极，高下无度，束之奈何？士之才力，或有厚薄，智虑褊浅②，不能博大深奥，自强于学若细子③。细子恐其散于后世，绝于子孙，敢问约之奈何？黄帝曰：善乎哉问也。此先师之所禁，坐私传之也④，割臂歃血⑤之盟也，子若欲得之，何不斋乎。雷公再拜而起曰：请闻命于是也，乃斋宿⑥三日而请曰：敢问今日正阳⑦，细子愿以受盟。黄帝乃与俱入斋室，割臂歃血，黄帝亲祝曰：今日正阳，歃血传方，有敢背此言者，反受其殃。雷公再拜曰：细子受之。黄帝乃左握其手，右授之书曰：慎之慎之，吾为子言之，凡刺之理，经脉为始，营其所行，知其度量，内刺五藏，外刺六府，审察卫气，为百病母，调其虚实，虚实乃止，写其血络，血尽不殆矣⑧。

①丹波元简曰：张云：六十篇，古经数也。今失其传。编绝简垢，即韦编三绝之谓。垢，尘污也。盖古时无纸，书于竹简，以熟皮编之，故曰韦编。简案：《说文》：编，次简也。《史·孔子世家》：读《易》韦编三绝，前儒林传注：编，所以联次简也。《尔雅疏》：简，竹简也，古未有纸，载文于简，谓之简札。

②丹波元简曰：《史记·礼书》：褊陋之说，入焉而嗛。注：褊狭也。

③丹波元简曰：简案：强，勉也，勒也，谓自勉强若细子然，未能浑束为一也。

④丹波元简曰：简案：坐字未详，盖谓于其坐私传之也。

⑤丹波元简曰:《曲礼疏》:割牲左耳,盛以珠盘,又取血盛以玉敦,用血为盟书,书成乃歃血。《读书》、《说文》:盟者以血涂口旁曰歃血。《淮南·齐俗训》:胡人弹骨,越人啮臂,中国歃血,所由各异,其于信一也。

⑥丹波元简曰:简案:宿,与肃通。《礼·祭统先期》:旬有一日,宫宰宿夫人。注:宿,读为肃,戒也。

⑦丹波元简曰:简案:正,午也。《礼·祭义》,殷人祭其阳。注:阳谓日中时也。

⑧杨上善曰:南方来者,九针之道有六十篇,其简之书,远年者编有断绝,其近年者简生尘垢,言其深妙,学久日勤,未能达其意也。揣,初委反,度也。浑,户昆反,合也。束,总要也。五脏六腑吉凶善恶,其气在内,循手太阴脉总合为一,见于寸口外部之中,可以手按度量,令人得知者,未通其意也。经脉之气,合天地之数,与道通洞,苞裹六合,故大无外也。气贯毫微,则小无内也。然则无形不可以大小极,不可以高下测,欲以总为一者,殊不可知也。褊,鞭缅反。人之所学,未若细子,惟恐其至道绝于后代,无及子孙,故问其要,传之不朽也。细子者,雷公自谦之辞也。上古贷季传至岐伯,岐伯授之黄帝,故贷季为先师。非其人不可授道,故须禁之坐私传也。方,要道。以盟誓授人。吾方愈病,各为其要,圣人杂合行之,以针为轻小,能愈大疾,故先言之。人之十二经脉、奇经八脉、十五络脉经络于身,营卫阴阳气之经坠,生之夭寿,莫不由之,故为始也。刺之理者,必须经营循十二经诸络脉等所行之气,并知脉之长短度量也。从于脏腑,流出经脉行身外,故脏腑称内。知内之道,先次五脏内中之阴,次别六腑内中之阳也。次知卫为阳行外,受诸邪气以为百病,次欲知经络虚实,实者乃止而泻之,先泻大小血络,血邪尽已,得无危殆也。●马莳曰:凡刺之理六句,见前《经脉》篇。此言凡刺之理,当有浑束为一之妙,不过以经脉为始而已。不惟用针,用药亦然。编者所以贯简,故近则编绝,(孔子读《易》,韦编三绝。久则简垢。古人无纸,以竹简炙汗,去青书之,故书之者简,而贯之者编。)《外揣》,前卷篇名也。帝尝谓:九针者,小之则无内,大之则无外,深不可为下,高不可为盖,大小高深以理言,非针形也。恍惚无穷,流溢无极,而欲浑束为一。伯乃以至明为要进之。今雷公述而问之,亦欲得浑束为一之方耳。帝念其斋宿之诚,遂行割臂歃血之盟,乃以书而授之曰:凡刺之理,其要道在于经脉为始而已。《经脉》者,本经第十篇名,乃十二脉经气运行之经隧也。运其所行,(如上言。)分其度量,(本经有《脉度》篇。)五脏为里,故内刺五脏;六腑为表,故外刺六腑。彼营气者,阴气也,既随宗气以行运于经隧之中;惟卫气者,阳气也,乃自行于皮肤分肉之间。故必审察卫气,实为百病之母也。(卫气为百病之母,其大义见《素问·生气通天论》中。)其百病有虚有实,即人迎寸口脉以知之,而正气之虚则补,邪气之实则泻,则虚者实,实者虚,而虚实自止矣。又血络者,病之可见者也,(前有《血络论》。)从而泻之,庶血去尽而病不殆矣。●张介宾曰:六十篇,古经数也。今失其传。编绝简垢,即韦编三绝之谓。垢,尘污也。盖古时无纸,书于竹简,以熟皮编之,故曰韦编。《外揣》,本经篇名。所言浑束为一大则无外等义,见前十二。盟者以血涂口旁曰歃血。歃音霎。经脉为始,必先明经络也。营其所行,营行有终始也。知其度量,脉度有短长也。内刺五脏,外刺六腑,分表里出入也。此六句与《经脉》篇略同,详经络类首章。卫气者,阳气也,卫外而为固者也。阳气不固,则卫气失常,而邪从卫入,乃生疾病,故为百病母。义详本类前二十六及疾病类四。泻实则虚,补虚则实,故虚实乃止。病在血者调之络,邪血去尽,则

不殆矣。●张志聪曰：夫气合于天，天合于地，血合于水，《外揣》篇论九针之道，浑束为一，而合于天道，故篇名"外揣"，言天道之运行于外，司外可以揣内也。此篇以气血约而为一，候其人迎气口，外可以知六气，内可以验其脏腑之病，盖经脉本于脏腑之所生，而合于六气也。故曰，凡刺之理，经脉为始，营其所行，知其度量，内刺五脏，外刺六腑，审察卫气，为百病母，谓邪之中人，必先始于皮毛气分，而入于络脉，从经脉而入于脏腑，故泻其血络，血尽不殆。盖络脉络于皮肤之间，乃气血之交会，故视其血络，尽泻其血，则邪病不致传溜于经脉脏腑，而成危殆之证矣。虚实者，血气之虚实也。盖邪在气，则气实而血虚，陷于脉中，则血实而气虚，故必审察其本末以调之。夫血脉者，上帝之所贵，先师之所禁也，藏之金匮，非其人勿教，非其真勿授。故帝与歃血立盟，而后乃传方，篇名《禁服》者，诫其佩服而禁其轻泄也。●莫子瑜曰：此篇论约束气血为一，奚复引"外揣"而论，曰天与水相连，而运行于上下，水天之合一也。故曰如水镜之察，不失其形。《外揣》篇论九针之道，浑束为一，而合于天道。远者司外揣内，近者司内揣外，是谓阴阳之极。天地之盖，谓天地之合一也。天地相合，而水在其中矣。此篇论气血约而为一，应水天之相合，故引外揣而问者，补申明前章之义也。●《集注》眉批：首篇有"禁"、"服"二字，因以名篇。●黄元御曰：夫九针者，小之则无内，大之则无外，深不可为下，高不可为盖，愿杂之毫毛，浑束为一可乎？约之，即浑束为一，令其简约也。先师，僦贷季。（帝曰先师之所禁，雷公曰旦暮勤服之，此"禁服"所由名也。）风者，百病之始，先伤卫气，乃生百病，故审察卫气，为百病母。调诸虚实之偏，虚实乃止。止者，不偏虚，不偏实也。泻其血络，血尽邪除，故人不殆也。●丹波元简曰：马云：凡刺之理六句，见前《经脉》篇。张云：经脉为始，必先明经络也。营其所行，营行有终始也。知其度量，脉度有短长也。内刺五脏，外刺六腑，分表里出入也。卫气者，阳气也，卫外而为固者也。阳气不固，则卫气失常，而邪从卫入，乃生疾病，故为百病母。泻实则虚，补虚则实，故虚实乃止。病在血者调之络，邪血去尽，则不殆矣。●江有诰曰：凡刺之<u>理</u>，经脉为<u>始</u>，（之部）营其所<u>行</u>，知其度<u>量</u>，（平声阳部）内刺五藏，外刺六<u>府</u>，审察卫气，为百病<u>母</u>，调其虚实，虚实乃<u>止</u>，写其血络，血尽不<u>殆</u>矣。（之 之矣借韵）

48.2 雷公曰：此皆细子之所以通，未知其所约也。黄帝曰：夫约方者，犹约囊也，囊满而弗约，则输泄，方成弗约，则神与弗俱①。雷公曰：愿为下材者，勿满而约之②。黄帝曰：未满而知约之以为工，不可以为天下师③。

①丹波元简曰：张云：约者，要也。约方约囊，其道同也。囊满弗约，则输泄而倾，方成弗约，则不切于用，盖杂则不精也。《易》曰：精义入神，以致用也。不得其精，焉能入神？有方无约，即无神也，故曰神与弗俱。所谓约者，即前《外揣》篇，浑束为一之义。

②丹波元简曰：张云：满言欲博，约言欲精，弗满而约之，谓亦有不由博学而可得其捷径者否也，故曰愿为下材。【编者按：丹波元简作"弗满而约之"。】

③杨上善曰：约，节量也。方，法也。方以诊气，囊以盛气，故得比之。囊满不为节约，必泄其气；诊法成已，不为节约，以泄神气。神气去矣，不与周运，故曰不俱也。摄

生之道，材有上下。诊法成已，节约合理，得长生久视，材德之上，可为天下之师；诊法未能善成，故曰未满而能节而行，得为国师，是按脉而知病生所由，称之为工，材之不下也。●马莳曰：此言方成宜约，而当以天下师自期也。盖约方犹之约囊，囊满而弗约，则输泄于外；方成而弗约之，则法虽在而无所主持，故吾之神弗能与俱，不可以愈病也。（神之为义，前详《病传》篇第三节之下。）彼雷公虽以下材下工。自谦，不知帝之所以望之者为天下师也。所谓天下师者，唯知《经脉》篇为始耳。下文正详言之。●张介宾曰：约者，要也。约方约囊，其道同也。囊满弗约则输泄而倾，方成弗约则不切于用，盖杂则不精也。《易》曰：精义入神，以致用也。不得其精，焉能入神？有方无约，即无神也，故曰神与弗俱。所谓约者，即前《外揣》篇浑束为一之义。满言欲博，约言欲精，弗满而约之，谓亦有不由博学而可得其捷径者否也，故曰愿为下材。因满而约，约之善也。由博而精，精之至也。未满而知约，何约之有？未博而言精，何精之有？若是者谓之为工，安足为天下师？是以言约者非满不可，言精者非博不可也。●张志聪曰：未满而知约者，知气与血合，候人迎气口，以知三阴三阳之气，而不知阴阳血气，推变无穷，可浑束为一，而合于天之大数。故通人道于天道者，斯可以为天下师。约方者，约束血气之法。如约囊者，谓气与血合，犹气在橐籥之中，满而弗约，则输泄矣。故方成而弗约，则神与弗俱，谓血与气不能共居而合一也。满而弗约者，谓不知经治，脉急弗引也。约而为一者，脉大以弱，此血气已和，则欲安静也。●《集注》眉批：血气，神气也。●黄元御曰：下材，下士之材也。●章楠曰：此言制方之法有约，如约囊，囊满弗约，则必输泄。方成弗约，则神理勿能俱得，亦必无效，如奇、偶、大、小、缓、急等，皆有一定规约，而中有神理存焉。未悟神理而制方，犹囊未满而约之，如此为工，乃庸浅之流，不可以为天下师也。

48.3　雷公曰：愿闻为工①。黄帝曰：寸口主中②，人迎主外③，两者相应，俱往俱来，若引绳大小齐等④。春夏人迎微大，秋冬寸口微大，如是者，名曰平人⑤。

①杨上善曰：为工是持脉之道，故问也。

②杨上善曰：按此《九卷》、《素问》肺脏手太阴脉动于两手寸口中、两手尺中。夫言口者，通气者也。寸口通于手太阴气，故曰寸口。气行之处，亦曰气口。寸口、气口更无异也。中，谓五脏，脏为阴也。五脏之气，循手太阴脉见于寸口，故寸口脉主于中也。

③杨上善曰：结喉两箱，足阳明脉迎受五脏六腑之气以养于人，故曰人迎。《下经》曰：人迎，胃脉也。又云：任脉之侧动脉，足阳明，名曰人迎。《明堂经》曰：颈之大动脉，动应于手，侠结喉，以候五脏之气。人迎胃脉，六腑之长，动在于外，候之知内，故曰主外。寸口居下，在于两手，以为阴也；人迎在上，居喉两傍，以为阳也。《九卷·终始》篇曰："平人者，不病也；不病者，脉口人迎应四时也；应四时者，上下相应，俱往俱来也。"脉口，谓是手太阴脉行气寸口，故寸口、脉口亦无异也。既上下俱往俱来，岂以二手为上下也。又《九卷·终始》篇云："人迎与太阴脉口俱盛四倍以上，命曰关格。"即知手太阴无人迎也。又《素问》第五卷云："胃管痈诊，岐伯曰：当得胃脉沉细，胃沉细者气逆，气逆者人迎甚盛，盛则热，人迎者胃脉也，逆盛则热聚于胃口而不行，故胃管

为痈。"此经所言人迎、寸口之处数十有余，竟无左手寸口以为人迎，右手关上以为寸口，而旧来相承，与人诊脉，纵有小知，得之别注，人多以此致信，竟无依据，不可行也。

④杨上善曰：寸口、人迎两者，上下阴阳虽异，同为一气，出则二脉俱往，入则二脉俱来，是二人共引一绳，彼牵而去，其绳并去，此引而来，其绳并来，寸口人迎，因呼吸牵脉往来，其动是同，故曰齐等也。

⑤杨上善曰：譬彼引绳之动，大小齐等，细寻其动，非无小异，故此，牵此动之端为大，彼端微小，彼动之端为大，此端微小；脉亦如之，上下虽一，因呼吸而动，以春夏之阳，秋冬之阴，故微有大小。春夏阳气盛实，故脉顺之，微大为平；秋冬阴气盛实，故脉顺之，微大为平。平者，和气无病者也。●马莳曰：此言寸口、人迎之脉各有所主，而合四时者为无病也。寸口者，居右手寸部，即太渊穴，去鱼际一寸，故曰寸口；以其为脉气之所会，故又曰脉口，又曰气口。寸口主中，乃足手六阴经脉所见也。人迎者，居左手寸部。盖人迎乃足阳明胃经之穴名，而其脉则见于此，故即以人迎称之，以胃为六腑之先也。人迎主外，故左关为东、为春，左寸为南、为夏，所以谓左寸为外，凡足手六阳经之脉必见于此。右寸为秋、为西，右关为中央、为长夏，其两尺则为北、为冬，所以谓右寸为内，凡足手六阴经之脉必见于此。然寸口之脉在内而出于外，人迎之脉在外而入于内，即如人迎一动为足少阳胆经，寸口一动为足厥阴肝经，则肝与胆相为表里，而一出一入，两经本相应也，（余经表里，可以类推，见下文。）故俱往俱来，若引绳齐等，而春夏之时则人迎比寸口之脉为微大，秋冬之时则寸口比人迎之脉为微大，乃为平和无病之人也。盖曰微大，则是平和之脉耳。●张介宾曰：太阴行气于脏，故寸口主中。阳明行气于腑，故人迎主外。人迎寸口，一表一里也，故往来相应，欲其大小齐等若引绳之匀者，是为和调之脉。然人迎主阳，故必于春夏微大，寸口主阴，故必于秋冬微大，乃谓之平人也。●张志聪曰：愿闻为工者，愿闻血气之相应，而后明合一之大道。是由工而上，上而神，神而明也。寸口主阴，故主中，人迎主阳，故主外，阴阳中外之气，左右往来，若引绳上下齐等。如脉大者，人迎气口俱大，脉小者，人迎气口俱小。春夏阳气盛而人迎微大，秋冬阴气盛而寸口微大。如是者阴阳相应，是谓平人。若不应天之四时，而更偏大于数倍，是为溢阴溢阳之关格矣。此论三阴三阳之气，而应于人迎气口之两脉也。●高士宗曰：人迎气口，谓左右之两寸口，所以分候阴阳之气，非寸关尺三部也。若以三部论之，则左有阴阳，而右有阴阳矣。●丹波元简曰：张云：太阴行气于脏，故寸口主中。阳明行气于腑，故人迎主外。人迎寸口，一表一里也，故往来相应，欲其大小齐等，若引绳之匀者，是为和调之脉。然人迎主阳，故必于春夏微大，寸口主阴，故必于秋冬微大，乃谓之平人也。简案：马、志并以左右寸口为人迎气口释之，失古义矣。

48.4　人迎大一倍于寸口，病在足少阳，一倍而躁，在手少阳。人迎二倍，病在足太阳，二倍而躁，病在手太阳。人迎三倍，病在足阳明，三倍而躁，病在手阳明①。盛则为热，虚则为寒②，紧则为痛痹③，代则乍甚乍间④。盛则写之⑤，虚则补之⑥，紧痛则取之分肉⑦，代则取血络，且饮药⑧，陷下则灸之⑨，不盛不虚，以经取之，名曰经刺⑩。人迎四倍者，且大且数，名曰溢阳，溢阳为外格，死不治⑪。必审按其本末，察其寒热，以验其藏府之病⑫。

①杨上善曰：计春夏人迎大于寸口少半已去，少阳即已有病，其病犹微，故未言之。成倍方言，以病成可名，故曰病在少阳，言一倍等。按不病之人，寸口人迎脉动大小一种，春夏之时，人迎之动微大寸口，以为平好。人迎之脉渐大小半、大半至于一倍，即知少阳有病。少阳盛气未大，故得过阴一倍，名曰少阳之病，致使人迎之脉一倍大于寸口。少阳病气渐盛，过于阴气二倍，名曰太阳之病，则人迎之脉二倍大于寸口。大阳病气渐盛，过于阴气三倍，名曰阳明之病，则人迎之脉三倍大于寸口也。●张介宾曰：义见前章。

②杨上善曰：阳气内盛为热，故人迎脉盛也。阳气内虚，阴乘为寒，故人迎脉虚也。

③杨上善曰：其气动紧似急也。此肌肉之间有寒温气，故为痛痹也。

④杨上善曰：代，止也。脉绝不来，故曰代也。代者，邪气客于血络之中，随饮食而变，故病乍甚乍间也。●张介宾曰：此言人迎脉也。乍甚乍间，即下文乍痛乍止之谓。●丹波元简曰：张云：此言人迎脉也。乍甚乍间，即下文乍痛乍止之谓。志云：乍痛乍止者，病在血气之交，或在气或在脉，有交相更代之义，故脉代也。

⑤杨上善曰：人迎一盛者泻于少阳，二盛泻于大阳，三盛泻于阳明也。

⑥杨上善曰：人迎虚者，人迎小于寸口也。小于寸口一倍补于少阳，二倍补于大阳，三倍补于阳明也。

⑦杨上善曰：分肉之间，寒湿气居。

⑧杨上善曰：邪在血络，致令脉代，可刺去邪血，饮汤实之。

⑨杨上善曰：谓其诸脉血气不满，陷下不见，是中寒，故须灸之。

⑩杨上善曰：不盛不虚，正经自病也。假令心痛，中风得之，肝来乘心，从后而来，名为虚邪。饮食劳倦，脾来乘心，从前来者，名为实邪。伤寒得之，肺来乘心，从所不胜来者，名曰微邪。中湿得之，肾来乘心，从所胜来者，名曰贼邪。以上四病，皆是他邪为之，须视心之虚实，补泻他经。伤暑得病，起于自脏，以为正邪，宜疗自经，故曰以经取之，名曰经刺也。●张介宾曰：紧则为痛痹，故当取分肉。代因血气不调，故当取血络，且饮调和之药。脉陷下不起者有寒滞，故宜灸之。若不因血气之盛虚，而病有留于经络者，则当随经所在，或饮药，或灸刺以取之也。经刺义见前第五。●丹波元简曰：按：《甲乙》、张、马"忘"作"且"，是。张云：紧则为痛痹，故当取分肉。代因血气不调，故当取血络，且饮调和之药。脉陷下不起者有寒滞，故宜灸之。若不因血气之盛虚，而病有留于经络者，则当随经所在，或饮药，或灸刺，以取之也。

⑪杨上善曰：人迎三倍，各病一阳，至四倍，其阳独盛，外拒于阴，阴气不行，故曰格阳。格，拒也。阳气独盛，故大而且数。以无阴气，独盛必衰，故死不疗。

⑫杨上善曰：必须审按人迎寸口内外本末，察其脉中寒暑，然后验知脏腑中之病也。●马莳曰：此言人迎大于寸口之脉，可以验足手六阳经之病，而有治之之法也。人迎较寸口之脉大者一倍，则病在足少阳胆经，若一倍而躁，乃手少阳三焦经有病也。躁者，一倍之中而有更躁之意。下文二倍、三倍、四倍，其躁可以意会。较寸口之脉大者二倍，则病在足太阳膀胱经，若二倍而躁，乃手太阳小肠经有病也。较寸口之脉大者三倍，则病在足阳明胃经，若三倍而躁，乃手阳明大肠经有病也。其各阳经之脉，盛则为热，虚则为寒，脉紧则为痛痹，脉代则病为乍甚乍间，即下文之乍痛乍止也。然所以治之者，脉盛，则分

经以泻之；脉虚，则分经以补之；脉紧为痛痹，则取其分肉之病在何经；脉代，则取其血络，使之出血，及饮食以调之；脉陷下者，则血结于中，中有着血，血寒，故宜灸之；若不盛不虚，则止以本经取之，如一盛泻胆以补肝，二盛泻膀胱以补肾之类。兹则取之于胆，而不取之肝；取之膀胱，而不取之肾之类也。或用针，或用灸，或用药，止在本经而不求之他经，故名之曰经刺也。夫治法固已如此。及夫人迎之脉大于寸口者四倍，且大且数，则阳脉甚盛，名曰溢阳，溢阳者为外格。盖格者，拒也。拒六阴脉于内，而使不得运于外也，其证当为死不治。凡此者，必宜审按其本末，盖先病为本，而后病为末，及察其寒热，以验其脏腑之病可也。●张介宾曰：脉之偏盛至于四倍者，乃为关格不治之证。若一倍二倍三倍，不过为病，而但有轻重之分耳，故当审其致病之本末，察其寒热脏腑而施之治也。●张志聪曰：（间去声，数叶朔。）此论阴阳之气偏盛，而脉见于人迎气口，及病之在气在脉，以证明血气之相应相合也。三阳之气偏盛，则人迎大二倍三倍，此气血之相应也。脉大以弱，则欲安静，此血气之相合也。痛痹者，病在于皮腠之气分，气伤故痛。气血相抟，其脉则紧，此病在气而见于脉也。代则乍甚乍间、乍痛乍止者，病在血气之交，或在气，或在脉，有交相更代之义，故脉代也。盛则泻之者，气盛宜泻之也，虚则补之者，气虚宜补之也。紧痛之在气分，故当取之分肉。代则病在血气之交，故当刺其血络，且饮药者，助其血脉脏腑，勿使病从络脉而入于经脉，从经脉而入于脏腑也。陷下则灸之者，气之下陷也。不盛不虚者，气之和平也。以经取之者，病不在气，而已入于经，则当取之于经矣。若人迎大于四倍，且大且数，名曰溢阳，溢阳者死不治。夫始言人迎大一倍二倍三倍者，此阳气太盛而应于脉也。后言以经取之，名曰经刺。人迎四倍者，且大且数，名曰溢阳。此阳盛之气，溢于脉中，气血之相合也。此以阴阳气之偏盛，病之在气在脉，以明气之应于脉而合于脉也。故必审按其本末，察其寒热，以验其脏腑之病。本者，以三阴三阳之气为本。末者，以左右之人迎气口为标。盖言阴阳血气，浑束为一，外可以候三阴三阳之六气，内可以候五脏六腑之有形，此阴阳离合之大道，天运常变之大数也。●《集注》眉批：躁者，服之动象。阴阳六气皆从阴而生，自下而上，故止合足之六经。在下之气躁动，而后上合于手。又：相应者未合而相应，相合者已合为一也。又：伤寒病太阳之气，其脉则紧。又：气伤则痛，入络则止矣。又：络脉外交于皮肤，内通于经脉，气应于脉。若大气入于脉，则兼数矣。又：盛气并于脉中则死，和气合于脉中则欲安静也。●黄元御曰：溢阳，阳气之满溢。溢阳为外格，阴盛于内，阳气绝根而格除于外也，故死不治。●丹波元简曰：张云：脉之偏盛至于四倍者，乃为关格不治之证。若一倍、二倍、三倍，不过为病，而但有轻重之分耳，故当审其致病之本末，察其寒热脏腑而施之治也。

48.5　寸口大于人迎一倍，病在足厥阴，一倍而躁，在手心主①。寸口二倍，病在足少阴，二倍而躁，在手少阴。寸口三倍，病在足太阴，三倍而躁，在手太阴②。盛则胀满，寒中，食不化，虚则热中、出糜、少气、溺色变③，紧则痛痹，代则乍痛乍止④。盛则写之，虚则补之⑤，紧则先刺而后灸之⑥，代则取血络，而后调之⑦，陷下则徒灸之，陷下者，脉血结于中，中有着血，血寒，故宜灸之⑧，不盛不虚，以经取之⑨。寸口四倍者，名曰内关，内关者，且大且数，死不治⑩。必审察其本末之寒温，以验其藏府之病⑪。

①丹波元简曰：张云：人迎寸口，相为表里，故上文云：人迎一倍，病在足少阳。此云：寸口一倍，病在足厥阴。胆与肝为表里也。一倍而躁，为人迎在手少阳，寸口在手心主，三焦包络为表里也。凡后二倍三倍，表里皆然。

②张介宾曰：人迎寸口，相为表里，故上文云：人迎一倍，病在足少阳。此云：寸口一倍，病在足厥阴，胆与肝为表里也。一倍而躁，人迎在手少阳，寸口在手心主，三焦包络为表里也。凡后二倍三倍表里皆然。

③丹波元简曰：张云：此言寸口脉也，盛则外实中虚，故为胀满、寒中、食不化，虚则真阴不足，故为热中、出糜、少气、溺色变，糜，谓泄泻糜烂之物。

④杨上善曰：秋冬寸口大于人迎少半已去，厥阴即已有病，其病犹微，故未言之。以病成可名，故曰病在厥阴，言一倍等。按不病人，寸口、人迎脉动大小一种，秋冬之时，寸口之动微大人迎，以为平好。寸口之脉至于一倍，即知厥阴有病。厥阴之气衰少，故得过阳一倍，名曰厥阴之病，致使寸口之脉一倍大于人迎。阴气虽少，得过阳气二倍，名曰少阴之病，则寸口之脉二倍大于人迎。太阴最大，过于阳气三倍，名曰太阴之病，则寸口之脉三倍大于人迎也。寸口阴气大于人迎三倍，病在太阴，太阴之病自有虚实，是以寸口阴盛，则腹中寒气胀满，有寒中食不化也。阴虚阳气来乘，肠胃中热，故大便出强如黄糜。少阴气虚，故少气溺色黄也。风寒湿气，留于分肉间为痹，故令寸口脉紧实也。寸口脉动而中止不还曰代。邪客分肉，致令卫气之行乍行乍止，故令其痛乍有乍止也。●张介宾曰：此言寸口脉也。盛则外实中虚，故为胀满、寒中、食不化。虚则真阴不足，故为热中、出糜、少气、溺色变。糜，谓泄泻糜烂之物。

⑤杨上善曰：下言疗方，盛泻之法，惟人迎可知也。

⑥杨上善曰：紧有痹痛，先以痛为输荥，针刺已，然后于其刺处灸之。

⑦杨上善曰：代则乍痛乍止，故刺去邪血之络也。【编者按：杨上善作"代则取血络而泄之"。】

⑧杨上善曰：徒，空也。诸脉陷下不见，是脉中寒，血结聚，宜空灸之，不假先刺也。

⑨杨上善曰：准人迎可知也。●张介宾曰：紧则为寒，故宜先刺后灸，欲其经易通，寒易去也。脉陷下者，以寒着于血，而血结为滞，故宜灸之也。代则取血络及不盛不虚义见上文。●丹波元简曰：《甲乙》"徒"作"从"，马、志本取之下，有"名曰经刺"四字。张云：紧则为寒，故宜先刺后灸，欲其经易通，寒易去也。脉陷下者，以寒着于血，而血结为滞，故宜灸之也。代则取血络，及不盛不虚，义见上文。马云：徒灸之徒，但也。志云：夫痛痹在于分腠之气。分腠者，皮肤脏腑之肉理。故病在阳者，取之分肉，病在阴者，先刺而后灸之。盖灸者，所以启在内在下之气也。代则气分之邪交于脉络，故先取血络，而后饮药以调之。

⑩杨上善曰：阴气三倍大于阳气，病在三阴，至于四倍，阴气独盛，内皆闭塞，阳不得入，故为内关。关，闭也。寸口大而又数，即阴气将绝，故死不疗也。

⑪杨上善曰：必察寸口人迎大小终始寒温，则知内外脏腑之病也。●张介宾曰：义同前人迎四倍者。●马莳曰：此言寸口大于人迎之脉，可以验足手六阴经之病，而有治之之法也。寸口较人迎之脉大者一倍，则病在足厥阴肝经；若一倍而躁，乃手厥阴心包络经有

病也。较人迎之脉大者二倍，则病在足少阴肾经；若二倍而躁，乃手少阴心经有病也。较人迎之脉大者三倍，则病在足太阴脾经；若三倍而躁，乃手太阴肺经有病也。其各阴经之脉，盛则为胀满，其胃中必寒，而食亦不化；虚则其中必热，而所出之糜亦不化，且气亦少，溺色亦必变也；脉紧则为痛痹；脉代则为乍痛乍止。然所以治之者，盛则分经以泻之；虚则分经以补之；紧则取其痛痹之分肉在于何经，先刺而后灸之；代则取其血络，使之出血，及饮药以调之；脉陷下者，则徒灸之。（徒，但也。）脉既陷下，则血结于中，中有着血，血结，故宜灸之。若不盛不虚，则以本经取之，或用药，或用针，或用灸，名之曰经刺也。（义见上节。）夫治法固已如此。及夫寸口之脉大于人迎者四倍，且大且数，则阴经甚盛，名曰内关。内关者，闭六阳在外，而使之不得以入于内也，其证当为死不可治。凡此者，必宜审按其本末，及察其寒热，以验其脏腑之病可也。●张志聪曰：夫在天苍黅丹素玄之气，经于十干之分，化生地之五行。地之五行，上呈天之六气，六气合六经，五行生五脏，是六气本于五脏之所生。故阴气太盛，则胀满寒中，虚则热中，出糜，溺色变，气从内而外，由阴而阳也。是以候人迎气口，则知阴阳六气之盛虚，内可以验其脏腑之病，阴阳外内之相通也。夫痛痹在于分腠之气分。腠者，皮肤脏腑之肉理，故病在阳者，取之分肉，病在阴者，先刺而后灸之。盖灸者，所以启在内在下之气也。代则气分之邪，交于脉络，故先取血络，而后饮药以调之。陷下则徒灸之，盖言气陷下者宜灸，今入于脉中，又当取之于经矣。如陷于脉而宜灸者，乃脉受络之留血而陷于中，中有着血，血寒故宜灸。若气并于血，又非灸之所宜也。此盖因气之盛虚，病之外内，以证明血气之有分有合，有邪病，有和调，反复辨论，皆所以明约束之道。所谓邪病者，中有着血，犹囊满而弗约，则输泄矣。和调者，气并于血，神与气俱，浑束为一，阴阳已和，则欲安静，毋用力烦劳，不可灸也。●朱永年曰：本经中论人迎寸口大一二三倍之文，凡四见，其中章旨不同，学者各宜体会。若仅以三阴三阳论之，去经义远矣。马氏以六气增注脏腑，更为蛇足。●《集注》眉批：痹于脏腑血络之肉理者。●黄元御曰：溢阴为内关，阳盛于内，阴气绝根而关闭于外也，故死不治。

48.6 通其营输，乃可传于大数①。大数曰：盛则徒写之，虚则徒补之，紧则灸刺，且饮药②，陷下则徒灸之③，不盛不虚，以经取之。所谓经治者，饮药，亦曰灸刺④，脉急则引⑤，脉大以弱，则欲安静，用力无劳也⑥。

①丹波元简曰：马云：大数大义，具本经《络始》篇。张云：营，经脉也。输，荥输也。大数，大法也。即《经脉》、《本输》、《终始》、《禁服》等篇之义。

②杨上善曰：候知五脏六腑病之所在，先须针药通其荥输，然后传于灸刺大数，谓空补泻之数也。脉之紧者，三疗俱行。紧，谓动而中止。小数中有还者，曰结也。

③杨上善曰：准前人迎。

④杨上善曰：不盛不虚，经疗之法，亦三疗俱行之。

⑤杨上善曰：引，挽也。寸口脉急，可以针导引令和也。

⑥杨上善曰：脉衰代绝，至复微弱，不欲烦动者，宜安静恬逸，不得自劳也。●丹波元简曰：《甲乙》作"大曰盛则从泻，小曰虚则从补，紧则从灸刺之，且饮药，陷下则从灸之"，"亦曰"作"亦用"，"大以弱"作"代"一字。简案：依《甲乙》改字，义太明晰，与上文相贯串。马云：以经取之，则取阳经者不取阴经，取阴经者不取阳经。此之

谓经治，其饮药灸刺三者，亦可兼行也。且其脉急者，可加导引之功。或脉大而弱者，则当主于安静，虽有用力，不至大劳也。此乃大法之所在，即约方之要者，而《外揣》浑束为一之义尽矣。张云：经取之，即所谓经治者，或饮药，或灸刺，皆可随经所宜而治也。脉急者，邪盛也，宜设法引去之。脉大以弱者，阴不足也，宜安静以养阴，用力无劳也。●马莳曰：此承上文而申言以叮咛之，正约方之大术数也。凡为医工者，固以明《经脉》篇为始，然必先明本经《本输》篇，如井、荥、输、经、合之义，则经脉始可明也，遂可传以大数，如上文盛则徒泻之等云也。（"大数"大义，具本经《终始》篇。）所谓盛则徒泻之者，但泻而无补也；虚则徒补之者，但补而无泻也。紧则为痛痹，或灸、或刺、或饮药，三者可兼行也。脉陷下，则但灸之而已。不盛不虚，以经取之，则取阳经者不取阴经，取阴经者不取阳经。此之谓经治，其饮药、灸、刺三者，亦可兼行也。且其脉急者，可加导引之功。或脉大而弱者，则当主于安静，虽有用力，不至大劳也。此乃大法之所在，即约方之要者，而《外揣》浑束为一之义尽矣，庶可以为天下师。若未满而约之，则是不知经脉而欲知术数也，仅足以为工耳，岂非以下材自限者哉！（呜呼！帝割臂歃血，而所言大术数者如此，则医门秘旨真在是矣。虽言用针之法，而用药补泻亦犹是也。然则《本输》、《经脉》、《终始》、《禁服》等篇，乃医籍中至宝，惜乎后世废而不讲，万古如长夜然，痛哉！）●张介宾曰：营，经脉也。输，荥输也。大数，大法也，即《经脉》、《本输》、《终始》、《禁服》等篇之义。徒，但也。陷下，义见上文。经取之，即所谓经治者，或饮药，或灸刺，皆可随经所宜而治也。脉急者，邪盛也，宜设法引去之。脉大以弱者，阴不足也，宜安静以养阴，用力无劳也。凡此皆大数大法也。故确知其盛，则但泻之；确知其虚，则但补之；确知其宜灸刺，则以灸刺；宜药饵，则以药饵。然必资学力，庶能无惑，是即约方之要，浑束为一之义也。若未满而云约者，必不学无术之下材耳，焉得为工？尚敢曰人之师哉？学者于此，必不可自欺以欺人也。●张志聪曰：此总结上文，以申明约束为一之道。通其荥输者，谓血气之相合，从荥输而溜注于脉也。大数者，谓合一之道，通天道也。故知其大数，则曰盛则徒泻之，虚则徒补之，陷下则徒灸之。盖谓气盛者宜泻，气虚者宜补，气陷下者宜灸。今气与血合，浑束为一，有病者则当取之于经，气盛于脉中者，又当引而伸之，血气和平而相合者，则欲安静调养，是以徒泻徒补徒灸也。所谓经治者，饮药，亦曰灸刺，此病入于经，所当以经治之。脉急则引者，阴阳偏盛之气，并于脉中，故脉数急，又当引而伸之。盖囊满勿约，则输泄矣。若脉大以弱者，此平和定气，与血相合，而已和调，则欲安静以调养，无用力以伤其血脉，无烦劳以伤其气也。此章假人迎气口之盛躁，以明气血之合一，故曰脉急则引者，先言盛躁之气，而合于脉中也。继言脉大以弱者，乃平和之气血，浑束于一也。气并于脉中，故脉大，血气和调，故柔软也。《外揣》篇论浑束为一而合于天道，天地有外内上下之气交，故司外可以揣内，司内可以揣外，此天地之合一也。此篇论阴阳六气，与血脉浑束为一，应司天在上，在泉在下，如水镜之察，不失其形，此水天之合一也。愚按：此篇大义，谓阴阳六气，外合于手足六经，内合于五脏六腑，可分可合，可外可内者也。候人迎气口者，候六气之在外，而不涉于经也，陷下则灸之者，谓气陷于内，而不陷于脉也。故曰审察卫气，为百病母。卫气外行于皮肤分肉，内行于脏腑之募原，六气在外，同卫气而在肤表之间，陷于内则入于脏腑之募原矣。故曰审察其本末之寒温，以验其脏腑之病。盖以内为本而外为末，血为本而气为标，审其病之在气在脉，在外在内也。如病在外之六气，有不涉于六经者，有病在气而转入于经者，有陷于内而不干于脏腑者，有陷于募原之中，而病及于脏腑者，此六气之于经脉脏腑，可分而可合也。紧则为痛，痹者，病形而伤气也。代则乍甚乍间者，气始入于脉也。盖六气本于五脏之所生，而外出于肤表，合而为一，则从络而脉，脉而经，经而脏腑也。六气出入于脏腑经脉之间，有离有合，运行无息者也。春夏人迎微大，秋冬寸口微大，此六气行于脉外也。脉大以弱，则欲安静，此气与血合，混束而为一矣。即如中风伤寒，六经相传，七日来复，此病在六气，而不涉于经也。如病一二日，即见呕吐泄泻诸证者，此陷于内而入府。有病一二日，即见神昏气促烦躁诸证者，此陷于脏腑之募原而为半死半生之证矣。盖客于脏外者生，干脏者死，干脏而脏真完固不为邪伤者生，脏真伤而神昏躁盛者死。故曰治五脏者，半死半生也。如伤寒之黄连阿胶桃花小陷胸证，此病在气而溜于经也。盖邪入于经，其脏气实，不必动脏，则溜于腑。若血脉传溜，大气入脏，腹痛下淫，可以致死，而不可以致生矣。夫邪气淫泆不可胜数，有病一二日，或即溜于经，或即陷于内，或即干脏入腑者，有病多日而渐次溜经陷内，干脏入腑者，有病久而只在气在形，不入于内者，此邪病之有重轻，正气之有虚实也。此篇论血气之离合出入，审病气之轻重死生，大有关于至道。故帝令斋宿而始授其书，予亦不厌琐赘而复明之，以勉后学，知正气之出入，则知邪病之浅深，治其始蒙，捄其未逆，弗使邪气内入而成不救，此医道中修身善后之大功德也。●高士宗曰：《外揣》篇论气与形合；此篇论气与血合；《五变》章论病在形而不病气；《本脏》篇论病在脏腑而不病气；本经《厥逆》诸篇，有病气者、有病血者、有血气之兼病者，此阴阳离合之道，变化之不测也。●《集注》眉批：脉中有著血者，亦宜灸，故曰亦。又：经云：营为根，卫为叶。又：假病以分气血之离合。又：痹证止在形。●黄元御曰：以经取之，以经常之法取之，谓之经治。脉急则弓，以导引之法，通达而松缓之也。脉大以弱，则欲安静，用力无劳苦也。●周学海曰：前路纡徐，后路整肃，极奔放又极谨严，字里行间具阴阳开合之妙。此篇约万病诊治之法于人迎寸口，惜今失传不能用也。合《难经》覆溢关格之义，参之人迎似关前寸口，似即关后。其以大小倍数分三阴三阳，当是浮中沉之事也。恨无明文可证之。

五色第四十九

●马莳曰：篇内有五色言病之义，故名。●张志聪曰：此承三十七章之《五阅五使》，复辨明五脏之气，见色于明堂，见脉于气口，察其色，切其脉，以知病之间甚，人之寿夭也。

49.1　雷公问于黄帝曰：五色独决于明堂乎？小子①未知其所谓也。黄帝曰：明堂者，鼻也②；阙者，眉间也③；庭者，颜也④；蕃者，颊侧也⑤；蔽者，耳门也⑥。其间欲方大，去之十步，皆见于外，如是者寿，必中百岁⑦。

①丹波元简曰：张云：诸臣之中，惟雷公独少，故自称小子。
②沈又彭曰：脾土。
③沈又彭曰：肝木。

④汪昂曰：颜，额也。●沈又彭曰：额上心火。

⑤沈又彭曰：肺金。

⑥汪昂曰：《五阅五使》篇：脉出于气口，色见于明堂。五色更出，以应五时，五官已辨，阙庭必张，乃立明堂。明堂广大，蕃蔽见外，方壁高基，引垂居外。五色乃治，平博广大，寿中百岁。五官不辨，阙庭不张，小其明堂，蕃蔽不见，又埤其墙，墙下无基，垂角去外，如是者，虽平常殆，况加疾乎？面之地部为基，耳为蔽为墙。●沈又彭曰：肾水。

⑦马莳曰：（此节大义，与前《五阅五使》篇第二节相同。）此言五色虽决于明堂，而诸部亦宜广大也。五色独决于明堂，《五阅五使》篇之言，而公举以问之也。●张介宾曰：诸臣之中，惟雷公独少，故自称小子。颜为额角，即天庭也。蕃蔽者，屏蔽四旁。即藩篱之义。十步之外，而骨胳明显，其方大丰隆可知，故能寿终百岁。盖五色之决，不独于明堂也。蕃音烦。●李中梓曰：庭者，天庭也，俗名额角。蕃蔽者，屏蔽四旁也。十步之外而部位显然，则方大可知，故寿可百岁也。●张志聪曰：此承三十七章之《五阅五使》，复辨明五脏之气，见色于明堂，见脉于气口，察其色，切其脉，以知病之间甚，人之寿夭也。《五阅》章曰：五官已辨，阙庭必张，乃立明堂。明堂广大，蕃蔽见外，方壁高基，引垂居外，五色乃治，平博广大，寿中百岁。故帝复释之曰：明堂者，鼻也。阙者，眉间也。庭者，颜者。蕃者，颊侧也。蔽者，耳门也。其间欲方大，去之十步，皆见于外，如是者寿必中百岁。盖言面部之形色，应天地之形气，欲其清明而广厚也。夫五脏生于地之五行，地之五行，上呈天之五色，及三阴三阳之六气，故色见于明堂，脉出于气口，乃五脏之气，见于色而应于脉也。故曰，五气者，五脏之使也，五时之副也。气口者，左之人迎，右之寸口，所以候三阴三阳之气。三阴三阳者，五脏六腑之气也。●朱永年曰：按《五藏生成》篇云，凡相五色之奇脉，面黄目青、面黄目赤、面黄目白、面黄目黑者，皆不死也。面青目赤、面赤目白、面青目黑、面黑目白、面赤目青，皆死也。盖五脏之气色见于面，五脏之血色见于目也。《脉要精微论》曰：尺外以候肾，中附上，左外以候肝，右以候脾。上附上，右外以候肺，左外以候心。是五脏之有形，候见于左右三部之寸关尺，五脏之气，候见于气口也。故曰：脉之浮沉及人迎与寸口气小大等者病难已，此五脏之形气，各有所候也。夫天地之生命，所以立形定气，故视人之寿夭，决病之死生者，必明乎此。●《集注》眉批：王子方曰：照应后之目有所见。又：五脏之形，候三部之浮沉。五脏之气，候在气口。●黄元御曰：此解上篇五官以辨，阙庭必张一段。所谓色见于明堂者，鼻为五官之长，其实五官皆不可略也。●陈念祖曰：此辨明五脏之气，见色于明堂，见脉于气口，查其色，辨其脉，以知病之间甚，人之寿夭也。《五阅》章曰："五官以辨，阙庭必张，乃立明堂。明堂广大，藩蔽见外，方壁高基，引垂居外，五色乃治，平博广大，寿中百岁。"盖言面部之形色，赢天地之形气，欲其清明而广厚也。夫五脏生于地之五行，地之五行上呈天之五色及三阴三阳之六气，故色见于明堂，脉出于其口，乃五脏之气，见于色而应于脉也。又曰：此言面部之形色，应天地之形气，欲其清明而广厚也。夫五脏生于地五行，上呈天之五色，及三阴三阳之六气。故查其色，切其脉，以知病之间甚，人之寿夭也。●丹波元简曰：张云：颜为额角，即天庭也。蕃蔽者，屏蔽四旁。即藩篱之义。十步之外而骨骼明显，其方大丰隆可知，故能寿终百岁。盖五色之决，不独于明堂也。马云：此节大义，与前《五阅五使》篇第二节相同。

49.2 雷公曰：五官之辨，奈何？黄帝曰：明堂骨高以起，平以直，五藏次于中央，六府挟其两侧，首面上于阙庭，王宫在于下极，五藏安于胸中，真色以致，病色不见，明堂润泽以清，五官恶得无辨乎①？

①马莳曰：（恶，音乌。）此承上文而言五官之有辨也。《五阅五使》篇有五官已辨之言，而公亦举以问之也。鼻为明堂，其骨贵高以起，平以直。五脏次于中央，（详见第十一节。）六腑挟其两侧。（详下第十一节。）眉间为阙，颜为庭，故庭即首面，所以上于阙庭也。下极在两目之间，系心之部，故曰王者所居之宫在于下极，以心为君主之尊也。惟五脏能安于胸中，则其真色已致，病色不见，明堂之色自然清润。此五官之可辨者如此。●张介宾曰：肺心肝脾之候，皆在鼻中，六腑之候，皆在四旁，故一曰次于中央，一曰挟其两侧。下极居两目之中，心之部也。心为君主，故曰王宫。惟五脏和平而安于胸中，则其正色自致，病色不见，明堂必然清润，此五官之所以有辨也。部次诸义，详如下文。恶音乌。●李中梓曰：五脏之候皆在中央，六腑之候皆在四旁。次者，居也。挟者，附也。下极，居两目之中，心之部也。心为君主，故称王宫。若五脏安和，正色自显，明堂必清润也。●张志聪曰：（恶叶乌。）五官者，五脏之外候也。明堂者，鼻也。鼻之准骨，贵高起而平直者也。五脏次于中央，阙庭之中，肺也。阙下者，心也。直下者，肝也。再下者，脾也。脏为阴而主中，故候次于中央也。六腑挟其两侧，肝左者，胆也。方上者，胃也。中次者，大肠也。面王以上者，小肠也。面王以下者，膀胱子处也。腑为阳而主外，故位次于两侧也。肾为水脏，故挟大肠而位于蕃蔽之外，应地居中而海水之在外也。首面上于阙庭，王宫在于下极，应天阙在上，王宫在下，有天地人之三部。阙庭者，肺也，肺主天而居上也。极下者，脾也，脾主地而居下也。王宫者，心之部也，心为君主而居中也。五脏安居于胸中，而脏真之色，致见于外，五官恶得无辨乎？●黄元御曰：此申明上篇五官以辨之义。明堂骨高以起，平以直，此面部之最要者，然后以次察其余官，则纲举而目张矣。五脏之色，次于中央，六腑之色，挟其两侧，首面之色，见于阙庭，王官之色，（心为君主，心之所在，是谓王宫。）在于下极。若五脏皆安于胸腹之中，则真色以致，病色不见，明堂必润泽以清，此五官之辨。●陈念祖曰：五官者，五脏之外侯也。明堂者，鼻也；鼻之准骨，贵高起而平之者也；阙庭之中，肺也；阙下者，心也；直下者，肝也；再下者，脾也。脏为阴而主中，故侯次于中央也。肝左者，胆也；方上者，胃也；中央者，大肠也；面王以上者，小肠也；面王以下者，膀胱子处也。府为阳而主外，故位次于两侧也。肾为水脏，故挟大肠而位于蕃蔽之外，应地居中，而海水之在外也。首面上于阙庭，王宫在于下极，应天阙在上，王宫在下，有天、地、人之三部也。阙庭者，肺也，肺主天而居上也。在下者，脾也，脾主地而居下也；王宫者，心之部也，心君而主中也。●丹波元简曰：张云：肺心肝脾之候，皆在鼻中，六腑之候，皆在四旁，故一曰次于中央，一曰挟其两侧。下极居两目之中，心之部也。心为君主故曰王宫。惟五脏和平，而安于胸中，则其正色自致，病色不见，明堂必然清润，此五官之所以有辨也。

49.3 雷公曰：其不辨者①，可得闻乎？黄帝曰：五色之见也，各出其色部②。部骨陷者，必不免于病矣③。其色部乘袭者，虽病甚，不死矣④。

①丹波元简曰：张云：不辨者，色失常度，而变易难辨也。

②陈念祖曰：谓五脏之病色，各见于本部也。

③陈念祖曰：为本部之色隐然陷于骨间也。

④马莳曰：此承上文而言五官之色，可以辨病之生死也。公以五色有不可辨者为疑，帝言五官之色，未有不可辨者也。故五者之色各出其部分，其何部之骨陷者，必不免于病。其何部之骨不至陷下，而仅有五色相乘袭者，虽病甚，亦不至于死也。●张介宾曰：不辨者，色失常度而变易难辨也。五色之见，各有其部，惟其部骨弱陷之处，然后易于受邪而不免于病矣。若其色部虽有变见，但得彼此生王、互相乘袭而无克贼之见者，虽病甚不死。●李中梓曰：五色之见，各有部位。若有一部骨弱陷下之处，则邪乘之而病。若色部虽有变见，但得彼此生王，有乘袭而无克贼者，病虽甚不死矣。●朱永年曰：不辨者，谓不辨其真色，而辨其病色也。五色之见，各出其色部者，谓五脏之病色，各见于本部也。《刺热论》曰：色荣颧骨，热病也。部骨陷者，谓本部之色，隐然陷于骨间者，必不免于病矣。盖病生于内者，从内而外，色隐现于骨者，病已成矣。承袭者，谓子袭母气也。如心部见黄，肝部见赤，肺部见黑，肾部见青，此子之气色承袭于母部，虽病甚不死，盖从子以泄其母病也。●黄元御曰：其不辨者，五色之见，各出其部，部骨陷者，必不免于病，而色见克贼则死。其色部生旺、承袭而不见克贼者，虽病甚，不死矣。●陈念祖曰：承袭者，谓子袭母气也。如心部见黄，肝部见赤，肺部见黑，肾部见青，此子之气色承袭于母部。虽病甚不死，盖从子以泄其母病也。●丹波元简曰：诸本"邪"作"色"，当改。张云：五色之见，各有其部，惟其部骨弱陷之处，然后易于受邪，而不免于病矣。若其色部虽有变见，但得彼此生王，互相乘袭，而无克贼之见者，虽病甚不死。志云：乘袭者，子袭母气也。如心部见黄，肝部见赤，肺部见黑，肾部见青，此子之气色，乘袭于母部，虽病甚不死，盖从子以泄其母病也。●章楠曰：五脏有五色，色者，脏气现于外，由本脏之部分而出，如肝青、心赤之类也。其部骨陷者，禀质亏也，而所亏之一脏，必不免于常病。如《本脏》篇所云：各脏皆有，或大或小，或坚或脆之类也。若其骨胜肉而不塌陷者，虽其色有乘袭，而病甚不至于死，以肾主骨，肾脏充实故也。

49.4　雷公曰：官五色奈何①？黄帝曰：青黑为痛，黄赤为热，白为寒，是谓五官②。

①丹波元简曰：《甲乙》作"五官具五色何也？"，是。

②马莳曰：此正言五官之色见于何部，可以知其在中之病也。●张介宾曰：官五色，言五色之所主也。●李中梓曰：此言五色之所主也。●倪冲之曰：此察五部之色，而知外淫之病也。青黑者，风寒之色，故为痛。黄赤者，火土之色，故为热。白者，清肃之气，故为寒。是为五色之所司，而为外因之病也。●莫子瑜曰：上节论五脏之病色，各出其部，此论天之风寒，见于五色，审别外内，是为良工。●黄元御曰：官五色者，相五官之色也。是谓五官，是谓官五色之法也。●章楠曰：此以五色验病，参合其脉，以辨病之阴阳、邪之进退，而外内皆有理之所在。上云黄赤为风，此言为热者，风火同源，互明其理也。

49.5　雷公曰：病之益甚，与其方衰，如何？黄帝曰：外内皆在焉。切其脉口，滑小紧以沉者，病益甚，在中；人迎气大紧以浮者，其病益甚，在外[①]。其脉口浮滑者，病日进；人迎沉而滑者，病日损。其脉口滑以沉者，病日进，在内；其人迎脉滑盛以浮者，其病日进，在外[②]。脉之浮沉及人迎与寸口气小大等者，病难已；病之在藏，沉而大者，易已，小为逆；病在府，浮而大者，其病易已[③]。人迎盛坚者，伤于寒，气口盛坚者，伤于食[④]。

[①]丹波元简曰：张云：益甚言进，方衰言退也。外内皆在，表里俱当察也。脉口者，太阴脏脉也，故曰在中而主五脏。人迎者，阳明腑脉也，故曰在外而主六腑。脉口滑小紧沉者，阴分之邪盛也。人迎太紧以浮者，阳分之邪盛也，故病皆益甚。

[②]丹波元简曰：张云：脉口为阴，浮滑者，以阳加阴，故病日进。人迎为阳，沉滑者，阳邪渐退，故病日损。损，减也。脉口人迎，经分表里，故其沉滑浮滑而病日进者，有在内在外之辨也。

[③]丹波元简曰：张云：人迎寸口之脉，其浮沉大小相等者，非偏于阴则偏于阳，故病难已。按：《禁服》篇曰：春夏人迎微大，秋冬寸口微大，如是者，命曰平人。则义有可知矣。病在脏者在六阴也，阴本当沉，而大为有神，有神者阴气充也，故易已；若沉而细小，则真阴衰而为逆矣。病在腑者在六阳也，阳病得阳脉者为顺，故浮而大者病易已；若或浮小，亦逆候也。

[④]杨上善曰：问其切脉知病衰甚。外腑内脏，并有甚衰，故曰皆在。脉口，阴位也。滑为阳也。小紧沉者，皆为阴也。按于脉口，得一阳三阴，则阴乘阳，故病益甚。病在五脏，故曰在中也。人迎，阳位也。紧为阴也。大浮，阳也。二阳一阴，则阳乘阴，故病益甚。病在六腑，故曰在外也。滑浮皆阳，在于阴位而得二阳，其气以和，故病日日瘳损也。一阴一阳在于阳位，其气易和，故病损。一阴一阳在于阴位，故病日渐进，在五脏。滑盛浮等，俱为阳也，又在阳位，名曰太过，病增，在于六腑也。诸有候脉浮沉及人迎寸口中气大小齐等者，是阴阳不得相倾，故病难已也。人迎寸口之中候之，知病在于内五脏中，其脉且沉且大，是为阴阳气和，虽病易已；其脉沉而小者，纯阴，故逆而难已也。候之知病在外六腑中，其脉浮而且大，得其时易已。人迎盛为阳也，紧则为阴也，谓冬因蛰寒气入腠，名曰伤寒，春为温病也。盛为阴也。脉口盛而紧者，是因饥多食，伤脏为病也。●马莳曰：此言病之间甚内外，可切人迎脉口以知之也。公以病之益甚、方衰难知为疑，帝言人迎主外，脉口主内，外内皆在，其病可得而知也。切其脉口，而滑脉兼小及紧以沉者，其病当在中，而为益甚也。切其人迎，而脉气既大兼紧以浮者，其病当在外，而为益甚也。然脉口不但脉滑兼小及紧以沉者为益甚，虽滑而带浮者，亦病必日进也。人迎不但脉大兼紧以浮者为益甚，若沉而带滑，则病可日减也。由此观之，则脉口浮而带滑者，病固日进，虽滑而带沉者亦然，但其病在内，所谓一盛、二盛、三盛，乃六阴经之为病也。（义见前篇。）人迎必沉而带滑者，幸得日损；若盛以浮者，必不能损，而为日进，但其病在外，所谓一盛、二盛、三盛，乃六阳经之为病也。（义见前篇。）不宁唯是，医工用指以脉之（《伤寒论》曰"脉之者"本此。）人迎与寸口，其脉气或小或大相等者，则外感、内伤俱未尽减，其病为难已也。然病在六阴，谓之在五脏也，必沉而大者，其病易已。盖沉为在内，大则有力也。着沉而带小，则病之在脏者未已也。病在六阳，谓之在六腑也，必浮而大者，其病易已。盖浮为在外，太为易散也。何以知人迎之为外感也？惟

其脉之盛而且坚,是必伤于寒者所致耳。何以知脉口之为内伤也? 惟其脉亦盛而且坚,是必伤于食者所致耳。◉张介宾曰:益甚言进,方衰言退也。外内皆在,表里俱当察也。脉口者,太阴脏脉也,故曰在中而主五脏。人迎者,阳明腑脉也,故曰在外而主六腑。脉口滑小紧沉者,阴分之邪盛也;人迎大紧以浮者,阳分之邪盛也,故病皆益甚。脉口为阴,浮滑者以阳加阴,故病日进。人迎为阳,沉滑者阳邪渐退,故病日损。损,减也。脉口人迎,经分表里,故其沉滑浮滑而病日进者,有在内在外之辨也。人迎寸口之脉,其浮沉大小相等者,非偏于阴,则偏于阳,故病难已。按《禁服》篇曰"春夏人迎微大,秋冬寸口微大,如是者命曰平人",则义有可知矣。病在脏者,在六阴也,阴本当沉而大为有神,有神者阴气充也,故易已;若沉而细小,则真阴衰而为逆矣。病在腑者,在六阳也,阳病得阳脉者为顺,故浮而大者病易已;若或浮小,亦逆候也。人迎主表,脉盛而坚者,寒伤三阳也,是为外感。气口主里,脉盛而坚者,食伤三阴也,是为内伤。此古有之法也。今则止用寸口诊法,不为不妙;然本无以左右分内外之说,自王叔和以来,谬以左为人迎,右为气口,其失表里之义久矣。详见藏象类十一。◉张志聪曰:此切其脉口人迎,以知病之间甚外内也。夫外因之病,从外而内,自阳而阴;内因之病,从内而外,由阴而阳。脉口主内,人迎主外,故曰外内皆在。谓候其脉口人迎,而外感内伤之病,皆可以知其甚衰也。故切其脉口滑小紧以沉者,病甚在内也。人迎气大紧以浮者,病甚在外也。夫浮为阳,沉为阴,其脉口浮滑者,阳气在阴,故病主日进。人迎沉而滑者,阴气出阳,故病日损也。其脉口滑以沉者,病日进在内也。其人迎滑以浮者,病日进在外也。脉之浮沉,谓左右寸关尺三部之脉,与人迎寸口之气,大小浮沉等者,此脏腑之形气俱病,故为难已。病之在脏,沉而大者,此阴病见阳脉,故为易已。是以小则为逆。病在腑,浮而大者,阳病在外,故其病易散也。人迎主外,是以人迎盛坚者伤于寒,病因于外也。气口主中,是以气口盛坚者伤于食,病因于内也。人迎气口,主脏腑阴阳之气,故候其两脉,而外内之病皆在焉。◉《集注》眉批:人迎寸口在左右之两脉口,而不兼关尺。◉黄元御曰:外内皆在者,寸口主中,人迎主外,皆当察之也。人迎主表,故盛坚则伤于寒,寸口主里,故盛坚则伤于食。◉丹波元简曰:《甲乙》二"坚"字并作"紧"。张云:人迎主表,脉盛而坚者,寒伤三阳也,是为外感。气口主里,脉盛而坚者,食伤三阴也,是为内伤,此古有之法也。今则止用寸口诊法,不为不妙,然本无以左右分内外之说,自王叔和以来,谬以左为人迎,右为气口,其失表里之义久矣。◉章楠曰:脉口、寸口、气口者,皆指两手之脉也,主五脏之阴;人迎者,结喉旁之胃脉也,主六腑之阳,余另有辨在后集首卷。人迎本脉原大于寸口,故此言人迎与寸口气大小等者,病难已,盖阳脉应大,今与阴脉大小同等,非偏于阳,即偏于阴,故病难愈也。假如脉口滑小紧以沉者,脉口主五脏之阴,其病在中也,滑小是本脉,兼沉紧,则邪盛而病益甚矣;人迎主六腑之阳,其病在外也,浮大是本脉,兼紧者,邪盛而病益甚矣;脉口主阴,而浮滑,则邪盛而病进矣;人迎主阳,而沉滑,则邪退而病减损矣;脉口沉以滑者,邪热入里,而病亦进;人迎滑盛以浮者,邪盛于外,而病亦进也。脉之浮沉,及人迎、寸口其气大小相等,是阴阳邪正混乱不清,故病难已也。病在脏,脉沉而大,元气未亏,故病易已,小者,正不胜邪,故为逆也;病在腑,脉浮大,与病相合,故易已也。人迎主外,故脉盛坚,为外伤风寒也;气口主内,故脉盛坚,为内伤于食也。是故观其色、切其脉,而阴阳虚实、病邪进退之可辨者,皆有理之所在也。

49.6　雷公曰：以色言病之间甚，奈何？黄帝曰：其色粗以明，沉夭者为甚，其色上行者，病益甚；其色下行，如云彻散者，病方已①。五色各有藏部，有外部有内部也。色从外部走内部者，其病从外走内；其色从内走外者，其病从内走外。病生于内者，先治其阴，后治其阳，反者益甚。其病生于阳者，先治其外，后治其内，反者益甚②。其脉滑大，以代而长者，病从外来，目有所见，志有所恶，此阳气之并也，可变而已③。

①丹波元简曰：《甲乙》"以明"下有"者为间"三字，"沉夭"作"沉垩"。李云：粗者，明爽之义。沉夭者，晦滞之义。言色贵明爽，若晦滞者，为病甚也。色上行者浊气方升，故病甚；下行者浊气色退，故病已。简案：《甲乙》粗以明者为间，义自明。

②朱永年曰：此察其色，而知病之间甚外内也。粗明主阳，沉大主阴，阴阳交见，故为病甚。夫色乃五脏五行之气，从内而出，自下而上，以见于面。其色上行者，病气方殷，故为益甚。夫地气升而为云，得天气降而彻散，故病方已也。脏部，脏腑之分部也。五脏次于中央为内部，六腑挟其两侧为外部。色从外部走内部者，外因之病，从外走内也。其色从内走外者，内因之病，从内走外也。盖腑为阳而主外，脏为阴而主内也。故病生于内者，先治其阴，后治其阳，反者益甚。其病生于阳者，先治其外，后治其内，反者益甚也。●丹波元简曰：志云：脏部，脏腑之分部也。五脏次于中央为内部，六腑挟其两侧为外部。色从外部走内部者，外因之病从外走内也。其色从内走外者，内因之病从内走外也。盖腑为阳而主外，脏为阴而主内也。故病生于内者，先治其阴，后治其阳，反者益甚。其病生于阳者，先治其外，后治其内，反者益甚也。

③马莳曰：此言病之间甚内外，可即色以知之，而有治病之法也。上文言以脉知病，而此则公欲以色知病，故帝言病之益甚者，其色本粗以明，而忽然沉夭不明者是也。又其色上行于面部之上，则邪气有升而无降，病之方为益甚。若其色乃降于面部之下，如云彻散，则邪气有降而无升，病之所以方衰也。且其色各有五脏之分部，有外部，有内部，其色从外部走内部者，病必从外走内；其色从内部走外部者，病必从内走外。所谓从内走外者，即病生于内也。内为阴经，外为阳经，当先治其阴，后治其阳。若先治其阳，而后治其阴，则病反甚矣。所谓从外走内者，即病生于外也。外为阳经，内为阴经，当先治其阳，后治其阴。若先治其阴，而后治其阳，则病反甚矣。（此二段与《素问·标本病传论》、《灵枢·病传》篇"先治其本"同意，除腹胀、大小不利而言耳。）既观其色，又观其脉，方为详审。其脉滑而带大、带代、带长者，皆阳脉也，乃为病从外来。其外证目有所妄见，志有所妄恶，乃阳气之并于外也，即当先治其阳，后治其阴，使之变焉，而病已矣。即此而推，则其脉涩而带小、带代、带短者，皆阴脉也，乃为病从内来。其内证而目有所见，志有所独处，乃阴气之并于内也，即当先治其阴，后治其阳，使之变焉，而病亦已矣。●张介宾曰：间甚，轻重也。粗，显也。言色有显而明，若沉夭者，其病必甚也。上行者浊气方升而色日增，日增者病日重。下行者滞气将散而色渐退，渐退者病将已。各有脏部，统言色脏所属，各有分部也。外部言六腑之表，六腑挟其两侧也。内部言五脏之里，五脏次于中央也。故凡病色先起外部而后及内部者，其病自表入里，是外为本而内为标，故当先治其外，后治其内。若先起内部而后及外部者，其病自里出表，是阴为本而阳为标，故当先治其阴，后治其阳。若反之者，皆为误治，病必益甚矣。此与《标

本病传论》文异义同，所当互考。详标本类四五。滑大以代而长者，阳邪之脉也。阳邪自外传里，故令人目有妄见，志有所恶，此阳并于阴而然。治之之法，或阴或阳，或先或后，择其要者先之，可交易而已也。●李中梓曰：粗者，明爽之义。沉夭者，晦滞之义。言色贵明爽，若晦滞者为病甚也。色上行者，浊气方升，故病甚。下行者，浊气已退，故病已。五色各有藏部，言脏而腑在其中矣。外部者，六腑之表，六腑挟其两侧也。内部者，五脏之里，五脏次于中央也。凡病色先起外部，而后及内部者，其病自表入里，是外为本而内为标，当先治其外，后治其内。若先起内部，而后及外部者，其病自里出表，是阴为本而阳为标，当先治其阴，后治其阳。若反之者，皆为误治，病必转甚矣。●张志聪曰：承上文而言气分之病，并于血脉。上文之所谓阴阳外内者，病在气也。故脉见于气口，色见于明堂，若气并于血，则脉见寸关尺之三部，而色见于目矣。滑者，寒水之象。大者，暑热之象。代者，湿土之象。长者，风木之象。此外因风寒暑湿之气，并于血脉而见此胗。故曰以代，曰而长，谓或滑大或代或长，皆病从外来，非四气之同并，而同见此脉。目有所见者，色见于目也。志有所恶者，五脏之神志，有所不安也。此阳气之并也，可变而已，谓先治其外后治其内，使之通变于外而病可已也。●《集注》眉批：内外阴阳错综而言。又：五脏，地气之所生也。●《集注》眉批：诸经中论脉内用衬贴字者，俱宜分看。●黄元御曰：色粗以明，沉夭者为甚，言色之粗明及沉夭者，皆为甚也。五色各有脏部，各有五脏发现之部也。目有所见，志有所恶，神志之异常也。并，合也。●陈念祖曰：此察其色而知病之间甚、内外也。粗明主阳，沉夭主阴；阴阳交见，故为病甚。夫色根五脏，五行之气，从内而出，自下而上，以见于面；其色上行者，病气方殷，故为益甚。夫地气升为云，得天气降而彻散，故病方已也。脏部，脏府之分部者也，外因之病从外走内也；其色从内走外者，内因之病从内走外也。盖府为阳而主外，脏为阴而主内者也。●丹波元简曰：马云：既观其色，又观其脉，方为详审。其脉滑而带大、带代、带长者，皆阳脉也，乃为病从外来。其外证目有所妄见，志有所妄恶，乃阳气之并于外也，即当先治其阳，后治其阴，使之变焉，而病已矣。即此而推，则其脉涩而带小、带代、带短者，皆阴脉也，乃为病从内来。其内证而目有所见，志有所独处，乃阴气之并于内也，即当先治其阴，后治其阳，使之变焉，而病亦已矣。●章楠曰：此又以色之浮沉聚散，辨病之浅深进退也。凡病初起，其五色之现，必粗浮以明，若至沉夭晦滞，病必益甚矣。清阳上升，浊阴下降，自然之性也，故先从额上现光明，而病色渐由下行，如云之四散，其邪亦散，而病方已，若反上走，则病进可知矣。盖五色由五脏所现，面有五脏六腑所应之部位，内为脏，外为腑，如图所绘者是也。故观其色之走内走外，即知其病之走内走外也。内为脏为阴，外为腑为阳。病生于阴，必先从阴治，病退而后和其阳，病生于阳者亦然。若反之，则诛伐无过而伤正气，其邪在外者，反乘虚入内；邪在内者，正气既伤，病必变而更重。此阴阳表里，治之先后，不可错也。若其脉滑大以代而长者，外邪入于内也。滑大，是阳明证。代而长，是太阴证。此阳邪并于阴，阴阳扰乱，神气昏瞀，目见异物，志有所恶，如谵语、发狂等病也。此必用苦寒、咸寒之药，以变其阳热邪气，而后病方已也。●周学海曰：变谓移精变气也。

49.7 雷公曰：小子闻风者，百病之始也；厥逆者，寒湿之起也，别之奈何？黄帝曰：常候阙中，薄泽为风，冲浊为痹。在地为厥。此其常也，各以其色言其病①。

①马莳曰：此言病有风、有厥、有痹者，候之面部可知其病，审之五色可分其脏也。公以风为百病之始，病乃上部所感，厥逆为寒湿之起，病乃下部所感，何以别之为问。帝言欲知风与痹者，常候阙中，其色薄而润泽，病之感风者也。若冲浊而不清，则病之为痹者耳。至于冲浊之色见于地部，（面部下停。）则厥之为病也，盖厥自足经而上逆者耳。此皆其常色可验者。若夫欲知五脏之分病，则又以青为肝，以赤为心，以黄为脾，以白为肺，以黑为肾，各以其色而分五脏之风、痹、厥也。●张介宾曰：阙中，眉间也。风病在阳，皮毛受之，故色薄而泽。痹病在阴，肉骨受之，故色冲而浊。冲，深也。至如厥逆病起四肢，则病在下而色亦见于地。地者，面之下部也。此其常候，故可因其色以言其病。●李中梓曰：阙中，眉间也，肺之部也。风病在阳，皮毛受之，故色薄而泽。痹病在阴，肉骨受之，故色冲而浊。厥逆为寒湿之变，病起于下，故色之先于地。地者，相家所谓地阁，即巨分、巨屈之处也。●张志聪曰：地者，面之下部，名地阁也。风乃天气，故常候于阙庭。寒湿者地气，故候在地部。风乃阳邪，故其色薄泽。寒湿者阴邪，故其色冲浊。此承上启下之文，言风寒湿邪，可并于脉中，可入于脏腑，而为卒死之不救。故邪风之至，疾如风雨，而为百病之长。故善治者治皮毛，其次治肌肤，其次治筋脉，其次治脏腑，治脏腑者，半死半生也。是以医者当明于分部，审察外内，用阴和阳，用阳和阴，勿使邪入于脏而成不救，斯谓之良工，而万举万当也。●朱永年曰：气并于脉，则血脉传溜，大气入脏，不可以致生。盖邪在血脉，尚可变而已，已入于脏，不亦晚乎？是故圣人之教人察色辨脉，盖欲其不治已病而治未病，不治已乱治未乱也。●倪冲之曰：扁鹊望见桓侯之色，正欲其治未病也。所谓未病者，病未传溜于深隧也。●黄元御曰：地，面之下部也。●陈念祖曰：风乃阳邪，故其色薄泽。寒湿乃阴邪，故其色冲浊。地者，面之下部名地阁也。风乃天气，故常候于阙庭。寒湿地气，故常候在地部。此言风寒湿邪可并于脉中，可入脏府，而为卒死之不救。●丹波元简曰：《甲乙》作"当候眉间"。张云：阙中，眉间也。风病在阳，皮毛受之，故色薄而泽。痹病在阴，肉骨受之，故色冲而浊。冲，深也。至如厥逆，病起四肢，则病在下，而色亦见于地。地者，面之下部也。此其常候，故可因其色以言其病。李云：地者，相家所谓地阁，即巨分、巨屈之处也。●章楠曰：夫四诊之道，色脉尤微妙难辨，然其至理，不外阴阳两端。上言青黄赤白黑五色，而辨其为痛、为热、为寒，此又以色之薄泽冲浊而辨其邪，词若与上不同，而皆不外阴阳之理。盖风为阳邪，阳性轻浮而明，故其色薄而泽。泽者，明润也。寒湿阴邪，阴性晦浊，故其色冲浊。冲，犹充也。寒湿合而成痹病也。在地者，色现下亭地部，是阴邪居阴部，故足厥冷。此阴阳之常理也。故各以其色而辨邪，各以其部而辨病，其病之千变万化，而能明阴阳至理者，自可辨之无误也。所以独候阙中者，阙为肺部，肺主一身之气，而风寒湿之邪，先由皮毛而伤气分，故色先现于阙中。惟寒湿有独从下部受之者，以阴邪阴部，同类相感，乃为厥逆。若受于周身而成痹，名周痹也。

49.8　雷公曰：人不病卒死，何以知之？黄帝曰：大气入于藏府者，不病而卒死矣。雷公曰：病小愈而卒死者，何以知之？黄帝曰：赤色出两颧，大如母指者，病虽小愈，必卒死。黑色出于庭，大如母指，必不病而卒死[①]。

[①]马莳曰：（卒，猝同。母，拇同。）此言人有不病而卒死者，有病虽小愈而卒死者，有其由与其验也。盖不病而卒死者，以大邪之气入于脏腑也。病虽小愈而卒死者，以赤色出于两颧，大如母指者，此其验也。（拇指，足大指也。）然不病而卒死者，有黑色见于首面，大如母指，此亦其所验也。●张介宾曰：大气，大邪之气也。大邪之入者，未有不由元气大虚而后邪得袭之，故致卒死。卒，猝同。如拇指者，成块成条，聚而不散也。此为最凶之色，赤者固不佳，而黑者为尤甚，皆卒死之色也。●李中梓曰：大气者，大邪之气也，如水色见于火部，火色见于金部之类。此元气大虚，贼邪已至，虽不病，必卒然而死矣。形如拇指，最凶之色。赤者出于颧，颧者应在肩，亦为肺部，火色克金，病虽愈必卒死。天庭处于最高，黑者干之，是肾绝矣。虽不病，必卒死也。●张志聪曰：此承上文而言外因内因之病，并于血脉而入脏者，皆为卒死也。大气入脏者，外淫之邪，入于脏腑，故不病而卒死矣。不病者，无在外之形证也。病小愈而卒死者，内因之病，脏腑相乘也。赤色出两颧，黑色出于庭，即下文之所谓肾乘心，心先病，肾为应，色皆如是。盖赤者火之色，黑者水之色也。小愈者，水济其火也。卒死者，水淫而火灭也。盖五行之气，制则生化，淫胜则绝灭矣。夫病在气者，其色散而不聚，乘于脉中者，其色聚而不散，大如拇指者，血脉之聚色也。肾脉注胸中，上络心，赤色出两颧者，肾上乘心，而心火之气外出也。黑色出于庭者，肾乘心而心先病，肾为应而亦随之外出，故色皆如是。皆如是者，色皆如拇指也。盖脏者，藏也。五色之见于面者，五脏之气见于色也。聚色外见者，脏真之外泄也。●倪冲之曰：水上乘心，则心先病，故曰病，曰小愈。肾气上乘，则自虚其本位矣。复为后应而上出，故不病而卒死。不病者，不为他脏所乘而自脱也。●朱永年曰：五行之气，有相生，有承制，制则生化，胜制太过，则绝灭矣。故病之小愈者，制则生化也。小愈而卒死者，胜制太过也。举心肾而五脏皆然。●高士宗曰：庭者，天庭也。水通于天，上下环转，黑色出于庭，乃水归于天，而无施转之机矣。在人则卒死，在天为混蒙。●黄元御曰：大气，邪气之大者也。●沈又彭曰：颧属肺金，赤属心火，火来克金，故曰必死。庭属心火，黑为水色，水来克火，故曰必死，此一隅之举也。余部可以类推。●陈念祖曰：大气者，外淫之邪也。不病者，无在外之形证也。庭者，天庭也，水通于天，上下环转，黑色出于庭，乃水归于天，而无旋转之机矣。在人则卒死，在天为混濛。赤者，火之色；黑者，水之色；小愈者，水济其火也；卒死者，水淫而火灭也。盖五行之气，制则生化，淫胜则绝灭矣。夫病在气者，其色散而不聚；乘于脉中者，其色聚而不散；大如拇指者，血脉之聚色也。肾脉主胸中，上络心；赤脉出两颧者，肾上乘心而心火之气外出也。黑色出于庭者，肾乘心而心先病，肾为应而亦随之外出，故色皆如母指也。盖脏者，存也。五色之气见于色也。聚色外见者，脏真之外泄也。●丹波元简曰：张云：大气，大邪之气也。大邪之入者，未有不由元气大虚，而后邪得袭之，故致卒死。如拇指者，成块成条，聚而不散也。此为最凶之色，赤者固不佳，而黑者为尤甚，皆卒死之色也。察色以言时，谓五色有衰王，部位有克贼，色藏部位，辨察明而时可知也。李云：大气者，大邪之气也，如水色见于火部，火色见于金部之类。此元气大虚，贼邪已至，虽不病，必卒然而死矣。形如拇指，最凶之色。赤者出于颧，颧者应在肩，亦为肺部，火色克金，病虽愈，必卒死。天庭处于最高，黑者干之，是肾绝矣，虽不病，必卒死也。楼氏云：赤色出两颧，即脉诀所谓暴病如妆，不久居者是也。马云：拇指，足大趾也。简案：

《说文》：拇，将指也。《易·咸卦疏》：足大趾也。【编者按：丹波元简此处分段至下文"察色以言其时"，因其内容全在本段故放置于此。】●章楠曰：大气者，大邪之气，直入脏腑，以其内虚故也。如世所云直中伤寒、闷痧等类，暴发暴死，其未发之先，亦必有黑色大如拇指者，成条成块，抟结不散，出现于阙庭之中。阙庭心肺之部，大邪犯心，故卒死也。颧者，骨之本。骨髓，肾水所生者也。水涸髓枯，孤阳发露，故赤色出现于两颧，病虽小愈，必卒然而死，以其肾水绝也。

49.9　雷公再拜曰：善哉！其死有期乎？黄帝曰：察色以言其时①。雷公曰：善乎！愿卒闻之。黄帝曰：庭者，首面也②；阙上者，咽喉也③；阙中者，肺也④；下极者，心也⑤；直下者，肝也；肝左者，胆也⑥；下者，脾也；方上者，胃也⑦；中央者，大肠也；挟大肠者，肾也；当肾者，脐也⑧；面王以上者，小肠也，面王以下者，膀胱子处也⑨；颧者，肩也；颧后者，臂也；臂下者，手也；目内眦上者，膺乳也⑩；挟绳而上者，背也；循牙车以下者，股也；中央者，膝也；膝以下者，胫也；当胫以下者，足也；巨分者，股里也；巨屈者，膝膑也⑪。此五藏六府肢节之部也，各有部分。有部分，用阴和阳，用阳和阴，当明部分，万举万当。能别左右，是谓大道；男女异位，故曰阴阳。审察泽夭，谓之良工⑫。

①周学海曰：以上为前半篇，论色、论部、论病、论死大义已晰，下文乃申释之耳。

②丹波元简曰：《甲乙》"庭"作"颜"。张云：庭者，颜也。相家谓之天庭，天庭最高，色见于此者，上应首面之疾。

③丹波元简曰：《甲乙》"阙上"作"眉间以上"。张云：阙在眉心，阙上者，眉心之上也，其位亦高，故应咽喉之疾。

④丹波元简曰：《甲乙》"阙中"作"眉间以中"。张云：阙中，眉心也，中部之最高者，故应肺。蒋示吉云：即中正。

⑤丹波元简曰：张云：下极者，两目之间，相家谓之山根，心居肺之下，故下极应心。蒋示吉云：即印堂。

⑥丹波元简曰：马云：肝之左即为胆，则在鼻挟颧之间矣。张云：下极之下为鼻柱，相家谓之年寿，肝在心之下，故直下应肝。胆附于肝之短叶，故肝左应胆，而在年寿之左右也。蒋示吉云：胆在肝之短叶间，属木，位东，南面行令，胆位在左，故山根之左，胆之部分。

⑦丹波元简曰：马云：肝之下为脾。方者，鼻隧也。面王者，鼻心之端也。鼻隧之上，即迎香之上，为胃。张云：年寿之下者，相家谓之准头，是为面王，亦曰明堂，准头属土，居面之中央，故以应脾，准头两旁为方上，即迎香之上鼻隧是也，相家谓之兰台廷尉。脾与胃为表里，脾居中而胃居外，故方上应胃。蒋示吉云：胃者，脾之腑，为阳。阳居上，故脾之方上，胃之部分。方，始也。始上于脾，脾胃相为表里，言其相去不远也。简案：据上文，五脏次于中央，六腑挟其两侧，蒋说恐非也。●周学海曰：下谓面王，即鼻准也。方上谓正当鼻准之上，即准上低抇之处，凡胃气虚陷者，其处必低陷可征也。"方"义与前《本腧》篇"大陵，掌后两骨之间方下者也"义相同，旧以为迎香者失之。

⑧丹波元简曰：马云：胃之外为大肠，乃正颧之下，大肠之外为肾，则大肠为中央，而胃与肾所以挟大肠也。张云：中央者面之中央，谓迎香之外，颧骨之下，大肠之应也。挟大肠者，颊之上也。四脏皆一，惟肾有两。四脏居腹，惟肾附脊。故四脏次言中央，而肾独应于两颊，肾与脐对，故当肾之下应脐。

⑨丹波元简曰：《甲乙》"子"上有"字"字，下并同，似是。张云：面王，鼻准也。小肠为腑，应挟两侧，故面王之上，两颧之内，小肠之应也。面王以下者，人中也，是为膀胱子处之应。子处，子宫也。凡人人中平浅而无髭者，多无子，是正子处之应，以上皆五脏六腑之应也。李云：妇人亦以人中深长者善产育。蒋示吉云：方书曰：准头黄者小便难，《师传》篇曰：鼻孔在外，膀胱漏泄。下文曰：男子色见于面王，为少腹痛，下为卵痛，其圜直为茎痛。若女子当为"膀胱子处之病"。

⑩丹波元简曰：张云：此下复言肢节之应也。颧为骨之本，而居中部之上，故以应肩。臂接乎肩，故颧后以应臂，手接乎臂，故臂下者手也。目内眦上者，阙下两旁也。胸两旁高处为膺。膺乳者，应胸前也。蒋示吉云：目内眦、目之近山根处，即精明穴，足太阳经所起。朱晦庵《中庸》注曰：膺，胸也，胸乳间部分，候于目内眦。

⑪丹波元简曰：张云：颊之外曰绳，身之后为背，故背应于挟绳之上。牙车，牙床也。牙车以下主下郭，故以应股。中央，两牙车之中央也。胫接于膝，足接于胫，以次而下也。巨分者，口旁大纹处也。股里者，股之内侧也。巨屈，颊下曲骨也。膝膑，膝盖骨也。此盖统指膝部而言。蒋示吉云：绳，耳边也。耳边如绳突起，故曰绳。马氏曰：颊外为绳，义未当也。凡部分明堂为内，耳旁为外，脏腑为内，膺乳次之，臂背为外。挟，近也。故近耳边直上之部分，所以候背之病。牙车即颊车穴，在耳前陷中。凡人身在上者肩背，在下者股膝，故背部之下颊车，颊车之下，所以候股。巨分者，巨之为言大也。上下齿床大分处，以候股里。齿床司开合，亦犹股里任屈伸也。上下唇大为屈转，交接处是地仓穴，以候膝膑。唇为语言饮食之门户，亦犹膝膑为屈伸奔走之关节，俱动而不休，故应候。

⑫马莳曰：此言五脏六腑肢节之各有部分也。上文言：庭者，颜也。颜为额中，而此以庭为首面者，正以颜为最上，乃面之首耳。上文言：阙者，两眉间也。而此曰：阙上者，咽喉也。以咽喉之部，在眉间之上耳。又曰阙中者，肺也。以阙之中即眉之间，正为肺之部耳。下极，鼻柱也，在两目之间，五脏肺为最高，而肺下即心，故曰下极者，心也。其心之直下者，即鼻柱而下也，为肝之部。肝之左，即为胆，则在鼻挟颧之间矣。其肝之下为脾。方者，鼻隧也。面王者，鼻隧之端也。鼻隧之上，即迎香之上，为胃，胃之外为大肠，乃正颧之下。大肠之外为肾，则大肠为中央，而胃与肾所以挟大肠也。当肾者，脐也，面王以上为小肠，面王以下为膀胱子处。此乃五脏六腑之部也。至于肢节，亦各有部。颧者，所以应肩。颧之后，所以应臂。臂之下，所以应手。又推而上之，其目内眦之上，所以应膺与乳也。又推而下之，颊外为绳，挟绳而上者，所以应背。循牙车以下，所以应股。其中央，所以应膝。膝之以下，所以应胫。当胫以下为足，其巨分者，所以应股之里。巨屈者，所以应膝膑。此又肢节之部分也。故尝统而论之，自额而下阙上，属首、咽喉之部分也。自阙中循鼻而下鼻端，属肺心肝脾肾五脏之部分也。自目内眦挟鼻而下至承浆，属胆、胃、大肠、小肠、膀胱六腑之部分也。自颧而下颊，属肩、臂、手之部分也。自牙车而斜下颐，属股、膝、胫、足之部分也。故第二节曰"五脏次于中央，

六腑挟其两侧，首面上于阙庭，王宫在于下极"者，此也。是以见于面者，各有部分，惟其有此部分，则当知病在阳经，阴为之里，所以宜用阴以和阳也；病在阴经，阳为之表，所以宜用阳以和阴也。（如《终始》篇泻胆补肝、泻肝补胆之意。）明此部分，斯有万举万当之妙矣。又能别其左右，是谓能知大道也。又能分别男女，是谓能识阴阳也。如下文所谓"男子色在于面王者，为小腹痛"、"女子色见在于面王者，为膀胱子处之病"者是也。又曰：庭者，首面也。阙上者，咽喉也。阙中者，肺也。下极者，心也。直下者，肝也。肝左者，胆也。下者，脾也。方上者，胃也。中央者，大肠也。挟大肠者，肾也。当肾者，脐也。面王以上者，小肠也。面王以下者，膀胱、子处也。五脏次于中央，六腑挟其两侧，首面上于阙庭，王宫在于下极。明堂者，鼻也。阙者，眉间也。庭者，颜也。蕃者，颊侧也。蔽者，耳门也。其间欲方大，去之十步皆见于外。如是者寿。明堂骨高以起，平以直。明堂润泽以清。颧者，肩也。颧后者，臂也。臂下者，手也。目内眦上者，膺乳也。挟绳而上者，背也。循牙车以下者，股也。中央者，膝也。膝以下者，胫也。当胫以下者，足也。巨分者，股里也。巨屈者，膝膑也。五脏六腑见于面部之图（略）。脏部肢节见于面部之图（略）。●张介宾曰：察色以言时，谓五色有衰王，部位有克贼，色藏部位，辨察明而时可知也。庭者，颜也，相家谓之天庭。天庭最高，色见于此者，上应首面之疾。阙在眉心。阙上者，眉心之上也。其位亦高，故应咽喉之疾。阙中，眉心也，中部之最高者，故应肺。下极者，两目之间，相家谓之山根。心居肺之下，故下极应心。下极之下为鼻柱，相家谓之年寿。肝在心之下，故直下应肝。胆附于肝之短叶，故肝左应胆，而在年寿之左右也。年寿之下者，相家谓之准头，是为面王，亦曰明堂。准头属土。居面之中央，故以应脾。准头两旁为方上，即迎香之上，鼻隧是也，相家谓之兰台廷尉。脾与胃为表里，脾居中而胃居外，故方上应胃。中央者，面之中央，谓迎香之外，颧骨之下，大肠之应也。挟大肠者，颊之上也。四脏皆一，惟肾有两；四脏居腹，惟肾附脊。故四脏次于中央，而肾独应于两颊。肾与脐对，故当肾之下应脐。面王，鼻准也。小肠为腑，应挟两侧，故面王之上，两颧之内，小肠之应也。面王以下者，人中也，是为膀胱子处之应。子处，子宫也。凡人人中平浅而无髭者多无子，是正子处之应。以上皆五脏六腑之应也。此下复言肢节之应也。颧为骨之本，而居中部之上，故以应肩。臂接乎肩，故颧后以应臂。手接乎臂也。目内眦上者，阙下两旁也。胸两旁高处为膺。膺乳者，应胸前也。颊之外曰绳，身之后为背，故背应于挟绳之上。牙车，牙床也。牙车以下主下部，故以应股。中央，两牙车之中央也。胫接于膝，足接于胫，以次而下也。巨分者，口旁大纹处也。股里者，股之内侧也。巨屈，颊下曲骨也。膝膑，膝盖骨也。此盖统指膝部而言。膑音牝。以上脏腑肢节部位，有色见面部三图，在《图翼》四卷。部分既定，阴阳乃明。阳胜者阴必衰，当助其阴以和之。阴胜者阳必衰，当助其阳以和之。阴阳之用，无往不在，知其盛衰，万举万当矣。阳从左，阴从右。左右者，阴阳之道路也。故能别左右，是谓大道。男女异位者，男子左为逆右为从，女子右为逆左为从，故曰阴阳。阴阳既辨，又必能察其润泽枯夭，以决善恶之几，庶足谓之良工也。●李中梓曰：天庭处于最高，应首面之有疾。阙上者，眉心之上也，应咽喉之有疾。阙中者，正当两眉之中也，色见者，其应在肺。下极者，眉心之下也，相家谓之山根，心居肺下，故下极应心。下极之下为鼻柱，相家谓之年寿。肝在心之下，故直下应肝。胆附于肝之短叶，故肝左应胆，而在年寿之左右也。年寿之下，相家谓之准头，亦名土星，本经谓之面王，又名明堂。准头居面之中央，故属土应脾。准头两旁为方上，即迎香之上，鼻隧是也。相家谓之兰台廷尉，与胃为表里，脾居中而胃居外，故方上应胃。人中外五分迎香穴，大肠之应也，亦在面之中，故曰中央。挟大肠迎香穴者，颊之上也。四脏皆一，惟肾有两，四脏居腹，惟肾附脊，故四脏次于中央，而肾独应于两颊。肾与脐对，故当肾之下应脐。面王，鼻准也，小肠为腑，应挟两侧，故面王之上，两颧之内，小肠之应也。面王以下者，人中，乃膀胱子处之应。子处者，子宫也。凡人人中，平浅而无髭者，多主无子。妇人亦以人中深长者，善产育。此以上皆五脏六腑之应也。此下皆言肢节之应也。颧为骨之本，居中部之上，故以应肩。臂接于肩，故颧后以应臂。目内眦上者，阙下两旁也。胸两旁高处为膺，膺乳者，应胸前也。颊之外曰绳，身之后曰背，故背应于挟绳之上。牙车，牙床也。牙车以下主下部，故以应股。中央者，牙车之中央也。胫次于膝，足接于胫，以次而下也。巨分者，口旁大纹处也。股里者，股之内侧也。巨阙，颊下曲骨也。膝膑者，膝盖骨也，此盖统指膝部而言。部分既明，阴阳不爽，阳亢则滋其阴，谓之用阴和阳。阴寒则补其火，谓之用阳和阴。故明部分而施治法，万举万当也。阳左阴右。左右者，阴阳之道路也，故能别左右，是为大道。男女异位者，男子左为逆、右为从，女子右为逆、左为从，故曰阴阳。阴阳既辨，然后审其色之润泽枯夭，以决死生，医之良也。●张志聪曰：察色以言其时者，察五脏五行之色，以知所死之时也。如赤色出于两颧者，所死之期，其日壬癸，其时夜半也。黑色出于庭而死者，其日戊己，其时辰戌、丑未时也。脏腑各具五行之色，各有所主之部，故当明其部分，用阴和阳，用阳和阴，阴阳和调，万举万当矣。左右者，阴阳之道路，阳从左，阴从右，能别左右，是谓天地之大道。男子之色，从左而右；女子之色，从右而左，男女异位，故曰阴阳。●倪冲之曰：男从左，女从右，气之顺也，顺则散。如男从右，女从左，气之逆也，逆则聚，聚则有胜克绝灭之患。此节论内因之色，有阴阳左右死生逆顺之分。●《集注》眉批：脏腑及肢节见于面部者，形见于色也。又：天道从左而右，地道从右而左。●薛雪曰：察色以言时，谓五色有衰旺，部位有克贼。色藏部位，辨察明而时可知也。庭者，颜也。相家谓之天庭。天庭最高，色见于此者，上应首面之疾。阙在眉心，阙上者，眉心之上也，其位亦高，故应咽喉之疾。阙中，眉心也，中部之最高者，故应肺。下极者，两目之间，相家谓之山根。心居肺之下，故下极应心。下极之下为鼻柱，相家谓之年寿。肝在心之下，故直下应肝。胆附于肝之短叶，故肝左应胆，其在年寿之左右也。年寿之下，相家谓之准头，是为面王，亦曰明堂。准头属土，居面之中央，故以应脾也。准头两旁为方上，即迎香之上，鼻隧是也。相家谓之兰台廷尉。脾与胃为表里，脾居中而胃居外，故方上应胃。中央者，面之中央，谓迎香之外，颧骨之下，大肠之应也。挟大肠者，颊之上也。四脏皆一，惟肾有两，四脏居腹，惟肾附脊，故四脏次于中央，而肾独应于两颊。肾与脐对，故当肾之下应脐。面王，鼻准也。小肠为腑，应挟两侧，故面王之上，两颧之内，小肠之应也。面王以下者，人中也，是为膀胱、子处之应。子处，子宫也。凡人人中平浅而无髭者多无子，是正子处之应。以上皆五脏六腑之应也。此下复者，肢节之应也。颧为骨之本而居中部之上，故以应肩。臂接乎肩，故颧后以应臂。手接乎臂也。目内眦上者，阙下两旁也。胸两旁高处为膺，膺乳者，应胸前也。颊之外曰绳，身之后为背，故背应于挟绳之上。牙车，牙床也。牙车以下主下部，故以应股。中央，两牙车之中央也。胫接于膝，足接于胫，以次而下也。巨分者，口旁大文处也。股里者，股之内侧也。巨屈，颊下曲骨也。膝膑，膝盖骨也。此盖统指膝部而言。膑,音牝。部分既定,阴阳乃明。阳胜者阴必衰,当助其阴以和之,阴胜者阳必衰,当助其阳以和之。阴阳之用,无往不在,知其甚衰,万举万当矣。阳从左,阴从右。左右者,阴阳之道路也,故能别左右,是谓大道。男女异位者,男子左为逆,右为从;女子右为逆,左为从,故曰阴阳。阴阳既辨,又必能察其润泽枯夭,以决善恶之机,庶足谓之良工也。●黄元御曰:此五脏六腑所见之部,所谓五脏次于中央,六腑挟其两侧也。庭者,颜也,所以候首面也。阙者,眉间。阙上者,咽喉也。阙中者,肺也。下极者,山根,心也。直下者,鼻柱,肝也。肝左者,鼻柱之左,胆也。下者,鼻准,是为面王,脾也。方上者,鼻准两傍,胃也。中央者,侧面之中,颧骨之下,大肠也。挟大肠者,颊上,肾也。当肾之下者,脐也。面王以上者,颧骨之上,小肠也。面王以下者,人中,膀胱、子处也。(子处,子宫。)颧者,肩也。颧后者,臂也。臂下者,手也。目内眦上者,阙下两旁,膺乳也。挟绳而上者,颊外(颊外曰绳),背也。循牙车以下者(牙床),股也。中央者,两牙车之中央,膝也。膝下者,胫也。当胫以下者,足也。巨分者,口旁大纹,股里也。巨屈者,颊下曲骨,膝膑也。此五脏六腑肢节之部也。男女异位,男左女右也。●陈念祖曰:此节论内因之色,有阴阳、左右、死生、逆顺之分。察五脏五行之色,以知所死之时也。如赤色出两颧者,所死之期,其日壬癸,气时夜半也。黑色出于庭者,所死之期,其日戊己,其时辰戌丑未也。男从左,女从右,气之顺也,顺则散。如男从右,女从左,气之逆也;逆则聚,聚则有胜克绝灭之患。●丹波元简曰:《甲乙》"泽夭"作"泽垩",下"夭"字并同。张云:部分既定,阴阳乃明。阳胜者阴必衰,当助其阴以和之。阴胜者阳必衰,当助其阳以和之。阴阳之用,无往不任,知其盛衰,万举万当矣。阳从左,阴从右。左右者,阴阳之道路也。故能别左右,是谓大道。男女异位者,男子左为逆,右为从,女子右为逆,左为从,故曰阴阳。阴阳既办,又必能察其润泽枯夭,以决善恶之几,庶足谓之良工也。●章楠曰:此明脏腑肢节之气,应于首面之部位,以别其阴阳而和之。男左女右、男阳女阴之位各异,如下文所辨。其为病不同也,须察后图。

49.10 沉浊为内,浮泽为外。黄赤为风,青黑为痛,白为寒,黄而膏润为脓,赤甚者为血,痛甚为挛,寒甚为皮不仁[1]。五色各见其部,察其浮沉,以知浅深;察其泽夭,以观成败;察其散抟,以知远近[2];视色上下,以知病处;积神于心,以知往今。故相气不微,不知是非,属意勿去,乃知新故[3]。色明不粗,沉夭为甚,不明不泽,其病不甚[4]。

①丹波元简曰:《甲乙》"浮泽"作"浮清"。李云:色之浮浊晦滞者为里,色之浮泽光明者为表,凡五色之见于面者,可因是而测其病矣。痛甚即青黑之极也,寒甚白之极也。志云:风乃天之阳邪,故色见黄赤。痛为阴痹,故色见青黑。色白为寒。色黄而膏润为痈脓。赤甚者为留血。痛在筋骨,故甚则为拘挛。寒伤皮肤,故甚为皮不仁。

②丹波元简曰:马云:察其色之散而可以知病之近,若抟聚则久矣。抟,团同。

③丹波元简曰:马云:积神气于己心,而病之为已往,为今病者,皆能知之。故相视气色,不能至于精微者,不知病之为是为非;惟属意专心,而无所摇夺,则凡病之为新、为故者洞然也。

④马莳曰：（夭，殀同。抟，团同。相，去声。）此承上文而言审察部分之泽夭者，可以悉知其病也。部分有润泽者，有夭衰者，能审察之，谓之良工。其色为沉为浊，病乃在脏，故为在内。其色为浮为泽，病乃在腑，故为在外。黄与赤者为有风，青与黑者为有痛，白者为有寒，黄赤而如膏之泽者为有脓，赤甚者为有血。然青黑虽为痛，而痛甚者又为挛；白者虽为寒，而寒甚者又为皮肤之不仁。不仁者，不知痛痒也。此五色者，各见于部分之中，必察其色之浮，而可以知病之浅；察其色之沉，而可以知病之深。察其色之泽，而可以知功之成；若夭，则衰败矣。察其色之散，而可以知病之近；若抟聚，则久矣。视其色在上，而可以知病于上；若在下，则病在下矣。积神气于己心，而病之为已往、为今病者，皆能知之。故相视气色不能至于精微者，不知病之为是为非；惟属意专心，而无所摇夺，则凡病之为新、为故者洞然也。且何以知病之为甚？其色贵于明，若明不能粗大，而反见沉夭者，病之所以为甚也。何以知病之不甚？其色虽贵于明泽，然不明不泽，而不至沉夭，病之所以不甚也。若此，则沉夭者诚可虑耳。●张介宾曰：内主在里在脏，外主在表在腑，皆言色也。凡五色之见于面部者，皆可因此而知其病矣。不仁，麻痹无知也。浮者病浅，沉者病深，泽者无伤，夭者必败，散者病近，抟者病远。抟，聚也。上者病在上，下者病在下。抟音团。神积于心则明，故能知已往来今之事。相气不微，气不能隐也。不知是非，无是非之惑也。属意勿去，专而无贰也。新故，即往今之义。相，去声。色明不粗，言色之明泽不显，而但见沉夭者，其病必甚。若其虽不明泽，而亦无沉夭之色者，病必不甚也。●李中梓曰：色之沉浊晦滞者为里，色之浮泽光明者为表。凡五色之见于面者，可因是而测其病矣。痛甚即青黑之极也，寒甚即白之极也。色之浮者病浅，色之沉者病深；润泽者有成，枯夭者必败；散而不聚者病近，抟而不散者病远。上下者，即前脏腑肢节之见于面者也。粗者，显也。言色之光明不显，但见沉滞枯夭，病必甚也。若虽不明泽，而不至于沉夭者，病必不甚也。●张志聪曰：此言审察其色，以知外因之病也。沉浊为内，浮泽为外，谓外因之病，从外而内，察其色之浮沉，则知病之外内也。风乃天之阳邪，故色见黄赤。痛为阴痹，故色见青黑。色白为寒。色黄而膏润为痛脓。赤甚者为留血。痛在筋骨，故甚则为拘挛。寒伤皮肤，故甚为皮不仁。此外因之邪，见于五色，而各见其部，察其色之浮沉，以知病之浅深。察其色之泽夭，以观人之成败。察其色之散抟，以知病之远近。视其色之上下，以知病之所在。夫色脉者，上帝之所贵，先师之所传也。上古使僦贷季理色脉而通神明，合之四时五行，八风六合，不离其常。是以积神于心，然后以知往古来今。故相气不微，不知是非，属意勿去，乃知新故。若色明不粗，而反见沉夭者，其病为甚，其色虽不明泽，而不沉夭者，其病不甚。盖外因之病，宜从外散，而不宜内入也。●《集注》眉批：见，去声。●薛雪曰：内主在里在脏，外主在表在腑，皆言色也。凡五色之见于面部者，皆可因此而知其病矣。不仁，麻痹无知也。浮者病浅，沉者病深，泽者无伤，夭者必败，散者病近，抟者病远。抟，聚也。上者病在上，下者病在下。抟，音团。神积于心则明，故能知已往今来之事。相气不微，气不能隐也。不知是非，无是非之惑也。属意勿去，专而无贰也。新故，即往今之义。相，去声。色明不粗者，色之明泽不显，而但见沉夭者，其病必甚。若其虽不明泽，而亦无沉夭之色者，病必不甚也。●陈念祖曰：此言审查其色，以知外因之病也。若色不粗而反见沉夭者，其病为甚；其色虽不明泽，而不沉夭者，其病不甚。盖外因之病，以从外散，而不宜内入也。●丹波元简曰：李云：粗者，显也。言色之光明不显，但见沉滞

枯夭，病必甚也。若虽不明泽，而不至于沉夭者，病必不甚也。●章楠曰：能察其润泽枯夭之色，以辨其病之吉凶，庶可谓之良工也。其色沉浊者，病邪深而内在脏腑也；其色浮泽者，病邪浅而外在营卫经络也。即于五色之现于面者，而辨其病之微甚，如赤甚为血中热甚；青黑甚则痛甚，是血气瘀滞也，故筋脉挛急；白甚则寒甚，白为肺色，肺主皮毛，故皮顽木不仁，无阳和之气以煦之也。观其色现之部，知其病在之处；观其色之浮沉，以知邪之浅深；察其润泽枯夭，以决其成败；其色散漫，病起于近，抟结者，病已深远。故当积神于心，洞明其理，可以知其已往之病因，今来之变证也。若相气不悟其精微，则不知理之是非，故必专心属意于此而勿去，乃知其病之新故。如色明而不粗显，已为病气，更见沉夭，则甚矣；其不甚明泽，亦不沉夭，病亦不甚也。●江有诰曰：察其浮沉，以知浅深；（侵部）察其泽夭，（字误）以观成败；（察部）察其散抟，（徒元反）以知近远；（平声元部）视色上下，以知病处；（鱼部）积神于心，以知往今。（侵部）故相气不微，不知是非，（脂部）属意勿去，乃知新故。（鱼部）

49.11 其色散，驹驹然，未有聚；其病散而气痛，聚未成也①。

①马莳曰：此承上文而言五色之散者，其气虽痛，而聚则未成也。驹驹然者，色散如驹马之逸也。盖聚之成否，可即色之散聚以为验。故知色散而未有所聚，则其病尚散，所痛者不过气耳，聚安得而成乎！●张介宾曰：稚马曰驹。驹驹然者，如驹无定，散而不聚之谓。故其为病尚散。若有痛处，因于气耳，非积聚成形之病也。●李中梓曰：驹，马之小者，未装鞍辔，散而不聚也。譬色之散而无定者，病亦散而无坚积聚也，即有痛者，不过因无形之气耳。●张志聪曰：此复申明内因之病，有聚散死生之别。夫脏病之散而不聚，则其色散如驹驹然，而病未有聚也。若抟聚于脏，血脉相乘，则见抟聚之色，而为卒死之病矣。驹驹然者，如驹之过隙，行而不留者也。其色行散，故病未有聚也。夫气伤痛，其病散于气分而痛者，聚未成于血脉也。●薛雪曰：稚马曰驹。驹驹然者，如驹无定，散而不聚之谓，故其为病尚散。若有痛处，因于气耳，非积聚成病也。●黄元御曰：驹驹，散貌（如马驹散乱）。●陈念祖曰：此复申明内因之病，有聚散死生之别。夫脏病之散而不聚，则其色散，如驹驹然而病未有聚也。若抟聚于脏，血脉相乘，则见抟聚之色，而为卒死之病矣。驹驹然者，如驹之过隙，行而不留者，其色行散，故病未有聚也。●丹波元简曰：李云：驹，马之小者，未装鞍辔，散而不聚也。譬色之散而无定者，病亦散而无坚积聚也。即有痛者，不过因无形之气耳。【编者按：丹波元简原以"色明不粗……聚未成也"来分段解释，今根据需要分为两段。】●章楠曰：驹驹然者，如驹之走动，其色散而不聚也。可知其病亦散，而气虽痛，其聚未成，自可愈也。

49.12 肾乘心，心先病，肾为应，色皆如是①。

①马莳曰：此承上文而言病有先克之色，所以受克者为必病也。上文言：下极者，心也。心之色主赤。挟大肠者，肾也。肾之色主黑。今下极之色黑，乃肾之乘心也，故心先受病，以肾色来克为之应耳。然不惟心被肾克者为然，凡肝部见肺色，脾部见肝色，肺部见心色，肾部见脾色，及六腑之相克者，皆如是法以推之耳。●张介宾曰：水邪克火，肾乘心也。肾邪乘心，心先病于中，而肾色则应于外，如以下极而见黑色者是也。不惟心

肾，诸脏皆然。凡肝部见肺色，肺部见心色，肾部见脾色，脾部见肝色，及六腑之相克者，其色皆如是也。●李中梓曰：肾乘心者，水邪克火也。心先病于内，而肾之色则应于外，如黑色见于下极是也。不惟心肾，诸脏皆然，此举一以例其余也。●张志聪曰：若脏病不出于气分，如肾乘心，则心先病，而抟聚之赤色，出于两颧，大如拇指矣。肾即为应，而黑色出于庭，亦大如拇指矣。此藏邪聚于脏，从血脉相乘，故色皆如是之聚而不散也。《金匮要略》云：血气入脏即死，入腑即愈。非为一病，百病皆然。在外者可治，入里者即死。●《集注》眉批：上句言未聚在脏，下句言未聚脉中。●薛雪曰：水邪克火，肾乘心也。肾邪乘心，心先病于中，而肾色则应于外，如以下极而见黑色者是也。不惟心肾，诸脏皆然。凡肝部见肺色，肺部见心色，肾部见脾色，脾部见肝色，及六腑之相克者，其色皆如是也。●陈念祖曰：肾乘心者，则心先病，而抟聚之赤色处于两颧，大如母指矣；肾即为应，而黑色出于庭，亦大如母指矣。此为邪盛于脏，从血脉相乘，故色如是之聚而不散也。《金匮要略》云："血气入脏即死，入府即愈。""非为一病，百病皆然。""在外者，可治；入里者，即死。"●丹波元简曰：张云：水邪克火，肾乘心也。肾邪乘心，心先病于中而肾色则应于外，如以下极而见黑色者是也。不惟心肾，诸脏皆然。凡肝部见肺色，肺部见心色，肾部见脾色，脾部见肝色，及六腑之相克者，其色皆如是也。●章楠曰：假如肾气乘心为病，其肾之黑色，必先现于心之部位，故观其色而知其病。凡各色之应，皆如是类推可知矣。

49.13　男子色①在于面王，为小腹痛；下为卵痛；其圆直为茎痛，高为本，下为首，狐疝癀阴之属也②。女子在于面王，为膀胱子处之病，散为痛，抟为聚，方员左右，各如其色形。其随而下至胝，为淫③，有润如膏状，为暴食不洁④。

　　①周学海曰：色，黑色也，跟"肾乘心说"来。
　　②张介宾曰：面王上下，为小肠膀胱子处之部，故主小腹痛下及卵痛。圆直者，色垂绕于面王之下也。茎，阴茎也。高为本，下为首，因色之上下而分茎之本末也。凡此者，总皆狐疝癀阴之属。癀，癫同。●李中梓曰："面王"上应有"上"字。面王上为小肠，下为膀胱子处。卵者，睾丸也。圜直，指人中水沟穴也，人中有边圆而直者，故人中色见主阴茎作痛。在人中上半者曰高，为茎根痛，在人中下半者为茎头痛，凡此皆狐疝癀阴之病也。癀即癫也。●薛雪曰：面王上下为小肠、膀胱、子处之部，故主小腹痛，下及卵痛。圜直者，色垂绕于面王之下也。茎，阴茎也。高为本，下为首，因色之上下而分茎之本末也。凡此者，总皆狐疝癀阴之属。●陈念祖曰：此言外因之病，色见于府部者，其病在府。色虽抟聚，非死癥也。面王以上者，小肠也；面王以下者，膀胱子处也；卵者，睾丸也；癀即癫也。圜，圆同。●丹波元简曰：李云："面王"下应有"上"字。面王上为小肠，下为膀胱子处。卵者，睾丸也。圜直，指人中水沟穴也，人中有边圜而直者，故人中色见主阴茎作痛。在人中上半者曰高，为茎根痛，在人中下半者为茎头痛，凡此皆狐疝癀阴之属也。癀，即癫也。马云：圜，圆同。简案：马、志本"首"之解不明晰，李则本于张注，更加详，故从之。●章楠曰：面王上下，为小肠膀胱子处之部，故主小腹痛。圜直者，色垂绕于面王之下也。茎，阴茎也。高为本，下为首，因色之上下，而分茎之本

末也。凡此皆属狐疝癞阴之病也。

③顾观光曰："胝"即"骶"。

④马莳曰：（圜，圆同。）此五脏六腑肢节之部也。此言部分之色当分男女以知其病也。男子之色在于面王，（鼻端。）当为小腹痛；其色见于面王之下，当为阴卵痛；其色见于面王之下，圆而且直，当为茎垂痛。凡色见于面部，高者为本，以男子属阳，阳在上也；下者为首，其色从上而之下，似物之有首者向下而行，故病在于内，即如其色，当如狐疝㿗阴之属也。女子之色在于面王，当为膀胱经及妊子处之有病，即胞络宫。其气色散者，为痛而不至成聚，若气色抟聚不散，则成聚而不止于痛。然其聚之在内者，或方或圆，或左或右，各如其外色之形耳。若其色随而下行，至于尾骶，则其病之在下者，当有淫浸之物，（《素问·痿论》谓之白淫。）润泽如膏之状者在也。不然则为暴食间即出不洁之物耳。何也？其下行之势，内外一致也。●张介宾曰：面王之部与男子同，而病与男子异者，以其有血海也。色散为痛，气滞无形也。色抟为聚，血凝有积也。然其积聚之或方或圆，或左或右，各如其外色之形见。若其色从下行，当应至尾骶，而为浸淫带浊，有润如膏之物。或暴因饮食，即下见不洁。盖兼前后而言也。"胝"当作"骶"，音底，尻臀之间也。●李中梓曰："面王"下宜有"下"字。面王下为人中，主膀胱子处。色散为痛，无形之气滞也。色抟为聚，有形之血凝也。积之或方或圆，或左或右，各如其外见之形，若其色从下行而至尾骶，则为浸淫带浊，有润如膏之物，此症多因暴食不洁所致。不洁犹言不节，非污秽之谓也。或多食冷物，或多食热物，一切非宜之物皆是也。●张志聪曰：（圜，圆同。邪，斜同。）此言外因之病色，见于腑部者，其病在腑，色虽抟聚，非死征也。面王以上者，小肠也，面王以下者，膀胱子处也。故男子色见于面王，为小腹痛，其圆直为茎痛。夫外因之病，从外而内，其色从上而下，故以高为本，下为所行之首，其病乃在下，狐疝阴㿗之属也。女子色见于面王，为膀胱子处之病。男女之病，散在气分则为痛，抟于血分则为聚。夫狐疝阴㿗之属，乃有形之证，其形之或方或圆，或左或右，各如其色形。盖病聚于内，则见聚色于外，形方则色方，形圆则色圆，此病形而不病脏，虽有聚色，非死色也。此五脏六腑，各有部分，有外内，能明乎部分，知其外内，万举万当矣。胝者，面王之下部也。其面王之色，随而下至胝者，主有淫浊之证。其色润如膏状者，为暴食不洁之物。盖腑为阳而主外，主受纳水谷，传导糟粕，是以或外受风寒，或内伤饮食，皆为病腑。●《集注》眉批：此即下文所谓首空。又：男子为狐疝，女子为阴㿗。又：病形者，有形之病在于肠胃之分。●薛雪曰：面王之部与男子同，而病与男子异者，以其有血海也。色散为痛，气滞无形也。色抟为聚，血凝有积也。然其积聚之或方或圆，或左或右，各如其外色之形见。若其色从下行，当应至尾骶而为浸淫带浊，有润如膏之物，或暴因饮食，即下见不洁。盖兼前后而言也。骶，音底，尻臀之间也。●黄元御曰：方圆左右，各如其色形，其聚之之方圆，左右各如其色之形也。其随而下，至骶为淫，色随面王而下，当应至尾骶而为淫泆带浊之证也。有润如膏状，为暴食不洁，暴食不消，泄利不洁也。●陈念祖曰：男女之病，散在气分则为痛，抟于血分则为聚。夫狐疝、阴㿗之属，乃有形之证，其形之、或方或圆或左或右，各如其色形。盖病聚于内，则见聚色于外，形方则色方，形圆则色圆，此病形而不病脏，虽有聚色，非死色也。胝者，面王之下部，其面王之色随而下至胝者，主有淫浊之证，其色润如膏状者，为暴食不洁之物。盖府为阳而主外，主受纳水谷，传导糟粕；是以或外受风寒，或内伤饮食，皆为病府，而

色见于府部也。●丹波元简曰：《甲乙》"子"下有"色"字。马云：女子之色在面王，当为膀胱经及妊子处之有病，即胞络宫也。其气色散者，为痛而不至成聚，若气色抟聚不散，则成聚而不止于痛。然其聚之在内者，或方或圆，或左或右，各如其外色之形耳。若其色随而下行，至于尾骶，则其病之在下者，当有浸淫之物，（《素问·痿论》谓之白淫。）润泽如膏之状者在也。不然则为暴食间即出不洁之物耳。何也？其下行之势，内外一致也。张云：或暴因饮食，即下见不洁。盖兼前后而言也。"骶"当作"胝"，音底，尻臀之间也。李云："面王"下宜有"下"字，面王上为人中，主膀胱子处。色散为痛，无形之气滞也。色抟为聚，有形之血凝也。积之或方或圆，或左或右，各如其外见之形，若其色从下行而至尾骶，则为浸淫带浊，有润如膏之物，此症多因暴食不洁所致。不洁犹言不节，非污秽之谓也。或多食冷物，或多食热物，一切非宜之物皆是也。志云：其色润如膏状者，为暴食不洁之物。盖腑为阳而主外，主纳水谷，传导糟粕，是以外受风寒，或内伤饮食，皆为病腑，而色见于腑部也。简案：不洁未知孰是，李不节之解，似不稳当。●章楠曰：面王之部，与男子同，而病与男子异者，以其冲任血海，为月经所通行，而孕育亦在于此也。色散为痛者，气病无形也；色抟为聚者，血凝为积。其积聚之或方或圆，或左或右，各如其外现之色形。若其色从下行，当应在尾骶，而为白淫带浊，有润如膏之状者，或暴因饮食坠气，即下见不洁之物也。

49.14 左为左，右为右。其色有邪，聚散而不端，面色所指者也①。

①马莳曰：此又言部分之色当分左右，以知其邪也。凡男女之色见于左者，则病必在左；见于右者，则病必在右。其色有邪气，或聚散而不端正，一如其面色所指，即可以知其病耳。●张介宾曰：色见左者病在左。色见右者病在右。凡色有邪而聚散不端者，病之所在也。故但察面色所指之处，而病可知矣。●张志聪曰：而色见于腑部也。色见于左，则为病在左，色见于右，则为病在右，其所见之色，或聚或散，皆斜而不端。其抟聚之面色，所谓如指者也。夫血脉传溜，大邪入脏则为卒死。今腑病而为狐疝阴㿉之属，因邪抟而为聚病，故见其聚色，非入脏之死征也。●《集注》眉批：左为左，右为右，形见于色也。又：散为痛，则其色散；抟为聚，则其色聚。●薛雪曰：色见左者病在左，色见右者病在右。凡色有邪而聚散不端者，病之所在也，故但察面色所指之处而病可知矣。●黄元御曰：左为左，右为右，其色有邪，聚散而不端，面色所指者也，色之左右所在，即病之左右所在，其全有邪。或聚或散，而不端正，皆随其面色所指之方，左右求之也。●陈念祖曰：色见于左，则为病在左；色见于右，则为病在右。其所见之色，或聚、或散，皆斜而不端；其抟聚之面色，所谓如指者也。●丹波元简曰：志云：色见于左，则为病在左，色见于右，则为病在右，其所见之色，或聚或散，皆斜而不端。其抟聚之面色，所谓如指者也。张云：凡色有斜而聚散不端者，病之所在也。故但察面色所指之处，而病可知矣。简案：指，志为前节母指之义，非也。●章楠曰：或在左，或在右，凡色现之有邪者，聚散而不端正，即其面色所指之处，为病之所在者也。言左右，则上下亦然矣。

49.15 色者，青黑赤白黄，皆端满有别乡。别乡赤者，其色亦大如榆荚，在面王为不日①。

①马莳曰：此又言五色各有别乡，其色粗者，其病久也。别者，异也。别乡者，即分

部也。所谓色者，即青黑赤白黄之色，皆端正盈满，各有分部。假如心色主赤，小肠亦赤，其色如榆荚之大，在于面王之部，则是小肠有病，非止于一日也。●张介宾曰：色者，言正色也。正色凡五，皆宜端满。端谓无邪，满谓充足。有别乡者，言方位时日各有所主之正向也。别乡赤者，又言正向之外，而有邪色之见也。赤如榆荚见于面王，非其位也。不当见而见者，非其时也，是为不日。不日者，失其常度之谓。此单举赤色为喻，而五色之谬见者，皆可类推矣。乡，向同。●李中梓曰：五色皆宜端满。端者，正色也。满者，充润也。别乡犹言它乡，即别部位。如赤者心色，应见于两目之间，是其本乡。今见于面王，是别乡矣。不日者，不日而愈也。火色见于土位，是其相生之乡也。此举赤色为例，而五色缪见者，皆可类推矣。●张志聪曰：此言色之抟聚而端满者，乃大气入脏，而为卒死矣。青黄赤白黑，五脏五行之色也。别乡者，如小肠之部在面王，而面王者，乃心之别乡也。胆之部在肝左，胆部者，肝之别乡也。大如榆荚者，血分之聚色，即如拇指之状也。不日者，不终日而卒死也。此言五脏之病色，见于本部，五脏之死色，见于别乡，如心受外淫之邪而卒死者，其色见于面王。心受内因之病而卒死者，其色出于颧，皆非心脏之本部。但在脏者，其色端满而不斜，在腑者，其色斜而不端，此脏腑死生之有别也。●高士宗曰：脏真藏于内，绝则从腑而脱于外，故色见于腑部。●《集注》眉批：此申明大气入脏之色。又：篇内止提肾乘心，此言五脏相乘，各具五色，各有别乡，亦如心脏。●薛雪曰：色者，言正色也。正色凡五，皆宜端满。端谓无邪，满谓充足。有别乡者，言方位时日，各有所主之正向也。别乡赤者，又言正向之外而有邪色之见也。赤如榆荚，见于面王，非其位也，不当见而见者，非其时也，是为不日。不日者，失其常度之谓。此单举赤色为喻，而五色之谬见者皆可类推矣。乡、向同。●黄元御曰：端满有别乡，本部端满，而必有别走之乡。假如别乡赤者，其色赤，大如榆荚，若在面王，则女子为不月。●陈念祖曰：此言色之搏聚而端满者，乃大气入脏，而为卒死矣。青黄赤白黑者，五脏五行之色也。别乡者，如小肠之部在面王，而面王者，乃心之别乡也。大如榆荚者，即如母指之状也。不日者，不终日而卒死也。●丹波元简曰："别目"诸本作"别乡"，当改，《甲乙》、马、志"亦大"作"赤大"，《甲乙》"不日"作"不月"。马云：别者，异也。别乡者，即分部也。所谓色者，即青黑赤白黄之色，皆端正盈满，各有分部。假如心色主赤，小肠亦赤，其色如榆荚之大，在于面王之部，则是小肠有病，非止于一日也。张云：正色凡五，皆宜端满。端，谓无斜。满，谓充足。有别乡，言方位时日，各有所主之正向也。别乡赤者，又言正向之外，而有斜色之见也。赤如榆荚见于面王，非其位也。不当见而见者，非其时也。是为不日。不日者，失其常度之谓。此单举赤色为喻，而五色之缪见者，皆可类推矣。李云：端者，正色也。满者，充润也。别乡犹言他乡，即别部位。如赤者心色，应见于两目之间，是其本乡，今见于面王，是别乡矣。不日者，不日而愈也。火色见于土位，是其相生之乡也。志云：大如榆荚者，血分之聚色，即如拇指之状也。不日者，不终日而卒死也。此言五脏之病色，见于本部；五脏之死色，见于别乡。如心受外淫之邪而卒死者，其色见于面王。心受内因之病而卒死者，其色出于颧，皆非心脏之本部。但在脏者其色端满而不斜，在腑者其色斜而不端，此脏腑死生之有别也。简案：本节诸注，纷纭不一如此，今依《甲乙》"不日"作"不月"，连上文"女子在于面王"之章，俱为女子之义，则似义稍通。●章楠曰：如其无邪之正色，青黄赤白黑，皆端正充满，而有分别之乡，或内应脏腑之气，或外合时令之气，如不应不合，即为邪为病矣。假如分别之乡，色赤者，合于夏令，应于心部；若其色赤，大如榆荚，在于面王，既不应心部，而不合时日，则为病邪之色，余可类推矣。

49.16 其色上锐，首空上向，下锐下向，在左右如法①。

①马莳曰：此又言五色，上锐则上向，下锐则下向，而左右亦然也。色者，即上节五色也。锐，气色端尖锐也。首空者，即上文颜为庭，庭者首面也。今曰首空，犹云脑空也。●张介宾曰：凡邪随色见，各有所向，而尖锐之处，即其乘虚所进之方。故上锐者，以首面正气之空虚，而邪则乘之上向也。下锐亦然。其在左在右皆同此法。●李中梓曰：邪色之见，各有所向。其尖锐之处是乘虚所犯之方，故上锐者以首虚，故上向也。下锐亦然，其在左右者皆同此法。●张志聪曰：此承上文以申明端邪之色状也。锐，尖也。空，虚也。其色上行者，上锐首虚，浮而上行；其色下行者，下锐首虚，浮而下行。盖病从内而外者，其本在下，其首在上；病从外而内者，其本在上，其首在下，是以本沉实而首虚浮，此端满之色状也。有邪而不端者，其本在左，其首向右行，其本在右，其首向左行，皆如上锐首空，下锐首空之法，此病在腑而抟为聚之聚色也。●朱永年曰：榆荚上下皆锐，但虚浮者，其锐形外见，所沉之本，不见其锐形也。故曰，察其浮沉，以知浅深。●《集注》眉批：上节单论外因，故以高为本下为首，此总论外内二因，故有上下之别。●薛雪曰：凡邪随色见，各有所向，而尖锐之处，即其乘虚所进之方，故上锐者，以首面正气之空虚，而邪则乘之上向也。下锐亦然，其在左在右，皆同此法。●黄元御曰：其色上锐，则首空而上向（首空者，乘虚而至也），下锐则首空而下向，在左在右，皆如此法，此即其别走之乡也。●陈念祖曰：锐，尖也。空，虚也。其色上行者，上锐首虚浮而上行。其色下行者，下锐首虚浮而下行。盖病从内而外者，其本在下，其首在上；病从外而内者，其本在上，其首在下。是以本沉实而首虚浮，此端满之色状也。有斜而不端者，其本在左，其首向右行；其本在右，其首向左行，皆如上锐首空、下锐首空之法。此病在府，而抟为聚之聚色也。余仿此。●丹波元简曰：张云：凡邪随色见，各有所向，而尖锐之处，即其乘虚所进之方。故上锐者，以首面正气之空虚，而邪则乘之上向也。下锐亦然，其在左在右皆同此法。李同。●章楠曰：病邪乘元气虚处而走，故现于色者亦然。若其色上锐者，因上首空虚，而邪气乘之上向也；其色下锐，则下向；左右亦然矣。

49.17 以五色命脏，青为肝，赤为心，白为肺，黄为脾，黑为肾。肝合筋，心合脉，肺合皮，脾合肉，肾合骨也①。

①马莳曰：此又言五色属于五脏，而五脏各有所合，乃为视色之总诀也。盖青色属肝，而肝合于筋，故见其色之青者，即可以知其为筋之病也。余脏仿此。●张介宾曰：此总结上文而言五色五脏之配合，如青属肝，肝合筋，凡色青筋病者，即为肝邪，而察其所见之部，以参酌其病情。诸脏之吉凶，可放此而类推矣。●张志聪曰：此总结五脏各具五色，而各有外内之形层也。上文言赤色出于两颧，黑色出于庭，赤色在面王，此心肾之色也。若以五色命脏，则五脏各有五者之色矣。至于肩臂膺背膝胫手足之部，俱各有五脏所合之皮脉肉筋骨。视其五色，则知病在内之五脏，在外合之形层，此五脏内合五行，外见五色，若外因风寒暑湿之邪，而见于色者，六气之应于色也。●倪冲之曰：病五脏于内，则外见五色，邪中外合之皮脉肉筋骨，则内入于五脏，此外内出入之道也。按：《病传》

章曰：血脉传溜，大邪入脏，可以致死，不可以致生。帝曰：大气入脏奈何？伯曰：病先发于心，一日而之肺，三日而之肝。盖血脉传溜，故先发于心，若邪中皮而内入，则先发于肺矣。夫邪从形层，次第而入于内者，先皮毛而肌腠，腠而络，络而脉，脉而经，经而腑脏，此邪在外之皮脉，即中内合之五脏。故曰人不病而卒死，谓不病在外之形层，而即入于脏也。●薛雪曰：此总结上文而言五色五脏之配合也。凡病察脉观色，以此合之，五脏之病，无遁情矣。●陈念祖曰：五脏各有五者之色，至于肩、鼻、背、膝、胫、手、足之部，俱各有五脏所合之皮、脉、肉、筋、骨。视其五色，则知病在内之五脏，在外合之形属。此五脏内合五行，外见五色。若外因风、寒、暑、湿之邪而见于色者，六气之应于色者也。●丹波元简曰：《甲乙》作"肝合筋，青当筋，心合脉，赤当脉，脾合肉，黄当肉，肺合皮，白当皮，肾合骨，墨当骨。"张云：此总结上文而言五色五脏之配合，如青属肝，肝合筋，凡色青筋病者，即为肝邪，而察其所见之部，以参酌其病情。诸脏之吉凶，可仿如而类推矣。●章楠曰：此即申明内应五脏之色也，肝、心、肺、脾、肾为筋、脉、皮、肉、骨之本，故气相合也。●周学海曰：以上二节为后半篇，详列面色之部，详叙察色之法，皆申释前半篇之义，其词繁不杀，看似芜杂，而实句句皆指点神情。头绪既繁，布局亦散，然细审其宾主轻重之理，断续脱卸之法，自觉起伏奇正，步步相生，中间有正叙，有带叙，有补叙，有插叙，忽分忽合，忽即忽离，官止神行，极行文变化之能事。

论勇第五十

●马莳曰：内论勇怯之士，忍痛不忍痛，故名篇。●朱永年曰：上章论五脏之气见于色，而分别于明堂。此论五脏之气充于形，而审其虚实。●倪冲之曰：《五变》章论形之厚薄坚脆，此章论形中之气，有强弱之不同。●丹波元简曰：诸本无篇字。

50.1　黄帝问于少俞曰：有人于此，并行并立，其年之长少等也，衣之厚薄均也，卒然遇烈风暴雨，或病或不病，或皆病，或皆不病，其故何也？少俞曰：帝问何急①？黄帝曰：愿尽闻之。少俞曰：春青风，夏阳风，秋凉风，冬寒风。凡此四时之风者，其所病各不同形②。黄帝曰：四时之风，病人如何？少俞曰：黄色薄皮弱肉者，不胜春之虚风；白色薄皮弱肉者，不胜夏之虚风；青色薄皮弱肉，不胜秋之虚风；赤色薄皮弱肉，不胜冬之虚风也③。黄帝曰：黑色不病乎？少俞曰：黑色而皮厚肉坚，固不伤于四时之风；其皮薄而肉不坚，色不一者，长夏至而有虚风者，病矣。其皮厚而肌肉坚者，长夏至而有虚风，不病矣。其皮厚而肌肉坚者，必重感于寒，外内皆然，乃病④。黄帝曰：善⑤。

①丹波元简曰：张云：急者，先也。
②丹波元简曰：《甲乙》"青风"作"温风"，是。张云：春之青风得木气、夏之阳

风得火气、秋之凉风得金气、冬之寒风得水气。凡此四时之风，各有所王，有所王则有所制，故其所病，各不同形也。

③丹波元简曰：张云：黄者，土之色。黄色薄皮弱肉者，脾气不足也，故不胜春木之虚风而为病。白者，金之色。白色薄皮弱肉者，肺气不足也，故不胜夏火之虚风而为病。青者，木之色。青色薄皮弱肉者，肝气不足也，故不胜秋金之虚风而为病。赤者，火之色。赤色薄皮弱肉者，心气不足也，故不胜冬水之虚风而为病。志云：皮肤腠理之间，五脏元真之所通会，是以薄皮弱肉，则脏真之气虚矣。五脏之气虚，则不能胜四时之虚风。虚风者，虚乡不正之邪风也。

④丹波元简曰：张云：黑者，水之色。黑色而皮薄肉不坚，及色时变而不一者，肾气不足也，故不胜长夏土令之虚风而为病。若黑色而皮厚肉坚者，虽遇长夏之虚风，亦不能病，但既感于风，又感于寒，是为重感，既伤于内，又伤于外，是为外内俱伤，乃不免于病也。然则黑色而皮肉坚者，诚有异于他色之易病者矣。志云：外内皆然乃病，谓外受天之寒邪，内伤肾脏之水气。《伤寒》小青龙、真武汤证，即此义也。

⑤马莳曰：此言人之受邪而有病否者，以其色有不一，皮有厚薄，肉有坚脆也。少俞言：四时各有虚邪贼风，在春名为青风，在夏名为阳风，在秋名为凉风，在冬名为寒风。人之色黄、皮薄、肉弱者，主脾气不足，不能胜春之青风而为病，木来克土也。色白、皮薄、肉弱者，主肺气不足，不能胜夏之阳风而为病，火来克金也。色青、皮薄、肉弱者，主肝气不足，不能胜秋之凉风而为病，金来克木也。色赤、皮薄、肉弱者，主心气不足，不能胜冬之寒风而为病，水来克火也。其所以成病者如此。至于有不病者，正以色黑而皮厚肉坚者，不伤于四时之虚风。若色黑而皮薄肉脆者，则伤于长夏之虚风耳。长夏虚风者，见于六月，而与阳风同也，亦土能克水之义耳。彼黑色而皮厚肉坚者，虽长夏之虚风亦不能伤之也，岂特不伤于四时之风哉！但色黑而皮厚肉坚者，亦有四时而为病，必其既感于风，又重感于寒，既病于内，又感于外，始有所病，不然则未必成病也，其异于他色之易病者远矣。●张介宾曰：卒音猝。急者，先也。春之青风得木气，夏之阳风得火气，秋之凉风得金气，冬之寒风得水气。凡此四时之风，各有所王，有所王则有所制，故其所病各不同形也。黄者，土之色。黄色薄皮弱肉者，脾气不足也，故不胜春木之虚风。虚风义见运气类三十五。白者，金之色。白色薄皮弱肉者，肺气不足也，故不胜夏火之虚风而为病。青者，木之色。青色薄皮弱肉者，肝气不足也，故不胜秋金之虚风而为病。赤者，火之色。赤色薄皮弱肉者，心气不足也，故不胜冬水之虚风而为病。黑者，水之色。黑色而皮薄肉不坚，及色时变而不一者，肾气不足也，故不胜长夏土令之虚风而为病。若黑色而皮厚肉坚者，虽遇长夏之虚风，亦不能病；但既感于风，又感于寒，是为重感，既伤于内，又伤于外，是为外内俱伤，乃不免于病也。然则黑色而皮肉坚者，诚有异于他色之易病者矣。●朱永年曰：上章论五脏之气见于色，而分别于明堂。此论五脏之气充于形，而审其虚实。盖皮肤肌腠之间，五脏元真之所通会，是以薄皮弱肉，则脏真之气虚矣。五脏之气虚，则不能胜四时之虚风矣。虚风者，虚乡不正之邪风也。黑者，水之色，论肾气之厚薄也。不伤于四时之风者，谓土旺于四季也。不病长夏之风者，谓土主于长夏也。设有皮厚肉坚，而伤于四时之风者，必重感于寒也。夫在地为水，在天为寒，肾为水脏，上应天之寒气。是以色黑而皮厚肉坚之为病者，必重感于寒，外内皆然乃病，谓外受天之寒邪，内伤肾脏之水气，此言人之五脏与天之六气相合，是以五色之薄弱者，不能胜四时之

风气也。●倪冲之曰：《五变》章论形之厚薄坚脆，此章论形中之气，有强弱之不同。●《集注》眉批：《伤寒》小青龙、真武汤证，即此义也。●薛雪曰：卒音猝。四时之风，各有所王。有所王则有所制，故其所病各不同形也。黄者，土之色。黄色薄皮弱肉者，脾气不足也，故不胜春木之虚风。虚风，虚邪贼风也。白者，金之色，白色薄皮弱肉者，肺气不足也，故不胜夏火之虚风。青者，木之色。青色薄皮弱肉者，肝气不足也，故不胜秋金之虚风。赤色，火之色。赤色薄皮弱肉者，心气不足也，故不胜冬水之虚风。黑者，水之色。黑色而皮薄肉不坚，及色时变而不一者，肾气不足也，故不胜长夏土令之虚风。若黑色而皮厚肉坚者，虽遇长夏之虚风，亦不能病。但既感于风，又感于寒，是为重感，既伤于内，又伤于外，是为外内俱伤，乃不免于病也。然则黑色而皮肉坚者，诚有异于他色之薄弱易病者矣。●黄元御曰：黄色不胜春，木克土也。白色不胜夏，火克金也。青色不胜秋，金克木也。赤色不胜冬，水克火也。黑色不胜长夏，土克水也。●章楠曰：此言四时之风，本于五行之气，而人禀阴阳五行以生，其气质各有强弱之异，而五行有生克，故气质有胜负。假如黄色，土质也，土畏木，故不胜春之虚风；白色，金质也，金畏火，故不胜夏之虚风；青色，木质也，木畏金，故不胜秋之虚风；赤色，火质也，火畏水，故不胜冬之虚风。此皆言虚风者，即虚风贼邪也。惟黑色为水质，水畏土，长夏未月，土旺主令，而有虚风，其皮薄肉弱，而色不一定常黑者，方中其邪；若色黑而皮厚肉坚者，其阴阳皆充实，故长夏虚风，亦不能伤之，无论四时之风也。必其重感寒邪，内外俱伤，乃病，即所谓两感者也。故如黄白青赤之人，亦皆言皮薄肉弱，而不胜四时之风，如其皮厚肉坚，亦未必皆病。以此推之，可概见矣。

50.2　黄帝曰：夫人之忍痛与不忍痛，非勇怯之分也。夫勇士之不忍痛者，见难则前，见痛则止；夫怯士之忍痛者，闻难则恐，遇痛不动。夫勇士之忍痛者，见难不恐，遇痛不动；夫怯士之不忍痛者，见难与痛，目转面盼，恐不能言，失气惊，颜色变化，乍死乍生。余见其然也，不知其何由，愿闻其故①。少俞曰：夫忍痛与不忍痛者，皮肤之薄厚，肌肉之坚脆，缓急之分也，非勇怯之谓也②。

①张介宾曰：此问能忍痛与不能忍痛者，非由勇怯而然也。夫勇士之气刚，而有不能忍痛者，见难虽不恐，而见痛则退矣。怯士之气馁，而有能忍痛者，闻难则恐，而遇痛不动也。又若勇而忍痛者，见难与痛皆不惧。怯而不忍痛者，见难与痛则目转眩旋，面眄惊顾、甚至失言变色，莫知死生。此四者之异，各有所由然也。●丹波元简曰：张注：一本无"悸"字，"变更"一本作"变化"，今诸本与一本同。张云：此问能忍痛与不能忍痛者，非由勇怯而然也。夫男士之气刚，而有不能忍痛者，见难虽不恐，而见痛则退矣。怯士之气馁，而有能忍痛者，闻难则恐，而遇痛不动也。又若勇而忍痛者也，见难与痛皆不惧怯。而不忍痛者，见难与痛则目转眩旋，面眄惊顾，甚至失言变色，莫知死生。此四者之异，各有所由然也。简案：眄，音系。《说文》：恨观貌。于义难叶，疑是"眄"讹。眄，音面，衺视也。《班固叙传》：虞卿以顾眄而捐相印。又马援据鞍顾眄，即与张义符。

②马莳曰：（难，去声。）此言人之忍痛不忍痛者，以其皮肉有不同，而非由于勇怯之故也。勇士有不忍痛者，见难虽能向前，而见痛则止。彼怯士有能忍痛者，见难虽恐，

而遇痛则不动也。勇士有忍痛者，见难固不恐，而遇痛亦不动。彼怯士之不忍痛者，不分见难与痛，目转而眄，恐惧不敢出一言，退然失气，恍然而惊，颜色卒变，甚至乍死乍生也。殊不知忍痛者，正以皮厚肉坚且缓也；不忍痛者，正以皮薄肉脆且急也。岂关于勇怯之故哉！●张介宾曰：此性质之当辨也。●倪冲之曰：此言形气之有别也。夫忍痛与不忍痛者，因形之厚薄坚脆。勇怯者，气之强弱也。上节论因形而定气，此论形气之各有分焉。盖形舍气，气归形，形气之可分可合而论者也。●薛雪曰：此性质之当辨也。●章楠曰：勇士秉忠义而不畏死，故见难则前，其不能忍痛者，以无关大义，故见痛则止；其能忍痛者，见难既不恐，遇痛亦不动矣。怯士贪生而不重义，虽能忍痛，而见难亦恐不敢前；其不忍痛者，无论矣。是忍痛与不忍痛，在皮肉厚薄坚脆不同；勇之与怯，在禀性之刚正与懦弱之异也。

50.3　黄帝曰：愿闻勇怯之所由然。少俞曰：勇士者，目深以固，长衡直扬，三焦理横，其心端直，其肝大以坚，其胆满以傍，怒则气盛而胸张，肝举而胆横，眦裂而目扬，毛起而面苍①，此勇士之由然者也。黄帝曰：愿闻怯士之所由然。少俞曰：怯士者，目大而不减，阴阳相失，其焦理纵，骬骭短而小，肝系缓，其胆不满而纵，肠胃挺，胁下空，虽方大怒，气不能满其胸，肝肺虽举，气衰复下，故不能久怒②，此怯士之所由然者也③。

①丹波元简曰：张云：目者五脏六腑之精也，目深，以因脏气之坚也。长衡，阔大也，即从衡之意，直扬，视直而光露也。三焦理横，凡刚急者肉必横，柔缓者肉必纵也，其心端直者，刚勇之气也。大以坚满以旁者，旁即旁开之谓，过于人之常度也。怒则气盛而胸张，眦裂而目扬者，勇者之肝胆强，肝气上冲也。毛起者，肝血外溢也；面苍者，肝色外见也，此皆勇士之由然。然则勇怯之异，其由于肝胆者为多，故肝曰将军之官，而取决于胆。简案：长衡直扬，《五变》篇"衡"作"冲"，当考彼篇。《史·刺客传》注：燕丹子云：田光曰，夏扶血勇之人，怒而面赤，宋意脉勇之人，怒而面青，武阳骨勇之人，怒而面白，光所知荆轲神勇之人，怒而色不变，与本节之旨异。

②丹波元简曰：诸本"三焦理纵"作"其焦理纵"。张云："减"当作"缄"，封藏之谓。目大不缄者，神气不坚也。阴阳相失者，血气易乱也，即转盼惊顾之意。其焦理纵者，肉理不横也。骬骭短小者，其心卑小，而甘出人下也。肝系缓者，不急也。胆不满而纵者，汁少形长也。肠胃挺者，曲折少也。胁下空者，肝气不实，此其肝胆不充，气不能满，以故旋怒旋衰，是皆怯士之由然。简案：其焦理纵，马云：内之三焦纹理则纵，今考焦理即腠理，亦作膲理（见《岁露》篇等），而上文有三焦理横之语，盖三焦理，亦是腠理之谓，张以肉理横释之，似是。

③马莳曰：此论勇怯之士所以有不同也。夫所谓勇士者，两目至深，且不转睛逃避而甚固，有长冲直扬之势，内之三焦纹理横生，心则端正而直，肝则甚大而坚，胆则汁满而横，（下怯士不满而纵，则此曰满而傍者，义当为满而横也。）及其怒也，气盛而胸张，肝举而胆横，眦裂而目扬，毛起而面苍，此皆勇士之所以然也。夫所谓怯士者，外目虽大而不深，开闭相失，转睛不常也，内之三焦纹理则纵，骬骭之骨乃短而小，（本经《本脏》云：骬骭小短举者，心下。）肝之系则缓，胆则不满而纵，肠胃则挺然而不曲，胁下

则空而不坚，虽方大怒，气不能满其胸中，肝叶虽举，气衰复下，所以不能久怒，此乃怯士之所以然也。●张介宾曰：目者五脏六腑之精也，目深以固，脏气之坚也。长衡，阔大也，即从衡之意。直扬，视直而光露也。三焦理横，凡刚急者肉必横，柔缓者肉必纵也。其心端直者，刚勇之气也。大以坚、满以傍者，傍即傍开之谓，过于人之常度也。怒则气盛而胸张、眦裂而目扬者，勇者之肝胆强，肝气上冲也。毛起者，肝血外溢也。面苍者，肝色外见也。此皆勇士之由然。然则勇怯之异，其由于肝胆者为多，故肝曰将军之官，而取决于胆。"减"当作"缄"，封藏之谓。目大不缄者，神气不坚也。阴阳相失者，血气易乱也，即转盼惊顾之意。其焦理纵者，肉理不横也。䯒骺短小者，其心卑小而甘出人下也。肝系缓者，不急也。胆不满而纵者，汁少形长也。肠胃挺者，曲折少也。胁下空者，肝气不实也，此其肝胆不充，气不能满，以故旋怒旋衰，是皆怯士之由然。愚按：勇者刚之气，怯者懦之质。然勇有二：曰血气之勇，曰礼义之勇。若临难不恐，遇痛不动，此其资禀过人；然随触而发，未必皆能中节也。若夫礼义之勇，固亦不恐不动，而其从容有度，自非血气之勇所可并言者。盖血气之勇出乎肝，礼义之勇出乎心。苟能守之以礼，制之以义，则血气之勇可自有而无；充之以学，扩之以见，则礼义之勇可自无而有。昔人谓勇可学者，在明理养性而已。然则勇与不勇虽由肝胆，而其为之主者，则仍在乎心耳。纵，平声。䯒骺，音结于。●朱永年曰：此言勇怯者，本于心之端小，气之盛衰，肝胆之强弱也。目深以固，长冲直扬，肝气强也。理者，肌肉之纹理，乃三焦通会之处，三焦理横，少阳之气壮而胆横也。其心端直，自反而缩也。肝大以坚，脏体之坚大也。胆满以傍，胆之精汁，充满于四旁，此肝胆之形质壮盛也。气盛而胸张，气之盛大也。肝举胆横，眦裂毛起，肝胆之气强也。夫心者，君主之官，神明出焉；肝者，将军之官，谋虑出焉；胆者，中正之官，决断出焉。是以心直气壮，肝举胆横，此勇士之所由然者也。目大不减者，目虽大而不深固也。阴阳相失者，血气不和也。焦理纵者，三焦之理路纵弛也。䯒骺短而小者，心小而下也。肝系缓，胆不满，肠胃缓，胁下空，肝胆之体质薄也。夫肺主气，气不能满其胸，故虽方大怒，肝肺虽举，气衰复下，此怯士之所由然者也。●薛雪曰：目者，五脏六腑之精也，目深以固，脏气之坚也。长衡，阔大也，即从衡之意。直扬，视直而光露也。三焦理横，凡刚急者肉必横，柔缓者肉必纵也。其心端直者，刚勇之气也。大以坚，满以旁者，旁即旁开之谓，过于人之常度也。怒则气盛而胸张，眦裂而目扬，勇者之肝胆强，肝气上冲也。毛起者，肝血外溢也。面苍者，肝色外见也。勇怯之异，由于肝胆，故肝曰将军之官而取决于胆。"减"当作"缄"，封藏之谓。目大不缄者，神气不坚也。阴阳相失者，血气易乱也，即转盼惊顾之意。其焦理纵者，肉理不横也。䯒骺短小者，其心卑小而甘出人下也。肝系缓者，不急也。胆不满而纵者，汁少形畏也。肠胃挺者，曲折少也。胁下空者，肝气不实也。此其肝胆不充，气不能满，以故旋怒旋衰，怯之由然。勇者刚之气，怯者懦之质，然勇有二：曰血气之勇，曰礼义之勇。若临难不恐，遇痛不动，此其资禀过人，然随触而发，未必皆能中节也。若夫礼义之勇，固亦不恐不动，而其从容有度，自非血气之勇所可并言者。盖血气之勇出于肝，礼义之勇出乎心，苟能守之以礼，制之以义，则血气之勇可自有而无；充之以学，扩之以见，则礼义之勇可自无而有。昔人谓勇可学者，在明理养性而已。然则勇与不勇，虽由肝胆，而其为之主者，则仍在乎心耳。纵，平声。䯒骺，音结于。●黄元御曰：长衡直扬，五变则作长衡直扬，言其目突而眉直也。减与缄通，收也。䯒骺，蔽心骨也。挺，长也。松长不收。●章楠曰：医圣论治病，故明气血以辨勇怯；儒圣论治国，故分血气之勇、义礼之勇。如曰：富贵不能淫，贫贱不能移，威武不能屈。又曰：卒然遇之而不惊，无故加之而不怒。此皆义礼之勇也。孟子论勇，最为详切著明矣。●江有诰曰：勇士者，目深以固，长衡直扬，三焦理横，其心端直，其肝大以坚，其胆满以傍，怒则气盛而胸张，肝举而胆横，眦裂而目扬，毛起而面苍。（阳部）怯士者，目大而不减，阴阳相失，其焦理纵，髃骭短而小，肝系缓，其胆不满而纵，（平声）肠胃挺，胁下空，虽方大怒，气不能满其胸，（东部）肝肺虽举，气衰复下，故不能久怒。（鱼部）

50.4 黄帝曰：怯士之得酒，怒不避勇士者，何藏使然？少俞曰：酒者，水谷之精，熟谷之液也，其气慓悍，其入于胃中，则胃胀，气上逆，满于胸中，肝浮胆横，当是之时，固比于勇士，气衰则悔。与勇士同类，不知避之，名曰酒悖也[1]。

[1]马莳曰：此言怯士得酒而不避勇士之故也。盖酒为水谷之精，熟谷之液，（此语又见《营卫生会》篇。）其气则慓悍，故入于胃中，则胃胀，气逆胸满，肝浮胆横，斯时方将自比于勇士，而不知避之，至于酒气既衰，则悔，此之谓因酒而悖逆者耳。●张介宾曰：慓，急也。悍，猛也。酒之性热气悍，故能胀胃浮肝，上气壮胆。方其醉也，则神为之惑，性为之乱，自比于勇而不知避，及其气散肝平，乃知自悔，是因酒之所使，而作为悖逆，故曰酒悖。愚按：酒为水谷之液，血为水谷之精，酒入中焦，必求同类，故先归血分。凡饮酒者身面皆赤，即其征也。然血属阴而性和，酒属阳而气悍，血欲静而酒动之，血欲藏而酒乱之，血无气不行，故血乱气亦乱，气散血亦散，扰乱一番，而血气能无耗损者，未之有也。又若人之禀赋，脏有阴阳，而酒之气质，亦有阴阳。盖酒成于酿，其性则热；汁化于水，其质则寒。故阳脏者得之则愈热，阴脏者得之则愈寒。所以纵酒不节者，无论阴阳，均能为害。凡热盛而过饮者，阳日胜则阴日消，每成风痹肿胀；寒盛而过饮者，热性去而寒质留，多至伤肾败脾。当其少壮，则旋耗旋生，固无所觉；及乎中衰而力有不胜，则宿孽为殃，莫能御矣。然则酒悖之为害也，所关于寿元者非细，其可不知节乎？慓音飘。悍音旱。●朱永年曰：此复申明人之勇怯，本于气之弱强，气之壮盛。由胃腑水谷之所生也。酒者，水谷之精，熟谷之液也。其气慓悍，故能助气之充满，而使肝胆浮横。然酒散则气衰，气衰则悔矣。故善养乎气者，饮食有节，起居有常，则形气充足矣。暴喜伤阳，暴怒伤阴，和其喜怒，则阴阳不相失矣。形气壮盛，虽遇烈风暴雨，无由入其腠理，而况四时之虚风乎？●倪冲之曰：气之敢勇，本于心之端直，肝之大坚，胆之汁满，是气生于形也。气满胸中，而使肝浮胆横，是形本乎气也。形不离乎气，气不离乎形，此天之生命，所以立形定气，以观人之寿夭者也。●高士宗曰：怯士之得酒，与勇士同类，即虽方大怒，肝肺举而气衰。复下相同。盖因酒因怒以壮其气，酒散气衰，则复怯矣。故无暴其气，此善养乎大勇者也。●《集注》眉批：肝性急，不足别缓矣。胸中，膻中也，为气之海。●薛雪曰：慓，急也。悍，猛也。酒之性热气悍。故能胀胃浮肝，上气壮胆。方其醉也，则神为之惑，性为之乱，自比于勇，及其气散肝平，乃知自悔，是因酒之所使，作为悖逆，故曰"酒悖"。夫酒为水谷之液，血为水谷之精，酒入中焦，必求同类，故先归血分，凡饮酒者身面皆赤，即其征也。然血属阴而性和，酒属阳而气悍，血

欲静而酒动之，血欲藏而酒乱之，血无气不行，故血乱气亦乱，气散血亦散，扰乱一番，而血气能无耗损者，未之有也。又若人之禀赋，脏有阴阳，而酒之气质，亦有阴阳，盖酒成于酿，其性则热，汁化于水，其质则寒，故阳脏者得之则愈热，阴脏者得之则愈寒，所以纵酒不节者，无论阴阳，均能为害。凡热盛而过饮者，阳日盛则阴日消，每成风瘅肿胀；寒盛而过饮者，热性去而寒质留，多至伤肾败脾。当其少壮，则旋耗旋生，固无所觉；及乎中衰，而力有不胜，则宿孽为殃，莫能御矣。然则酒悖之为害也，所关于寿夭非细，其可不知节乎？慓，音飘。悍，音旱。●黄元御曰：悖，乱也。●丹波元简曰：张云：慓，急也。悍，猛也。酒之性热气悍，故能胀胃浮肝，上气壮胆。方其醉也，则神为之惑，性为之乱，自比于勇，而不知避，及其气散肝平，乃知自悔，是因酒之所使，而作为悖逆，故曰酒悖。马云：盖酒为水谷之精，熟谷之液。此语又见《营卫生会》篇。●章楠曰：恃血气之勇，而不知义礼者，即酒悖之类也。●周学海曰：前后两截不续，前论五色之人，后论勇怯之性；前论外邪之伤，后论中情之变。笔致醒快，生动可喜。

背腧第五十一

●马莳曰：论五脏之腧在背，故名篇。●倪冲之曰：五脏六腑之俞，皆在于背。●丹波元简曰：诸本无篇字。

51.1 黄帝问于岐伯曰：愿闻五藏之腧，出于背者。岐伯曰：胸中大腧，在杼骨之端①，肺腧在三焦之间，心腧在五焦之间，膈腧在七焦之间，肝腧在九焦之间，脾腧在十一焦之间，肾腧在十四焦之间，皆挟脊相去三寸所②。则欲得而验之，按其处，应在中而痛解，乃其输也③。灸之则可，刺之则不可。气盛则写之，虚则补之。以火补者，毋吹其火，须自灭也；以火写者，疾吹其火，傅其艾，须其火灭也④。

①丹波元简曰：马、张、志"胸"作"背"，是。马云：五脏之俞，皆在于背，故背中大腧，在杼骨之端，大腧者大杼穴也，去中行督脉经大椎穴左右各开一寸半。

②杨上善曰：五脏之输者，有在手足，今者欲闻背之五输也。杼骨，一名大杼，在于五脏六腑输上，故是胸之膻中气之大输者也。输，尸句反，送致也。此五脏输侠脊即椎间相去远近，皆与《明堂》同法也。●张介宾曰：五脏居于腹中，其脉气俱出于背之足太阳经，是为五脏之腧。故唐太宗读《明堂针灸》书云：人五脏之系，咸附于背。诏自今毋得笞囚背，盖恐伤其脏气，则伤其命也。太宗之仁恩被天下，于此可想见矣。其有故笞人背以害人者，呜呼！又何心哉？腧音恕，本经腧、输、俞，三字俱通用。大腧，大杼穴也，在项后第一椎两旁，故云杼骨之端。焦即椎之义，指脊骨之节间也，古谓之焦，亦谓之颐，后世作椎。此自大腧至肾腧左右各相去脊中一寸五分，故云挟脊相去三寸所也。愚按：诸焦字义，非专指骨节为言，盖谓脏气自节间而出，以行于肉理脉络之分，凡自上至下皆可言焦。所以三焦之义，本以上中下通体为言，固可因此而知彼也。

③杨上善曰：以下言取输法也。纵微有不应寸数，按之痛者为正。●张介宾曰：此所以验取穴之法也。但按其腧穴之处，必痛而且解，即其所也。解，瘦软解散之谓。解音械。●丹波元简曰：马云："焦"当作"憔"，后世作"椎"，腧、俞、输通用。张云：焦即椎之义，指脊骨之节间也，古谓之焦，亦谓之颇，后世作椎。此自大腧至肾腧左右，各相去脊中一寸五分，故云挟脊相去三寸所也。愚谓诸焦字义，非专指骨节为言，盖谓脏气自节间而出，以行于肉理脉络之分，凡自上至下皆可言焦。所以三焦之义，本以上中下通体为言，固可因此而知彼也。按其处应中而痛解，所以验取穴之法也。但按其腧穴之处，必痛而且解，即其所也。解，瘦软解散之谓。志云：先言大杼者，乃项后大骨之端，督脉循于脊骨之第一椎也。问五脏而言三焦之膈俞者，五脏之气，皆从内膈而出，故曰七节之旁，中有小心。中膈者皆为伤中，其病虽愈，不过一岁必死。简案：张"焦"字之解，殆属傅会，张亦至晚年知其不允，当详见《质疑录·三焦有几章》。介按：唐氏谓三焦之根，起于肾中，肾系贯脊通髓，名曰命门，故曰三焦根于命门。从命门而发出膜网，是生胁下之两大板油，又生脐上之网油，又曰脐下之气，上于肺而为呼吸，并外达皮毛，为卫气。夫唐氏之言如是，则肺腧在三焦之间，此语信而有征也。

④杨上善曰：针之补泻，前后数言，故于此中，言灸补泻。火烧其处，正气聚，故曰补也；吹令热入，以攻其病，故曰泻也。傅，音付。以手拥傅其艾吹之，使火气不散也。●马莳曰："焦"当作"颇"。后世作"脾俞"，俞、输通用。毋，无同。此言五脏之腧可灸不可刺，而有补泻之法也。五脏之俞，皆在于背，故背中大腧，在杼骨之端。大俞者，大杼穴也，去中行督脉经大椎穴左右各开一寸半。其肺俞，以中行三椎为主。心俞，以中行五椎为主。膈俞，以中行七椎为主。肝俞，以中行九椎为主。脾俞，以中行十一椎为主。肾俞，以中行十四椎为主。左右各开中行一寸半，挟中行脊骨而计之，则相去三寸所。故欲得验诸穴者，乃按其处，其中必应之，而内痛乃解，是乃五脏之各俞穴也。但灸之则可，刺之则不可。故邪气盛则泻之，正气虚则补之。凡以灸火而补之者，毋吹其火，必待其火之自灭可也。以灸火而泻之者，当疾吹其火，即传递其艾以继之，须其火之速灭可也。●张介宾曰：此言五脏之腧，但可灸而不可刺也。不惟针有补泻，而灸亦有补泻。凡欲以火补者，勿吹其火致令疾速，必待其从容自灭可也。凡欲以火泻者，必疾吹其火，欲其迅速，即传易其艾，须其火之速灭可也。此用火补泻之法。●倪冲之曰：五脏六腑之俞，皆在于背。帝只问五脏之俞者，脏腑雌雄相合，论地之五行也。焦，椎也。在脊背骨节之交，督脉之所循也。大杼在第一椎端之两旁，肺俞在三椎之间，心俞在五椎之间，膈俞在七椎之间，肝俞在九椎之间，脾俞在十一椎之间，肾俞在十四椎之间，皆挟脊相去三寸所，左右各间中行一寸五分也。按其俞，应在中而痛解者，太阳与督脉之相通也。是以问五脏之俞，而先言大杼者，乃项后大骨之端，督脉循于脊骨之第一椎也。问五脏而言七焦之膈俞者，五脏之气，皆从内膈而出，故曰七节之旁，中有小心。中膈者，皆为伤中，其病虽愈，不过一岁必死。夫五脏之俞皆附于足太阳之经者，膀胱为水府，地之五行，本于天一之水也。按：太阳之经而应于督脉者，太阳寒水之气，督脉总督一身之阳，阴阳水火之气交也。灸之则可者，能启脏阴之气也。刺之则不可者，中心者环死，中脾者五日死，中肾者七日死，中肺者五日死。盖逆刺其五脏之气，皆为伤中，非谓中于脏形也。以火补之者，以火济水也。以火泻之者，艾名冰台，能于水中取火，能启发阴脏之气，故疾吹其火，即傅上其艾，以导引其外出也。●朱永年曰：太阳之上，寒水主之，是以标阳而

本寒，秉水火阴阳之气者也。督脉环绕于周身之前后，从阴而上行者，循阴气，别绕臀，上股内后廉，贯脊属肾；从阳而下行者，与太阳起于目内眦，上额交巅，入络脑，还出别下项，挟脊抵腰中，下循膂络肾，是督脉环绕于前后上下，而属络于两肾者也。天一生水，地二生火，此太极始分之阴阳，人秉先天之水火，化生五行以成此形，是以五脏之俞，皆本于太阳，而应于督脉也。●《集注》眉批：督脉应天道之环转一周，水随天气而运行。●黄元御曰：背者，胸之府也（《素问·脉要精微论》语），故胸中大俞，在背上杼骨之端，足太阳之大杼穴也。自大杼而下，肺俞在三椎之间（脊骨一节为一椎，俗本皆作焦，非），心俞在五椎之间，膈俞在七椎之间，肝俞在九椎之间，脾俞在十一椎之间，肾俞在十四椎之间。皆挟脊骨两旁相去三寸所，在足太阳经之里行。则欲得而验之，试按其处，应在于中而痛解，（解，松懈也。）乃其俞也。背腧可灸不可刺，气盛则以火泻之，虚则以火补之。以火补者，毋吹其火，须自灭也，以火泻者，疾吹其火，乃传其艾，须其火之自灭，而后易艾也。●丹波元简曰：张云：此言五脏之腧，但可灸而不可刺也。不惟针有补泻，而灸亦有补泻。凡欲以火补者，勿吹其火，致令疾速，必待其从容自灭可也。凡欲以火泻者，必疾吹其火，欲其迅速即传易其艾，须其火之速灭可也。此用火补泻之法。高武《针灸聚英》云：按《血气形志》篇，载五脏俞刺，而此云可灸不可灸，故沧州翁谓《素问》非出于一时之言，非成于一人之手。"焦"当作"椎"。又按：《华佗传》：彭城樊阿，皆从佗学，凡医咸言背及胸脏之间，不可妄针，针之不过四分，而阿针背入一二寸，巨阙胸脏，乃五六寸，而病皆瘳。是知《素问》立言致谨之道，而明医纵横变化，不拘于常法，而卒与法会矣。●章楠曰：马注：五脏之腧皆在背。大腧，在杼骨端，大腧者，大杼穴也，去中行督脉经大椎穴左右各开一寸半。其肺腧以中行三椎为主，心腧以五椎为主，膈腧以七椎为主，肝腧以九椎为主，脾腧以十一椎为主，肾腧以十四椎为主，左右各开中行一寸半，挟中行脊骨而计之，则相去三寸所。故欲验诸穴者，乃按其处，其中必应之，而内痛乃解，是五脏之各腧穴也。楠按：火即天地之阳气，待其自灭，则气入内为补；速吹之，则火引内气外泄，故为泻也。●周学海曰：简净。揣"应在中而痛解"及"灸可，刺不可"句是本篇之前，当有脱简，必是专论结痛之病也。

卫气第五十二

●马莳曰：内所论不止卫气，止有"其浮气之不循经者，为卫气"一句，今以名篇者，揭卫气之为要耳。●张志聪曰：篇名"卫气"者，谓脉内之营气，出于气街，与卫气相将，昼行阳而夜行于阴也。又曰：此章论行于脉中之营气，出于气街，与卫气相将而行，故篇名"卫气"。●丹波元简曰：诸本无篇字。马云：内所论不止卫气，止有其浮气之不循经者为卫气一句，今以名篇者，揭卫气之为要耳。

52.1　黄帝曰：五藏者，所以藏精神魂魄者也；六府者，所以受水谷而行化物者也。其气内于五藏，而外络肢节。其浮气之不循经者为卫气；其精气之行于经者为营气。阴阳相随，外内相贯，如环之无端。亭亭淳淳乎①，孰能窮之。然其分别阴阳，皆有标本虚实所离之处。能别阴阳十二经者，知病之所生；候虚实之所在者，能得病之高下；知六府之气街者，能知解结契绍于门户；能知虚石之坚软者，知补写之所在；能知六经标本者，可以无惑于天下②。

①丹波元简曰：《甲乙》作"其气内循于五脏"。马云：人有五脏，精神魂魄赖之以藏；人有六腑，水谷等物，赖之以化。六腑为表，其气内连于五脏，而外则络于支节。人有三焦，宗气积于上焦，营气出于中焦，卫气出于下焦。下焦之气，升于中焦，以达于上焦，而生此卫气。卫气阳性慓悍，行于皮肤分肉之间，乃浮而在外者也。故曰其浮气之不循经者为卫气。（《营卫生会》篇云：卫在脉外。）中焦之气，降于下焦而生此营气，营气阴性精专，随宗气以行于经隧之中，故曰其精气之行于经者为营气（营在脉中）。卫气昼行于阳经，夜行于阴经。营气由肺经以行于十二经，阴阳相随，外内相贯，如环无端，运行不息。亭亭乎何其理之高且虚也；淳淳乎何其理之浑且微也。张云：亭，《释名》曰：停也。淳，《广韵》曰：清也。亭亭淳淳乎，言停集虽多而不乱。志云：合天地之亭毒，乃阴阳之化淳，亭亭淳淳，孰能穷之。简案：《前·西域传》注：水止曰亭。《庄子·则阳篇疏》：淳淳，流动貌。志以《老子》亭毒，及其民淳淳释之，恐非也。

②杨上善曰：肾藏精也，心藏神也，肝藏魂也，肺藏魄也。脾藏意智为五脏本，所以不论也。胆之腑，唯受所化木精汁三合，不能化物也，今就多者为言耳。六腑谷气，化为血气，内即入于五脏，资其血气，外则行于分肉，经络支节也。六腑所受水谷，变化为气，凡有二别：起胃上口，其悍气浮而行者，不入经脉之中，昼从于目，行于四支分肉之间二十五周，夜行五脏二十五周，一日一夜行五十周，以卫于身，故曰卫气；其谷之精气，起于中焦，亦并胃上口行于脉中，一日一夜亦五十周，以营于身，故曰营气也。浮气为阳为卫，随阴从外贯内；精气为阴为营，随阳从内贯外也。阴阳相贯成和，莫知终始，故如环无端也。夫阴阳之气在于身也，即有标有本，有虚有实，有所历之处也。十二经脉有阴有阳，能知十二经脉标本所在，则知邪入病生所由也。十二经脉，上实下虚病在下，下实上虚病在其上，虚实为病，高下可知也。街，六腑气行要道也。门户，输穴也。六腑，阳也。能知六腑气行要道，即能挈继输穴门户解结者也。绍，继也。知虚为奭，知实为坚，即能泻坚补奭也。奭，而免反，柔也。三阴三阳，故曰六经也。标本则根条。知六经脉根条，则天下皆同，所以不惑者也。●马莳曰：此言营卫脏腑标本之难穷，而能穷之者，可以尽病法而高天下也。人有五脏，精神魂魄赖之以藏；人有六腑，水谷等物赖之以化。六腑为表，其气内连于五脏，而外则络于支节。人有三焦，宗气积于上焦，营气出于中焦，卫气出于下焦。下焦之气，升于中焦，以达于上焦，而生此卫气。卫气阳性慓悍，行于皮肤分肉之间，乃浮而在外者也。故曰其浮气之不循经者，为卫气。（《营卫生会》篇云：卫在脉外。）中焦之气，降于下焦，而生此营气。营气阴性精专，随宗气以行于经隧之中。故曰其精气之行于经者，为营气。（营在脉中。）卫气昼行于阳经，夜行于阴经。营气由肺经以行于十二经，阴阳相随，外内相贯，如环无端，运行不息。亭亭乎何其理之高且虚也，淳淳乎何其理之浑且微也，孰能穷之？然所以分别阴阳诸经者，皆有标本虚实之处，故能分别手足之十二经者，必能知病之所生在何经也。能候诸经虚实之所在，必能知病之为高为下也。能知六腑之气往来有街，（气有往来之街，见下文于足阳明胃经之气

行。）必能知所解、所结、所契、所绍之门户也。（契者，合也。绍者，继也。）能知病虚之为软、病实之谓坚者，必能知刺法补泻之所在也。凡此者，皆以其能知手足六经之标本故耳。真能洞察乎此，而非天下之所能惑矣。前《禁服》篇云"可以为天下师"者，此也。●张介宾曰：人之精神魂魄，赖五脏以藏。食饮水谷，赖六腑以化。其表里运行之气，内则为脏腑，外则为经络。其浮气之不循经者为卫气，卫行脉外也。其精气之行于经者为营气，营行脉中也。此阴阳外内相贯之无穷也。亭，《释名》曰：停也。淳，《广韵》曰：清也。亭亭淳淳乎，言停集虽多而不乱也，然孰能穷之哉？阴阳标本，各有所在，即虚实所离之处也。街，犹道也。契，合也。绍，继也。门户，出入要地也。六腑主表，皆属阳经，知六腑往来之气街者，可以解其结聚，凡脉络之相合相继，自表自内，皆得其要，故曰契绍于门户。石，犹实也。标本，本末也。知本知末，则虽天下之广，何所不知，故可无惑于天下。解结义，详针刺类三十五。●张志聪曰：此章论营行脉中，卫行脉外，然经脉皮肤之血气，外内出入，阴阳相贯，环转之无端也。其气者，谓水谷所生之营卫，内荣于五脏，以养精神魂魄，外络于支节，以濡筋骨关节，此言脏腑阴阳十二经脉之外内也。其浮气之不循经者为卫气，其精气之行于经者为营气，谓营行脉中，卫行脉外，各走其道，交相逆顺而行者也。阴阳相随，外内相贯，谓脉内之血气，出于脉外，脉外之气血，贯于脉中，阴阳相随，外内出入，如环无端，莫知其纪也。合天地之亭毒，乃阴阳之化淳，亭亭淳淳，孰能穷之？然其分别阴阳，皆有标本虚实所离之处，盖以经脉所起之处为本，所出之处为标。虚实者，谓血气出于气街，离经脉而荣于肤腠，则经脉虚而皮肤实矣。高下者，谓本在下而标出于上也。气街者，气之径路，络绝则径通，乃经脉之血气，从此离绝，而出于脉外者也。契，合也。绍，继也。门户者，血气所出之门户。知六腑之气街，则知血气之结于脉内者，解而通之，脉内之血气与脉外之气血，相合相继而行，则知出于气街之门户矣。脉内之血气，从气街而出于脉外，脉外之气血，从井荥而溜于脉中，出于气街，则经脉虚软，而皮肤石坚，溜于脉中，则经脉石坚，而皮肤虚软，故能知虚实，则知补泻之所在矣。皮肤之气血，犹海之布云气于天下，经脉之血气，合经水之流贯于地中，故能知六经之标本，可以无惑于天下。篇名"卫气"者，谓脉内之营气，出于气街，与卫气相将，昼行阳而夜行于阴也。夫营卫者，水谷之精气，营行脉中，卫行脉外，乃无形之气也。水谷之津液，化而为血以奉生身，命曰营气，乃有形之血，行于经隧皮肤者，皆谓之营气。夫充肤热肉之血，有从冲脉而散于皮肤者，有从大络而出于脉外者，有随三焦出气之津液，化而为赤者，皆谓之营气。盖以血为营，血之气为营气也。此章论行于脉中之营气，出于气街，与卫气相将而行，故篇名"卫气"。曰：阴阳相随，外内相贯，血气之生始出入，阴阳离合，头绪纷纭，学者当于全经内细心穷究，庶可以无惑矣。●《集注》眉批：人之经脉如长江大海，人之络脉如水支流，至梢杪而尽绝。●黄元御曰：亭亭淳淳，浑沦无迹之意。气街，气之道路也。绍，续也。解结契绍，解其盘结而契合，其断续也。石，即实也。●丹波元简曰：《甲乙》"六腑"作"六经"，无"契"字，"石"作"实"（王、志亦作"实"）。张云：街，犹道也。契，合也。绍，继也。门户，出入之要地也。六腑主表，皆属阳经，知六腑往来之气街者，可以解其结聚，凡脉络之相合相继，自表自内，皆得其要，故曰契绍于门户。石，犹实也。标本，本末也。知本知末，则虽天下之广，何所不知，故可无惑于天下。马云：能知六腑之气，往来有街（气有往来之街见下文非足阳明胃经之气街），必能知所解所结所契所绍之门户也。（契者，合也。绍者，继也。）志云：知六腑之气街，则知血气之结于脉内者，解而通之，脉内之血气，与脉外之气血，相合相继而行，则知出于气街之门户矣。简案：《甲乙》为是，解、结、绍、契诸注，未明晰。●章楠曰：此言内而脏腑，外而经络，气血周流，循环不已，必欲分阴阳标本十二经脉，方能察其病之所生、虚实之所在，知六腑之气街，方能明血气流行，有分解、有郁结、有契合、有继绍不同之门户，然后知气血之虚实，有坚有软，而可施补泻之法。若其纲要，在六经之标，以一经之气，始行为本，终止为标，即由络脉通贯，接连他经之始，乃气血流行之节序，故凡阴阳虚实，病之浅深，皆可验之，无惑于天下也。

52.2 岐伯曰：博哉！圣帝之论。臣请尽意悉言之。足太阳之本，在跟以上五寸中，标在两络命门。命门者，目也①。足少阳之本，在窍阴之间，标在窗笼之前。窗笼者，耳也②。足少阴之本，在内踝下上三寸中，标在背输与舌下两脉也③。足厥阴之本，在行间上五寸所，标在背腧也④。足阳明之本，在厉兑，标在人迎，颊挟颃颡也⑤。足太阴之本，在中封前上四寸之中，标在背腧与舌本也⑥。

①丹波元简曰：马云：足太阳膀胱经之本，在于足外跟以上五寸中，即附阳穴，（附阳本在外踝上三寸，今曰跟上五寸，则踝下至跟有二寸而踝上又三寸则当是附阳穴也。）其标在于两络命门。命门者，目也，即睛明穴。睛明左右有二，故曰两络。（按本经《根结》篇言：太阳根于至阴，结于命门。命门者，目也。）志云：标者，犹树之梢杪，绝而出于络外之径路也。本者，犹木之根干，经脉之血气，从此而出也。

②丹波元简曰：《甲乙》注：《千金》云：窗笼者，耳前上下脉，以手按之动者是也。马云：足少阳胆经之本在窍阴之间，（足第四指端去爪甲如韭叶。）标在窗笼之前。窗笼者，耳也，即听宫穴（《根结》篇同）。

③丹波元简曰：《千金》无"上"字，"三寸"作"二寸"。马云：足少阴肾经之本，在内踝下上三寸中，即交信穴，其标在于背肾俞穴，与舌下两脉，据《根结》篇，当是廉泉穴也。（《根结》篇云：少阴起【编者按：今本《灵枢》作"根"】于涌泉，结于廉泉。）张云：内踝下上三寸中，踝下一寸，照海也。踝上二寸，复溜，交信也。简案：据《千金》内踝下二寸，考《甲乙》等无穴，疑是"下"字衍，"三寸"作"二寸"为是，复溜、交信并在内踝上二寸，止隔一条筋，踝上三寸亦无穴。

④丹波元简曰：马云：足厥阴肝经之本，在行间上五寸，所疑是中封穴，标在背之肝俞穴。（《根结》篇云：厥阴根于大敦，结于玉英）

⑤丹波元简曰：《甲乙》"颊"上有"上"字，无"挟"字，注云：《九卷》云：标在人迎，颊上挟颃颡。马云：足阳明胃经之本在厉兑，标在人迎颊挟颃颡也。（《根结》篇云：阳明根于厉兑，结于颡大。颡大者，钳耳也。）张云：厉兑，在足次趾端。人迎，在颊下挟结喉旁也。志云：颃颡者，鼻之上窍，以收洞涕者也。

⑥杨上善曰：赞帝所知极物之理也。尽意，欲穷所知也。悉言，欲极其理也。血气所出，皆从脏腑而起，今六经之本皆在四支，其标在掖肝输以上，何也？然气生虽从脏腑为根，末在四支，比天生物，流气从天，根成地也。跟上五寸，当承筋下，足跟上，是足太

阳脉为根之处也。其末行于天柱，至二目内眦，以为标末也。肾为命门，上通太阳于目，故目为命门。缓，大也，命门为大故也。足少阳脉为根在窍阴，其末上出天窗，支入耳中，出走耳前，即在窗笼之前也。以耳为身窗舍，笼，音聋，故曰窗笼也。足阳明之为根厉兑，其末上至人迎颊下也。足太阴脉出足大指端内侧，行于内踝下微前商丘，上于内踝，近于中封。中封虽是厥阴所行，太阴为根，此中封之前四寸之中也。末在背第十一椎两箱一寸半脾输，及连舌本，散在舌下也。足少阴脉起小指下，邪起趣足心，至内踝下二寸为根也。末在背第四椎两箱一寸半肾输，及循喉咙，侠舌本也。足厥阴脉起于大指蘩毛之上，行大指歧内行间上五寸之中为根也。末在背第九椎两箱一寸半肝输也。【编者按：此段《太素》原文顺序与《灵枢》差异较大，特将其原文附于下，以备参考：岐伯曰：博哉圣帝之论！臣请尽意悉言之。足太阳之本，在跟以上五寸中，标在两缓命门。命门者，目也。足少阳之本，在窍阴之间，标在窗笼之前。窗笼者，耳也。足阳明之本，在厉兑，标在人迎颊下，上侠颔颡。足太阴之本，在中封前上四寸之中，标在背输与舌本。足少阴之本，在内踝下二寸中，标在背输与舌下两脉。足厥阴之本，在行间上五寸所，标在背输。】●马莳曰：此先言足六经之标本也。足太阳膀胱经之本，在于足外跟以上五寸中，即附阳穴，（附阳本在外踝上三寸，今曰跟上五寸，则踝下至跟有二寸，而踝上又三寸，则当是附阳穴也。）其标在于两络命门。命门者，目也，即睛明穴。睛明，左右有二，故曰两络。（按本经《根结》篇言，太阳根于至阴，结于命门，命门者，目也。）足少阳胆经之本，在窍阴之间，（足第四指端，去爪甲如韭叶。）标在窗笼之前。窗笼者，耳也，即听宫穴也。（《根结》篇同。）足少阴肾经之本，在内踝下上三寸中，即交信穴，其标在于背肾俞穴，与舌下两脉，据《根结》篇当是廉泉穴也。（《根结》篇云：少阴起于涌泉，结于廉泉。）足厥阴肝经之本，在行间上五寸所，疑是中封穴，标在背之肝俞穴。（《根结》篇云：厥阴根于大敦，结于玉英。）足阳明胃经之本，在厉兑，标在人迎颊挟颔颡也。（《根结》篇云：阳明根于厉兑，结于颡大，颡大者，钳耳也。）足太阴脾之本，在中封前上四寸之中，疑是三阴交穴，标在背之脾俞与舌本廉泉穴也。（《根结》篇云：太阴根于隐白，结于太仓。）●张介宾曰：足太阳之本，在跟上五寸中，即外踝上三寸，当是附阳穴也。标在两络命门，即睛明穴。睛明左右各一，故云两络。此下诸经标本，与后三十章稍有互异，然亦不甚相远。窍阴，在小趾次趾端。窗笼者耳也，即手太阳听宫穴。内踝下上三寸中，踝下一寸，照海也；踝上二寸，复溜、交信也。皆足少阴之本。背腧，肾腧也。舌下两脉，廉泉也。皆足少阴之标。行间上五寸所，当是中封穴。背腧即肝腧。厉兑，在足次趾端。人迎，在颊下，挟结喉旁也。颃音杭，又上、去二声。颡，思党切。中封，足厥阴经穴。前上四寸之中，当是三阴交也。背腧，即脾腧也。舌本，舌根也。●张志聪曰：此分别十二经脉之本，出于手足之腕踝，其标在于胸腹头气之街。标者，犹树之梢杪，杪绝而出于络外之径路也。本者，犹木之根干，经脉之血气，从此而出也。足太阳之本，在跟以上五寸中，其标在于两目，而出于头气之街。夫气在头者，止之于脑，两目之脉入于脑，而绝于内也。足少阳之本，在足窍阴之间，其标在耳窗笼之前，而出于头气之街；足少阴之本，在内踝下上三寸中，其标在于背俞，与舌下之两脉，而出于胸气之街。盖气在胸者，止之膺与背俞，谓络脉之循于胸者，或绝于膺胸之间，或行至背俞而始绝也。《根结》篇曰：少阴结于廉泉舌下两脉，廉泉玉英也。盖少阴主先天之精气，及受藏水谷之精，故从本经之络脉，而出于胸气之街，复从任脉而上出于廉泉，从冲脉而下出于胫气之街，少阴为水脏，而富于精血者也。足厥阴之本，在行间上五寸所，标在背俞，而出于胸气之街。足阳明之本，在足之厉兑，标在人迎颊挟颃颡，而出于头气之街。颃颡者，鼻之上窍，以收洞涕者也。足太阴之本，在中封前上四寸之中，标在背俞与舌本，而出于胸气之街。盖三阳之经，上循于头，是以络脉亦上出于头而始绝，三阴之脉，止于膺胸之间，故络脉亦至膺与背俞而止。按：此章与《根结》篇大义相同，而各有分别。《根结》篇论三阴三阳之开阖枢，此章论十二络脉之标本出入。●倪冲之曰：开阖枢者，三阴三阳之气也。入于脉中为阖，出于肤表为开，出入于皮肤经脉之外内为枢，此论气而及于脉络也。此章论血气出入于十二经脉之中，以合三阴三阳之气。故曰太阳少阳阳明，太阴少阴厥阴，而不言脏腑之经脉。此论络脉而及于气也。盖血气之行于肤表者，应六气之司天在泉，运行于地之外，肤表之气血，溜注于脉中，应天泉之复通贯于地内，《五运行》篇之所谓燥胜则地干，暑胜则地热，风胜则地动，湿胜则地泥，寒胜则地裂，火胜则地固也。十二经脉，应经水之流行于地中，经脉之血气，从络脉而出于肤表，犹经水之从支流而注于海，海之云气复上通于天。是以论阴阳六气，不离乎经脉，论十二经脉，不离乎阴阳，人与天地参也。●黄元御曰：足太阳之本，在跟以上五寸中，跗阳也，标在两络命门，命门者，目睛明也。（睛明左右两穴，故曰两络。）足少阳之本，在窍阴之间（穴名），标在窗笼之前，窗笼者，耳听宫也。足阳明之本，在厉兑，标在人迎，颊挟颃颡之旁也。足少阴之本，在内踝下上三寸中，太溪也，标在背腧，肾腧也，舌下两脉，廉泉也（任脉穴）。足厥阴之本，在行间上五寸所，中封也，标在背腧，肝俞也。足太阴之本，在中封前上四寸之中，三阴交也，标在背腧，脾俞也，舌本，舌根也。●丹波元简曰：马云：足太阴脾经之本，在中封前上四寸之中，疑是三阴交穴，标在背之脾腧，与舌本廉泉穴也。（《根结》篇云：太阴根于隐白，结于太仓。）张云：中封足厥阴经穴，前上四寸之中，当是三阴交也。背腧，即脾腧。舌本，舌根也。●章楠曰：故岐伯备细详明如下文，而先叙六经。以足太阳为始，其本在外后跟以上五寸中，即跗阳穴，标在命门，即两目内眦睛明穴。两目两穴，故云两络也。本经《根结》篇言：太阳根于至阴，结于命门。与此小异。足少阳之本，在窍阴，足第四指端也，标在窗笼，即听宫穴也。足少阴之本，在内踝下上三寸中，即交信穴，其标在背肾腧穴与舌下两脉，《根结》篇云：少阴起于涌泉，结于廉泉，廉泉穴在舌下也。亦与此小异。足厥阴之本，在行间上五寸所，疑是中封穴，标在背之肝腧穴。《根结》篇云：厥阴根于大敦，结于玉英也。足阳明之本，在厉兑，标在人迎颊挟颃颡。《根结》篇云：阳明根于厉兑，结于颡大，颡大者，钳耳也。足太阴之本，在中封前四寸中，疑是三阴交穴，标在背之脾腧与舌本，《根结》篇云：太阴根于隐白，结于太仓。

52.3　手太阳之本，在外踝之后，标在命门之上一寸也①。手少阳之本，在小指次指之间上二寸，标在耳后上角下外眦也②。手阳明之本，在肘骨中，上至别阳，标在颜下合钳上也③。手太阴之本，在寸口之中，标在腋内动也④。手少阴之本，在锐骨之端，标在背腧也⑤。手心主之本，在掌后两筋之间二寸中，标在腋下下三寸也⑥。

①丹波元简曰：《甲乙》注：《千金》云：命门在心上一寸，《千金》原文，"一寸"

作"三寸"。马云：手太阳小肠经之本，在手外踝之后（疑养老穴），标在命门之上一寸。（疑是督脉经命门上，即十三椎悬枢。）张云：命门之上一寸，当是睛明穴上一寸，盖睛明为手足太阳之会也。简案：马以命门为十四椎，非。

②丹波元简曰：马云：手少阳三焦经之本，在手小指之四指间上二寸（当是腋门穴），标在耳后之上角（当是丝竹空）。张云：耳后上角，当是角孙穴。下外眦，当是丝竹空也。

③丹波元简曰：马云：手阳明大肠经之本，在肘骨中（当是曲池穴），上至别阳，标在颜下，合于钳上（疑是胃经头维穴）。张云：别阳义未详，手阳明上挟鼻孔，故标在颜下。颜，额庭也。钳上即《根结》篇"钳耳"之义，谓脉由足阳明大迎之次，夹耳之两旁也。

④丹波元简曰：马云：手太阴肺经之本，在寸口之中，即太渊穴。标在腋内动脉，即中府穴。张云：腋内动脉，天府穴也。

⑤丹波元简曰：马云：手少阴心经之本，在锐骨之端，即神门穴。标在背之心俞穴。

⑥杨上善曰：手太阳脉起于小指之端，循手外侧上腕，出外踝之后为根也。手腕之处，当大指者为内踝，当小指者为外踝也。其末在目上三寸也。手少阳脉起于小指次指之端，上出两指间上二寸之中为根也。末在耳后完骨、枕骨下，发际上，出耳上角，下至外眦也。手阳明脉起大指次指之端，循指上廉至肘外廉骨中，上至背臑，背臑手阳明络，名曰别阳，以下至肘骨中，为手阳明本也。末在颊下一寸，人迎后，扶突上，名为钳。钳，颈铁也，当此铁处，名为钳上。渠廉反。手太阴脉出大指次指之端，上至寸口为根也。末在掖下天府动脉也。手少阴脉出于手小指之端，上至腕后兑骨之端神门穴为根也。末在于背第五椎下两傍一寸半心输。问曰：少阴无输，何以此中有输？答曰：少阴无输，谓无五行五输，不言无背输也，故此中有背输也。若依《明堂》，少阴有五输，如别所解也。手心主脉出中指之端，上行至于掌后两筋之间，间使上下二寸之中为根也。末在掖下三寸天池也。●马莳曰：此言手六经之标本也。手太阳小肠经之本，在手外踝之后，（疑养老穴。）标在命门之上一寸。（疑是督脉经命门上，即十三椎悬枢。）手少阳三焦经之本，在手小指之四指间上二寸，当是腋门穴。标在耳后之上角。（当是丝竹空。）手阳明大肠经之本，在肘骨中，（当是曲池穴。）上至别阳，标在颜下，合于钳上。（疑是胃经头维穴。）手太阴肺经之本，在寸口之中，即太渊穴，标在腋内动脉，即中府穴。手少阴心经之本，在锐骨之端，即神门穴，标在背之心俞穴。手心主，即手厥阴心包络经之本，在掌后两筋之间，即内关穴，标在腋下三寸，即天池穴。●张介宾曰：手外踝之后，当是养老穴也。命门之上一寸，当是睛明穴上一寸，盖睛明为手足太阳之会也。手小指次指之间上二寸，当是液门穴也。耳后上角，当是角孙穴。下外眦，当是丝竹空也。肘骨中，当是曲池穴也。别阳义未详。手阳明上挟鼻孔，故标在颜下。颜，额庭也。钳上，即《根结》篇"钳耳"之义，谓脉由足阳明大迎之次，挟耳之两旁也。寸口之中，太渊穴也。腋内动脉，天府穴也。锐骨之端，神门穴也。背腧，心腧也。掌后两筋间二寸中，内关也。腋下三寸，天池也。●张志聪曰：手太阳之本，在外踝之后，标在命门之上一寸，而出于头气之街。手少阳之本，在小指次指之间上二寸，标在耳后上角下外眦，而出于头气之街。手阳明之本，在肘骨上至别阳，标在颜下合钳上，而出于头气之街。钳上者，耳上也。手太阴之本，在寸口之中，标在腋内之动处，而出于胸气之街。手少阴之本，在锐骨之端，标

在背俞，而出于胸气之街。手心主之本，在掌后两筋之间二寸中，标在腋下三寸，而出于胸气之街。按十二经脉之终始，出于井，溜于荥，注于俞，行于经，入于合，而内属于脏腑，此脏腑之十二经脉也。十二络脉之本标，乃经脉之支别，故曰此气之大络也。络绝则径通，盖血气从络脉之起处为本，尽处为标，而出于气街。然支络乃经脉之分派，故曰足太阳之本在跟以上五寸中，足少阴之本，在内踝下三寸中。盖以本支所分之处为本，而不定于经俞之穴会也。至于标在头气之街者，止之于脑，如太阳之在目内，少阳之在耳中，阳明之在颃颡，乃三阳之络脉，绝于头脑之中，亦非头面之穴会也。经脉之内属脏腑，外络形身，应神机之出入，血气之从络脉出于气街，运行于肤表，应精气之降升，出入废则神机化灭，升降息则气立孤危。故曰：亭亭淳淳，孰能穷之？言血气之升降出入，合天地之化育运行无息者也。●《集注》眉批：绝，尽也，血气从络脉之尽。●黄元御曰：手太阳之本，在外踝之后，支正也，标在命门之上一寸，足太阳之攒竹也。手少阳之本，在小指次指之间上二寸，液门也，标在耳后上角下外眦，丝竹空也。手阳明之本，在肘骨中，曲池也，上至别阳，疑是肘髎别名，标在颜下（庭下）。合钳上（即《根结》钳耳），足阳明颊车也。手少阴之本，在锐骨之端，神门也，标在背腧，心俞也。手心主之本，在掌后两筋之间二寸中，内关也，标在腋下三寸，天池也。手太阴之本，在寸口之中，太渊也，标在腋内动脉，天府也。●丹波元简曰：《甲乙》无"二寸中"三字。马云：手心主，即手厥阴心包络经之本，在掌后两筋之间，即内关穴。标在腋下三寸，即天池穴。简案：一"下"字恐剩文。●章楠曰：手太阳之本，在手外踝之后，疑是养老穴，标在命门之上一寸，疑是督脉命门穴之上悬枢穴。手少阳之本，在小指次指间上二寸，当是腋门穴，标在耳后上角，当是丝竹空穴。手阳明之本，在肘骨中，当是曲池穴，上至别阳，标在颜下合于钳上，疑是胃经头维穴。手太阴之本，在寸中，即太渊穴，标在腋内动脉，即中府穴。手少阴之本，在锐骨之端，即神门穴，标在背之心腧穴。手心主，即手厥阴也，本在掌后两筋之间，即内关穴，标在腋下三寸，即天池穴。以上明十二经之标本，以验虚实病证。《根结》篇论三阴三阳开阖枢之理，与此互相阐发，各有取义，观阴阳脏腑门中，更详备明晰也。

52.4 凡候此者，下虚则厥，下盛则热；上虚则眩，上盛则热痛。故石者，绝而止之，虚者，引而起之①。

①杨上善曰：此，谓本标也。下则本也，标即上也。诸本阳虚者，手足皆冷为寒厥；诸本阳盛，则手足热痛为热厥也。诸标阴虚，则为眩冒；诸标阴盛，则头项热痛也。阴阳盛实，绝泻止其盛也。阴阳虚者，引气而补起也。●马莳曰：此言治前各经标本之法也。凡候手足诸经者，在下为本，本虚则厥，盛则热；在上为标，标虚则眩，盛则热而且痛。故盛者实也，当泻之，所谓绝其邪气而止之者是也；虚者当补之，所谓引其正气而起之者是也。●张介宾曰：此诸经之标本，上下各有所候。在下为本，本虚则厥，元阳下衰也。下盛则热，邪热在下也。在上为标，上虚则眩，清阳不升也。上盛则热痛，邪火上炽也。石，实也。绝而止之，谓实者可泻，当决绝其根而止其病也。引而起之，谓虚者宜补，当导助其气而振其衰也。●张志聪曰：虚实者，谓十二络脉之血气，有虚而有实也。下虚下盛者，虚实之在本也，是以下虚则厥，下盛则热。上虚上盛者，虚实之在标也，是以上虚则眩，上盛则热痛。故石者绝而止之，谓绝之于下，而止之盛于上也。虚者引而起之，谓

引之于上，而起之出于下也。此候手足之十二络脉，上出于头气胸气之街者也。●朱永年曰：绝者，绝其经脉之血气，溢于络脉之中。起者，起其经脉之血气，而引出于气街也。此盖以申明血脉之贯通，非补泻之谓也。●《集注》眉批：血气从经脉出于络脉，而上出于气街。●丹波元简曰：《甲乙》"石"作"实"。马云："石"当作"实"。张云：此诸经之标本上下，各有所候。在下为本，本虚则厥，元阳下衰也。下盛则热，邪热在下也。在上为标，上虚则眩，清阳不升也。上盛则热痛，邪火上炽也。石，实也。绝而止之，谓实者可泻，当决结其根而止其病也。引而起之，谓虚者宜补，当导助其气而振其衰也。●章楠曰：阳从下升，阴自上降。故下虚则足冷而厥，上盛则热痛，以升多降少也；上虚则眩，下盛则热，以降多升少也。故实者，绝而止之，泻其有余也；虚者，引而起之，助其不足也。绝而止、引而起，皆针法也。

52.5 请言气街，胸气有街，腹气有街，头气有街，胫气有街①。故气在头者，止之于脑；气在胸者，止之膺与背腧；气在腹者，止之背腧，与冲脉于脐左右之动脉者；气在胫者，止之于气街，与承山踝上以下②。取此者，用毫针，必先按而在久应于手，乃刺而予之③。所治者，头痛眩仆，腹痛中满暴胀，及有新积。痛可移者，易已也；积不痛，难已也④。

①丹波元简曰：马云：首节帝言知六腑之气街者，能知解结契绍于门户，故以四街言之。（本经《动输》篇有四俗即此是也。）街者，路也。张云：此四街者，乃胸腹头胫之气，所聚所行之道路，故谓之气街。上文言各经有标本，此下言诸部有气聚之所也。

②丹波元简曰：张云：诸髓者，皆属于脑，乃至高之气所聚，此头之气街也。胸之两旁为膺，气在胸之前者止之膺，谓阳明少阴经分也，胸之后者在背俞，谓自十一椎膈膜之上，足太阳经诸脏之俞，皆为胸之气街也。腹之背俞，谓自十一椎膈膜以下，太阳经诸脏之腧皆是也，其行于前者则冲脉，并少阴之经，行于腹与脐之左右动脉，即肓俞、天枢等穴，皆为腹之气街也。止之于气街，谓足阳明经穴，即气冲也。承山足太阳经穴，以及踝之上下，亦皆足之气街也。志云：止，尽也，止之于脑者，言头气之街，络脉尽于脑也。简案：志注，非。

③丹波元简曰：诸本"在九"作"在久"，此本误，当改，《甲乙》作"久存之"。马云：凡取此四街，宜用以《九针论》第七之毫针，必先按其处，而为时既久，其气应手，乃以针刺之。志云：毫针微细之针，取气之出于皮毛者也，按之在久者，候气之至也。

④杨上善曰：街，道也。补泻之法，须依血气之道，故请言之也。胸、腹、头、胫四种，身之要也。四处气行之道，谓之街也。脑为头气之街，故头有气，止百会也。膺中肺输，为胸气之街，故胸中有气，取此二输也。脾输及脐左右冲脉，以为腹气之街，若腹中有气，取此二输也。三阴气街，并与承山，至踝上下，以为胫气之街，若胫有气，取此三处也。取此四街之气，宜用第七毫针也。刺气街法也，皆须按之良久，或手下痛，或手下脉动应手知已，然后予行补泻之。头痛眩仆，可止之于脑，头气街也。腹中痛等，取之于胸及腹气街也。胸腹之中有积病而可移者，易已；积而不痛、不可移者，难已也。●马莳曰：此言气行有街，其止有所，而有所刺之法及所治之病也。首节帝言知六腑之气街者，

能知解结契绍于门户，故以四街言之。（本经《动输》篇有四街，即此是也。）街者，路也。凡气之行于头者，止之于脑。气之行于胸者，止之膺与背腧。（胸之两旁为膺，背腧系膀胱经，凡五脏六腑皆有腧。）气之行于腹者，止之背俞。盖五脏六腑在于腹中，而其俞穴则在于背也。又在前与足阳明胃经冲脉穴，及脐左右之动脉，即足阳明胃经之天枢穴也。气之行于足胫者，止之于气街，此即足阳明胃经之气冲穴，一穴而二名者也。及足太阳膀胱经之承山穴，（在腨下一寸半。）及外踝上下诸穴。然凡取此四街，宜用以《九针论》第七之毫针，必先按其处，而为时既久，其气应手，乃以针刺之。其所治者在头，则主头痛眩仆，在腹则主腹痛中满暴胀，及有新积。但积痛而可以移之者，其病易已；若有积而不痛，则虽治之亦难已也。●张介宾曰：此四街者，乃胸腹头胫之气，所聚所行之道路，故谓之气街。上文言各经有标本，此下言诸部有气聚之所也。诸髓者皆属于脑，乃至高之气所聚，此头之气街也。胸之两旁为膺，气在胸之前者止之膺，谓阳明少阴经分也。胸之后者在背腧，谓自十一椎膈膜之上，足太阳经诸脏之腧，皆为胸之气街也。腹之背腧，谓自十一椎膈膜以下，太阳经诸脏之腧皆是也。其行于前者，则冲脉并少阴之经行于腹与脐之左右动脉，即肓腧、天枢等穴，皆为腹之气街也。此云气街，谓足阳明经穴，即气冲也。承山，足太阳经穴，以及踝之上下，亦皆足之气街也。毫针，即第七针也。凡取此四街者，先按所针之处久之，俟其气应于手，乃纳针而刺之。凡此者，皆四街所治之病。又若以新感之积，知痛而可移者，乃血气所及，无固结之形也，故治之易已。若其不痛，及坚硬如石不动者，其积结已深，此非毫针能治矣。●张志聪曰：街，路也。气街者，气之径路。络绝则径通，乃络脉之尽绝处，血气从此通出于皮腠者也。止，尽也。止之于脑者，言头气之街，络脉尽于脑也。止之膺与背俞者，谓胸气之街，络脉有尽于膺胸之间者，有从胸上循肩背而始绝者，脉内之血气，或从膺腋之络脉尽处，而出于皮肤，或从背俞之络脉尽处，而出于皮肤也。夫十二经脉，上出于头气之街。胸气之街者，血气从下而上出于标也。经云：冲脉者，经脉之海也。主渗灌溪谷，与阳明合于宗筋，阴阳总宗筋之会，会于气街，而阳明为之长，皆属于带脉，而络于督脉。是阳明之血气，又从冲脉而出于腹气之街，故与冲脉会于脐之左右动脉也。本经《动腧》篇曰：冲脉与少阴之大络，起于肾，下出于气街，循阴股内廉，邪入腘中，腘中乃足太阳之部分，故与足太阳之承山，交会于踝上以下，此足少阴又同冲脉而出于胫气之街也。毫针，微细之针，取气之出于皮毛者也。按之在久者，候气之至也。夫少阴阳明，为血气之生始，少阴之血气，逆于脉气之街，则不能上行而为头痛眩仆；阳明之血气，逆于腹气之街，则不能布散而为腹痛中满。此因少阴阳明之气厥逆，故用毫针久按以候气，故所治者，头痛眩仆中满也。及有新积痛可移者，积在气分，故为易已；积不痛者，积在血分，故难已也。此盖假积以申明经络出荣血，出于气街，与卫气偕行，环转无端，或有因于气逆，或有因于血逆也。阳明为血气所生之腑，少阴乃先天精气之脏，故复从冲脉出于腹气之街、胫气之街，而充布于皮肤肌腠。是以《动腧》篇论足少阴阳明独动不休者，乃血气之盛也。●《集注》眉批：与者，谓阳明少阴之血气，出于头气胸气之街，而复与冲脉出于腹气胫气之街。又：暴胀新积，谓腹内亦有络绝之处，血气从络绝处而出于郭郭之中，则成积矣。又：脉内之血气上行，脉外之血气下行，外内相贯，环转无端。又：带脉横束于腹，督脉从少腹直上者，贯脐中央。又：曰暴曰新，非久积也。谓血气之偕行，而各有所阻也。又：气逆血逆，皆能为头痛眩仆，腹痛中满。又：玉师曰：积者，邪出于腹内也。●黄元御曰：石，即实也。气街，气之通衢也。胸旁曰膺。背腧，足太阳经诸脏腑之腧也。脐左右之动脉，肓俞、天枢诸穴也。（肓腧，足少阴穴。天枢，足阳明穴。）气在胫者，止之于气街，足阳明经穴。承山，足太阳经穴。取此者，用毫针，取此四街也。刺而予之，予之以针也。所治者，四街之所治者也。●丹波元简曰：《甲乙》"治"作"刺"，"积"下无"痛"字。张云：凡此者，皆四街所治之病，又若以新感之积，知痛而可移者，乃血气所及，无固结之形也，故治之易已。若其不痛，及坚硬如石不动者，其积结已深，此非毫针能治矣。志云：曰暴曰新，非久积也，谓血气之偕行而各有所阻也。●章楠曰：马注：此言气行有街，其止有所。首节帝言知六腑之气街，能知解结契绍于门户。本经《动输》篇有四街，即此是也。凡气之行于头者，止于脑；气之行于胸者，止于膺与背腧，胸两旁为膺，背腧，系膀胱经，五脏六腑皆有腧在背也；气之行于腹者，亦止于背腧，又在前与足阳明胃经冲脉穴，及脐左右之动脉，即胃经之天枢穴也；气之行于足胫者，止于气街，即胃经之气冲穴，一穴而二名也，及足太阳经之承山穴，在腨下一寸半，及外踝上下诸穴。凡取此四街，宜用《九针论》中之第七毫针，先按其处，而为时既久，其气应手，乃以针刺之。其所治，在头者则主头痛、眩仆，在腹则主腹痛、中满、暴胀，及有新积，但其积痛而可移者，易已；其积不痛者，虽治之亦难已也。楠按：新积元气未伤，痛而可移动，其积结尚不甚固，故易治也；其不痛不可移者，元气不能攻其邪，积结坚牢，故难愈也。●周学海曰：文气如天马行空，蹈厉无前，气盛言宜，极行文之乐事。通篇是多少者，字却不厌，复以气盛也。篇中依事理而立言，不拘拘于分应提笔也，用意与《营卫生会》大同。

论痛第五十三

●马莳曰：内有针石、火焫之痛耐与不耐等义，故名篇。●张志聪曰：此承上文复申明人之皮肉筋骨，皆借少阴阳明之所资生而资养者也。●丹波元简曰：诸本无篇字。

53.1　黄帝问于少俞曰：筋骨之强弱，肌肉之坚脆，皮肤之厚薄，腠理之疏密，各不同，其于针石火焫之痛何如？肠胃之厚薄坚脆亦不等，其于毒药何如？愿尽闻之。少俞曰：人之骨强、筋弱、肉缓、皮肤厚者，耐痛，其于针石之痛火焫亦然①。黄帝曰：其耐火焫者，何以知之？少俞答曰：加以黑色而美骨②者，耐火焫。黄帝曰：其不耐针石之痛者，何以知之？少俞曰：坚肉薄皮者，不耐针石之痛，于火焫亦然③。

①丹波元简曰：诸本作"亦然"。【编者按：丹波元简作"已然"。】
②丹波元简曰：《甲乙》作"善骨"。张云：美骨者，骨强之谓。
③马莳曰：此言人于针石火焫，有耐痛与不耐痛之异也。（毒药之胜与不胜，分见末节。）针石者，古人以石为针也。火焫者，艾火也。人之骨强、筋弱、肉缓、皮肤厚者，必耐于痛，凡针石、火焫皆然也。然耐火焫者，又加以黑色而其骨美耳。人之肉坚皮薄

者，不耐于痛，凡针石、火焫皆然也。⦿张介宾曰：焫，火焫也，灸灼之类。毒药，谓药之峻利者。人有能胜毒者，有不能胜毒者，义见末节。焫，如税切。美骨者，骨强之谓。砭，音边，石针也。⦿张志聪曰：（焫，热同。）此承上文复申明人之皮肉筋骨，皆借少阴阳明之所资生而资养者也。少阴秉先天之精气，阳明化水谷之精微，是以筋骨之强弱，肌肉之坚脆，皮肤之厚薄，腠理之疏密，皆秉气于少阴阳明者也。黑色而美骨者，少阴之血气盛也。肉缓皮肤厚者，阳明之血气盛也。⦿莫云从曰：肾为水脏，故少阴之气盛者，能耐火焫。阳明秉秋金之气，故气弱则不能耐针石火焫矣。⦿薛雪曰：美骨者，骨强之谓。⦿章楠曰：皮肉筋骨强厚者，耐痛。

53.2　黄帝曰：人之病，或同时而伤，或易已，或难已，其故何如？少俞曰：同时而伤，其身多热者，易已；多寒者，难已①**。**

①马莳曰：此言人有同病，而有易已、难已之分也。盖多热则邪犹在表，故易已；多寒则邪入于里，故难已耳。⦿张介宾曰：此皆指外邪致病为言也。多热者病在阳分，故易已；多寒者病在阴分，故难已。⦿张志聪曰：此分论少阴之气。少阴者，至阴也，而为生气之原。故其身多热者，少阴之生气盛也；多寒者，少阴之生气虚也。人之形气，生于后天之水谷，始于先天之阴阳，形气盛则邪散，形气虚则邪留，是以病之难易已者，由少阴生气之盛衰也。⦿朱永年曰：少阴先天之精气，借后天水谷以资培，两火并合，故曰阳明。阳明秉燥热之气者也。其身多热者，少阴之气盛也。少阴之气盛，受阳明之所资也。此节论少阴受阳明之气以资培，下节论阳明受少阴之气以合化。⦿《集注》眉批：《厥论》曰：气因于中。⦿薛雪曰：指外邪致病为言也。多热者病在阳分，故易已，多寒者病在阴分，故难已。⦿黄元御曰：其身多热者，阳盛而气通，故易已，多寒者；阴盛而气滞，故难已。⦿丹波元简曰：张云：多热者，病在阳分，故易已；多寒者病在阴分，故难已。⦿章楠曰：其身多热，则阳旺为阳证，故病易已；多寒，则阳虚为阴证，故病难已。

53.3　黄帝曰：人之胜毒，何以知之？少俞曰：胃厚、色黑、大骨及肥者，皆胜毒；故其瘦而薄胃者①**，皆不胜毒也**②**。**

①丹波元简曰：《甲乙》无"故"字，"胃"字似是。张云：若肉瘦而胃薄者，气血本属不足，安能胜毒药也。

②马莳曰：胜，平声。此承上文，而言人于毒药有胜与不胜之异也。⦿张介宾曰：胃厚者脏坚，色黑者表固，骨大者体强，肉肥者血盛，故能胜峻毒之物。若肉瘦而胃薄者，气血本属不足，安能胜毒药也。胜，平声。⦿张志聪曰：（胜，平声。）此复论少阴与阳明之相合也。阳明居中土，主受纳水谷，借少阴之气上升，戊癸相合，化大火土之气，而后能蒸泌水谷之精微。是以胃厚色黑，大骨及肥者，少阴阳明之气并盛，故皆能胜毒。⦿倪冲之曰：中下二焦，互相资生，然后筋骨强坚，肌肉丰厚。此注与《素问·厥论》合看。⦿薛雪曰：胃厚者脏坚，色黑者表固，骨大者体强，肉肥者血盛，故能胜峻毒之物；若肉瘦而胃薄者，血气本属不足，安能胜毒药也？胜，平声。⦿章楠曰：胃厚阴阳气旺者，耐毒。毒者，谓峻利攻击之药也。⦿周学海曰：此篇起讫鹘突，义无归宿，颇似他处错简，或本篇前后有脱简也。

天年第五十四

●马莳曰：内以百岁为论，故名篇。●倪冲之曰：此篇论人之生死寿夭，皆本于少阴阳明也。●丹波元简曰：诸本无篇字。马云：内以百岁为论，故名篇。

54.1 黄帝问于岐伯曰：愿闻人之始生，何气筑为基，何立而为楯，何失而死，何得而生？岐伯曰：以母为基，以父为楯①；失神者死，得神者生也②。

①丹波元简曰：马云：方其始生，赖母以为之基，坤道成物也；赖父为之楯，阳气以为捍卫也。张云：基，址也。楯，材具也。人之生也，合父母之精而有其身。父得乾之阳，母得坤之阴，阳一而施，阴两而承，故以母为基，以父为楯。譬之稼穑者，必得其地，乃施以种。种优地优，肖由乎父；种停地劣，变成乎母；地种皆得，而阴阳失序者，虽育无成也。故三者相合而象，变斯无穷矣。夫地者基也，种者楯也，阴阳精气者神也。知乎此则知人生之所以然矣。简案：楯，《说文》：阑槛也。王逸云：纵曰栏，横曰楯，今阶除木勾栏是也。马解为捍卫，盖本于此。张以为材具，未见所由。

②马莳曰：（楯，音盾。《素问·移精变气论》云：得神者昌，失神者亡。）此言人之始终，皆有所以然之故也。方其始生，赖母以为之基，坤道成物也；赖父以为之楯，阳气以为捍卫也。故失父母之神气则死，若守神气则生矣。●张介宾曰：基，址也。楯，材具也。楯音巡。人之生也，合父母之精而有其身。父得乾之阳，母得坤之阴，阳一而施，阴两而承，故以母为基，以父为楯。譬之稼穑者，必得其地，乃施以种。种劣地优，肖由乎父；种优地劣，变成乎母；地种皆得而阴阳失序者，虽育无成也。故三者相合，而象变斯无穷矣。夫地者基也，种者楯也，阴阳精气者神也，知乎此则知人生之所以然矣。●倪冲之曰：此篇论人之生死寿夭，皆本于少阴阳明也。夫阳为父，阴为母，基始也。言人生于少阴而始生也。楯者，干盾之属，所以扞御四旁。谓得阳明之气，而能充实于四体也。两精相搏谓之神，两精者，一生于先天之精，一生于水谷之精。相搏者，抟聚而合一也。谓得先后天之精气充足，然后形与神俱，度百岁乃去。●薛雪曰：人之生也，合父母之精而有其身。父得乾之阳，母得坤之阴。阳一而施，阴两而承，故以母为基，以父为楯，譬之稼穑者必得其地，乃施以种，种劣地优，肖由乎父，种优地劣，变成乎母，地种皆得而阴阳失序者，虽育无成也。故三者相合，而象变斯无穷矣。夫地者基也，种者楯也，阴阳精气者神也，知乎此则知人生之所以然也。●黄元御曰：基，址也。楯，干也。●丹波元简曰：马云：《素问·移精变气论》云：得神者昌，失神者亡。简案：《庄子》云：人之生也，聚则为生，散则为死。●章楠曰：此言人之始生，由父母之气血以成形体。而母则乳哺，故为基；父则抚卫，故为楯。

54.2 黄帝曰：何者为神？岐伯曰：血气已和，营卫已通，五藏已成，神气舍心，魂魄毕具，乃成为人①。

①马莳曰：此承上文而言人之所以得神则生也。人有血气，皆已融和，人有营卫，皆

已通利，心之志为神，皆舍于心，肝之神为魂，肺之神为魄，皆已毕具，此则人之所以为人，而得此者则生也。●张介宾曰：神者，阴阳合德之灵也。二气合而生人，则血气荣卫五脏，以次相成，神明从而见矣。惟是神之为义有二：分言之，则阳神曰魂，阴神曰魄，以及意志思虑之类皆神也。合言之，则神藏于心，而凡情志之属，惟心所统，是为吾身之全神也。夫精全则气全，气全则神全，未有形气衰而神能王者，亦未有神既散而形独存者，故曰失神者死，得神者生。至于魂魄之义，如前《本神》篇曰："随神往来者谓之魂，并精而出入者谓之魄。"及诸家得理之论，再附于左以详其义。唐·孔氏曰：人之生也，始变化为形，形之灵曰魄，魄内自有阳气，气之神曰魂。魂魄，神灵之名，初生时耳目心识手足运动，此魄之灵也；又其精神性识渐有知觉，此则气之神也。乐祁曰：心之精爽是谓魂魄，魄属形体，魂属精神。精又是魄，魄是精之神；神又是魂，魂是气之神。邵子曰：气形盛则魂魄盛，气形衰则魂魄亦从而衰。魂随气而变，魄随形而化，故形存则魄存，形化则魄散。朱子曰：魂神而魄灵，魂阳而魄阴，魂动而魄静。生则魂载于魄，而魄检其魂；死则魂游散而归于天，魄沦坠而归于地。运用动作底是魂，不运用动作底是魄。魄盛则耳目聪明，能记忆，老人目昏耳聩记事不得者，魄衰也。又曰：人生则魂魄相交，死则各相离去。月之黑晕是魄，其光是魂，魂是魄之光焰，魄是魂之根柢。火是魂，镜是魄，灯有光焰，物来便烧，镜虽照见，却在里面。火日外景，金水内景，火日是魂，金水是魄。阴主藏受，故魄能记忆在内；阳主运用，故魂能发用出来。二物本不相离，精聚则魄聚，气聚则魂聚，是为人物之体；至于精竭魄降，则气散魂游而无所知矣。●朱永年曰：此言有生之初，得先天之精气，生此营卫气血，五脏神志，而后乃成人。●《集注》眉批：神者，水谷之精气也。●薛雪曰：神者，阴阳合德之灵也。二气合而生人，则血气、荣卫、五脏以次相成，神明从而见矣。惟是神之为义有二：分言之则阳神曰魂，阴神曰魄，以及意志、思虑之类皆神也；合言之则神藏于心，而凡情志之属，惟心所统，是为吾身之全神也。夫精全则气全，气全则神全，未有形气衰而神能王者，亦未有神既散而形独存者。故曰"失神者死，得神者生"。至于魂魄之义，气形盛则魂魄盛，气形衰则魂魄衰。魂是魄之光焰，魄是魂之根柢。魄阴主藏受，故魄能记忆在内；魂阳主运用，故魂能动作发挥。二物本不相离，精聚则魄聚，气聚则魂聚，是为人物之体。至于精竭魄降，则气散魂游而无所知矣。●章楠曰：得以气血调和，而神气舍心，以生成之。如其气血未和，不能生长，则神气渐丧而死，所以父母为之基楯也。

54.3 黄帝曰：人之寿夭各不同，或夭寿，或卒死，或病久，愿闻其道。岐伯曰：五藏坚固，血脉和调，肌肉解利，皮肤致密，营卫之行，不失其常，呼吸微徐，气以度行，六府化谷，津液布扬，各如其常，故能长久[1]。

[1]杨上善曰：问有四意：夭，寿，卒死，病久。答中答其得寿，余三略之。得寿有九：谓五脏形，坚而不虚，固而不变，得寿一也。谓血常和，脉常调，得寿二也。谓外肌内肉，各有分利，得寿三。緻，大利反。谓皮腠闭密，肌肤緻实，得寿四。谓营卫气，一日一夜，各循其道，行五十周，营卫其身，而无错失，得寿五。谓吐纳气，微微不粗，徐徐不疾，得寿六。呼吸定息，气行六寸，以循度数，日夜百刻，得寿七。胃受五谷，小肠盛受，大肠传导，胆为中精决，三焦司决渎，膀胱主津液，共化五谷，以奉生身，得寿八。所谓泣汗涎涕唾等，布扬诸窍，得寿九也。上之九种营身之事，各各无失，守常不

已，故得寿命长生久视也。●马莳曰：（卒，去声。）此言人有寿夭生死之殊，当观其寿者，而可以推夭者之反是也。●张介宾曰：坚固者不易损，和调者不易乱，解利者可无留滞，致密者可免中伤。营卫之行不失其常者，经脉和也。呼吸微徐气以度行者，三焦治也。六腑化谷，津液布扬，则脏腑和平，精神充畅，故能长久而多寿也。●朱永年曰：此言已生之后，借水谷之精气，资生营卫津液，资养脏腑形身，而后能长久。●薛雪曰：坚固者不易损，调和者不易乱，解利者可无留滞，致密者可免中伤。"营卫之行，不失其常"者，经脉和也。"呼吸微徐，气以度行"者，三焦治也。"六腑化谷，津液布扬"，则脏腑和平，精神充畅，故能长久而多寿也。●丹波元简曰：张云：坚固者不易损，和调者不易乱，解利者可无留滞，致密者可免中伤。营卫之行不失其常者，经脉和也。吸呼微徐气以度行者，三焦治也。六腑化谷，津液布扬，则脏腑和平，精神充畅，故能长久而多寿也。●章楠曰：此言人赖气血以资生。气血调和，肉坚肤密，脏腑生化，营卫流行，自然无病，而可延年。

54.4 黄帝曰：人之寿百岁而死，何以致之？岐伯曰：使道隧以长，基墙高以方，通调营卫，三部三里起，骨高肉满，百岁乃得终①。

①杨上善曰：问其得寿所由。谓有四事得寿命长：使道谓是鼻空使气之道，隧以长，出气不壅，为寿一也。鼻之明堂，墙基高大方正，为寿二也。三部，谓三焦部也。三里，谓是膝下三里，胃脉者也。三焦三里，皆得通调，为寿三。起骨，谓是明堂之骨。明堂之骨，高大肉满，则骨肉坚实，为寿四也。由是四事，遂得百岁终也。●马莳曰：（队，隧同。使，去声。）此言人之百岁而终者之由也。使道者，水沟也，（俗云人中。）其队道以长。面之地部为基，耳为蔽为墙，乃高以方。营卫之气皆已通调。而面之三里，即三部也，（俗云三亭。）皆已耸起。其骨高，其肉满，所以百岁乃得终也。●张介宾曰：《礼记》：百岁谓之期颐。使道指七窍而言，谓五脏所使之道路，如肺气通于鼻，肝气通于目，脾气通于口，心气通于舌，肾气通于耳，是即五官之道路也。隧，深邃貌。基墙，指面部而言。骨胳为基，蕃蔽为墙，义见脉色类三十一、二等篇。凡营卫部里及骨高肉满若此者，即致寿之道，故得百岁而终。●张志聪曰：此总论人秉先后天之精气充足，营卫通调，骨肉丰满，可长享其天年。使道者，血脉之道路，《本输》篇之所谓间使之道，盖心包络之主血脉也。隧，行列也。长者，环转之无端也。此言血气充足，循序而流通也。土基高以方者，肌肉厚而充于四体也。脉道流长，肌肉高厚，则营卫通调矣。三部者，形身之上中下。三里者，手足阳明之脉，皆起发而平等也。骨高者，少阴之气足也。肉满者，阳明之气盛也。如此者，寿之征也。●倪冲之曰：心包络主脉，包络三焦，乃肾脏所生之气，出归于心下，为有形之脏腑而主血脉，此先天之精气也。基墙者，土基厚而四壁坚固，此后天水谷之精气也。●《集注》眉批：经脉之血气本于足，皮肤之血气本于手。莫子曰：身半以上，手阳明主之；身半以下，足阳明主之。●薛雪曰：使道，指七窍而言。谓五脏所使之道路，即五官之道路也。隧，深邃貌。基墙，指面部而言。骨骼为基，蕃蔽为墙。凡营卫部里及骨高肉满者，即致寿之道，故得百岁而终。●黄元御曰：使道，七窍也。隧，地道也。隧以长，言孔窍之深长也。基墙，面部之骨肉也。（骨骼为基，蕃蔽为墙。）三部，人上中下三部。三里，穴名，手阳明三里在肘下，足阳明三里在膝下。起，丰起也。（肘膝臂胫之间，关节之大者，故欲其丰起也。）●丹波元简曰：马、志本

"隧"作"队"。马云：队，隧同。使道者，水沟也。（俗云人中。）其队道以长。面之地部为基，耳为蔽为墙，乃高以方。营卫之气，皆已通调。而面之三里，即三部也，（俗云三停。）皆已耸起。其骨高，其肉满，所以百岁乃得终也。张云：《礼记》：百岁谓之期颐。使道，指七窍而言，谓五脏所使之道路，如肺气通于鼻，肝气通于目，脾气通于口，心气通于舌，肾气通于耳，是即五官之道路也。玩，深邃貌。基墙，指面部而言。骨骼为基，蕃蔽为墙，见《五色》篇。凡营卫部里，及骨高肉满若此者，即致寿之道。志云：使道者，血脉之道路，《本输》篇之所谓间使之道，盖心包络之主血脉也。队，行列也。长者，环转之无端也。此言血气充足，循序而流通也。土基高以方者，肌肉厚而充于四体也。脉道流长，肌肉高厚，则营卫通调矣。三部者，形身之上中下。三里者，手足阳明之脉，皆起发而平等也。骨高者，少阴之气足也。肉满者，阳明之气盛也。如此者，寿之征也。简案：本篇三家异义，然熟考经文，马注为允当。●章楠曰：然禀质有厚薄，其无病者，得尽天寿；而长短本于天赋，非学道不能永寿也。如其禀厚，则外貌亦厚而可验。使道者，鼻下水沟也，亦名唇中。隧者，沟深也。基墙者，面与耳也。三部者，上额、中颧、鼻下口颐也。起者，隆盛，即骨高肉满也。如此，故其天寿可至百岁也。

54.5　黄帝曰：其气之盛衰，以至其死，可得闻乎①？岐伯曰：人生十岁，五藏始定，血气已通，其气在下，故好走②；二十岁，血气始盛，肌肉方长，故好趋③；三十岁，五藏大定，肌肉坚固，血脉盛满，故好步④；四十岁，五藏六府十二经脉，皆大盛以平定，腠理始疏，荣华颓落，发颁斑白，平盛不摇，故好坐⑤；五十岁，肝气始衰，肝叶始薄，胆汁始灭，目始不明⑥；六十岁，心气始衰，苦忧悲，血气懈惰，故好卧；七十岁，脾气虚，皮肤枯；八十岁，肺气衰，魄离，故言善误；九十岁，肾气焦，四藏经脉空虚；百岁，五藏皆虚，神气皆去，形骸独居而终矣⑦。

①杨上善曰：消息盈虚，物化之常，故人气衰，时时改变，以至于死地，各不同形，故请陈之也。

②张介宾：天地之气，阳主乎升，升则向生；阴主乎降，降则向死。故幼年之气在下者，亦自下而升也。●薛雪曰：天地之气，阳主乎升，升则向生；阴主乎降，降则向死。故幼年元气在下者，亦自下而升也。

③丹波元简曰：马云：趋者较走更疾矣，步者较趋更缓矣。张云：天地之气，阳主乎升，升则向生；阴主乎降，降则向死。故幼年之气在下者，亦自下而升也。志云：此言人之生长，从阴而生，自下而上，故曰其气在下。好走、好趋、好步者，春夏生动之气也。《方盛衰论》曰：老从上，少从下。简案：《说文》：走，趋也。又趋，走也。《释名》曰：疾趋曰走，又疾行曰趋。此乃走疾而趋徐，马注误。

④张介宾曰：盛满则不轻捷，故好步矣。●薛雪曰：盛满则不轻捷，故好步矣。●丹波元简曰：张云：盛满则不轻捷，故好步矣。

⑤杨上善曰：血，营血也。气，卫气也。大盛，内盛也。始疏，外衰也。●张介宾曰：天地消长之道，物极必变，盛极必衰，日中则昃，月盈则亏，人当四十，阴气已半，故发颁斑白而平盛不摇好坐者，衰之渐也。●薛雪曰：物极必变，盛极必衰，人当四十，阴气

已半，故发颇斑白而平盛不摇。好坐者，衰之渐也。●丹波元简曰：《甲乙》"颇"作"刷"。马云：坐者，较步似倦矣。张云：天地消长之道，物极必变，盛极必衰，日中则昃，月盈则亏，人当四十，阴气已半，故发颇斑白，而平盛不摇好坐者，衰之渐也。

⑥丹波元简曰：志云：人之衰老，从上而下，自阳而阴。故肝始衰而心，心而脾，脾而肺，肺而肾。好坐、好卧者，秋冬收藏之气也。

⑦杨上善曰：肝为木，心为火，脾为土，肺为金，肾为水，此为五行相生次第，故先肝衰次第至肾也。至于百岁，五脏虚坏，五神皆去，枯骸独居，称为死也。●张介宾曰：魄离者，形体衰败也。肾气焦者，真阴亏竭也。此与前篇《上古天真论》女尽七七男尽八八互相发明。彼以七八言者，言阴阳之限数；此以十言者，言人生之全数。然则人之气数，固有定期；而长短不齐者，有出于禀受，有因于人为。故惟智者不以人欲害其天真，以自然之道，养自然之寿，而善终其天年，此圣智之所同也。今之人非惟不能守其所有，而且欲出尘逃数，解脱飞升，因人惑己，因己惑人，是焉知无则无极，有则有尽，而固窃窃然自以为觉，亦何异梦中占梦，其不觉也亦甚矣。●薛雪曰：魄离者，形体衰败也。肾气焦者，真阴亏竭也。女尽七七，男尽八八，言阴阳之限数。此十言者，言人生之全数。然则人之气数固有定期，而长短不齐者，有出于禀受，有因于人为，故惟智者不以人欲害其天真，以自然之道养自然之寿而善终其天年。●丹波元简曰：《甲乙》"苦"作"善"（马、志亦作"善"），"皮肤枯"作"皮肤始枯，故四肢不举"，"魄离"作"魂魄离散"，"四藏"作"脏乃萎枯"，"终矣"作"终尽矣"。马云：至五十岁以后，则肝生心，心生脾，脾生肺，肺生肾者，每十岁而日衰，故五十岁肝胆衰，六十岁心气衰，七十岁脾气衰，八十岁肺气衰，九十岁肾气衰，百岁五脏俱衰。善忧悲者，以心主于忧也。好卧者，卫气不精也。魄离散，以肺藏魄者，失其故处也。言善误，肺主言也。肾气焦者，水竭则焦也。张云：魄离者，形体衰败也。肾气焦者，真阴亏竭也。此与《上古天真论》：女尽七七，男尽八八，互相发明。彼以七八言者，言阴阳之限数；此以十言者，言人生之全数。然则人之气数，固有定期；而长短不齐者，有出于禀受，有因于人为。故惟智者，不以人欲害其天真，以自然之道，养自然之寿，而善终其天年，此圣智之所同也。●马莳曰：此言人之十岁至于三十，以渐而盛；四十至于百岁，以渐而衰也。其气在下，气盛于足之六经也。趋者，较走更疾矣。步者，较趋更缓矣。坐者，较步似倦矣。至五十岁以后，则肝生心，心生脾，脾生肺，肺生肾者，每十岁而日衰，故五十岁肝胆衰，六十岁心气衰，七十岁脾气衰，八十岁肺气衰，九十岁肾气衰，百岁五脏俱衰。善忧悲者，以心主于忧也。好卧者，卫气不精也。魄离，故以肺藏魄者，失其故处也。言善误，肺主言也。肾气焦者，水竭则焦也。●张志聪曰：此言人之生长，从阴而生，自下而上，故曰其气在下。好走、好趋、好步者，春夏生动之气也。人之衰老，从上而下，自阳而阴。故肝始衰而心，心而脾，脾而肺，肺而肾。好坐、好卧者，秋冬收藏之气也。肌肉坚固，血脉盛满，少阴阳明之气盛也。腠理空疏，发颇颁白，阳明少阴之气衰也。●朱永年曰：人之生长，先本于肾脏之精气，从水火而生木金土，先天之五行也。人之衰老，从肝木以及于火土金水，后天之五行也。●《集注》眉批：《方盛衰论》曰：老从上，少从下。●黄元御曰：其气在下，阳盛于下也。●章楠曰：马玄台注：此言人之十岁至三十，以渐而盛；四十至百岁，以渐而衰也。其气在下，气盛于足六经也。趋者，较走更疾矣。步者，较走更缓矣。坐者，较步似倦矣。至五十岁以后，则肝生心、心生脾、脾生肺、肺生肾者，每十

岁而日衰，故至百岁，五脏俱衰而终矣。肾气焦者，水竭也。

54.6 黄帝曰：其不能终寿而死者，何如？岐伯曰：其五藏皆不坚，使道不长①，空外以张②，喘息暴疾③；又卑基墙，薄脉少血，其肉不石④，数中风寒，血气虚，脉不通，真邪相攻，乱而相引⑤，故中寿而尽也⑥。

①张介宾曰：谓不及天数而早殁者也。使道如上文。不长，短促也。●薛雪曰：不长，短促也。

②张介宾曰：九窍张露也。●薛雪曰：九窍张露也。

③丹波元简曰：马云：水沟不长，较之使道队以长者异也。其鼻孔向外而张，鼻为肺窍，肺气泄矣。(《师传》篇云：鼻孔在外，膀胱漏泄。)又肺主气，今肺气不足，故喘息而为暴疾也。张云：喘息者气促，暴疾者易伤，皆非延寿之征。简案：喘息暴疾，谓喘息之气，卒暴疾速也。

④丹波元简曰：张云：石，坚也。

⑤丹波元简曰：张云：数中风寒，表易犯也。血气虚，中不足也。脉不通，经络多滞也。故致真邪易于相攻，然正本拒邪，正气不足，邪反随之而入，故曰相引。

⑥杨上善曰：问其夭死。【编者按：萧延平曰：《灵枢》自"黄帝曰：其不能终寿而死者"至故"中年而寿尽矣"一段，叙次在"形骸独居而终矣"之后。】夭者亦四：五脏皆虚，易受邪伤，为夭一也。使道短促，鼻空又大，泄气复多，为夭二也。鼻之明堂，基墙卑下，为夭三也。脉小血少，皮肉皆虚，多中外邪，血气壅塞，真邪相攻，引乱真气，为夭四。黄帝闻夭寿之所由，故赞述之也。●马莳曰：数，音朔。中，去声。此言人之中寿而尽者，以内虚而外盛也。五脏皆脆，较之五脏坚固者异也。水沟不长，较之使道队以长者异也。其鼻孔向外而张，鼻为肺窍，肺气泄矣。《师传》篇云：鼻孔在外，膀胱漏泄。又肺主气，今肺气不足，故喘息而为暴疾也。基墙甚卑，较之基墙高以方者异也。脉薄血少而肉脆，较之骨高肉满者异也。数中风寒者，以其血气虚，脉道不通，所以真邪相攻而相引也。真为正气，邪为邪气也。●张介宾曰：喘息者气促，暴疾者易伤，皆非延寿之征也。石，坚也。数中风寒，表易犯也。血气虚，中不足也。脉不通，经络多滞也。故致真邪易于相攻。然正本拒邪，正气不足，邪反随之而入，故曰相引。数音朔。凡此形体血气，既已异于上寿，则其中寿而尽，固有所由，此先天之禀受然也。夫人生器局，既禀于有生之初，则其一定之数，似不可以人力强者。第禀得其全而养能合道，必将更寿；禀失其全而养复违和，能无更夭。故知之者下可以希中，中可以希上；不知者上仅得其次，次仅得其下矣。所谓天定则能胜人，人定亦能胜天也。夫禀受者，先天也；修养者，后天也。先天责在父母，后天责在吾心。●张志聪曰：（数叶朔。）此言人秉先天之气虚薄，而后天犹可资培，更能无犯贼风虚邪，亦可延年益寿。若秉气虚弱，而又不能调养，兼之数中风寒，以致中道夭而不能尽其天年矣。五脏不坚，使道不长，空外以张，喘息暴疾，先天之气不足也。又卑基墙，薄脉少血，其肉不石，又失其饮食起居之调养矣。数中风寒，又不知虚邪贼风，避之有时矣，致使真邪相攻，乱而相引，故中寿而尽也。●倪冲之曰：先天者，肾脏之精气也。然有生之后，惟借后天以资培，水谷入口，其味有五，津液各走其道，酸先入肝，苦先入心，甘先入脾，辛先入肺，咸先入肾。五脏主藏水谷之精者也。肾为水脏，受五脏之精而藏之。是以先天之精气不足，得后天以资养，亦可以享其

永年，故曰：六腑化谷，津液布扬，各如其常，故能久长。●薛雪曰：喘息者气促，暴疾者易伤，皆非延寿之征也。石，坚也。数中风寒，表易犯也；血气虚，中不足也；脉不通，经络多滞也，故致真邪易于相攻。然正本拒邪，正气不足，邪反随之而入，故曰相引。数，音朔。凡此形体，血气既已异于上寿，则其中寿而尽，固有所由禀受而然也。养能合道，下可以希中，中可以希上，否则上仅得其次，次仅其得下矣。●黄元御曰：空外以张，空窍外露也。其肉不石，不坚也。乱而相引，邪气逆乱而相牵引也。●章楠曰：马注：五脏皆脆，水沟不长。其鼻孔向外而张，鼻为肺窍，肺气泄矣，肺气不足，故喘息而为暴疾也。基墙甚卑，脉薄血少而肉脆。数中风寒者，以其血气虚，脉道不通，所以真邪相攻而相引。真为元气，邪为邪气也。如是其禀薄，故中寿而尽也。●丹波元简曰：张云：凡此形体血气，既已异于上寿，则其中寿而尽，固有所由，此先天之禀受然也。夫人生器局，既禀于有生之初，则其一定之数，似不可以人力强者。第禀得其全，而养能合道，必将更寿；禀失其全，而养复违和，能无更夭。故知之者，下可以希中，中可以希上；不知者，上仅得其次，次仅得其下矣。所谓天定则能胜人，人定亦能胜天也。夫禀受者先天也；修养者后天也。先天责在父母，后天责在吾心。●周学海曰：与上节收句，有直压横勒之异，此文情向背相映之致，出于天籁之自然者也。义精矣，而琢句坚卓短峭，在经文中别是一格。通篇层递而下，末忽用反笔兜裹文阵，亦奇。凡文之一反一正相对待者，古多一详一略，如此篇寿夭两项，相平既于寿上，分年详叙则夭上，无待分叙矣。此等只作滚串文字，不得以对待视之。

逆顺第五十五

●马莳曰：内论气有逆顺，用针者当顺治，不可逆治，故名篇。●余伯荣曰：按此篇篇名"逆顺"，而伯高曰：气之逆顺，所以应天地阴阳，四时五行也。是虽论刺之大约，而重在气之逆顺。又曰：此篇重在知人气之逆顺，应天地四时五行，则知邪病之盛虚出入矣。●丹波元简曰：诸本无篇字。马云：内论气有逆顺，用针者当顺治，不可逆治，故名篇。

55.1　黄帝问于伯高曰：余闻气有逆顺，脉有盛衰，刺有大约，可得闻乎？伯高曰：气之逆顺者，所以应天地、阴阳、四时、五行也①；脉之盛衰者②，所以候血气之虚实有余不足③；刺之大约者④，必明知病之可刺，与其未可刺，与其已不可刺也⑤。

①丹波元简曰：张云：人与天地相参，与日月相应，其阴阳升降盛衰之气，当其位而和者为顺，不当其位而乖者为逆。

②丹波元简曰：张云：以有力无力言，故可以候血气之虚实。

③顾观光曰：此下马本有"也"字，当补。

④丹波元简曰：张云：三刺义具如下文。又若明知病之可刺者，以其实邪在经也，如

《脉度》篇所谓"盛者泻之,虚者饮药以补之"是也。与其未可刺者,谓有所避忌也,如《终始》篇所谓"新内新劳、已饱已饥、大惊大恐者勿刺",及《八正神明论》所谓"天忌",《五禁》篇所谓"五禁"之类皆是也。与其已不可刺者,言败坏无及也,如《本神》篇所谓"五者已伤,针不可以治之也"。凡此三者,皆本节切近之义。

⑤杨上善曰:设此三问,为调气之要也。一,知逆顺,谓知四时五行逆顺之气,依而刺也。二,知候脉,谓候寸口人迎血气虚实也。三,知刺法,谓知此病可刺、此未可刺、此不可刺也。约,法也。●马莳曰:此言气有逆顺,脉有盛衰,刺有大约也。与其已不可刺者,言病既已,而不必刺也。●张介宾曰:人与天地相参,与日月相应,其阴阳升降盛衰之气,当其位而和者为顺,不当其位而乖者为逆。脉之盛衰者,以有力无力言,故可以候血气之虚实。三刺义具如下文。又若明知病之可刺者,以其实邪在经也,如《脉度》篇所谓盛者泻之,虚者饮药以补之是也。与其未刺者,谓有所避忌也,如《终始》篇所谓新内新劳、已饱已饿、大惊大恐者勿刺,及《八正神明论》所谓天忌,《五禁》篇所谓五禁之类皆是也。与其已不可刺者,言败坏无及也,如《本神》篇所谓五者已伤、针不可以治之也。凡此三者,皆本节切近之义。●余伯荣曰:此论病气亦随血气出入于皮肤经脉之外内而刺之有法也。气有逆顺者,谓经脉外内之气,交相逆顺而行,所以应天地阴阳,四时五行之升降出入。脉有盛衰者,谓经脉外内之血气,有出有入,是以有虚有实,有有余有不足也。刺之大约者,必明知病之方来之可刺也,与其方盛之未可刺也,与其已过之不可刺也。●《集注》眉批:出则内虚外实,入则内有余外不足。又:大气已过,刺之则真气脱。

55.2 黄帝曰:候之奈何?伯高曰:兵法曰①:无迎逢逢之气,无击堂堂之阵。刺法曰:无刺熇熇之热,无刺漉漉之汗,无刺浑浑之脉,无刺病与脉相逆者②。黄帝曰:候其可刺奈何?伯高曰:上工,刺其未生者也;其次,刺其未盛者也;其次,刺其已衰者也。下工,刺其方袭者也;与其形之盛者也;与其病之与脉相逆者也③。故曰:方其盛也,勿敢毁伤,刺其已衰,事必大昌④。故曰:上工治未病,不治已病⑤,此之谓也⑥。

①丹波元简曰:马云:逢逢之气,势来迫而甚盛者也。堂堂之阵,阵方整而甚众者也。故无迎者,当避其来锐耳。无击者,当击其惰归耳。志云:夫战,勇气也,一鼓作气,再而衰,三而竭,是以无迎逢逢之气,无击堂堂之阵,俟其气衰辙乱,然后击之,无有不克者矣。简案:《孙子》云:无邀整整之兵,无击堂堂之陈。注:堂堂,广大也。逢逢,鼓声。《诗·大雅》:鼍鼓逢逢是也。

②丹波元简曰:马云:三句及下方其盛也四句,又见《素问·疟论》。熇,音靠。《诗板》篇:多将熇熇。朱注云:炽,盛也。张云:熇熇,热之甚也。漉漉,汗之多也。浑浑,虚实未辨也。病与脉相逆,形证阴阳不合也,是皆未可刺者也。

③杨上善曰:逢,蒲东反,兵气盛也。熇,呼笃反,热炽盛也。堂堂,兵盛貌。兵之气色盛者,未可即击,待其衰然后击之。刺法亦尔,邪气盛者,消息按摩,折其大气,然后刺之,故曰无刺熇熇热也。漉漉者,血气泄甚大虚,故不可刺之也。浑浑,浊乱也。凡候脉浊乱者,莫知所病,故不可刺也。形病脉不病,脉病形不病,名曰相反。逆,反也。

内外二邪虽有，未起病形，刺之以为上工也。已成微病，未为盛者，刺之以为上工者也。病虽已衰，未即能愈，刺之以为中工者也。方，正方。袭，重也。正病重叠，病形复盛，病脉相反，刺之以为下工者也。●张介宾曰：逢逢之气盛，堂堂之阵整，无迎无击，避其锐也。逢音蓬。熇熇，热之甚也。漉漉，汗之多也。浑浑，虚实未辨也。病与脉相逆，形证阴阳不合也。是皆未可刺者也。熇，郝、嚣二音。漉音鹿。未生者，治其几也。未盛者，治其萌也。已衰者，知其有隙可乘也。是皆可刺者也。刺其方袭者，不避来锐也。与其形之盛者，见其外不知其内也。病之与脉相逆者，逆有微甚，微逆者防有所伤，未可刺也；甚逆者，阴阳相离，形气相失，已不可刺也。医不达此而强刺之，未有不偾事者矣，故曰下工。●丹波元简曰：《甲乙》"未盛"作"未成"，"袭者也"、"盛者也"并无"也"字。张云：未生者，治其几也。未盛者，治其萌也。已衰者，知其有隙可乘也。是皆可刺者也。刺其方袭者，不避来锐也。与其形之盛者，见其外不知其内也。病之与脉相逆者，逆有微甚，微逆者，防有所伤，未可刺；甚逆者，阴阳相离，形气相失，已不可刺也。医不达此而强刺之，未有不偾事者矣，故曰下工。

④杨上善曰：言工有损益也。●张介宾曰：盛邪当泻，何惧毁伤？正恐邪之所凑，其气必虚，攻邪未去，正气先夺耳，故曰方其盛也，勿敢毁伤。病既已衰，可无刺矣，不知邪气似平，病本方固，乘势拔之，易为力也，故曰刺其已衰，事必大昌。●丹波元简曰：张云：盛邪当泻，何惧毁伤？正恐邪之所凑，其气必虚，攻邪未去，正气先夺耳，故曰：方其盛也，勿敢毁伤。病既已衰，可无刺矣，不知邪气似平，病本方固，乘势拔之，易为力也，故曰：刺其已衰，事必大昌。马云：按此节与《疟论》，皆言邪气甚盛，发为甚寒甚热之际，不可轻刺，正以病势与脉气相逆。然则用药者，亦当先用药于寒热未至之先，不分外感内伤之寒热，皆当如此。若邪气方盛而用药，则寒药反助其寒，热药反助其热，不能解病而适以增病矣，医者不可不知也。

⑤丹波元简曰：马云：二句又见《素问·四气调神论》。

⑥杨上善曰：不病，未病之病也。已病，已成病也。●张介宾曰：此与《四气调神论》同，见摄生类七。●马莳曰：（按《史记》，轩辕乃之时，神农氏世衰，诸侯相侵伐，轩辕乃习用干戈，以征不享。又按《龙鱼河图》云：蚩尤兄弟八十一人，兽身人语，铜铁头，食沙，威振天下。黄帝以仁不能禁止，乃仰天而叹。天遣玄女，下授黄帝兵符。《山海经》云：黄帝令应龙攻蚩尤，请风伯、雨师以从。大风雨，黄帝乃下天女曰魃以止雨，遂杀蚩尤。二书似渺，然杀蚩尤则真，宜此时亦有兵法。"《刺法》曰"三句，及下"方其盛也"四句，又见《素问·疟论》。"上古治未病"二句，又见《素问·四气调神论》。逢，蒲蒙切。熇，音靠，《诗·板篇》：多将熇熇。朱注云：炽盛也。）此承上文而言，病有不可刺之义也。上文有"与其未可刺"一句，故此节乃详明之。自上工以至下工，有此四等，正以见不可刺而刺者之为下工也。逢逢之气，势来迫而甚盛者也。堂堂之阵，阵方整而甚众者也。故无迎者，当避其来锐耳。无击者，当击其惰归耳。熇熇者，热之甚盛也。漉漉者，汗之甚多也。浑浑者，脉之未清。此皆邪盛之时，病势与脉气相逆，所以皆不可刺也。上工方病之未生而刺之，其次则虽生而未盛亦刺之，其次则虽盛而已衰亦刺之。惟邪气方袭，或病形正盛，或病势脉气相逆，皆不可刺者也。不可刺而刺之，是之谓下工耳。（按此篇与《疟论》皆言邪气甚盛，发为甚寒、甚热之际，不可轻刺，正以病势与脉气相逆。然则用药者，亦当先用药于寒热未至之先，不分外感内伤之寒

热，皆当如此。若邪气方盛而用药，则寒药反助其寒，热药反助其热，不能解病，而适以增病矣。医者不可不知也。惜乎东垣、丹溪诸君皆未言此，所以后之医者，止有常山止疟等药则露宿早服，而其余后时而用者，误矣。愚用药，必于邪已衰、未盛之时，每获效为甚速云。）●张志聪曰：（逢叶彭。）此言刺法有如兵法，当避其来锐，击其惰归，按《史记》轩辕之时，神农时世衰，诸侯相侵伐，及蚩尤作乱，轩辕乃习用干戈，以征不享，故即以用兵之法，而为刺之大约，夫战，勇气也，一鼓作气，再而衰，三而竭，是以无迎逢逢之气，无击堂堂之阵，俟其气衰阵乱，然后击之，无有不克者矣。熇熇之热，热盛于皮肤也。漉漉之汗，邪盛在肌腠也。浑浑之脉，邪入于经脉也。病与脉相逆者，真邪相攻也。《离合真邪论》曰：夫邪去络入于经也，舍于血脉之中，其寒温未相得，如涌波之起也。时来时去，方其来也，必按而止之，无逢其冲而泻之。知机之道，不可挂以发。盖邪之方盛不可迎，邪之以往不可追，俟其来去之时，如发机之速。不可差之毫发者也。刺其未生者，未生于脉中也。未盛者，邪来之未盛。已衰者，邪去之已衰。故曰方其盛也，勿敢毁伤。谓邪气方盛，则真气大虚，故勿敢泻邪以伤正气。刺其已衰，事必大昌。上工治未病者，未病于脉中也。盖传溜于血脉。则有入腑干脏之患矣。●余伯荣曰：按此篇篇名"逆顺"，而伯高曰：气之逆顺，所以应天地阴阳，四时五行也。是虽论刺之大约，而重在气之逆顺。夫天道右迁，地道左转。四时之气，寒往则暑来，暑往则寒来，升降出入于天地之外内者也。五脏者，生长化收藏之气，此皆阴阳相贯，环转无端。夫人皮以应天，肌肉应地，血脉应地之经水。气之逆顺，谓气之环转于经脉皮肤之外内，交相逆顺而行，以应天地阴阳，四时五行之气，是以下工刺其方袭者，谓病之方袭于脉中也。与其形之盛者，谓病之盛于皮腠，而为熇熇之热。漉漉之汗也，与其病之与脉相逆者，谓病邪始入于脉也。盖脉气之出于皮肤，从经而脉，脉而络，络而孙，孙络绝而后出于气街。邪之入于经脉，去皮肤而入于络，去络而入于经，是以病与脉之相逆也。夫邪去络入于经也，如涌波之起，时来时去，无有常在。其病气已衰，则顺脉而行矣。故曰刺其已衰，事必大昌。此篇重在知人气之逆顺，应天地四时五行，则知邪病之盛虚出入矣。●《集注》眉批：始入于脉则相逆，真邪已合则涌波不起，顺脉而行。●黄元御曰：逢逢，盛也。熇熇，热旺也。漉漉，汗多也。浑浑，脉大也。方袭，邪方感袭也。言已非未生时矣。●周学海曰：如此短幅，通体俱用排比而不嫌板滞者，气盛故也。

五味第五十六

●马莳曰：篇内详论五脏所用五味之义，故名篇。●任谷庵曰：此章论五脏六腑，津液营卫，皆秉气于胃腑水谷之所生养。●丹波元简曰：诸本无篇字。

56.1 黄帝曰：愿闻谷气有五味①，其入五藏，分别奈何？伯高曰：胃者，五藏六府之海也，水谷皆入于胃，五藏六府，皆禀气于胃。五味各走其所喜，谷味酸，先走肝，谷味苦，先走心，谷味甘，先走脾，谷味辛，先走肺，谷味咸，先走肾。谷气津液已行，营卫大通，乃化糟粕，以次传下②。

①顾观光曰：《甲乙经》以为黄帝岐伯问答，与经文异。

②杨上善曰：谷气津液，味有五种，各入其五脏，别之奈何？胃受水谷，变化以滋五脏六腑，五脏六腑皆受其气，故曰皆秉也。五味所喜，谓津液变为五味，则五性有殊，性有五行，故各喜走同性之脏。水谷化为津液，清气犹如雾露，名营卫，行脉内外，无所滞碍，故曰大通。其沉浊者，名为糟粕。泌别汁入于膀胱，故曰以次传下也。粕，颇洛反。●马莳曰：（别，彼劣切。下俱同。）此言五味各先走其所喜也。肝喜酸，心喜苦，脾喜甘，肺喜辛，肾喜咸。故谷气之五味，各先走之也。其曰"水谷皆入于胃，五脏六腑皆禀气于胃"，即《营卫生会》篇所谓"人受气于谷，谷入于胃，以传于肺，五脏六腑皆以受气"也。其曰"谷气津液已行，营卫大通，乃化糟粕，以次传下"，即《营卫生会》篇所谓"水谷者，常并居于胃中，成糟粕而俱下于大肠，而成下焦，渗而俱下，济泌别汁，循下焦而渗入于膀胱"也。●张介宾曰：《玉版》篇曰：胃者，水谷气血之海也。气味之正者莫如水谷，水谷入胃以养五脏，故脏腑者皆禀气于胃，而胃为五脏六腑之本。五脏嗜欲不同，各有所喜，故五味之走，亦各有先。然既有所先，必有所后，而生克佐使，五脏皆有相涉矣。《至真要大论》言五味各有先入，义与此同，见论治类第七。人受气于谷，故谷气入于营卫，其糟粕之质，降为便溺，以次下传，而出于大肠膀胱之窍。●任谷庵曰：此章论五脏六腑，津液营卫，皆秉气于胃腑水谷之所生养。夫谷入于口，其味有五，各归所喜，津液各走其道，谷气津液已行，营卫大通，所化之糟粕，乃传于小肠大肠，循下焦而渗入膀胱也。●黄元御曰：谷气化津，津液以行，灌注营卫，营卫大通。清者已化精气，浊者乃化糟粕，以次传下。●丹波元简曰：马云："水谷皆入于胃，五脏六腑皆禀气于胃"，即《营卫生会》篇所谓"人受气于谷，谷入于胃，以传于肺，五脏六腑，皆以受气也。"其曰"谷气，津液已行，营卫大通，乃化糟粕，以次传下"，即《营卫生会》篇所谓"水谷者，常并居于胃中，成糟粕而俱下于大肠，而成下焦，渗而俱下，济泌别汁，循下焦而渗入于膀胱"也。张云：《玉版》篇曰：胃者，水谷气血之海也。气味之正者莫如水谷，水谷入胃以养五脏，故脏腑者皆禀气于胃，而胃为五脏六腑之本。五脏嗜欲不同，各有所喜，故五味之走，亦各有先。然既有所先，必有所后，而生克佐使，五脏皆有相涉矣。《至真要大论》言五味各有先入，义与此同。人受气于谷，故谷气入于营卫，其糟粕之质，降为便溺，以次下传，而出于大肠膀胱之窍。

56.2 黄帝曰：营卫之行奈何？伯高曰：谷始入于胃，其精微者，先出于胃之两焦，以溉五藏，别出两行，营卫之道。其大气之抟而不行者，积于胸中，命曰气海，出于肺，循喉咽，故呼则出，吸则入①。天地之精气，其大数常出三入一，故谷不入，半日则气衰，一日则气少矣②。

①丹波元简曰：《甲乙》"喉咽"作"喉咙"，是。马云：抟，音团，《周礼》：矢人凡相笴，欲生而抟。张云：谷之精气，先出于胃，即中焦也。而后至上下两焦，以溉五脏之至也。溉，灌注也。两行，言清者入营，营行脉中，浊者入卫，卫行脉外，故营主血而濡于内，卫主气而布于外，以分营卫之道。大气，宗气也。抟，聚也。循，由也。气海即上气海，一名膻中，居于膈上。盖人有三气，营气出于中焦，卫气出于下焦，宗积于上

焦，出于肺，由喉咙而为呼吸出入，故曰气海。

②杨上善曰：因前营卫大通之言，故问营卫所行。精微，津液也。津液资五脏已，卫气出胃上口，营气出于中焦之后，故曰两行道也。搏，谤各反，聚也。谷化为气，计有四道：精微营卫，以为二道；化为糟粕及浊气并尿，其与精下传，复为一道；搏而不行，积于胸中，名气海，以为呼吸，复为一道，合为四道也。天之精气，则气海中气也。气海之中，谷之精气，随呼吸出入也。人之呼也，谷之精气三分出已，及其吸也，一分还入，即须资食，充其肠胃之虚，以接不还之气。若半日不食，则肠胃渐虚，谷气衰也。一日不食，肠胃大虚，谷气少也。七日不食，肠胃虚竭，谷气皆尽，遂命终也。●马莳曰：（别，音鳖。行，音杭。抟，音团，《周礼•矢人》：凡相笴，欲生而抟。咽，音烟。此节与本经《邪客》篇首节大义相同。）此言谷化精微之气者，为营气、卫气、大气，以主三焦，而气乃出多入少，故谷不得不续用也。胃纳谷气，脾乃化之，其精微之气，先出于中焦，升则行于上焦，由肺而行五脏六腑，所以灌溉五脏也。其降则中焦行于下焦而营气生，其升则下焦至于上焦而卫气生，别出两行营卫之道。其大气（即宗气。）之抟而不行者，积于上焦，（即胸中，又名膻中。）命曰气海。（上气海。）主出于肺，循咽喉而出入之。鼻中出气为呼，则气从是出；入气为吸，则气从是入。一呼脉行三寸，一吸脉行三寸，呼吸定息，脉行六寸，积至一昼一夜，计有一万三千五百息，则脉之一十六丈二尺者，亦积行八百十丈矣。但谷化之精气，呼则出之；天地之精气，吸则入之。其大数：谷化之精气，出之者三分，则天地之精气入之者一分，惟其出多入少，故人半日不再用谷，则谷化之精气衰，至一日则气少。故晁错曰："民生一日不再食则饥"者，正此意也。●张介宾曰：谷之精气，先出于胃，即中焦也。而后至上下两焦，以溉五脏。之，至也。溉，灌注也。两行，言清者入营，营行脉中，浊者入卫，卫行脉外，故营主血而濡于内，卫主气而布于外，以分营卫之道。大气，宗气也。搏，聚也。循，由也。气海，即上气海，一名膻中，居于膈上。盖人有三气，营气出于中焦，卫气出于下焦，宗气积于上焦，出于肺，由喉咙而为呼吸出入，故曰气海。搏音团。咽音烟。循音巡。人之呼吸，通天地之精气，以为吾身之真气。故真气者，所受于天，与谷气并而充身也。然天地之气，从吸而入；谷食之气，从呼而出。总计出入大数，则出者三分，入止一分。惟其出多入少，故半日不食，则谷化之气衰；一日不食，则谷化之气少矣。知气为吾身之宝，而得养气之玄者，可以语道矣。●张志聪曰：（抟，音团。）●任谷庵曰：此言入胃水谷所生之精气，先出于胃之两焦，以溉五脏。两焦，上焦中焦也。上焦出胃上口，中焦亦并胃中，故曰胃之两焦。谷入于胃以传于肺，五脏六腑，皆以受气，别出两行营卫之道。其清者为营，浊者为卫，营行脉中，卫行脉外。大气，宗气也。胸中，膻中也。其宗气之抟而不行者，积于胸中，命曰气海。上出于肺，循喉咽以司呼吸，呼则气出，吸则气入也。天食人以五气，地食人以五味，谷入于胃，化其精微，有五气五味，故为天地之精气。五谷入于胃也，其糟粕津液宗气，分为三隧，故其大数，常出三入一。盖所入者谷，而所出者，乃化糟粕，以次传下，其津液溉五脏而生营卫，其宗气积于胸中，以司呼吸。其所出有三者之隧道，故谷不入半日则气衰，一日则气少矣。●余伯荣曰：按本篇言大气之抟而不行者，积于胸中，命曰气海，出于肺，循喉咽，故呼则出，吸则入，此宗气之行于脉外也。盖肺主皮毛，人一呼则气出，而八万四千毛窍皆阖，一吸则气入，而八万四千毛窍皆开，此应呼吸而司开阖者也。《邪客》篇云：宗气积于胸中，出于喉咙，以贯心脉而行呼吸，此宗

气之行于脉中也。一呼一吸，脉行六寸，昼夜一万三千五百息，脉行八百十丈为一周，此应呼吸而脉行循度环转者也。故曰宗气流于海，其下者注于气街，其上者走于息道。盖行于脉外者，直下注于气街，而充遍于皮毛也。●黄元御曰：谷入于胃，消化之后，其精微者，先糟粕而出于胃腑，之于上下两焦，以溉五脏，然后分别而出，两行营卫之道。精专者，行于脉中，慓悍者，行于脉外，异道别出，此营卫之所以行也。其大气之抟而不行者（不行于经络），积于胸中，命曰气海，出于肺部，循喉咽而行呼吸，故呼则气出，吸则气入。此气虽积于胸中，不行经络，而经络之气实与此通。呼则无经而不升，吸则无经而不降。即下降之经，呼亦小升，上升之经，吸亦小降。经脉之动，全因于此，不动则不行也。天地之精气，其大数常出多而入少，出者三分，伐泄之途，随处皆是，入者一分，惟赖水谷滋养而已，故谷不入，半日则气衰，一日则气少矣。●丹波元简曰：马云：谷化之精气，呼则出之；天地之精气，吸则入之。其大数：谷化之精气，出者三分，则天地之精气，入之者一分，惟其出多入少，半日不再用谷，则谷化之精气衰，至一日则气少。故晁错曰：民生一日不再食则饥者，正此意也。任允谦云：天食人以五气，地食人以五味，谷入于胃，化其精微，有五气五味，故为天地之精气。五谷入于胃也，其糟粕津液宗气，分为三隧，故其大数常出三入一。盖所谓所入者谷，而所出者乃化糟粕，以次传下，其津液溉五脏而生营卫，其宗气积于胸中以司呼吸，其所出者，三分之隧道，故谷不入，半日则气衰，一日则气少矣。简案：张义与马同，今考经文，任氏所解，似得其旨，《子华子》曰：天之精气大数，常出三而入一，其在人呼出也吸入也，一之谓尊，二之谓耦，三之谓化，精气以三成。与本节文稍同而义异。●章楠曰：此专明胃中水谷精微，出于中上两焦，滋溉五脏，而分别营卫二气，乃与岐伯所言营出中焦、卫出下焦，互明其理也。《素问·太阴阳明论》曰：脾常着胃，土之精也，生万物而法天地，故上下至头足。是言脾胃之气，行于一身上下内外，如天地之气，无处不周，故能生化万物也。夫清者为营，浊者为卫，始由中焦而分。其清者，至上焦积于胸，而为气海，名宗气也；其清中之悍者，循咽喉直上，冲头入脑，出额下面，合阳明经，入于颈旁人迎之脉而下行，义详四诊门《灵枢·动输》篇。其循咽喉之气，则随呼而出，随吸而入，与天地精气和会而出入，其出也常三，入也止一，故半日无谷入则气衰，一日无谷入则气少矣。

56.3　黄帝曰：谷之五味，可得闻乎？伯高曰：请尽言之①。五谷：秔米②甘③，麻酸④，大豆咸⑤，麦苦⑥，黄黍⑦辛⑧。五果：枣甘⑨，李酸⑩，栗咸⑪，杏苦⑫，桃辛⑬。五畜：牛甘⑭，犬酸⑮，猪咸⑯，羊苦⑰，鸡辛⑱。五菜：葵甘⑲，韭酸⑳，藿咸㉑，薤苦㉒，葱辛㉓。

①杨上善曰：充虚接气，内谷为宝，故因其问，请尽言之。五谷、五畜、五果、五菜，用之充饥则谓之食，以其疗病则谓之药。是以脾病宜食粳米，即其药也，用充饥虚，即为食也。故但是入口资身之物，例皆若是。此谷、畜、果、菜等二十物，乃是五行五性之味，脏腑血气之本也，充虚接气，莫大于兹，奉性养生，不可斯须离也。黄帝并依五行相配、相克、相生，各入脏腑，以为和性之道也。案《神农》及《名医》、《本草》，左右不同，各依其本具录注之，冀其学者量而取用也。

②丹波元简曰：《脏气法时论》作"粳米"。张云：秔，俗作粳。

③杨上善曰：味苦平，无毒。稻米味甘温生。【编者按：杨上善作"粳米饭甘"。】
④杨上善曰：胡麻味甘平，麻子味甘平。
⑤杨上善曰：大豆黄卷味甘平，无毒。生大豆味甘平。
⑥杨上善曰：大麦味咸温微寒，无毒，似穬麦无皮。穬麦味甘微寒，无毒。小麦味甘微寒，无毒。
⑦丹波元简曰：张云：黍，糯小米也，可以酿酒，北人呼为黄米，又曰黍子。此五谷之味合五行者。
⑧杨上善曰：丹黍米味苦微温，无毒。黍米味甘温，无毒。●张介宾曰：秔，俗作粳。麻，芝麻也。大豆，黄黑青白等豆均称大豆。黍，糯小米也，可以酿酒，北人呼为黄米，又曰黍子。此五谷之味合五行者。秔音庚。
⑨杨上善曰：大枣味甘平，杀乌头毒。生枣味辛。
⑩杨上善曰：仁，味苦甘平，无毒。实，味苦。
⑪杨上善曰：栗味咸温，无毒。【编者按：杨上善作"栗咸"。】
⑫杨上善曰：核，味甘苦温。花，味苦，无毒。实，味□酸。
⑬杨上善曰：核，味苦甘平，实，味酸。●张介宾曰：此五果之味合五行者。
⑭杨上善曰：肉味甘平，无毒。
⑮杨上善曰：牝犬肉味咸酸，无毒。
⑯杨上善曰：肉味苦。
⑰杨上善曰：味甘大热，无毒。●张介宾曰：此五畜之味合五行者。
⑱杨上善曰：丹雄鸡味甘微温微寒，无毒。白雄鸡肉微温。乌雄鸡肉温也。
⑲杨上善曰：冬葵子味甘寒，无毒，黄芩为之使。葵根味甘寒，无毒。叶为百菜主。心伤人。
⑳杨上善曰：味辛酸温，无毒。
㉑杨上善曰：案《别录》：小豆叶为藿。
㉒杨上善曰：味辛苦温，无毒。
㉓杨上善曰：葱实味辛温，无毒。根主伤寒头痛。汁平。●张介宾曰：藿，大豆叶也。薤，野蒜也。《尔雅翼》曰：薤似韭而无实。此五菜之味合五行者。薤音械。●马莳曰：秔，粳米。此言五谷、五果、五畜、五菜，各有五味也。●张志聪曰：（秔，粳同。）

56.4　五色：黄色宜甘，青色宜酸，黑色宜咸，赤色宜苦，白色宜辛。凡此五者，各有所宜。五宜所言五色者①，脾病者②，宜食秔米饭、牛肉枣葵③；心病者④，宜食麦羊肉杏薤⑤；肾病者⑥，宜食大豆黄卷猪肉栗藿⑦；肝病者⑧，宜食麻犬肉李韭⑨；肺病者⑩，宜食黄黍鸡肉桃葱⑪。

①张介宾曰：此五色之合于五味者。●丹波元简曰：诸本"宜"下更有"五宜"二字，唯马、志本并无之，"言"作"谓"，"所谓五色者"一句，接下节。【编者按：丹波元简作"五宜所言五色者"。】●顾观光曰：马本"言"作"谓"。
②丹波元简曰：张云：此下言脏病所宜之味也。脾属土，甘入脾，故宜用此甘物。
③张介宾曰：此下言脏病所宜之味也。脾属土，甘入脾，故宜用此甘物。

④丹波元简曰：张云：心属火，苦入心，故宜用此苦物。

⑤张介宾曰：心属火，苦入心，故宜用此苦物。

⑥丹波元简曰：《甲乙》无"黄卷"二字。张云：大豆黄卷，大豆芽也。肾属水，咸入肾，故宜用此咸物。

⑦张介宾曰：大豆黄卷，大豆芽也。肾属水，咸入肾，故宜用此咸物。

⑧丹波元简曰：张云：肝属木，酸入肝，故宜用此酸物。

⑨张介宾曰：肝属木，酸入肝，故宜用此酸物。

⑩丹波元简曰：张云：肺属金，辛入肺，故宜用此辛物，此上五节，与《五脏生成论》之五合、《宣明五气》篇之"五入"者，意同，皆用本脏之味，以治本脏之病也。

⑪杨上善曰：养生疗病，各候五味之外色，以其味益之也。脾病食甘，《素问》甘味补，苦味为泻。心病食苦，《素问》咸味补，甘味为泻。肾病食咸，《素问》咸味泻，苦味为补也。黄卷，以大豆为之。肝病食酸，《素问》酸味泻，辛味为补。肺病食辛，《素问》辛味泻，酸味为补。●马莳曰：此言五色与五味相宜，而五脏之病各有所当用也。黄色属土，甘味属土，脾亦属土，故色之黄者宜甘，而脾病者，主脾气不足，宜食谷果畜菜之甘者以益之。赤色属火，苦味属火，心亦属火，故色之赤者宜苦，而心病者，主心气不足，宜食谷果畜菜之苦者以益之。黑色属水，咸味属水，肾亦属水，故色之黑者宜咸，而肾病者，主肾气不足，宜食谷果畜菜之咸者以益之。青色属木，酸味属木，肝亦属木，故色之青者宜酸，而肝病者，主肝气不足，宜食谷果畜菜之酸者以益之。白色属金，辛味属金，肺亦属金，故色之白者宜辛，而肺病者，主肺气不足，宜食谷果畜菜之辛者以益之。此即《宣明五气》篇之所谓"五入"也。●张介宾曰：肺属金，辛入肺，故宜用此辛物。此上五节，与《五脏生成论》之五合、《宣明五气》篇之五入者意同，皆用本脏之味以治本脏之病也。●余伯荣曰：五谷为养，五果为助，五畜为益，五菜为充，气味合而服之，以补精益气，是以五色合五味，而各有所宜也，五脏内合五行，外合五色，五味入胃，各归所喜，津液各走其道，以养五脏，故五脏病者，随五味所宜也。●《集注》眉批：色合于气，气合于味。●黄元御曰：五宜者，合其所宜也。大豆黄卷，大豆芽也。（芽生一寸，于为黄卷。）

56.5　五禁①：肝病禁辛，心病禁咸，脾病禁酸，肾病禁甘，肺病禁苦②。

①丹波元简曰：张云：辛味属金，能克肝木。此下五节，当与《宣明五气》篇"辛走气，气病无多食辛"等义参看。咸味属水，能克心火。酸味属木，能克脾土。甘味属土，能克肾水。苦味属火，能克肺金。

②杨上善曰：五味所克之脏有病，宜禁其能克之味。●马莳曰：此言五脏之味有五禁，皆五行之相克者也。金克木，故肝病禁辛。水克火，故心病禁咸。木克土，故脾病禁酸。土克水，故肾病禁甘。火克金，故肺病禁苦。此节当与《素问·宣明五气》篇之五禁、本经《九针论》之五裁参看。（按：《宣明五气》篇云：辛走气，气病无多食辛。咸走血，血病无多食咸。苦走骨，骨病无多食苦。甘走肉，肉病无多食甘。酸走筋，筋病无多食酸。是谓五禁。又按《九针论》云：病在筋，无食酸。病在气，无食辛。病在骨，无食咸。病在血，无食苦。病在肉，无食甘。）●张介宾曰：辛味属金，能克肝木。此下五节，当与《宣明五气》篇辛走气、气病无多食辛等义参看。咸味属水，能克心火。酸

味属木，能克脾土。甘味属土，能克肾水。苦味属火，能克肺金。●余伯荣曰：五味五气，有生有克，有补有泻，故五脏有病，禁服胜克之味。●黄元御曰：五禁者，犯其所禁也。

56.6 肝色青①，宜食甘，秔米饭、牛肉、枣、葵皆甘②。心色赤③，宜食酸，犬肉、麻、李、韭皆酸④。脾色黄⑤，宜食咸，大豆、豕肉、栗、藿皆咸⑥。肺色白⑦，宜食苦，麦、羊肉、杏、薤皆苦⑧。肾色黑⑨，宜食辛，黄黍、鸡肉、桃、葱皆辛⑩。

①丹波元简曰：张云：此下言脏气所宜之味也。《脏气法时论》曰"肝苦急，急食甘以缓之"，即此意也。此下五节，仍与《脏气法时论》后文相同。

②张介宾曰：此下言脏气所宜之味也。《脏气法时论》曰"肝苦急，急食甘以缓之"，即此意也。此下五节，仍与藏气法时论后文相同，见疾病类二十四。

③丹波元简曰：张云：《脏气法时论》曰：心苦缓，急食酸以收之。

④张介宾曰：《脏气法时论》曰："心苦缓，急食酸以收之。"

⑤丹波元简曰：张云：启玄子云：究斯宜食，乃调利机关之义也。肾为胃关，脾与胃合，故假咸柔软以利其关，关利而胃气乃行，胃行而脾气方化。故脾之宜味，与他脏不同。《脏气法时论》曰：脾苦湿，急食苦以燥之。

⑥张介宾曰：启玄子云：究斯宜食，乃调利机关之义也。肾为胃关，脾与胃合，故假咸柔奭以利其关，关利而胃气乃行，胃行而脾气方化。故脾之宜味，与他脏不同。《脏气法时论》曰：脾苦湿，急食苦以燥之。

⑦丹波元简曰：张云：《脏气法时论》曰：肺苦气上逆，急食苦以泄之。

⑧张介宾曰：《脏气法时论》曰：肺苦气上逆，急食苦以泄之。

⑨丹波元简曰：张云：《脏气法时论》曰：肾苦燥，急食辛以润之，开腠理，致津液，通气也。

⑩杨上善曰：肝者，木也。甘者，土也。宜食甘者，木克于土，以所克资肝也。心者，火也。酸者，木也。木生心也，以母资子也。脾者，土也。咸者，水也。土克于水，水味咸也，故食咸以资于脾也。肺者，金也。苦者，火也。火克于金也，以能克为资也。肾者，水也。辛者，金也。金生于水，以母资子。●马莳曰：此文言五脏有宜食之味，皆自其所苦者而治之也。《素问·脏气法时论》云：肝苦急，急食甘以缓之；心苦缓，急食酸以收之；脾苦湿，急食苦以燥之；肺苦气上逆，急食苦以泄之；肾苦燥，急食辛以润之。至末又云：肝色青，宜食甘，粳米、牛肉、枣、葵皆甘。心色赤，宜食酸，小豆（本经作麻）、犬肉、李、韭皆酸。肺色白，宜食苦，麦、羊肉、杏、薤皆苦。脾色黄，宜食咸，大豆、豕肉、栗、藿皆咸。肾色黑，宜食辛，黄黍、鸡肉、桃、葱皆辛。夫前既曰脾苦湿，急食苦以燥之，而后乃云脾色黄，宜食咸，启玄子云：究斯宜食，乃调利机关之义也。肾为胃关，脾与胃合，故假咸柔软以利其关，关利而胃气乃行，胃行而谷气方化。故脾之宜味，与各脏不同也。此节与《素问》同。●张介宾曰：《脏气法时论》曰：肾苦燥，急食辛以润之，开腠理，致津液，通气也。●张志聪曰：《脏气法时论》曰：肝苦急，急食甘以缓之；心苦缓，急食酸以收之；脾苦湿，急食苦以燥之；肺苦气上逆，急

食苦以泄之；肾苦燥，急食辛以润之。夫色者气之华也，缓急燥湿，脏气之不和也。五脏有五气之苦，故宜五味以调之，用阴而和阳也。愚按：脾苦湿，急食苦以燥之；而又曰脾色黄，宜食咸，大豆豕肉栗藿皆咸。盖脾为阴中之至阴，而主湿土之气，乃喜燥而恶寒湿者也。故宜食苦以燥之，然灌溉于四脏，土气润湿而后乃流行，故又宜食咸以润之。是以《玉机真脏论》曰：脾者，土也，孤脏以灌四旁者也。其来如水之流者，此谓太过，病在外，故宜急食苦以燥之。如鸟之喙者，此谓不及，病在中。谓如黔喙之属，艮止而不行，是以食咸以滋其润湿而灌溉也。盖脾为土脏，位居中央，不得中和之气，则有太过不及之分，是以食味之有两宜也。●《集注》眉批：苦及火之味，故主燥热。●周学海曰：用笔与《天年》篇同，而布阵尤奇，前从五味说到营卫，随即接叙营卫，是本题里面一层，却提于题前发之。及入五味，正面先叙五物与五色之人所宜，是言平人所宜也；次叙五病宜禁，正义毕矣。又复叙五脏色所宜，自是谆复申明之意，独怪叙五物，不厌繁复，反略于五禁，不与前五宜作对待，而详于后五宜，与前五宜似对不对，使人目眩，极寓奇于正之妙，精悍之色，不可逼视。

卷之九

水胀第五十七

●马莳曰：内有水与肤胀字义，故名篇。●余伯荣曰：此章论寒水之邪而为水，是肤胀、鼓胀、肠覃、石瘕诸证。●丹波元简曰：诸本无篇字。

57.1　黄帝问于岐伯曰：水与肤胀、鼓胀、肠覃、石瘕、石水何以别之[①]？

①杨上善曰：此之六病，有难分者，故请别之也。●马莳曰：此帝欲明诸证之义而问之也。盖诸证病异而形相似，故宜有以别之耳。●张介宾曰：此六证者，病异而形相似，故宜有以别之。覃音潭。瘕，加、驾二音。●张志聪曰：（覃，音尽。）●余伯荣曰：此章论寒水之邪而为水，是肤胀、鼓胀、肠覃、石瘕诸证。经云：太阳之上，寒水主之。寒者，水之气也，肾与膀胱，皆积水也，故曰石水。石水者肾水也。如水溢于皮间，则为皮水；寒乘于肌肤，则为肤胀；留于空郭，则为鼓胀；客于肠外，则为肠覃；客于子门，则为石瘕，皆水与寒气之为病也。夫邪之所凑，其正必虚，外之皮肤肌腠，内之脏腑募原，肠胃空郭，皆正气之所循行，气化则水行，气伤则水凝聚而为病。是以凡论水病，当先体认其正气，知正气之循行出入，则知所以治之之法矣。●薛雪曰：此六症者，病异而形相似，故宜有以别之。覃，音潭。

57.2　岐伯答曰：水始起也，目窠上微肿，如新卧起之状，其颈脉动，时欬[①]**，阴股间寒，足胫瘇，腹乃大，其水已成矣**[②]。**以手按其腹，随手而起，如裹水之状，此其候也**[③]。

①张介宾曰：目之下为目窠。微肿如新卧起之状者，形如卧蚕也。窠音科。颈脉，足阳明人迎也。阳明之脉，自人迎下循腹里，而水邪乘之，故为颈脉动。水之标在肺，故为时咳。●李中梓曰：目之下为目窠，如新卧起者，形如卧蚕也。颈脉，足阳明人迎也。阳明之脉自人迎下循腹里，而水邪乘之，故为颈脉动。水之标在肺，故时咳。●薛雪曰：目之下为目窠，微肿如新卧起之状者，形如卧蚕也。颈脉，足阳明人迎也。阳明之脉，自人迎下循腹里。由水邪乘之，故为颈脉动，水之标在肺，故为时咳。

②张介宾曰：阴邪始于阴分也。瘇，肿同。●薛雪曰：阴邪始于阴分也。

③杨上善曰：水病之状，候有六别：一者，目果微肿；二者，足阳明人迎之脉，眠见其动，不待按之；三者，胀气循足少阴脉上冲于肺，故时有咳；四者，阴下阴股间冷；五者，脚胻肿起；六者，腹如囊盛水状，按之不坚，去手即起。此之六种，水病候也。●马莳曰：此言水之证也。病方起时，目之下为窠，俗云卧蚕。其微有所肿，如新卧起之状。

大抵人之卧起者，其目窠上必肿也。颈脉即人迎穴也，此脉动于颈，而咳动于内，在阴股则冷，在足胫则肿，在上腹则大，以手按其腹，则随手而起，如裹水状，此水病已成而可验者也。（按《素问·阴阳别论》云：三阴结谓之水。启玄子云：三阴结，谓脾肺之脉俱寒结也。脾肺寒结，则气化为水。又按本经《五癃津液别》篇有云：五谷之津液和合而为膏者，内渗入于骨空，补益脑髓，而下流于阴股。阴阳不和，则使液溢而下流于阴，髓液皆减而下，下下过度则虚，虚故腰背痛而胫痠，阴阳气道不通，四海闭塞，三焦不泻，津液不化，水谷并于肠胃之中，别于回肠，留于下焦，不得渗膀胱，则下焦胀，水溢则为水胀。又按《论疾诊尺》篇言风水肤胀：视人之目窠上微肿，如新卧起状，其颈脉动，时咳，按其手足，窅而不起。则当知随手而起，为有水无风；窅而不起，为有风有水也。）●张介宾曰：凡按水囊者必随手而起，故病水者亦若是。以上皆水肿之候。●李中梓曰：此上皆言水肿之候。●余伯荣曰：此太阳膀胱之水，溢于皮肤而为水胀也。太阳之气，运行于肤表，此水随气溢而为病也。太阳之脉，起于目内眦，上额交巅，循颈而下，目窠上微肿，水循经而溢于上也。其颈脉动，水伤气而及于脉也。咳者，水邪上乘于肺也。阴股寒，足胫肿，太阳之气虚，而水流于下也。腹大者，水泛而土虚也，水在皮中，故按之随手而起，如裹水之状，此其候也。●汪昂曰：《五癃津液论》曰：阴阳气道不通，四海闭塞，三焦不泻，津液不化，水谷并于肠胃之中，别于回肠，留于下焦，不得入膀胱，则下焦胀，水溢则为水胀。●薛雪曰：凡按水囊者必随手而起。故病水者亦若是。以上皆水肿之候。●黄元御曰：目窠，目下也。颈脉，足阳明之人迎。寒水侮土，胃气上逆，故颈脉动甚，望而知之也。肺气莫降，故时咳。足三阴行于股内，阴盛于下，故阴股间寒（骨内为阴）。胃气不能下行，故足胫肿。水泛上湿，中气不运，故腹乃大也。●丹波元简曰：马云：病方起时，目之下为窠，俗云卧蚕。其微有所肿，如新卧起之状，大抵人之卧起者，其目窠上必肿也。颈脉即人迎穴也，此脉动于颈，而咳动于内，在阴股则冷，在足胫则肿，在上腹则大，以手按其腹，则随手而起，如裹水状，此水病已成而可验者也。（按：《素问·阴阳别论》云：三阴结谓之水。启玄子云：三阴者谓脾肺之脉俱寒结也，脾肺寒结则气化为水。又按本经《五癃津液》篇有云：五谷之精气【编者按：《发微》作"液"】和合而为膏者，内渗入于骨空，补益脑髓，而下流于阴股。阴阳不和，则使液溢而下流于阴，髓液皆减而下，下过度则虚。虚，故腰背痛而胫痠。阴阳气道不通，四海闭塞，三焦不泻，津液不化，水谷并于肠胃之中，别于回肠，留于下焦，不得渗膀胱，则下焦胀，水溢则为水胀。又按《论疾诊尺》篇言，风水肤胀"视人之目窠上微肿，如新卧起状，其颈脉动，时咳，按其手足，窅而不起"，则当知随手而起为有水无风，窅而不起为有风有水也。）张云：阳明之脉，自人迎下循腹里，而水邪乘之，故为颈脉动。水之标在肺，故为时咳。阴股间寒，足胫瘇，腹乃太阴，邪始于阴分也。瘇，肿同。凡按水囊者，必随手而起。故病水者亦若是，以上皆水肿之候。简案：《平人气象论》曰：颈脉动喘疾咳，曰水，目窠微肿如卧蚕起之状，曰水。亦与本节及《论疾诊尺》篇文同，不谓之人迎而谓颈脉者，非诊之而始知其动之疾，以其望而知颈脉之疾也。●章楠曰：目窠，眼胞也。凡人睡卧初起，眼胞微肿，水病始起亦如之。颈脉，喉旁人迎胃脉也。水蓄于胃，肺气逆，故颈脉动而时咳也。水溢三焦，阳气不周，故阴股间寒，而足胫肿，腹乃大，其水已成矣。按其腹，随手而起，如囊裹水之状，此为水胀之证候也。

57.3 黄帝曰：肤胀何以候之？岐伯曰：肤胀者，寒气客于皮肤之间，𪔣𪔣然不坚，腹大，身尽肿，皮厚①，按其腹，窅而不起，腹色不变，此其候也②。

①李中梓曰：𪔣𪔣，鼓声也。寒气客于皮肤，阳气不行，病在气分，故有声如鼓。气本无形，故不坚。气无所不至，故腹大、身尽肿而皮厚也。

②杨上善曰：次解肤胀，凡有五别：一者，寒气循于卫气，客于皮肤之间；二者，为肿不坚；三者，腹大身肿；四者，皮厚，按之不起（窅，焉了反，深也）；五者，腹色不变。肤胀所由与候，有斯五别也。●马莳曰：此言肤胀之证也。寒气客于皮肤之间，其声𪔣𪔣然而不坚，其腹大，其身尽肿，其皮厚，但按其腹则窅而不起，其腹色亦不变，此肤胀之为候也。（按：《论疾诊尺》篇之风水肤胀，当为感风而成，此肤胀者，乃曰寒气所客，似宜有风寒之异。且彼言按其手足窅而不起，此曰按其腹窅而不起，则当知窅而不起相同，特有手足与腹之异，宜详辨之。）●张介宾曰：𪔣𪔣，鼓声也。寒气客于皮肤之间者，阳气不行，病在气分，故有声若鼓。气本无形，故不坚。气无所不至，故腹大身尽肿。若因于水，则有水处肿，无水处不肿，此为可辨。然有水则皮泽而薄，无水则皮厚。𪔣音空。寒气在肤腠之间，按散之则不能猝聚，故窅而不起。腹色不变，即皮厚故也。愚按：此上两条云，以手按其腹，随手而起者属水，窅而不起者属气，此固然也。然按气囊者，亦随手而起，又水在肌肉之中，按而散之，猝不能聚，如按糟囊者，亦窅而不起，故未可以起与不起为水气之辨。但当察其皮厚色苍，或一身尽肿，或自上而下者，多属气；若皮薄色泽，或肿有分界，或自下而上者，多属水也。又风水肤胀义，详脉色类十八。窅音夭，深也。●李中梓曰：气在肤间，按散者不能猝复，故窅而不起。皮厚，故腹色不变也。●张志聪曰：（𪔣音空，鼓声。窅音杳。）●余伯荣曰：寒者，水之气也。此无形之气，客于皮肤而为虚胀也。无形之气，故𪔣𪔣然不坚，气胀，故腹大身尽肿也。寒气在于肌腠，故皮厚窅深也。夫水在皮中，故按之即起，此病在气，故按其腹，窅而不起。腹色不变者，寒气在皮肤，而脾土未伤也。●薛雪曰：𪔣𪔣，鼓声也。寒气客于皮肤之间者，阳气不行，病在气分，故有声若鼓。气本无形，故不坚。气无所不至，故腹大，身尽肿。若因于水，则有水处肿，无水处不肿，此为可辨，然有水则皮泽而薄，无水则皮厚。寒气在肤腠之间，按散之则不能猝聚，故窅然不起。腹色不变，即皮厚故也，以手按其腹，随手而起者属水，窅而不起者属气，此固然也，然按气囊者亦随手而起，又水在肌肉之中，按而散之，猝不能聚，如按糟囊者亦窅而不起，故未可以起与不起为水气之的辨，但当察其皮厚色苍，或一身尽肿，或自上而下者多属气，若皮薄色泽，或肿有分界，或自下而上者多属水也。窅，音夭，深也。●黄元御曰：𪔣𪔣，空洞如鼓声也。窅，深也。●丹波元简曰：《甲乙》"𪔣𪔣"作"殻殻【编者按：原书作"壳壳"】"。张云：𪔣𪔣，鼓声也。寒气客于皮肤之间者，阳气不行，病在气分，故有声若鼓。气本无形，故不坚。气无所不至，故腹大，身尽肿。若因于水，则有水处肿，无水处不肿，此为可辨。然有水则皮泽而薄，无水则皮厚。寒气在肤腠之间，按散之，则不能猝聚，故窅而不起。腹色不变，即皮厚故也。愚按：此上两条云，以手按其腹，随手而起者属水，窅而不起者属气，此固然也。然按气囊者，亦随手而起，又水在肌肉之中，按而散之，猝不能聚，如按糟囊者，亦窅而不起，故未可以起与不起，为水气之辨。但当察其皮厚色苍，或一身尽肿，或自上而下者，多属气；若皮薄色泽，或肿有分界，或自下而上者，多属水也。简案：《论疾诊

尺》篇云：按其手足上，宜而不起者，风水肤胀也。亦与本节同，又《金匮要略》云：皮水其脉亦浮，外证跗肿，按之没指，不恶风。又云：按其手足上，陷而不起者，风水。《巢源》云：燥水谓水气溢于皮肤，因令肿满，以指画肉上，则隐隐成文字者，名曰燥水；以指画肉上，随画随散，不成文字者，名曰湿水。由此推之，肤胀即《金匮》所谓皮水；风水，《巢源》所谓燥水也，然胀不可拘起与不起之说，当为实验之言也。瓮，《玉篇》：物皮空也，瓮字亦从鼓从空。盖中空之义，诸注为鼓声，岂有不坚而有声之理乎。●章楠曰：肤胀因阳虚寒气客于皮肤，内无水邪，但是虚肿，故瓮瓮然不坚，其皮厚。按其腹，宜而不起，以气虚不鼓也，腹色不变，则与水胀之皮薄色亮，按之随手而起者不同矣。宜音杳，坎陷之义。

57.4 鼓胀何如？岐伯曰：腹胀身皆大，大与肤胀等也，色苍黄，腹筋起，此其候也①。

①杨上善曰：次解鼓胀，凡有六别：所由及候，四种同于肤胀，五者腹色青黄，六者腹上脉络见出，鼓胀之候，有此六别也。●马莳曰：此言鼓胀之候也。腹胀而周身皆大，大与肤胀相等，但其色苍黄，腹中筋起为候耳。（按：鼓胀与肤胀等，不言按之起与不起，当亦是不起者，惟其腹筋起者为辨。又按：《素问·腹中论》黄帝曰：有病心腹满，旦食则不能暮食，名为何病？岐伯曰：名为鼓胀，治之以鸡矢醴，一剂知，二剂已。此方果有奇验云。）●张介宾曰：腹胀身皆大，与上文肤胀者证同，色苍黄者，亦皮厚腹色不变之义，但腹有筋起为稍异耳。盖此亦病在气分，故名鼓胀也。又鼓胀义见前五十五。●李中梓曰：鼓胀、肤胀，大同小异，只色苍黄、腹筋起为别耳。●余伯荣曰：此寒气乘于空郭之中，所谓脏寒生满病也。脏寒者，水脏之寒气盛，而火土之气衰也。身皆大者，脾主肌肉也。色苍黄，腹筋起者，土败而木气乘之也。●《集注》眉批：肝木主筋。●汪昂曰：以腹筋起，与肤胀异。●薛雪曰：腹胀，身皆大，与上文肤胀者证同。色苍黄者，亦皮厚腹色不变之义，但腹有筋起，为稍异耳，盖此亦病在气分，故名鼓胀也。●黄元御曰：色苍黄，腹筋起（青筋），肝木客脾土也。（木主五色，入土为黄，自入为青。苍，青也。）●丹波元简曰：马云：鼓胀与肤胀等，不言按之起与不起，当亦是不起者，惟其腹筋起者为辨。又按：《素问·腹中论》：黄帝曰：有病心腹满，旦食则不能暮食，名为何病？岐伯曰：名为鼓胀，治之以鸡矢醴，一剂知，二剂已。此方果有奇验云。李云：鼓胀肤胀，大同小异，只以色苍黄、腹筋起为别耳。●章楠曰：此由内伤肝脾，故色青黄并现，腹胀而有筋绽。与水胀、肤胀因各不同，其证亦异。如后条旦食不能暮食，用鸡矢醴者相类。

57.5 肠覃何如？岐伯曰：寒气客于肠外，与卫气相搏，气不得荣，因有所系，癖而内著，恶气乃起，瘜肉乃生。其始生也，大如鸡卵，稍以益大，至其成，如怀子之状，久者离岁，按之则坚，推之则移，月事以时下，此其候也①。

①杨上善曰：次解肠覃，水停聚也。肠覃凡有六别：一者，得之所由，谓寒客于肠外，与卫气合，瘕而为内；二者，所生形之大小；三者，成病久近，（离，历也）久者或

可历于年岁；四者，按之坚硬；五者，推之可移；六者，月经时下。肠覃所由与状，有斯六种也。●马莳曰：此言肠覃之证也。寒气客于肠之外，卫气有时而入，寒气与卫气相搏，卫气不得营运，彼此相系，癖而内着于肠，致使恶气从兹而起，瘜肉乃生。其始生也，大如鸡卵，及其成也，如怀子之状。久者，岁以度岁，非止一岁，用手按之则坚，推之则移，附于肠外，而不在胞中，故月事以时而下，此肠覃之为候也。●张介宾曰：覃，延布而深也。寒气与卫气相搏，则搐积不行，留于肠外，有所系着，故癖积起，瘜肉生，病日以成矣。瘜肉，恶肉也。卫气留于腹中，义出《卫气失常》篇，详针刺类二十六。癖音僻。瘜音息。离岁，越岁也。寒邪客于肠外，不在胞中，故无妨于月事，其非血病可知。盖由汁沫所聚而生，此肠覃之候也。●李中梓曰：覃之为义，延布而深也。寒气薄卫，滞而不行，留于肠外，故癖积起、瘜肉生也。离岁，越岁也。邪在肠外，不在胞中，故无妨月事。皆由汁沫所聚，非血病可知也。●张志聪曰：（"脏"旧文"岁"，今改正。）此寒气客于肠外而生覃也。夫卫气夜循脏腑之募原，行阴二十五度，寒气客于肠外，与卫气相搏，则卫气不得营行矣。因有所系，癖而内著者，此无形之气，相搏于肠外空郭之中，而着于有形之膏募也。是以血肉之恶气乃起，息肉乃生，而成此覃，久则离于脏腑之脂膜，如怀子之虚悬，按之则坚，推之则移，不涉于脏腑，故月事以时下，此其候也。●《集注》眉批：离脏，故如怀子之状，推之则移。●汪昂曰：覃客肠外，为气病，故月事时下。●薛雪曰：覃，延布而深也，寒气与卫气相搏，则蓄积不行，留于肠外，有所系着，故癖积起，瘜肉生，病日以成。●黄元御曰：气不得营，营，行也。因有所系，系，恋不消也。癖而内着，痞结而留着也。恶气乃起，滞气因阻而成积也。瘜肉，瘀肉也。离岁，逾岁也。●丹波元简曰：《甲乙》"癖"作"瘕"，"瘜"作"息"，"离脏"作"离岁月"三字，诸本唯作"离岁"，"独志"改作"离脏"。张云：覃，延布而深也。寒气与卫气相搏，则稽积不行，留于肠外，有所系着。故癖积起瘜肉生，病日以成矣。瘜肉，恶肉也。离岁，越岁也。寒邪客于肠外，不在胞中，故无妨于月事，其非血病可知。盖由汁沫所聚，而生此肠覃之候也。简案：覃义未详，盖此与蕈同，慈在切。《唐韵》：菌生木上。又《玉篇》：蕈，地菌也。肠中垢滓，凝聚生瘜肉，犹湿气蒸郁，生蕈于土木，故谓肠覃。《正字通》、《方书》：鼻疣曰瘜肉，亦谓之瘜菌，鼻通息，故从息。瘜菌乃与肠蕈之义符，但以鼻息释瘜者，误。《说文》：瘜，寄肉也。即生息一肉之义。《甲乙》作"息肉"可证。离岁，历岁也。离训历，见《诗·小雅·小宛疏》）。肠覃治方，陈氏《三因》有乌喙丸，罗氏《卫生宝鉴》有晞露丸、见晛丸等，当并考。●章楠曰：肠覃始由寒气客于肠外，是在躯壳之内，正卫气出入之区，寒邪与气相搏，因而结成癖积，恶气乃起，息肉乃生。岁久大如怀子，按之坚而推之移，其结在气分，故血脉流通，月事仍应时而下，盖与卫气所结，卫行脉外故也。

57.6 石瘕何如？岐伯曰：石瘕生于胞中，寒气客于子门，子门闭塞，气不得通，恶血当写不写，衃以留止①，日以益大，状如怀子，月事不以时下，皆生于女子，可导而下②。

①顾观光曰：《甲乙经》"以"作"乃"。

②杨上善曰：次解石瘕，凡有四别：一者，瘕住所在；二者，得之所由，谓寒气客子门之中，恶血凝聚不泻所致；三者，石瘕大小形；四者，月经不以时下。石瘕所由与状，

有斯四种。石水一种，缺而不解也。肠覃、石瘕二病，皆妇人病也。●马莳曰：此言石瘕之证也。石瘕必生于胞中，正以寒气客于子门，子门闭塞，气不得通于外，恶血之在内者当泻不泻，恶血者，名为衃血，留止于胞中，日以益大，其状亦如怀子。惟石瘕生于胞中，而不在肠外，故月事不以时下，此其所以为候也。然肠覃、石瘕，皆生于女子，治之者，可导而下之。（按：肠覃由寒气客于肠外而始，石瘕由寒气客于子门而始。元时罗谦夫著《卫生宝鉴》，有晞露丸、见睍丸等法以治二病。）●张介宾曰：胞，即子宫也，男女皆有之，在男谓之精室，在女谓之血海。子门，即子宫之门。义详三焦包络命门辨中，见《附翼》三卷。衃，凝败之血。子门闭塞，则衃血留止，其坚如石，故曰石瘕。月事不以时下，惟女子有之也，故可以导血之剂下之。按：篇首帝有石水之问，而此下无答，必阙失也。考之《阴阳别论》曰：阴阳结邪，多阴少阳曰石水，少腹肿。其义即此，详见本类前六。衃，铺杯切。●李中梓曰：衃，败血凝聚也。子门闭塞，衃血留止，其坚如石，故名石瘕。月事不以时下，无经可至也，可以导血之剂下之。按肠覃、石瘕皆言月事，则此二症惟女人有之，故曰皆生于女子也。●余伯荣曰：胞中，血海也，在少腹内。男子之血，上唇口而生也髭须，女子月事以时下，寒气客于子门，则衃门闭。而胞中之血，当泻不泻，留积而成衃块，日以益大，状如怀子，血留胞中，故月事不以时下，覃瘕皆生于女子，治之者可导下之。●《集注》眉批：留积一月而下，不主妊娠故曰恶血。●汪昂曰：衃，音胚，凝血也。瘕在胞中，为血病，故月事不下。石水，经无明文。●黄元御曰：衃，血块也。●丹波元简曰：《甲乙》"下"下有"之"字。张云：衃，凝败之血也。子门闭塞，则衃血留止，其坚如石，故曰石瘕。月事不以时下，惟女子有之也，故可以导血之剂下之。按：篇首帝有石水之问，而此下无答，必阙失也。考之《阴阳别论》曰：阴阳结邪，多阴少阳曰石水，少腹肿。其义即此。简案：《说文》：衃，凝血也。《五脏生成》篇：赤如衃血死。是也。导，谓坐导药，其病在胞中，故用坐药以导下之，张注非。●章楠曰：石瘕由寒气客于子门，假血成形，结如石坚，故名石瘕，而在胞脉之中，故状如怀子，俗所谓鬼胎也。此以恶血当泻不泻，瘀结而月事不通，与上之肠覃有气血之分，而皆生于女子，当通利导之而下也。帝所问尚有石水一证，岐伯无答，义详前卷诸风证中。

57.7　黄帝曰：肤胀鼓胀，可刺邪？岐伯曰：先写其胀之血络，后调其经，刺去其血络也①。

①杨上善曰：水病刺而去之，肠覃、石瘕可以针刺导而下之，未知肤鼓二胀可刺已不？先泻其血络以去恶血，后调其经，亦去血络也。●马莳曰：此言刺肤胀、鼓胀之法也。二胀皆有血络，须先泻之，后当分经以调之。其有血络，又当再刺去之可也。（按帝有石水之问，而伯无所答。《素问·阴阳别论》"多阴少阳曰石水，少腹肿"，与此同。但本篇之所谓水，则即《阴阳别论》之所谓"三阴结谓之水"。）●张介宾曰：先泻其胀之血络，谓无论虚实，凡有血络之外见者，必先泻之，而后因虚实以调其经也。刺去其血络，即重明先泻之义。按：本篇自水而下，所言者凡六证，而此独以二证之刺为问者，盖水俞五十七穴，已详于《水热穴论》，故不必再问。此云肤胀鼓胀者，盖兼五证而统言之，辞虽简而意则赅也。●余伯荣曰：肤胀者，寒气客于外；鼓胀者，寒气客于内。故先泻其胀之血络，后调其经，刺去其血络，盖先泻其外，后调其内，而复治其外，外内之相

通也。●任谷庵曰：肠覃石瘕，乃有形之血积，可从气分而导之，肤胀鼓胀，乃无形之气胀，可从血络而泻之，血气之相通也。●黄元御曰：泻其血络，工在疾泻也。后调其经，虚补而实泻也。●丹波元简曰：《甲乙》"胀"作"腹后"，"血络"作"血脉"。张云：先泻其胀之血络，谓无论虚实，凡有血络之外见者，必先泻之，而后因虚实以调其经也。刺去其血络，即重明先泻之义。按：本篇自水而下所言者，凡六证，而此独以二证之刺为问者，盖水俞五十七穴，已详于《水热穴论》，故不必再问。此云肤胀鼓胀者，盖兼五证而统言之，辞虽简而意则赅也。●周学海曰：通篇缺石水，结笔缺水均别详。前提后束，中间分叙，笔阵整暇。

贼风第五十八

●马莳曰：内有贼风，故名篇。●张志聪曰：篇名"贼风"者，言往古之人，恬憺虚无，精神内守，邪不能深入，故可移精祝由而已，当今之世不然，忧患缘其内，苦形伤其外，贼风数至，虚邪朝夕，内至五脏骨髓，外伤空窍肌肤，故祝由不能已也。●丹波元简曰：诸本无篇字。《甲乙》名《四时贼风邪气大论篇》。

58.1 黄帝曰：夫子言贼风邪气之伤人也，令人病焉，今有其不离屏蔽，不出空穴之中，卒然病者，非不离贼风邪气，其故何也①？岐伯曰：此皆尝有所伤于湿气，藏于血脉之中，分肉之间，久留而不去。若有所堕坠，恶血在内而不去，卒然喜怒不节，饮食不适，寒温不时，腠理闭而不通②。其开而遇风寒，则血气凝结，与故邪相袭，则为寒痹③。其有热则汗出，汗出则受风，虽不遇贼风邪气，必有因加而发焉④。

①张介宾曰：贼者，伤害之名。凡四时不正之气，皆谓之贼风邪气。详运气类三十六。室穴者，古人多穴居也。非不离贼风邪气，言虽避风邪而亦有病者何也？●丹波元简曰：张云：贼者，伤害之名。凡四时不正之气，皆谓之贼风邪气。详《岁露》篇。室穴者，古人多穴居也。非不离贼风邪气，言虽避风邪，而亦有病者何也？《张氏医通》云：按痛风一证，《灵枢》谓之贼风，《素问》谓之痹，《金匮》名曰历节，后世更名白虎历节，多由风寒湿气，乘虚袭于经络，气血凝滞所致。近世邪说盛行，而名之曰箭风，风毒肿溃，乃谓之曰箭袋，禁绝一切汤药，恣行艾熨针挑，此虽《灵枢》刺布衣之法，而药熨之方，世绝不闻，使既病之肌肉，复受无辜之痛楚，奈何懵懂无知，甘受其惑，良可概夫。

②张介宾曰：尝有所伤，谓故有所伤也。或伤于湿气，留藏于分肉血脉之间；或有所堕坠，恶血留而不去；或卒然喜怒不节，则气有所逆；或饮食不适其宜，则内有所伤；或寒温不时，致腠理闭而卫气不通。凡此五者，皆如下文之所谓故邪也。●丹波元简曰：张云：凡此五者，皆如下文之所谓故邪也。

③张介宾曰：其开者，谓冒露于风寒也。故邪在前，风寒继之，二者相值，则血气凝

结，故为寒痹。《痹论》曰：寒气胜者为痛痹也。●丹波元简曰：《甲乙》无"其开"二字，"遇"上有"适"字。马云：及其腠理开，而或遇风寒，则血气凝结，与湿气恶血等之故邪相袭，（如《春秋》齐师袭莒之袭。）则为寒痹。即《痹论》之所谓寒气胜者，为痛痹也。张云：其开者，谓冒露于风寒也。故邪在前，风寒继之，二者相值，则血气凝结，故为寒痹。简案：据《甲乙》考之，马注为是。

④杨上善曰：贼风者，风从冲上所胜处来，贼邪风也。离，历也。贼邪之风夜来，人皆卧，虽是昼日，不离屏蔽室内，不历贼风邪气，仍有病者，其故何也？人虽不离屏室之中，伤于寒湿，又因坠有恶血，寒湿恶血等邪，藏于血脉中，又因喜怒饮食寒温失理，遂令腠理闭塞，壅而不通。若当腠开，遇于风寒，则血凝结，与先寒湿故邪相因，遂为寒痹。虽在屏蔽之中，因热汗出，腠开受风，斯乃屏内之中加此诸病，不因贼风者。●马莳曰：此言人有故邪，而又有新感，虽不必有贼风邪气之甚，而亦足以病也。贼风，即《上古天真论》等篇之所谓虚邪贼风也。夫以贼风邪气伤人，而至于病者，固其常也。今有处于屏蔽室穴中，而卒然有病，则本离于贼风邪气，而复有此病，帝之所以疑也。伯言虽非贼风邪气之甚，然亦必有故邪与新感也。盖尝有所伤于湿气，或因堕坠，而有恶血在其中，又猝然有喜怒、饮食、寒温各失其常，所以腠理闭而不通也。及其腠理开，而或遇风寒，则血气凝结，与湿气恶血等之故邪相袭，（如《春秋》齐师袭莒之袭。）则为寒痹。即《痹论》之所谓"寒气胜者，为痛痹也"。斯时也，正以有热则汗出，汗出则受风，虽不遇贼风邪气，必因有所加，而病由此发也。●张介宾曰：其或有因热汗出而受风者，虽非贼风邪气，亦为外感。必有因加而发者，谓因于故而加以新也，新故合邪，故病发矣。●张志聪曰：此篇论病形而伤其精气神也。三邪杂至，合而为痹，在内而伤其精气神者，有似乎鬼神，可祝由而已也。篇名"贼风"者，言往古之人，恬憺虚无，精神内守，邪不能深入，故可移精祝由而已，当今之世不然，忧患缘其内，苦形伤其外，贼风数至，虚邪朝夕，内至五脏骨髓，外伤空窍肌肤，故祝由不能已也。夫心主脉，诸血者皆属于心，尝有所伤于湿，气藏于血脉之中，则伤心藏之神矣。分肉者，三焦通会元真之处，留于分肉之间，则伤其气矣。若有所堕坠，则有伤于筋骨，筋即为肝，骨即为肾，血即为心，恶血在内，则伤心藏之神，有伤于筋，则伤肝藏之魂，有伤于骨，则伤肾藏之精。卒然喜怒不节，则更伤所藏之神魂，饮食不适，则更伤水谷之精液，寒温不时，则伤在外之形气，形气伤则腠理闭而不通，其开而遇风寒，则血气凝结，与故之湿邪相袭，则风寒湿三气杂合而为痹矣。其开而遇风者，以有热则汗出，盖热乃火之气，汗乃精血之液，因伤其精神，是以热则气弛，汗出而开也。汗出则受风，虽不遇贼风邪气，必有因加于风寒而发焉。●任谷庵曰：贼风邪气，不正之邪气也。风寒，天之正气也。因有故邪，开而汗出，故因加而合为邪病焉。●王子方曰：风伤气，寒伤神，湿伤精。盖风伤卫，寒伤营，而寒水之气，又伤心火也。湿乃土之邪气，故伤肾藏之精，是以伤于湿者则为痿厥。痿者，骨痿。厥者，肾脏之生气厥逆，而四肢清冷也。●薛雪曰：凡此者，皆所谓"故邪"也。其开者，谓冒露于风寒也。故邪在前，风寒继之，二者相值，则血气凝结，故为寒痹。寒气胜者，为痛痹也。其或有因热汗出而受风者，虽非贼风邪气，亦为外感。必有因加而发者，谓因于故而加以新也，新故合邪，故病发矣。●黄元御曰：旧有湿气，或有恶血，阻其经脉，梗而不流。偶因喜怒饮食乖常失度，伤其脏腑，迩时适逢寒温不时，感其皮毛。寒则腠理闭而不通，温则孔窍开而遇风寒，风寒闭束，血气凝结。与故邪相袭（湿气、

恶血），则为寒痹，其开而遇风寒，以其有热则汗出，汗出则受风也。此虽不遇贼风邪气，亦必有所因加而发焉，所以病也。●丹波元简曰：张云：其或有因热汗出而受风者，虽非贼风邪气，亦外感。必有因加而发者，谓因于故而加以新也，新故合邪，故病发矣。●章楠曰：此言不感虚风贼邪，而卒然病者，以平日尝伤湿气，藏于血脉分肉之间，久留不去，而不自觉；又若有所堕坠，恶血在内不去；或卒然喜怒不节，饮食不适，寒温不时，其腠理闭不通，及开而遇风寒，血气凝结，新故之邪相袭而成痹；或有因热汗出而受风，如此虽不遇贼风邪气，必有因故邪加重，而卒然发病焉。盖上言正风之气柔弱，不能胜真气，则自去而不为病，此因先有所伤之邪，与外风相袭，则加重而病发，不必虚风贼邪方病。以余观之，平时此等病证为多，而虚风贼邪所伤者少也。

58.2 黄帝曰：今夫子之所言者，皆病人之所自知也。其毋所遇邪气，又毋怵惕之所志，卒然而病者，其故何也？唯有因鬼神之事乎①？岐伯曰：此亦有故邪留而未发，因而志有所恶，及有所慕，血气内乱，两气相搏。其所从来者微，视之不见，听而不闻，故似鬼神②。

①张介宾曰：鬼神之事，盖自古惑之矣，故帝特以为问，在欲发明其义以示人也。怵、出、恤二音。毋，无同。

②杨上善曰：因内邪得病，病人并能自知；仍有自知不遇寒湿之邪，又无喜怒怵惕之志，有卒然为病，当是鬼神为之乎？以下答意，非无故邪在内，亦非无怵惕之志。故有所恶，即为怒也；梦有所乐，即为喜也。因此两者相薄，故血气乱而生病。所来微细，视听难知，众人谓如鬼神，非鬼神也。●马莳曰：（毋，无同。恶，去声。）此言有故邪而复动于情，故病似鬼神，而非鬼神也。帝疑上文所言为病，皆病人之所自知，有等不遇邪气，无所怵惕，即卒然为病，此必因于鬼神之事。伯言人有湿气恶血等之故邪，留而未发，因病人素所不知，因而偶有所触，或好或恶，则血气内乱，故邪与新志相搏，遂尔为病。此其所从来者甚微，非见闻之所能及。故人不知其故，而以鬼神为疑，乃似鬼神而非鬼神也。●张介宾曰：故邪者，言其先有病邪，如上文之湿气堕坠喜怒寒温之类，留而未发之谓也。恶者，恶其所憎也。慕者，慕其所好也。故邪未发而新邪复触之，则五志为邪所凭，血气因而内乱，邪正先后，两气相持，而邪妄之病生矣。但病所从来者，其机甚微，有非闻见可及，故人以鬼神为疑。不知迹似鬼神，而实非鬼神之所为也。●张志聪曰：（毋，无同。恶，去声。）此言病在内而伤其精气神也。故邪留而未发者，留于脏腑募原之间，则有伤于气矣。水之精为志，火之精为神，志有所恶，则伤肾藏之精，心有所慕，则伤心藏之神，血气内乱，真邪相搏，其所由来者渐矣。此病气而不病形，故视之不见，听而不闻，若有似乎鬼神。夫魂游为神，魄降为鬼，随神往来谓之魂，并精而出谓之魄，精神内伤，则魂魄飞扬，而有似乎鬼神也。●《集注》眉批：内之募原，与外之分肉相通。又：肝藏魂，肺主气而藏魄。●薛雪曰：鬼神之事，盖自古惑之矣。故邪者，如上文"留而未发"之谓也，恶者，恶其所憎也。慕者，慕其所好也。故邪未发而新邪复触之，则五志为邪所凭，血气因而内乱，邪正先后，两气相搏，而邪妄之病生矣。但病所从来者，其机甚微，有非闻见可及。故人以鬼神为疑，不知迹似鬼神，而实非鬼神之所为也。●丹波元简曰：《甲乙》"搏"作"薄"。马云：人有湿气恶血等之故邪，留而未发，

因病人素所不知，因而偶有所触，或好或恶，则血气内乱，故邪与新志相搏，遂尔为病。此其所从来者甚微，非见闻之所能及。故人不知其故，而以鬼神为疑，乃似鬼神而非鬼神也。志云：此病气而不病形，故视之不见，听之勿闻，若有似乎鬼神。●章楠曰：此言初无外感、内伤之因，而有卒然病发，心昏语乱，似为鬼神所凭者，以其有故邪内伏，而不自觉，适因所恶所慕之情感触，气血内乱，其情志与故邪两气相搏而病发。其所从来，由微而渐，故视之不见，听而不闻，卒然发作，似乎鬼神所凭。

58.3　黄帝曰：其祝而已者，其故何也？岐伯曰：先巫者，因知百病之胜，先知其病之所从生者，可祝而已也。

①杨上善曰：先巫知者，巫先于人，因于鬼神，前知事也。知于百病从胜克生，有从内外邪生。生病者，用针药疗之，非鬼神能生病也，鬼神但可先知而已。由祝去其巫知之病，非祝巫之鬼也。●马莳曰：此承上文而言，病之所以祝由而已者，非病之由于鬼神也。夫病既非鬼神，有等祝之而可已者，正以先巫者，因知百病之胜，如运气及脏腑相克之胜气为病，又知此人病所从生。《左传》史嚚曰：神聪明正直而一者也。今即其病有祝之，遂祐其素善，鉴其诚心，而病斯已矣。●张介宾曰：祝者，巫咒之属，即祝由也。胜者，凡百病五行之道，必有所以胜之者。然必先知其病所从生之由，而后以胜法胜之，则可移精变气，祛其邪矣。病有药石所不及，非此不可者，惟先巫知之，故可祝而已也。然则先巫用祝之妙，正不在祝，其机在胜之而已。鬼神祝由详按，在论治类十六，当与此并观。祝，咒同。●张志聪曰：知百病之胜者，知精气神三者，能胜其百病也。知其病之所从生者，知先伤其精气神，而病之所由生也，可祝而已者，先巫之能移精变气而通神明也。●王子方曰：上古有十三科，祝由乃其一也。先巫者，言上古之能祝由而愈病者，谓之巫医。故古之毉字从巫，非与师巫之贱役比也。南人有言曰：人而无恒，不可以作巫医，即上古祝而已病之医，非医巫之有二也。●薛雪曰：祝者，巫咒之属，即祝由也。胜者，凡百病五行之道，必有所以胜之者；然必先知其病所从生之由，而后以胜法胜之，则可移精变气，祛其邪矣。病有药石所不及，非此不可者，惟先巫知之，故可祝而已也。然则先巫用祝之妙，正不在祝，其机在胜之而已。祝，咒同。●丹波元简曰：《甲乙》"祝"下并有"由"字，"病之以从生"，病上有"百"字。张云：祝者，巫咒之属，即祝由也。胜者，凡百病五行之道，必有所以胜之者。然必先知其病所从生之由，而后以胜法胜之，则可移精变气，祛其邪矣。病有药石所不及，非此不可者，惟先巫知之，故可祝而已也。然则先巫用祝之妙，正不在祝，其机在胜之而已。王弘义云：上古有十三科，祝由乃其一也。先巫者，言上古之能祝由而愈病者，谓之巫医。故古之毉字从巫，非与师巫之贱役比也。南人有言曰：人而无恒，不可以作巫医。即上古祝而已病之医，非医巫之有二也。简案：十三科，昉于元，言上古者误。介按：吴鞠通曰：按祝由二字，出自《素问》。祝，告也。由，病之所从出也。近时以巫家为祝由科，并列于十三科之中。《内经》谓信巫不信医不治，巫岂可列之医科中哉？吾谓凡治内伤者，必先祝由详告，以病之所由来，使病人知之，而不敢再犯。又必细体变风变雅，曲察劳人思妇之隐情，婉言以开导之，庄言以振惊之，危言以悚惧之，必使之心悦诚服，而后可以奏效如神。●章楠曰：其有祝之而已者，先巫知百病相胜之理，如恐胜喜、怒胜思之类，审其病之所生，即以其情志之相胜者祝之，使情志平调，则气血和而病自愈。昔有一女子，许字未嫁，其夫外出，

多年无信，因而结思成病。朱丹溪治之，用激怒之法，遂大哭，呕吐痰涎，惭给以夫有信至将归，遂调理而愈，旋即其夫果归矣。可知情志之病，由渐而成，其卒发者，必有故邪相触，而亦真有鬼神所凭者，必由其内气先病，乘虚而入也。盖人鬼乃阴阳之分，鬼之侮人，人之阳亏，或心不正直故也。●周学海曰：通篇一气贯注，笔笔凌空，前半笔势驰骋，后半笔势紧缩，极操纵之能。

卫气失常第五十九

●张志聪曰：此篇论卫气失常，以明卫气所出所主之常所，有浮沉浅深，及太过不及之别。按第七十六之《卫气行》章，论卫气昼行于阳，夜行于阴，外内出入之循度。此篇论卫气始生始出之道路，主于皮肉筋骨之间，所以温分肉，充皮肤，肥腠理而司开阖者也。又曰：此篇论卫气失常，以明卫气所出所循之常所，使后学知阴阳血气之生始出入，为治道之张本也。●丹波元简曰：诸本无篇字。

59.1　黄帝曰：卫气之留于腹中，畜积不行，苑蕴不得常所，使人支胁胃中满，喘呼逆息者，何以去之①？伯高曰：其气积于胸中者，上取之，积于腹中者，下取之，上下皆满者，傍取之。黄帝曰：取之奈何？伯高对曰：积于上，写人迎、天突、喉中②；积于下者，写三里与气街③；上下皆满者，上下取之，与季胁之下一寸④；重者，鸡足取之⑤。诊视其脉大而弦急，及绝不至者，及腹皮急甚者，不可刺也⑥。黄帝曰：善⑦。

①丹波元简曰：《甲乙》"腹中"作"脉中"，"肢胁"作"搘（简案：与枝同）胁"，无"胃"字。马、志"搘"作"稽"，是。张云：卫气者，水谷之悍气也。其气循皮肤之中，分肉之间，熏于肓膜，散于胸腹，此卫气之常也。失其常则随邪内陷，留于腹中，稽积不行而苑蕴为病，故《禁服》篇曰：卫气，为百病母也。

②丹波元简曰：《甲乙》、《道藏》、赵府元本、《正脉》、张本"大"作"人"。张云：积于上者为喘呼逆息，故当泻之于上。人迎，足阳明经穴。天突、喉中，俱任脉穴。喉中，即廉泉也。

③丹波元简曰：张云：积于腹中者，当泻其下。三里、气街，俱足阳明经穴。马云：对胸中而言，故谓腹为下。

④丹波元简曰：《甲乙》云：季胁之下深一寸。马云：即足厥阴肝经章门穴。简案：《脉经》云：脾以胃合为腑，合于中焦脾胃之间，名曰章门，在季胁前一寸半。与马注符。

⑤丹波元简曰：楼氏云：正入一针，左右斜入二针，如鸡足。足，三爪也。张云：谓攒而刺之也，即《官针》篇合谷刺之谓。志云：以足缓伸缓缩，如鸡足之践地，盖以疏阳明之经脉，以通卫气之所出也。简案：志注非是。

⑥丹波元简曰：《甲乙》"弦"作"强"，"腹皮急"作"腹皮绞"。张云：脉大而弦

急，阴虚而真脏见也。绝不至者，营气脱也。腹皮急甚者，中和气绝，而脾元败也。不宜刺矣。

⑦马莳曰：（菀，音郁。）此言卫气之积于内者，有所当刺之处，及有不可刺之时也。《素问·痹论》有云：卫者，水谷之悍气也，其气慓悍滑利，不能入于脉也，故循皮肤之中，分肉之间，熏于肓膜，散于胸腹。今卫气不能行于皮肤肓膜，而乃留于腹中，稽积不行，郁蕴不得常所，使人在旁病于肢胁，在中病于胃中，则为胸为腹，在其中矣。其病膹满，发为喘呼逆息者，此皆何以去之，伯高言：凡卫气之积于胸中，当取之于上，如足阳明胃经之大迎穴，任脉经之天突、廉泉穴。积于在下之腹中，（对胸中而言，故谓腹为下。）当取之于下，泻足阳明胃经三里、气街穴。胸中与腹中俱满，则为上下皆满，当取之于旁，及上下皆取之，即大迎、天突、廉泉、三里、气街皆是也；与季胁下一寸，即足厥阴肝经章门穴。其积重者，即攒针以刺之，如鸡足之状。然又诊视其脉，大而弦急，乃邪气正盛，宜避其来锐；若脉绝不至，则正气极衰，宜防其过泄；及腹皮急甚，亦邪盛正衰所致，皆不可轻刺之也。●张介宾曰：卫气者，水谷之悍气也。其气循皮肤之中，分肉之间，熏于肓膜，散于胸腹，此卫气之常也。失其常，则随邪内陷，留于腹中，搐积不行而苑蕴为病，故《禁服》篇曰：卫气为百病母也。苑，郁同。积于上者为喘呼逆息，故当泻之于上。人迎，足阳明经穴。天突、喉中，俱任脉穴。喉中，即廉泉也。积于腹中者，当泻其下。三里、气街，俱足阳明经穴。上下皆病，则上下俱当取之，如以上五穴是也。季胁之下一寸，当是足厥阴经章门穴。病之重者仍当鸡足取之，谓攒而刺之也，即《官针》篇合谷刺之谓，详见前六。一本云"季胁之下深一寸"。脉大而弦急，阴虚而真脏见也。绝不至者，营气脱也。腹皮急甚者，中和气绝而脾元败也。不宜刺矣。●张志聪曰：（菀音郁。）此篇论卫气失常，以明卫气所出所主之常所，有浮沉浅深，及太过不及之别。按第七十六之《卫气行》章，论卫气昼行于阳，夜行于阴，外内出入之循度。此篇论卫气始生始出之道路，主于皮肉筋骨之间，所以温分肉，充皮肤，肥腠理而司开阖者也。夫卫气者，阳明水谷之悍气也，谷入于胃，其精微者，先出于胃之两焦，以溉五脏，别出两行营卫之道，营行脉中，卫行脉外。所谓别出者，与谷入于胃，乃传之肺，流溢于中，布散于外，精专者行于经隧，常营无已，终而复始之营气，所出之道路各别也，卫气与宗气所出之道路各别也。两行者，谓营气出于气分，而行于脉中，卫气出于脉中，而散于脉外，此阴阳血气交互之妙道也。夫精专者，行于经隧之营血，始于手太阴肺，终于足厥阴肝，脏腑相通，外内相贯，环转无端，终而复始，与营行脉中，一呼一吸，脉行六寸，日行二十五度，夜行二十五度之道路各别也。所谓营行脉中，以应呼吸漏下者，乃中焦所生之津液，随三焦出气，外注于皮肤溪谷之气分，渗入于孙脉络脉，化而为赤者也。《五癃》篇之所谓三焦出气，以温肌肉，充皮肤，为其津，其流而不行者为液。《决气》章之所谓糟粕津液宗气，分为三隧，营气者，泌其津液，注之于脉，化而为血，以营四末，内注五脏六腑，以应刻数。《痈疽》章之所谓中焦出气如露，上注溪谷，而渗孙脉，津液和调，变化而赤为血，血和则孙脉先满溢，乃注于络脉皆盈，乃注于经脉，阴阳已张，因息乃行，行有经纪，周有道理，与天合同，不得休止，是行于脉中，以应呼吸之营气，乃中焦所生之津液，随三焦之出气，注于皮肤分肉之气分，渗于孙络，变化而赤为血，因息乃行，行有经纪。与《营气》篇之始于手太阴肺，终于足厥阴肝之道路各别也。宗气积于胸中，上出于肺，循喉咽，呼则出，吸则入。夫肺主皮毛，人一呼则气出，而八

万四千毛窍皆阖，一吸则气入，而八万四千毛窍皆开，此宗气之应呼吸而司开阖者也。卫气者，出其悍气之慓疾，而先行于四末分肉皮肤之间，昼日行于阳，夜行于阴，司昼夜之开阖者也，呼吸之开阖，人之开阖也。昼夜之开阖，应天之开阖也，是以营气卫气之所出所行，各有其道，故曰别出两行营卫之道。此篇论卫气之始生始出，从阳明之脉络，分行于上下四旁，而布散于形身之外。蓄积菀蕴者，犹草木之生长茂盛于内也，不得常所者，不得所出所主之常处也。故内积于上者，取之大迎天突，盖卫气之上出者，从胃之大迎，任之天突，而外出于皮肤也。积于下者，取之三里，盖卫气之下出者，从胃之三里，而外出于皮肤也。积于中者，取之气街，与季胁之带脉，盖卫气之布于四旁者，从腹之气街，带脉之章门，而外出于四旁也。夫卫气乃胃腑水谷所生之气，足阳明与任脉会于中脘，上会于承浆，与带脉会于脐之左右，而出于腹气之街，是阳明所生之气，从阳明之经脉而出，散于皮肤，此卫气始出之常所也。夫卫为阳，从脉而出，由内而外，自阴而出于阳，营为阴，从溪谷气分而入于孙脉经脉，自外而内，由阳而入于阴，此阴阳血气外内交互之妙道也。鸡足者，以足缓伸缓缩，如鸡足之践地，盖以疏阳明之经脉，以通卫气之所出也。胗视其脉大而弦急，及绝不至者，及腹皮急甚者，此卫气留滞于始生之处，非蓄蕴于所以所出之道路，故不可取之外穴也。此论卫气始生始出之常所，与行阳行阴之度数不同，故反论其失常以证明之。●《集注》眉批：前论有余于内，后论有余于外，皆谓之失常。又：营卫血气之生始出入，乃本经之宗旨，而营血流行更有多歧，学者宜细心体析。●黄元御曰：卫气之留于腹者，蓄积不行，菀蕴不得常所，支胁，胃满，喘呼逆息，即卫之生病，气痛时来时去，怫忾贲响，风寒客于肠胃之中也，帝复述其义，而辞不同耳。人迎，足阳明穴。天突、喉中，任脉穴。（喉中，即廉泉也。）三里、气街，足阳明穴。季胁之下一寸，足厥阴之章门也。鸡足取之，攒刺其处，参布如鸡足也。

59.2　黄帝问于伯高曰：何以知皮肉气血筋骨之病也①？伯高曰：色起两眉②薄泽者，病在皮；唇色青黄赤白黑者，病在肌肉③；营气濡然者④，病在血气；目色青黄赤白黑者，病在筋⑤；耳焦枯受尘垢，病在骨⑥。

①顾观光曰：此下《甲乙经》以为黄帝与岐伯问答，与经文异。
②丹波元简曰：张云：两眉者，阙中也。其应主肺，故病在皮。
③丹波元简曰：张云：脾气通于唇，故病在肌肉。
④丹波元简曰：诸本"需"作"濡"。马云：欲知血气有病，当观之于营气，但营气无形，而濡然多汗，则知病之在血气也。张云：濡，湿也。营本无形，若肤腠之汗，肌肉之胀，二便之泄利，皆濡然之谓，其病在营，则气血濡也。（《玉篇》：需，大雨也。）
⑤丹波元简曰：张云：目为肝之窍，肝主筋也。
⑥马莳曰：此言皮肉气血筋骨之病，皆有可验之处。欲知皮病，当验两眉，盖两眉间即阙中，为肺之部，而肺合于皮，故观两眉间色起薄泽者，则知病之在皮也。欲知肌肉之病，当验之唇，盖唇主于脾，而脾主肌肉，故观唇色有青、黄、赤、白、黑等，则知病之在肌肉也。欲知血气有病，当观之于营气，但营气无形，而濡然多汗，则知病之在血气也。欲知筋之有病，当验之于目，盖肝主筋，而目为肝之窍，故观目色有青、黄、赤、白、黑者，则知病之在筋也。欲知骨之有病，当验之于耳，盖肾主骨，而耳为肾之窍，故观其耳之焦枯受垢者，则知病之在骨也。●张介宾曰：两眉者，阙中也。其应主肺，故病

在皮。脾气通于唇，故病在肌肉。濡，湿也。营本无形，若肤腠之汗，肌肉之胀，二便之泄利，皆濡然之谓。其病在营，则气血也。目为肝之窍，肝主筋也。耳为肾之窍，肾主骨也。●张志聪曰：此言卫气从内之脉络，布散于皮肉筋骨之间，而各有所在也。色者，气之章也。两眉间，即关中，乃肺之部。肺合于皮，故色起两眉薄泽，知卫气之病在皮也。肌肉者，脾土之外合，土灌四脏，故观唇色青黄赤白黑者，知卫气之病在肌肉也。营者，血之气也。濡，润也。血之液为汗，汗出而濡然者，知卫气之病在血气也。肝主筋而开窍在目，视目色之青黄赤白黑者，知卫气之病在筋也。筋合于三阴三阳，十二经脉，故五色之并见也。耳者肾之窍，耳焦枯受尘垢者，知卫气之病在骨也。夫皮肉筋骨，脉外之气分，卫气出于形身，而各在其处也。●《集注》眉批：血气者，充肤热肉之气血。●黄元御曰：两眉，阙中，其应在肺，肺主皮，故应在皮。脾窍于口，其主肌肉，口唇者，肌肉之本，故唇见五色，病在肌肉。营气濡然者，窍开汗泄，此缘血气郁蒸，故病在血气。肝窍于目，其主筋，故目现五色，病在筋。肾窍于耳，其主骨，故耳焦枯，受尘垢，病在骨。●丹波元简曰：张云：耳为肾之窍，肾主骨也。●章楠曰：皮肉气血筋骨，躯体浅深之部位，而根于五脏也。两眉间阙庭肺之部，肺主气而属皮毛，邪浅在皮毛气分，而色薄泽也；唇为肌肉之本，脾主肌肉，故色现于唇，病在肌肉也；心主血脉，营行脉中，濡者，滞也，脉来涩滞，知其病在营中气血也；目为肝之官，肝开窍于目而主筋，故色现于目，知病在筋也；耳为肾之官，肾开窍于耳而主骨，肾亏而精气不能滋荣，则耳焦枯，如受尘垢，知其病在骨也。

59.3　黄帝曰：病形何如，取之奈何？伯高曰：夫百病变化，不可胜数，然皮有部，肉有柱，血气有输，骨有属。黄帝曰：愿闻其故。伯高曰：皮之部，输于四末①；肉之柱②，在臂胫诸阳分肉之间，与足少阴分间；血气之输③，输于诸络，气血留居，则盛而起，筋部无阴无阳，无左无右，候病所在④；骨之属者，骨空之所以受益而益脑髓者也⑤。黄帝曰：取之奈何？伯高曰：夫病变化，浮沉深浅，不可胜窮，各在其处⑥，病间者浅之，甚者深之，间者小之，甚者众之，随变而调气，故曰上工⑦。

①丹波元简曰：张云：病在皮者，在阳分也。阳受气于四末，以其皮浅气浮也，故皮之部，输于四末。

②丹波元简曰：张云：病在肌肉，当治其柱。柱者，腘之属也。坚厚之肉，多在手足三阳分肉间，以肉主于脾，而脾主四肢也。足少阴之经，自足心循内踝，后入足跟以上腨肉，出腘内廉，上股肉后廉，会于尻臀，贯脊，其肉俱厚，故亦为肉之柱。

③丹波元简曰：张云：病在血气，当治其输。输于诸络，谓诸经之络穴也。气血留居，则经络壅盛，故当取之。

④丹波元简曰：张云：病在筋者，不必分其阴阳左右，但当随病所在而治之。

⑤丹波元简曰：《甲乙》上"益"字作"液"，下"益"字作"溢"，是。张云：病在骨之属者，当治骨空以益其髓。髓者，骨之充也，故益髓即所以治骨。简案：属者，跌属之属（见《骨度》篇），两骨相交之处，十二关节皆是。是所以受液而溢脑髓者，故骨病当求其所属而取之。

⑥丹波元简曰：马云：取穴以刺之者，亦惟于皮肉气血筋骨，各视其处。

⑦马莳曰：（数，上声。胜，平声。问，去声。）此承上文而言皮肉气血筋骨之病，各有病所，及有治法也。欲知皮之有病者，必有其部，盖皮之为部，输运于四支。欲知肉之有病者，必有其柱，盖肉之为柱，上则为臂，下则为胫，乃手足六阳经与足少阴肾经分肉之间也。欲知气血之有病者，必有其输，盖血气之为输，在于诸经之络穴，若气血留居，则盛而筋起，但以筋为主，不必分阴经阳经，或左或右，而止候其筋之为病耳。欲知骨之有病者，必有其属，盖骨之为属，凡一身之骨空其所受益者皆是也，而骨又与脑通，又皆所以益其脑髓耳。故取穴以刺之者，亦惟于皮肉气血筋骨，各视其处，病间者，则浅刺之而针少；病甚者，则深刺之而针多。随其变化而调之，是之谓上工也。●张介宾曰：病在皮者，在阳分也。阳受气于四末，以其皮浅气浮也，故皮之部输于四末。病在肌肉，当治其柱。柱者，腘之属也。坚厚之肉，多在手足三阳分肉间，以肉主于脾，而脾主四肢也。足少阴之经，自足心，循内踝后，入足跟，以上腨内，出腘内廉，上股内后廉，会于尻臀，贯脊，其肉俱厚，故亦为肉之柱也。病在血气，当治其输。输于诸络，谓诸经之络穴也。气血留居，则经络壅盛，故当取之。病在筋者，不必分其阴阳左右，但当随病所在而治之。病在骨之属者，当治骨空以益其髓。髓者骨之充也，故益髓即所以治骨。骨空义详经络类十九。间者病轻，故用针宜浅宜小。甚者病重，故用针宜深宜众。病变无穷，能随其变而调治得宜者，故曰上工。●张志聪曰：（数，上声。胜，平声。间，去声。）此承上文而言卫气行于皮肉筋骨之间，各有所主之部属也。卫气行于皮，输于四末，为所主之部，盖卫气出于阳，从头目而下注于手足之五指，故以四末为部也。行于肌肉，在臂胫诸阳分肉之间，为肉之柱，柱之为言主也。盖肉之大分为谷，小分为溪，分肉之间，溪谷之会，以行营卫，以会大气，臂胫之大肉，肉之大分也。营卫大气，先会于大分之间，故以臂胫之肉为主，犹屋宇之有四柱也。足少阴分间，乃足少阴出于气街，行于分肉之间，卫气者，后天水谷之所生也。会少阴先天之气于分间，此气之大会也。诸络者，孙脉络脉也。营气从络而行于经脉，卫气从络而出于皮肤，血气输转于诸络之间，故气血留居，则络脉盛而起矣。卫气之行于骨者，在骨空之所以受益而益脑髓者也。骨空者，津液淖泽注于骨，骨属屈伸，补益脑髓，髓空在脑后三分，颅际锐骨之下。盖髓之所以补益脑者，从尾骶而渗于脊骨，从脊骨而上渗于髓空以入脑，卫气一日一夜，大会于风府，其明日日下一节，二十一日，下至尾骶，二十二日，入脊内，其行九日，出于缺盆。故卫气之行于骨者，以脊骨为所属也。卫气之行于筋者，无分阴阳左右，如留滞于手足某结之筋，即为病之所在。盖卫气者，应天之气也。筋者，厥阴风气之所生也。风者，大块之噫气，充满于天地之间，故于卫气相合，阴阳左右，无处不有。若夫皮之部，肉之柱，犹天之四方，骨之属，犹天之道也。百病变化者，审察卫气，为百病母，行于皮肉筋骨之间，是以浮沉浅深，各在其处。●余伯荣曰：卫气司昼夜之开阖，以应天之气也。一日一夜，大会于风府，明日日下一节，二十一日，下至尾骶，二十二日，入脊内，其行九日，上出缺盆，一月而环转一周，是又应月之一月而一周天也。是以月郭空则海水东盛，卫气去，形独居，盖水与天气上下相通，日月运行，随天道环转，日日行一度，故一岁而一周天，月行十三度有奇，故一月而一周天，此阴阳之运行无息者也。人与天地相参，一息不运，则失其旋转之机，而为奇恒之病，学者玩索而有得焉，非惟临病人以观死生，更可以通玄门，为养生之秘要。●《集注》眉批：曰血气，曰气血，谓外内出入之交互。又：南北为道，东

西为度。又：卫气去，形而独居于内。●黄元御曰：皮之部，在阳分，阳受气于四末，故皮之部，输于四末。肉之柱，肉䐃之坚厚者，皆在手足三阳分肉之间与足少阴之分间，如肘膝上下肌肉丰满之处。脾主肌肉，又主四肢，故大肉皆在臂胻。而骸上肉䐃，如腨、如股、如臀，皆足少阴之所经历。分间者，其分部。血气之传输，输于诸络，气血留居不行，则诸络盛满而起也。筋部无阴阳左右，候其病之所在而调之，以十二经筋无处不在也。骨之属者，谷入气满，而化津液，淖泽注于骨空，骨空之所以受益，而不补益脑髓者也。骨之属者，骨节连属之处也。●丹波元简曰：《甲乙》"小"作"少"，是。张云：间者病轻，故用针宜浅宜小。甚者病重，故用针宜深宜众。病变无穷，能随其变而调治得宜者，故曰上工。

59.4 黄帝问于伯高曰：人之肥瘦大小寒温①，有老壮少小，别之奈何②？伯高对曰：人年五十已上为老，二十已上为壮，十八已上为少，六岁已上为小③。

①丹波元简曰：马云：大小者，身之大小也。寒温者，身寒暖也。

②马莳曰：（少、别，俱去声。）此帝即人之肥瘦寒温、老壮少小，而欲分别之也。大小者，身之大小也。寒温者，身寒暖也。

③马莳曰：此伯高言人之老壮少小，以年而别之也。张介宾曰：寒温者，言禀有阴阳也。●张志聪曰：此论卫气之有盛衰也。年少小者，卫气始长，年壮者，卫气正盛，五十以上，卫气渐衰。盖应天之气，而有四时生长收藏之盛衰也。《方盛衰论》曰：老从上，少从下，老者应秋冬之气，从上而方衰于下，少者应春夏之气，从下而方盛于上。●王子方曰：数始于一，成于三，三而两之为六，三而三之成九，十八者，二九之数也，二十者，阴阳之生数始也，五十者，五行之生数终也。马玄台曰：十八以上，六岁以上，俱当作以下。●黄元御曰：人之肥瘦大小寒温，有老壮少小，其肥瘦大小寒温，有老壮少小之殊也。●丹波元简曰：马云"十八以上"、"六岁以上"之"上"字，俱当作"下"。王弘义云：数始于一，成于三，三而两之为六，三而三之成九。十八者，二九之数也。二十者，阴阳之生数始也。五十者，五行之生数终也。简案：《千金》引《小品方》云：凡人年六岁以上为小，十六岁以上为少，三十岁以上为壮，五十岁以上为老。由此考之，"以上"不必"以下"之误。

59.5 黄帝曰：何以度知其肥瘦？伯高曰：人有肥、有膏、有肉。黄帝曰：别此奈何？伯高曰：䐃肉坚，皮满者，肥。䐃肉不坚，皮缓者，膏。皮肉不相离者，肉①。

①马莳曰：（䐃，音国。）此言人之有肥、有膏、有肉者之分也。肥者，犹言壮也。膝后曲处为䐃。膏者，油也。脂者，骨中髓也。●张介宾曰：肥者，即下文所谓脂也。䐃肉，肉之聚处也。此言伟壮之人，而有脂膏肉三者之异：脂者紧而满，故下文曰肉坚身小；膏者泽而大，故下文曰肉淖垂腴；皮肉连实而上下相应者曰肉，故下文曰身体容大。䐃，劬允切。●张志聪曰：（䐃音国。）此以下论卫气之所以温分肉充皮肤肥腠理者也。腠理者，肌肉之纹理，如豕之精肉，条分而有理路。理中之白膜曰脂，肉外连皮之肥肉曰

肥。故曰䐃肉坚而皮满者肥，盖肥在皮之内，肉之外，故肉坚而皮满也。膏者，即肥之脂膏，谓如豕肉之红白相间而有数层者为膏，盖肥膏之间于肉内，故肉不坚而皮缓也。此论卫气之肥腠理，故只论膏而不论肥，然先言人有肥者，以明膏肥之有别。皮肉不相离者，谓肉胜而连于皮，内无膏而外无肥，此亦卫气之盛于肉理者也。●任谷庵曰：䐃肉者，俗名腿肚也。盖肉之柱，在臂胫诸阳分肉之间，故䐃肉坚，则通体之肉坚矣。又只言胫而不言臂者，气从下而上也。●薛雪曰：䐃肉，肉之聚处也。此言伟壮之人，而有脂、膏、肉三者之异。●丹波元简曰：《甲乙》"䐃"作"䐃"，"肥"作"脂"。张，"䐃"作"䐃"，注云：肥者，即下文所谓脂也。䐃肉，肉之聚处也。此言伟壮之人，而有脂膏肉三者之异。脂者紧而满，故下文曰肉紧身小；膏者泽而大故下文曰肉淖垂腴；皮肉连实而上下相应者曰肉，故下文曰身体容大。志云：腠理者，肌肉之文理，如豕之精肉，条分而有理路。理中之白膜曰脂肉，外连皮之肥肉曰肥。膏者，即肥之脂膏，谓如豕肉之红白相间而有数层者为膏。简案：《韵会》云：凝者曰脂，泽者曰膏。《博雅》云：人一月而膏，二月而脂。又《汉·五行志》：在人腹中肥而包裹心者脂也。经文"皮之满缓"，可以证其凝与否也。马云：膏者，油也。脂者，骨中髓也。误。●章楠曰：膝后曲处名䐃。淖者，滑润柔软而不实也。脂，即肥，其肉坚实，若不坚而隆厚，则名肉也。盖人生禀阴阳之气，而阴阳各有偏胜不同，如后文所云者，故体质有肥、膏、肉之殊。

59.6 黄帝曰：身之寒温何如？伯高：膏者，其肉淖而粗理者，身寒，细理者，身热。脂者，其肉坚，细理者热，粗理者寒①。

①马莳曰：此言人身之有冷热也。大凡人之多膏者，其肉必淖，但腠理粗则其身寒，若细则身热也。人之多脂者，其肉必坚，但腠理粗则其身寒，若细则身热也。●张介宾曰：淖，柔而润也。膏者肉淖，脂者肉坚。若其寒热，则粗理者皆寒，细理者皆热。淖音闹。●任谷庵曰：此言卫气之所以温分肉也。膏者肉不坚，故其肉淖。淖、和也，言膏与肉之相间而相和者也。脂者，腠理固密，故其肉坚。粗理者，卫气外泄，故身寒。细理者，卫气收藏，故身热。●薛雪曰：淖，柔而润也。膏者肉淖，脂者肉坚，若其寒热，则粗理者皆寒，细理者皆热。淖，音闹。●丹波元简曰：《甲乙》"细理者热"之"热"作"和"，非。张云：淖，柔而润也。膏者肉淖，脂者肉坚。若其寒热，则粗理者皆寒，细理者皆热。志云：粗理者，卫气外泄，故身寒。细理者，卫气收藏，故身热。●章楠曰：其粗理者，表阳易泄，故身常寒。细理者，表阳固密，故身常热。此由禀气，非外邪之寒热也。

59.7 黄帝曰：其肥瘦大小奈何？伯高曰：膏者，多气而皮纵缓，故能纵腹垂腴。肉者，身体容大。脂者，其身收小①。

①马莳曰：此言人身有肥瘦大小也。大凡人之有膏者，其气必多，而皮自纵缓，故能纵腹垂腴，此之谓肥也。反是则为瘦矣。人之有肉者，其身体自然容大，此之为大也。人之有脂者，其身必收小，此之谓小也。上文帝问肥瘦，而伯高止以肥、膏、肉三义为对其肥瘦犹未分也。故帝于此并问之耳。●张介宾曰：纵，宽纵也。腴，脂肥也。膏者纵腹垂腴，脂者其身收小，是膏肥于脂也。肉为皮肉连实，自与脂膏者有间。纵，去声。腴，音

俞。●任谷庵曰：此复申明卫气之所以肥腠理温分肉也。卫气盛则腠理肥，是以膏者多气而皮纵缓，故能纵腹垂腴。腴者，脐下之少腹也。肉者身体容大，此卫气盛而满于分肉也。脂者，其身收小。此卫气深沉，不能充于分肉，以致脂膜相连，而肌肉紧充，故其身收小也。●余伯荣曰：卫气之所以温分肉者，充实于肉之理路，所谓血气盛则充肤热肉，盖非只温肌肉，而能使肌肉盛满，身体容大，故反复以申明之。●薛雪曰：纵，宽纵也。腴，脂肥也。膏者纵腹垂腴，脂者其身收小，是膏肥于脂也。肉为皮肉连实，自与脂、膏者有间。纵，去声。腴，音俞。●黄元御曰：纵腹垂腴，其腹皮车腴，纵缓而下垂也。身体容大，容者，从容舒泰之象也。●丹波元简曰：张云：纵，宽纵也。腴，脂肥也。膏者纵腹垂腴，脂者其身收小，是膏肥于脂也。肉为皮肉连实，自与脂膏者有间。志云：卫气盛则腠理肥，是以膏者多气，而皮纵缓，故能纵腹垂腴。腴者，脐下之少腹也。肉者身体容大，此卫气盛而满于分肉也。脂者其身收小，此卫气深沉，不能充乎分肉，以致脂膜相连，而肌肉紧密，故其身收小也。简案：《说文》：腴，腹下肥也。又《礼·少仪》注：腴，腹下也。《通雅》云：凡肉肥软处曰腴。志直为少腹，恐非也。

59.8 黄帝曰：三者之气血多少何如？伯高曰：膏者，多气，多气者热，热者耐寒。肉者，多血则充形，充形则平。脂者，其血清，气滑少，故不能大[1]。此别于众人者也[2]。

[1]丹波元简曰：张云：膏者多气，气为阳，故质热而耐寒也。肉者多血，血养形，故形充而气质平也。脂者血清而气滑少，故不能大。若此三者，虽肥盛皆别于众人，而脂者之气血，似不及乎膏肉也。愚按：世传肥白之人多气虚，而此云膏者多气，不无相左。若据余闻见之验，则苍瘦之气虚者，固不减于肥白，是以不宜胶柱。

[2]马莳曰：此言人之有膏、有肉、有脂者，其气血各有多少，而身之冷热遂别也。膏者，其气必多，多气则身必热，故能耐寒也。肉者，其血必多，多血则形充，而不寒不热也。脂者，其血必清，而气必滑且少，故其身形不大，而必能耐寒也。此三者必异于众，而不能多也。●张介宾曰：膏者多气，气为阳，故质热而耐寒也。肉者多血，血养形，故形充而气质平也。脂者血清而气滑少，故不能大。若此三者，虽肥盛皆别于众人，而脂者之气血，似不及乎膏肉也。愚按：世传肥白之人多气虚，而此云膏者多气，不无相左。若据余闻见之验，则苍瘦之气虚者，固不减于肥白，是以不宜胶柱也。●任谷庵曰：此言卫气与营血相将，充盈于分肉之纹理，其膏肥之内，只有卫气而血不营也。膏者卫气盛，故热而耐寒，肉者肌肉隆盛，故多血，血气盛则充肤热肉，故充形。血随气行，血气皆盛，是为营卫和平。脂者，肌肉紧密，是以血清气少，故不能大，此三者，有肥瘦大小之不同，故与平人之有别也。●王子方曰：脂者，卫气不充于分肉，是以血亦清少，血气相将而行者也。●薛雪曰：膏者多气，气为阳，故质热而耐寒也；肉者多血，血养形，故形充而气质平也；脂者血清，而气滑少，故不能大。若此三者，虽肥盛皆别于众人，而脂者之气血，似不及乎膏、肉也。肥白之人多气虚，苍瘦之气虚者，固不减于肥白，是不可泥也。

59.9 黄帝曰：众人奈何？伯高曰：众人皮肉脂膏，不能相加也，血与气，不能相多，故其形不小不大，各自称其身，命曰众人①。

①马莳曰：（称，去声。）此言人之众者，其形不大不小，必其皮肉脂膏血气之不加多也。●张介宾曰：众人者，言三者之外，众多之常人也。其皮肉脂膏血气各有品格，故不能相加，亦不能相多，而形体大小皆相称而已。●余伯荣曰：此言卫气之浮沉浅深，而各有常所者，其形不大不小也。众人者，平常之大众也。不能相加者，谓血气和平，则皮肉脂膏，不能相加于肥大也。血气之浮沉浅深，各有常所，不能相多于肌肉间也。皮肉筋骨，各自称其身，故其形不大不小也。●薛雪曰：众人者，言三者之外众多之常人也。其皮、肉、脂、膏、血、气各有品格，故不能相加，亦不能相多，而形体大小皆相称而已。●丹波元简曰：张云：众人者，言三者之外，众多之常人也。其皮肉脂骨血气，各有品格，故不能相加，亦不能相多，而形体大小，皆相称而已。余伯荣云：不能相加者，谓血气和平，则皮肉脂膏，不能相加于肥大也。血气之浮沉浅深，各有常所，不能相多于肥肉间也。皮肉筋骨，各自称其身，故其形不大不小也。●章楠曰：皮肉脂膏气血皆相称，无多少，故其身形亦中等而无大小，命曰众人。众者，多也。

59.10 黄帝曰：善。治之奈何？伯高曰：必先别其三形，血之多少，气之清浊，而后调之，治无失常经①。是故膏人，纵腹垂腴，肉人者，上下容大，脂人者，虽脂不能大者②。

①张介宾曰：三形既定，血气既明，则宜补宜泻，自可勿失常经矣。●薛雪曰：三形既定，血气既明，则宜补宜泻，自可勿失常经矣。

②张介宾曰：此重言其详也。●马莳曰：此言治三形者，必别其气血之多少清浊也。三形者，即膏人、肉人、脂人也。●张志聪曰：此言人之血气，当使之无过不及也。三者，人之有肥大之太过，瘦小之不及，故当审其血之多少，气之清浊，而后调之，无失卫气之常经，期为平和之人矣。此因卫气失常，是故膏人纵腹垂腴，肉人者，上下容大，脂人者虽脂不能大也。盖卫气主于皮肉筋骨之间，浮沉浅深，各在其处，若独充盛于皮肤分肉之间，而使纵腹垂腴，上下容大，或深沉于筋骨之间，以致脂不能大，皆卫气之失常也。是以浮沉深浅，不可胜穷，随变而调其气，命曰上工。此篇论卫气失常，以明卫气所出所循之常所，使后学知阴阳血气之生始出入，为治道之张本也。●《集注》眉批：浊者为卫。故浊为气多，清为气少。●丹波元简曰：《甲乙》"膏人"下有"者"字。张云：三形既定，血气既明，则宜补宜泻，自可勿失常经矣，是故膏人以下，此重言其详也。●周学海曰：前后三事文义不贯，文气亦不接续。

玉版第六十

●马莳曰：末有著之玉版，以为重宝，故名篇。《素问》有《玉版论要》，亦著之玉版也。●余伯荣曰：按《内经》论经脉之血气，曰藏之金匮，论皮肤分肉之血气，曰着之玉版，盖因金玉之黄白，而分血气之阴阳也。●丹波元简曰：马云：末有著之玉版，以为重宝，故名篇。《素问》有《玉版论》，亦著之玉版也。诸本无篇字。

60.1 黄帝曰：余以小针为细物也，夫子乃言上合之于天，下合之于地，中合之于人，余以为过针之意矣，愿闻其故。岐伯曰：何物大于天乎？夫大于针者，惟五兵者焉，死之备也，非生之具。且夫人者，天地之镇也，其不可不参乎？夫治民者，亦唯针焉。夫针之与五兵，其孰小乎①？

①杨上善曰：九针微细之道，以合三才之大，余恐太过也。物，道也。夫人之为天地镇塞，贵莫大焉。兵有五者，一弓、二殳、三矛、四戈、五戟，死之之具也。九针虽小，生人之器也，圣人用之，理于百姓，孰为小道？故大之无外，小之无内，细入无间，令人久寿者，其惟九针乎。（附萧延平曰：注"五兵"《周礼·夏官》：司兵掌五兵，郑司农云：五兵者，戈、殳、戟、酋矛、夷矛。又步卒之五兵，无夷矛而有弓矢。与此略异。）●马莳曰：（按《管子》曰：蚩尤受卢山之铜，而作五兵。则黄帝时即有五兵。一弓，二殳，三矛，四戈，五戟。一云东方矛，南方弩，中央剑，西方戈，北方铩也。）此言小针合于三才者，以其较之五兵，而其功用为尤大也。五兵虽大，乃所以备死，而非平日治生之具，小针虽小，乃所以治民之生，而不待备死而后用也，较之五兵，其功用合于三才，而非可以小补言者宜矣。●张介宾曰：过针之意，谓其言之若过也。五兵即五刃，刀剑矛戟矢也。五兵虽大，但备杀戮之用，置之死者也。小针虽小，能疗万民之病，保其生者也。夫天地之间，唯人最重，故为天地之镇，而治人之生，则又唯针最先。盖针之为用，从阳则上合乎天，从阴则下合乎地，从中则变化其间而动合乎人，此针道之所以合乎三才，功非小补，较之五兵，其孰大孰小为可知矣。●张志聪曰：此章论充溢于皮肤分肉之气血，从脏腑之大络而出于孙络皮肤，应天气之出于地中，而布散于天下，逆之则伤其所出之机，胜五兵之杀人矣。大络者，手太阴之络，名曰列缺；手少阴之络，名曰通里；手心主之络，名曰内关；手太阳之络，名曰支正；手阳明之络，名曰偏历；手少阳之络，名曰外关；足太阳之络，名曰飞扬；足少阳之络，名曰光明；足阳明之络，名曰丰隆；足太阴之络，名曰公孙；足少阴之络，名曰大钟；足厥阴之络，名曰蠡沟。此十二脏腑之大络，阳走阴而阴走阳，左注右而右注左，与经脉缪处，其气血布散于四末，溢于皮肤分肉间，不入于经俞，以应天气之运行于天表，故曰所谓夺其天气。夫九针之道，一者天，二者地，三者人。小针，微针也。亦所以合于天地人者也，且夫人者，天地之镇也，其不可不参乎。故治天下之万民者，亦惟针道所合之三才而已。●余伯荣曰：上章论卫气从阳明之脉络，而出于皮肉筋骨之间，此章论皮肤分肉之血气，从胃之经隧脏腑之大络，而出于外，即与卫气相将之营气也。营卫血气，虽皆生于胃腑水谷之精，然外内出入之道路不一，学者非潜心玩索，不易得也。按《管子》曰：蚩尤受卢山之铜，而作五兵，是黄帝时即有五兵矣。一弓，二殳，三矛，四戈，五戟；一云，东方矛，南方弩，中央剑，西方戈，北方锻。●黄元御曰：宇宙之中，无大于天者，天之所以大者，生也。（天地之大德曰生。）小针虽细，而亦能生人，故与天并大。五兵虽大，但能杀人，不能生人，何以为大？且夫人者，天地之镇也，（于天地并重。）其不可不参焉。（于天地参。）佐天地以生人也。夫生人者，亦唯针耳，则针之与五兵。其孰大而孰小乎？●丹波元简曰：马云：按《管子》曰：蚩尤受卢山之铜，而作五兵，则黄帝时即有五兵，一弓、二殳、三矛、四

戈、五戟。一云东方矛，南方弩，中央剑，西方戈，北方铩也。张云：五兵即五刃，刀剑矛戟矢也。五兵虽大，但备杀戮之用，置之死者也。小针虽小，能疗万民之病，保其生者也。夫天地之间，唯人最重，故为天地之镇，而治人之生，则又唯针最先。盖针之为用，从阳则上合乎天，从阴则下合乎地，从中则变化其间，而动合乎人，此针道之所以合乎三才，功非小补，较之五兵，其孰大孰小，为可知矣。简案：《周礼》：夏官司兵，掌五兵。郑注：五兵者，戈、殳、戟、酋、矛。殳，音殊。

60.2　黄帝曰：病之生时，有喜怒不测，饮食不节，阴气不足，阳气有余，营气不行，乃发为痈疽①。阴阳不通，两热相搏②，乃化为脓，小针能取之乎③？岐伯曰：圣人不能使化者，为之邪不可留也④。故两军相当，旗帜相望，白刃陈于中野者，此非一日之谋也。能使其民令行禁止，士卒无白刃之难者，非一日之教也，须臾之得也。夫至使身被痈疽之病，脓血之聚者，不亦离道远乎？夫痈疽之生，脓血之成也，不从天下，不从地出，积微之所生也，故圣人自治于未有形也，愚者遭其已成也⑤。黄帝曰：其已形，不予遭，脓已成，不予见，为之奈何⑥？岐伯曰：脓已成，十死一生⑦，故圣人弗使已成⑧，而明为良方⑨，著之竹帛，使能者踵而传之后世，无有终时者，为其不予遭也。⑩

①杨上善曰：痈生所由，凡有四种。测，度也。喜怒无度，争气聚，生痈一也。饮食不依节度，纵情不择寒温，为痈二也。脏阴气虚，腑阳气实，阳气实盛，生痈三也。邪客于血，聚而不行，生痈四也。痈、疽一也，痈之久者败骨，名曰疽也。

②丹波元简曰：《甲乙》"两"作"而"，"搏"作"薄"。简案：两热未详，《甲乙》为是。

③杨上善曰：以下言生脓所由也。邪客于皮肤之中，寒温二气不和，内外两热相击，腐肉故生于脓，恐小针不能取之。

④周学海曰：言圣人能不使化脓者，为知邪不可留，而早治之也，待脓已成，岂小针之治乎？

⑤杨上善曰：帜，昌志反，幡也。圣人不能使身化为病者，以圣人理之未乱，其邪不可留于身也。故譬白刃陈于中野，谋之在久，士卒无难，习之日远，痈疽不生，调中多日，故身遭痈疽之病，去和性之道远矣。夫积石成山，积水成川，积罪成祸，积气成痈，非从天下地出，皆由不去脆微，故得斯患也。圣人不尔，于国理之未乱，于身约之于未病，不同愚人，渴而掘井，斗方铸兵也。●张介宾曰：喜怒不测，则气有所逆；饮食不节，则脏有所伤；阴气不足，故营有不行；阳气有余，故热从而聚，皆足以致痈疽也。邪在天下则为乱，邪在人身则为病，及其已成，则虽圣人不能使之化，是以邪不可留也。譬之用兵者，必有夙教，必有定谋，而后可保其无危。人之治身，可素无调养之道乎？故惟圣人乃能自治于未形，愚者每遭其患矣。●薛雪曰：喜怒不测，则气有所逆；饮食不节，则脏有所伤；阴气不足，故营有不行；阳气有余，故热从而聚，皆足以致痈疽也。邪在天下则为乱，邪在人身则为病。及其已成，则虽圣人不能使之化，是以邪不可留也。譬之用兵者必有夙教，必有定谋，而后可保其无危。人之治身，可素无调养之道乎？故惟

圣人乃能自治于未形，愚者每遭其患矣。治身之外，可不戒乎？●丹波元简曰：张云：邪在天下则为乱，邪在人身则为病，及其已成，则虽圣人不能使之化，是以邪不可留也。譬之用兵者，必有夙教，必有定谋，而后可保其无危。人之治身，可素无调养之道乎？故惟圣人，乃能自治于未形，愚者每遭其患矣。余伯荣云：按本经及《素问》论，所生痈疽，多因于风寒外邪，有伤荣卫，留积而成痈脓，此因内伤喜怒饮食，故曰不从天下，不从地出。

⑥杨上善曰：遭，逢也。子，百姓，帝以百姓如子者也。言不逢者，痈之有形，百姓不能逢知也，痈之有脓，百姓亦不见，为之奈何也。●丹波元简曰：诸本"以"作"已"，《甲乙》十六字作"其已有形，脓已成，为之奈何"十一字。

⑦杨上善曰：痈生于节、背及腹内，脓成不可疗，故十死一生。

⑧顾观光曰：藏本"以"作"已"，二字通。

⑨杨上善曰：故圣人明为良方，痈微之时疗之，弗使成也。

⑩杨上善曰：著之竹帛，为于百姓不能逢知痈疽者。●马莳曰：（按《史记》云：轩辕之时，神农世衰，诸侯相侵伐，轩辕乃习用干戈，以征不享。炎帝侵陵诸候，黄帝与战于阪泉之野。蚩尤作乱，又与战于涿鹿之野。则旗帜白刃陈于中野者，信有之也。）此言痈疽生于积微，其已成而难化者，为其失修养之道，而圣人悯之，故必遗之以良方也。阴气者，营气也。阳气者，卫气也。惟营气不足，卫气有余，故营气不足，痈疽乃发，脓随热聚，小针难取。正以邪盛难化，犹用兵者，其谋非止于一日，其远难正在于须臾，诚不可不慎也。况生此痈疽之人，使身被痈疽，而脓血已聚，惟其远修养之道耳。讵知痈疽由微而积，圣人自治于未有成形之始，愚者则遭于既已成形之后，所以治之失其时也。然而不得与圣人相遭相见，而圣人虑其脓血已成，多死少生，乃著为良方以传之。彼小针者，虽可以治民，而非可以治痈疽也亦明矣。●张介宾曰：此言兆庶之多，千古之邈，安得人人遭遇以救其疾苦？故惟有著之竹帛，以遗教将来，正为人之不予遭也。●张志聪曰：此言皮肤分肉之气血，从内而出于外，少有留滞，则渐积而成痈脓，如发于外而小者易愈，大者多害；若留积在内，成痈脓而不见者，十死一生也，喜怒不测，饮食不节，内因之所伤也。是以痈疽之生，脓血之成，不从天地之风寒暑湿，乃积微之所生也。是犹两军相当，旗帜相望，白刃陈于中野者，此非一日之谋也。能使其民令行禁止，士卒无白刃之难者，非一日之教也，非须臾之可得也，故圣人勿使已成，而明为良方，着之竹帛，使后学之能者，踵而传之后世，无有终时者，为其不予遭而成十死一生之证也。遭，遇也。言其已形而不予遭，脓已成而不予见，此痈生于脏腑之间，而不与我见，乃多死少生之候也。●余伯荣曰：按本经及《素问》论所生痈脓，多因于风寒外邪，有伤营卫，留积而成痈脓，此因内伤喜怒饮食，故曰不从天下，不从地出。●薛雪曰：此言兆庶之多，千古之邈，安得人人遭遇以救其疾苦？故惟有著之竹帛，以遗教将来，正为人之不予遭也。●黄元御曰：圣人不能使天地自然之化，以人力而为之，然而邪之在身，则不可留也。痈疽脓血者。邪气伏留，积微成大之所生也。●丹波元简曰：张云：此言兆庶之多，千古之邈，安得人人遭遇，以救其疾苦？故惟有著之竹帛，以遗教将来，正为人之不予遭也。志云：圣人勿使已成，而明为良方，著之竹帛，使后学之能者，踵而传之后世，无有终时者，为其不予遭而成十死一生之证也。遭，遇也。言其已形而不予遭，脓已成而不予见，此痈生于脏腑之间，而不与我见，乃多死少生之候也。

60.3 黄帝曰：其已有脓血而后遭乎？不导之以小针治乎①？岐伯曰：以小治小者，其功小，以大治大者，多害，故其已成脓血者，其唯砭石铍锋之所取也②。

①丹波元简曰：《甲乙》无"而后遭乎不道之"七字，"以"上有"可"字。简案：据《甲乙》文义尤通。

②杨上善曰：痈之生于背及节与腹内，已有脓血后，百姓逢知，小针可得疗否也。以小针疗痈之小，难瘥，故曰其功小也。以大针疗脓成大，伤以处多，故得出脓。害，伤也。是以脓成唯须砭铍也。●马莳曰：此言痈疽已成脓血者，惟治之以砭石、铍针、锋针而已。以小治小者其功小，故不可用小针也。以大治大者多害，故铍锋之外，不可轻用也。唯砭石者，以石为针，及铍针、锋针，皆可以取之耳。（本经《九针论》：四曰锋针，取法于絮针。筒其身，锋其末，长一寸六分，主痈热出血。五曰铍针，取法于剑锋，广二分半，长四寸，主大痈脓两热争者也。又见本经第一篇《九针十二原》中。）●张介宾曰：针小者功小，无济于事；针大者多害，恐有所伤。故惟砭石及铍针锋针，皆可以取痈疽之脓血。针义详针刺类二。砭，标兼切。铍音披。●余伯荣曰：此言痈发于外而予见者，有大小之难易也。痈小而以小针治之者，其功小而易成，痈大而以大针治之者，多有逆死之害，故其已成脓血者，其惟砭石铍锋之所取也。盖小而浅者，以砭石取脓，大而深者，以铍锋取之，铍锋大针也。●薛雪曰：针小者功小，无济于事，针大者多害，恐有所伤，故惟砭石及铍针、锋针，皆可以取痈疽之脓血。●黄元御曰：砭石，石针。铍锋，铍针也。●丹波元简曰：《甲乙》"治大者"下有"其功大以小治大者"八字，"害"下有"大"字，"铍"作"鈹"。张云：针少者功小，无济于事；针大者多害，恐有所伤。故惟砭石及铍针锋针，皆可以取痈疽之脓血。简案：原文义难通，得《甲乙》其旨甚晰。盖以大治大，谓以砭石铍针，取大脓血也。

60.4 黄帝曰：多害者其不可全乎？岐伯曰：其在逆顺焉。黄帝曰：愿闻逆顺。岐伯曰：以为伤者，其白眼青黑眼小，是一逆也；内药而呕者，是二逆也；腹痛渴甚，是三逆也；肩项中不便，是四逆也；音嘶色脱，是五逆也。除此五者，为顺矣①。

①杨上善曰：多害者，砭铍之伤，即至死也。逆者多伤至死，顺者出脓得生也。先有五伤，后行铍者，为逆也。先无五伤，脓成行铍，为顺也。嘶，先妻反，声破也。●马莳曰：便，去声。此言痈疽之难全者，唯验其病势之五逆，而五顺可反推矣。人之目，虽为肝之外候，然又分属于五脏，其白眼属肺，今反青，是肝邪侮所不胜，当为肺气衰也。黑眼者，即眼之睛也，属于肝，今反小，乃肝气衰也。（后世眼科，以两眦属心，眼白属肺，眼珠属肝，上下泡属脾，瞳子属肾，为五轮。）非一逆而何？纳药而呕，乃脾气衰也，非二逆而何？腹痛者邪甚，渴甚者火盛，非三逆而何？肩属手之三阳，项属手足六阳及督脉经，今肩项不便，是阳盛阴虚也，非四逆而何？音嘶者，肺衰也，色脱者，五脏衰也，非五逆而何？若除此五者则为顺矣。●张介宾曰：又《寒热病》篇曰：五脏身有五部：伏兔一，腓二，背三，五脏之腧四，项五。此五部有痈疽者死。是亦五逆之属也。详针刺类五十四。内，纳同。嘶音西，声破损也。●张志聪曰：此言痈发于外而大者，有逆

顺死生之分焉。夫皮脉肉筋骨，五脏之外合也，痛发于皮肉筋骨之间，其气外行者为顺，若反逆于内，则逆伤其脏矣。如白眼青，黑眼小，肺肝肾三脏之气伤也。内药而呕，胃气败也。脾主为胃行其津液，腹痛渴甚，脾气绝也。外阳为诸阳主气，肩项中不便，阳气伤也。在心主言，心之合脉也，其荣色也。音嘶色脱，心脏伤也。犯此五逆者死，除此五者为顺矣。●薛雪曰：夫顺与逆，岂特治身已哉！五脏身有五部：伏兔一，腓二，背三，五脏之腧四，项五。此五部有痈疽者死，是亦五逆之属也。凡事逆者坏，顺者治，故曰"夫顺与逆，岂特治身已哉"。应前文以重申之，亦可谓谆谆矣。著此书者，有心哉寓言也。●黄元御曰：多害者，全与不全，其在逆顺，顺则可全，逆则不可全也。以为伤者，害之成伤者也。白眼青，木侮金也。黑眼小，火侮水也。内药而呕，胃败而气逆也。腹胀痛渴甚，风木之贼土也。肩项不便，肺气逆冲也。音嘶色脱，肺肝俱败也。（肺主音，肝主色。）●丹波元简曰：马云：白眼属肺，今反青，是肝邪侮所不胜，当为肺气衰也。黑眼者，即眼之睛也，属于肝，今反小，乃肝气衰也。纳药而呕，乃脾气衰也。腹痛者邪甚，渴甚者火盛。肩属手之三阳，项属手足六阳及督脉经，今肩项不便，是阳盛阴虚也。音嘶者，肺衰也。色脱者，五脏衰也。志云：太阳为诸阳主气，肩项中不便，阳气伤也。在心主言，心之合脉也，其荣色也。音嘶色脱，心脏伤也。犯此五逆者死，除此五者为顺矣。张云：《寒热病》篇曰：五脏，身有五部，伏兔一；腓二；……背三；五脏之腧四；项五，此五部有痈疽者死。是亦五逆之属也。内，纳同。嘶，音西，声破损也。《巢源》云：凡破痈溃脓之后，有逆有顺云云，是为五逆，皆死候。

60.5 黄帝曰：诸病①皆有逆顺，可得闻乎？岐伯曰：腹胀、身热、脉大，是一逆也②；腹鸣而满，四肢清，泄，其脉大，是二逆也③；衄而不止，脉大，是三逆也④；欬且溲⑤血，脱形，其脉小劲⑥，是四逆也⑦；咳，脱形身热，脉小以疾⑧，是谓五逆也⑨。如是者，不过十五日而死矣⑩。

①丹波元简曰：志云：谓凡病多生于荣卫血气之不调，非独痈脓也。
②陈念祖曰：逆伤于脾也。
③陈念祖曰：逆伤于肾也。
④汪昂曰：皆为阴症见阳脉。●陈念祖曰：肝主存血，衄血不止，逆伤肝也。
⑤汪昂曰：小便。
⑥汪昂曰：小不宜劲。
⑦陈念祖曰：肺朝百脉，输精于皮毛，咳而溲血形脱，其脉小劲，是逆上于肺也。
⑧汪昂曰：小不宜疾。
⑨陈念祖曰：心主血脉，肺者，心之盖，欬、形脱、身热、脉小以疾，逆伤心也。夫血脉者，五脏之所生也，血气逆则失其旋转之机，而反伤其脏真也。●丹波元简曰：张云：身热脉大，而加以腹胀，表里之邪俱盛，是为一逆也；腹鸣而满，四肢清冷而兼后泄，阴证也，脉不宜大而大者，脉证相反，是为二逆；鼻衄在阴，脉大为阳，阳实阴虚，是为三逆；咳而溲血脱形者，正气已衰，脉小而急者，邪气仍在，邪正不能相当，是为四逆；脱形身热，真阴卫亏，而火犹不清也，其脉细小疾数，正邪盛正衰之候，是为五逆。
⑩马莳曰：此言诸病皆有逆顺，有五逆之半月而死者，有五逆之一时而死者，医工不

可以逆治之也。腹满身热，而其脉亦大，是邪正盛也，非一逆而何？腹鸣而满，四肢清冷，后又下泄，阴证也，而其脉又大，是阴证得阳脉也，非二逆而何？衄血不止，阴证也，而其脉又大，亦阴证得阳脉也，非三逆而何？在上为咳，在下溲血，又且脱形，正气已衰也，而其脉之小者带劲。是邪犹未衰，非四逆而何？其声咳，其形脱，其身热，正衰火盛也，而脉之小者带疾，是邪亦未衰，非五逆而何？此其所以半月而死也。●张介宾曰：身热脉大而加以腹胀，表里之邪俱盛也，是为一逆。腹鸣而满，四肢清冷而兼后泄，阴证也，脉不宜大而大者，脉证相反也，是为二逆。鼻衄在阴，脉大为阳，阳实阴虚，是谓三逆。衄，女六切。咳而溲血脱形者，正气已衰，脉小而急者，邪气仍在，邪正不能相当，是为四逆。脱形身热，真阴已亏而火犹不清也，其脉细小疾数，正邪盛正衰之候，是为五逆。一节之更，时移气易，客强主弱，则不能胜，故不过十五日而死。●李中梓曰：身热脉大而又腹胀，表里之邪俱盛也。腹满而清、泄，阴症也。脉大者，是脉与症反也。鼻衄在阴，脉大为阳，阳实阴虚，死不治。咳而溲血脱形，正气伤也。脉虽小而劲，邪仍在也。脱形，真气已衰。身热，邪气未化。细小疾数，气血两败之诊也。十五日交一节，言不能逾节也。●张志聪曰：（内叶讷。）此言血气之逆于经脉者，不过半月而死也。夫血气留滞而成痈脓者，积微之所生，其所由来者渐矣。若失其旋转之机，又不待成痈，而有遄死之害，诸病者，谓凡病多生于营卫血气之不调，非独痈脓也。如腹胀身热脉大者，逆伤于脾也；腹鸣而满，四肢清泄，其脉大者，逆伤于肾也；肝主藏血，衄而不止，逆伤肝也；肺朝百脉，输精于皮毛，咳而溲血形脱，其脉小劲，逆伤肺也。夫心主血脉，肺者心之盖。咳，形脱身热，脉小以疾，逆伤心也。夫血脉者，五脏之所生也。血气逆，则失其旋转之机，而反伤其脏真矣。经脉应地之经水，水以应月，不过十五日而死者，随月之盈虚而死，不能终周天之数矣。●王子方曰：堪舆家凿井，度月影以取泉。●《集注》眉批：月一月，而一周天。●薛雪曰：身热、脉大，而加以腹胀，表里之邪俱盛也，是为一逆。腹鸣而满，四肢清冷而兼后泄，阴症也，脉不宜大而大者，脉症相反也，是为二逆。鼻衄在阴，脉大为阳，阳实阴虚，是为三逆。咳而溲血脱形者，正气已衰，脉小而急者，邪气仍在，邪正不能相当，是为四逆。脱形身热，真阴已亏，而火独不清也。其脉细小疾数者，邪盛正衰之候，是为五逆。一节之更，时移气易，客强主弱，则不能胜，故不过十五日而死。●黄元御曰：腹胀，身热，脉大，里湿盛而表阳格也。腹鸣而满，四肢清，泄而脉大，肝脾郁陷而败泄也。衄而不止，脉大，肺胃阻逆而上脱也。咳且溲血，脱形，其脉小劲，中气亏败，肝陷而肺逆也。咳而脱形，身热，脉小以疾，脾败胃逆，肺胆不降也。●陈念祖曰：此言血气之逆于经脉者，不过半月而死也。夫血气留滞，而成痈脓者，积微之所生，其所由来者渐矣。若失其旋转之机，有不待成痈，而有遄死之害。诸病者，谓凡病多生于荣卫血气之不调，非独痈脓也。盖经脉应地之经水，水以应月，不过十五日而死者，随月之盈虚而死，不能终周天之数也。●丹波元简曰：张云：一节之更，时移气易，客强主弱，则不能胜，故不过十五日而死。●章楠曰：腹胀，身热，脉大，表里俱邪盛而不得泄也；腹鸣而满，四肢清冷，后泄，是虚寒而阳败，脉反大，根元外脱也；衄而不止，脉大，孤阳上脱也；咳者，虚火上炎，溲血，其阴下泄，此内伤久而脱形，其脉小弱，犹可治之，小劲，则正败邪胜也；咳而脱形，脾肺俱败，脉小以疾，血液皆枯矣。如是者，不过十五日而死。五日为一候，三候为一气，气变而人身之本元绝也。

60.6 其腹大胀，四末清，脱形，泄甚，是一逆也①；腹胀便血，其脉大，时绝，是二逆也②；欬③溲血④，形肉脱⑤，脉搏⑥，是三逆也⑦；呕血，胸满引背，脉小而疾⑧，是四逆也⑨；欬呕⑩，腹胀⑪且飧泄⑫，其脉绝，是五逆也⑬。如是者，不及一时而死矣⑭。工不察此者而刺之，是谓逆治⑮。

①陈念祖曰：夫皮肤分肉之气血，从胃府而注于脏府之大络，从大络而出于孙络，从孙络而外渗于皮肤。如府大胀、四肢清、形脱、泄甚，是逆于胃之大络，不得出皮肤充于四体也。清，冷也。

②陈念祖曰：逆于肾络也。

③汪昂曰：上。

④汪昂曰：下。

⑤汪昂曰：外。

⑥汪昂曰：内。

⑦陈念祖曰：逆于肺络也。

⑧汪昂曰：虚而火盛。

⑨陈念祖曰：逆于心络也。

⑩汪昂曰：上。

⑪汪昂曰：中。

⑫汪昂曰：下。

⑬陈念祖曰：逆于肝脾之脉也。●丹波元简曰：《甲乙》"脉搏"作"喘"一字。张云：此下言五逆之急证也。腹大胀者，最忌中虚，若见四肢清冷而脱形泄甚者，脾元败而阳气去也，故为一逆也；腹胀便血，阴病也，脉大时绝，孤阳将脱也，故为二逆；咳而溲血者，气血俱病，形肉脱者败在脾，脉搏者真脏也，败在胃气，故为三逆；呕血胸满引于背者，脏气连乎背也，脉见细小疾数，则真元大亏矣，故为四逆；上为呕咳，中为胀满，下为飧泄，三焦俱病，而脉至于绝者，有邪无正也，故为五逆。

⑭陈念祖曰：夫胃者，水谷血气之海也。五脏之大络，海之所以行云与天下之道路也。水火之气，上下相通，一昼一夜，绕地环转一周。如逆而不行，则开阖已息，是以不过一周而死矣。●丹波元简曰：马云：一时者一周时也，乃一日之意。张云：不及一时，谓不能周一日之时也。

⑮马莳曰：又有腹大而胀，四肢则冷，而其形既脱，其泄又甚，非一逆而何？腹胀于中，便血于下，乃阴证也，而其脉又大，且时绝，是大为阳脉，绝为死脉，非二逆而何？在上为咳，在下溲血，其形已脱，火盛水亏也，而脉又搏击，非三逆而何？呕血而胸满引背，脉固宜小，而小中带疾，虚而火盛也，非四逆而何？上为咳呕，中为腹胀，下为飧泄，病已虚也，而其脉则绝，非五逆而何？此其所以不及一时而死也。（夫曰一时者，一周时也，乃一日之意。）五逆不可刺而刺之，是谓逆治之耳。●张介宾曰：此下言五逆之急证也。腹大胀者，最忌中虚，若见四肢清冷而脱形泄甚者，脾元败而阳气去也，故为一逆。腹胀便血，阴病也，脉大时绝，孤阳将脱也，故为二逆。咳而溲血者，气血俱病，形肉脱者败在脾，脉搏者真脏也，败在胃气，故为三逆。呕血胸满引于背者，脏气连乎背也，脉见细小疾数，则真元大亏矣，故为四逆。上为咳呕，中为胀满，下为飧泄，三焦俱

病，而脉至于绝者，有邪无正也，故为五逆。飧音孙。不及一时，谓不能周一日之时也。病不可治而强治之，非惟无益，适以资害，是谓逆治也。●李中梓曰：腹大胀者，邪正甚也。四肢冷而脱形泄甚，脾已绝矣。腹胀便血，阴脱也。脉大时绝，阳脱也。咳而溲者，气血俱损。形肉脱者，脾已绝。脉搏者，真脏见矣。呕血而至胸满背曲，病已极矣。脉小属气败，脉疾属血败。上为咳呕，中为胀满，下为飧泄，三焦俱病，六脉已绝。不及一时者，不能周一日之时也。●张志聪曰：（飧叶孙。）此言气血之逆于气分者，不过一周时而死矣。夫皮肤分肉之气血，从胃腑而注于脏腑之大络，从大络而出于孙络，从孙络而外渗于皮肤，如腹大胀，四肢清，形脱泄甚，是逆于胃之大络，不得出于皮肤，充于四体也。腹胀便血，其脉大时绝，逆于肾络也；咳溲血，形肉脱，脉搏，逆于肺络也；呕血胸满引背，脉小而疾，逆于心络也；咳呕腹胀，且飧泄，其脉绝，逆于肝脾之络也。夫胃者，水谷血气之海也，五脏之大络，海之所以行云气于天下之道路也。水天之气，上下相通，一昼一夜，绕地环转一周，如逆而不行，则开阖已息，是以不过一周而死矣。夫人皮以应天，皮肤之气血，逆而不行，不过一周而死，工不察此天运之大道，如逆伤其气，迟则死于家中，速则死于堂上矣。●任谷庵曰：以上论人之气血，参合天地之道，运行无息者也。少有留滞，或渐积而成痈脓，或一息不续，即为霄壤之判。●《集注》眉批：经脉有络脉、孙脉，大络有络脉、孙脉。当与《缪刺》篇合看。●薛雪曰：此下言五逆之急症也。腹大胀者，最忌中虚，若见四肢清冷而脱形泄甚者，脾元败而阳气去也，故为一逆。腹胀便血，阴病也，脉大时绝，孤阳将脱也，故为二逆。咳而溲血者，气血俱病，形肉脱者，败在脾，脉搏者，真脏也，败在胃气，故为三逆。呕血，胸满引于背者，脏气连乎背也，脉见细小疾数，则真元大亏矣，故为四逆。上为咳呕，中为胀满，下为飧泄，三焦俱病，而脉至于绝者，有邪无正也，故五逆也。不及一时，谓不能周一日之时也。病不可治而强治之，非惟无益，适以资害，是谓逆治也。●黄元御曰：此之五逆，较上之五逆更剧，是死在顷刻之间者也。●丹波元简曰：张云：病不可治而强治之，非惟无益，适以资害，是谓逆治。●章楠曰：其腹大胀，四末清冷，中阳已败，脱形泄甚，元气垂绝也；腹胀便血，阴阳两伤，其脉反大，是真脏脉现，绝则气绝也；咳而溲血，形肉脱，阴已竭矣，脉反搏，孤阳将去也；呕血，胸满引背，邪气上逆，脉小而疾，阴阳俱竭也；咳，呕，腹胀，且飧泄，邪气结而本元败，脉绝而气绝也。如是者，不过一时而死。以上皆言不可治之证，当熟识而勿妄治，治之反招尤悔也。

60.7　黄帝曰：夫子之言针甚骏①，以配天地，上数天文，下度地纪，内别五藏，外次六府，经脉二十八会②，尽有周纪。能杀生人，不能起死者③，子能反之乎？岐伯曰：能杀生人，不能起死者也。黄帝曰：余闻之，则为不仁，然愿闻其道，弗行于人。岐伯曰：是明道也，其必然也，其如刀剑之可以杀人，如饮酒使人醉也，虽勿诊，犹可知矣④。黄帝曰：愿卒闻之。岐伯曰：人之所受气者，谷也。谷之所注者，胃也。胃者，水谷气血之海也。海之所行云气者，天下也。胃之所出气血者，经隧也。经隧者，五藏六府之大络也，迎而夺之而已矣⑤。黄帝曰：上下有数乎？岐伯曰：迎之五里，中道而止，五至而已，五往而藏之气尽矣，故五五二十五，而竭其输矣，此所谓夺其天气者也⑥，非能绝其命而倾其寿者也⑦。黄帝曰：愿卒闻之。岐伯曰：阙门而刺之者，死于家中；入门而刺之者，死于堂上⑧。黄帝曰：善乎方，明哉道，请著之玉版，以为重宝，传之后世，以为刺禁，令民勿敢犯也⑨。

①丹波元简曰：张云：骏，大也。简案：《诗·商颂》：为下国骏厖。毛传：骏，大也。

②丹波元简曰：马云：手足十二经，左右相同，共有二十四脉，加以两跷督任，共为二十八会也。

③丹波元简曰：简案：《外台》明堂序云：经脉阴阳，各随其类，故汤药攻其内，以灸攻其外，则病无所逃，知火艾之切，过半于汤药矣。其针法古来以为深奥，今人卒不可解。经云针"能杀生人，不能起死人"，若欲录之，恐伤性命，今并不录此，依本节之义而立言也。《玉函经》总例云：针能杀生人，亦能起死人，亦同。●周学海曰：二句承上启下，在有意无意之间。"不能起死"即暗指前诸逆也。

④丹波元简曰：张云：言不善用针者，徒能杀生人，不能起死者，正如以刀剑加人则死，以酒饮人则醉，此理之必然，自不待诊而可知者也。

⑤丹波元简曰：马云：试观海之行云气者，本于地气上为云，而后云气行于天之下也。胃之有气血，本于谷气所化，而后血气行于十二经之隧也。是经隧者，诚为五脏六腑之大脉络耳。迎其气之来而有以夺之，则能杀生人矣。

⑥丹波元简曰：张云：上下，谓手足经也。五里，手阳明经穴。此节指手之五里，即经隧之要害，若迎而夺之，则脏气败绝，必致中道而止。且一脏之气，大约五至而已，针凡五往以迎之，则一脏之气已尽；若夺至二十五至，则五脏之输气皆竭，乃杀生人，此所谓夺其天真之气也。《气穴论》云：大禁二十五，在天府下五寸。即此之谓。志云：至者，迎其气之至也；往者，追其气之行也。故五至而迎其五脏之气至即已。若五往而追之，则五脏之气尽泄于外矣。

⑦丹波元简曰：张云：不知刺禁，所以杀人，针非绝人之命，倾人之寿者也。志云：非由命之自绝，寿之自绝，实所以杀生人也。

⑧丹波元简曰：马云：吾窥门而见其刺，其人当死于家中，吾入门而见其刺，其人当死于堂上，死之最易，又如是耶。张云：门，即《生气通天》等论所谓气门之门也。阙门而刺，言犹浅也，浅者害迟，故死于家中，入门而刺，言其深也。深则害速，故死于堂上。志云：阙者，窥俟其所出也。门首，《卫气》篇之所谓"契绍之门户"，乃气血从孙络而出于皮肤之门也。故俟其气之出门而刺之者，稍缓而死于家中。入门而逆刺于络内者，即死于医者之堂上也。夫天气一日一夜，绕地环转一周，逆则不过一周而死，况针刺之伤乎。简案：三家所取义各异，未知孰是。

⑨马莳曰：阙，窥同。此言针之能杀生人者，在于夺其五里，以竭经隧之气，此其所以为刺禁也。二十八会者，手足十一经，左右相同，共有二十四脉，加以两跷督任，共为二十八会也。世有能于生人则杀之，死人则不能起之，此问之者固为不仁，而闻之而弗行，正所以明道也。故能杀生人之缪，真如刀剑之杀人，如酒之醉人，虽勿诊视之，而可以预知也。何也？试观海之行云气者，本于地气上为云，而后云气行于天之下也。胃之有气血，本于谷气所化，而后血气行于十二经之隧也。是经隧者，诚为五脏六腑之大脉络耳，迎其气之来，而有以夺之，针能杀生人矣，故究其上下各经之数，上下，手足也。不

必尽脏腑之穴以刺之，止即五里穴以夺其气，（按五里系手阳明大肠经穴，肘上三寸，向里大脉中央。前《本输》篇云：尺动脉在五里，五输之禁也。《素问·气穴论》云：大禁二十五，在天府下五寸。）约至中道而止针，候其气之来者，五至而已，针凡五往以夺之，而此脏之气尽矣。及夺至二十五次，而五脏输穴之气皆已竭矣。此乃夺其天气，非由命之自绝，寿之自倾，实所以杀此生人也。又何也？吾窥门而见其刺，其人当死于家中；吾入门而见其刺，其人当死于堂上。死之最易，又如是耶。●张介宾曰：同前篇。骏，大也。二十八会者，手足十二经左右共二十四脉，加以任督两跷，共二十八也。言不善用针者，徒能杀生人，不能起死者，正如以刀剑加人则死，以酒饮人则醉，此理之必然，自不待诊而可知者也。人受气于谷，谷气自外而入，所以养胃气也。胃气由中而发，所以行谷气也。二者相依，所归则一。故水谷入胃，化气化血以行于经隧之中，是经隧为五脏六腑之大络也，若迎而夺之，则血气尽而胃气竭矣。隧音遂。上下，问手足经也。五里，手阳明经穴。此节指手之五里，即经隧之要害，若迎而夺之，则脏气败绝，必致中道而止。且一脏之气，大约五至而已，针凡五往以迎之，则一脏之气已尽；若夺至二十五至，则五脏之输气皆竭，乃杀生人，此所谓夺其天真之气也。《气穴论》曰"大禁二十五，在天府下五寸"，即此之谓。不知刺禁，所以杀人，针非绝人之命，倾人之寿者也。门，即《生气通天》等论所谓气门之门也。窥门而刺，言犹浅也，浅者害迟，故死于家中。入门而刺，言其深也，深则害速，故死于堂上。玉版义详脉色类十。●张志聪曰：阕，窥同。此言胃腑所生之气血，如云气之布散于天下者，从脏腑之经隧，布于四末，充于皮肤分肉之间，不入于经俞者也。骏、大也，言针道之大，配乎天地也。上数天文，应天之数也。下度地纪，应地之经也。内别五脏，应五运之在中也。外次六腑，应六气之在外也。经脉二十八会，脉度之十六丈二尺也。此言小针者，上合于天，下合于地，中合于人，通其经脉，调其血气，营其顺逆，出入之会，可传于后世，无有终时者，若不察此三才之大道，反逆伤其旋转之机，又胜五兵之杀人矣。大络者，十二脏腑之经别也。五里者，手阳明之穴，在肘上三寸。盖脏腑之大络，与经相干，而布于四末，手阳明之大络，与手阳明之经相干，循五里而散于尺肤。夫脏为阴，腑为阳，经脉为阴，皮肤为阳，手阳明者，手太阴之腑也。五脏之血气，行于脉中者，因胃气而至于手太阴，以应尺寸之脉，五脏之气血，行于脉外者，因胃气而出于手阳明之络，以应于尺肤。是以脉急者，尺之皮肤亦急；脉缓者，尺之皮肤亦缓，善调尺者，不待于寸，此十二脏腑之血气，行于经脉皮肤之外内者，大会于手太阴阳明也，故迎之五里，中道而止。至者，迎其气之至也；往者，追其气之行也。故五至而迎其五脏之气至即已，若五往而追之，则五脏之气，尽泄于外矣。五脏各有五输，五五二十五输，若皆取之，则竭其输矣。此所谓夺其天气者也，非由命之自绝，寿之自倾，实所以杀生人也。窥者，窥俟其所出也。门者，《卫气》篇之所谓契绍之门户，乃气血从孙络而出于皮肤之门也。故俟其气之出门而刺之者，稍缓而死于家中，入门而逆刺于络内者，即死于医者之堂上。夫天气一日一夜，绕地环转一周，逆则不过一周而死，况针刺之伤乎，是以着之玉版，以为重宝，传之后世，以为刺禁，令民勿敢犯也。●任谷庵曰：人之皮表以应天，经脉应地之经水，天气运行于地之外，而复通贯于地中，升降出入，环转无端，而人亦应之。肤表之气血，从五脏之大络，而出于皮肤分肉之外，复从手足之指井而溜于荥，注于输，行于经，而与经脉中之血气，相合于肘膝之间，此人合天地阴阳，环转出入之大道也，故曰五往而脏之气尽矣。谓迎之五里，复五往而追之，则五脏之气，尽泄于外。盖谓皮肤之气血，由五脏之所出也，五五二十五而竭其输，此谓夺其天气，谓手足五输之气血，从皮肤之所入也。若尽取其五脏之五输，则竭其输中之血，而夺其皮表之天气也。血气之生始出入，参合天地阴阳，乃端本澄源之学，大有裨于治道，学者当以为首务焉。●余伯荣曰：按：《内经》论经脉之血气，曰藏之金匮，论皮肤分肉之血气，曰着之玉版，盖因金玉之黄白，而分血气之阴阳也。类而推之，如金银花王不留行花开黄白，陶隐君即用之以行气血。张仲祖以鸡卵黄治血，卵白治气。此皆体先圣之遗意，学者引而伸之，触类而长之，天下事物之理，用之不穷矣。●黄元御曰：骏与峻同，高大也。能杀生人，不能起死者也，言不能反也。迎而夺之，夺其胃气也。五里，手阳明穴，此脏腑之大络，经隧之要害。迎之于此，而夺其气，则经隧之气，中道而止。不过五至而已。针五下而脏气绝，故五五二十五下，而竭其五脏之腧矣。此所谓夺其天气，使之夭年，非能立绝其命，而即倾其寿者也。门，气门，（《生气通天论》：气门乃闭。）即孔穴也。窥门而刺之者，刺入浅也。入门而刺之者，刺入深也。死于家中，死之稍迟也。死于堂上，死之至速也。《本输》：阴尺动脉，在五里，五腧之禁也。《素问·气穴论》：大禁二十五，在天府下五寸。即此迎之五里之义也。●周学海曰：帝先疑小针之无大功也，而岐伯极称之。下乃接叙痈疽之重者，诸病之逆者，皆非小针所能治，以诘小针之果无大功也。末乃推论针害以结之。通篇一气，贯注前后，尤笔致纡徐，婉转关生，深情款款。

五禁第六十一

●马莳曰：内有五禁、五夺、五过、五逆、九宜等法，然以五禁为首，故名篇。●余伯荣曰：此承上章，复论刺有五禁、五夺、五过、五逆以为刺禁，令民勿犯者也。●丹波元简曰：诸本无篇字。马云：内有五禁、五夺、五过、五逆、九宜等法，然以五禁为首，故名篇。

61.1　黄帝问于岐伯曰：余闻刺有五禁，何谓五禁？岐伯曰：禁其不可刺也。黄帝曰：余闻刺有五夺。岐伯曰：无写其不可夺者也。黄帝曰：余闻刺有五过①。岐伯曰：补写无过其度。黄帝曰：余闻刺有五逆。岐伯曰：病与脉相逆，命曰五逆。黄帝曰：余闻刺有九宜。岐伯曰：明知九针之论，是谓九宜②。

①丹波元简曰：张云：补之过度，资其邪气，泻之过度，竭其正气，是五过也。介按：《疏五过论》曰，不知病情，治之一过也；不知补泻，治之二过也；工不知诊，治之三过也；病不能医，治之四过也；医不能明，治之五过也。

②马莳曰：此言刺家有五禁、五夺、五过、五逆、九宜之分也。●张介宾曰：补之过度，资其邪气，泻之过度，竭其正气，是五过也。九宜义见本类前第四，余如下文。●余伯荣曰：此承上章，复论刺有五禁、五夺、五过、五逆以为刺禁，令民勿犯者也。五过者，五脏外合之皮脉肉筋骨，有邪正虚实，宜平调之，如补泻过度，是为五过。九宜者，

九针之论，各有所宜，神而明之，是为九宜。●黄元御曰：义详下文。

61.2 黄帝曰：何谓五禁，愿闻其不可刺之时。岐伯曰：甲乙日自乘，无刺头，无发蒙于耳内。丙丁日自乘，无振埃于肩喉廉泉。戊己日自乘四季，无刺腹，去爪写水。庚辛日自乘，无刺关节于股膝。壬癸日自乘，无刺足胫，是谓五禁①。

①马莳曰：此详言五禁之实也。天干应于人身：头为甲乙；肩喉为丙丁；戊己为手足四肢；合辰戌丑未之四季；庚辛应股膝；壬癸应足胫。故凡天干自乘之日，皆无刺之。发蒙、振埃，俱刺法名目，见本经《刺节真邪》篇。●张介宾曰：天干之合人身者，甲乙应头，丙丁应肩喉，戊己及四季应腹与四肢，庚辛应关节股膝，壬癸应足胫。日自乘者，言其日之所直也。皆不可刺，是谓五禁。发蒙、振埃义见本类前三十二。●余伯荣曰，天之十干，始于甲乙，终于壬癸，故甲乙以应头，壬癸以应足，丙丁应身半以上，庚辛应身半以下，配天之四时也。戊己属土，故乘于四季。夫甲为阳木，乙为阴木。自乘者，阴阳自合，非化气也。发蒙振埃者，所以通气也。天之十干，化生地之五行。通气者，通五运之化气，此天干自乘，故为取气之禁。●《集注》眉批：发矇振埃去爪，论神气之所出。针取神气，谓无犯尻神。●黄元御曰：自乘者，日之乘时当令也。发矇，发其蒙蔽也。振埃，振其尘埃也。●丹波元简曰：马云：天干之应人身：头为甲乙；肩喉为丙丁；戊己为手足；四肢合辰戌丑未之四季；庚辛应股膝；壬癸应足胫。故凡天干自乘之日，皆无刺之，发矇振埃，俱刺法名目，见本经《刺节真邪》篇。张云：日自乘者，言其日之所直也。简案：据《刺节真邪》篇，发矇之刺，治耳目之病，即头面之病。振埃之刺，治咳喘胸满，肩息上气等之病，即肩喉兼全之病。去爪之刺，刺关节脉络四肢之病，即泻脾土之水。

61.3 黄帝曰：何谓五夺？岐伯曰：形肉已夺，是一夺也；大夺血之后，是二夺也；大汗出之后，是三夺也；大泄之后，是四夺也；新产及大血之后，是五夺也①。此皆不可写②。

①丹波元简曰：张云：此五夺者，皆元气之大虚者也，若再泻之，必置于殆，不惟针刺，用药亦然。

②马莳曰：此详言五夺之实也。泻者，针之泻去也。然用药亦犹是矣。●张介宾曰：此五夺者，皆元气之大虚者也，若再泻之，必置于殆，不惟用针，用药亦然。●余伯荣曰：形肉血气已虚脱者，虽有实邪，皆不可泻。●黄元御曰：五夺皆大虚证，故不可泻。●陈念祖曰：形、肉、血、气已虚脱者，虽有实邪，皆不可泻。●章楠曰：夺者，伤之甚也。气血伤甚，即有外邪，亦不可泻，泻之本元先脱，故仲景论中有禁汗、禁下之条，多立善法以治之也。

61.4 黄帝曰：何谓五逆？岐伯曰：热病脉静①，汗已出，脉盛躁②，是一逆也③；病泄，脉洪大，是二逆也；著痹不移䐃肉破，身热，脉偏绝，是三逆也；淫而夺形、身热，色夭然白，及后下血衃④，血衃笃重，是谓四逆也；

寒热夺形，脉坚搏⑤，是谓五逆也⑥。

①汪昂曰：阳症见阴脉。

②汪昂曰：病不为汗衰。

③柳宝诒曰：热病汗出后而脉转盛躁，此热邪深伏于阴，至汗出而邪机始动而外露，则其伏邪必重，故曰逆也。

④汪昂曰：凝黑。

⑤汪昂曰：真藏脉见。

⑥马莳曰：（著，着同。）此详言五逆之实也。凡热病者，脉宜洪，今反静，是邪盛正衰也；汗已出，脉宜静，今反盛躁，是邪气犹盛也，是一逆也。凡病泄者，脉宜静，今反洪大，是邪气犹盛也，是二逆也。着痹不能转移，其䐃肉已破，其身热，脉宜洪盛，今已偏绝，盖偏则一手全无，绝则二手全无也，是三逆也。人有好淫而形肉已夺，其身发热，其色夭然而白，又乃去后复有衃血，其血之凝黑者且多而笃重，是四逆也。人有久发寒热，而形体已夺，脉软则邪散，今坚而且搏，是谓五逆也。●张介宾曰：热病脉静，阳证得阴脉也。汗已出、脉躁盛，真阴败竭也。病泄脉宜静，而反洪大者，孤阳邪胜也。着痹破䐃身热而脉偏绝者，元有所脱也。淫而夺形身热下血衃者，精血去而亡阴发热也。寒热夺形而脉坚搏者，脾阴大伤而真脏见也。凡此五逆者，皆阴虚之病。故《本神》篇曰"阴虚则无气，无气则死矣"，是皆不可刺者也。䐃，渠允切。衃，普杯切。●余伯荣曰：热病脉静者，阳病见阴脉也。汗已出，脉盛躁者，阳热之邪，不从汗解，阴液去而邪反盛也。病泄者脉宜沉弱，反洪大者，阴泄于下，阳盛于上，阴阳上下之相离也。着痹不移，䐃肉破，身热者，湿邪伤形，久而化热。脉偏绝者，脾胃之气败也。淫者，酷虐之邪。夺形者，邪伤形也。如但热不寒之疟，气内藏于心，而外淫于分肉之间，令人消铄脱肉。夫心主血而血脉荣于色，色夭然白，及后下衃血笃重者，形气消于外，血液脱于内，血液外内之离脱也。寒热夺形，脉坚搏者，寒热之邪盛，而正气伤也，此为五逆，皆不可刺也。●黄元御曰：着痹不移，䐃肉破，气偏痹塞不移，身难反侧，臂肉磨伤也。淫而夺形，病气浸淫不已。渐至形脱也。●陈念祖曰：热病脉静者，阳病见阴脉也。汗已出、脉盛躁者，阳热之邪不从汗解，阴液去而邪反病盛也。病泄者，脉宜沉弱；凡洪大者，阴泄于下，阳盛于上，阴阳上下相离也。着痹不移，䐃肉破、身热者，湿邪伤形，久而化热。脉偏绝者，脾胃之气败也。淫者，酷虐之邪。夺形者，邪伤形也。如但热不寒之虐，气内存与心，而外淫于分肉之间，令人消灼脱肉。夫心主血，而血脉荣于色，色夭然白，及后下血衃笃重者，形气消于外，血液脱于内，血气外内之相离也。脉坚搏者，寒热之邪盛，而正气伤也。此为五逆皆不可刺也。●丹波元简曰：《甲乙》无"下血衃"三字。张云：热病脉静，阳证得阴脉也。汗已出，脉躁盛，真阴败竭也；病泄脉宜静，而反洪大者，孤阳邪胜也；着痹破䐃，身热而脉偏绝者，元有所脱也；淫而夺形，身热下血衃者，精血去而亡阴发热也；寒热夺形，而脉坚搏者，脾阴大伤，而真脏见也，凡此五逆者，皆阴虚之病，故《本神》篇曰：阴虚则无气，无气则死矣。是皆不可刺者也。马云：其身热脉宜洪盛，今已偏绝，盖偏则一手全无，绝则二手全无也，淫者好淫也。志云：淫者酷虐之邪。夺形者，邪伤形也。如但热不寒之疟气，内藏于心，而外淫于分肉之间，令人消铄肌肉。简案：马偏绝及淫字之解，恐非也。《伤寒论》云：脉阴阳俱盛，大汗出，不解者死。成氏注云：若汗出不解，则邪气内胜，正气外脱，故死，《内经》云：汗出而脉尚躁

盛者死。《千金》云：热病已得汗，脉尚躁盛，此阳脉之极也，死。●章楠曰：热病脉应洪数而反静，元气败而邪热不去也；汗已出，脉应静而反躁盛，是精却而邪胜也；病泄气陷，脉应小弱而反洪大，根本虚脱也；着痹不移，则气血不活，䐃肉破，身热，土败而阴涸也，故其脉偏绝，气血不周矣；淫邪久伤形体，而身热色白，则阴阳两损，又下血衃笃重，而本元竭矣；发寒热而形夺，则营卫阴阳俱伤，其脉坚搏，是无胃气之真脏脉现，故皆为五逆之死证也。●周学海曰：淫，旧注房室过度也，窃谓肠澼、沃沫、精遗、淋沥、盗汗之类皆是，谓津气荡泆而不收者也。前提其五，后叙其三其二，绝无交代篇法不足言矣。而笔自谨严，按九宜详前《官针》篇。

动输第六十二

●马莳曰：内论手太阴、足少阴、足阳明之输穴独动不休，故名篇。●张志聪曰：此章论营卫宗气，循度行于经脉之外内，冲脉行于足少阴阳明之经，而出于腹气胫气之街，以明血气之行于经脉皮肤之间，交相和平而俞应者也。●丹波元简曰：诸本无篇字。马云：内论手太阴、足少阴、足阳明之俞穴，独动不休，故名篇。

62.1　黄帝曰：经脉十二，而手太阴、足少阴、阳明，独动不休，何也①？岐伯曰：是明胃脉也②。胃为五藏六府之海，其清气上注于肺③，肺气从太阴而行之④，其行也，以息往来，故人一呼，脉再动，一吸脉亦再动，呼吸不已，故动而不止⑤。黄帝曰：气之过于寸口也，上十焉息，下八焉伏，何道从还？不知其极⑥。岐伯曰：气之离藏也，卒然如弓弩之发，如水之下岸，上于鱼以反衰，其余气衰散以逆上，故其行微⑦。

①汪昂曰：肺之太渊、肾之太溪、胃之人迎，皆动不休。按：胃之动脉，马注作足之冲阳，然下文并未说到足上，惟云上冲头，并下人迎，别走阳明，似当以人迎为是。●丹波元简曰：《甲乙》作"经脉十二，而手太阴之脉独动不休，何也"，无"足少阴阳明"五字。张云：手足之脉，共十二经，然惟手太阴、足少阴、足阳明三经，独多动脉，而三经之脉则手太阴之太渊，足少阴之太溪，足阳明上则人迎，下则冲阳，皆动之尤甚者也。

②汪昂曰：先明胃脉，方知肺脉，故脉中有胃气者生。●周学海曰：言诸动脉皆胃气所贯也，故下文三项皆跟定"胃"字。

③汪昂曰：受水谷而化精微之气，以上注于肺。

④汪昂曰：此营气也，营行脉中，从手太阴始，而遍行于五脏六腑。

⑤汪昂曰：十二经脉，皆会于寸口，故动而不休。即手太阴肺之太渊穴也，在掌后陷中。《九针》篇曰：阳中之少阴，肺也，其原出于太渊。●丹波元简曰：《甲乙》"是"作"足阳"二字，是也。志云：是明胃脉者，谓宗气荣气卫气，皆胃腑水谷之所生也。清气者，宗气也。积于胸中，上注于肺，肺气从手太阴之经而行于十二经脉，其行也以息往来，故人一呼脉动而行三寸，一吸脉再动而行三寸，呼吸定息，脉行六寸，呼吸不已，

故动而不止，是以十二经中皆有动脉也。

⑥丹波元简曰：《甲乙》"十"、"八"俱作"出"字。马云：上之从息而行者，可拟十分，下之伏于脏内者，可拟八分，但不知其何道而来，何道而还，罔有抵极。张云：寸口，手太阴脉也。上下，言进退之势也。十八，喻盛衰之形也。焉，何也。息，生长也。上十焉息，言脉之进也其气盛，何所来而生也。下八焉伏，言脉之退也其气衰，何所去而伏也。此其往还之道，真若有难穷其极者。志云：上十焉息者，谓胃腑所生之清气，如弓弩之发尽，过于寸口，以应呼吸定息，下八焉伏者，谓胃腑所生之荣气，如水之下岸，流溢于中，而伏于胞内。简案：三家之解，未知孰是，但张注似稍义通，然不如《甲乙》改"十"、"八"作"出"字之尤明晰也。

⑦杨上善曰：总问三脉常动之由。谷入于胃，变为糟粕、津液、宗气，分为三隧，泌津液注之于脉，化而为血，以营四末，内注五脏六腑，以应刻数，名为营气。其出悍气慓疾，先行四末分肉皮肤之间，昼夜不休者，名为卫气。营出中焦，卫出上焦。大气抟而不行，名为宗气，积于胸中，命曰气海，出于肺，循喉咙，呼则出，吸则入也。故胃为五脏六腑之海也。胃之清气，上注于肺，从手太阴一经之脉上下而行。其手太阴脉上下行也，要由胸中气海之气，出肺循喉咙，呼出吸入，以息往来，故手太阴脉得上下行。脉，手太阴脉也。人受谷气，积于胸中，呼则推于手太阴，以为二动，吸则引于手太阴，复为二动，命为气海，呼吸不已，故手太阴动不止也。气谓手太阴脉气，从手寸口上入肺而息，从肺下至手指而屈。伏，屈也。肺气循手太阴脉道下手至手指端，还肺之时，为从本脉而还？为别有脉道还也？吾不知端极之也。气，手太阴脉气也。手太阴脉气，从胃中焦，上入于肺，下腋向手上鱼至少商之时，以乘脏腑盛气，如弓弩之发机，比湍流之下岸，言其盛。从少商返回，逆上向肺，虽从本脉而还，以去脏腑渐远，其脏腑余气衰散，故其行迟微也。●马莳曰：此因帝问肺肾胃经之脉独动不休，而先以肺言之也。手足经脉，共有十二，唯手太阴肺经、足少阴肾经、足阳明胃经其脉独动不休，即如肺之太渊、肾之太溪、胃之冲阳，诚动之不休也。他经之脉行之甚微，似有所休，故问耳。伯乃以肺经言之。盖肺脉虽行于肺，而实始之于胃，是必明之于胃肠，而后可以知肺脉也。胃为五脏六腑之海，受水谷之气，以生精微之气，其积于上焦者，名曰宗气；（又名大气。）其由中焦以降于下焦而生者，名曰营气。所谓清者为营是也，故此篇遂名之曰清气。出下焦以升于中上二焦而生者，名曰卫气。所谓浊者为卫是也，故下节名曰悍气。是清气随宗气以行于经脉之中，始从中焦注于肺，从太阴经而行之，由是而行于手阳明大肠经、足阳明胃经、足太阴脾经、手少阴心经、手太阳小肠经、足太阳膀胱经、足少阴肾经、手厥阴心包络经、手少阳三焦经、足少阳胆经、足厥阴肝经，又自肝经以行于肺经。其行也，以息往来，盖一呼一吸总为一息，惟其一呼脉乃再动，一吸脉亦再动，一呼一吸脉乃四动，闰以太息，脉乃五动，呼吸不已，故动而不止。良由寸口者，即手太阴经之太渊穴，十二经脉必会于此，此脉之所动而不休也。然脉之过于寸口也，上之从息而行者可拟十分，下之伏于脏内者可拟八分，但不知其何道而来，何道而还，罔有抵极，帝之所以复问也。（大义见本经《经脉》篇，本帝所言，而此又问者，岂明而欲复明耶？）抑亦此问在《经脉》篇前耶？伯言脉气之离于各脏也，如矢之离于弓弯，如水之下于岸，矢发则往，水下则流，及其会于寸口，上于鱼际，则会于肺经矣。又从肺经而行之，一昼一夜共五十度，但其上鱼之际，十焉在息，下鱼之后，八焉伏脏，故上鱼既已，则气似反衰。及其余

气衰散既已，则又逆而上之于鱼，是以各经上鱼之后，行之甚微，惟肺则为百脉所朝而独动不休者，非他经之可同也。●张介宾曰：手足之脉共十二经，然惟手太阴、足少阴、足阳明三经独多动脉，而三经之脉，则手太阴之太渊，足少阴之太溪，足阳明上则人迎，下则冲阳，皆动之尤甚者也。是明胃脉者，言三经之动，皆因于胃气也。胃为五脏六腑之海，其盛气所及，故动则独甚。此手太阴之脉动者，以胃受水谷而清气上注于肺，肺气从手太阴经而行之，其行也以息往来，息行则脉动，故呼吸不已，而寸口之脉亦动而不止也。寸口，手太阴脉也。上下，言进退之势也。十八，喻盛衰之形也。焉，何也。息，生长也。上十焉息，言脉之进也其气盛，何所来而生也？下八焉伏，言脉之退也其气衰，何所去而伏也？此其往还之道，真若有难穷其极者。凡脉气之内发于脏，外达于经，其卒然如弓弩之发，如水之下岸，言其劲锐之气不可遏也。然强弩之末，其力必柔，急流之末，其势必缓。故脉由寸口以上鱼际，盛而反衰，其余气以衰散之势而逆上，故其行微。此脉气之盛衰，所以不等也。●张志聪曰：此章论营卫宗气，循度行于经脉之外内，冲脉行于足少阴阳明之经，而出于腹气胫气之街，以明血气之行于经脉皮肤之间，交相和平俞应者也。帝问手太阴足少阴阳明独动不休者，谓手太阴之太渊经渠，足阳明之人迎冲阳，足少阴太溪之动脉也。伯言是明胃脉者，谓胃为五脏六腑之海，其营卫宗气，皆胃腑谷精之所生也。清气上注于肺者，营气宗气也。肺气从太阴而行之者，脉气随三阴三阳之气而行也，其行也以息往来者，人一呼一吸，脉行六寸，日夜一万三千五百息，脉行八百十丈为一周也。帝问气之过于寸口，上十焉息者，乃营气卫气宗气，尽走于息道，而变见于寸口也。下八焉伏者，谓流溢于中之营血，下伏于胞中，故如水之下岸也。按：本经《营气》篇曰：营气之道，内谷为宝，谷入于胃，乃传之肺，流溢于中，布散于外，精专者行于经隧，常营无已，终而复始。夫帝言下伏之营血有八，是精专而行于经隧之营止二分矣。夫营气行于脉中，卫气行于脉外，宗气两行营卫之道，此经脉外内之气，相为和平，而有形之营血，分行于外内，亦相为匀等者也。夫冲脉起于胞中，上循背里，为经络之海，其浮而外者，循腹右上行，至胸中而散，充肤热肉，淡渗皮毛，此下伏于胞中之血，半随冲脉而行于脉内，半随冲脉而散于皮肤，又足阳明之脉，与冲脉于脐左右之动脉，而出于腹气之街，冲脉与少阴之大络，循阴股而下出于胫气之街。夫精专者，二分行于经隧，随冲脉者，二分出于气街，是经脉外内之气血，相为匀等矣。皮肤之气血，从指井而溜注于荥输，脉中之血气，从本标而外出于肤表，从道往还，莫知其极矣。伯言气之离脏，卒然如弓弩之发者，谓五脏之气，至于手太阴而变见于寸口者，应手而动，若弓弩之发弦，上于鱼际，则动气衰而无动脉矣。其余气衰散以逆上者，谓余气分散，而上注于手阳明大肠之经，故其脉上鱼，而其行微缓也。此言五脏之气，因胃气而至于手太阴，腹走手而手走头，头走足而足走腹，常营无已，终而复始，环转之无端也。●《集注》眉批：脏腑通于十二经脉，十二经脉外合于三阴。又：有形之血流如水。又：三分行于脉内，三分充于皮肤。二分行于经隧，二分出于气街，则经脉外内之血匀等矣。又：此乃营气之行，与应呼吸漏下之行各别，故帝复问而伯复答之。●薛雪曰：手足之脉，共十二经，然惟手太阴、足少阴、足阳明三经独多动脉，而三经之脉则手太阴之太渊，足少阴之太溪。足阳明上则人迎，下则冲阳，皆动之尤甚者也。是明胃脉者，言三经之动，皆因于胃气也。寸口，手太阴脉也。上、下，言进退之势也。十、八，喻盛衰之形也。此其往还之道，真有难穷者。凡脉气之内发于脏，外达于经，其卒然如弓弩之发，如水之下岸，言其劲锐之气不可遏也。然强弩之末，其力必柔，急流之末，其势必缓，故脉由寸口以上鱼际，盛而反衰，其余气以衰散之势而逆上，故其行微。此脉气之盛衰所以不等也。●黄元御曰：经脉十二，而手太阴之太渊（在关上），足少阴之太溪（在足内踝后），足阳明之人迎（在喉旁）、冲阳（在足跗上），独动而不休，是阳明胃脉之力也。胃为五脏六腑之海，其清气上注于肺，肺气从太阴之经而行之。其行也，以息往来，故人一呼脉再动，一吸脉亦再动，呼吸不已，气行经中，上下环周，故动而不止。盖经之动，气送之也，气统于肺，而胃为化气之原，故悉属阳明胃脉之力也。寸口，手太阴之动脉也。《难经》：从关至尺，是尺内，阴之所治也，从关至鱼际，是寸口内，阳之所治也，阴得尺中一寸，阳得寸内九分。气之过于寸口也，上十焉息，下八焉伏，上谓尺中，下谓寸口。以手之三阴，自胸走手，其气先至尺中，故尺中为上，后至寸口，故寸口为下。尺得一寸，是上十也，寸得九分，是下九也。曰下八者，以脉有覆溢，溢则上鱼而寸反十分，覆则下尺而寸至八分。帝问覆脉之寸短而尺长，故曰下八。上而尺中，脉动十分，十分之外，气从焉息，下而寸口，脉动八分，八分之外，气从焉伏，是从何道而还？不知其极。盖气之离脏而走手也，卒然如弓弩之发，如水之自高而下岸也，气力壮大，是以鼓动应指。及其上干鱼际，气力反以衰乏，其余气衰散以逆上，故其行微而不见鼓动也。将上鱼际，而脉力已衰，故寸口不及一寸，但得八分也（寸口正在鱼际之分）。●丹波元简曰：张云：凡脉气之内发于脏，外达于经，其卒然如弓弩之发，如水之下岸，言其劲锐之气，不可遏也。然强弩之末，其力必柔，急流之末，其势必缓。故脉由寸口以上鱼际，盛而反衰其余气，以衰散之势而逆上，故其行微。此脉气之盛衰，所以不等也。●章楠曰：凡气血流行于营卫经络，始终之序，而《营卫生会》、《经脉》等篇已反复详明矣。此篇帝问脉气所以能动之理，旧注仍解作流行次序，不但非经旨，且觉复赘无谓矣。此乃先明两手寸口动脉，是手太阴肺经之气也，其气即胸中之宗气，宗气者，由胃所化水谷之精气，与肾中先天元阳之气会合者也。盖脾主为胃行其津液，由脾鼓运，而胃气始得上输于肺，而肺权衡敷布周行，然后流于两手寸口之脉，以肺为华盖，而朝百脉，故各脏腑脉气，皆上贯于肺，和肺气流行，现象于两手寸口之脉也。帝问气之过于寸口，动而不休，不知其出入息伏回环之道。岐伯言，气之出于脏也，如弓弩之发，如水之下岸，其势有力，及流于经，而至手腕鱼际，则如强弩之末，以反而衰，如水势之回返，故其余气衰，流散以后，而再逆上，则其行之力微，此为出入息伏，回环之道也。盖因脏腑之气升降，经络之气转旋，其升也，由脏腑出升于经络，其降也，由经络转旋，入于脏腑，故脉气有出入来去升降之象。升而出者，为来、为阳，降而入者，为去、为阴，切脉即知其气之和否也。良以先天元气，出于少阴肾，后天谷气，出于阳明胃，二气会合于胸，名宗气，宗气达于肺，而分行表里，转旋回返，而仍入腑脏。是故手太阴肺经、足阳明胃经、足少阴肾经，三者之脉气最旺，而独动不休，与他经不同也。气有升降，故有呼吸，而脉动应呼吸之序，故仲景言呼吸者，脉之头也。以无病人之呼吸，合病人之动脉，其迟数可准也。帝问焉息者，息，止也，言其气之出也，何所底止也；焉伏者，言其气之入也，伏藏何所，其从何道而往还也。既将出字误刊作十，注家不辨，竟解作上十下八，全无义理可通也。

62.2　黄帝曰：足之阳明，何因而动？岐伯曰：胃气上注于肺[①]，其悍气上冲头者[②]，循咽，上走空窍，循眼系，入络脑[③]，出颃[④]，下客主人[⑤]，循牙车⑥，合阳明⑦，并下人迎⑧，此胃气别走于阳明者也⑨。故阴阳上下，其动也若一⑩。故阳病而阳脉小者，为逆⑪；阴病而阴脉大者，为逆⑫。故阴阳俱静俱动，若引绳相倾者病⑬。

①汪昂曰：此前段行于肺之营气。
②汪昂曰：此言胃中慓悍之卫气。
③汪昂曰：循足太阳膀胱经睛明穴，上络于脑。
④汪昂曰：同颔。
⑤汪昂曰：足少阳胆经穴，耳前起骨上廉。
⑥汪昂曰：即颊车，胃经。
⑦汪昂曰：阳明胃经。
⑧汪昂曰：胃经穴，侠结喉两旁一寸五分动脉。
⑨汪昂曰：胃腑之气，循三阳而别走阳明之经。此虽为卫气，实本胃内之气而行。

●张介宾曰：胃经脉也。胃气上注于肺，而其悍气之上头者，循咽喉上行，从眼系入络脑，出顑，下会于足少阳之客主人，以及牙车，乃合于阳明之本经，并下人迎之动脉，此内为胃气之所发，而外为阳明之动也。按：牙车即曲牙，当是颊车也。顑之释义云饥而面黄色，乃与经旨不相合。今据本经所言，如《杂病》篇曰"顑痛，刺足阳明曲周动脉见血，立已"，《癫狂》篇"治狂者取头两顑"，盖皆言头面之部位也。此节言自脑出顑下客主人，则此当在脑之下，鬓之前，客主人之上，其即鬓骨之上，两太阳之间为顑也。顑音坎，又海敢切。●丹波元简曰：《甲乙》"顑"作"颔"。张云：胃气上注于肺，而其悍气之上头者，循咽喉上行，从眼系入络脑，出顑下，会于足少阳之客主人，以及牙车，乃合于阳明之本经，并下人迎之动脉，此内为胃气之所发，而外为阳明之动也。牙车即曲牙，当是颊车也。（简案：牙车之义详出《经脉》篇颊车注。）

⑩汪昂曰：或行于阴、或行于阳、或升于上、或降于下，而形为弦钩毛石等脉。虽各不同，然其合于时，应于藏，其动也则若一矣。
⑪汪昂曰：阳症脉宜浮大，小为阳症见阴脉。
⑫杨上善曰：十二经脉此皆有动，余之九经动有休时，唯此三经常动不息，太阴常动已具前章，故次问阳明常动之义，故曰何因动也。问曰：十二经脉别走，皆从脏之阴络，别走之阳；亦从腑之阳络，别走之阴。此之别走，乃别胃腑盛气，还走胃脉阳明经者何也？答曰：胃者水谷之海，五脏六腑皆悉禀之，别起一道之气合于阳明，故阳明得在经脉中长动，在结喉两箱，名曰人迎，五脏六腑脉气并出其中，所以别走与余不同。悍气冲时，循咽上走七窍，使七窍通明也。悍，音汗。复循眼系，络脑两箱，出于颔下。颔，谓牙车骨，属颅骨之下也。足阳明经及别走气二脉并下以为人迎也，故胃别气走阳明也。阴谓寸口，手太阴也；阳谓人迎，足阳明也。上谓人迎，下谓寸口，有其二义：人迎是阳，所以居上也；寸口是阴，所以居下也。又人迎在颈，所以为上；寸口在手，所以为下。人迎寸口之动，上下相应俱来，譬之引绳，故若一也。所论人迎寸口，唯出黄帝正经，计此之外，不可更有异端。近相传者，直以两手左右为人迎寸口，是则两手相望以为上下，竟无正经可凭，恐误物深也。阳大阴小，乃是阴阳之性。阳病，人迎大小俱病，而大者为顺，小者为逆；阴病，寸口大小俱病，而小者为顺，大者为逆。顺则易疗，逆则为难也。
●汪昂曰：阴症脉宜沉细，大为阴症见阳脉。

⑬杨上善曰：谓人迎寸口之脉乍静乍躁，若引绳相顿乍动乍静者，病也。●张介宾曰：此云阴阳上下者，统上文手太阴而言也。盖胃气上注于肺，本出一原。虽胃为阳明，脉上出于人迎，肺为太阴，脉下出于寸口，而其气本相贯，故彼此之动，其应若一也。然人迎属腑为阳，阳病则阳脉宜大，而反小者为逆。寸口属脏为阴，阴病则阴脉宜小，而反大者为逆。故《四时气》篇曰：气口候阴，人迎候阳也。是以阴阳大小，脉各有体。设阴阳不分，而或为俱静，或为俱动，若引绳之匀者，则其阴阳之气，非此则彼，必有偏倾而致病者矣。人迎气口阴阳详义，见藏象类十一。●马莳曰：（顑，《玉篇》、《海篇》音坎，皆释云：饥黄起行。今曰出顑，及本经《癫狂》等篇皆有顑痛，此必有定所，疑是顑、颔通用，当读顑为颔。）此言胃脉动之不休也。三焦之气，皆从胃气而生，营气随宗气，以上注于肺而行之；其悍气者，卫气也，卫气受气于上焦，为纯阳之气，慓悍滑利，天明目张则上冲于头，循内咽喉，上走空窍，循于眼系，以出于足太阳膀胱经之睛明穴，历攒竹、曲差、五处、承光、通天、络却等穴，入络于脑，复出于颔下足少阳胆经之客主人，（一名上关，耳前起骨上廉，开口有空，张口取之乃得。）循胃经之牙车，（一名机关，一名曲牙，耳下曲颊端，耳前陷中，开口有空。今牙车当是颊车。）合于阳明之经隧，并下胃经之人迎，（一名五会，颈大脉动应手，夹结喉两旁一寸半，仰而取之，以候五脏气。）此虽卫气所行，实内之胃气出而别走阳明之经隧者也。故其昼行于阳经，夜行于阴经。然阴阳升降，其动也若一，故人有阳病，脉宜洪大，其胃脉反小者为逆，以阳病宜见阳脉也。人有阴病，脉宜沉细，其胃脉反大者为逆，以阴病宜见阴脉也。故阳病而俱静，阴病而俱动，若引绳以相倾者必病。此胃脉所以动之不休，而亦可以验诸病也。以卫气之行，即胃气以为之主耳。●张志聪曰：顑音坎。此言阳明之气盛，而独动不休者也。《阴阳系日月论》曰：两阳合于前，故曰阳明，又曰两火合并，故为阳明，是阳明主气金之气，而又有悍热之火气也。胃气上注于肺者，胃腑所生之营气宗气，上注于肺，而行于经脉之外内，以应呼吸漏下。其悍热之气，上冲头者，循咽上走空窍，循眼系，入络脑，出顑，下客主人，循牙车，此阳明之悍气，上走空窍，行于皮肤之气分，而下合于阳明之脉中，并下人迎，此胃腑所生之悍气，别走于阳明者也。故阴阳上下，其动也若一，盖身半以上为阳，身半以下为阴，谓在上之人迎，在下之冲阳，其动之相应也。故阳病而阳脉小，阴脉大者为逆，阴病而阴脉大，阳脉小者为逆，故阴阳上下，静则俱静，动则俱动，若引绳墨，如相倾而不相应者，则为病矣。按：上章曰：胸气有街，腹气有街，头气有街，胫气有街，气在腹者，止之背俞，与冲脉于脐左右之动脉间。夫足阳明之脉，其支者下人迎，入缺盆，从缺盆下乳内廉，挟脐入气街中；其支者，下循腹里，至气街中而合，以下髀关，循股外廉，至足跗上。夫胃之悍气，合阳明之脉而下人迎，挟脐入气街中，则与冲脉相合，而出于腹气之街矣。其下行而出于足跗者，动于冲阳而上，与人迎之相应也。●汪昂曰：言阴阳动静，如引绳平等，所谓脉有胃气者生也，若相倾则病矣。马注作引绳以相倾，谬。●《集注》眉批：十二脏腑之本标，止出于头气胸气之街。●薛雪曰：胃气上注于肺，而其悍气之上头者，循咽喉上行，从眼系入络脑，顑下，会于足少阳之客主人以及牙车，乃合于阳明之本经，并下人迎之动脉。此内为胃气之所发，而外为阳明之动也。牙车，即曲牙，颊车也。顑痛刺足阳明曲周动脉，见血立已。治狂者取头两顑，当在脑之下，鬓之前，客主人之上，其即鬓骨之上，两太阳之间为顑也。顑，音坎，又海敢切。阴阳上下者，统上文手太阴而言也。盖胃气上注于肺，本出一原，虽胃为

阳明，脉上出于人迎，肺为太阴，脉下出于寸口，而其气本相贯，故彼此之动，其应若一也。然人迎属腑为阳，阳病则阳脉宜大，而反小者为逆；寸口属脏为阴，阴病则阴脉宜小，而反大者为逆，故气口候阴，人迎候阳也。是以阴阳大小，脉各有体。设阴阳不分而或为俱静，或为俱动，若引绳之匀者，则其阴阳之气，非此即彼，必有偏倾而致病者矣。●黄元御曰：胃气上注于肺，而其悍气之上冲于头者，循咽管而上走空窍，循眼系而入络于脑，出颅（鬓骨之上）而下客主人（足少阳穴），循牙车（即颊车）。而合阳明之本经，并下喉旁人迎之动脉，此胃气之别走阳明者也。故阳明行气于三阳，脉动于人迎，太阴行气于三阴，脉动于寸口，阴阳上下，人迎在上为阳，寸口在下为阴。其动也若一，阳明何故不动也！故阴病而阳脉小者为逆，阳不及阴也。阴病而阴脉大者为逆，阴过于阳也。阴阳俱静俱动，若引绳相倾者病，反其阴静阳动之常也。●丹波元简曰：张云：此云阴阳上下者，统上文手太阴而言也。盖胃气上注于肺，本出一原，虽胃为阳明脉，上出于人迎，肺为太阴脉，下出于寸口，而其气本相贯，故彼此之动，其应若一也。然人迎属腑为阳，阳病则阳脉宜大而反小者为逆。寸口属脏为阴，阴病则阴脉宜小而反大者为逆。故《四时气》篇曰：气口候阴，人迎候阳也。汪云：言阴阳动静，当如引绳平等，所谓脉有胃气者生也，若相倾则病矣。马注作引绳以相倾，谬。简案：《五色》篇云：脉之浮沉，及人迎与寸口气小大等者，病难已。马盖依此以引绳为病脉欤（张、志并同）？然而《禁服》篇云：寸口主中，人迎主外，两者相应，俱往俱来，若引绳大小齐等，春夏人迎微大，秋冬寸口微大，如是者，名曰平人。知是汪注，得其旨矣。●章楠曰：此言结喉两旁动脉名人迎者，是足阳明胃经之悍气也。胃中水谷精微之气，则入营达肺，而流行于寸口之脉，其升浮之悍气，直上冲头，循咽而上走空窍，类烟雾之蒸腾，从眼系入脑，又出额颅，下客主人，循牙车，而合阳明之经，下入于人迎之脉，此胃中慓悍之气，别走一路，而仍会合于阳明经也。夫阳明行气于三阳，故人迎主六腑之阳，肺为五脏之华盖，故寸口主五脏之阴。寸口之脉，由肺走手，人迎之脉，由头走颈，故曰：三阴在手，三阳在头。至其动也，上下若一，而不参差。然动虽一般，而人迎主阳，其脉比寸口本大，故阳病而人迎反小，则其阳衰甚而为逆也；寸口主阴，其脉比人迎本小，故阴病而寸口反大，则其阴亏甚而为逆也。此阴阳各有本象之脉，而俱动俱静，如两人引绳，各执一头，相应而不差，若互相倾侧者，或应小反大、应数反迟，不合本象，皆阴阳偏倾而为病也。故本经《论疾诊尺》篇曰：人病其寸口脉与人迎脉大小等、浮沉等者，病难已也。盖寸口主阴，本脉应小而沉，人迎主阳，本脉应大而浮，今大小浮沉相等，其阴阳之气偏倾，不合脉之本象，故病难已。是故凡病审其阴阳之虚实者，必兼诊喉间之人迎脉也。

62.3 黄帝曰：足少阴何因而动？岐伯曰：冲脉者，十二经之海也，与少阴之大络①，起于肾下，出于气街②，循阴股内廉，邪入腘中③，循胫骨内廉，并少阴之经④，下入内踝之后。入足下⑤，其别者，邪入踝⑥，出属跗上⑦，入大指之间，注诸络，以温足胫，此脉之常动者也⑧。

①汪昂曰：足少阴肾。
②汪昂曰：即阳明胃经气冲穴，侠脐相去四寸，动脉应手。
③汪昂曰：膝后曲处。

④汪昂曰：肾经。

⑤汪昂曰：涌泉穴。

⑥汪昂曰：胻两旁。

⑦汪昂曰：足面。●顾观光曰："属跗"二字误倒，当《逆顺肥瘦》篇乙转，今彼文反依此改为"属跗"矣。沈果堂云：足上曰跗，其外侧近踝者曰跗属。

⑧杨上善曰：已言阳明常动于前，次论足少阴脉动不休也。少阴正经，从足心上内踝之后，上行循胻向肾。冲脉起于肾下，与少阴大络下行出气街，循胻入内踝，后下入足下。按《逆顺肥瘦》少阴独下中云："注少阴大络"。若尔，则冲脉共少阴常动也。若取与少阴大络俱下，则是冲脉常动，少阴不能动也。●马莳曰：此言肾脉动之不休也。脉有奇经者八，其冲脉者，为十二经之海，与足少阴肾经之大络起于肾下，出于足阳明胃经之气街，（即气冲，归来下二寸，夹脐相去四寸，鼠鼷上一寸，动脉应手宛宛中。）复循阴股内廉，斜入膝后曲处之腘中，循胻骨内廉，并本经少阴之经，下入内踝之后，经复溜、水泉、照海、大钟等穴，入于足下之涌泉。其别支者，方其斜入内踝之时，出而属于足面之跗上，入大指之间，注诸络以温足胻，此肾脉之所以常动不休也。由此观之，则肺脉动之不休者，以营气随宗气而行诸经，其诸经之脉朝于肺也。胃脉动之不休者，以卫气出于胃而行之不已也。肾脉动之不休者，以冲脉与肾脉并行而行之不已也。此其所以异于诸经也欤？●张介宾曰：肾经脉也。足少阴之脉动者，以冲脉与之并行也。冲脉亦十二经之海，与少阴之络同起于肾下，出于足阳明之气冲，循阴股、腘中、内踝等处以入足下；其别者，邪出属跗上，注诸络以温足胻，此太溪等脉所以常动不已也。此节与《逆顺肥瘦》篇大同，详针刺类二十。●张志聪曰：（邪，斜同。）此言流溢于中之血气，一从冲脉与足少阴之大络，而下出于足胻之气街，循阴股内廉者，血气出于皮肤，仍循少阴之经而行也。斜入腘中者，与太阳之承山踝上以下也。其别者，乃少阴之支络，别走于踝跗，上入大趾之间，而散于十趾之络。是以阳气起于足五趾之表，阴气起于足五趾之里，盖阴阳二气，本于先天之水火，藏于肾脏，出于下而升于上也。夫卫气者，阳明所生之气也。上节论卫气之别走阳明，合于人迎，是从膺胸脐腹，而下至跗上，如左右之动脉，与冲脉会于脐间，则阳明之血气，随冲脉而出于腹气之街矣。此节论冲脉与少阴出于胻气之街，盖手足十二经之本标，只出于头气之街，胸气之街，营卫之行，从本而入，从标而出，上下相贯，如环无端，其腹气之街，胻气之街，乃别出阳明少阴之血气，不在十二经脉本标之内，故别提出阳明少阴之动输焉。●《集注》眉批：阳气亦下出于五指，此后天之生阳气也。●汪昂曰：按：诸篇俱言冲脉上冲，惟此篇及《顺逆肥瘦论》，言冲脉并肾脉下行。马注云：由此观之，肺脉之动不休者，以营气随肺气而行诸经，诸经之脉，朝于肺也。胃脉之动不休者，以卫气由胃循三阳，而行不已也。肾脉之动不休者，以与冲脉并行，灌诸络而行不已也。●薛雪曰：足少阴之脉动者，以冲脉与之并行也。冲脉亦十二经之海，与少阴之络同起于肾下，出于足阳明之气冲，循阴股、腘中、内踝等处，以入足下，其别者邪出属跗，上注诸络，以温足胻，此太溪等脉所以常动不已也。●黄元御曰：冲脉者，十二经之海也，与少阴之大络俱起于肾下，出于阳明之气街，循阴股内廉（内之下廉）。邪入腘中，循胻骨内廉（膝下腿骨），并少阴之经，下入内踝之后，入足下。其别者，邪入内踝，出属跗上，入大指之间（交厥阴肝经），灌注诸络，以温足胻，（血富于冲，冲为八奇经之一。八奇经，皆络脉也。）少阴与冲脉并行，此亦脉之常动者也。

●丹波元简曰：《甲乙》"入足"下无"入"字，"入踝"下有"内"字，"温足胫"，"胫"作"跗"。张云：足少阴之脉动者，以冲脉与之并行也。冲脉亦十二经之海，与少阴之络，同起于肾下，出于足阳明之气冲，循阴股腘中内踝等处，以入足下，其别者邪出属跗上。注：诸络以温足胫，此太溪等脉，所以常动不已也。汪云：按诸篇俱言冲脉上冲，惟此篇及《顺逆肥瘦论》，言冲脉并肾脉下行。简案：仲景取寸口跗阳太溪，即手太阴、足阳明、足少阴之脉也。●章楠曰：此言两足内踝后动脉名太溪者，是足少阴肾经之气也。因其气从本经络膀胱之大络，与冲脉同发源于肾脏，乃是坎象中之元阳，而冲脉为十二经气聚会之海，其脉由阳明经之气街，循阴股下入腘中，又并足少阴经，而入内踝之后，入足下，是故太溪之脉，来源既深，又合冲脉而行，则其气势旺于他经，此脉所以常动不休也。

62.4　黄帝曰：营卫之行也①，上下相贯，如环之无端，今有其卒然遇邪气，及逢大寒，手足懈惰，其脉阴阳之道，相输之会，行相失也，气何由还②？岐伯曰：夫四末阴阳之会者，此气之大络也；四街者，气之径路也。故络绝则径通，四末解则气从合，相输如环③。黄帝曰：善。此所谓如环无端，莫知其纪，终而复始，此之谓也④。

①丹波元简曰：《甲乙》作"卫气之行也"。
②丹波元简曰：张云：荣卫之行，阴阳有度，若邪气居之，则其运行之道宜相失也，又何能往还不绝？因问其故。
③杨上善曰：营行手太阴，下至手大指次指之端，回为手阳明，上行至头，下足阳明，如此十二经脉，阴阳相贯，如环无端也。卒有邪气及寒，客于四支，阴阳相输之道不通，何由还也？四末，谓四支，身之末也。四街，谓胸腹头胻脉气道也。邪气大寒客于四末，先客络脉，络脉虽壅，内经尚通，故气相输如环，寒邪解已，复得通也。
④杨上善曰：述其所解。●马莳曰：此言营卫之行相输如环，非邪气大寒之所能失也。帝问营气随宗气，以行于经隧之中，始于手太阴而终于足厥阴，卫气行于各经皮肤分肉之间，始于足太阳而终于足太阴，阴阳诸经相贯而行，如环无端。但卒然遇邪气大寒，则手足懈惰，其脉气所行阴阳之道，输运之会，宜乎其相失也，则营气何由而还，复欲始于手太阴以终于足厥阴？卫气亦何由而还，复欲始于足太阳以终于足太阴者？难矣！伯言四肢为四末，（如谓末才为末。）乃阴阳诸经所会，而为营卫二气之大络也。四街者，即本经《卫气》篇之所谓胸气有街，腹气有街，头气有街，胻气有街者是也。此四街为营卫二气之径路，故大络虽或阻绝，而径路则自相通，彼逢邪气大寒之时，手足固尝懈惰，及懈惰已毕而少解，则二气复从而合，相输如环，尚何相失之有哉！●张介宾曰：营卫之行，阴阳有度，若邪气居之，则其运行之道，宜相失也，又何能往还不绝？因问其故。四末，四肢也。十二经皆终始于四肢，故曰阴阳之会，而为气之大络也。然大络虽会于四肢，复有气行之径路，谓之四街，如前篇所谓气街者是也。凡邪之中人，多在大络，故络绝则径通、及邪已行而四末解，彼绝此通，气从而合，回还转输，何能相失？此所以如环无端，莫知其纪也。●张志聪曰：此申明经脉之血气，从四街而出行于脉外，皮肤分肉之气血，从四末而入行于脉中，上下相贯，环转之无端也。四末者，四肢之杪末，手足之指

井也。其脉者，谓手足三阴三阳之经输，阴阳之道者，血气从此所行之道路也。相输之会气从合者，谓皮肤之气血，从四末而溜于脉中，输行于经，而与脉中之血气相会，入于肘膝之间，而与脉中之血气相合，故曰四末解，则气从合。盖假风寒之邪，以明四末乃阴阳之会，气从此而所入之大络也。如因邪气所阻，则手足懈惰，而道路不通，气何由而环转，如四末和解，则气血输会于脉中，而还转于气街矣。夫经脉者，内连于脏腑，外络于形身，外内出入，常营无已。络脉者，乃经脉之支别，如江河之支流，至梢杪而有尽也。四街者，气之径路也，故络绝则径通。手足十二经之本标，出于头气之街，胸气之街，阳明所生之血气，复出于腹气之街，少阴所藏之血气，复出于胫气之街，此经脉中之血气，复从络脉之尽处，出于气街，而行于皮肤分肉之外也。此营卫之行于皮肤经脉之外内，上下相贯，如环无端，莫知其纪也。●王子方曰：本经云，营行脉中，卫行脉外。又曰：浮气之不循经者为卫气，精气之营于经者为营气，今复言营卫之行环转于经脉之外内，岂经义自相矛盾与？曰：卫气昼行于阳，夜行于阴，应天气之晦明，天道右旋，地道左转，天运于地之外，交相逆顺而行，应营气行于脉中，卫气行于脉外，外内清浊之不相干也。然天气运行于地之外，而复通贯于地中，有四时之寒暑往来，生长收藏，此天地阴阳之气，上下升降，外内出入有分有合，环转无端，是以营卫之行，环转于皮肤经脉之外内者，应天地之气交也。夫所谓营行脉中者，始于手太阴肺，终于足厥阴肝，腹走手而手走头，头走足而足走腹，一脉流通，终而复始，此营血之行于脉中也。又别出两行营卫之道，清者为营，浊者为卫，营行脉中，卫行脉外，营于脉中者，循手足之十二经脉，及阴跷阳跷任脉督脉，合十六丈二尺为一周，昼行二十五度，夜行二十五度，应呼吸漏下者，此营气之行于脉中也。卫气昼行阳二十五度，夜行阴二十五度，此营气卫气各走其道，清浊外内之不相干也。若夫手足之三阴三阳，十二经脉，皆从指井所出，而营于五脏之二十五输，六腑之三十六输，夫指井离爪甲如韭许，乃血肉筋骨之尽处，血气皆从何来，而曰所出为井耶？盖受皮肤之气血，从此而溜注于脉中，十二经脉之血气，始从此而生出，故曰所出为井，所溜为荥，所注为输，所行为经也。充肤热肉之气血，妇随夫唱，相将而行，同溜于经脉之中，故曰营卫之行也。上下相贯，四末阴阳之会者，此气之大络也。夫宗气半行于脉中，半行于脉外，营血半营于经隧，半营于皮肤，营气行于脉中，卫气行于脉外，阴中有阳，阳中有阴，犹两仪四象之定体，血气贯通于外内，应天地之气交，一息不运则生化灭矣。夫皮肤气分为阳，经脉血分为阴，阳走阳而阴走阴，此阴阳之相离也，阴出于阳，阳入于阴，此阴阳之相合也，阴阳之道，有离而有合也，若行于阳者，只行于阳，行于阴者，只行于阴，无外内出入之神机，而生化亦灭矣，阴阳之奥，会心者明之。●余伯荣曰：《五乱》《胀论》言卫气乱脉，是谓大悗，卫气逆为脉胀，卫气并脉循分为肤胀，若卫气行于脉内，岂非乱脉乎？曰：卫气之在路也，常然并脉循分肉，行有逆顺，阴阳相随，乃得天和，谓脉内之血气顺行，而脉外之气血逆转，行有逆顺，乃得天地之和，卫气乱脉者，谓卫气顺脉而行也。若夫环转于皮肤经脉之外内，正所谓交相逆顺而行，又何乱之有。●《集注》眉批：营血行于脉中，止营督脉，而无任脉，跷脉。●薛雪曰：营卫之行，阴阳有度，若邪气居之，则其运行之道，宜相失也，又何能往还不绝？四末，四肢也。十二经皆终始于四肢，故曰"阴阳之会"而为气之大络也。然大络虽会于四肢，复有气行之径路，谓之"四街"，所谓"气街"者是也。凡邪之中人，多在大络，故络绝则径通，及邪已行而四末解，彼绝此通，气从而合，回环转输，何能相失？此所以如环无端也。●黄元御曰：四末阴阳之会者，此气之大络也，大络十五，皆自本经而走其所合（表里相合），是阴阳之所会也（义详《经别》）。街，衢也，四街者，气之径路，是四肢经气之所通达也。四末解则气从合，合者，诸经之所合，如十二经之合穴也。此帝言营卫受邪，其经脉阴阳之气流行输转，不得循其道而相失，何由复还耶？岐伯谓四肢指末，是阴阳经脉交接相会之大络也。四街者，即上所云行气之径路也。大络如小路，其受邪者，小路虽隔绝，而四街之大径则通，故邪解而四末路通，其气仍相从会合，阴阳相输，如环不已也。由是观之，四街者，脏腑之气所行也，邪浅在经，则街通而病轻；邪入于腑，则街塞而病危；邪入于脏，则街路绝而死矣。●丹波元简曰：张云：四末，四肢也。十二经皆终始于四肢，故曰阴阳之会，而为气之大络也。然大络虽会于四肢，复有气行之径路，谓之四街。（《卫气》篇，头胸腹胫各有街。）凡邪之中人，多在大络，故络绝则径通，及邪已行而四末解，彼绝此通，气从而合，回还转输，何能相失？此所以如环无端，莫知其纪也。马云：此四街，为荣卫二气之经路，故大络虽或阻绝，而径路则自相通，彼逢邪气大寒之时，手足固尝懈惰，及懈惰已毕而少解，则二气复从而合，相输如环，尚何相失之有哉！●章楠曰：上文已明脉动之理，此更明其病邪浅深之分也。夫营卫经络者，阴阳气血流行之道路也。脉者，气血流行之征象也。十二经每经交接皆由阴阳络脉，在手足指尖四肢之末。若感外邪，经络闭郁，四末之气不通，而手足懈惰，则阴阳相输相会之行路相失。帝问其气何由还复，岐伯谓四末阴阳所交会者，浅在络脉如小路，其内尚有四街之大路通行，若外邪解，其四末络脉通，则一身阴阳之气，依旧相合相输，如环无端者也。四街者，即本经所云：胸气有街，腹气有街，头气有街，胫气有街也。大抵脏腑之气流行，比经络宽广而称街，是故邪浅，则街路通而病轻；邪深入腑，则街路塞而病危；再深入脏，则街路绝而死。于此而辨邪之浅深、病之轻重，其治法可例知矣。●周学海曰：前三节分叙脉气之源流，后节总叙经气之变，气充词沛，机神流畅。据此则人迎果系结喉两旁动脉矣，与寸口分阴阳，以大小分顺逆，后世实难遵用。

五味论第六十三

●马莳曰：内论五味各有所走，故名。●丹波元简曰：赵府、《正脉》、《道藏》、熊本无篇字，志本无论篇二字。

63.1　黄帝问于少俞曰：五味入于口也，各有所走，各有所病，酸走筋，多食之，令人癃①；咸走血，多食之，令人渴；辛走气，多食之，令人洞心②；苦走骨，多食之，令人变呕；甘走肉，多食之，令人悗心。余知其然也，不知其何由？愿闻其故③。

①杨上善曰：力中反，淋也，篆字癃也。【编者按：萧延平曰：癃，《汉书·高祖本纪》"年老癃病勿遗"，作癃，乃古文癃字也。】

②杨上善曰：大贡反，心气流泄疾。

③杨上善曰：五味各走五脏所主，益其筋血气骨肉等，不足皆有所少，有余并招于病，其理是要，故请闻之。●马莳曰：悗，闷同。此帝即五味各有所走、而多食各有所病者问之也。癃，小便不通也。洞心者，心内空也。悗心者，心内闷也。●张介宾曰：癃，良中切。悗，美本切。●张志聪曰：悗，闷同。●任谷庵曰：按《五运行大论》云，东方生风，风生木，木生酸，酸生肝，肝生筋；南方生热，热生火，火生苦，苦生心，心生血，是五脏本于五味之所生，而生外合之筋骨血肉也。是以五味入口，而各有所走。夫心主血，肾主骨，苦乃火之味，咸乃水之味，苦走骨而咸走血者，阴阳水火之交济也，肺主气，故辛走气。●黄元御曰：洞心，心中空洞也。悗心，心中郁悗也。●章楠曰：癃者，小便闭也；洞心者，中气耗散，心中空洞无主也；悗心者，心内满闷也。

63.2　少俞答曰：酸入于胃，其气涩以收，上之两焦，弗能出入也，不出即留于胃中，胃中和温，则下注膀胱，膀胱之胞薄以懦，得酸则缩绻，约而不通，水道不行，故癃①。阴者，积筋之所终也，故酸入而走筋矣②。

①丹波元简曰：《甲乙》无"以收上之两焦"六字，"膀胱"下有"之胞"二字。马云：酸之气味，滞涩而收敛，既入于胃之中脘，则上两焦，即上中二焦也。其气味弗遽能出入，乃留于胃中，久则胃中和温而下注膀胱，膀胱为胞之室，胞在其中，其体薄，其气懦，得此酸味，则缩而且绻，所以约而不通，水道不行而为癃也。张云：绻，不分也。约，束也。癃，小水不利也。味过于酸，则上之两焦，弗能出入，若留于胃中，则为吞酸等疾。若胃中温和不留，则下注膀胱，膀胱得酸则缩，故为癃也。愚按：胞，溲脬也。《类纂》曰：膀胱者，胞之室。王安道又有胞居膀胱之室之说，甚属不经。夫胞即膀胱，膀胱即胞也，焉得复有一物耶？简案：懦，音儒，《说文》：驽弱也，又音软，又作愞。《玉篇》：弱也，缩绻。马云：连读为是。《说文》新附字，缱绻不相离也。又《释名》：缱绻束缚也。张注缩下为句，非。

②杨上善曰：涩，所敕反，不滑也。酸味性为涩收，故上行两焦，不能与营俱出而行，复不能自反还入于胃也。既不能出胃，因胃气热，下渗膀胱之中，膀胱皮薄而又奭，故得酸则缩约不通，所以成病为癃。癃，淋也。胞，苞盛尿也。人阴器，一身诸筋终聚之处，故酸入走于此阴器。●马莳曰：（《宣明五气》篇云：酸走筋，筋病无多食酸。）此答言酸之多食令人癃也。盖酸之气味，涩滞而收敛，既入于胃之中脘，则上两焦，即上中二焦也。（凡篇内言三焦者，俱《营卫生会》篇之三焦，非后三焦。）其气味弗遽能出入，乃留于胃中，久则胃中和温，而下注膀胱，膀胱为胞之室，胞在其中，其体薄，其气懦，得此酸味，则缩而且绻，所以约而不通，水道不行而为癃也。至于外而为阴器者，乃一身之筋于此而终，彼肝既主筋，又主于酸，故酸入则走筋，其阴器亦有所约，而小便不利矣，岂特膀胱之在内者为然哉！●张介宾曰：谓上中二焦涩结不舒也。绻，不分也。约，束也。癃，小水不利也。味过于酸，则上之两焦弗能出入，若留于胃中，则为吞酸等疾。若胃中温和不留，则下注膀胱，膀胱得酸则缩，故为癃也。愚按：《阴阳别论》有云女子胞者，《气厥论》有云胞移热于膀胱者，《五音五味》篇有云冲脉任脉皆起于胞中者，凡此胞字皆音包，乃以子宫为言也。此节云膀胱之胞者，其音抛，以溲脬为言也。盖胞音有二，而字则相同，恐人难辨，故在本篇特加膀胱二字，以明此非子宫，正欲辨其疑似耳。奈何后人不解其意，俱读为包，反因经语，遂认膀胱与胞为二物。故在《类纂》则曰膀

胱者胞之室，王安道则曰膀胱为津液之府，又有胞居膀胱之室之说，甚属不经。夫脬即膀胱，膀胱即脬也，焉得复有一物耶？致资后学之疑，莫知所辨，皆见之不真耳，知者当详察之。阴者，阴器也。积筋者，宗筋之所聚也。肝主筋，其味酸，故内为膀胱之癃，而外走肝经之筋也。又《宣明五气》篇曰：酸走筋，筋病无多食酸。●任谷庵曰：五味阴阳之用，辛甘发散为阳，酸苦涌泄为阴，咸味涌泄为阴，淡味渗泄为阳。六者或收或散，或缓或急，或燥或润，或软或坚，是发散涌泄之中，而又有收散缓急之性矣。上焦开发，宣五谷味，中焦出气如露，以行水谷之津，酸气收涩，故弗能出于上之两焦，不出，则留于胃而溜于下焦，注于膀胱矣。膀胱为脬之室，脬居于中，故膀胱之体质脆薄以懦，得酸则易于缩绻，缩则约而不通，水道不行，故为癃闭。阴者，前阴，积筋骨宗筋也。宗筋者，筋之主也，酸入于宗筋，故走筋也。按《经筋》章云：足厥阴之筋，上循阴股，结于阴器络诸筋，其病阴股痛转筋，阴器不用，伤于内则不起，伤于寒则阴缩入，伤于热则纵挺不收，是足厥阴肝经，主宗筋而外合于通体之筋。●黄元御曰：酸入于胃，其气收涩，故上走二焦（上中二焦），弗能出入。不出即留于胃中，胃中阳气得此酸收，生其和温，郁满莫容，则传其所胜，下注膀胱。膀胱之脆薄以懦弱，最易收敛，一得酸气，缩绻不伸，上下之窍皆闭，约结不通，水道不利，故小便癃。前阴者，积筋之所终也，肝木主筋而味酸，故酸入而走筋矣。木主疏泄，喜辛散而恶酸收，癃者，木气酸收，疏泄之令不行也。●丹波元简曰：《甲乙》"终"下有"聚"字。张云：阴者，阴器也。积筋者，宗筋之所聚也。肝主筋，其味酸，故内为膀胱之癃，而外走肝经之筋也。又《宣明五气》篇曰：酸走筋。筋病无多食酸。●章楠曰：此言酸收之味，不能外引而下走膀胱，膀胱胞薄，得酸收而缩绻，故不能承三焦气化而泄水，遂小便不通以成癃也。膀胱在前阴，前阴为宗筋所聚，故为积筋所终之地，此酸味所以走于筋也；又如筋者，肝所主，酸先入肝，故走于筋矣。

63.3 黄帝曰：咸走血，多食之，令人渴，何也？少俞曰：咸入于胃，其气上走中焦，注于脉，则血气走之，血与咸相得则凝，凝则胃中汁注之，注之则胃中竭，竭则咽路焦，故舌本干而善渴。血脉者，中焦之道也，故咸入而走血矣①。

①杨上善曰：肾主于骨，咸味走骨，言走血者，以血为水也。咸味之气，走于中焦血脉之中，以咸与血相得，即涩而不中，胃汁注之，因即胃中枯竭，咽焦舌干，所以渴也。咽为下食，又通于涎，故为路也。溪，音俟，水厓，义当凝也。血脉从中焦而起，以通血气，故味之咸味，走于血也。●马莳曰：（又见《宣明五气》篇。此言多食咸之令人渴也。）盖咸入于胃，其气上走于中焦，入之为脉，必由中焦而始，今咸走中焦，则必注于脉，脉行而血气随之以走，惟血与咸味相得则凝，（世俗宰牲加盐以凝血者为此。）凝则血燥，而胃中之汁注以润之，由是胃中之汁竭，竭则咽路枯焦，故舌根干而善渴也。血脉为中焦之路，故咸入而走于血耳。●张介宾曰：血为水化，咸亦属水，咸与血相得，故走注血脉。若味过于咸，则血凝而结，水液注之，则津竭而渴。然血脉必化于中焦，故咸入中焦而走血。又《宣明五气》篇曰：咸走血，血病无多食咸。●任谷庵曰：中焦并胃中，出上焦之后，此所受气者，泌糟粕，蒸津液，化其精微，上注于肺脉，乃化而为血。咸入

于胃，其气上走中焦，注于脉者，咸性之上涌也，注于脉则走于血气矣。血者中焦之汁，奉心神而化赤，咸乃寒水之味，故血与咸相得则凝，凝则燥结，而胃中之汁以滋之，胃中汁竭，则咽路焦枯，故舌本干而善渴。血脉者，中焦之道路，咸气上走于中焦，故走血。●王子方曰：胃腑水谷之精汁，化而为赤，营于脉中，人一呼一吸，脉行六寸者，血气之流行也。呼吸不已，血气之行，无少停息，故血凝则胃中之汁注之，以资其流行。●黄元御曰：咸入于胃，其气上走中焦而注于脉，以肾味咸，心主脉，水性克火，传其所胜也。脉者，血之府也，咸注于脉则血气走之，得咸而凝，血凝则胃汁注之，注之则胃中外竭，汁竭则咽路焦涸，故舌本干燥而善渴。血脉者，中焦之隧道也。（中焦受气取汁，变化而赤，是谓血，行于脉中，以为道路。）咸入于脉，与血相逅，故咸入而走血矣。●丹波元简曰：《甲乙》"注于脉则血气走之"作"注于诸脉，脉者血之所走也"十一字，"则凝，凝则"作"则血凑则胃中汁以下"八字，无"又走血矣下，有肾合三焦，血脉虽属肝心，而为中焦之道，故咸入而走血矣。"四句。张云：血为水化，咸亦属水，咸与血相得，故走注血脉。若味过于咸，则血凝而结，水液注之，则津竭而渴。然血脉必化于中焦，故咸入中焦而走血。又《宣明五气》篇曰：咸走血，血病无多食咸。简案：咸入于胃，其气上走中焦，又上文云："酸入于胃"云云，上之两焦，弗能出入，此似胃与中焦，所指各异。然考下文"辛入于胃"，"苦入于胃"，"甘入于胃"，每章必有此一句，则殆似章首标识，故云胃、云中焦、云两焦，宜无异义，前注未疑及之，录以俟考。●章楠曰：中焦受气，取汁变化而赤，是谓血，随气入营，而充于经脉者也。故咸味入中焦而使血凝，凝则阳气窒塞，津液不能输布，而胃中水汁注之，因而致渴。由于咸味凝血使然，故知咸走血也。

63.4　黄帝曰：辛走气，多食之，令人洞心，何也？少俞曰：辛入于胃，其气走于上焦，上焦者，受气而营诸阳者也，姜韭之气熏之，营卫之气，不时受之，久留心下，故洞心。辛与气俱行，故辛入而与汗俱出①。

①杨上善曰：洞，通泄也。辛气慓悍，走于上焦，上焦卫气行于脉外，营腠理诸阳。以姜韭之气辛熏，营卫之气非时受之，则辛气久留心下，故令心气洞泄也。辛走卫气，即与卫气俱行，故辛入胃，即与卫气汗俱出也。●马莳曰：（《宣明五气》篇云：辛走气，气病无多食辛。）此言多食辛者令人洞心也。盖辛入于胃，其气必走于上焦。上焦者，受气而运诸阳者也。故辛味既走于上焦，则不得不走于气耳。即如姜韭者，气味之辛者也。营气由中焦而生，必上随宗气以行于经隧之中，卫气由下焦而生，亦必出而行于分肉之间，所以不时受此辛味之气也。惟此姜韭之气，久留心下，则物在心下而气熏于上焦，上焦气馁，心内似空，故多食辛者必洞心也。且此辛气与心中之气相律而俱行，辛入则汗必出，汗之出者，以气之出也，其心安得而不洞？●张介宾曰：洞心，透心若空也。营诸阳，营养阳分也。辛味属阳，故走上焦之气分。过于辛则开窍而散，故为洞心，为汗出。又《宣明五气》篇曰：辛走气，气病无多食辛。●任谷庵曰：上焦开发，宣五谷味，熏肤充身泽毛，若雾露之溉，是谓气。辛走气，故其气走于上焦，上焦者，受中焦之气，而营诸表阳者也。夫营卫之气，生于中焦，皆从上而出，故姜韭之气上熏，则营卫之气，不时受之，久留心下，则为洞心。辛与上焦之气，俱行于表阳，则开发皮腠而汗出。●余伯荣曰：辛气留于心下而上熏，则为洞心，与气俱行，则与汗共并而出，盖汗乃中焦水谷之

液也。●王子方曰：论五味而曰气者，味之性也。●黄元御曰：辛入于胃，其气走于上焦，以辛性升散也。上焦者，受谷气而营于诸阳之经者也，姜韭辛烈之气熏之，营卫之气不时受之，发泄不藏。心者，宗脉之所聚也，气泄脉空，心宫虚豁，故久留心下，而成洞心。辛与气俱行，气得辛散而发泄，故辛入而与汗俱出，是辛入而走气也。●丹波元简曰：《甲乙》"熏之"作"熏至营卫"四字，"洞心"注：云洞，一作"煴"。马云：辛入于胃，其气必走于上焦。上焦者，受气而运诸阳者也。故辛味既走于上焦，则不得不走于气耳，如姜韭者，气味之辛者也。卫气由下焦而生，亦必出而行于分肉之间，所以不时受此辛味之气也。惟此姜韭之气，久留心下，则物在心下，而气熏于上焦，上焦气凑，心内似空。故多食辛者，必洞心也。且此辛气与心中之气，相得而俱行，辛入则汗必出，汗之出者，以气之出也，其心安得而不洞？《宣明五气》篇云：辛走气，气病无多食辛。张云：洞心，透心若空也。《甲乙》注：《千金》云：辛入胃而走气，与气俱出，故气盛。●章楠曰：阳经之气与卫阳之气，皆由上焦出行于表者。辛味升浮，故随阳气走表，其性疏泄，故与汗俱出，汗者，心之液也。辛味久留心下而液伤气耗，则心中如空洞无主也。

63.5 黄帝曰：苦走骨，多食之，令人变呕，何也？少俞曰：苦入于胃，五谷之气，皆不能胜苦，苦入下脘，三焦之道，皆闭而不通，故变呕。齿者，骨之所终也，故苦入而走骨，故入而复出，知其走骨也①。

①杨上善曰：苦是火味，计其走血以取资骨令坚，故苦走骨也。苦味坚强，五谷之气不能胜之，故入三焦，则营卫不通，下焦复约，所以食之还出，名曰变呕也。齿为骨余，以杨枝苦物资齿，则齿鲜好，故知苦走骨。人食苦物，入咽还出，故知走骨而出呕也。●马莳曰：(《宣明五气》篇云：辛走骨，骨病无多食苦。)此言多食苦者令人呕也。盖苦入于胃，而胃中五谷之气皆不能胜此苦味，故苦入下脘，则上中下焦之气皆闭而不通，遂使五谷在胃者气味不和，所以变而为呕也。况齿者乃骨之所终，故苦入则走骨，走骨则走齿，今入而复出者，即从齿出也，此可以知苦之必走骨矣。●张介宾曰：苦味性坚而沉，故走骨。味过于苦，则抑遏胃中阳气，不能运化，故五谷之气不能胜之，三焦之道闭而不通，所以入而复出，其变为呕。又如齿为骨之所终，苦通于骨，内不能受，其气复从口齿而出，正因其走骨也。又《宣明五气》篇曰：苦走骨，骨病无多食苦。●任谷庵曰：炎上作苦，君主之味也，故五谷之气，皆不能胜之，苦性下泄，故入于下脘。三焦者，少阳相火也。苦性寒，故三焦之道，皆闭塞不通，三焦不通，则入胃之水谷，不得通调布散，故变而为呕也。夫肾主骨，肾为寒水之脏，苦性寒故走骨，同气相感也。然苦乃火味，故入于下，而复出于上，以其性下泄而上涌也。●余伯荣曰：少阴之上，君火主之，标阳而本寒也。炎上作苦，而苦寒下泄，此少阴之味也。故能从本从标，天食人以五气，地食人以五味，地之五行，上呈天之六味，是以味合五行，气合三阴三阳之六气。●黄元御曰：苦入于胃，五谷之气皆不能胜之，直入下脘，三焦之道得此苦味，皆闭而不通，不得下泄，则道而上涌，故变呕吐。齿居上部，骨之所终也，入而复出，经历齿牙，知其走骨，故苦入而走骨矣。●丹波元简曰：《甲乙》"下脘"下有"下脘者"三字，"变"上有"气"字，"复出"下有"必鳖疏"三字。马云：苦入于胃，而胃中五谷之气皆不能胜此苦味，故苦入下脘，则上中下焦之气皆闭而不通，遂使五谷在胃者，气味不知所以变而为呕也。况齿者，乃骨之所终，故苦入则走骨，走骨则走齿，今入而复出者，即从齿出也。

《宣明五气》篇云：苦走骨，骨病无多食苦。志云：苦乃火味，故入于下而复出于上，以其性下泄而上涌也。简案：变呕即呕变，《佛典》有变吐之文，可以证焉。张云"其变为呕"，非也。入而复出未详，据《甲乙》乃似苦味之气入而复出，为齿龋黑疏豁之义。●章楠曰：三焦之道闭，则气不能输布而壅塞，脘中气不输，则津液不化。故《素问》云：味过于苦，脾气不濡，胃气乃厚。津液不化，故脾不濡润，气壅脘中，故胃气厚，谓厚浊之气不下行，故变呕也。骨者，躯体至深之处，因苦味闭气，不能外走，而深入于骨，既到深处，无可复走，则反走于胃，而复呕出也。

63.6　黄帝曰：甘走肉，多食之，令人悗心，何也？少俞曰：甘入于胃，其气弱小，不能上至于上焦，而与谷留于胃中者，令人柔润者也，胃柔则缓，缓则虫动，虫动则令人悗心。其气外通于肉，故甘走肉①。

①杨上善曰：甘味气弱，不能上于上焦，又令柔润，胃气缓而虫动。虫动者，谷虫动也。谷虫动以挠心，故令心悗。悗，音闷。脾以主肉，甘通于肉，故甘走肉也。●马莳曰：（"蛊"作"虫"。《宣明五气》篇云：甘走肉，肉病无多食甘。）此言多食甘者令人悗心也。盖甘入于胃，则甘本属土，其性主柔，故甘味之气最弱而小，不能上至于上焦，而与五谷留于中脘，所以胃气亦柔润也。胃柔则气缓，气缓则虫因味甘食在而动，虫动则心自闷耳。且所谓甘走肉者，甘既属土，土主于肉，肉在于外，甘味之气必走而聚之也。内与外不相通，其心安得而不闷乎？●张介宾曰：甘性柔缓，故其气弱小，不能至于上焦。味过于甘，则与谷气留于胃中，令人柔润而缓。久则甘从湿化，致生诸虫，虫动于胃，甘缓于中，心当悗矣。悗，闷也。甘入脾，脾主肉，故甘走肉。《宣明五气》篇曰：甘走肉，肉病无多食甘。●任谷庵曰：稼穑作甘，坤土之味也。坤德柔顺，故其气弱小。太阴湿土主气，故令人柔润，柔者土之性，润乃湿之气也。夫虫乃阴类，胃秉阳明燥热之气，胃若柔而缓，则虫动而上入于胃矣。虫上食，故令人悗心，土气外主于肌肉故甘走肉。马玄台曰："蛊"当作"虫"。●黄元御曰：甘入于胃，其气弱小，以得土气之冲和，其性不烈也。弱小，故不能上至于上焦，而与谷气留于胃中，气滞津凝，令人柔润。胃柔则缓，缓则虫动。（虫生于木，土郁木遏，虫不舒畅，是以动也。）虫动气阻，故令人悗心。其气外通于肉，故甘走肉也。●丹波元简曰：《甲乙》"弱小"作"弱少"，"留于胃中者"，"者"上有"甘"字，"润"下无"者"字，"悗"作"闷"，"其气外通于肉以下"作"其气通于皮，故曰甘走皮，皮者肉之余，盖皮虽属肺，与肉连体，故甘润肌肉并皮也"三十二字，"虫"马本作"蛊"，注："蛊"作"虫"。张云：甘性柔缓，故其气弱小，不能至于上焦，味过于甘，则与谷气留于胃中，令人柔润而缓。久则甘从湿化，致生诸虫，虫动于胃，甘缓于中，心当悗矣。悗，闷也。甘入脾，脾主肉，故甘走肉。《宣明五气》篇曰：甘走肉，肉病无多食甘。●章楠曰：经曰：五味入胃，各归所喜攻，酸先入肝，苦先入心，甘先入脾，辛先入肺，咸先入肾者，是随金、木、水、火、土之性，而先入以助之也。此言走者，是入后而走之地。其先合五行之性而入，其后随身中气化而走，则五走有不同，如肝主筋而酸走筋，肺主气而辛走气，脾主肉而甘走肉，是随先入之脏气而走也。血脉心所主，咸先入肾而走血，骨者肾所主，苦先入心而反走骨，是皆随身中气化而走也。明乎此，则其补泻宜忌之道，可不失矣。●周学海曰：思清笔健，不染纤尘。

阴阳二十五人第六十四

● 马莳曰：内有阴阳二十五人之别，故名篇。● 仇汝霖曰：夫三阴三阳者，天之阴阳也，五人之形者，地之所成也。是以此章论形合五行，而上应天之五气。● 丹波元简曰：诸本无篇字。

64.1 黄帝曰：余闻阴阳之人何如？伯高曰①：天地之间，六合之内，不离于五②，人亦应之。故五五二十五人之政，而阴阳之人不与焉。其态又不合于众者五，余已知之矣。愿闻二十五人之形，血气之所生，别而以候，从外知内③，何如？岐伯曰：悉乎哉问也，此先师之秘也，虽伯高犹不能明之也。黄帝避席遵循④而却曰：余闻之得其人弗教，是谓重失，得而泄之，天将厌之，余愿得而明之，金柜⑤藏之，不敢扬之。岐伯曰：先立五形金木水火土，别其五色，异其五形之人，而二十五人具矣。黄帝曰：愿卒⑥闻之。岐伯曰：慎之慎之，臣请言之⑦。

①丹波元简曰：《甲乙》作"少师"。张云：按本节引《通天》篇少师之答，而此云伯高者，岂少师即伯高之别称耶？无考矣。

②丹波元简曰：张云：由阴阳而化五行，所以天地万物之理，总不离五，而人身之相应者，亦惟此耳。

③丹波元简曰：张云：五行之中，又各有五，如下文以五形之人，而又分左之上下，右之上下，是为五矣。五而五之，计有二十五人也。然此言五行之详，非若《通天》篇所谓太阳、少阳、太阴、少阴、和平五态而已。故曰阴阳之人不与焉，又不合于众者五也，别而以候，欲别其外而知其内也。简案：马云，计有二十五人之式，而彼阴阳和平之人不与也，此政读为式。

④丹波元简曰：简案：逡，巡同。《庄子》：至乐作蹲循。《通雅》云：古人不惟借声见形，义近者时牵率书之，故循以借逡，又以借巡耳。

⑤马莳曰：《素问》有《金匮真言论》，其匮不从本义，盖同也。《书经》蔡注释金籘亦以为金籘之匮。

⑥马莳曰：如字，尽也。

⑦马莳曰：此帝述伯高之言，以问五行之人，而岐伯遂举其端以言之也。帝以天地之道曰阴与阳，而人身应之，故尝以人之为阴为阳者，问之于伯高。彼谓天地之间，太极分为阴阳，阴阳分为五行，故五行一阴阳，阴阳一太极，所以天地人之理，举不外乎五行，而人身与之相应。五行之中，各有其五，即如属木者为主，而木分左之上下、右之上下，则为五矣。五行各五，计有二十五人之式，而彼阴阳和平之人不与也。大凡五行，各有体态，众人不能相合，但其形之所以异，血气之所以生别，而欲由外知内，此伯高之所未及，而帝之所以复问也。伯言先立五形，有金木水火土之异，而别其五色，异其五等，则二十五等之人可知矣。● 张介宾曰：由阴阳而化五行，所以天地万物之理，总不离五，而

人身之相应者，亦惟此耳。按：本节引前《通天》篇少师之答，而此云伯高者，岂少师即伯高之别称耶？无考矣。五行之中，又各有五，如下文以五形之人，而又分左之上下，右之上下，是为五矣。五而五之，计有二十五人也。然此言五行之详，非若前《通天》篇所谓太阳少阳太阴少阴和平五态而已，故曰阴阳之人不与焉，又不合于众者五也。别而以候，欲别其外而知其内也。与，去声。别，入声。卒，尽也。●仇汝霖曰：天地之间，不审于五者，天有五色五气，五时五音，地有五方五行，五运五味也。《五运行论》曰：东方生风，风生木，木生酸，酸生肝，在脏为肝，在体为筋；南方生热，热生火，火生苦，苦生心，在脏为心，在体为脉；中央生湿，湿生土，土生甘，甘生脾，在脏为脾，在体为肉；西方生燥，燥生金，金生辛，辛生肺，在脏为肺，在体为皮毛；北方生寒，寒生水，水生咸，咸生肾，在脏为肾，在体为骨。风寒热湿燥，天之五气也；木火土金水，地之五行也。在天成气，在地成形，天地合气，命之曰人。人之形体，秉在地五行之所生，然本于天之五气，是以形合五行，而气合五色五音也。五阴而合五阳者，在地之阴而合天之阳也，五五二十五者，合天之数也。阴阳之人不与者，通天论之所谓少阴太阴，少阳太阳之人也，其态又不合于众者，不合五行全备之人也。夫三阴三阳者，天之阴阳也，五人之形者，地之所成也。是以此章论形合五行，而上应天之五气。下章论阴阳之人，应天气之所生，故篇名"通天论"。●《集注》眉批：与去声。苍、黔、丹、素、玄，天之气色也；青、黄、赤、白、黑，五之色也。●薛雪曰：五行之中，又各有五，如五形之人而又分左之上下，右之上下，是为五矣。五而五之，计有二十五人也。然此言五形之详，非止五态而已，故曰"阴阳之人不与焉"，"又不合于众者五也"。别而以候，别其外而知其内也。与，去声。别，入声。●黄元御曰：伯高答辞，在《通天》篇。遵循，与逡巡同。

64.2　木形之人，比于上角，似于苍帝①，其为人苍色，小头②，长面③，大肩，背④直，身⑤小，手足⑥好，有才⑦，劳心⑧少力⑨多忧，劳于事⑩，能⑪春夏不能秋冬⑫，感而病生。足厥阴，佗佗然⑬，大角之人，比于左足少阳，少阳之上遗遗然⑭。左角之人⑮，比于右足少阳，少阳之下随随然⑯。钛角之人⑰，比于右足少阳，少阳之上推推然⑱。判角之人，比于左足少阳，少阳之下栝栝然⑲。

①张介宾曰：比，属也，下同。角为木音，苍为木色，木形之人，言禀木气之全者也，音比上角，而象类东方之苍帝。●薛雪曰：比，属也。角为木音，苍为木色。木形之人，言禀木气之全者也。音比上角，而象类东方之苍帝。

②张介宾曰：象木之巅也。●薛雪曰：象木之巅也。

③张介宾曰：木形长也。●薛雪曰：木形长也。

④张介宾曰：木身大也。【编者按：张介宾句读在"背"之后。】●薛雪曰：木身大也。【编者按：薛雪句读在"背"之后。】

⑤张介宾曰：木体直也。【编者按：张介宾句读在"身"之后。】●薛雪曰：木体直也。【编者按：薛雪句读在"身"之后。】

⑥张介宾曰：木枝细也，此上以体象而言。【编者按：张介宾句读在"手足"之后。】●薛雪曰：木枝细也，比以体象而言。【编者按：薛雪句读在"手足"之后。】

⑦张介宾曰：随斫成材，木之用也。●薛雪曰：随斫成材，木之用也。
⑧张介宾曰：发生无穷，木之化也。●薛雪曰：发生无穷，木之化也。
⑨张介宾曰：木性柔也。●薛雪曰：木性柔也。
⑩张介宾曰：木不能静也。●薛雪曰：木不能静也。
⑪马莳曰：音耐，下同。《礼·礼运》：圣人耐以天下为一家。其耐读为能。古盖能、耐通用。
⑫张介宾曰：木得阳而生长，得阴而凋落，此以性而言也。能，耐同，下彼此。●薛雪曰：木得阳而生长，得阴而凋落，此以性而言也。
⑬张介宾曰：足厥阴，肝木之经也。肝主筋，为罢极之本，故曰佗佗然。佗佗，筋柔迟重之貌。足厥阴为木之脏，足少阳为木之腑，此言脏而下言腑者，盖以厥阴少阳为表里，而脏为腑之主耳。故首云上角厥阴者，总言木形之全也；后云大角左角钛角判角少阳者，分言木形之详也。兹于上角而分左右，左右而又分上下，正以明阴阳之中复有阴阳也。余准此。佗音驼。●薛雪曰：足厥阴，肝木之经也。肝主筋，为罢极之木，故曰"佗佗然"。佗佗，筋柔迟重之貌。足厥阴为木之脏，足少阳为木之腑，此言脏而下言腑者，盖以厥阴、少阳为表里，而脏为腑之主耳，故首云上角厥阴者，总言木形之全也；后云大角、左角、钛角、判角少阳者，分言木形之详也。兹于上角而分左右，左右而又分上下，正以明阴阳之中复有阴阳也。佗，音驼。●丹波元简曰：《甲乙》无"似于苍帝其为人"七字，下同。此例"肩下"有"平"字。马云：比者，拟议之谓。盖以人而拟角，故谓之曰比。此言木形人有五，有全偏之分也。木形之人，木气之全者也。下文四股则偏矣。木主东方，其音角，其色苍，故木形之人，当比之上角，似于上天之苍帝。色苍者，木之色苍也；头小者，木之巅小也；面长者，木之体长也；肩背大者，木之枝叶繁生，其近肩之所阔大也；身直者，木之体直也；小手足者，木之枝细而根之分生者小也。此自其体而言耳。好有才者，木随用而可以成材也。力少者，木必易摇。言多忧而外劳于事者，木不能静也。耐春夏者，木以春夏而茂盛也。不耐秋冬者，木以秋冬而雕落也。，此自其性而言耳。故秋冬有感于邪，则病易生。肝经属起厥阴，为根干，故足厥阴经之分肉，形体佗佗然，有安重之义。（案：《诗经·国风·君子偕老》篇云：委委佗佗。朱注云：雍容自得之貌。）张云：足厥阴，肝木之经也。肝主筋，为罢极之本，故曰佗佗然。佗佗，筋柔迟重之貌。足厥阴为木之脏，足少阳为木之腑，此言脏而下言腑者，盖以厥阴少阳为表里，而脏为腑之主耳。故首云上角厥阴者，总言木形之全也；后云大角、左角、钛角、判角、少阳者，分言木形之详也。兹于上角而分左右，左右而又分上下，正以明阴阳之中，复有阴阳也。余准此。志云：佗佗，美也，如木之美材也。
⑭张介宾曰：禀五形之偏者各四，曰左之上下，右之上下。而此言木形之左上者，是谓大角之人也。其形之见于外者，属于左足少阳之经，如下文所谓足少阳之上，气血盛则通髯美长，以及血气多少等辨，正合此大角之人也。遗遗，柔退貌。愚按：《通天》篇有云太阴之人、少阴之人、太阳之人、少阳之人、阴阳和平之人，凡五人者其态不同，是统言大体而分其阴阳五态也；此以木火土金水五形之人，而复各分其左右上下，是于各形之中，而又悉其太少之义耳。总皆发明禀赋之异，而示人以变化之不同也。大，太同。●薛雪曰：禀五形之偏者各四，曰左之上下，右之上下，而此言木形之左上者，是谓大角之人也。其形之见于外者，属于左足少阳之经，如下文所谓足少阳之上，气血盛则通髯美长，

以及血气多少等辨，正合此大角之人也。遗遗，柔退貌。凡五人者，其态不同，是统言大体而分其阴阳五态也。此以木、火、土、金、水五形之人，而复各分其左右上下，是于各形之中而又悉其太、少之义耳。总皆发明禀赋之异，而示人以变化之不同也。大，太同。
●丹波元简曰：《甲乙》注：一曰左角。张云：禀五形之偏者各四，曰左之上下，右之上下。而此言木形之左上者，是谓大角之人也。其形之见于外者，属于左足少阳之经，如下文所谓足少阳之上，气血盛则通髯美，良以及血气多少等辨，正合此大角之人也。遗遗，柔退貌。愚按：《通天》篇有云：太阴之人，少阴之人，太阳之人，少阳之人，阴阳和平之人，凡五人者，其态不同，是统言大体而分其阴阳五态也；此以木火土金水五形之人，而复各分其左右上下，是于各形之中，而又悉其太少之义耳。总皆发明禀赋之异，而示人以变化之不同也。马云：遗遗然者，如有所遗失，然行之不骤而驯也。简案：马注不允。志云：遗遗，谦下之态，如枝叶之下垂也。亦恐非是。

⑮顾观光曰：《甲乙经》"左"作"右"。林亿校云：大角一曰左角，右角一曰少角。

⑯马莳曰：一曰少角。●张介宾：左角，一曰少角。随随，从顺貌。下文云足少阳之下，血气盛则胫毛美长者，正合此少角之人，而此言其右之下也。余仿此。●薛雪曰：左角，一曰少角。随随，从顺貌。下文云"足少阳之下，血气盛则胫毛美长"者，正合此少角之人，而此言其右之下也。●丹波元简曰：《甲乙》作"右角"。张云：左角，一云少角。随随，从顺貌。下文云足少阳之下，血气盛则胫毛美长者，正合此少角之人，而此言其右之下也。余仿此。

⑰顾观光曰：《甲乙经》作"太商"。

⑱马莳曰：一曰右角。●张介宾曰：一曰右角。角形而并于右足少阳之上者，是谓右角之人，此即言其右之上也。推推，前进貌。钛音代。●薛雪曰：一曰右角，角形而并于右足少阳之上者，是谓右角之人。此即言其右之上也。推推，前进貌。钛，音代，又音第。●丹波元简曰：《甲乙》"推推"作"鸠鸠"。张云：一曰右角角形。而并于右足少阳之上者，是谓右角之人，此即言其右之上也。推推，前进貌。志云：大谓之钛，即太角也。大角之人，比于左足少阳；钛角之人，比于右足少阳。推推，上进之态，如枝叶之上达也。简案：《广韵》：钛，音大，义同。然则钛角乃与上文大角何别，上文"大角"，据《甲乙》作"左角"，近是。

⑲马莳曰：钛，音大。犹杭之俗人语大为惰。判，义同半。此言木形人有五，有全偏之分也。（自木形之人，对下四者则曰全。若较本经《通天》篇所谓阴阳和平之人，则是阴阳合德之圣人，此又非其所较也。观火形之不寿暴死，水形之欺绐戮死，可知其为偏矣。下四形仿此。）木形之人，木气之全者也。下文四股则偏矣。木主东方，其音角，其色苍，故木形之人当比之上角，似于上天之苍帝。色苍者，木之色苍也。头小者，木之巅小也；面长者，木之体长也；肩背大者，木之枝叶繁生，其近肩之所阔大也；身直者，木之体直也；小手足者，木之枝细，而根之分生者小也。此自其体而言耳。好有才者，木随用而可以成材也。力少者，木必易摇也。言多忧而外劳于事者，木不能静也。耐春夏者，木以春夏适当盛也。不耐秋冬者，木以秋冬而雕落。此自其时而言耳。故秋冬有感于邪，则病易生。肝经属足厥阴为根干，故足厥阴经之分肉形体佗然，有安重之义。（按《诗经·国风·君子偕老》篇云：委委佗佗。朱注云：雍容自得貌。）此以脏言，主也，全也；下以腑言，用也，偏也。盖足少阳胆经与足厥阴肝经为表里，此以上文言音之全，

故曰上角；下言太角、少角、钛角、判角，乃阴阳之生，为太少四象也。足少阳者，胆经之分肉腑脉也。后有"足少阳之上，气血盛则通髯美长；血多气少则通髯美短；血少气多则少须；血气皆少则无须"等语也。此足少阳之上者，正指胆经之脉，凡经脉穴道之行于上体者是也。其曰左足少阳之上者，盖太角为左之上耳。下文以判角为左足少阳之下，则又以左之上下而分之也。比者，拟议之谓。盖以人而拟角，故谓之曰比。曰遗遗然者，如有所遗失然，行之不骤而驯也。少角之人者，以右比左，故谓之少。后言"足少阳之下，血气盛则胫毛美长，外踝肥；血多气少则胫毛美短，外踝皮坚而厚；血少气多则胻毛少，外踝皮薄而软；血气皆少则无毛，外踝瘦无肉"等语，则此足少阳之下者，正指胆经之脉，凡经脉穴道之行于下体者是也。夫在上则曰须髯发，在下则曰胫胻毛踝，此上下之所由辨也。随随然者，言相随以行，而亦有安重之义也。钛角者，即少角之右生者也，一本谓之右角者是也。推推然者，比之随随然者，似有向前之义耳。判角者，太角之下也。左足少阳之下，即胆之经脉穴道行于下体者是也。栝栝然者，其体有度也。●张介宾曰：判，半也。应在大角之下者，是为判角之人，而属于左足少阳之下，即言其左之下也。栝栝，方正貌。凡此遗遗、随随、推推、栝栝者，皆所以表木形之象。●张志聪曰：（能叶耐，义同。钛音大。）马仲化曰：木主东方，其音角，其色苍，故木形之人，当比之上角，似于上天之苍帝。色苍者，木之色苍也。头小者，木之巅小也。面长者，木之体长也。肩背大者，木之枝叶繁生，其近肩之所阔大也。身直者，木之体直也。小手足者，木之枝细，而根之分生者小也。此自其体而言耳，好有材者，木随用而可成材也。力少者，木易动摇也。内多忧而外劳于事者，木不能静也。耐春夏者，木春生而夏长也。不耐秋冬者，木至秋冬而凋落也，故感而病生焉，此自其性而言耳。足厥阴风木主气，佗佗，美也，如木之美材也。比，量也，和也。夫五音主五运之化气，三阳应六气之司天，五音之合于三阳者，应岁运之干支相合。足厥阴与足少阳皆合，以一阴而合左右太少之四阳者，应地居天之中，而天运于上下左右也。大谓之钛，即太角也，太角之人，比于左足少阳。钛角之人，比于右足少阳，少阳之上遗遗推推然者，下文之所谓足少阳之上，血气盛，则通髯美长也。遗遗，谦下之态，如枝叶之下垂也。推推，上进之态，如枝叶之上达也。半谓之判，即少角也。左角之人，比于右足少阳，判角之人，比于左足少阳。少阳之下随随栝栝然者，下文之所谓足少阳之下，血气盛则胫毛美长，外踝肥也。随随，从顺之态，如木体之委曲也。栝栝，正直之态，如木体之梃直也。●仇汝霖曰：左右手足，即《阴阳系日月论》之手合十干足合十二支也。●《集注》眉批：马莳，字仲化，另号玄台。本经止有马氏注释。又：枝叶应上，根干应下。●薛雪曰：判，半也。应在大角之下者，是谓判角之人，而属于左足少阳之下，即言其左之下也。栝栝，方正貌。凡此遗遗、随随、推推、栝栝者，皆所以表木形之象。●黄元御曰：能，音耐，下同。佗，音驼。钛，音代。足厥阴，肝经，属木。佗佗，筋力松懈，足膝迟重之意。上角，木形之全者，左之上为大角，右之下为左角，右之上为钛角，左之下为判角，于上角而分左右，于左右而分上下，是木形之五人也。比于足少阳者，少阳与厥阴为表里，皆属木也。遗遗、随随、推推、栝栝，形容其象也。下四段，皆仿此。●丹波元简曰：《正脉》、《甲乙》"栝栝"作"括括"。张云：判，半也。应在大角之下者，是谓判角之人，而属于左足少阳之下，即言其左之下也。栝栝，方正貌。凡此遗遗、随随、推推、栝栝者，皆所以表木形之象。志云：栝栝，正直之态，如木体之挺直也。

64.3 火形之人，比于上徵，似于赤帝①，其为人赤色②广䏚③，锐面，小头④，好肩背，髀腹⑤小手足⑥，行安地⑦，疾心⑧，行摇⑨肩背肉满⑩。有气⑪轻财⑫，少信⑬多虑，见事明⑭，好颜⑮，急心⑯不寿暴死⑰。能春夏不能秋冬⑱，秋冬感而病生，手少阴核核然⑲。质徵之人，比于左手太阳，太阳之上，肌肌然⑳。少徵之人，比于右手太阳，太阳之下慆慆然㉑，右徵之人，比于右手太阳，太阳之上鲛鲛然㉒。质判之人，比于左手太阳，太阳之下支支颐颐然㉓。

①张介宾曰：徵为火音。火形之人，总言火气之全者也。音属上徵，而象类南方之赤帝。●薛雪曰：徵为火音。火形之人，总言火气之全者也。音属上徵，而象类南方之赤帝。

②张介宾曰：火之色也。●薛雪曰：火之色也。

③张介宾曰：䏚，音引，当脊肉也。●薛雪曰：䏚，音引，当脊肉也。

④张介宾曰：火上尖也。【编者按：张介宾作"锐面"。】●薛雪曰：火上尖也。【编者按：薛雪作"锐面"。】

⑤张介宾曰：火势炎上而盛于中也。【编者按：张介宾句读在"髀腹"之后。】●薛雪曰：火势炎上而盛于中也。【编者按：薛雪句读在"髀腹"之后。】

⑥张介宾曰：火势之旁者小也。●薛雪曰：火势之旁者小也。

⑦张介宾曰：火体下重也。●薛雪曰：火体下重也。

⑧张介宾曰：火性速也。●薛雪曰：火性速也。

⑨张介宾曰：火象动也。●薛雪曰：火象动也。

⑩张介宾曰：即上文广䏚好肩背之意。●薛雪曰：即广䏚、好肩背之意。

⑪张介宾曰：火属阳而多气也。●薛雪曰：人属阳而多气也。

⑫张介宾曰：火性多散也。●薛雪曰：火性多散也。

⑬张介宾曰：火性易变也。●薛雪曰：火性易变也。

⑭张介宾曰：火明而善烛也。●薛雪曰：火明而善烛也。

⑮张介宾曰：火色光明也。●薛雪曰：火色光明也。

⑯张介宾曰：火性急也。●薛雪曰：火性急也。

⑰张介宾曰：急速之性，不耐久也。●薛雪曰：急速之性，不耐久也。

⑱张介宾曰：阳王春夏而畏水也。●薛雪曰：阳王春夏而畏水也。

⑲张介宾曰：手少阴，心火经也。火不耐于秋冬，故秋冬生病。核核然，火不得散而结聚为形也。此言手少阴，下言手太阳者，以少阴太阳为表里，而皆属于火也。●薛雪曰：手少阴，心火经也。火不耐于秋冬，故秋冬生病。核核然，火不得散而结聚为形也。此言手少阴，下言手太阳者，以少阴、太阳为表里，而皆属于火也。●丹波元简曰：《甲乙》无"似于赤帝其为人"七字，"核核"作"窍窍"。（简案：疑是覈覈误，字形相似。）"䏚"诸本作"胭"，常改。马云：此言火形之人，有全偏之分也。火主南方，其音徵，其色赤，故火形之人，似于上天之赤帝。䏚者，脊肉也。广䏚者，火之中势炽而广大也。面锐头小者，火之炎上者，必锐且小也。好肩背髀腹者，火之自下而上，渐大而狭，故谓之好也。手足小者，火之旁及者，势小也。行安地者，火必着地而起也。疾心者，火

势猛也。行摇肩者，火之势摇也。背肉满者，即广䏚之义也。有气者，火有气势也。此自其体而言耳。轻财者，火性易发而不聚也。少信者，火性不常也。多虑而见事明者，火性明通而旁烛也。好颜者，火色光明也。急心者，火心急也。不寿暴死者，火势不久也。耐春夏者，火令行于暑时也。不耐秋冬者，火畏水也。此自其性而言耳。故秋冬有感于邪，则病易生。手少阴心经属火，其经脉穴道之行于分部者，若核核然，有真实之义。下文言手太阳，小肠经者，以心与小肠为表里耳。张云：核核然，火不得散而结聚为形也。

⑳张介宾曰：一曰质之人，一曰大徵。以徵形而应于左之上，是谓大徵之人，而属于左手太阳之上也。肌肌，肤浅貌。此下详义，同前木形注中。●薛雪曰：一曰质之人，一曰大徵，以徵形而应于左之上，是谓大徵之人，而属于左手太阳之上也。肌肌，肤浅貌。●丹波元简曰：《甲乙》"质"作"太"。张云：一曰质之人，一曰大徵。以徵形而应于左之上，是谓大徵之人，而属于左手太阳之上也。肌肌，肤浅貌，此下详义同前木形注中。马云：肌肌，肌肉充满之义也。

㉑张介宾曰：应右徵之下者，是谓少徵之人，而属于右手太阳之下也。慆慆，不反貌，又多疑也。慆音叨。●薛雪曰：应右徵之下者，是谓少徵之人，而属于右手太阳之下也。慆慆，不反貌，又多疑也。慆，音叨。●丹波元简曰：张云：应右徵之下者，是谓少徵之人，而属于右手太阳之下也。慆慆，不反貌，又多疑也。马云：慆，音滔。《诗经·东山》篇有"慆慆不归"。朱注：以慆慆为久意，今此当作滔滔，从水为宜。又云：滔滔者饶洽之意也。志云：慆慆，喜悦之态。简案：《说文》：慆，说也。《玉篇》：喜也。志正本此。

㉒张介宾曰：一曰熊熊然。以徵形而属于右手太阳之上，是为右徵之人。鲛鲛，踊跃貌。鲛音交。●薛雪曰：一曰熊熊然，以徵形而属于右手太阳之上，是谓右徵之人。鲛鲛，踊跃貌。鲛，音交。●丹波元简曰：张云：以徵形而属于右手太阳之上，是谓右徵之人。鲛鲛，踊跃貌。

㉓马莳曰：（《诗经·东山》篇有：慆慆不归，朱注以慆慆为久意。今言之滔滔，固无为宜。）此言火形之人，有全偏之分也。火主南方，其音徵，其色赤，故火形之人似于上天之赤帝。色赤者，火之色赤也。䏚者，脊肉也。广䏚者，火之中势炽而广大也。面锐头小者，火之炎上者必锐且小也。好肩背髀腹者，火之自下而上，渐大而狭，故谓之好也。手足小者，火之旁及者势小也。行安地者，火必着地而起也。疾心者，火势猛也。行摇肩者，火之势摇也。背肉满者，即广䏚之义也。有气者，火有气势也。此自其体而言耳。轻财者，火性义发而不聚也。少信者，火性不常也。多虑而见事明者，火性明通而旁烛也。好颜者，火色光明也。急心者，火性急也。不寿暴死者，火势不久也。耐春夏者，火令行于署时也。不耐秋冬者，火畏水也。此自其性而言耳。故秋冬有感于邪则病易生。手少阴心经属火，其经脉穴道之行于分部者，若核核然有真实之义。下文言手太阳小肠经者，以心与小肠为表里耳。质徵之人者，一本之所谓太徵之人者是也。后有"手太阳之上，血气盛则多须，面多肉以平；血气皆少则面瘦恶色"等语，则此手太阳之上，即指小肠经之脉，凡经脉穴道之行于上体者是也。肌肌然者，此经分部有肌肉充满之义也。少徵之人者，生为太徵，而此当为少徵也。后有"手太阳之下，血气盛则掌肉充满，血气皆少则掌瘦以寒"等语，则此手太阳之下，即上肠经之脉，凡经脉穴道之行于下体者是也。滔滔者，饶洽之义也。右徵之人者，以其居右之上也。鲛鲛者，踊跃之义也。质判之

人者，以其居质徵之下，故曰质判，判亦半之义也。支支者，支持之义；颐颐者，垂下之义也。●张介宾曰：一曰质徵。此居质徵之下，故曰质判，而属于左手太阳之下，判亦半之义也。支支，枝离貌。颐颐，自得貌。凡此肌肌之类者，皆所以表火形之象。●张志聪曰：火主南方，其音徵，其色赤，故火形之人，似于上天之赤帝。色赤者，火之色赤也。朋，脊肉也。广朋者，火之中势炽而大也。面锐头小者，火之炎上者，锐且小也。好肩背髀腹者，火之自下而上，光明美好也。手足小者，火之旁及者，其势小也。行安地者，火从地而起也。疾心者，火势猛也。行摇者，火之动象也。肩背肉满者，即朋广也。有气者，火有气势也，此自其体而言耳。轻财者，火性易发而不聚也。少信者，火性不常也。多虑而见事明者，火性通明而旁烛也。好颜者，火色光明也。急心者，火性急也。不寿暴死者，火性不久也，此自其性而言耳。耐春夏者，木火相生之时，不耐秋冬者，火畏凉寒也，故秋冬感而病生焉。手少阴君火主气，核核，真实之义，如火之神明正直也。手少阴与手太阳相合，质者，火之形质也。质徵，即太徵，质判，即少徵也。质徵之人，比于左手太阳，右徵之人，比于右手太阳。太阳之上，肌肌鲛鲛然者，下文之所谓手太阳之上，血气盛则有多须，面多肉以平也。肌肌然者，肉之充满也。鲛鲛然者，性之踊跃也。少徵之人，比于右手太阳，质判之人，比于左手太阳，太阳之下慆慆支支然者，下文之所谓手太阳之下，血气盛则掌肉充满也。慆慆，喜悦之态。支支颐颐，上下之相应也。●薛雪曰：一曰"质徵"，此居"质徵"之下，故曰"质判"，而属于左手太阳之下。判，亦半之义也。支支，枝离貌。颐颐，自得貌。凡此几几之类者，皆所以表火形之象。●黄元御曰：朋，脊肉也。此火形之五人。质徵亦作太徵。质判，太徵之半也。●丹波元简曰：《甲乙》"质判"作"判徵"，"支支"下有"然"字，"颐颐然"作"熙熙然"。张云：此居质徵之下，故曰质判，而属于左手太阳之下。判，亦半之义也。支支，枝离貌。颐颐，自得貌。凡此肌肌之类者，皆所以表火形之象。马云：支支者，支持之义。颐颐者，垂下之义也。志云：支支颐颐，上下之相应也。

64.4 土形之人，比于上宫，似于上古黄帝①，其为人黄色②圆面③、大头④、美肩背⑤、大腹⑥、美股胫⑦、小手足⑧、多肉⑨、上下相称⑩行安地⑪，举足浮⑫。安心⑬，好利人⑭不喜权势⑮，善附人也⑯。能秋冬不能春夏⑰，春夏感而病生，足太阴，敦敦然⑱。大宫之人比于左足阳明，阳明之上婉婉然⑲。加宫之人，比于左足阳明，阳明之下坎坎然⑳。少宫之人，比于右足阳明，阳明之上，枢枢然。左宫之人，比于右足阳明，阳明之下，兀兀然。

①张介宾曰：宫为土音。土形之人，总言土气之全者也。音属上宫，而象类中央之黄帝。●薛雪曰：宫为土音。土形之人，总言土气之全者也。音属上宫，而象类中央之黄帝。

②张介宾曰：土色黄也。

③张介宾曰：土形圆也。●薛雪曰：土形圆也。

④张介宾曰：土形广而平也。●薛雪曰：土形广而平也。

⑤张介宾曰：土体厚也。●薛雪曰：土体厚也。

⑥张介宾曰：土广载也。●薛雪曰：土广载也。

⑦张介宾曰：土主四肢也。●薛雪曰：土主四肢也。
⑧张介宾曰：盛在中也。●薛雪曰：盛在中也。
⑨张介宾曰：土之合也。●薛雪曰：土之合也。
⑩张介宾曰：土丰盛也。●薛雪曰：土丰盛也。
⑪张介宾曰：土安重也。●薛雪曰：土安重也。
⑫张介宾曰：大气举之也。●薛雪曰：大气举之也。
⑬张介宾曰：土性静也。●薛雪曰：土性静也。
⑭张介宾曰：土成物也。●薛雪曰：土成物也。
⑮张介宾曰：土自尊也。●薛雪曰：土自重也。
⑯张介宾曰：藏垢纳污也。●薛雪曰：藏垢纳污也。
⑰张介宾曰：畏风湿也。●薛雪曰：畏风湿也。
⑱张介宾曰：足太阴，脾土经也。敦敦，重实貌。此言太阴，下言足阳明者，以太阴阳明为表里，而皆属于土也。●薛雪曰：足太阴，脾土经也。敦敦，重实貌。此言太阴，下言足阳明者，以太阴、阳明为表里，而皆属于土也。●丹波元简曰：《甲乙》无"似于上古黄帝"六字。马云：此言土形之人，有全偏之分也。中央主土，其音宫，其色黄。故土形之人，比于上宫，似于上古之黄帝。曰上古者，以别于本帝也。色黄者，土之色黄也。面圆者，土之体圆也。头大者，土之体平也。肩背美者，土之体厚也。腹大者，土之体阔大也。股胫美者，土之体肥也。小手足者，土本大亦可以小也。多肉者，土主肉也。上下相称者，土自上而下，其体如一也。行安地者，体安重也。举足浮者，土扬之则浮也。此自其体而言耳。安心者，土不轻动也。好利人者，土以生物为德也。不喜权势，善附人者，土能容垢纳污，不弃贱趋贵也。耐秋冬者，土喜滋润也。不耐春夏者，土畏亢燥也。故春夏有感于邪，则病易生。此自其性而言耳。足太阴者，脾经也。其经脉穴道，所行之分部，皆敦敦然，有敦重之义，犹《五常政大论》所谓"敦阜"也。下文言足阳明胃经者，以脾与胃为表里耳。张云：美股胫，土主四肢也。小手足，盛在中也。举足浮大，气举之也。敦敦，重实貌。
⑲张介宾曰：以宫形而应于左之上，是谓大宫之人，而属于左足阳明之上也。婉婉，委顺貌。此下详义同前木形注中。●薛雪曰：以宫形而应于左之上，故属于左足阳明之上也。婉婉，多顺貌。●丹波元简曰：张云：以宫形而应于左之上，是谓大宫之人，而属于左足阳明之上也。婉婉，委顺貌。此下详义同前木形注中。马云：婉婉者，有委曲之义也。
⑳张介宾曰：一曰众之人。应在大宫之下者，是谓加宫之人，而属于左足阳明之下也。坎坎，深固貌。●薛雪曰：一曰众之人应在大宫之下者，是谓"加宫之人"，而属于左足阳明之下也。坎坎，深固貌。●丹波元简曰：《甲乙》作"炫炫然"（音咳），注：一曰坎坎然。张云：应在大宫之下者，是谓加宫之人，而属于左足阳明之下也。坎坎，深固貌。马云：坎坎者，亦持重之义也。仇汝霖云：加宫者右宫也，盖西北之地高厚而多山岳，故曰加宫。
㉑张介宾曰：应在大宫之右，故曰少宫之人，而属于右足阳明之上也。枢枢，圆转貌。●薛雪曰：应在大宫之右，故曰"少宫之人"，而属于右足阳明之上也。枢枢，圆转貌。●丹波元简曰：张云：应在太宫之右，故曰少宫之人，而属于右足阳明之上也。枢

枢，圆转貌。马云：枢枢者，有拘守之义也。志云：如枢转之持重，土之体也。

㉒马莳曰：此言土形之人，有全偏之分也。中央主土，其音宫，其色黄，故土形之人比于上宫，似于上古之黄帝。曰上古者，以别于本帝也。色黄者，土之色黄也。面圆者，土之体圆也。头大者，土之体平也。肩背美者，土之体厚也。腹大者，土之体阔大也。股胫美者，土之体肥也。小手足者，土本大亦可以小也。多肉者，土主肉也。上下相称者，土自上而下，其体如一也。行安地者，土体安重也。举足浮者，土扬之则浮也。此自其体而言耳。安心者，土不轻动也。好利人者，土以生物为德也。不喜权势善附人者，土能容垢纳污，不弃贱趋贵也。耐秋冬者，土喜滋润也。不耐春夏者，土畏亢燥也。故春夏有感于邪则病易生，此自其性而言耳。足太阴者，脾经也，其经脉穴道所行之分部，皆敦敦然有敦重之义，犹《素问·五常政大论》篇之所谓"敦阜"也。下文言足阳明胃经者，以脾与胃为表里耳。太宫之人者，居左之上，当为太宫也。后有"足阳明之上，血气盛则髯美长，血少气多则髯短，故气少血多则髯少，血气皆少则无髯，两吻多画"等语，则此足阳明之上，乃胃经之脉，凡经脉穴道之行于上体者是也。婉婉者，有委曲之义也。加宫者，居左太宫之下也。后有"足阳明之下，血气盛则下毛美长至胸，血多气少则下毛美短至脐，血少气多则肉而善瘃，血气皆少则无毛，有则稀枯悴，善痿厥足痹"等语，则此足阳明之下，乃胃经之脉，凡经脉穴道之行于下体者是也。坎坎者，亦持重之义也。少宫居于右，故曰少枢。枢者，有拘守之义也。左宫之人，当为右宫之人。兀兀者，独立不摇之义也。●张介宾曰：一曰众之人，一曰阳明之上。详此义当是右宫之人，故属于右足阳明之下也。兀兀，独立不动貌。凡此婉婉之类者，皆所以表土形之象也。●张志聪曰：中央主土，其音宫，其色黄，故土形之人，比于上宫，似于上古之黄帝。曰上古者，以别于本帝也。色黄者，土之色黄也。面圆者，土之体圆也。头大者，土之高阜也。肩背美者，土之体厚也。腹大者，土之阔充也。股胫美者，充于四体也。小手足者，土溉四旁，至四末而土气渐微也。多肉者，土主肉也。上下相称者，土丰满也。行安重者，土体安重也。举足浮者，土扬之则浮也，此自其体而言耳。安心者，土性静也。好利人者，土人生物为德也。不喜权势善附人者，土能藏垢纳污，不弃贱趋贵也。耐秋冬者，土得令也，不耐春夏者，受木克而土燥也。故春夏感而病生焉，此自其性而言耳。足太阴湿土主气，敦敦然者，有敦厚之道也。足太阴与足阳明相合，太宫之人，比于左足阳明，少宫之人，比于右足阳明。阳明之上婉婉枢枢然者，下文之所谓足阳明之上，血气盛则髯美长也。婉婉，和顺之态，土之德也。枢枢，如枢转之持重，土之体也。加宫，土之加厚，比上宫也。加宫之人，比于左足阳明，左宫之人，比于右足阳明。阳明之下，坎坎兀兀然者，下文之所谓足阳明之下，血气盛则下毛美长至胸也。坎坎然者，行地之或安或浮，如山路之不平也。兀兀，不动貌，如平陆之安夷也。●仇汝霖曰：东南为左，西北为右，天缺西北，地陷东南。加宫者，右宫也。盖西北之地高厚而多山岳，故曰加宫。●《集注》眉批：称，好，皆去声。●薛雪曰：兀兀，独立不动貌。凡此婉婉之类者，皆所以表土形之象也。●黄元御曰：此土形之五人。●丹波元简曰：张云：详此义，当是右宫之人，故属于右足阳明之下也。兀兀，独立不动貌。凡此婉婉之类者，皆所以表土形之象也。志云：兀兀，不动貌，如平陆之安夷也。

64.5　金形之人比于上商，似于白帝①，其为人方面②白色③、小头、小肩背小腹、小手足④，如骨发踵外⑤，骨轻⑥，身清廉⑦，急心⑧静悍⑨，善为吏⑩，能秋冬，不能春夏⑪，春夏感而病生。手太阴敦敦然⑫，钛商之人比于左手阳明，阳明之上，廉廉然⑬。右商之人，比于左手阳明，阳明之下脱脱然⑭。左商之人比于右手阳明，阳明之上监监然⑮。少商之人⑯，比于右手阳明，阳明之下，严严然⑰。

①张介宾曰：商为金音。金形之人，总言金气之全者也。音属上商，而象类西方之白帝。●薛雪曰：商为金音。金形之人，总言金气之全者也。音属上商，而象类西方之白帝。

②张介宾曰：金形方也。●薛雪曰：金形方也。

③张介宾曰：金色白也。●薛雪曰：金色白也。

④张介宾曰：金形坚小也。●薛雪曰：金形坚小也。

⑤张介宾曰：足跟外坚，如有骨发踵外者。●薛雪曰：足跟外坚，如有骨发踵外者。

⑥张介宾曰：金体皆重而金无骨，故骨不能独重也。●薛雪曰：金体皆重而金无骨，故骨不能独重也。

⑦张介宾曰：金性洁也。●薛雪曰：金性洁也。

⑧张介宾曰：金性刚也。●薛雪曰：金性刚也。

⑨张介宾曰：金性静，动则悍也。●薛雪曰：金性静，动则悍。

⑩张介宾曰：肃而威也。●薛雪曰：肃而威也。

⑪张介宾曰：金喜寒而畏火也。●薛雪曰：金喜寒而畏火也。

⑫张介宾曰：手太阴，肺金经也。敦敦，坚实貌。手足太阴皆曰敦敦，而义稍不同，金坚土重也。此言手太阴，下言手阳明者，以太阴阳明为表里，而皆属于金耳。●薛雪曰：手太阴，肺金经也。敦敦，坚实貌。手、足太阴皆曰"敦敦"，而义稍不同，金坚土重也。此言手太阴，下言手阳明者，以太阴、阳明为表里，而皆属于金耳。●丹波元简曰：《甲乙》无"似于白帝"四字。马云：此言金形之人，有全偏之分也。西方主金，其音商，其色白。故金形之人，比于上商，似于上天之白帝。面方者，金之体方也。色白者，金之色白也。曰头、曰肩背、曰腹俱小者，金体沉重而不浮大也。手足小如骨发踵外者，金之旁生者必小，而其足跟之外，如另有小骨发于踵外也。骨轻者，金无骨，故其骨则轻也。身清廉者，金之体冷而廉静，不染他污也。此自其体而言耳。急心者，金性至急也。静悍者，金之性不动则静。动之则悍也。善为吏者，金主肃杀有威也。耐秋冬者，金令王于凉寒之候也。不耐春夏者，金畏火也。故春夏有感于邪，则病易生。此自其性而言耳。手太阴肺经属金，凡其经脉穴道所行之分部，当敦敦然有敦重之义也。（足手太阴皆曰敦敦然。）下文言手阳明大肠经者，以肺与大肠为表里耳。张云：敦敦，坚实貌。手足太阴，皆曰敦敦，而义稍不同，金坚土重也。志云：善为吏者，有斧断之才也。

⑬张介宾曰：钛亦大也。左右之上俱可言钛，故上文云钛角者比于右足少阳之上，此钛商者比于左手阳明之上也。廉廉，棱角貌。此下详义同前木形注中。●薛雪曰：钛，亦大也。左右之上，俱可言钛，故上云钛角者，比于右足少阳之上，此钛商者，比于左手阳明之上也。廉廉，棱角貌。●丹波元简曰：《甲乙》"钛"作"太"。张云：钛，亦大也。左右之上，俱可言钛，故上文云：钛角者，比于右足少阳之上。此钛商

者，比于左手阳明之上也。廉廉，棱角貌，此下详义同前木形注中。志云：廉廉，如金之洁而不污。

⑭张介宾曰：详此当是右手阳明，庶与右商之人相属。脱脱，萧洒貌。●薛雪曰：脱脱，潇洒貌。●丹波元简曰：诸本作"右商之人"，马云，"右商之人"疑是"左商之人"。张云：详此当是右手阳明，庶与右商之人相属，脱脱，萧洒貌。马云：脱脱，无累之义。志云：脱脱如金之坚白，涅而不淄。

⑮张介宾曰：详此当是左手阳明，庶与左商之人相属。监监，多察貌。●薛雪曰：监监，多察貌。●丹波元简曰：《甲乙》"太商"作"左商"，马云，"左商之人"当是"右商之人"也。"监监然有所制也"张云：详此当是左手阳明，庶与左商之人相属。监监，多察貌。志云：监监，如金之鉴而明察也。

⑯顾观光曰：赵本"小"作"少"，与《甲乙经》合，下"小羽"同。【编者按：顾观光作"小商之人"。】

⑰马莳曰：此言金形之人，有全偏之分也。西方主金，其音商，其色白，故金形之人比于上商，似于上天之白帝。面方者，金之体方也。色白者，金之色白也。曰头、曰肩背、曰腹俱小者，金体沉重而不浮大也。手足小，如骨发踵外者，金之旁生者必小，而其足跟之外，如另有小骨发于踵外也。骨轻者，金无骨，故其骨则轻也。身清廉者，金之体冷，而廉静不染他污也。此自其体而言耳。急心者，金性至急也。静悍者，金之性不动则静，动之则悍也。善为吏者，金主肃杀有威也。耐秋冬者，金令王于凉寒之候也。不耐春夏者，金畏火也。故春夏有感于邪则病易生。此自其性而言耳。手太阴肺经属金，凡其经脉穴道所行之分部，当敦敦然有敦重之义也。（足手太阴皆曰敦敦然。）下文言手阳明大肠经者，以肺与大肠相表里耳。钛商之人，上文以钛角属右，则此当云大商之人也。后有"手阳明之上，血气盛则髭美，血少气多则髭恶，血气皆少则无髭"等语，则此手阳明之上，凡经脉穴道之行于上体者是也。廉廉然者，有棱角之义也。右商之人，疑是左商之人也。后有"手阳明之下，血气盛则腋下毛美，手鱼肉以温；气血皆少则手瘦以寒"等语，则此手阳明之下，乃大肠经之经脉穴道行于下体者是也。脱脱然者，无累之义也。左商之人，当是右商之人也。监监然者，有所制也。严严然者，不敢肆也。●张介宾：应在右之下者，是谓少商之人，而属于右手阳明之下也。严严，庄重貌。凡此廉廉之类者，皆所以表金形之象也。●张志聪曰：西方主金，其音商，其色白，故金形之人比于上商，似于上天之白帝。面方者，金之体方也。色白者，金之色白也。头腹肩背俱小者，金质收敛而不浮大也。小手足，如骨发踵外骨轻者，金体坚刚而骨胜也。身清廉者，金之体冷，而廉洁不受污也。此自其体而言耳。急心静悍者，金质静而性锐利也。善为吏者，有斧断之才也。秋冬者，金水相生之时，不能春夏者，受木火之制也。故春夏感而病生焉。此自其性而言耳。手太阴燥金主气，敦敦然者，如金体之敦重也。手太阴与手阳明相合，钛商之人，比于左手阳明，左商之人，比于右手阳明。阳明之上廉廉监监然者，下文之所谓手阳明之上血气盛，则髭美也。廉廉，如金之洁而不污。监监，如金之鉴而明察也。右商之人，比于左手阳明，少商之人，比于右手阳明。阳明之下，脱脱严严然者，下文之所谓手阳明之下，血气盛，则腋下毛美，手鱼肉以温也。脱脱，如金之坚白，涅而不淄。严严，如金之整肃也。●仇汝霖曰：五行五音，上应五星，故曰似于苍帝者，上应岁星也，似于白帝者，上应太白也。●薛雪曰：应在右之下者，是谓少商之人，而属于右手阳明之下

也。严严，庄重貌，凡此廉廉之类者，皆所以表金形之象也。●黄元御曰：此金形之五人。●丹波元简曰：张云：应左右之下者，是谓少商之人，而属于右手阳明之下也。严严，庄重貌。凡此廉廉之类者，皆所以表金形之象也。马云：严严然不敢肆也。

64.6　水形之人，比于上羽，似于黑帝①，其为人黑色②，面不平③，大头④，廉颐⑤，小肩⑥大腹⑦，动手足，发行摇身⑧，下尻长⑨，背延延然⑩。不敬畏⑪善欺绐人⑫，戮死⑬。能秋冬不能春夏⑭，春夏感而病生。足少阴汗汗然⑮。大羽之人，比于右足太阳，太阳之上，颊颊然⑯。少羽之人，比于左足太阳，太阳之下纡纡然⑰。众之为人，比于右足太阳，太阳之下洁洁然⑱。桎之为人，比于左足太阳，太阳之上安安然⑲。

①张介宾曰：羽为水音。水形之人，总言水气之全者也。音属上羽，而象类北方之黑帝。●薛雪曰：羽为水音。水形之人，总言水气之全者也。音属上羽，而象类北方之黑帝。

②张介宾曰：水色黑也。●薛雪曰：水色黑也。

③张介宾曰：水有波也。●薛雪曰：水有波也。

④张介宾曰：水面广也。●薛雪曰：水面广也。

⑤张介宾曰：高流急也。●薛雪曰：高流急也。

⑥张介宾曰：支流细也。●薛雪曰：支流细也。

⑦张介宾曰：容物如海也。●薛雪曰：容物如海也。

⑧张介宾曰：水流动也。●薛雪曰：水流动也。

⑨张介宾曰：水流长也。●薛雪曰：水流长也。

⑩张介宾曰：亦长意也。●薛雪曰：亦长意也。

⑪张介宾曰：任性趋下，不向上也。●薛雪曰：任性趋下，不向上也。

⑫张介宾曰：水无实也。●薛雪曰：水无实也。

⑬张介宾曰：水无恒情，故多厄也。●薛雪曰：水无恒情，故多厄也。

⑭张介宾曰：水王秋冬，衰于春夏也。●薛雪曰：水王秋冬，衰于春夏也。

⑮张介宾曰：足少阴，肾水经也。汗汗，濡润貌。此言足少阴，下言足太阳者，以少阴太阳为表里，而皆属于水也。●薛雪曰：足少阴，肾水经也。汗汗，濡润貌。此言足少阴，下言足太阳者，以少阴、太阳为表里，而皆属于水也。●丹波元简曰：《甲乙》无"似于黑帝"四字，"面不平"注：一作曲面，"廉颐"作"广颐"，"戮"上有"殆"字，"汗汗"作"汘汘"，志亦作"汘汘"。"皆"诸本作"背"，当改。马云：此言水形之人，有全偏之分也。北方主水，其音羽，其色黑。故水形之人，比于上羽，似于上天之黑帝。色黑者水之色黑也。面不平者，水上有波也。头大者，水面不锐也。颐廉有角者，水流四达也。肩小者，水之自高而泻下者，其高处不大也。腹大者，水之腹大而善藏物也。手足动及发行必摇身者，水流而达也。下尻长者，水流必长也。背延延然者，亦长意也。此自其体而言耳。不敬畏者，水决而不可遏也。善欺绐者，水性不实也。戮死者，水灭体消也。耐秋冬者，水以秋冬不亏也。不耐春夏者，水以火而沸也。此自其性而言耳。故春夏有感于邪，则病易生。足少阴肾经属水，故其经脉分部，皆汗汗然如有所依着也。

下文言足太阳膀胱经者，以肾与膀胱为表里耳。张云：大腹容物如海也。不敬畏，任性趋下，不向上也。戮死，水无恒情，故多厄也。汗汗，濡润也。志云：汗汗然者，卑下之态，如川泽之纳污也。仇汝霖云：五行五音，上应五星，故曰似于苍帝者，上应岁星也。似于白帝者，上应太白也。

⑯张介宾曰：以水形而应于右之上者，是为大羽之人，而属于右足太阳之上也。颊颊，得色貌。此下详义同前木形注中。●薛雪曰：以水形而应于右之上者，是谓大羽之人，而属于右足太阳之上也。颊颊，得色貌。●丹波元简曰：张云：以水形而应于右之上者，是谓太羽之人，而属于右足太阳之上也。颊颊，得色貌。此下详义同前木形注中。马云：颊颊然者，其盈满如两颊也。志云：颊颊然者，谓太阳在上，如有侠辅而尊贵也。

⑰张介宾曰：应在左之下者，是为少羽之人，而属于左足太阳之下也。纡纡，曲折貌。●薛雪曰：应在左之下者，是谓少羽之人，而属于左足太阳之下也。纡纡，曲折貌。●丹波元简曰：张云：应在左之下者，是谓少羽之人，而属于左足太阳之下也。纡纡，曲折貌。马云：纡纡然者，有周旋之义也。志云：纡纡，纡洄之态，如水之洄旋也。

⑱张介宾曰：众，常也。一曰加之人。应在右之下者，曰众之为人，而属于右足太阳之下也。洁洁，清净貌。诸形皆言大少，而此独曰众，意者水形多变，而此独洁洁，故可同于众也。●薛雪曰：众，常也。一曰加之人，应在右之下者，曰众之为人，而属于右足太阳之下也。洁洁，清静貌。诸形皆言太、少，而此独曰众，意者水形多变，而此独洁洁，故可同于众也。●丹波元简曰：马云：众之为人未详，意洁洁然者，独行之义也。张云：众，常也。一曰加之人，应在右之下者；曰众之为人，而属于右足太阳之下也。洁洁，清净貌。诸形皆言太少，而此独曰众，意者水形多变，而此独洁洁，故可同于众也。志云：众羽之人，比于右足太阳。洁洁，如水之清洁也。曰众之为人者，谓居海滨平陆之大众，如水之在下，而形体清洁也。

⑲马莳曰：此言水形之人，有全偏之分也。北方主水，其音羽，其色黑，故水形之人，比于上羽，似于上天之黑帝。色黑者，水之色黑也。面不平者，水上有波也。头大者，水面不锐也。颐廉有角者，水流四达也。肩小者，水之自高而泻下者，其高处不大也。腹大者，水之腹大而善藏物也。手足动及发行必摇身者，水流而达也。下尻长者，水流必长也。背延延然者，亦长意也。此自其体而言耳。不敬畏者，水决而不可遏也。善欺绐者，水性不买也。戮死者，水灭体消也。耐秋冬者，水以秋冬不亏也。不耐春夏者，水以火而沸也。此自其性而言耳。故春夏有感于邪则病易生。足少阴肾经属水，故其经脉分部皆汗汗然如有所依着也。下文言足太阳膀胱经者，以肾与膀胱为表里耳。大羽之人，比于右足太阳者，当为左足太阳也。后有"足太阳之上，血气盛则美眉，眉有毫毛；血多气少则恶眉，面多少理；血少气多则面多肉；血气和则美色"等语，则此足太阳之上者，凡膀胱经经脉穴道之行于上体者是也。颊颊然者，其盈满如两颊也。小羽者，少羽也。比于左足太阳，后有"足太阳之下，血气盛则跟肉满，踵坚；气少血多则瘦，跟空；血气皆少则善转筋，踵下痛"等语，则此足太阳之下，凡膀胱经经脉穴道之行于下体者是也。纡纡然者，有周旋之义也。众之为人、桎之为人，未详。意水形之人为戮死，则此曰众者，常人也。曰桎者，受桎梏之人也。洁浩然者，独行之义也。安安然者，自如之义也。

●张介宾曰：桎，窒同，局窒不通之义。居左之上者曰桎之为人，而属于左足太阳之上也。安安，定静貌。诸不言桎而此独言者，盖以水性虽流，而为器所局，则安然不动，故云桎也。凡此颊颊之类者，皆所以表水形之象也。●张志聪曰：北方主水，其音羽，其色黑，故水形之人，比于上羽，似于上天之黑帝。色黑者，水之色黑也。面不平者，水面有波也。头大者，水面平阔也。颐乃肾之部，廉颐者，如水之清濂也。小肩大腹者，水体之在下也。动手足者，水流于四旁也。发身摇者，水动而不静也。下尻长者，足太阳之部，如水之长也。背主督脉，背延延然，太阳之水，上通于天也。水懦弱，民狎而玩之，则多死焉，故人不敬畏而善欺绐人也。戮死者，多因戮力劳伤而死，盖水质柔弱，而不宜过劳也。秋冬者，金水相生之时，春时木泄水气，夏时火煤水涸也，故春夏感而病生焉。足少阴寒水主气。污污然者，卑下之态，如川泽之纳污也。足少阴与足太阳相合。太羽之人，比于右足太阳。桎之为人，比于左足太阳。太阳之上，颊颊安安然者，下文之所谓足太阳之上，血气盛则美眉。眉，有毫毛也。颊，侠辅也。颊颊然者，谓太阳在上，如有侠辅而尊贵也。安安然者，安然而不动也，少羽之人，比于左足太阳，众羽之人，比于右足太阳。太阳之下，纡纡洁洁然者，下文之所谓足太阳之下，血气盛则跟肉满踵坚也。纡纡，纡洄之态，如水之洄旋也。洁洁，如水之清洁也。曰众之为人者，谓居海滨平陆之大众。如水之在下，而形体清洁也。桎之为人者，谓居岗陵山谷之人民，如山之在上，安然而不动也。盖水性动而不静，故水形之人，动手足，发行摇身，如居于高陵山谷之中，受加宫之所胜制，则手足如桎梏，而安然不动矣。盖言五形之人，有居海滨傍水者，有居山陵高阜者，有居平原污下者，五方杂处之不同也。又如钛角之人，居于东方，质征之人，生于南土，则木火之性，更偏甚矣。如少商之人，居于南土，少羽之人，处于加宫之山陵高阜，又各有所调制矣。盖人之五形，本于五方五行之所生，故各因其所居之处，而又有生制之甚衰，故以此义申明于五形之末云。马仲化曰：桎者，受桎梏之人，意水形之人为戮死耶。●仇汝霖曰：按：疏属之山有神焉，名曰二负，桎其手足，抑以山居之人，以比山之神欤。●倪仲宣曰：不曰左羽右羽，而曰众之为人，桎之为人，此即以众桎而为左右也。东南为左而地土卑下，西方为右而土阜山高。●倪仲玉曰：水形之人，岂应桎梏而戮死耶，经义渊微，圣辞古朴，非覃思精粹，不易疏也。●《集注》眉批：动手足照应，桎之为人。又：太阳之下，众人为人。太阳之上，桎之为人。●薛雪曰：桎，窒同，局室不通之义。居左之上者曰"桎之为人"，而属于左足太阳之上也。安安，定静貌。诸不言桎而此独言者，盖以水性虽流，而为器所局，则安然不动，故云桎也。凡此颊颊之类者，皆所以表水形之象也。●黄元御曰：此水形之五人。众，众羽。桎，桎羽。●丹波元简曰：马云：桎之为人未详，意水形之人，为戮死曰桎者，受桎梏之人也。安安然者，自如之义。张云：桎，窒同，局室不通之义。（桎，音质，《说文》：足桎也。徐曰：在足曰桎，在手曰梏，又窒也。《庄子·达生》篇：其灵台一而不桎。）居左之上者曰桎之为人，而属于左足太阳之上也。安安，定静貌。诸不言桎，而此独言者，盖以水性虽流而为器所局，则安然不动，故云桎也。凡此颊颊之类者，皆所以表水形之象也。志云：桎之为人者，谓居岗陵山谷之人民，如山之在上，安然而不动也。盖水性动而不静，故水形之人动手足发行摇身，如居于高陵山谷之中，受加宫之所胜制，则手足如桎梏而安然不动矣。倪仲宣云：不曰左羽右羽，而曰众之为人，桎之为人，此即以众桎而为左右也。倪仲玉云：水形之人，岂应桎梏而戮死耶，经义渊微，圣辞古朴，非覃思精粹，岂易疏也。简案："众羽"、"桎羽"见《五音五味》篇。

64.7 是故五形之人二十五变者，众之所以相欺者是也①。

①马莳曰：此总结上文五行之人，有二十五等之异者，乃众人之难辨而易欺者也。●张介宾曰：形分为五，而又分为二十五，禀赋既偏，则不免强弱胜负之相欺，故惟不偏不易，而钟天地之正气者，斯为阴阳和平之人，是以有圣跖贤愚之别也。●仇汝霖曰：言此五行之人，二十五变者，乃众人中之所以相遍欺者也。众人者，谓平常之人，得五行五音之全者也。●倪仲宣曰：相术以五行中，具一形者，乃富贵之人。若五行混杂者，平常之人也。故曰众人，谓平常之大众也。故下文曰：形色相得者，富贵大乐，谓木形之人其色苍，火形之人其色赤，此偏欺之人也。●薛雪曰：形分为五，而又分为二十五，禀赋既偏，则不免强弱胜负之相欺，故惟不偏不易，而钟天地之正气者，斯为阴阳和平之人，是以有圣跖贤愚之别也。●黄元御曰：众之所以相欺者，众人疑惑而不能辨也。●丹波元简曰：马云：此总结上文五行之人，有二十五等之异者，乃众人之难辨而易欺者也。张云：形分为五，而又分为二十五，禀赋既偏，则不免强弱胜负之相欺，故惟不偏不易，而钟天地之正气者，斯为阴阳和平之人，是以有圣跖贤愚之别也。杨慎云：相法出于黄帝，虽不能通其详，其大旨可知矣。乃知此术不始于《左传》。《荀子》所载：唐举管辂之所师。当出于此（出《升庵外集》五十一卷。）●周学海曰：相欺谓难辨也。

64.8 黄帝曰：得其形，不得其色何如？岐伯曰：形胜色，色胜形者，至其胜时年加，感则病行，失则忧矣①。形色相得者，富贵大乐②。黄帝曰：其形色相胜之时，年加可知乎③？岐伯曰：凡年忌下上之人④，大忌常加七岁⑤，十六岁、二十五岁、三十四岁、四十三岁、五十二岁、六十一岁皆人之大忌，不可不自安也⑥，感则病行，失则忧矣，当此之时，无为奸事，是谓年忌⑦。

①张介宾曰：此言形色当相合，否则为病矣。得其形者，如上文之所谓二十五形也。形胜色者，如以木形人而色见黄也。色胜形者，如以木形人而色见白也。胜时年者，如木王土衰，而又逢丁壬之木运，或东方之干支，或厥阴气候之类，值其王气相加，而感之则病矣。既病而再有疏失，乃可忧也。●薛雪曰：形色当相合，否则为病矣。得其形者，所谓二十五形也。形胜色者，如以木形人而色见黄也。色胜形者，如以木形人而色见白也。胜时年者，如木王土衰，而又逢丁壬之木运，或东方之干支，或厥阴气候之类，值其王气相加而感之，则病矣。既病而再有疏失，乃可忧也。●周学海曰：感邪则病，行失则有所表而忧。行失即为奸事也。

②张介宾曰：气质调和也。●薛雪曰：气质调和也。●丹波元简曰：《甲乙》"惑"作"害"。马云：人有形胜色者，如木形人而黄色现也。有色胜形者，如本形人而白色现也。但此等之人，不以本形之本色相见，而有他色来见，至其形色相胜之时，值有年忌相加，则感之而病，倘有疏失，则甚可忧矣。如得本形本色相得者，其年当富贵大乐也。张云：胜时年者，如木王土衰，而又逢丁壬之木运，或东方之干支，或厥阴气候之类。值其王气相加而感之，则病矣。既病而再有疏失，乃可忧也。简案：张以运气释之，恐非经旨，至其胜时下句。

③张介宾曰：此言形色之相胜者，复有年忌之当知也。

④周学海曰：即前节所叙诸阳上下之人。

⑤张介宾曰：年忌者，忌有常数，所以示人之避患也。下上之人，如上文五形或上或下之人，其年忌常以七岁为始。●薛雪曰：年忌者，忌有常数，所以示人之避患也。下上之人，如上文五形，或上或下之人，其年忌常以七岁为始。

⑥张介宾曰：此言年忌始于七岁，以至六十一岁，皆递加九年者，盖以七为阳之少，九为阳之老，阳数极于九而极必变，故自七岁以后，凡遇九年，皆为年忌。●薛雪曰：此言年忌始于七岁，以至六十一岁，皆递加九年者，盖以七为阳之少，九为阳之老，阳数极于九，而极必变，故自七岁以后，凡遇九年皆为年忌。

⑦马莳曰：此言形色贵于相得，或有相胜者，而复加年忌，则轻者病，而重者忧也。上文言五行之形，则已得其形也。但形与色必有相得，若得其形，而犹未得其色，帝之所以疑也。伯言人有形胜色者，如木形人而黄色现也。有色胜形者，如木形人而白色现也。但此等之人，不以本形之本色相见，而有他色来见，至其形色相胜之时，值有年忌相加，则感之而病行，倘有疏失，则甚可忧矣。如得本形本色相得者，其年当富贵大乐也。帝又以形色相胜之时，年忌相加者为问，伯言凡所谓年忌者，乃各经下上之人，大忌其常加也。如太角之人，比于左足少阳之上；判角之人，比于左足少阳之下，是属木之人也。遇下文所值之年，而其色青，是谓形色相得者，富贵大乐。其色黄者，是谓形胜色；其色白者，是谓色胜形，而复有年忌相加，此感则病行，而失则可忧也。年忌何如？大凡人方七岁，是阳之少也，再加九岁乃十六岁，再加九岁乃二十五岁，再加九岁乃三十四岁，再加九岁乃四十三岁，再加九岁乃五十二岁，再加九岁乃六十一岁，盖九为老阳，而阳极必变，故此皆为人之大忌，不可不自安其分也。当此各年之时，毋为奸淫之事，犹可自免，否则形色不相得而相胜，值此年忌加之，斯感则病行，而失则忧矣。●张介宾曰：当年忌之年，易于感病，失则为忧，故尤宜知慎也。●仇汝霖曰：形胜色者，如太角之人其色黄。色胜形者，如太宫之人其色青也。夫形者，五行之体也。色者，五行之气也。形气相得，感天地之生成，故主富贵大乐。下上之人者，谓左右太少之上下，合手足三阳之人，而三阴之人不与焉。年加者，始于七岁，每加九年，乃形色不相得者之所大忌也。夫七岁者，少阳也。加九年，乃十六岁，再加九年，乃二十五岁。盖以手足三阳之人，始于七岁之少阳，再加穷九之老阳，阳亢极而有悔矣。凡此相加之年，皆为斯人之大忌，不可不自安其分也，如感之则病行，有所疏失，失则忧矣。●倪仲宣曰：五形合手足之三阴，故虽逢阳九，不以为忌。若变而为太少左右者，此手足之三阳，故为大忌也。●黄元御曰：形胜色者，如木形而黄色，色胜形者，如白色而木形也。失则忧者，既病而又有所失也。加可知乎，加以感伤，可推而知也。●丹波元简曰：《甲乙》"凡年忌下上之人大忌"作"凡人之大忌"五字，似是。张云：此言年忌始于七岁，以至六十一岁，皆递加九年者，盖以七为阳之少，九为阳之老，阳数极于九而极必变。故自七岁以后，凡遇九年，皆为年忌。马云：凡所谓年忌者，乃各经下上之人，大忌其常加也。如太角之人，比是于左足少阳之上；判角之人，比于左足少阳之下，属木之人也。简案：相胜之时下句。

64.9　黄帝曰：夫子之言，脉之上下，血气之候以知形气，奈何？岐伯曰：足阳明之上，血气盛则髯美长；血少气多则髯短；故气少血多则髯少；血气皆少则无髯，两吻多画①。足阳明之下，血气盛则下毛美长至胸；血多气少则下毛美短至脐，行则善高举足，足指少肉足善寒；血少气多则肉而善瘃，血气皆少则无毛，有则稀，枯悴，善痿厥，足痹②。

①丹波元简曰：《甲乙》"髯美"、"髯短"、"髯少"及"无髯"之"髯"，俱作"须"（《汉·书高祖纪》师古注：在颐曰须，在颊曰髯），"血少气多"作"血多气少"，"气少血多"作"气多血少"。张云：此下言手足三阳之外候也。足阳明胃经之脉，行于上体者，循鼻外挟口环唇，故此经气血之盛衰，皆形见于口旁之髯也。吻，口角也。画，纹也。阳明血气不充两吻，故多纹画。简案：汉·周亚夫从理入口而饿死，其理略同。

②马莳曰：（瘃，音祝。《释文》云：手足中寒疮也。吻，音刎。悴，瘁同。）此言足阳明之体有上下，而气血多少必见于外形也。足阳明者，胃经也。足阳明之上，凡经脉穴道之行于上体者，如巨髎穴挟鼻旁，地仓穴挟口吻，皆谓之上，而髯之所生者也。上唇之所生者为髯。故血气皆盛，则髯美且长；如血少气多，则髯虽有而必短；若气少血多，则髯虽有而必少；至于血气皆少，则其髯全无，止两吻多画耳。吻者，口旁也。足阳明之下，凡经脉穴道之行于下体者，如归来穴在水道之下，气冲穴在鼠髎之上，乃下毛之所生也。故血气皆盛，则下毛必美而且长，至胸亦有之；如血多气少，则下毛虽美而必短，仅生至于脐耳。且行则举足必高，其足指少肉，且多冷而不温；若血少气多，则其分肉善生寒疮；至于血气皆少，则下毛全无，虽或有之，亦稀少枯瘁，而善成痿厥痹之三证也。●张介宾曰：此下言手足三阳之外候也。足阳明胃经之脉行于上体者，循鼻外挟口环唇，故此经气血之盛衰，皆形见于口旁之髯也。吻，口角也。画，纹也。阳明血气不充，两吻故多纹画。足阳明之脉行于下体者，由归来至气街，阴阳总宗筋之会，会于气街而阳明为之长，故形见于下毛，而或有至胸至脐。行则善高举足者，因其血多。盖四肢皆禀气于胃，足受血而能步也。足趾少肉足善寒者，因其气少。盖四肢者诸阳之本，阳气不足，则指少肉而善寒也。瘃，寒肿也。血少气多则浮见于外，故下体肉分多为肿也。瘃音竹。悴，憔悴也。足阳明为五脏六腑之海，主润宗筋，束骨而利机关也。今气血俱少于下，故为痿厥足痹等病。●张志聪曰：（瘃音祝，寒疮也。吻音刎。）以下八节，申明形者，乃皮脉肉筋骨，然藉皮肉经脉之血气，以生养此形，而有上下盛衰之不同也。夫生长须毛者，乃充肤热肉，淡渗皮毛之血气，然手足三阳之气血，各因本经之经脉所循之处，而各分皮部。故帝问脉之上下，血气之候，以知形气，盖以各经脉络所循之上下候之，以知形中之气血。形者，谓皮肉筋骨也。足阳明之脉，其上行者，挟口环唇下，交承浆，是以皮肤之血气盛，则髯美而长，血少气多则髯短，气少血多则髯少，气血皆少则无髯。盖血盛则淡渗皮肤而生毫毛，气者，所以熏肤充身泽毛者也。是以在上之须眉，在下之毫毛，皆藉皮肤之气血以生长，故气少则髯少，血少则髯短，血气皆少则无髯矣。血气少而不能充皮肤，肥腠理，故两吻多画，盖肌肉不得充满而多瘦纹也。足阳明之脉，其下行者，循膺胸，下脐腹，从膝膑而至足跗，故在下皮肤之血气盛，则下毛美而长至胸，血多气少，则下毛美短至脐，血气皆少则无毛，虽有亦稀而枯瘁也。足趾少肉，足善寒者，气之所以熏肤充身泽毛者也。瘃者，手足寒冷之冻疮，血少则肉而善瘃者，血之所以温肤热肉者也。痿厥足痹者，血气少而不能营养筋骨也。此言二十五人之形者，皮脉肉筋骨也，然皮肉筋骨之间，又藉血气之所资益，而有上下盛衰之不同也。●薛雪曰：此言手、足三阳之外候也。足阳明胃经之脉行于上体者，循鼻外，挟目环唇，故此经气血之盛衰皆形见于口旁之髯也。吻，口角也。画，纹也。阳明血气不充，两吻故多纹画。足阳明之脉行于下体

者，由归来至气街。阴阳总宗筋之会，会于气街，而阳明为之长，故形见于下毛，而或有至胸至脐也。行则善高举足者，因其血多，盖四肢皆禀气于胃，足受血而能步也。足指少肉，足善寒者，因其气少，盖四肢者诸阳之本，阳气不足，则指少肉而善寒也。瘃，寒肿也。血少气多，则浮见于外，故下体肉分多为肿也。瘃，音竹。悴，憔悴也。足阳明为五脏六腑之海，主润宗筋，束骨而利机关也。今气血俱少于下，故为痿、厥、足痹等病。●黄元御曰：瘃，音竹。足阳明之上者，挟口，环唇，而为髭。足阳明之下者，会于气街，而为下毛。瘃，足寒裂也。●丹波元简曰：《甲乙》"足趾"作"足大趾"。马云：瘃，音祝。《释文》云：手足中寒疮也。张云：足阳明之脉行于下体者，由归来至气街，阴阳总宗筋之会，会于气街，而阳明为之长，故形见于下毛，而或有至胸至脐也。行则善高举足者，因其血多。盖四肢皆禀气于胃，足受血而能步也。足趾少肉足善寒者，因其气少，盖四肢者诸阳之本，阳气不足，则指少肉而善寒也。血少气多则浮见于外，故下体肉分多为寒肿也。悴，憔悴也。足阳明为五脏六腑之海，主润宗筋，束骨而利机关也。今气血俱少于下，故为痿厥足痹等病。楼云：下毛，阴毛也。简案：瘃，音劚。《说文》：中寒肿核。《玉篇》：手足中寒疮也。《前·赵充国传》：手足皲瘃。

64.10 足少阳之上，气血盛则通髯美长；血多气少则通髯美短；血少气多则少髯；血气皆少则无须①，感于寒湿则善痹，骨痛爪枯也②。足少阳之下，血气盛则胫毛美长，外踝肥；血多气少则胫毛美短，外踝皮坚而厚；血少气多则胻毛少，外踝皮薄而软；血气皆少则无毛，外踝瘦无肉③。

①张介宾曰：足少阳胆经之脉行于上体者，抵于颐，下颊车，故其气血之盛衰，必形见于须髯也。在颐曰须，在颊曰髯。●薛雪曰：足少阳胆经之脉行于上体者，抵于颐，下颊车，故其气血之盛衰，必形见于须髯也。在颐曰须，在颊曰髯。●丹波元简曰：张云：足少阳胆经之脉，行于上体者，抵于颐下颊车，故其气血之盛衰，必形见于须髯也。在颐曰须，在颊曰髯。志云：通髯美者，俗名连鬓胡也。

②张介宾曰：此皆筋骨之病，以少阳厥阴为表里，而肝主筋也。●薛雪曰：此皆筋骨之病，以少阳、厥阴为表里，而肝主筋也。●丹波元简曰：张云：此皆筋骨之病，以少阳厥阴为表里而肝主筋也。

③马莳曰：（胻，骭同。）此言足少阳之体有上下，而血气多少必见于外形也。足少阳者，胆经也。足少阳之上，凡经脉穴道之行于上者，如风池、脑空、正灵之类，皆行于耳后者。今曰通髯有关于胆经，则所谓通髯者，乃连鬓而生者也，其气脉本相贯耳。故气血盛，则通髯美而且长；血多气少，则通髯虽美而短；若血少气多，则虽有须而少；至于血气皆少，则其须全无，（下唇所生者为须，但少阳所生止可言髯，而此曰须者，疑误也。）而感于寒湿则善成痹病，其骨必痛而爪必枯也。足少阳之下，如阳陵泉以至下之绝骨者是也。故血气盛，则足胫之毛美而且长，外踝必肥，盖胆经之脉行于外踝也；若血多气少，则足胫之毛美而必短，其外踝之皮必坚而厚；若血少气多，则足胻之毛必少，其外踝之皮薄而且软；至于血气皆少，则胫胻必皆无毛，其外踝亦瘦而无肉也。●张介宾曰：足少阳之脉行于下体者，出膝外廉，下外辅骨外踝之前，故其形见者皆在足之外侧。踝，胡寡切。胻音杭。●张志聪曰：足少阳之经脉，其上行者，循于耳之前后，加颊车，下颈

项，是以皮肤之血气盛，则通髯美长，血多气少，则通髯美短。盖须发乃血之余，是以血多气少，虽短而亦美也。在外者，皮肤为阳，筋骨为阴，病在阳者名曰风，病在阴者名为痹。爪者筋之余，血气皆少，不能营养筋骨，以致寒湿之邪，留痹而为骨痛爪枯也。其经脉之下行者，循膝外廉，下辅骨之前，抵绝骨之端，下出外踝之前，循足跗上，是以在下皮肤分肉之血气盛，则胫毛美长，外踝肥，血多则皮坚而厚，血少则皮薄而软，盖血之所以淡渗于皮肤者也。●《集注》眉批：通髯美者俗名连鬓髯也。●薛雪曰：足少阳之脉行于下体者，出膝外廉，下外辅骨外踝之前，故其形见者，皆在足之外侧。踝，胡寡切。胻，音杭。●黄元御曰：足少阳之上者，下大迎，加颊车，而为须髯。（在颐曰须，在颊曰髯。）足少阳之下者，出膝外，抵绝骨，而为胫毛。●丹波元简曰：张云：足少阳之脉，行于下体者，出膝外廉下外转骨外辅之前，故其形见者，皆在足之外侧。

64.11　足太阳之上，血气盛则美眉，眉有毫毛；血多气少则恶眉，面多少理；血少气多则面多肉；血气和则美色①，足太阳之下，血气盛则跟肉满，踵坚；气少血多则瘦，跟空；血气皆少则善转筋，踵下痛②。

①丹波元简曰：《甲乙》"面多少理"作"面多小理"。张云：足太阳膀胱之脉行于上体者，起于目内眦，其筋之支者，下颜结于鼻，故其气血之盛衰，皆形见于眉面之间也。志云：毫毛者，眉中之长毛，因血气盛而生长。恶眉者，无华彩而枯瘁也。"少理"当作"小理"。而多小理者，多细小之纹理，盖气少而不能充润皮肤也。

②马莳曰：此言足太阳之体有上下，而气血多少必见于外形也。足太阳者，膀胱经也。足太阳之上，凡经脉穴道之行于上体者，如睛明、攒竹，乃眉之所生也。故血气盛，则其眉必美，且有毫毛；若血多气少，则其眉虽有而必恶，其面少纹理；若血少气多，则面肉必多；若血气和，则面色必美也。足太阳之下，凡经脉穴道之行于下体者，如昆仑、仆参，皆在于下跟者也。故血气盛，则足跟之肉必满，而其踵必坚；若气少血多，则跟必瘦，而无肉则空；至于血气皆少，则常有转筋之疾，而踵下必多痛也。●张介宾曰：足太阳膀胱之脉行于上体者，起于目内眦，其筋之支者，下颜结于鼻，故其气血之盛衰，皆形见于眉面之间也。足太阳经之行于下体者，从后廉下合腘中，贯腨内，出外踝之后，结于踵，故其形见为病，皆在足之跟踵也。●张志聪曰：（"少理"当作"小理"。）足太阳之脉，起于目内眦，循两眉而上额交巅，是以皮肤之血气盛，则眉美而眉有毫毛也。夫充肤热肉，生须毛之血气，乃后天水谷之所生，在上之髭须，在下之长毛，皆生于有生之后，眉乃先天所生，故美眉者，眉得血气之润泽而美也。毫毛者，眉中之长毛，因血气盛而生长，亦后天之所生也。恶眉者，无华彩而枯瘁也。面多小理者，多细小之纹理，盖气少而不能充润皮肤也。血少气多则面多肉，气之所以肥腠理也。经云：心之合脉也，其荣色也。《平脉篇》曰：缓则阳气长，其色鲜，其颜光，血气和者，谓经脉皮肤之血气和调，则颜色鲜美也。盖五脏六腑之俞，皆出于太阳之经，太阳为诸阳主脉。转筋踵下痛者，血气少而不能营养筋骨也。●《集注》眉批：血气和则美色，照应美眉者，足太阳之脉气血多。●薛雪曰：足太阳膀胱之脉行于上体者，起于目内眦，其筋之支者，下颜，结于鼻，故其气血之盛衰，皆形见于眉面之间也。足太阳经之行于下体者，从后廉下合腘中，贯腨内，出外踝之后，结于踵，故其形见为病，皆在足之跟踵也。手阳明大肠之脉行于上体者，挟口，交人中，上挟鼻孔，故其气血之盛衰，必形见于髭也。在口上曰髭，在口下

曰须。●黄元御曰：足太阳之上者，起目眦，上额颅，而为眉。足太阳之下者，贯腨肠，出外踝，而为循踵。●丹波元简曰：张云：足太阳经之行于下体者，从后廉下合腘中，贯腨内，出外踝之后，结于踵，故其形见为病，皆在足之跟踵也。

64.12 手阳明之上，血气盛则髭美；血少气多则髭恶；血气皆少则无髭①。手阳明之下，血气盛则腋下毛美，手鱼肉以温，气血皆少则手瘦以寒②。

①丹波元简曰：《甲乙》"无髭"上有"善转筋"三字。张云：手阳明大肠之脉行于上体者，挟口交人中，上挟鼻孔，故其气血之盛衰，必形见于髭也。在口上曰髭，在口下曰须。

②马莳曰：此言手阳明之体有上下，而血气多少必见于外形也。手阳明者，大肠经也。手阳明之上，如禾髎穴在鼻空之旁，迎香穴在水沟之旁，皆穴道之行于上，而髭之所生者也。承浆穴以下所生者为髭。故血气盛，则其髭必美；若血少气多，则有髭必恶；若血气皆少，则其髭全无矣。手阳明之下，如肩髃、臂臑近于腋，合谷、三间、二间、商阳行于指。故血气盛，则腋下之毛必美，其手鱼际之肉必温；若气血皆少，则其手必瘦而冷也。●张介宾曰：手阳明大肠之脉行于上体者，挟口交人中，上挟鼻孔，故其气血之盛衰，必形见于髭也。在口上曰髭，在口下曰须。手阳明之行于下体者，上臑外前廉，下近于腋，且阳明太阴为表里，而太阴之脉出腋下，故腋下毛美。手鱼肉者，大指本节后厚肉也。本经之脉起次指出合谷，故形见于此。●张志聪曰：手阳明之脉，其上行者，挟口交人中，上挟鼻孔，是以皮肤之血气盛，则髭美。恶者，稀而枯瘁也。其经脉之下行者，循臑臂上入两筋之间，出合谷，故血气盛，则腋下毛美，而手鱼肉以温，血气皆少，则手瘦以寒也。●仇汝霖曰：手阳明之脉，出合谷两骨之间。手鱼肉，乃手太阴之部分，阳明之血气盛，而手鱼肉以温者，脏腑之血气，互相交通者也。●薛雪曰：手阳明之行于下体者，上臑外前廉，下近于腋，且阳明、太阴为表里，而太阴之脉出腋下，故腋下毛美。手鱼肉者，大指本节后厚肉也。本经之脉，起次指，出合谷，故形见于此。●黄元御曰：手阳明之上者，挟口，交人中，而为髭（口上曰髭，口下曰须）。手阳明之下者，从臑外上肩，而为腋毛。●丹波元简曰：张云：手阳明之行于下体者，上臑外前廉，下近于腋，且阳明太阴为表里，而太阴之脉出腋下，故腋下毛美。手鱼肉者，大指本节后厚肉也。本经之脉起次指，出合谷，故形见于此。

64.13 手少阳之上，血气盛则眉美以长，耳色美；血气皆少则耳焦恶色①。手少阳之下，血气盛则手卷多肉以温；血气皆少则寒以瘦；气少血多则瘦以多脉②。

①丹波元简曰：张云：手少阳三焦之脉行于上体者，出耳前后，至目锐眦，故其血气之盛衰，皆见于眉耳之间。

②马莳曰：此言手少阳之体有上下，而气血多少必见于外形也。手少阳者，三焦经也。三焦之脉行于上者，如翳风、瘛脉、颅囟、角孙皆近于耳，丝竹空则近于眉。故血气盛，则其眉必美而且长，其耳之色必美；若血气皆少，则其耳必焦，而色必恶也。手少阳之脉行于下者，如外关、阳池、中渚、液门，皆行于手背也。故血气多，则卷手而视之多

肉以温；若血气皆少，则手必冷而且瘦；至于气少血多，则筋脉虽多而亦瘦矣。●张介宾曰：手少阳三焦之脉行于上体者，出耳前后，至目锐眦，故其血气之盛衰，皆见于眉耳之间。手少阳之脉行于下体者，起名指端，循手腕出臂外上肘，故其形见若此。●张志聪曰：手少阳之脉，其上行者，出走耳前，交颊上至目锐眦，是以皮肤之血气盛，则眉美以长。长者，即生毫毛之意也。其下行者，从肩臑肘臂而上出于手腕，故血气盛，则手卷多肉以温。盖手少阳之血气，循手表腕，盛则皮缓肉淖，故善于卷握也，多脉者，皮肉瘦而脉络多外见也。●仇汝霖曰：阳气者，所以温分肉，充皮肤，肥腠理者也，是以气少，则皮肉瘦而多脉。●薛雪曰：手少阳三焦之脉行于上体者，出耳前后，至目锐眦，故其血气之盛衰，皆见于眉耳之间。手少阳之脉行于下体者。起名指端，循手腕，出臂外，上肘，故其形见若此。●黄元御曰：手少阳之上者，出耳前，交锐眦，而为眉。手少阳之下者，起名指，循手表，而走腕。●丹波元简曰：《甲乙》"卷"作"拳"。张云：手少阳之脉行于下体者，起名指端，循手腕，出臂外上肘，故其形见若此。志云：盖手少阳之血气，循手表腕，盛则皮缓肉淖，故善于卷握也。多脉者，皮肉瘦而脉络多外见也。

64.14 手太阳之上，血气盛则口多鬚，面多肉以平；血气皆少则面瘦恶色[1]。手太阳之下，血气盛则掌肉充满；血气皆少则掌瘦以寒[2]。

[1]丹波元简曰：《甲乙》"多须"无"有"字，"须"作"髯"，"恶色"作"黑色"。张云：手太阳小肠之脉行于上体者，循颊上颐，斜络于颧，故其血气之盛衰，皆形见于须面之间也。

[2]马莳曰：此言手太阳之体有上下，而气血多少必见于外形也。手太阳者，小肠经也。手太阳之上，如天容在曲颊之后，颧髎在䪼骨之下。故血气盛，则其须多，面肉且多而平；血气皆少，则其面瘦，而其色恶也。手太阳之下，如腕骨、后溪、前谷、少泽之类，皆行于手。故血气盛，则掌肉充满；血气皆少，则掌瘦而冷也。●张介宾曰：手太阳小肠之脉行于上体者，循颊上颐，斜络于颧，故其血气之盛衰，皆形见于须面之间也。手太阳之脉行于下体者，循手外侧上腕，故其形见者如此。按：本篇首言五形者，以脏为主而言其禀；此言六阳者，以腑为表而言其形。禀质相合，象变斯具矣，此所以有左右上下之分也。●张志聪曰：手太阳之脉，其上行者，循于颧颊耳鼻目眦之间，是以皮肤之血气盛，则有多须，面多肉以平，血气皆少，则面瘦色恶。太阳为诸阳主气也，其下行者，循肩臑肘臂而下出于手腕，是以血气盛则掌肉充满，血气皆少，则掌瘦以寒也。以上论手足三阳之血气，各循本经之部分，充肤热肉，淡渗皮毛，肥腠理，濡筋骨，以养二十五变之形，如血气皆少，则又不能佗佗遗遗之自然矣。●薛雪曰：手太阳小肠之脉行于上体者，循颊上颐，斜络于颧，故其血气之盛衰，皆形见于须面之间也。手太阳之脉行于下体者，循手外侧，上腕，故其形见者如此。首言五形者，以脏为主而言其禀；此言六阳者，以腑为表而言其形。禀质相合，象变斯具矣。此所以有左右上下之分也。●黄元御曰：手太阳之上者，循颈，上颊，而为须。手太阳之下者，起小指，循外踝，而上臂。●丹波元简曰：张云：手太阳之脉行于下体者，循手外侧上腕，故其形见者如此。按本篇首言五形者，以脏为主而言其禀；此言六阳者，以腑为表而言其形，禀质相合，象变斯具矣。此所以有左右上下之分也。

64.15　黄帝曰：二十五人者，刺之有约乎？岐伯曰：美眉者，足太阳之脉，气血多；恶眉者，血气少；其肥而泽者，血气有余；肥而不泽者，气有余，血不足；瘦而无泽者，气血俱不足；审察其形气有余不足而调之，可以知逆顺矣①。

①马莳曰：此即膀胱经一部之外形，以验血气之盛衰，是乃行刺之约法也。足太阳膀胱经之脉，自头行背以至于足，周一身之长，左右共一百二十六穴，故即此一经，而一身之气血可验矣。在上见于眉，在下见于身。故眉之美者，则足太阳之气血俱多也；眉之恶者，则足太阳之气血必少也。其体肥而且泽，是血气皆有余也；若肥而不泽，则气盛而血少耳；若瘦而无泽，则气血俱不足耳。审察其形气之有余不足，而盛则泻之，虚则补之，可以知当补而补、当泻而泻之为顺，而反此则为逆矣。●张介宾曰：约，度也。此言足太阳一经之盛衰，而他经之有余不足亦犹是也，审察既明而后调之，则不失其逆顺矣。●张志聪曰：此言足太阳之主脉也，二十五人之形者，皮脉肉筋骨也。以五形之人论之，则当手少阴主脉，今变为二十有五，合于手足之三阳，故以足太阳主脉，盖十二经脉之俞，皆会于足太阳之经也。故美眉者，足太阳之脉气血多也；恶眉者，足太阳之脉气血少也。其肌肉肥而颜色润泽者，手足三阳之脉，血气皆有余也。盖足太阳为诸阳主脉，太阳之脉，气血盛而美眉，则诸阳之脉，血气皆有余，而肌肉肥泽矣。故当再审察其皮肤，分肉之气血有余不足而调之，可以知逆顺矣。逆顺者，皮肤经脉之血气，交相逆顺而行者也，知逆顺之有余不足，则知所以调之矣。●仇汝霖曰："脉"字、"其"字宜玩，盖用"脉"字，以知足太阳之脉之气血多少。加"其"字，以分别肥而泽者，乃诸阳之脉之血气有余也。●倪仲宣曰：按：《口问》篇论足太阳之精气，行于脉外以濡空窍，十二奇邪之走空窍，独取足太阳之外踝。此章论太阳为诸阳主脉，而诸阳脉之血气有余不足，皆以足太阳为准绳。盖太阳之上，寒水主之，在天为阳，在地为水，在人即为精气，是以足太阳为诸阳主气，而又为诸阳主精血也。●薛雪曰：此言足太阳一经之盛衰，而他经之有余不足，亦由是也。审察既明，而后调之，则不失其逆顺矣。●丹波元简曰：张云：约，度也。此言足太阳一经之盛衰，而他经之有余不足亦由是也，审察既明而后调之，则不失其逆顺矣。马云：审察其形气之有余不足，而盛则泻之，虚则补之，可以知当补而补，当泻而泻之为顺，而反此则为逆矣。志云：逆顺者，皮肤经脉之血气，交相逆顺而行者也。知逆顺之有余不足，则知所以调之矣。仇汝霖云："脉"字、"其"字宜玩，盖用"脉"字，以知足太阳之脉之气血多少。加"其"字，以分别肥而泽者，乃诸阳之脉之血气有余也。

64.16　黄帝曰：刺其诸阴阳奈何？岐伯曰：按其寸口人迎，以调阴阳，切循其经络之凝濇，结而不通者，此于身皆为痛痹，甚则不行，故凝濇，凝濇者，致气以温之，血和乃止。其结络者，脉结血不和，决之乃行①，故曰：气有余于上者，导而下之；气不足于上者，推而休之；其稽留不至者，因而迎之；必明于经隧，乃能持之。寒与热争者，导而行之；其宛陈血不结者，则而予之②。必先明知二十五人，则血气之所在，左右上下，刺约毕也③。

①丹波元简曰：《甲乙》"濇"作"泣"。张云：寸口在手，太阴脉也。人迎在头阳

明脉也。太阴行气于三阴，阳明行气于三阳，故按其寸口人迎，而可以调阴阳也。《禁服》、《终始》、《经脉》等篇，所谓人迎脉口，一盛、二盛、三盛等义皆是也。切，深也。循，察也。经络为病身必痛，痹甚则血气不行，故脉道凝涩也。血脉凝涩，气不至也。故当留针以补，而致其气以温之。致，使之至也。决者，开泄之谓。简案：王注《脉要精微论》云：切，谓以指切近于脉也。张训深兆。马注"甚则不行"云甚则不能起而行也。似是。

②丹波元简曰：《甲乙》"休"作"往"，"则而予之"作"即而取之"。马云：大凡病之气有余于上者，则病在上求之下，当针其穴之在下者，以导而下之。气不足于上者，则仍刺其上穴，乃推其针而久留以休息之，候其气至可也。如针已稽留，而气尚未至，必因而迎之，随即有以推之耳。凡此者，必先明于各经、经脉之隧，然后可持针以刺之，其间有寒热相争者，则导而行之。有气郁陈，（宛陈，《素问·汤液醪醴论》有"去宛陈莝"，自水积言；本经首篇有"宛陈则除之"自结血言；本篇此节有"宛陈而不结者"指积气言。）而血未结者，必侧其针以刺之。（则，侧同，侧针即卧针。予，与同。）张云：休者，留针以待气也。稽留不至，言气至之迟滞者，接之引之而使其必来也。迎，去声，凡物来而接之，则平声；物未来而迓之使来，则去声。隧，道也。必明经脉之道路，而后能执持之也。其有寒热不和者，因其偏而导去之，脉道虽有郁陈，而血不结者，则其势而予治之。则，度也。

③马莳曰：（宛陈，《素问·汤液醪醴》有去宛陈莝，自水积言，本经首篇有宛陈则除之，自结血言；本篇此节有宛陈血不结者，指积气言。则而予之，则，侧同。予，与同。）此言刺各经之有约法也。上文止以膀胱一经为言，故帝以刺诸经为问。伯言按其寸口，可以调阴经，即《经脉》、《终始》、《禁服》等篇所谓寸口一盛，病在足厥阴，一盛而躁，病在手厥阴；寸口二盛，病在足少阴，二盛而躁，病在手少阴；寸口三盛，病在足太阴，三盛而躁，病在手太阴。按其人迎，可以调阳经，即诸篇所谓人迎一盛，病在足少阳，二盛而躁，病在手少阳；人迎二盛，病在足太阳，二盛而躁，病在手太阳；人迎三盛，病在足阳明，三盛而躁，病在手阳明。切循其各经络之有凝涩否，内有结而不通者，此于身当为痛痹，甚则不能起而行也，当留针以补，而致其气以温之，候至血和乃止针耳。及有结于络脉者，惟其脉结则血不行，必决之以出血，则血乃行也。大凡病之气有余于上者，则病在上求之下，当针其穴之在下者，以导而下之。气不足于上者，则乃刺其上穴，乃推其针而久留以休息之，候其气至可也。如针已稽留，而气尚未至，必因而迎之，随即有以推之耳。凡此者，必先明于各经经脉之隧，然后可持针以刺之。其间有寒热相争者，则导而行之。有气郁陈而血未结者，必侧其针以刺之。（侧针即卧针。）然又必先明于二十五人之形，则血气之多少有无，病之左右上下，皆能悉知无遗，而后可以施针耳。此则刺法之约所以毕也。●张介宾曰：寸口在手，太阴脉也。人迎在头，阳明脉也。太阴行气于三阴，阳明行气于三阳，故按其寸口人迎而可以调阴阳也。如《禁服》、《终始》、《经脉》等篇，所谓人迎脉口一盛二盛三盛等义皆是也。详具脉色会通。切，深也。循，察也。经络为病，身必痛痹，甚则血气不行，故脉道凝涩也。循音巡。血脉凝涩，气不至也，故当留针以补而致其气以温之。致，使之至也。决者，开泄之谓。气有余于上者，病必在上，故当刺其穴之在下者，以导而下之。导，引也。气不足于上者，即刺其在上之穴，仍推其针而休息之。休者，留针以待气也。稽留不至，言气至之迟滞者，接之引之而

使其必来也。迎，去声。凡物来而接之，则平声；物未来而迓之使来，则去声。隧，道也。必明经脉之道路，而后能执持之也。其有寒热不和者，因其偏而导去之。脉道虽有郁陈而血不结者，则其势而予治之。则，度也。予，与同。隧音遂。凡刺之道，须明血气，故必知此二十五人之脉理，而刺之大约。可以尽矣。●张志聪曰：此言手足三阴三阳，皮肤分肉间之气血，皆从脏腑之经隧，而外出于形身者也。盖二十五变之形者，皮脉肉筋骨也。是以上节论脉之血气，此节论皮肉筋骨之气血焉。诸阴阳者，足之少阴太阴厥阴，手之少阴太阴，以应五音五行之人也。手之太阳阳明，足之少阳太阳阳明，以应左右太少二十五变之人也。诸阴阳之血气，所以充肤热肉，渗泽皮毛，肥腠理，濡筋骨者，皆从本脏本腑之经隧，而出于孙络皮肤，各并本经之脉络以分界畔，此非经脉之血气，故当按其寸口人迎，以知阴阳之有余不足而调之，切循其经络之凝涩，结而不通者，此于形身中，皆有邪痹于皮肉筋骨之间，甚则留而不行，以致经络之血气，有所凝涩。盖充肤热肉之气血，从内之经隧，而外出于孙络皮肤，此因邪闭于络脉之外，气血不得外行，以致凝涩于经络之中，故当致诸阳之气以温之，则寒痹解而血得以和于外矣。其结络者，血气留结于脉内，以致脉结而血不行，又当决之使行。盖邪闭于皮腠，而致经络之凝涩者，当理其气，血结于脉络者，当决其血也。故曰气有余于上者，导而下之，不足于上者，推而上之。盖气血之出于皮肤，而又有上下有余不足之分者，因络脉所出于上下，有疏通阻滞之不同也。其有稽留于经络中而不至者，因而迎之，此必明于经隧，乃能持之。经隧者，五脏六腑之大络也。胃海所出之气血，而布散于天下者，从脏腑之大络，而出于孙络皮肤，大络虽与经脉缪处，然上下左右，与经相干，而布于四末。盖并经而外出于皮部，各随本经之脉以分界限，是以足阳明之上血气盛，则髯美长；足太阳之上血气盛，则美眉也。寒与热争者，阴阳之血气混乱也，故当导而行之，使各归于本部。盖手足三阴三阳之血气，行于皮肤分肉之间，如不分界畔，则混乱交争矣。宛陈者，陈莝之物，宛积于肠胃之内，以致血气不至，此不因于血结于脉络而不通，故当则而予之。盖用逐陈莝之法则，而予夺之也。此手足三阴三阳之血气，本于胃腑之所生，从经隧而外出，故必先明知二十五人，则血气之所在，左右上下，刺之约法毕矣。如知少宫太宫之人，则知比于足之阳明，而足阳明之脉，其上行者，挟口环唇，则知经隧之络脉，亦络于唇口，而皮肤之气血，亦分部于唇口也。●仇汝霖曰：此以皆为痛痹之皆字，照应气有余于上，或不足于上。盖十二经隧之络脉孙络，与十二脏之经脉络脉，并行于形身之上下，若此身中皆为痛痹，则十二经隧之络脉，皆为之不通，如止痹于足阳明之上，则阳明之上气不足，而下气有余矣。若止痹于足阳明之下，则阳明之下气不足，而上气有余矣。痹在阳明之部分，则知阳明之气血，结而不通，又不涉于诸阴阳之络矣。此盖假痛痹以申明皮肤分肉之气血，各并本经而出，各从本经经脉所循之上下，而各分界畔者也。●《集注》眉批：先审皮肤之结，次审络中之结，次审胃中之宛陈，盖血气从内而外，故审察从外而内。又：行于脉中之血气与痹无碍，不出于上则有余于下。●薛雪曰：寸口在手，太阴脉也。人迎在头，阳明脉也。太阴行气于三阴，阳明行气于三阳，故按其寸口、人迎而可以调阴阳也。切，深也。循，察也。经络为病，身必痛痹，甚则血气不行，故脉道凝涩也。血脉凝涩，气不至也，故当留针以补，而致其气以温之。致，使之至也。决者，开泄之谓。气有余于上者，病必在上，故当刺其穴之在下者，以导而下之。导，引也。气不足于上者，即刺其在上之穴，仍推其针而休息之。休者，留针以待气也。稽留不至，言气至之迟滞者。接之引之，而使其必来也。迎，去声，凡物未来，而迓之使来也。隧，道也。必明经脉之道路，而后能执持之也。其有寒热不和者，因其偏而导去之，脉道虽有菀陈，而血不结者，则其势而予治之。则，度也。予，与同。菀，郁同。凡刺之道，须明血气，故必知此二十五人之脉理而刺之，大约可以尽矣。●黄元御曰：必明于经隧，乃能持之，明于经隧之滑涩行止，乃能维持之，而得其平也。●丹波元简曰：《甲乙》"则"作"别"，"刺"上有"则"字，"也"作"矣"。张云：凡刺之道，须明血气，故必知此二十五人之脉理而刺之，大约可以尽矣。●周学海曰：叙二十五人之形，而以年忌束之；叙气血多少之应，而以刺法结之。层次井井，一气贯注中间，许多堆垛，而行神如空，蹈厉无前。自有掉臂游行之乐。

卷 之 十

五音五味第六十五

●马莳曰：内论人身合五音、五谷、五果、五畜等义，故名。●张志聪曰：此承上章谓五音之人血气不足者，当调之以五谷五畜之五味也。●丹波元简曰：马云：内论人身合五音、五谷、五果、五畜等义，故名。

65.1　右徵与少徵，调右手太阳上①。

①马莳曰：（按前篇：右徵之人，比于右手太阳，太阳之上鲛鲛然。又云：手太阳之上，血气盛则有多须，面多肉以平；血气皆少，则面瘦恶色。故此曰：右徵之人，当调右手太阳上。盖言小肠经脉气穴道之行于上者是也，正以火人而调火部耳。前篇言：少徵之人，比于右手太阳，太阳之下慆慆然。又云：手太阳之下，血气盛则掌肉充满，血气皆少则掌瘦以寒。然则少徵之人，当调右手太阳之下，而此亦与右徵之人同调右手太阳之上，则以下为上，其上下字必有缺也。）●张介宾曰：此下十二条，并后九条，皆所以言六阳之表也。●张志聪曰：此承上章谓五音之人血气不足者，当调之以五谷五畜之五味也。上章云：右徵之人，比于右手太阳，太阳之上鲛鲛然，又云手太阳之上血气盛则有多须。面多肉以平，血气皆少，则面瘦恶色，是右徵之人，当调手太阳上矣。又云少徵之人，比于右手太阳，太阳之下慆慆然。又云手太阳之下，血气盛则掌肉充满。血气皆少，则掌瘦以寒。是少徵之人，当调手太阳下矣。今右徵与少徵，同调手太阳上者，谓血气上下之相通也。●丹波元简曰：马云：上下字必有缺。张云：此下十二条，并后九条，皆所以言六阳之表也。

65.2　左商与左徵，调左手阳明上①。少徵与大宫，调左手阳明上②。

①马莳曰：（前篇云：左商之人，比于右手阳明，阳明之上监监然。又云：手阳明之上，血气盛则髭美，血少气多则髭恶，血气皆少则无髭。故此曰：左商之人，当调左手阳明上。盖言大肠经脉气穴道之行于上者是也。正以金人而调金部耳。前篇比于右手阳明之"右"字，当作"左"，即此节可证。前篇以质徵之人比于左手太阳上，而此以左徵调左手阳明上者，则以火人而调金部，未知其所谓也。）●丹波元简曰：马云：以火人而调金部，未知其所谓也。

②马莳曰：（前篇以少徵之人，比于右手太阳，太阳之下慆慆然。而此以少徵调左手阳明上，是以火人而调金部也，"上"、"下"字必讹耳。前篇太宫之人，比于左足阳明，阳明之上婉婉然，盖以阳明胃经属土，宜以太宫属之也。此以太宫调左手阳明上，是以土人而调金部，未知其所谓也。）●张介宾曰：义似不合。●丹波元简曰：马云：以土人而

调金部，未知其所谓也。张云：义似不合。●张志聪曰：此言皮肤分肉之血气，虽各有分部，然通融渗溉，交相往来，审经络之相联者，亦可以通融调治也。夫左商之人，调左手阳明上者宜矣，而左徵与少徵，应调手太阳，而同调于手阳明者，谓手太阳与手阳明之脉，并出于巨虚而上行，手足三阳之脉，皆纵横联络于头面，然虽各有界畔，而皮肤血气之流行，交相往来，故有经脉相联者，亦可以同调之也。是以左徵少徵之人，同调于手阳明上，且手阳明主皮肤之气血者也，手阳明之脉，出于足阳明之巨虚上廉而上行，故太宫之人，当调足阳明上，而亦可调之手阳明上也。

65.3　右角与大角，调右足少阳下[①]。

①马莳曰：（前篇少角之人，比于右足少阳，少阳之下随随然。又云：足少阳之下，血气盛则胫毛美长，外踝肥；血多气少则胫毛美短，外踝皮坚而厚；血少气多则胻毛少，外踝皮薄而软；血气皆少则无毛，外踝瘦无肉。此以右角之人，而调右足少阳之下者宜也，盖以木人而调木部耳。前篇太角之人，比于左足少阳，少阳之上遗遗然，而此以右代左，以下代上者，必有讹耳。）●张志聪曰：按前章有"左角"，而无"右角"，"左"、"右"二字有误。前章云：左角之人，比于右足少阳。少阳之下随随然，是右角之人，宜调之右足少阳下也。又云：太角之人，比于左足少阳，少阳之人遗遗然，此以太角之人，同调右足少阳下者，左右上下之相通也。●丹波元简曰：马云：前篇太角之人，比于左足少阳，少阳之上，遗遗然，而此以右代左，以下代上者，必有讹耳。志云：前章有"左角"而无"右"角，"左"、"右"二字，有误。

65.4　大徵与少徵，调左手太阳上[①]。

①马莳曰：（前篇云：质徵之人，比于左手太阳，太阳之上肌肌然。又云：手太阳之上，血气盛则有多须，面多肉以平；血气皆少则面瘦恶色。今以太徵之人而调左手太阳之上者是也，盖以火人而调火部耳。前篇以少徵之人比于右手太阳，太阳之下慆慆然，而以左代右，以上代下，必有误耳。）●张志聪曰：前章云：质徵之人，比于左手太阳，太阳之上肌肌然，是太徵之人，当调手太阳上矣。又云：少徵之人，比于右手太阳，太阳之下慆慆然。今以太徵与少徵，同调左手太阳上，亦左右上下之相通也。●仇汝霖曰：右角与太角，故从下，少阳之气从下而上也。太徵与少徵故从上，太阳之火气炎上也。●丹波元简曰：马云：前篇以少徵之人，比于右手太阳，太阳之下慆慆然，而此以左代右，以上代下，必有误耳。

65.5　众羽与少羽，调右足太阳下[①]。

①马莳曰：（前篇云：众之为人，比于右足太阳，太阳之下洁洁然。又曰：足太阳之下，血气盛则跟肉满，踵坚；气少血多则瘦，跟空；血气皆少则喜转筋，跟下痛。此以众羽之人而调右足太阳之下，盖言膀胱经脉气穴道之行于下者是也，是以水人而调水部耳。前篇少羽之人，比于左足太阳，太阳之下纡纡然。今以右代左者，必有讹耳。）●张志聪曰：前章云：众之为人，比于右足太阳，太阳之下洁洁然。又云：少羽之人，比于左足太阳，太阳之下纡纡然，是宜调足太阳下也。●丹波元简曰：马云：前篇少羽之人，比于左足太阳，太阳之下纡纡然，今以右代左者，必有讹耳。

65.6　少商与右商，调右手太阳下[①]。

[①]马莳曰：（前篇以少商之人比于右手阳明，右商之人比于左手阳明，而此乃调右手太阳之下，是以金人而调火部，未知其所谓也。）●张介宾曰：义似不合。●张志聪曰：此以少商与右商调手太阳者，即左徵少徵之调手阳明，乃互相交通之义。●丹波元简曰：马云：以金人而调火部，未知其所谓也。张云：义似不合。

65.7　桎羽与众羽，调右足太阳下[①]。

[①]马莳曰：（前篇以桎之为人比于左足太阳，太阳之上安安然。又云：足太阳之下，血气盛则跟肉满，踵坚；气少血多则瘦，跟空；血气皆少则善转筋，踵下痛。此以桎羽之人，而调足太阳者是也，盖以水人而调水部耳。其以右代左，必有讹耳。前篇众羽之人，比于右足太阳，太阳之下洁洁然。此以众羽之人而调右足太阳之下者是也。）●张志聪曰：前章曰：桎之为人，比于左足太阳，太阳之上安安然。众之为人，比于右足太阳，太阳之下洁洁然。今皆调足太阳下者，太阳之气，从下而上也。

65.8　少宫与大宫，调右足阳明下[①]。

[①]马莳曰：（前篇以少宫之人，比于右足阳明，阳明之下枢枢然。又云：足阳明之下，血气盛则下毛美长至胸；血多气少则下毛美短至脐，行则善高举足，足指少肉，足善寒；血少气多则肉而善瘃；血气皆少则无毛，有则稀枯悴，善痿厥足痹。此以少宫之人而调足阳明，是以土人而调土部者是也。但以下代上则异耳。前篇以太宫之人，比于左足阳明，阳明之上婉婉然。今乃以右代左，亦为异耳。）●张志聪曰：前章云：少宫之人，比于右足阳明，阳明之下枢枢然。太宫之人，比于左足阳明，阳明之下婉婉然。以上而同调之下者阴阳血气，皆从下而上，足而手也。●倪仲宣曰：足多从下，盖以下而通于上也，手多从上。盖以上而通于下也，阴阳血气，上下环转之无端也。●丹波元简曰：马云：前篇以太宫之人，比于左右阳明，阳明之上婉婉然，今乃以右代左，亦为异耳。

65.9　判角与少角，调右足少阳下[①]。

[①]马莳曰：（前篇以判角之人，比于左足少阳，少阳之下栝栝然。又云：足少阳之下，血气盛则胫毛美长，外踝肥；血多气少则胫毛美短，外踝皮坚而厚；血少气多则胻毛少，外踝皮薄而软；血气皆少则无毛，外踝瘦无肉。此以判角之人而调足少阳者是也，盖以木人而调木部耳。但以右代左，则异耳。前篇少角之人，比于右足少阳，少阳之下随随然。此以少角之人而调右足少阳之下者是也。）●张志聪曰：前章云：判角之人，比于左足少阳，少阳之下栝栝然。夫半谓之判，判角即少角也。前章只有太角左角，钛角判角，而无少角，恐传写之误耳。●倪仲宣曰：下文亦无少角。

65.10　钛商与上商，调右足阳明下[①]。

[①]马莳曰：（前篇云：钛商之人，比于左手阳明，阳明之上廉廉然。又云：手阳明之上，血气盛则髭美，血少气多则髭恶，血气皆少则无髭。此以钛商之人而调左足阳明者，是以金人而调土部也，其"足"字当作"手"字，盖手阳明则属金矣。前篇以少商之人，

比于右手阳明，阳明之下严严然。又云：手阳明之下，血气盛则腋下毛美，手鱼肉以温；气血皆少则手瘦以寒。此以上商而调右手阳明之下者是也。但前止有钛商、少商、右商、左商，并无上商，非此之"上"为误，则彼之"少"为误也。）●张介宾曰：义似下合。●张志聪曰：钛商主手阳明大肠，上商主手太阴肺，足阳明者胃腑之经气也。此以手太阴阳明，而调之足阳明者，血气生于胃腑水谷之精也，谷入于胃，乃传之肺。盖肺手太阴之脉，起于中焦，下络大肠，还循胃口，上膈属肺，肺与大肠之血气，皆从胃腑始出，而行于手太阴阳明之经，故钛商与上商，调足阳明也。●倪仲宣曰：脏腑通连者曰下。●丹波元简曰：马云：前篇以少商之人，比于右手阳明，阳明之下严严然。又云：手阳明之下，血气盛则腋下毛美，手鱼肉以温，气血皆少，则手瘦以寒，此以上商而调右手阳明之下者是也，但前止有钛商、少商、右商、左商，并无上商，非此之"上"为误，则彼之"少"为误也。张云：义似不合。

65.11 钛商与上角，调左足太阳下①。

①马莳曰：（前篇以钛商之人，比于左手阳明，阳明之上廉廉然。而此以钛商之人，调左足太阳者，是以金人而调水部，未知其所谓也。）按：据前所属五音而调各部，正承前篇末节言：先明二十五人之形，然后可以明经隧而调阴阳。故此即二十五人之属于五音者，而指其当调之所在也。但有以别音而互属，则是太少、左右、上下、阴阳等字，非前篇则此篇必有讹处，正以此书向无明注，而读者不晓，录者不慎，故不得改正之。愚欲据五行生克大义悉改正之，其说自明，但此经非比寻常，不敢妄更，姑俟后之君子。●张介宾曰：义似不合。●张志聪曰：钛商，手阳明大肠也，足太阳者，膀胱水府也。《营卫生会》篇曰：水谷者，常并居于胃中，成糟粕而俱下于大肠，而成下焦，渗而俱下，济泌别汁，循下焦而渗入膀胱，是大肠与膀胱，并属下焦，而交相通贯者也。是以钛商而调之足太阳下者，以腑气之交通于下也。上角应足厥阴肝经，五脏之脉络，皆不上循头面，惟足厥阴之脉，连目系，上出额，与督脉会于巅。足太阳之脉，与督脉会于目之睛明，而上额交巅。是足太阳与督脉厥阴，会于目而交于额也，是以上角而调之足太阳下，盖血气津液，主于肠胃之下也。按此节论调手足之三阳，有左右上下之相通者，有手太阳而调之手阳明者，有手阳明而调之手太阳者，有手阳明而调之足阳明者，有足厥阴而调之足太阳者，阴阳之血气，各有分部，而调治错综，抑经气之交通，或鲁鱼之舛误，姑从臆见笺疏，以俟后贤参正。●仇汝霖曰：此节论调左右太少之血气，比手足之三阳，而不涉于五音之三阴，今以上商上角论调于后者，谓血气之生始也。《营气》篇曰：营气之道，内谷为宝，谷入于胃，乃传之肺，始于手太阴肺，终于足厥阴肝。其支别者，上额循巅交于督脉，复循腹里，下注于肺中。是以论调上商之手太阴，上角之足厥阴者，谓血气之营于脏腑十二经脉之中，而渗注于外也。张子所谓鲁鱼之误者，疑辞也。且前后不从本经之调治者，计什有一条，岂差误之过半耶，学者当从气交中求之。●《集注》眉批：大肠主津液。●丹波元简曰：马云：以金人而调水部，未知其所谓也。按：据前所属五音，而调各部，正承前篇末节言：先明二十五人之形，然后可以明经隧而调阴阳。故此即二十五人之属于五音者，而指其当调之所在也。但有以别音而互属，则是太少、左右、上下、阴阳等字，非前篇则此篇必有讹处，正以此书向无明注，而读者不晓，录者不慎，故不得改正之。愚欲据五行生克大义，悉改正之，其说自明，但此经非比寻常，不敢妄更，姑俟后之

君子。志云：按此节论调手足之三阳，有左右上下之相通者，有手太阳而调之手阳明者，有手阳明而调之手太阳者，有手阳明而调之足阳明者，有足厥阴而调之足太阳者，阴阳之血气，各有分部，而调治错综，抑经气之交通，或鲁鱼之舛误，姑从臆见笺疏，以俟后贤参正。

65.12 上徵与右徵同谷麦、畜羊、果杏。手少阴，藏心，色赤味苦，时夏①。

①马蒔曰：（上徵、右徵者，火音之人也。故五谷、五畜、五果之内，其麦、羊、杏皆属火，宜火音之人用此以调之也。）●张介宾曰：此下五条，言五脏之里，以合四时五色五味也。●张志聪曰：此节以五谷五畜五果之五味，调养五音之人，及二十五变之人。盖左右太少者，从五音之所变也。上徵者，手少阴之人也，右徵者，左右上下，手足三阳之人也，上徵与右徵同者，举一而概四也。盖四变之人，本于五音之所出，是以五味调五音，而四变之人，亦调之以此五味也。麦成于夏，火之谷也，巳午未会成火局，羊乃火之畜也，杏色赤而味苦，心之果也。经云：五谷为养，五果为助，五畜为益。夫血归形，气归精。是以五音之形，及二十五变之形，不足者当补之以味也。五音者，在气为手少阴，在脏为心，在色为赤，在味为苦，在时为夏，此五音之所主也。右徵者，以阴而变阳也。●仇汝霖曰：按前后二篇，并无针刺二字。所谓调右手太阳上，左足太阳下者，即以此五味调之也。列左右上下者，分别二十五变之人，使后学观形，以知血气之盛虚，非用五味之中，而有上下之分也。如用调左手太阳上，右手太阳下，总以麦谷羊畜调之也。书不尽言，言不尽意，学者以意逆之，则得之矣。●《集注》眉批：五行外合五形、五音内合五志，外内互相输应者也。●丹波元简曰：张云：此下五条，言五脏之里，以合四时五色五味也。仇汝霖云：按前后二篇，并无针刺二字。所谓调右手太阳上，左足太阳下者，即以此五味调之也。列左右上下者，分别二十五变之人，使后学观形，以知血气之盛虚，非用五味之中而有上下之分也。如用调左手太阳上，右手太阳下，总以麦谷羊畜调之也。书不尽言，言不尽意，学者以意逆之，则得之矣。

65.13 上羽与大羽，同谷大豆，畜彘，果栗。足少阴，藏肾，色黑味咸，时冬①。

①马蒔曰：（上羽、太羽者，水音之人也。故五谷、五畜、五果之内，其大豆、彘、栗属水，宜水音之人用此以调之也。）●张志聪曰：上羽，足少阴之人也。太羽者，二十五变之形也，曰右徵，曰太羽，经文错综其间者，举一而左右太少，总调之以此味也。豆色黑性沉，水之谷也。彘乃亥畜，水之畜也。栗色黑味咸，肾之果也。上羽者，在经气为足少阴，在脏为肾，在色为黑，在味为咸，在时为冬。●倪仲宣曰：所言足少阴脏肾者，谓大豆彘栗之味，在经气调养足少阴，在脏则调养肾也，余脏同义。

65.14 上宫与大宫同谷稷，畜牛，果枣。足太阴，藏脾，色黄味甘，时季夏①。

①马蒔曰：（上宫、太宫者，土音之人也。故五谷、五畜、五果之内，其稷、牛、枣

皆属土，宜土音之人用此以调之也。）●张志聪曰：上宫，足太阴之人也。太宫者，变而为足阳明也。稷色黄味甘，土之谷也，牛乃土之畜。枣者，脾之果也，在气为足太阴，在脏为脾，在色为黄，在味为甘，在时为长夏，上宫太宫加宫左宫少宫之人，同调此谷畜之味也。

65.15 上商与右商同谷黍，畜鸡，果桃。手太阴，藏肺，色白味辛，时秋①。

①马莳曰：（上商、右商者，金音之人也。故五谷、五畜、五果之内，其黍、鸡、桃皆属金，宜金音之人用此以调之也。）●张志聪曰：上商，手太阴之人也。右商，四变之形也。黍色白而秋成，金之谷也。鸡属酉而鸣于巳酉丑时，金之畜也。桃色白而有毛，肺之果也。在气主手太阴，在脏为肺，在色为白，在味为辛，在时为秋，上商右商少商钛商左商之人，同调此谷畜之味也。

65.16 上角与大角，同谷麻、畜犬、果李。足厥阴，藏肝，色青味酸，时春①。

①马莳曰：（上角、大角者，木音之人也。故五谷、五畜、五果之内，其麻、犬、李皆属木，宜木音之人用此以调之也。）前言调其六腑，而此又言五音之人合于五脏，宜有以善调之也。●张志聪曰：上角，足厥阴之人也。太角，四变之形也。麻色青茎直，木之谷也。犬属戌而味酸，厥阴之畜也。李色青味涩，肝之果也，在经气主足厥阴，在脏为肝，在色为青，在味为酸，在时为春，上角太角右角判角，同调此谷果之味也。●仇汝霖曰：调五音者补五脏，调四变者补六腑。●《集注》眉批：戌者，九月。主右足之厥阴。●王子方曰：胡麻可以作饭。

65.17 大宫与上角，同右足阳明上①。

①马莳曰：（太宫属土，宜调足阳明胃土。而此又以上角之人，义不可晓。）●张志聪曰：夫生长须毛者，乃充肤热肉，淡渗皮毛之气血，从脏腑之经隧，而出于皮肤，是以上节论右徵与少徵，调右手太阳上；左商与左徵，调左手阳明上者，论皮肤分肉之气血，各分手足三阳之上下也。此复论手足三阳之经脉，有上下之相交者，各审其经而调之。上角者，足厥阴肝经也。厥阴肝脉，循喉咙，入颃颡，连目系，上出额，与督会于巅。而足阳明之脉，起于鼻，交频中，循发际至额颅，从大迎下人迎，循喉咙入缺盆。夫颃颡者，鼻内之上窍，在颃中之分，口鼻气涕相通之窍也。足阳明与肝脉，交会于喉咙颃颡额颅之间，是以太宫与上角，同调于足阳明也。●仇汝霖曰：五音之人，及二十五变之形，总以此谷畜之五味调养，前后错综，分列二十余条者，重在经气有上下之交通也，学者识之。●倪仲宣曰：前后二十余则，为经气之交通，是以论手足之三阳，而前后兼论厥阴之上角。盖厥阴之脉络，上循头目，或与三阳之经络交通，或与皮肤之血气相合，故前后分列二则。●《集注》眉批：上节以上角结末，此复论上角于首。又：下经曰：人之鼻洞涕出不收者，颃颡不开分气失也。●丹波元简曰：马云：太宫属土，宜调足阳明胃土。而此又以上角之人，义不可晓。

65.18　左角与大角，同左足阳明上[①]。

①马莳曰：（角乃木音，宜调木部，今足阳明属土，而乃调之，义不可晓。）●张介宾曰：义似不合。●张志聪曰：足少阳之脉，上循于头者，抵于頄下，加足阳明之颊车，是足少阳与足阳明之脉络相通，故左角与太角，同调足阳明上。●仇汝霖曰：前曰调，此曰同，合而言之，是同调也。●丹波元简曰：马云：角乃木音，宜调木部，今足阳明属土，而乃调之，义不可晓。张云：义似不合。

65.19　少羽与大羽，同右足太阳下[①]。

①马莳曰：（少羽、太羽属水，宜调足太阳膀胱水。）●张志聪曰：太阳之上，寒水主之，少羽太羽属水，故同调足太阳下。

65.20　左商与右商，同左手阳明上[①]。

①马莳曰：（左商、右商属金，宜调左阳明大肠金。）●张志聪曰：阳明之上，金气主之，左商与右商属金，故调手阳明上。●仇汝霖曰：金气应天，故从上，水气在泉，故从下。●倪仲宣曰：手多从上，足多从下。

65.21　加宫与大宫，同左足少阳上[①]。

①马莳曰：（加宫、太宫属土，而调足少阳之木，义不可晓。然太宫又重出矣。）●张介宾曰：义似不合。●张志聪曰：加宫与太宫，比于足阳明也。足阳明之脉，上出于耳前者，会足少阳之客主人，是足阳明少阳之经脉，交通于上，故加宫与太宫，同调足少阳下。●丹波元简曰：马云：加宫太宫属土，而调足少阳之木，义不可晓。然太宫又重出矣。张云，义似不合。

65.22　质判与大宫，同左手太阳下[①]。

①马莳曰：（质判属火，宜调手太阳小肠经火。而太宫又附之，义不可晓，且重出。）●张志聪曰：质判属火，宜调手太阳者也，太宫属土，同调手太阳下者，手太阳之脉，循咽下膈抵胃，而所出之经脉，本于足阳明之巨虚上廉，是足阳明与手太阳之经脉，交通于下，故同调手太阳下。●丹波元简曰：马云：质判属火，宜调手太阳小肠经火。而太宫又附之，义不可晓，且重出。

65.23　判角与大角，同左足少阳下[①]。

①马莳曰：（判角、太角属木，宜调足少阳胆经木。）●张志聪曰：前章云：太角之人，比于左足少阳，少阳之上遗遗然，判角之人，比于左足少阳，少阳之下推推然，今同调足少阳下者，上下之相通也。●仇汝霖曰：以此经而调彼经者，论经气之交通也，以本经而调本经者，论左右上下之相通也。

65.24　大羽与大角，同右足太阳上[①]。

①马莳曰：（太羽属水，宜调右足太阳膀胱经水。而太角属木附之，义不可晓。）

●张志聪曰：太羽属水，宜调足太阳者也，太角属木，同调足太阳上者，足太阳之脉，抵耳上角，交于足少阳之浮白率谷窍阴诸穴，是足太阳与足少阳之脉络，交通于上，故太角同调足太阳上。●《集注》眉批：此与二十一篇臂阳明有入颃偏齿节合参。●丹波元简曰：马云：太羽属水，宜调右足太阳膀胱经水。而太角属木附之，义不可晓。

65.25　大角与大宫，同右足少阳上①。

①马莳曰：（太角为木，宜调足少阳胆经木。而太宫属土附之，义不可晓。）上按以宫调胃土，以羽调膀胱水等义，固以五行相属。其间以别音之人互入，必是手足、左右、上下、阴阳字面多讹，今以此九项而与前十二项相配，有重者，如左手阳明上，右足太阳下，右足阳明下，左手阳明上；有缺者，如右足少阳上，左足少阳下，右手阳明上，左足太阳上，右足太阳上，右足阳明上。此必由重者差讹，故致有缺者不全也，俟后之君子正之。●张介宾曰：按：此篇乃承前篇《阴阳二十五人》而详明其五行相属之义。但前节言调者十二条，后节言同者九条。总计言角者十二，徵者六，宫者八，商者八，羽者七。有重者，如左手阳明上，右足太阳下，右足阳明下，右足少阳下。有缺者，如左手阳明下，右手阳明上，右手阳明下，左足太阳上，左足阳明下。且有以别音互入，而复不合于表里左右五行之序者。此或以古文深讳，向无明注，读者不明，录者不慎，而左右上下大少五音之间，极易差错，愈传愈谬，是以义多难晓。不敢强解，姑存其文，以俟后之君子再正。●张志聪曰：太角属木，宜调足少阳者也，太宫属土，同调足少阳上者，足阳明之脉，上交于足少阳，足少阳之脉，上交于足阳明也。夫皮肤分肉之血气，所以生须毛，温肌肉，肥腠理，濡筋骨者，本于胃腑水谷之精，从胃之大络，出于脏腑之经隧，而外渗于皮肤。是以前节论形中之气血不足者，宜调此五味，此复论脉中之血气不足者，同调此五味也。●倪仲宣曰：左角与太角，同足阳明上者，少阳之脉，上交于阳明也，加宫与太宫，同足少阳下者，阳明之脉，上交于少阳也。今复以太角在上，少阳在下，而太宫居中，谓少阳之脉，交于阳明者，亦可调之少阳，阳明之脉，交于少阳者，亦可调之阳明也。●《集注》眉批：王子方曰：此正经语之错综处。●丹波元简曰：马云：太角为木，宜调足少阳胆经木，而太宫属土附之，义不可晓。右按以宫调胃土，以羽调膀胱水等义，固以五行相属。其间以别音之人互入，必是手足左右上下阴阳字面多讹，今以此九项而与前十二项相配，有重者如左手阳明上、右足太阳下、右足阳明下、左手阳明上；有缺者，如右足少阳上、左足少阳下、右手阳明上、左足太阳上、右足太阳上、右足阳明上，此必由重者差讹，故致有缺者不全也，俟后之君子正之。张云：按：此篇乃承前篇《阴阳二十五人》，而详明其五行相属之义，但前节言调者十二条，后节言同者九条，总计言角者十二、徵者六、宫者八、商者八、羽者七。有重者，如左手阳明上、右足太阳下、右足阳明下、右足少阳下；有缺者，如左手阳明下、右手阳明上、右手阳明下、左足太阳上、左足阳明下，且有以别音互入，而复不合于表里左右五行之序者。此或以古文深讳，向无明注，读者不明，录者不慎，而左右上下太少五音之间，极易差错，愈传愈谬，是以义多难晓。不敢强解，姑存其文，以俟后之君子再正。简案：志，顺文诠释，其义较明，然未免牵强，故不敢收其说。

65.26　右徵、少徵、质徵、上徵、判徵。
右角、钛角、上角、大角、判角。

右商、少商、钛商、上商、左商。
少宫、上宫、大宫、加宫、左角宫。
众羽、桎羽、上羽、大羽、少羽①。

①马莳曰：此总承上文而复申记之。五音之各分为五，计二十有五之数也。●张介宾曰：此上五条，结上文而总记五音之目也。五音各五，是为二十五人之数。●张志聪曰：夫上徵上角上商上宫上羽者，乃五音五行，而合于手足之三阴者也。左右太少者，乃四变之形，而比于手足之三阳者也，以五阴而错综在中者，阴内而阳外也。上章论质徵之人，比于左手太阳上，少徵之人，比于右手太阳下，右徵之人，比于右手太阳上，质判之人，比于左手太阳下。盖以上徵之人，变质徵右徵于上之左右，少徵质判于下之左右也。今复以五音错综其间者，是右徵之人，可比于左太阳上，少徵之人，可比于右太阳上也。质徵之人，可比于右太阳下，判徵之人，可比于左太阳下也。当知五音之人，肌肌然而美眉者即变徵之人，又不必拘于质徵右徵少徵判徵，及太阳左手右手之人也。夫分太少钛判左右上下者，因四变而分也。是以上章以左右太少之人，比于手足左右之三阳，此章论调手足左右之阴阳，以养五音五变之人也。五变之中，又不必专主于质在左而少在右，质在上而少在下，故复序此一节，盖欲使学者通变以论阴阳，不可胶柱而鼓瑟也。●丹波元简曰："左角宫"马本、志本无"角"字，似是。张云：此上五条，结上文而总记五音之目也。五音各五，是为二十五人之数。

65.27 黄帝曰：妇人无须者①，无血气乎？岐伯曰：冲脉、任脉皆起于胞中，上循背里②，为经络之海，其浮而外者，循腹右上行③，会于咽喉，别而络唇口，血气盛则充肤热肉，血独盛则澹渗皮肤，生毫毛④。今妇人之生有余于气，不足于血，以其数脱血也⑤，冲任之脉，不荣口唇，故须不生焉⑥。

①丹波元简曰：马云：前篇言气血盛则须美长，今妇人无须，岂无气血乎。

②汪昂曰：此又言冲任行背。按：《素问·骨空论》言任脉循腹里，上关元，冲脉挟脐，上行至胸中而散，督脉贯脊。然三脉同源，经文多有参错言者。●顾观光曰：《素问·骨空论》注引《针经》"背"作"脊"。

③顾观光曰：上下原有"右"字，按《素问·腹中论》、《奇病论》、《骨空论》三注并作"循腹各行"，则"右"乃"各"之误，不可删。【编者按：顾观光所注释原文为"循腹上行"。】

④丹波元简曰：《甲乙》"背"作"脊"，"腹"下无"右"字，"澹渗"作"渗灌"。张云：胞者，子宫是也。此男女藏精之所，皆得称为子宫；惟女子于此受孕，因名曰胞。然冲任督脉，皆起于此，所谓一原而三歧也。冲任，阴阳也，故循腹右上行。然左乳之下，则有胃之大络，此正左阳右阴，相配之妙也。

⑤丹波元简曰：《甲乙》作"以其月水下，数脱血，任冲并伤故也。"张云：数脱血，谓血不留而月事以时下也。冲任为血之海，须为血之余，血不足，则冲任之脉不荣于口，而须不生矣。

⑥杨上善曰：欲明任脉、冲脉之故，因问以起。此经任脉起于胞中，纪络于唇口。皇甫谧录《素问经》"任脉起于中极之下，以上毛际，循腹里，上关元，至咽喉。"吕广所

注《八十一难》本，言任脉与皇甫谧所录文同。检《素问》无此文，唯《八十一难》有前所说。又吕广所注《八十一难》本云："任脉起于胞门子户，侠脐上行至胸中。"《九卷》又云："会厌之脉，上经任脉。"但中极之下，即是胞中，亦是胞门子户，是则任脉起处同也。《八十一难》一至胸中，一至咽喉。此经所言，别络唇口。又云："会厌之脉，上经任脉。"是循胸至咽，言其行处，未为终处，至脉络唇口，满四尺五寸，方为极也。又《八十一难》任脉亦□□。又《明堂》言："目下巨窌、承泣左右四穴，有阳蹻脉、任脉之会。"则知任脉亦有分歧上行者也。又任冲二脉上行虽别，行处终始其经是同也。旧来为图，任脉唯为一道，冲脉分脉两箱，此亦不可依也。此脉上行，为经络海，任维诸脉，故曰任脉。胞下为膀胱，膀胱包尿，是以称胞，即尿脬也。胞门与子户相近，任冲二脉起于中也。脊里，谓不行皮肉中也。十二经脉、奇经八脉、十五络脉、皮部诸络，皆以任冲二脉血气为大，故为海【编者按：萧延平曰：又注"任脉亦"下所缺二字，据《难经》：任脉起中极之下，上毛际，循腹里，上关元，至咽喉。拟作"上行"二字】。任冲二脉，从胞中起，分为二道：一道后行，内着脊里而上；一道前行，浮外循腹上络唇口也。任冲之血独盛，则澹聚渗入皮肤，生豪及毛。毛，即须发及身毛也。妇人气多血少，任冲少血，故不得营口以生豪毛也。●马莳曰：此言妇人之所以无须也。前篇言气血盛则须美长，今妇人无须，岂无气血乎？伯言妇人之所以无须者，以其数脱血也。盖妇人冲任二脉，皆起于受胎之胞络宫中，上循背之里而行，为经络之海，其浮而外行者，循腹右上行，会于咽喉，其别而行者，络于唇口。惟血气盛则肤充而肉热，血独盛则皮肤渗而毫毛生。今妇人之生，气有余而血不足，以其月事以时下，而数脱血也。故冲任之脉不荣口唇，须之所以不生也。●张介宾曰：凡男妇之有须无须者，皆由于冲任二脉之血有盛衰也。冲任为经络之海，其起脉之处，则在胞中而上行于背里。所谓胞者，子宫是也，此男女藏精之所，皆得称为子宫；惟女子于此受孕，因名曰胞。然冲任督脉皆起于此，所谓一原而三岐也。胞义详气味类三。子宫命门详义具《附翼》三卷，三焦包络命门辨中。冲任，阴脉也，故循腹右上行。然左乳之下，则有胃之大络，此正左阳右阴，相配之妙也。详脉色十一。数脱血，谓血不留而月事以时下也。冲任为血之海，须为血之余，血不足则冲任之脉不荣于口，而须不生矣。数音朔。●张志聪曰：此复论充肤热肉，淡渗皮毛之血气，又起于胞中，从冲脉任脉，而散于脉中者也。上章论胃腑所生之血气，出于胃之大络，注脏腑之经隧，而外渗于皮肤，此后天水谷之精，从中焦而出也。此言胞中之血气，从冲任而行于经脉之外内，乃先天所藏之精气，从下焦而上也。盖言形中之血气，所以营养皮脉肉筋骨者，本于先后天之资生而资始也。胞中为血海，下焦少阴之所主也。冲脉任脉，皆起于胞中，上循背里，为经络之海者，胞中之血气，从冲任而半营于脉中也，其浮而外者，循腹右上行，至胸中而散，此半随冲脉而散于皮肤分肉者也。故血气盛则充肤热肉，血独盛则淡渗皮肤，生毫毛，妇人之生，因月事以时下，数脱于血，而血不足，不得上营于唇口，故须不生焉。上章论生须眉毫毛之气血，手足三阳之所主也。此章论络唇口生髭须之血气，冲脉之所濡也。血气生始出入之道路多歧，若非潜心体会，反兴亡羊之叹。●仇汝霖曰：妊娠之血，皮肤之血也，此血卧则归肝，故卧出而风吹之，则为血痹，如热入血室，刺肝之期门。●《集注》眉批：中焦所生之血气，亦半营于脉中，半营于脉外。●薛雪曰：凡男妇之有须、无须者，皆由于冲、任二脉之血有盛衰也。冲、任为经络之海，其起脉之处则在胞中，而上行于背里。所谓胞者，子宫是也，此男女藏精之所，皆得称为子宫，惟女子于此受孕，因名曰胞。然冲、任、督脉皆起于此，所谓一原而三歧也。冲、任，阴脉也，故循腹右上行。然左乳之下则有胃之大络，此正左阳右阴相配之妙也。数脱血，谓血不留而月事以时下也。冲任为血之海，须为血之余，血不足则冲任之脉不荣于口而须不生矣。数，音朔。●陈念祖曰：妇人之生，因月事以时下也。●章楠曰：此又言冲任之脉，皆起于胞中，循背里上行，为经络之海。其浮于肌表者，循腹右上行，冲任会合于咽喉，别而络唇口。血盛，则生髭须，妇人行经，其血数脱，不荣唇口，故须不生焉。

65.28　黄帝曰：士人有伤于阴，阴气绝而不起，阴不用，然其须不去，其故何也？宦者独去何也？愿闻其故。岐伯曰：宦者去其宗筋①，伤其冲脉，血泻不复，皮肤内结，唇口不荣故须不生②。

①汪昂曰：阴器。

②杨上善曰：士人或有自伤其阴，不能复起，然髭须不落。宫刑之法伤者，阴亦不起，何因须独去之也？人有去其阴茎，仍有髭须，去其阴核，须必去者，则知阴核并茎为宗筋也。去其宗筋，泻血过多，肤肉结涩，内不营其口，以无其血，故须不生也。●马莳曰：此言宦者之所以无须也。士人有伤于阴器，而阴器绝而不起，亦不能复有所用，其须之生者自若，惟宦者阴器既伤而须独不生，帝之所以疑也。伯言士人虽有伤于阴器，其宗筋未尝去，而冲脉未尝伤也。彼宦者不然，所以血一泻而不复，其所伤之处，皮肤内结，冲任之脉不荣于上之口唇，故须焉得而生也。●张介宾曰：阴不用者，阳痿不举也。此言士人之阴伤而绝者，须尚不去，何宦官之血不常脱而须独无也。士人者，阴气虽伤而宗筋未坏；彼宦官者，去其宗筋，则伤其冲脉矣。血一泻而不能复，皮肤内结而经道不行，故冲脉不荣于口，而须不生也。●张志聪曰：宗筋者，前阴也。宦者去其宗筋，伤其冲脉，血泻而不复，上营于唇口，故须不生，此因割去前阴，而伤其先天之精气也。●薛雪曰：阴不用者，阳痿不举也。此言士人之阴伤而绝者，其须不去。士人者，阴气虽伤而宗筋未坏；彼宦官者，去其宗筋而伤其冲脉矣。血一泻而不能复，皮肤内结而经道不行，故冲脉不荣于口而须不生也。●丹波元简曰：《甲乙》无"士"字。马云：士人有伤于阴器，而阴器绝而不起，亦不能复有所用，其须之生者自若，惟宫者阴器既伤，而须独不生，帝之所以疑也。伯言士人虽有伤于阴器，其宗筋未尝去，而冲脉未尝伤也。彼宫者不然，所以血一泻而不复其所伤之处，皮肤内结，冲任之脉，不荣于上之口唇，故须焉得而生也。张云：阴不用者，阳痿不举也。志云：宗筋者前阴也。简案：士人壮而伤其宗筋者，其须犹不去，宫者少小时去其势，故须不生。势，阴丸也。此言宗筋亦指阴丸。绝而不起，谓阴茎萎弱也。●章楠曰：此言宦者去其宗筋，则内伤冲任之脉，血泻不能复生，且宗筋肝所主，肝藏血者也，去宗筋则肝血大泻，焉能复生？故皮肤结滞，血不上荣口唇矣。

65.29　黄帝曰：其有天宦①者②，未尝被伤，不脱于血，然其须不生，其故何也？岐伯曰：此天之所不足也，其任冲不盛、宗筋不成，有气无血，唇口不荣，故须不生③。

①丹波元简曰：张云：谓身为男子，而终身无须，若天生之宦官然，故曰天宦。志

云：天宦者，谓之天阉，不生前阴，即有而小缩，不挺不长，不能与阴交而生子。此先天所生之不足也。简案：沈氏《笔谈》云：须属肾，禀水气，故下生。男子肾气外行，上为须，下为势。故女子宫者无势，则亦无须，而眉发无异于男子，则知不属肾也。此与本节之旨异也。又《辍耕录》云：世有男子，虽娶妇而终身无嗣育者，谓之天阉，世俗则命之曰黄门。晋海西公，尝有此疾。北齐李庶，生而天阉。按《黄帝针经》云云。《大般若经》载五种黄门云，梵言扇半释迦。《周礼》：阉人。郑注云：阉，真气藏者。李时珍《本草》人傀条五不男，天犍漏怯变也；天者阳痿不用，古云天宦是也；犍者阳势阉去，寺人是也；漏者精寒不固，常自遗漏也；怯者举而不强，或见敌不兴也；变者体兼男女，俗名二形。

②汪昂曰：天生阳气不举，不能御妇。

③杨上善曰：人有天然形者，未尝被伤，其血不脱而须不生者，此以天然不足于血，宗筋不成，故须不生也。●马莳曰：此言天宦之所以无须也。天宦，其貌天生如宦者也。天宦未尝如宦者之被伤，亦未尝如妇人之脱血，其须不生，帝之所以疑。伯言此天之所以不足之也。其任冲不盛，宗筋不成，止有气而无血，唇口不荣，故须亦不生也。●张介宾曰：谓身为男子，而终身无须，若天生之宦官然，故曰天宦。天之所不足，言先天所禀，有任冲之不足者，故亦不生须也。●张志聪曰：此言胞中之血气，本于先天之所生也。天宦者谓之天阉，不生前阴，即有而小缩，不挺不长，不能与阴交而生子，此先天所生之不足也。其冲任不盛，宗筋不成，有气无血，唇口不营，故须不生。●仇汝霖曰：髭须生于有生之后，然又本于先天之精气。以上二篇，论阴阳血气，有互相资生之妙，学者再于五音五行之外求之。●薛雪曰：谓身为男子而终身无须，若天生之宦然，故曰"天宦"。天之所不足，言先天所禀有任冲之不足者，故亦不生须也。●黄元御曰：天宦，生而宦者也。●章楠曰：此言天生如宦者，不但冲任之脉有气无血，而宗筋且不成就，则更亏缺，不能生育，故名天宦。若后世更有为石女者，皆阴阳偏杂之气所生，释典所谓业报之身，由夙世自心所造之业也。

65.30　黄帝曰：善乎哉！圣人之通万物也，若日月之光影，音声鼓响，闻其声而知其形，其非夫子，孰能明万物之精①。是故圣人，视其颜色，黄赤者，多热气，青白者少热气，黑色者多血少气，美眉者，太阳多血；通髯极须者，少阳多血，美须者阳明多血，此其时然也②。

①丹波元简曰：张云：日月有光，见影可识，音声有应，闻响可知。惟圣人者，能明物理之精，故因此可以知彼，因外可以知内也。

②杨上善曰：见表而知里，睹微而识着，瞻日月而见光影，听音声而解鼓响，闻五声而通万形，察五色而辨血气者，非岐伯至圣，通万物之精，孰能若此也？表内不误，故曰真色。黄赤，太阳、阳明之色，故多热也。青白，少阳、阳明之色，故少热也。黑为阴色，故多血少气也。太阳之血营眉，故美眉之人，即知太阳多血。少阳之血营通鬓，故少阳行处通鬓多，则知少阳多血也。通鬓，颊上毛也。须美者则知阳明多血，须谓颐下毛也。乃是其见眉须，则知血气多少也。●马莳曰：此帝赞伯能通万物之精，故能验颜色而明经络也。●张介宾曰：日月有光，见影可识，音声有应，闻响可知。惟圣人者，能明物

理之精，故因此可以知彼，因外可以知内也。黄赤者为阳，青白黑者为阴也。在颊曰髯，在口下及两颐者曰须，在口上曰髭。凡此所言者，即其经行之地。◉张志聪曰：此复论人道之归于天道也。青黄赤白黑，五音五行之色也。赤主夏而黄主长夏，故黄赤者多热气。热气者，阳气也。青主春而白主秋，故青白者少热气也。黑主冬令之水，而阳气深藏，故多血而少气也。三阴三阳者，乃天之六气，亦合于四时，初之气厥阴风木，二之气少阴相火，三之气少阳君火，四之气太阴湿土，五之气阳明燥金，终之气太阳寒水，在天有此六气，而人有此六气者也。合人之脏腑经脉，有手足十二之分，在天之阴阳，只有太少之六气也。故美眉者太阳多血，通髯极须者少阳多血，美须者阳明多血。此论人归于天道，而合于天之四时，又以分手与足也。◉薛雪曰：黄赤者为阳，青白黑者为阴也。在颊曰髯，在口下及两颐者曰须，在口上曰髭。凡此所言者，即其经行之地。◉黄元御曰：通髯极须，其髯上下相通，而至于须也。◉丹波元简曰：志云：此论人归于天道，而合于天之四时，又无分手与足也。简案：此一句，马、张不释，难通。

65.31　夫人之常数，太阳常多血少气，少阳常多气少血，阳明常多血多气，厥阴常多气少血，少阴常多血少气，太阴常多血少气，此天之常数也[1]。

[1]杨上善曰：手足少阴太阳多血少气，以阴多阳少也。手足厥阴少阳多气少血，以阳多阴少也。手足太阴阳明多血气，以阴阳俱多谷气故也。此又授人血气多少之常数也。◉马莳曰：此结言手足六经之气血各有多少，见调之者，常视其气血以为主也。太阳者，手太阳小肠、足太阳膀胱也。少阳者，手少阳三焦、足少阳胆也。阳明者，手阳明大肠、足阳明胃也。太阳、太阴俱多血少气，少阳、厥阴俱多气少血，阳明气血皆多，少阴多气少血。知其气血多少，则可以辨二十五人之形而调之也。（按：此又见《素问·血气形志》篇、本经《九针论》，但"厥阴常多血少气，太阴常多气少血"有不同耳。大义当以《素问》为的。）◉张介宾曰：十二经之血气多少，各有不同，两经所言之数凡三，皆有互异。意者气血多少四字，极易混乱，此必传录之误也，当以《素问·血气形志》篇者为是。详见经络二十。◉张志聪曰：此以人之常数，而合于天之常数也。常数者，地之五行，天之六气，五六相合，而成三十年之一纪，六十岁之一周，而人亦有此五运六气者也。是以首论地之五行，以合人之五形，末论人之六气，而合于天之六气也。在天成气，在地成形，人秉地之五行而成此形，然本于天之六气，故复归论于天之六气焉。◉张玉师曰：血气生于阳明，故阳明多血多气，其余阴阳，有多气少血者，有多血少气者，此大数之不全，自然之理也。然本经以厥阴常多气少血，太阴常多血少气，而《素问·血气形志》篇及本经《九针论》以厥阴多血少气，太阴多气少血，岂经义之矛盾耶？抑相传之错误欤？曰：此正以人之常数，合天之常数也。夫厥阴之上，风气主之。风者，大块之噫气，故厥阴之多气也。太阴湿土主气，地气升而为云为雨，故曰太阴所至为湿生，终为注雨。雨者，下注于地而为经水，故太阴之多血也。此天之常数也，在人之形脏，足厥阴主肝，肝主藏血，手厥阴主包络，包络主生血，故厥阴之多血也。太阴者，脾土也。命门相火生脾土，脾土生肺金，三者主生诸阳之气，故太阴之多气也，此人之常数也。故有此六气，而人有六气，在天之阴阳，应天之常数，在人之阴阳，应人之常数。故以人合于天，而合有异同也。虽然阴阳之道，未有常而无变者也。以天之常变论之，厥阴司天之政，云趋雨府，湿化乃行，是厥阴之多血矣；太阴所至为雷霆烈风，是太阴之多气矣。以人之常

变论之，厥阴不从标本，从中见少阳之火化。从中者，以中气为化，是厥阴之多气矣；脾统诸经之血，而足太阴独受水谷之浊，是太阴之多血矣。噫知阴阳常变之道者，然后能明万物之精微。●仇汝霖曰：首言天地之间，六合之内，不离于五，人亦应之，谓人合天地之五数也。末结云，夫人之常数，此天之常数也，谓人合天之六数也。故曰：其生五，其数三。谓人之生于地之五行，而合于三阴三阳之天数。●倪仲宣曰：五者，应五运之在中，主神机之出入。六者，合六气之在外，应天气之降升，人能养此五运六气，与天地合同，弗使形气有伤，可以神仙不老。●薛雪曰：十二经之血气多少，各有不同。气血多少四字极易混乱，传录之误也。当以所论血气形志者为是。●丹波元简曰：马云：按此又见《素问·血气形志论》、本经《九针论》，但厥阴常多血少气，太阴常多气少血，有不同耳。大义当以《素问》为的。●周学海曰：此似续叙前篇未尽之意也，第五音配合与上篇异，与《六元正纪》又异，未喻指南。

百病始生第六十六

●马莳曰：内有百病始生，故名篇。

66.1　黄帝问于岐伯曰：夫百病之始生也，皆生于风雨寒暑，清湿喜怒。喜怒不节则伤藏，风雨则伤上，清湿则伤下。三部之气，所伤异类，愿闻其会。岐伯曰：三部之气各不同或起于阴或起于阳请言其方，喜怒不节则伤藏，藏伤则病起于阴也，清湿袭虚，则病起于下，风雨袭虚，则病起于上，是谓三部，至于其淫泆，不可胜数①。

①杨上善曰：湿从地起，雨从上下，其性虽同，生病有异。寒生于外，清发于内，性是一物，起有内外，所病亦有不同。喜者，阳也。怒者，阴也。此病之起也。心主于喜，肝主于怒，二者起之过分即伤神，伤神即内伤五脏，即中内之部也。风雨从头背而下，故为上部之气。清湿从尻脚而上，故为下部之气。所伤之类不同，望请会通之也。或起于阴，谓臂胻及尻。或起于阳，谓面与项膺背及胁。请具申之也。阴，谓内也。足阳并于阴，阴虚即清湿袭之，故曰病起于下也。人之面项，阴并于阳，气虚即风雨袭之，故曰病在于上也。是谓三部之气，生病不同，更随所因，变而生病，漫衍过多，不可量度也。●马莳曰：（数，上声，胜，平声。）此言外感内伤约为三部，而淫泆有不可胜数也。百病始生，皆由于风雨寒暑、清湿喜怒。然喜怒不节则伤脏，伤脏则病起于阴经，而名之为内伤也。清湿袭虚则病起于下，盖足阳经感之则病起于阳，足阴经感之则病起于阴。风雨袭虚则病起于上，此亦病起于阳而名之为外感也。是谓三部之气，所伤异类至其浸淫流泆，则病有不可胜数者也。●张介宾曰：百病始生，无非外感内伤，而复有上中下之分也。喜怒不节，五志病也，内伤于藏，故起于阴。清湿袭虚，阴邪之在表也，故起于下。风雨袭虚，阳邪之在表也，故起于上。受病之始，只此三部，至其浸淫流泆，则变有不可胜数矣。泆音逸。●张志聪曰：（胜平声。数上声。）按本经云：风寒伤形，忧恐忿怒伤

气，气伤脏，乃病脏，寒伤形，乃病形，风伤筋脉，筋脉乃应，此形气外内之相应也。又曰：邪气在上者，言邪气之中人也高，故邪气在上也。清气在下者，言清湿地气之中人也，必从足始，故清气在下也。是风雨清湿之邪，病在外而伤于形之上下，喜怒不节，则伤脏而病起于阴。夫形者，皮脉肉筋骨，五脏之外合也。此盖承上章而言五行之形，不足于上者，则风雨袭虚而病起于上；不足于下者，则清湿袭虚而病起于下；脏气不足者，则喜怒伤气而病起于阴。故当用五谷五畜五果之五味，合而服之，以补益精气，使阴阳和调，血气充满，病则无由入其腠理，此贤人之所以养生，良医之治未病也。●徐振公曰：五音之人应五脏，左右太少之人，应身形之上下，五音之人，阴气多而阳气少，左右太少之人，阴气少而阳气多，是五音之人当病形，左右太少之人当病脏矣。虽然，阴中有阳，阳中有阴，阳盛者，有血气之不足，阴盛者，亦有血气之不足也。●倪仲宣曰：此注照应下章《行针论》。●《集注》眉批：邪者，谓风雨之邪。●薛雪曰：百病治生，无非外感内伤，上中下三部之分也，至其浸淫流泆，则变有不可胜数矣。●陈念祖曰：按本《经》曰："风寒伤形，忧恐忿怒伤气。其伤脏，乃病脏；寒伤形，乃病形；风伤筋脉，筋脉乃应。此形气外内之相应也。"又曰："邪气在上者，言邪气之中人也高，故邪气在上也。清气在下者，言清湿地气之中人也必从足始，故清气在下也。"是风雨、清湿之邪病在外，而伤于形之上下。喜怒不节则伤脏，而病起于阴。夫形者，皮、脉、肉、筋、骨五脏之外合也。●丹波元简曰：张云：百病始生，无非外感内伤，而复有上中下之分也。喜怒不节，五志病也，内伤于脏，故起于阴。清湿袭虚，阴邪之在表也，故起于下。风雨袭虚，阳邪之在表也，故起于上。受病之始，只此三部，至其浸淫流泆，则变有不可胜数矣。●章楠曰：此总举外感、内伤之病，而分三部以辨之。喜怒该七情而言，七情伤脏，脏为阴，则病起于阴也；风雨之邪上受，上为阳部，则病起于阳也。清湿即寒湿，其邪下受，下属足经，有阴有阳，则病或起于阴，或起于阳，当随证辨之也。至于病之淫泆，犹水之泛滥，故其变化不可胜数也。

66.2 黄帝曰：余固不能数，故问先师①。愿卒闻其道，岐伯曰：风雨寒热②不得虚邪，不能独伤人。卒然逢疾风暴雨而不病者，盖无虚，故邪不能独伤人。此必因虚邪之风③，与其身形④，两虚相得，乃客其形。两实相逢，众人肉坚。其中于虚邪也，因于天时，与其身形，参以虚实，大病乃成，气有定舍，因处为名⑤，上下中外，分为三员⑥。

①丹波元简曰：张云：先进之称也。
②汪昂曰：外感之邪。
③汪昂曰：天有八方虚实之风，实风主长养万物；虚风伤人，主杀主害。
④汪昂曰：人有身形虚实之别。
⑤汪昂曰：因邪所舍之处，属某经则名为某病。
⑥杨上善曰：诸邪相传，变化为病，余知不可数量，天师所知，固应穷其至数，余请卒闻其道。天师，尊之号也。虚邪，即风从虚乡来，故曰虚邪。风雨寒热，四时正气也。四时正气，不得虚邪之气，亦不能伤人。卒风暴雨，虽非正气，不得虚邪之气，亦不能伤人。独有虚邪之气，亦不能伤人。必因虚邪之风，及身形虚相感，故得邪客于形。风雨寒

暑，四时正气，为实风也。众人肉坚，为实形也。两实相逢，无邪客病也。故虚邪中人，必因天时虚风，并身形虚，合以虚实也。参，合也。虚者，形虚也。实者，邪气盛实也。两者相合，故大病成也。邪气舍定之处，即因处以施病名。如邪舍形头，即为头眩等头病也；若舍于腹，即为腹痛泄利等病也；若舍于足，则为足悗不仁之病也。上，谓头面也。下，谓尻足也。中，谓腹。三部各有其外也。贞，正也。三部各有分别，故名三贞也。●马莳曰：此言邪气之淫泆，始于虚以感之，而以次传舍，则为积也。上文言风雨寒暑清湿，而此曰风雨寒热，又曰疾风暴雨，辞不同，而均之为外感也。然此诸外感者，不得天之虚邪，则不能伤人也。（虚邪，见《上古天真论》、本经《九宫八风》等篇。）又不得人之本虚，亦不能伤人也。此以天之虚、人身形之虚，两虚相得，所以诸邪得以客其形耳。若天有实风，（《九宫八风》篇以从其所居之乡来为实风，主生长养万物。）人有实气，则两实相逢，众人肉坚，必不客其形矣。此可以见人之中于虚邪，由于天时之虚与其身形之虚，故参以虚实之法，则知大病之所由成也。又由其邪气之有定舍，而命其病体之有定名，当为上下中外之三员，犹言三部也。盖人身大体，自纵而言之，则以上中下为三部，自横而言之，则以在表、在里、半表半里为三部，故谓之上下中外之三员也。●张介宾曰：先师，先进之称也。从冲后来者为虚风，伤人者也。从所居之乡来者为实风，主生长养万物者也。若人气不虚，虽遇虚风，不能伤人。故必以身之虚而逢天之虚，两虚相得，乃客其形也。若天有实风，人有实气，两实相逢而众人肉坚，邪不能入矣。三员，如下文虚邪之中人，病因表也；积聚之已成，病因内也；情欲之伤脏，病在阴也，即内外三部之谓。虚风义详运气类三十五、六。●张志聪曰：此言风雨之邪，客于形而不伤气者，传舍于内而成积也。《金匮要略》云：一者经络受邪，入脏腑为内所因，此言邪伤六经之气，而内入于脏腑者也。盖三阴三阳之气，主于肤表而合于六经。故邪伤于气，则折毛发理，使正气横倾，淫邪泮衍于肌腠络脉之间，而传溜于血脉，经脉内连脏腑，是以大邪入脏，腹痛下淫，可以致死，而不可以致生。盖阴阳六气，生于五行，五脏内合五行，外合六气，故伤于气者，传溜于血脉，则内干脏腑矣。如病形而不病气者，虽传舍于经脉，只留于肠胃之外而成积也。夫虚邪之中人也，洒淅动形，正邪之中人也微，先见于色，不知于其身，若有若无，若亡若存，有形无形，莫知其情，是虚邪伤形，而正邪伤气也。正邪者，天之正气，风寒暑湿燥火也。盖天有此六气，而人亦此六气，是以正邪中气，同气相感也。故曰风雨寒热，不得虚邪，不能独伤人。伤人者，谓伤人之形也。虚邪者，虚乡不正之邪风。形者，皮脉肉筋骨，五脏之外合，应地之五行也。地之五行，应天之五时，地之五方。虚风者，春时之风，从西方来，夏时之风，从北方来，此五行不正之气，故伤人之形。是天之六气，伤人之六气，地之五行，伤人之五形。盖人秉天地之形气，而生成此形气也。是以虚邪之风，与其身形，两虚相搏，乃客于形，传舍于肠胃之外而成积也。众人肉坚者，承上文而言二十五形之人，血气不足，不能充肤热肉，以致虚邪之客于形，非比众人之肉坚也。因于天时者，因春时之西风，夏时之北风。大病乃成者，大邪着于肠胃之间而成积也。气有定舍者，言邪气淫泆，不可胜论，或着于孙络，或着于经输，而后有定名也。此论风雨伤上，下节论清湿伤下，末节论喜怒伤中，而分为三员也。徐振公曰：一篇之中，并不提一气字，而此节用三形字，反复三转，下节云：内伤于忧怒，则气上逆。正所谓风寒伤形，忧恐忿怒伤气，阐发圣义，须全经贯通，方能具大手眼。●《集注》眉批：风乃阳邪，雨乃阴邪，故为寒为热。又：气主皮毛，气伤，故毛折。又：王子方曰：谓二十五形之人。又：五形之人，众之所以欺也。又：风寒为大邪。●汪昂曰：
马注：人身自纵言之，则以上中下为三部，自横言之，则以在表、在里、在半表半里为三
部，故病有中上、中下、中表、中里之异。●薛雪曰：从冲后来者为虚风，伤人者也。从
所居之乡来者为实风，主生长、养万物者也，若人气不虚，虽遇虚风，不能伤人，故必以
身之虚，而逢天之虚，两虚相得，乃客其形也，若天有实风，人有实气，两实相逢，而众
人肉坚，邪不能入矣。三员，如虚邪之中人，病因表也；积聚之已成，病因内也；情欲之
伤脏，病在阴也。●黄元御曰：三员，即三部也。●陈念祖曰：此言风雨之邪，客于形而
不伤气者，得舍于内而成积也。《金匮要略》云："一者，经络受邪，入脏府为内所因。"
此言邪伤六经之气而内入于脏府者也。盖三阴三阳之气主于肤表，而合于六经，故邪伤于
气，则折毛发理，使正气横倾，淫邪泮衍于肌腠络脉之间，而传流于血脉经脉，内连脏
府，是以大邪入脏，腹痛下淫，可以致死，而不可以致生也。●丹波元简曰：《甲乙》
"相得"作"相搏"，"肉坚"作"肉间"，"员"作"真"。马云：上文言风雨寒暑清湿，
而此曰风雨寒热，又曰疾风暴雨，辞不同，而均之为外感也。然此诸外感者，不得天之虚
邪，则不能伤人也。（虚邪见本经《九宫八风》等篇。）又不得之人之本虚，亦不能伤人
也。此以天之虚，人身形之虚，两虚相得，所以诸邪得以客其形耳。若天有实风。（《九
宫八风》篇："以从其所居之乡来为实风，主生，长养万物。"）人有实气，则两实相逢，
众人肉坚，必不客其形矣。三员，犹言三部也。盖人身大体，自纵而言之，则以上中下为
三部，自横而言之，则以在表在里半表半里为三部，故谓之上下中外之三员也。张云：三
员如下文虚邪之中人，病因表也；积聚之已成，病因内也；情欲之伤脏，病在阴也；即内
外三部之谓。志云：此论风雨伤上，下节论清湿伤下，末节论喜怒伤中，而分为三员也。
简案：据有一"外"字，张注为是，员数也。故马注为部。●章楠曰：寻常风雨寒热，
不能伤人，必因虚邪之风，与身形之虚，两虚相遇，邪乃客之。盖太乙所居之宫，风从后
来者为虚邪，从前来者为实邪，义详前卷《灵枢·九宫八风》篇。若身形实而邪实，两
实相逢，则肉坚不能伤也。若天时身形，虚实相参，而中其邪，大病乃成。邪客于身而有
定舍，因其邪在之所而立病名，分上下中外三部，以其直则有上中下三焦，横则有表里中
三层。●周学海曰：以上为第一节，是叙病之源，统冒全篇。

66.3　是故虚邪之中人也，始于皮肤①，皮肤缓则腠理开，开则邪从毛发
入，入则抵深，深则毛发立②，毛发立则淅然③，故皮肤痛④。留而不去，则
传舍于络脉，在络之时，痛于肌肉，其痛之时息，大经乃代⑤。留而不去，传
舍于经，在经之时，洒淅喜惊⑥。留而不去，传舍于输⑦，在输之时，六经不
通⑧，四肢则肢节痛，腰脊乃强⑨。留而不去，传舍于伏冲之脉⑩，在伏冲之
时，体重身痛⑪。留而不去，传舍于肠胃⑫，在肠胃之时，贲⑬响腹胀，多寒
则肠鸣飧泄，食不化，多热则溏出糜⑭。留而不去，传舍于肠胃之外，募原之
间⑮，留着于脉，稽留而不去，息而成积⑯，或着孙脉，或着络脉，或着经脉，
或着输脉，或着于伏冲之脉，或着于膂筋，或着于肠胃之募原，上连于缓筋，
邪气淫泆，不可胜论⑱。

①汪昂曰：在表。

②汪昂曰：竖。

③汪昂曰：寒貌。

④丹波元简曰：《甲乙》"抵"作"稍"。张云：此下言阳邪传舍之次也。邪之中人，必由表入里，始于皮肤，表虚则皮肤缓，故邪得乘之。邪在表则毛发竖立，因而淅然，寒邪伤卫，则血气凝滞，故皮肤为痛。凡寒邪所袭之处，必多酸痛，察系何经，则在阴在阳，或深或浅，从可知矣，诊表证者，当先乎此也。此下百病始生之义，与《皮部论》大同。

⑤汪昂曰：络邪传经。●丹波元简曰：《甲乙》"其痛之时息"作"其病时痛时息"。张云：邪在皮毛，当治于外，留而不去，其入渐深，则传舍于络脉，络浅于经，故痛于肌肉之间。若肌肉之痛，时渐止息，是邪将去络而深，大经代受之矣。简案：马以代为脉代中止之义，非也。志云：大经者，经隧也。经隧者，五脏六腑之大络也。盖大经即经脉对络，而谓之大经，志注恐误。●周学海曰：息，长久也。代，气弱不振也。《岁露论》曰"经气结代"。

⑥汪昂曰：外则恶寒，内则善惊。●丹波元简曰：张云：络浮而浅，经隐而深，邪气自络入经，犹为在表，故洒淅恶寒，然经气连藏，故又喜惊也。

⑦汪昂曰：六经之俞穴。

⑧汪昂曰：邪气间隔。【编者按：汪昂句读在"四肢"之后。】

⑨丹波元简曰：《甲乙》"四肢则肢节痛"作"四节即痛"四字。张云：凡诸输穴，皆经气聚会之处，其所留止，必在关节溪谷之间，故邪气自经传舍于输，则六经为之不通，而肢节腰脊，为痛为强也。

⑩汪昂曰：《岁露》篇论疟曰：入脊内，注于伏冲之脉。《素问》又作"伏膂之脉"。王注：谓膂筋之间，肾脉之伏行者也。巢元方作"伏冲"，谓冲脉之上行者也。

⑪丹波元简曰：张云：伏冲之脉，即衝脉之在脊者，以其最深，故曰伏冲。《岁露》篇曰"入脊内，注于伏冲之脉"是也。邪自经输，留而不去，深入于此，故为体重身痛等病。简案：伏冲之脉，即《疟论》伏膂之脉，马以伏膂之脉，为下文所谓膂筋，误。

⑫汪昂曰：经邪入府。

⑬汪昂曰：奔。

⑭汪昂曰：便溏如糜。●丹波元简曰：张云：邪气自经入脏，则传舍于肠胃，而为奔向腹胀之病，寒则澄澈清冷，水谷不分，故为肠鸣飧泄。食不化热，则溺垢下注，故为溏为糜，以糜秽如泥也。简案：糜、糜古通用，及糜烂也。溏出糜，盖谓肠垢赤白滞下之属。张注似为糜鹿之屎，恐非也。马则云，糜者谷之不化。志同。则与上文飧泄何别？误尤甚。

⑮汪昂曰：皮里膜外。

⑯杨上善曰：皮肤缓者，皮肤为邪所中，无力不能收，故缓也。人毛发中虚，故邪从虚中入也。枢，久也。邪气逆入，久深腠理之时，振寒也。去，散邪也。孙络、大络，皆称络脉也。十二经脉行皆代息，以大经在肌肉中，今肌肉痛，故大经代息也。经脉连于五脏，五脏为邪气所动，故其善惊，惊即湿泝振寒也。泝，音诉。输，谓五脏二十五输，六腑三十六输。大经，谓三阴三阳也。输在四支，故四支痛也。足太阳及督脉在腰脊，邪气循之，故急强也。冲脉为经络之海，故邪居体重。贲向【编者按："向"与"响"通假，

未出校．}，虚起貌。多寒则邪为飧泄，多热则邪为溏糜。糜，黄如糜也。肠胃之腑，外有募原，邪传肠胃之外，溢至募原之间也。脉，谓经脉及络脉也。谓邪著于经络之脉，传入肠胃之间，长息成于积病，此句是总也。●张介宾曰：此下言阳邪传舍之次也。邪之中人，必由表入里，始于皮肤，表虚则皮肤缓，故邪得乘之。邪在表则毛发竖立，因而淅然。寒邪伤卫则血气凝滞，故皮肤为痛。凡寒邪所袭之处，必多酸痛，察系何经，则在阴在阳，或深或浅，从可知矣，诊表证者，当先乎此也。此下百病始生之义，与皮部论大同，详经络类三十一。邪在皮毛，当治于外，留而不去，其入渐深，则传舍于络脉，络浅于经，故痛于肌肉之间。若肌肉之痛时渐止息，是邪将去络而深，大经代受之矣。络浮而浅，经隐而深，邪气自络入经，犹为在表，故洒淅恶寒。然经气连脏，故又喜惊也。凡诸输穴，皆经气聚会之处，其所留止，必在关节溪谷之间，故邪气自经传舍于输，则六经为之不通，而肢节腰脊为痛为强也。伏冲之脉，即冲脉之在脊者，以其最深，故曰伏冲，《岁露》篇曰入脊内注于伏冲之脉是也。详本类后四十九。邪自经输，留而不去，深入于此，故为体重身痛等病。邪气自经入脏，则传舍于肠胃而为奔向腹胀之病。寒则澄澈清冷，水谷不分，故为肠鸣飧泄食不化；热则浊垢下注，故为溏为糜，以糜秽如泥也。肠胃之外，募原之间，谓皮里膜外也，是皆隐蔽曲折之所，气血不易流通，若邪气留着于中，则止息成积，如疟痞之属也。募音暮。●薛雪曰：此下言阳邪传舍之次也。邪之中人，必由表入里，始于皮肤。表虚则皮肤缓，故邪得乘之。邪在表则毛发竖立，因而淅然。寒邪伤卫则血气凝滞，故皮肤为痛。凡寒邪所袭之处必多酸痛，察系何经，在阴在阳，或深或浅，从可知矣。诊表证者，当先乎此也。邪在皮毛，当治于外。留而不去，其入渐深，则传舍于络脉，络浅于经，故痛于肌肤之间。若肌肉之痛时渐时息，是邪将去络而深，大经代受之矣。络浮而浅，经隐而深。邪气自络入经，犹为在表，故洒淅恶寒，然经气连脏，故又喜惊也。凡诸输穴，皆经气聚会之处。其所留止，必在关节溪谷之间，故邪气自经传舍于输，则六经为之不通，而肢节腰脊，为痛为强也。伏冲之脉，即冲脉之在脊者，以其最深，故曰"伏冲"。邪自经输留而不去，深入于此，故为体重身痛等病。邪气自经入脏，则传舍于肠胃，而为奔向腹胀之病。寒则澄澈清冷，水谷不分，故为肠鸣飧泄，食不化；热则浊垢下注，故为溏为糜，以糜秽如泥也。肠胃之外，募原之间，谓皮里膜外也，是皆隐蔽曲折之处，气血不易流通，若邪气留着于中，则止息成积，如疟痞之属也。●丹波元简曰：马云：募原之间者，即皮里膜外也。张云：肠胃之外，募原之间，谓皮里膜外也。是皆隐蔽曲折之所，气血不易流通。若邪气留着于中，则止息成积，如疟痞之属也。志云：募原者，肠胃外之膏膜。楼氏《纲目》从"是故虚邪之中人也"至"舍于肠胃之外，募原之间"为一节，注云：以上数端，皆邪气袭虚，留而不解去，以次相传，未曾留着，无有定所。若留着而有定所，则不能传矣，所谓留着者，当如下文法云。

⑰周学海曰：募原，夹膜之中空者也。缓筋，脏腑之系络也，西书谓之"网油"。

⑱杨上善曰：以下言邪著成积，略言七处，变化滋章，不可复论也。输脉者，足太阳脉，以管五脏六腑之输，故曰输脉。膂筋，谓肠后脊膂之筋也。缓筋，谓足阳明筋，以阳明之气主缓。●马莳曰：是故虚邪之中人也，始于皮肤，正以皮肤缓则腠理开，开则邪从毛发入，入则至深，深则毛发立，立则皮肤淅然而寒，遂因之而为痛，其始之于皮肤者如此。及留而不去，则传舍于络脉，如足太阳膀胱经在飞扬之谓。盖浮而易见者为络，深而

不见者为经。凡各部分肉之络脉皆是也。此其肌肉尽痛，则深于皮肤矣。其痛之时，呼吸之际，大经之脉不能流通，而间有脉之代而中止不能自还者，其继而在络脉者如此。留而不去，传舍于经，如凡各经之脉其直行者是也，如足太阳膀胱在昆仑之谓，此则洒淅恶寒，喜于多惊，其在经者如此。留而不去，传舍于输穴，如足太阳膀胱经在束骨之谓，时则六经不通于四肢，肢节皆痛，腰脊乃强，其在输者又如此。留而不去，传舍于伏冲之脉，时则身体重而且痛也，其在于伏冲之脉者如此。（按《素问·疟论》有伏膂之脉，今曰伏冲，然下文有"或着于伏冲之脉，或着于膂筋"，则膂筋当与伏冲为二。然此处不曰"留而不去，传舍于膂筋"，而下文乃有"或着于膂筋"，则膂筋与伏冲亦相近，可以为二，又可以为一者也。大义又见本经《岁露论》篇。）留而不去，传舍于在上之胃、在下之肠，时在肠胃之间，其声为奔响，且为腹胀，内而寒气或多，则肠鸣而飧泄，其食不化；内而热气或多，则后之所去者必溏，溏者秽之不坚而杂水者也，且所出者为糜，糜者谷之不化者也。其在肠胃者又如此。留而不去，传舍于肠胃之外、募原之间，募原之间者，即皮里膜外也。时则留着于脉，若稽留而不去，则息而成积矣，其在于肠胃之外者又如此。由上文观之，或着于孙脉，或着络脉，或着输脉，或着于伏冲之脉，或着于膂筋，或着于肠胃之募原，上连于缓筋，此乃邪气之所淫泆，其不可胜数者又如此。●张介宾曰：此下言邪气所着，淫泆之变也。膂筋详下文。募原，如手太阴中府为募、太渊为原之类也。缓筋，支别之柔筋也。邪之所着则留而为病，无处不到，故淫泆不可胜数。膂音吕。泆音逸。●张志聪曰：（飧叶孙。胜平声。）此言风雨虚邪，伤于形身之上，从形层传舍于内而成积也。夫邪之中人，必先始于皮毛，人之形虚，则皮肤缓而腠理开，开则邪从毛发入，入则抵深，深则毛发立。盖气者，所以充肤泽毛。如邪伤气，则折毛发理，此邪入于皮肤而气不伤，故毛发立。淅然者，洒淅动形也。皮肤痛者，邪留于皮肤也。络脉者，浮见于皮肤之孙脉络脉。在络之时，痛于肌肉者，邪留于肌肉络脉之间，而不得入于经也。《缪刺》篇曰：邪之客于形也，必先舍于皮毛；留而不去，入舍于孙脉；留而不去，入舍于络脉；留而不去，入舍于经脉；内连五脏，散于肠胃。此邪之从皮毛而入，极于五脏之次也。如此则治其经焉，今邪客于皮毛，入舍于孙络，留而不去，闭塞不通，不得入于经，流溢于大络而生奇病也。息，止也。大经乃代者，谓邪止于肌肉络脉之间，不得入于经脉，而流于大经也。大经者，经隧也。经隧者，五脏六腑之大络也。传舍于经者，传舍于胃腑之经隧。足阳明之脉病，故惕然而喜惊也。输者，转输血气之经脉，即脏腑之经隧也。脏腑之大络，左右上下，并经而出，布于四末，故邪留于输，则六经不通，四肢之肢节痛也。腰脊乃强者，脏腑之大络，通于督络之长强也。伏冲者，伏行腹内之冲脉。冲脉者，起于胞中，挟脐上行至胸中而散于皮肤，充肤热肉，濡养筋骨，邪留于内，则血气不能充溢于形身，故体重身痛也。留而不去，传舍于肠胃，在肠胃之时，贲响腹胀，多寒则肠鸣飧泄，多热则溏出糜。糜者，谷之不化者也。募原者，肠胃外之膏膜。留着于脉者，募原间之脉络也。稽留其间而不去，则止于此而成积矣。孙脉络脉者，募原中之小络。经脉者，胃腑之大经也。输脉者，脏腑之大络，转输水谷之血气者也。伏冲者，伏行于腹之冲脉。募原者，肠胃之脂膜也。膂筋者，附于脊膂之筋。缓筋者，循于腹内之筋也。此数者，在于肠胃之前后左右，邪随着而为积，邪之淫泆，不可胜数也。●徐振公曰：邪伤气，则邪从经脉而内干脏腑。盖三阴三阳之气，生于脏腑，从经脉而出于肤表，故邪亦从经脉而内干于脏腑也。邪伤形，则从别络而入于肠胃之外。盖形中之血气，出于胃腑水谷之精，渗出于胃外之孙脉络脉，溢于胃之大络，转注于脏腑之经隧，外出于孙络皮肤，所以充肤热肉，渗皮毛濡筋骨者也。是以形中之邪，亦从外之孙络，传于内之孙络，留于肠胃之外而成积。故下文曰：其着孙络之脉而成积者，其积往来上下，臂手孙络之居也。浮而缓，不能拘积而止之，盖外内孙络之相通，是以外内之相应也。●倪仲宣曰：古来论完谷不化，有言因于寒者，有言因于热者，今本经以多热则溏出糜，是因于热矣。盖火能速物而出，故不及化。●《集注》眉批：经脉之大者为输。又：六经者，手之六经也。又：募原之内有细络。又：玉师曰：本经凡论针、论证之中，宜体认经脉形气之内外出入。●薛雪曰：此下言邪气所着，淫泆之变也。募原，如手太阴中府为募，太渊为原之类也。缓筋，支别之柔筋也。●黄元御曰：痛之时息，大经乃代，痛止则内传大经，代络脉而受病也。腧，十二经之腧穴，地在四肢关节之间，邪客腧穴，格阻经脉，故六经不通，肢节痛而腰脊强。伏冲之脉，即冲脉之在脊者，督之伏行者，曰伏冲，亦曰伏膂，前行即为冲脉，实一脉也。溏出糜，便溏而胶粘也。募，肠胃之募穴，原，盲之原也（《素问·病能论》：盲之原，在脐下。盲，足少阴之盲腧是也）。肠胃之外，募原之间。其地空虚，邪气稽留。故止而成积。●陈念祖曰：此言风雨虚邪伤于形身之上，从形身传舍于内而成积也。●丹波元简曰：《甲乙》"孙脉"作"孙络"。志云：伏冲者，伏行于腹之冲脉。募原者，肠胃之脂膜也。膂筋者，附于脊膂之筋。缓筋者，循于腹内之筋也。此数者，在于肠胃之前后左右，邪随着而为积，邪之淫溢，不可胜数也。简案：张云：募原如手太阴中府为募、太渊为原之类也。缓筋，支别之柔筋也。此说不可从，志注为是，盖缓筋即宗筋。王氏《痿论》注云，横骨上下齐两旁竖筋，正宗筋也。此可以证下文云。"其着于缓筋也，似阳明之积"乃与《痿论》"冲脉者，经脉之海也，主渗灌溪谷，与阳明合于宗筋"相符。●章楠曰：虚邪中人，初在皮肤，留而不去，则渐入渐深，各有现证可验，而不随证治之，则病根深痼难去。当邪之初入，其流传亦无定所，或浅或深，留着为病，以至久着不去，则息而成积，乃不复流传，以其与气血胶结而成瘀积也。故邪气之淫泆蔓延，何可胜论哉！●周学海曰：以上为第二节，叙邪之由浅渐深，是叙病之舍也。

66.4 黄帝曰：愿尽闻其所由然。岐伯曰：其着孙络之脉而成积者，其积往来上下，臂手孙络之居也，浮而缓，不能句积而止之，故往来移行肠胃之间，水凑渗注灌，濯濯有音，有寒则䐜䐜满雷引，故时切痛①，其著于阳明之经则挟脐而居，饱食则益大，饥则益小②。其著于缓筋也，似阳明之积，饱食则痛，饥则安③。其着于肠胃之募原也，痛而外连于缓筋，饱食则安，饥则痛④。其着于伏冲之脉者，揣之应手而动，发手则热气下于两股，如汤沃之状⑤。其着于膂筋，在肠后者饥则积见，饱则积不见，按之不得⑥。其着于输之脉者，闭塞不通，津液不下，孔窍干壅⑦，此邪气之从外入内，从上下也⑧。

①丹波元简曰：《甲乙》"臂手"作"擘乎"（注云：擘，音拍，破尽也），"句"作"拘"，"肠胃之间"，"之间"作"外"，无"水"字，"䐜"上有"腹"字，无"张"字。张云：凡络脉之细小者，皆孙络也。句，拘也。邪着孙络成积者，其积能往来上下，盖积在大肠小肠之络，皆属手经，其络浮而浅，缓而不急，不能句积而留止之，故移行于

肠胃之间。若有水则凑渗注灌，濯濯有声，若有寒，则为胀满及雷鸣，相引时为切痛。简案："臂手"作"擘"，于义易通。

②丹波元简曰：张云：足阳明经，挟脐下行，故其为积则挟脐而居也。阳明属胃，受水谷之气，故饱则大、饥则小。

③丹波元简曰：张云：缓筋在肌肉之间，故似阳明之积。饱则肉壅，故痛。饥则气退，故安。志云：缓筋者，经于腹内之筋，故有似乎阳明之积。饱则胀，故痛；饥则止而安也。

④丹波元简曰：张云：肠胃募原痛连缓筋，饱则内充外舒，故安。饥则反是，故痛。志云：募原者，肠胃之膏膜。饱则津液渗润于外，故安；饥则干躁，故痛也。

⑤丹波元简曰：张云：伏冲义如前，其上行者循背里，络于督脉，其下行者，注少阴之大络，出于气街，循阴股内廉，入腘中，故揣按于腹，则应手而动；若起其手，则热气上行于两股间，此邪着伏冲之验也。马云：以手揣摸其积，应手而动，举手则热气下于两股间。简案：《举痛论》曰：寒气客于冲脉，……则脉不通，……则气因之，故喘动应手矣。乃此之义也。

⑥丹波元简曰：张云：膂，吕同，脊骨也。脊内之筋曰膂筋，故在肠胃之后。饥则肠空，故积可见；饱则肠满蔽之，故积不可见，按之亦不可得也。

⑦杨上善曰：愿尽闻者，愿尽闻于成积所由。居，著也。邪气著于臂手孙络，随络往来上下，其孙络浮缓，不能勾止积气，臂手之络行在肠间，故邪随络脉往来，令肠间之水凑渗有声也。濯濯，水声也。邪循于络，在肠间时，有寒则孙络䐜满，引肠而作雷声，时有切痛。胃脉足阳明之经，直者下乳内廉，下侠脐入气街中，故邪气著之，饱食则其脉粗大，饥少谷气则脉细小，今人称此病两弦也。缓筋，足阳明之筋也。邪客缓筋，是足阳明筋从上下腹，侠脐而布，似足阳明经脉之积。饱则大而痛，饥小而安，亦邪侠经之大小也。募，谓肠胃腑之募也。原，谓肠胃腑之原也。募原之气外来，连足阳明筋，故邪使饱安饥痛也。冲脉下者，注少阴之大络，出于气街，循阴股内廉入腘中，伏行骱骨内，下至内踝之属而别，前者伏行出跗属下，循跗入大指间，以其伏行，故曰伏冲。揣，动也。以手按之，应手而动，发手则热气下于两股如汤沃，邪之盛也。膂筋，足少阴筋，循脊内侠膂，在小肠后附脊。因饥则见，按之可得，饱则不见，按之难得也。输脉，足太阳脉也。以管诸输，络肾属膀胱，故邪著之，津液不通，大便干壅，不得下于大小便之窍也。●张介宾曰：凡络脉之细小者，皆孙络也。句，拘也。邪着孙络成积者，其积能往来上下，盖积在大肠小肠之络，皆属手经，其络浮而浅，缓而不急，不能句积而留止之，故移行于肠胃之间。若有水则凑渗注灌，濯濯有声，若有寒则为胀满，及雷鸣相引，时为切痛。句音垢。䐜音嗔。足阳明经挟脐下行，故其为积则挟脐而居也。阳明属胃，受水谷之气，故饱则大、饥则小。缓筋在肌肉之间，故似阳明之积。饱则肉壅，故痛。饥则气退，故安。肠胃募原痛连缓筋，饱则内充外舒，故安。饥则反是，故痛。伏冲义如前。其上行者，循背里，络于督脉；其下行者，注少阴之大络，出于气街，循阴股内廉入腘中。故揣按于股，则应手而动；若起其手，则热气下行于两股间。此邪着伏冲之验也。沃音屋。膂，吕同，脊骨也。脊内之筋曰膂筋，故在肠胃之后。饥则肠空，故积可见。饱则肠满蔽之，故积不可见，按之亦不可得也。输脉者，所以通血气。若闭塞不通，则津液干壅如此。●薛雪曰：凡络脉之细小者，皆孙络也。句，拘也。邪着孙络成积者，其积能往来上下，盖积在

大肠、小肠之络，皆属于经，其络浮而浅，缓而不急，不能句积而留止之，故移行于肠胃之间，若有水则凑渗注灌，濯濯有声。若有寒则为胀满及雷鸣相引，时为切痛。句，音垢。足阳明经挟脐下行，故其为积则挟脐而居也，阳明属胃，受水谷之气，故饱则大，饥则小。缓筋，在肌肉之间，故似阳明之积。饱则肉壅，故痛；饥则气退，故安。肠胃募原，痛连缓筋，饱则内充外舒，故安，饥则反是，故痛。伏冲，其上行者循背里，终于督脉，其下行者注少阴之大络，出于气街，循阴股内廉，入䐃中，故揣按于股则应手而动，若起其手，则热气下行于两股间，此邪着伏冲之验也。膂，脊骨也，脊内之筋曰"膂筋"，故在肠胃之后，饥则肠空，故积可见，饱则肠满蔽之，故积不可见，按之亦不可得也。输脉者，所以通血气，若闭塞不通，则津液干壅。●丹波元简曰：张云：输脉者，所以通血气。若闭塞不通，则津液干壅如此。志云：输之脉者，转输津液之脉，脏腑之大络也。胃腑水谷之精，从胃之大络，而注于脏腑之大络，从脏腑之大络，而出于皮肤。故积着于输之脉，则脉道闭塞不通，津液不下，而皮毛之化窍干塞也。此邪气之从外而内，从上而下，以成其积也。

⑧杨上善曰：结邪行处也。●马莳曰：此承上文而详言积之在于各所者，其状有不同，而病有所由始也。夫所谓邪之在孙络而成积者，其积往来上下于臂手孙络之居，浮而不沉，缓而不急，不能据积而止之，故往来相移其内，而肠胃之间有水凑聚注灌，濯濯濯有音，且有寒气则膜满，如雷有声而相引，时常为切痛也。其着于阳明经者，即胃经也，其积当挟脐而居，如饱食时则积益大，饥时则积益小也。其着于缓筋也，似前阳明之积，饱食则痛，如益大之谓，饥则安，则如益小之谓也。其着于肠胃之募原，积痛则外连于缓筋，如饱食则稍安，饥则必痛矣。其着于伏冲之脉，以手揣摸其积应手而动，举手则热气下于两股间，如有以汤沃之状也。其着于膂筋，膂筋在肠之后，故积亦在肠后，方其饥时则积反见，饱则积不见，按之又不可得也。其着于输之脉而为积者，当闭塞不通，津液不下行，故孔窍皆干壅也。凡所谓积之成者，皆邪气之从外而入内，从上而之下者也。●张介宾曰：此总结上文邪气之起于阳者，必自外而内，从上而下也。●张志聪曰：此承上文申明留着而成积者，各有形证也。孙络者，肠胃募原间之小络。盖胃腑所出之血气，渗出于胃外之小络，而转注于大络，从大络而出于孙络皮肤，其着于内之孙络而成积者，其积往来上下，其臂手孙络之居于外也。浮而缓，不能拘束其积而止之，故往来移行于肠胃之间，胃腑之水津，渗注于外，则濯濯有声。盖留滞于孙络，而不能注于大络也。阳明之经，乃胃之大络，故挟脐而居，饱则水谷之津注于外，故大；饥则津血少，故小也。缓筋者，经于腹内之筋，故有似乎阳明之积。饱则胀，故痛；饥则止而安也。募原者，肠胃之膏膜。饱则津液渗润于外，故安；饥则干燥，故痛也。伏冲之脉，挟于脐间，故揣之应手而动，发手则热者，冲脉之血气充于外也。冲脉下循阴股，出于胫气之街，其气下于两股，如汤沃之状者，因积而成热也。膂筋者附于胁膂之内，在肠之后，故饥则积见，饱则不见，而按之不得也。输之脉者，转输津液之脉，脏腑之大络也。胃腑水谷之精，从胃之大络，而注于脏腑之大络，从脏腑之大络，而出于皮肤，故积着于输之脉，则脉道闭塞不通，津液不下，而皮毛之孔窍干壅也。此邪气之从外而内，从上而下，以成其积也。●徐振公曰：手孙络之居也，浮而缓者，谓无力也。胗孙络之浮缓者，胗尺肤也。盖脉之急者，尺之皮肤亦急，脉缓者，尺之皮肤亦缓，胃腑所出之气血，从阳明之五里而出于尺肤，是以胗孙络之浮缓，则知其无力而不能拘积也。●倪仲宣曰：寸关尺三部，以候脏腑

经脉之气，人迎气口，以候在外之气，尺肤以候内在之气。●《集注》眉批：句叶钩，拘也。又：在外之血气从孙络出于气街而行于皮肤，在内之血气从孙络出于气街而行于募原。此邪从孙络内出而成积，盖在内在外之络尽外则为气街也。●薛雪曰：此总结上文邪气之起于阳者，必自外而内，从上而下也。●黄元御曰：句，音钩。此言感外邪而成内积者。其着于孙络之脉而成积者，其积往来上下于臂手，是孙络之所居也。络脉浮缓，不能句积而留止之，故往来移行于肠胃之间，周身之水，凑渗注灌，濯濯有音。若再有寒气凝郁，则腹满雷引，故时切痛。其着于阳明之经而成积者，则挟脐而居（阳明经挟脐下行），饱食则益大，饥则益小。其着于缓筋而成积者，（缓筋，大筋之支者。）亦似阳明之积，饱食则痛，饥则安。其着于肠胃之募原而成积者，病连于缓筋，饱食则安，饥则痛。（饱食胃气壮，故安，饥则胃虚，故痛也。）其着于伏冲之脉而成积者，冲脉之下行者，注少阴之大络，出于气冲，循阴股内廉，而入腘中，揣之则气冲应手而动，（气冲，足阳明经穴，亦名曰气街，毛际两旁之动脉也。）发手则热气下于两股，如热汤浇沃之状。其着于膂筋，在肠后脊前者，饥则积见，饱则积不见，按之不得。其着于输脉者，经脉闭塞不通，津液格而不下，孔窍干涩壅阻。此皆邪气之从外入内，从上而下也。（此上下二部之病起于阳者。）●陈念祖曰：此申明留着而成积者，各有形证也。●丹波元简曰：张云：此总结上文邪气之起于阳者，必自外而内，从上而下也。楼云：此谓风雨袭阴之虚，病起于上而积生也。●章楠曰：浮在皮里之细络，名孙络，稍深而粗者，名大络，大络内通于经，阳经则通腑，阴经则通脏，故阴经又深于阳经，经有阴阳，故络亦有阴阳也。气血周行内外，无处不到，其邪客之，则气血瘀滞，久乃结而成积矣。积在孙络，往来上下者，以臂手乃孙络所居之处，其气浮浅而缓，不能拘止其积，故积往来移行，以至肠胃之间，肠胃为水饮灌注旁渗之地，而邪从旁凑之，故濯濯有音，如系寒积，则膜满雷鸣相引，时时切痛，因其络阻，气不流通也；其或着于阳明胃经，则挟脐而居，以经气聚于此也，饱食则胃气充溢于经，故积形益大，饥则气消，而仍小矣，经居于肉而不贴胃，无形质触碍，故积不痛；其着于缓筋者，缓筋贴胃，故似阳明之积，以其贴胃，饱则胃胀触动，故痛，饥则安矣；其着于肠胃之膜原，膜原，遮蔽胃中浊气者，饥则虚火冲动，故痛，饱则火息，故安，其痛连缓筋者，缓筋乃募原之枝也；其着于伏冲之脉者，脉在脊背肉内，是营气所流行者，被积壅阻，故揣之应手而动，发手则气流散，故觉热气下于两股，如汤沃之状也；积着于膂筋，其在肠胃之后，饥则肠胃空虚，故积现，饱则气漫，故积不现，以其在肠胃之后，躯体之里，故按之不可得也；积着于输之脉者，脉闭不通，则津液不能下输，故便窍干室。此皆言其邪气之从外入内，从上而下之成积也。●周学海曰：以上为第三节，叙病之症也，大义已晰，下文乃补叙病机也。病机者，病源与病舍病证之交际也。前叙病源，是叙其所由生；下叙病机，是叙其所由成。

66.5 黄帝曰：积之始生，至其已成，奈何？岐伯曰：积之始生，得寒乃生，厥乃成积也①。

①杨上善曰：夫聚者阳邪，积者阴邪也，此言病成；若言从生，阴阳生也。故积之始生，邪得寒气，入舍于足，以为积始也，故曰得寒乃生也。寒厥邪气上行，入于肠胃，以成于积也。●马莳曰：此原积之始生者必由于寒，而其所成则由于气之逆也。厥者，气逆

也。下文正详言之。●张介宾曰：此下言积之所以成也。●张志聪曰：此承上启下之文。风雨者，在天之邪而伤上；清湿者，在地之邪而伤下。在天曰生，在地曰成，故积之始生，得寒而生，清湿之邪，厥逆于下而成积也。●黄元御曰：厥，逆也。厥乃成积，即下文气上道则六腧不通，温气不行，凝血蕴裹，津液涩渗，而积成也。●陈念祖曰：此承上启下之文。风雨者，在天之邪而伤上；清湿者，在地之邪而上下。在天曰生，在地曰成。故积之始生，得寒而生，清湿之邪，厥逆于下而成积也。●丹波元简曰：《甲乙》"厥"下有"止"字。张云：此下言积之所以成也。●章楠曰：寒性凝敛气血，故积因寒生，至气血与邪胶结，而厥逆不行，其积乃成也。

66.6 黄帝曰：其成积奈何？岐伯曰：厥气生足悗，悗生胫寒，胫寒则血脉凝濇，血脉凝濇则寒气上入于肠胃，入于肠胃则䐜胀，䐜胀则肠外之汁沫迫聚不得散，日以成积①。卒然多食饮则肠满，起居不节，用力过度，则络脉伤，阳络伤②则血外溢，血外溢则衄血③，阴络伤④则血内溢，血内溢则后血⑤。肠胃之络伤则血溢于肠外，肠外有寒，汁沫与血相抟，则并合凝聚不得散，而积成矣⑥。卒然外中于寒，若内伤于忧怒，则气上逆，气上逆则六输不通，温气不行，凝血蕴里而不散，津液濇渗，着而不去，而积皆成矣⑦。

①张介宾曰：此言寒气下逆之成积者也。厥气，逆气也。寒逆于下，故生足悗，谓肢节痛滞不便利也。由胫寒而血气凝涩，则寒气自下而上，渐入肠胃，肠胃寒则阳气不化，故为䐜胀。而肠外汁沫迫聚不散，则日以成积矣。悗，美本切。胫，形景、形敬二切。●薛雪曰：此言寒气下逆之成积者也。厥气，逆气也。寒逆于下，故生足悗，谓肢节痛滞不便利也。由胫寒而血气凝涩，则寒气自下而上，渐入肠胃，肠胃寒则阳气不化，故为䐜胀，而肠外汁沫迫聚不散，则日以成积矣。●丹波元简曰：《甲乙》二"悗"字作"溢"。张云：此言寒气下逆之成积者。厥气，逆气也。寒逆于下，故生足悗，谓肢节痛滞不便利也。由胫寒而血气凝涩，则寒气自下而上，渐入肠胃，肠胃寒则阳气不化，故为䐜胀。而肠外汁沫迫聚不散，则日以成积矣。

②汪昂曰：三阳之络。
③汪昂曰：鼻血，衄，女六切。
④汪昂曰：三阴之络。
⑤汪昂曰：便血。
⑥张介宾曰：此言食饮起居失节之成积者也。卒然多食饮，谓食不从缓，多而暴也。肠胃运化不及，则汁溢膜外，与血相抟，乃成食积，如婴童痞疾之类是也。又或起居用力过度，致伤阴阳之络以动其血，瘀血得寒，汁沫相聚于肠外，乃成血积，此必纵肆口腹及举动不慎者多有之。●薛雪曰：此言食饮、起居失节之成积者也。卒然多食饮，谓食不从缓，多而暴也。肠胃运化不及，则汁溢膜外，与血相搏，乃成食积，如婴童痞疾之类是也。又或起居用力过度，致伤阴阳之络，以动其血，瘀血得寒汁沫相聚于肠外，乃成血积，此必纵肆口腹，及举动不慎者多有之。●丹波元简曰：张云：此言食饮起居，失节之成积者也。卒然多食饮，谓食不从缓，多而暴也。肠胃运化不及，则汁溢膜外，与血相抟，乃成食积，如婴童痞疾之类是也。又或起居用力过度，致伤阴阳之络，以动其血瘀，

血得寒汁沫相聚于肠外，乃成血积，此必纵肆口腹及举动不慎者多有之。马云：如阳经之络脉受伤，则血当外溢而为衄；如阴经之络脉受伤，则血当内溢而去后有血。志云：阳络者上行之络脉，阴络者下行之脉络。

⑦杨上善曰：以上言成积所由三别。外邪厥逆之气客之，则阳脉虚，故胫寒。胫脉皮薄，故血寒而涘泣。涘，凝也。寒血循于络脉上行，入于肠胃。寒血入于肠胃，则肠胃之内䐜胀，肠胃之外冷汁沫聚不得消散，故渐成积也。此为生积所由一也。盛饮多食无节，遂令脉满，起居用力过度，内络脉伤。若伤肠内阳络，则便衄血；若伤肠内阴络，遂则便血；若伤肠外之络，则血与寒汁凝聚为积。此则生积所由二也。人之卒然外中于寒，以入于内，内伤忧怒，以应于外，内外相搏，厥气逆上，阴气既盛，遂令六腑阳经六输皆不得通，卫气不行，寒血凝泣，蕴裹不散，著而成积，所由三也。●马莳曰：此承上文而详言积之始生至其所以成也。足之六经气有厥逆，则足闷然不得清利，由是而胫寒，由是而血脉凝涩，由是而寒气入于肠胃，内为䐜胀，外则汁沫迫聚，不得散释，日渐成积。又或卒多食饮，则肠中益满，又或起居用力不慎，则络脉伤，如阳经之络脉受伤，则血当外溢而为衄；如阴经之络脉受伤，则血当内溢而去后有血；如肠胃之络脉受伤，则血当溢于肠外，其肠外有寒汁沫与此血相搏，所以并合凝聚，不得散释，而积已成矣。又或卒然外中于寒，或内伤于忧，有时而怒，则气上逆，以致六经之输脉不通，热气不行，凝结蕴裹而不释散，津液凝涩，着而不去，而积之所由成也。故曰积之始生，得寒乃生，厥乃成积者，其大义如此。●张介宾曰：此言情志内伤而挟寒成积者也。寒邪既中于外，忧怒复伤其内，气因寒逆则六经之输不通，暖气不行则阴血凝聚，血因气逆而成积，此必情性乖戾者多有之也。●张志聪曰：（䐜，莫本切也。门上声。）此言清湿之邪，伤下之形而成积也。悗，闷也。厥逆生足悗者，邪气厥逆于下，则足胫悗，而不得疏利矣。悗则生寒，寒则血脉凝涩，而寒气上入于肠胃，入于肠胃则䐜胀，胀则肠外之汁沫，迫聚不得散，日久而成积矣。若卒然多食饮，则肠满，又或起居不节，用力过度，则络脉伤。络脉者，即脏腑所出血气之别络也。阳络者，上行之络脉，伤则血外溢于上而为衄；阴络者，下行之络脉，伤则血内溢而为后血。肠胃之络伤，则血溢于肠外，肠外有寒汁沫，与血相搏，则并合凝聚，不得散而积成矣。或卒然外中于寒邪，若兼之内伤于忧怒，则气上逆，气上逆则六输不通。输者，转输血气之脉；六者，手经之输，即阳络也。六输不通，则温肤热肉之气不行，血凝蕴裹而不散，津液涩于络中，渗于络外，着而不去而积成矣。此言汁沫迫聚，或肠外之寒汁沫，与血相搏，皆为成积也。或外中于寒，兼之内伤忧怒凝血与津液留着，亦皆成积也。按经脉有手三阴三阳之大络，并经而上循于手，足三阴三阳之大络，并经而下循于足，主行血气，渗出于脉外以养形，是以阳络伤，则上出于空窍而为衄血；阴络伤，则内出于肠胃而为便血，六输不得上通于外，则内溢于脉外而成积，是外内皆主渗出于脉外者也。●徐振公曰：因于风雨所生之积，着于有形而生，故曰生。因于清湿所成之积，乃凝血与津汁，搏聚于空郭之中，如怀子之状，虚悬而成形。盖因于天者，本于无形，故附于有形而生，因于地者，乃自成其形也。●《集注》眉批：《小针解》曰：夫气之在脉也。清湿地气之中，必从足始。盖天之风雨伤人皮肤，从皮肤而入于络脉；地之水湿伤人脉络，从脉络而出于肌腠。血外溢者，外溢于皮肤而为衄；血内溢者，内溢于募原而便血。血溢于肠外者，从络脉之尽处外出于郛郭之中而成积。又：上下皆伤，形中之血气。又：六输者，即上文所谓输之脉。●薛雪曰：此言情志内伤而挟寒成积者也。寒邪既

中于外，忧怒复伤其内，气因寒逆则六经之输不通，暖气不行则阴血凝聚，血因气逆而成积，此必情性乖戾者多有之也。●黄元御曰：气厥则生足悗，悗生胫寒，胫寒则血脉凝涩，血脉凝涩则寒气上入于肠胃而生䐜胀，䐜胀则肠外之汁沫迫聚不散，日以成积，此时但是汁沫凝结而已。再当饮食过度，肠胃充满之时，而起居不节，用力过度，伤其络脉。阳络伤则血外溢于鼻孔，阴络伤则血内溢于大便，肠胃之络伤则血溢于肠外。其衃泄所不尽者，与肠外之寒汁沫两相抟结，则并合凝聚，而积成矣。再当外中风寒，或因内伤忧怒，经脏壅迫，则气必上逆，气逆则六腧不通，（六经腧穴，不能旁通。）温气不行，（血中温气，不得运行。）凝血蕴裹而不散，肠外津液涩渗于此，着而不去，而积皆成矣。此以汁沫而得凝血，凝血而得津液，皆积聚所由成也。●陈念祖曰：此言清湿之邪，伤下之形而成积也。悗，闷也。●丹波元简曰：《甲乙》"忧怒"作"忧恐"，"六输"作"穴输"，"蕴里"作"蕴裹"，"涩渗"作"凝涩"。张云：此言情志内伤而挟寒成积者也。寒邪既中于外，忧怒复伤其内，气因寒逆，则六经之输不通，暖气不行则阴血凝聚，血因气逆而成积，此必情性乖戾者多有之也。楼云：此谓清湿袭阴之虚，病起于下而成积也。简案：《甲乙》"六"字、"里"字，并误。●章楠曰：此举外感、内伤皆能成积者也。厥气生于足，悗悗生胫寒者，外邪受于足经也。悗悗，犹闷闷也，因足三阴经脉上行入腹者，由是而血脉凝涩，内传肠胃而成积。盖邪从外入内，从上而下者，前文已明，此又申说邪从下受，及由内伤七情饮食者。若卒然多饮食，及起居不节，用力过度，以致络伤，血溢肠外，占寒汁沫凝聚而成积。又有外中寒邪，内伤忧怒，则气上逆而六输不通，六输者，六腑转输之经脉也，腑为阳，输不通，故温气不行，血凝不散，津液涩而不流，旁渗留着而皆成积，此由外感兼内伤者也。盖阳络浮浅而阳气上升，故络伤则血外溢而吐衃，阴络深沉而阴气下降，故络伤则血内溢而便血，血既离经，则必与肠外汁沫相搏，及其成积，或着于阴，或着于阳，或腑，或脏，皆有外证可验，如前后文之所明者，已详尽矣。●周学海曰：此病机之自外而内也，是生于阳。

66.7 黄帝曰：其生于阴者，奈何？岐伯曰：忧思伤心，重寒伤肺，忿怒伤肝，醉以入房，汗出当风伤脾，用力过度，若入房汗出浴则伤肾①，此内外三部之所生病者也②。

①张介宾曰：此言情欲伤脏，病起于阴也。伤心者病在阳，伤肺者病在气，伤肝者病在血，伤脾者病在营卫，伤肾者病在真阴。凡伤脏者，皆病生于阴也。此节与下篇《邪气脏腑病形论》者大同。●丹波元简曰：《甲乙》"浴"下有"水"字。张云：伤心者病在阳，伤肺者病在气，伤肝者病在血，伤脾者病在营卫，伤肾者病在真阴。凡伤脏者，皆病生于阴也。此节与下篇《邪气脏腑病形论》者大同。楼云：此谓喜怒伤脏，病起于阴也。风雨袭阴之虚，则病起于上而生积；清湿袭阴之虚，则病起于下而成积。此内外三部皆受病，其积方成矣。●周学海曰：此病机之自内而成也，是生于阴。

②杨上善曰：前言积成于阳，以下言积成于阴。忧思劳神，故伤心也。饮食外寒，形冷内寒，故曰重寒。肺以恶寒，故重寒伤肺。肝主于怒，故多怒伤肝也。因醉入房，汗出当风，则脾汗得风，故伤脾也。肾与命门，主于入房，故用力及入房，汗出浴水，故伤于肾也。忧思为内，重寒为外，入房当风以为内外，故合前三部所生病。●马莳曰：（此节

大义与本经《邪气脏腑病形》篇第二节同。）此言积之生于阴者，以五脏各有所伤也。前篇言积所生之处，皆非生之于五脏者也，故帝以生于阴经者为问。伯言五脏各有所伤，故积之所由生也，忧思则必伤其心；重寒伤肺，即本经《邪气脏腑病形》篇云"形寒寒饮"是也；忿怒则伤肝；方醉之时乃入于房，以致汗出，而复当于风，则风又从而入之，则伤脾；用力过度，乃入于房，以致汗出而复往浴体，则伤肾。此乃或内或外，或上中下三部，随各脏之经络而积之所生者也。●张介宾曰：总结上文也。●张志聪曰：此言喜怒不节，则伤五脏之形，而病起于阴也。忧思伤心，形寒饮冷则伤肺；忿怒不节则伤肝；醉以入房，汗出当风则伤脾；用力过度，若入房汗出则伤肾。此外因于天之风雨，地之清湿，内因于五脏之情志，而成上中下三部之积也。按：五脏止曰生病，而不曰积。盖五脏之病积，在气而非有形也。《难经》所谓在肝曰肥气，在肺曰息奔，在心曰伏梁，在脾曰痞气，在肾曰奔豚，此乃无形之气积，而非有形之血积也。●倪仲玉曰：忧思忿怒伤气，故积在气。●薛雪曰：此言情欲伤脏，病起于阴也。伤心者病在阳，伤肺者病在气，伤肝者病在血，伤脾者病在营卫，伤肾者病在真阴，凡伤脏者，皆病生于阴也。●黄元御曰：内外三部，见上文。●章楠曰：此总结上文之义也。上言多饮食，及起居不节、内伤忧怒等，皆病之生于阴者，此又详所伤之由，以分五脏。重寒者，外感寒邪，内伤寒饮食也。外感则有风雨寒暑之异，内伤则有饮食七情之分，五脏六腑，经络浅深，皆当辨别，以要言之，不出内外三部之所生病者也。●周学海曰：以上第四、五节，是叙内外之病机，当作一节读。

66.8　黄帝曰：善，治之奈何？岐伯答曰：察其所痛，以知其应，有余不足，当补则补，当写则写，毋逆天时①，是谓至治②。

①丹波元简曰：马云：如春气在肝，及月郭空、满之类，皆是也。

②杨上善曰：凡积之病，皆有痛也，故察其痛以候其积。既得其病，顺于四时以行补泻，可得其妙也。●马莳曰：此言治积法之也。毋逆天时，如春气在肝，及月廓空、满之类皆是也。●张介宾曰：此总言内外三部之治法也。察其所痛之处，则阴阳表里病应可知。虚补实泻，毋逆天时，如春气在肝、及月郭空满之类皆是也。●张志聪曰：痛者，为积之痛于内也。察其所痛，知其所应者。如着于孙络之积，则外应于手臂之孙络；着于阳明之经积，则外应于光明；着于肠胃募原之积，则外应于溪谷之穴会；着于伏冲之积，则外应于气冲大赫；着于膂筋之积，则应于足少阴太阳之筋；结于缓筋之积，则应于足太阴阳明之筋；成于六输之积，则外应于内关外关，通里列缺，支正偏历；积于空郭之中，则外应于阳明之五里，臂腕之尺肤。积于五脏，察其左右上下，则外应于五脏之经俞；审其有余不足，当补则补，当泻则泻，随四时之序，气之所处，病之所舍，脏腑之所宜，毋逆天时，是谓至治。●倪仲玉曰：外因之积应于形，内因之积应于脉。●黄元御曰：察其所痛，以知其应，察其何部之所苦，以知其何部之应也。毋逆天时，顺时令之阴阳也。●章楠曰：治之必先审其所因所痛之状，如上文所云，以知其内外之应，而积之所在，再辨其虚实寒热，以施补泻之法，顺天时寒热温凉，阴阳升降之序，而调其气血，通其经脉，和其脏腑，是谓至善之治也。●周学海曰：通篇论积也。来踪去迹，层次井井。其笔坚凝，其气浩瀚。三部之事，或分或合。操纵屈伸，无不如志，可称理达词举。

行针第六十七

●张志聪曰：此承前章论刺阴阳之人，而行针之不同也。●丹波元简曰：王云：针上用行字，云行雨施乎，时行物生乎，于此着想方得。

67.1 黄帝问于岐伯曰：余闻九针于夫子，而行之于百姓①，百姓之血气，各不同形，或神动而气先针行；或气与针相逢；或针已出，气独行；或数刺乃知；或发针②而气逆；或数刺病益剧。凡此六者，各不同形，愿闻其方③。

①丹波元简曰：志云：百姓者，天下之大众。倪仲玉云：此篇论刺形，故提二形字，末结一形字。

②丹波元简曰：简案：下文云："针入而气逆。"乃知发针，即下针之谓。

③杨上善曰：夫为针之法，以调气为本，故此六者，问气之行也。●马莳曰：此帝以受针之人有六者之异，而问之也。●张介宾曰：言受针之人，有此六者之异。●张志聪曰：此承前章论刺阴阳之人，而行针之不同也。夫五音之人多阴，左右太少之人多阳。百姓者，天下之大众。盖天地之间，六合之内，不离于五，而人亦应之。百姓之气血，各不同形者，谓形中之血气，有盛有少也。六者，谓重阳之人，阳中有阴之人，阴阳和平之人，多阴之人，阴中有阳之人，及粗工之所败也。●倪仲玉曰：此篇论刺形，故提二形字，末结一形字。

67.2 岐伯曰：重阳之人，其神易动，其气易往也。黄帝曰：何谓重阳之人？岐伯曰：重阳之人，熇熇高高①，言语善疾，举足善高②，心肺之藏气有余，阳气滑盛而扬③，故神动而气先行④。

①丹波元简曰：《甲乙》作"矫矫蒿蒿"。马云：熇熇而有上炎之势，高高而无卑屈之心。张云：熇熇，明盛貌；高高，不屈貌。简案：《诗·大雅》：多将熇熇，不可救药。《传》：熇熇然炽盛也。熇，音臛。

②丹波元简曰：志云：足三阳之在下也。

③丹波元简曰：马云：阳气者，卫气也。张云：心肺为二阳之脏，阳气滑盛而扬，故神易于动。志云：扬字含易散意。

④杨上善曰：重阳之人，谓阳有余也。熇，相传许娇反。熇熇蒿蒿，言其人疏悦也。五脏阴阳者，心肺为阳，肝脾肾为阴，故心肺有余为重阳也。重阳之人，其神才动，其气即行，以阳气多也，故见持针欲刺，神动其气即行，不待针入，其人与之刺微为易也。●马莳曰：此承上文而言神动而气先针以行者，必其为重阳之人也。夫重阳之人，神易动而气易往者何哉？正以熇熇而有上炎之势，高高而无卑屈之心，以言语则善急，以举足则甚高，其心肺在上之脏气更为有余，而阳气者，卫气也，滑盛而扬，故用针之际，其神易动，而气先针而行也。●张介宾曰：重阳之人，阳胜者也。熇熇，明盛貌。高高，不屈之谓。心肺为二阳之脏，阳气滑盛而扬，故神易于动，气先针而行也。熇，郝、楀二音，又

呼木切。●张志聪曰：此言重阳之人，神气之易行也。夫五脏内合五行，外合五音，三阴之所主也。心肺居上为阳，肝肾脾居下为阴，阴中之有阳也。重阳之人者，手足左右太少之三阳，及心肺之脏气有余者也。熇熇高高，手三阳之在上也。言语善疾，阴中之阳在中也。举足善高，足三阳之在下也。心藏神，肺主气，心肺之脏气有余，阳气滑盛而扬，故神动而气先行也。●《集注》眉批：易字含意言易。又：言语，五脏之所发也。●黄元御曰：熇熇高高，气高而扬也。

67.3　黄帝曰：重阳之人而神不先行者，何也？岐伯曰：此人颇有阴者也。黄帝曰：何以知其颇有阴也。岐伯曰：多阳者，多喜；多阴者，多怒，数怒者，易解，故曰颇有阴。其阴阳之离合难，故其神不能先行也①。

①杨上善曰：自有重阳，要待针入，其气方行，故须问之。欲知重阳仍有阴者，候之可知。但人多阳者其心多喜，多阴者多怒，仍有数怒易解，即是重阳有阴人也。重阳有阴人，其气不得先针行。●马莳曰：然有重阳之人，而神不先行者，阳中颇有阴也。凡多阳之人必多喜，多阴之人必多怒，惟此重阳之人而怒亦数有，但比重阴之人则易解耳，故曰颇有阴也。盖以阳中有阴，则阳为阴滞，初虽针入而与阳合，又因阴滞而复相离，其神气不能易动而先针以行也以此。●张介宾曰：光明爽朗，阳之德也。沉滞抑郁，阴之性也。故多阳则多喜，多阴则多怒。然数怒者，颇有阴也。易解者，本乎阳也。阳中有阴，未免阳为阴累，故其离合难而神不能先行也。●张志聪曰：心为阳中之太阳，肝为阴中之少阳，心主喜，肝主怒，心藏神，肝藏魂，魂随神以往来者也。神动而气先行者，神魂之相离也。重阳而颇有阴者，阴阳之相合也。阴阳之离合难，故神与魂合，则其神不能先行矣。上文曰气先行，此则曰神不能先行。盖气行则神行，神行则气行，神气之相随也。夫行针者，贵在得神取气，然而神有易动，气有易往，是以数刺而病益甚者，反伤其神气也。●仇汝霖曰：喜为心志，怒为肝志，数怒者易解，言其人易怒而易解者，重阳之人颇有阴也。盖多阴者多怒，此阳中之阴，故易怒而易解也。●黄元御曰：数怒而易解，数怒而易消也。易解是其阳多，数怒是其有阴，故曰颇有阴也。●丹波元简曰：张云：光明爽朗，阳之德也。沉滞抑郁，阴之性也。故多阳则多喜，多阴则多怒。然数怒者，颇有阴也。易解者，本乎阳也。阳中有阴，未免阳为阴累，故其离合难，而神不能先行也。马云：盖以阳中有阴，则阳为阴滞，初虽针入而与阳合，又因阴滞而复相离，其神气不能易动，而先针以行也。志云：心为阳中之太阳，肝为阴中之少阳，心主喜，肝主怒，心藏神、肝藏魂，魂随神以往来者也。神动而气先行者，神魂之相离也。重阳而颇有阴者，阴阳之相合也。阴阳之离合难，故神与魂合，则其神不能先行矣。上文曰："气先行"，此则曰"神不能先行"。盖气行则神行，神行则气行，神气之相随也。夫行针者，贵在得神取气，然而神有易动，气有易往，是以数刺而病益甚者，反伤其神气也。简案：阴阳之离合难，诸说各异，未知孰是，盖此《阴阳离合论》之离合，乃开阖枢之义。

67.4　黄帝曰：其气与针相逢，奈何？岐伯曰：阴阳和调而血气淖泽滑利，故针入而气出，疾而相逢①也②。

①丹波元简曰：张云：相逢者，针入气即至，言其应之速也。

②杨上善曰：阴阳和平之人，以其气和，故针入即气应相逢者也。●马莳曰：此承上文而言受针之气有与针相逢者，以其气之出速而相逢也。正以此人者，阴阳各经相为和调，而血气淖泽故耳。●张介宾曰：相逢者，针入气即至，言其应之速也。淖，乃到切。●徐振公曰：此言阴阳和平之人，血气淖泽滑利，故气出疾而与针相逢也。●倪仲玉曰：谓阴阳之气，皆应于针

67.5 黄帝曰：针已出而气独行者，何气使然？岐伯曰：其阴气多而阳气少，阴气沉而阳气浮者内藏，故针已出，气乃随其后，故独行也①。

①杨上善曰：多阴少阳之人，阴气深而内藏，故出针后，气独行也。●马莳曰：此言有针已出而气独行者，正以阴气多而内藏，故针虽出而气乃随后以独行也。阴气者，营气也。阳气者，卫气也。下文同。●张介宾曰：阴性迟缓，其气内藏，故阴多于阳者，其针已出，气乃随后而独行也。●徐振公曰：此言多阴之人，针已出，而阴气独行也。其阴气多而阳气少者，阴气沉而阳气浮，阴阳之相离也。故针已出，则微阳之气，随针外泄，阴气独行于内，此阴阳不和，不能交相厮守，而微阳之易脱也。●《集注》眉批：有多少，故不相合。●丹波元简曰：张云：阴性迟缓，其气内藏，故阴多于阳者，其针已出，气乃随后而独行也。马云：阴气者，营气也。阳气者，卫气也。下文同。简案：马注恐非。

67.6 黄帝曰：数刺乃知，何气使然？岐伯曰：此人之多阴而少阳，其气沉而气往难，故数刺乃知也①。

①杨上善曰：知者，病愈也。其人阴多阳少，其气难宣，故数刺方愈也。●马莳曰：此言人有数刺而始知者，以其阴气多而沉也。盖比上节之沉，则又沉之甚矣。●张介宾曰：此亦阴滞，故气往为难。往，至也。较之上节，则此为更甚耳。●徐振公曰：此言阴中有阳之人，数刺而始知也。阴中有阳者，多阴而少阳，其气沉而难于往来，故数刺乃知，此阴阳厮守于内也。二节言多阴少阳之人，有阴阳之相离者，有相守者，阴阳离合之道，行针者不可不知。●仇汝霖曰：多阴少阳，故阴阳不合，阴中有阳，故阴阳相和，盖阳生于阴也。●丹波元简曰：张云：此亦阴滞，故气往为难。往，至也。较之上节，则此为更甚。徐振公云：此言阴中有阳之人，数刺而始知也。阴中有阳者，多阴而少阳，其气沉而难于往来，故数刺乃知，此阴阳厮守于内也。二节言多阴少阳之人，有阴阳之相离者，有相守者，阴阳离合之道，行针者不可不知。

67.7 黄帝曰：针入而气逆者①，何气使然？岐伯曰：其气逆与其数刺病益甚者，非阴阳之气，浮沉之势也。此皆粗之所败，上之所失，其形气无过焉②。

①丹波元简曰：简案：推上下文例，"者"下似脱"其数刺病益甚者"七字。

②杨上善曰：刺之令人气逆，又刺之病甚者，皆是医士不知气之浮沉，非是阴阳形气之过也。●马莳曰：此言有针入而气逆者，乃医工之失其针法也。凡针入而气逆，与数刺而病益甚，非阴阳之气有浮沉之势也。特以营气主沉，卫气主浮，故刺卫当浅，刺营当

深。今针入而气逆者，特以宜浅而反深之，宜深而反浅之，所以针入而气逆也。故凡用针者，皆当视其形气，而弗使过焉可也。●张介宾曰：逆从弗失，何至气逆？补泻得宜，何以病益甚？凡若此者，乃医之所败所失，非阴阳表里形气之过也。●徐振公曰：重阳之人，其神易动，其气易往，神气之易散也。多阴之人，气随针出，微阳之易脱也。阴阳有离有合，气之有浮有沉，粗工不知浮沉离合之道而失之，以致数刺而病益甚也。夫五音之形，阴气多而阳气少，左右太少之形，阳气多而阴气少，故善用针者，调其阴阳，而使形气之无过焉。●仇汝霖曰：神气者，五脏之神气也。重阳之人，使神气外弛，则愈亡其阴矣。多阴少阳之人，使阳气随针而出，则愈亡其阳矣。此皆粗之所败，工之所失也。●黄元御曰：粗之所败，上之所失，粗工之所败，上工之所失。●丹波元简曰：张云：逆从弗失，何至气逆？补泻得宜，何以病益甚？凡若此者，乃医之所败所失，非阴阳表里形气之过也。●周学海曰：起手分提，中后一一分顶，布局措词毫无奇异，妙在前五段皆形气之事，末段非形气之过也。笔势于平中见侧，使通篇精神迸露。此篇与《阴阳二十五人》篇、《通天》篇义相发明，当互观之。

上膈第六十八

●马莳曰：首句有气为上膈，故名篇。●丹波元简曰：诸本无篇字。

68.1　黄帝曰：气为上膈者^①，食饮入而还出，余已知之矣。虫为下膈。下膈者，食晬时乃出，余未得其意，愿卒闻之。岐伯曰：喜怒不适，食饮不节，寒温不时，则寒汁流于肠中。流于肠中则虫寒，虫寒则积聚，守于下管，则肠胃充郭，卫气不营，邪气居之^②。人食则虫上食，虫上食则下管虚，下管虚则邪气胜之，积聚以留，留则痈成，痈成则下管约。其痈在管内者，即而痛深，其痈在外者，则痈外而痛浮，痈上皮热^③。

①丹波元简曰：《甲乙》上"膈"下更有"上膈"二字。马云：此言膈证，有上下之分，而尤详下膈之义也。膈者，膈膜也。前齐鸠尾，后齐十一椎，所以遮隔浊气，不使上熏心肺也。然有为膈上之病者，乃气使然，食饮一入，即时还出。有为膈下之证者，乃虫使然，食饮周时，始复外出，但帝明于上膈而昧于下膈。张云：晬时，周时也。愚按：上膈下膈，即隔食证也。

②丹波元简曰：《甲乙》二"流"字俱作"留"。张云：凡伤胃气，则阳虚而寒，汁流于肠中，虫寒不行，则聚于下管，而肠胃充满也。卫气，脾气也。脾气不能营运，故邪得聚而居之。

③杨上善曰：晬，子内反。膈，痈也。气之在于上管，痈而不通，食入还即吐出；虫之在于下管，食晬时而出，虫去下虚，聚为痈，故须问也。虫痈之病，所由有三：一因喜怒伤神，不得和适；二因纵欲，饮食不节；三因随情寒温，不以时受。此三因中随有一种乖和，则寒邪汁下流于肠中，令肠内虫寒，聚满下管，致使卫气不得有营，邪气居之。又

因于食，虫亦上食，下管遂虚，邪气积以成痈。其痈若在管内，其痛则深；若管外，其痛则浮，当痛皮热，以为候也。●马莳曰：（还，音旋。晬，音粹。"管"后世作"脘"。痈，壅同。据后《论疾诊尺》篇第三节可比。）此言膈证有上下之分，而尤详下膈之义也。膈者，膈膜也。前齐鸠尾，后齐十一椎，所以遮隔浊气，不使上熏心肺也。然有为膈上之病者，乃气使然，食饮一入，即时还出。有为膈下之证者，乃虫使然，食饮周时，始复外出。但帝明于上膈而昧于下膈。伯言下膈之始，由于喜怒、食饮、寒暖不能善调，以致寒汁流于肠中，则虫因寒而聚于下脘，（脐上二寸为下脘。）惟其聚于下脘，故在上之胃，在下之肠，皆已充郭，卫气不得上营，邪气间居于肠胃之中，及其人食，则虫上食，而下脘始虚，随致邪气入于下脘，而积聚已留矣，由是壅成而下脘约也。其壅在下脘之内者，即而按之其痛深；其壅在下脘之外者，即而按之其痛乃浮，壅上之皮亦热，此下膈之病，所以食饮晬时而还出也。（按：百病惟膈为难愈，后世之治膈者，并不能分上膈下膈、有气与虫之异，乃遵仲景、东垣、丹溪书，以关格为膈证。按本经《终始》、《经脉》、《禁服》篇，明是脉体，非格证也，岂不误哉。）●张介宾曰：此言膈证有上下之分，而复有因气因虫之异也。因于气则病在上，故食饮一入，即时还出；因于虫则病在下，故食入晬时而复出。晬时，周时也。愚按：上膈下膈，即膈食证也。此在本经，自有正条，奈何后世俱以脉之关格，认为膈证，既不知有上下之辨，亦不知有虫气之分，其谬甚矣。晬音醉。凡伤胃气，则阳虚而寒汁流于肠中，虫寒不行，则聚于下管而肠胃充满也。卫气，脾气也。脾气不能营运，故邪得聚而居之。管，脘同。郭，廓同。虫寒闻食，则喜而上求之，上则邪气居之而乘虚留聚，以致痈于下脘，要约不行，故食入晬时复出也。痈，壅同。如《论疾诊尺》篇曰"目窠微痈者"，义亦犹此。管之内外，即言下脘也。邪伏于中，故热见于皮肉之上。●张志聪曰：（管，脘同。）此言汁沫积于肠胃而成痈。膈者，内之膈肉，前连于胸之鸠尾，后连于脊之十一椎，旁连于胁。膈上为膻中，名曰气海。上焦宗气之所居，上焦开发，宣五谷味，所以熏肤充身泽毛。膈下胃腑之所居，名水谷之海，受中焦之气，泌糟粕，蒸津液，化其精微，随三焦出气，以温肌肉，充皮肤。若因于喜怒不适，食饮不节，寒温不时，病在膈上者，食饮入而还出，因于膈下者，食入晬时乃还。晬时，周时也。夫胃者，水谷血气之海也。汁沫者，胃腑所生之津液，渗出于肠胃之外，募原间之孙脉络脉，化赤为血，注于胃之大络，从脏腑之经隧，外出于皮肤，如因于外邪，以致汁沫渗留于肠外，不得散，则日以成积矣。如因于内伤，汁沫留于肠内，渐积而成痈。此皆因于中上二焦之气有伤，不能宣化输布，故帝曰气为上膈，虫为下膈。上膈者，上焦之气也。下膈者，中焦之气也。盖虫为阴类，遇阳热则消，中焦之气虚寒，则阴类生聚而上食矣。寒汁流于肠中，则肠胃充郭，而卫气不能营于外，则留积而成痈矣。其痛在脘内者，即痛而深，其痛在外者，则隐见于外而痛浮，在痈上之腹皮则热。●徐振公曰：此节亦承前数章而言，谓形中之肌肉血气，藉胃腑水谷之所生养，若食饮入而还出，或朝食暮吐，暮食朝吐，则形气消索矣。此皆因于喜怒不节，若伤于五脏之形，则成五脏之积，伤于肠胃，则成肠胃之痈。本经曰：五脏不和，则七窍不通，六腑不和，则留而为痈。●《集注》眉批：寒汁不行气，则不能行散。●黄元御曰：上膈即噎膈，下膈即反胃也。晬时，周时。反胃之家，肾寒脾湿，饮食不化，下窍约结，无入二肠之路，既不下行，故久之而上吐也。虫生于木，上湿木郁，是以虫化。虫温则动，寒则静，饮食寒冷，寒汁下流，虫寒不动，则积聚之寒湿，守于下管，充廓肠胃之中，卫气不得营运于内，但有邪气居之（即寒湿积聚）。人食下则虫得温气而上食，下管空虚，邪气愈胜，积聚留结，因而痈成，痈成则下管闭塞，是以食不下行而上吐也。●丹波元简曰：《甲乙》"即而"作"沉而"，"其痛在外"作"其痛在脘外者"，并是。张云：痈，壅同。如《论疾诊尺》篇曰"目窠微痈"者，义亦犹此。虫寒闻食，则喜而上求之，上则邪气居之，而乘虚留聚，以致痈于下脘，要约不行，故食入晬时复出也。管之内外，即言下脘也。邪伏于中，故热见于皮肉之上。●章楠曰：马注：膈者，膈膜也。前齐鸠尾，后齐十一椎，所以遮隔浊气，不使上熏心肺也。然有膈上之病者，乃气使然，食饮一入，即时还出。有膈下之病者，乃虫使然，食饮周时，始复外出。由于喜怒不适，食饮不节，寒温不时，以致寒汁流于肠中，则虫因寒聚于下脘（脐上二寸也），虫聚下脘，故肠胃充廓，卫阳之气不得上营，邪气居之，其虫因食而上，上则下脘虚而邪气胜，积聚而成壅，壅则下脘约。约者，闭也。其壅在脘内者，按之其痛深，壅在脘外者，按之其痛浮，壅之皮上热，以其阻闭在下，故食饮晬（晬时者，周十二时也。）时乃出也。楠按：《素问·阴阳别论》曰：一阳发病，其传为膈。又曰：三阳结，谓之隔。盖一阳者，少阳经也，少阳为枢，枢病而气阻滞不转，故久而传变为膈病也。三阳者，太阳经也，太阳为开，其气由内以达外者，其经结而不开，则内阻隔而不流通。是皆言阳气郁逆而成膈病，即此条所云气为上膈者也。又云下膈者，以寒汁流于肠中，积聚结而成痈，当以通阳破瘀为主，治与一阳发病、三阳结之证源不同也。又言卫气不营者，以卫气起于下焦，营气起于中焦，卫气自下而升，与营气交通，由胸而分行营卫，今下脘积聚而卫不得交营，则阴阳正气失位，邪僻之气居之，而充廓于肠胃，故饮食晬时不化而复出，其与后世名反胃病者相类也。

68.2 黄帝曰：刺之奈何？岐伯曰：微按其痈，视气所行，先浅刺其傍，稍内益深，还而刺之，毋过三行，察其沉浮，以为深浅。已刺必熨，令热入中，日使热内，邪气益衰，大痈乃溃。伍以参禁，以除其内，恬憺无为，乃能行气，后以咸苦①，化谷乃下矣②。

①周学海曰：此句重在"后"字，若早用咸苦，则大误矣。血得咸则凝，而苦又令人呕也。

②杨上善曰：以手轻按痈上以候其气，取知痈气所行有三：一欲知其痈气之盛衰，二欲知其痈之浅深，三欲知其刺处之要，故按以视也。候其痈傍气之来处，先渐浅刺，后以益深者，欲导气令行也。还，复也。如此更复刺，不得过于三行也。沉浮，浅深也。察痈之浅深以行针也。寒汁邪气聚以为痈，故痈塞也。令刺已熨之令热入中者，以寒，温使其日有内热，寒去痈溃也。亦可含于炙膏，无冷食，三日其病已矣。参伍，揣量也。夫情有所在则气有所并，气有所并则不能营卫，故忘情恬憺无为，则气将自营也。酸为少阳，苦为太阳，此二味为温，故食之化谷也。●马莳曰：（二内字，纳同。毋，无同。伍，互同。憺，憺同。）此言刺下脘之痈者，必有其法也。轻按其痈，视其气之所行，先浅刺其痈之旁，稍纳其针而益深，又旋而刺之，至于其三，则不义复刺矣。察其痈之浮者浅刺之，痈之深者深刺之，及已刺之后，必以火熨之，使热入于其中，日使内之必热，则邪气渐衰，大痈乃溃。又互参禁守之法，除其入内之事，专一恬憺无为，乃能行气，然后用咸

苦等味，以化其谷，庶食饮从兹下矣。●张介宾曰：察其气所必由以刺之也。先浅刺其旁气所及之处，稍纳其针而渐深之，以泄其流行之邪，然后还刺其所病之正穴，以拔其积聚之本；但宜至再至三而止，不可过也。邪沉者深刺之，邪浮者浅刺之，刺后必熨以火而日使之热，则气温于内而邪自溃散也。溃音会。三相参为参，五相伍为伍。凡食息起居，必参伍宜否，守其禁以除内之再伤。又必恬憺无为，以养其气，则正气乃行，而邪气庶乎可散。盖膈证最为难愈，故当切戒如此。恬音甜。憺音淡。咸从水化，可以润下软坚，苦从火化，可以温胃，故皆能下谷也。苦味详按，见运气类十七，少阴司天条下。愚按：上文云气为上膈者，食饮入而还出。夫气有虚实，实而气壅，则食无所容，虚而气寒，则食不得化，皆令食入即出也。至若虫为下膈者，虫上食则下脘虚，其寒汁流于肠中，而后致痛滞不行，则亦因阳气之虚于下，故食入周时复出也。然余尝治一中年之妇患此证者，因怒因劳，皆能举发，发时必在黄昏，既痛且吐，先吐清涎，乃及午食，午食尽，乃及早食，循次而尽，方得稍息，日日如是，百药不效。乃相延视，则脉弦而大。余曰：此下膈证也。夫弦为中虚，大为阴不足。盖其命门气衰，则食至下焦，不能传化，故直至日夕阳衰之时，则逆而还出耳。乃用八味参杞之属，大补阴中之阳，随手而应。自后随触随发，用辄随效，乃嘱其加意慎重，调至年余始愈。可见下膈一证，有食入周日复出而不止晬时者，有不因虫痛而下焦不通者矣。此篇特言虫痛者，盖亦下膈之一证耳，学者当因是而推广之。●张志聪曰：视气所行者，视卫气之行于手足阳明而取之也。毋过三行者，先浅刺之，以逐阳邪而来血气；复深刺之，以致阴气之邪；最后还而复深刺之，以下谷气。谷气者，水谷所生之正气也。若过取之，则谷气出，故曰毋过三行。察其浮沉者，察痈之生于脘内脘外，而为浅深之刺也。已刺必熨者，温散其寒汁沫也，伍以参禁者，参伍而禁忌之，以除其内积也。《上古天真论》曰：恬憺虚无，真气从之，故宜恬憺无为，乃能行气，咸苦化谷者，以咸苦之物，同谷食之。盖咸能软坚，苦能泄下，谷则卫其正气者也。●徐振公曰：此因喜怒不适，食饮不节，寒温不时之所致，故曰伍以参禁，谓禁其饮食之所当忌者，恬憺无为，是和其喜怒，适其寒温矣。●倪仲玉曰：当忌者忌，不当忌者不忌，故曰参伍。●黄元御曰：浅刺其旁，泻其标也。还而刺之，拔其本也。伍以参禁，饮食起居之际，参伍为禁，以为调摄也。后以咸苦之味，化其下焦之凝寒，谷乃下行，呕吐不作也。●丹波元简曰：《甲乙》"伍"作"互"，"咸"作"酸"，"乃下"下有"鬲"字。张云：察其气所必由以刺之也。先浅刺其旁气所及之处，稍纳其针而渐深之，以泄其流行之邪，然后还刺其所病之正穴，以拔其积聚之本；但宜至再三而止，不可过也。邪沉者深刺之，邪浮者浅刺之，刺后必熨以火，而日使之热，则气温于内，而邪自溃散也。三相参为参，五相伍为伍。凡食息起居，必参伍宜否，守其禁以除内之再伤。又必恬憺无为，以养其气，则正气乃行，而邪气庶乎可散。盖膈证最为难愈，故当切戒如此。咸从水化，可以润下软坚，苦从火化，可以温胃，故皆能下谷也。简案：《甲乙》以本篇为邪气聚于下脘，发内痈，次篇以胃脘痈之诊。志注，亦以痈如字释之。今据其有痈上皮热，及大痈乃溃等语而推之，则似因内痈而膈食者。盖上文所谓上膈者，《巢源》诸书所论五膈之属。（《病源》五膈：忧膈、恚膈、气膈、寒膈、热膈；《外台》、《集验》五膈：忧膈、气膈、食膈、寒膈、饮膈。）所谓下膈食，晬时乃出，（《邪气脏腑病形》篇云：脾脉急甚……为膈中，食饮入而还出，后沃沫。今膈证不必如此，盖古该翻胃而谓之膈，故虞抟云：膈亦曰反胃，岂本此欤？再案：食已而吐者，龚氏《回春》谓之回食病，即本经所谓膈中上膈也。）因虫与痈者，五膈等外，别是一种之膈证也。马、张痈读为壅，虽义稍通，其旨趣终未明晰，且张记治验一则，乃寻常膈证，非本篇所载下膈证自别。志以痈为内痈，然注文亦糊涂，故不可从也。《医说》引《鸡峰方》云：噎膈病乃神意间气也，劝令净观内外，将一切用心力事，委之他人，服药方见效。即本节恬憺无为之旨也。●周学海曰：陈义既高，铸词亦洁，源流俱备，使读者无简略之憾。

忧恚无言第六十九

●马莳曰：人有忧与怒以致无言，盖有其由，故名篇。●仇汝霖曰：此篇亦承前数章而言，盖忧恐忿怒，伤五脏之形，则病五脏而成积，如伤五脏之气，则无音声矣。●丹波元简曰：诸本无篇字。马云：人有忧与怒以无言，盖有其由，故名篇。

69.1　黄帝问于少师曰：人之卒然忧恚，而言无音者，何道之塞？何气出行①？使音不彰？愿闻其方。少师答曰：咽喉者，水谷之道也②。喉咙③者，气之所以上下者也④。会厌⑤者，声音之户也⑥。口唇者，音声之扇也⑦。舌者，音声之机也⑧。悬雍垂⑨者，音声之关也。颃颡⑩者，分气之所泄也。横骨⑪者，神气所使主发舌者也。故人之鼻洞⑫涕出不收者，颃颡不开⑬，分气失也⑭。是故厌小而疾薄⑮，则发气疾，其开阖利，其出气易，其厌大而厚，则开阖难，其气出迟，故重言也⑯。人卒然无音者，寒气客于厌，则厌不能发，发不能下至，其开阖不致⑰，故无音⑱。

①丹波元简曰：《甲乙》"出"作"不"，是。
②汪昂曰：食喉管在后，通于胃。
③丹波元简曰：张云：人有二喉，一软一硬。软者居后，是谓咽喉，乃水谷之道，通于六腑者也。硬者居前，是谓喉咙，为宗气出入之道，所以行呼吸，通于五脏者也。其在《太阴阳明论》，则单以软者为咽，硬者为喉，故曰"喉主天气，咽主地气"。
④汪昂曰：气喉管在前，通于肺。
⑤丹波元简曰：张云：会厌者，喉间之薄膜也，周围会合，上连悬雍，咽喉食息之道，得以不乱者，赖其遮厌，故谓之会厌。能开能阖，声由以出，故谓之户。汪云：气喉之蔽，以掩饮食，使不错入气喉。
⑥汪昂曰：气喉之蔽，以掩饮食，使不错入气喉。
⑦丹波元简曰：志云：如户扉之开合，故曰扇。《说文》：扇，扉也。
⑧丹波元简曰：马云：犹弩之有机。
⑨汪昂曰：上颚。●丹波元简曰：张云：悬而下垂，俗谓之小舌，当气道之冲，为喉间要会，故谓之关。
⑩汪昂曰：颃颈也，又咽也。●丹波元简曰：张云：颃，颈也。颃颡，即颈中之喉颡，当咽喉之上，悬雍之后，张口可见者也。颡前有窍，息通于鼻，故为分气之所泄。志

云：颃颡者，腭之上窍，口鼻之气及涕唾，从此相通，故为分气之所泄，谓气之从此而分出于口鼻者也。简案：《根结》篇张玉师注云：颃颡者，鼻之内窍，通于喉咙，故颃颡不开，则洞涕不收。盖颃颡诸注未详，唯志所释为明备，但考字书无其义，疑是吭嗓，吭嗓即咽喉之谓。《活人书》释颃颡者，悬雍两旁肉也。未知何据。

⑪汪昂曰：未详。●丹波元简曰：张云：即喉上之软骨也。下连心肺，故为神气所使，上连舌本，故主举发舌机也。

⑫丹波元简曰：张云：涕液流泄于鼻也。颃颡之窍不开，则清气不行。清气不行，则浊液聚而下出，由于分气之失职也。简案：鼻洞，即鼻渊。《千金方》引《气厥论》"鼻渊"作"鼻洞"。

⑬丹波元简曰：《甲乙》"开"作"闭"。张云：颃颡之窍不开，则清气不行，清气不行，则浊液聚而下出，由于分气之失职也。

⑭汪昂曰：气无所分。

⑮丹波元简曰：《甲乙》无"疾"字，是。

⑯丹波元简曰：《甲乙》"也"下有"所谓吃者，其言逆，故重之"十字。张云：重言，言语謇涩之谓。志云：口吃而期期也。

⑰丹波元简曰：张云：不致，不能也。寒气客于会厌，则气道不利，既不能发扬而高，又不能低抑而下，开阖俱有不便，故卒然失音。志云：厌不能发，谓不能开也。发不能下，谓不能阖也。

⑱马莳曰：恚，上声。此详言人之忧恚而无言者，以寒气之客于会厌也。人有二喉，其一曰咽喉，乃水谷之道也，生于后，其管通于六腑。其一曰喉咙，气之所以上下者也，生于前，其管通于五脏。会厌者，凡人用饮食，必由会厌以掩喉咙，而后饮食可过耳。故喉咙既为气之上下，则会厌为音声之户，口唇为音声之扇，舌为音声之机，（犹弩之有机。）悬雍为音声之关，颃颡为分气之所泄，横骨为神气之所使、舌之所发。故人有鼻洞涕出不收者，必其颃颡不开，分气相失，从鼻而误出故耳。然人之言语所发，实以会厌为主，厌小而薄，则发气速，以其开阖利而出气易也。若厌大而厚，则发气迟，以其开阖难而出气迟，所以言语最重也。今人卒然无音者，由夫寒气客于会厌，则厌不能发，纵发亦不能下，其开阖颇难，所以至于无音也。●张介宾曰：恚，慧、畏二音，恨怒也。人有二喉，一软一鞕。软者居后，是谓咽喉，乃水谷之道，通于六腑者也。鞕者居前，是谓喉咙，为宗气出入之道，所以行呼吸，通于五脏者也。其在《太阴阳明论》，则单以软者为咽，鞕者为喉，故曰喉主天气，咽主地气。鞕，硬同。会厌者，喉间之薄膜也，周围会合，上连悬雍，咽喉食息之道得以不乱者，赖其遮厌，故谓之会厌。能开能阖，声由以出，故谓之户。唇启则声扬，故谓之扇。舌动则音生，故谓之机。悬雍垂者，悬而下垂，俗谓之小舌，当气道之冲，为喉间要会，故谓之关。颃，颈也。颃颡，即颈中之喉颡，当咽喉之上，悬雍之后，张口可见者也。颡前有窍，息通于鼻，故为分气之所泄。颃，何朗切，又去声。颡，思朗切。横骨，即喉上之软骨也。下连心肺，故为神气所使。上连舌本，故主举发舌机。鼻洞者，涕液流泄于鼻也。颃颡之窍不开则清气不行，清气不行则浊液聚而下出，由于分气之失职也。疾，速也。重言，言语謇涩之谓。不致，不能也。寒气客于会厌，则气道不利，既不能发扬而高，又不能低抑而下，开阖俱有不便，故卒然失音。●张志聪曰：音声者，五音之声，嘹亮而有高下者也。语言者，分别清浊字面，发言

而有语句也。在肺主声，心主言，肝主语，然由足少阴肾气之所发，又曰五者音也。音主长夏，是音声之道，本于五脏之气全备，而后能音声响亮，语句清明。故善治者，审其有音声而语言不清者，当责之心肝；能语言而无音声者，当责之脾肺；不能语言而无音声者，此肾气之逆也。夫忧则伤肺，肺伤则无声矣；恚怒伤肝，肝伤则语言不清矣。（厌上声。）胃之上脘为咽喉，主进水谷，在喉咙之后。肺之上管为喉咙，主气之呼吸出入，在咽喉之前。会厌者，在喉咙之上，乃喉咽交会之处。凡人饮食，则会厌掩其喉咙，而后可入于咽，此喉咙之上管，故为音声之户，谓声气之从此而外出也。脾开窍于口唇，口开阖而后语句清明，故为音声之扇。心开窍于舌，足少阴之脉，上挟舌本，舌动而后能发言，故为音声之机。悬雍者，喉间之上腭，有如悬雍之下垂者，声从此而出，故为音声之关。肝脉循喉咙，入颃颡。颃颡者，腭之上窍，口鼻之气，及涕唾从此相通，故为分气之所泄，谓气之从此而分出于口鼻者也。横骨者，在舌本内，心藏神而开窍于舌，骨节之交，神气之所游行出入，故为神气之所使，主发舌者也。盖言横骨若弩，舌之发机，神气之所使也。人之鼻洞涕出不收者，因颃颡不开，分气失也。盖以申明颃颡乃腭之上窍，口鼻之气，及涕唾之从此而相通者也。会厌者，为开为阖，主声气之出入，是以薄小则发声疾，厚大则开阖难，其气出迟，故重言也。重言者，口吃而期期也。寒气者，足少阴寒水之气也。盖少阴之脉，上系于舌，络于横骨，终于会厌，其正气上行，而后音声乃发，如寒气客于厌，则厌不能发，谓不能开也。发不能下，谓不能阖也，是以至其开阖不致，而无音声矣。●徐振公曰：土数五而主宫音，宫乃君主之音，五音之主也。●仇汝霖曰：此篇亦承前数章而言，盖忧恐忿怒，伤五脏之形，则病五脏而成积，如伤五脏之气，则无音声矣。●倪仲玉曰：忧恐忿怒伤气，气伤脏，乃病脏，是因气而病五脏之形，或伤五脏之气。●《集注》眉批：肺属金，故有声。●黄元御曰：咽在后，是谓咽喉，水谷之道也。喉在前，是谓喉咙，气之所以上下者也。会厌在喉咙之间，主司开阖，分别食气，发扬音声，是音声之户也。口唇者，启闭攸赖，是音声之扇也。舌者，动止所存，是音声之机也。悬雍垂者，喉上重舌，是音声之关也。颃颡者，喉之上管，通乎鼻窍，是分气之所泄也。横骨者，喉上软骨，是神气所使，主发舌者也。故人之鼻窍空洞，涕出不收者，是其颃颡不开，分气失也。咽喉之气，分别于此，是谓分气。风闭皮毛，肺郁莫泄，分气卫边，淫蒸鼻窍而为清涕，则曰鼻洞。颃颡不开者，旁无透窍，是以分气失其升降之恒也。音声发扬，全在会厌，厌小而薄，则开阖利而出气易，厌大而厚，则开阖难而出气迟，故重言也，重言者，语言謇涩而重复也。卒然无音者，寒气客于会厌，则会厌不能发声，发而不能下至旧所，则开阖失职，故无声音。●陈念祖曰：音声者，五音之声嘹亮，而有高下者也。语言者，分别清浊字面，发言而有语句也。在肺主声，心主言，肝主语，然由足少阴肾气之所发，又曰五者音也。音主长夏，是音声之道，本于五脏之气全备，而后能音声嘹亮，语句清明。故善治者，审其有音声而语言不清者，当责之心肝；能语言而无音声者，当责之脾肺；不能语言而无音声者，此肾气之逆也。夫忧则伤肺，肺伤则无声矣；恚怒伤肝，肝伤则语言不清矣。胃之上脘为咽喉，主进水谷，在喉咙之后。肺之上管为喉咙，主气之呼吸出入，在咽喉之前。会厌者，在咽喉之上，乃咽喉交会之处，凡人饮食，则会厌掩其喉咙，而后可入于咽，此喉咙之上管，故为音声之户，为声气之从此而外出也。脾开窍于口唇，口开合而后语句清明，故为音声之扇。心开窍于舌，足少阴之脉，上挟舌本，舌动而后能发言，故为音声之关。肝脉循喉咙，入颃颡，颃颡者，腭之上窍，口鼻之气及涕唾从此相通，故为分气之所泄，谓气之从此而分出于口鼻者也。横骨者，在舌本内，心存神而开窍于舌，骨节之交，神气之所游行出入，故神气之所使也，主发舌者也，盖言横骨若弩舌之发机，神气之所使也。颃颡乃腭之上窍，口鼻之气涕唾之从此而相通者也。厌，会厌也。会厌者，为开为阖，五声气之出入。是以薄小则发声疾，厚大则发声难。重言者，口吃而期期也。寒气者，足少阴寒水之气也。盖少阴之脉上系于舌，络于横骨，终于会厌。其正气不行，而后音声乃发。如寒气客于厌，则厌不能发，谓不能开也，发不能下，谓不能阖也。是以至其开阖不致而无音声矣。盖少阴之脉，上系于舌，络于横骨，终于会厌，其正气上行，而后音声乃发。如寒气客于厌，则脉不能发，谓不能开也；发不能下，谓不能阖也。是以至其开阖不致而无音声矣。●章楠曰：肺之气喉在前近胸，胃之咽喉在后近背，喉口中间有薄膜一片，名会厌，厌者，掩盖喉口者也，饮食入口，则掩盖气喉而咽喉开，言语发声，则掩盖咽喉而气喉开，故如饮食到喉，或值言语而气喉开，则食饮误下气喉，与肺气格逆，则必咳呛而出，以气喉在前故也。是故会厌为音声之户；口唇为音声之扇；舌动方能变声音而成语，故舌为机，如舌强或痿，虽有声不能成语矣；上腭喉口垂下之软肉名悬雍，故为音声之关也；横骨者，舌根之嫩骨，本由心脏所生，故为神气所使，主发动其舌，以舌为心之苗也；颃颡者，顶前额内之处，津气循喉上升至颃颡，如烟雾之四布周行也，故颃颡之气不开，不能分布津气，则由鼻下溜成涕，其气不能约束，故名鼻洞。此因清阳不足，不能透开颃颡，故婴孩老年，多有此病。凡语言便利及迟钝难出，皆会厌有大小厚薄不同之故。如其应对之敏拙，由心之灵昧，非关于外也。若寒气客于会厌，不能开阖，则卒然无音；其卒然忧恚，气必逆乱，以伤会厌而机关不利，可以类推而知也。

69.2 黄帝曰：刺之奈何？岐伯曰：足之少阴，上系于舌，络于横骨，终于会厌。两写其血脉，浊气乃辟①。会厌之脉，上络任脉，取之天突②，其厌乃发也③。

①丹波元简曰：马云：必两次泻其血脉，则浊气乃辟除矣。张云：两泻者，两足俱刺也。足少阴之血脉，当是所注之腧穴，即太溪也。然人有虚劳失音者，观此节之义，则亦无非属乎肾经，但其所致有渐，与此卒然者不同，其治当分补泻耳。辟，开也。志云：浊气者，寒水之浊气。辟，除也。两泻其血脉者，谓脉道有两歧：一通气于舌本；一通精液于廉泉玉英。盖足少阴主藏先天之精气，而上通于空窍者也。简案：两泻，谓两次泻天突之穴，经文义自分明，马注为是。

②丹波元简曰：张云：天突为阴维任脉之会，取之能治暴喑。

③马莳曰：辟，阖同。此言即人之无音者，而有刺之之法也。足少阴肾经所行之脉，上系于舌，复络于横骨，以终于会厌，必两次泻其血脉，则浊气乃阖除矣。然欲泻其血脉者，正以此会厌之脉，上络于任脉天突之穴，取此穴以刺之，其厌乃可发也。（天突，在颈结喉下四寸宛宛中。针五分，留三呼，灸三壮。）●张介宾曰：两泻者，两足俱刺也。足少阴之血脉，当是所注之腧穴，即太溪也。然人有虚劳失音者，观此节之义，则亦无非属乎肾经；但其所致有渐，与此卒然者不同，其治当分补泻耳。辟，开也。天突为阴维任脉之会，取之能治暴喑。●张志聪曰：足少阴主先天之生气，留于膻中，上出于肺，以司呼吸者，后天水谷所生之宗气也。是以呼出心与肺，吸入下通于肝肾，呼吸定息，上下之

相通也。故寒气客之，则正气不通，而会厌失其开阖之机矣。浊气者，寒水之浊气。辟，除也。两泻其血脉者，谓脉道有两歧：一通气于舌本；一通精液于廉泉玉英。盖足少阴主藏先天之精气，而上通于空窍者也。●黄元御曰：刺法，足少阴上系于舌，络于横骨，终于会厌，左右两泻其血脉，浊气乃辟。辟者，开也。会厌之脉，上络任脉，取之任脉之天突，其厌乃发，发则声出矣。●章楠曰：足少阴肾经之脉，上行系舌本，络横骨，而终于会厌；会厌之脉，又上络任脉。故用针泻少阴、任脉两处之血脉，则浊气辟除而清阳透达，其会厌声音乃发也。天突，任脉络穴，在结喉下。●周学海曰：文体直而少曲，而事理颇精。唇口之内，分析功用莫详于此矣。尝论会厌关于督脉，读此乃自信其说之不误也。

寒热第七十

●马莳曰：凡有瘰疬者，其病必发寒热，故名篇。●张志聪曰：此承上章之义，而论足少阴之水火焉。寒热者，先天水火之气。水火者，精气也。以上数章，论后天所成之身形，及水谷所生之血气，有盛有虚，为痈为积。上章论少阴所生之气，上出于会厌而发于音声，所藏之精，上通于任脉以濡空窍。然有正气，则有邪淫，如寒热之毒气，下藏于脏，上通于颈腋之间，留于脉而不去，则为瘰疬者，此肾藏先天之水毒也。●丹波元简曰：诸本无篇字。马云：凡有瘰疬者，其病必发寒热，故名篇。

70.1　黄帝问于岐伯曰：寒热瘰疬在于颈腋者，皆何气使生？岐伯曰：此皆鼠瘘寒热之毒气[①]也，留于脉而不去者也[②]。

[①]丹波元简曰：简案："毒"本作"蓸"。《说文》云：蓸，厚也，害人之草，往往而生，从草从毒。《周礼》云：聚毒药又以五毒攻之是也。《书·盘庚》云：惟汝自生毒。《礼·缁衣》：小人毒其正。皆假以恶害之义。此云毒气，亦以邪恶之气为言，后世寒毒风毒之类，毒字皆本此。

[②]杨上善曰：风成为寒热，寒热之变亦不胜数，乃至甚者为痈病也。今行脉中壅遏，遂为瘰疬鼠瘘也。堤，痈障。●马莳曰：此言鼠瘘之所以发为寒热者，以其毒气之留于脉也。瘰疬者，疮名，一名鼠瘘疮，生于颈腋两脉间，乃阳明少阳两经之所属也。正以鼠瘘有寒热之毒气，皆留于其脉而不去耳。（俗云：鼠用饮食流涎于其中，人误用之，所以毒气感而生瘰疬。今鼠之颈腋多块，其状犹瘰疬然，后世用猫制药方者，亦所以胜其毒耳。大义又见后《论疾诊尺》篇。）●张介宾曰：瘰疬者，其状累然而历贯上下也，故于颈腋之间，皆能有之。因其形如鼠穴，塞其一，复穿其一，故又名为鼠瘘。盖以寒热之毒，留于经脉，所以联络不止。一曰结核连续者为瘰疬，形长如蚬蛤者为马刀。又曰胁肋下者为马刀。瘰，裸、垒二音。疬音历。瘘音漏。●张志聪曰：此承上章之义，而论足少阴之水火焉。寒热者，先天水火之气。水火者，精气也。以上数章，论后天所成之身形，及水谷所生之血气，有盛有虚，为痈为积。上章论少阴所生之气，上出于会厌而发于音声，所藏之精，上通于任脉以濡空窍。然有正气，则有邪淫，如寒热之毒气，下藏于脏，上通于颈

腋之间，留于脉而不去，则为瘰疬者，此肾藏先天之水毒也。天开于子，天一生水，其毒在外，故名曰鼠。夫颈腋之脉，少阳之脉也，少阳乃初阳之气，生于先天之水中，少阳与肾脏经气相通，故本经曰少阳属肾。愚按：本经凡论刺论疾，其中暗合天地阴阳之道，及血气之生始出入。盖欲使学者知邪病之所由生，则知正气之所出入，若能触类旁通，斯得圣人之微义。●薛雪曰：瘰疬者，其状累然而历贯上下也。故于颈腋之间皆能有之，因其形如鼠穴，塞其一复穿其一，故又名为鼠瘘。盖以寒热之毒，留于经脉，所以联络不止。一曰结核，连续者为瘰疬，形长如蚬蛤者为马刀。又曰，胁肋下者为马刀。●黄元御曰：足少阳胆经，下缺盆，贯胸膈而行胁肋，甲木化气相火，经气上逆，相火郁闭，则生寒热，筋脉壅肿，则生瘰疬，瘰疬穿漏，久而不瘳，则为鼠瘘。少阳与厥阴同气，少阳之上逆者，厥阴必病下陷，女子经涩血瘀，多生此证。是虽肝胆之证，而根源脾胃，阳虚湿旺，脾陷胃逆，是其得病之由来也。●丹波元简曰：马云：瘰疬者，疮名，一名鼠瘘疮，生于颈腋两脉间，乃阳明少阳两经之所属也。正以鼠瘘有寒热之毒气，留于其脉而不去耳。（俗云：鼠用饮食流涎于其中，人误用之，所以毒气感而生瘰疬，今鼠之颈腋多块，其状犹瘰疬，然后世有用猫制药方者，亦所以胜其毒耳，大义又见后《论疾诊尺》篇中）。张云：瘰疬者，其状累然，而历贯上下也，故于颈腋之间，皆能有之。因其形如鼠穴，塞其一，复穿其一，故又名为鼠瘘。盖以寒热之毒，留于经脉，所以联络不止。一曰结核，连续者为瘰疬，形长如蚬蛤者为马刀。又曰胁肋下者为马刀。简案：《巢源·瘰疬瘘候》云：此由风邪毒气，客于肌肉，随虚处而停结为瘰疬，或如梅李枣核等，大小两三相连，在皮间而时发寒热是也，久则变脓溃成瘘也。又《外台》、《集验》九种瘘，其二曰鼠瘘，始发于颈，无头尾，如鼷鼠瘘核，时上时下，使人寒热脱肉，此得之由食大鼠余毒不去，其根在胃，狸骨主之。由此考之，瘰疬者未溃之称，鼠瘘者已溃之名，（《说文》：瘘，颈肿也。）其谓之鼠者，如鼷鼠跧于皮下状也。《淮南·说山训》：狸头愈鼠。王充《论衡》：人有鼠病，吞狸自愈。后世字书遂作瘶是也。瘘，漏也。漏泄不止之谓，故名曰鼠瘘，其言食大鼠及鼠涎之毒者诞也。朱震亨云：瘰疬不作寒热者可生，稍久转为潮热者危，此言信然。介按：小者为瘰，大者为疬，名色甚多，如项前为痰瘰，项后为湿疬，左右两侧形软，遇怒即肿为气疬，坚硬筋缩为筋疬，若连绵如贯珠者为瘰疬。至于鼠疬，其形如鼠，又名鼠疮，甚至疮口已合，旁边有眼，出脓不止，又有颈项生之不已，复从脚底而生，俗称老鼠打洞，其症尤为险恶。●章楠曰：瘰疬生于颈腋间，甚者连贯成串，是肝胆两经之脉所行者。始由七情郁结，阳化为热，而外邪乘之，致寒热邪毒留于经脉。

70.2 黄帝曰：去之奈何？岐伯曰：鼠瘘之本，皆在于藏，其末上出于颈腋之间，其浮于脉中，而未内着于肌肉，而外为脓血者，易去也①。黄帝曰：去之奈何？岐伯曰：请从其本引其末，可使衰去，而绝其寒热②。审按其道以予之，徐往徐来以去之③，其小如麦者，一刺知，三刺而已④。

①张介宾曰：瘰疬必起于少阳，而后延及阳明，二经表里相传，乃至厥阴、太阴俱能为病。大抵因郁气之积、食味之厚或风热之毒结聚而成，故其所致之本皆出于脏，而标则见乎颈腋之间也。若其毒之未甚，则但浮见脉中，尚未着于肌肉以化脓血者，去之犹易；

若其脓血既成，则为力较难也。●薛雪曰：瘰疬必起于少阳，而后延及阳明。二经表里相传，乃至厥阴、太阴，俱能为病。大抵因郁气之积，食味之厚，或风热之毒结聚而成，故其所致之本，皆出于脏，而标则见乎颈腋之间也。若其毒之未甚，则但浮见脉中，尚未着于肌肉以化脓血者，去之犹易，若其脓血既成，则为力较难也。●丹波元简曰：张云：瘰疬必起于少阳，而后延及阳明二经，表里相传，乃至厥阴、太阳俱能为病。大抵因郁气之积、食味之厚，或风热之毒结聚而成，故其所致之本，皆出于脏，而标则见乎颈腋之间也。若其毒之未甚，则但浮见脉中，尚未着于肌肉以化脓血者，去之犹易；若其脓血既成，则为力较难也。

②张介宾曰：谓去其致之之本，则外见之末，自可引而衰也。●薛雪曰：谓去其致之之本，则外见之末，自可引而衰也。

③张介宾曰：予，与之针也。审按其道，审脉气所由之道也。徐往徐来，即补泻之法，所谓徐而疾则实，疾而徐则虚也。●薛雪曰：予，与之针也。审按其道，审脉气所由之道也，徐往徐来，即补泻之法，所谓徐而疾则实，疾而徐则虚也。

④杨上善曰：寒热之气在肺等脏中，循脉而上，发于颈掖，不生于项。在脉中未在肌肉，言其浅也。为脓血者，外泄气多，故易去也。本，谓脏也。末，谓瘰处也。道，谓脏腑脉行所发穴路也。徐往来者，动针法也。疗之得愈分剂也。●马莳曰：《素问·骨空论》亦有刺寒热法。此言刺瘰疬之有法也。鼠瘘之本，皆在五脏，其末上出于颈腋，浮于脉中，内未着于肌肉，外尚未成脓血者，斯易去也。去之之法，亦惟从其何脏之本，以引其在外之末，可使渐衰而绝其寒热。审按其脉道，以取穴而与之针，徐往徐来以去其病。刺法，内有小如麦粒者，一刺则知其病之将去，三刺则病自已矣。●张介宾曰：小如麦者，其初起也，故一刺即知其效，三刺其病可已，所以治在宜早，不可因小而忽之。●张志聪曰：此言阴脏之毒气，传于腑阳，而外出于末者，可刺而易已也。夫脏为本，脉为末，其毒在脏，而上出于颈腋之间，其浮于脉中而外为脓血者，此毒气出于末而从脉溃，故易已也。未内着于肌肉者，未转及于阳明也。故从其本，引其末，可使衰去，而绝其寒热之毒，审按其所出之道路以予夺之，徐往徐来，以引去之，其小如麦者，毒之轻微者，可一刺知，三刺而已。此章与《素问集注》第六十篇之《骨空论》合参，其大义晓然矣。●徐振公曰：手厥阴少阳，皆与肾合，阴脏之毒，出于腑阳，故为易治，若传于厥阴之脏，故为不治之死证矣。●薛雪曰：小如麦者，其初起也，故一刺即知其效，三刺其病可已；所以治在宜早，不可因小而忽之。●黄元御曰：皆在于脏，在肝脾也。肝脾为本，胆胃为标，其末上出于颈腋之间，足少阳之经病之标也。请从其本引其末者，从厥阴以引少阳也。●丹波元简曰：楼氏云：从此经脉取脏腑之本，以治瘰疬之末也。张云：谓去其致之之本，则外见之末，自可引而衰也。予，与之针也。审按其道，审脉气所由之道也。徐往徐来，即补泻之法。所谓徐而疾则实，疾而徐则虚也。小如麦者，其初起也。故一刺即知其效，三刺其病可已，所以治在宜早，不可因小而忽之。●章楠曰：先因内伤兼外邪，故其病本在脏，其末出于颈腋，而浮于脉中，未内着于肌肉。如外为脓血者，病邪尚浅，得从脓血而泄，故易去也。从本引末者，先调脏气，然后疏通经脉，以和营卫，可使其邪衰去，而绝其寒热也。审按其经脉之道路，徐往徐来，皆用针之法，以邪在经脉血气中，非能骤去，必用缓治之法，而用药亦然矣。如其初起小如麦者，易治，故三刺可已；若久而病深病大，则难治，如下文所云。

70.3 黄帝曰：决其生死奈何？岐伯曰：反其目视之，其中有赤脉，上下贯瞳子①，见一脉，一岁死；见一脉半，一岁半死；见二脉，二岁死；见二脉半，二岁半死；见三脉，三岁而死。见赤脉不下贯瞳子②，可治也③。

①顾观光曰："赤脉"下脱"后"字，当依《脉经》补。

②顾观光曰：马本无"见"字，当删。

③杨上善曰：以下言死生候也。寒热已成，成在太阳，太阳为目上纲，其脉下见，令太阳经溢入络中，甚者并入络中，下贯瞳子，瞳子是骨之精，为寒热伤甚，故一脉独贯，一岁死也。若为二三，气散不独，故二三岁死也。虽有赤脉，不贯瞳子，可得疗者，以未伤骨精故也。●马莳曰：（此节大义与本经《论疾诊尺》篇相同。）此言决瘰疬之生死有法也。赤脉从上而下贯瞳子中，凡死之远近，以脉之如线者多少为度；如无赤脉下贯瞳子者，其病可治也。●张介宾曰：目者，宗脉之所聚也。瞳子者，骨之精也。赤脉下贯瞳子，以邪毒之焰深贼阴分而然，死之征也。然脉见二三者，其气散而缓，脉聚为一者，其毒锐而专，此又死期迟速之有异也。又《论疾诊尺》篇言诊寒热者亦同此法，详脉色类三十二。●张志聪曰：夫肾藏天一之水，地二之火，此先天始分之两仪也。少阳厥阴之气，皆出于肾，厥阴之气，上舍于心下之包络，而为有形之一脏，包络主脉，而代君行其血焉。少阳之气，游行于上中下，出入于肌腠，归于中焦之部署，而为有形之一腑，与心主包络之相合也。是厥阴少阳之形脏，在于心下中焦之部分，而二气皆本于肾脏之所生。瞳子者，水脏之骨睛也。赤脉从上而下贯瞳子者，水脏之毒气，上交于包络之火脏，火脏之毒气，复下交于水脏之骨睛，此为阴阳交者死不治。盖毒气在于阴阳之脏内往来，不能出于末而从脉溃，故为不治之恶疾也。夫天一地二，合而为三，一脉一岁死者，水脏之毒甚也。二脉二岁死者，水脏之毒，传之于火脏也。三脉三岁死者，毒气分于二岁之间也。盖毒之专者重，故死之速，分者死之迟也。一脉半者，一二之间也。二脉半者，二三之间也。夫人秉先天之水火而成此形，有感于正气，必协于邪淫，是以痘毒发原在肾，先天之火毒也。瘰疬者，先天之水毒也，盖火有毒而水亦有毒，但火毒多而水毒少也。●仇汝霖曰：心包络为阳脏，阴传于阳，而不复下交于阴者，尤为可治，故复曰赤脉不下贯瞳子者可治也。圣人救民之心甚切，医者可轻忽而待其死焉。●《集注》眉批：厥，后人以包络非命门，皆不知形气之故。又：天地有正气亦有淫气。又：《骨空论》有救治之法。●薛雪曰：目者，宗脉之所聚也。瞳子者，骨之精也。赤脉下贯瞳子，以邪毒之陷，深贼阴分而然，死之征也，然脉见二三者，其气散而缓，脉聚为一者，其毒锐而专，此又死期迟速之有异也。又有诊寒热者，亦同此法。●丹波元简曰：张云：目者，宗脉之所聚也。瞳子者，骨之精也。赤脉下贯瞳子，以邪毒之焰，深贼阴分而然，死之征也。然脉见二三者，其气散而缓，脉聚为一者，其毒锐而专，此又死期迟速之有异也。又《论疾诊尺》篇言诊寒热者亦同此法。简案：陈言《三因方》云：虽有此说，验之病者，少此证，亦难考据。此往往是三阳传诸阴经方有之，若本脏发，未必有此，学者知之，是实验之说，殆可信据焉。●章楠曰：黑珠属肝，瞳子属肾，赤脉贯瞳子，邪毒深入肝肾之脏，必死矣。赤脉多，其血气盛，故死期延迟。若虽有赤脉，而不下贯瞳子者，毒犹在经而未入脏，可以治之也。●周学海曰：前三篇各论一事，理所宜察，而文无可观。

邪客第七十一

●张志聪曰：此篇论卫气行于形身之外内，宗气行于经脉之外内，行于脉内者，偕营气而行，行于脉外者，随卫气而转，外内自相逆顺而行者也。●徐振公曰：此章假邪客以明卫气宗气之行，故篇名"邪客"，而经文皆论其正气焉。●丹波元简曰：诸本无篇字。

71.1 黄帝问于伯高曰：夫邪气之客人也，或令人目不瞑，不卧出者①，何气使然②？伯高曰：五谷入于胃也，其糟粕津液宗气，分为三隧③。故宗气积于胸中④，出于喉咙，以贯心脉，而行呼吸焉⑤。营气者，泌其津液，注之于脉，化以为血，以荣四末，内注五藏六府，以应刻数焉⑥。卫气者，出其悍气之慓疾，而先行于四末分肉皮肤之间，而不休者也⑦。昼日行于阳，夜行于阴⑧，常从足少阴之分间⑨，行于五藏六府，今厥气⑩客于五藏六府⑪，则卫气独卫其外，行于阳，不得入于阴。行于阳则阳气盛，阳气盛则阳跷陷⑫，不得入于阴，阴虚，故目不瞑⑬。

①丹波元简曰：《甲乙》作"目不得眠者"五字，考下文答语，《甲乙》为是。马云：邪之感于人身，令人目不得瞑，或不卧而出于外者。张云：令人寐无从生，故云不卧出也。

②张志聪曰：此篇论卫气行于形身之外内，宗气行于经脉之外内，行于脉内者，偕营气而行，行于脉外者，随卫气而转，外内自相逆顺而行者也。●徐振公曰：此章假邪客以明卫气宗气之行，故篇名"邪客"，而经文皆论其正气焉。

③汪昂曰：糟粕入大小肠为一隧。

④汪昂曰：膻中气海。

⑤丹波元简曰：《甲乙》"心脉"作"心肺"。张云：宗气，大气也。队，道也。糟粕之道出于下焦，津液之道出于中焦，宗气之道出于上焦，故分为三隧。喉咙为肺之系，而下贯于心，故通宗气而行呼吸。（营气运行见《营气》篇、《五十营》篇；卫气之义见《痹论》及《经脉》篇。）

⑥汪昂曰：宗气合荣气行脉中，为一隧，应漏水百刻。

⑦汪昂曰：卫行脉外为一隧。

⑧丹波元简曰：《甲乙》"阴"下有"其入于阴也"一句。马云：大义见《卫气行》篇。

⑨汪昂曰：其行阴也。必自足少阴始。【编者按：汪昂句读在"足少阴之分"之后。】

⑩汪昂曰：邪逆。

⑪丹波元简曰：《甲乙》"厥"作"邪"，无"六腑"二字。

⑫汪昂曰：阳跷之脉。丹波元简曰：《甲乙》"陷"作"满"。楼氏云："陷"当作"满"。汪云：《大惑论》作"阳气满则阳跷盛"，"盛"字是。又曰：卫气盛于阴，不得行于阳，……则阴气盛，阴气盛则阴跷满，……阳虚，故目闭也。（徐振公引《大惑

论》亦云：此章"陷"字疑误。）简案：张云：陷者受伤之谓。非也。

⑬杨上善曰：厥邪客人为病，目开不得合，卧起□□起也。宗，总也。隧，道也。糟粕、津液、总气，分为三隧。糟粕津液，浊秽下流，以为溲便。其清者宗气，积于膻中，名曰气海，其气贯于心肺，出入喉咙之中而行呼吸，一也。营气起于中焦，泌五谷津液，注于肺脉手太阴中，化而为血，循脉营于手足，回五脏六腑之中，旋还以应刻数，二也。卫气起于上焦，上行至目，行手足三阳已，夜从足少阴分，上行五脏，至昼还行三阳，如是行五脏。行六腑者，夜行五脏之时，脏脉络腑，故兼行也，以腑在内故，三也。厥气，邪气也。邪气客于内脏腑中，则卫气不得入于脏腑，卫气唯得卫外，则为盛阳。瞋，张盛也。脏腑内气不行，则内气益少。阳跷之脉在外营目，今阳跷盛溢，故目不得合也。瞑，音眠。●马莳曰：（此节与本经《五味》篇论三焦之义相同。）此伯高言人之目不瞑者，以其阳气独行于外，而内之阴气亦虚也。夫邪之感于人身，令人目不得瞑，或不卧而出于外者，正以五谷入胃，下焦为糟粕之隧，中焦为津液之隧，上焦为宗气之隧。故宗气积于胸中者，即上焦也。出喉咙，以贯心脉而行呼吸，一呼脉行三寸，一吸脉行三寸，呼吸总为一息，则脉行六寸，凡人一日一夜，计有一万三千五百息，则脉行八百一十丈。其营气由中焦之气降于下焦，而生此阴气者，泌其津液，注之于脉，化以为血，以荣四支，内随宗气以行于五脏六腑经脉之中，而百刻之内，其脉数与刻数相应也。卫气者，由下焦之气以升于中上二焦，而生此阳气，但卫气慓悍滑疾，不随宗气以行，而先行于四末、分肉、皮肤之间而不休者也，昼行于阳经，夜行于阴经，然昼行阳经之时，如行足太阳经已毕，则必入于足少阴肾经，而又出行于阳经，行足阳明已毕，则亦必入于足少阴肾经，而又出于阳经，诸阳皆然。正以阳气迅而阴气弱，故必一入而即出也，所谓常从足少阴之分间行于五脏六腑者如此。（大义见《卫气行》篇。）今邪气厥逆，客于五脏六腑，则卫气独卫其外，不得内入于阴，惟其不得内入于阴，则外之阳气盛，而阳跷之脉不得入于阴，致内之营气虚，而阴跷之脉不得通于阳，阳盛而阴虚，此目之所以不瞑也。●张介宾曰：邪气感人，令人寐无从生，故云不卧出也。瞑音明，又上声。宗气，大气也。隧，道也。糟粕之道出于下焦，津液之道出于中焦，宗气之道出于上焦，故分为三隧。喉咙为肺之系而下贯于心，故通宗气而行呼吸。粕音朴。隧音遂。荣气出于中焦，中焦者受水谷之气，泌其津液，变化以为血脉，外而四肢，内而脏腑，无所不至，故其运行之数，与刻数皆相应也。义详经络类二十四、二十六。泌音秘，泉水貌。卫气者，水谷之悍气也。其气慓疾滑利，不能入于脉中，故先行于四末分肉皮肤之间而不休者也。义详本类前六十七及经络类第六。昼行于阳，常从足太阳始，夜行于阴，常从足少阴始，义详经络类二十五。邪气逆于脏腑，则卫气不得入于阴分，故偏盛于阳。阳偏盛则阳跷陷，陷者受伤之谓，阳盛阴虚，故目不瞑。又《大惑论》义正与此同，偏盛则阳跷陷，陷者受伤之谓，阳盛阴虚，故目不瞑。又《大惑论》义正与此同，详见下文。跷有五音：跷、皎、乔、脚，又极虐切。●张志聪曰：此论宗气同营气行于脉中，以应呼吸漏下，卫气行于脉外，昼行于阳，夜行于阴，皮肤经脉之血气，交相逆顺而行也。按《五味》篇曰：大气之抟而不行者，积于胸中，命曰气海。出于肺，循喉咽，故呼则出，吸则入。此宗气随肺气行于皮肤，呼则气出，而八万四千毛窍皆阖，吸则气入，而八万四千毛窍皆开，此章论宗气贯心脉而行呼吸。心脉者手心主包络之脉，包络主脉，是从心脉而行于十六经脉之中，呼吸定息，脉行六寸，昼夜一万三千五百息，脉行八百十丈，以终五十营之一周，是宗气营气，皆半营

于脉中，而半行于脉外者也。卫气者，慓悍滑疾，独行于脉外，昼行于阳，夜行于阴，以司昼夜之开阖，行于阳，则目张而起；行于阴，则目瞑而卧。如厥逆之气，客于五脏六腑，则卫气独卫于外，行于阳不得入于阴，故目不瞑。愚按：卫气不得入于阴，则目不瞑之论，多有重见，然各有意存，学者宜体析明白。●徐振公曰：《大惑》篇云，卫气不得入于阴，则阳气满，阳气满则阳蹻盛。此章"陷"字疑误。●《集注》眉批：卫气先行于四末者，先行皮肤，先充络脉。循经而行，以应呼吸漏下。昼行于阳，夜行于阴者，与皮肤之营气相搏而行于形身之外内。又：出于喉咽以贯心脉者，从手太阴而贯于脉中，与《动输》篇合参。又：厥气者，脏腑之厥气。●汪昂曰：《大惑论》作"阳气满则阳蹻盛"。"盛"字是。又曰：卫气盛于阴，不得行于阳，……则阴气盛，阴气盛则阴蹻满，……阳气虚，故目闭也。●黄元御曰：卫气昼行于阳，夜行于阴（详见《卫气行篇》）。其行于阴也，常从足少阴之分间（经脉分部之间），行于五脏六腑。卫气入阴，阳藏不泄，故静而能寐。今厥气客于五脏六腑（下焦阴气，厥逆上行），阴凝寒旺，阳根虚败，则卫气独卫其外；但行于阳，不得入于阴。行于阳则阳气盛，阳气盛则阳蹻之脉满，不得入于阴则阴中之阳虚，阳气失藏，故目不瞑也。●陈念祖曰：此篇论卫气行于形身之外，内宗气行于经脉之外，内行于脉内者，皆荣气而行，行于脉外者，随卫气而转，外内自相逆顺而行者也。盖宗气随肺气行于皮肤，呼则气出，而八万四千毛窍皆阖；吸则气入，而八万四千毛窍皆开。呼吸定息，脉行六寸，昼夜一万三千五百息，脉行八百十丈，以终五十荣之一周。是宗气、荣气皆半荣于脉中，而半行于脉外者也。卫气慓悍滑疾，独行于脉外，昼行于阳，夜行于阴，以司昼夜开阖。行于阳则目张而起，行于阴则目瞑而卧。如厥逆之气合于五脏六府，则卫气独卫于外，行于阳不得入于阴，故目不得瞑。●章楠曰：营卫流行，义理已详营卫经络门。卫气昼行于阳，如日行天，夜行于阴，如日入地，此人身阴阳应天地之阴阳而流行也。今厥逆之气客于脏腑，与卫气格拒，卫气不得入阴，则阴阳不交，而阳独盛于外，阴分之气虚，阴虚阳盛，故目不瞑也。厥气者，或因外邪，或因内伤，致阴阳厥逆不和，通名厥气。故凡内伤、外感之病，皆有不寐者，必审其因而治之，方能见效也。●张骥曰：《灵枢·邪客》篇："伯高曰：五谷入胃也，其糟粕、津液、宗气分为三隧。故宗气积于胸中，出于喉咙，以贯心脉，而行呼吸焉。荣气者，泌其津液，注之于脉，化以为血，以荣四末，内注五脏六腑，以应刻数焉。"张志聪曰：此论宗气同荣气行于脉中，以应呼吸漏下。卫气行于脉外，昼行于阴（疑为"阳"之误），夜行于阴，皮肤经脉之血气，交相逆顺而行也。按《五味》篇曰：大气之抟而不行者，积乎胸中，命曰气海，出于肺，循喉咽，故呼则出，吸则入。此宗气随肺气行于皮肤，呼则气出，而八万四千毛窍皆阖；吸则气入，而八万四千毛窍皆开。此章论宗气贯心脉而行呼吸。心脉者，手心主包络之脉。包络主脉，是从心脉而行于十六经脉之中。呼吸定息，脉行六寸，昼夜一万三千五百息，脉行八百十丈，以终五十营之一周。是宗气、荣气，皆半荣于脉中，而半行于脉外者也。骥案：宗气，即左胸跳动之大气也，《素问·平人气象论》：胃之大络，名曰虚里，贯膈络脉，出于左乳下，其动应衣，脉宗气也。盛喘数绝者，则病在中；结而横，有积矣；绝不至者，死。乳之下，其动应衣，宗气泄也。营气，古医书营多与荣字通用，指血液作用而言，《灵枢·卫气》篇：经气之行于经者为营气。《营气》篇：营气之道，纳谷为宝。谷入于胃，乃传之肺，流溢于中，布散于外，精专者行于经隧，常营无已，终而复始，是谓天地之纪。此经言宗气、营气之大要也，与此篇合。"卫气者，出其悍气之慓疾，而先行于四末分肉皮肤之间而不休者也，昼日行于阳，夜行于阴，常从足少阴之分，间行于五脏六腑。今厥气客于五脏六腑，则卫气独卫其外，行于阳不得入于阴，行于阳则阳气盛，阳气盛则阳跷陷。不得入于阴，阴虚故目不瞑。"张志聪曰：卫气者，慓悍滑疾独行于脉外，昼行于阳，夜行于阴，以司昼夜之开阖。行于阳则目张而起，行于阴则目瞑而卧。如厥逆之气，客于五脏六腑，则卫气独卫于外，行于阳不得入于阴，故目不瞑。骥案：《灵枢·卫气行》篇：卫气之行，一日一夜五十周于身，昼日行于阳二十五周，夜行于阴二十五周，周于五脏。是故平旦阴尽，阳气出于目，目张则气上行于头，循项下足太阳，循背下至小指之端。阳尽于阴，则阴受气，其始入于阴，当从足少阴注于肾，肾注于心，心注于肺，肺注于肝，肝注于脾，脾复注于肾为周。是故夜行一舍，人气行于阴脏一周与十分脏之八，亦如阳行之二十五周，而复合于目。阴阳一日一夜，合有奇分十分身之四，与十分脏之二，是故人之所以卧起之时有早晏者，奇分不尽故也。与此行阴则寐，行阳则寤之理，互相发明。

71.2　黄帝曰：善。治之奈何？伯高曰：补其不足，写其有余①，调其虚实，以通其道，而去其邪。饮以半夏汤②一剂，阴阳已通，其卧立至。黄帝曰：善。此所谓③决渎壅塞，经络大通，阴阳和得④者也。愿闻其方。伯高曰：其汤方以流水千里以外者八升，扬之万遍，取其清五升，煮之，炊以苇薪火沸，置秫米一升，治半夏五合，徐炊，令竭为一升半，去其滓，饮汁一小杯，日三稍益，以知为度，故其病新发者，覆杯则卧，汗出则已矣。久者，三饮而已也⑤。

①丹波元简曰：张云：此刺治之补泻也。补其不足，即阴跷所出足少阴之照海也。泻其有余，即阳跷所出足太阳之申脉也。若阴盛阳虚而多卧者，自当补阳泻阴矣。

②丹波元简曰：张云：谓既刺之后，仍当用药以治之。凡不卧之证，有邪实者，多属外因，有营虚者，多属内因，此半夏汤一法，盖专为去邪者设耳。楼氏云：半夏汤去饮之剂也。

③丹波元简曰：《甲乙》"谓"作"以"。简案：壅塞，盖水饮也，故以半夏汤决渎之。

④丹波元简曰：《甲乙》作"得和"。

⑤杨上善曰：不足，阴气也。有余，外阳气。以下言半夏汤方，以疗厥气，厥气既消，内外气通，则目合得卧。沟渎水壅，决之则通，阴阳气塞，针液导之，故曰决渎，所以请闻其方也。饮汤覆杯即卧、汗出病已者，言病愈速也。三饮者，一升半为一齐，久病三服即瘥，不至一齐，新病一服即愈也。●马莳曰：秫，音术，稷之粘者。此言治目不瞑而不得卧者，有调其虚实之刺法，饮以汤剂之方法也。阳跷独盛于外，则卫气有余也。不得入于阴而阴虚，营气不足也。当补锐不足而泻其有余，盖不足为虚，有余为实，所以调其虚实，以通内外往来之道耳。然又饮以半夏汤一剂，则阴阳已通，其卧立至。其方以流水来自千里外者八升，即今之三升余也，扬之万遍，滤其清者五升煮之，即今之二升余也，炊以苇薪，及火沸之时，又置秫米一升，即今之四合余也，治半夏五合，即今之二合余也，徐徐炊之，令竭之一升半，即今之六合余也，去其滓，饮汁一小杯，一日之内服之

者三次，稍有所益，自有所觉，则渐可瞑矣。凡病新发者，复杯则卧，汗出则已。病久者，饮三次而已耳。●张介宾曰：此刺治之补泻也。补其不足，即阴蹻所出足少阴之照海也。泻其有余，即阳蹻所出足太阳之申脉也。若阴盛阳虚而多卧者，自当补阳泻阴矣。谓既刺之后，仍当用药以治之。凡不卧之证，有邪实者多属外因，有营虚者多属内因，此半夏汤一法，盖专为去邪者设耳。古今量数不同，大约古之黍量一斗，合今之铁斛数三升二合。然则云八升者，即今之二升五合六勺，云五升者，即今之一升六合许耳。火沸，置秫米一升，治半夏五合，徐炊令竭为一升半；火沸者，先以火沸其水，而后置药于中也。秫米，糯小米也，即黍米之类而粒小于黍，可以作酒，北人呼为小黄米，其性味甘粘微凉，能养营补阴；半夏味辛性温，能和胃散邪，除腹胀目不得瞑，故并用之。秫米一升，约今之三合二勺。半夏五合，约今之一合六勺。炊至一升半，约今之四合八勺也。秫音术。泽音子，秬也。●李中梓曰：不卧之病，有心血不足者，法当养阴；有邪气逆上者，法当祛邪。半夏汤者，去邪之法也。千里流水，取其流长源远，有疏通下达之义也。扬之万遍，令水珠盈溢，为甘澜水，可以调和阴阳。炊以苇薪者，取其火烈也。火沸，言未投药而水先沸也。秫米，糯小米也，北人呼为小黄米，味甘性平，能养胃和中，用以为君。治半夏，犹言制过半夏也，味辛性温，能下气化痰，用以为臣。知者，病愈也。●张志聪曰：秫音术，稷之粘者。此论调足少阴阳明之气，以通卫气之行于内。盖卫气之行于阴，从手足阳明下行至足，而交于足少阴，从足少阴而注于五脏六腑，故当调此二经之气焉。补不足者，补卫气之不足；泻有余者，泻厥气之有余。调虚实者，期外内之虚实，以通其道路，而去其厥逆之邪。半夏色白形圆，味甘而辛，阳明之品也。月令五月半夏生，感一阴之气而生者也。胃属戊土，肾藏天癸，饮以半夏汤一剂者，启一阴之气，上交于胃，戊癸合而化大火土之气，则外内之阴阳已通，其卧立至。此所谓决渎壅塞，经络大通，阴阳得和者也。夫肾为水脏，而为生气之原，气行则水涣。胃乃燥热之腑，而主中土，欲得阴阳以合化，而不欲寒水之上乘，故用流水千里以外者，所谓劳水也。再扬之万遍，则水性无力，不能助寒水上行矣。八乃金之成数，五乃土之生数，阳明主秋金，而胃居中土，故用八升五升者，助阳明之胃气也。苇乃水草，炊以苇薪者，助水中之生气也。米乃土谷而秋成，置秫米一升者，助胃气也。上古以腹中和，小便利为知。覆杯则卧，汗出而已者，正气和而厥气散，卫气得从其道而出入矣。●徐振公曰：厥气者，脏腑之逆气也。气本于足少阴肾，而生于足阳明胃，故调此二经之气，而逆气自解矣。曰阴阳已通，曰阴阳和得者，一谓卫气所行于外内之阴阳，一谓少阴阳明之阴阳，相得而和也。●《集注》眉批：阳明主秋金而居中土，肾属癸水。又：仲祖名甘澜水，主治奔豚。●汪昂曰：以千里长流水扬万遍，取五升，秫米一升，半夏五合，煮为升半，饮一小杯，稍益，以知为度，覆杯则卧，汗出则已矣。按：半夏能和胃而通阴阳，今人率以为燥而不敢用，误矣。●黄元御曰：治法先以针补其不足，泻其有余，调其阴阳虚实。以通其道路，而去其里邪。乃饮以半夏汤一剂，阴阳已通，其卧立致。盖不卧之原，因于里阴内凝，胃气不降，卫泄而阳不蛰。流水、秫米，利水泄湿，半夏降胃遂以蛰阳气，胃土降蛰，阳气下根，则卧寐立致矣。决渎壅塞，决通其壅塞也。秫米，高粱米，赤色大粒（大如绿豆），秸高丈余，北方皆有之。●陈念祖曰：此论调足少阴阳明之气，以通卫气之行于内。盖卫气之行于阴，从手足阳明下行至足，而交于足少阴，从足少阴而注于五脏六府，故当调此二经之气焉。补不足者，补卫气之不足；泻有余者，泻厥气之有余；调虚实者，调外内之虚实；以通其道路，而去其厥逆之邪。半夏汤方：半夏五合，秫米一升，长流水千里以外者八升，扬之万遍，取其清五升煮之，炊以苇薪火，沸内二药徐煎，令竭为一升半，去其滓，饮汁一小杯，日三稍益，以知为度，故其病新发者，复杯则卧，汗出则已矣。久者，三饮而已也。半夏，色白形圆，味甘气辛，阳明之品也，月令五月，半夏感一阴之气而生者也。胃属戊土，肾存天癸，饮以半夏汤一剂者，启一阴之气，上交于胃，戊癸合而化火，火土合气，则外内之阴阳已通，其卧立至。夫肾为水脏，而为生气之原，气行则水涣。胃乃燥热之府，而主中土，欲得阴气以合化，不欲寒水之上乘，故用流水千里以外者，所谓劳水也，再扬之万遍，则水性无力，不能助寒水上行矣。八乃金之成数，五乃土之生数，阳明主秋金而位居中土，故用八升五升者，助阳明之胃气也。苇乃水草，炊一苇薪者，助水中之生气也。米乃土谷而秋成，置秫米一升者，助胃气也。上古以腹中和、小便利为知。覆杯则卧，汗出而已者，正气和而厥气散，卫气得从其道而出入者矣。●丹波元简曰："置"《甲乙》作"煮"。李云：千里流水，取其流长源远，有疏通下达之义也。扬之万遍，令水珠盈溢，为甘澜水，可以调和阴阳。炊以苇薪者，取其火烈也。治半夏犹言制过半夏也，味辛性温，能下气化痰，用以为臣。张云：古今量数不同，大约古之黍量一斗，合今之铁斛数三升二合。然则云八升者，即今之二升五合六勺，云五升者，即今之一升六合许耳。（简案：《物氏度量》考云：明一合今五勺七撮，明一升今五合七勺一撮。）火沸者先以火沸其水，而后置药于中也。秫米，糯小米也，即黍米之类，而粒小于黍，可以作酒，北人呼为小黄米，其性味甘粘微凉，能养营补阴；半夏味辛性温，能和胃散邪，除腹胀目不得瞑，故并用之。秫米一升，约今之三合二勺，半夏五合，约今之一合六勺，炊至一升半，约今之四合八勺也。滓，音子，柤也。汪云：半夏能和胃而通阴阳，今人率以为燥而不敢用，误矣。《本草》以秫为糯粟，疑是糯稻。楼氏云：按《本草》秫米，即所谓糯米也。王子接云：北地之膏粱茄粟也。李时珍云：火用陈芦枯竹，取其不强，不损药力也（出芦火条）。又云：秫即粱米之粘者，《灵枢经》岐伯治阳盛阴虚，夜不得瞑，半夏汤中用之，取其益阴气而利大肠也，大肠利则阳不盛矣。简案：《尔雅》：秫，粘粟也，一名糯粟，一名黄糯。楼说非也。《千金方》治虚烦不眠，千里流水汤。《三因方》治胆寒，温胆汤，俱祖世方耳。●章楠曰：脾胃为中土，阴阳升降之道路也。阳根于阴而主升，脾为阴而气升也，升者，由内而行外；阴根于阳而主降，胃为阳而气降也，降者，由外而行内。卫气不得入于阴，是外气不能行于内者，由胃气不得通降故也。饮以半夏汤，通降胃气，则阴阳交通，其卧立至。取长流水而又扬之万遍，取其清，炊以苇薪猛火者，用其轻扬滑利而流走，以通壅滞也。半夏通胃生津，秫米和脾生液，一举两得，故虽久者，三饮可已也。此交通阴阳之法，而从脾胃主治者，以脾胃统一身之阴阳也。●周学海曰：今人用此汤不依此法，故或效或不效。●张骥曰："黄帝曰：善。治之奈何？伯高曰：补其不足，泻其有余，调其虚实，以通其道，而去其邪。饮以半夏汤一剂，阴阳已通，其卧立至。黄帝曰：善。此所谓决渎壅塞，经络大通，阴阳和得者也。愿闻其方。"张志聪曰：此论调足少阴阳明之气，以通卫气之行于内。盖卫气之行于阴，从手足阳明下行至足，而交于足少阴，从足少阴而注于五脏六腑，故当调此二经之气焉。补不足者，补卫气之不足；泻有余者，泻厥气之有余；调虚实者，调外内之虚实，以通其道路，而去其厥逆之邪。半夏，色白形圆，味甘而辛，阳明之品也。月令五月半夏生，感一阴之气而生者也。胃属戊土，肾藏天癸，饮以半夏汤一剂者，启一阴之气，上交于胃，戊癸合而化火，火土化气，则外内之阴阳已通，其卧立至，此所谓决渎壅塞，经络大通，阴阳得和者也。李念莪曰：不卧之病，有心血不足者，法当养阴；有邪气逆上者，法当祛邪。半夏汤者，去邪之法也。骥案：人之所以不得卧者，正由卫气独行阳不入阴，不与营气相和，故气为厥逆。半夏，味辛气平，体滑性燥，故其为用，辛能开结，平能止逆，滑能入阴，燥能助阳长之会，成于阴生之交，故其为用，辛能开结，平能止逆，滑能入阴，澡能助阳。且生当半夏正阳长之会，成于阴生之交，故能使人身正气自阳入阴，不使人身邪气自阳入阴。则本篇所谓卫气行于阳不得如于阴，为不寐，饮以半夏汤开其结，止其逆，滑之，燥之，所谓决渎壅塞，经络大通，阴阳和得者也。阴阳和，则其卧立至。"伯高曰：其汤方以流水千里已外者八升，扬之万遍，取其清五升煮之，炊以苇薪，火沸，置秫米一升，治半夏五合，徐炊，令竭为一升半，去其滓，饮汁一小杯，日三，稍益，以知为度。故其病新发者，覆杯则卧，汗出则已矣；久者，三饮而已也。"张志聪曰：夫肾为水脏而为生气之原，气行则水涣，胃乃燥热之腑而主中上，欲得阴气以合化，而不欲寒水之上乘，故用流水千里以外者，所谓劳水也，再扬之万遍，则水性无力，不能助寒水上行矣。八乃金之成数，五乃土之生数，阳明主秋金而胃居中土，故用八升、五升者，助阳明之胃气也。苇乃水草，炊以苇薪者，助水中之生气也。米乃土谷而秋成，置秫米一升者，助胃气也。上古以腹中和、小便利为知，覆杯则卧、汗出而已者，正气和而厥气散，卫气得从其道而出入矣。徐振公曰：厥气者，脏腑之逆气也。气于本足少阴肾，而生于足阳明胃，故调此二经之气而逆气自解矣。曰阴阳已通，曰阴阳和得，一谓卫气所行于外内之阴阳，一谓少阴阳明之阴阳，相得而和也。李念莪曰：千里流水，取其流长源远，有疏通下达之义也。扬之万遍，令水珠盈溢为甘澜水，可以调和阴阳。炊以苇薪者，取其火烈也。火沸，言未投药而水先沸也。秫米，小米也，北人呼小黄米，味甘性平，能养胃和中，用以为君。治半夏，犹言制过半夏也，味辛性湿，能下气化痰，用以为臣。骥案：此偶方也。取流水千里外者扬之万遍，水上有珠子相逐，取珠子用之，仲景名曰甘澜水。孙思邈曰：江水流泉远涉千里，顺势归海，不逆上流，用以抬头，必归于下，故法五劳七伤羸弱之症，煎药宜以陈芦劳水，取其水不强、火不盛也，无江水以千里东流水代之。陈藏器曰：病后虚弱，扬之万遍煮药禁神最验。盖水性本咸而体重，劳之则甘而轻，取其不助肾气而益脾胃也，脾胃益则营卫和，而厥气平矣。《毛苌诗》疏：苇之初生曰葭，禾秀曰芦，长成曰苇。苇，大也；芦，色黑也；葭，嘉美也。又《尔雅》：葭即芦也，苇即芦之成者，三者一物也。凡物之有节者，能不为津液隔阂，于津液之隔阂而生患者，尤能使之通行。炊以苇茎，所以佐半夏开结、止逆，助阳入阴之力，为功甚大，水火之用诚大矣哉。秫为稻之一种，得天地之和，高下之宜。火沸置秫米，即前篇作汤液之意，其所以益脾胃，通阴阳，和营卫之法至矣。苇火徐炊，火不盛而势缓，李氏注为烈火，殊失交通阴阳之旨。

71.3　黄帝问于伯高曰：愿闻人之肢节以应天地奈何？伯高答曰：天圆地方①，人头圆足方以应之。天有日月，人有两目；地有九州②，人有九窍；天有风雨③，人有喜怒；天有雷电，人有音声；天有四时，人有四肢；天有五音，人有五藏；天有六律④，人有六府；天有冬夏，人有寒热；天有十日⑤，人有手十指；辰有十二，人有足十指，茎垂⑥以应之，女子不足二节⑦，以抱人形⑧；天有阴阳，人有夫妻；岁有三百六十五日，人有三百六十五节；地有高山，人有肩膝⑨；地有深谷，人有腋腘⑩；地有十二经水，人有十二经脉⑪；地有泉脉⑫，人有卫气；地有草蓂⑬，人有毫毛；天有昼夜，人有卧起；天有列星，人有牙齿⑭；地有小山，人有小节；地有山石，人有高骨⑮；地有林木，人有募筋⑯；地有聚邑，人有腘肉⑰；岁有十二月，人有十二节⑱；地有四时不生草⑲，人有无子。此人与天地相应者也⑳。

①丹波元简曰：张云：圆者径一围三，阳奇之数；方者径一围四，阴偶之数。人首属阳居上，故圆而应天；人足属阴居下，故方而应地。

②丹波元简曰：张云：九州者，荆、梁、雍、豫、徐、扬、青、兖、冀也。简案：此本于《禹贡》，详见《素问识·生气通天论》。

③丹波元简曰：张云：和风甘雨，天之喜；摧拉霖溃，天之怒。

④丹波元简曰：张云：六律者，黄钟、太簇、姑洗、蕤宾、夷则、无射为六阳律；大吕、夹钟、仲吕、林钟、南吕、应钟为六阴律。

⑤丹波元简曰：张云：十日者，甲、乙、丙、丁、戊、己、庚、辛、壬、癸是谓天干。《阴阳系日月》篇云：腰以上为天，腰以下为地，故天为阳，地为阴，故足之十二经脉，以应十二月，月生于水，故在下者为阴，手之十指以应十日，日主火，故在上者为阳。

⑥汪昂曰：阴茎。【编者按：汪昂在"十指"与"茎垂"之间无句读。】

⑦汪昂曰：无茎垂与睾丸。

⑧丹波元简曰：张云：十二辰者，子、丑、寅、卯、辰、巳、午、未、申、酉、戌、亥是谓地支。故应人之足趾，足趾惟十，并茎垂为十二。茎者宗筋也。垂者，睾丸也。女子少此二节，故能以抱人形，抱者怀胎之义，如西北称伏鸡为抱者是也（见杨氏《方言》）。●周学海曰：虚其位以怀孕人形。

⑨丹波元简曰：张云：肩膝骨大而高，故以应山。

⑩汪昂曰：肩臂下隐处为腋。膝下曲处为腘。●丹波元简曰：张云：腋腘深陷，故以应谷。

⑪汪昂曰：《经水》篇：足太阳合清水、足少阳合渭水、足阳明合海水、足太阴合湖水、足少阴合汝水、足厥阴合渑水、手太阳合淮水、手少阳合漯水、手阳明合江水、手太阴合河水、手少阴合济水、手心主合漳水。

⑫丹波元简曰：张云：泉脉出于地下，卫气行于肉中。

⑬丹波元简曰：张云：蓂荚，瑞草也。尧时生于庭，随月雕荣，朔后一日荚生，望后一日荚落，历得其分度则蓂荚生。简案：张注本于《帝王世纪》，然无毫毛独应瑞草之理。《尔雅》：菥蓂大荠。郭注：荠叶细，俗呼之曰老荠。李时珍云：荠与菥蓂一物也，但分大小二种耳。由此考之，盖荠之为草，随在易生，故草蓂乃对下文林木，谓地上众草也。（蓂荚之蓂，音冥；菥蓂之蓂，音觅。）《集注》仇汝霖亦以上古蓂草释之，不可从。

⑭丹波元简曰：张云：齿牙疏朗，故象似列星。《说文》云：牙，牡齿也，一曰锐者为牙，齐者为齿。《上古天真论》以女子三七，男子三八，则真牙生而长极，是以后生之大者为牙也。女子七岁，男子八岁齿更，是以前生之小者为齿也。故男子八月生齿，八岁

而龀，女子七月生齿，七岁而龀。龀，毁齿也。

⑮丹波元简曰：张云：颧肩膝踝之类。

⑯丹波元简曰：张云：募者筋脉聚蓄之处，募音暮。简案："募"当作"幕"。幕，膜同，《痿论》："肝主身之筋膜。"全元起注云：膜者，人皮下肉上筋膜也。可以证矣。详见《素问识·疟论》。

⑰丹波元简曰：张云：腘肉者，肉脂之聚处也。简案：聚邑者，聚落邑里也。

⑱丹波元简曰：张云：四肢各三节，是为十二节。简案：《阴阳别论》云：十二月应十二脉。本篇上文云：十二脉应十二经水。【编者按：丹波元简此处为"十二筋"。】

⑲丹波元简曰：张云：地有不毛之地，人有不育之人。徐振公云：男子冲任不盛，宗筋不成，则须不生，是以四时之草不生，以应人之无子。

⑳杨上善曰：不足二节，故得怀子也。幕当为膜，亦幕覆也。膜筋，十二经筋及十二筋之外裹膜分肉者，名膜筋也。人身上有二十六形，应天地之形也。腘，戈麦反，曲脚也。●马莳曰：此伯高备言人与天地相应也。女子不足二节，缺茎垂与二睾也。以抱人形故耳。●张介宾曰：四肢骨节也。圆者径一围三，阳奇之数；方者径一围四，阴偶之数。人首属阳居上，故圆而应天；人足属阴居下，故方而应地。天有日月而照临万方，人有眼目而明见万象。九州者，荆梁雍豫徐扬青兖冀也。九窍者，上有七窍、下有二阴。清阳出上窍，而有阳中之阴阳；浊阴出下窍，而有阴中之清浊。和风甘雨天之喜，摧拉霖溃天之怒。阴阳相搏，天地发为雷电；情志所见，人物发为音声。四肢者，两手两足也。五音者，宫商角徵羽。五脏者，心肺脾肝肾。六律者，黄钟太簇姑洗蕤宾夷则无射为六阳律，大吕夹钟仲吕林钟南吕应钟为六阴律。六腑者，胃胆大肠小肠三焦膀胱也。寒应冬，热应夏也。十日者，甲乙丙丁戊己庚辛壬癸，是谓天干，故应人之手指。十二辰者，子丑寅卯辰巳午未申酉戌亥，是谓地支，故应人之足趾，足趾惟十，并茎垂为十二。茎者，宗筋也。垂者，睾丸也。女子少此二节，故能以抱人形。抱者，怀胎之义，如西北称伏鸡为抱者是也。睾音高。天为阳，地为阴，夫为阳，妻为阴，故曰夫乃妇之天。节，骨节也。肩膝骨大而高，故以应山。腋腘深陷，故以应谷。腘音国。泉脉出于地下，卫气行于肉中。蓂荚，瑞草也，尧时生于庭，随月凋荣，朔后一日荚生，望后一日荚落。历得其分度，则蓂荚生。昼为阳，人应阳而动；夜为阴，人应阴而静。齿牙疏朗，故象似列星。《说文》云：牙，牡齿也。一曰锐者为牙，齐者为齿。《上古天真论》以女子三七，男子三八，则真牙生而长极，是以后生之大者为牙也。女子七岁，男子八岁，齿更，是以前生之小者为齿也。故男子八月生齿，八岁而龀；女子七月生齿，七岁而龀。龀，毁齿也。龀，抄近切。小节者，小骨指节之类。高骨者，颧肩膝踝之类。募者，筋脉聚蓄之处。募音暮。腘肉者，脂肉之聚处也。腘，劬允切。四肢各三节，是为十二节。地有不毛之地，人有不育之人。人身小天地即此之谓。【编者按：关于"地有十二经水，人有十二经脉"的解释可详见《类经》经络类三十二。】●张志聪曰：此论人之形身四体，脏腑阴阳，应天地之日月星辰，山川草木，人与天地参也。卫气昼行于阳，夜行于阴，应天道之绕地一周，一岁而终三百六十五度，日月五星，随天道之环转，风雨雷电，从天气以施行，山川泉谷，上天之无不覆帱，林木草蓂，感天气而生长。卫气日行于阳，上至头目口齿，下至足胫膝腘，四旁之四肢肢节，腘肉皮毛。夜行于阴，内循五脏六腑，熏于募筋，充于胸腹，人之身形脏腑，应六气之降升，五运之出入，卫气之行，应天地之绕地环转，而复通贯于地

中，故曰地有泉水，人有卫气。是卫气非独行于形身之外内，而复贯通于经脉之外内者也。●徐振公曰：地有草荄，人有毫毛，女子月事以时下者，淡渗皮毛之血也。男子冲任不盛，宗筋不成，则须不生，是以四时之草不生，以应人之无子。●仇汝霖曰：上古有荄草，一茎三十叶，日落一叶，如月小则落二十九叶，盖以应女子之月事以时下。●《集注》眉批：通篇论形，单提卫气二字，谓卫气之出入于有形也。●薛雪曰：圆者，径一围三，阳奇之数；方者，径一围四，阴偶之数。人首属阳居上，故圆而应天；人足属阴居下，故方而应地。日月照临万方，两目明见万象。九州者，荆、梁、雍、豫、徐、扬、青、兖、冀也。九窍者，上有七窍，下有二阴。清阳出上窍，而有阳中之阴阳；浊阴出下窍，而有阴中之清浊。和风甘雨天之喜，摧拉霖溃天之怒。阴阳相搏天地，发为雷霆；情志所见人物，发为音声。四肢者，两手两足也。五音，宫、商、角、徵、羽；五脏，心、肝、脾、肺、肾。六律者，黄钟、太簇、姑洗、蕤宾、夷则、无射，为六阳律；大吕、夹钟、仲吕、林钟、南吕、应钟，为六阴律；六腑者，胃、胆、大肠、小肠、三焦、膀胱也。寒应冬，热应夏也。十日者：甲、乙、丙、丁、戊、己、庚、辛、壬、癸，是谓天干，故应人之手指。十二辰者，子、丑、寅、卯、辰、巳、午、未、申、酉、戌、亥，是谓地支，故应人之足指：足指为十，并茎垂为十二。茎者，宗筋也。垂者，睾丸也。女子少此二节，故能以抱人形。抱者，怀胞之义，如西北称伏鸡为抱者是也。睪，音高。天为阳，地为阴，夫为阳，妻为阴，故曰夫乃妇之天。节，骨节也。肩膝骨大而高。故以应山。腋腘深陷，故以应谷。腘，音国。泉脉出于地下，卫气行于肉中。荄荚，瑞草也。尧时生于庭，随月凋荣；朔后一日荚生，望后一日荚落，历得其分度则荄荚生。昼为阳，人应阳而动；夜为阴，人应阴而静。齿牙疏朗，故象似列星。女子三七，男子三八，则真牙生而长极，是以后生之大者为牙也。女子七岁，男子八岁齿更，是以前生之小者为齿也。故男子八月生齿，八岁而龀；女子七月生齿，七岁而龀。龀，毁齿也。龀，抄近切。小节者，小骨指节之类。高骨，颧肩膝踝之类。募者，筋脉聚蓄之处。募，音暮。䐃肉者，脂肉之聚处也。四肢各三节，是为十二节。地有不毛之地，人有不育之人。●陈念祖曰：此论人之形身、四体、脏府、阴阳，应天地之日月、星辰、山川、草木，人与天地参也。

71.4　黄帝问于岐伯曰：余愿闻持针之数，内针之理，纵舍①之意，扞皮②开腠理，奈何？脉之屈折，出入之处，焉至而出，焉至而止，焉至而徐，焉至而疾，焉至而入，六府之输于身者，余愿尽闻少序。别离之处，离而入阴，别而入阳，此何道而从行？愿尽闻其方③。岐伯曰：帝之所问，针道毕矣。黄帝曰：愿卒闻之④。

①丹波元简曰：马云：或纵针而不必持，或舍针而不复用。张云：纵，言从缓。舍，言弗用也。

②丹波元简曰：马云：捍分其皮，以开其腠理，而入刺之也。张云：扞，《说文》：忮也。谓恐刺伤其皮，而开腠理，则奈之何也。简案：扞，为捍御之义，于本文难通。张注亦迂。考《集韵》与擀同，以手伸物也。马扞分之解，似略通。

③丹波元简曰：张云：出止徐疾入，即五输之义。别离之处，言经络之支别离合也。

④杨上善曰：举其五义，问五脏脉行处，并问身之六腑之输。问阴阳二脉离合之处

也。□……□为□□。扞，寒半反，冲也。谓冲皮也。●马莳曰：内，纳同。舍，捨同。焉，音烟。此帝备问用针之义，及经脉出入离合之处也。针有所持之法，所纳之理，或纵针而不必持，或捨针而不复用，扞人之皮以开其腠理，此皆法之所当知也。其经脉有屈折出入之处，何所至而出针，何所至而止针，何所至而用针则徐，何所至而用针则疾，何所至而入针，且六腑之适于人身者，有别有离，何者离阳而入于阴，何者别阴而入于阳，此必有脉道以为之行也，故备问之。●张介宾曰：出、止、徐、疾、入，即五输之义。别离之处，言经络之支别离合也。扞音旱。●张志聪曰：（内叶纳，舍叶捨。）此问用针之理，而兼问血气之行于皮肤经脉之外内，有出入至止离别之处焉。皮腠者，脉外之气分也，脉之屈折出入之处，焉至而出？焉至而止？谓血气之行于经脉外内，有至止出入之处，而内针之理，何以为之至止疾徐也。六腑之输于身者，即手足三阳之本标；别离之处者，别经脉而出于气街之处也。夫皮肤为阳，经脉为阴，离而入阴者，脉外之气血，离皮肤而入于经脉也。别而入阳者，脉内之气血，别经脉而入于皮肤也。此何道从行，愿尽闻其方。伯言帝之所问，乃阴阳血气之流行，知血气之外内，则知所以用针矣。●仇汝霖曰：此因针道以明血气之运行出入，盖针道与血气之流行，皆合天圯之大道。●黄元御曰：焉至而出，脉之所出也（所出为井）。焉至而止，脉之所结也（详见《根结》）。焉至而徐，脉之所行也（所行为经）。焉至而疾，脉之所溜也（所溜为荥）。焉至而入，脉之所入也（所入为合）。

71.5 岐伯曰：手太阴之脉，出于大指之端，内屈，循白肉际，至本节之后太渊，留以澹，外屈，上于本节下，内屈，与阴诸络会于鱼际，数脉并注，其气滑利，伏行壅骨之下，外屈，出于寸口而行，上至于肘内廉，入于大筋之下，内屈，上行臑阴，入腋下，内屈，走肺。此顺行逆数之屈折也[1]。

①杨上善曰：手太阴脉，从脏行至腕后，一支上大指次指之端，变为手阳明脉；其本从腕后上鱼，循鱼际出大指之端，即指端内屈回，循大指白肉至本节后太泉穴处，停留成澹而动，然后外出上于本节也。澹，从滥反。上本节已，方从本节以下内屈，与手少阴心主诸络会于鱼际，然后则与数络共为流注也。壅骨，谓手鱼骨也。臑阴，谓手三阴脉行于臑中，故曰臑阴。其脉元出中焦，以是肺脉，上属于肺，令从外还，俱至于肺，故手太阴经，上下常通，是动所生之病，疗此一经也。手太阴一经之中，上下常行，名之为顺。数其屈折，从手向身，故曰逆数也。●马莳曰：（屈，读为曲。数，上声。）此伯言手太阴经之脉，有曲折出入顺逆之数也。手太阴肺经之脉，出于大指之端少商穴，内屈之以循白肉之际，盖白肉属阴经，赤肉属阳经，阴阳之经以赤白肉际为界也。至本指节后，有太渊穴，大凡脉会太渊，而留止于此澹渗诸经。从外而曲，上于本节之下，又从内而曲，与阴经诸络会于鱼际。但数经之脉并注于此，其气滑利，伏行壅骨之下，即掌后高骨也，又外往少曲，出于寸口之太渊穴而行，故曰脉会太渊也。上从经渠、列缺、孔最，又至肘内之侠白穴，入于大筋之上，从内少曲，上行臑之阴廉，入腋下之云门、天府，又内曲而走于肺，此则从外而走内者为逆。若自云门、中府以出少商，则自内而出外者为顺。此乃顺行逆数之屈折也。●张介宾曰：此下二节，皆言五腧之屈折也。大指之端，少商井也。内屈循白肉际至本节之后，太渊腧也。凡人身经脉阴阳，以紫白肉际为界，紫者在外属阳分，

白者在内属阴分，大概皆然。澹，水摇貌。脉至太渊而动，故曰留以澹也。从此外屈上于本节之下，内屈与诸阴络会于鱼际荥也。诸阴皆会于此，故数脉并注。其气滑利，伏行掌后高骨之下，外屈出寸口而行经渠经也。上至肘内廉，入于大筋之下，尺泽合也。乃由此内屈臑阴，入腋走肺。然肺经之脉从脏走手为顺，此则从手数至脏，故为顺行逆数之屈折。●张志聪曰：（屈叶曲。数上声。）此分论脉外之宗气，循手太阴之经，顺行而逆数也。夫宗气之行于脉外者，从肺气而出，故其气滑利，伏行于壅骨之下，外屈，出于寸口而行。外屈，上于本节之下，留以淡渗皮毛。手太阴之脉，出于大指之端；内屈，循白肉际，至本节之后太渊；内屈，与诸阴络会于鱼际；数脉并注，上至于肘内廉，入于大筋之下；内屈，上行臑阴，入腋下；内屈走肺，此太阴之脉。从指井而走肺，脉外之宗气，从臑腋以上鱼，此顺行逆数之屈折也。●黄元御曰：大指之端，少商，井也。内屈，循白肉际，至本节之后，太渊，俞也。留以澹，气停留而澹荡，如水波之动摇也。外屈，上于本节下，内屈，与阴诸络会于鱼际，荥也。诸阴皆会于此，数脉并注，其气滑利，伏行掌后高骨之下，（壅骨，即高骨也。）外屈，出于寸口，而行经渠，经也。上至肘内廉，入于大筋之下，尺泽，合也。由此上行臑阴，（臂内嫩肉曰臑。）入腋下而走肺。手之三阴，从胸走手为顺，此则从手边数而至于胸，此顺行逆数之屈折也。●丹波元简曰：《甲乙》"内屈"作"内侧"，"留"作"溜"，"外屈上于本节之下"作"外屈本指以下"，注云：一作"本于上节"，"阴诸络"作"诸阴络数脉"，并注云：疑此处有缺文。马云：屈，读为曲。壅骨，即掌后高骨也。张云：此下二节，皆言五腧之屈折也。大指之端，少商井也。内屈循白肉际，至本节之后，大渊腧也。凡人身经脉阴阳，以紫白肉际为界，紫者在外属阳分，白者在内属阴分，大概皆然。澹，水摇貌。脉至大渊而动，故曰留以澹也。从此外屈上于本节之下，内屈与诸阴络会于鱼际荥也。诸阴皆会于此，故数脉并注，其气滑利，伏行掌后高骨之下，外屈出寸口而行经渠经也。上至肘内廉，入于大筋之下，尺泽合也。乃由此内屈臑阴入腋走肺。然肺经之脉，从脏走手为顺，此则从手数至脏，故为顺行逆数之屈折。简案：澹，马、志并为澹渗诸经之义，恐非也。数脉并注，义自分明。《甲乙》注为有缺文，误。沈彤《释骨》云：手大指本节后，起骨曰壅骨。《邪客》篇云，云是壅骨，固在鱼际旁寸口前，旧说谓即掌后高骨。误。

71.6　心主之脉，出于中指之端，内屈，循中指内廉以上，留于掌中，伏行两骨之间，外屈，出两筋之间，骨肉之际，其气滑利，上二寸，外屈，出行两筋之间，上至肘内廉，入于小筋之下，留两骨之会，上入于胸中，内络于心脉①。

①杨上善曰：心主之脉，从心包起，出于中指之端，即中指端内屈回，循中指内廉，上入胸中，内络心肺。心主一经，上下恒通，是动所生，但疗此经。举手太阴、心主二经，余之十经顺行逆数例皆同也。营卫之气，一日一夜行二十八脉五十周，如环无端，与正经异也。●马莳曰：此伯言心主之脉，有曲折出入顺逆之数也。心主之脉，即手厥阴心包络之脉也。手少阴心经，本为君主之官，而此以包络为心主者，正以其脉之所行悉代君主，而遂谓之心主之脉也。大义见下文。其脉行于中指之端中冲穴，从内少曲，循中指之内廉以上，留于掌中之劳宫穴，伏行于两骨之间，外曲而行，出于两筋之间，正骨肉之际

大陵穴之所在也。其气滑利，上于二寸之内关穴，又外屈出行两筋之间，上至肘之内廉曲泽穴，入于小筋之下，留于两骨之会，上入于胸之天泉、天池，而内络于心肺两经，此乃心主顺行逆数之屈折也。（大义见前《本输》篇第三节。）●张介宾曰：中指之端，中冲井也。内屈循中指以上掌中，劳宫荥也。伏行两骨之间，外屈出两筋之间，骨肉之际，大陵腧也。其气滑利，上二寸外屈出行两筋之间，间使经也。上至肘内廉，入于小筋之下，留两骨之会者，曲泽合也。由此上入胸中，内络于心脉，乃手厥阴经顺行逆数之屈折。按：本篇于十二经之屈折，独言手太阴、心主二经者，盖欲引正下文少阴无腧之义，故单以膈上二经为言耳。诸经屈折详义，已具《经脉》、《本输》等篇，故此不必再详也。●张志聪曰：此分论行于脉中之宗气，从心主之脉，营行于十二经脉之中，以应呼吸漏下，其脉外之宗气，亦随本经而屈折于皮肤之间。盖宗气之出于肺而行于皮肤者，散于十二经脉之外，各从本经而为逆顺之行。故行于心主之脉外者，外屈出两筋之间，骨肉之际，其气滑利，上肘臂二寸；外屈，而淡渗于皮毛，心主之脉，出于中指之端；内屈，循中指内廉，以上留于掌中，伏行两骨之间，出行两筋之间，上至肘外廉，入于小筋之下，留两骨之会，上入于胸中，内络于心肺。此亦顺行而逆数也。夫脉外之气血，各随本经以分界畔。故行于脉中者，随脉而屈折于脉内；行于脉外者，亦随本经而屈折于脉外也。以上二节，论宗气之留于胸中，上出于肺，行于十二经脉之皮部，以司呼吸开阖，上贯心脉，营于十二经脉之中，以应呼吸漏下，外内之相应也。●黄元御曰：中指之端，中冲，井也。掌中，劳宫，荥也。两骨，两筋骨肉之际，大陵，俞也。两筋之间，间使，经也。肘内廉，小筋之下，两骨之会，曲泽，合也。由此上入于胸内，络于心脉。此亦手心主顺行逆数之曲折也。●丹波元简曰：《甲乙》"心脉"作"心胞"，马、志作"心肺"，非。张云：中指之端，中冲井也。内屈循中指以上掌中，劳宫荥也。伏行两骨之间，外屈出两筋之间，骨肉之际，大陵腧也。其气滑利上二寸外屈出行两筋之间，间使经也。上至肘内廉，入于小筋之下留两骨之会者，曲泽合也。由此上入胸中，内络于心脉，乃手厥阴经，顺行逆数之屈折。按：本篇于十二经之屈折，独言手太阴心主二经者，盖欲引止下文少阴无腧之义，故单以膈上二经为言耳。诸经屈折详义，已具《经脉》、《本输》等篇，故此不必详也。

71.7　黄帝曰：手少阴之脉，独无腧，何也①？岐伯曰：少阴，心脉也。心者，五藏六府之大主也，精神之所舍也，其藏坚固，邪弗能容也②。容之则心伤，心伤则神去，神去则死矣③。故诸邪之在于心者，皆在于心之包络。包络者，心主之脉也，故独无腧焉④。

①汪昂曰：无治病之俞穴。
②汪昂曰：心为君主。不易受邪。
③汪昂曰：邪中于心，则立死。
④杨上善曰：其脏坚固者，如五脏中心有坚脆。心脆者则善病消瘅，以不坚故善病消瘅，即是受邪。故知不受邪者，不得多受外邪，至于饮食资心以致病者，不得无邪，所以少阴心之主所生病皆有疗也。又《明堂》手少阴亦有五输主病，不得无输，即其信也。●马莳曰：此承上文而明手少阴心经不必有治病之输也。输者，穴也。前《本输》篇止

言心出于中冲云云，而不言心经者，岂心经独无治病之输乎？非谓心经无输穴也。伯言少阴者，心之脉也。心为五脏六腑之大主，乃所以藏神者，故为精神之所舍也。其脏坚固，而邪弗能容，若邪容之，则心伤而神去，人至于死矣。故凡诸邪之在心者，皆不在于心而在于心之包络，此包络者，遂得以同于心主之脉，而即以心主称之也。故治病者，亦治心包络之穴而已，独不取于心之输者有以哉。●张介宾曰：手少阴，心经也。手厥阴，心包络经也。经虽分二，脏实一原，但包络在外，为心之卫；心为五脏六腑之大主，乃精神之所居，其脏坚固，邪不可伤，伤及于心，无不死者。故凡诸邪之在心者，皆在心外之包络耳。然心为君主之官，而包络亦心所主，故称为心主。凡治病者，但治包络之腧，即所以治心也，故少阴一经所以独无腧焉。详义出《本输》篇，见《经络》类十六。●张志聪曰：此申明宗气贯心脉而行呼吸之因。盖血脉者，心所主也。包络代行其血气者，君主无为，而神明内藏，包络之相，代君行其令也。精神内藏，其脏坚固，故邪弗能伤，心伤则死矣。少阴，心脉也。包络者，心主之脉也。独无腧者，包络代腧其血气也。●《集注》眉批：《本输》篇曰：心出于冲，溜于劳宫，注于大陵，行于间使，入于曲泽，为合手少阴也。●汪昂曰：包络同于心主之脉，故即以心主名之。●陈念祖曰：此申明宗气贯心脉而行呼吸之因。盖血脉者，心所主也，包络代行其血气者，君主无为而神明内存，包络之相，代君行其令也。精神内存，其脏坚固，故邪弗能伤，心伤则死矣。少阴，心脉也；包络者，心主之脉也，独无腧者，包络代腧其血气也。●丹波元简曰：《甲乙》"大主也"下有"为帝王"三字。张云：手少阴，心经也。手厥阴，心包络经也。经虽分二，脏实一原，但包络在外为心之卫；心为五脏六腑之大主，乃精神之所居，其脏坚固，邪不可伤，伤及于心，无不死者。故凡诸邪之在心者，皆在心外之包络耳。然心为居主之官，而包络亦心所主，故称为心主。凡治病者，但治包络之腧，即所以治心也，故少阴一经，所以独无腧焉。详义出《本输》篇。●章楠曰：心包络称臣使之官，喜乐出焉。一如君之近臣，代心用事而出喜乐，为心脏之脉。若心主，即元神，清静无为者也，故其脏坚固，邪不能干，而凡邪之干心，皆包络受之。若伤心脏，则神去而死矣。

71.8　黄帝曰：少阴独无腧者，不病乎？岐伯曰：其外经病①而藏不病②，故独取其经于掌后锐骨之端③。其余脉出入屈折，其行之徐疾，皆如手少阴心主之脉行也④。故本腧者⑤，皆因其气之虚实疾徐以取之，是谓因冲而泻，因衰而补，如是者，邪气得去，真气坚固，是谓因天之序⑥。

①汪昂曰：经络。

②汪昂曰：心脏。

③杨上善曰：兑骨之端，手少阴输也。●汪昂曰：治其经者，独取掌后锐骨，本经之神门穴而已。

④杨上善曰：余谓十种经脉者也。●汪昂曰：故治手少阴者，即治心包络经。按《九针》篇云：阳中之太阳，心也，其原出于大陵。大陵系心包经穴，以心包代心君行事，故不曰本经之神门，而曰心包之大陵，在掌后两筋间横纹陷中。

⑤周学海曰：本如原道原毁之原，是发明之义也。

⑥杨上善曰：因冲，冲，盛也。真气，和气也。是谓因天四时之序，得邪去真存也。

●马莳曰：此承上文而明心经之病在外经而不在内脏，所以止取神门之穴，而余病则取包络而已。夫诸邪之在心者，皆治心之包络，则少阴心经独不病乎？伯言心经之病在于外经，凡经脉之行于外者偶病耳，其心之内脏则不容病者也。故外经有病，独取其掌后锐骨之端神门穴耳。其余脉之出入曲折，所行之徐疾，皆如手厥阴心包络之脉行也。故本经《本输》篇谓治手少阴者，即治心包络经，皆调其气之虚实疾徐以取之，是谓因邪气所冲而泻之，真气衰而补之。如是者，则邪去而真固，有以循天道四时之序矣。●张介宾曰：凡脏腑经络，有是脏则有是经，脏居于内，经行于外。心脏坚固居内，邪弗能容，而经则不能无病，故少阴经病者，当取掌后锐骨之端，即神门腧也。其余脉之出入屈折徐疾，皆如手少阴心主之脉行者，言少阴心主之腧，其行相似，故曰本腧者，言少阴本经之腧，非上文皆在心包之谓也。然则邪在心包脏者，当治心主之腧；邪在少阴经者，当治本经之腧。因其虚实以取之，则邪气去而真气固，乃不失诸经天界之序也。按：《本输》篇所载五脏五腧，六腑六腧，独手少阴经无腧，故此篇特以为问，正欲明心为大主、无容邪伤之义。然既曰无腧，而此节复言取其经于掌后锐骨之端，及如心主脉行本腧等义。可见心脏无病，则治脏无腧；少阴经有病，则治经有腧。故《甲乙经》备载少阴之腧，云少冲为井，少府为荥，神门为腧，灵道为经，少海为合，于十二经之腧始全，其义盖本诸此。●张志聪曰：此承上文复申明少阴之无输者，谓精神内藏，不为各经转输其血气，而少阴之经脉，亦从外而循于内也。故外感于邪，独取其掌后锐骨之神门穴，盖病在外经而脏不病也。其余手足十二经脉之出入屈折，行之疾徐，皆如手少阴心主之脉行，盖言十二经脉相同，非少阴之独无腧也。故取少阴之本腧者，皆因其正气之虚实以取之，而不因于邪也。因心气之盛而冲者泻之，心气之衰者补之，盖精神内藏，藏真坚固，邪在外经而不伤于内，故止因正气之盛虚，而补泻其腧也。《八正神明论》曰：因天之序，盛虚之时，移光定位，正立而待。盖心为阳中之太阳，而上应于日，如衰而补之，以待日之方中，冲而泻之，以待日之将昃。●《集注》眉批：上节论手太阴主气，手心主主脉。此申明十二经脉各分皮部，各有气血，各随经脉外内屈折而行。故曰其余脉出入屈折，皆如手少阴心主之脉行。又：若因于邪，止取外经之神门，因正气之盛虚，然后补泻其腧。●黄元御曰：掌后锐骨之端，神门，俞也。少阴经病而藏不病，故独取其经于掌后锐骨之端神门一俞，所以治经病也。其余脉之出入曲折，行之徐疾，皆如手厥阴心主之脉行，故《本输》一篇，心之五腧取于心主者，皆因其气之虚实徐疾相同，是以取之也。冲，盛满也。《本输》所载少阴之俞，皆心主之俞，是少阴无俞也。而此有掌后锐骨之一俞，以治经病，然则脏病无俞，经病则有俞也。《甲乙经》：少冲为井，少府为荥，神门为俞，灵道为经，少海为合。义本于此。●陈念祖曰：此节谓精神内存，不为各经传输其血气，而少阴之经脉也从外而循于内也。故外感于邪，独取其掌后锐骨之神门穴，盖病在外经而脏不病也。其余手足之十二经出入屈折之疾徐，皆如手少阴心主之脉行，盖言十二经脉相同，非少阴之独无腧也。●丹波元简曰：《甲乙》"不病"上有"心"字，"外经"下有"脉"字。张云：凡脏腑经络，有是脏则有是经，脏居于内，经行于外。心脏坚固居内，邪弗能容，而经则不能无病，故少阴经病者，当取掌后锐骨之端，即神门腧也。其余脉之出入，屈折余疾，皆如手少阴心主之脉行者，言少阴心主之腧，其行相似，故曰本腧者，言少阴本经之腧，非上文皆在心包之谓也。然则邪在心包脏者，当治心主之腧；邪在少阴经者，当治本经之腧。因其虚实以取之，则邪气去而真气固，乃不失诸经天道之序也。按：《本输》

篇所载五脏五腧，六腑六腧，独手少阴经无腧，故此篇特以为问，正欲明心为大主、无客邪伤之义。然既曰无腧，而此节复言取其经于掌后锐骨之端，及如心主脉行本输等义。可见心脏无病，则治脏无腧；少阴经有病，则治经有腧。故《甲乙经》备载少阴之腧云：少冲为井、少府为荥、神门为腧、灵道为经、少海为合，于十二经之腧始全，其义盖本诸此。马云：外经有病，独取其掌后锐骨之端神门穴耳。其余脉之出入曲折，所行之徐疾，皆如手厥阴心包络之脉行也。故本经《本输》篇谓治手少阴者，即治心包络经，皆调其气之虚实，疾徐以取之，是谓因邪气所冲而泻之，真气衰而补之。如是者，则邪去而真固，有以循天道四时之序。简案：少阴无腧云云，王冰《三部九候论》注引之云：《灵枢经》持针纵舍，论曰乃知古篇名，与今本不同。

71.9 黄帝曰：持针纵舍奈何①？岐伯曰：必先明知十二经脉之本末，皮肤之寒热，脉之盛衰滑涩②。其脉滑而盛者，病日进；虚而细者，久以持；大以涩者，为痛痹③。阴阳如一者，病难治④。其本末尚热者，病尚在⑤；其热已衰者，其病亦去矣⑥。持其尺，察其肉之坚脆，大小、滑涩，寒温、燥湿。因视目之五色，以知五藏，而决死生。视其血脉，察其色，以知其寒热痛痹⑦。

①张介宾曰：纵言从缓，舍言弗用也。

②张介宾曰：明此数者，则针之当用不当用，其纵舍可知矣。

③张介宾曰：此言病气之盛及元气之虚者，皆难取速效，当从缓治以渐除之者也。

④张介宾曰：表里俱伤、血气皆败者，是为阴阳如一，刺之必反甚，当舍而勿针也。●丹波元简曰：马云：人迎气口若一，则脉为关格，病当难治。张云：表里俱伤，血气皆散者，是为阴阳如一，刺之必反甚，当舍而勿针也。志云：皮肤筋骨之浅深，皆病也。

⑤张介宾曰：胸腹脏腑为本，经络四肢为末，尚热者，余邪未尽也，宜从缓治。●丹波元简曰：《甲乙》作"察其本末上下，有热者病常在"。马云：胸腹为本，四肢为末，凡本末尚热者，其病尚在。张云：胸腹脏腑为本，经络四肢为末。尚热者，余邪未尽也。宜从缓治，其病亦去者，可舍针也。

⑥张介宾曰：可舍针也。

⑦杨上善曰：起处为本，出处为末。皮肤热即血气通，寒即脉气壅也。阳气盛而微热，谓之滑也。多血少气微寒，谓之涩脉□□细微□□□□□。多气少血为大，多血少气为涩，故为痛痹也。阴阳之脉不可辨，故如一也。瘤，悬疣之类也。以不可辨，故本末难疗也。头及皮肤热也。其头及皮肤热衰，病必去。持尺皮肤，决死生也。五脏之精华，并归于目，心□□□□□脏征也。候色脉，决死生也。●马莳曰：此帝问持针纵舍之法，而伯先以视病之法言之也。第四节帝以持针之数、纳针之法、纵舍之意问之，而伯尚未言，故此以持针纵舍为问。伯言必先明知手足十二经脉之本末，其各经何起何止也；皮肤之寒热，各经之分肉，孰寒而孰热也；及人迎气口之脉盛衰滑涩。其脉之滑而盛者，病当日进；脉之虚而小者，病久以持；若大而带涩，当为痛痹；如人迎气口若一，则脉为关格，病当难治；（大义见《四时气》、《禁服》、《终始》等篇。）胸腹为本，四支为末，凡本末尚热者，其病尚在；凡本末之热已衰者，其病亦去。不惟是也，又必持其尺部，以察其肉

之坚脆，脉之小大滑涩，体之寒温燥湿，即本经《论疾诊尺》篇所谓独调其尺，以言其病也。又以目为五脏六腑之精，（此语见本经《大惑论》。）视其目之五色，以知其五脏，而决其死生。又视其血脉之陷下与否，及血脉之五色，以知其寒热痛痹，（大义见本经《经脉》篇。）斯可以行持针纵舍之法矣。）●张介宾曰：持尺视目义，俱详脉色类。轻重死生于此可决，皆纵舍之道也。●张志聪曰：此论审别病气，在于皮肤经脉之外内，有出入盛衰之别也。本末者，十二经脉之本标，血气之流行出入者也。皮肤之寒热，病气在于皮肤也。脉之盛衰滑涩，病气在于经脉也。其脉滑而盛者，病日进于经脉之中，虚而细者，病久持于脉外也。夫在外者，皮肤为阳，筋骨为阴，脉大以涩者，为寒热痛痹也。如左右之阴阳如一者，病难治，谓皮肤筋骨之浅深皆病也。其本末尚热者，病尚在于血脉之中，其热已衰者，其病气随经脉之血气，出于气街而亦去矣。《邪气脏腑》篇曰：脉滑者，尺之皮肤亦滑；脉涩者，尺之皮肤亦涩，故持其尺，察其尺肤之坚脆大小滑涩，以知皮肤分肉之寒热燥湿也。五脏之血色见于目，因视目之五色，以知五脏而决死生。盖病在脏者，半死半生也。视其血络，察其皮毛以知痛痹之寒热也。《皮部论》曰：凡十二经络脉者，皮之部也。其色多青则痛，多黑则痹，黄赤则热，多白则寒，五色皆见，则寒热也。此篇论营卫宗气，营行出入于经脉之外内，故持针纵舍，亦当察病气之在于皮肤，在于经脉，或在内之五脏也。●黄元御曰：纵，纵针以取之也。舍，舍针而去之也。阴阳如一，即寸口、人迎相等也。持其尺，察其肉，视目之五色，视血脉，察其色，义详《论疾诊尺》。●丹波元简曰：志云：《邪气脏腑病形》篇曰：脉滑者尺之皮肤亦滑，脉涩者尺之皮肤亦涩。故持其尺，察其尺肤之坚脆大小滑涩，以知皮肤分肉之寒热燥湿也，五脏之血色见于目，因视目之五色，以知五脏，而决其死生。盖病在脏者，半死半生也，视其血络，察其皮毛，以知痛痹之寒热也，《皮部论》曰：凡十二经络脉者，皮之部也，其色多青则痛，多黑则痹，黄赤则热，多白则寒，五色皆见，则寒热也。

71.10 黄帝曰：持针纵舍，余未得其意也①。岐伯曰：持针之道，欲端以正，安以静②。先知虚实而行疾徐③。左手执骨，右手循之。无与肉果④。泻欲端以正，补必闭肤⑤。辅针导气，邪得淫泆，真气得居⑥。

①丹波元简曰：张云：不惟病形轻重有纵舍，而持针之际，其进止退留，亦有纵舍，未得其详，因而复问。

②杨上善曰：重言□□□□持针纵舍，故重问也。持针当穴，故端正。以志不乱，故安静也。

③杨上善曰：补泻所由也。

④杨上善曰：□□□坚固，故曰执骨之□手修□不可伤肉果也。果，音颗。

⑤杨上善曰：欲泻直入直出，故曰端正。□□□□□□□。

⑥杨上善曰：□□转针□□□□□导气□□执，淫泆泄出，令真气居而不散也。●马莳曰：此伯始以持针纵舍之法言之也。凡持针之道，欲端以正，安以静，先知病之虚实，以行疾徐之法，始用左指按其病人之骨，右手循穴以施其针，方针入时无与肉裹。欲行泻法必端以正，欲行补法必闭其肤，助针导气，斯邪气可淫泆而散，真气得在内而居矣。●张介宾曰：不惟病形轻重有纵舍，而持针之际，其进止退留亦有纵舍，未得其详，因而复问。持针之道，宜审而慎，必从和缓从容，庶可无误。故欲端以正，安以静，先知病之

虚实，以施疾徐之法，左手执之，右手循之，必中其穴，无中其肉而与肉果。果即裹也。泻者欲端以正，补去必闭其肤，以手辅针，导引其气，必使邪气淫泆而散，真气得复而居，然后可以去针，此持针纵舍之道也。●张志聪曰：此论刺血脉而当养其真气也。真气者，所受于天，无谷气并而充身者也。纵舍者，迎随也。无与肉果者，刺脉无伤肉也。●《集注》眉批：真气，神气也。神气出入于皮肤络脉之间，内与《伤寒篇》合参。●丹波元简曰：《甲乙》"左指"作"左手"（赵、熊、《道藏》、《正脉》、张同），"果"作"裹"（马同），"辅"作"转"，"邪"下有"气不"二字。张云：持针之道，宜审而慎，必从和缓从容，庶可无误。故欲端以正，安以静，先知病之虚实，以施疾徐之法，左手执之，右手循之，必中其穴，无中其肉，而与肉果。果即裹也。泻者欲端以正，补者必闭其肤，以手辅针，导引其气，必使邪气溃决而散，真气得复而居，然后可以去针，此持针纵舍之道也。志云：无与肉果者，刺脉无伤肉也。简案：《甲乙》改字，似是。

71.11　黄帝曰：扞皮开腠理奈何？岐伯曰：因其分肉，左别其肤，微内而徐端之，适神不散，邪气得去①。

①杨上善曰：肤，皮也。以手按得分肉之穴，当穴皮上下针，故曰在别其肤也。泻法虽以□□□□□审详为先，故曰微内而徐正之□□□□□邪得□□□□酒调也。【编者按：萧延平曰：注"虽以下"原缺六字，上三字不可考，下三字右方作"必余余"，平拟作"端正而必徐徐"六字。】●马莳曰：此同第四节扞皮开腠理之问，而伯言其有法也。所谓扞皮开腠理者，因其分肉之在何经而扞分其皮，以开其腠理而入刺之也。先以左手别其皮肤，然后右手微纳其针，而徐徐端正其针以入之，斯乃扞皮开腠理之法，其神气自然不散，而邪气乃得以去矣。●张介宾曰：扞，《说文》：忮也。谓恐刺伤其皮而开腠理，则奈之何也。凡用针者，必因其分肉之理，左手循别其肌肤，右手微内而徐端之，则自然从容中窾，神不散而邪气去，皮腠亦无伤也。●张志聪曰：此论刺皮肤而当养其神气也。神气者，两精相抟之所生。两神者，天乙之精，后天水谷之精也。●黄元御曰：左别其肤，左手分别其皮部也。●丹波元简曰：马云：所谓扞皮开腠理者，因其分肉之在何经而捍分其皮，以开其腠理而入刺之也。先以左手别其皮肤，然后右手微纳其针，而徐徐端正其针以入之，斯乃捍皮开腠理之法，其神气自然不散，而邪气乃得以去矣。

71.12　黄帝问于岐伯曰：人有八虚①，各何以候？岐伯答曰：以候五藏。黄帝曰：候之奈何？岐伯曰：肺心有邪②，其气留于两肘③；肝有邪④，其气流于两腋⑤；脾有邪⑥，其气留于两髀⑦；肾有邪⑧，其气留于两腘⑨。凡此八虚者，皆机关之室，真气之所过，血络之所游。邪气恶血，固不得住留。住留则伤筋络骨节，机关不得屈伸，故拘挛也⑩。

①丹波元简曰：张云：即《五脏生成》篇所谓八溪也，是皆筋骨之隙，气血之所流注者，故曰八虚。

②丹波元简曰：张云：人之五脏，惟肺与心居于膈上，其经属手，脾肝肾俱在膈下，其经属足，故肺心有邪，乘虚而聚，其气必留于两肘，在肺则尺泽，在心则少海之次。

③汪昂曰：肺脉自胸之中府，入肘之侠白等穴。心脉自腋之极泉，行肘之少海等穴。

④丹波元简曰：张云：肝与胆合，其经自足而上，皆行胁腋之间，故肝邪乘虚而聚者，其气当流于两腋，即期门、渊腋等穴之次。

⑤汪昂曰：肝脉布胁肋，行腋下期门等穴。此独作"流"。余皆"留"字。

⑥丹波元简曰：张云：脾与胃合，其脉皆自胫股上出冲门、气冲之间，故邪气留髀骻间者，知为脾经之病。

⑦汪昂曰：脾脉上膝股内前廉。《经筋》篇：上循阴股，结于髀。

⑧丹波元简曰：张云：肾与膀胱为表里，其经皆出膝后阴谷、委中之间，故邪气留于两腘者，知为肾经之病。马云：前四"留"字，俱当作"流"。简案：肝独作"流"，余并作"留"，义俱通。

⑨汪昂曰：膝后曲处，肾脉上腨，出腘内廉。

⑩杨上善曰：八虚者，两肘、两腋、两髀、两腘。此之人虚，故曰八虚。以其虚，故真邪二气留过，故为机关之室也。真过则机关动利，邪留则不得屈伸，故此八虚，候五脏之气也。两肘，肺脉手太阴、心脉手少阴二脉所行，故肺心有邪，肘为候也。两腋胁下，肝气在中，故肝有邪，腋为候也。脾足太阴脉，循股内前廉入腹，故脾有邪，髀为候也。肾脉足少阴，出腘内廉，故肾有邪，腘为候也。此八大节相属虚处，乃是□□之动利机关，又□□□□□所，故曰机关之室。痀，其俱反，曲脊背偃也。●马莳曰：（前四"留"字俱当作"流"，惟流故留，故下文"住留"之"留"准作"流"。）此明言八虚可以候五脏也。八虚者，即下两肘、两腋、两髀、两腘之间，由五脏内虚，以致虚邪客之而为病也。肺之经脉，自胸之中府，以入两肘之侠白等穴；心之经脉，自肘上极泉，以行于少海等穴，故肺心有邪，其邪气当流于两肘也。肝之经脉，自足大指之大敦，以行于腋下之期门等穴，故肝有邪，其邪气当流于两腋也。脾之经脉，自足大指之隐白，以行于髀之血海等穴，故脾有邪，其邪气当流于两髀也。肾之经脉，自足心涌泉，以行于腘之阴谷等穴，故肾有邪，其邪气当流于两腘也。膝后曲处为腘。凡此八者，皆机关之室，真气之所过，血脉之所游，非邪气恶血可以住留之所，若住留之则经络伤，而骨节机关不得屈伸，其病当为拘挛矣。其始也，由五脏虚而邪气流于八所；其既也，即八所而可以候五脏，故曰八虚可以候五脏也。●张介宾曰：八虚，即《五脏生成》篇所谓八溪也，是皆筋骨之隙，气血之所流注者，故曰八虚。谓可因八虚以察五脏之病。人之五脏，惟肺与心居于膈上，其经属手，脾肝肾俱在膈下，其经属足，故肺心有邪，乘虚而聚，其气必留于两肘，在肺则尺泽，在心则少海之次。肝与胆合，其经自足而上，皆行胁腋之间，故肝邪乘虚而聚者，其气当流于两腋，即期门、渊腋等穴之次。脾与胃合，其脉皆自胫股上出冲门、气冲之间，故邪气留于髀跨间者，知为脾经之病。髀，并米切，又音比。肾与膀胱为表里，其经皆出膝后阴谷、委中之间，故邪气留于两腘者，知为肾经之病。腘音国。机，枢机也。关，要会处也。室，犹房室也。凡此八者，皆气血之所由行也，正气居之则为用，邪气居之则伤经络机关，而屈伸为之不利，此八虚可候五脏也。痀音拘。●张志聪曰：此言五脏之血气，从机关之虚，出于肤表，与营卫宗气之相合也。《九针》章曰：节之交，神气之所游行出入。两肘两腋两髀两腘，乃关节交会之处。心脏之神气，从此而出，如五脏有邪，则气留于此，而不得布散矣。真气之所过谓五脏之经脉，各从此而经过，邪气住留，则伤经络，谓邪在于皮肤留而不去，则伤经络矣。此言机关之室，在于骨节之交，五脏之血气，从此而出于分肉皮肤，不涉于血脉也。故五脏有邪，则气留于此，

如外感于邪气，恶血留滞于此，则骨节机关，不得屈伸而病挛也。按本篇论营气行于脉中，卫气行于脉外，而宗气贯心脉而行于脉中，从手太阴而行于脉外。卫气日行于皮肤分肉，夜行于五脏之阴，而五脏之气，又从机关之虚，外出于肤表。此形身脏腑之气，游行于外内，而交相出入者也。至于皮肤经脉之血气，屈折于外内之间，出入于本标之处，皆假邪客，以明正气之流行，乃修身治民之大张本也。●《集注》眉批：节之交，三百六十五合。络脉之渗灌于诸节者也。言神气从血脉而游于机关之室。又：五脏之血气，各从本经而出。●薛雪曰：八虚，八溪也。皆筋骨之隙，气血之所流注者。因八虚以察五脏之病。肺与心居于膈上，其经属手；脾、肝、肾俱在膈下，其经属足。故肺、心有邪，乘虚而聚，其气必留于两肘，在肺则尺泽，在心则少海之次。肝与胆合，其经自足而上，皆行胁腋之间，故肝邪乘虚而聚者，其气当留于两腋，即期门、渊腋等穴之次。脾与胃合，其脉皆自胫股上出冲门、气冲之间，故邪气留于髀胯间者，知为脾经之病。肾与膀胱为表里，其经皆出膝后阴谷、委中之间，故邪气留于两腘者，知为肾经之病。机关，要会也。室，犹房室也。凡此八者，皆气血之所由行也，正气居之则为用，邪气居之则伤经络机关而屈伸为之不利。此八虚可候五脏也。●黄元御曰：八虚皆身之大关节，邪气伏留之所也。●陈念祖曰：夫节之交，神气之所游行出入。两肘、两腋、两髀、两腘，乃关节交会之处，心脏之神气，从此而出。如五脏有邪，则气留于此，不得布散而病挛矣。●丹波元简曰：《甲乙》、赵本、张本"病"作"疴"，是。张云：机，枢机也。关，要会处也。室，犹房室也。凡此八者，皆气血之所由行也。正气居之则为用，邪气居之则伤经络机关，而屈伸为之不利，此八虚可候五脏也。简案：疴，《说文》：曲脊也。即拘挛之义。●章楠曰：两肘、两腋、两髀、两腘者，五脏真气之所过，经络血脉之所游，为一身之机枢关要也。故邪气恶血，不得留住于此。若五脏有邪，其气外走，必由八处流行，而与恶血住留于此者，则伤经络筋骨，机关窒塞，不得屈伸，而成拘挛之病。故其称八虚者，此八节机关，必要虚通，而气血流行调畅，则无诸病也。●周学海曰：通篇笔致夭矫，如神龙之蜿蜒空中，惜文义前后不相承，理法无可揣摩。

通天第七十二

●马莳曰：内言人有五等，皆禀气于天，故名篇。●张志聪曰：是以《阴阳二十五人》章，论地之五行，以生此形，故论五音之形。此论人合天之阴阳四象，故篇名"通天"，而论人之态也。●仇汝霖曰：夫三阴三阳者，天之阴阳也，五人之形者，地之所成也。是以此章【编者按：是指本经《阴阳二十五人》篇】论形合五行，而上应天之五气。下章论阴阳之人，应天气之所生，故篇名"通天论"。●丹波元简曰：诸本无篇字。马云：内言人有五等，皆禀气于天，故名篇。

72.1　黄帝问于少师曰：余尝闻人有阴阳，何谓阴人？何谓阳人？少师曰：天地之间，六合之内，不离于五，人亦应之，非徒一阴一阳而已也，而略言耳，口弗能遍明也。黄帝曰：愿略闻其意，有贤人圣人，心能备而行之乎①？少师曰：盖有太阴之人，少阴之人，太阳之人，少阳之人，阴阳和平之人。凡五人者，其态不同，其筋骨气血各不等②。

①丹波元简曰：张云：谓贤圣之心，本异于人，其有能兼备阴阳者否也。【编者按：丹波元简句读在"心"之前。】●周学海曰：谓今但愿闻其略，将来有贤圣之人，当能备而行之。句拙而晦，疑"心"字误。

②马莳曰：此举五等之人而概言之，非徒有阴人阳人而已也。●张介宾曰：六合之内，数不离五，义见下章。心能备而行之乎，谓贤圣之心本异于人，其有能兼备阴阳者否也？太阴少阴太阳少阳者，非如经络之三阴三阳也，盖以天禀之纯阴者曰太阴，多阴少阳者曰少阴，纯阳者曰太阳，多阳少阴者曰少阳，并阴阳和平之人而分为五态也。此虽以禀赋为言，至于血气疾病之变，则亦有纯阴纯阳、寒热微甚及阴阳和平之异也。故阳脏者偏宜于寒，阴脏者偏宜于热，或先阳而后变为阴者，或先阴而后变为阳者，皆医家不可不察也。●张志聪曰：一阴一阳者，始生之两仪，应阴阳和平之人也。太阴少阴，太阳少阳，应所生之四象也。人秉天地之气而生，成此形气。是以《阴阳二十五人》章，论地之五行，以生此形，故论五音之形。此论人合天之阴阳四象，故篇名"通天"，而论人之态也。●丹波元简曰：张云：太阴、少阴、太阳、少阳者，非如经络之三阴三阳也，盖以天禀之纯阴者曰太阴，多阴少阳者曰少阴，纯阳者为太阳，多阳少阴者为少阳，并阴阳和平之人而分为五态也。此虽以禀赋为言，至于血气疾病之变，则亦有纯阴纯阳、寒热微甚及阴阳和平之异也。故阳脏者偏宜于寒，阴脏者偏宜于热，或先阳而后变为阴者，或先阴而后变为阳者，皆医家不可不察也。●章楠曰：天地阴阳，气化升降，而有进退消长。有进退，则有偏亢；有消长，则有强弱，故万物之形气，各有不同。人为万物之灵，禀阴阳五行之全气，而亦有太少之异。异者众，而阴阳和平者寡也。盖由其心意之邪正不同，则禀气之纯驳各异。因其形由气成，气随心变者也。故圣贤之学，必以正心诚意，变化气质为先。孟子言：人皆可以为尧舜。《释典》云：万法由心造。是变其心而气质自变，虽尧舜之圣，亦可以学而至也。此虽圣贤勉人之语，人又安可自弃哉！

72.2 黄帝曰：其不等者，可得闻乎①？少师曰：太阴之人，贪而不仁，下齐湛湛②，好内而恶出③，心和而不发④，不务于时⑤，动而后之⑥，此太阴之人也⑦。

①张介宾曰：此下言五人之情性也。

②丹波元简曰：《甲乙》"齐"作"济"。马云：内存阴险，外假谦虚，貌似下抑整齐，湛然无私也。张云：湛湛，水澄貌。亦卑下自明之意。志云：湛湛，清洁貌。下齐，谦下整齐，足恭之态也。简案：《楚辞》注：湛湛，深貌。●周学海曰：自下以齐于众。

③丹波元简曰：马云：内，纳同。好纳而恶出者，有所得则喜，有所费则怒也。

④张介宾曰：下齐，谦下整齐也。湛湛，水澄貌。亦卑下自明之意。心和者，阴性柔也。不发者，阴多藏也。内，纳同。●薛雪曰：下齐，谦下整齐也。湛湛，水澄貌。亦卑下自明之意。心和者，阴性柔也。不发者，阴多藏也。内，纳同。●丹波元简曰：《甲乙》"和"作"抑"。张云：心和者，阴性柔也。不发者，阴多脏也。志云：阴柔之性也。简案：贪而不仁，焉得有和。《甲乙》为是。

⑤张介宾曰：知有己也。●薛雪曰：知有己也。

⑥张介宾曰：不先发也。●薛雪曰：不先发也。●丹波元简曰：《甲乙》"之"作"人"。志云：见人之举动而后随之，柔顺之态也。

⑦马莳曰：内，纳同。恶，去声。此即太阴之人而言之也。下齐湛湛者，内存阴险，外假谦虚，貌似下抑整齐，湛然无私也。好纳而恶出者，有所得则喜，有所费则怒也。心和而不发，不务于时，动而后之者，心似和气，不即顺应，而或有举动，必己随人后起，觇人利害，以为趋避也。其深情厚貌、奸狡虚诈之情如此。●张介宾曰：此其深情厚貌，奸狡不露者，是为太阴之人。●张志聪曰：（内叶讷。恶去声。）●赵庭霞曰：太阴之人，太偏于阴矣，其人阴险，故贪而不仁，阴内而阳外，故好内而恶出。湛湛，清洁貌。下齐，谦下整齐，足恭之态也。心和而不发，阴柔之性也。不务于时者，不通时务也。动而后之者，见人之举动，而后随之，柔顺之态也。●薛雪曰：此其深情厚貌、狡猾不露者，是为太阴之人。●章楠曰：马注：下齐湛湛者，内存阴险，外假谦虚，貌似下抑整齐，湛然无私也。好纳恶出者，贪得之心也。心和不发，不务于时，动而后之者，心似和平，不即顺应，或有举动，必随人后，觇人利害，以为趋避，其深情厚貌，狡诈之态如此。

72.3　少阴之人，小贪而贼心，见人有亡，常若有得①，好伤好害②，见人有荣，乃反愠怒③，心疾而无恩④，此少阴之人也⑤。

①丹波元简曰：赵氏云：少阴之人，少偏于阴，故少贪，然阴险之性，局量褊浅，故常存贼害之心，利人之失而忌人之得也。张云：即幸灾乐祸之谓。

②张介宾曰：贪小利而心残贼也。见他人之有失，为自己之得志，即幸灾乐祸之谓。●张介宾曰：阴性残忍也。●薛雪曰：贪小利而心残贼也。见他人之有失，为自己之得志，即幸灾乐祸之谓。●薛雪曰：阴性残忍也。

③张介宾曰：心多忌刻，忧人富贵也。愠音缊。●薛雪曰：心多忌刻，忧人富贵也。

④张介宾曰：心存嫉妒，故无恩也。●薛雪曰：心存嫉妒，故无恩也。●丹波元简曰：马云：其心忌嫉而无恩。

⑤马莳曰：好，俱去声。此即少阴之人而言之也。小贪者，比太阴之人则小异耳；其心以贼害为主，则同于太阴之不仁也。人有所失，彼则喜之，若己有得也；人有所荣，彼则怒之，若己有失也。好伤人，好害人，其心忌嫉而无恩者如此。●张介宾曰：阴险贪残，小人之品，此少阴之人也。●张志聪曰：（好俱去声。）●赵庭霞曰：少阴之人，少偏于阴，故小贪，然阴险之性，局量褊浅，故常好贼害之心，利人之失，而忌人之得也。●薛雪曰：阴险贪残，小人之品，此少阴之人也。●章楠曰：马注：小贪者，比太阴人小异也。其心以贼害为主，亦不仁也。人有失则喜，人有荣则愠，而心之嫉忌无恩者如此。

72.4　太阳之人，居处于于①，好言大事，无能而虚说②，志发乎四野③，举措④不顾是非⑤，为事如常自用⑥，事虽败，而常无悔⑦，此太阳之人也⑧。

①张介宾曰：于于，自足貌。●薛雪曰：于于，自足貌。●丹波元简曰：马云：于于，无争之意。张云：于于，自足貌（出《庄子疏》）。志同。

②张介宾曰：喜夸张而无实济也。●薛雪曰：喜夸张而无实际也。

③张介宾曰：心妄好强也。●薛雪曰：心妄好强也。●丹波元简曰：马云：事不畏人知也。赵氏云：放旷而肆志也。

④丹波元简曰：《说文》：措，置也。《易·系辞》：举而措之。

⑤张介宾曰：粗疏不精也。●薛雪曰：粗疏不精也。

⑥丹波元简曰：马云：为事止庸常也，自用者，即中庸之所谓愚而好自用也。简案：如，而通。

⑦张介宾曰：为事庸常而喜自用，虽至于败而自是不移，故无反悔之心。●薛雪曰：为事庸常，而喜自用，虽至于败，而自是不移，故无反悔之心。●丹波元简曰：《甲乙》无"常"字，"悔"作"改"。

⑧马莳曰：此即太阳之人而言之也。于于，无争之意。好言大事，无能而虚说，即孔子之所谓"其言之不怍，则为之也难"者是也。志发于四野者，事不畏人知也。（《左传》云：裨谌谋于野则获，谋于室则否，此才性之蔽。）为事如常，为事止庸常也。自用者，即《中庸》之所谓"愚而好自用"也。●张介宾曰：有始无终，虎皮羊质，此太阳之人也。●赵庭霞曰：于于，自足貌。好言大事，无能而虚说，言大不惭，无必为之志也。志发于四野者，放旷而肆志也。举措不顾是非者，恣意妄行，颠倒从违也。自用者，言不式古，行不遵先也。虽败而无常悔者，阳刚而矫强也。阳在外，故偏阳之人，好夸张于外，而无内之实行也。●薛雪曰：有始无终，虎皮羊质，此太阳之人也。●章楠曰：马注：于于，无事之意。好言大事，无能而虚说，所谓其言之不怍者也。志发于四野者，事不畏人知也。（《左传》云：裨谌谋于野则获，谋于室则否，此才性之蔽。）为事如常者，止庸常也。自用者，愚而好自用，虽败无悔也。

72.5 少阳之人，諟諦好自责①，有小小官，则高自宜②，好为外交，而不内附③，此少阳之人也④。

①张介宾曰：諟諦，审而又审也。小有聪明，因而自贵。諟音是。諦音帝。●薛雪曰：諟諦，审而又审也。小有聪明，因而自贵。諟，音是。諦，音帝。●丹波元简曰：张云：諦諟，审而又审也。小有聪明，因而自贵。简案：《玉篇》：諟，审也，諦也。又諦，审也。《后汉·祭祀志》：諦諦昭穆，尊卑之义。而《集韵》諟，丁订切，与諦同。此以諟諦为一字，可疑。

②张介宾曰：局量褊浅，易盈满也。●薛雪曰：局量褊浅，易盈满也。

③张介宾曰：务虚文也。●薛雪曰：务虚文也。

④马莳曰：此即少阳之人而言之也。諟諦者，凡事自审也。好自贵者，妄自尊贵也。●张介宾曰：妄自尊贵，不知大体，此少阳之人也。●赵庭霞曰：是諦好自贵者，好自审为贵也。有小官则高者，妄自尊高也。好外交而不内附者，阳性之外务也。●薛雪曰：妄自尊贵，不知大体，此少阳之人也。●章楠曰：马注：諟諦者，凡事自审也。好自贵，外交而不内附者，妄自尊贵，浮而不实也。

72.6 阴阳和平之人，居处安静①，无为惧惧，无为欣欣②，婉然从物③，或与不争④，与时变化⑤，尊则谦谦⑥，谭而不治⑦，是谓至治⑧。

①张介宾曰：安静处顺，无妄动也。●薛雪曰：安静处顺，无妄动也。

②张介宾曰：无为惧惧，心有所主，乃能不动，贫贱不能移，威武不能屈，是无惧惧也。利欲不能入，富贵不能淫，是无欣欣也。●薛雪曰：心有所主，乃能不动。贫贱不能移，威武不能屈，是无惧惧也。惧，平声。利欲不能入，富贵不能淫，是无欣欣也。

③张介宾曰：君子之接人也，言忠信，行笃敬，虽蛮貊之邦行矣，是婉然从物也。婉音苑。●薛雪曰：君子之接人也，言忠信，行笃敬，虽蛮貊之邦行矣，是婉然从物也。婉，音苑。

④丹波元简曰：张云：心有所主，乃能不动，贫贱不能移，威武不能屈，是无惧惧也。利欲不能入，富贵不能淫，是无欣欣也。君子之接人也，言忠信，行笃敬，虽蛮貊之邦行矣，是婉然从物也。圣人之道，为而不争。老子曰：以其不争，故天下莫能与争之。

⑤张介宾曰：圣人之道，为而不争。老子曰：以其不争，故天下莫能与之争。时移则事变，世更则俗易，惟圣人随世以为法，因时而致宜，故能阴能阳，能弱能强，随机动静，而与化推移也。夫冰炭钩绳，何时能合？若以圣人为之中，则兼复而并之，未有可是非者也。●薛雪曰：圣人之道，为而不争，以其不争，故天下莫能与争之。时移则事变，世更则俗易，惟圣人随世以为法，因时而致宜，故能阴能阳，能弱能强，随机动静，而与化推移也。夫冰炭钩绳，何时能合？若以圣人为之中，则兼覆而并之，未有可是非者也。

⑥张介宾曰：位尊而志谦也。狐丘丈人曰：人有三怨：爵高者人妒之，官大者主恶之，禄厚者怨逮之。孙叔敖曰：吾爵益高，吾志益下；吾官益大，吾心益小；吾禄益厚，吾施益博。以是免于三怨可乎？《易》曰：天道亏盈而益谦，地道变盈而流谦，鬼神害盈而福谦，人道恶盈而好谦。谦尊而光，卑而不可逾，君子之终也。●薛雪曰：位尊而志谦也。天道亏盈而益谦，地道变盈而流谦，鬼神害盈而福谦，人道恶盈而好谦。谦尊而光，卑而不可逾，君子之终也。●丹波元简曰：《甲乙》作"谦让"。马云：《易》曰：谦尊而光。

⑦丹波元简曰：马云：无为而治也。张云同。简案：《礼·大戴》：子张问：入官修业，居久而谭。注：谓安纵也。

⑧马莳曰：此即阴阳和平之人而言之也。无为惧惧、欣欣者，不因物感而遽有喜怒也。尊则谦谦者，位尊而愈自谦抑也。（《易》曰：谦尊而光。）谭而不治，无为而治也。曰至治者，不治之治也。●张介宾曰：谭而不治，无为而治也；无为而治，治之至也。子思子曰：中也者天下之大本也，和也者天下之达道也，致中和，天地位焉，万物育焉。其阴阳和平之人之谓乎？●赵庭霞曰：居处安静者，恬憺虚无也。无为惧惧，无为欣欣者，心安而不惧，志闲而少欲也。婉然从物，或与不争者，与物无竞，与世不争也。与时变化者，随世变迁，所谓禹稷颜回同道也。居尊而谦，其德愈光也。谭而不治者，无为而治也。至治者，不治之治也，此阴阳和平之象，贤人圣人，心能备而行之，则心正身修，而可以平治天下矣。●薛雪曰：谭而不治，无为而治也。无为而治，治之至也。致中和，天地位焉，万物育焉，其阴阳和平之人之谓乎？●章楠曰：马注：无为惧惧欣欣者，不因物感而遽喜怒也。尊则谦谦者，位尊而愈谦抑也。谭而不治者，无为而治，故曰至治，不治之治也。

72.7 古之善用针艾者，视人五态，乃治之。盛者写之，虚者补之①。

①马莳曰：此结上文而言善用针灸者，必视其五态而治之也。（别五态之法，见下第十四节至六十八节。）●张介宾曰：此下言五治也。●张志聪曰：偏阳之人，泻阳补阴，偏阴之人，泻阴补阳，此言针合天地人三才之道，可以挽回天地阴阳之造化者也。●朱卫公曰：阴阳之气皆从下而上，古之善灸者，能启阴阳之气以上行。

72.8 黄帝曰：治人之五态奈何？少师曰：太阴之人，多阴而无阳，其阴血浊，其卫气濇，阴阳不和，缓筋而厚皮，不之疾写，不能移之①。

①马莳曰：此言治太阴之人之有法也。多阴而无阳，与少阴之人多阴而少阳者异矣。惟阴多，故阴血浊；惟无阳，故卫气涩；惟多阴而无阳，故阴阳不和。况筋缓而皮又厚，必当疾泻以移其病也。●张介宾曰：无阳则气少，故血浊不清，而卫气涩滞也。曰阴阳不和者，四态之人无不然，于此而首言之，他可概见矣。气少不行，故其筋缓。阴体重浊，故其皮厚。皮厚血浊，非疾泻之不能移易也。●赵庭霞曰：太阴之人，多阴无阳，故其阴血浓浊。阳气者，通会于腠理，无阳，故卫气所行之涩滞也。阴血多，故筋缓，血多气少，故皮坚而厚，此阴阳不和之剧，不之疾泻，不能移易也。●薛雪曰：无阳则气少，故血浊不清而卫气涩滞也。曰阴阳不和者，四态之人无不然，于此而首言之，他可概见矣。气少不行，故其筋缓。阴体重浊，故其皮厚。皮厚血浊，非疾泻之。不能移易也。

72.9 少阴之人，多阴少阳，小胃而大肠，六府不调，其阳明脉小而太阳脉大①，必审调之，其血易脱，其气易败也②。

①丹波元简曰：马云：胃小，故阳明之脉小也；肠大，故手太阳小肠之脉大也。张云：此其多阴少阳者，以阳明为五脏六腑之海，小肠为传送之腑，胃小则藏贮少而气必微少，肠大则传送速而气不蓄，阳气既少而又不蓄，则多阴少阳矣。必当审察而善调之，然其气少不能摄血，故多致血易脱，而气易败也。

②马莳曰：此言治少阴之人之有法也。胃小，故阳明之脉小也；肠大，故手太阳小肠之脉大也。血易脱而气易败，故当详审以调之，与疾泻太阴之人者不同也。●张介宾曰：小胃，故足阳明之胃脉亦小。大肠，故手太阳之小肠脉亦大。此其多阴少阳者，以阳明为五脏六腑之海，小肠为传送之腑，胃小则藏贮少而气必微，小肠大则传送速而气不蓄，阳气既少而又不蓄，则多阴少阳矣。必当审察而善调之，然其气少不能摄血，故多致血易脱而气易败也。●赵庭霞曰：在内者，五脏为阴，六腑为阳，多阴少阳，故六腑不调也。阳气生于中焦，其阳明脉小者，生阳之本不足也。太阳之气，生于水中，太阳脉大者，寒水之气盛也，此阴阳不和，故其血易脱而气易败，必审察其盛虚以调之。●闵士先曰：多阴无阳，故不疾泻其阴血，则阴阳不能移易，多阴少阳，故宜调之，盖阴阳不和，自不能交相厮守矣。●朱卫公曰：中下二焦之精气，互相资生而资益者也。阳明脉小，太阳脉大，此先后天之气不和，故易脱而易败。●倪仲玉曰：上节论在外之阴阳，此论在内之阴阳，盖外有阴阳，而内有阴阳也，外不和必因于内，内不和必及于外。●薛雪曰：小胃，故足阳明之胃脉亦小。大肠，故手太阳之小肠脉亦大。此其多阴少阳者，以阳明为五脏六腑之海，小肠为传送之府，胃小则藏贮少而气必微，小肠大则传送速而气不蓄，阳气既少，而

又不蓄，则多阴少阳矣。必当审察而善调之，然其气少不能摄血，故多致血易脱而气易败也。

72.10 太阳之人，多阳而少阴，必谨调之，无脱其阴，而写其阳。阳重脱者易狂①，阴阳皆脱者，暴死，不知人也②。

①丹波元简曰：马本、志本"阳"作"阴"，"易"作"阳"。张云：阴气既少而复泻之，其阴必脱，故曰无脱其阴，而但可泻其阳耳。然阴不足者，阳亦无根，若泻之太过，则阳气重脱，而脱阳者狂，甚至阴阳俱脱，则暴死不知人也。赵氏云：无脱其阴，而泻其阳者，阳为阴之固也，若阴气重脱，则为阳狂，阳气生于阴中，阴重脱则阳亦脱，阴阳皆脱，则为暴死。潘楫《医灯续焰》云：观《宣明五气》篇、《生气通天论》、《病能》篇等，则狂病之为重阳，阳实明矣。《灵枢·通天》篇亦云"阳重脱易狂"，脱非阳脱，言重并于阳分，而若与阴脱离也。简案：《腹中论》曰：石之则阳气虚，虚则狂。此阳脱未必不狂也，赵改阴字，潘脱离之解，未为得焉，阳狂，史传多为佯狂之义，未知赵为何之谓。

②马莳曰：此言治太阳之人之有法也。惟少阴，故不可脱其阴；惟多阳，故当以泻其阳。若阳气大泻，则阳至重脱，其病为狂。若阴阳皆泻而至于脱，则当暴死不知人也。●张介宾曰：太阳之人，少阴者也，阴气既少而复泻之，其阴必脱，故曰无脱其阴而但可泻其阳耳。然阴不足者阳亦无根，若泻之太过则阳气重脱，而脱阳者狂，甚至阴阳俱脱，则暴死不知人也。●赵庭霞曰：无脱其阴而泻其阳者，阳为阴之固也，若阴气重脱，则为阳狂，阴阳皆脱，则为暴死。盖阳为阴之固，阴为阳之守，阳气生于阴中，阴重脱，则阳亦脱矣。●薛雪曰：太阳之人，少阴者也。阴气既少，而复泻之，其阴少脱，故曰"无脱其阴"，而但可泻其阳耳。然阴不足者，阳亦无根，若泻之太过，则阳气重脱，而脱阳者狂，甚至阴阳俱脱，则暴死不知人也。

72.11 少阳之人，多阳少阴，经小而络大，血在中而气外，实阴而虚阳。独写其络脉，则强气脱而疾，中气不足，病不起也①。

①马莳曰：此言治少阳之人之有法也。惟络脉大，故独泻其络脉则身强，若泻之太过，以致气脱而出速，则中气不足，病不能起也。●张介宾曰：经脉深而属阴，络脉浅而属阳，故少阳之人，多阳而络大，少阴而经小也。血脉在中，气络在外，所当实其阴经而泻其阳络，则身强矣。惟是少阳之人，尤以气为主，若泻之太过，以致气脱而疾，则中气乏而难于起矣。●赵庭霞：经脉为里，支而横者为络。小胃而大肠者，以上为阳而下为阴也。经小而络大者，以里为阴而表为阳也，血在中而气外者，阴在内而阳在外，血为阴而气为阳也。故欲实阴而虚阳，独泻其络脉则强，如泻气，则气脱而疾，致中气不足，病不起也。●闵士先曰：上节论泻阳当防其阴脱，谓阴阳之二气也。此以血为阴而气为阳，充肤热肉之气，从里之经隧，而出于络脉皮肤。故欲实阴虚阳，独泻其脉则强，至于三焦通会之元真，不可泻也，泻之则疾脱，脱则中气不足，病不起也。此章论阴阳之理，参伍错综，盖阴阳者，有名而无形，若以有形之肠胃经络，表里上下，皆可以论阴阳者也。●朱卫公曰：阴阳血气之源流，头绪纷纭，须贯通全经，而后可以无惑。●薛雪曰：经脉

深而属阴，络脉浅而属阳，故少阳之人多阳而络大，少阴而经小也。血脉在中，气络在外，所当实其阴经而泻其阳络，则身强矣。惟是少阳之人，尤以气为主，若泻之太过，以致气脱而疾，则中气乏而难于起矣。●丹波元简曰：《甲乙》"多阳"下有"而"字，"中气"下有"重"字。张云：经脉深而属阴，络脉浅而属阳，故少阳之人，多阳而络大，少阴而经小也。血脉在中，气络在外，所当实其阴经，而泻其阳络，则身强矣。惟是少阳之人，尤以气为生，若泻之太过，以致气脱而疾，则中气乏而难于起矣。●周学海曰：强气，即卫气也。

72.12　阴阳和平之人，其阴阳之气和，血脉调，谨诊其阴阳，视其邪正，安容仪①，审有余不足②，盛则写之，虚则补之，不盛不虚，以经取之，此所以调阴阳，别五态之人者也③。

①丹波元简曰：《甲乙》"安"下有"其"字。
②丹波元简曰：《甲乙》"审"下有"其"字，"余"下有"察其"二字。
③马莳曰：邪，斜同。此言治阴阳和平之人之有法也。●张介宾曰：不盛不虚以经取之者，言本无盛虚之可据，而或有邪正之不调者，但求所在之经以取其病也。●赵庭霞曰：阴阳之气和，气有阴阳也。血脉调，谨诊其阴阳，血有阴阳也。视其邪正，安其容仪，形中之阴阳也。审其有余不足，盛则泻之，虚则补之，调其气之盛虚也。如气无盛虚，则以经取之，调其血之虚实也。此所以调阴阳，别五态之人也。●朱卫公曰：始论无形之四象，而渐及于有形之五行。●薛雪曰：不盛不虚，以经取之者，言本无盛虚之可据，而或有邪正之不调者，但求所在之经以取其病也。

72.13　黄帝曰：夫五态之人者，相与毋故，卒然新会，未知其行也，何以别之？少师答曰：众人之属，不如五态之人者，故五五二十五人，而五态之人不与焉。五态之人，尤不合于众者也①。

①马莳曰：毋，无同。卒，音猝。别，音鳖。此帝以难知五态之人为虑，而少师言常人不能知也。下文乃详言之。●张介宾曰：此下言五人之态度也。毋音无。卒音猝。众人者，即下章"阴阳二十五人"之谓，与五态之人不同，故不合于众也。●赵庭霞曰：此论视其状而即知其态也。盖阴阳五态之人，与五音之二十五人不同也，尤不合于众人者也，故当视其形状以别之。●闵士先曰：在天呈象，在地成形，天地合气，命之曰人。故前章论五行之形，而后合于六气，此论阴阳四象，而复合于有形。●丹波元简曰：张云：众人者，即前章"阴阳二十五人"之谓，与五态之人不同，故不合于众也。

72.14　黄帝曰：别五态之人，奈何？少师曰：太阴之人，其状黮黮①然黑色，念然下意②，临临③然长大，膕然未偻④，此太阴之人也⑤。

①丹波元简曰：马云：甚黑。张云：色黑不明也。《甲乙》注云：黮音朕。简案：《说文》：黮，桑葚之黑也。《集韵》：直稔切音朕，污也。
②丹波元简曰：张云：意念不扬也，即上文下齐之谓。
③丹波元简曰：张云：临，下貌。马云：长大之貌。

④丹波元简曰：张云：言膝腘若屈，而实非伛偻之疾也。
⑤马莳曰：此言太阴之人之态也。黮黮甚黑。念然下意，即上文下齐湛湛之意也。临临然，长大之貌也。其腘虽长大，然直身而非伛偻之状也。●张介宾曰：黮黮，色黑不明也。念然下意，意念不扬也，即上文下齐之谓。临临然，临下貌。腘然未偻，言膝腘若屈，而实非伛偻之疾也。盖以太阴之人，禀质阴浊，故其形色志意有如此者。黮、菩，探二音。偻音吕。●赵庭霞曰：临临然者，黑暗而无光明也。念然下意，即下齐足恭之意也。身半以下为阴，是以临临然，腘胫之长大也。●朱卫公曰：腘胫长大，故俯恭于身半以上，而腘未伛偻也。念然下意，而腘未偻者，形容其无阳之人，而作此态也。●薛雪曰：黮黮，色黑不明也。念然下意，意念不扬也，即下齐之谓。临临然，临下貌。腘然未偻，言膝腘若屈而实非伛偻之疾也。盖以太阴之人，禀质阴浊，故其形色志意，有如此者。黮、菩、探二音，偻，音吕。●章楠曰：马注：黮黮甚黑，念然下意，即上文下齐湛湛之意也。临临然，长大之貌也。其腘虽长，直身而不伛偻也。

72.15 少阴之人，其状清然窃然，固以阴贼①，立而躁崄，行而似伏②，此少阴之人也③。

①丹波元简曰：马云：清然者，言貌似清也。窃然者，消沮闭藏之貌。虽曰清然窃然，实以阴险贼害为心，即上文所谓贼心者，而始有此态也。张云：清然者，言似清也。窃然者，行如鼠雀也。固以阴贼者，残贼之心，坚不可破也。

②丹波元简曰：张云：立而躁崄者，阴险之性，时多躁暴也。出没无常，行而似伏。崄，险同。简案：不似太阴之纯阴，故时有躁崄之态也。

③马莳曰：此言少阴之人之态也。清然合，言貌似清也。窃然者，消沮闭藏之貌。虽曰清然窃然，实以阴险贼害为心，即上文所谓贼心者，而始有此态也。其立也，躁则不静，崄则觇望。其行也，伏如伛偻，此其内藏沉思反侧之心故耳。较之太阴之人长大其腘，然未伛偻，此状可以辨耳。●张介宾曰：清然者，言似清也。窃然者，行如鼠雀也。固以阴贼者，残贼之心坚不可破也。立而躁崄者，阴险之性时多躁暴也。出没无常，行而似伏，此则少阴人之态度。崄，险同。●张志聪曰：马仲化曰：清然，冷貌。窃然者，消沮闭藏之貌也。以阴险贼害为心，故有此态也。其立也躁而不静，阴善躁也，行而似伏者，其内藏沉思反侧之心故耳。●薛雪曰：清然者，言似清也。窃然者，行如鼠雀也。固以阴贼者，残贼之心坚不可破也。坚立而躁崄者，阴崄之性，时多躁暴也，出没无常，行而似伏，此则少阴人之态度。崄，险同。●章楠曰：马注：清然者，言貌似清也；窃然者，消沮闭藏之貌。虽曰清然窃然，实以阴险贼害为心，即上所云贼心，始有此态也。其立也躁而不静，崄则觇望；其行也伏如伛偻，此其内藏沉思反侧之心故耳，较太阴人长大不伛偻为异也。

72.16 太阳之人，其状轩轩储储，反身折腘①，此太阳之人也②。

①丹波元简曰：马云：车之向前曰轩，轩轩然者，犹俗云轩昂也。储储者，挺然之意，若反其身而在后视之，则其腘似折，亦不检之态也。张云：储储，蓄积貌，盈盈自得也。反身折腘，言仰腰挺腹，其腘似折也。

②马莳曰：此言太阳之人之状也。车之向前曰轩，轩轩然者，犹俗云轩昂也。储储

者，挺然之意，若反其身。而在后视之，则其胭似折，亦不检之态也。●张介宾曰：轩轩，高大貌，犹俗谓轩昂也。储储，蓄积貌，盈盈自得也。反身折胭，言仰腰挺腹，其胭似折也。是皆妄自尊大之状，此则太阳人之态度。储音除。●张志聪曰：马氏曰：车之向前曰轩。轩轩者，面高而轩昂也。储储挺然之状。反身折胭者，腹仰而倨然也。此居处于于，好言大事之人，故有此状也。●薛雪曰：轩轩，高大貌，犹俗谓轩昂也。储储，蓄积貌，盈盈自得也。反身折胭，言仰腰挺腹，其胭似折也。是皆妄自尊大之状，此则太阳人之态度。储，音除。●章楠曰：马注：车之向前曰轩。轩轩者，犹云轩昂也。储储者，挺然之意。若反其身，而在后视之，其胭似折，亦不检之态也。

72.17 少阳之人，其状立则好仰，行则好摇，其两臂两肘则常出于背①，此少阳之人也②。

①丹波元简曰：张云：立则好仰，志务高也。行则好摇，性多动也。志云：其两臂两手常出于背者，谓常反挽其手于背，此皆轻倨傲慢之状，无叉手掬恭之貌也。

②马莳曰：此言少阳之人之态也。据其态，乃多动少静，非检身若不及之道也。●张介宾曰：立则好仰，志务高也。行则好摇，性多动也。两臂两肘出于背，喜露而不喜藏也。此则少阳人之态度。●赵庭霞曰：立则好仰，即反身折胭之状。行则好摇者，初阳生动之象也。其两臂两手，常出于背者，谓常反挽其手于背，此皆轻倨傲慢之状，无叉手掬恭之貌也。●薛雪曰：立则好仰，志务高也。行则好摇，性多动也，两臂两肘出于背，喜露而不喜藏也。此则少阳人之态度。●章楠曰：马注：据其态，乃多动少静，非检身若不及之道也。

72.18 阴阳和平之人，其状委委然，随随然，颙颙然，愉愉然，暶暶然，豆豆然，众人皆曰君子①，此阴阳和平之人也②。

①丹波元简曰：《甲乙》："愉愉"作"衮衮"。马云：委委然，安重貌。(《诗·君子偕老章》有委委佗佗。)随随然，不急遽也。颙颙然，尊严貌。(《诗·卷阿》篇：颙颙昂昂。)愉愉然，和悦也。(《论语》云：愉愉如也。)暶暶然，周旋貌。(《礼》云：周旋中规，折旋中矩。)豆豆然，不乱貌。君子者，有圣人以至成德之士，皆可以君子称也。(《礼运》云：此大君子者，未有不谨于礼者也。盖指禹、汤、文、武、成王、周公。又《诗》指文王为岂弟君子，则圣人亦可以君子称也。)张云：委委，雍容自得也。随随，和光同尘也。志云：暶暶，目好貌。豆豆，有品也。盖存乎人者，莫良于眸子，胸中正，故眸子瞭然而美好也。简案：委委，张本于《诗》注为是。暶，《玉篇》：好貌。《正字通》云：旧注音旋，目好貌，古通用，旋俗加目。《字典》引本经注云：目好貌，乃志注也。

②马莳曰：此言阴阳和平之人之态也。委委然，安重貌。(《诗·君子偕老》章，有委委佗佗。)随随然，不急遽也。颙颙然，尊严貌。(《诗·卷阿篇》颙颙昂昂。)愉愉然，和悦也。(《论语》云：愉愉如也。)暶暶然，周旋貌。(《礼》云：周旋中规，折旋中矩。)豆豆然，不乱貌。君子者，自圣人以至成德之士，皆可以君子称也。(《礼运》云：此六君子者，未有不谨于礼者也。盖指出汤、文、武、成王、周公。又《诗》指文王为

岂弟君子，则圣人亦可以君子称也。）●张介宾曰：委委，雍容自得也。随随，和光同尘也。颙颙，尊严敬慎也。愉愉，悦乐也。㬎㬎，周旋也。豆豆，磊落不乱也。若人者，人人得而敬爱之，故众人皆曰君子。君子者，贤圣之通称，如《诗》指文王为岂第君子，《礼运》曰禹汤文武成王周公，由此其选也，此六君子者，未有不谨于礼者之谓，即阴阳和平之人，其得天地之正气者欤？颙，鱼容切。愉音余。㬎音旋。●赵庭霞曰：委委雍雍，自得之貌。随随，不急遽也。颗颗，尊严貌。愉愉，和悦也。㬎㬎，目好貌。豆豆，有品也。盖存乎人者，莫良于眸子，胸中正，故眸子瞭然而美好也，此阴阳和平之人，众人皆曰君子，盖自贤人以至于圣人，皆可以君子称也。●薛雪曰：委委，雍容自得也。随随，和光同尘也。颙颙，尊严谨慎也。愉愉，悦乐也。㬎㬎，周旋也。豆豆，磊落不乱也。若人者，人人得而敬爱之，故众人皆曰君子。君子者，其得天地之正气者也。颙，鱼容切。愉，音余。㬎音旋。●章楠曰：马注：委委然，安重貌，《诗》君予偕老章有：委委佗佗。随随然，不急遽也。颙颙然，尊严貌，《诗》云：颙颙昂昂。愉愉然，和悦也，《论语》云：愉愉如也。㬎㬎然，周旋貌，《礼》云：周旋中规，折旋中矩。豆豆然，不乱貌。君子者，自圣人以至成德之士，皆可称也。●周学海曰：读《阴阳二十五人》篇、《行针》篇及此篇，知人之性情皆分于血气，即圣贤所谓血气之性也。又曰：布局与《二十五人》篇同，而篇幅较短，搏挽尤觉有力，足供揣摩。先叙性情，后叙形态，有倒入之势，文阵与《本脏》亦相似。

卷之十一

官能第七十三

●马莳曰：官者，任也，任其所能也。即本篇第七节雷公有官能之问，故名篇。●丹波元简曰：马云：官，任也，任其所能也。即本篇第七节，雷公有官能之问，故名篇。

73.1 黄帝问于岐伯曰：余闻九针于夫子，众多矣不可胜数，余推而论之，以为一纪[1]。余司诵之[2]，子听其理，非则语余，请其正道，令可久传后世无患，得其人乃传，非其人勿言。岐伯稽首再拜曰：请听圣王之道。黄帝曰：用针之理，必知形气之所在，左右上下[3]，阴阳表里，血气多少[4]，行之逆顺[5]，出入之合[6]，谋伐有过[7]。知解结[8]，知补虚写实，上下气门[9]，明通于四海[10]。审其所在，寒热淋露[11]，以输异处[12]，审于调气，明于经隧，左右肢络[13]，尽知其会[14]。寒与热争，能合而调之[15]，虚与实邻，知决而通之[16]，左右不调，把而行之[17]，明于逆顺，乃知可治[18]，阴阳不奇，故知起时[19]。审于本末，察其寒热，得邪所在，万刺不殆。知官九针，刺道毕矣。[20]

①丹波元简曰：张云：汇言也。志云：纪，纲也。●张介宾曰：一纪者，汇言也。

②丹波元简曰：简案：司，主也，言帝自主诵之也。●顾观光曰："司"字误，当依王维德《铜人腧穴针灸图经》作"试"。

③张介宾曰：义如脉色类三十二三。

④张介宾曰：详经络类二十。●丹波元简曰：马云：大义见《素问·血气形志》篇。

⑤张介宾曰：阴气从足上行至头而下行循臂，阳气从手上行至头而下行至足，故阳病者上行极而下，阴病者下行极而上，反者皆谓之逆。●丹波元简曰：张云：阴气从足上行至头而下行循臂，阳气从手上行至头而下行至足，故阳病者上行极而下，阴病者下行极而上，反者皆谓之逆。

⑥丹波元简曰：诸本云："合"一作"会"。马云：自表而之里为入，自里而之表为出。张云：经气自内而出，自外而入，俞有不同。●顾观光曰：《音释》合，一作"会"。按《图经》亦作"会"。

⑦张介宾曰：经气自内而出，自外而入，俞有不同。详经络类十四十六二章。知其出入，则可因过而伐之也。合字一本作会。●丹波元简曰：马云：即其犯病而为有过者，则谋伐之。张云：知其出入，则可因过而伐之也。●顾观光曰："谋"字误，当依《图经》作"诛"。

⑧张介宾曰：详本类后三十五。●丹波元简曰：马云：《卫气》篇曰：能知解结契绍

于门户。●顾观光曰：《图经》"解结"上有"雪污"二字，当补。本书《九针十二原》篇云：夫善用针者，取其疾也，犹雪污也，犹解结也。下文知"补虚泻实"正与此为偶句。

⑨张介宾曰：补虚泻实义见前。上下气门，即经络类诸经标本气街之义。一曰手经为上，足经为下，气脉必由之处，是为门户。亦通。●丹波元简曰：马云：即气穴也。《素问》明有《气穴论》，凡穴皆可以气穴称。张云：即经络类诸经标本气街之义。一曰手经为上，足经为下，气脉必由之处，是为门户。亦通。简案：《生气通天论》云："气门乃闭"。王注：气门，谓玄府也。所以发泄经脉营卫之气，故谓之气门也。盖本节所谓气门，与此自异，姑仍马注。

⑩张介宾曰：人之四海，详经络类三十二。●丹波元简曰：马云：本经《海论》云：膻中为气之海，冲脉为血之海，胃为水谷之海，脑为髓之海。●顾观光曰："明"字衍，当依《图经》删。

⑪丹波元简曰：马云：或为寒热，或为淋露，疑即《岁露》篇之所谓"遇岁露"也。张云：淋于雨，露于风，邪感异处，当审其经也。志云：寒热阴阳血气也，淋露中焦所生之津液也。下经曰：中焦出气如露。志又《岁露》篇注云：淋露寒热者，汗出而为寒为热也。简案：诸注未稳，当考《神农本经》及《名医别录》各药主疗，言淋露者数条，曰女子血闭，淋露下血（黄芩条）、崩中淋露（延胡索条）、泄痢淋露（厚朴条）、风邪淋露（狗脊条）、伤中淋露（白薇并大豆条）、多汗淋露（白胶条）、主淋露（木香条）。缪希雍狗脊疏云：气血不足，则风邪乘虚客之也，淋露者，肾气与带脉冲任俱虚所致也；又厚朴疏云：淋露虽属下焦为病，然多因胃家湿热下流，此为下血淋露不已也。此说亦未允，盖淋露与淋沥同义，谓如淋下露滴，病经久不止。《肘后方》云：尸注大略，使人寒热淋沥，悦悦默默，不的知其所苦。《医说》引《鸡峰方》作"寒热淋露，沉沉默默"。《外台》云：劳极之病，吴楚谓之淋沥，可以见耳。《九宫八风》篇"淋露寒热"亦淋沥寒热之谓。

⑫张介宾曰：淋于雨，露于风，邪感异处，当审其经也。淋露义又见运气类三十五。●丹波元简曰：马云：以其输穴，必皆异处，当审于经，调其脉气之往来。张云：邪感异处，当审其经也。●顾观光曰："以"字误，当依《图经》作"荥"。

⑬丹波元简曰：诸本"脉"作"络"。马云：即前《经脉》篇所谓其支者其别者是也。志云：左注右而右注左，左右上下，与经相干，布于四肢，出于络脉，与脉外之气血相会于皮肤分肉间也。简案：肢，即支字，马注为是。【编者按：丹波元简作"络"为"脉"。】

⑭张介宾曰：调气者，察其虚实往来而调和之也。经隧支别及各经脉会之义，详经络类二。

⑮张介宾曰：合阴阳而调其平也。

⑯张介宾曰：邻，近也。近则易疑，疑则以似为是，冰炭相反矣，故当知决而通之。●丹波元简曰：马云：若虚与实邻，则知决虚实而通之。张云：邻，近也。近则易疑，疑则以似为是，冰炭相反矣，故当知决而通之。志云：虚与实邻者，血与气之不和也，故决而通之。

⑰张介宾曰：邪客大络者，左注右，右注左。把而行之，即缪刺也。详后三十。把字

一本作犯。●丹波元简曰：赵府本、张本"犯"作"把"，《正脉》、《道藏》、熊本并云："犯"一作"把"。张云：邪客大络者，左注右，右注左，把而行之，即缪刺也。志云：左右不调者，人迎气口之不调，故当犯而行之。简案：左为人迎，右为气口，出于王叔和，而古无其说，志误。【编者按：丹波元简作"把"为"犯"。】●顾观光曰：《音释》"把"，一作"犯"。按《图经》亦作"犯"。

⑱张介宾曰：顺者可治，逆者不可治，如脉色疾病类之死证死期，及本类之刺禁刺害，皆逆也。

⑲丹波元简曰：马云：人身阴阳，诸经相为配合，未尝有奇行者，能知各经之所起。张云：奇，不偶也。不奇则和矣，故知起时。志云：阴阳不奇者，脏腑阴阳，交相配合，十二经脉，交相贯通也。故知起时者，如乘秋则肺先受邪，乘春则肝先受邪之类也。●张介宾曰：奇，不遇也。不奇则和矣，故知起时。奇音基。

⑳杨上善曰：言道之博大，不可胜数，余学之于子，推寻穷问其理，十有二载。余今司而诵之，以示于子，其言有不当不可，余必当合理，余望传乎所授之人，传之后代，使久而利物也。道在岐伯，授之与帝，帝得之于神，故是圣王之道也。帝诵岐伯所授针理章句，凡有四十七章。形之所在肥瘦，气之所在虚实。一也。肝生于左，肺藏于右，心部于表，肾居其里，男女左右，阴阳上下，并得知之。二也。五脏为阴居里，六腑为阳居表。三也。三阴三阳之脉，知其血气之多少。四也。营气顺脉，卫气逆行。五也。血气有出入合处。六也。诛伐邪气恶血。七也。结谓病脉坚紧，破而平之。八也。能知补泻上下之气。九也。髓、血、气、谷四海，审知虚实所在。十也。因于露风，生于寒热，故曰寒热淋露。十一也。五行荥输有异。十二也。审吐纳导引以调气。十三也。经，正经、奇经也。隧，诸络也。故曰泻其经隧，无伤其经，即其信也。十四也。支络，小络也。皆知小络所归，大络会处。十五也。阴阳之气不和者，皆能和之。十六也。邻，近也。虚实二气不和，通之使平。十七也。把，持。人身左右脉不调者，可持左右寸口、人迎，诊而行之，了知气之逆顺，乃可疗之。十八也。奇，分也。阴阳之脉相并，浑而不分，候之知其病起之时。十九也。妙通标本，则知寒热二邪所在，故无危殆，是为官主九针之道。二十也。●马莳曰：数，去声。令，平声。奇，音箕。此帝详刺道以问伯也。凡用针之道，必知人之形气有余不足，或形盛气衰，或气盛形衰，或形气皆盛，或形气皆衰。病之在左在右，在上在下，在阴在阳，在表在里。或血多气少，或血少气多，或血气皆多，或血气皆少。（大义见《素问·血气形志》篇。）其脉之所行，有逆有顺，如手太阴经，自中府而出于少商者为顺，至少商而至于中府者为逆。（见前《邪客》篇。）有出有入，如自表而之里为入，自里而之表为出。然后即其犯病而为有过者，则谋伐之。知解其所结，（本经《卫气》篇云：能知解结，契绍于门户。）知虚者则补，实者则泻。又知脉之上下于气门，即气穴也。（《素问》明有《气穴论》，凡穴皆可以气穴称。）又知脉之流通于四海。（本经《海论》云：膻中为气之海，冲脉为血之海，胃为水谷之海，脑为髓之海。）审其所在之有病，或为寒热，或为淋露，疑即《岁露》篇之所谓遇岁露也。（大义见《岁露》篇。）以其腧穴必皆异处，当审于调其脉气之往来，明于十二经脉之经隧，（大义见《经脉》篇。）及左右肢络，（即前《经脉》篇所谓其支、其别者是也。）尽知其会可也。若寒与热争，则能合阴阳而调之。若虚与实邻，则知决虚实而通之。设不能调其左右，（左右之义，在

病人则左右穴相同，在医人则针时用左右手。）是谓犯而行之也。故必明于逆顺，乃知可治。（脉之所行有逆顺，针法亦有逆顺。）况人身阴阳诸经相为配合，未尝有奇行者，能知各经之所起，审于本末寒热，（《禁服》篇云：审其本末，察其寒热。又《终始》篇云：本末之，寒温之，相守司也。）得邪所在而刺之，则虽万刺可以不殆矣。然九针不同，各有所宜，能任而用之，此刺道之所以毕也。●张介宾曰：本末，标本也。寒热，阴阳也。所在，三部九候之病脉处也。官，任也。九针不同，各有所宜，能知以上之法而任用之，则刺道毕矣。●张志聪曰：此章论用针之理，必明知阴阳血气之流行出入，逆顺浅深，五脏六腑之经输配合，虚实疾徐而针论毕矣。形气之所在，左右上下，阴阳表里，血气多少，此形中之阴阳血气也。行之逆顺者，皮肤经脉之血气，交相逆顺而行也。出入之合者，经脉外内之气血，有本标之出入，有离而有合也。谋伐有过者，谓有过之脉，宜伐而去之。知解结者，谓契绍之门户，有所结而不通者宜解之。此言血气之流行于经脉外内之间，或留积于脉内，或阻滞于气街之门也，知补虚泻实。上下气门者，知六腑气街之门户。虚实之坚软者，则知补泻之所在也。明通于四海者，知膻中冲脉，胃腑脑髓之出入也。寒热，阴阳血气也。淋露，中焦所生之津液也。审其所在，以输异处者，当知膻中之宗气，输于经脉之外内，以应呼吸漏下者也。冲脉之血气，半输于十二经脉之中，半散于皮肤之外者也。胃腑所生之津液，淖泽注于骨，而补益脑髓者也。审于调气，明于经隧者，知胃腑所出之血气，注于经隧。经隧者，五脏六腑之大络也，左右肢络尽知其会者，左注右而右注左，左右上下，与经相干，布于四肢，出于络脉，与脉外之气血，相会于皮肤分肉间也。寒与热争者，阴阳之气不和也，故当合而调之。虚与实邻者，血与气之不和也，故知决而通之。左右不调者，人迎气口之不调，故当犯而行之。阴阳不奇者，脏腑阴阳，交相配合，十二经脉，交相贯通也，故知起时者，如乘秋则肺先受邪，乘春则肝先受邪之类也；如春甲乙伤于风者为肝风，以夏丙丁伤于风者为心风之类也；以冬遇此者为骨痹，以春遇此者为筋痹之类也；如正月太阳寅，故为腰脽肿痛，阳明者午也，阳盛而一阴加，故洒洒振寒之类也；如手太阳之筋病，名曰仲春痹，足少阳之筋病，名曰孟秋痹也。盖知脏腑之阴阳，故知病起之时也。本末，病之本标也。寒热，阴阳之邪也。用针之理，知阴阳血气之流行出入，则知邪之所在矣。按此篇乃全经之总纲，帝平时详析咨访于伯，已得其宗旨，故复宣扬以发明之。故曰余闻九针于夫子众多矣，不可胜数，余推而论之，以为一纪。纪，纲也。●《集注》眉批：本经曰中焦出气如露。●黄元御曰：淋，小便淋涩。露，崩漏带下之类。●丹波元简曰：马云：《禁服》篇云：审其本末，察其寒热。又《终始》篇云：本末之寒，温之相守司也。张云：本末，标本也。寒热，阴阳也。所在三部九候之病脉处也。官，任也。九针不同，各有所宜，能知以上之法而任用之，则刺道毕矣。●江有诰曰：余闻九针于夫子，众多矣不可胜数，余推而论之，以为一纪。余司诵之，子听其理，非则语余，请其正道，（之幽矦借韵）令可久传，后世无患，得其人乃传，非其人勿言。（元部）……用针之理，必知形气之所在，左右上下，阴阳表里，血气多少，（之宵鱼合韵）行之逆顺，出入之合，谋伐有过。（韵未详）知解结，知补虚写实，（脂部）上下气门，明通于四海。审其所在，（之部）寒热淋露，以输异处，（鱼部）审于调气，明于经隧，左右肢络，尽知其会。（叶音惠脂祭通韵）寒与热争，能合而调之，（韵未详）虚与实邻，知决而通（叶音汤）之，左右不调，把而行之，

（阳东通韵）明于逆顺，乃知可治，阴阳不奇，故知起时，（之部）审于本末，察其寒热，（祭部）得邪所在，万刺不殆。知官九针，刺道毕矣。（之部）

73.2　明于五腧①，徐疾所在，屈伸出入，皆有条理②。言阴与阳，合于五行，五藏六府，亦有所藏③，四时八风，尽有阴阳④。各得其位，合于明堂，各处色部，五藏六府。察其所痛，左右上下，知其寒温，何经所在⑤。审皮肤之寒温滑濇，知其所苦⑥，膈有上下，知其气所在⑦。先得其道，稀而疏之，稍深以留，故能徐入之⑧。大热在上，推而下之⑨；从下上者，引而去之⑩；视前痛者⑪，常先取之⑫。大寒在外，留而补之⑬；入于中者，从合写之⑭。针所不为，灸之所宜⑮。上气不足，推而扬之；下气不足，积而从之⑯；阴阳皆虚，火自当之。厥而寒甚，骨廉陷下，寒过于膝，下陵三里⑰。阴络所过，得之留止，寒入于中，推而行之⑱；经陷下者，火则当之；结络坚紧，火所治之⑲。不知所苦，两跻之下，男阴女阳⑪，良工所禁，针论毕矣⑳。

①丹波元简曰：马云：五脏有井荥俞经合之五俞；六腑有井荥俞原经合之六俞，然六腑之原并于俞，则皆可称为五俞也。徐疾者，针法也。（《小针解》云"徐而疾则实，疾而徐则虚"是也。）屈伸出入者，经脉往来也。（见《邪客》篇屈折逆顺之数。）言阴与阳合于五行者，泛言阴阳分而为五行也。五脏六腑亦有所藏者，指人身有阴阳五行也。（如肺为阴，大肠为阳；肺为金，肝为木之类。）四时八风尽有阴阳者，指天道有阴阳五行也。（八风见《九宫八风》篇。）各得其位，合于明堂各处色部者，言人身之面部，各得其五行之位，合于明堂及各处之色部也。其面部之分为五脏六腑者，可以察其身形之所痛（并见《五色》篇）。其色见于左右上下者，可以知其何经之寒温。张云：皮肤之寒者多阴，温者多阳，滑者多实，涩者多虚。简案：《甲乙》"以知其所苦"一句，接下文为针法。

②张介宾曰：此下复详明针论也。五输，井荥俞经合也。徐疾，针法也。屈伸出入，经脉往来也。

③张介宾曰：阴阳之化，是为五行，脏腑所藏，亦惟此耳。

④张介宾曰：天道之阴阳五行也。

⑤张介宾曰：邪在于中，色形于外，察之面部，疾可知也。出《五色》篇，详脉色类三十二。

⑥张介宾曰：寒者多阴，温者多阳。滑者多实，涩者多虚。

⑦张介宾曰：膈之上，膻中也，为上气海，心肺所居。膈之下，脾肝肾所居，丹田为下气海也。

⑧张介宾曰：此下兼言针灸法也。先得其经络之道，然后可以用针。稀而疏之，贵精少也。稍深以留，欲徐入也。●丹波元简曰：《甲乙》无"在"字，"稀"作"布"，"疏"作"涿"，注：《太素》作"希而疏之"（案：涿，字书无考，涿，音斫，击也，义难叶）。马云：膈有上下，（心肺居于膈上，脾居中州，肝肾居于膈下。）必知其病气之所在，先得其经脉之道，然后可以用针。稀者，针之少也。疏者，针之阔也。（《终始》篇云，疏取之上。）深者，深入其针也。留者，久留其针也。

⑨张介宾曰：推而逐之，抑其高也。
⑩张介宾曰：引而去之，泄于下也。●丹波元简曰：张云：泄于下也。
⑪丹波元简曰：马云：视先痛者，常先取穴以刺之，所谓凡病必先治其本也。志云：视身以前痛者，常先取之。
⑫张介宾曰：先取其本也。
⑬丹波元简曰：张云：补中气可以拒之。志云：候阳气至而针下热，补其阳以胜其寒也。
⑭张介宾曰：大寒在外，补中气可以拒之。泻合穴可以除之。丹波元简曰：马云：从合穴以泻之。志云：合治内腑，使寒邪从肠胃以泻出之也。
⑮张介宾曰：凡不宜于针者，当灸以治之。
⑯张介宾曰：推而扬之，引致其气以补上也。积而从之，留针随气以实下也。●丹波元简曰：张云：推而扬之，引致其气以补上也。积而从之，留针随气以实下也。
⑰张介宾曰：火自当之，宜于灸也。若厥而寒甚，阳气大虚，当灸下陵，即阳明经三里穴也。●丹波元简曰：马云：若阴阳皆虚，而针所难用，则用火以灸之。又有厥而寒甚，或骨廉下陷，或寒过于膝，则取下陵三里以补之。（下陵三里穴即三里，见《本输》篇。）
⑱张介宾曰：寒留于络而入于经，当用针推散而行之。
⑲张介宾曰：寒气凝聚，或陷于经，或结于络，皆当以火逐之。●丹波元简曰：《甲乙》作"火之所治"。马云：又有阴络所过，为寒留止，或寒入于中，则必推其针而行以散之，又有经脉陷下者，则惟灸当之。（《经脉》篇云：陷下则灸之。《禁服》篇云：陷下则徒灸之。徒，但也。）又有络脉结而坚紧者，亦用灸以治之。
⑳杨上善曰：明脏腑之经各有五输，输中补泻徐疾所在，并须知之。二十一也。行针之时，须屈须伸，针之入出条数，并具知之。二十二也。知分阴阳之气，以为五行。二十三也。五脏藏五神，六腑藏五谷。二十四也。八风，八节之风也。四时八节之气，各在阴阳之位，并合明堂，处于五行五色之部。明堂，鼻也。二十五也。候五色之部，察知五脏六腑。二十六也。察五色，知其痛在五脏六腑上下左右。二十七也。知十二经所起寒温各有主。二十八也。言能审候尺之皮肤。二十九也。谷入于胃，清气上肺，故在鬲上；浊气留入胃中，在于鬲下。三十也。为补之道，希疏深留，徐动其针。三十一也。视病热之上下，泻而去之。三十二也。寒在皮肤，留针使针下热，寒入骨髓，亦可留针使热，泻出寒热气。三十三也。脉之陷下，是灸所宜，不可针也。三十四也。上气不足，谓膻中气少，可推补令盛。扬，盛也。下气不足，谓肾间动气少者，可补气聚。积，聚也。从，顺也。三十五也。火气强盛，能补二虚。三十六也。平络脉结而坚紧，血寒，故火攻疗。三十七也。有病不知所痛，可取阴阳二跷之下。二跷之下，男可取阴，女可取阳，是疗不知所痛之病。男阳女阴，二跷之脉，不可取之。三十八也。●马莳曰：此帝详针论以问伯也。五脏有井荥输经合之五输，六腑有井荥输原经合之六输，然六腑之原并于输，则皆可称为五输也。徐疾者，针法也。（《九针十二原》、《小针解》云：徐而疾则实，疾而徐则虚。）屈伸出入者，经脉往来也。（见《邪客》篇屈折顺逆之数。）言阴与阳合于五行者，泛言阴阳分而为五行也。五脏六腑亦有所藏者，指人身有阴阳五行也。（如肺为阴，大肠为阳；肺为金，肝为木之类。）四时八风尽有阴阳者，指天道有阴阳五行也。（八风见《九

宫八风》篇。）各得其位，合于明堂各处色部者，言人身之面部，各得其五行之位，合于明堂及各处之色部也。（大义见《五色》篇。）其面部之分为五脏六腑者，可以察其身形之所痛。（《五色》篇云：沉浊为内，浮泽为外，黄赤为风，青黑为痛，白为寒，黄而膏润为脓，赤甚者为血，痛甚者为挛，寒甚为皮不仁。）其色见于左右上下者，可以知其何经之寒温。又审皮肤之寒温滑涩，斯能知其病之所苦也。且膈有上下，（心肺居于膈上，脾居中州，肝肾居于膈下。）必知其病气之所在，先得其经脉之道，然后可以用针。稀者，针之少也。疏者，针之阔也。（《终始》篇云：疏取之上。）深者，深入其针也。留者，久留其针也。即如有大热在上，则当推针而使之下，所谓高者抑之也。热从下而上，则当引针而去其邪，所谓外者发之也。视先痛者，常先取穴以刺之，所谓凡病必先治其本也。（《素问·标本病传论》、本经《病传》篇，除大小便不利外，皆当治其本。）又如大寒在外，则留其针以补之。大寒入中，则从合穴以泻之。凡病有针所不当用者，则用灸以治之。又如有上气不足，则推入其针以扬之，而使上气之足。下气不足，则积其针以顺之，而使下气之足。若阴阳皆虚，而针所难用，则用火以灸之。又有厥而寒甚，或骨廉下陷，或寒过于膝，则取下陵三里以补之。（下陵三里穴，即三里。见《本输》篇。）又有阴络所过为寒留止，或寒入于中，则必推其针而行以散之。又有经脉陷下者，则惟灸以当之。（《经脉》篇云：陷下则灸之。《禁服》篇云：陷下则徒灸之。徒，但也。）又有络脉结而坚紧者，亦用灸以治之。倘不知病之所苦，及男子以阳跷为经，阴跷为络，女子以阴跷为经，阳跷为络，（见《脉度》篇。）故男子忌取阴跷，女子忌取阳跷，乃良工所禁。此针论之所以毕也。●张介宾曰：寒邪在肌肉血脉之间，有不痛不仁不知所苦者，当灸两跷之下，即足太阳申脉、足少阴照海二穴也。然男子数阳，女子数阴，若男阴女阳，则反用矣，故为良工之所禁。《调经论》亦曰：病不知所痛，两跷为上。与此法同。●张志聪曰：五输者，五脏五输，五五二十五输；六腑六输，六六三十六输。本经云：因其气之实虚疾徐而取之，故明知五输之实虚，则知疾徐之所在矣。其脏腑之十二经脉，屈伸出入，皆有循度之条理也。言阴与阳，合于五行者；言五脏六腑，合于天之阴阳，地之五行也。五脏六腑，亦有所藏者，五脏藏五神志，六腑传导水谷，胆为中精之府，膀胱为津液之所藏也。四时八风，尽有阴阳，各得其位。合于明堂者，《五色》篇之所谓黄赤为风，青黑为痛，白为寒，五色各见其部，察其浮沉，以知浅深，视色上下，以知病处也。五脏六腑，察其所痛，在身形之左右上下，则知寒温之邪，在于脏腑之何经也。审皮肤之寒温滑涩，知其所苦者，《邪气脏腑》篇之所谓脉滑者，尺之皮肤亦滑，脉涩者，尺之皮肤亦涩，心脉滑甚为善渴，涩甚为瘖是也。膈有上下，知其气所在者，膈上为宗气之海，上焦开发宣五谷味，熏肤充身泽毛者也；膈下乃胃腑中焦之分，三焦出气以温肌肉，充皮肤者也。故知其气之所在，先得其所出之道路，稀而疏之，以导气之出也，稍深以留，以致谷气，知谷气已至，故能徐而入之，复使气之入也。身半以上为阳，身半以下为阴，大热在上，故当推而下之，使下和于阴也。从下上者，热厥也，热厥之为热也，起于足而上，故当引行于上而去之。夫大热在上，由中焦之所生；热厥于下，因酒入于胃，气聚于脾中不得散。故视身以前痛者，常先取之，此气因于中，当先取之中焦也。太阳之上，寒气主之，太阳之气，主于肤表，大寒在外，寒水之气在表也，故当留而补之，候阳气至而针下热，补其阳以胜其寒也。如寒邪上入于中者，从合以泻之，夫合治内腑，使寒邪从肠胃以泻出之也，夫寒气之甚于外而入于中者，因阳气之在下也，故针所不能为者，灸之所宜也。上气不足者，推而扬之，下气不足者，积而从之，谓气本于下之所生也，阴阳皆虚，火自当之。盖艾能于水中取火，能启阳气于阴中也，厥而寒甚，起于廉骨下之陷中，而上逆于膝，此寒厥也。寒厥起于足五指之里，集于膝下，而聚于膝上，盖气因于中，阳气衰，不能渗营其经络，阳气日损，阴气独在，故为之寒，是以取阳明之下陵三里以补之，此寒厥之在气也。若寒气从络之所过，得之则留而止之，如寒入于中，则当推而行之，此治寒厥之法也。经气陷下，以火灸之，结络坚紧者，中有着血，血寒，故火所治之。《调经论》曰：病不知所痛，两跷为上。盖阳跷阴跷，并起于足踝，上循胸里，故痛在跷脉之上者，不知痛处也。是以不知所苦痛者，当取两跷于踝下也。男子数其阳，女子数其阴，故男取阴而女取阳，此良工之所禁也。能知脏腑阴阳，寒热虚实，表里上下，补泻疾徐，针论毕矣。●黄元御曰：五腧，井、荥、俞、经、合也。徐疾所在，屈伸出入，即"逆顺肥瘦"出入屈折，行之疾徐之义。明堂，鼻也。面上五色，各处其部，以察脏腑之所痛，经络之寒温也。膈有上下，清浊所分也。下陵，即阳明之三里也。两跷之下，即足太阳之申脉，足少阴之照海也。然跷脉者，男子数其阳，女子数其阴（《脉度》语）。则男宜灸阳，女宜灸阴，若男阴女阳，则为良工之所禁也。●丹波元简曰：张云：寒邪在肌肉血脉之间，有不痛不仁，不知所苦者，当灸两跷之下，即足太阳申脉，足少阴照海二穴也。然男子数阳，女子数阴（见《脉度》篇），若男阴女阳，则反用矣，故为良工之所禁。《调经论》亦曰：病不知所痛，两跷为上。与此法同。●江有诰曰：明于五腧，徐疾所在，屈伸出入，皆有条理。（之部）言阴与阳，合于五行，五藏六府，亦有所藏，四时八风，尽有阴阳。各得其位，合于明堂，（阳部）各处色部，五藏六府。察其所痛，左右上下，知其寒温，何经所在。审皮肤之寒温滑濇，知其所苦，膈有上下，知其气所在。（之篌鱼借韵）先得其道，稀而疏之，稍深以留，故能徐入（字衍）之。（鱼部）大热在上，推而下之；从下上者，引而去之；视前痛者，常先取（叶趋吕反）之。大寒在外，留而补之；入于中者，从合写之。（篌鱼通韵）针所不为，灸之所宜。（歌部）上气不足，推而扬之；下气不足，积而从之；（叶音墙）阴阳皆虚，火自当之。（阳部）……结络坚紧，火所治之。（韵未详）不知所苦，两跷之下，（鱼部）男阴女阳，（当作男阳女阴）良工所禁，（侵部）针论毕矣。

73.3 用针之服，必有法则①，上视天光，下司八正②，以辟奇邪③，而观百姓④，审于虚实，无犯其邪⑤。是得天之露，遇岁之虚⑥，救而不胜，反受其殃⑦，故曰必知天忌，乃言针意⑧。

①丹波元简曰：马云：此二句出《八正神明论》。服，事也。《诗·小雅·六月》篇云：共武之服。《大雅·板》篇云：我言维服。

②张介宾曰：此下言当知天忌也。天光八正义俱见下章。●黄元御曰：《素问·八正神明论》合以天光，必合日月星辰，四时八正之气也。（和天光者，月生无泻，月满无补也。司八正者，所以候八风之虚邪也。）●丹波元简曰：马云：上视天光，即《八正神明论》之所谓天寒无刺，天温无凝，月生无泻，月满无补，月郭空无治是也。下司八正，即《八正神明论》之所谓八正者，所以候八风之虚邪以时至者也。（出《九宫八风》

篇。）简案：司，伺通。《汉·灌夫传》：亦已使候司。

③丹波元简曰：马云："辟"当作"避"。张云：辟，避同。

④张介宾曰：兼人己而言也。辟，避同。●丹波元简曰：张云：兼人己而言也。简案：《汉·宣帝纪》：观以珍宝。师古注：观，示也。

⑤张介宾曰：虚风实风，皆能伤人，故无犯其邪。

⑥黄元御曰：义见《岁露论》。

⑦张介宾曰：天之风雨不时者，皆谓之露。《岁露论》曰："故诸逢其风而遇其雨者，命曰遇岁露焉。""岁之虚者，乘年之衰，逢月之空，失时之和，因为贼风所伤，是谓三虚。"详运气类三十六。

⑧杨上善曰：服，学习也。学用针法，须上法日月星辰之光，下司八节正风之气，以除奇邪。三十九也。而令百姓不犯虚实二邪岁露之忌，可谓得针之旨耳。天露者，岁之八正虚邪风雨也。四十也。●马莳曰：（此节与《八正神明论》大义相同。"辟"当作"避"。奇，音箕。）此言用针之事，必当知天忌也。服，事也。（此二句出《八正神明论》。又《诗·小雅·六月》篇云：共武之服。《大雅·板》篇云：我言维服。）上视天光，即《八正神明论》之所谓天寒无刺，天温无疑，月生无泻，月满无补，月郭空无治者是也。下司八正，即《八正神明论》之所谓八正者，所以候八风之虚邪以时至者也。盖四立、二分、二至，为八节之正气。《九宫八风》篇有八风、八正。当以避八风，故《八正神明论》谓八正之虚邪而避之勿犯也。所谓得天之露者，本经《岁露》篇黄帝曰：愿闻岁之所以皆同病者，何因而然？少师曰：此八正之候也。候此者，常以冬至之日，太一立于叶蛰之宫，其至也，天必应之以风雨者矣。风雨从南方来者为虚风，（即从后来者为虚风，下四同。）入客于骨，而不发于外，至其立春，阳气大发，风从西方来，万民又皆中于虚风，此两邪相搏，经气结代者矣。故诸逢其风而遇其雨者，命曰遇岁露焉。盖指天之风雨为露也。所谓遇岁之虚者，本经《岁露》篇曰：乘年之衰，逢月之空，失时之和，因为贼风所伤，是谓三虚。逢年之盛，遇月之满，得时之和，虽有赋风邪气，不能危之也。故得天之风雨，而又遇岁之虚，则虽救之而不能胜，反受其所害矣。故《八正神明论》又曰：天忌不可不知者，此也。●张介宾曰：天忌详义见下章。●闵士先曰：服，事也。言用针之事，当合于天时也。夫针者，所以候气也。故当上视天光，因天之序，盛虚之时，移光定位，正立而待。盖俟天之阳，以助人之气也，下司八正，所以候八风之虚邪，以时至者也。虚实者，人气之有盛衰也。得天之露者，清邪中上，阳中雾露之气也。遇岁之虚者，逢年之虚，值月之空，失时之和，救而不能胜邪，则反受其殃，故曰必知天忌。●丹波元简曰：张云：天之风雨不时者，皆谓之露。《岁露论》曰：故诸逢其风而遇其雨者，命曰遇岁露焉。岁之虚者，乘年之衰，逢月之空、失时之和，因为贼风所伤，是谓三虚。闵士先云：得天之露者，清邪中上，阳中雾露之气也。简案：闵说恐非也，乃言针意一句，马、志接下节，亦非。●江有诰曰：用针之服，必有法则，（之部）上视天光，下司八正，以辟奇邪，而观百姓，（耕部）审于虚实，无犯其邪。是得天之灵，遇岁之虚，（鱼部）救而不胜，（平声）反受其殃，（阳蒸借韵）……乃言针意。

73.4　法于往古，验于来今，观于窈冥①，通于无窮。粗之所不见，良工之所贵。莫知其形，若神髣髴②。

①顾观光曰：《音释》"窈冥"，一作"冥冥"。按《素问·八正神明论》亦作"冥冥"。

②杨上善曰：法于往古圣人所行，逆取将来得失之验，亦检当今是非之状，又观窈冥微妙之道，故得通于无穷之理，所得皆当，不似粗工以意，唯瞩其形，不见于道，有同良才神使，独鉴其所贵，仿佛于真。四十一也。●马莳曰：（此节与《八正神明论》大义亦相同。）此承上文而言针意之妙，无形而至神者也。《八正神明论》岐伯曰：法往古者，先知《针经》也。验于来今者，先知日之寒温，月之虚盛，以候气之浮沉，而调之于身，观其立有验也。观其冥冥者，言形气营卫之不形于外，而工独知之，以日之寒温，月之虚盛，四时气之浮沉，参伍相合而调之，工常先见之，然而不形于外，故曰观于冥冥焉。通于无穷者，可以传于后世也。是故工之所以异也，然而不形见于外，故俱不能见也。视之无形，尝之无味，故谓冥冥，若神仿佛。●张介宾曰：此下皆言针法也。凡下文无注者，详义俱见下章。●闵士先曰：法于往古者，先知《针经》也。验于来今者，先知日之寒温，月之虚盛，以候气之浮沉，而调之于身，观其立有验也。观于窈冥者，言形气营卫之不形于外，而工独知之，通于无穷者，可以传于后世也。是故工之所以异也，然而不形见于外，故俱不能见也，视之无形，尝之无味，故莫知其形，若神仿佛。●黄元御曰：法于往古，验于来今，至守其门户，解见《八正神明论》。●丹波元简曰：马云：此节与《八正神明论》，大义亦相同。●江有诰曰：法于往古，验于来今，观于窈冥，通于无窮。（中侵合韵）粗之所不见，良工之所贵。莫知其形，若神髣髴。（去声脂部）

73.5 邪气之中人也①，洒淅动形；正邪之中人也，微先见于色，不知于其身，若有若无，若亡若存，有形无形，莫知其情②。是故上工之取气，乃救其萌芽；下工守其已成③，因败其形④。

①顾观光曰：《素问》"邪气"作"虚邪"，与《邪气藏府病形》篇合，当依改。

②丹波元简曰："止邪之中人也微"，诸本"止"作"正"，此本误，当改。张云：邪气，言虚邪也。虚邪之中人也甚，故洒淅动形。正邪之中人也微，故但先见于色，而不知于身。此节与《八正神明论》互有发明，所当参阅。又此数句，与《邪气脏腑病形论》同。

③顾观光曰："守"字误，当依《素问》作"救"。

④杨上善曰：洒，谓沟渠，即腠理也。浙，谓水之逆流，即邪气入腠理也。八正虚邪气入腠理时振寒起于豪毛动形者也。正邪者，因身形饥用力，汗出腠理开，逢虚风中人，微而难知，莫见其精。四十二也。邪气初客，未病之病，名曰萌芽，上工知之。其病成形，下工知之。四十三也。●马莳曰：（中，去声。此与《八正神明论》、本经《邪气脏腑病形》篇，大义俱相同。据两篇，当以虚邪、正邪为说。）此言邪气之微，而上工能蚤救之也。洒淅，恶寒貌。动形者，振动其形也。《八正神明论》曰：虚邪者，八正之虚邪气也。正邪者，身形若用力，汗出腠理开，逢虚风，其中人也微，故莫如其情，莫见其形。《邪气脏腑病形》篇曰：虚邪之中身也，洒淅动形，正邪之中人也微，先见于色，不知于身，若有若无，若亡若存，有形无形，莫知其情。又《八正神明论》曰：上工救其

萌芽，必先见三都九候之气，尽调不败而救之，故曰上工。下工救其已成者，言不知三部九候之相失，因病而败之也。上工论气不论形，所以预取其气，而蚤救其萌芽，彼下工则反是矣。●张介宾曰：邪气，言虚邪也。虚邪之中人也甚，故洒淅动形。正邪之中人也微，故但先见于色而不知于身，此节与下章互有发明，所当参阅。此数句与《邪气脏腑病形论》同，详疾病类三。因败其形者，不知其难而反伤之也。●闵士先曰：此言虚邪伤形，而正邪中气也。虚邪者，虚乡不正之邪风，如春时之风从西方来，夏时之风从北方来。盖人秉地之五行而成此形，是以五方不正之气，而伤人之形也。正邪者，风寒暑湿燥火，天之正气也。天有此六气，而人亦有此六气，是以正邪中气者，同气相感也。中于气故先见于色，不知于其身，若有若无，莫知其情，是故上工之取气，乃救其萌芽，必先见三部九候之气，尽调不败而救之，下工守其已成，救其已败，救其已败者，不知三部九候之相失，因病而败之也。

73.6　是故工之用针也，知气之所在，而守其门户，明于调气，补写所在，徐疾之意，所取之处①。写必用员，切而转之，其气乃行，疾而徐出，邪气乃出，伸而迎之，遥大其穴②，气出乃疾③。补必用方，外引其皮，令当其门，左引其枢，右推其肤，微旋而徐推之，必端以正，安以静，坚心无解，欲微以留，气下而疾出之，推其皮，盖其外门，真气乃存。用针之要，无忘其神④。

①丹波元简曰：马云：《八正神明论》曰：上工救其萌芽，必先见三部九候之气，尽调不败而救之，故曰上工。下工……救其已成者，言不知三部九候之相失，因病而败之也。上工论气不论形，所以预取其气，而早救其萌芽，彼下工则反是矣。

②顾观光曰："遥"字误，当依《素问·调经论》作"摇"。

③丹波元简曰：《八正神明论》、《甲乙》"员"作"方"。马云：遥，摇同。解，懈同。"员"当作"方"。张云：员，流利也。切，直迫病所也。迎，夺也。遥，摇同。用针员活而迎夺之，则气出乃疾，故可以泻。闵士先云：泻必用圆者，圆活而转之，其气乃行也。

④杨上善曰：谓知邪气处，气处于皮肤脉肉筋骨所在，守其空穴门户疗之。四十四也。明于调气补泻处所，是处可补，是处可泻，不妄为之。四十五也。员谓之规，法天而动，泻气者也。方谓之矩，法地而静，补气者也。枢，谓针动也。泻必用方，补必用员，彼出《素问》，此是《九卷》方圆之法，神明之中，调气变不同故尔。四十六也。用针之道，下以疗病，上以养神。其养神者，长生久视，此大圣之大意。四十七也。以上四十七章，《内经》之大总，黄帝受之于岐伯，故诵之以阅所闻也。【编者按：萧延平曰：《说文》阅，察也。《博雅》云：阅，数也。又《前汉书·文帝纪》阅天下之义理多矣。注：阅，犹更历也。亦通。】●马莳曰：（此节与《八正神明论》略同。据彼义，则此当以"是故工之用针"至"所取之处"另为一节。遥，摇同。解，懈同。"圆"当作"方"。"方"当作"圆"。）此承上文而言，上工因气以行补泻之法，其要则在于守神也。《八正神明论》曰：知其所在者，知诊三部九候之病脉处而治之，故曰守其门户焉。正本节之所谓明于调气，补泻所在，徐疾之意，所取之处也。泻必用圆，补必用方，《八正神明

论》作"泻必用方，补必用圆"者是也。岐伯曰：泻必用方者，以气方盛也，以月方满也，以日方温也，以身方定也，以息方吸而纳针，乃复候其方吸而转针，乃复候其方呼而徐引针，故曰泻必用方，其气而行焉。补必用圆，圆者行也，行者移也，刺必中其营，复以吸排针也，故圆与方，非针也。其言如此。此节之方圆，误可知矣。方泻之时，切而转之，其气乃行，即所谓"方吸而转针"者是也。疾入而徐出之，邪气乃出，即所谓"方呼而徐引针"者是也。又必摇大其穴，则邪气之出者自速。此泻法也。其补之时，外引其皮，令当其门，左手则引其枢，右手则推其肤，微旋而徐推其针，其针必端正安静。坚心无懈，即所谓"如待贵人，不知日暮，神无营于众物"者是也。正欲微留其针。候气下而疾出之，即推其皮，以盖其外门，则真气乃得存矣。（《离合真邪论》曰：推阖其门，令神气存。）此补法也。然补泻虽殊，而用针之要，当无忘人之神。《八正神明论》曰：养神者，必知形之肥瘦，营卫血气之盛衰。血气者，人之神，不可不谨养也。（《小针解》云：上守神者，守人之血气有余不足，可补泻也。）●张介宾曰：所在，即三部九候之义。圆，流利也。切，直迫病所也。迎，夺也。遥，摇同。用针圆活而迎夺之，则气出乃疾，故可以泻。方，即端正安静之谓。外引其皮令当其门，察穴于肌表也。左引其枢，右推其肤，微旋而徐推之，用针之枢要也。必端以正，安以静，坚心无懈，候气之诚确也。欲微以留，气下而疾出之，推其皮，盖其外门，出针之防护也。真气得存，故可以补。用针之要无忘其神者，总结前篇而言，义详下章。按：补泻方圆义，与后章《八正神明论》之文似乎相反，然详求其意，各有发明，不可谓其误而忽也。●闵士先曰：知气之所在者，知病气之所在，而守其门户。门者，邪循正气之所出入也。明于调气者，知气之实虚，而为之补泻，以疾徐之意而取之也。泻必用圆者，圆活而转之，其气乃行也。疾内而徐出者，疾而徐则虚也，邪气乃出，则实者虚矣，摇大其穴，以出其针，则邪气乃疾出矣。补必用方者，外引其皮，令当其穴门，左手引其枢转，右手推其肤，微旋转其针而徐推之，其针必端以正，安静以候气至，坚心而无懈惰，微留其针，候气下而疾出之，推其皮以盖其外门，则真气乃存于内矣。用针之要，贵在得神，盖存己之神，以俟彼之神也。●朱卫公曰：按《素问·八正神明论》曰：泻必用方，补必用圆。盖方与圆，非针也，乃用针之意耳。且方圆者，天地之象也。天气下降，气流于地，地气上升，气腾于天，天地之气，上下相交，是以方圆之意，皆可圆活用之。●黄元御曰："泻必用圆，补必用方"《八正神明论》作"泻必用方，补必用员"，文异而义通。●丹波元简曰：《八正神明论》、《甲乙》"方"作"员"。马云："方"当作"员"。张云：方即端正安静之谓。外引其皮，令当其门，察穴于肌表也。左引其枢，右推其肤，微旋而徐推之，用针之枢要也。必端以正，安以静，坚心无懈，候气之诚确也。欲微以留，气下而疾出之，推其皮，盖其外门，出针之防护也。（《离合真邪论》曰：推阖其门，令神气存。）真气得存，故可以补。用针之要，无忘其神者，总结前文而言。（《小针解》曰：上守神者，守人之血气有余不足可补泻也。）按：补泻方员义，与《八正神明论》之文，似乎相反，然详求其意，各有发明，不可谓其误而忽也。●周学海曰：此处当有岐伯赞叹数语。

73.7 雷公问于黄帝曰：《针论》曰：得其人乃传，非其人勿言，何以知其可传[①]？黄帝曰：各得其人，任之其能，故能明其事[②]。雷公曰：愿闻官能[③]奈何？黄帝曰：明目者，可使视色[④]；聪耳者，可使听音[⑤]；捷疾辞语者，可使传论⁶。语徐而安静，手巧而心审谛者，可使行针艾，理血气而调诸逆顺，察阴阳而兼诸方⁷。缓节柔筋而心和调者，可使导引行气⁸；疾毒言语轻人者，可使唾痈咒病⁹；爪苦手毒，为事善伤者，可使按积抑痹⑩。各得其能，方乃可行，其名乃彰。不得其人，其功不成，其师无名。故曰：得其人乃言，非其人勿传⑪，此之谓也⑫。手毒者，可使试按龟，置龟于器下，而按其上，五十日而死矣，手甘者，复生如故也⑬。

①张介宾曰：《针论》，即指前章也。
②张介宾曰：任之其能，因才而器使也。
③丹波元简曰：冈士先云：官之为言司也，各因其所能，而分任之，以司其事，故曰官能。盖圣人欲得其人量材而官，授任而治，已不与于其间，而总司其成也。
④张介宾曰：俱视独见，明目者也。
⑤张介宾曰：俱听独闻，聪耳者也。
⑥张介宾曰：如开导劝戒解疑辩正之属，皆所谓传论也。●丹波元简曰：张云：如开导劝戒，解疑辨正之属，皆所谓传论也。
⑦张介宾曰：语徐者不苟，安静者不乱，手巧者轻重疾徐有妙，心审谛者精思详察无遗，故可胜是任。谛音帝。●丹波元简曰：张云：语徐者不苟，安静者不乱，手巧者轻重疾徐有妙，心审谛者精思详察无遗，故可胜是任。●顾观光曰：此下《素问》吴刻有"论"字，似衍，今已删去。
⑧张介宾曰：导引者，但欲运行血气而不欲有所伤也，故惟缓节柔筋而心和调者乃胜是任，其义可知。今见按摩之流，不知利害，专用刚强手法，极力困人，开人关节，走人元气，莫此为甚。病者亦以谓法所当然，即有不堪，勉强忍受，多见强者致弱，弱者不起，非惟不能去病，而适以增害，用若辈者，不可不为知慎。●丹波元简曰：张云：导引者，但欲运行血气，而不欲有所伤也。故惟缓节柔筋而心和调者，乃胜是任，其义可知。今见按摩之流，不知利害，专用刚强手法，极力困人，开人阙节，走人元气，莫此为甚。病者亦以谓法而所当然，即有不堪勉强忍受，多见强者致弱，弱者不起，非惟不能去病，而适以增害，用若辈者，不可不为知慎。
⑨张介宾曰：人之恶口毒舌者，亦由禀赋，诸无所利而独利于唾咒疾病。●丹波元简曰：张云：人之恶口毒舌者，亦由禀赋，诸无所利，而独利于唾咒疾病。
⑩张介宾曰：按积抑痹，亦上文导引行气之属。然积坚痹固，非爪苦手毒者不能破，术若相类而用有轻重也。●丹波元简曰：张云：按积抑痹，亦上文导引行气之属。然积坚痹，固非爪苦手毒者不能破，术若相类，而用有轻重也。
⑪丹波元简曰：张云：《气交变大论》曰：得其人不教，是谓失道，传非其人，慢泄天宝。
⑫张介宾曰：《气交变大论》曰：得其人不教，是谓失道，传非其人，慢泄天宝。详运气类十。
⑬杨上善曰：人受命于天，各不同性，性既不同，其所能亦异，量能用人，则所为必当，故因问答，以通斯德者也。人之所能，凡有八种。视面部五行变色，知其善恶，此为第一明人也。听病人五音，即知其吉凶，此为第二聪听人也。其知接疾，其辨敏给，此可

为物说道以悟人，此第三智辨人也。神清性明，故安静也。动合所宜，明手巧者妙察机微，故审谛也。此为第四静慧人也。身则缓节柔筋，心则和性调顺，此为第五调柔人也。调柔之人，导引则筋骨易柔，行气则其气易和也。心嫉毒，言好轻人，有此二恶，物所畏之，故可使之唾祝，此为第六口苦人也。爪手苦毒，近物易伤，此为第七苦手人也。各用其能，以有所当，故曰得人。如不得人，道不可传也。毒手按器而龟可死，甘手按之而龟可生，但可适能而用之，不可知其所以然。此为第八甘手人也。◉马莳曰：此言任人者，各因其能，而末示以验手毒之法也。官人之能者，任人之能，犹书之所谓在官人也。盖欲视病人之色，听病人之声，传所论之语于病人，以行针灸，以导引行气，以唾痈咒病，以按积抑痹，非各得其人不可也。即如任手毒者，试以按龟之法，则其手之甘毒自别矣。盖遇人之手，有凶有善，犹用味之甘苦，故即以甘毒名之，毒即苦也。◉张介宾曰：龟能运任脉，其息以耳而导引伏气，所以灵而多寿，不易于死，故可用此以验人之手毒与否。手甘者非以味言，即不毒之谓。◉闵士先曰：官之为言司也，言各因其所能，而分任之，以司其事，故曰官能。如目之明者，可使之察色；耳之聪者，可使之听音；可使行针艾者，任之其艾针之能；可使导引行气者，任之其导引之能；口毒者，可使唾痈咒病；手毒者，可使按积抑痹，各得其能，方乃可行，其名乃彰，不得其人，其功不成。盖圣人欲得其人，量材而官，授任而治，己不与于其间，而总司其成也。试按龟者，言手毒之人，不可使之行针，即灵寿之物，亦遭其毒手，而况病人乎？惟手巧而甘美者，能活人也。◉朱卫公曰：五十，乃大衍之数，谓不能尽百岁之天年。按《阴阳别论》篇论五脏气绝，亦合五十之数，此皆出于理数之自然也。夫麟凤龟龙，谓之四灵。圣人制九针之法，所以救民之灾异，岂试以毒手，而伤其灵瑞乎？盖以深戒夫非其人勿传，非其人勿任耳。◉丹波元简曰：马云：试以按龟之法，则其手之甘毒自别矣。盖遇人之手有凶有善，犹用味之甘苦，故即以甘毒名之，毒即苦也。张云：龟能运任脉，其息以耳，而导引伏气，所以灵而多寿，不易于死，故可用此以验人手之毒与否。手甘者，非以味言，即不毒之谓。简案：邦俗云，苦手者弄蛇，蛇畏缩不敢啮人，岂手毒之谓欤？◉周学海曰：措词之板实，全经中无有甚于此者，而偏能运实为虚，化板为活，布局之巧，可谓妙想天开。

论疾诊尺第七十四

◉马莳曰：篇内详论各疾诊尺知病，故名篇。◉张志聪曰：此章以论疾诊尺，从外知内。论疾者，谓论其疾而知其证。诊，视也。诊尺者，谓视其尺肤而知其内，不待视面王之色，持手太阴之脉，独调其尺，以知其病也。◉丹波元简曰：诸本无篇字。

74.1 黄帝问于岐伯曰：余欲无视色持脉，独调其尺①，以言其病，从外知内，为之奈何？岐伯曰：审其尺之缓急、小大、滑涩，肉之坚脆，而病形定矣②。

①丹波元简曰：马云：《邪气脏腑病形》篇曰：脉急者，尺之皮肤亦急；脉缓者，尺之皮肤亦缓；脉小者，尺之皮肤亦减而少气；脉大者，尺之皮肤亦贲而起；脉滑者，尺之

皮肤亦滑；脉涩者，尺之皮肤亦涩。故善调尺者，不待于寸。盖脉在内，肉在外，内外相应，故审其脉，验其肉，而病形自定也。愚谓诊人脉时，惟臂至尺泽可验，难以周身知之，故止以尺言也。

②杨上善曰：无视面之五色，无持寸口之脉，唯诊尺脉及尺皮肤，帝欲从外知内病生所由。尺之缓急等，谓尺脉及尺皮肤缓、急、小、大、滑、涩六种别也。肉坚脆者，谓尺分中肉之坚脆也。知此八者，即内病可知也。●马莳曰：此言审尺部之脉与肉，而可以知病形也。本经《邪气脏腑病形》篇曰：脉急者，尺之皮肤亦急；脉缓者，尺之皮肤亦缓；脉小者，尺之皮肤亦减而少气；脉大者，尺之皮肤亦贲而起；脉滑者，尺之皮肤亦滑；脉涩者，尺之皮肤亦涩。故善调尺者，不待于寸。盖脉在内，肉在外，内外相应，故审其脉，验其肉，而病形自定也。（愚谓诊人脉时，惟臂至尺泽可验，难以周身知之，故止以尺言也。）●张介宾曰：欲诊尺以知脏腑，故曰从外知内。寸口之脉，由尺达寸，故但诊尺部之脉，其内可知。通身形体，难以尽见，然肉之盛衰，必形于腕后，故但察尺部之肉，其外可知。是以独调其尺而病形定矣。●张志聪曰：此章以论疾诊尺，从外知内。论疾者，谓论其疾而知其证。诊、视也。诊尺者，谓视其尺肤而知其内，不待视面王之色，持手太阴之脉，独调其尺，以知其病。夫胃者，水谷血气之海也。故行于脉中者，至于太阴之两脉口，持其脉以知脏腑之病，血气之行于脉外者，从手阳明之大络，循经脉之五里，而散行于尺肤，故审其尺之缓急大小滑涩，肉之坚脆，而病形定矣。盖太阴主阴，阳明主阳，脏腑雌雄相合，气血色脉之相应也。故《脏腑邪气》篇曰：脉急者，尺之皮肤亦急；脉缓者，尺之皮肤亦缓；脉小者，尺之皮肤亦减而少；脉大者，尺之皮肤亦贲而起；脉滑者，尺之皮肤亦滑；脉涩者，尺之皮肤亦涩。●闵士先曰：小儿视虎口纹，乃手阳明之色，与手太阴之脉相应者也。●章楠曰：此不视色持脉，而独诊其尺肤之缓急、小大、滑涩，肉之坚脆，以定其病也。

74.2 视人之目窠上微痈，如新卧起状，其颈脉动，时欬，按其手足上，窅而不起者，风水肤胀也①。

①杨上善曰：目果，眼睑也。痈，微肿起也。颈脉，足阳明人迎也。动不以手，按之见其动也。窅，焉蓼反，深也。不起者，手足肿脉按之久而不起，如按泥也。此为风水肤胀者。●马莳曰：（痈，壅同。窅，窈同。）此验风水与肤胀之法也。目窠者，目下也。窅者，沉也。视人之目窠上微有壅起，如新卧起之状，盖凡人之卧而起者，目下必有微肿也。其颈脉动时，必有咳，正以人迎、大迎之脉，皆在颈上，属足阳明胃经穴，所以脉动而发之为咳也。按其手足，窅然不起，此风水与肤胀之证候相同者也。（按《水胀论》，岐伯曰：水始起也。目窠上微肿，如新卧起之状，其颈脉动，时咳，阴股间寒，足胫肿，腹乃大，其水成矣。以手按其腹，如裹水之状，此其候也。《水胀论》水证，与此节风水大同。而此节所按在手足，不按其腹。此节按手足窅而不起，《水胀论》按腹如裹水之状。意者水与风水，其手足腹皆大，而按之之时，窅而不起为风水，窅而起者止为水欤？然观下节，有尺肤滑而淖泽、泽脂，皆为风，则水证未必然也，此二证之可辨欤？又按《水胀论》言：肤胀者，寒气客于皮肤之间，㱿㱿然不坚，腹大，身尽肿，皮厚，按其腹窅而不起，腹色不变，此其候也。夫《水胀论》以按其腹窅而不起、腹色不变为肤胀，今此节按手足不按腹，盖言手足而腹在其中矣。）●张介宾曰：目窠，目下卧蚕处也。

痛，壅也，即新起微肿状。颈脉，人迎脉也。宛而不起，按之有窝也。是即风水肤胀之外候。风水义见疾病类三十一。肤胀义见疾病类五十七。窠音科。痛，去声。宛音夭。●张志聪曰：此论其疾而知其病也。足太阳之脉，起于两目，而下出于颈项。太阳之上，寒水主之，太阳之气，运行于肤表，此水随气而溢于皮肤之间，故目窠微肿，颈脉动而肤胀。咳者，水留于皮毛，而动其肺气也。风水者，因外受于风，风行而水涣也。●黄元御曰："目窠上微壅，如新卧起状，颈脉动，时咳"段，与《水胀篇》同义，详彼篇。●丹波元简曰：马云：痛，壅同。宛，窈同。张云：目窠，目下卧蚕处也。痛，壅也，即新起微肿状。颈脉，人迎脉也。宛而不起，按之有窝也。是即风水肤胀之外候。风水义见《评热病论》。肤胀义见《水胀》篇。简案：此一节，与诊尺之义不相干，疑是他篇错简。●章楠曰：视人之目窠上微肿，如新卧而起之状，其颈脉动时咳者，颈脉，人迎胃脉也，水饮蓄于胃，肺气逆不能降，故人迎脉动而时咳，按之手足，宛而不起，此外受风邪，而四肢肿，外风内水，故名风水肤胀也。《素问·水热穴论》曰：肾者，胃之关也。关门不利，故聚水而从其类也。上下溢于皮肤，故为胕肿，聚水而生病也。又曰：勇而劳甚，则肾汗出，逢于风，内不得入于脏腑，外不得越于皮肤，客于元府，行于皮里，传为胕肿，本之于肾，名曰风水。所谓元府者，汗空也。观此，由肾虚下焦不利，而水蓄于胃，故颈脉动而时咳，又用力汗出，毛空开，而风邪客之，故名风水之病也。宛音杳，坎陷也。

74.3 尺肤滑，其淖泽者①，风也。尺肉弱者，解㑊②，安卧脱肉者，寒热，不治③。尺肤滑而泽脂④者，风也。尺肤涩者⑤，风痹也。尺肤粗如枯鱼之鳞者，水泆饮也⑥。尺肤热甚，脉盛躁者，病温也，其脉甚而滑者，病且出也⑦。尺肤寒⑧，其脉小者，泄，少气。尺肤炬然，先热后寒者，寒热也；尺肤先寒，久大之而热者，亦寒热也⑨。

①丹波元简曰：志云：津液淖泽于皮肤，故尺肤滑其淖泽者，知风在于皮肤，而鼓动其津液也。

②丹波元简曰：《甲乙》"㑊"下有"也"字。张云：尺肉弱者，肌必消瘦，肉瘦阴虚，当为解㑊。解㑊者，身体困倦，故欲安卧。简案：安卧下句。

③丹波元简曰：简案：安卧脱肉，为阴阳亏败，乃寒热虚劳之候也，故不治，诸注恐非。

④丹波元简曰：马云：润泽如脂膏者，真为风也。张云：即前淖泽之谓，风者阳气，阳在肌肤，故滑而泽脂。

⑤丹波元简曰：张云：尺肤涩者血少，血不能营，故为风痹。

⑥丹波元简曰：脉经》"泆"作"淡"。张云：如枯鱼之鳞，干涩甚也。以脾土衰而肌肉消，水得乘之，是为泆饮。又《邪气脏腑病形》篇云："肝脉……涩甚为溢饮。"泆，饮同。●顾观光曰：《经脉》"溢"作"淡"，"淡"即"痰"字。【编者按："溢"与"泆"同。顾观光作"溢"。】

⑦吴瑭曰：此节以下，诊温病之法。经之辨温病分明如是，何世人悉谓伤寒，而悉以伤寒足三阴经温法治之哉！张景岳作《类经》，割裂经文，蒙混成章，由未细心绅绎也。尺肤热脉，火烁精也；脉盛躁，精被火煎沸也；脉盛而滑，邪机向外也。●丹波元简曰：

《脉经》、《甲乙》"病且"作"汗且"。张云：尺肤热者，其身必热，脉盛躁者，阳邪有余，故当为温病。若脉虽盛而兼滑者，是脉已不躁，而正气将复，故不久当愈。出，渐愈之谓。简案："病且"作"汗且"，义尤通。●顾观光曰：《脉经》"病"作"汗"。●柳宝诒曰：尺肤发热，热在阴也。尺热而脉数且躁，中有温邪也。更兼盛滑，则热邪已动，有外出之象矣。此言伏温而发之脉证也。

⑧丹波元简曰：《甲乙》"其"作"甚"，"小"作"急"。张云：肤寒脉小，阳气衰也，故为泄为少气。【编者按：丹波元简在"尺肤寒"后多一"者"字。】

⑨杨上善曰：尺分之中有润，故湿也。淖泽，光泽也。此风之候也。解㑊，懈惰也。尺肉㑊弱者，身体懈惰而欲安卧。骨寒热病，羸瘦脱肉，不可疗也。尺之肤滑而润泽有脂者，内有风也。尺肤涩者内寒，故有风痹也。泆饮，谓是甚渴暴饮，水泆肠胃之外、皮肤之中，名曰泆饮。尺分之肤，粗如鱼鳞者，以为候。尺分皮肤甚热，其一寸之内，尺脉盛躁，温病候也。一寸之内，尺脉盛而滑者，汗将出。尺肤冷、尺脉小者，其病泄利，又少气也。按尺皮肤，先热后冷，病寒热也。尺皮肤先冷，久持乃热，亦是寒热之病也。●马莳曰：此承上文，而言详审尺脉尺肉，可以定诸病也。尺之皮肤滑润而淖泽者，风也。其肉弱者，主解㑊安卧。盖弱不弱，强不强，寒不寒，热不热，为解㑊；不能自宁，故安卧耳。若肉不但弱，而至于脱者，当为寒热不可治之病也。尺之皮肤滑润而泽脂者，风也。上节言按其手足窅而不起者，为风水肤胀，而此以肤滑而泽者为风，信乎欲知有风，必其滑而润泽如脂膏者，真为风也。若尺之皮肤涩者，乃风痹也。（《素问·痹论》曰：以风气胜者为行痹。）尺之皮肤甚粗，如枯鱼之鳞者，不但燥涩而已，则为水泆饮之证也。（本经《邪气脏腑病形》篇，有肝脉涩甚为溢饮。）尺肤热甚，其脉盛躁，当为温病也；其脉虽盛不至于躁，而带滑者，则病当自出矣。尺之皮肤寒冷，其脉小者，主下泄及正气衰，故身寒而脉小也。尺之皮肤炬然如火，而先发其热，后乃为寒，及先发其寒，而后乃为热者，皆为寒热之病也。●张介宾曰：阳受风气，故病风者，尺肤滑而淖泽也。尺肉弱者，肌必消瘦，肉瘦阴虚，当为解㑊。解㑊者，身体困倦，故欲安卧。无邪而脱肉寒热者，真阴败也，故不治。泽脂，即前淖泽之谓。风者阳气，阳在肌肤，故滑而泽脂。尺肤涩者血少，血不能营，故为风痹。如枯鱼之鳞，干涩甚也。以脾土衰而肌肉消，水得乘之，是为泆饮。又下篇肝脉涩甚为溢饮。泆，溢同。尺肤热者其身必热，脉盛躁者阳邪有余，故当为温病。若脉虽盛而兼滑者，是脉已不躁而正气将复，故不久当愈。出，渐愈之谓。肤寒脉小，阳气衰也，故为泄为少气。炬然，火热貌。或先热而后寒，或先寒而后热，皆寒热往来之候。●张志聪曰：此论诊尺而知外内之病也。夫津液淖泽于皮肤，故尺肤滑其淖泽者，知风在于皮肤，而鼓动其津液也。脂者，肌肉纹理间之脂膜，尺肤滑而泽脂者，风在于肌肉间也。夫在外者，皮肤为阳，筋骨为阴，病在阳者，名曰风病，在阴者，名曰痹。如尺肤涩者，此风痹于筋骨间也，此以尺肤之淖泽滑涩，而知风邪之浅深也。肌肉者，五脏元真之所通会，脾土之所主也。故尺肉弱者，主脾土虚而解㑊安卧。解㑊，懈惰也。脱肉者，形损也。寒热者，阴阳血气虚也。阳虚则发寒，阴虚则发热，阴阳形气，皆已虚脱，故为不治。如枯鱼之鳞者，皮肤起寒粟也。寒者水之气，此水邪泆饮于内，故寒色见于外也。温病者，寒毒藏于肌肤，至春发为温病，故尺肤热甚而脉盛躁者，知其为病温也。其脉盛而滑者，知病且出于外也。尺肤寒其脉小者少气，盖气者，所以温肤热肉，从阴而生，自内而外，故知其泄于内而虚于外也。此诊其尺而知内因之病

也，尺肤之先热后寒，先寒后热，而皆为寒热者，尺肤主三阴三阳之气也。●《集注》眉批：分肉者之膏膜为脂。）●黄元御曰：解㑊，形迹懈怠也。病且出者，病将外退也。炬然，热蒸之象。●丹波元简曰：《脉经》"炬"作"烜"，《甲乙》"炬然"作"烧炙人手"四字，《脉经》、《甲乙》"久大"作"久持"。张云：炬然，火热貌。或先热而后寒，或先寒而后热，皆寒热往来之候。简案：《集韵》：炬，束菁烧也。●章楠曰：此申明诊尺肤以定其病也。淖泽者，滑而软润，此即风肿也。肉弱者，脾弱可知，故为解㑊。解㑊者，倦息无力而安卧也。脱肉则土败，而又有寒热，阴阳乖舛，故死不可治。尺肤滑泽为风，其涩者风痹。气血滞，故涩也。粗如枯鱼之鳞者，水邪内洗，津液不输于皮毛，故反燥涩甚，此饮蓄于内，非肿胀也。尺肤热甚，而脉盛躁，则为温热病也。其脉盛而滑者，气血流动，故病邪将外出也。尺肤寒，其脉小者，中阳气虚，故下泄少气也。尺肤炬然，先热后寒者，初按浮部甚热，重按则不热，此外邪在卫，故表炬然，知其发寒热者也。若先按寒，久按之而热者，此营热卫寒，亦发寒热之病也。●王士雄曰：吴鞠通曰：经之辨温病，分明如是，何世人悉谓伤寒，而悉以伤寒足三阴经温法治之哉！张会卿作《类经》，割裂经文，蒙混成章，由未细心纫绎也。尺肤热甚，火烁精也。脉盛躁，精被火煎沸也。脉盛而滑，邪机向外也。此节以下诊温病之法。

74.4 肘所独热者，腰以上热；手所独热者，腰以下热。肘前独热者，膺前热；肘后独热者，肩背热。臂中独热者，腰腹热；肘后粗以下三四寸热者，肠中有虫。掌中热者，腹中热；掌中寒者，腹中寒。鱼上白肉有青血脉者，胃中有寒①。

①杨上善曰：当肘皮肤独热者，即腰以上至头热也。腕以前为手也，手之独热，主腰以下热。从肘向手为肘前，独热者，主胸前热也。从肘向肩为肘后，肘后皮肤热者，主肩背热也。从肘至腕中间为臂，当臂中央热，腰腹热也。从肘后下向臂三四寸许，皮肤粗起，是腹中有虫之候也。掌中冷热，主大腹、小腹冷热。青脉主寒，故胃中寒。●马莳曰：此即肘手臂掌诸所之冷热，而验其各病，皆承上文调尺言病之意，而并及之也。人之手，自曲池已上为肘，自曲池已下为臂。肘在上，应腰已上，手臂在下，应腰已下。故肘所独热者，其腰已上必热。手臂之所独热者，其腰已下必热。肘之前廉，即内廉也，据大体为在前，故以内廉为肘前。肘前独热者，主前之膺前有热，盖肘之内廉与膺前皆属阴也。肘之后廉，即外廉也，据大体为在后，故以外廉为肘后。肘后独热者，主后之肩背有热，盖肘之外廉与肩背皆属阳也。至于臂中独热者，其臂外热，主腰有热；臂内热，主腹有热。肘后粗大，已下三四寸间，即曲池为粗大处，而已下则为三里之所，其间热者，主肠中有虫，盖不上不下之所，正合于肠中也。掌中热者，为掌之内廉热，主腹中热；其冷则腹中亦冷也。鱼际之上白肉际属阴经，内有青血脉来见者，亦主胃中有寒也。●张介宾曰：肘，臂臑之节也。一曰曲池以上为肘。肘在上，手在下，故肘应腰上，手应腰下也。肘前，内廉也，手三阴之所行，故应于膺前。肘后，外廉也，手太阳之所行，故应于肩背。肘下为臂，臂在下，故应腰腹。肘后粗以下三四寸，谓三里以下，内关以上之所，此阴分也。阴分有热，故应肠中有虫。掌中者，三阴之所聚，故或热或寒，皆应于腹中。鱼上脉青，胃之寒也。《经脉》篇亦曰：胃中寒，手鱼之脉多青矣。鱼义见经络类二。●张

志聪曰：夫手太阴之脉，从指井之少商，过于输，行于经，而入于肘之尺泽，脉外之气血，从手阳明之五里，走尺以上鱼，相逆顺而行也。是以《脉要精微》篇，论两手之尺寸，上竟上者，胸喉中事也；下竟下者，少腹腰股膝胫足中事也。盖以尺上寸，以候身半以上，寸下尺，以候身半以下。夫身半以上为阳，身半以下为阴，故以寸之阳以候上，尺之阴以候下也。肘所，自寸而下尺也。手所，自尺而上寸也。肌所独热者，腰以上热，手所独热者，腰以下热，此诊尺肤以候形身之上下，故与脉候之上下反其诊也。肘前乃手厥阴之曲泽处，肘后乃手少阳之天井处。盖以两手下垂，上以候上，下以候下，前以候前，后以候后也。夫所谓肘所手所者，论手臂之背面臂中掌中鱼上，乃手臂之正面，背面为阳，故候形身之外。正面主阴，故候腰腹肠胃之内。即尺外以候季胁，尺里以候腹中之大义相同也。夫人生于天地六合之内，其血气之流行升降出入，应天运之环转于上下四旁。是以《脉要精微论》，以寸尺之外内前后上下，候形身之外内前后上下，此章以手臂皮肤之前后外内，候形身之上下前后外内。盖脉内之血气，应地气之上腾于天，脉外之气血，应天气之下流于地，人与天地参也。●《集注》眉批：从尺泽而上，故曰尺；以尺内分寸，故曰寸。又：《脉要精微》以手平于几上，以候左右前后上下。●黄元御曰：掌后手大指根白肉丰起者，为鱼。●丹波元简曰：《甲乙》"肘后粗"作"肘后廉"。马云：人之手自曲池以上为肘，自曲池以下为臂。肘在上，应腰以上；手臂在下，应腰以下。张云：肘，臂臑之节也。肘前，内廉也，手三阴之所行，故应于膺前。肘后，外廉也，手太阳之所行，故应于肩背。肘下为臂，臂在下故应腰腹。肘后粗以下三四寸，谓三里以下，内关以上之所，此阴分也。阴分有热，故应肠中有虫。掌中者三阴之所聚，故或热或寒，皆应于腹中鱼上，脉青胃之寒也。《经脉》篇亦曰：胃中寒，手鱼之脉多青矣。志云：肘所独热者，腰以上热；手所独热者，腰以下热。此诊尺肤以候形身之上下，故与脉候之上下反其诊也。肘前乃手厥阴之尺泽处，肘后乃手少阳之天井处。盖以两手下垂，上以候上，下以候下，前以候前，后以候后也。夫所谓肘所手所者，论手臂之背面，臂中掌中鱼上，乃手臂之正面，背面为阳，故候形身之外。正面主阴，故候腰腹肠胃之内。即尺外以候季胁，尺里以候腹中之大义。（出《脉要精微论》）相同也。）简案：手所，即下文所谓臂中肘后独热者。肩背热，此乃与上文肘所独热者，腰以上热义相同。而肘后粗以下三四寸，乃上文手所之地，后乃应背面。而云肠中有虫，则似与上文所指上下前后相乖错可疑。《经脉》篇云：胃中寒，手鱼之脉多青矣。●章楠曰：马玄台注：人之手，自曲池以上为肘，自曲池以下为臂。肘在上，应腰以上，手臂在下，应腰以下。肘之前廉，即内廉也，据大体为在前，故以内廉为肘前，而主膺前，盖肘之内廉与膺前，皆属阴也；肘之后廉，即外廉也，据大体为在后，故以外廉为肘后，而主后之肩背，盖肘之外廉与肩背，皆属阳也。至于臂中独热者，臂外主腰，臂内主腹，肘后粗大以下三四寸间，即曲池，为粗大之处，以下则为三里之所，其间热者，主肠中有虫，盖不上不下之所，正合于肠中也。掌中为掌之内，其热其冷，主腹中也。鱼际白肉际属阴经，内有青血脉现者，主胃中有寒也。

74.5　尺炬然热，人迎大者，当夺血；尺坚大，脉小甚，少气，悗①有加，立死②。

①顾观光曰：《脉经》"悗"作"色白"二字。【编者按：顾观光句读在"悗"

之后。】

②杨上善曰：尺之皮肤烜然而热，喉边人迎复大于常者，夺血之候也。尺之皮肤坚而贲大，寸脉反少，主于少气而悗，若更因加少气悗者，立当死也。●马莳曰：（悗，闷同。）此又承上文诊尺之未尽者，而备言之也。尺之皮肤烜然而热，其左手寸部人迎之脉大者，当有去血之证也。（愚意尺坚则肾水不足，左寸脉大则心火有余，其去血者宜矣。）尺之皮肤坚而且大，而脉则小甚，主正气衰少；若躁闷有加，则立死也。●张介宾曰：尺炬然热，火在阴也。人迎大者，阳之胜也。故当失血。若尺肤坚大而脉则小甚，形有余而气衰少也。阴虚既极，而烦悗再加，故当立死。悗，美本切。●张志聪曰：悗，闷同。尺炬然热，人迎大者，三阳之气偏盛也。故当主夺血，夫皮肤为阳，血脉为阴。尺坚大脉小甚者，阳盛而阴绝于外也。少气悗有加者，阳盛而阴绝于内也。●黄元御曰：炬然，热盛之象。人迎，足阳明动脉，在喉旁。●丹波元简曰：《甲乙》、《脉经》作"尺肤烜然热"。志云：尺炬然热，人迎大者，三阳之气偏盛也，故当主夺血。夫皮肤为阳，血脉为阴。尺坚大脉小甚者，阳盛而阴绝于外也。少气悗有加者，阳盛而阴绝于内也。简案：《脉经》作"尺紧人迎脉小甚则少气，色白有加者立死"，此盖与尺炬然热者相反，阳绝之候。●章楠曰：尺肤者，卫阳所行者也。络脉在卫分也，血藏络中。夺血者，暴脱如崩吐之类，阴伤阳亢，故尺炬然热，而人迎独大，以人迎主六腑之阳也。两手寸口，主五脏之阴者，如尺肤坚而且大，其卫分甚强，营当相应，今脉反小甚，则营偏虚。气盛于表而虚于内，偏胜极而将偏绝，故烦闷有加而立死也。盖营卫根于阴阳，营卫偏甚，则阴阳偏绝，故下文《病形》篇云：色脉与尺之相应，如桴鼓影响之相应，不得相失也。此本末枝叶之分别，根死则叶枯矣。观此，其理更可征也。

74.6 目赤色者病在心，白在肺，青在肝，黄在脾，黑在肾。黄色不可名者，病在胸中①。

①杨上善曰：恶黄之色不可譬喻言之，言之故不可名也。●马莳曰：此即人之目有五色，而知其病之在何脏也。●张介宾曰：五脏六腑，目为之候，故目之五色，各以其气而见本脏之病。脾应中州，胸中者，脾肺之部也。●张志聪曰：此以目色而候五脏之血气也。五脏之血气，行于脉中，而变见于寸口，五脏之气血，变见于色，而出于目中。盖五脏之精，皆上注于目而为之睛也，前节视目窠以知皮肤之水，此节视目色以知五脏之阴，皆从外以知内也。胸中，膈中也。黄色不可名者，色黄而有黑白青赤之间色也。病在胸中者，五脏之气，皆从内膈而出，故所见之色若是。●薛雪曰：五脏六腑，目为之候，故目之五色，各以其气而见本脏之病。脾应中州，胸中者，脾肺之部也。●丹波元简曰：张云：五脏六腑，目为之候，故目之五色，各以其气而见本脏之病。脾应中州，胸中者，脾肺之部也。志云：前节视目窠以知皮肤之水，此节视目色以知五脏之阴，皆从外以知内也。胸中，膈中也。黄色不可名者，色黄而有黑白青赤之间色也。病在胸中者，五脏之气，皆从内膈而出，故所见之色若是。●章楠曰：此以目之五色，验五脏之病，以五脏之精气聚于目也。不可名者，似黄非黄，胸中，肺胃相近之处也。

74.7 诊目痛，赤脉从上下者，太阳病；从下上者，阳明病；从外走内者，少阳病①。

①杨上善曰：足太阳经从目内眦上额，故有赤脉从上下贯瞳子者，太阳之络令人目痛，当疗太阳。手足阳明之经并从鼻至目内眦，故有赤脉从下上者，阳明之络令目有痛，当疗阳明之也。手足少阳经皆从目外来去于目兑眦，走于目内，故有赤脉从外入目者，少阳之络令目有痛，当疗少阳。●马莳曰：（按本经《经筋》篇云：太阳为目上网，阳明为目下网。）此言诊目痛之法也。目痛属火，必有赤脉，然赤脉在目之内，今自上而下者，主病在太阳经，盖足太阳膀胱经自目内眦之睛明、攒竹，以上于脑之四行，其经脉在目之上，故自上而下者，乃太阳有邪入于目中也。又赤脉在目之内，今自下而上者，主病在阳明经，盖足阳明胃经自足次指之历兑，以至目下之四白、承泣，其经脉在目之下，故自下而上者，乃阳明有邪入于目中也。又赤脉在目之内，今从外而走于内者，主病在少阳经，盖足少阳胆经起于足之四指窍阴，以至于外眦之瞳子髎，其经脉皆在于外眦，故自外而走内者，乃少阳有邪入于目中也。●张介宾曰：足太阳经为目上网，故赤脉从上下者为太阳病。足阳明经为目下网，故赤脉从下上者为阳明病。足少阳经外行于锐眦之后，故从外走内者为少阳病也。●张志聪曰：太阳为目上纲，故目脉从上下者主太阳病；阳明为目下纲，故从下上者主阳明病；少阳之脉，循目锐眦，故从外走内者，主少阳病；上节视目色以知五脏之阴，此诊目脉以知三阳之气，夫色为阳，脉为阴，此阴阳之变换。●汪昂曰：火热则有赤脉。《经筋》篇：太阳为目上网。阳明为目下网。少阳脉行目外眦、瞳子髎之分。●薛雪曰：足太阳经为目上纲，故赤脉从上下者为太阳病；足阳明经为目下纲，故赤脉从下上者为阳明病；足少阳经外行于锐眦之后，故从外走内者为少阳病也。●黄元御曰：太阳为目上网，阳明为目下网，少阳行于目锐眦，故目痛。赤脉从上下者，太阳病，从下上者，阳明病，从外走内者，少阳病。●丹波元简曰：张云：足太阳经为目上纲（出《经筋》篇），故赤脉从上下者，为太阳病。足阳明经为目下纲（出《经筋》篇），故赤脉从下上者，为阳明病。足少阳经外行于锐眦之后，故从外走内者，为少阳病也。●章楠曰：此以太阳经脉由目上而行于头，故为目之上纲；阳明经脉由目下而行于面，故为目之下纲；少阳行于目外两侧也。故观赤脉，可察其病之所在也。

74.8 诊寒热，赤脉上下至瞳子，见一脉一岁死；见一脉半，一岁半死；见二脉，二岁死；见二脉半，二岁半死；见三脉，三岁死①。

①杨上善曰：赤脉从上下者，太阳之络也。太阳络脉从上下至瞳子三脉，一时至者，至三年死，乃至唯见一脉至，一年死者。三阳者，太阳也。太阳之气最大，故独见者至一年死。二阳者，阳明也，至阳明有二络见，其气不大，故二年死。一阳者，少阳也，至少阳有三络见，其阳气少，故得三年死也。●马莳曰：此言诊瘰疬寒热之有法也。（大义与《寒热》篇第七十同。）●张介宾曰：此邪入阴分而病为寒热者，当反其目以视之，中有赤脉，形如红线，下贯瞳子，因其多少以知其死之远近也。《寒热》篇文与此同，但彼专言瘰疬之毒发为寒热，此节单以寒热为言，理则同也。详见疾病类九十。●张志聪曰：此论血脉主于手少阴心主，而本于足少阴肾脏。寒热者，水火阴阳之气也，心主包络之气，发原于肾，归于心下之部署，为一形脏而主脉。瞳子者，肾脏之骨精也，水脏之毒，上交于火脏，而火脏之气复下交于阴，所谓阴阳交者死不治。●朱卫公曰：此论水脏之毒气，随正气相交而死。故凡论疾，皆当体会其正气焉。●《集注》眉批：越人以命门为包络，

盖不知其本标也。●薛雪曰：此邪入阴分而病为寒热者，当反其目以视之：中有赤脉，形如红线，下贯瞳子，因其多少，以其知死之远近也。●黄元御曰：诊寒热，赤脉上下至瞳子，与《寒热》篇同。●丹波元简曰：张云：此邪入阴分，而病为寒热者，当反其目以视之，中有赤脉，形如红线，下贯瞳于，因其多少，以知其死之远近也。《寒热》篇文与此同，但彼专言瘰疬之毒发为寒热，此节单以寒热为言，理则同也。●章楠曰：此诊瘰疬寒热之病，义详疾病门瘰疬寒热篇。

74.9　诊龋齿痛，按其阳之来，有过者独热，在左左热，在右右热，在上上热，在下下热①。

①杨上善曰：手阳明脉从左右手指上行，入下齿中，上至于鼻；足阳明脉从鼻下行，入上齿中，下至左右足指。手足二阳明脉有病，经所部过时独热者，二脉一箱独偏热也。手足阳明独热，在左箱者，即左箱热也；独热在右箱者，即右箱热也；得手阳明脉热，即知下齿龋也。足阳明左右得热，准手阳明可知，然得足阳明热即知上齿龋也。独热在头、在左为上，在足、在右为下。准手则足之左右可知。龋者，上下牙齿肿痛，或出脓血，此皆因热风气所致，故得热为候也。据此正经两箱俱诊阳明，即太阴两手俱有，如何脾肺独出于右？理必不然也。●马莳曰：龋，丘禹切。此言诊齿痛之有法也。齿痛曰龋，上齿属手阳明大肠经，下齿属足阳明胃经，故按其阳脉之来有过者，必为独热。其脉在左右上下，则病热亦分左右上下也。●张介宾曰：龋齿，齿痛也。足阳明入上齿中，手阳明入下齿中，故按其阳脉之来，其脉太过者，其经必独热，而其左右上下，亦因其部而可察也。龋，丘雨切。●张志聪曰：马仲化曰：齿痛曰龋，上齿属手阳明大肠经，下齿属足阳明胃经。故按其阳脉之来有过者，必为独热，其脉在左右上下，则病热亦分左右上下也。●薛雪曰：龋齿，齿痛也。足阳明入上齿中，手阳明入下齿中，故按其阳脉之来，其脉太过者其经必独热，而其左右上下，亦因其部而可察也。龋，其雨切。●黄元御曰：手阳明脉入下齿，足阳明脉入上齿，按其阳之来，手足阳明之来也。●丹波元简曰：马云：齿痛曰龋，上齿属手阳明大肠经；下齿属足阳明胃经，故按其阳脉之来有过者，必为独热，其脉在左右上下，则病热亦分左右上下也。张云：其脉太过者，其经必独热。

74.10　诊血脉者，多赤多热，多青多痛，多黑为久痹，多赤、多黑、多青皆见者，寒热①。

①杨上善曰：血脉者，络脉也。●马莳曰：此言诊血脉之有法也。凡诊血脉者，必自其各部之分肉而视之。●张介宾曰：血脉者，言各部之络脉也。赤黑青皆见者，阴阳互胜之色，故或寒或热。●张志聪曰：此以皮部之色，而知血脉之寒热也。《皮部论》曰：凡十二经脉者，皮之部也。其色多青则痛，多黑则痹，黄赤则热，多白则寒，五色皆见，则寒热也。●薛雪曰：血脉者，言各部之络脉也。赤、黑、青皆见者，阴阳互胜之色，故或寒或热。●丹波元简曰：志云：此以皮部之色，而知血脉之寒热也。《皮部论》曰：凡十二经脉者，皮之部也。其色多青则痛，多黑则痹，黄赤则热，多白则寒，五色皆见，则寒热也。●章楠曰：此看络脉之现于皮肤者，视其属于某经之部位，即知病在某经也。义详《营卫经络门》。

74.11　身痛面色微黄，齿垢黄，爪甲上黄，黄疸也。安卧小便黄赤，脉小而涩者不嗜食①。

①杨上善曰：瘅，音丹，内黄病也。安卧，小便黄赤，脉小涩，脾病，故不嗜食也。●马莳曰：(《素问·平人气象论》篇云：溺黄赤，安卧者，黄疸。已食如饥者，胃疸。)此言诊黄疸之有法也。●张介宾曰：黄疸，黄病也。疸有阴阳，脉小而涩者为阴疸。阴疸者，脾土弱也，故不嗜食。详疾病类五十九。●张志聪曰：此论中土之病，统见于五脏之外合，土灌于四脏也。身痛，病见于肉也。色黄，病见于皮也。齿垢黄，病见于骨也。爪甲上黄，病见于筋也。黄疸，脾家病也，脾病故解㑊安卧。小肠为赤肠，心之腑也。心主血脉，小便赤黄，脉小而涩，病见于脉也。小便赤黄，下焦热也。不嗜食，上焦虚也。盖土位中央，而上下四旁，皆为之应。●薛雪曰：黄疸，黄病也。疸有阴阳，脉小而涩者为阴疸。阴疸者脾土弱也，故不嗜食。●丹波元简曰：马云：《平人气象论》云：溺黄赤安卧者，黄疸。已食如饥者，胃疸。张云：黄疸，黄病也。疸有阴阳，脉小而涩者为阴疸。阴疸者，脾土弱也，故不嗜食。●章楠曰：湿热蕴积而成黄疸，有阴阳之分。其色晦滞者，为阴，属脾病；色鲜明者，为阳，属胃病。其脉小而涩，阳气不振，脾困，故安卧不嗜食，必是阴黄也。义详疾病门。又曰：湿热蕴积而成黄疸，有阴阳之分。其色晦滞者为阴，属脾病；色鲜明者为阳，属胃病。此条脉小而涩，阳气不振而脾困，故安卧不嗜食，身痛而色微黄，则不鲜明，乃是脾病之阴黄也。本经又云：溺黄赤安卧者，黄疸；已食如饥者，胃疸。可见黄疸是不嗜食之阴黄，已食如饥者名胃疸，即阳黄也。仲景所云身黄如橘子色，则鲜明为阳黄，故用茵陈蒿汤，以大黄下之；若阴黄，当用苍术二妙散，或正气散等方，口渴喜冷者，兼阳明证，宜苍术白虎汤加茵陈。仲景《金匮要略》又分谷疸、酒疸、女劳疸诸证，更当详究之。

74.12　人病，其寸口之脉，与人迎之脉小大等，及其浮沉等者，病难已也①。

①杨上善曰：寸口，即脉口也。人病，寸口之脉，秋浮冬沉，人迎之脉，春小夏大，纵病易已；四时大小浮沉皆同，即四时脉乱，故难已也。●马莳曰：此言诊病有难已之法也。《素问·六节脏象论》、本经《禁服》、《终始》、《四时气》等篇，皆以寸口探足手六阴经之病为内伤，以人迎探手足六阳经之病为外感，故寸口大者为关，人迎大者为格。今寸口与人迎之脉小大浮沉相等者，其内伤外感俱未能自已也。●张介宾曰：气口候阴，人迎候阳，故春夏人迎微大，秋冬寸口微大，此阴阳表里之分也。若寸口人迎大小浮沉相等者，非偏于阴则偏于阳，此病之所以难已。《五色》篇与此稍同，见前三十二。●张志聪曰：此论人迎气口，与手太阴两寸口之脉，各有所候也。寸口者，手太阴之两脉，分寸关尺三部，以候脏腑之血气者也。人迎气口者，候三阴三阳之气也。人病，其寸口之脉，与人迎之脉，大小浮沉等者，此表里阴阳血气留病，故为难已。按人迎气口，以左为阳而右为阴，手太阴之两脉以寸为阳而尺为阴。是以宋·崔紫虚《四言举要》曰：关前一分，人命之主，左为人迎，右为气口。盖亦有所本也。夫寸口者，在太渊之分。关前一分者，寸关之间也。寸关尺三部，以候内之五脏六腑，人迎气口，以候外之三阴三阳，所候不同，而所取之部位，亦有别也。是以手太阴之两寸曰寸口；人迎寸口，又曰脉口，又曰气

口。盖各有部位之分，故名亦有别也。《五色》篇曰：脉之浮沉，及人迎与寸口气小大等者，病难已。盖左右三部之脉，以候血脉，左右之人迎气口，以候三阴三阳之气，故曰气口。●朱卫公曰：此篇论尺，故兼论人迎，盖尺肤与人迎气口之相应也。●黄元御曰：寸口候阴，人迎候阳，秋冬寸口微大，春夏人迎微大，是其常也。小大浮沉相等，其在秋冬则阳盛而阴衰，春夏则阴盛而阳衰，偏而不平，故病难已也。●丹波元简曰：张云：气口候阴，人迎候阳，故春夏人迎微大，秋冬寸口微大，此阴阳表里之分也。若寸口人迎，大小浮沉相等者，非偏于阴，则偏于阳，此病之所以难已。《五色》篇与此稍同。

74.13　女子手少阴脉动甚者，妊子①。

①马莳曰：(《素问·平人气象论》云：妇人手少阴脉动甚者，妊子也。与此同。) 此言诊女子有子之法也。手少阴者，心也，为左手寸部。心与小肠为表里，而小肠为手太阳，故少阴脉动，则太阳之脉亦动也，所以女子有妊者，当为男子之应。后世以足易手字，盖以肾脉不止为有妊也。不知此子字，乃男子也，不然，则《素问》、《灵枢》岂皆误乎？(《脉诀》云：太阳大，是男妊。手足太阳也。) ●张介宾曰：手少阴，左寸心脉也。此与《平人气象论》所云相同，详见前二十三。●张志聪曰：此论人之始生，本于先天之水火也。手少阴者，两手之少阴肾脉也。盖胞系于肾，故少阴之脉动甚也。夫妊始成形，先生两肾，犹太极中之阴阳，阴阳分而五行备，五行备而形始成。是以女子手少阴脉动甚者，主妊子也。●闵士先曰：此篇论诊尺，若以手少阴心脉论之，则失其经旨矣。且本经云：阴搏阳别，谓之有子。夫寸为阳，尺为阴。阴搏者，尺脉滑利也，阳别者，与寸关之有别也。●赵庭霞曰：动甚者，动脉也。厥厥动摇，状如小豆，与滑脉之流利如珠同形，盖有诸内而形诸外也。●朱卫公曰：动在左者，先感天一之气，故主男，动在右者，先感地二之气，故主女。越人以胞系于命门者，谓气之所感，非着于右肾也，试按男子之胎，多偏于左。●《集注》眉批：越人以地主成形，故以右肾主系胞。●黄元御曰：手少阴脉，手少阴之神门也，动在掌后锐骨之端，胎结中宫，阻其君人降蛰之路，故神门动甚。●丹波元简曰：马云：此与《平人气象论》所云相同。简案：王注《平人气象》云：盖指心经之脉，即神门穴也。其说甚善。马张为左寸，志为两手之少阴肾脉，并非古之义也，马又以妊之为男子，亦误。

74.14　婴儿病，其头毛皆逆上者，必死①。

①杨上善：肾主于血，肾腑足太阳脉上头以荣头毛，婴儿血衰将死，故头毛逆上也。●马莳曰：此言诊婴儿病之有法也。头毛逆上，则血枯而不润，如草之枯者相似，故以死拟之。然曰病，则无病之时，尤宜忌也。●张介宾曰：婴儿渐成，水为之本，发者肾水之荣。头毛逆上者，水不足则发干焦，如草之枯者必劲直而竖也。《老子》曰：人之生也柔弱，其死也坚强；万物草木之生也柔脆，其死也枯槁。故坚强者死之徒，柔弱者生之徒。亦此理也。然此以既病为言，若无病而头毛逆上者，即非吉兆。●张志聪曰：此论人之血气，本于先天所生，而上下环转者也。婴儿者，始生之儿。毛发者，血之余，少阴精血之所生也。发复下垂，以应人之血气，从下而升，复从巅而下，若发上逆，是惟升而无降矣，升降息，故不免于死亡。●《集注》眉批：婴儿之头毛从先天而生。●汪昂曰：血不能濡，如草木将死，枝叶先枯也。●薛雪曰：婴儿渐成，水为之本。发者，肾水之

荣。头毛逆上者，水不足则发干焦，如草之枯者，必劲直而竖也。不特既病，即无病而头毛逆上者，亦非佳兆。●黄元御曰：头毛逆上者，皮毛焦也，故必死。●丹波元简曰：马云：头毛逆上，则血枯而不润，如草之枯者相似，故以死拟之。然曰病，则无病之时，尤宜忌也。志云：婴儿者，始生之儿。婴儿之头毛，从先天而生，毛发者血之余，少阴精血之所生也。发复下垂，以应人之血气，从下而升，复从巅而下，若发上逆，是惟升而无降矣，升降息，故不免于死亡。《千金》云：小儿发逆上，啼哭面暗色不变，是痫候。●章楠曰：婴儿柔嫩如芽，其病久而头毛竖逆，此血竭而生气已绝，如地无生气而草木皆枯，故必死也。

74.15 耳间青脉起者，掣痛①。

①杨上善曰：耳间青脉，足少阳胆脉也。婴儿无病则络陷，有病则起。起者，瘛痛之候也。●马莳曰：此言诊身中掣痛之有法也。上文诊血脉之多青者为痛，以青为寒也。今耳间有青脉起，则少阳、阳明诸经有寒，故为身中牵掣而痛也。●张介宾曰：耳者，少阳胆之经。青者，厥阴肝之色。肝胆本为表里，青主痛，肝主筋，故为掣痛。掣音彻。●张志聪曰：肾主骨而开窍于耳，故耳间青脉起者，当主筋骨掣痛。此承上文而言，人之血气始于先天肾脏之所生。●薛雪曰：耳者，少阳胆之经。青者，厥阴肝之色。肝胆本为表里，青主痛，肝主筋，故为掣痛。掣，音彻。●黄元御曰：耳间青脉起者，足少阳循耳下行，胆木上逆，故掣痛。●丹波元简曰：《脉经》"掣"作"瘛"，《甲乙》作"瘛腹痛"。张云：耳者，少阳胆之经。青者，厥阴肝之色。肝胆本为表里，青主痛，肝主筋，故为掣痛。马云：为身中牵掣而痛也。简案：《千金》云：耳后完骨上有青络盛，卧不静，是痫候，青脉刺之，令血出也。以此推之，掣、瘛通。掣痛谓掣疭，腹痛即痫病之候也。●章楠曰：耳间乃少阳经脉所行之处，少阳内通肝经，青脉起者，肝风内动，则必抽掣筋脉而痛，甚则为惊厥之证，当察其因而治之也。

74.16 大便赤瓣飧泄，脉小者，手足寒，难已；飧泄，脉小，手足温，泄易也①。

①杨上善曰：婴儿大便所出青赤辨异者，名曰飧泄。飧，音孙。脉小手足冷者，飧泄难已；脉小为顺，手足温，阳气荣四末，故易已也。●马莳曰：（办，按《海篇》：瓣，薄苋切，瓜瓠瓣。则"赤办"当作"瓣"。）此言诊便泄有难易之法也。凡大便有赤瓣，或飧泄，赤当为热，而下迫亦主于火也，今脉小，而手足寒，则是证脉相背，所以为难已也。若止于飧泄，脉体亦小，但得手足尚温，则泄亦易已矣。●张介宾曰：赤办者，血秽成条成片也。赤办飧泄，火居血分。若脉小而手足寒，是为相反，所以难已。若止于飧泄而无赤办，非火证也。脉虽小而手足温，以脾主四肢而脾气尚和，所以易已。"办"当作"瓣"，瓜瓢之类也。飧音孙。●张志聪曰：办，别也。大便赤办者，谓黄赤之间别也。盖中焦泌糟粕，蒸津液，乃化而为血，独行于经隧，命曰营气。水谷常并居于胃，成糟粕而俱下于大肠，济泌别汁，而参入于膀胱，如大便赤办，乃中焦之血，与糟粕并下矣。飧泄大肠虚而不能济泌矣。此肠胃虚泄于下，中焦之汁，不能营于脉中，故脉小也。若手足温者，得下焦之生气，故泄易已。此言中焦水谷之精微，有藉下焦之生气以合化。●闵士先曰：本经凡论针论疾之中骤括阴阳血气之生始出入，能明乎正气之所从来，然后知邪病

之浅深外内，学者当体认毋忽。●《集注》眉批：此言血脉又本于中焦水谷之所生。●薛雪曰：赤瓣者，血秽成条、成片也。赤瓣、飧泄，火居血分，若脉小而手足寒，是为相反，所以难已。若止于飧泄而无赤瓣，非火证也，脉虽小而手足温，以脾主四肢而脾气尚和，所以易已。瓣，瓜瓤之类也。●黄元御曰：大便赤瓣，红紫成块也。手足寒，脾阳败也。●丹波元简曰：《脉经》、《甲乙》"赤"作"青"，《甲乙》"泄易已"之"泄"作"者"字，并是。马云：办，按《海》篇：瓣，得苋切，瓜瓠瓣，则"赤辨"当作"瓣"。张云：赤办者，血秽成条成片也。赤办飧泄，火居血分。若脉小而手足寒，是为相反，所以难已。若止于飧泄而无赤办，非火证也。脉虽小而手足温，以脾主四肢，而脾气尚和，所以易已。"办"当作"瓣"，瓜瓣之类也。简案："赤"作"青"，为是。盖小儿有便青乳瓣完出者，即青瓣也，此虚寒之候，故手足寒难已。瓣，《说文》：瓜中实也。当据马注而改之。志云：辨，别也。大便亦辨者，谓黄赤之间别也。义难通。●章楠曰：下泄而完谷不化，名飧泄，多由虚寒。此言赤瓣，则湿邪伤血也。脉小本为顺，手足寒，则中阳衰矣，气血两伤，故病难愈；手足温，其中土未伤而邪易去，可愈也。

74.17　四时之变，寒暑之胜，重阴必阳，重阳必阴；故阴主寒，阳主热，故寒甚则热，热甚则寒，故曰寒生热，热生寒，此阴阳之变也①。故曰：冬伤于寒，春生瘅热；春伤于风，夏生后泄肠澼；夏伤于暑，秋生痎疟；秋伤于湿，冬生咳嗽。是谓四时之序也②。

①张志聪曰：此言人之阴阳血气应四时之寒暑往来，而有寒热阴阳之变。盖变化者，阴阳之道也。邵子曰：少不变而老变。故重阴必阳，重阳必阴，寒甚则热，热甚则寒。

②杨上善曰：日中阳陇，必降为阴；夜半阴极，必升为阳。十一月极寒，一阳爻生，即寒生热也。五月一阴爻生，即热生寒也。寒，冬之气也。伤，过多也。人之冬月，受寒过多，至春必属瘅热之病，此为寒生热也。风，春之气也。受风过多，极为飧泄肠澼，此为风生泄也。暑，夏之气也。受暑过多，极为痎疟，此为暑生疟也。湿，秋之气也。受湿过多，极为咳嗽，此为湿生咳也。此是四时必□□□不可易。●马莳曰：（此节与《素问·阴阳应象大论》第九节大义相同。）此言阴阳有四时之变，而即四时之病以证之也。夫四时有变，以寒暑之相胜也。重阴，则必变而为阳，故阴主寒，而寒甚则必热，故曰寒生热也。重阳，则必变而为阴，故阳主热，而热甚则必寒，故曰热生寒也。此乃阴阳之变也。试观冬伤于寒，而至春变为痹热之病；春伤于风，而至夏变为后泄、肠澼之病，则寒生热之义可见矣。夏伤于暑，而至秋变为痎疟之病；秋伤于湿，而至冬变为咳嗽之病，则热生寒之义可见矣。此虽四时之变，要亦四时之序为之也。●张介宾曰：阴阳之气，极则必变，故寒极则生热，热极则生寒，此天地四时消长更胜之道也。本节义与《阴阳应象论》大同，详见阴阳类一。瘅音丹，即温热之病。澼音劈。痎音皆。●张志聪曰：此承上文申明阴阳寒热之变。冬伤于寒，春生瘅热者，寒毒藏于肌肤，至春时，人之阳气外出，寒随气而化热，故春发为瘅热之病。夏伤于暑，秋生痎疟者，暑气藏于募原，至秋时，人之阴气外出，邪随气而发为痎疟。痎疟者，阴疟也。此寒暑之伏邪，随人气之外内出入也。夫天之寒邪，化为瘅热，天之暑邪，化为阴疟，此天之阴阳，又随人气之变化也。夫阳者，天气也，主上；阴者，地气也，主下，风乃天之阳邪。故伤于风者，上先受

之，湿乃地之阴邪，故伤于湿者，下先受之。阳病者上行极而下，是以春伤于风，夏生飧泄，阴病者下行极而上，是以秋伤于湿，冬生咳嗽，此天地之阴阳，又随四时之上下升降也。●赵庭霞曰：人之阴阳出入，随四时之寒暑往来。故曰四时者变，寒暑之胜，至于阴阳寒热之变，有因于天气者，有因于人气者。●闵士先曰：冬时阳气伏藏于内，里气实，故寒毒藏于肌肤，夏时阳气发越于外。里气虚，故暑热藏于募原，长夏湿土主气，太阴之气，主七月八月，故秋伤于湿。募原者，脏腑之膏膜，在肠胃之外，是痎疟邪盛而透发不出者，若流于空郭之中，则成鼓胀。近时多用断疟之法，其误人不浅矣。●《集注》眉批：瘅热者，热在肌肉而消瘅也。●薛雪曰：阴阳之气，极则必变，故寒极则生热，热极则生寒，此天地四时消长更胜之道也。瘅，温热之病。●黄元御曰：瘅热，即温病也。冬伤于寒，春必温病诸义，详见《素问·阴阳应象》诸论。●丹波元简曰：马云：此节与《素问·阴阳应象大论》第九节大义相同。张云：阴阳之气，极则必变，故寒极则生热，热极则生寒，此天地四时消长更胜之道也。瘅，音丹，即温热之病。●柳宝诒曰：冬令受寒随时而发者为伤寒，郁久而发者为温病。就温病言，亦有两证：有随时感受之温邪，如叶香岩、吴鞠通所论是也；有伏气内发之温邪，即《内经》所论者是也。是则冬伤于寒，正春月病温之由；而冬不藏精，又冬时受寒之由也。又按：喻西昌《尚论后篇》，专论伏气发温之病，分为三例：以冬伤于寒，春必病温为一例，谓寒邪之伏于肌肤者；以冬不藏精，春必病温为一例，谓寒邪之伏于骨髓者；以冬不藏精，冬伤于寒为一例，谓内外均受邪，如伤寒两感之证。以此三例，鼎立三纲，分途施治，恰与伤寒论之太阳病之风伤卫、寒伤营、风寒两伤营卫之三例，前后相符。此喻氏得意之笔也。盖喻氏天才超越，笔力清卓，每有议论，无不力破余地，而有意为文，每每虚立门面，创议论以助我波澜。在作文则为高手，而说理则未必皆能精确矣。即如伏气发温之病，惟冬伤于寒故病温，惟冬不藏精故受寒。其所受之寒，无不伏于少阴，断无伏于肌肤之理。其肾气未至大虚者，倘能鼓邪外达，则由少阴而达太阳，病势浅而轻。若肾虚不能托邪，则伏于脏而不得外出，病即深而重。同此邪，同此病，证有轻重，而理原一贯，无三纲之可分也。喻氏论病，每每骋其才辩，而刻意求高，抑或借作感慨，而自抒胸臆。逞笔所之，不自觉其言之过当。学者须分别观之。又按：王叔和编次《伤寒论》略例云：中而即病者，名伤寒。不即病者，寒毒藏于肌肤，至春变为温病，至夏变为暑病。暑病者，热极重于温也。按叔和此论，大旨无甚剌谬。喻氏肆意驳之，未免太过。惟寒毒藏于肌肤一语，于理欠圆。冬寒是时令之邪，与疫疠不同，无所谓毒。于寒下加一毒字，已属骇人。再寒邪之内伏者，必因肾气之虚而入，故其伏也每在少阴。若皮肤有卫气流行之处，岂容外邪久伏。况果在皮肤，则病发亦轻，何至深入脏腑，而有险恶之证耶？●周学海曰：条列事类，而用笔之长短伸缩，无理法可寻，不及前卷《寒热》、《癫狂》诸篇矣。至其事理明备业道者，宜详察之。

刺节真邪第七十五

●马莳曰：前论刺有五节，后论有真气、有邪气，故名篇。●张志聪曰：此章论真气游行出入于肢节皮肤经脉之间，皆当调之和平，导其通利。真气者，所受于天，与谷气并而充身者也，受于天者，先天所生之精气。谷气者，水谷所生之营卫宗气津液也。节之交三百六十五会，神气之所游行出入，故曰刺节。有因真气不调，有为邪气所阻，故篇名"刺节真邪"。●闵士先曰：始言刺节，中论真气，末言外邪，故曰"刺节真邪"。●丹波元简曰：诸本无篇字。马云：前论刺有五节，后论有真气有邪气，故名篇。

　　75.1　黄帝问于岐伯曰：余闻刺有五节，奈何？岐伯曰：固有五节，一曰振埃，二曰发蒙①，三曰去爪，四曰彻衣，五曰解惑②。黄帝曰：夫子言五节，余未知其意。岐伯曰：振埃者，刺外经去阳病也③；发蒙者，刺府腧，去府病也④；去爪者，刺关节肢络也⑤；彻衣者，尽刺诸阳之奇输也⑥；解惑者，尽知调阴阳，补写有余不足，相倾移也⑦。

　　①丹波元简曰：《甲乙》"矇"作"蒙"，下文并同。
　　②杨上善曰：节，约也，谓刺道节约也。此言其名也。
　　③杨上善曰：以下言刺道五节之意也。外经者，十二经脉入腑脏者以为内经，行于四支及皮肤者以为外经也。
　　④杨上善曰：六腑三十六输，皆为腑输也。
　　⑤杨上善曰：关，四支也。四关诸节，人余大节也。支络，孙络也。
　　⑥杨上善曰：诸阳奇输，谓五十九刺，故曰尽也。
　　⑦杨上善曰：泻阴补阳，泻阳补阴，使平，故曰相倾移也。●马莳曰：此言刺有五节，而先指各经之所用也。振埃者，如振落尘埃也，其法刺其外经，以去阳气大逆之病耳。发蒙者，开发蒙瞆也，其法刺其腑腧，以去其腑病耳。去爪者，如脱去其爪也，其法刺其关节肢络耳。彻衣者，如彻去衣服也，其法尽刺诸阳经之奇腧耳。解惑者，如解其迷惑也，其法尽如调阴阳诸经之虚实，以移其病耳。●张介宾曰：振埃者，犹振落尘埃，故取其外经，可以去阳病也。发蒙者，犹开发蒙瞆，故刺其腑输，可以治腑病也。去爪者，犹脱去余爪，故取关节肢络，可以治血道不通之病也。彻衣者，犹彻去衣服，故当尽刺诸阳之奇输也。解惑者，犹解其迷惑，故在尽知阴阳，调其虚实，可以移易其病也。●张志聪曰：此章论真气游行出入于肢节皮肤经脉之间，皆当调之和平，导其通利。真气者，所受于天，与谷气并而充身者也，受于天者，先天所生之精气。谷气者，水谷所生之营卫宗气津液也。节之交三百六十五会，神气之所游行出入，故曰刺节。有因真气不调，有为邪气所阻，故篇名"刺节真邪"。●赵庭霞曰：两精相搏谓之神。两精者，先天之精，后天水谷之精，是真气即是神气，分而论之，各有其名，合而论之，总属中下二焦所生之血气也。●黄元御曰：义详下文。●丹波元简曰：张云：振埃者，犹振落尘埃，故取其外经，可以去阳病也。发蒙者，犹开发蒙瞆，故刺其腑输，可以治腑病也。去爪者，犹脱去余爪，故取关节肢络，可以治血道不通之病也。彻衣者，犹彻去衣服，故当尽刺诸阳之奇输也。解惑者，犹解其迷惑，故在尽知阴阳，调其虚实，可以移易其病也。志云：奇输者六腑之别络也。

　　75.2　黄帝曰：刺节言振埃，夫子乃言刺外经，去阳病，余不知其所谓也。愿卒闻之。岐伯曰：振埃者，阳气大逆，上满于胸中，愤瞋①肩息，大气逆上②，喘喝坐伏③，病恶埃烟，㐜不得息④，请言振埃，尚疾于振埃⑤。黄帝曰：善。取之何如？岐伯曰：取之天容⑥。黄帝曰：其欬上气，窘诎⑦胸痛者，取之奈何？岐伯曰：取之廉泉⑧。黄帝曰：取之有数乎？岐伯曰：取天容者，无过一里⑨，取廉泉者，血变而止。帝曰：善哉⑩。

①丹波元简曰：《甲乙》作"愤䐜"，是，志本同。
②丹波元简曰：志云：大气，宗气也，阳气大逆，故愤䐜肩息，大气逆上，故喘喝坐伏也。简案：《千金》奔气汤，治大气上奔，胸膈中诸病，发时迫满，短气不得卧，剧者悁欲死，盖此证也。
③丹波元简曰：马云：坐伏不常。
④杨上善：以下问答解释五刺节义。埃，尘微也。谓此三种阳疾，恶于埃尘烟气，其病令人气满闭塞，得喘息，言其埃也。㐜音噎也。●丹波元简曰：《甲乙》"恶埃烟䭇"四字作"咽噎"二字，是。张云：如埃如烟，䭇不得息。䭇，古噎字。简案：张注未允，当从《甲乙》、《玉篇》。䭇，音噎，食不下也。《说文》：饭窒也。《辨脉篇》云：水得寒气，冷必相搏，其人即䭇。
⑤杨上善曰：以上言其振埃也。刺之去病，疾于振埃，故曰振埃也。
⑥杨上善曰：天容，在耳下曲颊后，足少阳脉气所发也。●丹波元简曰：志云：手太阳小肠之经，刺之以通阳气之逆。
⑦丹波元简曰：马云：穷屈胸痛。张云：诎音屈，不伸也。志云：诎者，语塞也。
⑧杨上善曰：诎，音屈。穷诎，气不申也。廉泉，在颔下结喉上也。廉，敛盐反。●丹波元简曰：马云：系任脉经穴。志云：通肾脏之逆气。
⑨丹波元简曰：《甲乙》作"深无一里"，注云："里"字疑误。马云：无过人行一里。
⑩杨上善曰：一里，一寸也。故《明堂》刺天容□一寸也。●马莳曰：（䐜，充人切。恶，去声。䭇，音噎。诎，音屈。）此承上文而详言振埃之义也。刺法用振埃者，以其阳气大逆，上满于胸中，气愤而胀，嫁肩而息，大气逆于上，为喘为喝，坐伏不常，病势内烦，甚恶埃烟，㐜不得息，乃行振埃之法，效亦甚捷。其法当取之天容，系手太阳小肠经。如有咳而上气，穷屈胸痛，则当取之廉泉，系任脉经穴。但所取之数在天容者，无过人行一里许而止针；在廉泉者，至其血变而即止针耳。●张介宾曰：阳邪在上，故满于胸中，为愤䐜肩息、气逆喘喝、如埃如烟、馈不得息等证。治在上者，尚疾于振埃，谓其疾如拂尘也。䐜，昌真切。馈，古噎字，食不下也。天容，手太阳经穴。廉泉，任脉穴。诎音屈，不伸也。无过一里，如人行一里许也。血变，血色变也。●张志聪曰：（䐜，充人切。恶，去声。䭇，音噎。诎，音屈。）此阳气逆于内，而不能充行于形身也。阳气者，阳明水谷所生之气，大气宗气也。阳气大逆，故愤䐜肩息，大气逆上，故喘喝坐伏也。《六元正纪论》曰：阳明所至为埃烟，病恶埃烟。馈不得息，阳明之气病也。阳明者，土也，请言振发其阳明之气，疾如振发其尘埃也。天容，手太阳小肠之经，刺之以通阳气之逆。诎者，语塞也，其咳上气穷诎胸痛者，所受于天之气上逆，不得合并而充身也。故取任脉之廉泉，以通肾脏之逆气。一里者，如人行一里，其气已通，言其速也。血变者，通其血络也。●闵士先曰：手太阳心之腑也，通神气，故取手太阳之天容。●

《集注》眉批：两火并合，故取阳明埃烟者，火土之余也。又：二十五家为一里，言五五二十五俞皆通也。●黄元御曰：愤瞋肩息，胸满气阻，喘气肩摇也。病恶埃烟，恶见烟尘也。馆不得息，咽喉惆塞，不得布息也。天容，手太阳穴。一里，针刺之数。

75.3　黄帝曰：刺节言发蒙①，余不得其意。夫发蒙者，耳无所闻，目无所见，夫子乃言刺府输，去府病，何输使然，愿闻其故。岐伯曰：妙乎哉问也。此刺之大约，针之极也，神明之类也，口说书卷，犹不能及也，请言发蒙耳，尚疾于发蒙也。黄帝曰：善。愿卒闻之。岐伯曰：刺此者，必于日中，刺其听宫②，中其眸子③，声闻于耳，此其输也④。黄帝曰：善。何谓声闻于耳？岐伯曰：刺邪以手坚按其两鼻窍，而疾偃⑤其声，必应于针也⑥。黄帝曰：善。此所谓弗见为之，而无目视，见而取之，神明相得者也⑦。

①丹波元简曰：马云：《礼·仲尼燕居篇》云：于太子昭然若发蒙。注云：若目不明，为人所发，而有所见也。

②丹波元简曰：《甲乙》"日"上有"白"字。马云：手太阳小肠经之听宫穴。张云：日中，阳王气行之时也。【编者按：丹波元简在"中"与"刺"之间无句读】。

③丹波元简曰：张云：其脉与目相通，故能中其眸子，刺之而声应于耳，乃其穴也。志云：眸子，耳中之珠，刺耳之听宫，尚疾于发目之蒙，是耳窍与目窍之相通也。简案：眸，《说文》：目童子也。《孟子》云：存乎人者，莫良于眸子。志以为耳中之珠者何？

④张介宾曰：耳无所闻、目无所见者，刺腑输可愈，故曰发蒙。疾于发蒙，取效之速也。日中，阳王气行之时也。听宫，手太阳腑输也。其脉与目相通，故能中其眸子。刺之而声应于耳，乃其穴也。

⑤丹波元简曰：张云：此验声之法也。刺其穴以手坚按鼻孔，而疾为偃卧，其声则应于针也。志云：疾偃其声，闭其口窍也。简案：志注近是。盖偃、歐通，歐，怒腹也，又作躯。《巢源》有《小儿躯啼候》。《玉篇》：躯体，怒腹也。【编者按：丹波元简在"鼻窍"后无句读，在"疾偃"后有句读】。

⑥张介宾曰：此验声之法也。刺其穴，以手坚按鼻孔而疾为偃卧，其声则应于针也。

⑦杨上善曰：蒙，莫东反，谓目不明也。刺节发蒙，谓□刺去蒙者也。神明，谓是耳目去蒙得明，故曰神明类也。发蒙愈疾之速得于神，言、书所不及也。岐伯望请自言发蒙之速也。日中正阳，故开耳目，取日中也。手太阳脉支者，至目兑眦，却入耳中。手足少阳脉支者，从耳后入耳中，出走耳前，至目兑眦。故此三脉皆会耳目听宫，俱连目中眸子。眸子，目中瞳子也。刺听宫输时，朦胧速愈，故得声闻于耳也。针听宫时按鼻仰卧者，感气合出于耳目，即耳通目明矣。此之妙者，得之于神明，非由有目而见者也。●马莳曰：（《礼·仲尼燕居》篇云：于夫子昭然若发蒙。注云：若目不明，为人所发而有所见也。）此承上文而详言发蒙之义也。夫发蒙者，其人耳无所闻，目无所见，今言刺腑腧以去腑病，其腧不知何在。伯言此乃刺法之大约，即此一腑以观之，真足以发蒙也。如耳目无所闻见者，即于日中刺其手太阳小肠经之听官穴，其气与眸子相通，当中其眸子也。若声则与耳自相闻矣。何也？以手坚按两鼻之窍，而急偃其声，顷则声必应于耳也。此所谓彼虽弗见所为，而不必以有目以为视，吾能见而取之，真有神明相得之妙也。●张介宾

曰：谓病无形见，有不必相见而取者，真有神明相得之妙也。●张志聪曰：此言神气之通于七窍也。蒙者耳无所闻，目无所见，上窍之不通也。听宫，手太阳之经，心之腑输也。眸子耳中之珠，刺耳之听宫，尚疾于发目之蒙，是耳窍与目窍之相通也。以手坚按其两鼻窍，而疾偃其声，必应其耳中之针，是耳窍与鼻窍口窍之相通也，而上之七窍不通，独取手太阳以通心神之气，而七窍皆利，是神明之通于七窍也，心为阳中之太阳，故必于日中取之。●《集注》眉批：疾偃其声闭其口窍也。●黄元御曰：夫发蒙者，耳无所闻，目无所见，是以发其蒙蔽，使之见闻也。乃言刺腑腧，去腑病，此何腑之腧使之声瞆如此也？听宫，手太阳穴。眸子，当是足少阳之童子髎也（童与瞳通）。邪气在经，刺之以手坚按其两鼻之窍而疾偃卧，气不下通而鼓动于针孔之内，静而听之，其声必应于针下也。●丹波元简曰：马云：此所谓彼虽弗见所为，而不必以有目以为视，吾能见而取之，真有神明相得之妙也。张云：谓病无形见，有不必相见而取者，真有神明相得之妙也。

75.4　黄帝曰：刺节言去爪，夫子乃言刺关节肢络，愿卒闻之。岐伯曰：腰脊者，身之大关节也；肢胫者，人之管以趋翔也；茎垂者，身中之机，阴精之候，津液之道也①。故饮食不节，喜怒不时②，津液内溢，乃下留于睾③，血道不通，日大不休，俯仰不便，趋翔不能。此病荣然有水，不上不下④，铍石所取，形不可匿，常不得蔽，故命曰去爪⑤。帝曰：善⑥。

①丹波元简曰：《甲乙》"爪"作"衣"，下同，"肢胫"作"股胻"，无"管以"二字，"垂"作"睾"。张云：腰脊所以立身，故为身之大关节，肢胫所以趋翔，故为人之管。管，键也。茎垂者，前阴宗筋也。命门元气盛衰，具见于此，故为身中之机。精由此泄，故可以候阴精而为津液之道也。志云：手足肢胫之骨节，人之管以趋翔，盖津液淖泽于肢胫，则筋骨利而胫能步趋，肢能如翼之翔也。简案：《荀子·儒效篇》：圣人也者，道之管也。注：管，枢要也。

②杨上善曰：爪，谓人之爪甲，肝之应也。肝足厥阴脉循于阴器，故阴器有病，如爪之余，须去之也。或"水"字错为"爪"字耳。腰脊于手足关节为大，故曰大关节也。阴茎在腰，故中身。阴茎垂动有造化，故曰机也。精从茎中出，故为阴精□□为津液道也【编者按：萧延平曰：注"阴精下"所缺二字，据经文应作"之候"二字】。饮食不节，言饮食过度。言其喜怒不时，反春夏也。

③杨上善曰：言饮食多，水溢，流入阴器囊中也。睾，音高。

④杨上善曰：水道既闭，日日长大也。荣然，水聚也。不上者，上气不通。不下者，小便及气下不泄也。

⑤丹波元简曰：《甲乙》"溢"作"流"，"血道"作"水道"，"日大不怵"作"炅不休息"，"常"作"裳"，诸本"不怵"作"不休"，此本误，当改。张云：饮食不节，病在太阴、阳明。喜怒不时，病在少阴、厥阴。故其津液内溢，则下留于睾，为日大不休，不可蔽匿等证，盖即㿗疝之类，治之者当察在何经，以取其关节肢络，故命曰去爪者，犹去其赘疣也。睾，音高，阴丸也。楼氏云：《内经》刺久㿗疝共四法，其一节，此篇文所谓铍石取睾囊中水液者是也，其法今世人亦多能之，睾丸囊大如斗者，中藏秽液，必有数升，信知此，出古法也。铍针如刀状。马云：荣然有水，凝蓄不行。《集韵》云：

荥，小水貌。

⑥杨上善曰：以下言去爪也。蔽，塞也。言下铍针，使水形不得匿而不通，不常闭塞。●马莳曰：睾，音皋。此详言去爪之义也。夫去爪之法，所以为刺关节肢络者，正以腰脊为身之大关节；肢胫为人之管；茎垂为身中之机，阴精之候，津液之道也。故饮食喜怒不调，津液内溢，乃下留于睾，阴丸。血道不通，其状日以益大，俯仰甚有不便，趋翔甚有不能，此病荥然有水，凝稿不行，所以不上且不下也。若用铍石之针以取之，则形虽大而不可复匿，日常不得隐蔽其水矣。●张介宾曰：腰脊所以立身，故为身之大关节。肢胫所以趋翔，故为人之管。管，键也。茎垂者，前阴宗筋也。命门元气盛衰，具见于此，故为身中之机。精由此泄，故可以候阴精而为津液之道。饮食不节，病在太阴、阳明。喜怒不时，病在少阴、厥阴。故其津液内溢则下留于睾，为日大不休、不可蔽匿等证，盖即㿗疝之类，治之者当察在何经，以取其关节肢络，故命曰去爪者，犹去其赘疣也。睾音高，阴丸也。铍音披，义见前。●张志聪曰：此言津液随神气而渗灌于诸节者也，津液生于中焦阳明，淖泽于骨，所以濡筋骨而利关节。腰脊者，从大椎至尾骶，乃身之大关节也。手足肢胫之骨节，人之管以趋翔，盖津液淖泽于肢胫，则筋骨利而胫能步趋，肢能如翼之翔也。茎垂者，肾之前阴，乃宗筋之会。肾者胃之机关，主受藏津液，夫肾脏所藏之津液，从宗脉而上濡于空窍，故曰茎垂者，身中之机，阴精之候，津液之道也。此言胃腑所生之津液，随神气而淖注于骨节，肾脏所藏之津液，从宗脉而上濡于空窍。如饮食不节，喜怒不时，则津液内溢，乃下流于睾囊，血道不通，日大不休，俯仰不便，趋翔不能，此病荥然有水，不上不下，当用铍石取之。形谓前阴，爪者脉之余，谓形不可藏匿，常不得遮蔽，有若去其宗筋，故命曰去爪。●《集注》眉批：宗脉者，上液之道也。●黄元御曰：腰脊者，一身之大关节也。四肢膝胫者，人之管以趋翔也。茎垂者，宗筋之聚，身中之机，阴精输泄之候，津液流注之道也。故饮食不节，喜怒不时，伤其脾肝，疏泄失政，津液内溢，乃下流于睾丸。经络湮瘀，血道不通，睾丸日大不休，以致腰脊俯仰不便，肢胫趋翔不能。此病荥然内有积水，不上不下，停伫阴囊。铍石所取，形不可匿，常不得蔽，取之则去，易如去爪，故命曰去爪。●陈念祖曰：腰脊者，从大锥至尾骶，乃身之大关节也。手足肢胫之骨节，人之管以趋翔。盖淖泽于肢胫，则筋利而胫能趋步，肢能如翼之翔也。茎垂者，肾之前阴，乃宗筋之会，肾者胃之关，主受存津液，从宗脉而上濡于空窍，故曰茎垂者，身中之机，阴精之侯，津液之道也。

75.5　黄帝曰：刺节言彻衣，夫子乃言尽刺诸阳之奇输，未有常处也。愿卒闻之。岐伯曰：是阳气有余，而阴气不足，阴气不足则内热，阳气有余则外热，内热相搏①，热于怀炭，外畏绵帛近，不可近身，又不可近席②。腠理闭塞，则汗不出，舌焦唇槁，腊干③嗌燥，饮食不让美恶④。黄帝曰：善。取之奈何？岐伯曰：取之于其天府、大杼三痏，又刺中膂，以去其热，补足手太阴，以去其汗，热去汗稀，疾于彻衣⑤。黄帝曰：善⑥。

①丹波元简曰：《甲乙》作"两热相薄"。
②丹波元简曰：《甲乙》作"衣热不可近身，身热不可近席"。
③丹波元简曰：《甲乙》作"腒"一字，注：《黄帝古针经》作"稿腊"（检字书腒

字无考）。

④丹波元简曰：《甲乙》作"欲饮"二字。张云：滋味不能辨也。

⑤丹波元简曰：《甲乙》"稀"作"晞"。张云：天府，手太阴经穴。大杼、中膂俞，俱足太阳经穴。刺此皆可以去热。又补足太阴脾经、手太阴肺经，以出其汗，热去汗出而病除，其速有如彻衣，此盖伤寒邪热之类也。志云：或不必尽刺诸阳之奇输，取之于其天府、大杼、三痏，使膀胱所藏之津液，外濡于皮毛，又刺太阳经之中膂，通津液，上滋于心脏，以去其热，肺主皮毛，脾主为胃行其津液，故当补足手太阴，以出其汗也。简案：《甲乙》载之六经受病发热，《伤寒·热病篇》张注，有所据。

⑥杨上善曰：脏之阴气在内，腑之阳气在外。阴气在外，阴气不足，阳乘之，故内热薄停也。重丝帛衣，复衣也。腊，肉干也。内热甚渴，故饮不择美恶也。腊，性亦反。大杼、内输，皆是足太阳脉气所发，泻阳气之要穴也。手太阴主气，足太阴主谷气。此二阴气不足，为阳所乘，阴气不泄，以为热病。故泻盛阳，补此二阴，阳去，二阴得实，阴气得通流液，故汗出热去得愈，疾于彻衣，故曰彻衣也。●马莳曰：腊，思亦切。此承上文而详言彻衣之义也。夫彻衣之法，以为尽刺阳经之奇腧者，正以阳气有余而阴气不足。惟阴气不足则内有热，如阳气有余则外有热，其内热甚如怀炭，其外热畏绵帛，而不可近身与席，时则腠理闭塞，汗不得出，其舌焦，其唇槁而腊干，其嗌燥，凡口中无味，美恶莫辨。刺之者，亦惟取其手太阴肺经之天府穴，足太阳膀胱经之大杼穴，各三次。其刺疮有三，故为三痏也。又取足太阳膀胱经之中膂内俞，以去其热；又补足太阴脾经、手太阴肺经，以出其汗。由是热去而汗少，其速如彻衣也。●张介宾曰：阳气有余，阴气不足，阳邪盛而真阴衰也。热于怀炭，热之甚也。外畏绵帛近，不欲衣也。不可近身，畏人气也。不可近席，憎寒也。腊干，肌肉干燥也。饮食不让美恶，滋味不能辨也。腊音昔。天府，手太阴经穴。大杼、中膂俞，俱足太阳经穴。刺此皆可以去热。又补足太阴脾经、手太阴肺经以出其汗，热去汗止而病除，其速有如彻衣，此盖伤寒邪热之类也。●张志聪曰：此因津液不外濡于皮毛，以致阳热盛而不可近席，不上济于心脏，以致内热盛而热如怀炭。盖阳气者，火热之气，阴气者，水阴之气也，故曰尽刺诸阳之奇输。奇输者，六腑之别络也。津液生于胃腑水谷之精，大肠主津液，小肠主液。胆者，中精之府，膀胱者，州都之官，津液藏焉，是六腑之津液，从大络而外濡于皮肤分肉者也。心为阳中之太阳，太阳膀胱为水府，水火上下相济者也。水液不上滋于心，以致心火盛而热于怀炭，舌焦唇槁，腊干嗌燥。心不和，故饮食不知味也。或之于其者，谓水谷之津液，皆藏于膀胱，水液随太阳之气，运行于肤表。或不必尽刺诸阳之奇输，取之于其天府大杼三痏，使膀胱所藏之津，外濡于皮毛，又恶太阳经之中膂，通津液上滋于心脏，以去其热。手太阴乃金水之生源，而外主皮毛，足太阴主脾而外主肌肉，脾主为胃行其津液者也，故当补足手太阴以出其汗，热去汗稀，疾于彻衣之去热也。●《集注》眉批："奈何"下失"岐伯曰"句。又：津精又随三焦出气以充皮肤。上文论肾主藏精，此论膀胱主藏津液。又：《内经》云：怯然少气者，是水道不行，形气消索也。●黄元御曰：腊干，胸干之讹。（干肉曰腊，于义无当。）饮食不让美恶，不识美恶也。天府，手大阴穴。大杼、中膂，足太阳也。

75.6 黄帝曰：刺节言解惑，夫子乃言尽知调阴阳，补写有余不足，相倾移也，惑何以解之？岐伯曰：大风在身，血脉偏虚，虚者不足，实者有余①，轻重不得，倾侧宛伏②，不知东西，不知南北③，乍上乍下，乍反乍覆，颠倒无常，甚于迷惑④。黄帝曰：善。取之奈何？岐伯曰：写其有余，补其不足，阴阳平复，用针若此，疾于解惑⑤。黄帝曰：善。请藏之灵兰之室，不敢妄出也⑥。

①杨上善曰：大风，谓是痱风等病也。

②杨上善曰：手足及身不能倾侧也。宛，谓宛转也。

③杨上善曰：心无知也。

④杨上善曰：志昏性失也。●丹波元简曰：张云：风邪在身，血脉必虚，正不胜邪，故为轻重倾侧等病，以其颠倒无常，故曰甚于迷惑，此即中风之类也。马云：其虚者为不足而轻，其实者为有余而重，大体当倾侧宛伏，虽四方上下，皆已反复颠倒。简案：宛，郁同，《甲乙》载之"阳受病发风篇"，张注为是。

⑤杨上善曰：尽知阴阳虚实，行于补泻，使和也。

⑥杨上善曰：灵兰之室，黄帝藏书之府，今之兰台，故□者也。●马莳曰：此承上文而详言解惑之义也。夫解惑以补虚泻实为法者，正以大风在身，血脉偏虚。其虚者，为不足而轻；其实者，为有余而重。大体当倾侧宛伏，虽四方上下皆已反复颠倒，其状甚于迷惑。刺之者，即其有余而泻之，不足而补之，则阴阳诸经自然平复，真如解惑之速也。●张介宾曰：风邪在身，血脉必虚，正不胜邪，故为轻重倾侧等病。以其颠倒无常，故曰甚于迷惑，此即中风之类。尽知阴阳，平其虚实，用针若此，疾无不瘳矣，故曰疾于解惑。●张志聪曰：此言阴阳不调，致神志之迷惑也。夫火为阳，水为阴，水火者，阴阳之征兆也。火之精为神，水之精为志。大风在身，则血脉偏虚，虚者不足，实者有余，主脉偏虚，则轻重倾侧矣。阴阳不调，则神志迷惑矣。神志迷惑，是以不知东西，不知南北，而反复颠倒也。故当泻其有余，补其不足，阴阳平复，疾于解惑。夫血者神气也，心脏所主，而发原于肾。是以风伤血脉，则阴阳不调，阴阳不调，则神志昏而甚于迷惑也。此五节论神气不调，故曰刺节。节者，神气之所游行出入，神游最速，故曰疾于撤衣，疾于解惑。●闵士先曰：以上五节，虽有气神津液之分，然总不出于下焦之肾脏膀胱，中焦之阳明胃腑。盖下焦乃所受于天之精，中焦乃后天之谷气，两者相搏而为神也。●《集注》眉批：中焦之汁流于肾脏而为精，奉心化赤而为血。●黄元御曰：大风在身，闭其营卫，营卫郁遏，则血脉偏实，其风所未闭之经，则血脉偏虚。虚者不足，实乃有余，轻重不相得，是以倾侧宛伏，不知东西南北，自觉上下反复，颠倒无常，此真甚于迷惑也。●江有诰曰：大风在身，血脉偏虚，虚者不足，实者有余，轻重不得，（叶音笃）倾侧宛伏（叶音复），不知东西，不知南北，（叶音卜）乍上乍下，乍反乍覆，颠倒无常，甚于迷惑。（叶音鹄之幽通韵）●周学海曰：以上论刺节之义已毕。

75.7　黄帝曰：余闻刺有五邪，何谓五邪？岐伯曰：病有持痈者，有容大者，有狭小者①，有热者，有寒者，是谓五邪。黄帝曰：刺五邪奈何？岐伯曰：凡刺五邪之方，不过五章②，瘅热③消灭，肿聚散亡，寒痹益温，小者益阳；大者必去，请道其方④。

①丹波元简曰：《甲乙》无"容"字、"狭"字。
②丹波元简曰：马云：《汉史》约法三章，犹言五事也。张云：五条也。
③丹波元简曰：诸本作"瘅热"，张独作"痹"，误。
④杨上善曰：五法须别为章也。瘅，热病也，音丹。●马莳曰：此言刺分五邪，当用五章之法也。凡刺五邪之方，不过五章而已。（五章者，《汉史》约法三章，犹言五事也。）故邪有热者，今行刺法，则瘅热消灭。邪有持痈者，今行刺法，则肿聚散亡。邪有寒者，今行刺法，则寒痹益温。邪有狭小者，今行刺法，则小者益阳，盖小者不使之大，则其在外为阳者，无害而有阳也。邪有容大者，今行刺法，则大者必去。此五章者，所以刺五邪也。下文乃析言之。●张介宾曰：五章，五条也。详如下文。●张志聪曰：此节言真气通会于皮肤肌腠之间，而有壅滞大小寒热之病。邪者，谓不得中正之和调也。章，法也。谓阳盛于外而为瘅热者，使之消灭，气热而为壅肿者，使之散亡，寒者致其神气以和之，真气小者益其阳，大者必使之归去，各有平调之法也。●闵士先曰：始言刺节，中论真气，末言外邪，故曰"刺节真邪"。所谓邪病者，谓不得中和之道而为病也，若以外邪之病论之，去经义远矣。●黄元御曰：持痈，蓄积痈脓也。容大，宽容广大也。狭小，窄狭微小也。热，瘅热也。寒，寒痹也。五章，五条也。瘅热消灭（热），肿聚散亡（持痈），寒痹益温，（寒。小者益阳，狭小。）大者必去。此刺五邪之五章也。●江有诰曰：凡刺五邪之⬜方⬜，不过五⬜章⬜，瘅热消灭，肿聚散⬜亡⬜，寒痹益温，小者益⬜阳⬜；大者必去，请道其⬜方⬜。（侯鱼通韵）

75.8 凡刺痈邪，无迎陇，易俗移性。不得脓，脆道更行，去其乡，不安处所乃散亡，诸阴阳过痈者①，取之其输写之②。

①周学海曰：过者，盛也。痈者，壅也。
②杨上善曰：陇，大盛也。痈之大盛将有脓，不可迎而泻之也。其常行法度之俗，移其先有寒温之性，更量脓之所在，上下正傍，以得为限，故曰去其乡，不安于处一，病乃散亡也。诸阴阳之脉过痈所者，可取痈之所由之输泻之也。●马莳曰：（陇，隆同。《素问·生气通天论》有"日中而阳气隆"，本经《营卫生会》篇作"陇"，古盖陇、隆互用。道，去声。）此承上文而言肿聚散亡之法也。凡刺痈邪，无迎其气之来隆，所谓避其来锐者是也。如易风俗，如移性情相似，须缓以待之。若不得脓，则揉以脆之，导以行之，去其痈肿之乡，彼当不安处所，乃自散亡矣。凡诸阴阳经之有病生痈者，取其本经之输穴以泻之，如手太阴输穴太渊之类，手阳明输穴三间之类。●张介宾曰：陇，盛也。《营卫生会》篇曰：日中而阳陇。《生气通天论》作"隆"，盖"陇"、"隆"通用也。无迎陇者，痈邪之来锐，所当避也。易俗移性，谓宜从缓调和，如移易俗性，不宜欲速。此释上文肿聚散亡也。陇音笼。脆，柔脆溃坚之谓。凡痈毒不化则不得脓，故或托其内，或温其外，或刺以针，或灸以艾，务化其毒，皆脆道更行也。乡，向也。安，留聚也。去其毒气所向，不使安留处所，乃自消散矣。故于诸阴经阳经，但察其过于壅滞者，皆当取输穴以泻其锐气，是即所谓去其乡也。●张志聪曰：此气滞于皮肤肌腠之间，而为肿聚也。痈者，壅也，此因气壅而肿，非痈脓者。《离合真邪论》曰：天暑地热，则神水波涌而陇

起。经之动脉，其至也，亦时陇起。盖言此气壅于皮肤分肉而为肿，无迎刺陇起之经脉也。俗犹习俗，性者，心之所生也。谓心所生之神气，习聚于此，当移易其流行。非痈脓，故不得脓。脆道，肌肉之理路也。聚气从脆道更行，去其所聚之乡，不使安其处，则聚气乃行散矣。诸阴阳之脉，所过于壅处者，取其输而泻之，盖皮肤分肉之气，从经输络脉而出，恐聚气之流于脉络也，此言合并充身之真气，亦运行环转之无端也。●黄元御曰：凡刺痈邪，无迎其陇盛之势（陇与隆同）。若易俗移性，违其自然之宜，必不得脓，宜诡道更行，使肿聚去其乡而不安处所，乃能散亡，诸阴阳经络之有过而成痈者，取之其腧而泻之，此刺持痈立方也。●丹波元简曰：《甲乙》"脆"作"越"，"过痈者"作"遇痈所者"四字。马云：陇，隆同。《生气通天论》有"日中而阳气隆"，本经《营卫生会》篇作"陇"，古盖陇、隆互用，道去声。此承上文而言，肿聚散亡之法也。凡刺痈邪，无迎其气之来隆，所谓避其来锐者是也。如易风俗，如移性情相似，须缓以待之。若不得脓，则揉以脆之，导以行之，去其痈肿之乡，彼当不安处所，乃自散亡矣。凡诸阴阳经之有病生痈者，取其本经之输穴以泻之，如手太阴输穴太渊之类。张云：脆，柔脆溃坚之谓。凡痈毒不化则不得脓，故或托其内，或温其外，或刺以针，或灸以艾，务化其毒皆脆，道更行也。乡，向也。安，留聚也。去其毒气所向，不使安留处所，乃自消散矣。故于诸阴经阳经，但察其过于壅滞者，皆当取输穴以泻其锐气，是即所谓去其乡也。简案：志云：气壅而肿，非痈脓也。又云：脆道，肌肉之理路也。并非。●江有诰曰：凡刺痈邪，无迎陇，（平声）易俗移性。不得脓，（东部）脆道更行，去其乡，不安处所乃散亡，（阳部）诸阴阳过痈者取（叶趋吕反）之，其输写之。（侯鱼通韵）

75.9 凡刺大邪，日以小泄，夺其有余，乃益虚。剽其通，针其邪①，肌肉亲视之，毋有反其真②，刺诸阳分肉间③。

①张介宾曰：大邪，实邪也。邪气盛大，难以顿除，日促小之，自可渐去，去其有余，实者虚矣。此释上文大者必去也。剽，砭刺也。通，病气所由之道也。针无妄用，务中其邪。剽音票。

②张介宾曰：言邪正脉色，必当亲切审视，若以小作大，则反其真矣。

③杨上善曰：大邪者，实邪也，行泻为易，故小泄之，益虚取和也。于针之道，战栗谨肃，以针干邪，使邪气得去，肌肉相附也。亲，附也。视邪气无有，反其真气乃止也。刺大邪所在也。●马莳曰：此承上文而详言大者必去之法也。凡刺邪之大者，日渐使之小焉可也。彼大者成于有余，当泄夺之，则邪益虚，遂乃剽窃其通流之所，针其大邪之移，又即其分部肌肉以亲视之，毋使之反其真气可也。其所取之穴，当刺诸阳经之分肉间耳。●张介宾曰：盛大实邪，多在三阳，故宜刺诸阳分肉间。●张志聪曰：大者，谓真气容大于肌腠之间，故当使之日小。夫有饮于外，则不足于内，若泄夺其有余，乃益虚其内矣。盖言日以小者，使之复反于内，非夺其外，泄也，故剽切其真气通会之处，针其有余之气，以通于内。亲、近也，近视其肌肉致密而小，则外内和平矣，若毋有反其真者，再刺诸阳分肉间。盖真气者，神气也，从关节而出于肌腠之外，故剽通其关节，其有未反者，再取之肌肉也。●闵士先曰：水谷所生之气，从大络而出于分肉，神气出入于关节之间，总属中焦之谷气而分走其道。●赵庭霞曰：谷气与下焦之精气相搏，而后谓之神。●朱卫

公曰：毋有反其真，刺诸阳分肉间，是真气从节而出，可复从分肉理路而入，亦环转出入者也。●黄元御曰：凡刺大邪，日以渐小，泻夺其有余，乃始益虚，剽其通达之路（剽即刺也），以针其邪，肌肉亲视之，毋有反其真，刺诸阳分肉之间，此刺容大之方也。●丹波元简曰：《甲乙》作"凡刺大邪用锋针"，"曰剽"作"标"，"通"作"道"，"肌肉"上有"于"字，无"亲"字，"反其真"作"乃自直道"四字。张云：大邪，实邪也。邪气盛大，难以顿除，日促小之，自可渐去，去其有余，实者虚矣，此释上文。大者必去也。剽，砭刺也。通病气所由之道也。针无妄用，务中其邪，邪正脉色，必当亲切审视，若以小作大，则反其真。盛大实邪，多在三阳，故宜刺诸阳分肉间。简案：剽，砭刺也，出《说文》。●江有诰曰：凡刺大邪，日以小，（字疑误）泄夺其有余，乃益虚。剽其通，针其邪，肌肉亲视之，毋有反其真（真部）

75.10 凡刺小邪，日以大，补其不足，乃无害。视其所在，迎之界，远近尽至，其不得外侵而行之，乃自费，刺分肉间①。

①杨上善曰：小邪，虚邪也，行补为难也，故曰大补，使其实也。界，畔际也。视虚实畔界，量真气远近，须引至虚中令实，不得外而不至也。侵，过也。补须实，知即止，补过即损正气。费，损也。刺小邪所在也。●马莳曰：（费，废同。）此承上文而详言小者益阳之法也。凡刺邪之小者，虑其日以益大，故必补其不足，则真气当复而无害。又视其分部所在，以迎其气来之界而夺之，此乃先补不足之经，而后泻其有余之经，是以远近之真气尽至，其邪不得外侵而行之，乃自废而无留也。所谓小者益阳之义如此。然刺之之法，当取其有邪之分肉间耳。●张介宾曰：小邪，虚邪也。虚邪补之，则正气日大而邪自退也。不足而补，乃可无害，若泻其虚，斯不免矣。此释上文小者益阳也。迎之界者，迎其气行之所也。先补不足之经，后泻有余之经，邪去正复，则远近之真气尽至，邪气不得外侵，则必费散无留矣。小邪随在可刺，故但取分肉间也。●张志聪曰：小者通会于肌腠之气虚小，故当使日以渐大，即追而补之，乃无害，视其气至之所在，而迎之于界。界者，节之交也。使上焦之神气，中焦之谷气，下焦之天真，远近尽至，则日以大矣。侵，渐进也。费，用也。其不得外侵而行之者，乃中焦之谷气自用，不与下焦之天真合并而充身，故当刺分肉间以通其谷气。●闵士先曰：追而济之曰补，盖追其正气之内归，小者当迎之使出，不当追之使入。曰补其不足乃无害者，言此处追而补之，则彼处溢而自出矣，谓真气之环转出入者也。●朱卫公曰：此节与上节交错环转，本篇论气血之离合出入，圣人反复辩论，曲尽婆心，学者不可不深体之。●黄元御曰：凡刺小邪，日以渐大，补其不足，乃可无害，视其所在，而迎之于界，远近之气尽至。其不得外侵而行之，乃自费（侵当作浸，渐也。费，大也），宜刺分肉之间，此刺狭小之方也。●丹波元简曰：《甲乙》"日"作"曰"，"费"作"贵"。马云：费，废同。张云：小邪，虚邪也。虚邪补之，则正气日大，而邪自退也，不足而补，乃可无害，若泻其虚，斯不免矣。此释上文小者益阳也。迎之界者，迎其气行之所也。先补不足之经，后泻有余之经，邪去正复，则远近之真气尽至，邪气不得外侵，则必费散无留矣。小邪随在可刺，故但取分肉间也。志云：侵，渐进也。费，用也。●江有诰曰：凡刺小邪，日以大，补其不足，乃无害。视其所在，迎之界，远近尽至，其不得外，侵而行之，乃自费（祭部）《韵读》作"废"

75.11 凡刺热邪，越而苍，出游不归，乃无病。为开通，辟门户，使邪得出，病乃已①。

①杨上善曰：刺热之道，泻越走气，便觉沧然，热气不归，病则愈也。辟，开也。●马莳曰：辟，闢同。此承上文而详言痹热消灭之法也。凡刺热邪，其热盛则神思外越，而意气苍茫，若出游不归，乃欲无病。当开闢之，以通其门户，使热邪得出，所谓泻其有余也，则病乃自已矣。●张介宾曰：越，发扬也。苍，卒疾也。出游，行散也。归，还也。凡刺热邪者，贵于速散，散而不复，乃无病矣。此释上文痹热消灭也。开通壅滞，辟其门户，以热邪之宜泻也。●张志聪曰：热邪者，阳气盛而留于肌腠之间，故为热也。苍苍者，天之正色也。越而苍者，使邪热发越，而天真之气色见矣。出游不归，谓神气游行于外，而不返其真，此为开辟门户，使邪得出而后病乃已。故虽出游不归乃无病，此盖言真气外内出入，环转无息者也。●黄元御曰：凡刺热邪，越而苍（越，泆越也，"苍"当作"沧"，热气泆越则变为苍凉）出游不归，乃无病（热气游散），为开通，辟门户，使邪得出，病乃已，此刺热邪之方也。●丹波元简曰：《甲乙》"热邪下"有"用镵针"三字，"苍"作"沧"，"开通"作"开道"，"道"下有"平"字。马云：此承上文，而详言痹热消灭之法也。凡刺热邪，其热盛则神志外越，而意气苍茫，若出游不归，乃欲无病，当开辟之。张云：越，发扬也。苍，卒疾也。出游，行散也。归，还也。凡刺热邪者，贵于速散，散而不复，乃无病矣。开通壅滞，辟其门户，以热邪之宜泻也。简案："苍"作"沧"为是，沧，《说文》：寒也。《枚乘传》：欲汤之沧，一人吹之，百人扬之，无益也。刺热邪，宜发越而沧之也。●江有诰曰：凡刺热邪，越而苍，出游不归，乃无病。（音旁阳部）为开通，辟门户，使邪得出，病乃已。（之鱼借韵）

75.12 凡刺寒邪，日以温，徐往徐来，致其神。门户已闭，气不分，虚实得调，其气存也①。

①杨上善曰：刺寒之道，日日使温，徐往而入，得温气已，去疾而出针，以致神气为意也。●马莳曰：此承上文而详言寒痹益温之法也。凡刺寒邪，一日之内即当除之。用针之间，徐往徐来，以致其神气。使门户已闭，分气不泄，则虚实得调，其真气自存，而寒者温矣。●张介宾曰：温者，温其正气也。徐往徐来，欲和缓也。致其神者，致其阳气则寒邪自除。此释上文寒痹益温也。补其虚，则门户闭而气不泄，故虚实可调，真气可存，此寒邪之宜温也。●张志聪曰：寒气者，所得于天之水寒。神者，火之精也，水火相感，神志合精，是为和平。故刺寒邪者，日以除其寒，徐往徐来，以致其神气，即闭其门户，使气不分，而寒热之虚实得调，其真气乃存矣。上节论开辟门户以去邪，此论门户已闭乃存正。●黄元御曰：凡刺寒邪，日以温（日以渐温），徐往徐来，致其神，门户已闭，气不分（气不分散），虚实得调，其气存，此刺寒邪之方也。●丹波元简曰："日以温"，《甲乙》"日"作"曰"，马、志"温"作"除"，非，《甲乙》"来"作"去"，"其气"作"真气"。张云：温者温其正气也。徐往徐来，欲和缓也。致其神者，致其阳气，则寒邪自除。此释上文，寒痹益温也。补其虚则门户闭而气不泄，故虚实可调，真气可存，此邪寒之宜温也。志云：上节论开辟门户以去邪，此论门户已闭乃存正。●江有诰曰：凡刺寒邪，日以温，徐往徐来，致其神。门户已闭，气不分，虚实得调，其气存。（文真通韵）

75.13　黄帝曰：官针奈何？岐伯曰：刺痈者，用铍针；刺大者，用锋针；刺小者，用员利针；刺热者，用镵针；刺寒者，用毫针也①。

①杨上善曰：刺五邪者，九针之中，用此五针，是所宜也。●马莳曰：（第七篇同。）此承上文而言刺五邪之针，各有所宜用也。按本经《九针论》，五曰铍针，主大痈脓两热争者也，故此曰刺痈者用铍针。又四曰锋针，主痈热出气，故此曰刺大者用锋针。又六曰圆利针，主取远痹者也，故此曰刺小者用圆利针。一曰镵针，主热在头身，故此曰刺热者用镵针。又七曰毫针，主寒热痛痹在络，故此曰刺寒者用毫针。●张介宾曰：五邪之刺，官针各有所宜，不可不辨。九针详义，见本类前二。●张志聪曰：此申明五者之病，皆在皮肤肌肉之气分，故所用之针，皆取痹于肌肉者也。●黄元御曰：官针奈何，于九针中当用何针也？●丹波元简曰：马云：此承上文而言刺五邪之针，各有所宜用也。《九针论》：五曰铍针，……，主大痈脓，两热争者也。故此曰：刺痈者用铍针；又四曰锋针，……，主痈热出气。故此曰：刺大者用锋针；又六曰圆利针，……，主取远痹者也。故此曰：刺小者用圆利针；一曰镵针，……，主热在头身。故此曰：刺热者用镵针；又七曰毫针，……，主寒热痛痹在络。故此曰：刺寒者用毫针。介按：考痈疽刺法，其轻重徐疾，自有一定，在人心度量用之，不可乱施，盖皮薄针深，反伤好肉，肉厚针浅，毒又难出，大抵肿高而软者在肌肉，针四五分；肿下而坚者在筋脉，针六七分；肿平肉色不变者，附于骨也，宜针寸许；若毒生背腹肋胁等处，宜扁针斜入，以防透膜。针既透脓，视疮口必有脓意如珠，斯时欲大开口，则将针斜出，欲小开口，则将针直出，所谓逆而夺之，顺而取之也。●周学海曰：以上论五邪及其治法，下又申明寒热两偏之治法，即从五邪推出言之，以渐渐引入真邪作结也。

75.14　请言解论①，与天地相应，与时相副，人参天地，故可为解。下有渐洳，上生苇蒲②，此所以知形气之多少也。阴阳者，寒暑也，热则滋雨而在上③，根荄少汁，人气在外，皮肤缓，腠理开，血气减④，汗大泄，皮淖泽。寒则地冻水冰，人气在中，皮肤致，腠理闭，汗不出，血气强，肉坚涩。当是之时，善行水者，不能往冰，善穿地者，不能凿冻，善用针者，亦不能取四厥，血脉凝结，坚抟不往来者，亦未可即柔。故行水者，必待天温，冰释冻解，而水可行，地可穿也。人脉犹是也⑤。治厥者，必先熨调和其经，掌与腋，肘与脚，项与脊以调之，火气已通，血脉乃行。然后视其病，脉淖泽者，刺而平之；坚紧者，破而散之，气下乃止，此所谓以解结者也⑥。

①丹波元简曰：张云：解结之论也，人与天地相参应，必知其道，斯可与言解结矣。

②丹波元简曰：张云：渐洳，伏泉也。下有渐洳，则上生苇蒲，内外之应，理所皆然，人之表里，可察盛衰，亦犹是也。志云：渐洳，濡湿之地。苇蒲生于水中，其质柔弱，中抽坚茎，名曰蒲槌，内刚外柔，为坚心之坎水，以比人之元阳，生于精水之中，故曰此所以知形气之多少也。谓充于形中之气，生于天一水中，知所秉之厚薄，则知气有多少矣。简案：志注甚凿，以苇蒲为一物，非也。然渐洳之解，为是。洳，《说文》作溽，渐湿也。《诗·魏风》：彼汾沮洳。《集韵》：渐洳，湿貌也。

③丹波元简曰：马云：暑热则地气上蒸，而滋雨气在于上，所以物之气，亦不在下而

在上，其根荄当少汁。

④丹波元简曰：《甲乙》"减"作"盛"。

⑤张介宾曰：解论，解结之论也。人与天地相参应，必知其道，斯可与言解结矣。渐洳，伏泉也。下有渐洳，则上生苇蒲，内外之应，理所皆然，人之表里，可察盛衰，亦犹是也。渐，平声。洳音如。暑热则地气蒸为滋雨而气在上，故草木之气亦在枝叶，而根荄少汁也。其于人气，热则阳浮在表，故血气减、汗大泄，然热则易行，故宜于用针。荄音该。淖，乃豹切。寒则地气坚凝，人气结聚而经脉难行，即善用针者，亦不能取四肢之厥逆，故必待天温冰释，阳气运行，而后人气流通，乃可用针矣。

⑥杨上善曰：人法天地，故可为解。人应天地之数，故请言之。洳，汝据反。渐洳，润湿之气也。见苇蒲之茂悴，知渐洳之多少；观人形之强弱，识血气之盛衰。春夏，阳而暑也，草木阳气，滋其枝叶，根茎少汁也。荄，茎也。有本"荄"为"叶"者，非也。人亦如之，气溢于外，皮腠开凑，大汗泄出，血气内竭。秋冬，阴而寒也，阳气下降，寒气在地，地冻水冰，人气亦然，暖气入脏，阴气在于皮肤，故腠理闭塞，血气强，肌肉坚涩也。水之性流，故谓之往，言水可往而冰不可流。人之在冬，四支寒冷，脉□肉□，故不行针也。今之医者，岁寒之时不与，而针伤肌破肉，更增他病，可不哀欤！四厥，四支逆冷也。善行水穿地者，必待春夏也。冬月用针者，须姜、椒、桂、酒之巾熨，令经脉淖泽调适，然后可行针也。凡两掌、两腋、两肘、两脚、腘、膝、项之与脊□之十二经脉所行要处，熨通脉道也。病之坚紧，因适破散，□□□□因□□经。●马莳曰：此详言针论之义，（针论二字，见《官能》篇。此论字，根彼来。）而有解结之法也。（《官能》篇原有解结二字。）伯言请以言解针论之义，必即天地四时为应为副，而以人身参之，始可为解。是故地下有渐洳，则上生苇蒲，人禀天地之气有厚薄，斯有形气之多少也。天地之阴阳者，即寒暑也。暑热则地气上蒸而滋雨，气在于上，所以物之气亦不在下而在上，其根荄当少汁。至以人身论之，其气当在表，以皮肤则缓，以血气则减，以汗则大泄，而皮上淖泽，此人得天地之暑热，故气之在外者如此。若天地气寒，则地冻水冰，气尚在里，以皮肤则致密，以腠理则闭，以汗则不出，以血气则强硬，以肌肉则坚涩。当是之时，其水成冰，虽善行水者，不能使水之往流；其地正冻，虽善穿地者，不能凿冻；人气在中，虽善用针者，不能取四肢厥逆之脉。血脉凝坚结聚不能往来，未可使之即能和柔。故行水者，必待天温，冰释冻解，而水可行，地可穿也。人身之脉既已犹是，故治四肢厥逆之脉者，必先用火以熨调之，和其各经，凡掌与腋、肘与脚、项与脊，无不熨之，使火气已通，血脉乃行。然后视其病脉之淖泽者，则刺而平复。其脉坚紧者，则破而散之，候其气下乃止针。此乃针论解结之法也。●张介宾曰：此治厥之法。倘天时未温而必欲用针，则必借火气以熨调其经，凡掌腋肘脚项脊之间，皆溪谷大节之交会，故当熨之温之，则火气通而血脉行。然后视其病脉淖泽者，卫气浮也，故可刺而平之。坚紧者，邪气实也，故当破而散之。厥逆除而宗气下，乃可止针矣。结者，邪之所聚，刺去其邪，即解结之谓也。●张志聪曰：此解论所受于天之气，从阴而生，自下而上，应天地之寒暑往来，随四时之生长收藏者也。渐洳，濡滋之地也。苇蒲生于水中，其质柔弱，中抽坚茎，名曰蒲槌，内刚外柔，为坚心之坎水，以比人之元阳，生于精水之中，故曰此所以知形气之多少也。谓充于形中之气，生于天一水中，知所禀之厚薄，则知气有多少矣。人之阴阳出入，应天地之寒暑往来，热则滋雨在上，而万物之根荄少汁，盖言精水亦随气而上出者也，热

则人气在外，腠理开而汗大泄，津气外泄，故在内之血气减少，此言人之血气，本于下焦之精气也。地冻水冰，则天气收藏，而人气在中，皮肤致密，而汗不出，精气内藏，故血气自强也。善行水者，不能凿冰，善用针者，不能取四厥，谓气随天地之寒暑出入，非人力之所能强也。治厥者必先熨，通其气也，调和其经，通其经也，谓所受于天之精气，行于经脉之外内者也，调之掌与腋，肘与脚，项与脊，谓血气之行于上下四旁，无处不到也。淖泽者，行之太过，当刺而平之，紧涩者，涩滞不通，当破而散之，此所谓以针而解结者也。●黄元御曰：解论，解结之论也。下有洳之水，则上生茾蒲，形气多少，必有外验，亦如是也。●丹波元简曰：张云：此治厥之法。倘天时未温，而必欲用针，则必藉火气以熨调其经，凡掌腋肘脚项脊之间，皆溪谷大节之交会，故当熨之温之，则火气通而血脉行。然后视其病脉淖泽者，卫气浮也，故可刺而平之。坚紧者，邪气实也，故当破而散之。厥逆除而宗气下，乃可止针矣。结者邪之所聚，刺去其邪，即解结之谓也。

75.15 用针之类，在于调气，气积于胃，以通营卫，各行其道。宗气留于海，其下者，注于气街，其上者，走于息道。故厥在于足，宗气不下，脉中之血，凝而留止，弗之火调，弗能取之①。

①杨上善曰：气之不调则病，故疗病者在于调气也。胃受水谷，以生于气，故水谷之气积于此也。卫气起胃之上口，营气起胃之中口，营行脉中，卫行脉外，今用针调于胃气，通于营卫，使各行其道也。谷入于胃，其气清者上注于肺，浊者下流于胃，胃之气上出于口，以为噫气，肺之宗气留积气海，乃胸间动气也。动气下者，注于气街，生肺脉者也。肺之清气积于海者，走于息道，以为呼吸也。厥，谓逆冷。胸之动气，不循脉行下至于足，故曰浃而止也。冬日不用火调，不可取也。●马莳曰：此承上节用火熨调之义而推明之也。凡用针之类，在于调病人之气。其气由胃中而生，故气积于胃也。然由中焦之气，降于下焦，而生此营气；由下焦之气，升于中焦，以升上焦，而生此卫气。《营卫生会》篇所谓营气出于中焦，卫气出于下焦，又曰清者为营，浊者为卫是也。皆由胃中所积之气，通此营卫之气，以各行其道。营气则随宗气，以行于经隧之中，卫气则行于各经皮肤分肉之间。且所谓宗气者，则流于膻中，为气之海者是也。其下而为中下二焦者，则注于气街，即足阳明胃经之气冲穴也。故在上之宗气出喉咙，司呼吸，以行息道。凡气自足而上厥，则上之宗气不降，脉中之血凝而留止，斯时也，若弗用火以熨而调之，乌能取四肢气血逆而解其结哉！●张介宾曰：凡用针者，必在调气，人受气于谷，故气积于胃。然气义有三：曰营气，曰卫气，曰宗气。清者为营，营在脉中，浊者为卫，卫在脉外，故各行其道也。宗气，大气也。大气者，留止于上下之气海。其下者蓄于丹田，注足阳明之气街而下行于足；其上者积于胸中，出于息道而为呼吸。凡此三者，皆所谓气，当各求其属而调之者也。按：气街义，如《卫气》篇曰："知六腑之气街者，能知解结契绍于门户。"当与此参阅，详经络类十二。厥者，逆也，阴寒之气也。厥逆在足，则阳道不行，故宗气不下而血脉凝滞，不以火温，不能取也。●张志聪曰：此言后天饮食之谷气，乃营卫宗气，各走其道，充于形身之上下者也。厥在足者，少阴之气厥也。寒气厥逆于下，是以宗气不能不行，脉中之血，凝而留止，弗之火调，弗能通之。谓下焦之精气，乃阴阳水火，得火热而后能温其水寒，夫所受于天者，少阴肾脏之精气也。冲脉与少阴之大络，起

于肾，出于气街，循阴股内廉，邪入腘中。厥在于足，而宗气不下者，谓宗气下行，而与少阴之气相合也。夫所谓合并而充身者，下焦先天之气，上与阳明之谷气相合，而出入于关节肌腠之间。然而后天所生之宗气，亦下行而与少阴之精气相合，注于气街，入于腘中，并行于经脉皮肤之外内者也。●黄元御曰：宗气，肺中之大气，一身诸气之宗也。●丹波元简曰：《甲乙》"留于海"作"留积在海"。张云：凡用针者，必在调气，人受气于谷，故气积于胃。然气义有三：曰营气，曰卫气，曰宗气。清者为营，营在脉中；浊者为卫，卫在脉外，故各行其道也。宗气，大气也。大气者，留止于上下之气海。其下者，蓄于丹田，注足阳明之气街，而下行于足，其上者，积于胸中，出于息道而为呼吸，凡此三者，皆所谓气，当各求其属而调之者也。（按：气街义如《卫气》篇曰：知六腑之气街者，能知解结契绍于门户。"当与此参阅。）厥者，逆也，阴寒之气也。厥逆在足，则阳道不行，故宗气不下，而血脉凝滞，不以火温，不能取也。●江有诰曰：用针之类，在于调气，气积于胃，以通营卫，（叶音卫脂祭通韵）各行其道。宗气留于海，其下者，注于气街，其上者，走于息道。故厥在于足，宗气不下，脉中之血，凝而留止，弗之火调，弗能取之。（之幽侯鱼借韵）

75.16 用针者，必先察其经络之实虚，切而循之，按而弹之，视其应动者，乃后取之而下之①。

①杨上善曰：用针之法，必先察经络虚实，实则切循其脉，虎【编者按：原文确作"虎"，疑误。】则按其所针之处，以手弹之，视其变动，然后取而下之也。●马莳曰：此言用针者，有先察后取之义，亦承上文先熨后行之意而推广之也。凡用针者，必先察其经络之或虚或实，则实者当泻，虚者当补，穴在何经，切而循之，按而弹之，视其气之来应而动者，然后取其穴而下针焉斯可也。●张介宾曰：凡察虚实，所验在气，故必循之弹之，视其气之应手而动者，其微其甚，则虚实可知，然后用法取之，而气自下矣。●张志聪曰：此申明血气之行于脉中也。《内经》云：络满经虚，泻阳补阴，经满络虚，泻阴补阳。盖以里之经脉为阴，外之络脉为阳，血气之行于脉中，从经而脉，脉而络，络而孙，故必先察其经络之虚实而后取之。●丹波元简曰：马云：视其气之来应而动者，然后取其穴而下针焉，斯可也。张云：视其气之应手而动者，其微其甚，则虚实可知，然后用法取之，而气自下矣。●江有诰曰：用针者，必先察其经络之实虚，切而循（叶音涎）之，按而弹之，（元文通韵）视其应动者，乃后取（叶趋吕反）之而下之。（侯鱼通韵）

75.17 六经调者，谓之不病，虽病，谓之自已也。一经上实下虚而不通者，此必有横络盛加于大经，令之不通，视而写之，此所谓解结也①。

①杨上善曰：三阳三阴，六经相得，不可有病，虽客邪为病，必当自已也。一经，十二经中随是何经也。大经随身上下，故为从也。络脉傍引，故为横也。正经上实下虚者，必是横络受邪，盛加大经以为病者，必视泻之，故为解结也。●马莳曰：此言六经调者为不病，而一经病者即用解结之法也。手足各有三阴三阳，谓之六经也。六经之脉各调和者，谓之不病，内有一经之脉上实下虚而不通，此则足经之气厥逆而上，故上实而下虚，

其在外必有横络之脉盛加于大经之中，令其不通，乃视之可见者也，当视而泻之，此亦所谓解结之法也。●张介宾曰：经脉调者，虽病亦微，故必自已。一经之脉本相流贯，而横络盛加于大经，则经有不通者矣。视而泻之，其经则调，亦所谓解结也。●张志聪曰：此申明血气之行于脉外也。六经者，手足之十二经别也。大经者，经隧也。经隧者，五脏六腑之大络也。胃腑所出之气血，充于皮肤分肉之间者，从脏腑之大经，而外出于皮肤。横络者，经脉之支别也，如一经上实下虚而不通者，此必有经脉之横络，盛加于大经，而令之不通也，故视而泻之，此所谓解结也。此二节，论水谷所生之血气，营于脉中，充于肤腠，各有道路也。●闵士先曰：以此二节列于节中者，分别合并，而充身之真气各别也，当以自费之义参之。●丹波元简曰：《甲乙》"视而泻之"下有"通而决之"一句。马云：手足各有三阴三阳，谓之六经也。六经之脉各调和者，谓之不病，内有一经之脉，上实下虚而不通，此则足经之气，厥逆而上，故上实而下虚，其在外必有横络之脉，盛加于大经之中，令其不通，乃视之可见者也，当视而泻之，此亦所谓解结之法也。

75.18 上寒下热，先刺其项太阳，久留之，已刺则熨项与肩胛，令热下合乃止，此所谓推而上之者也①。

①杨上善曰：上寒，腰以上寒。下热，腰以下热。项太阳之太阳脉也。久留针者，推别热而使之上也。热既聚于肩项，须令和之，故熨使下也。推热令上，故曰推而上之也。●马莳曰：此治上冷下热之法也。凡上冷下热者，先刺其项，乃足太阳膀胱经穴也，久留其针，候其气至而热，且方已入针之时，必熨项与肩胛中，令其热与下合乃止针，此其热在于下者，若或推之而上，所谓推而上之之法也。●张介宾曰：上寒下热者，阳虚于上而实于下也。当先刺项间足太阳经大杼、天柱等穴，久留其针而补之，仍温熨肩项之间候其气至，上热与下相合，乃止其针，此所谓推其下者而使之上也。●张志聪曰：此言下焦所生之气，从下上也。太阳为诸阳主气，而太阳之气，生于膀胱水中，上寒下热，此太阳之气，留于下而不上，故先刺其项太阳久留之，以候气至。已刺则熨项与肩胛，令火热与下之阳气交合乃止，此所谓推而上之者也。●闵士先曰：本经凡曰项太阳，皆在气分上看，取表气，故不言经穴。●赵庭霞曰：少阴太阳，本水火之标本，故俱用火以温气。●黄元御曰：刺项太阳，足太阳之天柱、大杼也。令热下合乃止，令上热与下相合也。●丹波元简曰：《甲乙》注：一本"合"作"冷"。张云：上寒下热者，阳虚于上，而实于下。当先刺项间，足太阳经大杼、天柱等穴，久留其针而补之，仍温熨肩项之间，候其气至，上热与下相合，乃止其针，此所谓推其下者，而使之上也。

75.19 上热下寒，视其虚脉而陷之于经络者，取之，气下乃止，此所谓引而下之者也①。

①杨上善曰：腰以上热，腰以下冷，视腰以下有虚脉陷于余经及络者，久留针，使气下乃止，故曰引而下之者也。●马莳曰：此治上热下冷之法也。凡上热下冷者，视其下脉之虚而陷之于经络者补之，使上之气下乃止。此其热在于上者，若引而下之，所谓引而下之之法也。●张介宾曰：上热下寒者，阳实于上而虚于下也。故当视其在下虚陷之经，取而补之，必使其阳气下行而后止，此引而下之之谓也。按：此二节言上下寒热者，非若前

节所谓一经上实下虚而不通者，必有横络加于大经之比，盖彼言中有所隔，此言本末盛衰也，证自不同，不可混看。●张志聪曰：此言上焦所生之气，从上而下也。上焦开发，宣五谷味，熏肤充身泽毛，是谓气。此上焦之气，从上而下，如上热下寒，当视其虚脉而陷之于经络者取之，此因脉虚而气陷于脉内，不能熏肤热肉，故下寒也。故当取之于经，俟气下乃止，此所谓引而下之者也。●丹波元简曰：《甲乙》"陷之"作"陷下"。马云：凡上热下冷者，视其下脉之虚而陷之于经络者补之，使上之气下乃止。此其热在于上者，若引而下之，所谓引而下之之法也。

75.20 大热遍身，狂而妄见、妄闻、妄言，视足阳明及大络取之，虚者补之，血而实者写之。因其偃卧，居其头前，以两手四指挟按颈动脉，久持之，卷而切，推下至缺盆中，而复止如前，热去乃止，此所谓推而散之者也①。

①杨上善曰：足阳明主气，其气强盛，狂妄见闻及妄言多因此脉，故取阳明正经及络以去之也。若足阳明上实下虚为狂等病，宜补下虚经也。上之血络盛而实者，可刺去血以泻之。因令偃卧，以手按人迎之脉，□下至缺盆中，复上来去，使热气泄尽，乃可休止，故曰推而散之也。有本为"腹上如前"，恐错也。●马莳曰：此治大热之法也。上文上寒下热、上热下寒，其热非遍身者也。今大热遍身，狂而闻见言语，以无为有，则热之极也。足阳明经多气多血，为五脏六腑之海，故当视其足阳明之大络取之，虚则补之，血而实者则泻之。又必因病人偃卧之际，医工居其头前，以两手各用大指、食指共四指，挟其颈之动脉而按之，即人迎、大迎处也。又久而持之，又卷而切之，下至缺盆之中而后止。又如前法行之，候其热去乃止。此所谓推而散之之法也。●张介宾曰：上文言上下之寒热，所治不同；此言遍身之大热，当取足之阳明也。盖阳明经多气多血，为五脏六腑之海，故但察其在经在络或虚或实而取之，则遍身之热可除也。然又当因病人之偃卧，医者居其头之前，以两手大食四指，挟其颈中动脉于人迎、大迎等处，自上而下按而久持之，卷而切推之，下至缺盆，止复如前，候其热去乃已。盖三阳在头，故可独取人迎而推散其热也。卷，捲同。●张志聪曰：此言中焦所生之气，从中而出，散行于上下者也。中焦之气，阳明水谷之悍气也，大热遍身，狂而妄见妄闻，此阳明之气，逆而为热狂也。故当视足阳明之皮部，及大络取之，虚者补之，如逆于血脉之中而血实者泻之。盖中焦之气，从大络而出于皮肤者也，其悍气之上冲头者，循咽上走空窍，出颇，下客主人，循牙车，复与阳明之脉相合，并下人迎，从膺胸而下至足跗。故当因其偃卧，居其头前，以两手四指，挟按颈中人迎之动脉，久持之，盖使悍热之散于脉外，勿使合于脉中，此所谓推而散之者也。以上三节，申明肤表之气，又有从上中下之三道而出者，是所受于天与谷气并而充身者。又有二气也，学者能明乎阴阳血气离合出入之道，全经大义，思过半矣。●黄元御曰：居其头前，医居病者之头前也。按颈动脉，足阳明之人迎也。按之卷手而切推之，下至缺盆中，而复止如前，所以推其经热而使之下也，热去乃止而不推。此推而散之法也。●丹波元简曰：《甲乙》"因其"作"因令"，诸本"切之"作"切推"，马、志与此本同，《甲乙》作"切推之下，至缺盆中"。马云：上文上寒下热，上热下寒，其热非遍身者也。今大热遍身，狂而闻见言语，以无为有，则热之极也。足阳明经多气多血，为五

脏六腑之海，故当视其足阳明之大络取之，虚则补之，血而实者则泻之。又必因病人偃卧之际，医工居其头前，以两手各用大指食指共四指，挟其颈之动脉而按之，即人迎、大迎处也。又久而持之，又卷而切之，下至缺盆之中而后止，又如前法行之，候其热去乃止，此所谓推而散之之法也。张云：盖三阳在头，故可独取人迎，而推散其热也。卷，捲同。
◉周学海曰：以上为中半篇，承上启下，以下乃发真邪。

75.21 黄帝曰：有一脉①生数十病者，或痛、或痈、或热、或寒、或痒、或痹、或不仁，变化无穷，其故何也？岐伯曰：此皆邪气之所生也②。

①丹波元简曰：张云：犹言一经也。

②杨上善曰：上经十二经脉，生病各异。此言一脉生数十种病，变化无穷者，十二经生病，非无有□，至于变化，亦不可穷，故欲取者，甚须审察，不可轻然以定是非也。◉马莳曰：此言一脉而生数十病者，皆邪气之所生也。邪气者，即下文之虚邪也。盖虚邪贼风，善行而数变，故为病之多有如是也。◉张介宾曰：一脉，犹言一经也。邪气，即下文之虚风也。虚邪贼风，善行数变，故其为病则变化无穷。◉张志聪曰：此下论邪气之伤人营卫宗气，则真气去，邪独留，邪气淫泆，变化无穷，是以一脉而生数十病也。◉薛雪曰：一脉，犹言一经也。邪气，即风也。虚邪贼风，善行数变，故其为病变化无穷。

75.22 黄帝曰：余闻气者，有真气，有正气，有邪气。何谓真气①？岐伯曰：真气者，所受于天，与谷气并而充身也②。正气者，正风也，从一方来，非实风，又非虚风也③。邪气者④，虚风之贼伤人也，其中人也深，不能自去。正风者，其中人也浅，合而自去⑤，其气来柔弱，不能胜真气，故自去。⑥⑦⑧

①杨上善曰：帝举□……□气□间□……□。

②杨上善曰：□□□□□□□□□□为身之不与□谷气合充身□□也。◉丹波元简曰：《甲乙》"谷"上有"水"字。张云：真气，即元气也。气在天者，受于鼻而喉主之；在水谷者，入于口而咽主之。然钟于未生之初者，曰先天之气；成于已生之后者，曰后天之气。气在阳分即阳气，在阴即阴气，在表曰卫气，在里曰营气，在脾曰充气，在胃曰胃气，在上焦曰宗气，在中焦曰中气，在下焦曰元阴元阳之气，皆无非其别名耳。

③杨上善曰：四时之风：春东风，夏南风，秋西风，冬北风，故曰各从一方来也。风从太一所居乡来，向中宫，名为实风；从冲后来，向中宫，名虚风。今四时之风，非虚非实也。◉丹波元简曰：《甲乙》无"来非实风又"五字，"虚风"注：《太素》云：非灾风也。志云：正气者大块噫气，其名为风，从一方来，非实风，又非虚风，此天地之正气也。张云：从一方来，谓太一所居之方也。风得时之正者，是为正风。然正风实风，本同一方，而此曰非实风者，以正风之来徐而和，故又曰正气；实风之来暴而烈，故与虚风对言也。按《岁露》篇曰：诸所谓风者，皆发屋，折树木，扬沙石。此虚风实风之谓也。

④丹波元简曰：马云：如冬居叶蛰之宫，而风自后来者是也，大义见《岁露》篇。

⑤马莳曰：此承上文而言气分为三，唯邪气能伤真气也。真气者，与生俱生，受之于天，日与谷气相并而充满于身者也。正气者，正风也，从一方来，此风非实非虚，如春之东风，夏之南风，秋之西风，冬之北风者是也。其中人也浅，以其风气之来柔弱，不能胜

人真气故耳。邪气者,乃虚风之贼伤人者也,如冬居叶蛰之宫,而风自后来者是也,(大义见《岁露》篇。)其中人也深,不能自去也,所以变化无穷,而一脉有数十病耳。●张介宾曰:真气,即元气也。气在天者,受于鼻而喉主之;在水谷者,入于口而咽主之。然钟于未生之初者,曰先天之气;成于已生之后者,曰后天之气。气在阳分即阳气,在阴即阴气,在表曰卫气,在里曰营气,在脾曰充气,在胃曰胃气,在上焦曰宗气,在中焦曰中气,在下焦曰元阴元阳之气,皆无非其别名耳。从一方来,谓太一所居之方也。风得时之正者,是为正风。然正风实风本同一方,而此曰非实风者,以正风之来徐而和,故又曰正气;实风之来暴而烈,故与虚风对言也。按《岁露论》曰"诸所谓风者,皆发屋折树木扬沙石",此虚风实风之谓也。详运气类三十五、六。从冲后来者为虚风,其中人也甚,故深入不能自去。合而自去,谓邪与正合而正胜之,故自去也。●张志聪曰:所受于天者,先天之精气。谷气者,后天水谷之精气。合并而充身者也,正气者。大块噫气,其名为风,从一方来,非实风,又非虚风,此天地之正气也。虚风者,从虚乡来之贼风,伤人正气,其中人也深,不能自去。正风者,其中人也浅,与真气合而自去,盖其气来柔弱,不能胜真气,故自去。●闵士先曰:人秉天地之正气所生,故天之正气,与人之真气相合,不能胜真气者,合并之气盛也。●朱卫公曰:风出于地隧之中,故其气来柔弱,实风者,天之怒气也。●《集注》眉批:出于地隧,故为大块。●薛雪曰:真气,即元气也。气在天者,受于鼻而喉主之;在水谷者,入于口而咽主之。然钟于未生之初者曰"先天之气",成于已生之后者曰"后天之气",气在阳分即"阳气",在阴即"阴气",在表曰"卫气",在里曰"营气",在脾曰"充气",在胃曰"胃气",在上焦曰"宗气",在中焦曰"中气",在下焦曰"元阴、元阳之气",皆无非其别名耳。从一方来,谓太乙所居之方也。风得时之正者为正风,然正风、实风,本同一方,而此曰"非实风"者,以正风之来徐而和,故曰"正气",实风之来暴而烈,故与虚风对言也。从冲后来者为虚风,其中人也甚,故深入不能自去。合而自去,谓邪与正合,而正胜之,故自去也。●丹波元简曰:《甲乙》无"合"字。张云:谓邪与正合而正胜之,故自去也。闵士先云:人秉天地之正气所生,故天之正气,与人之真气相合,不能胜真气者,合并之气盛也。●章楠曰:此言生初所禀本元之气,及平时由呼吸所受天地中和纯粹之气,是阴阳之精气,故为真气,与饮食之谷气合并而充身者,故曰天食人以五气,地食人以五味,则又统括阴阳五行气化,以长养万物者也;正气即正风,由太乙所居正位而来,以少阳之气所化,而柔弱不厉,正可舒养万物,故名正气,或有过猛之时,其中人亦浅而不伤,不能胜身中真气,则自去而不为病也;其虚邪贼风,中人也深,不能自去,则伤而成病,下更详之。

75.23 虚邪之中人也,洒晰①动形,起毫毛而发腠理。其入深,内搏于骨,则为骨痹;搏于筋,则为筋挛②;搏于脉中,则为血闭,不通则为痈③。搏于肉,与卫气相搏,阳胜者,则为热④,阴胜者,则为寒⑤。寒则真气去,去则虚,虚则寒搏于皮肤之间⑥。其气外发,腠理开,毫毛摇,气往来行,则为痒⑦。留而不去,则痹⑧。卫气不行,则为不仁⑨。

①丹波元简曰:《甲乙》作"凄索"。张云:寒栗也。
②杨上善曰:□……□筋有寒收,筋挛,一也;亦名筋痹,二也。

③杨上善曰：薄，脉有寒，令□□中□□通□塞而不行□□□□□□也。
④杨上善曰：□□□也，邪□□□，□时阳胜，则为肉热也。
⑤杨上善曰：邪与卫合，其时阴胜，则肉寒也。
⑥丹波元简曰：张云：若与卫气相搏，阳胜则热，阴胜则寒，皆邪气也。何独曰寒则真气去，去则虚？盖气属阳，人以气为主，寒胜则阳虚，所重在气也。阳气既虚，则阴寒搏聚于皮肤之间矣。简案：马以阳经之气胜阴经，阴经之气胜阳经释之，且以寒则真气去，去则虚云云，按下文为行则为痒之所因，并非也。
⑦杨上善曰：寒气既□□神气□去，故寒独留皮肤之间，以□□病本也。其气发□筋豪行皮中，因此为痒，五也。
⑧杨上善曰：邪在皮肤，与风、寒、湿合，则为痹病，六也。
⑨杨上善曰：邪气在于皮肤，卫气不营，遂不知人，故为不仁，七。●马莳曰：此承上文而言虚邪入人之深，有为骨痹、为筋挛、为痛、为热、为寒、为痒、为不仁等病也。虚邪之中人也，初时洒淅恶寒，以振动其形，起人毫毛，发人腠理，其邪既入深，内搏于骨，则为骨痹；搏于筋，则为筋挛；搏于脉中，而血闭不通，则为痛肿；搏于肉而与卫气相搏，当是时，阳气胜者则为热，乃阳经之气胜阴经也；阴气胜者则为寒，乃阴经之气胜阳经也。寒则真气去而且虚，其寒搏于皮肤之间，邪气外发腠理，开其毫毛，摇气往来而行，则为痒，留而不去则为痹。卫气不行，则为不仁，不知痛痒也。●张介宾曰：洒淅，寒栗也。邪之中人，变不可测，故无分皮肉筋骨，着则为病。若与卫气相抟，阳胜则热，阴胜则寒，皆邪气也，何独曰寒则真气去、去则虚？盖气属阳，人以气为主，寒胜则阳虚，所重在气也。阳气既虚，则阴寒抟聚于皮肤之间矣。邪之在表者其气外发，或腠理开则汗为不敛，或毫毛动摇则毛悴而败，或气往来行则流而为痒，或邪留不去则痛而为痹。若卫气受伤，虚而不行，则不知痛痒，是为不仁。●张志聪曰：此言虚邪之伤形也。洒淅动形，故搏于皮脉肉筋骨，而为痹为挛，为痛为痹，阴胜则为寒，寒则真气去，有伤卫气，则为不仁，此皆邪气之所生也。●薛雪曰：洒淅，寒栗也。邪之中人，变不可测，故无分皮肉筋骨，着则为病也。若与卫气相搏，阳胜则热，阴胜则寒，皆邪气也。曰"寒则真气去，去则虚"。盖气属阳，人以气为主，寒胜则阳虚，所重在气也。阳气既虚，则阴寒搏聚于皮肤之间矣。邪之在表者其气外发，或腠理开，则汗为不敛；或毫毛动摇，则毛瘁而败；或气往来行，则流而为痒；或邪留不去，则痛而为痹；若卫气受伤，虚而不行，则不知痛痒，是谓不仁。●黄元御曰：此答帝问痛、痹、寒、热、痒、痹、不仁之义。●丹波元简曰：《甲乙》"行"上有"微"字，"留"上有"气"字，"摇气"注云：一本作"淫气"，诸本"为痹"作"则痹"，马、志与原文同。张云：邪之在表者，其气外发，或腠理开，则汗为不敛；或毫毛动摇，则毛悴而败；或气往来行，则流而为痒；或邪留不去，则痛而为痹；若卫气受伤，虚而不行，则不知痛痒，是谓不仁。简案：张摇下句，然不若作"淫气"，义易通。●章楠曰：洒淅动形者，寒慄毛竖也，以其邪厉，故发腠理而深入至骨，则为骨痹，必骨痛也；邪搏于筋，则筋拘挛；脉者血之府，邪搏于脉，故血闭，甚则经脉不通而成痛；肉在脉外，卫气所居，故邪侵肉，则与卫气相搏，其阳胜则为热，阴胜则为寒，寒则真气去而虚，虚则寒；搏于皮肤之间，发腠理，开毫毛，而往来行，则为痒，久留不去，则为痹，卫气因之不得流行，其肉顽木而不仁也。

75.24　虚邪偏容于身半，其入深，内居荣卫，荣卫稍衰，则真气去，邪气独留，发为偏枯。其邪气浅者，脉偏痛①。

①杨上善曰：身半□□□□□□随取半□邪深容之，行□□□□□白……□。●马莳曰：此承上文而言虚邪之入人深，则为偏枯，浅则为脉痛，皆变化无穷之义也。●张介宾曰：虚邪若中于半身，其入深而重者，则营卫衰，真气去，乃发为偏枯。若邪之浅者，亦当为半身偏痛也。●张志聪曰：此邪气偏客于形，伤其营卫，则真气去，而为偏枯也，其邪气浅者脉偏痛。盖偏枯者，邪直伤于筋骨也。●闵士先曰：营卫衰则真气去，当知营卫真气，同本所生，而各走其道，可离而可合者也。●《集注》眉批：合则总谓之真气。●薛雪曰：虚邪若中于半身，其入深而重者，则营卫衰，真气去，乃发为偏枯，若邪之浅者，亦当为半身偏痛也。●丹波元简曰：《甲乙》"虚"作"淫"，"容"作"客"。简案：中风偏枯之所因，的在于此，续命诸汤，立方之皆，亦本于此。●章楠曰：此言邪气偏伤，其入深，则成偏枯，半身不遂；入浅，则一边经脉疼痛，以其真气耗去，而邪居之也。

75.25　虚邪之入于身也深，寒与热相搏，久留而内著，寒胜其热，则骨疼肉枯；热胜其寒，则烂肉腐肌为脓，内伤骨，内伤骨为骨蚀①。有所疾前筋，筋屈②不得伸③，邪气居其间而不反，发为筋溜④。有所结，气归之，卫气留之，不得反，津液久留，合而为肠溜⑤，久者，数岁乃成，以手按之柔，已有所结，气归之，津液留之，邪气中之，凝结日以易甚⑥，连以聚居，为昔瘤⑦。以手按之坚，有所结，深中骨，气因于骨，骨与气并，日以益大，则为骨疽⑧。有所结，中于肉，宗气归之，邪留而不去，有热则化而为脓，无热则为肉疽⑨。凡此数气者，其发无常处，而有常名也⑩。

①丹波元简曰：马云：骨有所损也。张云：其最深者，内伤于骨，是为骨蚀，谓侵蚀及骨也。简案：骨蚀未详，岂谓多骨附骨等之疽欤？

②丹波元简曰：《甲乙》无一"筋"字。楼氏云："前筋"二字，衍文也，"筋"当作"结"。简案：今从楼说。【编者按：丹波元简句读在"筋屈"之后。】

③周学海曰：《经筋》篇有"下散前后"与"前及胸痛"之文。

④丹波元简曰：《甲乙》"溜"作"瘤"。张云：有所疾前筋，谓疾有始于筋也。筋之初著于邪，则筋屈不得伸，若久居其间而不退，则发为筋溜。筋溜者，有所流注而结聚于筋也，即赘瘤之属。下仿此。简案：刘熙《释名》云：瘤，流也，血气聚所生瘤肿也。陈氏《外科正宗》云：筋瘤者，坚而色紫，垒垒青筋，盘曲甚者，结若蚯蚓。

⑤丹波元简曰：《甲乙》作"肠疽"，注："肠"一本作"疡"。张云：留而不反，则蓄积于中，流注于肠胃之间，乃结为肠溜。简案："肠溜"他书未见详论其证者，俟考，《甲乙》肠疽亦同。

⑥周学海曰：易，变易也，流走无定之谓也。故下接云"连以聚居"。马注：谓同益未协。

⑦丹波元简曰：张云：其有久者，必数岁而后成也。然其始也，按之虽柔，或上或下，已有所结；及其久也，气渐归之，津液留之，复中邪气，则易于日甚，乃结为昔瘤。

昔瘤者，非一朝夕之谓。简案：即宿瘤也。●周学海曰：久瘤也。上"筋溜"、"肠溜"俱宜作"瘤"，即癥块也，又见下卷《九针论》中。

⑧丹波元简曰：张云：又有按之而坚者，其深中骨，是气因于骨而然。骨与气并，其结日大，名为附骨疽也。简案：骨疽不言有脓，此似指骨瘤而言。陈氏云：骨瘤者，形色紫黑，坚硬如石，疙瘩高起，推之不移，昂昂坚贴于骨。

⑨丹波元简曰：张云：又有结于肉中者，则宗气归之。宗，大也。以阳明之气为言，邪留为热，则溃腐肌肉，故为脓。无热则结为粉浆之属，聚而不散，是为肉疽。简案：无脓而谓之肉疽，此亦似指肉瘤而言。陈氏云：肉瘤者，软若绵，硬似馒，皮色不变，不紧不宽，终年只似覆肝。

⑩杨上善曰：息大按之而坚，积病□久也。十四。先有聚结，深至骨边，骨与气并，致令骨坏，称曰骨疽。十五也。先聚气为热，营邪居热则坏肉以为痈脓。十六。结气无热，虚邪则坏肉以为肉疽。十七也。邪气伤人身，无有定处，而有斯十七种名也。●马莳曰：（著，着同。）此承上文而悉举虚邪中人之病，亦变化无穷之义也。虚邪入于人者既深，则寒与热相搏，如久留而内着，其寒胜夫热，则为骨疼而肉枯；热胜夫寒，则为肉烂而肌腐，且为脓，及内伤其骨也，内伤其骨则为骨蚀。骨蚀者，骨有所损也，必有其所。如内伤其筋，而疾在前筋，则筋自屈而不得伸，邪气居其中而不出，则发为筋溜。筋溜者，筋有所流注也，亦必有其所。如邪气有所结，而归于内，卫气亦留于内而不得出，以反于外，所以津液亦久留于其中，则合而为肠溜。肠溜者，肠有所流注也。久者数岁乃成，以手按之，则可至于柔，然亦必有其所。如或邪气之结者归于内，津液留于内，而又有邪气中之，则凝结易至于日甚，遂致相连而聚居于内，当为昔瘤，言非一日而成者也，以手按之则坚，且有其所。又或结深中骨，则邪气因于骨，骨与气并，日以益大，则为骨疽，亦有其所。若或结气中之于肉，上焦宗气正行于其所，被邪气留而不去，如有热则化而为脓，如无热则止为肉疽。凡此数等邪气，其发虽无一定之处，而各有一定之名也。●张介宾曰：邪中于外者必寒，气蓄于内者必热，寒邪深入与热相持，久留不去，必内有所著，故寒胜则伤阳而为痛为枯，热胜则伤阴而为脓为腐；其最深者，内伤于骨，是为骨蚀，谓侵蚀及骨也。蚀音食。有所疾前筋，谓疾有始于筋也。筋之初着于邪，则筋屈不得伸。若久居其间而不退，则发为筋溜。筋溜者，有所流注而结聚于筋也，即赘瘤之属。下仿此。溜，力救切。邪有所结，气必归之，故致卫气失常，留而不反则搐积于中，流注于肠胃之间，乃结为肠溜。卫气失常为病，详针刺类二十六。其有久者，必数岁而后成也。然其始也，按之虽柔，或上或下，已有所结；及其久也，气渐归之，津液留之，复中邪气，则易于日甚，乃结为昔瘤。昔瘤者，非一朝夕之谓。瘤音溜。又有按之而坚者，其深中骨，是气因于骨而然。骨与气并，其结日大，名为附骨疽也。又有结于肉中者，则宗气归之。宗，大也，以阳明之气为言。邪留为热，则溃腐肌肉，故为脓。无热则结为粉浆之属，聚而不散，是为肉疽。虽有常名而发无常处，无常处则形证亦无常矣，此所以变化无常也。●张志聪曰：此虚邪伤气而病形也。寒与热搏者，形中之阴阳二气也。盖形舍气，气归形，形气之相合也。是以伤形则病气，伤气则病形，结气归之者，寒热相搏之气，归于邪留之形所也。凡此数气者，其发无定处，而有肉枯骨蚀筋溜昔瘤之定名也。末章论邪气病形，则真气去而营卫伤。盖真气者，出入于节之交，游行于皮肤肌腠之间者也。●薛雪曰：邪中于外者必寒，气蓄于内者必热。寒邪深入，与热相搏，久留不去，必内有所

着，故寒胜则伤阳而为痛为枯，热胜则伤阴而为脓为腐，其最深者内伤于骨，是为骨蚀，为侵蚀及骨也。有所疾前筋，谓疾有始于筋也。筋之初着于邪，则筋屈不得伸，若久居其间而不退，则发为筋溜。筋溜者，有所流注而结聚于筋也，即赘瘤之属。下仿此。邪有所结，气必归之，故致卫气失常，留而不反，则蓄积于中，流注于肠胃之间，乃结为肠溜。其有久者，必数岁而后成也。然其始也，按之虽柔，或上或下，已有所结；及其久也，气渐归之，津液留之，复中邪气，则易于日甚，乃结为昔瘤。昔瘤者，非一朝一夕之谓。又有按之而坚者，其深中骨，是气因于骨而然。骨与气并，其结日大，名为"附骨疽"也。又有结于肉中者，则宗气归之。宗，大也。以阳明之气为言，邪留为热则溃腐肌肉，故为脓；无热则结为粉浆之属，聚而不散，是为肉疽。虽有常名，而发无常处。无常处，则形证亦无常矣，此所以变化无常也。●黄元御曰：此推明黄帝未问之义。溜与瘤通。昔瘤，瘤成于夙昔，非旦暮所结者。骨疽，气郁于骨中而突起者。肉疽，气郁于肉中，无热无脓，坚硬而突起者。●丹波元简曰：张云：虽有常名，而发无常处，无常处则形证亦无常矣。此所以变化无常也。楼氏云：此皆虚邪中人为病，弗去而久留着，故积岁累月，而成疽瘤也。●章楠曰：此言人身阴阳气血而中贼风，日久深沉，寒热相结，在阴则寒胜，在阳则热胜，寒胜则骨疼肉枯，热胜则烂肉腐肌而为脓，内伤于骨，则骨损如虫蚀也。上言邪搏于筋而筋挛，即屈不能伸，邪居其间，则发为筋溜，同瘤也；邪气内结，卫气留滞，津液不输，与邪合而结成肠瘤，久者，数岁乃成；初起按之尚柔，已有所结，则气日以归，而津液留之，邪气中之，故凝结日易而成昔瘤，谓由宿昔渐结，故云数岁乃成，于是按之坚矣；如邪深中于骨，气因循骨而行者，与邪并结，日以益大，则为骨疽也；宗气本温分肉者也，邪中于肉，则宗气归之，邪留不去，有热则肉化成脓，无热则结为肉疽，故有热为痈，无热为疽，疽为阴证，痈为阳证也。凡此邪气中人发病，无一定之常处，及其成病，则有一定之常名，因名以辨阴阳、表里、寒热而治之也。●周学海曰：五个"有所"即悬空指其处而言之，以无常处故也。三千字只以四节尽之，每节各有五排却不嫌板。所谓大阵包小阵，大营包小营。笔力坚悍、古朴，千古无两。前半论刺节，后半论真邪，中间以五邪寒热作枢纽。笔笔皆系实事，不见承接转换之迹。求道者，最宜先读此种文字，为其字字留目也。

卫气行第七十六

●马莳曰：详论卫气之行，故名篇。●丹波元简曰：诸本无篇字。

76.1　黄帝问于岐伯曰：愿闻卫气之行，出入之合①，何如？岐伯曰：岁有十二月，日有十二辰，子午为经，卯酉为纬。天周二十八宿，而一面七星，四七二十八星。房昴为纬，虚张为经。是故房至毕为阳，昴至心为阴。阳主昼，阴主夜②。故卫气之行，一日一夜五十周于身，昼日行于阳二十五周，夜行于阴二十五周，周于五藏③。是故平旦阴尽，阳气出于目④，目张则气上行于头，循项下足太阳⑤，循背下至小指之端⑥。其散者⑦，别于目锐眦⑧，下手太阳，下至手小指之间外侧⑨。其散者，别于目锐眦⑩，下足少阳，注小指次指之间⑪。以上循手少阳之分侧⑫，下至小指之间⑬。别者以上至耳前，合于颔脉，注足阳明⑭以下行，至跗上⑮，入五指之间⑯。其散者，从耳下下手阳明⑰，入大指⑱之间⑲，入掌中⑳。其至于足也，入足心㉑，出内踝，下行阴分，复合于目㉒，故为一周㉓。

①丹波元简曰：《甲乙》"合"作"会"。马云：或出阳经以入阴经，或出阴经以入阳经也。

②丹波元简曰：张云：十二辰，即十二支也，在月为建，在日为时。天象定者为经，动者为纬。子午当南北二极，居其所而不移，故为经。卯酉常东升西降，列宿周旋无已，故为纬。天分四面，曰东西南北，一面七星，如角亢氐房心尾箕，东方七宿也；斗牛女虚危室壁，北方七宿也；奎娄胃昴毕嘴参，西方七宿也；井鬼柳星张翼轸，南方七宿也。是为四七二十八星。房在卯中，昴在酉中，故为纬。虚在子中，张在午中，故为经。自房至毕，其位在卯辰巳午未申，故属阳而主昼。自昴至尾，其位在酉戌亥子丑寅，故属阴而主夜。

③张介宾曰：十二辰，即十二支也，在月为建，在日为时。天象定者为经，动者为纬。子午当南北二极，居其所而不移，故为经。卯酉常东升西降，列宿周旋无已，故为纬。天分四面，曰东西南北，一面七星。如角亢氐房心尾箕，东方七宿也；斗牛女虚危室壁，北方七宿也；奎娄胃昴毕觜参，西方七宿也；井鬼柳星张翼轸，南方七宿也。是为四七二十八星。房在卯中，昴在酉中，故为纬。虚在子中，张在午中，故为经。自房至毕，其位在卯辰巳午未申，故属阳而主昼。自昴至尾，其位在酉戌亥子丑寅，故属阴而主夜。卫气之行于身者，一日一夜凡五十周于身。天之阳主昼，阴主夜；人之阳主腑，阴主脏。故卫气昼则行于阳分二十五周，夜则行于阴分二十五周。阳分者言表言腑，阴分者言里言脏也，故夜则周于五脏。●丹波元简曰：《甲乙》"岁"作"藏"。张云：卫气之行于身者，一日一夜，凡五十周于身。天之阳主昼，阴主夜；人之阳主腑，阴主脏。故卫气昼则行于阳分二十五周，夜则行于阴分二十五周。阳分者言表言腑，阴分者言里言脏也，故夜则周于五脏。"岁"当作"脏"，误也，志亦改作"脏"。【编者按：丹波元简作"周于五岁"。】

④汪昂曰：睛明穴，太阳经。

⑤汪昂曰：膀胱经始。

⑥张介宾曰：此下言卫气昼行阳分，始于足太阳经以周六腑而及于肾经，是为一周。太阳始于睛明，故出于目。然目者宗脉之所聚，凡五脏六腑之精阳气皆上走于目而为睛，故平旦阴尽则阳气至而目张。目张则卫气由睛明穴上头，循项下足太阳经之分，循背下行以至足小趾端之至阴穴也。●汪昂曰：足小趾至阴穴。●黄元御曰：十二辰，十二支也。定而不移者为经，动而不居者为纬。子午，南北二极，不动为经；日月五星，自卯而升，自酉而降，往来如织，是以为纬。天周二十八宿，而一面七星。角、亢、氐、房、心、尾、箕七星在东；斗、牛、女、虚、危、室、壁七星在北；奎、娄、胃、昴、毕、觜、参七星在西；井、鬼、柳、星、张、翼、轸七星在南；四七共二十八星。房昴东西为纬，虚

张南北为经。房至毕，十四宿，位在卯、辰、巳、午、未、申，为阳；昴至心，十四宿，位在酉、戌、亥、子、丑、寅，为阴。阳主昼，阴主夜。卫气之行，一日一夜五十周于身，日行于阳二十五周，周于六经（六阳之经），夜行于阴二十五周，周于五脏。平旦阴尽，阳气出于目内眦之睛明，人醒目张，则阳气上行于头，循项下足太阳经，循背下至小指之端，此卫气之行于足太阳也。●丹波元简曰：《甲乙》作"阴气尽"。诸本"足太阴"作"足太阳"，此本误，当改。张云：此下言卫气昼行阳分，始于足太阳经，以周六腑而及于肾经，是为一周。太阳始于睛明，故出于目。然目者宗脉之所聚，凡五脏六腑之精阳气，皆上走于目而为睛，故平旦阴尽，则阳气至目而目张。目张则卫气由睛明穴，上头循项，下足太阳经之分，循背下行，以至足小趾端之至阴穴也。

⑦汪昂曰：在头而散者。

⑧汪昂曰：小肠经。

⑨张介宾曰：散者，散行者也。卫气之行，不循经相传，故始自目内眦而下于足太阳，其散者自目锐眦而行于手太阳也。下至手小指之间外侧，少泽穴也。●汪昂曰：本经少泽穴。●黄元御曰：此卫气之行于手太阳也。●丹波元简曰：《甲乙》无"锐眦"二字及"间"字，"手太阴"诸本作"手太阳"，当改。张云：散者，散行者也。卫气之行，不循经相传，故始自目内眦，而下于足太阳，其散者自目锐眦而行于手太阳也。下至手小指之间外侧，少泽穴也。

⑩汪昂曰：胆经之瞳子髎。

⑪张介宾曰：此自太阳行于足手少阳也。目锐眦，足少阳瞳子髎也。足小趾次趾之间，窍阴穴也。●汪昂曰：足第四趾之窍阴穴。●黄元御曰：此卫气之行于足少阳也。●丹波元简曰：张云：此自太阳行于足手少阳也。目锐眦，足少阳瞳子髎也。足小趾次趾之间，窍阴穴也。

⑫汪昂曰：三焦经。

⑬张介宾曰："分侧"当作"外侧"，"小指"下当有"次指"二字，谓手少阳关冲穴也。●汪昂曰：小指次指之端。即无名指之关冲穴。●黄元御曰：此卫气之行于手少阳也。

⑭汪昂曰：胃经。【编者按：汪昂句读在"足阳明"之后。】

⑮汪昂曰：当作"次趾"。【编者按：汪昂句读在"五指"之后。】

⑯张介宾曰：此自少阳而行于手足阳明也。合于颔脉，谓由承泣颊车之分，下注足阳明经。五趾当作中趾，谓厉兑穴也。颔，何敢切。●汪昂曰：本经厉兑穴。【编者按：汪昂句读在"之间"之前。】●顾观光曰：经文无称五指之例，以《经脉》篇校之，当作"中指"。●黄元御曰：颔脉，足阳明脉之行于面者。此卫气之行于足阳明也。●丹波元简曰：《甲乙》"五指"上有"足"字。楼氏云："分侧"二字，衍文也，其下当有"其散者"三字。张云："分侧"当作"外侧"，"小指"下当有"次指"二字。谓手少阳关冲穴也。别者以上至耳者，此自少阳而行于手足阳明也。合于颔脉，谓由承泣颊车之分，下注足阳明经。五指当作中指，谓厉兑穴也。

⑰汪昂曰：大肠经之迎香穴，在鼻旁。【编者按：汪昂句读在"手阳明"之后。】

⑱汪昂曰：当作"次指"。【编者按：汪昂句读在"之间"之前。】

⑲汪昂曰：本经商阳穴。

⑳张介宾曰：手阳明之别者入耳，故从耳下行本经。"大指"下当有"次指"二字，谓商阳穴也。●黄元御曰：此卫气之行于手阳明也。

㉑汪昂曰：少阴肾经涌泉穴，交于阴。

㉒汪昂曰：夜行阴分，至明日复会于足太阳睛明穴。

㉓杨上善曰：经云：虚张为经者错矣，南方七宿星为中也。经云：昂至尾为阴，便漏心宿也。昼行手足三阳，终而复始，二十五周；夜行五脏，终而复始，二十五周也。行于五脏，阴气尽也。卫气出目，循足太阳气出于目也。小指之端，足小指外侧端也。眦，才诣反，目崖，一曰目眶。散者，卫之悍气，循足太阴脉而有余别，故曰散者。别目兑眦，目外决眦也。目之兑眦，有手太阳，无足太阳，今言别者，足太阳脉系于目系，其气至于兑眦，故卫气别目兑眦，下手太阳，至小指之端外侧也。行此手足太阳，一刻时也。卫之悍气别者，循足少阳至小指次指之间，别者循手少阳至于小指次指之间，二刻时也。卫之悍气别者，合于颔脉，谓足阳明也。入五指间者，谓足阳明络，散入十指间，故刺疟者，先刺足阳明十指间也。手阳明偏历大络斜肩髃上曲颊偏齿，其别者从齿入耳，故卫别于耳下，下手阳明至大指间。入掌中者，手阳明脉不入掌中，而言入者，手阳明脉气虽不至掌中，卫之悍气循手阳明络至掌中，三刻时也。卫之悍气，昼日行手足三阳已，从于足心，循足少阴脉上，复合于目，以为行阳一周，如是昼日行二十五周也。●马莳曰：此言卫气之行，昼行于阳经，夜行于阴经，而一昼一夜乃五十度周于身也。出入者，或出阳经以入阴经，或出阴经以入阳经也。伯言一岁之内有十二月，一日之中有十二时，其夜之子时、昼之午时，当为南北之经，经者，自纵而言之也。旦之卯时、夕之酉时，当为东西之纬，纬者，自横而言之也。绕天一周有二十八宿，而一方计有七星，四方各七，则四七计有二十八星，其房昴为东西之纬，虚张为南北之经。是故房至毕，则为星之属阳者也；昴至心，则为星之属阴者也。阳星则主于昼，阴星则主于夜。故人身卫气之行，一日一夜当为五十周于身。其昼日行于阳经者二十五周，盖自足太阳而至手阳明也。夜行于阴经者二十五周，盖自足少阴而至足太阴也。彼六气者，自甲子以至戊辰，五岁方周百刻。（见《素问·六微旨大论》。帝曰：愿闻其岁，六气始终早晏何如？岐伯言：甲子之岁，初之气，天气始于水下一刻。至戊辰岁，初之气，又始于水下一刻，周而复始。）而卫气则一昼夜而周，故谓之周于五岁也。何以见昼行阳经者二十五周？是故自平旦之时，则行于阴经者尽矣。此阳气者，即卫气也，出于目之睛明穴，正以目开则卫气上行于头，乃循项下足太阳膀胱经之众穴，又循背下至足小指之端至阴穴；其在头而散者，别于目之锐眦近听宫穴，下手太阳小肠经，而至于手小指外侧之少泽穴；其在头而又散者，别于目锐眦，即足少阳之瞳子髎穴，以下足少阳之经，而注于足第四指间之窍阴穴；又从而上循手少阳之分侧，以下至手小指之间关冲穴；其别而散者，以上至耳前，合于颔脉，上近足阳明经之承泣穴，乃注足阳明之经，而下行至足跗面之冲阳穴，入次指之间厉兑穴；其在头而散者，从耳下下行手阳明经之迎香等穴，以入手大（当作次。）指之间商阳穴，入手掌中。此则昼行于阳经者如此，计二十五度。至夜则行于阴经，亦二十五度。其至于足少阴肾经，乃足心之涌泉穴，出内踝下，行阴分，自足少阴肾经而行手少阴心经、手太阴肺经、足厥阴肝经、足太阴脾经。其夜行于阴经者，计有二十五度。至明日平旦，阴经已尽而阳经又受气，则复因目开而会于目，又自足太阳膀胱经之睛明穴始也。故谓之五十度为一周者以此。●张介宾曰：此自阳明入足心出内踝者，由足少阴肾经以下行阴分也。少阴之别为跷

脉，跷脉属于目内眦，故复合于目，交于足太阳之睛明穴。此卫气昼行之序，自足手六阳而终于足少阴经，乃为一周之数也。愚按：卫气之行，昼在阳分，然又兼足少阴肾经，方为一周。考之《邪客》篇亦曰：卫气者昼日行于阳，夜行于阴，尝从足少阴之分间，行于五脏六腑。然则无论昼夜皆不离于肾经者何也？盖人之所本，惟精与气。气为阳也，阳必生于阴；精为阴也，阴必生于阳。故营本属阴，必从肺而下行；卫本属阳，必从肾而上行。此即卫出下焦之义。而肾属水，水为气之本也，故上气海在膻中，下气海在丹田，而人之肺肾两脏，所以为阴阳生息之根本。●张志聪曰：（"脏"字旧本误作"岁"，今改正。）岁有十二月者，周天三百六十五度四分度之一，一昼一夜，日随天道环转，绕地一周，而过一度，岁三百六十五日有奇而一周天。日有十二辰者，夜半为子，日中为午，日出为卯，日入为酉，子位于北，午位于南，卯位于东，酉位于西，子午为经，卯酉为纬，天周二十八宿，而一面七星，四七二十八星，是二十八宿，分位于周天之三百六十五度也。房位于卯，昴位于酉，虚位于子，张位于午，房昴为纬，虚张为经，房度在卯，毕度在酉，房至毕为阳者，日随天道，自东而西，漏下二十五刻，日正中而行至张度，又二十五刻，而行至毕度，此昼日行于阳也。昴度在酉，心度在卯，昴至心为阴者，日随天道，自西而东，绕地环转，漏下二十五刻，夜正中而行至虚度，又二十五刻，行至心度，此夜行于阴也。卫气之行，一日一夜，五十周于身者，谓营行脉中，卫行脉外，循脏腑之手足十二经脉，与督脉任脉阳跷阴跷之脉度而行，一呼一吸，脉行六寸，水下二刻，计二百七十息。脉行十六丈二尺为一周，昼行二十五周，夜行二十五周，总属此十六丈二尺之脉度，无分阴与阳也。其昼行于阳二十五周，夜行于阴二十五周，周于五脏者，昼行于三阳之分，夜行于五脏之阴，与循经而行者，各走其道。盖卫气之循经而行者，是脉内之营气，交相循度环转，昼行于阳，夜行于阴者，与脉外之营气，相将而行，昼行于皮肤肌腠之间，夜行于五脏募原之内，与昼夜循行十六丈二尺之经脉五十周者不同也。是以平旦气出于阳而目张，暮则气入于阴而目瞑。故下文曰：日行一舍，人气行。●张玉师曰：经言卫气先行皮肤，先充络脉，是卫气与络脉之相通也。卫气大会于风府，日下一节，二十一日，下至尾骶，内行于伏冲之脉，是卫气外行皮肤，而内行于经脉也。此言卫气入于阳明之颔脉，是营卫之行于经脉外内，又不可执一而论。●《集注》眉批：一呼一吸为一息。●汪昂曰：一日一夜，水下百刻，而五十度毕。●黄元御曰：其至于足也，入足心，出内踝，下行阴分，复合于目，自足少阴之涌泉而循少阴之经，交足太阳之睛明也，是为一周。（卫气至足，入足心，由足少阴而交足太阳。至手，入掌中亦当由手少阴而交手太阳也。）一周，与十分身之八。盖言日行一舍，卫气之循度而行者，环转于十六丈二尺之一周，与行于三阳之分者，亦一周也。夫卫气之昼行于阳，夜行于阴者，应日随天道绕地环转，卫气之循经而行者，应月与海水之盛亏于东西，故曰人与天地参也，与日月相应也。按《厥论》曰：阳气起于足五指之表，阴气起于足五指之里。阳明者，表也，为之行气于三阳。而卫气者，阳明水谷之悍气，合于阳明之颔脉，下行至足跗上，是以卫气之上入于五指之间者，合阳明而入于颔脉之人迎，下至足跗，故入于足五指之端，从指井而复出于皮肤之气分也。●丹波元简曰：《甲乙》"耳下"下无一"下"字。楼氏云："下行阴分"，"下"当作"上"。汪云："大指"当作"次指"。张云：手阳明之别者入耳，故从耳下行本经，"大指"下当有"次指"二字，谓商阳穴也。其至于足也，以下者，自阳明入足心，出内踝者，由足少阴肾经以下行阴分也。少阴之别为跷脉，跷脉属于目内眦，故复合于目，交于足太阳之睛明穴。此卫气昼行之序，自手足六阳而终于足少阴经，乃为一周之数也。愚按：卫气之行，昼在阳分，然又兼足少阴肾经，方为一周。考之《邪客》篇亦曰：卫气者昼日行于阳，夜行于阴。尝从足少阴之分，间行于五脏六腑，然则无论昼夜，皆不离于肾经者何也？盖人之所本，惟精与气，气为阳也，阳必生于阴；精为阴也，阴必生于阳；故营本属阴，必从肺而下行；卫本属阳，必从肾而上行，此即卫出下焦之义。而肾属水，水为气之本也。故上气海在膻中，下气海在丹田，而人之肺肾两脏，所以为阴阳生息之根本。●章楠曰：此明卫气之行于脉外者，合天象列宿之行度也。其气虽行脉外，而亦如经脉流行之序，故如上节《痹论》所云：逆之则病，顺之则安。盖营卫之气，本出一源，故流行自同轨度，其异于营气者，昼行于皮肉之阳分，夜行于五脏之阴分。故自平旦从阴出于目内眦太阳经之睛明穴，则目开而寤，乃循三阳经之部而行于身者，二十五周；至日没从阳入于足心少阴经之涌泉穴，则目瞑而寐，乃循三阴经行，周于五脏，至夜半与营气会合，其行于阴者，亦二十五周于身，至平旦又出于阳，如是周流不已矣。●周学海曰：据此经义，是手足三阳同时并行，而又从足太阳、足阳明同时并入于阴分也。三阳者，阳经之部分也；阴分者，阴经之部分也。

76.2　是故日行一舍，人气行一周与十分身之八①；日行二舍②，人气行二周于身与十分身之六③；日行三舍④，人气行于身五周与十分身之四⑤；日行四舍⑥，人气行于身七周与十分身之二⑦；日行五舍⑧，人气行于身九周⑨；日行六舍⑩，人气行于身十周与十分身之八⑪；日行七舍⑫，人气行于身十二周在身与十分身之六⑬；日行十四舍，人气二十五周于身有奇分与十分身之二，阳尽于阴，阴受气矣⑭。其始入于阴，常从足少阴注于肾⑮，肾注于心⑯，心注于肺⑰，肺注于肝⑱，肝注于脾⑲，脾复注于肾为周⑳。是故夜行一舍，人气行于阴藏㉑一周与十分藏之八㉒，亦如阳行之二十五周，而复合于目㉓。阴阳一日一夜，合有奇分十分身之四，与十分藏之二，是故人之所以卧起之时，有早晏者，奇分不尽故也㉔。

①丹波元简曰：《甲乙》"一周上"有"于身"二字。张云：此下言卫气运行之数也。天周二十八舍，而一日一周，人之卫气，昼夜凡行五十周，以五十周为实，而用二十八归除之，则日行一舍，卫气当行一周，与十分身之七分八厘五毫有奇为正数。此言一周，与十分身之八者，亦如天行过日一度，而犹有奇分也。"奇分"义见后。舍，即宿也。按《太史公律书》及《天官》等书，俱以二十八宿作二十八舍，曰舍者，为七政之所舍也。●顾观光曰：《素问·八正神明论》注"行"下有"於身"二字，与下文一例，当补。

②丹波元简曰：张云：日行二舍，人气当行三周于身，与十分身之五分七厘一毫有奇为正数，云十分身之六者，有奇分也。后仿此。

③张介宾曰：此下言卫气运行之数也。天周二十八舍而一日一周，人之卫气昼夜凡行五十周。以五十周为实，而用二十八归除之，则日行一舍，卫气当行一周与十分身之七分八厘五毫有奇为正数。此言一周与十分身之八者，亦如天行过日一度而犹有奇分也。奇分义见后。舍即宿也。按《太史公律书》及《天官》等书，俱以二十八宿作二十八舍。曰

舍者，为七政之所舍也。日行二舍，人气当行三周于身与十分身之五分七厘一毫有奇为正数。云十分身之六者，有奇分也。后仿此。

④丹波元简曰：张云：人气当行五周，与十分身之三分五厘七毫有奇为正数，余者为奇分。

⑤张介宾曰：人气当行五周与十分身之三分五厘七毫有奇为正数，余者为奇分。

⑥丹波元简曰：张云：人气当行七周，与十分身之一分四厘二毫有奇为正数，余者为奇分。

⑦张介宾曰：人气当行七周与十分身之一分四厘二毫有奇为正数，余者为奇分。

⑧丹波元简曰：张云：人气当行八周，与十分身之九分二厘八毫为正数，余者为奇分。

⑨张介宾曰：人气当行八周与十分身之九分二厘八毫为正数，余者为奇分。

⑩丹波元简曰：张云：人气当行十周，与十分身之七分一厘四毫有奇为正数，余者为奇分。

⑪张介宾曰：人气当行十周与十分身之七分一厘四毫有奇为正数，余者为奇分。

⑫丹波元简曰：楼氏云："在身"二字，衍文。张云：人气当行十二周，与十分身之四分九厘有奇为正数，余者为奇分，此一面七星之数也。简案："在身"二字，诸本并有之，然推前后文例，必是衍文。

⑬张介宾曰：人气当行十二周与十分身之四分九厘有奇为正数，余者为奇分，此一面七星之数也。

⑭张介宾曰：日行七舍为半日，行十四舍则自房至毕为一昼，人气当行二十五周为正数。今凡日行一舍，人气行一周与十分身之八，则每舍当余一厘四毫有奇为奇分。合十四舍而计之，共得十分身之二，是为一昼之奇分也。昼尽则阳尽，阳尽则阴受气而为夜矣。●丹波元简曰：张本"十分身之四"字，作二注云：日行七舍为半日，行十四舍，则自房至毕为一昼，人气当行二十五周为正数。今凡日行一舍，人气行一周，与十分身之八，则每舍当余一厘四毫有奇为奇分，合十四舍而计之，共得十分身之二，是为一昼之奇分也。昼尽则阳尽，阳尽则阴受气而为夜矣。简案：马、志于日行舍数，细分而释之，然张注觉明备，故姑仍之。

⑮汪昂曰：气行于阴则寐。故少阴病但欲寐。

⑯汪昂曰：手少阴。

⑰汪昂曰：手太阴。

⑱汪昂曰：足厥阴。

⑲汪昂曰：足太阴。

⑳张介宾曰：此言卫气夜行阴分，始于足少阴肾经以周五脏，其行也以相克为序，故肾心肺肝脾相传为一周，而复注于肾也。●汪昂曰：阴分有五脏，而缺手厥阴心包经。按《邪客》篇言少阴脉曰：诸邪之在心者，皆在于心包络，其余脉出入屈折，行之疾徐，皆如手少阴心主之脉行也。●丹波元简曰：《甲乙》"周"上有"一"字。张云：此言卫气夜行阴分，以相克为序，故肾心肺肝脾，相传为一周，而复注于肾也。

㉑丹波元简曰：《甲乙》"阴脏"作"身一"字，注"一"云：阴脏。马云：阴脏者，诸阴经也。

㉒张介宾曰：其正数奇分俱如前。

㉓张介宾曰：卫气行于阴分二十五周则夜尽，夜尽则阴尽，阴尽则人气复出于目之睛明穴而行于阳分，是为昼夜五十周之度。●汪昂曰：又自睛明穴起。●丹波元简曰：张云：卫气行于阴分，二十五周则夜尽，夜尽则阴尽，阴尽则人气复出于目之睛明穴，而行于阳分，是为昼夜五十周之度。

㉔杨上善曰：以下俱言行阳二十五周，人气行身一周，复行第二周内十分之中八分，即日行之一舍也。人气昼日行阳，二十五周于身有奇分十分身之二，言"四"误也。卫之阳气，昼日行三阳二十五周已，至夜行于五脏二十五周。肾脉支者从肺出络心，故卫气循之注心者也。卫气夜行五脏，皆从能克注于所克之脏以为次也。心脉直者手少阴复从心系却上肺，故卫气循心注肺者也。肝脉支者复从肝别贯膈上注肺，故卫气循肺注肝者也。肝脉侠胃，胃脉络脾，故得肝脉注于脾也。脾脉足太阴从下入少腹，气生于肾，故卫气循之注肾者也。前行阳中，日行一舍，人气行身一周，复行后周十分身之八分；此夜行一舍，人气行阴脏一周，复行后周十分脏之八，与前行阳二十五周数同，亦有二十五周。合五十周，复合于目，终而复始也。行阳奇分十分身之二，行阴奇分亦有十分脏之二，其数同也。●马莳曰：（按伯高所言，大约日行舍数、卫气所行之数，俱举成数而言。愚今细分其数，则于昼夜各行二十五度之数，庶无缪矣，以俟后之明者而再订之。）此承上文而详言卫气昼夜各行二十五度之义也。是故日行一舍，人气行一周与十分身之八。（人气者，卫气也，对天之日数而言，故谓卫气为人气。此当言日行舍八分七厘半，漏水下三刻一分二厘半，人气行一周五分六厘二毫半。）日行二舍，人气行二周于身与十分身之六。（当云日行一舍七分半，漏水下六刻二分半，人气行三周一分二厘半。）日行三舍，人气行于身五周与十分身之四。（当云日行二舍六分二厘半，漏水下九刻三分七厘半，人气行四周六分八厘七毫半。）日行四舍，人气行于身七周与十分身之二。（当云日行三舍半，漏水下十二刻半，人气行六周二分半。）日行五舍，人气行于身九周。（当云日行四舍三分七厘半，水下十五刻六分二厘半，人气行七周八分一厘二毫半。）日行六舍，人气行于身十周与十分身之八。（当云日行五舍二分半，水下十八刻七分半，人气行九周三分七厘半。又当增云：日行六舍一分二厘半，水下二十一刻八分七厘半，人气行十周九分三厘七毫半。）日行七舍，人气行于身十二周在身与十分身之六。（当云日行七舍，水下二十五刻，人气行十二周五分。又当增云：日行七舍八分七厘半，水下二十八刻一分二厘半，人气行十四周六厘二毫半。又当增云：日行八舍七分半，水下三十一刻二分半，人气行十五周六分二厘半。又当增云：日行九舍六分二厘半，水下三十四刻三分七厘半，人气行一十七周一分八厘七毫半。又当增云：日行十舍五分，水下二十七刻半，人气行一十八周七分半。又当增云：日行十一舍三分七厘半，水下四十刻六分二厘半，人气行二十周三分一厘二毫半。又当增云：日行十二舍二分半，水下四十三刻七分半，人气行二十一周八分七厘半。又当增云：日行十三舍一分二厘半，水下四十六刻八分七厘半，人气行二十三周四分三厘七毫半。）日行十四舍，人气行二十五周于身有奇分十分身之四。（此正当云：日行一十四舍，水下五十刻，人气行于身二十五周。）阳尽于阴，阴受气矣。（至此则行阳经者已尽，而阴经当受卫气。）其始入于阴，常从足少阴注于肾，肾注于手少阴心经，又注于手太阴肺经，又注于足厥阴肝经，又注于足太阴脾经，又注于足少阴肾经。此乃一昼一夜而为五十度之一周也。是故日行一舍，人气行于阴脏一周与十分脏之八，（阴脏者，诸

阴经也。）亦如阳行之二十五周，而平旦则复合于目，盖又自睛明穴而始也。阴阳一日一夜，合有奇分十分身之四与十分脏之二，是故人之所以卧起之时有早晏者，奇分不尽故也。（阴经阳经，所行一日一夜之内，合所余之分，有十分身之二，身之四，人之所以卧起之时有早晏者，正以其所值之时有奇分未尽故耳。）●张介宾曰：前日行十四舍，人气行二十五周为半日，凡得奇分者十分身之二；故此一昼一夜日行二十八舍，人气行五十周合有奇分者，在身得十分身之四，在脏得十分藏之二。所谓奇分者，言气有过度不尽也，故人之起卧，亦有早晏不同耳。●张志聪曰：日行一舍者，日行乎一宿之度也。人气行一周者，言卫也。●黄元御曰：一宿为一舍，二十八宿，昼夜周天，二十八舍（舍者，日月五星之所舍也）。卫气昼夜周天五十度，日行昼夜周天二十八舍，计日行一舍，卫气当行一周与十分身之七分八厘五毫有奇，日十分身之八者，举其大数也。日行七舍，人气当行十二周与十分身之四分九厘有奇，日十分身之六者，亦举其大数也。日行十四舍，自房至毕，为一昼，人气当行二十五周与十分身之二，二者，其奇分也。其入于阴，常从足少阴之经而注于肾，肾注于心，心注于肺，肺注于肝，肝注于脾，脾复在于肾，是为一周（以传其所胜为次序）。是故夜行一舍，人气行于阴脏一周与十分脏之八，夜行十四舍，人气行于阴脏二十五周与十分脏之二，亦如阳行之二十五周，而复合于目，交于足太阳之睛明。阴阳一日一夜，合有奇分十分身之二与十分脏之二，总而计之，是十分身之四也，所以人之卧起之时有早晏之不同者，奇分之零数不尽故也。●丹波元简曰：《甲乙》"合有"作"舍于"，"十分藏之二"作"十分藏之四"，注云："一"作"二"，上文"十分藏之八"，此言"十分藏之四"，疑有误。简案：上文如阳行则云"十分身之四"（张改作"二"，盖依"十分藏之二"而改之欤？然至"十分身之四"则顺文释之，殆为可疑），以此推之，阳经阴经，宜无参差，《甲乙》作"四"，似是。张云：前日行十四舍，人气行二十五周为半日，凡得奇分者十分身之二，故此一昼一夜，日二十八舍。人气行五十周，合有奇分者，在身得十分身之四，在脏得十分藏之二。所谓奇分者，言气有过度不尽也。故人之起卧，亦有早晏不同耳。楼氏云：右卫气之行昼行阳，则目张而寤，夜行阴则目瞑而寐。谨案：此节言平旦阳气之出目，而下行于手足三阳也。皆一时分道并注，非有先后次第也。此经篇末，言"水下一刻，人气在太阳；水下二刻，人气在少阳；水下三刻，人气在阳明；水下四刻，人气在阴分者"则是先下太阳究竟，然后下少阳；候少阳究竟，然后下阳明；候阳明究竟，方上行阴分。大与此节矛盾，盖衍文也。

76.3 黄帝曰：卫气之在于身也，上下往来不以期①，候气而刺之，奈何②？伯高曰：分有多少③，日有长短，春秋冬夏，各有分理，然后常以平旦为纪④，以夜尽为始。是故一日一夜，水下百刻⑤，二十五刻者，半日之度也⑥，常如是毋已，日入而止，随日之长短，各以为纪而刺之。谨候其时，病可与期，失时反候者，百病不治。故曰：刺实者，刺其来也，刺虚者，刺其去也。此言气存亡之时，以候虚实而刺之，是故谨候气之所在而刺之，是谓逢时。在于三阳⑦，必候其气在于阳而刺之，病在于三阴，必候其气在阴分而刺之⑧。

①丹波元简曰：《甲乙》作"无已其"，是。

②周学海曰：上文明叙有期矣，此言不以期者。上乃气所行之期，此指气所在之期，以明刺法也。气所行者，手足六阳同时并出难专所在也；气所在者，气所最盛之部，即气所往来交会之部也。起处"出入"二字是言身与脏气之内外也，此"来往"二字是专言身气之上下也。

③丹波元简曰：马云：春分后日长，秋分后日短。

④丹波元简曰：张云：阴阳所交之候也。

⑤丹波元简曰：《甲乙》"水"上有"漏"字，无"下"字。

⑥周学海曰：昼日之半也，一日一夜四分之。

⑦顾观光曰：以下文例之，"在"上当有"病"字。

⑧杨上善曰：刺实等，卫气来而实者，可刺而泻之；卫气去而虚者，可刺而补之。补泻之道，必须候于邪气所在刺之。病在手足三阳刺之，可以用疗阳病之道也；病在三阴刺之，可以取疗阴病之道也。●马莳曰：此言刺诸经者，必候卫气之所在而刺之也。帝疑卫气在于人身，上下往来，理当候其气之在阳在阴而刺之，若不以期候其气之所在而刺之者奈何？伯高言：正当候其气之所在而刺之也。故虽日之所分有多有少，春分后日长，秋分后日短，而春夏秋冬其昼夜刻数各有分理，然所以候卫气者，常以平旦为纪，则知其行于阳经；以夜尽为始，则知其行于阴经。是故一日一夜水下百刻，其二十五刻者，四分之一，半日之度也。常如是无已，日出而起，日入而止。随日之长短，大约以半日为纪而刺之。谨候其时，则病可与期；若失时反候，则百病不治。故曰：病实者当泻之，宜乘其气之来而迎之；病虚者当补之，宜乘其气之往而随之。所谓气有来去，即气有存亡。气有存亡，即可候病有虚实而刺之，是谓之逢时也。故昼行于三阳，（太阳、阳明、少阳，合足手而言。）必候其气在于阳而刺之；夜行于三阴，（太阴、少阴、厥阴，合五脏而言。心，概心包络。）必候其气在于阴而刺之。其气三阳三阴者，下文正详言之。●张介宾曰：不以期，谓或上或下，或阴或阳，而期有不同也。四时分至昼夜，虽各有长短不同，然候气之法，必以平旦为纪，盖阴阳所交之候也。一昼一夜凡百刻，司天者纪以漏水，故曰水下百刻。二十五刻者，得百刻四分之一，是为半日之度。分一日为二，则为昼夜。分一日为四时，则朝为春，日中为夏，日入为秋，夜半为冬。故当以平旦为阳始，日入为阳止，各随日之长短，以察其阴阳之纪而刺之也。失时反候，谓不知四时之气候，阴阳之盛衰，而误施其治也。邪盛者为实。气衰者为虚。刺实者刺其来，谓迎其气至而夺之。刺虚者刺其去，谓随其气去而补之也。病在三阳，必候其气在阳分而刺之，病在三阴，必候其气在阴分而刺之，此刺卫气之道，是谓逢时。逢时者，逢合阴阳之气候也。●张志聪曰：此论四时昼夜有长短之分，然各有分理，以定气之在阳在阴也。如春秋昼夜平分之时，常以平旦为纪，以夜尽为始，日出卯初一刻，以一刻人气在太阳为始，二刻在少阳，三刻在阳明，四刻在阴分，一日一夜，水下百刻为一周，二十五刻者，半日之度也。至日入而止为昼，随日之长短，皆以卯初一刻，人气在太阳为纪而刺之，谨候其人气在于阳分之时，以刺阳病，人气在于阴分之时，以刺阴病，此病可与期而愈，如失时反候，百病不治也。实者邪气实也。来者，谓气之始来。如邪在阳分，以水下一刻五刻九刻，气始来于阳而即刺之，所谓迎而夺之也。虚者，正气虚也。去者，谓气之已去。如阳气虚者，以水下三刻七刻十一刻，人气将去阳而之阴之时以刺之，所谓追而济之也。如病在阴之虚实者，亦如此法，是谓逢时。如病在于三阳，必候其气在于阳而刺之，病在于三阴，必候其气在于阴而刺

之。●倪仲玉曰：必候其气在于阳者，在三阳之分也，在于阴者，在三阴之分也，以三阴三阳之为病，亦候其气之在三阴三阳之分治之。●黄元御曰：春分以后，昼多夜少，昼长夜短，秋分以后，昼少夜多，昼短夜长，是分有多少，日有长短也。由二分以合二至，春秋冬夏，各有一定之分理。常以平旦为一日之纲纪，以夜尽为平旦之始初。一日一夜，水下百刻，二十五刻者，半日之度也，漏水续下，常如是毋已，以至日入而止。随其日之长短，各以为纪，测其在何经络而刺之。谨候其时，病可与之相齐，失时反候，则百病不治。故曰：刺实者，刺其来也，迎其气至而泻之也，刺虚者，刺其去也，随其气往而补之也。此言经气存亡之时，以候其虚实而刺之也，是故谨候气之所在而刺之，是谓逢时。大凡病在于三阳，必候其气在阳分而刺之，病在于三阴，必候其气在阴分而刺之，此定法也。●丹波元简曰：《甲乙》作"病在于阳分，必先候其气之加在于阳分而刺之，病在于阴分，必先候其气之加在于阴分而刺之"。●江有诰曰：分有多少，日有长短，春秋冬夏，各有分理，然后常以平旦为纪，以夜尽为始。（之宵候鱼借韵）是故一日一夜，水下百刻，二十五刻者，半日之度也，（鱼部）常如是毋已，日入而止，随日之长短，各以为纪而刺之。谨候其时，病可与期，失时反候者，百病不治。（之部）

76.4　水下一刻，人气在太阳；水下二刻，人气在少阳；水下三刻，人气在阳明；水下四刻，人气在阴分①。水下五刻，人气在太阳；水下六刻，人气在少阳；水下七刻，人气在阳明；水下八刻，人气在阴分②。水下九刻，人气在太阳；水下十刻，人气在少阳；水下十一刻，人气在阳明；水下十二刻，人气在阴分③。水下十三刻，人气在太阳；水下十四刻，人气在少阳；水下十五刻，人气在阳明；水下十六刻，人气在阴分④。水下十七刻，人气在太阳；水下十八刻，人气在少阳；水下十九刻，人气在阳明；水下二十刻，人气在阴分⑤。水下二十一刻，人气在太阳；水下二十二刻，人气在少阳；水下二十三刻，人气在阳明；水下二十四刻，人气在阴分⑥。水下二十五刻，人气在太阳，此半日之度也⑦。从房至毕一十四舍，水下五十刻，日行半度⑧，回行一舍，水下三刻与七分刻之四⑨。《大要》曰：常以日之加于宿上也，人气在太阳⑩，是故日行一舍，人气行三阳行与阴分⑪，常如是无已，天与地同纪⑫，纷纷盼盼⑬，终而复始，一日一夜水下百刻而尽矣⑭。

①张介宾曰：此以平旦为始也。太阳少阳阳明，俱兼手足两经为言，阴分则单以足少阴经为言。此卫气行于阳分之一周也。●黄元御曰：卫气一周。●丹波元简曰：张云：此以平旦为始也。太阳、少阳、阳明，俱兼手足两经为言，阴分则单以足少阴经为言。此卫气行于阳分之一周也。

②张介宾曰：此卫气行于阳分二周也。●黄元御曰：卫气二周。●丹波元简曰：张云：此卫气行于阳分二周也。

③张介宾曰：此卫气行于阳分三周也。●黄元御曰：卫气三周。●丹波元简曰：张云：此卫气行于阳分三周也。

④张介宾曰：此卫气行于阳分四周也。●黄元御曰：卫气四周。●丹波元简曰：张

云：此卫气行于阳分四周也。

⑤张介宾曰：此卫气行于阳分五周也。●黄元御曰：卫气五周。●丹波元简曰：张云：此卫气行于阳分五周也。

⑥张介宾曰：此卫气行于阳分六周也。●黄元御曰：卫气六周。●丹波元简曰：张云：此卫气行于阳分六周也。

⑦张介宾曰：水下二十五刻，计前数凡六周于身而又兼足手太阳二经，此日行七舍，则半日之度也。按：前数二十五刻，得周日四分之一，而卫气之行止六周有奇，然则总计周日之数，惟二十五周于身，乃与五十周之义未合。意者水下一刻，人气在太阳者二周，或以一刻作半刻，则正合全数。此中或有别解，惟后之君子再正。●黄元御曰：卫气二刻一周，半日二十五度，应行十二周半，此仅六周，一周四刻，于数未合。●丹波元简曰：《甲乙》作"此少半日之度也"。张云：水下二十五刻，计前数凡六周于身，又兼足手太阳二经，此日行七舍，则半日之度也。按：前数二十五刻，得周日四分之一，而卫气之行，止六周有奇。然则总计周日之数，惟二十五周于身，乃与五十周之义未合，意者水下一刻，人气在太阳者二周，或以一刻作半刻，则正合全数。此中或有别解，惟后之君子再正。

⑧张介宾曰：从房至毕十四舍为阳，主一昼之度，水下当五十刻。从昴至心十四舍为阴，主一夜之度，亦水下五十刻。昼夜百刻，日行共少天一度，故此一昼五十刻，日行于天者半度也。●丹波元简曰：诸本作"一十四舍"，是，当改。《甲乙》作"从房至毕一十四度，水下五十刻，半日之度也；从昴至心亦十四度，水下五十刻，终日之度也"。张云：从房至毕十四舍为阳，主一昼之度，水下当五十刻；从昴至心十四舍为阴，主一夜之度，亦水下五十刻，昼夜百刻，日行共少天一度，故此一昼五十刻，日行于天者半度也。

⑨张介宾曰：此言日度回行一舍，则漏水当下三刻与七分刻之四。若以二十八归除分百刻之数，则每舍当得三刻与十分刻之五分七厘一毫四丝有奇，亦正与七分刻之四毫忽无差也。此节乃约言二十八舍之总数，故不论宿度之有多寡也。●黄元御曰：回，运行也。日行一舍，计水下三刻与七分刻之四。●丹波元简曰：《甲乙》"回"作"日"，"七"作"十"，注云：《素问》作"七"。张云：此言日度回行一舍，则漏水当下三刻与七分刻之四。若以二十八归除分百刻之数，则每舍当得三刻，与十分刻之五分七厘一毫四丝有奇，亦正与七分刻之四，毫忽无差也。此节乃约言二十八舍之总数，故不论宿度之有多寡也。●周学海曰：以每刻十五分计之，其"七分之四"当"八分五"，七一四二而仍有奇分也，《五十营》篇以"下水四刻，日行四十分"，是日行一舍又九分舍之一，而亦仍有奇分也。故常以日加宿上即人气在太阳者特大略而已非密率也。

⑩马莳：“之”字衍。《大要》曰：日加于各宿之上。

⑪周学海曰：此句"行"字与前半篇"行"字不同，然究未免相混。

⑫张介宾曰：以日行之数，加于宿度之上，则天运人气皆可知矣。此总结上文而言人与天地同其纪也。●丹波元简曰：《甲乙》无"曰"字，"也"下有"则知"二字。"行三阳行"，上"行"字作"在"，无下"行"字，"天与地"作"与天地"。马云："之"字衍。《大要》曰："日加于客宿之上"。张云：以日行之数，加于宿度之上，则天运人气，皆可知矣。此总结上文而言，人与天地同其纪也。

⑬丹波元简曰：史云：按《太素》音义，盼，普巴切，《字汇》：盼，音葩，引《本

经》。马云：纷纷然、盼盼然，气虽似乱而有章。张云：言于纷纭丛杂之中，而条理不乱也。故终而复始，昼夜循环，无穷尽矣。

⑭杨上善曰：在太阳者，在手足太阳也。在少阳者，谓是手足少阳。在阳明，谓是手足阳明也。回行一舍，水下三刻与七分刻之四，言"七分刻之二"者错矣。置五十刻，以十四舍除之，得三刻十四分之八，法实俱半之，得七分之四也。卫气行三阳上于目者，从足心循足少阴脉上至目，以为一刻。若至于夜，便入肾，常从肾注于肺，昼夜行脏二十五周，明至于目，合五十周，终而复始，以此为准，不烦注解也。纷，孚云反，乱也。盼，普患反。谓卫气行身不息，纷纷盼盼【编者按：萧延平曰："盼盼"原钞作"盼盼"，查盼，方文切，日光也。盼，普巴切，谓杂乱纷纭也，与注无有穷期之义近。《灵枢》、《甲乙》均作"盼盼"，注均云：普巴切。拟作"盼盼"】，无有穷期也。●马莳曰：日行一舍，则气行于三阳，而又入于足少阴肾经之分，常如是无已也。与天地同纪，纷纷然，盼盼然，气虽似乱而似章，终而复始，一日一夜水下百刻而尽矣。（盼，普巴切。）此承上文而详卫气有在阳在阴之时，正当候其气而刺之也。方漏水下一刻，则卫气在足手太阳经；漏水下二刻，则卫气在足手少阳经；漏水下三刻，则卫气在足手阳明经。然卫气慓悍疾利，故日间虽当行于阳经，而又于漏下四刻之时，则入足少阴肾经。本经《邪客》篇云：卫气者，出其悍气之。慓疾，而先行于四末皮肤分肉之间，而不休者也。昼日行于阳，夜行于阴，常从足少阴之分，间行于五脏六腑者是也。故曰水下四刻，卫气在阴分。下文水下八刻、十二刻、十六刻、二十刻、二十四刻，皆曰在阴分者，俱指足少阴肾经而言也。然入于阴分，而日当为昼，故漏水下五刻之时，则又出于阳分，而在足手太阳经；漏水下六刻，则卫气在足手少阳经；水下七刻，则卫气在足手阳明经；至于八刻，则间行于足少阴肾经；水下九刻，则卫气又出，而在足手太阳经；水下十刻，则卫气在足手少阳经；水下十一刻，则卫气在足手阳明经；水下十二刻，则卫气又间行于足少阴肾经之分；水下十三刻，则卫气又出，而在足手太阳经；水下十四刻，则卫气在足手少阳经；水下十五刻，则卫气在足手阳明经；水下十六刻，则卫气又间行足少阴肾经之分；水下十七刻，则卫气又出，而在足手太阳经；水下十八刻，则卫气在足手少阳经；水下十九刻，则卫气在足手阳明经；水下二十刻，则卫气又间行于足少阴肾经之分；水下二十一刻，则卫气又出，而在足手太阳经；水下二十二刻，则卫气在足手少阳经；水下二十三刻，则卫气在足手阳明经；水下二十四刻，则卫气又间行于足少阴肾经之分；水下二十五刻，则又出而在足手太阳经。此乃半日之间所行之度也。至于再行半日，从房至毕行一十四舍，则水下五十刻矣。又日行半度，转行一舍，则水下三刻与七分刻之四。（水下三刻一分二厘半。）●张介宾曰：纷纷盼盼，言于纷纭丛杂之中而条理不乱也。故终而复始，昼夜循环无穷尽矣。盼，普巴切。●张志聪曰：（肥，普巴切。）此论卫气应天道之绕地环转，在阳在阴，以为取刺之法。夫阳者，天气也，主外；阴者，地气也，主内。少阴之上，君火主之。君火者，日之太阳也。日随天道环转，昼明夜晦，盖天运以日光明也。是以水下一刻，人气在太阳；水下二刻，人气在少阳；水下三刻，人气在阳明；水下四刻，人气在阴分。阴分者，少阴之分也。水下二十五刻，此半日之度也。从房至毕，一十四舍，水下五十刻，日行天度之半，回行一舍者，绕地回转，从昴至心，而又行一舍也。水下三刻者，谓五十三刻，而又加于太阳，与七分刻之四者，有一分二厘五毫之奇分也。此卫气随天道绕地环转，昼夜皆行于三阳之分，是以五十三刻，而复行于太阳。故大要曰：常以日之加于宿上

也，人气在太阳，谓昼夜日之加于舍上，皆以太阳为始也。是故日行一日，人气行于三阳，而行于阴分，常如是无已，与天地同纪，谓地居天之中，而天道运行于地之外也。纷纷盼盼者，谓杂乱纷纭而仍有明白之分度也。夫卫气昼行于阳，夜行于五脏之阴者，应天气之入于地中，有寒暑之往来，卫气环转一周，行于三阳之分，二十五周者，天道环转于地之下也。故病在于三阳，必俟其气在阳而刺之，病在于三阴，必俟其气在阴分而刺之。阴分者，少阴之分，少阴乃三阴之主也。卫气昼行于三阳，夜行于五脏，共计行五十周，应天运环转于地之外，昼夜止行二十五周，此气之有徐驶矣。若夫大会于风府，日下一节，二十二日，内行于伏冲，其行九日，上出于缺盆，其所行更迟矣。经言卫气慓悍滑疾，而所行疾徐不同，此皆出于理数之自然，又非人之知力所能臆度也。●王子律曰：昼夜行于三阳，乃在肌表气分，与昼夜循经而行，大略相同。经脉应地之经水，抑水流速而气行缓与。●《集注》眉批：日行于阳，夜行于阴，日夜行五十周，三刻在阳，四刻在阴，日夜止二十五周。又：一分二厘五毫当作一厘二毫之小数，日之一刻，加于太阳，夜五十三刻加于太阳，日之四刻行于阴，夜之五十六刻行于阴。●黄元御曰：以日行之数加于宿度上，分而推之，因知人气之在太阳。是故日行一舍，人气行三阳与阴分，一周于身而零十分之八。常如是毋已，天与地同此纪度，纷纷分终而复始。日夜一周，水下百刻，而五十度之数尽矣。●周学海曰：篇中叙卫气行度，看似不合，故戴同甫以"水下一刻，人气在太阳"以下为衍文。且谓当作"一刻在三阳"、"二刻在三阴"，方符二刻一周之数。此得其一而未得其一也。经义前后本是两截，前叙卫气出于目，下足太阳；其散者，下手太阳；其散者，下足少阳，上手少阳；其别者，下足阳明；其散者，下手阳明。又云：其至于足也，从足心入行阴分，是手足三阳同时并行。本无分于先后，而又从足太阳足阳明同时并入行于阴分也。何有一刻太阳，二刻少阳，三刻阳明之事。更何有待至四刻始行阴分之事。此戴氏"一刻三阳，二刻三阴之说"为不谬矣。然当云一刻行三阳，二刻行三阴，不当云在三阳，在三阴也。后叙卫气之在身也，上下往来各有常期，乃是候其所在，而刺之又别一义，与前文全不相涉。刺法虽已失传，而文义具在，澄心静思自能觑破。再所称手足太阳少阳阳明，皆以部分言，非以经络言也。阴分阳分统为昼行于阳，内行五脏，乃为夜行于阴。总以水刻为主者，以其数相合，而无奇零也。言明且清气疏以达。妙在通篇实事。皆以议论行之。化板为活。举重若轻。是何等神勇。

九宫八风第七十七

●马莳曰：内论九宫八风，故名篇。●丹波元简曰：诸本无篇字。

合八风虚实邪正（插图略）
立夏四（阴洛，东南方）夏至九（上天，南方）立秋二（玄委，西南方）
春分三（仓门，东方）招摇五（中央）秋分七（仓果，西方）

立春八（天留，东北方）　冬至一（叶蛰，北方）　立冬六（新洛，西北方）

77.1　太一常以冬至之日，居叶蛰之宫四十六日①，明日居天留②四十六日，明日居仓门③四十六日，明日居阴洛④四十五日，明日居天宫⑤四十六日，明日居玄委⑥四十六日，明日居仓果⑦四十六日，明日居新洛⑧四十五日，明日复居叶蛰之宫，曰冬至矣⑨。太一日游，以冬至之日，居叶蛰之宫，数所在日，从一处至九日，复返于一。常如是无已，终而复始⑩。太一移日，天必应之以风雨，以其日风雨则吉，岁美民安少病矣⑪。先之则多雨，后之则多汗⑫。太一在冬至之日有变，占在君⑬；太一在春分之日有变，占在相⑭；太一在中宫之日有变⑮，占在吏⑯；太一在秋分之日有变，占在将⑰；太一在夏至之日有变，占在百姓⑱。所谓有变者，太一居五宫⑲之日，病风折树木⑳，扬沙石，各以其所主，占贵贱㉑。因视风所从来而占之㉒，风从其所居之乡来为实风，主生，长养万物；从其冲后来为虚风，伤人者也，主杀，主害者。谨候虚风而避之，故圣人曰避虚邪之道㉓，如避矢石然，邪弗能害㉔，此之谓也㉕。

①丹波元简曰：张云：太一，北辰也。按《西志》曰：中宫天极星，其一明者，太一之常居也（案：此出《史记·天官书》）。盖太者至尊之称，一者万数之始，为天元之主宰，故曰太一即北极也。北极居中不动，而斗运于外，斗有七星，附者一星。自一至四为魁，自五至七为杓。斗杓旋指十二辰，以建时节，而北极统之，故曰北辰。故云太一运璇玑以齐七政者，此之谓也。斗杓所指之辰，谓之月建，即气令所王之方，如冬至节月建在正北，故云太一居叶蛰之宫。叶蛰，坎宫也。以周岁日数，分属八宫，则每宫得四十六日，惟乾巽天门、地户两宫，止四十五日，共纪三百六十六日，以尽一岁之数。后仿此。坎宫四十六日，主冬至、小寒、大寒三节。倪昌世云：坎宫名叶蛰者，冬令主蛰封藏，至一阳初动之时，蛰虫始振，故名曰叶蛰。简案：《易·乾凿度》云：太一取其数，以行九宫。郑玄注云：太一者北辰神名，居其所曰大帝，行八卦日辰之间曰太一，或曰天一出入所游息，紫宫之外，其星因以为名，天一之行，犹天子巡狩方岳，人君亦从而巡省，每卒则复太一行八卦之宫，每四季乃入于中央，知是太一行九宫，其说出于纬书也。后汉·黄香作《九宫赋》。

②丹波元简曰：张云：明日即上文四十六日之次日，谓起于四十七日也。后仿此。天留，艮宫也，主立春、至雨水、惊蛰三节，其四十六日，太一之所移居也，连前共九十二日而止。倪云：艮宫名天留者，艮为山，止而不动，因以为名。

③丹波元简曰：张云：仓门，震宫也，自九十三日起，当春分、清明、谷雨三节，共四十六日，至一百三十八日而止。倪云：震宫名仓门者，仓，藏也。天地万物之气，收藏至东方，春令而始震动开辟，故名仓门。

④丹波元简曰：诸本"六"作"五"，据上文张注，此本误，当改。张云：阴洛，巽宫也，自一百三十九日起，主立夏至小满、芒种三节，共四十五日，至一百八十三日而止。倪云：巽宫名阴洛者，洛书以二四为肩，巽宫位居东南而主四月，因以为名。

⑤丹波元简曰：张云：天宫，离宫也，主夏至、小暑、大暑三节，共四十六日，至二百二十九日而止。倪云：离宫名天宫者，日月丽天，主离明在上之象，因以为名。

⑥丹波元简曰：张云：玄委，坤宫也，主立秋至处暑、白露三节，共四十六日，至二百七十五日而止。倪云：坤宫名玄委者，坤为地，玄，幽远也。委，随顺也。地道幽远柔顺，是以名之。

⑦丹波元简曰：张云：仓果，兑宫也，主秋分至寒露、霜降三节，共四十六日，至三百二十一日而止。倪云：兑宫名仓果者，果，实也。万物至秋而收藏成实，是以名之。

⑧丹波元简曰：诸本"六"作"五"，据上文张注，此本说，当改。张云：新洛，乾宫也，主立冬至小雪大雪三节，共四十五日，至三百六十六日，周一岁之全数而止。倪云：乾宫名新洛者，新，始也。《洛书》：戴九履一，一乃乾之始也。此九宫之位，应于八方，四时各随时而命名也。

⑨张介宾曰：太一，北辰也。按《西志》曰：中宫天极星，其一明者，太一之常居也。盖太者至尊之称，一者万数之始，为天元之主宰，故曰太一，即北极也。北极居中不动而斗运于外，斗有七星，附者一星。自一至四为魁，自五至七为杓。斗杓旋指十二辰，以建时节，而北极统之，故曰北辰，古云太一运璇玑以齐七政者，此之谓也。斗杓所指之辰，谓之月建，即气令所王之方，如冬至节，月建在正北，故云太一居叶蛰之宫。叶蛰，坎宫也。以周岁日数分属八宫，则每宫得四十六日，惟乾巽天门地户两宫止四十五日，共纪三百六十六日，以尽一岁之数。后仿此。坎宫四十六日，主冬至、小寒、大寒三节。有九宫八风图，在《图翼》二卷。叶，效甲切。明日即上文四十六日之次日，谓起于四十七日也。后仿此。天留，艮宫也，主立春、雨水、惊蛰三节，共四十六日，太一之所移居也。连前共九十二日而止。仓门，震宫也，自九十三日起，当春分、清明、谷雨三节，共四十六日，至一百三十八日而止。阴洛，巽宫也，自一百三十九日起，主立夏、小满、芒种三节，共四十五日，至一百八十三日而止。天宫，离宫也，主夏至、小暑、大暑三节，共四十六日，至二百二十九日而止。玄委，坤宫也，主立秋、处暑、白露三节，共四十六日，至二百七十五日而止。仓果，兑宫也，主秋分、寒露、霜降三节，共四十六日，至三百二十一日而止。新洛，乾宫也，主立冬、小雪、大雪三节，共四十五日，至三百六十六日，周一岁之全数而止。岁尽一周，复起于叶蛰之宫，交于冬至，乃为来岁之首也。●卢良侯曰：此章论太一所居之宫，徙游之日，以下应君民将相之安否也。太乙，北极也。斗杓所指之辰，谓之月建，即气令所主之方。月令五日谓之候，三候谓之气，三气谓之节。冬至子之半，一阳初动，乃岁时之首也，是以太一常以冬至之日，居叶蛰之宫。叶蛰，坎宫也，本宫居四十六日，明日四十七日，徙居于天留之宫。天留，艮宫也，居四十六日，明日徙居仓门之宫。仓门，震宫也，居四十六日，明日徙居于阴洛之宫。阴洛，巽官也，居四十五日，明日徙居于天宫。天宫，离宫也，居四十六日，明日徙居于玄委之宫。玄委，坤宫也，居四十六日，明日徙居于仓果之宫。仓果，兑宫也，居四十六日，明日徙居于新洛之宫。新洛，干宫也，居四十五日，明日四十六日，复居于叶蛰之宫，是明岁之冬至矣。常如是无已，终而复始，此太乙一岁所居之宫也。●倪仲玉曰：坎宫名叶蛰者，冬令主蛰封藏，至一阳初动之时，蛰虫始振，故名曰叶蛰。艮宫名天留者，艮为山，正而不动，因以为名。震宫名仓门者，仓，藏也。天地万物之气收藏，至东方春令而始震动开辟，故名仓门。巽宫名阴洛者，洛书以二四为肩，巽宫位居东南而主四月，因以为名。离宫名天宫者，日月丽天，主离明在上之象，因以为名。坤宫名玄委者，坤为地，玄，幽远也。之，随顺也。地道幽远柔顺，是以名之。兑宫名仓果者，果，实也。万物至秋而收藏

成实，是以名之。干宫名新洛者，新，始也。《洛书》戴九履一，一乃干之始也，此九宫之位，应于八方，四时各随时而命名也。●《集注》眉批：二四为阴。

⑩张介宾曰：此结上文而总其义也。太乙始于坎，终于干，乃八宫之日也，八尽而九，则复反于一而循环无已矣。然《河图》宫九，而此居惟八，盖中宫为太乙所主，而临御乎八宫者也。

⑪张介宾曰：移日，交节过宫日也。节之前后，必有风雨应之。若当其日而风雨和调则吉，故岁美民安少病也。●丹波元简曰：马云：其太乙所游之日，假如冬至居叶蛰之宫，照图数所在之日，从一处至九，冬至为一、立秋为二、春分为三、立夏为四、中央为五、立冬为六、秋分为七、立春为八、夏至为九，复反于冬至之一，常如是轮之无已，终而复始。张云：此结上文而总其义也。太乙始于坎，终于乾，乃八宫之日也，八尽而九，则复反于一，而循环无已矣。然《河图》宫九，而此居惟八，盖中宫为太一所主，而临御乎八宫者也。卢良侯云：此太一日游于九宫也。数所在日者，以所在之宫数，至九日而复反于本宫。如居叶蛰之宫，即从叶蛰之一处，一日而至天留、二日而至仓门、三日而至阴洛、四日而至天宫、五日而至中宫、六日而至玄委、七日而至仓果、八日而至新洛、九日复反于叶蛰之宫，如居天留之宫，即从天留数至九日，而复反于天留也，常如是无已。简案：此与马注异义，马则依图解之，似是。

⑫张介宾曰："汗"当作"旱"。风雨先期而至，其气有余，故多雨。风雨后期而至，其气不足，故多汗。●丹波元简曰：张云：移日，交节过宫日也。节之前后，必有风雨应之，若当其日而风雨和调则吉，故岁美民安少病也。"汗"当作"旱"。志同。风雨先期而至，其气有余，故多雨；风雨后期而至，其气不足，故多旱。

⑬张介宾曰：冬至为一岁之首，位在正北，君居宸极，南面而治，其象应之，故占在君。●丹波元简曰：张云：冬至为一岁之首，位在正北，君居宸极，南面而治，其象应之，故占在君。

⑭张介宾曰：春分为卯之中，位在正东，相持文衡，职司教化，其象应春，故占在相。●丹波元简曰：张云：春分为卯之中，位在正东，相特文衡，职司教化，其象应春，故占在相。

⑮周学海曰："在中宫之日"无考。张景岳以为四季土王之日，以《六元正纪大论》王冰注考之，张说不为无本。第以八宫之日数，推之殊觉未安。

⑯张介宾曰：中宫属土，王在四维，吏有分任，其象应之，故占在吏。●丹波元简曰：张云：中宫属土，王在四维，吏有分任，其象应之，故占在吏。简案：上文太一所移之日，但八宫而无居中央招摇之日，似可疑，然郑玄云：四季乃入中央，则四季每十八日在中宫也。张谓四维，盖指四季而言，观下文注而可见耳。

⑰张介宾曰：秋分为酉之中，位居正西，将在威武，职司杀伐，其象应秋，故占在将。●丹波元简曰：张云：秋分为酉之中，位居正西，将在威武，职司杀伐，其象应秋，故占在将。

⑱张介宾曰：夏至为午之中，位在正南，兆民众庶，如物蕃盛，其象应夏，故占在百姓。●丹波元简曰：张云：夏至为午之中，位在正南，兆民众庶，如物蕃盛，其象应夏，故占在百姓。

⑲丹波元简曰：马云：东南西北中央也。张云：言所重者，在子午卯酉四正之节，及

中宫之应，即四季土王用事之日是也。

㉠丹波元简曰：志作"疾风"，注云：此太一出游之第一日，即移宫之第四十七日也。二至二分，乃阴阳离合之候，中宫乃占八风之时，是以递居本宫之第一日，有变则占在君民将相也。疾风折木扬沙，暴戾之变气也。张云：其病在风霾异常，折树木，扬沙石者，乃谓之变，否则非也。

㉑张介宾曰：此释上文有变之义，其病在风霾异常，折树木，扬沙石者，乃谓之变，否则非也。太乙居五宫之日，言所重者，在子午卯酉四正之节及中宫之应，即四季土王用事之日是也。

㉒张介宾曰：既察风雨之微甚以观其变，又当察其方位以占吉凶。

㉓顾观光曰："日"疑"曰"。

㉔顾观光曰：原无"后"字，则於"然"字绝句亦通。

㉕马莳曰：此言太乙居九宫之日各有所忌也。太乙者，岁神也。（《素问·六微旨大论》有太乙天符为贵人。此则不止天符年。）常以冬至之日，居于坎方叶蛰之宫，计有四十六日；至次日，乃第四十七日也，则为立春，而居于艮方之天留宫，亦计四十六日，连前共计九十二日；至次日，乃第九十三日也，则为春分，而居于震方之仓门宫，亦计四十六日，连前共计一百三十八日；至次日，乃一百三十九日也，则为立夏，而居于巽方之阴洛宫，亦计四十五日，连前共计一百八十三日；至次日，乃一百八十四日也，则为夏至，而居于离方之上天宫，亦计四十六日，连前共计二百二十九日；至次日，乃二百三十日也，则为立秋，而居于坤方之玄委宫，亦计四十六日，连前共计二百七十四日；至次日，乃二百七十五日也，则为秋分，而居于兑方之仓果宫，亦计四十六日，连前共计三百二十一日；至次日，乃三百二十二日也，则为立冬，而居于乾方之新洛宫，亦计四十五日，连前共计三百六十五日；至次日，乃来岁之冬至，又居坎方之叶蛰宫矣。其太乙所游之日，假如冬至居叶蛰之宫，照图数所在之日，从一处至九，冬至为一，立秋为二，春分为三，立夏为四，中央为五，立冬为六，秋分为七，立春为八，夏至为九，复反于冬至之一，常如是轮之无已，终而复始。遇太乙移日，天必应之以风雨，此日有风雨，则必岁美民安少病；先于所移之日而有风雨，则天必多雨；后于所移之日而有风雨，则民必多汗。不唯是也，太乙在冬至之日有变，当占在君；在春分之日有变，当占在相；在中宫之日有变，当占在吏；在秋分之日有变，当占在将；在夏至之日有变，当占在百姓。所谓有变者，太乙居五宫之日，（曰五宫者，东南西北中央也。）所病者，（病犹恶也。）有大风折木，扬沙石，各以其所主之宫，与其分之贵贱，如君相吏将民之谓也。其风从所居之乡来，如冬至来自北方，春分来自东方之谓，是之谓实风也，主生长以养万物者。或从其冲后而来，如冬至从南西二方而来，春分从西北二方而来，夫是之谓虚风也，主杀害以伤人者。谨宜候此虚风而避之。唯圣人避之如矢石，所以邪弗能害也。（按本经《岁露》篇，以太乙冬至居叶蛰宫，而风雨从南方来者为虚风；立春之日，而风雨从西方来者为虚风。则此篇所谓从后来者为虚风，须知东以西与北为后，南以北与东为后，西以东与南为后，北以南与西为后也。）●张介宾曰：所居者，太一所居之乡也。如月建居子，风从北方来，冬气之正也。月建居卯，风从东方来，春气之正也。月建居午，风从南方来，夏气之正也。月建居酉，风从西方来，秋气之正也。四隅十二建，其气皆然。气得其正者，正气王也，故曰实风，所以能生长养万物。冲者，对冲也。后者，言其来之远，远则气盛也。如太一居子，

风从南方来,火反胜也,太一居卯,风从西方来,金胜木也。太一居午,风从北方来,水胜火也。太一居酉,风从东方来,木反胜也。气失其正者,正气不足,故曰虚风,所以能伤人而主杀主害,最当避也。又正气正风义,详疾病类四。●张志聪曰:("汗"当作"旱"。)●卢良侯曰:此太一日游于九宫也,数所在日者,以所在之宫,数至九日,而复反于本宫也。如居叶蛰之宫,即从叶蛰之一处,一日而至天留,二日而至仓门,三日而至阴洛,四日而至天宫,五日而至中宫,六日而至玄委,七日而至仓果,八日而至新洛,九日而复反于叶蛰之宫。如居天留之宫,即从天留数至九日,而复反于天留也,常如是无已,终而复始。风雨者,天地阴阳之和气,是以太一移宫之日,天必应之以风雨,其本日风雨则吉,岁美民安少病,如先期而风雨,主多雨水,后期而风雨,则多旱燥。此太一出游之第一日,即移宫之第四十七日也,二至二分,乃阴阳离合之候。中宫乃占八风之时,是以递居本宫之第一日有变,则占在君民将相也。疾风折木扬沙,暴戾之变气也。实风者,春之东风,夏之南风,秋之西风,冬之北风,春夏交之东南风,秋冬交之西北风,此天地四时之正气,故主生长,养万物。其从冲后来者,如冬至从南西二方而来,春分从西北二方而来,是为虚乡不正之风,主伤人而杀害万物,故圣人日避虚邪之道,如避矢石。日避者,太一出游之一日也。●《集注》眉批:二四为阴。●黄元御曰:太乙即北极。(中宫天极星,其一明者,太乙之所也。)北极居中不动,而斗之七星,环运于外。(北极,天之枢也。《论语》:譬如北辰,居其所而众星拱之。)自一至四为魁,自五至七为构,斗杓旋指十二辰,以立月建。正月指寅,二月卯,三月辰,四月巳,五月午,六月未,七月中,八月酉,九月戌,十月亥,十一月子,十二月丑。一岁八节,太乙移居八宫。周岁三百六十六日,分属八宫,每宫得四十六。冬至之日,居叶蛰之宫四十六日,即坎宫也。明日(四十六日之明日,自立春日始。)居天留四十六日,即艮宫也。明日(春风)居仓门四十六日,即震宫也。明日(立夏)居阴洛四十五日,即巽宫也。明日(夏至)居天宫四十六日,即离宫也。明日(立秋)居玄委四十六日,即坤宫也。明日(秋分)居仓果四十六日,即兑宫也。明日(立冬)居新洛四十五日,即乾宫也。乾为天门,巽为地户,天不足西北,地不足东南,故两宫止四十五日。合之中央招摇,是为九宫。太乙按节移居,周而复始。冬至、夏至、春分、秋分,四正之宫,合之中宫,是谓五宫。风自其所居之乡来,如冬至之北风,夏至之南风,春分之东风,秋分之西风是也。从其冲后来,谓从其对面来,如冬之南风,夏之北风是也。●丹波元简曰:张云:所居者,太一所居之乡也。如月建居子,风从北方来,冬气之正也。月建居卯,风从东方来,春气之正也。月建居午,风从南方来,夏气之正也。月建居酉,风从西方来,秋气之正也。四隅十二建,其气皆然。气得其正者,正气王也,故曰实风,所以能生长,养万物。冲者,对冲也。后者言其来之远,远则气盛也。如太一居子,风从南方来,火反胜也,太一居卯,风从西方来,金胜木也。太一居午,风从北方来,水胜火也。太一居酉,风从东方来,木反胜也。气失其正者,正气不足,故曰虚风,所以能伤人而主杀主害,最当避也。马云:按《岁露》篇,以太乙冬至居叶蛰宫,而风雨从南方来者为虚风;立春之日,而风雨从西方来者为虚风。则此篇所谓从后来者为虚风,须知东以西与北为后、南以北与东为后、西以东与南为后、北以南与西为后也。●章楠曰:太乙者,太岁之神也,有行住之分。自冬至日住居坎宫;次日游行艮宫,由震而巽;至第五日,游于中宫;第六日,游于离宫,由坤而兑;至第九日,游于乾宫,为一周,第十日仍居坎宫。次日又游艮宫,如是周而复始，至立春日，太乙迁居艮宫，次日游于震宫，由巽而离；至第五日，游于中宫；第六日，游于坤宫，由兑而乾；至第九日，游于坎宫，为一周，第十日仍居艮宫。次日又照前游历。如是循节气迁居，逐日游历，至迁居乾宫，已周一岁，乃至冬至之日，即次年之太岁神居坎宫也。挨查节气日期，观太岁神所居之宫，占风雨寒热之气，以验吉凶，如经文所云者是也。假如太乙居坎宫之日，以离、坤、兑、乾为后，以中央、巽、震、艮为前；太乙居中宫之日，以坎、艮、震、巽为后，离、坤、兑、乾为前；太乙居离宫之日，以中央、乾、兑、坤为前，巽、震、艮、坎为后，余可类推矣。其从前来者为实风，从所居之乡来者为正风，从后来者为虚风贼邪，主杀害，故圣人避之，如避矢石。

77.2　是故太一入徙立于中宫①，乃朝八风②，以占吉凶也。风从南方来③，名曰大弱风④，其伤人也，内舍于心，外在于脉⑤，气主热。风从西南方来，名曰谋风⑥，其伤人也，内舍于脾，外在于肌⑦，其气主为弱。风从西方来，名曰刚风⑧，其伤人也，内舍于肺，外在于皮肤，其气主为燥。风从西北方来，名曰折风⑨，其伤人也，内舍于小肠，外在于手太阳脉，脉绝则溢⑩，脉闭则结不通，善暴死⑪。风从北方来，名曰大刚风⑫，其伤人也，内舍于肾，外在于骨与肩背之膂筋，其气主为寒也。风从东北方来，名曰凶风⑬，其伤人也，内舍于大肠，外在于两胁腋骨下及肢节。风从东方来，名曰婴儿风⑭，其伤人也，内舍于肝，外在于筋纽⑮，其气主为身湿。风从东南方来，名曰弱风⑯，其伤人也，内舍于胃，外在肌肉，其气主体重。此八风皆从其虚之乡来，乃能病人⑰。三虚相搏，则为暴病卒死。两实一虚，病则为淋露寒热。犯其两湿之地，则为痿⑱。故圣人避风，如避矢石焉。其有三虚而偏中于邪风，则为击仆偏枯矣⑲。

①顾观光曰：马本无"入"字。

②丹波元简曰：张云：此正以明太一即北极也。盖中不立，则方隅气候皆不得其正，故太一立于中宫，而斗建其外，然后可以朝八风，占吉凶。所谓北辰北极，天之枢纽者以此。楼氏云：中宫之日，立春、立夏、立秋、立冬，四日属四维，中央之土也，中宫当作五宫。简案：《白虎通》云：八风者，所以象八卦，阳生于五，极于九，五九四十五日变，变以为风，阴合阳以生风也。盖本篇之义。【编者按：丹波元简在"中宫"与"八风"之间无句读。】

③顾观光曰：《素问·移精变气论》注引八风始东方，终东北方。与今本异。

④丹波元简曰：张云：此下皆言虚风伤人之为病。南方离，火宫也。凡热盛之方，风至必微，故曰大弱风。其在于人，则火脏应之，内舍于心，外在于脉，其病为热，心病则包络在其中矣。

⑤顾观光曰：此二名《素问》注倒。下并同。

⑥丹波元简曰：张云：西南为坤，土宫也。阴气方生，阳气犹盛，阴阳去就，若有所议，故曰谋风。其在于人，则土脏应之，故内舍于脾，外在于肌，脾恶阴湿，故其气主为弱。

⑦丹波元简曰：《甲乙》"肌"下有"肉"字，是。

⑧丹波元简曰：张云：西方兑，金宫也。金气刚劲，故曰刚风。其在于人，则金脏应之，内舍于肺，外在皮肤，其病气主燥也。

⑨丹波元简曰：张云：西北方干，金宫也。金主折伤，故曰折风。凡风气伤人，南应在上，北应在下，故此小肠手太阳经受病者，以小肠属丙，为下焦之火府，而乾亥虚风，其冲在已也。然西方之金，其气肃杀，北方之水，其气惨冽，西北合气，最伐生阳，故令人善暴死。

⑩丹波元简曰：《甲乙》"溢"作"泄"。

⑪周学海曰："绝"字只作极字解，是热极而血沸者也。

⑫丹波元简曰：张云：北方坎，水宫也。气寒则风烈，故曰大刚风。其在于人，则水脏应之，内舍于肾，外在于骨，肩背膂筋，足太阳经也。言肾则膀胱亦在其中，而病气皆主寒也。

⑬丹波元简曰：张云：东北方艮，土宫也。阴气未退，阳和未盛，故曰凶风。其在于人，则伤及大肠，以大肠属庚，为下焦之金府，而艮寅虚风，其冲在申也。两胁腋骨下，大肠所近之位。肢节，手阳明脉气所及。

⑭丹波元简曰：张云：东方震，木宫也。风生于东，故曰婴儿风。其在于人，则本脏应之，故病舍于肝，外在筋纽，肝病则胆在其中矣。风本胜湿，而其气反为身湿者，以东南水乡，湿气所居，故东风多雨，湿徵可见矣。

⑮丹波元简曰：简案：纽，筋所束也，《说文》：系也，一曰结而可解。《博雅》：束也。

⑯丹波元简曰：张云：东南方巽，木宫也，气暖则风柔，故曰弱风。东南湿胜，挟木侮土，故其伤人，则内舍于胃，外在肌肉，其病气主体重也。简案：本篇八风，与《吕览》、《淮南子》所言各异。唯隋萧吉《五行大义》引《太公兵书》云：坎名大刚风，乾名折风，兑名小刚风，艮名凶风，坤名谋风，巽名小弱风，震名婴儿风，离名大弱风。大刚风者，太阴之气好杀，故刚；折风者，金强能摧折物也；小刚风者，亦金杀故也；凶风者，艮在鬼门凶害之所也；谋风者，坤为地，太阴之本，多阴谋也；小弱风者，巽为长女，故称弱也；婴儿风者，震为长男，爱之故曰儿；大弱风者，离为中女，又弱于长女也。大刚小刚客胜，大弱小弱主人胜，凶有凶害之事，谋有谋逆之人，折为将死，婴儿风主人强，此并兵家观客主盛衰，候风所从来也。

⑰周学海曰：揣此文义，似太一居八宫之日，皆先立于中宫而后徙也。

⑱丹波元简曰：《甲乙》"两实一虚"作"两虚一实"。张云：乘年之衰，逢月之空，失时之和，是谓三虚。两实一虚，言三虚犯一，亦能为病，其病则或因淋雨，或因露风，而为寒热，或犯其雨湿之地而为痿皆一，虚之为病也。三虚见《岁露论》。

⑲杨上善曰：以下言太一从于中宫，以朝八风，以占吉凶也。纫，女巾反，索也，谓筋传之也。风从冲后来，故称虚乡来也。三虚谓年虚、月虚、时虚。三虚之中，纵使二实，但令一虚遇邪，犹为淋沥寒热，居处湿地，即为痿厥；况二虚一实遇邪，其病安得不甚；若先三虚逢邪，遂致击仆偏枯之病也。●马莳曰：此又言朝八风可以占吉凶也。南方属火，主于热，人之心应之，通于脉，故风从南方来者，名曰大弱风，其伤人内舍于心，而外在于脉，其气主于为病之热也。西方属金，主于燥，人之肺应之，通于皮肤，故风从西方来者，名曰刚风，其伤人内舍于肺，而外在于皮肤，其气主于为病之燥也。北方属

水，主于寒，人之肾应之，通于骨，故风从北方来者，名曰大刚风，其伤人内舍于肾，而外在于骨及肩背内之膂筋，（膂筋之义，详《岁露论》中。）其气主于为病之寒也。东方属木，主于风湿，人之肝应之，通于筋纽，其气主于肝为病之风湿也。夫东方主风，而曰湿病者，以风为婴儿，其气尚柔，不能胜湿故也。其间西南方来者，为谋风，内伤于脾，而外在于肌，其气主为弱。东南方来者，为弱风，以未主于土也，内伤于胃，而外在肌肉，其气主体重。戊辰亦主土也。西北方来者，为折风，内伤于小肠，而外在手太阳之脉。东北方来者，为凶风，内伤于大肠，而外在两胁旁骨下及肢节，以大肠与别腑不同，皆能受伤者也。此八风者，皆从其冲后来，为虚风，即虚之乡来也。如立冬而风从南方西方来，立春而风从北方西方来，立夏而风从北方东方来，立秋而风从南方东方来者是也。三虚者，据《素问·刺法》、《本病》二篇，则以人忧愁思虑伤心，及汗出于心、惊而夺精，为人二虚；遇司天失守，为天之虚，为三虚。据后《岁露论》，以乘年之虚为一虚，即司天失守是也；逢月之虚为一虚，即月郭空则海水东盛云云是也；失时之和为一虚，即春应暖而反寒之盛是也。据此篇其人已虚，其风又虚，其岁又虚，是谓三虚。三虚相搏，则为暴病卒死矣。假如人实、岁实而风虚，则止为淋露寒热，盖人为露所淋，必发为寒热也。或犯其雨湿之地，则为痿病。故圣人避此虚邪之风，如避矢石。若有三虚而为邪风偏中之，则又为击仆、为偏枯矣。击仆者，如击之而仆晕也。偏枯者，或左或右偏枯也。

●张介宾曰：此正以明太一即北极也。盖中不立，则方隅气候皆不得其正，故太一立于中宫，而斗建其外，然后可以朝八风，占吉凶，所谓北辰北极，天之枢纽者以此。此下皆言虚风伤人之为病。南方，离火宫也。凡热盛之方，风至必微，故曰大弱风。其在于人，则火脏应之，内舍于心，外在于脉，其病为热，心病则包络在其中矣。西南方，坤土宫也。阴气方生，阳气犹盛，阴阳去就，若有所议，故曰谋风。其在于人，则土脏应之，故内舍于脾，外在于肌。脾恶阴湿，故其气主为弱。西方，兑金宫也。金气刚劲，故曰刚风。其在于人，则金脏应之，内舍于肺，外在皮肤，其病气主燥也。西北方，乾金宫也。金主折伤，故曰折风。凡风气伤人，南应在上，北应在下，故此小肠手太阳经受病者，以小肠属丙，为下焦之火府，而乾亥虚风，其冲在巳也。然西方之金，其气肃杀，北方之水，其气惨洌，西北合气，最伐生阳，故令人善暴死。北方，坎水宫也，气寒则风烈，故曰大刚风。其在于人，则水脏应之，内舍于肾，外在于骨、肩背膂筋，足太阳经也。言肾则膀胱亦在其中，而病气皆主寒也。东北方，艮土宫也。阴气未退，阳和未盛，故曰凶风。其在于人，则伤及大肠。以大肠属庚，为下焦之金府，而艮寅虚风，其冲在申也。两胁腋骨下，大肠所近之位。肢节，手阳明脉气所及。东方，震木宫也，风生于东，故曰婴儿风。其在于人，则木脏应之，故病舍于肝，外在于筋纽，肝病则胆在其中矣。风本胜湿，而其气反为身湿者，以东南水乡，湿气所居，故东风多雨，湿征可见矣。东南方，巽木宫也。气暖则风柔，故曰弱风。东南湿胜，挟木侮土，故其伤人，则内舍于胃，外在肌肉，其病气主体重也。凡上文之为病者，皆以虚风为言，而实风不在其列。乘年之衰，逢月之空，失时之和，是谓三虚，义详下章。又三虚云惊而夺精、汗出于心等义，详后四十三、四，二章。两实一虚，言三虚犯一亦能为病，其病则或因淋雨、或因露风而为寒热，或犯其雨湿之地而为痿，皆一虚之为病也。邪风，非时不正之风也。击仆，为风所击而仆倒也。然必犯三虚而后为此病，则人之正气实者，邪不能伤可知矣。●卢良候曰：太一出游之第五日，立于中宫，乃朝八风，以占吉凶。八风者，四正四维之风也。夫人之五脏，生于五方五行，内合六腑，外合于皮脉肉筋骨，是以八方不正之风，内伤脏腑，外病形身，此皆从其虚之乡来，乃能病人也。如居叶蛰之宫，而出游之第五日，风从南西二方而来，如居仓门之宫，而出游之第五日，风从西北二方而来，数所在日而来不正之风，皆谓之虚风也。三虚者，乘年之虚，逢月之空，失时之和，三虚相搏，则为暴病卒死。两实一虚者，只伤于虚风也。淋露寒热者，汗出而为寒为热也。犯其雨湿之地，则风湿相击而为痿。其有三虚而偏中于邪风，则为击仆偏枯。故圣人避风，如避矢石矣。●倪仲玉曰：重言圣人避风，如避矢石者，上节谓避太一出游之第一日，此避太一立于中宫所朝之八风也。●《集注》眉批：在日谓在某宫之日。又：《内经》曰：汗出若雾露之溉。●黄元御曰：风从南方来，谓冬至四十六日。八风皆然，故曰从其虚之乡来。三虚，义详《岁露论》。乘年之衰，逢月之空，失时之和也。抟，聚也，谓三虚相合也。淋露，淋带之证也。●丹波元简曰：马云：击仆者，如击之而仆晕也；偏枯者，或左或右偏枯也。张云：击仆，为风所击而仆倒也。然必犯三虚，而后为此病，则人之正气实者，邪不能伤可知矣。●章楠曰：此又申明太乙居中宫之日，而辨八风为病之理也。风由八卦方位而来，故其伤人脏腑，亦按八卦方位以应之，而八卦具五行之气，即气变化而成其病也，然皆论其常理耳。凡经论阴阳、五行、八卦之道，皆是活法，变化无穷，要必明其圆通至理，方能头头是道，如或拘泥穿凿，即有不能融贯者矣。其从后来之虚风，伤人为甚，若又逢月廓虚，人身虚，是谓三虚会合，则暴病卒死。或两实一虚，两虚一实，其病有轻重不等，未至卒死。其三虚会合，或不卒死，而偏中其邪，则必跌仆而成偏枯半身不遂之病。故圣人避虚风，如避矢石焉。●周学海曰：先叙所居之宫，次叙所占之变，继叙所主之病。愈掆愈切于身，行文节节有提有束。每节尾与次节有山断云连之势，一气贯注，官止神行，文之极疏畅者。此篇之义，即中风之病本也，当与《素问·风论》合看，而三虚之义尤宜致思也。后世真中、类中剌剌不休，终是明昧参半之论，夫四时之气、八方之动、寒热燥湿，皆谓之风，而惟燥最厉，则以三虚相搏故也，内外之风皆生于燥，静观者当会心不远耳。

卷之十二

九针论第七十八

●马莳曰：篇内第一节详论九针，故名篇。自天忌至末，皆用针者之当知，故并及之。凡《内经》全书之论针者，皆不出此九针耳，真万言一律也。●张志聪曰：此篇论九针之道，应天地之大数，而合之于人。●丹波元简曰：马云：篇内第一节，详论九针，故名篇。自天忌至末，皆用针者之当知，故并及之。凡《内经》全书之论针者，皆不出此九针耳，真万言一律也。

78.1 黄帝曰：余闻九针于夫子，众多博大矣，余犹不能寤，敢问九针焉生，何因而有名？① 岐伯曰：九针者，天地之大数也，始于一而终于九。故曰：一以法天，二以法地，三以法人，四以法时，五以法音，六以法律，七以法星，八以法风，九以法野②。

黄帝曰：以针应九之数，奈何？岐伯曰：夫圣人之起天地之数也，一而九之，故以立九野。九而九之，九九八十一，以起黄钟数焉③，以针应数④也。

一者，天也。天者，阳也。五藏之应天者肺，肺者，五藏六府之盖也，皮者，肺之合也，人之阳也。故为之治针，必以大其头而锐其末⑤，令无得深入而阳气出。

二者，地也⑥。人之所以应土者，肉也。故为之治针，必筩其身而员其末⑦，令无得伤肉分，伤则气得竭⑧。

三者，人也。人之所以成生者，血脉也。故为之治针，必大其身而员其末，令可以按脉勿陷，以致其气，令邪气独出。

四者，时也。时者，四时八风之客于经络之中，为瘤病⑨者也。故为之治针，必筩其身而锋其末，令可以写热出血，而痼病竭⑩。

五者，音也。音者，冬夏之分，分于子午⑪，阴与阳别，寒与热争，两气相搏，合为痈脓者也。故为之治针，必令其末如剑锋，可以取大脓⑫。

六者，律也。律者，调阴阳四时而合十二经脉，虚邪客于经络而为暴痹者也。故为之治针，必令尖如氂⑬，且员其锐，中身微大，以取暴气⑭。

七者，星也。星者，人之七窍⑮，邪之所客于经⑯，而为痛痹，舍于经络者也。故为之治针，令尖如蚊虻喙，静以徐往，微以久留，正气因之，真邪俱往，出针而养者也⑰。

八者，风也。风者，人之股肱八节也。八正之虚风，八风伤人，内舍于骨解腰脊节腠理之间，为深痹也⑱。故为之治针，必长其身，锋其末，可以取深邪远痹⑲。

九者，野也。野者，人之节解皮肤之间也。淫邪流溢于身，如风水之状，而溜不能过于机关大节⑳者也。故为之治针㉑，令尖如挺㉒，其锋微员，以取大气之不能过于关节者也㉓。

①杨上善曰：九针法于三才，故曰博大。

②杨上善曰：此言其博大也。【编者按：九以法野，杨上善注为"九以法九野"。】

③丹波元简曰：《帝王世纪》云：黄帝使伶伦于大夏之西，昆仑之阴，取竹解谷，其窍厚均者，断两节间，吹之以黄钟之管，以象凤鸣，雌雄各六，以定律吕。《淮南子》云：数始于一，一生三，三生万物，故三月为一时，三三如九，故黄钟之律九寸，而宫音调因而以九之，九九八十一，黄钟之数立焉。《白虎通》云：黄钟何？黄，中和之气。钟者，动也。言阳于黄泉之下，动万物也。张云：自一至九，九九八十一而黄钟之数起焉。黄钟为万事之本，故针数亦应之，而用变无穷也。

④杨上善曰：黄钟即起于一也之。

⑤丹波元简曰：张云：镵针，必大其头，锋其末，盖所用在浅，但欲出其阳邪耳。马云：按此节九针，本经《九针十二原》篇、《官针》篇、《素问·针解》篇相同。

⑥丹波元简曰：《甲乙》此下有"地者，土也"一句。【编者按：丹波元简在"者"之后无句读。】

⑦丹波元简曰：马云：筒以竹为之，其体直，故谓直为筒。张云：员针，如卵形，以利导于分肉间。盖恐过伤肌肉，以竭脾气，故用不在锐，而主治分间之邪气也。【编者按：丹波元简注："筒"作"篅"。】

⑧丹波元简曰：《甲乙》作"以泻肉分之气，令不伤肌肉，则邪气得竭"。

⑨丹波元简曰：《甲乙》作"瘤病"。张云：瘤者，留也。简案：《九针十二原》、《官针》等篇，俱谓锋针取痈疾。又下文云："瘤病竭"，明是"留"乃"瘤"之讹，当从《甲乙》。

⑩杨上善曰：以下言九针有法象也。此一名镵针，卒兑之者，令其易入，大其头，使不得深也。二者员针，员其末如鸡卵也。三者鍉针，员其末者，末如黍粟之兑也。四者锋针，筒其身，如筒之员也；锋其末者，针末三隅利也。

⑪丹波元简曰：张云：五以法音，音者合五行而应天干，故有冬夏子午之分。志云：五居九数之中，故主冬夏之分，分于子午。【编者按：丹波元简在"者"、"分"之后无句读。】

⑫杨上善曰：名曰铍针。

⑬丹波元简曰：牦，里之切，音厘。师古《汉书》注：毛之强曲者曰牦。

⑭杨上善曰：名曰员利针也。氂，毛也。毛形员且兑，中身微大也。

⑮丹波元简曰：张云：七以法星，而合于人之七窍。举七窍之大者言，则通身空窍皆所主也。【编者按：丹波元简在"者"后无句读。】

⑯丹波元简曰：《甲乙》"经"字下有"舍于络"三字，无下文"舍于经络"四字，

文意相贯，当从之。

⑰杨上善曰：喙，诩秽反，口嘴也。名曰毫针也。养者，久留也。●丹波元简曰：马云：正气因之而复其真，邪虽俱往，以出针而可以养其正气，不使之外泄也。

⑱丹波元简曰：《甲乙》无'八风'二字，及'理'字，"痹"下有'者'字。马云：人之手足，各有股肱关节，计八，今八正之虚风，（二至，二分，四立为八正，合于东、西、南、北、东南、西南、西北、东北之八风。）即八风以伤人。张云：九以法风，而合于人之股肱八节，言八节，则通身骨节皆其属也。

⑲杨上善曰：名曰长针。锋，利也。

⑳丹波元简曰：马云：其流不能过于机关大节。张云：凡淫邪流溢于肌体，为风为水，不能过于关节而壅滞为病者，必用大针以利机关之大气。

㉑丹波元简曰：《甲乙》"针"上有"大"字。简案：《官针》篇云：病水肿，不能通关节者，取以大针。知是大针，乃去水针也。

㉒丹波元简曰：赵府本、张本"小大"作"尖"一字。简案：考《九针十二原》篇，亦作"尖"，当改。

㉓杨上善曰：名曰大针也。大节，十二大节也。梃，当为筳，小破竹也。●马莳曰：（此节当于《素问•针解》篇第二节参看。）此言九针所以应天地之数，而详其大小长短之法也。夫九针者，应天地之大数，一以法天，二以法地，三以法人，四以法四时，五以法五音，六以法六律，七以法七星，八以法八风，九以法九野，正以圣人起天地之数，一以至九，故分天下为九野，若九而九之，则为八十一，乃黄钟之数亦然也。以针应数，故制之为九针耳。其针之曰第一者，所以应天也。天属阳，而五脏之应天者唯肺，肺为五脏之华盖，皮则为肺之合，乃人之阳也。故为之治针者，其头大，象天之阳也；其末锐，令无得深入，而使阳气出也。故下文一曰镵针者，取法于巾针，其头虽大，其近末约寸半许而渐锐之，计长一寸六分，主热在头身者用之，正以出阳气也。其针之曰第二者，所以应地也。地为土，而人之应土者唯肉。故为之治针者，其身虽筒，（筒以竹为之，其体直，故谓直为筒。）其末则圆，令无得伤肉分，则邪得竭。故下文二曰圆针，取法于絮针，筒其身而卵其锋，长一寸六分，主治分肉之气也。其针之曰第三者，所以应人也。人之所以成其身而得生者唯血脉。故为之治针者，其身则大，其末必圆，令可以按脉而勿陷，以致复其正气，令邪气独出耳。故下文三曰锓针，取法于黍粟之锐，长三寸半，主按脉取气，令邪气之出也。其针之曰第四者，所以应四时也。四时有八风，而客于经络之中乃为瘤病。瘤者，留也，瘤病也。故为之治针者，必筒其身而锋其末，令可以泻其热，出其血，而使瘤病之得竭。故下文四曰锋针，取法于絮针，其身则筒，其末则锋，长一寸六分，主痈热出血也。其针之曰第五者，所以应五音也。夫五音主冬夏之分，以子午而分，所以为病者，阴与阳别，寒与热争，两气相搏，合为痈脓。故为之治针者，令其末如剑锋，可以取大脓也。故下文五曰铍针，取法于剑锋，广二分半，长四寸，主大痈脓，两热相争者也。其针之曰第六者，所以应六律也。六律所以调阴阳四时，而合于人身之十二经脉，令虚邪客于经络而为暴痹。故为之治针者，必令其尖如氂，且圆且锐，其中身则微大，所以取此暴气也。故下文六曰圆利针，取法于氂针，其末微大，其身反小，令可深纳其针，长一寸六分，主取痈痹者也。其针之曰第七者，所以应七星也，天有七星，人有七窍，为邪之所客，则舍于经络而为痛痹。故为之治针者，令尖如蚊虻之喙，静以徐往，微以久留，

则正气因之而复，其真邪虽俱往，以出针而可以养其正气，不使之外泄也。故下文七曰毫针，取法于毫毛，长一寸六分，主治寒热痛痹在络者也。其针之曰第八者，所以应八风也。人之手足，各有股肱关节计八，今八正之虚风，（二至、二分、四立为八，正合于东、西、南、北、东南、西南、西北、东北之八风。）即八风以伤人，则内于骨解、腰脊节、腠理之间为深痹。故为之治针者，必长其身，锋其末，而可以取深远之痹。故下文八曰长针，取法于綦针，长七寸，正主于取深远之邪痹也。其针之曰第九者，所以应九野也。人之节解皮肤之间，似地之有九野，而淫邪流泆于身，如风水状，其流不能过于机关大节。故为之治针者，令其小状，可大如挺，其锋微圆，可以取大气之不能过于关节。故下文九曰大针者，取法于锋针，其锋微圆，正以取大气不能过关节者也。（按此九针，本经《九针十二原》、《九针》及此，三篇相同，后世不明此九针，而又妄于用针，穴不分经，补泻无法，夭札多矣。）"故为"去声。"令"平声。下同。●张介宾曰：一九详义，又见脉色类五。自一至九，九九八十一而黄钟之数起焉；黄钟为万事之本，故针数亦应之而用变无穷也。黄钟详义见《附翼》二卷。此下皆详明九针之义。一者法天，法于阳也。人之五脏，惟肺最高而复于脏腑之上，其象应天，其合皮毛，亦属乎阳。故治镵针，必大其头、锋其末，盖所用在浅，但欲出其阳邪耳。二者法地，地之应人者在肉。故治圆针，必筒其身、圆其末，针如卵形，以利导于分肉间。盖恐过伤肌肉以竭脾气，故用不在锐，而主治分间之邪气也。筒音筒。三者法人，人之生成在于血脉。故治鍉针，必大其身、圆其末，用在按脉致气以出其邪，而不欲其过深，陷于血脉之分也。四者法时，应在时气瘤邪而为病也。瘤者，留也。故治针必筒其身、锋其末，因其直壮而锐，故可以泻热出血而取雍瘤之疾。五以法音，音者合五行而应天干，故有冬夏子午之分。治以铍针，必令其末如剑锋，用在治寒热，取大脓，以平阴阳之气也。六以法律，律应四时十二支而合于人之十二经脉。今虚邪客于经络而为暴痹者，治以圆利针，必令尖如牦，且圆且锐，中身微大，其用在利，故可以取诸经暴痹之气。痹义详疾病六十七。七以法星，而合于人之七窍。举七窍之大者言，则通身空窍皆所主也。治以毫针，令尖如蚊虻喙，盖用在微细徐缓，渐散其邪，以养真气，故可以取寒热痛痹，浮浅之在络者。八以法风，而合于人之股肱八节，言八节则通身骨节皆其属也。凡虚风之深入者，必内舍于骨解腰脊节凑之间，故欲取深邪远痹者，必为大针以治之也。九以法野，野以应人之周身。凡淫邪流溢于肌体，为风为水，不能过于关节而壅滞为病者，必用大针以利机关之大气，大气通则淫邪行矣。尖如挺者，言其粗且巨也。身形应九野，详经络类三十五，仍有图在《图翼》四卷。●张志聪曰：此篇论九针之道，应天地之大数，而合之于人。人之身形，应天地阴阳而合之于针，乃交相输应者也。天地人者，三才之道也。天地之大数，始于一而成于三，三而三成九，九而九之，九九八十一，以起黄钟之数焉，以针应数也。肺属金而位居尊高，为脏腑之盖，故应天者肺。脾属土而外主肌肉，故应土者肉也。而脉者，人之神气也，故人之所以成生者血脉也。经络出于四肢，以应岁之十二月，故合于四时八风。五居九数之中，故主冬夏之分，分于子午，律分阴阳，故合十二经脉。七窍在上，故应天之七星。人之四肢，应于四旁。骨有八节，故应八方之风。九野者，在天为分野，在地为九州，在人为膺喉头首，手足腰胁，故曰其气九州九窍，皆通于天气。此论九针之道，通于天地人，而各有其式，各有其用也。●《集注》眉批：乾为天，为盖，盖天主覆盖。●黄元御曰：骨解，骨节也。

78.2 黄帝曰：针之长短有数乎①？岐伯曰：一曰镵针者，取法于巾针②，去末寸半，卒锐之③，长一寸六分，主热在头身也④。二曰员针，取法于絮针，筒其身而卵其锋⑤，长一寸六分，主治分间气⑥。三曰鍉针，取法于黍粟之锐，长三寸半，主按脉取气⑦，令邪出⑧。四曰锋针⑨，取法于絮针，筒其身，锋其末，长一寸六分，主痛热出血⑩。五曰铍针，取法于剑锋，广二分半，长四寸，主大痈脓，两热争者也⑪。六曰员利针，取法于牦针，微大其末，反小其身，令可深内也，长一寸六分。主取痈痹者也⑫。七曰毫针，取法于毫毛，长一寸六分，主寒热痛痹在络者也⑬。八曰长针，取法于綦针⑭，长七寸，主取深邪远痹者也。九曰大针，取法于锋针，其锋微员，长四寸，主取大气不出关节者也。针形毕矣，此九针大小长短法也⑮。

①张介宾曰：此下复明九针大小之数也。

②丹波元简曰：《甲乙》作"布针"。张云：按巾针、絮针、綦针等制，必古针名也。未详其义。简案：《证类本草》：布针用缝布大针也。

③丹波元简曰：《甲乙》作"半寸"。张云：卒，尾也。此针身大，其近末约寸半许，而渐锐之，共长一寸六分，主泻去阳气，故治热在头身。简案：此针通计长一寸六分，其寸半而卒锐之，则其余有一分，岂有此理乎？不若当从《甲乙》作"半寸"。卒，暴也。此针之制，长寸六分，其去末五分之所暴锐之，其刺浅而泻表阳气也。此说出本邦前辈芳恂益，今从之。

④张介宾曰：镵，锐也。卒，尾也。此针身大，其近末约寸半许而渐锐之，共长一寸六分，主泻去阳气，故治热在头身。按：巾针、絮针、綦针等制，必古针名也，未详其议。

⑤丹波元简曰：张云：筒如竹筒也。卵员如卵锐也。此针直其身员其末，故但治分间之气，而不使伤其肌肉也。

⑥张介宾曰：筒，如竹筒也。卵，圆如卵锐也。此针直其身、圆其末，故但治分间之气，而不使伤其肌肉也。

⑦丹波元简曰：张云：《九针十二原》篇曰：按脉勿陷，以致其气，盖利于用补者也。

⑧张介宾曰：黍粟之锐，圆而微尖也。此云按脉取气，前文曰按脉勿陷以致其气，盖利于用补者也。

⑨丹波元简曰：张云：《九针十二原》篇云：刃三隅以发痼疾。盖三棱者也。本篇言按其身者，似或有误。

⑩张介宾曰：上文《九针十二原》篇云：刃三隅，以发痼疾。盖三棱者也。本篇言筒其身者，似或有误。

⑪张介宾曰：取法剑锋，言阔大也。两热争者，言寒热不调，两气相搏也。●丹波元简曰：张云：言寒热不调，两气相搏也。

⑫张介宾曰：毛之强者曰牦，取法于牦者，用其细健，可稍深也。

⑬张介宾曰：以上九针，有图在《图翼》四卷。

⑭丹波元简曰：《博雅》云：綦，绮彩也。

⑮杨上善曰：此言九针之状，并言所疗之病。镵，仕咸反。鍉，钉奚反，针形也。铍，披眉反。䤵，奇眉反也。●马莳曰：九针之图（略）。一曰镵针其头大，其末锐，取法于巾针，至末寸半渐锐之，长一寸六分，主热在头身用之。二曰员针筒其身，卵其锋，取法于絮针，长一寸六分，主治分肉间气满用之。三曰鍉针其身大，其末圆，取法于黍粟之锐，长三寸半，主按脉取气，令邪气出。四曰锋针筒其身，锋其末，取法于絮针，长一寸六分，主痛热出血用之。五曰铍针其末如剑锋，可以取大脓，广二分半，长四寸，主大痈脓用之。六曰员利针尖如氂，且圆且锐，微大其末，反小其身，取法于毫针，长一寸六分，主取痈痹。七曰毫针尖如蚊虻喙，取法于毫毛，长一寸六分，主寒热痛痹在络。八曰长针长其身，锋其末，取法于䤵针，长七寸，主取深邪远痹。九曰大针其锋微圆，取法于锋针，长四寸，主取大气不出关节。●张介宾曰：按以上九针之用，凡所取者皆言有余之实邪，则针不宜于治虚也，从可知矣。●张志聪曰：此论九针之制，有大小长短之法，而取用各不同也。夫人之气血，合天地阴阳，昼夜旋转，无所宁息，少有留滞，则为痹为痛。是以九针之用，皆取气取痛取痹，盖针者，所以斡旋天地阴阳之气。●丹波元简曰：张云：按以上九针之用，凡所取者，皆言有余之实邪，则针不宜于治虚也。

78.3　黄帝曰：愿闻身形，应九野①，奈何②？岐伯曰：请言身形之应九野也，左足应立春③，其日戊寅己丑④。左胁应春分⑤，其日乙卯⑥。左手应立夏⑦，其日戊辰己巳⑧。膺喉首头应夏至⑨，其日丙午⑩。右手应立秋⑪，其日戊申己未⑫。右胁应秋分⑬，其日辛酉⑭。右足应立冬⑮，其日戊戌己亥⑯。腰尻下窍应冬至⑰，其日壬子⑱。六府膈下三藏应中州⑲，其大禁，大禁太一所在之日，及诸戊己⑳。凡此九者㉑，善候八正所在之处㉒。所主左右上下身体有痈肿者，欲治之，无以其所直之日溃治之，是谓天忌日也㉓。

①丹波元简曰：张云：即八卦九宫之位也。志云：九州之分野也。简案：考下文，张注为是。

②张介宾曰：九野，即八卦九宫之位也。

③丹波元简曰：《甲乙》作"左手"。张云：此左足应艮宫，东北方也。立春后，东北节气也。寅丑二日，东北日辰也故其气皆应于艮宫。然乾坤艮巽，四隅之宫也；震兑坎离，四正之宫也，土王于四季，故四隅之宫，皆应戊己，而四正之宫，各有所王。后仿此。

④张介宾曰：此左足应艮宫，东北方也。立春后，东北节气也。寅丑二日，东北日辰也。故其气皆应于艮宫。然乾坤艮巽，四隅之宫也。震兑坎离，四正之宫也。土王于四季，故四隅之宫皆应戊己，而四正之宫各有所王。后仿此。

⑤丹波元简曰：《甲乙》"胁"作"胸"。张云：此左胁应震宫也。左胁，正东方也。春分后，正东节气也。乙卯日，东方之正也。故其气皆相应。

⑥张介宾曰：此左胁应震宫也。左胁，正东方也。春分后，正东节气也。乙卯日，东方之正也。故其气皆相应。

⑦丹波元简曰：《甲乙》作"左足"。张云：此左手应巽宫，东南方也。立夏后，东南节气也。戊辰、己巳，东南日辰也，故其气皆相应。

⑧张介宾曰：此左手应巽宫，东南方也。立夏后，东南节气也。戊辰己巳，东南日辰也。故其气皆相应。

⑨丹波元简曰：张云：胸前曰齐，齐喉首头应离宫，正南方也。夏至后，正南节气也。丙午日，南方之正也，故其气皆相应。

⑩张介宾曰：胸前曰膺。膺喉首头应离宫，正南方也。夏至后，正南节气也。丙午日，南方之正也。故其气皆相应。

⑪丹波元简曰：张云：此右手应坤宫，西南方也，立秋后，西南节气也。戊申、己酉，西南日辰也，故其气皆相应。

⑫张介宾曰：此右手应坤宫，西南方也。立秋后，西南节气也。戊申己酉，西南日辰也。故其气皆相应。

⑬丹波元简曰：《甲乙》"胁"作"胸"。张云：此右胁应兑宫，正西方也，秋分后，正西节气也。辛酉日，西方之正也，故其气皆相应。

⑭张介宾曰：此右胁应兑宫，正西方也。秋分后，正西节气也。辛酉日，西方之正也。故其气皆相应。

⑮丹波元简曰：张云：此右足应乾宫，西北方也，立冬后，西北节气也。戊戌、己亥，西北日辰也，故其气皆相应。倪仲玉云：气从下而上，故左足应立春，右足应立冬者，气复归于下也。

⑯张介宾曰：此右足应乾宫，西北方也。立冬后，西北节气也。戊戌己亥，西北日辰也。故其气皆相应。

⑰丹波元简曰：张云：此腰尻下窍应坎宫，正北方也，冬至后，正北节气也。壬子日，北方之正也，故其气皆相应。

⑱张介宾曰：此腰尻下窍应坎宫，正北方也。冬至后，正北节气也。壬子日，北方之正也。故其气皆相应。

⑲丹波元简曰：《甲乙》"腑"下有"及"字，"三"作"五"（简案："三"作"五"恐传写之讹）。张云：此膈下应中宫也。膈下，腹中也。三脏，肝脾肾也。六腑三脏俱在膈下腹中，故应中州。

⑳张介宾曰：此膈下应中宫也。膈下，腹中也。三脏，肝脾肾也。六腑三脏，俱在膈下腹中，故应中州。其大禁者，在太一所在之日及诸戊己日。盖戊己属土，虽寄王于四季，而实为中宫之辰，故其气应亦如太一。按：太一义出《九宫八风》篇，详运气类三十五，如冬至居叶蛰宫四十六日、立春居天留宫四十六日之类是也。但彼止言八宫而不及中宫，此节乃言中宫太一所在之日，意者于八宫太一数中，凡值四季土王用事之日，即中宫太一之期也，惟博者正之。●丹波元简曰：《甲乙》作"其口大禁"，是。张云：大禁者，在太乙所在之日及诸戊己日。盖戊己属土，虽寄王于四季，而实为中宫之辰，故其气应，亦如太一，出《九宫八风》篇。按：太一如冬至居叶蛰宫四十六日，立春居天留宫四十六日之类是也。但彼止言八宫，而不及中宫。此节乃言中宫太一所在之日，意者于八宫太一数中，凡值四季土王用事之日，即中宫太一之期也，惟博者正之。简案：此即与《干凿度》郑注符矣。王云：遁《甲经》曰，六戊为天门，六己为地户，故为天忌。

㉑丹波元简曰：张云：九，九宫也。正，正风也。八正即八方正气之所在，太一之谓也。八宫定，则八正之气可候矣。

㉒张介宾曰：九，九宫也。正，正风也。八正，即八方王气之所在，太一之谓也。九宫定则八正之气可候矣。

㉓马莳曰：（天忌，见《素问·八正神明论》、前《官能》篇。此节当参前九官八风图看。此言身形之应九野，而天忌乃所当知也。）人之左胁应春分，而乙卯日属木，居左，故应之；右胁应秋分，而辛酉日属金，居右，故应之；膺喉首头应夏至，而丙丁日属火，居南，故应之；腰尻下窍应冬至，而壬子日属水，居北，故应之；至于左足应立春，戊寅、己丑日应之，盖戊己主土，兼四方，而寅丑则居东北方也；右足应立冬，戊戌、己亥日应之，盖戊己主土，兼四方，而戌亥则应西北方也；左手应立夏，戊辰、己巳日应之，盖戊己主土，兼四方，而辰巳则应东南方也；右手应立秋，戊申、己未应之，盖戊己主土，兼四方，而申未则居西南方也；六腑与膈下之脾肝肾三脏应于中州，乃大禁者也，盖大禁在诸戊己之日，而太乙所在之日，即如冬至居叶蛰、立春居天留之类是也，亦宜禁之。凡此九者，善候八正所在之处，则主左右上下身体有痈肿者，苟欲治之，无以其所值之日治而溃之，是乃天忌之日，不可以轻犯也。

太乙神人身形应九野天忌歌

按后世针灸法，最忌九宫尻神、九部尻神、十二部尻神，此固当遵，然前《九宫八风》篇内有太乙所在九宫，及此篇身形应九野，乃神圣所言，尤合五行、九宫、八卦大义，今旧有太乙神人歌，凡针灸破痈者，切宜忌之。立春艮上起天留，戊寅己丑左足求；春分左胁仓门震，乙卯日定为仇；立夏戊辰己巳巽，阴洛宫中左手愁；夏至上天丙午日，正值膺喉离首头；立秋玄委宫右手，戊申己未坤上游；秋分仓果西方兑，辛酉还从右胁谋；立冬右足加新洛，戊戌己亥乾位收；冬至坎方临叶蛰，壬子腰尻下窍流；五脏六腑并脐腹，招摇诸戊己中州。

●张介宾曰：天地八正之方，即人身气王之所，故所主左右上下，凡身体有痈肿之处，勿以所直之日溃治之，恐其走泄元气，以犯天忌不吉也。此当与九宫八风及贼风邪气乘虚伤人二章参阅，详运气类三十五、六，仍有图在《图翼》二卷。●张志聪曰：九野者，九州之分野也。按星书立春应天文箕尾分野，禹贡冀州之域。春分应天文心房分野，禹贡徐州之域。立夏应天文翼轸分野，禹贡荆州之域。夏至应天文井鬼分野，禹贡雍州之域。立秋应天文参井分野，禹贡梁州之域。秋分应天文奎娄分野，禹贡兖州之域。立冬应天文危室分野，禹贡青州之域。冬至应天文牛斗分野，禹贡扬州之域。中州应天文张柳分野，禹贡豫州之域。盖地有九野九州，人有九窍，九脏，皆上通于天气，是以身形应九野，而合于天之四时八节也。手足之主戊己者，土属四肢也。岁半以上，天气主之，岁半以下，地气主之。膺喉头首应夏至者，身半以上为阳也，腰尻以应冬至者，身半以下为阴也。丙午属火故主夏，壬子属水故主冬。胁主外内出入之枢，故主春秋二分。盖春主阳气上而阴气下，秋主阴气上而阳气下也，乙卯属木，主于东方，故其日乙卯。辛酉属金，主于西方，故其日辛酉。六腑膈下三脏，居形身之中而在下，故应地之中州。太一所在之日，谓移宫出游之一日，并立中宫之日也。八正者，八方之正位，所以候八风之虚邪以时至者也。所直之日，谓太一所在之日，及诸戊己，凡此九者，是谓天忌日也。●王子律曰：按《遁甲经》云，六戊为天门，六己为地户，故为天忌。●卢良侯曰：肺应天，心应日，故只膈下之三脏应地。●倪仲玉曰：气从下而上，故左足应立春，右足应立冬者，气复归于下也。●黄元御曰：膈下三脏，脾、肝、肾也。太乙随八节，而居八方，详见九宫八风，八正所在，即太乙所在。太乙八节移居，主人上下左右八处，其所值之日，是谓天忌日，勿以其日破痈肿而取脓血也。●丹波元简曰：张云：天地八正之方，即人身气王之所。故所主左右上下，凡身体有痈肿之处，勿以所直之日溃治之，恐其走泄元气，以犯天忌不吉也。马云："天忌"见《素问·八正神明论》、前《官能》篇。按后世针灸法，最忌九宫尻神，九部尻神，十二部尻神，此固当遵。简案：痈疽逐日逐时之忌，见《甲乙经·痈疽篇》。行年血忌患痈疽，见《刘涓子鬼遗方》。

78.4 形乐志苦，病生于脉，治之于灸刺。形苦志乐，病生于筋，治之以熨引。形乐志乐，病生于肉，治之以针石。形苦志苦，病生于咽喝①，治之以甘药。形数惊恐，筋脉不通，病生于不仁，治之以按摩醪药。是谓形②。

①周学海曰："咽"即"噎"字。喝，者喘也。

②杨上善曰：形，身之貌也。志，心之志也。心以主脉，以其心劳，邪气伤脉，心之应也，故以灸刺补泻脉病也。形苦筋劳，邪气伤筋，肝之应也，筋之病也医而急，故以熨引调其筋病也。药布熨之引之，使其调也。形志俱逸，则邪气客肉，脾之应也，多发痈肿，故以砭针及石熨调之也。《山海经》曰：高氏之山，其上多玉，有石可以为砭针。堪以破痈肿者也。形志俱苦劳气，客邪伤气，在于咽喝，肺之应也。喝，肺喘声也。有本作渴。故疗之汤液丸散药之也。惊恐主肾，形多惊惧，邪客筋脉，筋脉不通，肾之应也，痛生筋脉皮肤之间，为痹不仁，故以按摩醪醴。五形，言陈其所宜也。●马莳曰：（"喝"当作"嗌"。按《素问·血气形志论》与此节同，但彼曰病生于咽嗌者为是；彼曰治之以百药，此曰甘药者是。彼末句云：是谓五形志也。此节末句有缺。）此言病有形志之苦乐不同，而治之者亦异也。形在外，志在内。有等外形虽乐，而内志则苦，故志属于心，心合于脉，所以病在于脉也，当灸刺随宜以治。有等外形虽苦，而内志则乐，则筋以劳而伤，所以病生于筋也，当以火熨、导引治之。有等外形既乐，而内志亦乐，则血气凝滞，病生于肉，当以针石治之。有等外形既苦，而内志亦苦，则血气枯焦，病生于咽嗌，当以甘和之药治之。有等形受劳苦，数被惊恐，筋与血脉皆不相通，则病生为不仁，不仁者，痛痒不知也，当按摩、酒药兼用之。是皆五形五志之受病者如此。《邪气脏腑形》篇、《终始》篇俱有调以甘药。●张志聪曰：（"喝"当作"嗌"。）此言人有贵贱君子小人之不同，形志有偏苦偏乐之分异，故治法亦宜守一勿失也。夫富贵之人，形乐志苦，村野之人，形苦志乐，淡忘舒泰者，形志皆乐，系牵拘畏者，形志皆苦。形乐者，四体不运，则血脉留滞，故当治之以灸刺，而通血脉。形苦者，劳其筋骨，故当治之以熨引，以舒其筋。形乐志乐，则心广体胖，故当治之针石以疏气。志者，心之所发也。咽乃胃腑之门，而胃主肌形。髑骬乃心之蔽骨，而内应于心脏。故形志皆苦者，病生于咽髑，此病在不足，故当调之以甘药也。惊伤心肝，恐则伤肾，是以形数惊恐，则筋脉不通，营气不行，则为不仁，此病因于内，故当治之以按摩醪药，是谓五形志也。●薛雪曰：形乐者，身无劳也。志苦者，心多虑也。心主脉，深思过虑，则脉病矣。脉病者当治经络，故当随其宜而灸刺之。形乐者逸，志乐者闲。饱食终日，无所运用，多伤于脾。脾主肌肉，故病生焉。肉病者，或为卫气留，或为脓血聚，故当用针石以取之。形苦者身多劳，志乐者心无虑。劳则伤筋，故疾生于筋。熨，以药熨。引，谓导引。形苦志苦，必多忧思。忧则伤肺，思则伤脾。脾肺气伤，则虚而不行，气必滞矣。脾肺之脉，上循咽嗌，故病生于咽

噫，如人之悲忧过度，则喉咙哽咽，食饮难进；思虑过度，则上焦痞膈，咽中核塞，即其征也。隔则闭绝，上下不通，则暴忧之病也。病在噫者，因损于脏，故当以甘药调补之。惊者气乱，恐者气下，数有惊恐则气血散乱而经络不通，故病不仁。不仁者，顽痹挛弱也，故治宜按摩以导气行血，醪药以养正除邪。醪药，药酒也。醪，音劳。●丹波元简曰："噫"诸本作"喝"。马云："喝"当作"噫"，按：《素问·血气形志论》与此节同，但彼曰"病生于咽噫者"为是。彼曰"治之以百药，此曰甘药者"是也。彼末句云"是谓五形志也"，此节之末句有缺。简案："筋脉"《素问》作"经脉"，似是。志云："喝"当作"齃"。误。

78.5 五藏气，心主噫，肺主欬，肝主语，脾主吞，肾主欠①。

①马莳曰：（此与《素问·宣明五气》篇同。）此言五脏之气为病也。按《三部九候论》曰：心为噫。《脉解》篇云：所谓上走心为噫者，阴盛而上走阳明，阳明络属心，故上走心为噫也。本经《口问》篇黄帝曰：人之噫者何气使然？岐伯曰：寒气客于胃，厥逆从下上散，复出于胃，故为噫。夫曰心为噫，又曰寒气转于胃，正以心气主噫，而胃又有寒，故从之而转耳。至于本经《经脉》篇论脾之为病，亦曰善噫，盖脾胃之病，无以异也。（《玉篇》云：噫，饱出息也。又曰：气转也。《论语》云：噫，斗筲之人。朱注云：心不平声。《海篇》云：痛声也。理以饱出息及气转为是。朱注与《海篇》皆儒书义也。）《素问·阴阳应象大论》言：肺在变动为咳。故肺主于咳也。又《阴阳应象大论》言：肝在声为呼。而此曰语者，彼言声而此言病也。吞者，《海篇》曰：食咽也。然病时气亦能吞也。欠者，张口转气也。《口问》篇黄帝曰：人之欠者何气使然？岐伯曰：卫气昼日行于阳，夜半则行于阴，阴者主夜，夜者卧，阳者主上，阴者主下，故阴气积于下，阳气未尽，阳引而上，阴引而下，阴阳相引，故数欠。●张志聪曰：此以下，意言明乎九针之道，更当知五运六气之微。五运者，五行之化运，合于五脏六腑而主出入。六气者，主司天在泉，合人之三阴三阳，而通于手足之十二经脉，以九九之大数，而合于五六之变化，可通于无穷，可传于后世矣。噫者，中焦之逆气，上走心为噫，故心主噫。《阴阳应象论》曰：肺在变动为咳。语者，论难也。肝为将军之官，谋虑出焉，故肝主语。脾主为胃行其津液者也，脾气不能灌溉于四脏，则津液反溢于外窍，故为吞咽之证。本经曰：阳者主上，阴者主下，阳引而上，阴引而下，阴阳相引，故数欠，当泻足少阴，补足太阳。盖肾气上逆，欲引而下则为欠。●薛雪曰：噫，嗳气也。心痹者，嗌干善噫，是皆言噫出于心也。又太阴终者善噫善呕，太阴所谓"上走心为噫者，阴盛而上走于阳明，阳明络属心"，故曰"上走心为噫"也。寒气客于胃，厥逆从下上散，复出于胃，故为噫。由此观之，是心、脾、胃三脏皆有是证，盖由火土之郁而气有不得舒伸，故为此证。噫，饱食息也。又曰不寤之声。肺主气，其属金，邪挟金声，故病为咳。问答之声曰"语"。语出于肝，象木有枝条，多委曲也。脾受五味，故为吞，象土包容，为物所归也。欠，呵欠也。嚏，喷嚏也。阳未静而阴引之，故为欠；阳欲达而阴发之，故为嚏，阴盛于下，气化于水，所以皆属乎肾。故凡阳盛者不欠，下虚者无嚏，其由于肾也可知。●丹波元简曰：马云：此与《素问·宣明五气论》同。

78.6 六府气，胆为怒，胃为气逆、哕，大肠小肠为泄，膀胱不约为遗

溺，下焦溢为水①。

①马莳曰：(《宣明五气》篇与此大同。)此言六腑之气为病也。《阴阳应象大论》曰：肝在志为怒。而此曰胆为怒者，以肝与胆为表里也。胃为气逆为哕者，盖胃为水谷之海，惟胃气不和则气逆。按《灵枢·口问》篇岐伯曰：谷入于胃，胃气上注于肺，今有故寒气与新谷气俱还入于胃，新故相乱，真邪相攻，气并相逆，复出于胃，故为哕。大肠小肠为泄者，盖大肠为传道之腑，小肠为受盛之腑，今受盛之气既虚，传道之司不禁，故为泄利之证也。膀胱不约为遗溺，《素问·灵兰秘典论》曰：膀胱者，州都之官，津液藏焉，气化乃能出矣。又《脉要精微论》曰：水泉不止者，是膀胱不藏也。今膀胱之气不足，而不能藏，故为遗溺如此也。下焦溢为水，此下焦者，即《营卫生会》篇上、中、下之下焦也，下焦之气不足，故泛溢之为水病耳。(按水之为证，见《素问·阴阳别论》、《平人气象论》、《灵枢·水胀论》、《论疾诊尺》等篇。)●王子律曰：胆者，中正之官，决断出焉，故气逆则为怒。《口问》篇曰：人之哕者，谷入于胃，胃气上注于肺。今有故寒气与新谷气俱还入于胃，新故相乱，真邪相攻，气并相逆，复出于胃，故为哕。大肠小肠，受盛水谷，变化糟粕，病则不能化物而为泄矣。膀胱者，州都之官，津液藏焉，气化则出，是以不约则为遗溺。下焦如渎，水道出焉，病则反溢而为水病矣。●《集注》眉批：哕叶海。呃逆也。又：《素问》云：五气所病。●薛雪曰：胃为水谷之海，胃有不和，则为气逆。哕，呃逆也。胃中有寒则为哕。恐，肾之志也，胃属土，肾属水，土邪伤肾则为恐，故皆涉于胃也。大肠为传道之府，小肠为受盛之府，小肠之清浊不分，则大肠之传道不固，故为泄利。下焦为分注之所，气不化则津液不行，故溢于肌肉而为水。膀胱为津液之府，其利与不利，皆由气化。有邪实膀胱，气不通利而为癃者，有肾气下虚，津液不化而为癃者，此癃闭之有虚实也。若下焦不能约束而为遗溺者，以膀胱不固，其虚可知。盖三焦为中渎之府，水道之所由出，故三焦亦属膀胱也。怒为肝志而胆亦然者，肝胆相为表里，其气皆刚，而肝取决于胆也。●丹波元简曰：马云：《宣明五气论》与此大同。

78.7 五味①：酸入肝，辛入肺，苦入心，甘入脾，咸入肾，淡入胃，是谓五味②。

①丹波元简曰：马云：与《宣明五气论》亦同，但此多'淡入胃'一句。王逊云：淡附于甘，故淡入胃。

②杨上善曰：五味各入其脏。甘味二种，甘与淡也。谷入于胃，变为甘味，未成曰淡，属其在于胃；已成为甘，走入于脾也。●马莳曰：(此节与《宣明五气》篇五味所入亦同，但此多"淡入胃"一句。)此言五味之入五脏也。●张志聪曰：伯高云：胃者，五脏六腑之海也，水谷皆入于胃，五脏六腑，皆禀气于胃，五味各走其所喜。谷气津液已行，营卫大通，以次传下。●王子律曰：淡附于甘，故淡入胃。

78.8 五并①：精气并肝则忧，并心则喜，并肺则悲，并肾则恐，并脾则畏，是谓五精之气并于藏也②。

①丹波元简曰："畏"《甲乙》作"饱"，注：作"畏"。马云：与《宣明五气论》亦

同,但彼末有云:虚而相并者也。王逊云:肺在志为忧,精气并于肝则忧者,所胜之气乘之也。多阳者多喜,心为阳脏,精气并之,故喜。经云:神有余则笑不休。精气并于肺,则肺举而液上溢,液上溢则泣出而悲。肾在志为恐,五精气并之,其间有所胜之气乘之,所不胜侮之,故恐。土气灌于四脏,而四脏之精气反并于脾,故畏。此因脏气虚,而余脏之精气并之,皆为病也。《阴阳应象论》曰,心"在志为喜","喜伤心";肾"在志为恐","恐伤肾"。乃有余而为病,过犹不及也。

②马莳曰:(此与《宣明五气》篇亦同,但彼末有云:虚而相并者也。)此言五脏之精气并于所虚之脏也。《阴阳应象大论》曰:肝在志为怒,心在志为喜,肾在志为恐。今肝虚而余脏精气得以并之,则为忧。夫在志为怒,而此曰忧者,以肺气得以乘之也。心虚而余脏精气得以并之,则为喜,盖喜者固其所志,而太过于喜则为病也。肺虚而余脏精气得以并之,则为悲。夫在志为忧,而此曰悲者,忧甚则悲也。肾虚而余脏精气得以并之,则为恐。脾虚而余脏精气得以并之,则为畏,夫在志为思,而此曰畏,以过思则畏胜也。此乃五脏之气虚而相并者也。●王子律曰:肺在志为忧,精气并于肝则忧者,所胜之气乘之也。多阳者多喜,心为阳脏,精气并之,故喜。经云:神有余则笑不休。精气并于肺,则肺举而液上溢,液上溢则泣出而悲。肾在志为恐,五精气并之,其间有所胜之气乘之,所不胜侮之,故恐。土气灌于四脏,而四脏之精气反并于脾,故畏。此因脏气虚,而余脏之精气并之,皆为病也。《阴阳应象论》曰,心"在志为喜","喜伤心";肾"在志为恐","恐伤肾"。乃有余而为病,过犹不及也。

78.9　五恶①:肝恶风,心恶热,肺恶寒,肾恶燥,脾恶湿,此五藏气所恶也②。

①丹波元简曰:马云:与《宣明五气论》同。
②马莳曰:(此与《宣明五气》篇同。)此言五脏所恶之邪也。肝属厥阴木,其性与风气相通,而感风则伤筋,故恶风。心属少阴火,其性与暑气相通,而受热则伤脉,故恶热。肺属手太阴金,其性本寒,故恶寒。肾属足少阴水,其性喜润,故恶燥。脾属足太阴土,其性喜燥,故恶湿。●王子律曰:肝恶风,心恶热,脾恶湿,恶本气之胜。肺为清金,故恶寒。肾为水脏,故喜润而恶燥。盖五行之道,制胜则化,故各有所欲而各有所恶也。●薛雪曰:心本属火,过热则病,故恶热。肺属金而主皮毛,金寒则病,故恶寒。肝属木,其应风,感风则伤筋,故恶风。脾属土,其应湿,湿胜则伤肌肉,故恶湿。肾属水而藏精,燥胜则伤精,故恶燥。

78.10　五液①:心主汗,肝主泣②,肺主涕,肾主唾,脾主涎,此五液所出也③。

①丹波元简曰:马云:与《宣明五气论》同。
②顾观光曰:马本泣作泪。
③马莳曰:(此与《宣明五气》篇同。)此言五脏各有液也。●王子律曰:水谷入口,其味有五,津液各走其道。五脏受水谷之津液,淖注于外窍,是为五液。津液奉心神而化赤而为血,血之液为汗,故心主汗。鼻乃肺之窍,目乃肝之窍,口乃脾之窍,三脏之液,

各出于本窍，而为涕为泪为涎也。廉泉玉英，上液之道也。肾之液从任脉上出于舌下，故肾主唾。又云：肾为水脏，受五脏之精而藏之，肾之液复入心为血，入肝为泪，入肺为涕，入脾为涎，自入为唾。故曰液者，所以灌精濡空窍者也。此谓肾脏之液也。

78.11　五劳①：久视伤血，久卧伤气，久坐伤肉，久立伤骨，久行伤筋，此五久劳所病也②。

①丹波元简曰：马云：与《宣明五气论》同。王逊云：劳，谓太过也。夫四体不劳，则血气不行而为病，是以上古之民，形劳而不倦，盖不可久而太过也。久视损神，故伤血；久卧则气不行，故伤气；脾喜运动，故久坐伤肉；久立则伤腰肾胫膝，故伤骨；行走罢极则伤筋，是五劳而伤五脏所主之血气筋骨也。

②杨上善曰：夫为劳者，必内有所损，然后血等有伤。役心注目于色，久则伤心，心主于血，故久视伤血。人卧则肺气出难，故久卧伤肺，肺伤则气伤也。人久静坐，脾则不动，不动不使，故久坐伤脾，脾伤则肉伤也。人之久立，则腰肾劳损，肾以主骨，故骨髓伤也。人之久行，则肝胆劳损，肝伤则筋伤也。●马莳曰：(此与《宣明五气》篇同。)此言五脏久劳各有所伤也。久视者必劳心，故伤血。久卧者必劳肺，故伤气。久坐者必劳脾，故伤肉。久立者必劳肾，故伤骨。久行者必劳肝，故伤筋。●王子律曰：劳谓太过也。夫四体不劳，则血气不行而为病，是以上古之人，形劳而不倦，盖不可久而太过也。久视损神，故伤血。久卧则气不行，故伤气。脾喜运动，故久坐伤肉。久立则伤腰肾膝胫，故伤骨。行走罢极则伤筋。是五劳而伤五脏所主之形也。●薛雪曰：久视则劳神，故伤血。血者神气也。久卧则阳气不伸，故伤气。久坐则血脉滞于四体，故伤肉。立者之劳在骨也。行者之劳在筋也。

78.12　五走①：酸走筋，辛走气，苦走血，咸走骨，甘走肉，是谓五走也②。

①丹波元简曰：马云：此即《宣明论》之五味所禁，较此更详。

②杨上善曰：《九卷》此文及《素问》皆"苦走骨，咸走血"。此文言"苦走血，咸走骨"，皆左右异，具释于前也。●马莳曰：(此与《宣明五气》篇之五味所禁较此更详。)此言五味各有所走也。《宣明五气》篇曰：辛走气，气病无多食辛。咸走血，血病无多食咸。苦走骨，骨病无多食苦。甘走肉，肉病无多食甘。酸走筋，筋病无多食酸。是谓五禁，无令多食。●王子律曰：酸苦甘辛咸，五行之味也。血气肉筋骨，五脏之所生也，是以五味各自走其道。

78.13　五裁①：病在筋，无食酸；病在气，无食辛；病在骨，无食咸；病在血，无食苦；病在肉，无食甘。口嗜而欲食之，不可多也，必自裁也，命曰五裁②。

①丹波元简曰：马云：与《宣明五气论》同。王逊云：裁者，酌其适中而不可多也。夫五味入口，内养五脏，外濡形身，病则嗜食，故宜裁之。(案：《素问》作"五禁"。)

②杨上善曰：裁，禁也。筋气骨肉血等，乃是五味所资，以理食之，有益于身；从心

多食，致招诸病，故须裁之。【编者按：萧延平曰：《素问·宣明五气篇》注，新校正云：按《太素》五禁云：肝病禁辛，心病禁咸，脾病禁酸，肺病禁苦，肾病禁甘，名此为五裁。杨上善云：口嗜而欲食之，不可多也，必自裁之，命曰五裁。按新校正所引《太素》经文，与此小异，所引杨注，乃本书经文，与此亦异。】●马莳曰：（此与《宣明五气》篇同。）此言五味之有五裁，即上节之义也。●王子律曰：裁者，酌其适中而不可多也。夫五味入口，内养五脏，外濡形身，病则嗜食，故宜裁之。

78.14 五发①：阴病发于骨②，阳病发于血③，以味发于气，阳病发于冬④，阴病发于夏⑤。

①丹波元简曰：赵府、《道藏》、《正脉》、熊本、张本"阴病"作"以味"，马、志本作"阴病发于肉"。简案：《宣明五气论》"气"作"肉"，当以马本为正。张注《宣明五气》云，按《九针论》，尚有'以味发于气'一句，盖食入于阴，则长气于阳，故味发于气也。

②薛雪曰：骨属肾，肾者阴中之阴也。

③薛雪曰：血属心，心者阳中之阳也。

④薛雪曰：阴胜则阳病也。

⑤薛雪曰：阳胜则阴病也。●马莳曰：（此与《宣明五气》篇同。）此言五脏之病有所发也。肾为少阴，主于骨，脾为太阴，主于肉，故阴分之病，发于骨肉。心为牡脏，主于血，故阳分之病，发于血。此则以五脏所主言。阳虚不能胜阴，故阳病发于冬；阴虚不能胜阳，故阴病发于夏。此则以五脏之时言也。●王子律曰：肾为阴脏，在体为骨，故阴病发于骨。心为阳脏，在体为脉，故阳病发于血。脾为阴中之至阴，在体为肉，故阴病发于肉。即《调神论》之所谓逆夏气，则太阳不长，心气内洞，逆冬气，则少阴不藏，肾气独沉之义。盖因本气自逆而发病也。肝为牡脏，逆冬气则奉生者少，春为痿厥，故肝脏之阳病发于冬。肺为牝脏，逆夏气则奉收者少，秋为痿疟，故肺脏之阴病发于夏。故言五脏发病，有因所生之母气而为病者，有因本气自逆而为病者，以五脏错综而论之，皆能为病者也。

78.15 五邪①：邪入于阳，则为狂；邪入于阴，则为血痹；邪入于阳，转则为癫疾；邪入于阴，转则为瘖②；阳入之于阴，病静；阴出之于阳，病喜怒③。

①丹波元简曰：《甲乙》及诸本"巅"作"癫"。马云："癫"当作"巅"，"喜"当作"善"，此与《宣明五气论》同，以阳气上升，故项巅有疾，如头痛眩晕等证也。志云："喜"当作"善"，《宣明五气》篇曰：阴出之阳病善怒。

②顾观光曰：林亿校《素问·宣明五气论》引孙思邈说，与此同，两"转"字并作"传"。

③马莳曰：（"癫"当作"巅"。"喜"当作"善"。此与《宣明五气》篇同。）此言五邪之为病也。邪气不入于阴而入于阳，则阳邪有余而为狂。《生气通天论》曰：阴不胜其阳，则脉流薄疾，并乃狂。邪气不入于阳而入于阴，则阴邪有余而为血痹。《生气通天

论》曰：阳不胜其阴，则五脏气争，九窍不通。而按此曰阴阳，乃营气卫气，然阴阳诸经为表为里，其义亦该之矣。《宣明五气》篇曰：搏阳则为巅疾。而此曰：邪入于阳转则为癫疾。则癫当为巅，正以阳气上升，故顶巅有疾，如头痛眩晕等证也。《宣明五气》篇曰：搏阴则为瘖。而此曰：邪入于阴转则为瘖。正以阴为邪伤，则营气不足而为瘖也。此曰阴阳者，亦营卫二气也。阳气之邪入之于阴，则其病也能静。阴气之邪出之于阳，则其病也多怒。是乃五邪为病也。●张志聪曰：（"喜"当作"善"。）《宣明五气》章曰：阴出之阳，病善怒。●王子律曰：邪入于阳则阳盛，阴不胜其阳，则脉流薄疾，并乃狂，又四肢为诸阳之本，阳盛则四肢实，实则能登高也。热盛于身，则弃衣欲走也。阳盛则使人骂詈，不避亲疏也。痹者，闭也，痛也。邪入于阴，闭而不行，则留着而为痹痛矣。夫在外者，皮肤为阳，筋骨为阴，故曰病在阳者名曰风，在阴者名曰痹，癫乃重阴，邪入于阳，转入于阴，则为癫疾矣。夫心主言，由肾间之动气而后发，邪入于肾脏之阴，转入于心脏之阳，则为瘖矣。阳分之邪而入于阴，则病者静，阴分之邪而出于阳，则善怒，上节论五脏之气自伤，此论五脏为邪所病。

78.16　五藏①：心藏神，肺藏魄，肝藏魂，脾藏意，肾藏精志也。②

①丹波元简曰：马云：此与《宣明五气论》同。但彼则肾止曰藏精，不及志。《难经》兼言肾脏精与志，故言有七肾之说。

②马莳曰：（藏，平声。此与《宣明五气》篇同。）但彼则肾止曰藏精，不及志。《难经》兼言肾藏精与志，故言有两肾之说。此言五脏各有所藏之神也。按本经《本神》篇黄帝曰：何谓德气生精神魂魄心意志思智虑？岐伯曰：天之在我者德也，地之在我者气也，德流气薄而生者也。故生之来谓之精，两精相搏谓之神，随神往来谓之魂，并精而出入者谓之魄。所以任物者谓之心，心之所忆谓之意，意之所存谓之志，因志而存变谓之思，因思而远慕谓之虑，因虑而处物谓之智。又曰：肝藏血，血舍魂；脾藏营，营舍意；心藏脉，脉舍神；肺藏气，气舍魄；肾藏精，精舍志。观此则本节大义可识矣。●张志聪曰：《本神》篇曰：肝藏血，血舍魂；脾藏营，营舍意；肺藏气，气舍魄；心藏脉，脉舍神；肾藏精，精舍志。神志魂魄意，五脏所藏之神也。●薛雪曰：精气之灵明也，两精相搏谓之神。精气之质地也，并精而出入者谓之魄。神气之佐辅也，随神往来者谓之魂。神有所注者也，心有所忆谓之意。意有专一者也，意之所存谓之志。

78.17　五主①：心主脉，肺主皮，肝主筋，脾主肌，肾主骨②。

①丹波元简曰：马云：与《宣明五气论》同。

②马莳曰：（此与《宣明五气》篇同。）此言五脏之所主也。按《素问·痿论》曰：肺主身之皮毛，心主身之血脉，肝主身之筋膜，脾主身之肌肉，肾主身之骨髓，是之谓五主也。●王子律曰：上节论五脏内藏之神，此论五脏外合之形。●薛雪曰：心主血脉，应火之动而运行周身也。肺主皮毛，应金之坚而保障全体，捍御诸邪也。肝主筋膜，应木之柔而联络关节也。脾主肌肉，应土之厚而蓄养万物也。肾主骨髓，应水石之沉坚，为立身之干，为万化之原也。

78.18　阳明多血多气，太阳多血少气，少阳多气少血，太阴多血少气，厥阴多血少气，少阴多气少血。故曰刺阳明出血气，刺太阳出血恶气，刺少阳出气恶血，刺太阴出血恶气，刺厥阴出血恶气，刺少阴出气恶血也①。

①杨上善曰：此言刺三阴三阳，出血出气差别所以也。手阳明，大肠脉，足阳明，胃脉也，二脉上下连注，其气最强，故此二脉盛者，刺之血气俱泻。手太阳，小肠脉也，足太阳，膀胱脉也，二脉上下连注，津液最多，故二脉盛者，刺之泻血，邪客之者，泻去恶气也。手少阳，三焦脉也，足少阳，胆脉也，二脉上下连注，其气最多，故此二脉盛者，刺之泻气，邪客之者，泻去恶血也。手太阴，肺脉也，足太阴，脾脉也，此二太阴与二阳明虽为表里，其气血俱盛，故并泻血气也。手厥阴，心包络脉也，足厥阴，肝脉也，与二少阳以为表里，二阳气多血少，阴阳相反，故二阴血多气少，是以二厥阴盛，以泻血也，邪客之者，泻去恶气。手少阴，心脉也，足少阴，肾脉也，与二太阳以为表里，二太阳既血多气少，亦阴阳相反，二阴气多血少，是以二少阴盛，泻于气也，邪客之者，泻去恶血也。●马莳曰：（此节与《素问·血气形志》篇、本经《五音五味》篇大同小异，当以《素问》为的。）此言阴阳各经有血气多少，而刺之者必有其数也。按《素问·血气形志》篇曰：太阳常多血少气，（此同。）少阳常少血多气，（此同。），阳明常多气多血，（此同。）少阴常少血多气，（此同。）厥阴常多血少气，（此同。）太阴常多气少血。（此异，还以《素问》为是。）又曰：刺阳明出血气，（此同。）刺太阳出血恶气，（此同。）刺少阳出气恶血，（此同。）刺太阴出气恶血，（此异，还以《素问》为是。）刺少阴出气恶血，（此同。）刺厥阴出血恶气。（此同。）阳明者，手阳明大肠经、足阳明胃经也。太阳者，手太阳小肠经、足太阳膀胱经也。少阳者，手少阳三焦经、足少阳胆经也。太阴者，手太阴肺经、足太阴脾经也。厥阴者，手厥阴心包络经、足厥阴肝经也。少阴者，手少阴心经、足少阴肾经也。其各经气血自有多少，故刺之者，凡多者则出之，少者则恶出之也。●张志聪曰：（恶叶乌，去声。）●王子律曰：此与《五音五味》篇中之论相同而重见者，以五运而生六气也，多者宜出，少者不宜，故曰恶。●丹波元简曰：马云：此节与《素问·血气形志论》、本经《五音五味》篇大同小异，当以《素问》为的。此言阴阳合经，有血气多少故刺之者，凡多者则出之，少者则恶出之也。

78.19　足阳明太阴为表里，少阳厥阴为表里，太阳少阴为表里，是谓足之阴阳也。手阳明太阴为表里，少阳心主为表里，太阳少阴为表里，是谓手之阴阳也①。

①杨上善曰：今知手足阴阳所在。【编者按：萧延平曰：注"今知手足"八字，《素问》将此注作经，惟"所在"作"所苦"。附《素问·血气形志》篇云："足太阳与少阴为表里，少阳与厥阴为表里，阳明与太阴为表里，是为足阴阳也。手太阳与少阴为表里，少阳与心主为表里，阳明与太阴为表里，是为手之阴阳也。今知手足阴阳所苦，凡治病必先去其血，乃去其所苦，伺之所欲，然后泻有余，补不足。"】●马莳曰：（此与《血气形志》篇同。）此言手足各有阴阳两经为表里也。胃与脾，胆与肝，膀胱与肾，各为表里，乃足之阴阳六经也。大肠与肺，三焦与心包络，小肠与心，各为表里，乃手之阴阳六经也。曰足者，以其井荥输经合等穴自足而行也。曰手者，以其井荥输经合等穴自手而行也。《血气形志》篇末云：今知手足阴阳所苦，凡治病必先去其血，乃去其所苦，伺之所

欲，然后泻有余补不足。盖言必先去其本经受病之血，乃去其所苦，如肝苦急，心苦缓，脾苦湿，肺苦气上逆，肾苦燥之类。又伺其所欲，如肝欲散，心欲软，脾欲缓，肺欲收，肾欲坚之类。（所苦所欲，出《素问·脏气法时论》。然后分其有余不足，而补泻之也。）●张志聪曰：三阴三阳者，天之六气也，而人亦有此六气，合于手足十二经脉，六脏六腑。盖针有九九，人有九九，地有九九，皆上通于天之六六也。●王子律曰：地之五行，上呈天之六气，故先论五行，而后论六气。●薛雪曰：足太阳，膀胱也，足少阴，肾也，是为一合；足少阳，胆也，足厥阴，肝也。是为二合；足阳明，胃也，足太阴，脾也，是为三合。阳为腑经，行于足之外侧，阴为脏经，行于足之内侧，此足之表里也。手太阳，小肠也，手少阴，心也，是为四合；手少阳，三焦也，手心主，厥阴也，是为五合；手阳明，大肠也，手太阴，肺也，是为六合。阳为腑经，行于手之外侧，阴为脏经，行于手之内侧，此手之表里也。●周学海曰：以上俱见《素问·宣明五气论》《血气形志论》两篇中。条列事类，以整饬出之，是经文定律也。文境平正博大，绝人攀跻。前三节自是题中正义，形志以下亦用针者，所必讲也，故类聚之。

岁露论第七十九

●马莳曰：末以逢其风而遇其雨者，为遇岁露，故名篇。●张介宾曰：岁露，即前章淋露之义，岁则兼乎时也。●张志聪曰：全章大义，论卫气充行于皮肤肌腠，为形身之外卫。昼行于阳，夜行于阴，应天运之开阖。●丹波元简曰：诸本无篇字。马云：末以逢其风而遇其雨者，为遇岁露，故名篇。

79.1　黄帝问于岐伯曰：经言夏日伤暑，秋病疟，疟之发以时，其故何也？岐伯对曰：邪客于风府，病循膂而下，卫气一日一夜，常大会于风府，其明日日下一节，故其日作晏，此其先客于脊背也。故每至于风府则腠理开，腠理开则邪气入，邪气入则病作，此所以日作尚晏也。卫气之行风府，日下一节，二十一日下至尾底，二十二日入脊内，注于伏冲之脉，其行九日，出于缺盆之中，其气上行，故其病稍益至。①

①杨上善曰：因卫气从风府日下，故作也晏晚也。骶，丁礼反，尾穷骨也。邪与卫气下二十一椎，日日作晚，至二十二日，邪与卫气注于督脉上行，气上高行，故其作也早。●马莳曰：按此节当与《素问·疟论》第三节参看。此言疟之所发也，所以有晏有早也。帝以疟之所发或早、或晏有时为疑，伯言风寒等邪，初时感于风府，系督脉经穴，其邪自项循脊膂而下行，脊之两旁为膂。卫气一日一夜则五十度已毕，而明旦又出于足太阳膀胱经之睛明穴，上至于头，转行后项，大会于督脉之风府。凡人之项骨有三椎，而三椎以下，乃自大椎，又名百劳。以下至尾骶骨，有二十一节，共为二十四节，（一云应二十四气。）其明日日下一节，故其作也晏矣，盖此邪先客于脊背也。气每至于风府则腠理开，而邪气先入，邪气先入而病气遂成，（此作字，与发作之作不同，乃病之成也。）此所以

日作尚晏也。（此作字，乃发字之义。）至于日作早者何哉？正以卫气之行于风府，始时邪气随腠理而入者，日下一节，二十一日则下二十一节，以至尾骶，至二十二日则入于脊内，以注于伏冲之脉，（按《疟论》言：日下一节，二十五日下至尾骶，二十六日至于脊内，盖至风府而始，连项骨三椎而言也。此篇曰日下一节，二十一日则下二十一节，以至尾骶，二十二日则入于脊，盖除风府与项骨之三日而言也。又按本经《百病始生》篇言，邪或着于伏冲之脉，或着于膂筋，则伏冲与膂筋为二。下文止言其邪传舍于伏冲之脉，而不言膂筋，则伏冲与膂筋又可为一者也。至考《疟论》，言邪入脊内，注于伏膂之脉，则合伏冲、膂筋而言之。至考《气穴论》、《骨空论》，言冲脉所发，皆行于肾经之穴，则冲脉外行肾穴而内行于肾脉，故肾脉与冲脉伏行于膂筋之内，遂谓之伏膂之脉。信可以合而为一者也。又按肾脉从膝内后廉，贯脊属肾，其直行者，从肾上贯肝膈，入肺中。以其贯脊，而又直行，则脊之内有膂，膂之内有筋，乃冲、肾之所共行者也。）由是循伏膂之脉而上行，约有九日，此邪在前出于缺盆之中。（系足阳明胃经穴，在前颔下横骨陷中。）其气上行而日高，故其病稍益而早也。●张介宾曰：（此与前章《疟论》辞义多重，似不必入，然其中亦稍有异同，故并存之，以资印证。附：疟疾治法。）凡本篇义与前章同者，皆不重释。前《疟论》云二十五日下至骶骨，二十六日入于脊内，与此不同。盖彼兼项骨为言，此则单言脊椎也。伏冲之脉，彼作伏膂之脉。●张志聪曰：全章大义，论卫气充行于皮肤肌腠，为形身之外卫。昼行于阳，夜行于阴，应天运之开阖。一日一夜，大会于风府，其明日日下一节。二十二日，内注于伏冲之脉。其行九日，上出于缺盆，应月行一月而一周天。海水西盛，人血气积，肌肉充，海水东盛，人血气虚，卫气去，形独居，应海水之消长。盖一日一夜，天道绕地一周，水天之气，上下相通，而月以应水也。卫气行于肌腠之间，寒则皮肤急而腠理闭，暑则皮肤缓而腠理开，故以夏伤于暑，秋成痎疟，以证卫气之行焉。疟者，暑邪藏于肌肤，秋时阴气外出，阴与阳遇，寒与热争，邪正相持，而发为疟也。风府，督脉穴，在脑后发际中，邪气客于风府，循脊膂而下，卫气一日一夜，大会于风府，其明日日下一节，故其日作晏，此邪先客于脊背也。故卫气每至于风府，则腠理开，开则邪气入，而与卫气相遇，则病作。卫气日下一节，故作日晏也。盖卫气日下一节，则开其下节之腠理，邪气因开而入，与卫气相遇，而病乃作也。伏冲者，冲脉伏行背里，为经络之海，卫气循外而下，从内而上，环转一周，应天道也。●卢良侯曰：卫气行阳行阴，应天与日之晦冥，循脊膂而下注冲脉而上，应天道之运行于外，而复通贯于地中。卫气内注于伏冲之脉，外注于足阳明之脉，犹司天在泉，上下环转，泉在天之下，而与地中之经水相通。●《集注》眉批：故曰：地有经水，人有卫气。●黄元御曰：此与《素问·疟论》同。●丹波元简曰：《甲乙》"至"作"早"，诸本"宴"作"晏"，当改。马云：按此节当与《素问·疟论》第三节参看。张云：《疟论》云：二十五日下至骶骨，二十六日入于脊内。与此不同。盖彼兼项骨为言，此则单言脊椎也。"伏冲之脉"彼作"伏膂之脉"，"至"字误，《疟论》云，"益早"者是。简案：马以"至"字按下节。非。

79.2　其内搏于五藏，横连募原，其道远，其气深，其行迟，不能日作，故次日乃稸积而作焉①。

①杨上善曰：偕，俱也。膜原，五脏皆有膜原。其邪气内著五脏之中，横连五脏膜原

之输，不能与卫气日夜俱行阴阳，隔日一至，故间日作也。●马莳曰：据《疟论》云：其间日发者，由邪气内薄于五脏，横连募原也，其道远，其气深，其行迟，不能与卫气俱行，不得皆出，故间日乃作也。此节当以《疟论》参考，宜为间日而发，故云"然"。否则上下不相蒙矣。此言疟之间日而作者之义也。上节言发有早晏，不出于一日之间所发者，盖每日间有早晏不同也。至有不于每日发之，而次日发者，谓之间日而发也。正以邪气内搏于五脏，横连于募原，其道路远，其邪气深，其所出而行者迟，不与卫气俱行而皆出，故不能日发，而次日乃发也。●张介宾曰：前《疟论》云间日乃作也。蓄，昌六切。●张志聪曰：内搏五脏者，邪留于五脏之募原。募原者，横连于脏腑之脂膜。疟邪内搏于五脏募原之间，则其道远，其气深，不能与卫气俱行而外出，故不能日作而间日乃发也。此言卫气夜行于阴者，行于五脏募原之间也。●丹波元简曰：马云：据《疟论》云：其间日发者，由邪气内薄于五脏，横连募原也，其道远，其气深，其行迟，不能与卫气俱行，不得皆出，故间日乃作也。此节当以《疟论》参考，宜为间日而发，故云然，否则上下不相蒙矣。

79.3　黄帝曰：卫气每至于风府，腠理乃发，发则邪入焉。其卫气日下一节，则不当风府，奈何？岐伯曰：风府无常，卫气之所应，必开其腠理，气之所舍节，则其府也①。

①杨上善曰：项发际上风府之空，卫气之行，日日而至。若下二十一节，覆上方会风府，日作则不相当，通之奈何也？岐伯曰：风无常府，卫气之所发也，必开其腠理，气之所舍，即其府高已。黄帝曰：善哉。（无常府者，言卫气发于腠理，邪气舍之，即高同风府，不必常以项发际上以为府也。故卫气发腠理，邪舍之处，其病日作也。【编者按：萧延平曰：《素问》"岐伯曰"下有"此邪气客于头项循膂而下者也，故虚实不同，邪中异所，则不得当其风府也。故邪中于头项者，气至头项而病；中于背者，气至背而病；中于腰脊者，气至腰脊而病；中于手足者，气至手足而病。卫气之所在，与邪气相合，则病作故。"八十八字。新校正云："全元起本及《甲乙》、《太素》自'此邪客于头项'至下'则病作故'八十八字并无。"】●马莳曰：（"节"字衍。按《疟论》，帝曰：夫子言卫气每至于风府，腠理乃发，发则邪气入，入则病作，今卫气日下一节，其气之发也，不当风府，其日作者奈何？岐伯曰：此邪气客于头项，循膂而下者也。故虚实不同，邪中异所，则不得当其风府也。故邪中于头项者，气至头项而病；中于背者，气至背而病；中于腰脊者，气至腰脊而病；中于手足者，气至手足而病。卫气之所在，与邪气相合则病作，故风无常府。卫气之所发，必开其腠理，邪气之所合，则其府也。今此节不若《素问》之详，必与彼参看始明。）此言邪气虽因卫气而或入或发，然邪之所感无常形，则凡邪之所舍无常府也。夫卫气每至于风府，则腠理乃发，发则邪入，其邪气随卫气而日下一节，固宜邪之所发者，必从风府而出也。然有不当于风府者奈何？伯言风之所府者无常，上风府，乃督脉经穴名；此风府，乃风之所舍为府也。义见下文及上《疟论》。如《疟论》所谓卫气之虚实不同，邪中异所，则不得当其风府也。故邪中于头项者，邪气至头项而病；中于背者，邪气至于背而病；中于腰脊者，邪气至腰脊而病；中于手足者，邪气至手足而病。由是卫气之所出，与邪气相合，则必开其腠理而病发，信乎邪气之所舍，则其府也，岂必尽由风府而入哉！●张介宾曰：卫气之所应，前《疟论》作所发。所舍节，言所舍

之节也。●张志聪曰：此承上文申明卫气出于缺盆之中，其气上行，一日一夜，大会于风府，明日日下一节矣。盖岁有三百六十日，而气盈五日九百四十分，则一月该盈四百九十五分，是出于缺盆之第九日，行一日一夜，正朔日之平旦，而大会于风府也。其明日日下一节，则邪与卫气亦会于下节，而大会于风府矣。盖卫气之所应，必开其腠理，开则邪循脊膂而下入，与卫气相遇，则病乃作。故风无常府，谓卫气日下所舍之节，则其府也，故曰常大会于风府。常者，谓一岁之中，常十二大会于风府也。大会者，与膂脉相会，盖始于风府，其日下所舍之节即其府也。●《集注》眉批：昼夜合一千分。从缺盆循咽而上巅，从巅循项而上膂，故曰下，则日晏也。又：止每月朔日会于风府。●丹波元简曰：马云："节"字衍。按《疟论》云云，邪气之所合则其腑也。今此节不若《素问》之详，必与彼参看始明。张云："卫气之所应"《疟论》作"所发"，所舍节，言所舍之节也。

79.4 黄帝曰：善。夫风之与疟也，相与同类，而风常在，而疟特以时休，何也？岐伯曰：风气留其处，疟气随经络，沉以内抟，故卫气应，乃作也①。帝曰：善②。

①丹波元简曰：马本："以时休"作"以时依"，注云："依"当作"休"，按《疟论》云云，此节不若《疟论》尤详，当参看。张云：本篇两"抟"字，《疟论》俱作"薄"。

②杨上善曰：因腠理开，风入脏内，至时而发，名之为疟。然则风之与疟，异名同类，其疟日有休时，风府常在未愈，其意何也？经络停留之处，卫气过之，经脉与卫气相顺，故经脉内薄停处，卫气亦留，卫气与风留处发动为疟，所以其风常在，疟有休作也。●马莳曰：（按《疟论》，帝曰：风之与疟也，相似同类，而风独常在，疟得有时而休者何也？岐伯曰：风气留其处，故常在；疟气随经络，沉以内薄，故卫气应乃作。此节不若《疟论》尤详，当参看。）此言风证与疟证相似，然风常在，而疟则有时而休也。帝问风证之所感者风也，疟证之所感者，有风、有寒、有暑，本相似同类，然风证常在，而疟则有时而休，此所以可疑也。伯言风气客于其处，则亦常留其处，所以常在，而无作止，惟疟气则随经络而入，日沉而内薄，故必因卫气之应而疟始作也。（风证之风，即《素问·风论》之风，如寒热、热中、寒中、疠风之类。）●张介宾曰：本篇两"抟"字，前《疟论》俱作"薄"。愚按：《生气通天》等论曰：夏伤于暑，秋为痎疟。《疟论》曰：痎疟皆生于风。又曰：疟者，风寒之气不常也。又曰：汗出遇风，及得之以浴，水气舍于皮肤之内也。此诸论者，皆以风寒暑湿为言，而病疟之因已尽于此。若于此而分其阴阳，则风与暑，阳邪也；寒与水，阴邪也。然风者，阳中之凉气也；暑者，热中之寒邪也。合是四者而言，无非皆属乎寒，故江南呼为脾寒病，谓寒邪客于肌肉之间而脾应肉也。及疟之将发，必先手足厥冷，以脾主四肢也。然则脾寒之名，非无谓也。而张子和非之曰：《内经》既以夏伤于暑而为疟，何世医皆以脾寒治之？是在子和，亦认暑为热邪，故有此说。独不观之经曰：夏伤于大暑，其汗大出，腠理开发，因遇夏气凄沧之水寒，藏于腠理皮肤之中，秋伤于风，则病成矣。是可见其言暑者，言时气也；言寒者，言病气也。及邪气之变，自浅而深，郁寒成热，然终不免寒为本、热为标耳，安得谓之非寒耶？故其初感，则寒邪先伏于腠理，及遇秋清之令，而新凉束之，则表邪不能外越，于是乎阴欲入而阳拒之，阳欲出而阴遏之，阴阳相薄而病作矣。然其浅者，病在三阳，故随卫气以为出入，而

一日一作；其深者，病在三阴，则邪气不能与卫气并出，故或间日，或三四日，而作愈迟者，其病愈甚也。是以疟之轻重，惟在阴阳浅深耳。故于本经则有寒疟、温疟、瘅疟及六经六藏疟证之分，义无出于此矣。乃后世自杨仁斋、朱丹溪而下，复分有痰疟、食疟及水饮败血为疟等证。若此之类，不过皆疟之兼证耳，岂果因此而成疟哉？此外复有谓瘴疟者，惟岭南风瘴之地有之，亦湿邪之外入也。有谓牝疟者，但寒无热，以阳气不足，亦阴邪之胜也。有谓劳疟者，因劳即发，以表里气虚而感邪之易也。有谓鬼疟者，本无疟鬼，神为邪所乱也。由此言之，则亦无非寒邪耳。凡邪自外入，当从汗解。故经曰：夏暑汗不出者，秋成风疟。又曰：暑当与汗皆出，勿止。又曰：体若燔炭，汗出而散。皆其义也。故治疟者，但当察其邪之浅深，证之阴阳，必令其自脏而腑，自里而表，引而散之，升而举之，使邪气得出，自然和矣。《治法》云：有汗要无汗，以扶正为主而兼散；无汗要有汗，以散邪为主而兼补。斯言得之矣。惟是邪在阳者取汗易，邪在阴者取汗难，所以在春夏者为易，在秋冬者为难，在上体者为易，在下体者为难。必达其阴气，自然汗及下体。务令由阴而阳，由晏而早，方是佳兆，故又以汗之难易为微甚也。其有外受风寒，内伤生冷，表里俱病，则疟痢并作。疟感由经，痢感由脏，但兼表里而去其寒湿之本，必皆愈也。至于痰食血气，内寒内热等证，不过随其甚者而兼调之，弗得以此为主，是治疟之大法也。然法虽如此，犹有其要，则在乎标本虚实四者而已。盖标以邪言，邪盛则实；本以正言，正夺则虚。如果有实证实脉之可据，则指其所在而直取之，拔去其邪，诸病自愈，此治标也。如无实脉实证而病不愈者，必其元气之虚，但当温补真元，培其根本，使中气渐实，则逼邪外出，病必自愈，此治本也。故有标则治标，无标则治本，是得其要矣。或其疟发既久，表邪已衰，而诸药不效者，但用人参生姜各一两，煎汤，于未发二时之前，或发日五鼓，连进二服，无不愈者。或因参贵难以疗贫，则白术、当归，亦可随宜择而代之。若阴虚水亏之人，则以熟地、生姜加倍用之，皆无不应手而效也。然必因脉以知其内，因证以知其外，但知标本之缓急，又何疟之足虑哉？余阅疟门方剂，多不分表里先后，俱用芩、连、知母及大黄、石膏之类。夫以表邪不解而得此寒凉，则寒邪愈陷。或任用常山、草果及劫截峻厉等剂。若正为邪伤而受此克伐，则元气愈虚，故多致绵延不已，轻者变重，重者至危，是皆不得其本耳。得则易如反掌，在察所由而已。●张志聪曰：风乃天之阳邪，故留于表阳之分。疟乃风寒暑湿之邪，主阴阳寒热之往来，故随经络之出入，沉以内搏，与卫气相应乃作。盖卫气随经络交相逆顺而行者也。●周学海曰：此论疟，而映带"风"字是客笔。

79.5　黄帝问于少师曰：余闻四时八风之中人也，故有寒暑①，寒则皮肤急而腠理闭；暑则皮肤缓而腠理开。贼风邪气，因得以入乎？将必须八正虚邪②，乃能伤人乎？少师答曰：不然。贼风邪气之中人也，不得以时，然必因其开也，其入深，其内极病，其病人也，卒暴。因其闭也，其入浅以留，其病也，徐以迟③。

①丹波元简曰：《甲乙》"故"作"因"，是。【编者按：丹波元简故后有一"有"字。】

②丹波元简曰：《甲乙》"虚"作"风"。

③杨上善曰：黄帝谓四时八节虚邪贼风中人，要因其暑腠理开时，因入伤人，故致斯问也。少师答意，腠理开者，贼风中深，腠理闭者，贼邪中浅，以其贼邪贼害甚也。不得以时者，暑开之时即入，闭之时不入也。邪之中人，若因腠理开者，为害有三：一则邪入深也，二则极人命速，三则病死卒暴也。若腠理闭，为遇有二：一则邪入浅也，二则为病死徐。持，久留之也。●马莳曰：此言贼风之中人，不必以时，其感之暴而发之迟，非如八正虚邪之有时也。有等贼风之邪气，虽能伤人，而非由于八正者。彼八正虚邪，如前《九宫八风》篇所谓"太乙入徙于中宫，乃朝八风，占吉凶"，及本篇下文所谓"八正之候，候此者，常以冬至之日，太乙立于叶蛰之宫"云云者是也。故言贼风邪气之中人也，不得以时，然必因腠理之开而入之，其入深，而内极病，所以病人者至猝而暴。及因其闭也，入浅以留，故病之所发者，特迟以缓耳。●张介宾曰：此言贼风邪气亦能伤人，又有非八正虚邪之谓者。凡四时乖戾不正之气，是为贼风邪气，非如太一所居八正虚邪之有常候，此则发无定期，亦无定位，故曰不得以时也。然其中人，必因肤腠之开，乃得深入，深则内病极，故其病人也卒暴。若因其闭，虽中必浅，浅而不去，其邪必留，亦致于病，但徐迟耳。●张志聪曰：此言邪气必因其开而入深也，四时有寒暑之往来，故八风之中人也，有寒风而有暑风，寒则皮肤急而腠理闭，暑则皮肤缓而腠理开，然贼风邪气之中人也，盖因人气之虚实开阖，而入有浅深，不因寒暑之开闭也。●丹波元简曰：《甲乙》"内极病"作"内亟也"，"其病人也"作"疾其病人也"。张云：此言贼风邪气，亦能伤人，又非八正虚邪之谓者。凡四时乖戾不正之气，是为贼风邪气，非如太一所居，八正虚邪之有常候，此则发无定期，亦无定位，故曰不得以时也。然其中人，必因肤腠之开，乃得深入，深则内病极，故其病人也卒暴。若因其闭，虽中必浅，浅而不去，其邪必留，亦致于病，但徐迟耳。●章楠曰：此言邪气中人，不得以时者，不得以遇邪之时测其病也。要必以人身之虚实，而分邪入之浅深。

79.6 黄帝曰：有寒温和适，腠理不开，然有卒病者，其故何也？少师答曰：帝弗知邪入乎。虽平居其腠理开闭缓急，其故常有时也①。黄帝曰：可得闻乎？少师曰：人与天地相参也，与日月相应也。故月满则海水西盛，人血气积，肌肉充，皮肤致，毛发坚，腠理郄②，烟垢着，当是之时，虽遇贼风，其入浅不深。至其月郭空，则海水东盛，人气血虚，其卫气去，形独居，肌肉减，皮肤纵，腠理开，毛发残，膲理薄，烟垢落，当是之时，遇贼风则其入深，其病人也，卒暴③。

①丹波元简曰：《甲乙》"其故"作"固"一字。张云：此谓平居无事之时，其腠理之开闭缓急，而致卒病者，亦各有其故，盖因于时气耳。

②周学海曰："郄"义当同"翕"。

③杨上善曰：平，和适也。人虽和适而居，腠理开闭，未必因于寒暑，因于月之满空，人气盛衰，故腠理开闭，有病不病，斯乃人之常也。人之身也，与天地形象相参。身盛衰也，与日月相应也。日为阳也，月为阴也，东海阳也，西海阴也。月有亏盈，海水之身随月虚实也。月为阴精主水，故月满西海盛也。人身盛时，法月及与西海皆悉盛实也。但贼邪不入，凡有六实：一曰，血气精而不浊；二曰，肌肉充实不疏；三曰，皮肤密致不

开；四曰，毛发坚实不虚；五曰，焦腠理曲而不通；（三焦之气发于腠理，故曰焦理。郄，曲也。）六曰，烟尘垢腻蔽于腠理。有此六实，故贼风虽入，不能深也。人身衰时，法月及与西海皆悉衰也。月空东海盛者，阴衰阳盛也。凡有八衰：一曰，血气虚浊，谓当脉血气虚也；二曰，卫气减少，谓脉外卫气去而少也；三曰，肌肉疏减；四曰，皮肤虚缓；五曰，腠理空开；六曰，毛发虚浅；七曰，焦理疏薄；八曰，理无烟垢。有此八虚，所以贼邪深入，令人卒病也。●马莳曰：此承上文而言人之有病者，其所感之邪亦有时也。上文言贼风邪气，其中人固不以时，而此节则言感之者亦必有时也。是故有寒温和适，腠理不开，而猝然病者，正以平居之际，其腠理开闭缓急亦有时也。何也？人与天地日月，本相参相应，天之月满，则地之海水盛于西，人气血积于身，而凡肌肉皮肤、毛发腠理，皆充密坚郄，虽烟垢亦内着之，故虽遇贼风，其入则浅而不深也。至于月郭既空，则海水盛于东，人之气血亦空虚，凡卫气形体、肌肉皮肤、腠理膲理，皆减去纵薄，虽烟垢亦落，故一遇贼风，其入既深，而病人亦卒暴矣。此虽有时遇之，然岂如八正虚风与八节相应者哉！●张介宾曰：此谓平居无事之时，其腠理之开闭缓急而致卒病者，亦各有其故，盖因于时气耳。致，密也，郄，闭也。纵，宽也。人与天地日月相参应，而此独言月言水者，正以人身之形质属阴，故上应于月，下应于水也。夫地本属阴，而西北则阴中之阴，东南则阴中之阳，故地之体西北高、东南下。月满则海水西盛者，阴得其位，阴之实也。在人应之，则血气亦实，故邪风不能深入。月郭空则海水东盛者，阴失其位，阴之衰也。在人应之，则血气亦虚，故邪风得以深入，而为卒暴之病。烟垢，腻垢如烟也。血实则体肥，故腻垢着于肌肤，表之固也。血虚则肌瘦，故腻垢剥落，类乎风消，表之虚也。此所以皆关于卫气。郄，隙同。●张志聪曰：此承上文申明人气之虚实开阖，应天时之盛衰，人与天地相参，与日月相应也。卫气日行于阳，夜行于阴，应天道之开阖，日丽天而绕地一周，卫气从风府而下至骶骨，注冲脉而上出缺盆，应一月而月与天会，月乃阴魄，故月之盈亏，应水之消长，月郭满则海水西盛，月郭空则海水东盛。盖月有盈亏，亏于西则满于东，月生于西，故从西而盛于东也。卫气者，所以温分肉，充皮肤，肥腠理，司开阖者也。故卫气盛则肌肉充，皮肤致，毛发坚，腠理郄，烟垢着，当是之时，虽遇贼风，其入浅不深。至月郭空，则海水东盛，人气血虚，其卫气去而形独居，肌肉减，皮肤纵，腠理开，毛发残。理者，肌肉之纹理，乃三焦通会之处，故曰焦理。烟垢者，火土之余也。三焦主火，肌肉主土，故焦理薄则烟垢落。谓肌肉减，腠理开，则肌腠之气，亦消散也。当是之时，遇贼风则其入深，其病人也卒暴。夫卫气去者，去形身而内入于伏冲之脉也。二十二日，入于内，注于伏冲，其行九日，复出于缺盆，其气上行，是每月朔旦复出于形身，复会于风府也。故《八正神明论》曰：月始生则血气始精，卫气始行。夫月晦初苏曰朔，谓卫气至朔日始行于阳，而大会于风府也。此卫气之与天地相参，与日月相应者也。●王子律曰：海水初八起汐，十五大潮，念三落汐，是以卫气应月满而盛，至念三而去形也。●《集注》眉批：《典礼》曰：日生于东，月生于西。●丹波元简曰：张云：致，密也，郄，闭也。纵，宽也。人与天地日月相参应，而此独言月言水者，正以人身之形质属阴，故上应于月，下应于水也。夫地本属阴，而西北则阴中之阴，东南则阴中之阳，故地之体，西北高，东南下。月满则海水西盛者，阴得其位，阴之实也。在人应之，则血气亦实，故邪风不能深入。月郭空则海水东盛者，阴失其位，阴之衰也。在人应之，则血气亦虚，故邪风得以深入，而为卒暴之病。烟垢，腻垢如烟也。血实则体肥，故腻垢着于肌肤，表之固也。血虚则肌瘦，故腻垢剥落，类乎风消，表之虚也。此所以皆关于卫气。郄，隙同。志云：理者肌肉之文理，乃三焦通会之处，故曰焦理烟垢者，火土之余也。三焦主火，肌肉主土，故焦理薄则烟垢，落谓肌肉减，腠理开则肌腠之气亦消散也。简案：下篇云："上膲中膲"，故志为"三焦"，会通之理也。●章楠曰：若遇月满时，人身气血充盛，腠理闭密，虽中虚风贼邪，其入浅，而其病徐以迟；至月廓空，则气血虚，皮肤纵而腠理开，则其邪入深，而病人卒暴也。此与前《八正神明论》岐伯所云义理大同，此为详耳。

79.7　黄帝曰：其有卒然暴死暴病者，何也？少师答曰：三虚者，其死暴疾也；得三实者，邪不能伤人也①。黄帝曰：愿闻三虚。少师曰：乘年之衰②，逢月之空③，失时之和④，因为贼风所伤⑤，是谓三虚⑥。故论不知三虚，工反为粗⑦。帝曰：愿闻三实。少师曰：逢年之盛⑧，遇月之满⑨，得时之和，虽有贼风邪气，不能危之也⑩。黄帝曰：善乎哉论！明乎哉道！请藏之金匮，命曰三实。然，此一夫之论也⑪。

①汪昂曰：年盛、月满、时和。
②汪昂曰：岁气不足，则外邪凑之。如火不足，则外有寒邪；土不足，则外有风邪也。
③汪昂曰：本篇曰：月满则海水西盛，血气积，肌肉充，皮肤致，毛发坚，虽遇贼风，入浅不深。月郭空，则海水东盛，人气血虚。其卫气去，形独居，肌肉减，皮肤纵，腠理开，遇贼风则其入深，其病人也卒暴。
④汪昂曰：如夏应热而反寒；冬应寒而反温。
⑤汪昂曰：本经《九宫八风》篇有大弱风、谋风、刚风、折风、大刚风、凶风、婴儿风、弱风，谓之八风之邪。圣人避风，如避矢石焉。
⑥汪昂曰：《素问·至真要大论》，乘年之虚，则邪甚也；失时之和，亦邪甚也；遇月之空，亦邪甚也；重感于邪，则病危矣。
⑦丹波元简曰：《甲乙》"和"下有"人气乏少"四字。张云：乘年之衰，如阴年岁气不及，邪反胜之，及《补遗·刺法》、《本病》二论，所谓司天失守等义是也。逢月之空，如《八正神明论》曰"月始生则血气始精，卫气始行"，及上文"月满则海水西盛"、"月郭空则海水东盛"等义是也。失时之和，如春不温、夏不热、秋不凉、冬不寒，客主不和者是也。三虚在天，又必因人之虚，气有失守，乃易犯之，故为贼风所伤，而致暴死暴病。使知调摄避忌，则邪不能害。故曰乘、曰逢、曰失者，盖兼人事为言也。简案：乘年之虚，诸家并以运气家之言解之，此恐不然，必别有说，聊记候识者。
⑧杨上善曰：人备三虚，其病死暴疾也。人年七岁，加于九岁，至十六岁，名曰年衰。如是恒加九岁，至一百六，皆年之衰也。非岁露年，以其人实，邪不伤，故人至此年，名曰乘也。月郭空时，人具□虚，当此虚时，故曰逢也。摄养乖于四时和气，非理受于风寒暑湿，人之有此三虚，故从冲后发屋折木扬沙走石等贼风至身，洒然起于毫毛，发于腠理，即为贼风伤也。逢年，谓不加年衰也。

⑨杨上善曰：十五日时也。

⑩杨上善曰：摄养顺于四时和气，人之有此三实，纵有贼邪，不能伤也。

⑪杨上善曰：子之所论皆善者，以其内明于道，故请藏而宝之。此举一夫之论，以类众人也。●马莳曰：此言人之暴病死者，以其遇三虚，不得三实也。乘年之衰者，即《素问·刺法》、《本病》二篇所谓"司天失守也"。逢月之空者，即上节"月郭空则海水东盛"云云也。失时之和者，即"春应暖而反寒"之类也。有此三虚，而贼风伤之，则暴病而死矣。三实反是。然此乃一人之所病也，至于众人同病者，下文详之。●张介宾曰：乘年之衰，如阴年岁气不及，邪反胜之，及《补遗·刺法》、《本病》二论所谓司天失守等义是也。逢月之空，如《八正神明论》曰"月始生则血气始精，卫气始行"，及上文月满则海水西盛，月郭空则海水东盛等义是也。失时之和，如春不温，夏不热，秋不凉，冬不寒，客主不和者是也。三虚在天，又必因人之虚，气有失守，乃易犯之，故为贼风所伤，而致暴死暴病。使知调摄避忌，则邪不能害。故曰乘、曰逢、曰失者，盖兼人事为言也。反于三虚，即三实也，故邪不能犯。一夫之论，以一人之病为言也。岁有同病者，义如下文。●张志聪曰：逢年之虚者，六气司天在泉之不及也；逢月之空者，月郭空之时也；失时之和者，四时不正之气。夫卫气与天地相参，与日月相应，是年之虚，月之空，时之违和，皆主卫气失常。盖卫气者，卫外而为固也。卫气虚，则腠理疏而邪气直入于内，故为暴病卒死。夫三虚三实，民所共由，帝曰此一夫之论者，谓虚邪贼风，人逢之则中，非比下文之冲风，能伤天下人者也。故圣人避风，如避矢石焉。●黄元御曰：乘年之衰，如五运阴年，岁气不及，又遇六气之邪克之是也。逢月之空，即月郭空也。失时之和，春不温，夏不热，秋不凉，冬不寒也。●陈念祖曰：逢年之虚者，六气司天在泉之不及也。逢月之空者，月郭空之时也。失时之和者，四时不正之气也。夫为其与天地相参，与日月相应，是年之虚、月之空、时之违和，皆主卫气失常。盖卫气者，卫外以为固也，卫气虚，则腠理疏而邪气之入于内，故为暴卒死。●章楠曰：马注：乘年之衰者，即《素问·刺法》、《本病》二篇所谓司天失守也；逢月之空者，即上文月廓空也；失时之和者，即春应暖而反寒之类也。有此三虚，而贼风伤之，则暴病暴死。三实者反是。然此言一人之所病也，至于众人同病详后。其《刺法》、《本病》二篇，在《灵枢》卷末补遗中。●周学海曰：此风之乘虚而入，非天行之时病也，与《九宫八风》篇义同。在本篇仍是主中宾。

79.8　黄帝曰：愿闻岁之所以皆同病者，何因而然？少师曰：此八正之候也。黄帝曰：候之奈何？少师曰：候此者，常以冬至之日，太一立于叶蛰之宫，其至也，天必应之以风雨者矣。风雨从南方来者，为虚风，贼伤人者也。其以夜半至也，万民皆卧而弗犯也，故其岁民少病。其以昼至者，万民懈惰而皆中于虚风，故万民多病。虚邪入客于骨而不发于外，至其立春，阳气大发，腠理开，因立春之日，风从西方来，万民又皆中于虚风，此两邪相搏，经气结代者矣①。故诸逢其风而遇其雨者，命曰遇岁露②焉，因岁之和，而少贼风者，民少病而少死。岁多贼风邪气，寒温不和，则民多病而死矣③。

①丹波元简曰：张云：冬至中之，立春又中之，此两邪也。邪留而不去，故曰结。当

其令而非其气，故曰代。观《阴阳应象大论》曰："冬伤于寒，春必温病"即此之调也。简案：马云：人之经气相结，而代脉见矣。非也。

②丹波元简曰：张云：岁露，即前章淋露之义，岁则兼乎时也。上二节言虚风之伤人，此一节又言贼风邪气之伤人，而岁气之多邪者，尤为民之多病也。志云：风者天之气，雨者天之露，故诸逢其风而遇其雨者，命曰遇岁露焉。简案：志注义长。沈存中《笔谈》云：十一月中遇东南风，谓之岁露，有大毒，若饥感其气，则开年着温病。盖本于本节之义立说者。

③杨上善曰：前章言人有摄养乖和，遇贼邪之失；此言同受邪风，俱有伤害，以为问也。八正候者，八节之正虚邪候也。《九宫经》曰：太一者，玄皇之使，常居北极之傍，汁蛰上下政天地之常□起也。汁蛰，坎宫名也。太一至坎宫，天必应之以风雨，其感从太一所居乡来向中宫，名为实风，主生长养万物；若风从南方来向中宫，为冲后来虚风，贼伤人者也。其贼风夜至，人皆寝卧，不犯其风，人少其病也。懈惰，谓不自收节。情逸腠开，邪客至骨而不外泄，至立春日，复有虚风从西方冲上而来，是则两邪相薄，致经脉绝代以为病也。"骨"，有本作"胃"也。露有其二：一曰春露，主生万物者也；二曰秋露，主衰万物者也。今岁有贼风暴雨以衰于物，比秋风露，故曰岁露焉。是以实风至也，岁和有吉；虚风至也，岁露致凶也。●马莳曰：此详言八正之候感于冬至，而重感于立春，此贼风之所以伤人也。候此者，常以冬至之日，太乙立于叶蛰之宫，风雨从南方来，是谓从后来者，为虚风，贼伤人者也。夜则可避，而昼则难避，民或中之，则入客于骨，而不发于外，至于立春，则阳气大发，而腠理正开，又值风从西方来，是亦从后来者，为虚风也。盖北方以南为后，东方以西为后耳。此则两次之虚邪相搏，人之经气相结，而代脉自见矣。然不特此也，诸凡太乙居于别宫，如立春遇西与北风之类，皆谓之遇岁露也。大抵岁之贼风有多少，则民病之多少死生系之矣。●张介宾曰：四正四隅，谓之八正，即八宫也。太一义见前章，太一立于坎宫，而风雨从南方来，即冲后来者为虚风，贼伤人者也。立春之日，月建在东，而风从西方来，亦虚风也。冬至中之，立春又中之，此两邪也。邪留而不去，故曰结。当其令而非其气，故曰代。观《阴阳应象大论》曰："冬伤于寒，春必温病。"即此之谓也。岁露，即前章淋露之义，岁则兼乎时也。上二节言虚风之伤人，此一节又言贼风邪气之伤人，而岁气之多邪者，尤为民之多病也。●张志聪曰：八正者，冬至夏至，春分秋分，立春立夏，立秋立冬，定八方之正位，以候八方之风雨也。冬至之日，风从南方来，立春之日，风从西方来，此从其冲后来，为虚风伤人者也。冬至子之半，其气始蒙，故虚邪入客于骨而不即发，立春时阳气大发，腠理开，而立春之日，又逢西方来之冲风，两邪相搏，则经络结代矣。风者天之气，雨者天之露，故诸逢其风而遇其雨者，命曰遇岁露焉。一岁之中，得及时之风雨，而少贼风者，是因岁之和，则岁美民安少病，如风雨不时，又多烈风邪气，而失时之和，则民多病而死矣。●黄元御曰：经气结代，即脉结代。两邪相合，外束皮毛，经脉壅遏，故病结代。（结代者，动而中止也。）●章楠曰：马注：此言八正之候，常以冬至之日，太乙立于叶蛰之宫，风雨从南方来，是谓从后来者，为虚风贼邪。夜可避，昼难避。民或中之，邪客于骨而不发，至立春，阳气大发而腠理开，又值风从西方来者，为虚风也。此两次之虚邪相搏，人之经气结而代脉见矣。然不特此也，凡太乙居于别宫，如立春遇西风、北风之类，皆谓之遇岁露焉。大抵岁之贼风有多少，则民病之多少系之矣。

79.9　黄帝曰：虚邪之风，其所伤贵贱何如，候之奈何？少师答曰：正月朔日①，太一居天留之宫，其日西北风，不雨，人多死矣。正月朔日，平旦北风，春，民多死。正月朔日，平旦北风行，民病多者②，十有三也。正月朔日，日中北风，夏，民多死。正月朔日，夕时北风，秋，民多死。终日北风，大病死者十有六。正月朔日，风从南方来，命曰旱乡③；从西方来④，命曰白骨⑤，将国有殃，人多死亡。正月朔日，风从东方来，发屋，扬沙石，国有大灾也。正月朔日，风从东南方行，春有死亡。正月朔，天和温不风籴贱，民不病；天寒而风⑥，籴贵，民多病。此所谓候岁之风，岐伤⑦人者也。二月丑不风，民多心腹病；三月戌不温，民多寒热；四月巳不暑，民多瘅病；十月申不寒，民多暴死⑧。诸所谓风者⑨，皆发屋，折树木，扬沙石起毫毛，发腠理者也⑩。

①丹波元简曰：张云：此下言岁候之占，重在元旦也。元旦为孟春之首，发生之初。志云：正月朔日，候四时之岁气者，以建寅之月为岁首，人生于寅也。简案：元旦占八风，见《汉书·天文志》。

②丹波元简曰：熊本、马本风字下句，马、志"病多"作"病死"。

③丹波元简曰：《汉书·天文志》：南方谓旱乡。

④顾观光曰：此下《甲乙经》有"而大"二字。

⑤丹波元简曰：志本"将"字接下句。【编者按：丹波元简句读在"将"之后。】

⑥丹波元简曰：《甲乙》作"大寒疾风"。

⑦丹波元简曰：马、张俱云：岐，残同。简案：检字书岐字无考，史、熊亦缺。

⑧张介宾曰：此下言岁候之占，重在元旦也。元旦为孟春之首，发生之初，北风大至，阴胜阳也，故多伤害。元旦日邪风大至，即非吉兆各随其位，灾害有辨也。元旦之气，所贵者温和景明，则岁候吉而人民安，凡四方不和之风，皆非所宜。岐，残同。二三四月以阳王之时，而丑日不风、戌日不温、巳日不暑，阴气胜而阳不达也，故民多病。十月以阴王之时，而申日不寒，阳气胜而阴不藏也，故民多暴死。●丹波元简曰：张云：二三四月，以阳王之时，而丑日不风，戌日不温，巳日不暑，阴气胜而阳不达也，故民多病。十月以阴王之时，而申日不寒，阳气胜而阴不藏也，故民多暴死。

⑨丹波元简曰：张云：此释上文诸所谓风者，必其异常若是，乃为凶兆，否则不当概论。

⑩杨上善曰：以下言候虚风所伤贵贱，故因问起也。以下具言虚风也。●马莳曰：此言正月朔日有所占之风，而余月亦有所占也。●张志聪曰：正月朔日，候四时之岁气者，以建寅之月为岁首，人生于寅也。二月丑不风者，又常以冬至之日，太一始居叶蛰之宫，以候天之风雨，以建子之月为岁首，天开于子也。三月主辰，三月戌不温者，辰与戌合也。在十二月所主在十二辰，在六气所主在三阴三阳，故曰三月戌不温四月巳不暑。盖或从六气，或从十二辰也。寅申少阳主气，十月申不寒者，以六气之主时也。天干始于甲，地支始于子，如子午之岁，寅申少阳主五气之九月十月，十月申不寒者，主气失时，民多暴死。盖四时主客之气，三阴三阳之所主也。以一日之四时，而应一岁之四时者，日日随天道环转一周，而岁与天会也。正月朔日，风从东方来者，正风也，因发木扬沙，故国有

灾也。天寒而风，二月丑风，谓和风也。诸所谓风者，皆折木扬沙之烈风，又无和润之雨露，故民有死亡也。此章论人之虚实，因天气之盛衰，而四时之风露，又有和厉之异气。故圣人曰：避虚邪之道，如避矢石然，庶邪勿能害也。◉张介宾曰：此释上文诸所谓风者，必其异常若是乃为凶兆，否则不当概论。◉黄元御曰：旱乡，南方火位，火旺则旱也。白骨将，西方金位，金主杀，如好杀之将，白骨成丘也。◉章楠曰：一岁生成之气化，始于元旦。风者，阳气所动，故可占一岁之丰歉，及余月之寒温。愆期不调，即以验民病之吉凶也。诸所谓风者，皆发屋、折树、扬沙石之厉风，故名虚邪贼风，而为灾害之应也。◉周学海曰：后半篇所论诸风，乃指时行之病，与《九宫八风》篇不同，读者详之。先以痎陪说入八风正义，后首详三虚三实，次备叙风邪伤人之情，条列风邪伤人之候。汪洋浩瀚，文中钜观。此篇义凡三变，上截重在人气，中截天气人气并重，下截重在天气分野。中峰变阴晴，众壑殊文境，有烟云往来，乍阴乍阳之妙。

大惑论第八十

◉马莳曰：首二节论大惑之义，故名篇。◉丹波元简曰：诸本无篇字。

80.1　黄帝问于岐伯曰：余尝上于清冷之台，中阶而顾，匍匐而前，则惑。余私异之，窃内怪之，独瞑独视，安心定气，久而不解。独博独眩，披发长跪，俯而视之，后久之不已也。卒然自上，何气使然？①岐伯对曰：五藏六府之精气，皆上注于目而为之精。精之窠为眼②，骨之精为瞳子③，筋之精为黑眼④，血之精为络⑤，其窠气之精为白眼⑥，肌肉之精为约束⑦，裹撷筋骨血气之精，而与脉并为系。上属于脑，后出于项中⑧。故邪中于项，因逢其身之虚，其入深，则随眼系以入于脑，入于脑则脑转，脑转则引目系急，目系急则目眩以转矣。邪其精，其精所中不相比也，则精散。精散则视歧，视歧见两物⑨。目者，五藏六府之精也，营卫魂魄之所常营也⑩，神气之所生也⑪。故神劳则魂魄散，志意乱⑫。是故瞳子黑眼法于阴，白眼赤脉法于阳也。故阴阳合传而精明也⑬。目者，心使也。心者，神之舍也，故神精乱而不转⑭。卒然见非常处，精神魂魄，散不相得，故曰惑也⑮。

①丹波元简曰：《甲乙》作"青霄之台"，"自上"作"自止"。张云：台之高者其气寒，故曰清冷之台。凡人登高博望，目见非常处，无不神魂惊荡，而心生眩惑，故特借此以问其由然也。

②丹波元简曰：《甲乙》"窠"作"裹"。马云：精，睛同。张云：为之精，为精明之用也。窠者，窝穴之谓。眼者，目之总称。五脏六腑之精气，皆上注于目，故眼为精之窠，而五色具焉。志云：精，精明也；窠，藏也。简案：《脉要精微论》云"夫精明者，所以视万物，别白黑，审短长，以长为短，以白为黑，如是则精衰矣"是也，马注误。

③丹波元简曰：张云：眸子也，骨之精主于肾，肾属水，其色玄，故瞳子内明而色正

黑。简案：慧琳《一切经音义》云：睛者，珠子也。《纂韵》云：眼黑睛也，古人呼为眸子，俗谓之目瞳子，亦曰目瞳人也，《论文》谓之眼根。《银海精微》云：瞳人为水轮，属肾水是也。

④丹波元简曰：张云：黑眼，黑珠也，筋之精主于肝，肝色青，故其色浅于瞳子。简案：《银海精微》云：黑睛为风轮，属肝木是也。

⑤丹波元简曰：《甲乙》"络其窠"作"其络"。马云：心主血，血之精为络，所以络其窠也。简案：其窠，张、志接下句云。窠气者，言目窠之气，非也。《银海精微》云：大小眦为血轮，属心火是也。【编者按：丹波元简句读在"其窠"之后。】

⑥丹波元简曰：《甲乙》"白"作"睛"。马云：肺主气，气之精为白眼。简案：《银海精微》云：白为气轮，属肺金是也。

⑦丹波元简曰：张云：约束，眼胞也，能开能阖，为肌肉之精，主于脾也。志云：约束者，目之上下纲，肌肉之精为约束，脾之精也。

⑧张介宾曰：台之高者其气寒，故曰清冷之台。凡人登高博望，目见非常之处，无不神魂惊荡而心生眩惑，故特借此以问其由然也。匍音蒲。匐，伏、蔔二音。眩音玄，又去声。为之精，为精明之用也。义如脉色类三十。窠者，窝穴之谓。眼者，目之总称。五脏六腑之精气皆上注于目，故眼为精之窠而五色具焉。窠音科。瞳子，眸子也。骨之精，主于肾，肾属水，其色玄，故瞳子内明而色正黑。瞳音同。眸音谋。黑，眼黑珠也。筋之精，主于肝，肝色青，故其色浅于瞳子。络，脉络也。血脉之精，主于心，心色赤，故眦络之色皆赤。窠气者，言耳。●薛雪曰：台之高者其气寒，故曰"清冷之台"。凡人登高博望，目见非常之处，无不神魂惊荡，而心生眩惑。为之精，为精明之用也。窠者，窝穴之谓。眼者，目之总称，五脏六腑之精气皆上注于目，故眼为精之窠而五色具焉。瞳子，眸子也。骨之精主于肾，肾属水，其色玄，故瞳子内明而色正黑。黑眼，黑珠也。筋之精主于肝，肝色青，故其色浅于瞳子。络，脉络也。血脉之精主于心，心色赤，故眦络之色皆赤。气之精主于肺，肺属金，故为白眼。约束，眼胞也。能开能阖，为肌肉之精，主于脾也。脾属土，所以藏物，故裹撷筋骨血气四脏之精而并为目系，以上出于脑项之间。●丹波元简曰：《甲乙》"撷"作"挈"。张云：撷，爻结切，以衣衽收物谓之撷。脾属土，所以藏物，故裹撷筋骨血气四脏之精，而并为目系，以上出于脑项之间。简案：撷，《韵会》：奚结切，音絜，将取也，又与襭同，以衣贮物，而报其衽也。张注本于此。今考撷、缬通，缬，《说文》：结也。《一切经音义》云：缬，贤结反，以丝缚缯染之。解丝《成文》曰：缬，乃结束之义也。《银海精微》云：上下胞睑为肉轮，属脾土是也。马云：后世五轮之说，似是而不典，当以此义为正。考《银海精微》等所载，"五轮之说"乃与本节之旨不相诡，不可为之典也，但"八廓之说"，无所见于古经。

⑨张介宾曰：前邪字，邪气也。后邪字，与斜同。邪气中于风府、天柱之间，乘其虚则入脑连目，目系急则目眩睛斜，故左右之脉互有缓急，视岐失正，则两睛之所中于物者，不相比类而各异其见，是以视一为两也。此承帝问而先发邪气之中人者如此，以明下文之目见非常者，亦犹外邪之属外，则神魂眩惑于心也。●薛雪曰：前"邪"字，邪气也；后"邪"字，与"斜"同。邪气中于风府、天柱之间，乘其虚则入脑连目，目系急则目眩精斜，故左右之脉互有缓急。视岐失正，则两睛之所中于物者不相比类而各异其见，是以视一为两也。此发邪气之中人者如此，以明下文之目见非常者，亦犹外邪之属

耳。●丹波元简曰：《甲乙》："项"、"因"作"头目"，"邪其精，其精所中，不相比也"十一字作"邪中之精，则其精所中者不相比，不相比"十六字，《千金方》亦作"邪中其睛，则其睛所中者，不相比则睛散"。张云：前"邪"字邪气也，后"邪"字与斜同，邪气中于风府、天柱之间，乘其虚则入脑连目，目系急则目眩睛斜，故左右之脉，互有缓急。视歧失正，则两睛之所中于物者，不相比类，而各异其见，是以视一为两也。此承帝问而先发邪气之中人者如此，以明下文之目见非常者，亦犹外邪之属耳。志云：比，周密也。邪其精，其精为邪所中，则不相比密而精散矣。简案：经文恐有脱误，注亦似牵强，当以《甲乙》为正。许氏《本事方》云：荀牧仲项年常谓予曰，有人视一物为两，医者作肝气有余，故见一为二，教服补肝药，皆不验，此何疾也。予曰：孙真人云云，睛散则歧，故见两物也，令服驱风入脑药，得愈。

⑩丹波元简曰：张本无"也"字。

⑪张介宾曰：脏腑营卫魂魄所至者皆神气也，故目为神气之所生。●薛雪曰：脏腑营卫魂魄所至者皆神气也，故目为神气之所生。

⑫黄元御曰：精之窠为眼，精之窠穴，开两窍而为眼也。骨之精为瞳子，肾主骨而藏精，瞳子者，阳中之阴根也。筋之精为黑眼，肝主筋，黑眼者，瞳子外之黑睛也。血之精为络，心主脉而藏血，络者，白精之红丝也。其窠气之精为白眼，肺主气而色白，黑精外之白睛也。肌肉之精为约束，脾主肌肉，目之上下网也，约束目外。裹撷筋骨气血之精，而与宗脉并为目系，上属脑，后出于项中。故邪中于项，因逢其身之虚，而其入深，则随眼系以入于脑，脑转系急，则目眩以转矣。邪中其精，其精所中之处不相比合，精散视歧，故见两物。

⑬张介宾曰：阴阳，即精神之本，故阴阳合传而成精明之用。薛雪曰：阴阳即精神之本，故阴阳合传而成精明之用。●丹波元简曰：《甲乙》"传"作"揣"。志云：阴乃肝肾，阳乃心肺，故阴阳相合，传于目而为睛明也。

⑭丹波元简曰：《甲乙》作"神分精乱而不揣"。

⑮杨上善曰：小怪曰异之，大异曰怪之。瞑，目合也。俛而视之，下直视也。何气使然，问其生惑所由也。"转"有为"传"，"眩"有为"脆"，量误也。"冷"有本为"零"也。五脏六腑精液，及脏腑之气清者，上升注目，以为目之精也。精之果，别称为眼。果，音颗。肾精主骨，骨之精气为目之瞳子。肝精主筋，筋气以为精之黑眼也。心精主血，血气以为眼精赤络。肺精主气，气之精为白眼。脾精主肉，肉气之精以为眼之束约裹撷。撷，胡结反。四气之精并脉合为目系，其系上属于脑，后出项中。后曰项，前曰颈。以目系入脑，故邪循目系，脑转目眩也。五精合而为眼，邪中其精，则五精不得比和，别有所见，故视歧见于两物，如第二问等也。目之有也，凡因三物：一为五脏六腑精之所成，二为营卫魂魄血气所营，三为神明气之所生。是则以神为本，故神劳者，魂魄意志五神俱乱也。是以骨精瞳子，筋精黑眼，此二是肝肾之精，故法于阴也。果气白眼及血之赤脉，此二是心肺两精，故法于阳也。肺虽少阴，犹在阳中，故为阳也。此之阴阳四精和合，通传于气，故曰精明也心脏者，心内形也。心者神之用，神者心之主也。故神劳分散，则五精乱不相传，卒见非常两物者也，以其精神乱为惑也。●马莳曰：此因帝问而明惑之所由然也。清冷之台，东苑之所有也。惑者，眩惑也。帝之所言，形容精神惑乱之义尽矣。然此气卒然而然，殆不可测。伯言人之精神魂魄散不能收，故以之而惑。然惑本于

心，心主五脏六腑，五脏六腑通于目，目见非常之处，而心遂以惑耳。盖五脏六腑之精气，皆上注于目而为之睛，睛之窠为眼。肾主骨，骨之精为瞳子；肝主筋，筋之精为黑眼；心主血，血之精为络，所以络其窠也；肺主气，气之精为白眼；脾主肉，肉之精为约束，所以裹撷筋骨血气之精也，而与血脉相并则为系，（后世五轮之说，似是而不典，当以此义为正。）上属于脑，后出于项中。故邪中于项，又因逢其身之虚，则邪入深，即随眼系以入于脑，是由脑因邪而转动，至于牵引目系而急，惟目系急则目遂眩以转，其睛自斜，不相比并，精气自散，视物岐一为二，而为惑也。何也？目为五脏六腑之精，营卫魂魄之所常通，神气之所内生，今神劳则魂魄散，志意乱，是以不免于惑也。且此目者，有阴阳之义，故瞳子黑眼法于阴，白眼赤脉法于阳，必阴阳相合而传，斯精且明。今见物岐一为二，则阴阳不相传，而不得精明矣。况此目者，固为五脏六腑之精，而实统之于心，是目真为心之所使也。惟心为神之所舍，今心之神精既乱，而目自不能转，故卒然见非常之处，而精神魂魄散不相得，此惑之所由然也。今帝上清冷之台而惑者，其见非常之处乎？●张介宾曰：精神虽统于心，而外用则在目，故目为心之使，心为神之舍，所以目见非常于窠之气也。气之精，主于肺，肺属金，故为白眼。约束，眼胞也。能开能阖，为肌肉之精，主于脾也。脾属土，所以藏物，故裹撷筋骨血气四脏之精，而并为目系，以上出于脑项之间。撷，爻结切，以衣衽收物谓之撷。●张志聪曰：清冷之台，东苑之台名也。惑，眩乱也。精，精明也。窠，藏也。眼者，瞳子黑白之总名也。骨之精为瞳子，肾之精也。筋之精为黑眼，肝之精也。血之精为络，心之精也。窠气之精，为白眼，肺之精也。约束者，目之上下纲，肌肉之睛为约束，脾之精也。裹撷筋骨血气之精，心主包络之精也。包络之精，与脉并为目系，上属于脑，后出于项中，是诸脉皆上系于目，会于脑，出于项，此脉系从下而上，从前而后。若邪中于项，则随眼系入于脑，入于脑则脑转，脑转则引目系急，目系急，则目眩以转矣。比，周密也。邪其精，其精为邪所中，则不相比密，而精散矣。精散则视歧而见，两物矣。夫心藏神、肾藏志、肝藏魂、肺藏魄、脾藏意，此五脏所藏之神志也。目者，五脏六腑之精也，是故瞳子黑眼法于阴，白眼赤脉法于阳，故阴阳相合，传于目而为睛明也。夫心者，五脏之专精也。目者，其窍也。华色者，心之荣也，故目乃心之使。心者，神之舍也。神精乱而不转，则卒然见非常处，精神魂魄散，不相得，故曰惑也。●《集注》眉批：阴乃肝肾，阳乃心肺。●薛雪曰：精神虽统于心，而外用则在目，故目为心之使，心为神之舍；所以目见非常于外，则神魂眩惑于心也。●黄元御曰：目者，心使也。心者，神之舍也。心藏神，神明则见，故目之视物，心所使也。●章楠曰：此详言目由五脏六腑之精气聚会而成者也。其瞳子为骨之精，是根于肾，乃髓之光华，而神寓于中，故能见物。若瞳子散大，神光不聚，虽有黑珠，即不能见物矣。脑为髓海，故目珠之脉系上属于脑。太阳经脉上连脑，下循项，故邪之中项，因其体虚而脑不足，其邪入深，则随眼系以入于脑，则脑因邪气而转动，牵引目系紧急，则目因之眩以转，故病人视物转动者，物本不动，由目光动也。目精受邪，其气血乱而不相比洽，则精华散而视歧，见一物成两物，此言因外邪所伤者也。盖目由脏腑精华、营卫魂魄之所营聚，神气之所生者，故神劳则魂魄散，志意乱也。瞳子黑珠在里法于阴，白眼血脉在表法于阳，阴阳之气合敷而精明也。然其所主在心，故目为心之使，即神之用也。心者神之舍也，故神精散乱，则目光闪烁，卒然见非常境界，反动其心，使精神魂魄散不相得，故曰惑也。

80.2 黄帝曰：余疑其然。余每之东苑①，未曾不惑，去之则复，余唯独为东苑劳神乎？何其异也？岐伯曰：不然也。心有所喜，神有所恶，卒然相惑，则精气乱，视误故惑，神移乃复。是故间者为迷，甚者为惑②。

①丹波元简曰：马云：清冷之台，东苑之所有也。

②杨上善曰：清冷之台在东苑，故每往登台则惑，去台则复于常，岂不为彼东苑劳神，遂至有惑，是所可怪也。夫心者神用，谓之情也。情之所喜，谓之欲也。故情之起欲，是神之所恶；神之所好，心之所恶。是以养神须去情欲，欲去神安，长生久视；任心所作，则情欲百端，情欲既甚，则伤神害命。斯二不可并行，并行相感则情乱致惑；若得神移反本，则惑解神复。间，轻也。甚，重也。此为第一惑邪。●马莳曰：此承上文而明惑本于心，必始迷而继惑也。伯又言惑起于心，必先有喜恶，而又猝然感于外物，故精气乱，目视误，而遂至于惑耳。俟其神气既定，乃复如初也。大凡人情，始有所闻，则迷而不寤，继则惑而不已矣。●张介宾曰：每之东苑，未曾不惑，谓虽不登高，其惑亦然，故疑异也。偶为游乐，心所喜也。忽逢奇异，神则恶之。夫神有所恶，则志有不随，喜恶相感于卒然，故精气为乱。去之则神移，神移则复矣。间者，言其未甚也，亦足相迷；况其甚者，能无惑乎？●张志聪曰：夫火之精为神，水之精为精，精上传于神，共凑于目而为精明。若神感于精，则精气乱而为惑矣。盖精明者，从下而上，从前而后也。是以上文论从后而逆于前，此论上而感于下，皆反逆而为惑也。心有所喜者，喜之东苑而上清冷之台也，神乃火之精，而恶清冷，故神有所恶。卒然相感者，神志相感也，神乃清冷而有所感，则神反下交于阴矣，神气下交，则精气乱矣，精气乱，则视误而为惑矣。候神移于上，而后乃复也。夫肾藏志而开窍于耳，是故志不上交于神则迷，甚则神反下交于志则惑也。按此章总结九针之道，贵在得神，能存乎精气神者，可无惑于天下，故帝设此问，而伯论其精气神焉。《宝命全形论》曰：凡刺之真，必先治神，又曰浅深在志，远近若一。《八正神明论》曰：神乎神，耳不闻，目明心开，而志先慧然独悟。《离合真邪论》曰：诛罚无过，命曰大惑，反乱大经，真不可复。盖治针之要，贵在诊视审察，存神定志，适其常变，万举万全，可传于后世，令终而不灭。至于修身养生，治国治民，总在调养精气神三者，是以《内经·素问》首论上古天真，末结解精微，论所以修身养生也。本经首论九针之道，末结大惑痈疽，所以治国治民也，知修身则知所以治民，知治民则知所以治天下国家矣。●《集注》眉批：水之精为志。●薛雪曰：心所喜也，忽逢奇异，神则恶之。夫神有所恶，则志有不随，喜恶相感于卒然，故精气为乱；去之则神移，神移则复矣。间者，言其未甚也，亦足相迷，况其甚者，能无惑乎？●黄元御曰：唯，思也。间，差也。●丹波元简曰：《甲乙》"感"作"惑"。张云：偶为游乐，心所喜血。忽逢奇异，神则恶之。夫神有所恶，则志有不随，喜恶相感于卒然，故精气为乱。去之则神移，神移则复矣。间者言其未甚也，亦足相迷，况其甚者，能无惑乎？●章楠曰：如其心有所喜，神有所恶，而喜恶之事，卒然相感，则精气乱而视亦歧误，故惑；久之神定情移，忘其喜恶，乃能复元。是故耳闻而情动不甚者为迷，目见而情动甚则为惑矣。此言皆由心志妄动，精散神移，致目见异物，以成迷惑，如重即变痴癫痫疾，非因外邪之所致也。

80.3 黄帝曰：人之善忘者，何气使然？岐伯曰：上气不足，下气有余，肠胃实而心肺虚。虚则营卫留于下，久之不以时上，故善忘也①。

①杨上善曰：心肺虚，上气不足也。肠胃实，下气有余也。营卫行留于肠胃不上，心肺虚故喜忘。复有上时，又得不忘也。此为第二喜忘邪也。●马莳曰：此以下至末，承上文论惑，而遂及善忘以下等邪，此则言人之所以善忘也。惟人之下气有余，故肠胃居下者实；上气不足，故心肺居上者虚。心肺虚则营卫之气留于下之肠胃，而久之不以时上，宜乎其心之在上者善忘也。●张介宾曰：下气有余，对上气不足而言，非谓下之真实也。心肺虚于上，营卫留于下，则神气不能相周，故为善忘，阳衰于上之兆也。●张志聪曰：本篇曰：目者五脏六腑之精也，营卫魂魄之所常营也。《八正神明论》曰：观其冥冥者，言形气营卫之不形于外，而工独知之。又曰养神者，必知营卫血气之盛衰，故此以下，复论营卫之行，所当详审者也。夫营卫生于中焦之阳明，运行于形身之外内。气者，先天之真元，生于下焦精水之中，上通于心肺，环转于上下，上气不足，下气有余，则肠胃实而心肺虚矣。虚则营卫留于下，久之不以时上，故善忘也。●倪仲玉曰：肠胃，阳明也。先天之气逆于下，则后天之气亦逆于中，中下并逆，则上气大虚，故善忘也。●《集注》眉批：上节论卫气之出入，此论卫气之降升。●薛雪曰：下气有余，对上气不足而言，非谓下之真实也。心肺虚于上，营卫留于下，则神气不能相周，故为善忘，阳衰于上之兆也。●黄元御曰：上气不足，失根于下，下气有余，孤阴独旺，阳泄不藏，肠胃下实而心肺上虚，虚则营卫俱陷，留于下焦，久之不以时上，精不藏神，故善忘也。●丹波元简曰：张云：下气有余，对上气不足而言，非谓下之真实也。心肺虚于上，营卫留于下，则神气不能相周，故为善忘，阳衰于上之兆也。●章楠曰：善忘者，后世名健忘，以心肺清阳气虚，故神不精明而善忘。清阳上虚，则浊阴不降，故肠胃实，腑不转动，而营卫之气因之不得旋运，留滞于下而不升，心主营，肺主卫，其气不以时上，故心肺虚而善忘也。

80.4　黄帝曰：人之善饥而不嗜食者，何气使然？岐伯曰：精气并于脾，热气留于胃，胃热则消谷，谷消故善饥。胃气逆上，则胃脘寒，故不嗜食也①。

①杨上善曰：精气，阴气也。胃之阴气并在脾内，则胃中独热，故消食喜饥。胃气独热，逆上为难，所以胃咽中冷，故不能食也。此为第三不嗜食邪。●马莳曰：此言人之善饥而不嗜食也。夫善饥者宜嗜食，今善饥而不嗜食者，正以精气并之于脾，而热气留之于胃，胃热则消谷，故善饥也。然胃气逆上于上脘，则其中脘当冷，故胃不开而不嗜食也。●张介宾曰：胃气逆上而不能运行，即其寒也。脾胃热而胃脘寒，所以虽饥而不欲食。本论诸邪有总治之法，曰先其脏腑，诛其小过，后调其气，盛者泻之，虚者补之，必先明知其形志之苦乐，定乃取之，一节。详后八十三。盖彼此同出一论，今类从于彼，所当参用。嗜音示。●张志聪曰：脾主为胃行其津液者也，精气并于脾，则脾家实而不能为胃转输，则热气留于胃，而消谷善饥矣。夫谷入于胃，五脏六腑，皆以受气，别出两行营卫之道，清者为营，浊者为卫，其大气之搏而不行者，积于上焦之胸中。胃气逆上者，谓之悍气，上冲于头而走空窍。盖脾不能为胃行其津液，则营卫大气，留而不行，胃之逆气，反上冲于头，而别走阳明矣。胃脘者，胃之上脘，大气不行，则上焦虚而胃脘寒，上焦虚寒，不能主纳，故不嗜食也，以上二节，论营卫生始之因。●薛雪曰：胃气逆上而不能运

行，即其寒也。脾胃热而胃脘寒，所以虽饥而不欲食。寒，亦作虚字训也。●黄元御曰：胃气逆上，上脘填塞，故不嗜食也。●丹波元简曰：《甲乙》"寒"作"塞"。简案：诸注顺文诠释，义殆难通，岂有胃热而胃脘寒之理乎？当以《甲乙》为正，盖胃热故善饥，胃脘塞故不嗜食。●章楠曰：本经云：少火生气，壮火食气。胃者，如贮食之鼎，少火在下，聚而不炎，则蒸腐水谷，以生精气也；壮火者，炎而不聚，则反耗蚀元气，而不能化水谷也。故如精气偏并于脾而不输布，则运化失度而胃火外炎，其脘中反寒，故火炎似饥，而脘寒仍不嗜食，以鼎下无火也。仲景曰：厥阴之为病，消渴，气上撞心，心中热疼，饥不欲食。盖以厥阴中相火而化邪热，由胃上冲，故使消渴心热而似饥，其胃气逆甚，则不欲食也。

80.5 黄帝曰：病而不得卧者，何气使然？岐伯曰：卫气不得入于阴，常留于阳。留于阳则阳气满，阳气满则阳跷盛，不得入于阴则阴气虚，故目不瞑矣①。

①杨上善曰：卫气昼行阳脉二十五周，夜行五脏二十五周，昼夜周身五十周。若卫行阳脉，不入脏阴，则阳脉盛，则阳跷盛而不和，阴跷虚也。二跷并至于目，故阳盛目不得瞑，所以不卧。此为第四不得卧邪。瞑音眠。●马莳曰：此言病之所以不得卧也。人有病而不得卧者，正以卫气不得入于阴分，而常留于阳分，则阳气满而阳跷盛，故不得入于阴也，惟阴气之虚，所以目不得瞑耳。●张介宾曰：此言因病而不得卧者也。卫气昼行于阳，夜行于阴，行阳则寤，行阴则寐，此其常也。若病而失常，则或留于阴，或留于阳，留则阴阳有所偏胜，有偏胜则有偏虚而寤寐亦失常矣。●黄元御曰：卫气夜不入阴，故不得卧。●丹波元简曰：张云：卫气昼行于阳，夜行于阴，行阳则寤，行阴则寐，此其常也。若病而失常，则或留于阴，或留于阳，留则阴阳有所偏胜，有偏胜则有偏虚，而寤寐亦失常矣。志云：阴跷、阳跷并会于足太阳之睛明，卫气行阳行阴，皆从目以出入，故曰目者，营卫魂魄之所常营也。●章楠曰：此言因病不得卧，亦由卫气不得入阴之故，与前之半夏汤证义同，然其本病，或因外感，或因内伤，先当详辨也。

80.6 黄帝曰：病目而不得视者，何气使然？岐伯曰：卫气留于阴，不得行于阳，留于阴则阴气盛，阴气盛则阴跷满，不得入于阳则阳气虚，故目闭也①。

①杨上善曰：卫气留于五脏，则阴跷盛不和，惟阴无阳，所以目闭不得视也。以阳主开，阴主闭也。此为第五不得视邪也。●马莳曰：此言人之有病而目之所以不能视也。言人有病而不能开目以视者，正以卫气留于阴分，而不得行于阳分，则阴气盛而阴跷满，故不得行于阳也，惟阳气之虚，所以目不得开耳。●张介宾曰：此言因病而目有不能开视及病而多寐者，以卫气留于阴分，阴跷满而阳气虚耳。观《寒热病篇》曰"阴跷阳跷，阴阳相交，阳入阴，阴出阳，交于目内眦，阳气盛则瞋目，阴气盛则瞑目"，即此上文两节之义。详针刺类四十四。●张志聪曰：阳跷者，足太阳之别，起于足之外踝，循胁下肩髆，从口吻至目内眦，与阴跷会于足太阳之睛明。阴跷乃足少阴之别，起于然谷之后，循胸上入缺盆，从咽喉至目内眦，与阳跷会于足太阳之睛明。卫气行阳二十五周，下行阴

分，而复会于目内，行于五脏之阴，亦如阳行之二十五周，而复会于目。是以卫气出于阳，则目张而寤，入于阴，则目瞑而卧。故卫气留于阳，则阳跷盛，不得入于阴，则阴气虚，故目不瞑。卫气留于阴，则阴跷满，不得入于阳，则阳气虚，故目闭也。此言卫气行阳行阴，皆从目以出入，故曰：目者，营卫魂魄之所常营也。●王子律曰：此节重见者再，盖其文则同，而各有所谓也。●黄元御曰：卫气出于目，则目开而能视，卫不入阳，故目闭也。●丹波元简曰：《甲乙》"留"作"行"，"行"作"入"。张云：此言因病而目有不能开视，及病而多寐者，以卫气留于阴分，阴跷满而阳气虚耳。观《寒热病》篇曰：阴跷阳跷，阴阳相交，阳入阴，阴出阳，交于目内眦，阳气盛则瞋目，阴气盛则瞑目。即此上文两节之义。●章楠曰：此与上条为对待之病也。以卫气出于阳，则目开，留于阳而不行，则目不能瞑；卫气入于阴，则目瞑，留于阴而不行，则目闭不能开。留于阳，则阳跷满；留于阴，则阴跷满。是阴阳二跷脉，为卫气出阳入阴之门户道路也。

80.7　黄帝曰：人之多卧者，何气使然？岐伯曰：此人肠胃大而皮肤湿，而分肉不解焉。肠胃大则卫气留久；皮肤湿则分肉不解，其行迟。夫卫气者，昼日常行于阳，夜行于阴，故阳气尽则卧，阴气尽则寤。故肠胃大，则卫气行留久；皮肤湿，分肉不解，则行迟。留于阴也久，其气不清，则欲瞑，故多卧矣①。其肠胃小，皮肤滑以缓，分肉解利，卫气之留于阳也久，故少瞑焉②。

①马莳曰：此言人之所以多卧者，正以人之肠胃大，而皮肤湿，分肉不解也。惟肠胃大，则卫气久留而不得出，皮肤湿而分肉下解，则卫气之出于身者迟。夫卫气者，昼日常行于阳经，阳经之气既尽则卧；夜行于阴经，阴经之气既尽则寤。今肠胃大，而卫气之留于内者久，皮肤湿，分肉不解，而卫气之行于外者迟，所以阳气不精，惟欲瞑目而多卧也。●丹波元简曰：《甲乙》"湿"作"涩"，更有'涩则'二字，下"湿"字亦作"涩"，"不精"，注：一作"不清"。马本："卫气"作"胃气"。误。张云：解，利也。肠胃大则阴道迂远，肉理湿滞不利。今人有饱食之后，即欲瞑者，正以水谷之悍气，暴实于中，则卫气盛于阴分，而精阳之气，有不能胜之耳，世俗但呼为脾倦，而不知其有由然也。●章楠曰：此言因肠胃大而皮肤涩，涩则不能解利，而卫气之出于表者迟钝；其肠胃大，而卫气之留于里者久矣。表为阳，里为阴，卫气久留于阴，故其阳不精，而心神昏倦，则多卧也。

②杨上善曰：其人肠胃能大，皮肤能涩，大则卫气停留，涩则卫气行迟，留而行涩，其气不精，故多卧少寤；反之少卧。此为第六多卧邪也。●马莳曰：此承上文而反言人之所以少瞑也。●张介宾曰：此下二节，言有不因于病而为多卧少卧之异者也。解，利也。人之脏腑在内，内者阴也；皮肤分肉在外，外者阳也。肠胃大则阴道迂远，肉理湿滞不利则阳道舒迟，故卫气之留于阴分者久，行于阳分者少，阳气不精，所以多瞑卧也。今人有饱食之后即欲瞑者，正以水谷之悍气暴实于中，则卫气盛于阴分，而精阳之气有不能胜之耳。世俗但呼为脾倦，而不知其有由然也。肠胃小，则卫气之留于阴者小，皮肤滑以缓，分肉解利，则卫气之留于阳者久，故少瞑也。●张志聪曰：卫气外行于肌肉之纹理，内行于肠胃之募原。分肉者，肌肉之腠理。其人肠胃大，则卫气行于阴而留久，皮肤涩，分肉

不解，则出于阳而行迟，留于阴也久，其气不精，则欲瞑而多卧矣。其人肠胃小，则卫气周于阴也速，皮肤滑以缓，分肉解利，卫气之行于阳也久，故少瞑焉。盖卫气日行于阳，夜行于阴，阳气尽则入于阴而卧，阴气尽则出于阳而寤，如留于阴久则多卧，留于阳久则少瞑焉。上节论卫气通贯于阳跷阴跷之脉中，此论卫气出入于分肉募原之气分。夫卫者阳气也，主外而夜行于阴，卫者浊气也，注阳而复贯于脉，此应天道之运行，无往而不遍者也。●《集注》眉批：此言卫气行于阳必尽十二周有奇，而后入于阴，行于阴必尽十二周有奇，而后入于阳行于故曰阳气尽则卧，阴气尽则寤。●黄元御曰：分肉不解，不解利也。●丹波元简曰：《甲乙》"瞑"作"卧"。●章楠曰：此与上条相对待，以明其理也。

80.8　黄帝曰：其非常经也①，卒然多卧者，何气使然？岐伯曰：邪气留于上膲，上焦闭而不通，已食若饮汤，卫气留久于阴而不行，故卒然多卧焉②。

①丹波元简曰：张云：言其变也，盖以明邪气之所致然者。

②杨上善曰：邪气留于上焦，上焦之气不行，或因饮食，卫气留于心肺，故闷而多卧。此为第七邪也。●马莳曰：（膲，焦同。）此言人之所以猝然多卧也。十二经为常经，而阴阳二跷为非常经，故帝云然。然有等猝然多卧者，必有出于二跷之外。伯言上焦者，乃宗气之所积，惟邪气客于上焦，闭而不通，及已食与饮之后，则愈闭矣。其卫气久留于下焦，而不得上升以出，故卫气不出则不精明，而猝然多卧也。●张介宾曰：非常经者，言其变也，盖以明邪气之所致然者。邪气居于上焦而加之食饮，则卫气留闭于中，不能外达阳分，故猝然多卧。然有因病而不能瞑者，盖以邪客于脏，则格拒卫气，不得内归阴分耳。膲，焦同。●张志聪曰：（膲，焦同。）此言卫气留于上而不行于上，则卒然多卧，盖身半以上为阳，身半以下为阴也。非常经者，非一日行于阳，夜行于阴之经常出入。此因邪气留于上焦，则上焦闭而不通，饮食于胃，则中焦满实，以致卫气久留于下之阴，而不能上行于阳，故卒然多卧也。●黄元御曰：非常经者，平常不然也。邪留上焦，上焦闭塞，益以食饮，中气愈阻，故卫气久留阴分而不上行，故卒然多卧。●丹波元简曰：张云：膲，焦同。邪气居于上焦，而加之饮食，则卫气留闭于中，不能外达阳分，故猝然多卧。然有因病而不能瞑者，盖以邪客于脏，则格拒卫气，不得内归阴分耳。●章楠曰：此言非关肠胃大小、皮肤滑涩之常经，而有时卒然多卧者，因邪气在上焦，上焦闭不通，又加食饮浊阴壅之，使卫气不得外行于阳，而久留于阴，故卒然多卧也。大抵卫气虽昼行于阳，而亦有浮沉升降。若上焦气闭，浊阴壅之，则卫气不得升浮，故虽在昼，亦多卧也。更要知气之升降，全在脾胃调畅，则三焦通利，升降之气自和。是故脾倦少运，则清阳不升，即多昏睡；胃中不调，则卫气不得沉降入阴，即不能寐。所以脾胃为阴阳升降出入之总区，而跷脉为卫气出入阴阳之门户道路也。

80.9　黄帝曰：善。治此诸邪①，奈何？岐伯曰：先其藏府，诛其小过，后调其气，盛者写之，虚者补之，必先明知其形志之苦乐，定乃取之②。

①丹波元简曰：马云：自《大惑论》善忘以下七项。张云：统言本论八证也。

②杨上善曰：疗此七邪之法，先取五脏六腑诸募等脏腑之上诸穴，除其微过，然后调

其脏腑五输六输而补泻之。补泻之前，必须明知形气虚实苦乐之志，然后取之。●马莳曰：此言治前诸邪之法也。自《大惑论》善忘已下七项，虽非外感，皆内有邪气为病也。（猝然多卧，邪气留于上焦，可兼内外之邪言。）治之者，必有其法，或脏或腑，（阳跷属膀胱，阴跷属肾，亦不出于脏腑。）皆分之以责其小过之在何经，盖凡有病，皆可以称为过，而自善忘已下，非重大之疾，谓之小过亦可也。其邪气之盛者则泻之，正气之虚者则补之。然人所以致此疾者，有如《九针论》形乐志苦病生于脉等义，及《素问·血气形志》篇亦云然，则此乃其病本所在也，必既定之，而后取穴以刺之耳。●张介宾曰：治此诸邪者，统言本论八证也。此篇止类其五，外神乱则惑等三证，详前八十一。先其脏腑者，欲辨阴阳之浅深也。诛其小过者，言此诸证，虽非重大之疾，亦不可不除之也。然人之致此，各有所由，故于形志苦乐，尤所当察。盖苦者忧劳，多伤心肺之阳，乐者纵肆，多伤脾肾之阴，必有定见，然后可以治之。●张志聪曰：先其脏腑者，先调其五脏六腑之精气神志。诛其小过者，去其微邪也。后调其气者，调其营卫也。必先明知其形志之苦乐，定其灸刺熨引，甘药醪醴以取之。盖志者，精神魂魄志意也，形者，营卫血气之所营也，故志苦则伤神，形劳则伤精气矣。●《集注》眉批：《生气通天论》曰：烦劳则张，精绝。●黄元御曰：定者，已经审定也。●丹波元简曰：志云：先其脏腑者，先调其五脏六腑之精气神志，诛其小过者，去其微邪也。后调其气者，调其营卫也。必先明知其形志之苦乐，定其灸刺熨引，甘药醪醴以取之，盖志者精神魂魄志意也，形者营卫血气之所营也，故志苦则伤神，形劳则伤精气矣。●章楠曰：此言治法先分脏腑之浅深，以除其小病，再调其气，随宜补泻。如治法门所云：审其形乐志苦，形苦志乐，形志皆苦，形志皆乐等，必先明知，方能识其发病之因，外感、内伤之证定，乃可如法治之也。●周学海曰：重论眩惑，附论诸邪，而以治法结之。篇法数见不鲜矣，运笔自矢矫可喜。

痈疽第八十一

●马莳曰：内论痈疽之义，故名篇。●丹波元简曰：诸本无篇字。

81.1　黄帝曰①：余闻肠胃受谷，上焦出气②，以温分肉，而养骨节，通腠理。中焦出气如露③，上注溪谷，而渗孙脉，津液和调，变化而赤为血④。血和则孙脉先满溢，乃注于络脉，皆盈⑤，乃注于经脉，阴阳已张，因息乃行。行有经纪，周有道理，与天合同，不得休止。切而调之，从虚去实，写则不足，疾则气减，留则先后。从实去虚，补则有余⑥，血气已调，形气乃持⑦。余已知血气之平与不平，未知痈疽之所从生，成败之时，死生之期，有远近，何以度之，可得闻乎⑧？岐伯曰：经脉留行不止，与天同度，与地合纪⑨。故天宿失度，日月薄蚀；地经失纪，水道流溢，草萱⑩不成，五谷不殖；径路不通，民不往来，巷聚邑居，则别离异处⑪。血气犹然，请言其故。夫血脉营卫，周流不休，上应星宿，下应经数⑫。寒邪客于经络之中，则血泣，血泣则不通，不通则卫气归之，不得复反⑬，故痈肿。寒气化为热，热胜则腐肉，肉腐则为脓。脓不写则烂筋，筋烂则伤骨，骨伤则髓消，不当骨空，不得泄写，血枯空虚，则筋骨肌肉不相荣⑭，经脉败漏，熏于五藏，藏伤故死矣⑮。

①丹波元简曰：《刘涓子鬼遗方》作"九江黄父问于岐伯"，《千金翼》作"九江黄父相痈疽论，黄帝问于岐伯曰"。

②丹波元简曰：张云：宗气也，宗气出于喉咙而行呼吸，其以温分肉、养骨节、通腠理者，是卫气化于宗气也。

③丹波元简曰：《甲乙》"露"作"雾"，是。张云：营气也，其于阴阳已张，因息乃行，是营气化于宗气也。

④丹波元简曰：《甲乙》作"赤而"，似是。

⑤丹波元简曰：《甲乙》"皆"上更是"络脉"二字，《千金翼》同。

⑥丹波元简曰："从虚去虚"《甲乙》作"从实"，是。马云：其实者则从虚之之法，以去其实，所以泻则不足而为虚也。盖疾去其针，则邪气减矣，若久留其针，先后如一，斯则从实之之法，以去其虚，所以补则有余而为实也。

⑦丹波元简曰：《甲乙》作"神气"，《千金翼》作"形神"。张云：持，定也。

⑧杨上善曰：上焦出卫气，卫气为阳，故在分肉能温之也。气润骨节，骨节脑髓皆悉滋长，故为养也。令腠理无痛，故为通。出气，谓营气也。经络及孙络有内有外，内在脏腑，外在筋骨肉间。谷入于胃，精液渗诸孙络，入于大络，大络入经，流注于外。外之孙络，以受于寒温四时之气，入络行经以注于内。令明水谷津液，入于孙络，乃至于经也。内外经络行于脏腑，脏腑气和乃得生也。张，□张也。阴，营气也。阳，卫气也。神之动也故出入息动，息之动也营卫气行，营卫气行必有经纪，营卫周行道理，人与天道同运，天运非常之道故不休也。切，专至也。用心专至，调虚实也。泻者□顺于虚，专去盛实，泻之甚者，则不足也。气至因而疾泻，则便气盛。气至留而不泻，则针与气先后不相得也。若顺实唯去于虚，补之甚者，则有余也。是以切而调之者，得之于心，不可过虚实也。故善调者，补泻血气，使形与神相保守也。持者，保守也。如此调养，血气平与不平，言已知之，然犹未通痈疽三种之论，故请所闻。●周学海曰：以上叙血之源流，跌入痈疽，以起下文。【编者按：黄帝曰：《太素》卷二十六《痈疽》作"黄帝问于岐伯曰"。脉：《太素》卷二十六《痈疽》作"络"。津：《太素》卷二十六《痈疽》"津"上重有"孙络"二字。溢：《太素》卷二十六《痈疽》作"满"，属下读。形气：《太素》卷二十六《痈疽》作"形神"。《甲乙》卷十一第九上作"神气"。有：《太素》卷二十六《痈疽》"有"上有"期"字。】

⑨杨上善曰：此言天有度数，地有经纪。

⑩丹波元简曰：马本、志本、《甲乙》、《鬼遗方》"萱"作"蒉"，《千金翼》作"芦"，史音萱，鱼饥切。张云：音宜萱，荛草，鹿葱也。简案：《玉篇》：荛萱，本作宜男，鹿葱也。然《邪客》篇"地有草蒉"，此萱当蒉，误。

⑪杨上善曰：蒉，采古切，草名也，亦节枯也。此言天度地纪有失致损也。

⑫杨上善曰：此言人之血气合于天地。

⑬丹波元简曰：志云：归，当也。荣血留泣不行，则卫气亦还转，而不得复反其故道，故痈肿也。潘氏《续焰》云：言卫气因以留聚，而不复返于平常流行之故道也。

⑭丹波元简曰：《千金翼》"骨空"下更有"骨空"二字，《甲乙》作"髓消不当骨空，不得泄泻，则筋骨枯空，枯空则筋骨肌肉不相亲"。志云：骨空者，节之交也。痈肿不当骨空之处，则骨中之邪热，不得泄泻矣。潘氏云：骨空骨中之细孔如鬃眼者，所以通血液之渗灌。简案：髓充骨空，今髓消而不当骨空，骨空无髓之可泄泻，则筋骨枯矣，志注恐误。

⑮杨上善曰：此言血气行失，有损有病也。●马莳曰：（泣，涩同。）此详言痈疽之所由生也。帝言胃受谷气，（言肠胃者，其肠则带言也。）化为精微之气，其宗气出于上焦，出喉咙，司呼吸，以行于十二经隧之中，上外。注溪谷而渗孙脉，内则津液和调，变化而赤为血。（《营卫生会》篇云：中焦亦出上焦之后，此所受气者，泌糟粕，蒸精液，化其精微，上注于肺脉，乃化而为血，以奉生身，莫贵于此，故独得行于经隧，命曰营气。又《决气》篇云：言中焦受气取汁，变化而赤是为血。）血和，则孙脉先满溢，而后注于络脉，络脉皆满，而后注于经脉。阴阳诸经，此血张之，皆因呼吸而为之行，一如宗气之所行也。其行有经有纪，周之于身，有道有理，（《素问·六节藏象论》亦有"周有道理"一句。）与天同行而不得休止。须知切而调之，其实者，则从虚之之法，以去其实，所以泻则不足而为虚也，盖疾去其针，则邪气减矣。若久留其针，先后如一，斯则从实之之法，以去其虚，所以补则有余而为实也。由是血气已调，形气乃持。故凡血气平否，余已知之。但痈疽之所由生，其成败死生远近，殆未可以轻度也。伯言经脉流行不止，诚与天地同度合纪者也。故天宿失度，则日月为之薄蚀；地经失纪，则水道为之流溢，草蓂为之不成，五谷为之不殖，径路为之不通，而民不能往来，虽巷聚邑居之中，似乎别离异处矣，况人身之血气乎？惟寒邪客于经络之中，则血涩不通，卫气归于内，而不得复反于外，故痈疽乃生。试以其始终言之。其始寒化为热，热胜则肉腐，由是肉之内有筋，筋之内有骨，骨之内有髓者，皆因肉腐则为脓，而烂筋伤骨消髓相因而至矣。若不得骨空以泻之，所以血枯空虚，筋骨肌肉不相荣泽，经脉败漏，五脏俱伤，而死期至矣。●张介宾曰：上焦出气，宗气也。宗气出于喉咙而行呼吸，其以温分肉，养骨节，通腠理者，是卫气化于宗气也。中焦出气如露，营气也。其于阴阳已张，因息乃行，是荣气化于宗气也。行有经纪，周有道理，义详运气类第一。人有营卫，与天合度，义详经络类二十四、五。从虚之之法以去实，是泻则不足也。凡泻者宜疾，补者宜留，是补之与泻，有疾留先后之异也。从治虚之法以去虚，是补则有余也。持，定也。度，入声。卫气归之，不得复反，言其留聚不散也。蚀音食。蓂音宜，蓂莫草，鹿葱也。殖音植。泣，涩同。痈毒由浅至深，伤脏则死。如下文所云，及下篇痈疽五逆等候，皆脏气受伤之证。●李中梓曰：始受寒邪，血脉凝泣，久而不去，寒化为热，痈疽乃成。伤于脏者，死不治。●张志聪曰：（泣，涩同。）此篇归结首章之义，盖人之血气流行，与天地相参，与日月相应，昼夜环转之无端也，一息不运，则留滞而为痈为痹。故圣人立九针之法，所以治未病也。若积久而成痈疽，则多不治之死证矣。夫营卫血气之行，皆从内而外，应寒暑往来，经水流行，皆从地而出，帝复论上焦出气，以温分肉而养骨节，通腠理，中焦出气如露，上注溪谷而渗孙脉，从孙脉而注于络脉经脉，是从气分而注于经脉之中，乃从外而内，应天道之运行于外，而复通于经水之中，人与天地参也。故经脉流行不止，与天同度，与地合

纪，天宿失度，日月薄蚀，地经失纪，水道流溢，人之血气犹然。夫血脉营卫，周流不休，上应星宿，下应经数，如寒邪客于经络之中，则血泣，血泣则不通，不通则卫气归之。归，还也。盖营行脉中，卫行脉外，交相逆顺而行者也，营血留泣不行，则卫气亦还转而不得复反其故道，故痈肿也。骨空者，节之交也，痈肿不当骨空之处，则骨中之邪热，不得泄泻矣。血枯而经脉空虚，则筋骨肌肉不相营矣。经脉外络形身，内属脏腑，经脉败漏，则熏于五脏，脏伤故死矣。●《集注》眉批：如露者，津液也。溪谷者，分肉也。又：血泣则卫气亦还逆而不行。又：经脉者，所以行血气而荣阴阳，濡筋骨利关节者也。●薛雪曰：上焦出气，宗气也。宗气出于喉咙而行呼吸，其以温分肉、养骨节、通腠理者，是卫气化于宗气也。中焦出气如露，营气也。其于阴阳已张，因息乃行，是营气化于宗气也。行有经纪，周有道理，人有营卫，与天合度。从虚之之法以去实，是泻则不足也。凡泻者宜疾。补者宜留，是补之与泻，有疾留先后之异也。从治虚之法以去虚，是补则有余也。此二节配合气味，所当仿之。持，定也。度，入声。卫气归之，不得复反，言其留聚不散也。萱，音宜，萱男草，鹿葱也。痈毒由浅至深，伤脏则死，如下文所云。●黄元御曰：阴阳已张，因息乃行，经脉为阴，络脉为阳，阴阳已盛，以息往来也。其行则有经纪（营行阴阳相间，卫行夜阴昼阳），其周则有道理（经脉周身十六丈二尺，一日一夜五十周），与天度合同，不得休止（一日百刻，两刻一周）。疾则气减，疾出针也。留则气后，久留针也。形气乃持，得其平也。下应经数，应于经水之数也。寒邪客于经络之中，阻其营血，血涩不通，卫气归之，不得复反（前行遇阻，不能后退），故生痈肿（痈，壅也，壅阻不散，故作肿）。寒邪外束，内郁为热，肉腐脓化，烂筋伤骨，骨伤髓消，而不当骨空，不得泄泻，血枯而空虚，则筋骨肌肉不相荣养，经脉败漏，熏于五脏，脏伤故死矣。●周学海曰：以上承上文，叙痈疽之本末，跟定血字，而纬之以寒热，统冒下文。

81.2 黄帝曰：愿尽闻痈疽之形，与忌曰名①。岐伯曰②：痈发于嗌中，名曰猛疽。猛疽不治，化为脓，脓不写，塞咽，半日死。其化为脓者，写则合豕膏，冷食，三日而已③。

①丹波元简曰：《外台》作"与期日，无名字"。

②丹波元简曰：《鬼遗方》、《千金翼》、《外台》引《集验》"曰"字下有"略说痈疽之极者八十种"一句。

③杨上善曰：凡有三问：一问痈疽形状，二问痈疽死生忌日，三问痈疽名字也。下答痈疽形状及名并所发处，合二十一种：一十八种有名有状，有所发处；三种但有所发之处，无名与状。二十一种中，七种无死生忌日，余十四种皆有忌日。凡痈疽所生，皆以寒气客于经络之中，令血凝涩不通，卫气归之，寒极化为热气，□成痈疽，腐肉为痈，烂筋坏骨为疽，轻者疗之可生，重者伤脏致死。名猛疽等，痈疽之名，圣人见其所由立之名状如左，随变为形，亦应不可胜数也。近代医人，元不识本名之旨，随意立称，不可为信。嗌，咽也。寒气客脉之处，即发热以为痈疽，无常处也。●马莳曰：此言猛疽之势急，而有泻之之法也。●张介宾曰：猛疽，言为害之急也。若脓已泻，当服豕膏，可以愈之，即猪脂之炼净者也。观《万氏方》有治肺热暴喑者，用猪脂一斤炼过，入白蜜一斤，再炼少顷，滤净冷定，不时挑服一匙即愈。若无疾服此，最能润肺润肠。即是豕膏之属。●李

中梓曰：猛疽，言其凶恶猛厉也。若脓已泻溃，当服豕膏，即猪脂之炼净者也。万氏方：治肺热暴瘖，用猪脂一斤，去筋，入白蜜一斤，再炼少顷，滤净，冷定，不时挑服一匙，即愈。●张志聪曰：夫皮脉肉筋骨，五脏之外合也。而脏腑之血气循行，又各有部分，故有轻重死生之别焉。嗌乃呼吸出入之门，发于嗌中，其势甚猛，故名猛疽，若脓不泻而塞嗌，则呼吸不通，不待半日而死矣。嗌乃肺之上管，肺肾上下交通，豕乃水畜，冷饮豕膏者，使热毒从下而出也。●薛雪曰：猛疽，言为害之急也。若脓已泻，当服豕膏可以愈之，即猪脂之炼净者也。万氏方有治肺热暴喑者，用猪脂一斤炼过，入白蜜一斤再炼；少顷滤净冷定，不时挑服一匙，即愈。若无疾服此，最能润肺润肠，即是豕膏之属。●黄元御曰：泻则合豕膏，冷食，泻法如是也。●丹波元简曰："合"《千金翼》作"含"，《外台》注：一云无冷食。志云：嗌乃肺之上营，呼吸出入之门，发于嗌中，其势甚猛，故名猛疽。若脓不泻而塞嗌，则呼吸不通，不待半日而死矣。张云：豕膏即猪脂之炼净者也。观万氏方，有治肺热暴喑者，用猪脂一斤，炼过，入白蜜一斤，再炼少顷，滤净冷定，不时挑服一匙即愈，若无疾服之，最能润肺润肠，即是豕膏之属。简案：《太阴阳明论》云："喉主天气，嗌主地气。"《史·仓公传》云：饮食下嗌。《说文》：嗌，咽也。此嗌为食道，然本文言塞咽半日死，则嗌为气道明矣。王氏《准绳》云：结喉痈一名嗌痈。《灵枢》名曰猛疽，以其势毒猛烈可畏也，此以喉外结喉上为嗌也。按《卫生宝鉴》：有砭刺肿上，出紫黑血。用桔梗、甘草、连翘、黍粘、黄芩、升麻、防风等药，医治猛疽。按：此乃似指喉内壅肿为猛，当参考。●张骥曰：《灵枢·痈疽》篇："黄帝曰：愿尽闻痈疽之形与忌日名。岐伯曰：痈发于嗌中，名曰猛疽。不治（疑"不治"前有"猛疽"二字），化为脓，脓不泻，塞咽，半日死。"张志聪曰：夫皮脉肉筋骨，五脏之外合也，而脏腑之血气循行又各有部分，故有轻重死生之别焉。嗌乃呼吸出入之门，发于嗌中，其势甚猛，故名猛疽。右脓下泻而塞嗌，则呼吸不通，不待半日而死矣。李念莪曰：猛疽，言其凶恶猛厉也。骥案：忌日，即忌讳之忌，《周礼·春官·小史》：诏王之忌讳。疏：谓告王以先王之忌讳也。《礼·祭义》：君子有终身之丧，忌日之谓也。注：忌日，亲丧日也。《本经》：忌日谓病笃日及死期也。脓，疮疡中之腐汁也，《素问·气穴论》：邪溢气壅，脉热肉败，荣卫不行，必将为脓。《灵枢·玉版论》：阴阳不通，两热相搏，乃化而为脓。《史记·仓公传》：少阳初关一分，中热而脓未发，上二分而脓发，至界痈肿，尽泄而死。此症脓不泻塞咽主死，与《仓公传》脓泄而死者，一闭之极，一泄之甚也。"其化为脓者，泻则合豕膏，冷食，三日而已"。张志聪曰：嗌乃肺之上管，肺肾上下交通，豕乃水畜，冷饮豕膏者，使热毒从下而出也。李念莪曰：若脓已泻溃，当服豕膏，即猪脂之炼净者也。《万氏方》：治脾热暴喑用猪脂一斤，去筋，入白蜜一斤，再炼，少顷，滤净，冷定，不时挑服一匙，即愈。骥案：豕膏，孙思邈散宿血，苏颂主诸疮，《日华》涂恶疮，苏恭治痈疽。膏，即脂也，《家语·执辔》注：脂，羊属；膏，豚属。以有角无角异其称耳。《文选·钟大理书》注：脂在腰曰肪。李时珍曰：凝者为肪为脂，释者为膏为油。治法于十二月上亥日，收入新瓶，埋亥地百日用，名膃脂，每升入鸡子十四枚更良。弘景曰：勿令中水。证之诸家之说，豕膏诚治痈疽之要药矣。其须冷食三日者，即仲景治谷疽、阴吹之意也。《素问·脏气法时论》：五谷为养，五果为助，五畜为益，五菜为充。藜藿人但凭谷气，脾胃已旺，膏粱者，其谷气必因助而后流动得益，而后滑泽得充，而后传化，若但凭谷气必有壅遏之患。《论语》：肉虽多，不使胜食气。孟子七十，非肉不饱。正以谷食、肉味不可偏废。故《五常政大论》：谷肉果菜，当食养尽之，若使过之，则伤其正。阴吹、谷疸二证，皆谷气厚而肉食不足以滑泽之也。痈疽之发亦由谷肉不匀，调处不当之故。合豕膏以泻之，冷食以填之，则润燥得宜，通守合度，脓尽而血气调则愈。仲景治中风，用侯氏黑散冷食为填窍之法，亦同此意。

81.3 发于颈，名曰夭疽①。其痛大以赤黑，不急治，则热气下入渊腋，前伤任脉，内熏肝肺。熏肝肺，十余日而死矣②。

①丹波元简曰：《巢源》"夭"作"掖"、"渊腋"作"掖渊"，《千金翼》"其痛"作"其疽"，"夭"李本作"天"，《外台》注：《太素》经曰：项前曰颈。李云：天疽者，在天柱也，俗名对口。潘氏云：外在颈而内则入腋熏肺，以其最上，故曰天。《准绳》：颈痈乃夭疽。简案：夭疽发于两耳后左右颈上。志云：颈乃手足少阳阳明，血气循行之分部是也。盖其毒烈，使人横夭，故名夭疽也。陈氏《正宗》云：夭疽锐毒，生于耳后一寸三分致命之处，左为夭疽，夭者妖变之物也，故属于肝木，右为锐毒，锐者利也，锋利之器，属于肺金是也，对口即脑疽。与此自别。

②杨上善曰：项前曰颈。●马莳曰：此言夭疽之势急，当急治之，而不治则死也。渊腋，足少阳胆经穴名也。（腋下三寸宛宛中，举臂得之。）●张介宾曰：颈，前颈也。色赤黑者，其毒必甚。渊液，足少阳经穴。其发在颈，则连于肺系，下入足少阳，则及乎肝脏矣，故至于死。●李中梓曰：夭疽者，在天柱也，俗名对口。赤者，心之色，黑者，热极反兼胜己之化也。急须治之可活，若治之稍迟或治之失宜，则毒流肺肝而死矣。●张志聪曰：颈乃手足少阳阳明血气循行之分部，故不急治，则热气下入渊液，渊液乃足少阳胆经穴，在腋下三寸，盖从外而将入于内也。任脉居阳明少阳四脉之中，故前伤任脉，内熏肝肺，此在外腑经之毒，内熏于脏，故至十余日而死。经云：上工治皮肤，其次治经脉，其次治六腑，其次治五脏，治五脏者，半死半生，为疡医者，不可不知也。《知要》眉批：少阳主枢，阳明主合，故不急治则从枢而内入矣。●薛雪曰：颈，前颈也。色赤黑者，其毒必甚。渊腋，足少阳经穴。其发在颈，则连于肺系；下入足少阳，则及乎肝脏矣，故至于死。●黄元御曰：渊腋，足少阳穴。

81.4 阳留大发，消脑留项，名曰脑烁。其色不乐①，项痛而如刺以针。烦心者，死不可治②。

①丹波元简曰：《千金翼》"留项"作"流项"，《鬼遗方》"烁"作"漂"，《千金翼》作"脑烁疽"，注："乐"一作"除"。潘云：烁，消烁也，烈火熔金之谓，脑被其热，烁亦加之，烦心者，肾毒传心也。志云：阳气大发者，三阳之气并发也，三阳者，太阳也，太阳经脉，入于脑，出于项，故阳气大发，留于项，名曰脑烁。张云：色有不乐，伤乎心也，痛如刺以针，毒之锐也。烦心者，邪犯其脏也。简案：《准绳》以《鬼遗方》脑疽为脑烁。

②杨上善曰：脑后曰项。●马莳曰：此言脑烁之有死征也。●张介宾曰：阳气大发，邪热之甚也。色有不乐，伤乎神也。痛如刺以针，毒之锐也。烦心者，邪犯其脏也，故不可治。烁，式灼切。●李中梓曰：阳大发者，毒太甚也。色不乐者，神伤而色变，即所谓

色夭也。毒深，故痛如针刺。邪犯心君，故烦心而死。●张志聪曰：阳气大发者，三阳之气并发也。三阳者，太阳也。太阳经脉入于脑，出于项，故阳气大发，留于项，名曰脑烁，此纯阳之气，消烁脑髓也。夫心为阳中之太阳，心与太阳，标本相合，心气受郁，故其色不乐。若烦心者，腑毒干脏，死不可治矣。●《集注》眉批：太阳为诸阳主气。又：上节论少阳阳明，此论太阳。●薛雪曰：阳气大发，邪热之甚也。色有不乐，伤乎神也。痛如刺以针，毒之锐也。烦心者，邪犯其脏也，故不可治。此二症，疑即天疽锐毒。●黄元御曰：烦心者死，神败故也。

81.5 发于肩及臑，名曰疵痈。其状赤黑，急治之，此令人汗出至足，不害五藏。痛发四五日，逞焫之①。

①杨上善曰：肩前臂上胭肉名臑。●马莳曰：此言疵痈之当急治也。●张介宾曰：肩髃下软白肉处曰臑，此非要害之所，故不及五脏。逞，疾也。焫，艾炷也。谓宜速灸以除之也。臑，儒、软二音，又奴刀、奴到二切。疵，资、子二音。焫，如瑞切。●李中梓曰：肩髆下软白肉曰臑。此肺脉之病，肺主玄府，故遍身得汗也。毒从汗减，且非要害之所，故不害五脏也。逞者，急也。焫者，艾炷也，言宜急灸也。●张志聪曰：(焫，热同。)肩臑乃肺脏之部分，故令人汗出至足，此痈生浮浅，如疵之在皮毛，故名疵痈，而不害五脏。逞，快也，速焫治之，则毒随气而散矣。●姚士因曰：火气能消肺金之毒。●《集注》眉批：肺之俞在肩背，肺之脉循臑腋。●薛雪曰：肩髆下软白肉处曰臑，此非要害之所，故不及五脏。逞，病也。焫，艾炷也。谓宜速灸以除之也。臑，儒、软二音，又奴刀、奴到二切。疵，音慈。焫，如瑞切。●黄元御曰：臂内嫩肉曰臑。汗出至足者，地在肺肝两经之介，胆火刑肺，收敛失政也。此在经络，故不害五脏。逞焫之者，逞时早灸之也。●丹波元简曰：《鬼遗方》作"雌疽"，《甲乙》作"疵痈"，《甲乙》、《千金翼》、《外台》"逞"作"逆"，《巢源》"肩"作"髆"、"逞"作"炖"。张云：肩髆下软白肉处曰臑，此非要害之所，故不及五脏逞疾也。焫，艾炷也。谓宜速焫以除之也。志云：肩臑乃肺之部分，故令人汗出至足，此痈生浮浅，如疵之在皮毛，故名疵痈，而不害五脏。逞，快也。速焫治之，则毒随气而散矣。(炖，《玉篇》：火盛貌)。

81.6 发于腋下赤坚者，名曰米疽。治之以砭石，欲细而长，疏砭之，涂以豕膏，六日已，勿裹之①。

①杨上善曰：砭，甫廉反，伭同，以石刺病也。欲细而长者，伤形深也。●马莳曰：此言米疽之有治法也。●张介宾曰：砭石欲细者，恐伤肉也。欲长者，用在深也。故宜疏不宜密。砭，标兼切。●李中梓曰：砭石欲细者，恐伤肉也，欲长者，用在深也，故宜疏不宜密。勿裹之者，欲其气疏泄也。豕膏者，即猪油煎当归，以蜡收者也。●张志聪曰：腋者，亦肺脏之部分。米者，言其小也。治之以砭石者，痛亦浮浅也。毒气在于皮肤之间，六日则气已周而来复，故已。勿裹之者，使毒气外泄也。夫痈发于腑部者，反熏脏而死，发于脏部者易已，此皆浅深内外之别，为疡医者，不可不知。●薛雪曰：砭石欲细者，恐伤肉也。欲长者，用在深也，故宜疏不宜密。●丹波元简曰：《千金翼》"米"作"朱"、"砭之"作"启之"。志云：米者言其小也。治之以砭石者，痛亦浮浅也。毒气在

于皮肤之间，六日则气已周而来复故已，勿裹之者，使毒气外泄也。张云：砭石欲细者，恐伤肉也。欲长者，用在深也，故宜疏不宜密。薛氏《外科心法》云：腋疽一名米疽，又名疚疽，发于胘肢窝正中，初起之时，其形如核。由肝脾二经，忧思恚怒，气凝血滞而成。腋痈又名夹肢痈。李云：豕膏者，即猪油煎当归，以蜡收者也。●张骥曰："发于腋下赤坚者，名曰米疽。治之以砭石，欲细而长，疏砭之，涂以豕膏，六日已，勿裹之"。张志聪曰：腋下亦肺脏之部分。米者，言其小也。治之以砭石者，痈亦浮浅也。毒气在于皮肤之间，六日则气已周而来复，故已。勿裹之者，使毒外泄也。夫痈发于脐部者，反熏脏而死，发于脏部者易已，此皆浅深外内之别。为疡医者，不可不知。李念莪曰：砭石欲细者，恐伤肉也；欲长者，用在深也。故宜疏不宜密。勿裹之者，欲其气疏泄也，豕膏者，即猪油煎当归以蜡收者也。骥案：砭石，即镵石，亦即箴石，《素问·异法方宜论》：东方之民，其病为痈疽，其治宜砭石。《灵枢·玉版》篇：痈疽已成脓血者，其砭石铍锋之所取也。《史记·扁鹊传》：镵石挢引。《索隐》谓：石针也。《汉书·艺文志》：周【编者按：疑为"用"之误。】度箴石。注：箴所以刺病也；石谓砭石，即箴石也。《南史·王僧孺传》：侍郎全元起欲注《素问》，访以砭石，王僧孺曰：古人当以石为针，必不用铁。《说文》有此砭字，许慎云：以石刺病也。《东山经》：高氏之山多针石。郭璞云：可以为砭针。《左传·襄二十三年》：臧孙曰：美疢不如恶石。服子慎注云：石，砭石也。季世无复佳石，以铁代之耳。今以治米疽者，所以针刺其病也。为肺之部，肺主皮毛，主外，故欲细而长且疏也。涂豕膏勿裹者，欲其泄也。

81.7　其痈坚而不溃者，为马刀挟瘿①，急治之②。

①丹波元简曰：《千金翼》"其痈"作"其疽"，按上节而为一节，《甲乙》"缨"作"瘿"。《外台》注《太素经》曰：颈前曰缨。张云：此即瘰疬也，"挟缨"《经脉》篇作"侠瘿"，欲急治者，恐迟则伤人也。潘云：马刀蛤蛎之属，痈形似之，挟缨者，发于结缨之处，大迎之下颈侧也。二痈，一在腋，一在颈，常相连络，故俗名历串。简案：李、志并云"缨"当作"瘿"，非也，婴，瘿从疒者。

②杨上善曰：马刀亦谓痈不脓溃者是也。颈前曰婴也。●马莳曰：此言马刀挟缨之证，当急治之也。（此证不言其所，盖承上节腋下而言也。）●张介宾曰：此即瘰疬也。"挟缨"《经脉》篇作"侠瘿"，详本类前十，足少阳条下。欲急治者，恐迟则伤人也。●李中梓曰："挟"当作"侠"，"缨"当作"瘿"。马刀者，瘰疬也。侠瘿者，侠颈之瘤属也。●张志聪曰：（"缨"当作"瘿"。）其痈坚而不溃者，承上文而言，痈在膺腋之间，坚而不溃者，此为马刀侠瘿。《金匮要略》曰：人年五六十，其病脉大，痹挟背行，苦肠鸣，马刀侠瘿者，皆为劳得之。夫马刀侠瘿，足阳明之证也。四肢为诸阳之本，劳其四体，则伤阳明而有是证，故宜急治之，以保胃气。●薛雪曰：此即瘰疬也，欲急治者，恐迟则伤人也。●黄元御曰：马刀挟缨，即瘰疬也，弯如马刀，挟于缨旁，故名。缨，冠缨也（即代结于颈者）。

81.8　发于胸，名曰井疽①。其状如大豆，三四日起，不早治，下入腹，不治，七日死矣②。

①丹波元简曰：李云：井者喻其深而恶也，发于胸者，近犯心主，治之宜早。《准

绳》云：心窝生疽，初起如黄豆，肉色不变，名曰井疽，又名穿心冷瘘。申氏《启玄》云：井疽又名心漏疽，又名穿心毒，最为难治。

②杨上善曰：井疽起三四日，不疗下入腹，寒热不去十日死也。●马莳曰：此言井疽之当早治，而否则有死期也。●张介宾曰：发于胸者，能熏心肺，若不早治而使之入腹，毒尤甚矣，故死期之速如此。●李中梓曰：井者，喻其深而恶也，发于胸者，近犯心主，治之宜早，下入腹，则五脏俱败，死期速矣。●张志聪曰：胸者，膻中之分，宗气之所居也。宗气出于阳明，故不早治，则下入于腹，而伤阳明胃气，胃气伤，则七日死矣。●薛雪曰：发于胸者，能熏心肺，若不早治而使之入腹，毒尤甚矣，故死期之速如此。●黄元御曰：下入腹，不治，五脏皆败也。

81.9　发于膺，名曰甘疽。色青，其状如谷实蒌蓣①，常苦寒热，急治之，去其寒热，十岁死，死后出脓②。

①丹波元简曰：《巢源》"栝蒌"作"瓠瓜"，《鬼遗方》作"蒌瓜"，史音栝蒌，古栝楼字。马云：谷木名。李云：膺逼近在乳上也，穴名膺窗，足阳明胃之脉也，土味甘，故曰甘疽。薛氏云：此疽生于乳上肉高耸处，属肺经中腑穴之下，无论左右，皆由忧思气结而成。简案：谷，声下从木音构，考《本草》楮实，亦名谷，实大如弹丸，青绿色，至六七月，渐深红色，乃成熟。马注为是，张、志及潘俱为米谷之义，殊不知谷谷字自别也。志云：死后出脓者，谓至将死之候，然后出脓而死。此即乳岩石痈之证也，出脓之解，近是，其为乳岩石痈者，恐非也。

②马莳曰：此言甘疽之当急治，而死后有脓也。谷，木名。蒌蓣，即栝蒌也。●张介宾曰：膺者，胸旁之高肉处也。谷实，兼五谷而言，谓痈所结聚，形如谷实之累累也。蒌蓣，栝蒌也，软而不溃，中有所蓄如子也。此证延绵难愈，盖即乳痈之属。蒌蓣，古栝楼字。●李中梓曰：膺在胸旁高肉处，逼近在乳上也。穴名膺窗，足阳明胃之脉也。土味甘，故曰甘疽，色青者，肝木克土也。层房累累，状如谷实瓜蒌，软而不溃，中有所蓄如瓜子也。十岁死者，绵延难愈也。●张志聪曰：（蒌音括。蓣音楼。）膺乃足厥阴阳明之部分，故疽发于此，其名曰甘，其色青也，状如谷实蒌蓣者，如米谷如栝蒌之子实也，阳明从太阴之化，厥阴从少阳之化，阴阳互交，故往来寒热也。急治之以去其寒热，此疽至十年而后发乃死，死后出脓者，谓至将死之候，然后出脓而死，此即乳岩石痈之证也。夫寒热者，厥阴阳明之气病也。如谷实蒌蓣者，肝脏胃腑之郁毒，留于脉络之间，即如窌瘘寒热之毒，其本在脏，其末在脉，故不易消，而亦不即发。至十年之久，脏腑之气将衰，则毒气发而溃烂死矣。●薛雪曰：膺者，胸旁之高肉处也。谷实，兼五谷而言，谓痈所结聚，形如谷实之累累也。蒌蓣，瓜蒌也。软而不溃，中有所蓄如子也。此症延绵难愈，盖即乳痈之属。蒌蓣，古栝楼字。●黄元御曰：谷实，谷粒也。

81.10　发于胁，名曰败疵。败疵者，女子之病也，灸之①，其病大痈脓，治之，其中乃有生肉，大如赤小豆②，剉陵翘草根各一升，以水一斗六升煮之，竭为取三升，则强饮厚衣，坐于釜上，令汗出至足已③。

①丹波元简曰：《巢源》、《千金翼》、《外台》"败疵"作"改訾"，《巢源》又云：

痈发女子阴旁，名曰改訾疽，久不治，其中生息肉，如赤小豆麻黍也。《翼》、《外台》"灸之"作"久之"。李云：胁者肝之部也，妇人多郁怒，故患此疮。潘云：亦乳串之类。

②顾观光曰："治之"二字，当依《甲乙经》移置"赤小豆下"。

③杨上善曰："败"亦曰"改"，量谓此病。生于女子，故釜上蒸之，出汗即已。有本翘、松各一升。●马莳：此言女子有败疵之证，而有治之之法也。蔆翘，今之连翘也。同连翘及草根各一升，共二升，煮汁以强饮之。●张介宾曰：蔆，芰也。翘，连翘也。二草之根，俱能解毒，故各用一升。大约古之一升，得今之三合有零。以水一斗六升，煮取三升，俱折数类此。蔆音陵。翘，翘同。●李中梓曰：胁者，肝之部也，妇人多郁怒，故患此疮。蔆，芰也。翘，连翘也。二草之根俱能解毒。强饮者乘其热而强饮之，复厚衣坐于热汤之釜，熏蒸取汗，汗出至足乃透，已者，愈也。●张志聪曰：蔆，芰同。胁在腋之下，肺肝之部分也，此亦发于皮肤，故名曰败疵。夫肺主气，肝主血，女子之生，有余于气，不足于血，此因气血不调而生，故为女子之病。其病大痈脓治之者，谓如治大痈之法以灸之也，其中乃有生肉，大如赤小豆，是虽名败疵，而不至于腐肉烂筋伤骨矣。蔆乃水草。翘，连翘也。锉二草根各一升煮之，强饮厚衣坐于釜上，令汗出至足乃已，盖水草能清热发汗，翘能解毒者也。●《集注》眉批：皮肤肌肉之血，肝所生也。又：强，平声。●薛雪曰：蔆，菱也。翘，连翘也。二草之根，俱能解毒，故各用一升。大约古之一升，得今之三合有零。以水一斗六升，煮取三升，俱折数类此。蔆，音陵。翘，翘同。●黄元御曰：蔆翘草，即菱角、连翘二草也。●丹波元简曰：《甲乙》"根"下有"及赤松子根"五字，《外台》"蔆"作"连"、"草"下有"及"字，《千金翼》"一升"作"一斗"。马云：蔆翘，今之连翘也。张云：蔆，芰也；翘，连翘也。二草之根，俱能解毒，故各用一升，大约古之一升，得今之三合有零，以水一斗六升，煮取三升，俱折数类此。李云：乘其热而强饮之，复厚衣坐于热汤之釜，薰蒸取汗，汗出至足乃透，已者，愈也。简案：蔆，《说文》：芰也。《玉篇》：蔆，菱同。故张、志以为"菱"，然据《外台》、马注为是。●张骥曰：《灵枢·痈疽》篇："发于胁，名败疵，败疵者，女子之病也。灸之，其病大痈脓，治之，其中乃有生肉，大如赤小豆"。张志聪曰：胁在腋下之肺肝之部分也，此亦发于皮肤，故名曰败疵。夫肺主气，肝主血，女子之生有余于气不足于血，此因气血不调而生，故为女子之病。其病大痈脓治之者，谓如治大痈之治以灸之也。其中乃有生肉大如赤小豆，是虽名败疵，而不至于腐肉烂筋伤骨矣。李念莪曰：胁者，肝之部也，妇人多郁怒，故患此疮。骥案：改疵，疵音痹，《说文》：病也。《易·系辞》：悔吝者，言乎其小疵也。疏：小病也。《素问·本病》篇：民病温疫，疵发（疑"废"之误）风生。证以《痈疽》篇发于肩及臑名曰疵痈，言痈之生于肩或上臂者，以其浮浅如疵在皮毛，故名。则疵为痈疽之浅小者。第疵而曰败，又当于胁之肝部，其中又有生肉，未可忽视，故仍当如六大痈脓之法以治之也。又曰："剉蔆翘草根各一升，以水一斗六升煮之，竭为取三升，则强饮，厚衣，坐于釜上，令汗出至足已"。张志聪曰：蔆，乃水草；翘，连翘也。剉二草根各一升煮之，强饮、厚衣、坐于釜上，令汗出至足乃已。盖水草能清热发汗，翘能解毒者也。李念莪曰：蔆，菱也；翘，连翘也。二者之根俱能解毒。强饮者，乘其热而强饮之。复厚衣坐于热汤之釜，薰蒸取汗，汗出至足乃透。已者，愈也。骥案：蔆、翘，二草名。或者谓蔆翘即连翘，非是，若连翘一味，不当言各也。蔆，芰也，其叶支散，故字从支；其角棱峭，故谓之陵。俗呼菱角。王安贫《武陵记》

以三角、四角者为芰。《佐传》：屈到嗜芰。即此物也。《别录》：主安中，补五脏。时珍：解暑，解伤寒、积热。连翘根亦名连䓐，《伤寒论》注连䓐为连翘根。遂以《本经》有名未用之翘根当之。陶隐居云：方药不用人无识者，故《唐本草》去之，岂仲景书有此？六朝人皆不及见，至王好古忽见之耶？《本经》：连翘味苦平，主寒热，鼠瘘，瘰疬，痈肿，恶疮，瘿瘤，结热，蛊毒。仲景瘀热在里，用连䓐，适与连翘功用不异，郭景纯《尔雅》注：一名连苕。䓐、苕、翘，本一物，声同而字异耳。败疵用二味清热解毒，使热毒从汗而出。或者谓连翘夏枯草功用相等，但夏枯草偏于从本，秉寒水化，故上彻巅顶，下及跌踵；连翘偏于从末，禀容平气味，故外弥肤腠，内偏五中。此败疵发于胁间，不在巅顶、跌踵之部，当从鼠瘘疬（疑为"瘰"之误）疬为治，故不用夏枯草而取连翘也。此偶方之小者。

81.11 发于股胫，名曰股胫疽。其状不甚变，而痈脓搏骨，不急治，三十日死矣①。

①杨上善曰：髀内曰股，股外曰髀，膝上股下骨称曰股胻也。●马莳曰：此言股胫疽之当急治，而否则有死期也。●张介宾曰：股胫，大股也。状不甚变，言外形不显也。痈脓搏骨，言脓着于骨，即今人之所谓贴骨痈也。毒盛而深，能下蚀三阴阳明之大经，故不为急治则死矣。●李中梓曰：股胫，大股也。状不甚变，外形不显也。痈脓搏骨，即所谓贴骨痈也。毒盛而深，能下蚀三阴、阳明之大经，故不为急治，法当三十日死矣。●张志聪曰：发于股胫，足少阴之毒也。其状不甚变者，毒附于骨而不外发，故皮肤不甚变为痈毒之状也。不急治之，三十日死。肾为水脏，月为阴而应水，故应月一周而死。●薛雪曰：股胫，大股也。状不甚变，言外形不显也。痈脓搏骨，言脓着于骨，即今人之所谓贴骨痈也。毒甚而深，能下蚀三阴、阳明之大经，故不为急治则死矣。●黄元御曰：其状不甚变，而痈脓搏骨，外不甚变，而脓浸于骨也。●丹波元简曰：《巢源》上"胫"字作"阳股"，"胫疽"作"兑疽"，《甲乙》"搏骨"作"薄于骨"，《鬼遗方》、《巢源》作"附骨"。张云：股胫，大股也。状不甚变，言外形不显也。痈脓搏骨，言脓着于骨，即今人之所谓贴骨痈也。毒盛而深，能下蚀三阴阳明之大经，故不为急治则死矣。胡公弼云：贴骨痈，即附骨疽，生大腿外侧骨上，高不见高，肿不见红，痛深至骨者是也。简案：下文有发于股阴，名曰赤施，知是发于股胫，当是股阳，楼引《刘涓子》作"股阳"，今本作"股阳明"，《准绳》以此为伏兔发。

81.12 发于尻，名曰锐疽①。其状赤坚大，急治之，不治，三十日死矣②。

①丹波元简曰：张云：尻尾，骨骶也，穴名长强，为督脉之络，一名气之阴郄，故不治则死。潘云：尾骨尽处而尖锐，故名。简案：顾氏《疡医大全》，以此为鹳口疽。（《正宗》云：鹳口疽发在尾闾之穴，高骨头尖，初起形似鱼胞，久则突如鹳嘴。）

②杨上善曰：尻，脽也。脽，音椎。●马莳曰：此言锐疽之当急治，而否则有死期也。●张介宾曰：尻，尾骶骨也，穴名长强，为督脉之络，一名气之阴郄，故不治则死。尻，开高切。●李中梓曰：尻，尾骶骨也，穴名长强，为督脉之络，一名气之阴郄，故不

治则死。●张志聪曰：尻乃足太阳之部分，太阳之上，寒水主之，故亦应月而死。夫肾与膀胱，为水脏水腑，肾为阴而主骨，故痈脓搏骨而不外发。腑为阳，而太阳之气，主于肤表，故其状赤坚而大。夫阳毒起发于外，而亦致死者，太阳为诸阳主气也。噫！能知脏腑阴阳，营卫血气，表里标本，多能死中求生，为疡医者，可不知《内经》乎？●薛雪曰：尻，尾骶骨也，穴名长强，为督脉之络、一名气之阴郄，故不治则死。●黄元御曰：尻，尾骶也。

81.13 发于股阴，名曰赤施①。不急治，六十日死。在两股之内，不治，十日而当死②。

①丹波元简曰：《甲乙》、《巢源》、《千金翼》、《外台》"施"作"弛"，《鬼遗方》作"赤旋疽"。张云：股阴，大股内侧也。当足太阴箕门、血海、及足厥阴五里、阴包之间，皆阴气所聚之处，故不治则死。若两股俱病，则伤阴之极，其死尤速。志云：股阴者，足三阴之部分也，以火毒而施于阴部，故名曰赤施。潘氏云：股阴，足太阴厥阴二经所过之处，火毒伤阴之甚则发此，曰赤施者，谓赤火之施发耳。《准绳》以此为股阴疽。

②杨上善曰：阴下之股。●马莳曰：此言赤施之当急治，而生股内者之有死期也。●张介宾曰：股阴，大股内侧也。当足太阴箕门、血海及足厥阴五里、阴包之间，皆阴气所聚之处，故不治则死。若两股俱病，则伤阴之极，其死尤速。●李中梓曰：股阴，大股内侧也，当足太阴箕门、血海及足厥阴五里、阴包之间，皆阴气所聚之处，故不治则死，若两股俱病，则伤阴之极，其死尤速。赤施者，想其当血海，故名。●张志聪曰：股阴者，足三阴之部分也，以火毒而施于阴部，故名曰赤施。六十者，水之成数也，十日者，阴数之终也。●闵士先曰：股阴者，足少阴之分也，两股之内者，足太阴厥阴之分也。●薛雪曰：股阴，大股内侧也。当足太阴箕门、血海及足厥阴五里、阴包之间，皆阴器所聚之处，故不治则死。若两股俱病，则伤阴之极，其死尤速。●黄元御曰：在两股之内，双股俱病也。

81.14 发于膝，名曰疵痈①。其状大痈②，色不变，寒热，如坚石，勿石，石之者死，须其柔，乃石之者，生③。

①丹波元简曰：《鬼遗方》作"雌疽"，《甲乙》、巢源、《千金翼》作"疵疽"，《甲乙》、《千金翼》"如坚石"作"而坚者"、"其柔"作"其色异柔"，《鬼遗方》作"须以手缓柔之乃破"，《外台》作"其柔色异"。志云：膝者筋之会，足少阳之分也。色不变者，色与皮肤相同而不赤也。其状如大痈而色不变者，毒在外内之间也。如坚石者，石之则死，毒气入于内也。须其柔软而石之者生，毒气出于外也。余伯荣曰：坚石者，毒气尚未透发，柔则发于外矣，故有外内死生之分焉。薛氏《心法》云：膝痈生膝盖，色红焮肿疼痛，属气血实。疵疽亦生在膝盖，肿大如痈，其色不变，寒热往来，属气血虚，和软为顺，坚硬如石者逆，两膝俱生属败证，不可治。简案：《准绳》：一名鹤膝风，一名鼓槌风。恐误。

②周学海曰：谓铺大而壅硬也。

③杨上善曰：勿石之者，准例皆砭之，此唯言石之，或以冷石熨之，所以坚而不石，

以其寒聚结，听柔乃石之。●马莳曰：（勿石以下之石，即第四节砭石之石。）此言疵痈之状，坚不可砭，而柔则可砭也。●张介宾曰：膝痈未成而石之者，伤其筋之府，故致于死。若柔则脓成矣，砭之无害也。疵，慈、子二音。●李中梓曰：石者，砭也。色不变者，不红赤也。硬者禁用砭，软者方可用砭也。●张志聪曰：膝者筋之会，足少阳之分也。色不变者，色与皮肤相同而不赤也。其状如大痈而色不变者，毒在外内之间也。盖少阳主枢，故其色状如此，而为寒为热也。如坚石者，勿砭石之，石之则死，毒气入于内也。须其柔软而石之者生，毒气出于外也。盖少阳主枢，可内而可外也。●余伯荣：坚石者，毒气尚未透发，柔则发于外矣，故有外内死生之分焉。●薛雪曰：膝痈未成而石之者，伤其筋之府，故致于死。若柔则脓成矣，砭之无害也。今之泛施刀针者，不特此也。●黄元御曰：勿石，勿用砭石也。须其柔，乃石之，脓成而肉软也。发于筋节而相应者，左右相应也。阳者，在外；阴者，在内也。

81.15 诸痈疽之发于节而相应者①，不可治也②。发于阳者，百日死；发于阴者，三十日死③。

①周学海曰：谓痛应于丙之脏腑也。
②杨上善：当节生痈，脓入节间伤液，故不可疗也。
③杨上善曰：丈夫阴器曰阳，妇人阴器曰阴。●马莳曰：此言痈疽之发于节者，不分阴阳而皆死也。节者，关节也。其节之外廉为阳，内廉为阴。●张介宾曰：诸节者，神气之所游行出入也，皆不宜有痈毒之患。若其相应，则发于上而应于下，发于左而应于右，其害尤甚，为不可治。然发于三阳之分者，毒浅在腑，其死稍缓。发于三阴之分者，毒深在脏，不能出一月也。●李中梓曰：诸节者，神气所游行出入也。相应者，发于上而应于下，发于左而应于右，法在不治。发于三阳之分，毒浅在腑，其死缓。发于三阴之分者，毒深在脏，不出一月也。●张志聪曰：此论痈疽之发于背。节者，脊之二十一椎，每椎有节之交，神气之所游行出入者也。相应者，内应于五脏也。发于阳者，发于三椎，而内应于肺脏。发于四椎，而内应于心主包络。发于五椎，而内应于心脏。发于阴者，发于七椎，而内应于肝脏。发于十一椎，而内应于脾脏。发于十四椎，而内应于肾脏也。百日死者，日之终也。三十日者，月之终也。●余伯荣曰：痈疽发于背而偏者，或伤及脏腑之俞，犹有可生之机。正中者，伤及督脉，而况相应于五脏乎？●闵士先曰：痈者，壅也。疽者，阻也。毒者，痈疽之总名也。上古以痈疽所发之处，分阴阳而命名，后世以发于背者，即名曰发背；发于臂者，即名曰臂痈。是以古今之命名，各不同焉。●姚士因曰：节之交，骨空处也，周身三百六十五节，而四肢有十二大节，皆髓孔易髓之处。上文曰：不当骨空，不得泄泻，谓痛不当于骨空之处，其伤骨消髓之热邪，无从而出，若诸痈疽之发于节者，正当邪热所出之空，非死征也。马氏云：其节之外廉为阳，内廉为阴，是发于四肢之内外廉者，皆不治之死证耶！噫！经义渊微，不易阐发，岂可以粗疏之学，贻误后人。●《集注》眉批：倪冲之曰：近时疡医以痈生于臂者，名曰手发背，可发一笑。●薛雪曰：诸节者，神气之所游行出入也，皆不宜有痈毒之患。若其相应，则发于上而应于下，发于左而应于右，其害尤甚，为不可治。然发于三阳之分者，毒浅在腑，其死稍缓；发于三阴之分者，毒深在脏，不能出一月也。●丹波元简曰：《甲乙》"三十"作"四十"。马云：节者关节也，其节之外廉为阳，内廉为阴。张云：诸节者，神气之所游

行出入也。皆不宜有痈毒之患，若其相应，则发于上而应于下，发于左而应于右，其害尤甚，为不可治。然发于三阳之分者，毒浅在腑，其死稍缓，发于三阴之分者，毒深在脏，不能出一月也。志云：百日死者，日之终也；三十日者，月之终也。简案：《外台》注云：丈夫阳器曰阳；妇人阴器曰阴。楼氏云：阳谓诸节之背，阴谓诸节之䐃腘间。《刘涓子》云：应者内发透外也。数说未稳，张注得其旨矣。

81.16 发于胫，名曰兔啮，其状赤至骨①，急治之，不治害人也②。

①丹波元简曰：《巢源》作"兔啮疽"，《甲乙》、《千金翼》作"其状如赤豆"。志云：啮，音业，噬也。《准绳》云：足跟疽，又名兔啮，其状如兔啮故名。简案：此生于胫而为足跟疽之名误也，顾氏《大全·胫疽门》引本篇为是。

②杨上善曰：胫，谓膝下胫骨也。●马莳曰：此言兔啮之当急治，而否则害人也。●张介宾曰：胫，足胫也。兔啮，如有所啮伤也。胫，行景、行敬二切。啮音孽。●李中梓曰：胫，足胫也。兔啮，如兔所啮伤也，为其在下，高低等于兔也。●张志聪曰：兔乃阴类，发于胫，名曰兔啮者，发于阴胫也。其状赤至骨者，从外而内也。故曰急治之，不治害人也。犹言外贼之来害人也。夫冲脉者，十二经之海也，与少阴之大络起于肾，下出于气街，循阴股内廉，邪入腘中，循胫骨内廉，下入内踝之后，此邪客于冲脉之中，则血泣不通，有如兔啮之微肿也。●《集注》眉批：眉批：啮音业，噬也。又：胫骨内廉，阴胫也。●薛雪曰：胫，足胫也。兔啮，如有所啮伤也。●黄元御曰：胫，膝下大骨也。

81.17 发于内踝，名曰走缓。其状痈也，色不变，数石其输，而止①其寒热，不死②。

①丹波元简曰：《鬼遗方》"缓"作"溠"，《千金翼》、《外台》作"数灸而止"，《千金翼》无"内踝"之"内"字。志云：痈疽之变，有病因于内而毒气走于外者，有肿见于外而毒气走于内者，此邪留于脉而不行，故名曰走缓。张云：数石其输，砭其所肿之处也。《准绳》云：足内踝生疽，名曰鞋带痈。简案：作"数灸而止"，近是。

②杨上善曰：色不变者，肉色不变也。石其输者，以冷石熨其所由之输也。●马莳曰：数，音朔。输，腧同，穴空。此言走缓之状，宜砭之，而可以生也。●张介宾曰：数石其输，砭其所肿之处也。踝，胡寡切。●李中梓曰：数石者，屡屡砭之也。其输，即肿处也。●张志聪曰：此邪客于足少阴之脉而为肿也。夫痈疽之变，有病因于内，而毒气走于外者，有肿见于外，而毒气走于内者，此邪留于脉而不行，故名曰走缓，其状若痈而色不赤。足少阴之脉，起于小趾之下，邪越足心，出然谷之下，循内踝之后，以上踹内，故当数石其输，去其邪而止其寒热。盖足少阴秉先天之水火，故能为寒为热也。●余伯荣曰：鼠瘘，寒热病也，发于少阴。●薛雪曰：数石其输，砭其所肿之处也。●黄元御曰：石其腧，砭石刺其腧穴也。●丹波元简曰：志云：盖足少阴秉先天之水火，故能为寒为热也。简案：为"寒热而不死"者，其义可疑，志注欠详，马、张无解。

81.18 发于足上下，名曰四淫。其状大痈①，急治之，百日死②。

①丹波元简曰：《鬼遗方》"大"作"如"。张云：阳受气于四末，而大痈淫于其间，

阳毒之极盛也。时气移易，则真阴日败，故逾三月而死。简案：顾氏《大全》于足发背门列此证，觉不稳焉。

②杨上善曰：足上下者，足跗上下也。●马莳曰：此言四淫之当急治，而否则有死期也。●张介宾曰：阳受气于四末，而大痈淫于其间，阳毒之盛极也。时气移易则真阴日败，故逾三月而死。●李中梓曰：阳受气于四末，而大痈淫于其间，阳毒之甚也，时气更易则真阴日败，逾三月而死矣。●张志聪曰：四淫者，邪气行于左右之太少也，少阳主初阳之生气，而发于肾脏，太阳乃肾之腑，而为诸阳主气，故当急治之，不则阳气伤而百日死矣。●《集注》眉批：正月主左足之少阳，六月主右足之少阳，二月主左足之太阳，五月主右足之太阳。阳明者，两阳合并，是为阳明，故下文独论其阳明之厉痈焉。上节论太少，此论阳明，犹上文之先论少阳阳明而后论太阳也。盖皮肤经脉，三阴三阳之所生也，痈之所发在于皮肉血脉之间也。卫气，阳明之气也。●薛雪曰：阳气受于四末，而大痈淫于其间，阳毒之盛极也。时气移易则真阴日败，故逾三月而死。●黄元御曰：发于足上下，地居四肢之末，邪气淫泆，故曰四淫。

81.19　发于足傍，名曰厉痈。其状不大，初如小指发，急治之，去其黑者；不消辄益^①，不治，百日死^②。

①丹波元简曰：《千金翼》"厉"作"疠"，"如"字《甲乙》、《千金翼》、《外台》作"从"，《巢源》、《鬼遗方》无。志云：此寒邪客于足阳明之脉而为痈也。足阳明之脉，起于足大趾次趾之厉兑，故发于足旁，名曰厉痈。闵士先云：初如小趾，其状肿而长，乃邪在经络之形也，卫气归之，则圆而坟起矣。李云：去其黑者，而犹不消，反益大焉，则百日必死矣。简案：志"厉"字之解，始为傅会焉，其言发于足旁，则初从小趾发可知耳，"如"字必误，当依《甲乙》等作"从"。

②杨上善曰：傍，谓足内外之侧也。●马莳曰：此言厉痈之当急治，而否则有死期也。●张介宾曰：不消辄益，谓初如小指而不治，则日以益大也。●李中梓曰：去其黑者而犹不消，反益大焉，则百日必死矣。●张志聪曰：此寒邪客于足阳明之脉而为痈也。足阳明之脉，起于足大指次指之厉兑，故发于足旁，名曰厉痈。夫在地为水，在天为寒。黑者，水之气色也，不急治之以去其黑，则寒淫而土败矣。●姚士英曰：少阳太阳之气，生于下焦，故邪客于下，其状大痛。阳明之气，生于中焦，故邪客于下，其状不大，盖经络伤而气未伤也。●闵士先曰：初如小指发者，谓初发如小指，其状肿而长，乃邪在经络之形也，卫气归之，则圆而坟起矣。●薛雪曰：不消辄益，谓初如小趾，而不治则日以益大也。●黄元御曰：不消辄益，不消减即增益也。

81.20　发于足指，名脱痈。其状赤黑，死不治；不赤黑，不死。不衰，急斩之^①，不则死矣^②。

①丹波元简曰：《甲乙》、《鬼遗方》"痈"作"疽"，"斩"下有"去"字。张云：六经原腧，皆在于足，所以痈发于足者，多为凶候。至于足趾，又皆六井所出，而痈色赤黑，其毒尤甚。若无衰退之状，则急当斩去其趾，庶得保生，否则毒气连脏，必至死矣。陈氏《正宗》云：脱疽者，外腐而内坏也。凡患此者，多生手足，初生如粟，一点黄泡，

其皮犹如煮熟红枣，黑色侵漫相传，五趾传遍，上至脚面，疼如汤泼火燃，其形骨枯筋纵，其秽异香难解，其命仙方难活，孙真人曰，在肉则割，在趾则切，即此病也。

②杨上善曰：不则死者，不斩去死也。●马莳曰：不，否同。此言脱痈有生死之辨，而病势不衰，则当斩其指，否则必至于死也。●张介宾曰：六经原腧皆在于足，所以痈发于足者，多为凶候。至于足趾，又皆六井所出，而痈色赤黑，其毒尤甚。若无衰退之状，则急当斩去其趾，庶得保生，否则毒气连脏，必至死矣。●李中梓曰：六经原腧皆在于足，所以痈发于足者，多为凶候。至于足指又皆六井所出，色赤黑者，其毒尤甚。若不衰退，急斩去其指，庶可保生。若稍缓，毒发伤脏而死。●张志聪曰：此足少阴之毒，从内而发于外，故曰脱痈，谓从阴而脱出于阳也。发于足趾者，发于足大趾也。《动输》篇曰：足少阴之经，下入内踝之后，入足下，其别者，邪入踝，出属跗上，入大趾之间，注诸络。夫足少阴，秉先天之水火，其状赤黑者，水火之淫毒太盛，故为不治之死证，不赤黑者，其毒气少衰，故为不死。如痈肿不衰，急斩去其趾，不则毒气注于诸经之络而死矣。●薛雪曰：六经原腧，皆在于足，所以痈发于足者多凶候；至于足趾，又皆六井所出，而痈色赤黑，其毒尤甚。若无衰退之状，则急当斩去其趾，庶得保生，否则毒气连脏，必至死矣。●黄元御曰：不衰，急斩之，势不衰减，急斩其指也。●丹波元简曰：马云：不，否同。●周学海曰：以上只叙形名，而缺其忌，当有脱文，《甲乙经》中详之。

81.21　黄帝曰：夫子言痈疽，何以别之？岐伯曰：营卫稽留于经脉之中，则血泣①而不行，不行则卫气从之而不通，壅遏而不得行，故热。大热不止，热胜，则肉腐，肉腐则为脓②。然不能陷，骨髓③不为燋枯，五藏不为伤，故命曰痈④。黄帝曰：何谓疽？岐伯曰：热气淳⑤盛，下陷肌肤，筋髓枯，内连五藏，血气竭，当其痈下，筋骨良肉皆无余，故命曰疽。疽者，上之皮夭以坚，上如牛领之皮。痈者，其皮上薄以泽。此其候也⑥。

①马莳曰：涩。
②丹波元简曰：《甲乙》"腐"上有"肉"字。
③丹波元简曰：《甲乙》重"骨髓"二字。
④杨上善曰：营卫稽留经脉泣不行者，寒气客之，血泣不行，卫气归在泣血之中也。痈下者，即前之痈甚，肌、肤、肉、筋、骨、髓，斯之六种，皆悉破坏，命之曰疽也。●马莳曰：此言痈疽之别，痈轻而疽重也。痈疽本皆热证，然痈虽肉腐成脓，而不内陷于骨，故髓不为枯，五脏不为伤。疽则筋骨良肉皆无余，而下陷于肌肤，筋髓皆枯，内连五脏。其轻重如此。
⑤马莳曰：纯。
⑥杨上善曰：此言其痈疽之候异。●马莳曰：此又言痈疽之别，即其皮之坚泽可验也。●张介宾曰：此下辨痈疽之轻重也。痈毒浮浅在表，不能陷骨，则髓不为枯，五脏不为伤，故病痈者可无虑也。痈浅疽深，毒有微甚，故内连五脏，外败筋骨良肉者，是谓之疽，乃可畏也。夭以色言，黑黯不泽也。此即皮色之状，可以辨其浅深也。●李中梓曰：痈字从壅，疽字从阻，总是气血稽留，营卫不通之症。大而浅者为痈，六腑受伤，可无大患；深而恶者为疽，五脏受伤，大可忧畏，治之者顾可缓乎，顾可忽乎。夭者，色枯暗

也。牛皮，喻其厚也。泽者，光亮也。●张志聪曰：上文分别部位之阴阳死生，此总论痈疽之浅深轻重。盖人之血气流行，环转出入，而淫邪泮衍，变易无常，且气禀有厚薄，邪客有微甚，是以死生成败，各不同焉。按《内经》论痈疽所发，有因于喜怒不测，饮食不节，脏腑不和，则留积而为痈者，有因于脏腑之寒热相移而成痈者。本篇只论外因之邪，盖以人之血气流行，与天同度，与地合纪，因息乃行，不得休止，少有留滞，则为痈为痹矣。是以圣人立九针之法，配合三才之道，以回造化之功，立数十万言，传之竹帛，使天下后世，子孙黎民，不罹灾眚之患，同归生长之门，圣人之教化大矣。●薛雪曰：此下辨痈疽之轻重也。痈毒浮浅在表，不能陷骨，则髓不为枯，五脏不为伤，故病痈者可无虑也。痈浅疽深，毒有微甚。故内连五脏，外败筋骨良肉者是为之疽，乃可畏也。夭以色言，黑暗不泽也。此即皮色之状，可以辨其浅深矣。●黄元御曰：痈者，气血浅壅于外。疽者，气血深阻于内也。●周学海曰：前后总叙，中间分叙，常法也。而词旨修洁格律谨严，中间许多条目却首尾一气贯注，炼气归神岂徒才大。按：疽者，索而陷也。痈者，壅而盛也。林屋山人以平起坚软辨其形，以疼痛麻木辨其情，以赤白鲜黯辨其色，以阴阳寒热辨其气，大致与经旨不悖，而于热气浑盛下陷肌肤之义未备者。盖痈疽皆起于津液之燥结，而微甚判之一寒而燥结，一热而燥结，寒则内陷，热则外壅。故浅深不同，经统言热者，以其统归于燥结也。林屋劈分寒热者，恶其混也。